DICTIONNAIRE

ÉLÉMENTAIRE

DE MÉDECINE

PARIS. — IMPRIMERIE DE E. MARTINET, RUE MIGNON, 2

DICTIONNAIRE

ÉLÉMENTAIRE

DE MÉDECINE

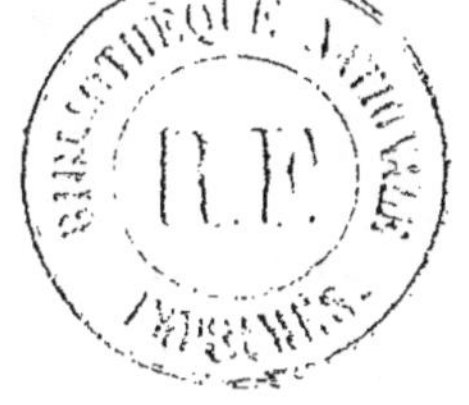

PAR LES DOCTEURS

E. DECAISNE
LAURÉAT DE L'INSTITUT

X. GORECKI
PROFESSEUR LIBRE A L'ÉCOLE PRATIQUE

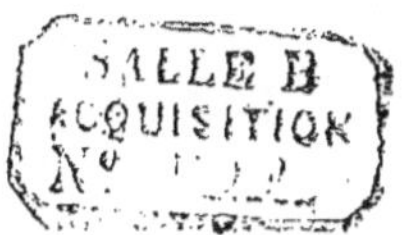

AVEC FIGURES INTERCALÉES DANS LE TEXTE

PARIS

LAUWEREYNS, LIBRAIRE-ÉDITEUR

2, RUE CASIMIR-DELAVIGNE, 2

—

1877

PRÉFACE

Chacun sait les difficultés qu'éprouve, au début de ses études, le jeune étudiant en médecine qui doit se familiariser en peu de temps avec une langue toute nouvelle pour lui. Que de temps ne perd-il pas pour se diriger dans cette voie toute hérissée à son entrée d'obscurités et d'obstacles de tout genre ! Que de recherches dans les livres spéciaux qui, le plus souvent, ne peuvent lui donner la réponse à ses questions parce qu'ils supposent déjà connue cette langue qu'il ignore ! Que de fois l'avons-nous entendu réclamer un manuel, un dictionnaire, qui se bornerait à le guider dans ce dédale où il risque de s'égarer !

Ne voyons-nous pas aussi tous les jours le praticien, ayant quitté depuis longtemps les bancs de l'école, qui a besoin d'avoir immédiatement sous la main des renseignements, des indications sur une foule de sujets que le temps et les exigences de la clientèle lui ont fait oublier, réclamer le même secours ?

Nous en dirons autant des sages-femmes, des pharmaciens, qui sont en contact continuel avec les médecins ; des vétérinaires, dont la science se lie si étroitement à celle de la médecine humaine.

Et puis, il faut bien le dire, dans les lettres, dans les sciences, dans les arts, en tout, notre époque n'est-elle pas une époque de vulgarisation ? Un immense désir de savoir, de connaître, a gagné tous les esprits, et le temps n'est plus où la science pouvait tenir fermées au plus grand nombre les portes de son temple. Or, qu'on le veuille ou qu'on ne le veuille pas, avec la diffusion merveilleuse des connaissances humaines, la vie agitée et affairée que nous a faite la civilisation moderne, le temps manque pour feuilleter les livres spéciaux ; mais on consulte volontiers un dictionnaire pour avoir au moins une idée des choses.

De là l'utilité et le succès de ces sortes d'ouvrages, de là encore la raison d'être de notre *Dictionnaire de médecine*.

Dans ces dernières années, on a publié plusieurs dictionnaires de médecine, de chirurgie et des sciences accessoires. Les uns ne sont qu'une suite de monographies sur tous les sujets de la science, d'autres, moins volumineux et qui trahissent la personnalité de leurs auteurs par l'exposition de doctrines particulières, ne remplissent pas le but que nous nous sommes proposé. Nous passerons sous silence ceux qui ne sont que le produit de l'industrialisme et ont la prétention d'enseigner la médecine à tout venant.

Le nouveau dictionnaire n'entend pas apprendre la médecine à ses lecteurs.

Il a pour but de donner d'une manière claire et exacte à toute personne ayant fait des études l'étymologie et la définition de tous les termes d'anatomie, de physiologie, de physique, de chimie, d'histoire naturelle, de pharmacie, de médecine légale, de médecine et de chirurgie, avec les symptômes, la marche et le traitement sommaire et général de chaque maladie. Il donne la réponse à toutes les questions que soulèvent aujourd'hui l'hygiène publique et l'hygiène privée, et on y trouve les eaux minérales de la France et de l'étranger, leur composition et l'indication des maladies dans lesquelles on les emploie.

Estimant qu'un dictionnaire de médecine ne doit être à aucun titre un livre de polémique philosophique ou religieuse, les auteurs se sont scrupuleusement abstenus de toucher aux questions que comporte l'étude des facultés morales et intellectuelles, cette partie de la physiologie cérébrale qui donne lieu de nos jours à tant d'opinions divergentes, à tant de débats irritants.

Un grand nombre de belles gravures, dont quelques-unes ont été empruntées aux ouvrages si recherchés de notre confrère M. le docteur Fort, ont été intercalées dans le texte pour l'éclairer et le compléter toutes les fois que cela a été nécessaire.

Notre ambition sera satisfaite si notre livre, modeste en sa forme, mais tenu au courant des dernières acquisitions de la science, peut devenir en quelque sorte le *vade-mecum*, le conseiller et le guide de l'étudiant, du praticien et des personnes instruites en général qui, sans vouloir s'ériger en guérisseurs, désirent simplement comprendre le langage scientifique qu'on leur parle chaque jour et se préserver des industriels et des charlatans.

Paris, 6 juillet 1877.

AVIS

Afin d'éviter la répétition fastidieuse de la formule (voy. ce mot), nous avons mis en *petites capitales* le terme auquel nous renvoyons pour plus amples détails.

Ainsi à la page 5 :

« Le grand danger des plaies pénétrantes de l'abdomen est la PÉRITONITE » consécutive... », on devra se reporter au mot *péritonite*, pour les symptômes et la marche de cette maladie lorsqu'elle est causée par une plaie de l'abdomen.

Page 2 :

« Les abcès métastatiques sont des abcès chauds produits par l'INFECTION » PURULENTE... », au lieu de mettre (voy. infection purulente), nous avons mis simplement ces deux mots en petites capitales.

On devra encore se reporter aux mots imprimés en *italique*, si l'on veut avoir un complément d'explications et de détails.

DICTIONNAIRE

ÉLÉMENTAIRE

DE MÉDECINE

A

ABAISSEMENT, s. m. Action d'abaisser, chute ou dépression.

Abaissement de la matrice. — Voy. MATRICE.

Abaissement de la cataracte. Mode d'opérer la cataracte en l'abaissant dans le corps vitré, sans la faire sortir de l'œil (voy. CATARACTE).

ABATTEMENT. — Voy. ADYNAMIE.

ABCÈS, s. m. (de *abscedere*, s'écarter; syn. *apostème* ou *apostume*, de ἀπόστημα). Collection ou amas de pus dans une cavité accidentelle. On donne aussi aux abcès le nom de *dépôts*, surtout lorsqu'ils contiennent de l'urine, des matières fécales, etc. (abcès urineux, stercoraux...). Il y a quatre espèces d'abcès :

1° *Abcès chauds* ou phlegmoneux qui parcourent rapidement leurs diverses périodes.

2° *Abcès froids* ou chroniques, à marche lente.

3° *Abcès par congestion*, ossifluents ou migrateurs dus à une maladie osseuse.

4° *Abcès métastatiques*, produits par l'INFECTION PURULENTE.

Les abcès présentent des symptômes locaux et des symptômes généraux. Les premiers sont : la tuméfaction, la rougeur, la douleur, la fluctuation, l'œdème des parties voisines. Les symptômes généraux sont : la fièvre, l'embarras gastrique, les urines sédimenteuses; ils sont propres aux abcès chauds et ne se montrent pas toujours.

La *tuméfaction* est facile à constater lorsque les abcès sont superficiels et placés immédiatement sous la peau ou sous les mu-

queuses. Ils forment une tumeur arrondie dépressible; les abcès profonds donnent lieu à un empâtement de la région.

La *rougeur* existe sur la peau et sur les muqueuses pour les abcès chauds; la coloration des téguments est normale pour les abcès froids.

La *douleur*, très-vive en cas d'abcès chauds, est presque nulle pour les autres. Si l'abcès siége au voisinage d'un nerf, elle s'irradie dans toute la région innervée par ce nerf, quelquefois au point de faire croire à une véritable névralgie. C'est ce qui arrive pour les abcès dentaires, qui simulent une névralgie faciale, et ceux de la région sacrée qui provoquent des douleurs sciatiques.

La *fluctuation*, symptôme caractéristique d'une tumeur liquide, indique que le pus est formé et réuni en collection, c'est-à-dire que l'abcès est mûr. Elle consiste en une sensation spéciale due à l'incompressibilité des liquides et qui se perçoit lorsqu'on applique un doigt de chaque main sur la tumeur. La pression exercée par une des mains est intégralement transmise au doigt de l'autre qui se trouve soulevé. La recherche de la fluctuation est une des manœuvres les plus délicates de la chirurgie.

Si l'abcès est trop petit pour qu'on puisse y appliquer un doigt de chaque main, on recherchera la fluctuation en comprimant avec un seul doigt; on aura la sensation d'un choc de liquide déplacé lorsque, cessant la compression, on laissera la tumeur revenir sur elle-même.

L'*œdème* des parties voisines d'un abcès

est quelquefois très-considérable si le tissu cellulaire qui entoure le point enflammé est lâche, comme celui des paupières, de la verge ou du scrotum. Lorsque des veines importantes se trouvent comprimées, ce qui arrive lorsque l'abcès siége à la racine d'un membre, la gêne de la circulation qui se produit est la cause d'un gonflement parfois énorme des parties situées au delà.

Les **abcès chauds** sont précédés de PHLEGMON circonscrit ou diffus, c'est-à-dire d'inflammation du tissu cellulaire plus ou moins étendue. L'introduction d'un corps étranger dans les chairs, l'inflammation d'un épanchement sanguin qui ne s'est pas résorbé, celle d'une veine (phlébite) ou d'un vaisseau lymphatique (angioleucite, lymphangite), celle du périoste (périostite) ou de l'os (ostéite) sont autant de causes qui les produisent. Certains abcès se développent autour d'une dent cariée, d'un ganglion ou d'un organe enflammé comme la vessie, la prostate, le foie, le poumon, ou à la fin d'une fièvre infectieuse, la fièvre typhoïde par exemple.

Les **abcès froids** peuvent être chroniques d'emblée, comme lorsqu'ils proviennent de scrofulides, d'adénites scrofuleuses ou strumeuses, de tumeurs blanches, de ganglions tuberculeux suppurés.

Quelquefois ils sont le résultat d'une inflammation franche au début, qui a passé à l'état chronique. Le pus des abcès froids est beaucoup plus aqueux que celui des abcès chauds.

Les **abcès par congestion** ou ossifluents sont toujours causés par une inflammation osseuse située soit dans le voisinage des abcès, soit à une distance assez éloignée. Le pus qui provient de l'os malade fuse vers les parties déclives en suivant les gaînes musculaires, et va apparaître plus ou moins loin de son foyer primitif.

La figure 1 représente un abcès par congestion ayant pris naissance dans une vertèbre lombaire. Du côté droit, il tend à se faire jour à la partie interne et postérieure de la cuisse, après avoir suivi la gaîne du muscle *psoas-iliaque;* à gauche, il s'est arrêté plus tôt et forme une tumeur dans la fosse iliaque.

Les **abcès métastatiques** sont des abcès chauds produits par l'*infection purulente*, qui siégent de préférence dans le foie, le poumon, la rate, les reins, le cerveau, les articulations; leur production s'annonce par des frissons qni se répètent à plusieurs reprises.

La *marche* des abcès *chauds* est rapide; trois à cinq jours suffisent pour que la suppuration s'établisse; elle est indiquée par des douleurs lancinantes, de la rougeur et de la fluctuation.

Les abcès *froids* ont une marché très-longue; ils peuvent rester longtemps stationnaires sans produire de réaction sur l'économie; ils ont peu de tendance à fuser vers les parties profondes. On observe des variétés intermédiaires entre les abcès froids et les abcès chauds.

Les abcès se terminent presque toujours par l'ouverture spontanée de la poche à l'extérieur ou dans une cavité, dans un conduit naturel (bouche, bronches, œsophage, intes-

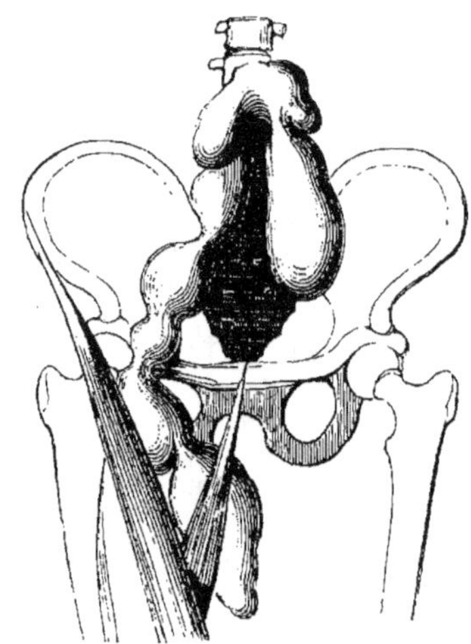

Fig. 1. — Abcès par congestion, dû à la carie d'une vertèbre lombaire.

tin, vessie, vagin, plèvre, etc.). Les abcès chauds s'ouvrent très-rapidement vers la peau lorsqu'ils ne sont pas arrêtés par des aponévroses qui leur opposent une grande résistance. Ce n'est qu'au début de l'inflammation phlegmoneuse que l'on réussit quelquefois, au moyen du traitement abortif, à empêcher d'aboutir les abcès.

Le *diagnostic* des abcès superficiels est facile en se reportant aux signes dont nous venons de parler; celui des abcès profonds est souvent entouré des plus grandes difficultés. On peut les confondre avec une tumeur, une phlébite, un anévrysme, une périostite. Il faut rechercher la fluctuation qui permettra de les distinguer des tumeurs solides ; les autres tumeurs liquides (kystes), qui donnent aussi la sensation de fluctuation, ne sont pas précédées des phénomènes inflammatoires des abcès. La confusion avec un anévrysme pourrait être très-funeste : ceux-ci siégent sur le trajet des artères et présentent des battements caractéristiques. La distinction avec la périostite est beaucoup plus difficile , cette dernière étant quelquefois causée par un abcès, ou se terminant elle-même par suppuration.

Traitement. On réussit rarement à arrêter la marche d'un phlegmon et à l'empêcher de se convertir en abcès. On peut néanmoins essayer d'appliquer sur le point enflammé des onctions avec l'onguent napolitain et des cataplasmes émollients, ou un vésicatoire volant qui, s'il n'amène pas la résolution du phlegmon, en limite du moins l'extension et calme les douleurs.

Une fois que le pus d'un abcès chaud est formé, il faut lui donner issue au dehors afin d'empêcher les décollements de la peau et les fusées purulentes vers les parties profondes. C'est surtout aux doigts et au cou qu'il faut intervenir promptement, à cause des aponévroses qui empêchent le pus de se frayer un chemin de lui-même vers l'extérieur.

Il faut ouvrir les abcès par une incision pratiquée suivant l'axe du membre, en suivant la direction des muscles et des vaisseaux et en évitant ces derniers. On peut avoir recours, pour éviter la douleur, à l'ANESTHÉSIE LOCALE ou à l'engourdissement, produit par le froid, de la partie sur laquelle on veut opérer.

Il est nécessaire de maintenir l'ouverture béante pendant quelque temps en introduisant une mèche de charpie ou un tube à drainage dans la plaie, et souvent on doit pratiquer une *contre-ouverture*, afin de donner un plus libre écoulement au pus.

Les abcès situés dans le voisinage des conduits naturels qui se sont ouverts dans ces conduits ou à l'extérieur donnent lieu, la plupart du temps, à des FISTULES consécutives (fistules à l'anus, lacrymale, salivaire, etc.).

Les *abcès froids* peuvent être ouverts tardivement ; dans ce but, on se sert quelquefois des caustiques ou du fer rouge qui en modifie avantageusement les parois. Il est essentiel de soumettre les per-

sonnes atteintes d'abcès froids à un régime fortifiant et antiscrofuleux, dont les iodures de potassium et de fer, le vin de quinquina, les bains de mer et de Baréges, le grand air et l'exercice forment la base.

Les *abcès par congestion* ne doivent pas, le plus souvent, être ouverts avant qu'on ne soit bien assuré de la guérison de l'affection osseuse qui leur a donné naissance. On fait dans leur cavité des lavages et des injections iodées.

Les *abcès métastatiques*, signes d'une affection rebelle aux moyens thérapeutiques, sont le plus souvent situés dans des organes hors de la portée de l'intervention du praticien. Ceux qui siégent sur des parties accessibles devront être traités comme les abcès chauds.

Il est quelquefois avantageux d'ouvrir les abcès sans exposer leur foyer à l'action de l'air extérieur ; on se sert, dans ces cas, du trocart et de la seringue aspiratrice de M. Jules Guérin.

Les appareils de Collin et de Dieulafoy, qui permettent l'emploi de trocarts capillaires, sont utilisés dans le même but.

Abcès de l'anus. — Voy. ANUS.

Abcès de la cornée. — Voy. KÉRATITE.

Abcès dentaire. — Voy. DENT.

Abcès du foie. — Voy. HÉPATITE.

Abcès ganglionnaire. — Voy. ADÉNITE.

Abcès péri- ou rétro-utérin. — Voy. MATRICE, UTÉRUS.

Abcès de la prostate. — Voy. PROSTATE.

Abcès du sein. — Voy. SEIN.

Abcès urineux. — Voy. URINE, RÉTRÉCISSEMENT, URÈTHRE.

ABDOMEN, s. m. (de *abdere*, cacher). Cavité située au-dessous de la poitrine et contenant l'estomac, le foie, la rate, les intestins, la vessie, les reins, etc. C'est la plus grande des trois cavités splanchniques ; on l'appelle communément *ventre*.

On le divise en trois régions, qui sont, de haut en bas : A. La *région épigastrique* (4) ; B. la *région ombilicale* (5) ou ventre proprement dit ; C. la *région hypogastrique* ou *bas ventre* (6, fig. 2).

Chaque région est à son tour subdivisée en trois sections. La région ÉPIGASTRIQUE est subdivisée en partie moyenne ou *épigastre* (4) et en *hypochondre droit* et *gauche* (9). A l'épigastre correspondent l'estomac, le pancréas et le côlon transverse (voy. Intestin); à l'hypochondre droit correspondent le foie et la vésicule biliaire; à l'hypochondre gauche, la rate.

La région OMBILICALE (5) est subdivisée en *ombilic* (5) et en *fosses iliaques* droite et gauche (10). A l'ombilic correspond l'in-

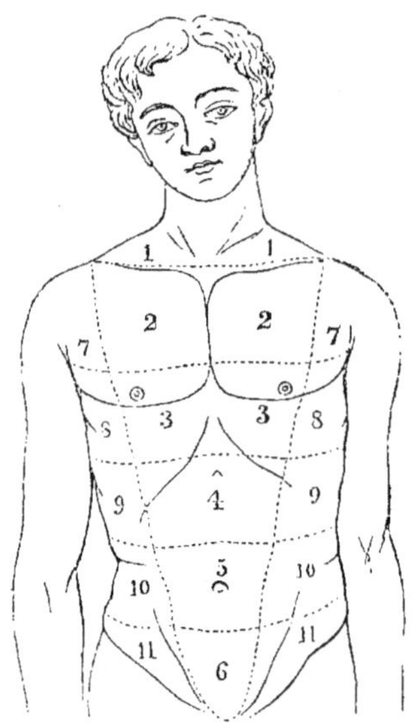

Fig. 2.

testin grêle; à la fosse iliaque droite, le côlon ascendant et le rein droit; à la fosse iliaque gauche, le côlon descendant et le rein gauche.

La région HYPOGASTRIQUE est subdivisée en *région pubienne* (6) et en *régions inguinales* droite et gauche (11).

Dans la région PUBIENNE (6) se trouvent : l'utérus chez la femme, la partie supérieure de la vessie et le rectum dans les deux sexes : dans l'aine droite se trouve l'appendice du cœcum; dans l'aine gauche, l'S iliaque. Chez la femme un ovaire est dans chaque région inguinale. C'est dans ces régions que se manifestent les hernies les plus fréquentes.

Les organes contenus dans l'abdomen sont protégés par des muscles qui permettent les mouvements de flexion et d'extension du tronc. Les muscles de l'abdomen sont, de dedans en dehors : les deux muscles droits et les deux pyramidaux; plus profondément sont les muscles, grand-oblique,

petit-oblique et transverse. L'entrecroisement de ces muscles depuis l'appendice du sternum jusqu'au pubis constitue la *ligne blanche*. Si, par des efforts, ces muscles cèdent à la pression des intestins, il en résulte une HERNIE qui peut se produire à l'ombilic, ou bien dans les régions inguinales.

Abdomen (contusions de l'). Elles sont peu graves si elles n'intéressent que la paroi abdominale.

Les *contusions profondes*, sans plaie extérieure, sont quelquefois accompagnées d'épanchements sanguins dus à la rupture des vaisseaux; de déchirures du foie, de l'estomac, de la rate, des intestins et des autres organes contenus dans la cavité abdominale.

Lorsque la cause qui les a produites est énergique, comme par exemple le frôlement d'un boulet de canon (vent du boulet), etc., il peut y avoir mort instantanée par *syncope*. Le plus souvent, il y a des signes d'hémorrhagie interne plus ou moins grave, de la difficulté d'uriner et une grande prostration.

Le *traitement* consiste à faire garder le repos absolu au lit dans le décubitus dorsal, à appliquer des sangsues (20 à 40), des cataplasmes arrosés d'eau blanche, et à maintenir la liberté du ventre au moyen de lavements laxatifs au miel, ou d'un peu d'huile de ricin.

Abdomen (plaies de l'). On les divise en plaies non pénétrantes et en plaies pénétrantes.

Les *plaies non pénétrantes* sont celles qui n'attaquent que la peau et les muscles et ne vont pas jusqu'au *péritoine*. Elles n'ont pas, en général, une grande gravité, mais à l'endroit de la cicatrice qui en résulte la paroi abdominale présente une moindre résistance qui facilite la sortie d'une hernie.

On les traite comme des plaies simples. Après avoir arrêté l'hémorrhagie, on en réunit les lèvres par une suture ou quelques bandes agglutinatives. Si quelques pelotons graisseux gênent cette réunion, on les excise. Il ne faut les sonder qu'avec la plus extrême prudence.

Les *plaies pénétrantes* se compliquent le plus souvent de la lésion des viscères abdominaux ou de leur sortie au dehors (*hernie traumatique*). Les signes généraux sont la pâleur, la stupeur allant jusqu'à la syncope, la petitesse du pouls, le refroidissement des extrémités.

Si l'*estomac* est atteint, il y a des vomissements de matières alimentaires mêlées de sang, et un grand abattement.

Si l'*intestin* a été largement ouvert, son contenu, formé de matières plus ou moins digérées, s'écoule parfois par la plaie extérieure. Il y a des selles ou des vomissements mêlés de sang, il se développe une tympanite plus ou moins intense.

Lorsque la plaie est très-petite et qu'il n'y a aucune hernie de viscère, s'il s'agit d'une simple piqûre pénétrante sans épanchement sanguin dans le péritoine, la guérison s'obtient souvent par le repos, les opiacés qui immobilisent l'intestin; les applications de sangsues ou de glace sur le ventre, dans le but d'éviter la péritonite.

Les *corps étrangers*, balles ou autres projectiles, ne doivent être recherchés dans l'abdomen qu'avec le doigt ou tout au plus avec une sonde de femme. S'ils sont superficiels, on en fera l'extraction, mais il vaut mieux ne pas la tenter que de se livrer à des recherches incertaines et dangereuses au moyen de sondes ou de stylets.

Le grand danger des plaies pénétrantes de l'abdomen est la PÉRITONITE consécutive qu'il faut toujours chercher à prévenir.

Lorsqu'il y a issue de viscères sans plaie qui permette à leur contenu de s'épancher dans le péritoine, on les lavera soigneusement, on les rentrera dans la cavité abdominale et on fermera l'ouverture extérieure par quelques points de suture. On imitera en cela la conduite des piqueurs de vénerie qui recousent les chiens décousus par le sanglier après avoir lavé et rentré dans le ventre les intestins herniés, et en sauvent ainsi un grand nombre.

Dans le cas où l'*épiploon* fait hernie (épiplocèle traumatique), le mieux est de ne pas le rentrer, mais de le fixer au dehors et de l'exciser au bout de quelques jours.

Si l'intestin est lui-même blessé et fait hernie (voy. INTESTIN), on aura à choisir : ou faire la suture, ou le maintenir au contact de la plaie extérieure, ce qui produit un *anus contre nature*.

ABDUCTEUR, adj. et subst. (de *abducere*, écarter). S'applique aux muscles qui produisent l'abduction, c'est-à-dire qui éloignent du plan médian du corps la partie ou le membre sur lequel ils agissent; ce sont les opposés des adducteurs.

ABERRATION, s. f. (de *aberrare*, s'écarter). Irrégularité dans une fonction, un sens, une faculté. Défaut dans la netteté de l'image produite par une lentille (aberration de sphéricité et de refrangibilité).

ABLACTATION, s. f. Se dit d'une nourrice qui cesse d'allaiter.

ABLATION, s. f. Action d'ôter, de retrancher un organe, une tumeur, etc. (voy. AMPUTATION).

ABORTIF, adj. (de *ab* et *ortus*, naissance). Avant la naissance.

Un traitement abortif a pour but d'arrêter une maladie à son début, d'empêcher un abcès d'aboutir, etc.

Un médicament abortif est celui qui est susceptible de provoquer l'AVORTEMENT.

ABOUTIR. Suppurer. — Voy. ABCÈS.

ABRASION, s. f. (de *ab radere*, râcler). Action de gratter la surface d'un os malade ou celle de la cornée, etc., pour en faire disparaître les parties défectueuses.

ABSENCE, s. f. Perte subite et très-courte de la mémoire ou de la pensée.

ABSINTHE, s. f. (*artemisia, absinthium*). Plante herbacée indigène de la famille des Composées, dont on emploie les sommités et les feuilles. L'absinthe contient deux principes actifs : le premier, renfermé surtout dans les feuilles, est un amer et un apéritif; le second est une essence dont l'action redoutable sur le système nerveux peut produire l'épilepsie.

En faisant bouillir pendant quelque temps l'absinthe (5 grammes pour un litre d'eau), l'essence se dégage, et on obtient une décoction amère et stomachique qui est dépouillée du principe nuisible. On peut l'employer avec avantage contre la chlorose ou les fièvres intermittentes légères.

L'essence d'absinthe a des propriétés vermifuges; on la regarde aussi comme abortive. Souvent la liqueur d'absinthe du commerce est préparée frauduleusement par simple mélange de cette essence avec des alcools de grains déjà nuisibles par eux-mêmes, au lieu d'être extraite par distillation de la plante après macération dans l'alcool. Cette liqueur extrêmement pernicieuse, le devient encore plus lorsqu'elle est sophistiquée par l'addition du sulfate de cuivre. A forte dose, elle produit de l'excitation à laquelle succède un affaissement qui peut être mortel.

Son usage habituel, outre l'épilepsie, amène quelquefois la manie, le ramollissement cérébral, la paralysie générale. A un degré moindre, on observe des accidents convulsifs et une torpeur de l'intelligence analogue à celle que produit l'alcool, mais infiniment plus grave, et à laquelle on a donné le nom d'*absinthisme*.

ABSOLU, adj. Se dit de l'alcool qui ne contient pas d'eau.

ABSORBABLE, adj. pris subst. Qui peut être absorbé. Pour qu'une substance puisse être absorbée par le tube intestinal, la peau, le poumon, etc., il faut qu'elle soit dans des conditions convenables de division ou de dissolution. La plupart des corps insolubles sont en même temps inabsorbables.

ABSORBANT, adj. Substances ordinairement pulvérulentes propres à absorber les liquides ou les gaz. Les principaux absorbants employés extérieurement sont : la charpie, l'amadou, la ouate, les poudres d'amidon, de lycopode, de vieux bois, de talc et de sous-nitrate de bismuth. Ils servent à dessécher les parties humides de la peau, comme le pli de l'aine, le dessous des seins, et à absorber les liquides qui s'écoulent des plaies en suppuration ou de certaines affections de la peau. On s'en sert aussi pour prévenir les excoriations auxquelles sont sujets les enfants et les personnes grasses.

A l'intérieur, dans les cas de digestions difficiles accompagnées de développement de gaz dans l'estomac, on emploie comme absorbants le charbon de bois pulvérisé, la craie, la magnésie, la poudre d'yeux d'écrevisses, etc.

ABSORPTION, s. f. Propriété que possèdent les corps de se laisser pénétrer par d'autres, comme une éponge se laisse imbiber par l'eau. Par extension, propriété qui permet : à l'intestin d'absorber la partie nutritive des aliments et de la faire passer dans le torrent circulatoire ; au poumon de substituer dans le sang l'oxygène à l'acide carbonique ; qui permet enfin à tous les tissus de se laisser pénétrer par les substances dont ils ont besoin pour l'entretien de leur existence et des propriétés qu'ils possèdent. C'est également par l'absorption d'abord, puis par la circulation que les médicaments

sont portés dans l'organisme tout entier, et produisent des effets généraux.

Ordinairement c'est par l'estomac et l'intestin que s'administrent les médicaments ; souvent, cependant, on les fait absorber par la peau (friction mercurielle, emplâtres divers) ; par le tissu cellulaire sous-cutané (méthode *hypodermique* et *endermique*), ou par le poumon (respiration du chloroforme, des vapeurs résineuses, etc.).

ACARUS, s. m. Petit animal parasite, ordre des Acariens, famille des Arachnides, appelé *sarcopte de la gale*, qui peut vivre chez

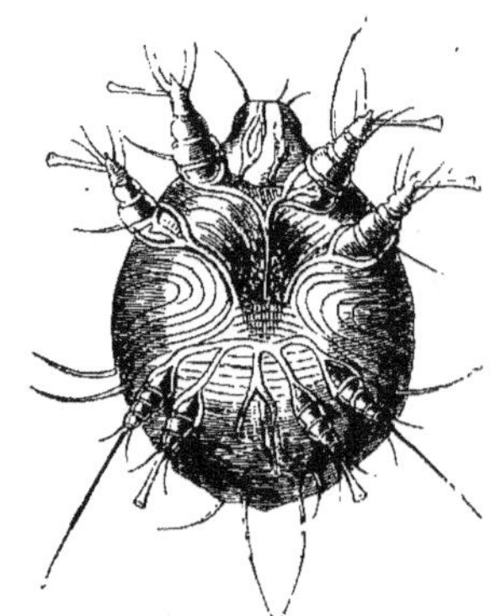

FIG. 3. — *Acarus scabiei* (mâle).

l'homme et autres animaux, tels que le chien, le mouton, le cheval. Chez l'homme, il se loge généralement entre les doigts, aux plis des articulations, aux fesses, etc.; donne lieu à des démangeaisons très-vives et constituent la maladie appelée *Gale* (voy. GALE, SARCOPTE).

ACCÈS, s. m. (de *accedere*, s'approcher). On dit qu'une maladie se produit par accès lorsque, au lieu de suivre une marche continue, elle présente un ensemble de phénomènes qui surviennent par intervalles et sont séparés par des périodes de calme (voy. FIÈVRE INTERMITTENTE).

D'autrefois le nom d'accès est appliqué à l'apparition brusque d'une maladie ordinairement sujette à récidive ; ex. : Accès de rhumatisme, de goutte, de suffocation, d'aliénation mentale, etc.

L'accès pernicieux est un accès grave de *fièvre intermittente*. On donne aussi ce nom à la fièvre qui survient après les opérations qui intéressent l'urèthre. Elle est loin de se montrer avec la même facilité chez toutes, les personnes placées dans les mêmes conditions. Beaucoup en sont complétement exemptes, même après des opérations de lithotritie répétées.

Chez d'autres, au contraire, on ne pourra pratiquer le plus simple cathétérisme sans provoquer un accès plus ou moins violent. L'accès de *fièvre uréthrale* s'annonce par des frissons, de la rétention d'urine et se termine par des sueurs abondantes. Le meilleur remède à employer est le sulfate de quinine, qu'il sera bon de faire prendre d'avance, par précaution, aux personnes qui doivent subir une opération sur les voies urinaires et qui sont prédisposées à la fièvre uréthrale.

ACCIDENT, s. m. Complication fortuite et fâcheuse qui survient dans le cours d'une opération ou d'une maladie.

Les accidents primitifs, secondaires et tertiaires de la *syphilis* sont les phases diverses de cette maladie qui apparaissent successivement.

ACCLIMATATION, s. f. **ACCLIMATEMENT**, s. m. Ensemble de phénomènes par lesquels passe un individu (animal ou végétal) né dans un climat, lorsqu'il devient apte à vivre dans un climat différent; faculté pour sa descendance de se propager saine et vigoureuse dans ce nouveau climat pendant plusieurs générations. D'où deux sortes d'acclimatement : acclimatement de l'*individu;* — acclimatement de l'*espèce.* On le divise encore en *petit* et en *grand* acclimatement. Le petit est celui qui a lieu pour une localité dont le climat diffère peu de celui où l'individu est né; le grand comprend l'acclimatement de l'individu et de l'espèce.

L'individu créé pour vivre dans un climat peut-il vivre dans un climat différent? L'Esquimau de la zone glaciale pourrait-il vivre dans la zone tempérée ou dans la zone torride? L'habitant de la zone torride pourrait-il vivre dans la zone tempérée ou dans la zone glaciale et réciproquement? Pourrait-il s'y perpétuer sans mélange avec la race indigène?

Ces questions ont une excessive importance, à une époque où les moyens de locomotion sont si faciles et où les nécessités politiques ou commerciales rendent les déplacements et les voyages indispensables. Elles ont été résolues différemment par les savants, les uns croyant à la possibilité, les autres à l'impossibilité de l'acclimatement.

En France, Boudin est partisan du non-acclimatement; Foley, Martin, Jacquet sont d'avis contraire.

Constitué organiquement et physiologiquement pour vivre dans un milieu, dans un climat, l'individu, pour vivre dans un autre, doit subir certaines modifications, en dehors desquelles l'acclimatement est impossible.

A. *Acclimatement de l'individu.* — Pour s'acclimater, l'individu est soumis à des influences atmosphériques, reposant sur l'altitude, sur la longitude, sur les émanations miasmatiques; influences qui sont en rapport avec l'âge et le sexe. L'individu qui s'élève à une certaine hauteur éprouve de la gêne respiratoire, circulatoire, des syncopes, des vertiges, des hémorrhagies. Si ce séjour se prolonge, la constitution s'en ressent, s'affaiblit; il survient de l'anémie, une faiblesse physique et morale, bien caractérisée par Jourdanet, faiblesse qui a pour cause le trouble de l'hématose produit par le défaut de pression atmosphérique suffisante. Pour Jourdanet, à une certaine élévation au-dessus du niveau de la mer, l'acclimatement n'est plus possible pour les Européens, qui succombent à un affaiblissement progressif de toutes leurs fonctions. Léon Coindet, médecin de notre expédition au Mexique, a noté au contraire qu'après dix mois de séjour dans les terres chaudes, la constitution de nos soldats s'était modifiée de manière à se rapprocher de celle de l'Indien. Pour Boudin, la vie des Européens n'est possible qu'à la condition pour eux de se réfugier sur les lieux élevés, à 2000, 3000 et même 4000 mètres au-dessus du niveau de la mer, comme à Quito, pour que l'altitude puisse annihiler en quelque sorte les mauvais effets de la latitude ou des miasmes, puisque les agents les plus pernicieux sont les influences telluriques et paludéennes.

En résumé, l'opinion de Jourdanet est battue en brèche, et il est permis de croire à la possibilité de l'acclimatement de l'individu dans les régions tropicales, pourvu qu'il vive à une assez grande altitude.

Quant à la *latitude*, il est reconnu que l'acclimatement est facile si l'individu habite les mêmes lignes isothermes. Mais il n'en est pas de même s'il est transporté d'une région tempérée dans une région froide ou chaude, ou réciproquement. En général, l'acclimatement est plus facile quand on se dirige vers le Nord que lorsqu'on va vers le Sud. Les plantes exotiques, les animaux des contrées brûlantes résistent mieux dans nos climats que ceux ou celles qui viennent des régions glacées. Presque toutes les fonctions deviennent plus actives dans les climats froids. Les voyageurs qui ont fait des explorations vers le pôle Nord ont toujours été dans un état sanitaire satisfaisant. Ce qui constitue la salubrité des climats glacés, c'est l'absence d'humidité, de miasmes, d'impaludisme. L'homme du Midi supporte généralement bien les climats froids : c'est ce qu'on a pu constater chez les méridionaux qui faisaient partie de notre désastreuse campagne de Russie en 1812. Les individus de la race éthiopienne s'acclimatent bien moins que les Européens dans les climats froids.

Dans les pays chauds, dans les régions tropicales, il y a à considérer la salubrité ou l'insalubrité du sol, l'absence ou l'existence des marais. L'Européen qui va habiter les régions tropicales éprouve d'abord de la suractivité, puis de l'alanguissement des fonctions, de la dyspepsie, une torpeur intellectuelle, une exagération des fonctions de la peau et du foie, une sorte d'anémie tropicale qui ouvre la porte aux maladies endémiques et épidémiques. S'il y résiste, quelques médecins le disent acclimaté ; ce serait là une sorte de vaccine. Tel n'est pas l'avis de Rochard. En général, l'Européen succombe ou languit dans les pays chauds à petite altitude. Quelques-uns résistent, mais c'est le plus petit nombre. La mortalité de nos troupes des colonies a été de 96 pour 1000 à la Guadeloupe ; de 100 pour 1000 à la Martinique ; de 121 au Sénégal ; de 77 en Afrique.

Dans les pays chauds insalubres, il ne faut pas songer à l'acclimatement. Il est possible, sinon difficile, dans les pays chauds *salubres*, élevés à 1000 ou 2000 mètres au-dessus du niveau de la mer. Comme conséquence hygiénique, on établira que le séjour dans ces contrées ne devra pas être prolongé longtemps et que le rapatriement est indispensable.

Quant à *l'âge* et au *sexe*, il est démontré par les faits et par les statistiques que les enfants supportent plus difficilement que les adultes le changement de climat, quel qu'il soit. Les femmes, d'après Aubert-Roche, Mar-tin et Foley, résistent mieux que les hommes dans les climats chauds.

B. — Il y a acclimatement de la race ou de l'espèce toutes les fois qu'elle peut se perpétuer pendant plusieurs générations, pendant plusieurs siècles, sans avoir recours aux croisements avec les races aborigènes, ni faire appel à de nouvelles émigrations, en un mot quand le chiffre des naissances dépasse celui des décès.

L'acclimatement de la race est indiscutable quand il n'y a pas de changement notable de latitude.

La race européenne s'acclimatera dans les pays chauds si le sol est salubre, le climat peu variable, l'altitude assez considérable. Ce qui constitue le non-acclimatement, c'est l'insalubrité produite par les débordements des grands fleuves, par les émanations marécageuses.

En résumé, il est admis et prouvé que la *race européenne* ou caucasienne peut s'acclimater dans beaucoup de pays de la zone torride, quand ces pays ne sont pas insalubres par eux-mêmes et quand ils sont à une certaine altitude, 2000 à 3000 mètres au-dessus du niveau de la mer.

La *race mongolique* (Chinois) s'acclimate facilement dans les différents climats.

La *race nègre* ou *éthiopienne* subit difficilement l'acclimatement dans les régions septentrionales : beaucoup de nègres succombent à la phthisie.

ACCOMMODATION, s. f. Propriété qui permet à l'œil de s'adapter à la vision des objets rapprochés et grâce à laquelle on peut voir distinctement à des distances diverses. L'œil normal, à l'état de repos, est en effet disposé pour voir à l'infini, c'est-à-dire les objets très-éloignés, et s'il ne se modifiait pas lorsqu'on veut voir de près, l'image des objets considérés ne se ferait plus exactement sur la rétine, et l'impression lumineuse ne serait plus nette.

Grâce à l'accommodation, il n'en est pas ainsi ; sous l'influence d'un petit muscle (ciliaire) placé à l'intérieur de l'œil, à mesure que l'objet considéré se rapproche, le *cristallin* augmente d'épaisseur, sa face antérieure surtout devient de plus en plus convexe ; il fait ainsi l'effet d'une lentille de plus en plus forte qui ramène l'image sur la rétine, condition de la vision distincte.

Si cependant l'objet se rapproche trop, il arrive un moment où la force de convergence du cristallin ne suffit plus pour neutraliser l'effet du rapprochement, et la vision cesse d'être nette.

Par les progrès de l'âge, la force de l'accommodation diminue, et lorsqu'on ne peut plus voir distinctement des caractères assez fins qu'en éloignant le livre à plus de trente centimètres, on est devenu *presbyte* ou *presbyope*, et il est nécessaire de se servir de lunettes convexes pour travailler.

Les *myopes* deviennent presbytes plus tard que ceux qui ont des yeux normaux, ce qui fait dire bien à tort que leurs yeux sont meilleurs. Il est vrai qu'ils n'ont besoin de lunettes qu'à un âge plus avancé; mais ce léger avantage pour la vue de près est plus que compensé par l'imperfection de leur vue pour les distances éloignées.

Indépendamment de l'âge qui amène un affaiblissement pour ainsi dire normal de cette faculté, elle peut être plus ou moins altérée ou abolie par des causes diverses.

Certaines substances introduites directement dans l'œil, ou prises à forte dose à l'intérieur (belladone, atropine, hyoscyamine, etc.), jouissent de la propriété utilisée en médecine de paralyser l'accommodation et de l'abolir pendant un temps proportionnel à la dose employée (quelques heures à quelques jours), en même temps qu'elles dilatent la pupille.

Le **spasme de l'accommodation** est une paralysie de cette faculté qui ne dure que quelques instants ou quelques heures, et qui survient à la suite de fatigues, d'excès, de pertes de sang abondantes (chez les femmes aux époques menstruelles), ou après un excès de travail.

La **paralysie de l'accommodation** est souvent accompagnée des symptômes de celle du nerf de la troisième paire : chute de la paupière supérieure, dilatation de la pupille, déviation de l'œil en dedans, etc.

On combattra les effets de l'atropine ou de la belladone par l'emploi de l'*ésérine*, dont les effets sont opposés ; on facilitera la vue de près au moyen de lunettes. Le spasme de l'accommodation exige aussi le repos de l'œil et un traitement tonique. Quant à la paralysie de l'accommodation qui accompagne celle de la troisième paire, il faudra combattre l'affection qui l'a provoquée (rhumatisme, syphilis, etc.).

ACCOUCHEMENT, s. m. Fonction consistant dans l'expulsion spontanée ou artificielle d'un fœtus viable et de l'arrière-faix ou placenta à travers les parties génitales de la femme. L'accouchement se subdivise en deux temps : la sortie de l'enfant ou *accouchement* proprement dit, — la sortie du placenta ou DÉLIVRANCE.

L'accouchement est dit *spontané* ou *naturel* quand il a lieu par les seuls efforts de l'organisme; il est dit *artificiel* ou *laborieux* quand il ne peut se terminer que par l'intervention de l'art.

L'accouchement est *à terme* quand il a lieu 8 jours avant ou 8 jours après le neuvième mois révolu, c'est-à-dire 260 à 280 jours après la conception. Il est *prématuré* quand il se fait du 180e au 260e jour après la conception ; il est *tardif* quand il a lieu après 280 jours.

L'expulsion de l'œuf humain ou du *fœtus* et du *placenta* (voy. FŒTUS) depuis le moment de la conception jusqu'au 180e jour (fin du 6e mois) constitue l'AVORTEMENT. Après le 180e jour, l'enfant est viable (*Code civil*, art. 314).

La durée de l'accouchement varie : elle est en moyenne de 8 à 10 heures.

La partie de l'enfant qui se présente la première au dehors peut être la tête, la face, le siége ou extrémité pelvienne, ou bien le tronc. Sur 21 723 accouchements, la tête s'est présentée 20 698 fois; l'extrémité pelvienne 804 fois; les épaules 118; la face 103 : c'est ce qu'on appelle la *présentation*.

On appelle *position* les rapports de la partie qui se présente avec les différents points du détroit supérieur (voy. BASSIN). Ainsi le sommet, par exemple, peut se présenter de six façons différentes selon que l'occiput occupe la fosse iliaque gauche ou la fosse iliaque droite de la femme; selon qu'il est en avant ou en arrière; selon qu'il est situé transversalement à gauche ou à droite. Il en est de même dans les présentations de la face, selon la position qu'occupe le menton; de même aussi dans les présentations du siége, selon la position qu'occupe le sacrum; de même aussi dans la présentation des plans latéraux du fœtus. C'est le degré de fréquence de chacune de ces positions qui lui fait donner le numéro de 1re, 2e, 3e ou 4e du sommet ou des autres présentations. Ainsi, lorsqu'on dit qu'un enfant se présente en première position du sommet, cela signifie que l'occiput est senti par le doigt de l'accoucheur dans la fosse iliaque gauche à la partie antérieure : c'est la plus fréquente de toutes les positions ; on la rencontre près de 95 fois sur 100 (fig. 5).

Quand une femme est sur le point d'accoucher, on dit qu'elle est en travail.

Au dernier mois, la matrice, qui occupait l'ÉPIGASTRE, tombe au-dessous de cette région, ce qui fait dire que le *ventre est tombé :* d'où résultent souvent une pesanteur sur le rectum, la constipation et des envies fréquentes d'uriner.

Au début du travail la femme éprouve des douleurs sourdes, vagues, courtes et éloignées qu'on appelle *mouches*. Ces douleurs cessent, le calme revient. Mais bientôt elles deviennent plus fréquentes, plus vives ; l'abdomen se resserre ; l'utérus se durcit. Ces alternatives de douleur et de calme se répètent ainsi plus ou moins longtemps. En même temps que se manifestent ces douleurs un autre phénomène se passe à l'intérieur. Les contractions utérines pressant sur le fœtus et son enveloppe, le poussent vers l'orifice du col ; à chaque contraction les

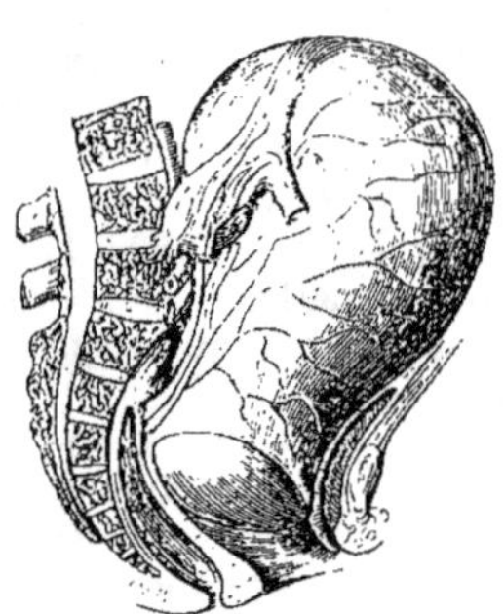

FIG. 4. — Forme de la poche des eaux lorsque la dilatation du col de la matrice est complète.

membranes d'enveloppe s'engagent peu à peu dans l'orifice et le dilatent comme le ferait un coin. Le doigt introduit dans le vagin perçoit une sorte de poche liquide qu'on appelle la *poche des eaux* (fig. 4).

Ces douleurs en se répétant finissent par amener la dilatation complète du col de l'utérus qui doit donner passage au fœtus. Quand elle est suffisante pour le passage de l'enfant, la poche se rompt naturellement ou est rompue par le doigt de l'accoucheur et les eaux s'écoulent plus ou moins abondantes.

L'agitation augmente, la soif est plus vive,

la chaleur est intense, les membres infé-

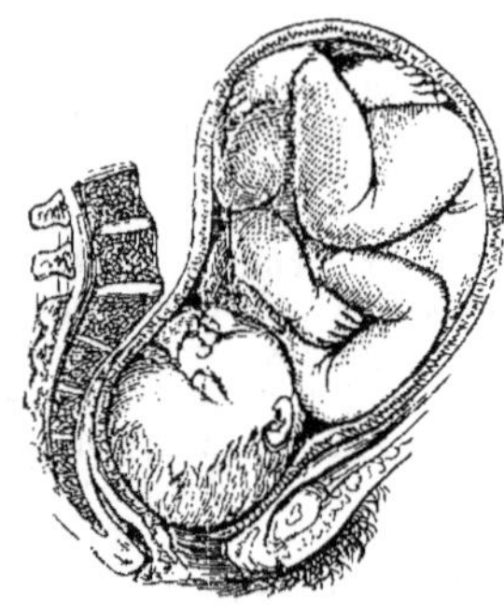

FIG. 5. — Tête placée dans la position occipito-iliaque gauche antérieure (la plus fréquente).

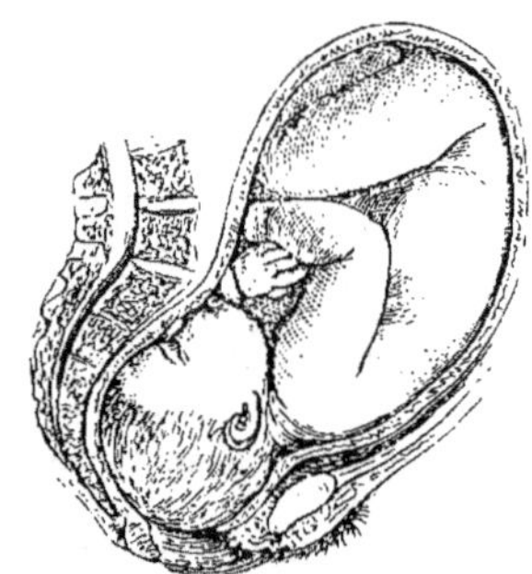

FIG. 6. — Tête dans la même position, mais le travail est plus avancé, elle est plus fortement fléchie

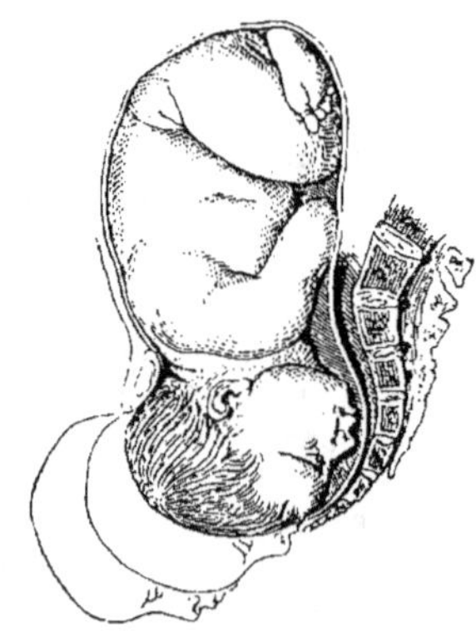

FIG. 7. — Divers degrés d'extension de la tête pour passer au-dessous du pubis.

rieurs se refroidissent et sont souvent le siége de crampes. Dans l'intervalle des douleurs, la femme éprouve le besoin de sommeil, qu'interrompt l'arrivée d'une nouvelle douleur. Pendant ce temps des glaires sanguinolentes provenant du col et du vagin se manifestent à la vulve et augmentent la souplesse du conduit vulvo-utérin.

La poche rompue, la tête du fœtus s'applique aussitôt sur l'orifice du col. Les douleurs qu'on appelait mouches au début ont pris le nom caractéristique de *préparantes* jusqu'à l'expulsion du fœtus où elles sont dites *expultrices*. Alors commence le mécanisme de l'accouchement.

Mécanisme de l'accouchement par le sommet de la tête. — Pour que le fœtus puisse être expulsé spontanément, il faut : 1° que la tête se fléchisse sur le devant de la poitrine de manière à présenter son plus petit diamètre (fig. 6) ; 2° que la tête descende et s'engage dans le conduit ; 3° qu'elle tourne sur elle-même de manière à présenter l'occiput au-dessous de la symphyse du pubis (fig. 7) ; 4° qu'elle s'étende peu à peu et se dégage, l'occiput arc-boutant contre la symphyse ; 5° que la tête étant sortie, elle exécute un nouveau mouvement de rotation ramenant l'occiput contre une des cuisses de la femme afin que les épaules puissent se dégager l'une après l'autre. Une fois les épaules sorties, le reste du fœtus est expulsé. Ces cinq phases constituent les cinq temps de l'accouchement.

Pendant que la tête du fœtus exécute les manœuvres précédentes, le périnée ou région inférieure du bassin de la mère (voy. BASSIN) bombe et fait saillie à chaque douleur : la tête avance insensiblement à chaque contraction douloureuse pour reculer ensuite. Ces alternatives d'avancement et de recul dilatent graduellement la vulve, amincissent le périnée, amènent parfois l'évacuation involontaire des matières fécales. Bientôt les douleurs redoublent de fréquence et d'intensité ; la femme se crispe, saisit violemment ce qui peut lui servir d'appui ; elle pousse un cri déchirant occasionné par une douleur *conquassante* des plus intenses : la tête a franchi la vulve ; mais tout n'est pas fini. Le tronc est expulsé quelques instants après, et l'accouchement est terminé.

Si, au lieu de se présenter par le sommet, l'enfant se présente par la *face* (fig. 8), le travail est plus long ; dans la présentation du sommet, c'est l'occiput qui arc-boute contre la symphyse du pubis ; dans la présen-

tation par la face, c'est le menton (fig. 9) : la tête se dégage peu à peu et l'expulsion se fait comme dans l'accouchement par le sommet.

Dans les présentations du *siége*, les contractions utérines amènent le pelotonnement du fœtus, les membres pelviens infé-

PHASES DE L'ACCOUCHEMENT PAR LA FACE.

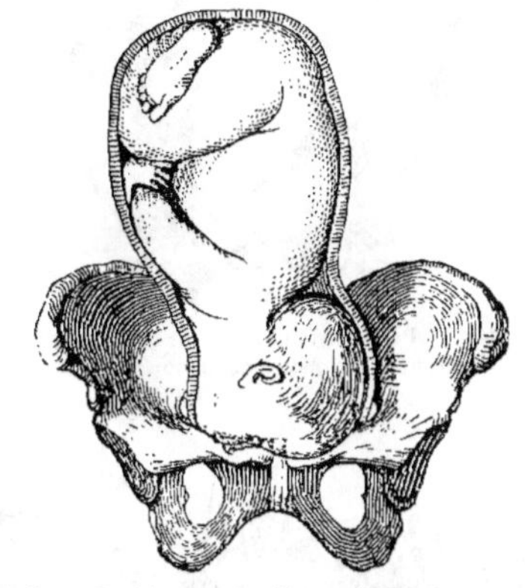

FIG. 8. — Position mento-iliaque droite transversale, après le mouvement d'extension.

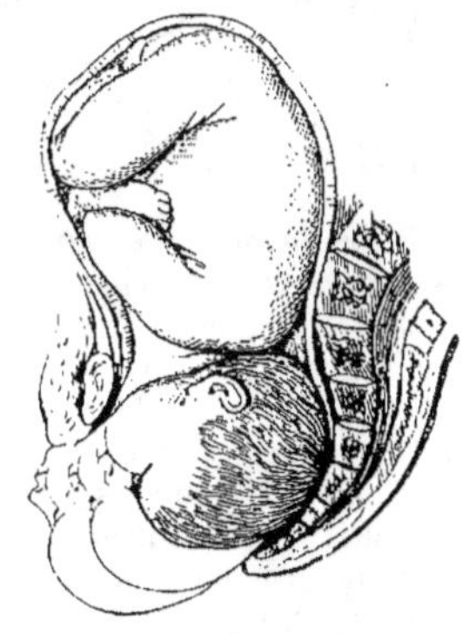

FIG. 9. — Différents degrés du dégagement de la tête après le mouvement de rotation qui amène le menton sous le pubis.

rieurs sont fortement appuyés contre l'abdomen ; le siége s'engage (fig. 10), il décrit un mouvement de rotation qui porte une hanche, la gauche le plus souvent, sous la symphyse pubienne ; l'autre hanche se dégage ensuite (fig. 11). Une fois le bassin expulsé, les membres inférieurs sont libres ; le tronc continue sa progression, les épaules se dégagent l'une après l'autre comme les hanches : un nouveau mouvement de rotation se fait, ayant pour but de

ACCOUCHEMENT PAR LE SIÉGE.

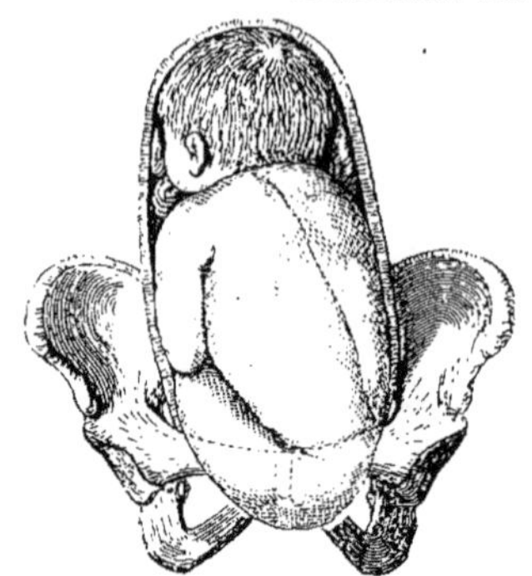

FIG. 10. — Position lombo-iliaque gauche antérieure après le mouvement de rotation.

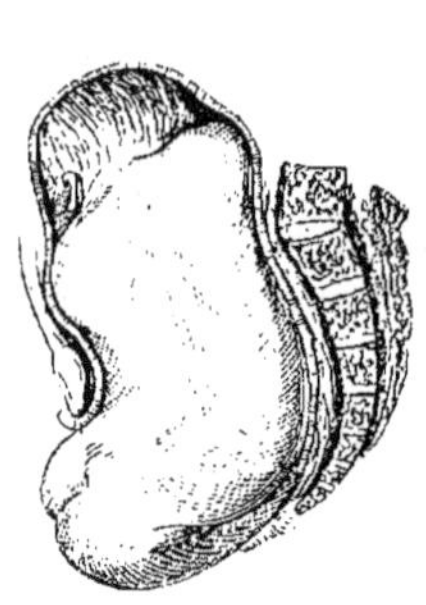

FIG. 11. — Dégagement du siége.

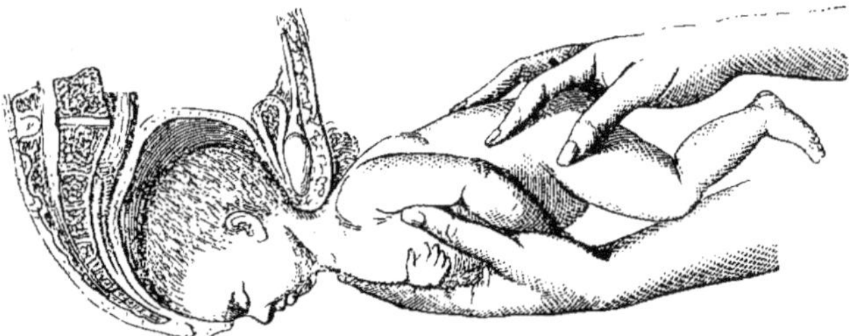

FIG. 12. — Dégagement de la tête, le menton en arrière.

ramener la nuque sous la symphyse pubienne (fig. 12), et le dégagement de la tête est opéré par l'accoucheur.

Si le fœtus se présente par un des *plans latéraux* (fig. 13), l'accouchement peut se faire naturellement; mais ce n'est qu'aux risques des plus grands dangers pour la mère et pour l'enfant; aussi est-il préférable que l'accoucheur intervienne et pratique la *version* (voy. Dystocie).

Lorsque l'enfant est sorti de l'utérus, il faut couper le cordon qui l'attachait au Placenta). Pour cela, on pose une première ligature, faite avec plusieurs fils cirés, sur le cordon à 4 ou 5 centimètres de l'ombilic de l'enfant, une seconde ligature 2 ou 3 centimètres au-dessus de la première et on coupe le cordon entre ces deux ligatures. L'enfant et la mère réclament alors des soins particuliers.

Soins à donner à l'enfant. — On s'assure que l'enfant ne présente aucune anomalie ou difformité, que toutes les ouvertures naturelles sont libres. Si l'enfant est bleuâtre, cyanosé, menacé d'asphyxie, on passe le doigt dans la bouche pour extraire les mucosités qui pourraient l'obstruer; on le frictionne, on lui donne de petits coups sur les fesses avec la paume de la main pour appeler le sang à la périphérie. On l'enveloppe dans une serviette chaude et on procède à sa toilette qui consiste à enlever avec un corps gras, huile, beurre frais ou cérat, l'enduit sébacé plus ou moins abondant qui le recouvre. On le plonge dans un bain tiède en le tenant sous les aisselles; on l'éponge, on l'essuie avec du linge chaud et on panse le cordon ombilical. Pour cela, on prend une petite compresse percée et graissée d'un côté : on passe le bout du

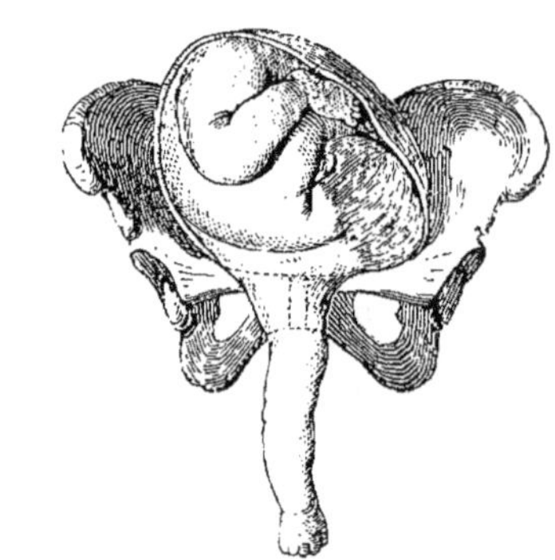

FIG. 13. — Première position de l'épaule droite pendant le mouvement de descente, le bras pend hors de la vulve.

cordon par cette ouverture, on ferme la compresse en la relevant et l'entortillant autour du cordon et on maintient le tout sur le côté gauche de l'abdomen au moyen d'une compresse et de quelques tours de bande fixés à l'aide d'un fil, de rubans ou d'épingles de sûreté. On habille ensuite l'enfant.

Layette de l'enfant. — Elle consiste en béguins ou bonnets de toile, de flanelle et de coton ; en brassières en couches et en langes. On commence par recouvrir la tête avec les deux ou trois béguins, selon la saison ; on passe ensuite la brassière, ce qui est assez difficile parfois à cause des mouvements de l'enfant ; on applique la couche qu'on relève de manière à isoler les jambes et on enveloppe avec le lange dont les chefs sont ramenés par derrière et fixés avec de fortes épingles.

Soins à donner à la mère. — La femme en couches réclame des soins avant, pendant et après l'accouchement. *Avant :* il faut veiller à la liberté du ventre, à l'aide de quelques lavements ; on prépare le lit ordinaire en le recouvrant d'un drap plié, d'une toile cirée ou gros papier et d'un autre drap. L'accouchement terminé, on enlève le premier drap et la toile cirée. On évite ainsi des déplacements à la jeune mère. *Pendant :* le soin principal consiste à soutenir le PÉRINÉE avec la main pour éviter sa déchirure. *Après :* il faut veiller à la sortie du placenta, qui quelquefois se fait spontanément, mais qui le plus souvent réclame l'intervention du médecin. L'utérus se contractant, le placenta se détache peu à peu, et, après quelques minutes, après une demi-heure et plus, il est expulsé seul ou doit être extrait par l'accoucheur, qui procède à son extraction en saisissant le cordon avec la main droite, en appliquant sur la face supérieure du cordon quelques doigts de la main gauche (fig. 14), dont il se sert comme d'une poulie de renvoi et il exerce quelques tractions légères, après lesquelles le placenta est amenée à la vulve ; on le roule sur lui-même pour qu'il sorte entier.

Après la sortie du placenta, on lave les parties génitales avec de l'eau tiède, on change le linge de la jeune femme ; on place entre ses jambes une serviette tiède, on applique un bandage de corps et on fait pren-

dre une infusion de tilleul, un peu d'eau rougie sucrée et, les jours suivants, du bouillon et des potages jusqu'à la fièvre de lait.

Après l'accouchement, la femme peut éprouver quelques accidents, tels que tranchées utérines, hémorrhagies, fièvre de lait.

Les *tranchées* sont des douleurs intermittentes qui sont occasionnées par les contractions de l'utérus et que beaucoup de femmes ressentent après l'accouchement. On les calme avec des cataplasmes laudanisés, des quarts de lavement additionnés de 5 à 15 gouttes de laudanum.

L'*hémorrhagie utérine* après l'accouchement, quand le placenta est extrait, tient presque toujours à l'inertie de l'utérus. On la combat à l'aide de frictions abdominales avec la paume de la main, afin de provoquer des contractions ; on applique des compresses d'eau fraîche sur le ventre et on administre la poudre récente de seigle ergoté, à la dose de 1 à 2 grammes en une ou plusieurs fois.

La *fièvre de lait* survient du troisième au quatrième jour après l'accouchement et est caractérisée par un frisson léger, par l'accélération du pouls, le gonflement des seins,

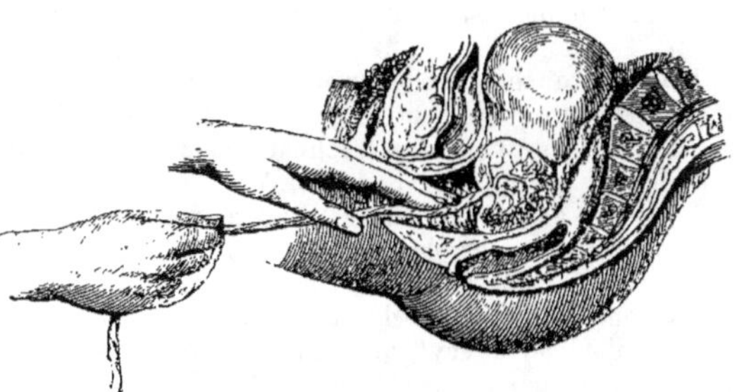

Fig. 14. — Manière de tirer sur le cordon pour effectuer la *délivrance*.

une céphalalgie légère. Elle dure vingt-quatre heures et n'est pas constante.

Si la mère doit nourrir son enfant, elle le mettra au sein quelques heures après la naissance, 8 à 10 heures environ. Dès que la fièvre de lait sera passée elle prendra à peu près sa nourriture habituelle, en ayant soin seulement d'éviter les mets trop excitants. En attendant on donnera à l'enfant du gruau sucré ou du lait coupé.

Si la mère ne doit pas nourrir, on lui donnera, après la fièvre de lait, quelques verres d'eau de Sedlitz à deux ou trois jours d'intervalle, ou bien 15 à 30 grammes d'huile de ricin et quelque tisane diurétique, pervenche, chiendent, pariétaire, canne de Provence, etc. Il est indifférent de donner l'une ou l'autre de ces tisanes. On peut même s'en dispenser tout à fait, en ayant soin de bien veiller à la liberté du ventre et à restreindre l'alimentation. On couvre les seins avec un tampon d'ouate, avec des serviettes chaudes; vers le quatrième jour, on prescrit quelques aliments légers, qu'on augmente insensiblement de manière qu'au huitième jour la femme ait repris son régime habituel. Elle ne doit pas se lever avant huit à dix jours; quelquefois le séjour au lit doit être de plusieurs semaines.

Quelques jours après l'accouchement, et pendant une quinzaine, il s'écoule des organes sexuels de la femme des matières liquides, sanguinolentes appelées *lochies*, sans odeur d'abord et bientôt d'une odeur forte et repoussante. Des injections d'eau tiède additionnée d'eau de Cologne, de vinaigre aromatique, d'eau phéniquée doivent être faites deux ou trois fois par jour. Les lochies sont moins abondantes chez les femmes qui nourrissent. Elles durent quelquefois jusqu'au retour des règles, c'est-à-dire six semaines environ après l'accouchement.

Pour l'accouchement laborieux ou artificiel réclamant l'application du forceps, la version ou d'autres manœuvres chirurgicales, voir les mots Dystocie, Forceps, Version.

L'art des accouchements est exercé par des médecins et par des sages-femmes. La loi exige que celui ou celle qui l'exerce soit possesseur d'un diplôme de docteur en médecine, d'officier de santé ou de sage-femme, en vertu des articles 25, 26 et 34 de la loi du 19 nivôse an XI. Dans les cas ordinaires, le rôle de l'accoucheur est presque celui d'un spectateur; dans les cas difficiles, la sage-femme ou l'officier de santé doit se faire aider d'un docteur en médecine, soit pour l'application du forceps, soit pour pratiquer les manœuvres décrites plus loin (voy. Dystocie). Primitivement l'art des accouchements était exercé par des femmes ou matrones, ainsi qu'on peut le voir chez les Hébreux, chez les Égyptiens, chez les Grecs. En France, les femmes jouirent de tout temps du même privilége; au XVIe siècle, les médecins pouvaient être présents à l'accouchement, mais toujours accompagnés de sages-femmes qui opéraient elles-mêmes ou qui, en cas de difficultés considérables, faisaient appeler un chirurgien de robe longue, qui opérait, mais sous les ordres et sous la responsabilité du médecin.

En 1550, Ambroise Paré, qui de simple chirurgien barbier s'était élevé à la dignité de premier chirurgien de plusieurs rois de France, publia un premier traité des accouchements difficiles, qu'il compléta dans sa *Grande Chirurgie*, et son élève Jacques Guillemeau perfectionna encore cette partie de l'art. Toutefois c'étaient toujours les sages-femmes qui pratiquaient les accouchements, et l'une d'entre elles, la plus célèbre, fut Louise Bourgeois, dame Boursier, qui accoucha six fois Marie de Médicis et plusieurs princesses de haut rang.

Au XVIe siècle, les chirurgiens Guillemeau, Lefèvre, et Julien Clément devinrent les accoucheurs préférés à Paris, et ce dernier fut le premier chirurgien qui parut comme accoucheur à la cour de France, sous Louis XIV. A partir de ce moment, les accoucheurs devinrent en vogue à Paris, et cette école compte les noms les plus illustres, tels que Moriceau, Beaudelocque, Levret, Capuron, Gardien, Mme Boivin, sage-femme, et Danyau, docteur en médecine, Antoine et Paul Dubois, Moreau, etc., etc.

L'article 56 du *Code civil* impose à l'accoucheur ou à la sage-femme l'obligation de déclarer à la mairie dans le délai de trois jours la naissance de l'enfant nouveau-né, quand le père est absent ou décédé.

ACCOUTUMANCE, s. f. Action de s'accoutumer. On dit qu'il y a accoutumance pour certaines substances actives lorsqu'après s'y être habitué progressivement on peut les supporter à des doses qui seraient funestes si elles étaient prises d'emblée. Mais on ne s'accoutume pas également bien à tous les médicaments ou poisons; certains d'entre eux s'accumulent dans l'organisme, et lors même qu'il y aurait eu un certain degré de tolérance, leurs effets toxiques surviennent tout d'un coup lorsque la dose est dépassée.

D'autres, au contraire, comme l'opium et ses alcaloïdes, peuvent être administrés à des doses extrêmement fortes, pourvu qu'on procède progressivement et avec lenteur. Au bout de quelque temps de repos, l'accoutumance qu'on pouvait avoir pour une s substance se perd complétement (voy. TOLÉRANCE).

ACÉPHALE, adj. et s. m. (de α, sans, et κεφαλή, tête). Sans tête, fœtus ou monstre qui naît privé de tout ou partie de la tête.

ACÉPHALOCYSTE. s. f. (de α, sans, κεφαλή, tête, et κύστις, vessie). Produits parasitaires formant des vessies ou vésicules minces, d'un blanc laiteux, remplies d'un liquide clair et transparent, de grosseur très-variable depuis celle d'un pois jusqu'à celle d'une tête de fœtus, que l'on peut rencontrer dans presque tous les organes, mais surtout dans le foie, la rate, le rein, le poumon, le cerveau (voy. KYSTES HYDATIQUES).

Les *acéphalocystes stériles* ne sont formés que par une simple membrane contenant du liquide ; les *acéphalocystes fertiles* contiennent en outre une seconde membrane intérieure à la précédente et à la surface de laquelle se développent des ÉCHINOCOQUES, qui s'en détachent à un moment donné, et viennent flotter parfois en grand nombre dans la poche-mère.

ACÉTATE, s. m. Genre de sels formés par la combinaison de l'acide acétique avec une base. Leur formule générale est $KO, C^4H^3O^3$. R, représentant le radical métallique de la base. Tous les acétates employés en médecine sont solubles dans l'eau ; leurs caractères, leurs propriétés et leurs usages varient beaucoup, suivant la base, qui se trouve unie avec l'acide acétique.

Acétate d'ammoniaque. $AzH^4O, C^4H^3O^3$ (esprit de Mindererus), liquide de densité 1,056, incolore quand il est pur, d'une saveur et d'une odeur piquantes, employé à la dose de 25 à 30 gouttes dans un verre d'eau sucrée, pour dissiper l'ivresse alcoolique (efficacité douteuse).

Acétates de cuivre : 1° Acétate neutre, $CuO, C^4H^3O^3 + aq$ (cristaux de Vénus), et 2° acétate basique, $2CuO, C^4H^3O^3 + 6 aq$ (Verdet ou vert de gris du commerce). Comme tous les sels de cuivre, ce sont des poisons actifs ; ils entrent dans la composition de l'onguent *égyptiac*, et ont été employés pour tenter la destruction des cancers.

Acétate de morphine. — Voy. MORPHINE.

Acétate de plomb : 1° Acétate neutre, $PbO, C^4H^3O^3$ (sel ou sucre de Saturne); c'est un sel qui cristallise bien et qu'on emploie quelquefois, à la dose de 5 à 15 centigrammes à l'intérieur, contre les sueurs nocturnes des phthisiques ; 2° acétate tribasique, $3PbO, C^4H^3O^3$ (sous-acétate de plomb, extrait de Saturne), diffère du précédent par 2 équivalents d'oxyde de plomb en plus. C'est l'acétate et le sel de plomb le plus employé, presque uniquement pour l'usage externe, à cause des propriétés toxiques des sels de plomb. Il sert à la préparation de l'eau blanche, et à celle des divers collyres, lotions ou pommades astringentes et résolutives.

Acétate de potasse, $KO, C^4H^3O^3$ (terre foliée végétale), et **Acétate de soude**, $NaO, C^4H^3O^3$ (terre foliée minérale), tous deux sont diurétiques, rendent les urines alcalines et sont utiles dans les légères irritations du tube digestif.

ACÉTIQUE, adj. L'acide acétique est l'acide du vinaigre. Lorsqu'il est *anhydre* ($C^4H^3O^3$), c'est un liquide d'une odeur tellement forte, qu'on ne saurait respirer qu'avec peine dans la chambre où l'on en aurait débouché un flacon. — L'*acide monohydraté*, $C^4H^3O^3 + HO$, contenant un équivalent d'eau, est cristallisable à 17° au-dessus de zéro. — L'*acide acétique* du *Verdet*, ou *vinaigre radical*, contient six équivalents d'eau.

L'acide acétique cautérise la peau d'autant plus énergiquement qu'il est plus concentré; on l'a employé dans ces derniers temps avec avantage pour détruire certaines petites tumeurs de la peau (verrues, poireaux, etc.) L'acide acétique très-étendu d'eau, obtenu par la fermentation du vin, constitue le VINAIGRE.

ACHROMATIQUE, adj. (de α sans, et χρῶμα, couleur). Se dit d'appareils d'optique dont les verres sont choisis et disposés de manière à ne pas donner d'images à bords colorés. L'œil est à peu près achromatique.

ACHROMATOPSIE, s. f. (de α sans, χρῶμα, couleur, et ὄψις, vue). Impossibilité, plus ou moins absolue, de distinguer aucune couleur, toutes paraissant plus ou moins grises, blanches ou noires (voy. DALTONISME).

ACIDE, s. m. Corps solides, liquides ou gazeux dont la saveur se rapproche de celle du vinaigre, qui, en se combinant avec les *bases*, les neutralisent plus ou moins complétement et forment des *sels*.

Les principaux acides employés en médecine sont : les acides ACÉTIQUE à ses divers

degrés de concentration ; ARSÉNIEUX, AZO-
TIQUE ou NITRIQUE, CARBONIQUE, CHLORHY-
DRIQUE, CITRIQUE, CYANHYDRIQUE ou PRUS-
SIQUE, PHÉNIQUE, SULFHYDRIQUE, SULFU-
REUX, SULFURIQUE, TANNIQUE et THYMIQUE.

ACNÉ ou **ACMÉ**, s. f. Maladie des glandes
SÉBACÉES, caractérisée par la présence de
boutons plus ou moins nombreux sur le visage, sur la poitrine, sur le dos, fournissant
un peu de pus (*acné simple*) et laissant une
petite cicatrice, quelquefois à peine visible,
d'autres fois violacée. Quand la matière se
montre à l'extérieur, sous la forme d'un
point noir, au front, aux ailes du nez, c'est
l'*acné ponctuée ;* elle est produite par un
parasite appelé *demodex ;* si la matière sécrétée est grasse et abondante, c'est l'*acné
sébacée.* S'il existe des traînées rougeâtres au
visage, aux ailes du nez, c'est l'*acné rosacée
ou couperose.* Quelquefois il survient une
dilatation très-considérable des vaisseaux
capillaires, et la face est bourgeonnée, le
nez hypertrophié, rouge, déformé : on lui
donne alors le nom d'*acné hypertrophique.*
Maladie tenace, qu'on combat par un régime doux, régulier, quelques purgatifs,
des lotions chlorurées, légèrement alcooliques, les eaux sulfureuses, les bains de
mer, par les lotions de sublimé, la pommade à l'iodure de chlorure mercureux.

ACONIT, s. m. (*aconitum napellus*). Tue-
loup, coqueluchon. Plante vivace indigène,
vénéneuse, de la famille des Renonculacées.
On emploie en médecine la racine de
l'aconit napel, et son principe actif l'*aconitine.* Cette substance, encore peu étudiée,
amère, âcre, soluble dans l'alcool et l'éther,
presque insoluble dans l'eau, est un des
poisons narcotico-âcre les plus violents que
l'on connaisse, se rapprochant par ses effets
du *curare.* Elle produit des vomissements,
des douleurs de tête, un affaiblissement général et des sueurs profuses (fig. 15).

La préparation d'aconit la plus usitée est
la teinture ou alcoolature (de 5 gouttes à
1 gramme et même 2 grammes) ; on l'emploie
dans le traitement du rhumatisme, de la
goutte, de la fièvre intermittente et de l'infection purulente. La poudre de la racine (50 centigrammes) est un remède populaire contre
les hydropisies. Les jeunes pousses d'aconit
ont été quelquefois prises pour du céleri et
ont déterminé des empoisonnements.

ACOTYLÉDONE, adj. (de α privatif, et
κοτυληδών, cotylédon), sans cotylédon. Pre-

mière grande division des plantes, d'après
Jussieu. Elle comprend celles dont l'organisation est la plus simple, les champignons, les algues, les fougères, etc.

ACOUSTIQUE, adj. et s. f. (de ἀκούω,
j'entends). Partie de la physique qui traite
des sons.

Acoustiques (nerf et conduit). — Voy.
AUDITIF, OREILLE.

Acoustiques (cornets). Instruments destinés à renforcer le son et à en faciliter la perception aux personnes atteintes de surdité.

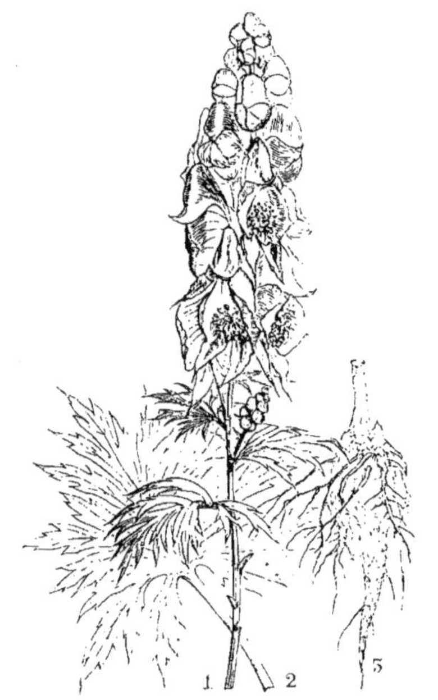

FIG. 15. — Aconit napel.
1, Tige et fleurs. 2, Feuilles. 3, Racines tubériformes.

ACRE, adj. Se dit des substances dont la
saveur prend à la gorge, excite les larmes
ou l'éternument.

ACRODYNIE, s. f. (de ἄκρος, extrémité, et
ὀδύνη, douleur), maladie caractérisée par
trois ordres de phénomènes consistant en :
1° Troubles digestifs ; 2° troubles nerveux ;
3° troubles du système cutané ou muqueux,
auxquels on peut joindre quelques symptômes fournis par les appareils de la circulation et des sécrétions.

A. Les troubles digestifs sont de l'inappétence, des nausées, des vomissements, de
la diarrhée : ils ne sont pas constants.

B. Les troubles nerveux consistent en douleurs aux pieds, aux malléoles, aux orteils et remontent quelquefois jusqu'à la jambe. Les douleurs aux mains et aux bras sont plus rares. On éprouve encore des crampes, des spasmes, de la contracture et une insomnie parfois opiniâtre.

C. Du côté du tissu cellulaire, on constate de la bouffissure, de l'œdème ; du côté de la peau, un érythème ressemblant aux engelures, allant du violet au rouge foncé et remarquable aux extrémités ; la coloration jaunâtre, noirâtre de l'épiderme, sa chute, son exfoliation. Du côté des muqueuses, on a constaté de la conjonctivite, de la bronchite, de la laryngite, de l'uréthrite, avec ou sans fièvre.

Cette maladie a régné épidémiquement dans les environs de Paris et dans la Brie en 1828 et 1829. Par elle-même, elle n'a pas amené la mort. La nature de cette maladie est inconnue et le traitement est celui des symptômes : bains de pieds, frictions légères, boissons acidulées, purgatifs ou laxatifs selon l'état des voies digestives.

ACROMION, s. m. (de ἄκρος, sommet, et ὦμος, épaule). Saillie ou apophyse de l'os omoplate, située à la partie supérieure de l'épaule, et s'articulant avec la clavicule.

ACTIF, adj. Synonyme d'énergique. Un médicament ou un poison est actif lorsque les effets en sont prompts et puissants. Les termes d'hémorrhagie active, hyperhémie active, indiquent une hémorrhagie ou une hyperhémie par surcroît d'activité dans les organes qui en sont le siége.

ACTUEL, adj. — Voy. CAUTÈRE.

ACUPUNCTURE, s. f. (de *acus*, aiguille, et *pungere*, piquer). Moyen de traitement d'origine chinoise ou japonaise qui consiste à enfoncer doucement dans les parties malades, à 5 ou 6 centimètres de profondeur, des aiguilles très-fines d'acier ou de platine. C'est un procédé moins douloureux qu'il n'en a l'air, qui a été employé avec succès contre les rhumatismes et les névralgies.

Les aiguilles doivent être munies d'une forte tête qui ne leur permet pas de disparaître entièrement dans la profondeur des tissus. Il est bon d'appliquer à l'endroit où on doit les enfoncer un morceau de peau de daim, qu'elles devront traverser et qui servira à les mieux retenir.

La plupart des tissus se laissent pénétrer sans inconvénient par ces aiguilles, qui

écartent les fibres plutôt qu'elles ne les déchirent. On s'en est cependant servi pour commettre des infanticides en les enfonçant dans la tête, par la fontanelle antérieure du crâne de l'enfant.

ADDUCTEUR, adj et s. m. (de *ad*, vers, et *ducere*, conduire). Les muscles adducteurs sont ceux qui rapprochent de l'axe du corps les membres sur lesquels ils agissent.

ADÉNIE, s. f. — Voy. LEUCOCYTHÉMIE.

ADÉNITE, s. f. (de ἀδήν, glande). Inflammation d'une glande ou d'un ganglion lymphatique ; on lui donne aussi le nom de BUBON lorsqu'il s'agit d'un ganglion de l'aine enflammé par suite d'une maladie vénérienne. D'après la marche de la maladie et la cause qui l'a produite, on distingue plusieurs espèces d'adénites : 1° adénite aiguë ; 2° adénite chronique ; 3° adénite tuberculeuse ; 4° adénite cancéreuse ; 5° adénite par dégénérescence amyloïde ou cireuse (rare).

1° L'*adénite aiguë* est une maladie assez fréquente, qui siége naturellement aux parties du corps pourvues de ganglions lymphatiques (cou, aisselle, aine, partie inférieure et postérieure de la tête, creux du jarret, etc.). Elle est causée le plus souvent par une irritation, quelquefois insignifiante en apparence, de la région correspondante. Rien de plus fréquent en effet que de voir une simple écorchure du pied, à peine perceptible, se compliquer d'un certain gonflement dans l'aine ou dans le creux du jarret, rendant la marche difficile et donnant de la fièvre. En regardant bien attentivement, l'on s'aperçoit, la plupart du temps, que de l'endroit irrité part une traînée rouge qui suit le trajet des vaisseaux lymphatiques et vient aboutir aux ganglions enflammés (*angioleucite, lymphangite*).

Parmi les causes fréquentes d'adénite, on trouve l'érysipèle, les vésicatoires irrités, certaines maladies de la peau, les chancres, la blennorrhagie. Quelle qu'elle soit, l'affection débute par le gonflement, en forme d'amande, du ganglion atteint, accompagné de rougeur, chaleur et douleur. Ces symptômes s'accentuent rapidement, surtout la douleur, qui devient parfois très-vive et s'exaspère à la moindre pression.

Puis l'inflammation dépasse le ganglion lymphatique, et s'étend au tissu cellulaire voisin ; il se forme alors un véritable phlegmon (adénite phlegmoneuse). En même temps, il y a un mouvement fébrile plus ou moins intense. S'il y a complication d'érysipèle, la fièvre est encore plus vive, et souvent il se produit des vomissements.

D'autres fois, après une première période aiguë, les symptômes inflammatoires diminuent peu à peu, surtout si la cause qui a produit l'adénite vient à disparaître et si le traitement est bien dirigé. La tuméfaction persiste en dernier, et il reste d'ordinaire un petit ganglion induré roulant sous le doigt.

Si les symptômes d'inflammation ont une marche rapide, on ne peut éviter la suppuration; il se forme un véritable abcès ganglionnaire dont on devra évacuer le pus, ou qui tendra, comme tout autre abcès, à s'ouvrir au dehors. En général, l'adénite superficielle aiguë n'est pas grave; l'adénite profonde est le plus souvent chronique. Cependant, lorsque l'adénite est virulente (*bubon vénérien*), ou lorsqu'elle survient chez un individu épuisé et chez lequel l'énergie vitale fait défaut, elle peut rester longtemps sans se cicatriser, décoller la peau sur une grande étendue, et amener la formation de cicatrices gênantes et toujours désagréables.

On confond rarement une adénite aiguë avec une autre maladie, sauf toutefois à l'aine, où elle produit quelquefois des symptômes rappelant ceux de la hernie étranglée.

Le *traitement* doit d'abord consister à supprimer la cause et à calmer l'angioleucite primitive. On y parvient par le repos absolu, les bains tièdes, les cataplasmes émollients, les onctions sur les parties malades avec l'onguent mercuriel belladoné. Quelquefois on se trouvera bien, au début, de l'application de quelques sangsues, ou d'un vésicatoire placé au-dessus du ganglion menacé.

Si, malgré ces soins, la suppuration fait des progrès, il est bon de ne pas attendre trop longtemps avant d'ouvrir l'abcès. Mais il est le plus souvent aussi très-important de rendre les cicatrices consécutives à ces ouvertures les plus petites possibles, tout en donnant une issue suffisante au pus et en l'empêchant de décoller la peau. On fera donc de préférence quelques petites ponctions ou mouchetures avec le bistouri, ou on passera un petit séton formé d'un simple fil dont on nouera les bouts extérieurement. Ce dernier procédé est employé avec avantage pour les bubons superficiels du pli de l'aine, où les cicatrices sont particulièrement désagréables.

2° *L'adénite chronique* est la forme la plus commune des ABCÈS FROIDS qui se montrent chez les scrofuleux. Elle est le plus souvent chronique d'emblée, rarement elle succède à l'état aigu. Elle amène quelquefois une hypertrophie ou augmentation de grosseur énorme des ganglions lymphatiques qui en sont atteints. Elle est peu douloureuse et diffère de l'adénite aiguë par l'absence de symptômes inflammatoires; mais elle gêne quelquefois par la compression des organes voisins.

On la rencontre non-seulement chez les scrofuleux, mais encore comme conséquence de certaines inflammations de la peau (eczémas, gourmes, éruptions furonculeuses et acnéiformes, etc.). Les enfants, les jeunes soldats dont le régime de vie est brusquement modifié y sont plus sujets; elle se montre alors de préférence à la région du cou, en avant et sur les côtés (*adénite cervicale*).

L'adénite chronique de la région cervicale postérieure (derrière de la tête) est un signe presque infaillible d'une affection syphilitique qui s'est portée sous forme de croûtes sur le cuir chevelu, au cou (acné) ou à la gorge (plaques muqueuses).

La marche de la maladie est en général fort longue, les ganglions finissent souvent par suppurer en laissant à leur suite des cicatrices indélébiles, couturées, d'aspect désagréable. D'autres fois, sous l'influence d'une médication modificatrice de la constitution, ils disparaissent progressivement, ou restent indurés.

Il faut surtout insister sur l'huile de foie de morue, le sirop antiscorbutique, l'iode sous toutes ses formes à l'intérieur (sirop à l'iodure de fer, de potassium, sirop de raifort iodé); et à l'extérieur (pommades à l'iodure de potassium, de plomb, teinture d'iode, coton iodé). Le grand air, l'exercice, les bains de mer, les bains sulfureux et une nourriture tonique et fortifiante aident puissamment la médication proprement dite et sont des conditions très-importantes de succès.

3° *L'adénite tuberculeuse* ressemble par sa marche et ses symptômes à l'adénite chronique. Les ganglions sont en général moins gros; ils contiennent d'abord des granulations grises; plus tard, une masse jaune, caséeuse, qui se fraye quelquefois une issue au dehors lorsque la suppuration finit par se déclarer.

4° *L'adénite cancéreuse* ne se déclare que consécutivement au cancer des organes voisins. Dans le cancer du sein, ce sont les ganglions de l'aisselle qui sont malades. Quelquefois cette dégénérescence ne se présente qu'après l'ablation du mal primitif. On dit alors qu'il y a récidive dans les ganglions.

L'adénite cancéreuse est indolente au début; mais bientôt apparaissent les douleurs lancinantes du cancer, puis les tumeurs se ramollissent et s'ulcèrent. Aussi est-il l'abdomen ou du foie sans que le pus s'insinue entre les deux feuillets de la séreuse péritonéale.

ADIPEUX, adj. (de *adeps*, graisse). Les *vésicules adipeuses* sont formées d'une mince enveloppe renfermant de la graisse qui est liquide à la température du corps humain pendant la vie et se solidifie après la mort (fig. 16).

Le *tissu adipeux* est formé par le tissu cellulaire infiltré de vésicules adipeuses ou graisseuses. Il n'y a jamais de graisse dans

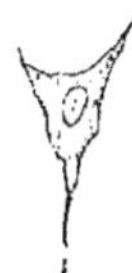 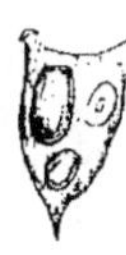 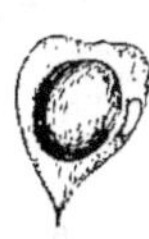  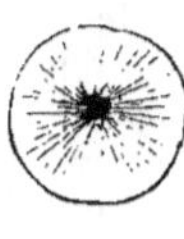

Fig. 16. — Mode de formation des vésicules adipeuses: Dans un corps étoilé normal (1), il se montre d'abord quelques gouttelettes de graisse (2); elles se réunissent en une seule (3) et envahissent tout l'élément (4). Cristallisation de margarine dans une vésicule adipeuse (5).

nécessaire, lorsqu'on opère un cancer, d'extirper avec soin les ganglions qu'on peut supposer infectés. S'ils sont trop nombreux, ou trop profondément placés pour pouvoir être enlevés, il faut renoncer à l'opération principale, qui manquerait son but.

ADHÉRENCE, s. f. Les adhérences vicieuses consistent dans l'accolement de deux parties du corps qui ne devraient pas être réunies. Elles peuvent être congénitales ou acquises. Elles se produisent lorsque deux points de la peau ou des muqueuses étant avivés, c'est-à-dire dépouillés de leur enveloppe protectrice d'épiderme, viennent à se trouver accolés l'un à l'autre pendant le temps de la cicatrisation.

C'est surtout à la suite des brûlures que ces accidents se produisent. Les doigts peuvent être plus ou moins complétement réunis les uns aux autres par des adhérences vicieuses; le globe de l'œil peut se souder aux paupières; le pavillon de l'oreille à la peau de la tête; les orifices des narines, de la bouche, etc., peuvent être rétrécis ou déviés, etc.

La thérapeutique chirurgicale a aussi utilisé la possibilité de produire des adhérences pour la restauration de certaines parties du corps. On en provoque aussi artificiellement entre le péritoine et la peau pour permettre l'ouverture des abcès de certains organes, comme le cerveau, les paupières; par contre, il est des régions où, même chez les individus complétement émaciés, on en rencontre toujours : l'orbite, la partie interne de la joue (sous le muscle masseter).

Le tissu adipeux sert à combler les vides, à arrondir les contours, à protéger contre le froid; il constitue aussi une réserve d'aliment respiratoire, utile à l'homme, essentielle et indispensable aux animaux hibernants.

ADOLESCENCE. — Voy. AGE.

ADOUCISSANT, adj. Médicaments mucilagineux qui entretiennent l'humidité des muqueuses et sont employés contre les irritations, rhumes, catarrhes, etc.

ADRAGANT, adj. Gomme extraite des tiges et des branches de certaines *astragales*.

Elle est blanche, sans saveur, insoluble dans l'eau, mais formant avec elle un mucilage qui est employé pour la confection des loochs, pastilles et pâtes dites de *guimauve*, etc.

ADULTE. — Voy. AGE.

ADYNAMIE. s. f. (de α privatif, et δύναμις, force). Affaiblissement, perte de l'énergie, prostration, stupeur. L'état adynamique se montre dans plusieurs maladies, spécialement dans la *fièvre typhoïde*, et leur imprime un cachet spécial. Il semble que les organes n'ont plus le ressort nécessaire pour réagir contre le mal qui les accable.

AÉRATION, s. f. (*aer*, air). Est prise aussi comme synonyme de ventilation ; c'est le renouvellement de l'air dans une chambre, dans un appartement, etc. Les moyens d'aération consistent dans l'ouverture des portes, des fenêtres, des vasistas placés à la partie supérieure de l'appartement. Les cheminées, les poêles, munis d'un bon tirage, sont d'excellents ventilateurs ; mais dans les édifices publics, tels que salles de spectacles, amphithéâtres, hôpitaux, etc., l'aération est faite par des tuyaux d'appel qui conduisent dans la salle l'air pur du dehors et par des ouvertures qui permettent à l'air vicié de sortir. Tous les systèmes d'aération peuvent se réduire à deux : 1° *Aspiration de l'air vicié*, pour le chasser au dehors ; 2° *refoulement* ou *pulsion de l'air nouveau*, qui prend la place de l'air vicié et le chasse.

1. *Aspiration de l'air vicié.* Les cheminées exigent de l'oxygène pour la combustion, prennent cet oxygène à l'air de l'appartement lui-même et font, pour ainsi dire, le vide. Cet air, échauffé dans le foyer, sort par la partie supérieure de la cheminée et est remplacé à son tour par l'air du dehors, ce qui établit un courant naturel. C'est le principe sur lequel reposent une foule d'appareils dont le défaut est de dépenser beaucoup de combustible et de ventiler d'une manière insuffisante ; en outre, ils prennent l'air dans des endroits où il n'est pas toujours pur.

2. *Refoulement de l'air nouveau.* Par ce procédé, l'air nouveau entre, est refoulé et chasse l'air vicié. Une machine va puiser l'air à une certaine distance du lieu où elle est établie ; elle le refoule dans un réservoir régulateur, d'où il s'écoule par des tuyaux qui le reportent dans chaque salle et dans chaque partie de l'établissement qu'on veut aérer. On peut augmenter ou diminuer à volonté la distribution qui est uniforme. L'air vicié s'écoule par les ouvertures naturelles ou par des ouvertures pratiquées à certains endroits.

Par l'aération on peut *chauffer* ou *réfrigérer* un appartement, une salle de spectacle, etc., selon que l'air qu'on introduira sera chaud ou froid. On peut aussi *désinfecter* par une ventilation convenable. Le principe fondamental est que les deux ouvertures pour l'introduction et pour la sortie soient placées le plus loin possible l'une de l'autre, afin que l'air nouveau puisse parcourir toute la salle. La ventilation doit avoir lieu jour et nuit. La quantité d'air à introduire varie selon le nombre des individus qui occupent la salle, selon leur état de santé ; en règle générale, la plus grande quantité possible d'air nouveau est toujours préférable, surtout dans les écoles, dans les théâtres, dans les salles de bal, etc. Il en faut en moyenne 9 à 10 mètres cubes par heure et par personne (voy. AIR VICIÉ).

L'aération se dit aussi de l'introduction de l'air dans les eaux potables ou dans les eaux médicinales. L'eau qui a bouilli a perdu son oxygène par l'ébullition, ce qui la rend lourde et indigeste. On peut remédier à cet inconvénient en agitant cette eau avec une baguette ou bien dans une bouteille non pleine, afin de permettre à l'air de se mêler aux molécules d'eau. Les tisanes par infusion ou par décoction sont généralement plus lourdes, plus indigestes que les tisanes faites à froid, parce que l'ébullition de l'eau l'a privée de son oxygène.

AÉROPHOBIE, s. f. (de ἀήρ, air, et φόβος, peur). Horreur de l'air, symptôme d'une affection nerveuse intense (hystérie, nervosisme aigu, rage, etc.). Le malade redoute le moindre mouvement de l'air qui l'impressionne douloureusement.

AFFECTION, s. f. Terme employé souvent comme synonyme de maladie, mais ordinairement dans un sens plus général.

AFFINITÉ, s. f. Force qui tend à faire combiner deux corps différents.

AFFRONTER. Réunir bien exactement les bords d'une plaie par des sutures ou des bandelettes agglutinatives.

AFFUSION, s. f. — Voy. HYDROTHÉRAPIE.

AGARIC, s. m. (*agaricum*). Genre de champignons :

L'**Agaric blanc** ou des pharmaciens est un parasite du mélèze que l'on administre à l'intérieur, en poudre, contre les sueurs nocturnes.

L'**Agaric amadouvier** ou des chirurgiens est un parasite du chêne, rendu spongieux par la dessiccation et dont on fait l'*amadou*.

L'**Agaric comestible** (*agaricus campestris* ou *edulis*, *amanita edulis*), ou champignon de couches, se trouve dans les prés et se cultive sur couches dans les caves et particulièrement dans les carrières épuisées des environs de Paris.

L'**Agaric mouche** ou fausse oronge contient un poison violent, l'*amanitine ;* on s'en sert bouilli dans du lait pour empoisonner les mouches.

AGE, s. m. Période de la vie pendant laquelle l'individu éprouve des modifications importantes dans son organisation, modifications spéciales à chacune de ces divisions ou périodes. La division des âges n'est pas la même pour tous les hygiénistes ; les uns admettent quatre phases (enfance, adolescence, âge adulte, vieillesse); d'autres les subdivisent encore. Fleury admet dix âges qui sont les suivants :

Vie fœtale, jusqu'à la naissance ; — *Première enfance*, de la naissance à 7 mois ; — *Deuxième enfance*, de 7 mois à 2 ans ; — *Troisième enfance*, de 2 ans à 7 ans. Ici s'arrête la première dentition ; — *Adolescence*, de 7 ans à 15 ans, commencement de la seconde dentition ; — *Puberté*, de 15 à 20 ans, caractérisée par l'évolution complète des organes génitaux et l'établissement de la menstruation chez la femme ; — *Age adulte*, de 20 à 30 ans, développement complet de l'organisation et des forces musculaires ; — *Virilité*, de 20 à 40 ans ; l'individu est dans toute sa vigueur ; — *Age de retour*, de 40 à 60 ans, commencement de la période de déclin ; chute des cheveux, des dents, canitie, affaiblissement graduel des forces musculaires et génitales ; cessation de la menstruation ; — *Vieillesse*, de 60 ans à la mort.

Chaque âge a ses maladies et son hygiène particulières. Les maladies de la première enfance sont : l'ictère ou jaunisse, le sclérème ou endurcissement de la peau des nouveau-nés ; les bronchites, les coryzas, les pneumonies, les gastro-entérites, les vomissements, les diarrhées, les ophthalmies. Les règles hygiéniques sont une chaleur convenable, une nourriture appropriée.

Les maladies de la seconde enfance sont occasionnées par la dentition, par les désordres gastriques produits par le sevrage, les convulsions, etc.

Les maladies de la troisième enfance sont plus spécialement les fièvres éruptives, le croup, la coqueluche, etc.

Les maladies de l'adolescence sont encore les fièvres éruptives, typhoïdes, les affections cérébrales, miasmatiques, la scrofule, etc.

Les maladies de la puberté sont pour les deux sexes les maladies inflammatoires, les fièvres typhoïdes ; pour la jeune fille, la chlorose, les désordres occasionnés par l'établissement de la menstruation.

Les maladies de l'âge adulte sont les rhumatismes, les pneumonies, les fièvres typhoïdes, les pleurésies, la phthisie, etc. C'est la période de presque toutes les maladies.

Les maladies de la virilité sont en général des maladies inflammatoires ajoutées aux précédentes.

Avec l'âge de retour apparaissent la goutte, les affections calculeuses, les hémorrhoïdes, les maladies abdominales, cancéreuses, l'hémorrhagie cérébrale, les embolies, etc. A cet âge la principale hygiène repose sur les exercices musculaires, sur les bains.

A la vieillesse correspondent les maladies organiques du cœur : la paralysie, l'hémorrhagie cérébrale, la pneumonie, etc.

AGGLUTINANT, AGGLUTINATIF, adj. et s. m. Substances susceptibles d'adhérer fortement à la peau, employées pour rapprocher les bords d'une plaie ou servir de moyen de protection. Les principaux agglutinants sont le sparadrap de diachylon, le taffetas dit d'Angleterre, les bandes enduites de collodion.

AGONIE, s. f. (*agonia*, de ἀγών, combat). État dans lequel le malade lutte contre la mort. Les symptômes que présente l'agonie diffèrent selon la nature de la maladie, soit que le malade meure par le cerveau, par le poumon ou par le cœur ; mais plus elle avance, plus elle revêt un caractère uniforme. L'agonie, c'est-à-dire cet état où la vie s'éteint par degrés, peut être plus ou moins longue, mais elle présente presque toujours les caractères suivants : altération profonde de la physionomie, abolition progressive du sentiment et du mouvement, aphonie, sécheresse et lividité de la langue et des lèvres, gargouillement des liquides dans l'œsophage, le râle, la petitesse et l'intermittence du pouls, le froid des extrémités gagnant peu à peu le reste du corps. Dans ce combat suprême de l'organisme voué à la mort, le médecin et les assistants peuvent encore intervenir par des calmants, des palliatifs et certains soins dont l'habitude des malades donne le secret.

AI, s. m. Maladie des gaînes des tendons atteignant surtout celles de l'avant-bras. C'est ordinairement à la suite d'une contusion ou d'un effort violent que l'*aï*, ou *laï*, survient brusquement en faisant pousser au patient le cri qui lui a valu son nom. On éprouve une douleur vive lorsqu'on veut faire mouvoir les muscles dont les tendons passent dans les gaînes atteintes, et le long desquelles il y a du gonflement et de la rougeur. En appliquant la main sur les parties enflammées, on sent une crépitation qui a fait donner à cette maladie le nom de *ténosite crépitante*.

Sa durée varie de quelques jours à deux ou trois semaines; les symptômes diminuent peu à peu d'intensité; rarement il se forme des abcès qui s'ouvrent à l'extérieur. Le traitement consiste dans le repos et l'application de cataplasmes.

AIGREMOINE, s. f. (*agrimonia Eupatoria*). Plante indigène de la famille des Rosacées, employée en infusion à la dose de 20 grammes par litre d'eau pour gargarisme ou tisane astringente.

AIGREUR, s. f. Renvoi de liquides acides, produit par la régurgitation, qui se montre en général après les repas chez les personnes dont la digestion est difficile. Les gastralgiques, les chlorotiques, les femmes hystériques ou enceintes, les gens atteints d'ulcère ou de cancer de l'estomac y sont très-sujets. Le *vertige stomacal* accompagne souvent les aigreurs d'estomac.

Ces renvois altèrent souvent l'émail des dents et communiquent à l'haleine une odeur désagréable. Chez les enfants, ils accompagnent souvent la diarrhée verte, et, de même que chez les adultes, ils indiquent que la digestion des aliments ou du lait ne se fait pas complétement. C'est dans ces cas que l'usage des eaux alcalines, Vichy, Condillac, Vals, donne les résultats les plus satisfaisants. Il est aussi indispensable de combattre la constipation, si elle existe, ce qui est le cas habituel.

AIGU, adj. Les maladies aiguës sont celles qui parcourent rapidement toutes leurs périodes. On les désigne ainsi par opposition aux maladies chroniques dont la durée peut être indéfinie.

Quelquefois une maladie aiguë au commencement peut devenir chronique par la suite. La plupart des maladies aiguës ont une tendance spontanée à la guérison (pneumonie, rougeole, variole, etc.).

AIGUILLE, s. f. (*acicula*). Les aiguilles courbes ou droites employées en chirurgie sont destinées à passer les fils pour faire des sutures ou des ligatures, les mèches de séton ou les tubes à drainage; elles servent encore à pratiquer l'*acupressure* et l'*acupuncture*. Les plus fréquemment employées sont les aiguilles à suture qui sont plus ou moins courbes, aplaties, et pourvues d'un chas ou trou destiné à recevoir le fil (voy. SUTURE).

L'*aiguille à cataracte* est destinée à faire l'opération de la cataracte par abaissement.

Les aiguilles à coudre ordinaires pénètrent quelquefois dans les tissus. Certaines femmes s'en sont introduites dans les seins, croyant ainsi arriver à se faire avorter. Ces aiguilles peuvent effectuer les migrations les plus bizarres, et rester longtemps sans donner lieu à aucun symptôme morbide. Elles cheminent en écartant les tissus et viennent sortir par des points quelquefois très-éloignés de l'endroit par lequel elles ont pénétré. Quelquefois, cependant, elles provoquent dans les organes la formation d'abcès ou d'inflammations plus ou moins graves.

AIL, s. m. Plante alimentaire de la famille des Liliacées. On se sert en médecine de la décoction d'ail en lavement contre les oxyures. Introduit dans l'alimentation, sa digestion est parfois pénible et donne lieu à des renvois nidoreux ; l'ail agit comme stimulant, vermifuge, et aurait la propriété de modérer les sueurs des phthisiques.

AIMANT, s. m. Oxyde magnétique de fer ou aimant naturel qui nous vient de la Suède et qui est utilisé comme excellent minerai de fer.

L'*aimant artificiel* n'est autre chose qu'une pièce d'acier aimantée soit par l'action d'une pile, soit par celle d'un autre aimant naturel ou artificiel. On s'est servi de barreaux aimantés pour retirer de l'œil des paillettes de fer qui avaient pénétré dans les culs-de-sac de la conjonctive (mieux vaut employer un pinceau mouillé ou une curette). On a attribué aux aimants une action énergique sur l'économie, tout au moins douteuse. Cependant leur application paraît ranimer, dans certains cas, la sensibilité éteinte par places chez les hystériques (voy. MÉTALLOSCOPIE).

AINE, s. f. (*inguen*, aine). Région intermédiaire entre l'abdomen et le membre inférieur, subdivisée par le pli de l'aine en deux régions: l'une, supérieure ou inguino-abdominale; l'autre, inférieure ou inguino-crurale. Un ligament, partant de l'épine iliaque antérieure et supérieure, et s'attachant à l'épine du pubis (voy. BASSIN), sert de limite à ces deux régions. On l'appelle ligament de Fallope ou de Poupart; il forme une sorte d'arcade, nommée *arcade crurale*, à laquelle s'attachent les aponévroses des muscles de l'abdomen. Il correspond au pli de l'aine (fig. 17).

A la partie interne de ce ligament (région inguinale interne), et au-dessus de l'arcade crurale, existe une petite ouverture formée par un écartement des fibres de l'aponévrose du muscle grand oblique de l'abdomen ; cette ouverture ou anneau, large de 12 à 15 millimètres, donne passage chez l'homme au cordon spermatique (9), à des artères et à des veines. Quelquefois une anse d'intestin peut s'engager dans ce conduit et constituer la HERNIE INGUINALE.

La région inguinale inférieure ou inguino-crurale est constituée par l'espace situé au-dessous de l'arcade crurale. Cette arcade forme avec la crête antérieure du bassin un petit arc de cercle donnant passage aux nerfs, veines, artères et vaisseaux lymphatiques du membre (11, 12, 13, 16) inférieur et passe au-dessus d'eux comme un pont.

Elle est bornée en dedans par un ligament appelé ligament de Gimbernat ; en dehors par une petite bandelette appelée ilio-pectinée ; en avant par le ligament de Fallope; en arrière par la crête du bassin. Pour passer du bassin dans le membre inférieur, les vaisseaux cruraux, artères, veines et lymphatiques sont enveloppés dans une sorte de fourreau ou gaîne qui constitue le canal crural, et l'ouverture qui donne passage à ce canal s'appelle *anneau crural*. Cet anneau a la forme d'un triangle, à base en avant et à sommet en arrière. La largeur de cet anneau est de 25 à 55 millimètres; à la partie la plus externe de l'anneau est l'artère crurale; la veine est au milieu; les vaisseaux lymphatiques sont en dedans. Le nerf crural est tout à fait en dehors de l'anneau.

Il arrive quelquefois qu'une anse d'intestin presse sur l'anneau crural, le distend et

s'y engage pour constituer la hernie crurale.

Les maladies les plus fréquentes de la région inguinale sont les hernies ou engagement d'une anse d'intestin dans l'anneau inguinal ou dans l'anneau crural, et les engorgements des ganglions lymphatiques, ou adénites (voy. HERNIE, ADÉNITE).

Au-dessus du ligament de Fallope existent

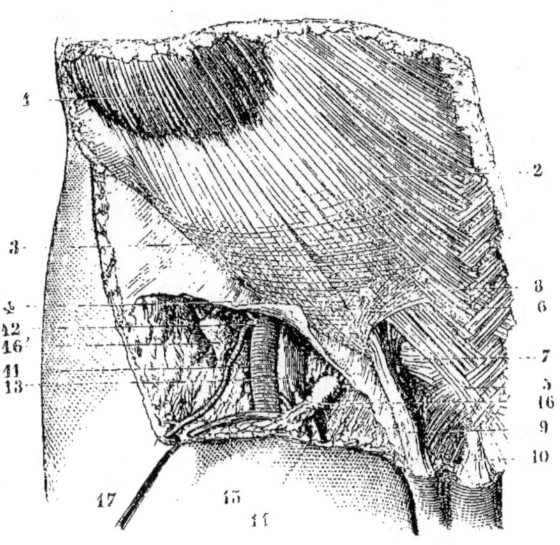

Fig. 17. — Région ilio-inguinale superficielle. Orifice externe du trajet inguinal.

11, 12, artères; 13, 14, 15, veines; 16, 16', vaisseaux lymphatiques du pli de l'aine ; 9, cordon spermatique.

deux ou trois ganglions superficiels qui reçoivent leurs vaisseaux du fourreau de la verge. Les maladies de cet organe, plaies, ulcérations, peuvent amener l'inflammation de ces ganglions.

Au-dessous de ce ligament et dans la région inférieure du pli de l'aine sont d'autres ganglions (fig. 17 : 16, 16'); le nombre varie entre 8 et 15. Ces ganglions reçoivent leurs vaisseaux afférents de l'anus, du périnée, des téguments de la verge, des enveloppes des bourses. D'autres reçoivent les vaisseaux de la région fessière; d'autres, du membre inférieur ; d'autres, des parois abdominales. Les maladies de ces différentes régions pouvant donner lieu à l'inflammation des vaisseaux lymphatiques et des ganglions correspondants, on peut, presque avec certitude, indiquer la partie

malade par le seul examen du ganglion enflammé.

Ces ganglions sont assez volumineux chez
les sujets lymphatiques ou scrofuleux.

AIR, s. m. L'air atmosphérique dans lequel nous vivons, et qui entoure la terre
jusqu'à une hauteur de 60 kilomètres environ
au-dessus de la surface du sol, est un fluide
gazeux transparent. Sa densité a été prise
comme unité de mesure pour celle des gaz
et des vapeurs: un litre d'air pèse 1gr,293.
Il est formé, non d'une combinaison, mais
d'un simple mélange de gaz oxygène et de
gaz azote, dans la proportion de 20gr,80
d'oxygène et de 79gr,20 d'azote pour 100
grammes d'air. Il contient en outre 0gr,0004
d'acide carbonique et une quantité de vapeur d'eau très-variable suivant la température et l'état hygrométrique. On y rencontre aussi des traces de presque tous les
autres corps, soit à l'état gazeux, comme
l'hydrogène et l'ammoniaque, soit à l'état
de poussière imperceptible. Il paraît aussi
transporter les miasmes invisibles qui sont
les germes des maladies épidémiques,
comme du reste il transporte à certaines
distances le *pollen* qui sert à la fécondation
des plantes dioïques, c'est-à-dire celles qui
ne portent pas sur le même sujet les fleurs
mâles et les fleurs femelles.

L'air est indispensable à la vie de
l'homme et des animaux qui s'en rapprochent, mais toutes ses parties ne sont pas
également importantes. La plus nécessaire
est l'oxygène, qui est seul utilisé dans l'acte
de la respiration et transformé en acide
carbonique (voy. RESPIRATION).

Lorsque Lavoisier et Priestley se rendi-
rent compte pour la première fois de ce
rôle si important de l'oxygène, on crut
avoir trouvé un moyen important et rationnel de guérir une foule de maladies en
augmentant ou en diminuant la quantité
d'oxygène destiné à la respiration. Mais le
succès ne répondit pas aux espérances qu'on
avait pu concevoir. C'est qu'en effet l'homme
n'absorbe toujours que la même quantité
d'oxygène, quelle que soit la proportion de
ce gaz dans l'atmosphère ambiante. On tire
cependant parti des modifications dans l'état
et la composition de l'air destiné à la
respiration pour le traitement de plusieurs
maladies.

Air comprimé. A l'état normal, la pression barométrique, à Paris, est de 76 centimètres de mercure environ, c'est-à-dire
que notre corps se trouve chargé d'un
poids extrêmement considérable, puisque
chaque centimètre carré de sa surface est
soumis à une pression égale à celle d'une
colonne de mercure de 1 centimètre carré
de base et de 76 centimètres de hauteur.
Lorsque l'homme descend dans une cloche
à plongeur, la pression qu'il supporte est
augmentée d'environ 1 atmosphère par
chaque 10 mètres de profondeur qu'il atteint : c'est-à-dire qu'à 10 mètres au-dessous du niveau de l'eau, l'homme est soumis à une pression de 2 atmosphères; à
20 mètres, de 3 atmosphères, etc.

Les symptômes que ressentent les plon-
geurs dans ces conditions ont donné l'idée
d'appliquer l'air comprimé au traitement
de quelques maladies. Pour placer les malades au milieu de l'air comprimé, on les
fait entrer dans de vastes cloches en tôle,
parfaitement fermées, et où ils sont assez à
l'aise pour lire ou dormir. Ces cloches sont
en communication avec une pompe foulante
qui comprime l'air progressivement. Pendant une demi-heure, on élève la pression
de 10 centimètres à 75 centimètres de mercure en plus de celle qui existe au dehors.
On laisse, une heure, le malade sous cette
pression que l'on diminue graduellement
en une demi-heure. Pendant cette opération, l'air étant plus condensé, il est besoin
d'en respirer un moins grand volume pour
absorber la même quantité d'oxygène :
aussi la respiration est-elle plus lente et le
pouls moins fréquent. C'est surtout pour
combattre l'asthme, l'emphysème, l'anémie,
la coqueluche, que l'on emploie avec succès
le traitement par l'air comprimé. On s'en
trouve bien aussi quelquefois dans les cas
de surdité due à un catarrhe de la trompe
d'Eustache. Mais chaque malade doit être
examiné soigneusement à part, car le traitement est loin de donner chez tous le
même résultat avantageux.

Air raréfié. Lorsqu'on s'élève sur de
hautes montagnes, la pression atmosphérique à laquelle on est soumis diminue
considérablement. Il arrive un moment où
l'on éprouve le mal des montagnes : une
fatigue extrême vous accable, on ne croit
pas pouvoir faire un pas de plus. Mais au
bout de quelques secondes de repos, la force
et l'énergie sont revenues complétement, la
fatigue est totalement oubliée, on se croit

de nouveau apte à fournir une longue carrière. Quelques pas plus loin, la lassitude reparaît pour se calmer de nouveau par le moindre repos.

Dans les ascensions en ballon, les mêmes phénomènes se produisent, mais la fatigue des expérimentateurs est généralement moins grande, parce qu'ils n'ont à faire aucun effort ; aussi ne surviennent-ils que si l'on s'élève à de très-grandes hauteurs. En même temps il se manifeste une prostration considérable, une envie de dormir presque irrésistible et des hémorrhagies. Celles-ci ont lieu par le nez, par les oreilles ou par les bronches. La mort en peut être et en a été la conséquence (Crocé-Spinelli et Sivel).

On a cependant employé les effets de l'air raréfié dans la thérapeutique et, chose bizarre, presque dans les mêmes affections que l'air comprimé. C'est que le retour à la pression normale produit le même effet vis-à-vis de l'air raréfié que l'air comprimé vis-à-vis de l'atmosphère normale. De plus, dans l'air modérément raréfié, comme il faut pour absorber la même quantité d'oxygène dilater davantage la poitrine, on fait entrer en jeu des parties du poumon qui ne servent pas ordinairement. L'air raréfié, appliqué dans des cloches en communication avec une pompe aspirante et avec des dispositions analogues à celles qui sont employées pour l'air comprimé, semble avoir donné de bons résultats pour la résorption et la disparition des épanchements liquides internes, pour la chlorose et l'anémie.

Air maritime. Sur les bords de la mer, l'atmosphère, complétement dépouillée de poussière, contient en revanche des particules salines dont l'action est souvent efficace dans les convalescences, la chlorose et la scrofule. Il faut, néanmoins, faire entrer en ligne de compte le changement de climat, l'influence de l'exposition, des vents régnants et de la température, qui peuvent modifier dans un sens ou dans l'autre les effets des effluves salées.

Air confiné. L'air d'une salle close dans laquelle se trouvent confinés des hommes et des animaux ne tarde pas à se charger outre mesure des produits de la respiration et des sécrétions gazeuses diverses de la peau et de l'intestin. Il est, en outre, vicié par les combustions et les fermentations qui peuvent avoir lieu, et devient peu à peu irrespirable. On a vu des prisonniers de guerre réunis en trop grand nombre dans un espace étroit, périr presque tous asphyxiés. Les nègres esclaves à bord des navires qui font la traite, les coolies de la Chine, transportés en Amérique, sont quelquefois victimes de l'air confiné de l'entrepont dans lequel ils sont entassés. Même quand il ne s'agit pas d'un local clos, mais lorsque de grandes agglomérations d'hommes vivent longtemps dans un espace relativement restreint (camps, villes assiégées), il se développe des miasmes qui causent le typhus, la pourriture d'hôpital, la dyssenterie, etc. (voy. ENCOMBREMENT).

Air des villes et air de la campagne, air des hôpitaux. L'air des villes présente facilement les conditions analogues à celles de l'air confiné, surtout lorsque la hauteur des maisons, le peu de largeur des rues, l'habitation de plusieurs familles dans le même bâtiment, la communauté des fosses d'aisances et le défaut d'écoulement des eaux ménagères viennent s'ajouter aux autres causes de productions des miasmes.

C'est surtout dans les salles d'hôpitaux, à Paris, par exemple, que certains miasmes particuliers produisent de terribles ravages. L'infection purulente, l'érysipèle, la fièvre puerpérale, la pourriture d'hôpital, sont les tristes apanages des grandes accumulations de blessés et de malades dans un même local. Il semble que chaque hôpital ait son atmosphère à part, qui réserve son action pernicieuse à une zone limitée.

L'air n'est pas seul à conserver les miasmes ; on a pensé que les murs, les planchers, les meubles, les tentures et les rideaux surtout, s'imprégnaient des éléments morbides que l'air répandait ensuite. A Paris, lorsqu'une épidémie de fièvre puerpérale (maladie des femmes en couches) sévit dans une salle d'accouchées, on est obligé, pour sauver les femmes d'une mort presque certaine, de faire évacuer la salle et de la laisser vide quelques mois, pendant lesquels on procède à un nettoyage à fond.

A Genève, on n'utilise à la fois que la moitié des salles du bâtiment hospitalier ; dans la partie qui est inoccupée, les murs sont repeints, les parquets grattés et les tentures entièrement changées chaque année.

En Amérique, les services hospitaliers militaires sont installés dans des hôpitaux de 12, 24 ou 48 lits, que l'on détruit complètement tous les dix ans, et que l'on rebâtit à neuf.

Malgré toutes ces précautions, malgré les soins assidus et le talent supérieur des médecins et des chirurgiens des hôpitaux des grandes villes, les opérations chirurgicales et obstétricales (relatives à l'accouchement) y réussissent beaucoup moins bien qu'à la

les tiraillements qui pourraient entr'ouvrir les vaisseaux, et d'appliquer le doigt sur la veine si, par hasard, le sifflement précurseur venait à se faire entendre.

AISSELLE, s. f. La cavité de l'aisselle, ou *creux axillaire*, est formée par la réunion du membre supérieur au thorax. Elle est remplie de tissu adipeux contenant des ganglions

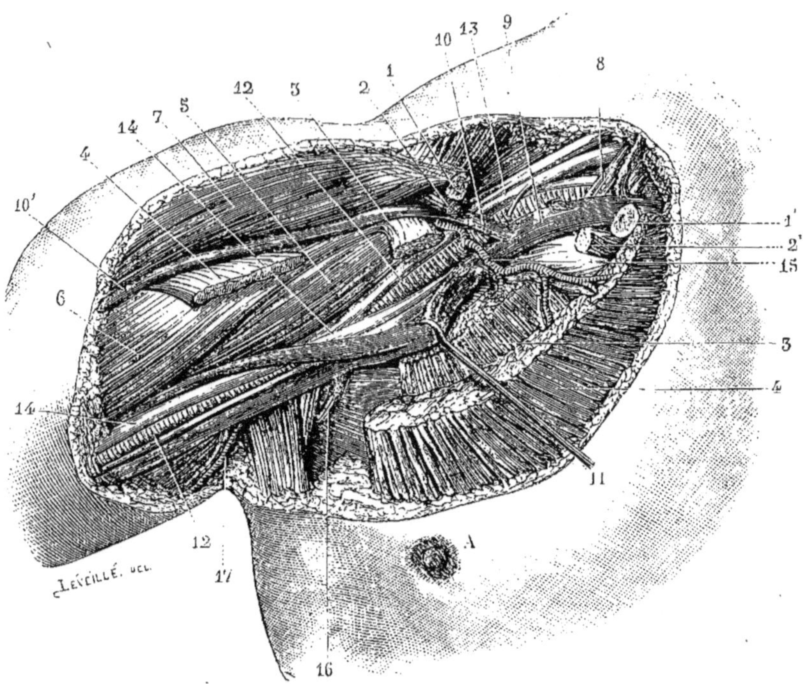

Fig. 18. — Creux de l'aisselle et vaisseaux axillaires.

1, 1', coupe de la clavicule ; 2, 2', muscle sous-clavier ; 3, 3, coupe du petit pectoral ; 4, 4, coupe du grand pectoral ; 5, courte portion du biceps ; 6, coraco-brachial ; 7, deltoïde ; 8, scalène antérieur ; 9, veine axillaire ; 10, 10', veine céphalique ; 11, veine axillaire détournée pour laisser voir les deux racines du nerf médian ; 12, 12, artère axillaire ; 13, racine du nerf médian ; 14, 14, tronc du nerf médian ; 15, artère acromio-thoracique ; 16, artère et veine sous-scapulaires ou scapulaires inférieures ; 17, artère circonflexe postérieure.

ville, et surtout qu'à la campagne, tant est grande l'influence du milieu.

Entrée de l'air dans les veines. Il arrive quelquefois que lorsqu'une plaie du cou ou de l'aisselle a atteint une veine volumineuse, et dont l'ouverture est restée béante, l'air s'introduit dans la veine par suite de l'aspiration qui y a lieu. On entend alors une sorte de sifflement, et il se produit une syncope mortelle. Aussi, lorsqu'on fait une opération dans ces régions, ou lorsqu'une blessure y a été faite, est-il nécessaire d'éviter

lymphatiques, les vaisseaux et les nerfs axillaires [fig. 18] (voy. AXILLAIRE). Les ganglions lymphatiques sont nombreux et se continuent avec les ganglions profonds du cou. Les blessures de la main, des doigts, du bras peuvent donner lieu à l'inflammation de ces ganglions.

La peau du creux axillaire est mince, garnie de poils et abondamment pourvue de glandes qui sécrètent une sueur acide, à odeur plus ou moins prononcée. Elle est souvent le siége d'un *eczéma chronique* fort désagréable et fort tenace.

Dans le creux de l'aisselle se manifestent quelquefois des abcès qui sont superficiels, c'est-à-dire situés sous la peau ou bien profonds. Les premiers s'ouvrent souvent seuls; quelquefois il faut pratiquer une légère incision. Les autres sont plus graves et réclament l'intervention d'un chirurgien.

ALBINISME, s. m. (*albus*, blanc). Nom donné à une anomalie congénitale d'organisation consistant dans la diminution ou dans l'absence de pigment chez l'homme ou chez les animaux. Les individus affectés d'albinisme sont appelés *Albinos*. L'albinisme peut être total ou partiel, général ou local. L'Albinos a la peau d'un blanc de lait, les cheveux et les poils blanc jaunâtre, l'iris jaune paille, la pupille rouge, comme chez les lapins blancs. Il supporte difficilement les rayons du soleil. On ne confondra pas l'albinisme avec le *vitiligo* qui est caractérisé par l'apparition de tubercules blancs sur la peau.

ALBUGINÉ, adj. (de *albus*, blanc). La tunique *albuginée* du testicule est l'enveloppe blanche de cet organe. L'albuginée de l'œil est la *sclérotique*.

ALBUGO, s. m. (de *albus*, blanc). Tache blanche de la cornée ou cicatrice de cette membrane succédant à une KÉRATITE.

ALBUMINE, s. f. (de *albus*, blanc). Matière organique qui constitue à elle seule presque tout le blanc d'œuf. Sa composition est fort complexe, $10(C^{40}H^{31}O^{12}Az^{5}) + Ph^{1/2}S^{2}$; elle contient en proportion variable du soufre et du phosphore qui donnent une odeur désagréable aux produits de sa décomposition. Il y a plusieurs espèces d'albumines :

1° **L'albumine végétale** ou **glutine** qui se trouve dans les sucs des plantes.

2° **L'albumine animale** qui présente elle-même plusieurs variétés :

L'albumine du *blanc d'œuf*, liquide filant verdâtre, transparent, soluble dans l'eau froide, sécrétée par les glandes de l'oviducte des poules et autres oiseaux.

L'albumine du *sang* ou *sérine*, analogue à la précédente, mais d'une densité un peu moindre.

Lorsqu'on chauffe l'albumine à 60 degrés centigrades, ou qu'on la traite par un acide tel que l'acide sulfurique ou nitrique, elle se *coagule* et devient insoluble. Une fois coagulée, comme dans les œufs durs, elle est bien plus difficile à digérer que lorsqu'elle est encore soluble.

La viande de boucherie contient une certaine quantité d'albumine. Dans la préparation du bouillon par la méthode française, elle vient surnager à la surface, entraînant avec elle les autres corps en suspension, et forme l'écume que l'on rejette habituellement, mais qui contient presque toute la partie nutritive extraite de la viande. Les chiens, moins délicats, en sont très-friands. Si, au lieu de mettre la viande dans l'eau froide et de la faire chauffer petit à petit, on la plonge immédiatement dans l'eau déjà bouillante, l'albumine est subitement coagulée et reste dans la chair. Il ne se produit alors que fort peu d'écume.

L'albumine se combine en proportions diverses avec les bases et forme des albuminates qui ont quelque ressemblance avec les véritables sels. Lorsqu'elle est alliée aux oxydes de cuivre ou de mercure, d'arsenic, etc., elle forme des composés insolubles ou du moins très-peu absorbables par l'organisme. C'est ce qui la rend si précieuse pour prévenir l'empoisonnement par les sels métalliques et leur servir d'antidote lorsqu'ils sont encore dans l'estomac ou dans l'intestin.

Il convient dans ces cas d'administrer de grandes quantité d'*eau albumineuse* obtenue en battant quatre blancs d'œuf dans un litre d'eau. Le lait qui contient de la *caséine*, sorte d'albumine spéciale, agit par suite du même principe.

L'eau albumineuse sert encore à combattre la diarrhée et la dyssenterie. On y ajoute alors d'ordinaire un peu de sucre et d'eau de fleurs d'oranger afin d'en rendre le goût plus agréable.

ALBUMINOÏDE, adj. A côté de l'albumine proprement dite, viennent se ranger d'autres matières possédant des propriétés et une composition analogues : ce sont la *caséine* du lait; la *fibrine* du sang et des muscles, la *légumine* des légumes, l'*émulsine* des amandes, et la *vitelline* du jaune d'œuf. Ce sont des substances azotées, contenant de petites quantités de phosphore et de soufre susceptibles d'être assimilées et utilisées comme *aliments*.

ALBUMINURIE, s. f. (de *albumine*, et ούρεῖν, pisser). Lorsqu'il existe de l'albumine dans les urines, on dit qu'il y a albuminurie; ce fait peut se rencontrer dans des circonstances et des maladies très-diverses. Cependant on a donné plus particulièrement ce nom à une maladie des reins (*néphrite*) qui a été décrite pour la première fois par *Bright*.

Il est facile de reconnaître si l'urine contient de l'albumine : il suffit pour cela d'en faire chauffer une petite quantité dans un tube de verre fermé à un bout (tube à expérience); s'il existe de l'albumine, il se forme un précipité blanc floconneux. Cependant si l'urine contenait une grande quantité de sels, il se formerait aussi un précipité, bien qu'il n'y eût pas d'albumine, mais alors ces sels se redissoudraient dans quelques gouttes d'acide nitrique (azotique), tandis que l'albumine resterait insoluble. A froid, en ajoutant quelques gouttes d'acide nitrique à l'urine examinée, on obtiendrait immédiatement le même précipité.

Ce symptôme, albumine dans les urines, existe dans différentes affections dont la nature et la gravité sont extrêmement différentes.

Ainsi on trouve de l'albumine dans les urines passagèrement : après l'absorption d'une grande quantité de blancs d'œuf; après l'application d'un vésicatoire fait avec des cantharides, ou après l'absorption de médicaments qui en contiennent ; dans toutes les maladies qui congestionnent énergiquement les reins (néphrites, scarlatine, affections du cœur); dans l'*hématurie* (pissement de sang), l'*éclampsie* de la grossesse, la *diphthérie* (croup et angine couenneuse), le *choléra*, les brûlures étendues, etc.

L'apparition de l'albuminurie dans le cours d'une maladie est un symptôme de gravité.

Cette albumine provient en somme du sang qui la laisse se séparer de lui soit directement comme dans les maladies de la vessie qui s'accompagnent de pissement de sang, soit après avoir déterminé une maladie des reins (NÉPHRITE).

On comprend que les autres symptômes qui accompagnent l'albuminurie soient très-divers suivant la cause qui l'a produite.

En général, le corps a une grande tendance à gonfler et s'infiltrer d'eau (s'œdématier); des épanchements ont lieu dans les séreuses (plèvre, péricarde, péritoine), ou au milieu des tissus (tissu cellulaire, cérébral, pulmonaire). Il se produit aussi des *amauroses* (rétinite albuminurique), et des convulsions, particulièrement chez les femmes enceintes (*éclampsie*).

Le *traitement* dépend naturellement de l'affection principale dont l'albuminurie n'est qu'un symptôme. Dans la plupart des cas, le régime lacté est le plus avantageux.

ALCALI, s. m. Nom donné aux oxydes des métaux dits alcalins : potasse, soude, lithine (alcalis fixes) et à l'ammoniaque (alcali volatil). Ces substances sont *caustiques*, irritent et détruisent rapidement les tissus avec lesquels elles sont en contact. La strontiane, la baryte, la chaux, la magnésie sont des alcalis bien moins actifs que les précédents.

En cas d'empoisonnement par des alcalis caustiques, les meilleurs contre-poisons sont les acides faibles, tels que le vinaigre et l'eau aiguisée de quelques gouttes d'acide sulfurique. Les acides se combinent alors avec l'alcali, et le sel formé n'a en général aucune action nuisible, excepté pour la baryte et la strontiane dont les sels solubles sont des poisons violents. L'effet caustique est en tout cas évité, et on a le temps d'administrer un vomitif.

ALCALINS, adj. et s. m. Les médicaments alcalins sont ceux qui renferment des alcalis incomplétement neutralisés, c'est-à-dire unis à un acide faible tel que l'acide carbonique. Toutes les propriétés des alcalis n'ont pas disparu, mais ils ne sont pas caustiques. Les principaux alcalins employés en médecine sont les carbonate et bicarbonate, les borate, phosphate, acétate et chlorate de soude ou de potasse.

Les alcalins existent à l'état naturel dans les eaux minérales dites alcalines (Vichy, Vals, Pougues, etc.). Pris à l'intérieur, à petites doses, ils sont utiles comme diurétiques et anti-acides; on les emploie dans les cas de digestions difficiles avec renvois acides, de vertige stomacal, contre les coliques hépatiques et néphrétiques, la goutte, le rhumatisme, les catarrhes chroniques de l'intestin ou des bronches, certaines affections de la peau, de la vessie, etc. Mais à haute dose, ils sont débilitants et prédisposent aux hémorrhagies en favorisant la dissolution de la fibrine du sang.

Le sang, le lait et tous les autres liquides de l'organisme (à l'exception de quatre : urine, suc gastrique, suc intestinal et sueur) ont une réaction alcaline.

Les bains alcalins sont préparés en faisant dissoudre 500 grammes de carbonate de soude dans un grand bain. Les bains de sang ou de lait n'agissent que comme bains alcalins, à cause de l'alcalinité du sang et du lait.

Les **pommades alcalines**, de même que les bains, ramollissent l'épiderme de la peau et la rendent plus perméable. On les emploie dans certaines affections cutanées, lorsque la peau est sèche et rugueuse, ou pour la préparer à l'action de médicaments plus énergiques, telles que les lotions ou les pommades sulfureuses.

ALCALOIDE, s. m. (de *alcali* et εἶδος, ressemblance). Corps analogues aux alcalis. On donne plus spécialement le nom d'alcaloïdes à des substances organiques qui sont, pour la plupart, les parties actives des végétaux et se rapprochent, par leurs propriétés chimiques, des alcalis véritables, tels que la potasse, la soude et surtout l'ammoniaque.

Les alcaloïdes sont extrêmement précieux en thérapeutique, et leur découverte est, dans le domaine médical, une des plus belles de notre siècle.

Au lieu d'employer de grandes quantités d'herbes ou de plantes, telles que la belladone, la digitale, le pavot, le quinquina, etc., on obtient les mêmes effets avec des quantités extrêmement faibles des alcaloïdes qu'elles contiennent, et les doses, en outre, sont bien plus faciles à déterminer; au lieu d'une plante de composition variable, on a un corps dont la constitution et les propriétés sont déterminées exactement.

Les principaux alcaloïdes sont la *morphine*, la *narcotine*, la *codéine*, la *quinine*, l'*atropine*, la *digitaline*, la *strychnine*, la *vératrine*, la *nicotine*, etc. Tous les alcaloïdes naturels, c'est-à-dire extraits directement des plantes, sont fixes (non volatilisables par la chaleur), sauf cependant la nicotine (du tabac) et la cicutine ou coniicine (de la ciguë).

Il existe des alcaloïdes artificiels, analogues à l'ammoniaque, et qui sont tous volatils, tels que l'*aniline*, la *quinoléine*, etc.

Les alcaloïdes sont tous plus ou moins solubles dans l'eau, et forment avec les acides des sels cristallisables qui jouissent des mêmes propriétés que l'alcaloïde lui-même. Souvent les sels formés par les alcaloïdes sont plus solubles dans l'eau, et à cause de cela même plus faciles à utiliser que les alcaloïdes eux-mêmes.

C'est ainsi qu'on emploie le sulfate d'a-tropine, le chlorhydrate et l'acétate de morphine, le sulfate de quinine, etc., de préférence à l'atropine, à la morphine et à la quinine pures.

La plupart des alcaloïdes ont des effets très-énergiques à faibles doses et sont des poisons redoutables, dont il est quelquefois difficile de retrouver les traces dans l'organisme.

ALCOOL, s. m. (de l'arabe *al*, et *cohol*, très-subtil). Il y a plusieurs espèces d'alcools. On a donné ce nom générique à des corps dont la composition chimique et les propriétés sont analogues à celles de l'alcool ordinaire ou esprit-de-vin.

L'alcool absolu, *éthylique* ou (esprit-de-vin) dont la formule est $C^4H^6O^2$ lorsqu'il est anhydre, est un liquide incolore inflammable, d'une densité 0,79, bouillant à 78°, d'une saveur extrêmement forte.

Il existe en quantité variant de 7 à 18 % dans les différents vins qui lui doivent la plus grande partie de leurs propriétés, et en particulier celle de stimuler, puis d'enivrer lorsqu'ils sont pris à doses suffisamment fortes.

On l'obtient en distillant le vin et en recueillant le produit de cette distillation. Si on renouvelle cette opération en ne gardant que les premiers produits, on a l'alcool rectifié. On mesure son degré de pureté au moyen de l'aréomètre de Baumé, qui marque 42° dans l'alcool pur, 36° dans l'alcool ordinaire ou trois-six (les chiffres 3 et 6 marqués sur les fûts indiquent son degré 36).

Il se produit de l'alcool toutes les fois que le sucre fermente, et suivant la provenance de ce sucre on a les alcools de betterave, de fruit, de fécule, de grain, de pomme de terre, etc. Ces derniers alcools sont le résultat d'abord de la transformation de la fécule en glucose (sucre qui existe dans le raisin), puis de la glucose en alcool. En brûlant, l'alcool donne de l'eau et de l'acide carbonique.

L'alcool de vin a un goût agréable que n'ont pas ceux de betterave ou de fécule.

Les alcools de fruits (kirschwasser, etc., ou de grains ont des goûts spéciaux, quelquefois estimés par suite des produits volatils qu'ils ont entraînés.

Lorsqu'on avale une petite quantité d'alcool étendu d'eau, il est absorbé rapidement dans l'estomac et peu d'instants après on en trouve déjà dans les poumons qui l'exhalent avec les produits de la respiration. L'haleine entraîne aussi avec elle l'odeur spéciale de la liqueur alcoolique qui a été absorbée.

L'alcool n'est pas un véritable aliment analogue aux autres aliments respiratoires, c'est un simple excitant qui est éliminé en nature et rejeté au dehors surtout par la respiration, et aussi, quoique plus longtemps après, par la sueur et par les urines. Après avoir été absorbé par le sang, il pénètre dans la profondeur même des organes, tels que le foie, le système nerveux et, à la longue, y détermine des effets funestes (dégénérescence graisseuse) qui se traduisent par des maladies, telles que le *delirium tremens*, l'épilepsie alcoolique, l'ictère des ivrognes, etc.

L'alcool est très-employé depuis quelques années dans la thérapeutique. Il est utile dans les maladies où il y a de la prostration et de l'adynamie (pneumonie chez les vieillards, fièvre typhoïde adynamique).

On l'emploie encore avec grand avantage dans les accès pernicieux des fièvres intermittentes, alors que le sulfate de quinine n'aurait pas le temps d'agir, et après les graves hémorrhagies, celles des femmes en couches par exemple, lorsqu'il y a une anémie considérable qu'il s'agit de modifier promptement. Dans ce dernier cas, c'est au vin de Madère qu'on a le plus souvent recours.

L'alcool est employé extérieurement pour le pansement des plaies ; on le mélange alors avec quatre à cinq fois son volume d'eau. Il agit alors comme excitant et désinfectant ; les plaies, ainsi traitées, ont un plus bel aspect.

On le remplace souvent, pour cet usage, par l'*alcool camphré*, dont l'action excitante et antimiasmatique est plus énergique, par suite du camphre très-ténu qu'il laisse déposer lors de son mélange avec l'eau.

ALCOOLAT, s. m. **ALCOOLÉ**, s. m. **ALCOOLATURE**, s. f. **TEINTURE ALCOOLIQUE**, s. f. Préparations obtenues par distillation, dissolution, macération de certaines substances ou médicaments dans l'alcool qui reste chargé des principes actifs que l'on désire employer.

ALCOOLISME, s. m. Ensemble des accidents morbides déterminés par l'abus des boissons alcooliques, empoisonnement de tout l'organisme par l'alcool.

L'alcoolisme est aigu ou chronique : l'ivresse est l'alcoolisme aigu. L'alcoolisme chronique donne lieu à des désordres du côté du système nerveux et musculaire qui sont le tremblement, l'affaiblissement musculaire, en commençant par les membres supérieurs qui sont atteints de paralysie incomplète, l'infiltration graisseuse des muscles, puis leur atrophie, des accès convulsifs épileptiformes, des maux de tête, l'insomnie, des troubles de la vision, des hallucinations, des troubles intellectuels, de la mélancolie ou une folie furieuse, la perversion des instincts, l'abrutissement, l'assoupissement des fonctions génésiques et enfin le *delirium tremens*.

L'appétit se perd ; il survient de la pituite le matin, une gastrite chronique, une altération du foie, la raucité de la voix connue sous le nom de voix de rogomme, des affections cutanées, des troubles du côté des organes urinaires, des reins, etc. — Le traitement de l'alcoolisme est plutôt moral que médicamenteux ; il faut s'abstenir peu à peu des alcooliques, *régler la désaccoutumance*.

Au point de vue médico-légal, l'alcoolisme doit-il être envisagé comme circonstance atténuante ou comme circonstance aggravante? C'est la première opinion qui a prévalu chez les criminalistes modernes, car le sens moral paraît éteint chez l'individu qui a bu. L'homme alcoolisé chroniquement est également considéré comme irresponsable, puisque l'alcoolisme chronique donne lieu à une folie particulière, à formes multiples, à des hallucinations, à l'hébétude.

ALÈZE, s. f. Petit drap ou grande serviette qui sert à protéger le lit lors d'une opération chirurgicale.

ALGALIE, s. f. (de ἀργαλεῖον, sonde). Synonyme de SONDE ou de CATHÉTER.

ALGIDITÉ, s. f. Période ou forme de certaines maladies, caractérisée par un refroidissement considérable (FIÈVRE, CHOLÉRA, AGONIE, etc.

ALGUES, s. f. Plantes aquatiques acotylédones pour la plupart. Quelques variétés d'algues se développent sur les muqueuses de l'homme dans certaines circonstances morbides (sarcines de l'estomac).

ALIÉNATION (*alienus*, étranger). Mot employé pour désigner en général toutes les espèces de folie. L'aliéné, ainsi que l'indique le met, paraît *étranger* à tout ce qui se passe autour de lui (voy. FOLIE).

ALIÉNÉS (Paralysie générale des). Forme commune de l'aliénation mentale, pouvant résulter d'excès de travaux, de chagrins, d'alcoolisme, d'excès vénériens, quelquefois de cause inconnue.

Elle est caractérisée par l'embarras de la parole, par des troubles intellectuels, perte de mémoire, lenteur d'esprit, délire ambitieux, par l'affaiblissement de la motilité, par une sorte de déchéance physique, intellectuelle et morale (voy. PARALYSIE GÉNÉRALE PROGRESSIVE).

ALIMENT, s. m. (*alere*, nourrir). Toute substance qui, introduite dans l'appareil digestif, doit fournir les éléments de réparation de nos tissus et les matériaux de la chaleur animale. Il y a donc dans les aliments des éléments de réparation et des éléments de calorification, d'où leur division en *aliments réparateurs* ou plastiques et en *aliments respiratoires* ou de calorification. Les aliments ou substances alimentaires sont tirés du règne animal, du règne végétal et du règne minéral. Dans le règne animal, l'homme fait usage de viandes, poissons, huîtres, moules, lait, œufs, beurre, graisse, fromage, etc. Au règne végétal il emprunte les farines des céréales, les légumes secs ou verts, les herbes potagères, les fruits, etc. Au règne minéral il emprunte le sel marin, indispensable à la digestion, mais incapable de nourrir par lui-même. Mais cette division des aliments en substances animales, végétales et minérales n'est pas rationnelle ; réduits par l'analyse chimique à leur composition élémentaire, qu'ils soient d'origine animale ou végétale, ils sont composés d'oxygène d'hydrogène, d'azote et de carbone. Ces quatre corps sont appelés les *principes immédiats* des aliments. Tous les aliments ne contiennent pas ces quatre corps ; quelques-uns n'en contiennent que trois ; ce qui les a fait diviser en aliments *quaternaires* ou complets et en aliments *ternaires* ou incomplets. C'est l'azote qui manque à ces derniers. Les principes azotés ou aliments quaternaires dominent dans les aliments animaux ; les principes non azotés ou aliments ternaires dominent dans les aliments végétaux.

Les aliments peuvent être solides ou liquides ; c'est l'eau qui sert de véhicule aux aliments solides. Mais pour que les aliments puissent être absorbés et servir à la réparation de l'organisme, il faut qu'ils soient assimilés, c'est-à-dire qu'ils subissent dans l'organisme des modifications telles qu'ils deviennent semblables aux tissus qu'ils doivent réparer, c'est ce qui constitue l'ASSIMILATION.

Il est une substance très-répandue dans l'organisme, c'est l'ALBUMINE, qui existe presque à l'état de pureté dans le blanc d'œuf ; elle contient de l'oxygène, de l'hydrogène, du carbone, de l'azote, etc., et constitue un aliment quaternaire parfait. Les substances alimentaires quaternaires sont aussi appelées quelquefois *matières* ALBUMINOIDES, c'est-à-dire analogues à l'albumine.

Tous les aliments azotés ou quaternaires sont réparateurs ou plastiques, soit qu'ils proviennent des animaux ou des végétaux. Les pois, les fèves, etc., contiennent les quatre principes élémentaires, mais en moindre proportion que les aliments animaux, d'où il résulte que le régime végétal est également réparateur, mais moins que le régime animal ; d'où il résulte encore que pour obtenir la même quantité de matière réparatrice, il faut absorber une quantité plus considérable d'aliments végétaux. C'est ce qui explique la possibilité de vivre avec le régime végétal, comme le font les animaux herbivores, les bœufs, les moutons, etc., et comme le font certains ordres religieux.

Les aliments non azotés ou ternaires, graisse, beurre, fécules, etc., ne sont pas réparateurs, puisqu'ils ne contiennent pas d'azote ; mais, en revanche, ils entretiennent la chaleur animale, que les aliments azotés ne dégagent que d'une façon insuffisante pour réparer la combustion des tissus de l'organisme. Les aliments non azotés ou ternaires sont appelés en conséquence aliments de *calorification* ou *respiratoires*: tels sont les féculents et tous leurs dérivés. Or, voici ce qui se passe dans le phénomène de la digestion : la fécule, changée en dextrine sous l'influence de la diastase salivaire, est transportée dans la circulation hépatique, s'y change en sucre, lequel passe dans la veine cave, traverse le cœur droit, va dans les poumons pour y être brûlé par l'oxygène et fournir ainsi du calorique. Quant aux matières grasses, elles sont déposées directement par le sang dans les mailles du tissu cellulaire et constituent pour ainsi dire une réserve destinée à être brûlée quand les aliments plastiques et respiratoires feront défaut ou seront insuffisants.

Il y a à distinguer dans les aliments deux pouvoirs : le *pouvoir nutritif* et le *pouvoir digestif*. Le premier réside dans les propriétés alimentaires de l'aliment ; il est en général proportionnel à la quantité d'azote qui existe dans leur composition, à la condition toutefois que ces aliments contiendront une quantité suffisante de carbone. Le pouvoir digestif ou digestibilité réside dans le temps exigé pour qu'un aliment se transforme en chyle dans l'estomac, ou dans la facilité avec laquelle il cède la somme de ses éléments chylifiables.

Il est indispensable que le régime alimentaire ne soit pas exclusivement azoté (voy. ALIMENTATION).

ALIMENTATION, s. f. (*alimentatio*). Action de nourrir. Elle se fait à l'aide des aliments et des boissons. L'individu étant soumis à des pertes journalières par les excrétions, par le besoin d'accroissement ou de réparation des tissus, doit trouver dans les aliments les matériaux nécessaires et suffisants. Il a été établi par la chimie que l'homme bien portant perd en 24 heures environ 20 grammes d'azote et près de 300 grammes de carbone, par les urines, les sueurs, l'exhalation pulmonaire, etc. Pour que l'alimentation soit *suffisante*, il faut qu'il fasse rentrer dans son organisme, par les aliments, une quantité sinon supérieure, au moins égale à ces déperditions. C'est ce qui a permis d'établir mathématiquement la ration alimentaire moyenne, qui est à peu près la vingtième partie du poids du corps. Les aliments plastiques ou réparateurs fournissent l'hydrogène, l'oxygène, l'azote et le carbone. Mais il est indispensable de varier l'alimentation pour ne pas nuire à la santé ; car une alimentation exclusivement azotée serait trop échauffante et donnerait lieu à des maladies, à la gravelle, à la goutte, etc.; une alimentation non azotée ne serait pas réparatrice. Aux aliments solides, l'individu doit ajouter aussi les boissons, pour compenser les pertes liquides qui se font par les urines, par les sueurs, par l'exhalation pulmonaire, etc.

L'alimentation varie suivant l'âge, le sexe, le climat, la profession, les habitudes, le genre de vie, etc

Pour l'alimentation de la première enfance (voy. ALLAITEMENT).

A la seconde enfance, il faut une nourriture réglée, à heures fixes, pas trop abondante pour éviter les indigestions, de digestion facile et suffisamment réparatrice, car l'enfant a besoin de compenser ses pertes et en même temps de suffire à son accroissement. Quant au sexe, la femme a besoin de moins d'aliments que l'homme.

L'alimentation varie selon les climats; dans les climats froids, elle sera plus substantielle et surtout plus riche en aliments non azotés (huiles, graisses, etc.); en alcooliques, qui sont des aliments de combustion ou de calorification. Dans les climats chauds, elle sera moins abondante. Dans les climats tempérés, elle sera variée.

Les professions manuelles fatigantes, au grand air exigent une alimentation plus réparatrice composée à la fois d'aliments azotés et de *calorification*. En général, elle doit être d'autant plus réparatrice et azotée que la dépense de forces est plus considérable. Le grand air et l'exercice corporel aident puissamment à la digestion.

Le travail intellectuel qui se passe dans le cerveau produit une grande consommation d'azote qui est éliminé par l'urine sous forme d'urée. Il exige une alimentation riche en principes azotés, d'une digestion facile, et quelques stimulants, tels que le café, le thé, etc.

L'*alimentation insuffisante* est celle dans laquelle les aliments ingérés sont en quantité trop faible ou bien contiennent dans leur composition des principes nutritifs en proportion trop peu considérable. L'alimentation insuffisante donne lieu à un allanguissement général de tout l'organisme pouvant aller jusqu'à la mort. Si l'alimentation insuffisante frappe les masses, elle constitue la *famine*.

ALLAITEMENT, s. m. (*lactatio*). Action de nourrir un enfant avec du lait. On distingue : l'allaitement *maternel*, l'allaitement *étranger*, l'allaitement *artificiel*, l'allaitement *animal* et l'allaitement *mixte*.

Allaitement maternel. Il est admis par tous les médecins que le lait de la mère est la nourriture qui convient le mieux à l'enfant. Une femme d'une bonne santé, qui n'a pas été affaibli par une maladie grave, qui n'a aucun antécédent de famille dont on puisse redouter l'influence héréditaire, doit nourrir son enfant. Quant à la vigueur de la constitution, aux qualités du lait, au développement des mamelles, il ne faut pas se montrer aussi exigeant pour la mère que pour une nourrice mercenaire. A l'appui de cette opinion, l'on peut dire que l'on voit souvent des femmes, dont le lait est peu abondant et de médiocre qualité, faire de leurs enfants de très-beaux élèves. Si ces mêmes femmes, au contraire, prennent un nourrisson, il dépérit faute d'une alimentation suffisante.

La mère doit donner le sein avec une sage mesure, toutes les deux heures par exemple. Il est difficile de fixer exactement le temps pendant lequel l'enfant doit rester au sein; cependant, une moyenne de dix à quinze minutes, en général, paraît une durée convenable. Le soir, l'enfant sera mis au sein le plus tard possible, vers dix ou onze heures. La mère peut ainsi attendre jusqu'à cinq ou six heures du matin avant de le faire teter de nouveau. Si l'enfant est trop exigeant, on l'apaise par une légère décoction de graine de lin non sucrée; au bout d'une nuit ou deux, il ne s'éveille plus, ou bien il se rendort beaucoup plus vite. De cette façon, la mère peut jouir de quatre à cinq heures de sommeil. Il est indispensable qu'une nourrice répare la déperdition qu'elle fait chaque jour, et c'est dans la nourriture et le sommeil qu'elle doit puiser les forces et les substances nécessaires à l'alimentation de son enfant. La mère ne doit jamais oublier, d'ailleurs, que l'enfant au berceau est une cire molle qu'on façonne comme on veut.

L'allaitement doit devenir moins fréquent à mesure que l'enfant avance en âge. Après les deux ou trois premières semaines, c'est assez pour lui de teter toutes les trois heures, et si le lait de la nourrice est de bonne qualité, on pourra même, vers trois ou quatre mois, éloigner davantage les heures des repas. Dès le commencement, on devra augmenter pendant la nuit les intervalles des repas, de manière à ne donner à teter que deux fois de dix heures du soir à cinq heures du matin. Au bout d'un mois, on pourra même supprimer ces repas intermédiaires.

A quelle époque convient-il de donner à l'enfant une nourriture autre que le lait de la mère? Autant que possible, quand la mère

est bonne nourrice, qu'elle n'est pas fatiguée par l'allaitement, qu'elle a du lait en abondance et de bonne qualité, son sein doit suffire à l'enfant pendant les premiers six mois. A partir de cette époque, on pourra donner à l'enfant de la farine de froment, de riz, de la fécule de pomme de terre, de l'arrow-root, associés avec le lait, de manière à constituer une bouillie qu'il faut faire cuire à un degré suffisant. On commence par donner quelques cuillerées à bouche de ces bouillies, bientôt on pourra en donner deux par jour, puis peu à peu on ajoutera à la fécule de la semoule, du vermicelle. A sept ou huit mois, on arrivera au bouillon de poulet, puis à des potages au bouillon gras. Un peu plus tard on donnera à l'enfant un jaune d'œuf cuit à la coque, on lui fera sucer un morceau de volaille, des morceaux de croûtes de pain. L'eau rougie sucrée, comme boisson, pourra être donnée vers cette époque. C'est alors que la mère pourra lui présenter le sein moins souvent, en cessant complétement la nuit.

A quel âge doit-on sevrer l'enfant? Lorsque la première dentition est achevée. Mais chacun sait que la première dentition n'est souvent complète que vers deux ans à deux ans et demi. Il y aurait inconvénient et pour la mère et pour l'enfant à attendre aussi longtemps pour priver complétement l'enfant du sein. Il faut tenir compte cependant de la rapidité et de la facilité avec lesquelles se fait l'évolution dentaire. S'il était possible de donner une règle en cette matière délicate, on pourrait dire qu'il ne faut sevrer l'enfant que lorsqu'il a huit ou dix dents, c'est-à-dire vers l'âge de douze à seize mois. Il est bien entendu que si l'éruption s'accompagnait de quelques accidents du côté du ventre ou de la poitrine il y aurait avantage, tout en donnant à l'enfant d'autres aliments, de lui conserver le sein et de lui donner à teter deux ou trois fois par jour.

Lorsque l'on est décidé à sevrer l'enfant, il vaut mieux le faire brusquement et tout à coup, commencer à le sevrer la nuit, et de préférence en été ou au printemps.

Allaitement étranger, c'est-à-dire par une nourriture mercenaire. Quelles sont les qualités que l'on doit exiger d'une nourrice? Comme nous l'avons dit déjà, on a le droit d'être plus exigeant pour elle que pour la mère. Le tempérament sanguin est préférable; elle doit avoir un certain degré d'embonpoint. Quoique la perte des cheveux ne soit pas un signe d'une grande portée, il vaut mieux cependant ne pas prendre une nourrice qui serait dans ce cas; ses antécédents pourraient laisser dans le doute. Le médecin, à qui appartient le soin de choisir la nourrice, doit s'assurer par l'auscultation et la percussion qu'elle n'a aucune prédisposition à quelque affection des poumons ou du cœur.

Doit-on tenir essentiellement à ce que la nourrice ait de belles dents? Oui, au point de vue de la physiologie; non, au point de vue de la constitution. Il va de soi qu'une nourrice qui a de mauvaises dents broyera mal ses aliments et que la qualité de son lait pourra s'en ressentir. Tous les jours cependant nous voyons des femmes en Picardie et en Normandie qui ont de vilaines dents et qui font d'excellentes nourrices. En somme, comme preuve de santé générale, les belles ou les vilaines dents ne doivent avoir qu'une place secondaire dans le choix de la nourrice.

Nous en dirons autant du physique. Il suffit qu'elle n'ait pas une figure repoussante. Quand on a le choix, il vaut mieux choisir une brune, attendu que le plus souvent elle sera dans de meilleures conditions de santé.

Quel âge doit avoir la nourrice? Vingt-cinq à trente ans représente l'âge le plus convenable. Au-dessous de vingt ans, elle pourrait ne pas être assez forte pour résister aux fatigues de l'allaitement. Après trente ans, on s'expose à ne pas avoir du lait jusqu'au moment du sevrage.

Depuis combien de temps la nourrice doit-elle être accouchée? L'époque comprise entre deux et six mois est celle que l'on recherche avec raison. En effet, plus tôt, la femme n'est pas remise des fatigues de l'accouchement, et l'on ne sait pas si elle sera bonne nourrice; plus tard, on risquerait de voir la disparition du lait avant que l'enfant soit assez âgé pour être sevré.

La nourrice doit-elle être de la ville ou de la campagne? Comme tempérament et sous le rapport de la docilité, de la conduite, la nourrice de la campagne offre des garanties qui doivent en général la faire préférer à une nourrice de la ville.

Doit-on préférer une femme mariée à une fille mère? La réponse est bien simple si l'on ne consulte que la moralité, mais il saute aux yeux que la femme qui a quitté son mari, ses enfants, désirera retourner très-souvent auprès d'eux; de là une foule de dangers et d'inconvénients que ne présentera pas la fille mère.

Le médecin qui choisit une nourrice doit insister sur un examen complet de sa personne. Aucun scrupule, aucune résistance ne doit l'arrêter. Bien des exemples funestes appuient ce conseil, dont l'intention n'a rien de contraire à la pudeur et aux convenances si la nourrice est prévenue.

Allaitement artificiel. De tous les modes d'allaitement, c'est le plus mauvais. Dans les grandes villes, où il est difficile de se procurer de bon lait, où les conditions exigées pour l'hygiène du nouveau-né font défaut, la plupart des enfants qu'on soumet à l'allaitement artificiel meurent dans la première année; mais il est tolérable à la campagne à la condition d'être dirigé avec intelligence. C'est le lait de vache qu'on emploie le plus ordinairement. Mais comme il est trop riche pour un enfant qui vient de naître, il faut en atténuer les qualités nutritives en le coupant avec de l'eau pure, une décoction d'orge, de mie de pain, de gruau ou de riz légèrement sucrée. Pendant la première semaine, le lait de vache ordinaire doit être coupé avec les trois quarts d'eau, avec moitié pendant les trois premiers mois, puis avec un quart seulement jusqu'au sixième mois, époque à laquelle on peut le donner pur. Les boissons doivent être un peu plus que tièdes. Quand le lait sera employé sans mélange, on lui donnera au bain-marie la température qu'il a eue en sortant des mamelles; si, au contraire, il doit être coupé, le liquide qu'on y mêlera sera chauffé seul. Dans aucun cas, le lait n'aura bouilli. Il existe un grand nombre d'instruments destinés à faire boire les enfants et qui présentent plus ou moins d'avantages et d'inconvénients. Voici la description d'un biberon que l'on peut se procurer facilement partout et qui, à cause de cela, doit être signalé. C'est une fiole de la contenance de 120 gr. ou une de ces petites bouteilles aplaties dont les marchands de vin se servent pour porter leurs échantillons. On introduit dans le goulot une éponge taillée exprès et qui le dépasse de 2 à 3 centimètres, et l'on coiffe le tout d'un morceau de mousseline que l'on fixe avec un fil. L'éponge, l'étoffe et le fil doivent toujours être tenus dans de l'eau fraîche et propre, et avant de s'en servir il faut y faire passer un peu de lait pour chasser l'eau froide et la remplacer par un lait tiède.

Allaitement animal. L'allaitement par les femelles d'animaux est rarement employé en France. On n'y a guère recours chez nous que dans deux cas : lorsque l'enfant déjà sevré depuis longtemps devient malade et a besoin d'une alimentation exclusivement composée de lait, ou bien lorsqu'il s'agit de lui faire prendre un lait médicamenteux. En effet, en faisant avaler aux animaux du mercure, de l'iode ou du fer, on communique à leur lait les propriétés de ces médicaments. Les animaux dont on fait usage sont les chèvres, les brebis, les ânesses, les vaches ; mais c'est la chèvre que l'on emploie le plus souvent. Ce mode d'alimentation exige dans le commencement beaucoup de soins et d'attention, car la pétulance et l'impatience de l'animal exposent l'enfant à de nombreux accidents.

Allaitement mixte. Lorsqu'une femme ne peut suffire seule à l'allaitement de son enfant, soit que la lactation fasse défaut par la qualité ou par la quantité, soit que la constitution de la mère laisse craindre qu'un allaitement prolongé compromette sa santé future, soit enfin que son lait diminue tout à coup, on est obligé de donner à l'enfant une autre nourriture avec celle du sein. C'est cette alimentation qu'on appelle *allaitement mixte*. Voici les règles qui doivent présider à ce mode d'alimentation. Pendant les premiers jours qui suivent la naissance, l'enfant trouvera toujours assez de lait dans le sein de la mère, et les qualités particulières de ce premier lait pourraient être contrariées par tout autre aliment. Cependant lorsque l'on se décide à l'allaitement mixte, il faut le commencer le plus tôt possible, car trop tard l'enfant prendrait difficilement une autre nourriture que le lait de la mère. Le lait de vache ou de chèvre, administré comme nous l'avons dit en parlant de l'allaitement artificiel, est l'aliment qui conviendra le mieux à l'enfant pendant les trois ou quatre premiers mois. Les bouillies, les panades pourront être données un peu plus tôt que dans l'allaitement maternel pur. L'enfant pourra, vers le quatrième ou le

cinquième mois, commencer à prendre quelques potages féculents. L'allaitement mixte ainsi entendu sera continué de cette façon jusqu'à l'âge de dix mois à un an, époque à laquelle devra se faire le sevrage. La plupart des médecins s'accordent à préférer l'allaitement mixte pratiqué avec soin et intelligence à l'allaitement par une nourrice éloignée de la famille, lors même que la mère ne pourrait donner à teter que deux ou trois fois dans les vingt-quatre heures.

ALLANTOÏDE, s. f. (de ἀλλᾶς, ἀλλαντός, saucisse ; εἶδος, forme). Annexe du fœtus qui

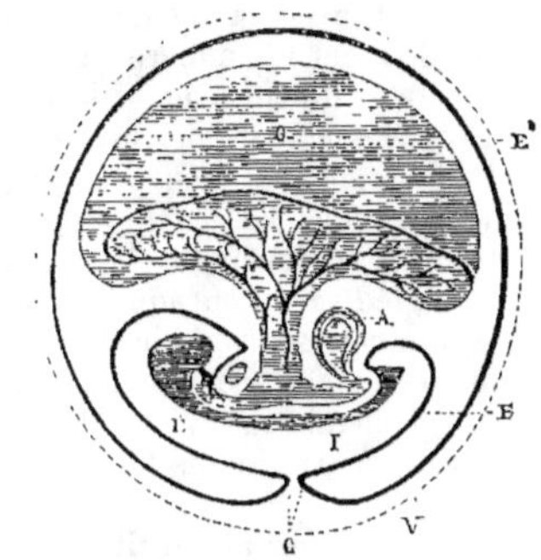

Fig. 19. — Développement de l'amnios (E) et origine de l'allantoïde (A).
O, vésicule ombilicale ; I, intestins ; E, amnios ; E', couche externe du blastoderme ; V, membrane vitelline ; A, allantoïde.

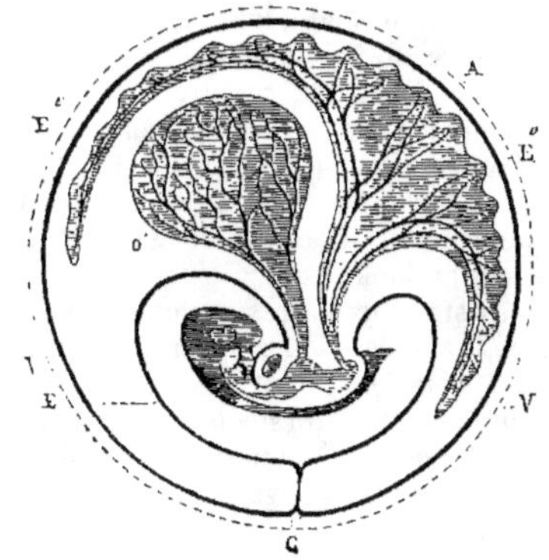

Fig. 20. — Progrès du développement de l'allantoïde A qui s'étend de plus en plus, de façon à envelopper le fœtus.

disparaît avant la fin des deux premiers mois de la gestation, et qui est destiné à la formation de la *vessie urinaire*, du cor-

don ombilical et du *placenta* (fig. 19 et 20).

Dans l'espace laissé libre entre les deux capuchons abdominaux passe la vésicule ombilicale O (fig. 19) et une autre petite vésicule A à forme pédiculée : la partie à laquelle adhère le pédicule constituera plus tard l'intestin. Cette petite vésicule s'appelle *allantoïde;* l'allantoïde est pourvue de deux artères et d'une veine. A mesure que l'ouverture ventrale se rétrécit, l'allantoïde se rapproche de la vésicule ombilicale O, de manière plus tard à ne faire avec elle qu'une sorte de cordon, qui est le CORDON OMBILICAL. Mais richement pourvue de vaisseaux, l'allantoïde arrive bientôt en contact avec la membrane la plus extérieure de l'œuf E″, adhère à cette membrane par des attaches ou villosités. Par suite du rétrécissement de l'ouverture ventrale, l'allantoïde se trouve étranglée à sa partie moyenne. La partie emprisonnée intérieurement constituera la vessie; la partie étranglée sera l'ouraque, partie constituante du cordon ombilical; la partie libre qui s'épanouit comme un parapluie autour de la membrane E″ est le placenta qui est formé à trois mois (voy. ŒUF HUMAIN).

ALOÈS, s. m. Résine extraite de la plante de ce nom (*aloe vulgaris, socotorina, spicata*), de la famille des Liliacées. Les principales espèces employées en France sont l'*aloès socotrin* et l'*aloès des Barbades* fourni autrefois par l'île de Socotora (Arabie), et qui nous vient maintenant du cap de Bonne-Espérance, de la Jamaïque, etc. Cet aloès est brun foncé, sa cassure est résineuse, analogue à celle de la colophane, la poudre est jaune safrané ; sa saveur est très-amère et désagréable ; son odeur est caractéristique, un peu âcre. L'aloès est soluble dans l'alcool et dans l'eau.

Il existe deux autres variétés d'aloès inusitées, sauf dans la médecine vétérinaire : l'*aloès hépatique*, dont l'aspect rappelle celui du foie, et l'*aloès caballin*, impur, noir et d'une odeur très-forte et désagréable.

L'aloès est un purgatif drastique à la dose de 0ᵍʳ,25 à un gramme. Il détermine des selles d'une consistance de bouillie, abondantes, qui ne se produisent qu'assez longtemps, vingt-quatre heures quelquefois après son administration. Son action porte non-seulement sur la partie inférieure de l'intestin, mais encore sur l'utérus, la vessie et le foie dont il paraît augmenter la sécrétion biliaire. Il congestionne le rectum, augmente les hémorrhoïdes, ce qui fait qu'on l'emploie pour les rappeler soit en l'ingérant par la bouche, soit en l'appliquant directement sous forme de suppositoire. Par son action congestive sur la matrice, il facilite la venue des règles et augmente le flux menstruel. Aussi doit-on éviter de l'employer comme purgatif si on ne veut pas provoquer ces effets. Il est en outre vermifuge.

Pris à faible dose, 0ᵍʳ,05 à 0ᵍʳ,15, il excite l'appétit et favorise la digestion en augmentant les sécrétions de l'estomac, du foie et de l'intestin. Aussi est-il employé dans une foule de préparations souvent recommandables, mais ayant quelquefois leur danger, telles que l'*élixir de Garus* les *pilules gourmandes* ou *grains de vie*, les *pilules écossaises* ou d'*Anderson*, etc.

ALOPÉCIE, s. f. (de ἀλώπηξ, renard). (synonyme de *calvitie*). Chute des poils ou des cheveux, totale ou partielle, prématurée ou accidentelle. Elle résulte du défaut de vitalité des follicules pileux qui sont desséchés ou détruits. Après les fièvres graves, la fièvre typhoïde surtout, après la syphilis, les cheveux tombent pour repousser plus ou moins abondants, au bout de quelques mois, après la guérison. Le *pityriasis*, la *teigne tonsurante* ou *faveuse* produisent encore une alopécie qui guérit avec la cause qui l'a produite, si la destruction des follicules n'a pas été complète.

Les lotions irritantes ou alcalines, les pommades au goudron et les préparations de quinquina sont vantées contre l'alopécie et peuvent réussir lorsqu'on a eu soin d'abord d'en combattre la cause.

ALTÉRANT, adj. (de *alterare*, changer). Les médicaments altérants, ou les *altérants* sont ceux qui étant donnés d'une certaine manière ne produisent pas d'effets immédiats sensibles, mais transforment à la longue les humeurs, le sang, la constitution. Ce sont en général des médicaments qui à haute dose agiraient énergiquement comme poisons. C'est surtout la manière d'administrer les médicaments qui fait qu'ils agissent comme *altérants*. Ainsi le calomel (protochlorure de mercure), à la dose de *un gramme*, pris en une fois, agira comme purgatif. Mais si ce même gramme est administré en cent fois, à la dose de 0ᵍʳ,01 chaque fois, les effets seront tout autres. Le calomel alors agit comme altérant; outre les selles qu'il produit, il peut déterminer de la salivation, de l'inflammation de la bouche, en un mot une modification générale intense que l'on met souvent à profit.

Les principaux altérants sont le *mercure*, l'*iode*, l'*arsenic*, l'*argent*, etc., et leurs composés (voy. ces mots).

ALTÉRATION, s. f. (de *alter*, autre). Changement de nature ou de propriété, falsification. Synonyme de SOIF.

ALTERNE, adj. L'*hémiplégie alterne* est la paralysie qui atteint la face d'un côté, et le reste du corps, bras et jambe du côté opposé.

ALUMINE, s. f. Combinaison de l'aluminium avec l'oxygène (Al^2O^3) qui, à l'état pur et cristallisé, forme le corindon blanc, le saphir bleu, le rubis, et qui combiné avec l'acide silicique constitue l'argile (silicate d'alumine). C'est une base qui, avec les acides sulfurique et acétique, forme les sulfate et acétate d'alumine employés quelquefois comme astringents. La combinaison la plus usitée est l'ALUN.

ALUMINIUM, s. m. Métal blanc, d'une densité 2,56 (à peu près celle du verre dont il a aussi la sonorité); c'est cette faible densité qui le rend précieux dans bien des usages. On utilise le bronze d'aluminium pour la confection des instruments de chirurgie. Ce métal serait certainement un des plus utiles s'il n'était facilement attaqué par l'acide chlorhydrique et, quoique moins énergiquement, par le sel de cuisine et l'eau sucrée.

ALUN, s. m. Sel astringent qui résulte de la combinaison de l'acide sulfurique avec l'*alumine*, la *potasse* et 24 équivalents d'eau ($Al^2O^3, 3SO^3 + KO, SO^3 + 24HO$). Lorsqu'on le chauffe, il fond d'abord dans l'eau qu'il contient, puis se boursoufle, et forme l'*alun calciné* qui est avide d'eau, et plus actif que l'alun hydraté. Il est très-peu soluble dans l'eau froide, beaucoup plus dans l'eau chaude; sa saveur est styptique, astringente, un peu sucrée. On s'en sert pour faire des gargarismes utiles contre les angines dont la période inflammatoire est passée. Il est aussi employé pour faire des injections dans la blennorrhagie chronique, les flueurs blanches, la diarrhée. La poudre d'alun calciné est desséchante et même caustique.

ALVÉOLE, s. m. Cavités percées dans les deux maxillaires, et dans lesquelles se trouvent enchâssées les racines des dents. Dans l'extraction de ces dernières, on fracture souvent l'alvéole, ce qui est sans inconvénient si le fragment n'est pas trop fort. S'il reste adhérent et n'est détaché qu'en partie, il suffit de le réappliquer.

La *périostite alvéolo-dentaire*, ou inflammation du périoste de l'alvéole donne lieu à des fluxions, des douleurs, des abcès et des fistules dentaires (voy. DENTS); elle est causée le plus souvent par la carie dentaire; la dent devient branlante et semble plus longue que les autres.

AMADOU, s. m. Corps spongieux et inflammable obtenu pas le dessèchement du *polypore* amadouvier (champignon du chêne). Lorsqu'il a macéré dans une solution d'azotate de potasse, il devient très-inflammable. Sa porosité et sa souplesse le font employer en chirurgie pour faire des petits appareils compressifs et pour arrêter les hémorrhagies. Dans ce dernier cas, on le saupoudre avec avantage d'un peu de colophane.

AMAIGRISSEMENT, s. m. État d'un individu qui devient maigre à la suite d'une cause physiologique, telle que la chaleur excessive, la convalescence, les excès de travail, les chagrins et surtout l'insomnie; ou d'une cause pathologique, telle que phthisie, cancer, diarrhée chronique, diabète, etc.

C'est aussi l'état de celui qui *maigrit*, tandis que l'émaciation indique l'état de celui qui *est devenu* maigre. L'amaigrissement conduit à la maigreur; l'émaciation conduit au *marasme*. Le mot *émaciation* est plutôt réservé à l'amaigrissement par cause pathologique. Cependant beaucoup d'auteurs confondent ces deux états et l'étudient sous le nom d'émaciation. En général, toute cause qui altère la nutrition donne lieu à l'amaigrissement; que cette cause soit une alimentation insuffisante, un trouble dans l'assimilation des aliments, un trouble dans la désassimilation, c'est-à-dire un excès dans la déperdition des éléments constitutifs de l'organisme, tels que sécrétion exagérée des humeurs normales, salive, bile, sperme, lait, flux intestinal, urines, sang, mucus, etc. Le traitement de l'amaigrissement consiste d'abord à guérir la cause qui le produit et ensuite à donner à l'organisme des aliments toniques, *analeptiques*, assimilables et fortement réparateurs.

AMALGAME, s. m. C'est un alliage dans

lequel il entre du mercure. On se sert quelquefois d'un amalgame de cuivre ou de cadmium pour obturer ou plomber la cavité des dents creuses.

AMANDE, s. f. (*amygdalum*). Fruit de l'amandier; on emploie les *amandes douces* pour la confection des loochs, du sirop d'orgeat et de l'huile qui est purgative à l'intérieur (dose 30 à 50 grammes) et adoucissante à l'extérieur. — Les *amandes amères* contiennent de l'*amygdaline* et de l'*émulsine* ou *synaptase* qui est un ferment. Ces deux principes sont inoffensifs, mais, en présence de l'eau, l'émulsine transforme l'amygdaline : 1° en glucose, 2° en essence d'amandes amères et 3° en acide *prussique* ou *cyanhydrique*. Ce dernier est un poison des plus violents qui, ingéré, même à faible dose, détermine un ralentissement du cœur, de la prostration et la mort. C'est ce qui explique le danger d'employer des amandes amères. On en ajoute néanmoins quelques unes (trois ou quatre) aux amandes douces pour la confection des loochs, qu'elles rendent plus calmants. L'eau distillée d'amandes amères contient de l'acide prussique dilué, auquel elle doit ses propriétés.

AMAUROSE, s. f. (de ἀμαυρόω, j'obscurcis). Perte de la vision dont la cause n'est pas dans la cornée, la chambre antérieure ou le cristallin.

L'amaurose n'est pas une maladie unique, mais un symptôme commun à plusieurs affections, les unes générales, les autres locales, qui atteignent les parties profondes de l'œil (rétine, choroïde, nerf optique). Ces dernières n'ont pu être bien connues que depuis la découverte de l'*ophthalmoscope*, qui nous permet d'examiner le fond de l'œil avec autant de précision que les parties les plus superficielles. Aussi étaient-elles autrefois réunies sous ce terme générique d'*amaurose*, par opposition aux maladies des parties antérieures de l'œil. On disait que la vue était perdue par amaurose lorsqu'on ne découvrait ni dans la cornée, ni dans le cristallin la cause de la cécité; on dit encore qu'une cataracte est compliquée d'amaurose lorsqu'on veut indiquer que la vision ne peut être recouvrée en enlevant la cataracte, et qu'une autre affection (décollement de la rétine, atrophie du nerf optique, etc.) s'oppose à son rétablissement. Nous n'aurons donc pas à décrire l'amaurose, et nous renvoyons aux maladies qui produisent ce symptôme (voy. CHOROÏDE, RÉTINE, NERF OPTIQUE). Nous dirons seulement que le plus souvent il appartient à l'*atrophie du nerf optique*. Les malades atteints de cette affection sont des types d'amaurotiques; leur démarche indique de loin le genre de cécité dont ils sont atteints. Ils tiennent la tête relevée, dirigent vers le ciel et la lumière leurs yeux tout grands ouverts et dont la pupille est le plus souvent dilatée, ce qui les fait paraître plus noirs et plus clairs. Leur regard est vague, ils ne fixent pas, souvent même les globes oculaires sont agités d'un tremblement continuel (NYSTAGMUS).

Il existe cependant un certain nombre de maladies qui produisent l'amaurose ou l'AMBLYOPIE, c'est-à-dire amènent une cécité complète ou incomplète, et dans lesquelles on ne trouve pas toujours d'altération au fond de l'œil. C'est à ces maladies que le nom d'amaurose doit être plus spécialement réservé. Dans certaines affections du cerveau, les tumeurs surtout, la vision se perd avant que l'on ne puisse en découvrir la raison en examinant le fond de l'œil, puis, quelque temps après, en reprenant cet examen, on s'aperçoit que le nerf optique ou la rétine s'atrophie peu à peu; c'est ce qui met sur la voie du diagnostic.

Les amauroses et les amblyopies qui surviennent sans qu'on puisse en découvrir la cause au moyen de l'ophthalmoscope sont dues à des maladies cérébrales, au diabète, à l'albuminurie, à l'abus de l'alcool ou du tabac, à l'hystérie, à l'empoisonnement par le plomb ou le sulfure de carbone. On a vu des amauroses survenir brusquement après la suppression des règles et disparaître dès qu'on avait réussi à rappeler le flux menstruel.

AMBLYOPIE, s. f. (*amblyopia*, de ἀμβλύς, émoussé, et ὤψ, œil). Affaiblissement de la vision par une amaurose incomplète. De même que l'amaurose, l'amblyopie n'est pas une maladie que l'on puisse décrire à part, c'est un symptôme commun à des affections qui atteignent les membranes profondes de l'œil, ou qui agissent sur le centre nerveux de la vision. Presque toujours l'amblyopie précède l'amaurose absolue, elle reste souvent stationnaire, et la vue est simplement diminuée sans être tout à fait abolie.

Il y a aussi des amblyopies qui n'ont

lieu que pendant le jour ou pendant la nuit (HÉMÉRALOPIE et NYCTALOPIE). Quelquefois l'amblyopie est limitée à certaines couleurs qui ne sont pas perçues ou ne le sont qu'incomplétement (DALTONISME). Les amblyopies d'origine *alcoolique*, *hystérique* ou *saturnine* deviennent rarement des amauroses complètes.

AMBRE, s. f. Ce nom est donné à deux substances différentes : l'une est jaune, c'est le *succin* ; l'autre est grise, a la consistance de la cire, se présente sous forme de masse globuleuse irrégulière, d'une cassure écailleuse, d'une saveur fade et d'une odeur qui rappelle celle du musc. On rencontre l'*ambre gris* flottant sur les côtes de la Chine et du Japon. Il est fourni par le cachalot macrocéphale dans le cœcum duquel on le trouve. Il contient une matière balsamique et n'est plus guère employé que par les parfumeurs.

AMBULANT, adj. (de *ambulare*, se promener). Qualificatif donné à certaines maladies qui quittent leur siége pour se porter à un autre endroit. Le *rhumatisme* est ambulant, quand il se porte d'articulation en articulation ou de muscle en muscle ; l'*érysipèle* est ambulant, quand il s'étend de proche en proche.

On emploie également ce mot en thérapeutique ; on appelle *vésicatoires* ambulants, ceux que l'on promène sur les différentes parties du corps.

Dans le langage administratif, le qualificatif ambulant a été donné à certains *hôpitaux* militaires, établis provisoirement près du lieu du combat et où les blessés reçoivent les soins les plus urgents : c'est de là qu'est venu le mot *ambulance*.

Par opposition au mot ambulant, on emploie le qualificatif *fixe*; exemple : rhumatisme fixe, érysipèle fixe, hôpital fixe. On ne confondra pas *ambulant* avec *métastatique*; la métastase indique, non pas que la maladie se promène, mais qu'après avoir quitté son siége primitif elle se manifeste ailleurs avec les mêmes caractères ou avec des caractères différents; exemple : abcès métastatiques, crise métastatique, etc.

AMÉNORRHÉE, s. f. (de α, privatif, μήν, mois, ῥεῖν, couler). Absence de menstruation chez la femme qui est en âge d'être réglée. L'aménorrhée est le plus souvent le symptôme d'une autre maladie, générale ou locale, ou d'une grossesse. L'aménorrhée donne lieu à des signes de congestion vers la tête, la poitrine, le ventre, à des bouffées de chaleur, des vertiges, des éblouissements, des tintements d'oreilles, à des phénomènes nerveux, à la somnolence ou à l'insomnie, à de la pesanteur dans le bassin, à des douleurs dans les aines et les lombes. En mêm temps et comme par compensation, des hémorrhagies se manifestent par le nez, par les bronches, etc. Les troubles nerveux peuvent aller jusqu'aux convulsions, à l'hystérie.

On ne confondra pas cette aménorrhée avec celle qui est la conséquence de la grossesse. On la traite par les *emménagogues*, les bains de siége, les pédiluves sinapisés, les sinapismes à la partie interne des cuisses, les fumigations locales aromatiques (sauge, lavande, armoise, absinthe), quelques sangsues au besoin et surtout en combattant la cause qui l'a produite.

AMERS, s. m. pl. (de *amarus*, amer). Nom donné primitivement à tous les corps doués d'amertume; aussi trouve-t-on dans cette classe des substances d'origines très-différentes. Ce sont des médicaments d'origine végétale ayant une propriété organoleptique commune, l'amertume et des propriétés physiologiques et thérapeutiques analogues. On les divise en : 1° *amers purs*, qui sont la gentiane, le colombo, le quassia, le simarouba, la centaurée, le chardon bénit, le bluet, le lichen d'Islande, etc.; 2° *amers astringents*, qui sont le brou et les feuilles de noyer, les feuilles de chêne, la salicine, produit de l'écorce de peuplier ou de saule, les feuilles de frêne et la fraxine, principe actif de ces feuilles; 3° *amers aromatiques*, qui sont l'angusture vraie, la cascarille, l'absinthe, l'armoise, la camomille, le houblon. Pris en infusion, les amers purs facilitent la digestion et augmentent l'appétit. Les amers astringents ont des propriétés analogues. Les amers aromatiques agissent par leur amertume et par leur huile essentielle. Les amers sont prescrits comme excitants ou adjuvants de la digestion; ils sont usités dans la chlorose, dans la goutte, dans les fièvres intermittentes. Ils sont pris en tisane, en vins ou en sirop, généralement avant les repas.

AMÉTROPE, adj. (de α, privatif, μέτρον, mesure, et ὄψ, œil). L'œil est amétrope lorsqu'il a un défaut de réfraction, c'est-à-dire lorsqu'il est *myope*, ou *hypermé-*

trope, ou *astigmate*, c'est le contraire d'*emmétrope*.

AMIANTE, s. m. (de α privatif; μιαίνειν,
gâter, corrompre). Substance minérale naturelle (silicate de magnésie) que l'on trouve
sous forme de filaments luisants, nacrés,
soyeux, incombustibles. On a songé à l'employer pour le chauffage au gaz, pour faire
des mèches de lampes à alcool; on a même
tenté d'en faire des vêtements pour les
sapeurs-pompiers.

AMIDON, s. m. Fécule extraite de la farine de blé, d'orge, de riz, etc.; c'est une
poudre blanche sans goût et sans odeur,
insoluble dans l'eau froide, mais très-soluble dans l'eau bouillante, avec laquelle elle
forme une gelée. Sa formule, $C^{12}H^9O^9$, HO,
est la même que celle de la *cellulose;* il
est coloré en bleu par l'iode avec lequel
il forme un composé mal défini, l'*iodure
d'amidon*.

Pour préparer l'amidon, on se sert ordinairement de farines avariées que l'on fait
fermenter. Cette fermentation détruit le
gluten auquel l'amidon est uni, et ce dernier, entraîné par un courant d'eau, va se
déposer au fond de cuves disposées à cet
effet. On le fait sécher rapidement, et par
l'effet de cette dessiccation il se divise en
petits prismes quadrangulaires, forme sous
laquelle on le trouve dans le commerce.

On se sert de la poudre d'amidon pour
saupoudrer la surface de la peau envahie
par l'*érysipèle* ou autre *exanthème*, pour
empêcher la peau de se couper et prévenir
les excoriations chez les enfants nouveau-
nés ou les personnes grasses, surtout dans
les endroits où elles forment des plis (aine,
fesses, au-dessous des seins, etc.). Les lavements d'amidon (15 à 30 grammes pour un
litre d'eau qu'on fait bouillir) sont très-
utiles contre les diarrhées; on y ajoute souvent de 1 à 15 gouttes de *laudanum de
Sydenham*.

AMMONIAQUE, s. f. Le gaz *ammoniac*,
AzH^3, est extrêmement soluble dans l'eau;
cette dissolution porte le nom d'*ammoniaque* ou *alcali volatil*. L'ammoniaque liquide a une odeur forte, elle excite violemment les muqueuses du nez et des yeux;
c'est une base énergique neutralisant les
acides forts tels que l'acide sulfurique, l'a-
cide azotique, etc. Pure et concentrée, elle
est caustique, mais moins que la potasse et
la soude. Elle attaque la peau lorsqu'elle

reste en contact avec elle pendant quelques
minutes et en fait soulever l'*épiderme* à la
façon d'un vésicatoire.

On utilise cette propriété pour dénuder
le *derme* instantanément et pouvoir y appliquer certains médicaments, tels que la
morphine et des sels, l'atropine, etc. (*méthode endermique*).

Comme les autres alcalis, l'ammoniaque
forme, avec des acides gras, des savons qui,
aromatisés et camphrés, sont employés
comme révulsifs et excitants (*baume opodeldoch*) contre les douleurs rhumatoïdes.
C'est l'ammoniaque qui est la partie active
de l'*eau sédative* de Raspail, de la pommade de *Gondret*, du *liniment volatil*.

A l'intérieur, l'ammoniaque a été employée à la dose d'une dizaine de gouttes
dans un verre d'eau sucrée contre l'ivresse
alcoolique et dans certains cas de piqûres
venimeuses.

L'action caustique de l'ammoniaque n'est
pas suffisante pour cautériser les morsures
des chiens enragés ou des serpents, mais
elle peut être utile contre les piqûres d'a-
beilles, de frelons, guêpes ou autres insectes.

AMNÉSIE, s. f. (de α privatif, μνῆσις, mémoire). Diminution ou perte plus ou moins
complète de la mémoire. L'amnésie peut être
générale ou partielle, c'est-à-dire se borner
à l'oubli des noms, des dates, des lieux,
des individus, des choses, etc. Elle peut être
congénitale ou consécutive à des maladies,
telles que lésions du cerveau, de ses enveloppes, cachexies ou intoxications chroniques produites par l'alcool, le mercure, le
plomb, la syphilis, hémorrhagies abondantes, convalescence de fièvres graves, nervosisme, sénilité. L'anatomie et la physiologie étant parvenues à localiser le siége de la
mémoire dans les lobes antérieurs du cerveau, il en résulte que ce sont les lésions
de cette région qui donnent lieu à l'amnésie.

L'amnésie des idiots et des vieillards est
incurable. Quand elle est la conséquence
d'une autre maladie, il faut traiter la maladie
première; bouillons, toniques, quinquinas,
viandes, révulsifs, dérivatifs dans la convalescence des maladies graves; antiphlogistiques dans l'amnésie résultant de congestions cérébrales; iodure de potassium dans
l'amnésie syphilitique; privation de liqueurs
et régime dans l'amnésie alcoolique.

AMNIOS, s. m. (de ἄμνιον, fleuve, eau). C'est la membrane la plus interne de l'œuf animal (voy. ŒUF HUMAIN). Des deux extrémités de l'embryon E' contenu dans l'œuf (fig. 19) part une membrane E qui recouvre ces deux extrémités à la manière d'un capuchon et forme aussi un capuchon pour la tête de l'embryon ou capuchon céphalique et un pour l'autre extrémité ou capuchon caudal. Ces deux membranes se développent et se rapprochent peu à peu, puis finissent par s'accoler l'une à l'autre (fig. 20) au point de ne plus former qu'une seule membrane et d'emprisonner ainsi toute la région dorsale de l'embryon. Le rapprochement de ces deux membranes qui s'est fait à la région dorsale se fait également, mais plus tardivement, à la région ventrale, de manière à ne plus laisser qu'une ouverture pour le passage du cordon et des vaisseaux ombilicaux. Il en résulte que l'embryon est tout à fait emprisonné dans une poche membraneuse, formée de deux couches, et nage dans un liquide appelé *liquide de l'amnios* ou amniotique, *eaux de l'amnios*. L'amnios se forme dans le cours de la deuxième semaine ; le liquide amniotique va en augmentant jusqu'au sixième mois de la grossesse, puis il diminue un peu, et au moment de l'accouchement on peut l'évaluer à 400 ou 500 grammes environ ; quelquefois il est peu abondant.

Ce liquide, sécrété par les vaisseaux ou enveloppes de l'œuf, est destiné à protéger le fœtus dans l'utérus ainsi que le cordon ombilical. Au moment du travail de l'accouchement, quand l'utérus se contracte, ce liquide, enfermé dans la membrane, forme une sorte de coin, presse sur le col utérin, et tend à produire la dilatation. Quand la dilatation est suffisante, les membranes se rompent spontanément ou sont rompues par l'accoucheur, et il sort un filet de liquide plus ou moins abondant : c'est le liquide amniotique. Quelquefois il est très-peu abondant ; on dit alors que l'*accouchement* est sec.

AMORPHE, adj. (de α privatif, et μορφή, figure). Substances qui n'ont pas de formes particulières et définies, qui ne sont pas cristallisées.

AMPOULE, s f. Phlyctène ou cloche produite par le soulèvement de l'épiderme et l'accumulation de sérosité entre celui-ci et le derme. Il s'en forme à la suite de frotte-ments durs et inaccoutumés, ou d'une marche forcée, aux endroits tels que la paume de la main, la plante ou le dessous des pieds. C'est ainsi que les personnes qui n'ont pas l'habitude de manier des outils grossiers, des avirons, des instruments de jardinage, etc., sont susceptibles d'avoir des ampoules aux mains, tandis que les gens du métier ont des *durillons*.

Les ampoules contiennent quelquefois un peu de sang mélangé à la sérosité ; elles peuvent s'enflammer et contenir du pus. Il survient encore des ampoules après les brûlures, les vésicatoires ou dans l'*érysipèle*, le *pemphigus*, etc.

En général, il faut se garder d'enlever l'épiderme des ampoules, ce qui mettrait le derme à nu, et occasionnerait de vives douleurs.

Il suffit de percer l'ampoule au moyen d'une épingle à la partie la plus basse et de donner écoulement au liquide.

Lorsqu'il s'agit de la phlyctène produite par un vésicatoire, et qu'on ne veut pas l'entretenir, comme il y a quelquefois beaucoup de sérosité qui s'écoule difficilement, on perce l'ampoule en plusieurs endroits au moyen de légers coups de ciseaux.

Si une ampoule s'est enflammée et contient du pus, afin d'éviter qu'il ne s'introduise plus loin entre l'épiderme et le derme, on fait bien d'enlever l'épiderme en entier et d'abriter la petite plaie par un linge cératé.

On prévient les ampoules des pieds, si douloureuses et si fréquentes chez les militaires en marche, en veillant à ce que les chaussures soient bien confectionnées et ajustées. Il ne les faut ni trop grandes ni trop étroites ; on ne doit pas, autant que possible, porter les mêmes deux jours de suite, afin que les mêmes parties du pied ne soient pas toujours froissées par les parties défectueuses des mêmes chaussures.

On évitera de prendre des bains pendant les marches afin de ne pas ramollir l'épiderme ; on graissera les pieds avec du suif, et, au lieu de chaussettes de coton qui forment des plis dans la chaussure, on emploiera des linges ou des chaussettes de laine. L'ampoule forcée devient une écorchure très-douloureuse, gênant la marche ; cette écorchure est à son tour souvent le point de départ d'une LYMPHANGITE et d'une ADÉNITE.

AMPUTATION. s. f. Opération par laquelle on sépare du reste du corps la totalité ou une partie d'un membre ou d'un organe saillant tel que le sein, la verge, le col de l'utérus, etc. Le plus souvent, il s'agit d'un membre, et dans le cas où on le retranche au niveau de son articulation, l'opération prend le nom de DÉSARTICULATION.

Les raisons pour lesquelles on pratique une amputation sont des plus délicates à appré-

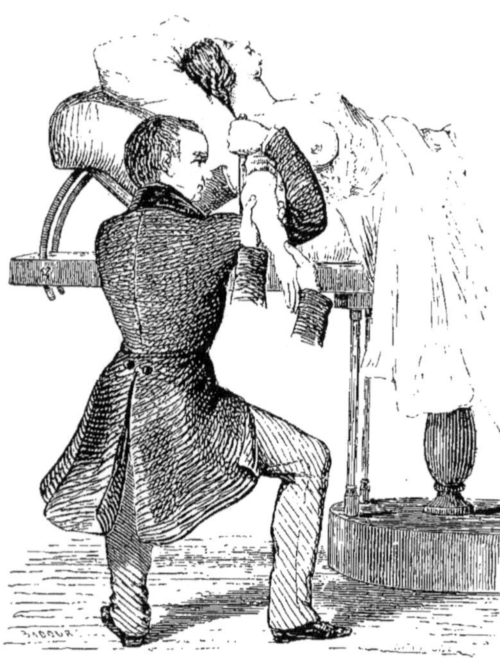

Fig. 21. — Amputation du bras droit, méthode circulaire.

cier. On ampute, soit à cause d'une maladie que l'on n'a pu guérir autrement (cancer, tumeur blanche ulcérée, ulcères variqueux incurables, ayant amené l'altération de l'os ou une périostite, etc...); soit parce que le malade est trop affaibli par la suppuration, que sa constitution s'altère et qu'il ne peut attendre la guérison naturelle, trop longue à venir. Dans ce dernier cas, on voit souvent l'opéré renaître à la vie après l'amputation et recouvrer une santé et un bien-être que l'on n'espérait plus. Enfin, il y a certains cas où l'amputation est préférable à la conservation d'un membre difforme, ankylosé ou dévié. Ce sont là des **amputations** **pathologiques** pour lesquelles on peut en général prendre son temps, mettre le malade dans les meilleures conditions de guérison et de milieu, et qui sont ordinairement moins graves que les suivantes.

Les **amputations traumatiques**, ainsi que leur nom l'indique, sont faites à l'occasion d'un traumatisme, blessure ou brûlure grave. On a le plus de chances de réussite lorsqu'on opère immédiatement après l'accident, avant que la fièvre ait apparu, c'est-à-dire dans les vingt-quatre heures : c'est l'*amputation traumatique primitive*. Lorsqu'on s'est décidé à attendre, il faut au moins laisser passer les premiers accidents inflammatoires. On fait alors une *amputation consécutive* qui sera d'autant plus favorable qu'elle se rapprochera plus de l'amputation pathologique, c'est-à-dire qu'elle sera faite le plus tard possible. Les *fractures comminutives* avec plaie extérieure, surtout si l'artère ou le nerf principal sont atteints, celles qui sont produites par les armes à feu ou communiquent avec une articulation, les *plaies des articulations* avec fracture des extrémités osseuses, les brûlures *très-profondes*, nécessitent souvent l'amputation du membre.

Suivant les cas, l'étendue et la situation de la lésion, on se décidera pour la désarticulation ou pour l'amputation. Cette dernière sera souvent préférée, car la plaie qui en résulte est en général moins grande et le moignon plus facile à recouvrir par la peau.

Il y a quatre méthodes principales pour faire les amputations : 1° la méthode *circulaire*; 2° la méthode à *lambeau*: 3° la méthode *ovalaire*; 4° la méthode *elliptique*. Les circonstances dans lesquelles on opère sont tellement diverses, que l'on est très-souvent conduit à modifier les procédés classiques en se rapprochant plus ou moins de l'un d'entre eux. Quelle que soit la méthode employée, il y a des soins et des précautions à observer avant, pendant et après l'opération.

Soins à prendre avant l'opération. On doit opérer le malade à jeun; quelques jours avant on lui fera suivre un régime doux, on lui évitera les émotions pénibles, on cherchera à relever son moral. On pourra l'endormir avec le chloroforme ou l'éther s'il a le cœur et les poumons sains, et s'il ne se trouve pas dans la prostration que produisent souvent les blessures, surtout les plaies par armes à feu. Dans les cas contraires il sera plus prudent de s'abstenir de

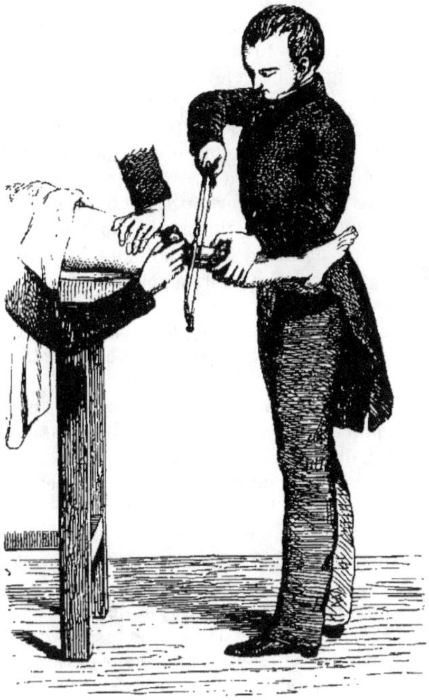

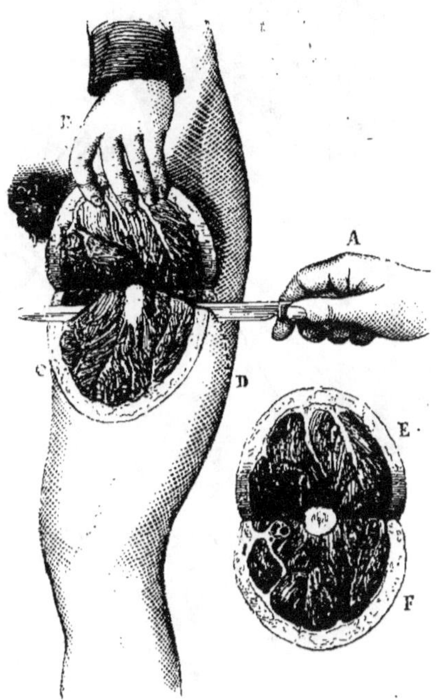

FIG. 22. — Section des os. Amputation de la jambe gauche au lieu d'élection.

l'anesthésie. On le placera dans une chambre bien éclairée, sur un lit ni trop haut ni trop bas surtout, autour duquel on puisse facilement tourner. Il faudra avoir de l'eau chaude et de l'eau froide, des cuvettes vides, des éponges fines, préalablement humectées et exprimées, des alèzes, des compresses, de la charpie, des bandelettes de diachylon, du fil de soie très-fort et ciré pour faire les ligatures. Suivant le mode de *pansement* qu'on devra adopter, on aura de l'eau alcoolisée, du cérat, de l'eau phéniquée ou de la ouate.

Les instruments sont choisis d'avance par le chirurgien et rangés, sur un plateau re-

couvert d'une serviette pliée, dans l'ordre probable où il doit s'en servir. Ce sont des couteaux et bistouris de diverses formes et grandeurs, des pinces à ligature et à disséquer, un ténaculum, une scie à lame mobile avec lame de rechange, une pince de Liston, des ciseaux pour couper les fils et les linges, des aiguilles enfilées et une pince pour les saisir, si l'on doit réunir la plaie par des sutures.

FIG. 23. — Amputation de la cuisse. Méthode à lambeau.

Lorsque le membre à amputer n'a qu'un os, comme le bras ou la cuisse, on préparera une compresse de toile, fendue en deux sur la moitié de sa longueur ; si le membre à amputer a deux os, comme l'avant-bras ou la jambe, la compresse sera fendue en trois, toujours sur la moitié de sa longueur. Elle servira à l'aide qui doit rétracter les chairs au moment de la section de l'os. Il est utile d'avoir aussi sous la main une solution de perchlorure de fer à 30 degrés, contre les *hémorrhagies* capillaires, de l'ammoniaque ou du vinaigre pour ranimer le patient, en cas de menace de *syncope*.

Afin d'éviter la perte du sang pendant

l'opération, on arrête le cours de celui-ci dans le membre que l'on veut amputer en

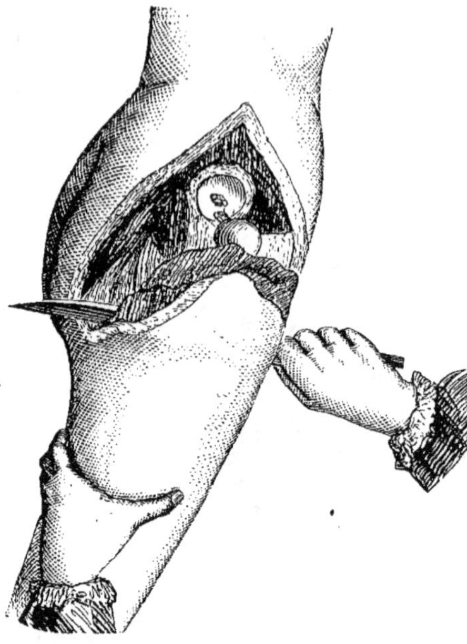

Fig. 24. — Désarticulation de la cuisse. Méthode ovalaire.

comprimant l'artère principale au-dessus

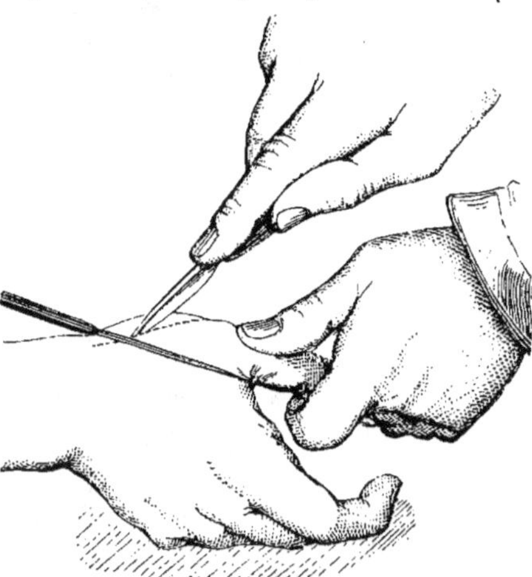

Fig. 25. — Désarticulation du pouce. Méthode ovalaire.

de la section. Un aide expérimenté doit être chargé de ce soin extrêmement important et difficile. Un second aide rétracte les chairs et soutient le membre. Un troisième est chargé de lier les artères, si le chirurgien ne le fait lui-même.

Dans le cas où l'on a recours à l'anesthésie, il faut en outre deux autres aides, l'un chargé d'administrer le chloroforme, l'autre de veiller au pouls et à la respiration. Tout récemment, afin de ménager le sang de l'opéré et de ne pas perdre celui qui existe dans le membre à amputer, on a imaginé de refouler ce sang dans le reste du corps, au moyen d'une compression élastique, faite par une bande de caoutchouc enroulée autour du membre, puis de prévenir son retour en étreignant fortement la racine du membre par un anneau de caoutchouc. Cette méthode, connue sous le nom de méthode d'Esmarck, permet d'opérer comme sur le cadavre : on ne voit presque plus de sang et le malade est moins épuisé que par le procédé ordinaire.

Opération proprement dite. Si l'on coupait un membre circulairement en allant droit jusqu'à l'os, et si l'on sciait celui-ci au même niveau que la peau, on aurait, non pas une surface de section plane, comme on pourrait le croire, mais un cône dont le sommet serait constitué par l'os, qui ne se trouvant pas recouvert de chairs, se nécroserait. C'est qu'en effet la peau et les muscles coupés se contractent considérablement, tandis que l'os ne diminue pas de longueur.

L'amputation *circulaire*, qui est la méthode la plus ordinaire, comprend quatre temps : 1° section de la peau ; 2° des muscles de la couche superficielle ; 3° des muscles plus profonds ; 4° de l'os.

1er temps. — Avant de faire la section de la peau, le chirurgien se place en dedans ou en dehors du membre, suivant les cas, jette un coup d'œil autour de lui pour voir si chacun est prêt et incise toute l'épaisseur de la peau, suivant une ligne qu'il est toujours prudent de tracer à l'avance (fig. 21).

2e temps. — L'aide rétracte alors fortement cette peau vers la racine du membre, le chirurgien coupe les muscles les plus superficiels et débride les aponévroses qui les serrent.

3e temps. — L'aide rétracte cette première couche, ainsi que la peau, et le chirurgien termine la section des muscles profonds qui environnent l'os. S'il y a deux os, il coupe avec soin les muscles et les aponévroses qui se trouvent entre eux, en décrivant avec son couteau une sorte de huit de chiffre. L'usage du couteau à double tranchant, employé en pareil cas, est dangereux pour l'opérateur, qui peut se blesser, et n'est pas indispensable.

4e temps. — Il ne reste plus qu'à scier l'os ; l'aide le passe alors dans la fente de la lame et de la fixer, puis on les scie ensemble, mais on termine encore par le plus fort. S'il reste une esquille saillante, on la coupe avec la *pince de Liston*. L'amputation terminée, le membre détaché, il faut immédiatement procéder à la ligature des artères.

Ligature des artères. On cherche d'abord, à la place où elle doit être, l'artère principale du membre, celle qui donnerait le plus de sang. Si on a de la peine à la trouver,

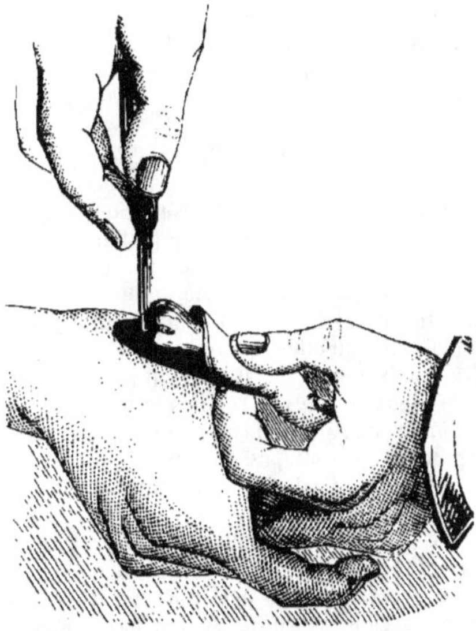

FIG. 26. — Désarticulation du pouce. Méthode ovalaire.

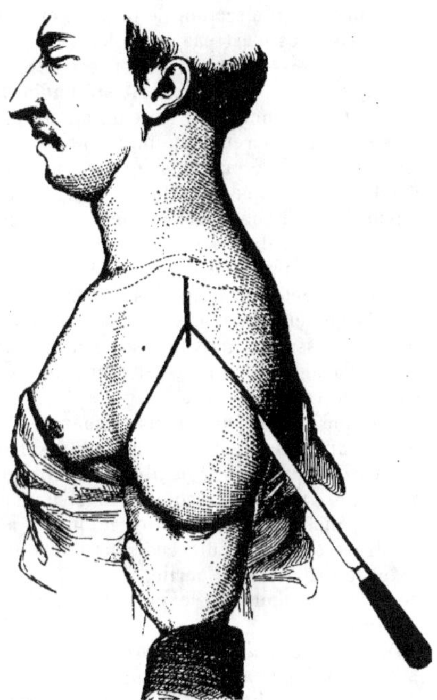

FIG. 27. — Désarticulation de l'épaule. Méthode ovalaire. L'incision des parties molles est prolongée par en haut, afin de faciliter le dégagement de la tête de l'humérus.

compresse qui a été préparée à cet effet, et, saisissant les deux bouts de cette compresse, rétracte fortement toutes les parties molles vers la racine du membre. S'il y a deux os, un des chefs de cette compresse (fendue en trois) est passé entre les deux os, elle sert en même temps à protéger ces parties contre l'action de l'instrument (fig. 22).

Avant de scier, on a soin de couper le périoste avec un bistouri ; puis on scie rapidement au début, moins vite vers la fin, pour éviter les esquilles. S'il y a deux os, on commence par le plus gros afin d'engager il suffit de cesser un instant la compression pour qu'elle se manifeste par un jet de sang. On la saisit avec une pince à ligature et on la lie fortement (voy. LIGATURE). On en fait autant pour les autres artères, en ayant soin de ne pas lier en même temps les nerfs qui les accompagnent d'ordinaire. La douleur serait très-vive, et il pourrait en résulter des accidents graves. Quant aux veines, il est quelquefois difficile de ne pas les lier en même temps que les artères, et même il peut être utile de le faire. On lave ensuite la plaie à l'eau tiède et on cesse toute compression, afin de bien s'assurer qu'il n'y a plus d'hémorrhagie, on réunit tous les fils des ligatures ensemble, on les ramène vers un point de la peau extérieure, auquel on les fixe au moyen d'un peu de diachylon, on réunit la plaie tout entière, ou quelques points seulement, au moyen de sutures, ou au moins on en rapproche les lèvres avec quelques bandes agglutinatives, et on procède au PANSEMENT.

Dans une amputation, le temps le plus douloureux est la section de la peau et celle des nerfs; l'os n'est pas sensible.

Soins consécutifs. L'opéré est réveillé avant le pansement, s'il avait été endormi. On peut lui donner, s'il est trop affaibli, un verre de vin généreux, ou une tisane aromatique. On le préservera soigneusement du froid, afin d'éviter le *tétanos*, qui en est quelquefois la conséquence, on le couchera en ayant soin de maintenir le membre sur lequel on a pratiqué l'amputation à demi fléchi, de façon à mettre les muscles dans le relâchement. Le moignon doit être placé sur un coussin ou dans une sorte de hamac qui a l'avantage de permettre les mouvements du reste du corps.

Presque tout ce que nous venons de décrire s'applique également aux autres méthodes d'amputation à lambeau, elliptique ou ovalaire; la forme seule de l'incision des parties molles est différente, le but à atteindre est toujours de recouvrir l'os d'une quantité suffisante de parties molles, et de conserver au membre le plus de longueur possible.

Dans la *méthode à lambeau* (fig. 23), on taille deux lambeaux qui forment une sorte de V, entre les branches duquel se trouve l'os. On opère en général par *transfixion*, c'est-à-dire en transperçant d'un seul coup toutes les parties molles, d'abord en avant de l'os, puis en arrière, et en coupant de dedans en dehors. Les deux lèvres ou lambeaux ainsi obtenus sont réunis exactement l'un contre l'autre, la plaie est plus large que dans la méthode circulaire, mais l'écoulement du pus est plus facile.

La *méthode ovalaire* (fig. 24), très-employée pour les désarticulations, n'est autre que la méthode circulaire légèrement modifiée, en ce sens que l'incision de la peau est un ovale dont la petite extrémité correspond à un point situé un peu au-dessus de celui où l'os doit être scié ou désarticulé. On prolonge souvent cet ovale par une incision parallèle à l'axe du membre, ce qui donne plus de facilité pour dégager l'os (procédé en raquette) (fig. 25, 26 et 27).

La *méthode elliptique* n'est qu'une modification de l'ovalaire dans laquelle les deux extrémités de la surface de section sont de même courbure, tandis que dans l'ovalaire une des extrémités est plus étroite que l'autre.

Le choix entre les méthodes et les modifications qu'il est nécessaire d'y apporter dépendent de l'étendue de la lésion et de la quantité de peau saine dont on dispose. Il est aussi nécessaire de tenir compte de la conformation future du moignon et de la possibilité d'adapter une pièce artificielle. Enfin, suivant les cas, l'une des méthodes permettra un écoulement plus facile du pus et prédisposera moins qu'une autre aux accidents ultérieurs.

AMYGDALE, s. f. (de ἀμυγδάλη, amande). Les amygdales ou tonsilles sont deux glandes de la grosseur d'une amande situées au fond de la gorge de chaque côté du pharynx, entre les piliers du voile du palais. A l'état normal, on ne les voit pas facilement, car elles sont cachées derrière les deux arcs charnus qui forment les piliers antérieurs; mais lorsqu'elles sont développées d'une façon exagérée, on les aperçoit sous la forme de deux saillies arrondies qui s'avancent l'une vers l'autre. Les fonctions de ces deux glandes ne sont pas très-importantes, elles paraissent destinées à fournir du *mucus* pour lubrifier l'arrière-gorge.

Elles peuvent s'enflammer (*amygdalite, angine tonsillaire*), ou s'hypertrophier, et dans certains cas il peut devenir nécessaire de les enlever, ce qui se fait facilement et sans danger avec l'*amygdalotome* (fig. 28).

AMYGDALITE, s. f. — Voy. ANGINE.

AMYGDALOTOME, s. m. (de ἀμυγδάλη, et τέμνειν, couper). Instrument destiné à exciser les amygdales. Il se compose : 1° d'un anneau tranchant ; 2° de deux autres anneaux mousses entre lesquels glisse l'anneau tranchant comme un couteau de guillotine : 3° d'une fourche qui embroche l'amygdale, la fixe et la tire au moment où elle doit être sectionnée.

Il y a des amygdalotomes à une seule main (fig. 29), d'autres qui exigent l'emploi des deux mains pour leur manœuvre. Les premiers sont préférables, ils opèrent sûrement et avec rapidité, circonstance importante, surtout chez les enfants.

AMYLIQUE, adj. L'acide *amylique* ou *valérianique* est un stimulant du système nerveux qui existe à l'état de sel dans la valériane.

L'alcool amylique ($C^{10}H^{12}O^2$) ou huile de pomme de terre est un liquide d'une saveur et d'une odeur fortes et désagréables qui résultent de la fermentation de la fécule de pomme de terre.

ANALEPTIQUE, adj., s. m. (de ἀνά, de bas en haut, de nouveau, λαμβάνειν prendre). Nom donné à une classe de médicaments ayant la propriété de rétablir les forces. On les appelle aussi *toniques* et reconstituants. Au point de vue de l'hygiène et de la physiologie, ce groupe de médicaments contient tous les aliments, qui sont tous des réparateurs, mais à des degrés différents ; au point de vue de la thérapeutique, il comprend le fer, le phosphate de chaux, l'huile de foie de morue ou de squale, de raie, de pied de bœuf, les huiles iodées, phosphorées et les huiles diverses, le beurre, le lait, etc. Il y a donc des *aliments analeptiques*, qui sont le bouillon, les gelées de viandes, les fécules, les œufs frais, le lait, le chocolat, etc.; il y a aussi des *médicaments analeptiques*, qui sont ceux cités plus haut, auxquels on peut joindre les gelées de lichen au quinquina, les vins de Bordeaux, les vins d'Espagne, naturels ou médicamenteux.

ANALGÉSIE, ANALGIE, s. f. (de α privatif, ἄλγις, douleur). Insensibilité à la douleur; elle diffère de l'*anesthésie* qui est la paralysie du sentiment, l'insensibilité au toucher. Dans l'analgésie, on ne perçoit pas les impressions douloureuses produites par la brûlure, la torsion, la piqûre, le déchirement, etc. Dans l'anesthésie on ne perçoit point les impressions produites par les corps extérieurs, telles que leur forme, leur température, etc. L'analgésie existe dans l'engourdissement par le chloroforme, dans l'ivresse, etc. Un individu peut être analgésique, c'est-à-dire insensible à la douleur, et n'être point anesthésique, c'est-à-dire qu'il aura conservé la perception des corps. Le chloroforme, l'éther, etc., produisent l'insensibilité à la douleur ou analgésie; ils produisent en même temps la paralysie du

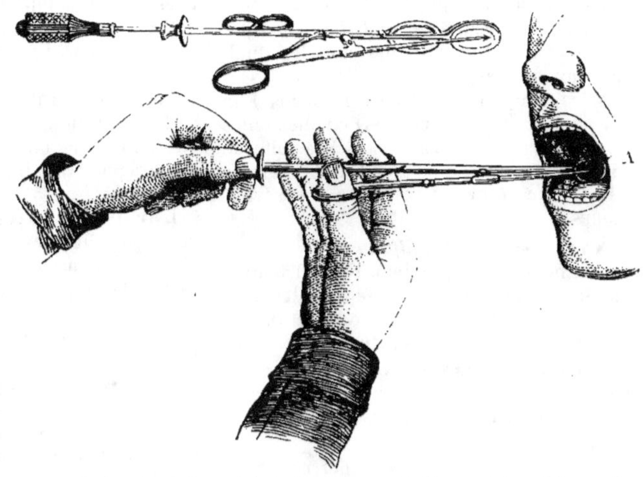

FIG. 28. — Excision de l'amygdale droite au moyen de l'amygdalotome à deux mains.

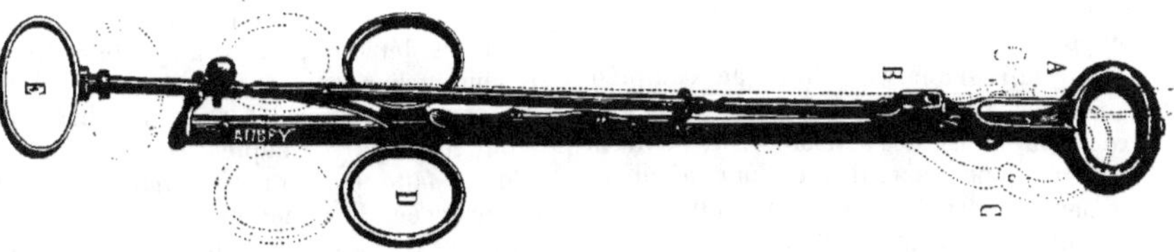

FIG. 29. — Amygdalotome à une seule main, à lame de bistouri. Courbe sectionnante.

sentiment, du toucher ou anesthésie. Qu'on mette un objet quelconque dans une main affectée d'anesthésie, si l'individu n'a pas l'attention et la vue fixées sur sa main, il laissera tomber l'objet, parce qu'il est affecté d'une insensibilité au toucher. Ces deux états pathologiques existent presque toujours l'un avec l'autre, aussi les confond-on généralement dans la conversation.

L'analgésie peut être *partielle*, n'occuper qu'un membre, que quelques muscles, quelques muqueuses, telles que celle des fosses nasales, etc.; elle peut être *générale*. Elle est *passagère* dans certaines maladies telles que l'hystérie, ou *permanente* à la suite de lésions cérébrales, d'apoplexie, d'alcoolisme, etc. (voy. ANESTHÉSIE, ANESTHÉSIQUES).

ANALYSE, s. f. (*analysis*, de ἀνά, distributivement, et λύω, délier). Faire l'analyse chimique d'un corps, c'est séparer les unes des autres les parties qui le constituent; c'est le contraire de la *synthèse*.

1° L'**analyse qualitative** se borne à rechercher la nature des éléments qui composent un corps sans en fixer les proportions;

2° L'**analyse quantitative** détermine les proportions de chacun des éléments que l'analyse qualitative a découverts;

3° L'**analyse immédiate** sépare seulement les principes immédiats d'un corps sans remonter jusqu'aux corps simples, dont ces principes sont eux-mêmes formés;

4° L'**analyse élémentaire** pousse la séparation plus loin que la précédente, elle nous indique les corps simples qui forment un corps composé, sans avoir égard à la façon dont ils sont groupés dans ce corps composé.

Pour faire l'analyse chimique complète d'un corps, il est nécessaire d'être d'abord fixé sur la nature des substances qui entrent dans sa composition; il faut donc commencer par en faire l'analyse qualitative, puis on peut doser séparément chacun des corps simples qu'on y a découverts, et on a ainsi son analyse élémentaire quantitative, qui est toujours possible, et que la chimie nous enseigne à faire avec une exactitude presque mathématique.

Il est souvent bien plus difficile de faire une analyse immédiate, c'est-à-dire de connaître exactement la façon dont sont groupés les corps simples dans un composé. Ce groupement a pourtant une importance capitale dans les composés organiques qui sont formés presque tous des mêmes corps simples, mais réunis de diverses façons.

Pour séparer les substances les unes des autres, on met à profit les différences qui existent dans leurs propriétés. Ainsi, les unes seront solubles dans l'eau, l'alcool, l'éther, ou seront susceptibles de distiller, ou de s'évaporer par la chaleur, tandis que d'autres seront insolubles ou fixes, c'est-à-dire non volatiles. Souvent on profitera de la propriété qu'ont certaines substances de cristalliser, ou de passer à travers un diaphragme (voy. DIALYSE) pour les séparer des autres.

L'**analyse spectrale** (voy. SPECTRE), une des conquêtes les plus élevées de notre siècle, nous permet de reconnaître les particules les plus ténues des corps, et nous donne même le moyen de nous rendre compte de la composition chimique du soleil et des astres.

ANAPHRODISIAQUE (ἀ privatif, Ἀφροδίτη, Vénus), ou **ANTIAPHRODISIAQUE**, adj. et s. m. (de ἀντί, contre, Ἀφροδίτη, Vénus). Agents médicamenteux ayant pour but de combattre la trop grande propension aux plaisirs de l'amour. Beaucoup de substances ont été considérées jadis comme anaphrodisiaques sans avoir cette propriété. Si la maladie est causée par un état cérébral, par la *nymphomanie*, par l'*érotomanie*, elle réclame un traitement particulier et approprié. Si elle est causée par des lectures ou des conversations obscènes, le meilleur anaphrodisiaque consiste dans l'éloignement de la cause. Si elle est déterminée par la présence de vers intestinaux, il faut les détruire; s'il y a cystite cantharidienne, chaudepisse cordée, des bains, des sangsues au périnée et le camphre serviront d'anaphrodisiaques. La réputation qu'on a faite jadis au nénuphar est tout à fait usurpée. Les meilleurs anaphrodisiaques sont les bains froids peu prolongés, un lit dur et peu couvert, le camphre uni à la thridace et au lupulin en pilules et le bromure de potassium. Le café à haute dose a été considéré par quelques-uns comme anaphrodisiaque. Il a produit quelquefois l'effet contraire.

ANAPLASTIE, s. f. (de ἀναπλάσσειν, refaire). Rétablissement d'une partie mutilée ou manquante (voy. AUTOPLASTIE, RHINO-PLASTIE, BLÉPHAROPLASTIE, etc.).

ANASARQUE, s. f. (de ἀνά, autour, et σάρξ, chair). Œdème, hydropisie ou gonflement aqueux très-étendu, causé par une infiltration de sérosité dans le tissu cellulaire sous-cutané. L'anasarque produit une bouffissure générale qui débute tantôt par les pieds, tantôt par la tête, et s'accompagne souvent d'épanchement d'eau dans le péritoine (*ascite*) et dans d'autres cavités séreuses. Lorsqu'on presse avec le doigt un endroit atteint par l'anasarque, il se forme une petite dépression ou empreinte qui persiste quelques secondes; si l'on fait une petite piqûre, il sort une sérosité quelquefois très-abondante. Il y a, en même temps, une certaine pâleur de la peau et du visage, et un aspect caractéristique de la physionomie.

L'anasarque est un symptôme qui appartient à plusieurs maladies. Lorsqu'elle a commencé par les pieds pour paraître ensuite plus haut sur le tronc et le visage, elle dépend presque toujours d'une maladie organique du cœur.

Lorsque c'est le visage, les paupières, qui sont les premiers atteints, c'est qu'elle est causée par une maladie des reins (*néphrite albumineuse*), et on trouve en même temps de l'albumine dans les urines. Si elle est précédée d'un gonflement du ventre avec *ascite*, elle est due à une maladie du foie (*cirrhose*) qui a oblitéré la veine porte.

Enfin on trouve de l'anasarque à la fin de presque toutes les maladies graves, le cancer par exemple, qui ont appauvri le sang et amené la *cachexie*.

En même temps que la sérosité du sang envahit ainsi la surface du corps, elle s'insinue aussi dans le tissu du poumon, et occasionne de la toux et de la suffocation; il se produit un œdème du fond de l'œil qui donne lieu à l'apparition de mouches volantes et d'éclairs lumineux, ainsi qu'à l'affaiblissement de la vision; le cerveau peut être aussi atteint et présenter les symptômes d'*apoplexie séreuse*; il y a quelquefois des étourdissements, des vertiges, du délire.

Le *traitement* de l'anasarque sera naturellement dirigé d'abord contre la cause qui l'a produite. Ainsi on surveillera l'énergie des contractions du cœur, on favorisera les sueurs, la sécrétion des reins, on s'op-

posera à l'appauvrissement du sang. Le plus souvent, les purgatifs drastiques, tels que l'eau-de-vie allemande (15 à 40 grammes), les pilules de Morison (une à quatre par jour), les préparations de digitale (un ou deux granules de digitaline de 1 milligramme), celles de scille, ou les combinaisons de ces diverses substances seront très-efficaces toutes les fois qu'il y aura encore une certaine énergie, ce dont le médecin peut seul être juge compétent.

Dans les cas d'affaiblissement considérable, il faut employer le quinquina, l'alcool, conjointement avec les frictions et les fumigations aromatiques. Le RÉGIME LACTÉ a donné des résultats surprenants dans l'anasarque due à une maladie des reins (*néphrite albumineuse*).

ANASTOMOSE, s. f. (de ἀνά, et στόμα, bouche). Abouchement de deux artères ou de deux veines l'une dans l'autre. On donne aussi le nom d'anastomose aux simples accolements des nerfs qui cependant ne se confondent pas les uns dans les autres, mais restent absolument indépendants entre eux. Les anastomoses sont d'autant plus fréquentes entre les vaisseaux que ceux-ci sont plus petits, elles leur permettent de se suppléer lorsqu'une cause extérieure, une pression par exemple, vient à arrêter la circulation dans l'un d'entre eux.

ANCHILOPS, s. m. (de ἀγχί, voisin, et ὦψ, œil). Petite inflammation qui se produit près de l'angle de l'œil, du côté du nez, au-devant du *sac lacrymal*, et qui donne lieu à un petit abcès confondu souvent avec la *tumeur lacrymale*. Cet abcès s'ouvre au dehors et laisse souvent après lui une étroite fistule nommée *ægilops*. Quelquefois il se forme un petit kyste indolent et stationnaire, contenant un liquide huileux, qu'on guérit en l'enlevant.

ANÉMIE, s. f. (de α privatif; αἷμα, sang), *entéro-anémie, chlorose, pâles couleurs*. Maladie caractérisée par une diminution dans la quantité et dans la qualité des globules rouges du sang, sans qu'il y ait lésion organique. Ce mot s'applique encore à l'état consécutif à des hémorrhagies abondantes ou fréquentes, à l'affaiblissement de l'organisme à la suite de maladies longues des poumons, du foie, des intestins, etc., etc. Dans cette maladie, le chiffre des globules qui est, à l'état normal, de 127 pour 1000 parties de sang, diminue d'une façon plus ou moins considérable et peut tomber jusqu'à 110, 80 et même 60 : non-seulement le chiffre des globules diminue, mais les globules eux-mêmes sont altérés, pâles, décolorés (voy. SANG). Les principaux symptômes de l'anémie sont : 1° la *décoloration* ou la pâleur des tissus, des lèvres, des gencives, de la face; décoloration des muqueuses; 2° les troubles *nerveux*, névralgies, céphalalgies, vertiges; bizarrerie de caractère, impressionnabilité considérable; 3° les troubles *digestifs*, gastralgies, appétit capricieux, nul ou dépravé; dyspepsie, constipation fréquente; 4° les troubles *utérins*, difficulté ou absence de menstruation; règles habituellement peu abondantes, pâles et décolorées; pertes blanches, leucorrhée; 5° les troubles du *cœur*, palpitations, irrégularité des battements, souffle au premier temps du cœur perçu par l'auscultation; 6° les troubles des *poumons*, respiration fréquente, pénible, irrégulière, essoufflement.

L'anémie est une maladie à marche chronique, ordinairement non grave par elle-même, mais nécessitant un traitement sérieux pour prévenir des altérations qui pourraient devenir plus graves ou plus longues encore, telles que les gastralgies persistantes, la prédisposition aux bronchites, etc.

Le *traitement* consiste en un régime fortifiant, une nourriture substantielle et tonique, en viandes grillées et rôties, vin vieux, l'exercice au grand air, l'hydrothérapie, le fer et le quinquina. Le fer peut être employé en poudre ou en solution : fer réduit par l'hydrogène (0,05 à 0,15), sous-carbonate de fer (0,15 à 0,20), limaille de fer, pilules ferrugineuses, au moment des repas, une, deux ou trois; solution de tartrate de fer et de potasse, eau rouillée, oxyde de fer préparé par le dialyseur (fer dialysé), etc., etc.

On s'abstiendra de crudités, de salade.

Il existe une forme particulière d'anémie appelée *anémie des mineurs*, occasionnée par le séjour dans des endroits privés de la lumière solaire. La privation de lumière produit cet effet même chez les plantes élevées dans des caves, telles que le céleri, la barbe de capucin ou *chicorée étiolée*, etc. La maladie et le traitement donnant souvent lieu à la constipation, on aura, de temps en temps, recours aux lavements, à la rhubarbe, au séné, à l'aloès.

ANENCÉPHALE, s. m. (de αν, sans, et ἐγκέφαλος, cerveau). Monstre privé de cerveau et, en général, de moelle épinière.

ANESTHÉSIE (α privatif; αἴσθησις, sensibilité). Diminution ou abolition de la faculté de sentir ou du sentiment ; elle diffère de l'analgésie qui est l'insensibilité à la douleur (voy. ANALGÉSIE). L'anesthésie est *partielle* ou *générale ;* elle est *fixe* ou *mobile ;* elle est *symptomatique*, c'est-à-dire consécutive à une maladie de la moelle, de l'encéphale, du sang, de la peau, du système nerveux, etc., ou bien elle est *essentielle*, c'est-à-dire existe sans lésion organique appréciable. Elle est un fait pathologique, c'est-à-dire un symptôme de maladie, ou bien elle est provoquée par des *agents thérapeutiques*, tels que l'éther, le chloroforme, le protoxyde d'azote, etc., ou des *agents toxiques*, tels que l'oxyde de carbone (voy. ASPHYXIE), ou des *agents alimentaires*, tels que le vin, l'alcool, pris en excès (voy. ALCOOLISME). Les agents qui déterminent l'anesthésie sont lés ANESTHÉSIQUES.

Le phénomène opposé à l'anesthésie ou abolition du sentiment est l'hyperesthésie ou exaltation de la faculté de sentir (voy. HYPERESTHÉSIE).

ANESTHÉSIQUE, adj. et s. m. (de α privatif; αἰσθανόμαι, sentir). Agents ayant la propriété de produire l'insensibilité et la résolution des muscles. Dès l'antiquité on a cherché, par des moyens mécaniques, à supprimer ou à diminuer la douleur, mais l'emploi des médicaments anesthésiques remonte à la première moitié de ce siècle. En 1842, un médecin d'Athènes, Long, s'était servi de l'éther pour anesthésier ses malades avant de les opérer. Son procédé avait passé inaperçu. En 1846 Morton, Jackson, Warren, en Amérique; en 1847, Malgaigne et Velpeau en France, firent, les premiers, l'emploi de l'éther comme anesthésique dans les opérations. En 1847, le 10 novembre, Simpson d'Edinbourg utilisa le chloroforme à la place de l'éther, et cet agent fut accueilli avec empressement par tous les chirurgiens, comme plus actif et plus rapide dans son emploi. Mais des accidents sont survenus. Depuis cette époque, Snow a proposé l'amylène en 1856; Liebreich le chloral en 1869. Le dentiste Wells employa le protoxyde d'azote, découvert par Humphry Davy et connu sous le nom de gaz hilariant. L'aldéhyde ou alcool déshydrogéné est moins actif que le chloroforme.

On divise les anesthésiques en *anesthé-*
siques généraux et en *anesthésiques locaux*.
Les anesthésiques ci-dessus énumérés sont
des anesthésiques généraux.

On peut produire l'*anesthésie locale* en
faisant parvenir localement des vapeurs d'é-
ther, de chloroforme, d'acide carbonique ;
en appliquant des sachets remplis de glace
concassée, pure ou mêlée avec un peu de
sel marin. Ce procédé est surtout employé dans les petites opérations, telles que
furoncles, ongles incarnés, incisions, etc.

Les *anesthésiques généraux* sont administrés par inhalation, soit à l'aide d'appareils
spéciaux, soit par inhalation directe en les
versant sur un linge comme le chloroforme.
Les malades doivent être couchés, débarrassés des vêtements qui pourraient les serrer, à jeun ; ils respirent lentement. Les
anesthésiques doivent être administrés avec
précaution aux sujets affectés de maladie
organique des poumons, du cœur, aux alcoolisés, et aux sujets atteints de grands désordres traumatiques compliqués de surexcitation cérébrale.

On distingue dans l'administration des
anesthésiques trois périodes, quelquefois distinctes, d'autres fois presque confondues ensemble : 1° période d'excitation, 2° période
d'insensibilité, 3° période de collapsus. Dans
les petites opérations on peut ne pas attendre le collapsus. La période d'excitation
dure quelquefois longtemps, surtout chez
les alcoolisés et chez les sujets nerveux.

ANÉVRYSME, s. m. (*anevrysma*, de
ἀνευρύνειν, dilater). Tumeur contenant du
sang artériel, située sur le trajet d'une artère, et restant en communication avec elle
(fig. 30).

Pour bien comprendre le mode de production et la conformation des divers anévrysmes il faut se rappeler la structure des
ARTÈRES et leurs trois tuniques.

Classification. Les anévrysmes sont de
deux sortes : 1° *spontanés* (survenant sans
cause immédiate appréciable) ; 2° *trauma-*
tiques, c'est-à-dire dus à une blessure qui
a porté sur une artère.

L'anévrysme spontané est le plus souvent
causé par une altération ayant détruit ou
affaibli la tunique moyenne.

Lorsque dans un anévrysme spontané la
poche ou paroi de la tumeur est constituée
par une simple boursouflure ou dilatation
des trois tuniques de l'artère, on dit que c'est

un *anévrysme vrai*. Lorsqu'une seule tunique, l'interne ou l'externe, s'est dilatée,
les deux autres ayant disparu, c'est un
anévrysme mixte interne ou *mixte externe*.

Quand les anévrysmes sont *traumatiques*,
le plus souvent aucune des tuniques de l'artère ne les entoure, et leur paroi est simplement formée par les tissus et les organes

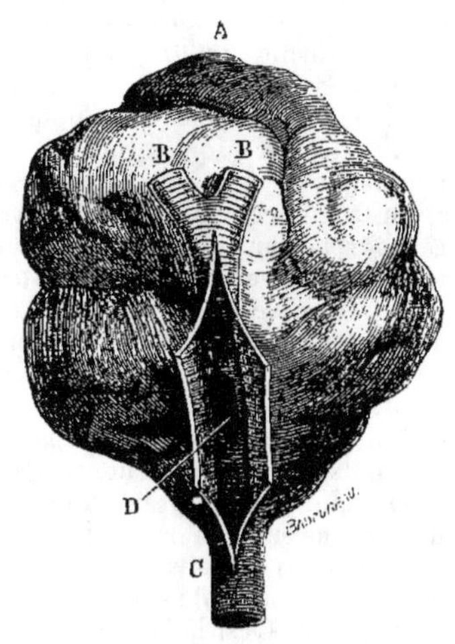

Fig. 30. — Anévrysme développé sur l'artère
carotide primitive, un peu au-dessous
de la bifurcation de cette artère.

A, Anévrysme. B B, Artères carotides interne et
externe. C, Artère carotide primitive ouverte par sa
partie postérieure. D, Orifice de communication de
l'anévrysme et de l'artère.

voisins qui sont bientôt doublés par une
couche de fibrine coagulée. On les appelle
alors *anévrysmes faux diffus*.

D'autres fois, après une légère blessure de
l'artère, il se forme d'abord une cicatrice
au moyen de la tunique externe, mais cette
cicatrice, peu résistante, cède peu à peu à
l'impulsion du sang et se dilate en produisant une poche comme dans l'anévrysme
spontané mixte externe ; l'origine seule en
est différente, on les appelle alors *anévrys-*
mes faux consécutifs, ou *anévrysmes cir-*
conscrits.

Enfin il peut arriver que la blessure qui
a intéressé l'artère ait atteint en même
temps une veine, et que le sang artériel se
soit introduit dans la veine en distendant les
parois de cette dernière, à cause de l'impulsion plus forte qui le pousse de l'artère,

il se produit alors un ANÉVRYSME ARTÉRIOSO-VEINEUX ou une VARICE ANÉVRYSMALE.

Les anévrysmes peuvent se montrer sur toutes les artères ; ceux qui siégent sur celles de l'intérieur des cavités du corps sont appelés *anévrysmes intérieurs ;* ceux qui affectent les artères situées plus extérieurement, et par cela même plus accessibles à nos moyens d'investigation, prennent le nom d'*anévrysmes extérieurs.* On comprend que cette distinction est très-importante au point de vue du diagnostic de ces tumeurs, qui sera facile en général pour les anévrysmes extérieurs, qu'on pourra sentir avec les doigts et voir immédiatement ; difficile, au contraire, pour les anévrysmes des cavités splanchniques (thorax, abdomen, crâne), qui ne pourront être constatés directement et ne se manifesteront que par leurs symptômes subjectifs et les désordres qu'ils produisent dans les diverses fonctions.

Étiologie. Les anévrysmes *spontanés* sont produits par des maladies de l'artère (*athérome*) qui, en affaiblissant ou détruisant la tunique moyenne, la rendent moins résistante à certains endroits et lui permettent de céder à la pression du sang qui la dilate progressivement. C'est là l'origine de presque tous les anévrysmes intérieurs.

Les anévrysmes *traumatiques*, comme leur nom l'indique, sont le résultat d'une blessure, effort, coup, violence extérieure quelconque ayant atteint l'artère. Ils se produisent en général assez vite après l'action de la cause qui leur a donné naissance, sont bien plus fréquents chez les hommes que chez les femmes et presque toujours situés extérieurement. On les rencontre très-fréquemment chez les boxeurs en Angleterre, et certaines professions paraissent contribuer à leur développement.

Symptômes et marche. Les anévrysmes spontanés débutent en général d'une façon insidieuse ; les anévrysmes traumatiques se montrent soit immédiatement, soit quelque temps après la violence qui en est la cause. La *douleur* dépend des nerfs qui sont comprimés, elle survient par battement, il s'y joint aussi de l'engourdissement. Le *siége* de la tumeur indique qu'elle est située sur une artère, et si on y applique la main, on y sent des battements et des mouvements d'expansion qui coïncident avec les mouvements du cœur et du pouls, et quelquefois un *frémissement vibratoire* de peu d'intensité. Ce frémissement vibratoire ou *thrill* n'existe pas dans l'anévrysme artériel ; il est presque caractéristique de l'anévrysme artérioso-veineux.

En appliquant le pavillon d'un stéthoscope à l'endroit de la tumeur, et en écoutant, on entend, au moment de la dilatation de l'artère, un bruit de souffle qui, ainsi que le frémissement vibratoire, est d'autant plus fort que l'ouverture qui fait communiquer l'anévrysme avec l'artère est plus petite. Lorsque la communication est large, ces deux symptômes peuvent manquer, mais il y a toujours le mouvement d'*expansion* de la tumeur qui est presque caractéristique. Il faut observer néanmoins qu'une tumeur quelconque, lorsqu'elle est placée dans le voisinage d'une artère, peut être soulevée par cette artère, quoique n'en dépendant en rien. Mais l'expansion d'un anévrysme n'est pas un simple soulèvement, elle s'effectue dans tous les sens, et si l'on peut comprimer la tumeur entre deux doigts, on sent qu'ils se trouvent écartés à chaque battement artériel.

En comprimant l'artère entre le cœur et l'anévrysme, on empêche le sang de se porter dans la tumeur, et celle-ci diminue de volume. Si l'on comprime l'artère de l'autre côté de la tumeur, elle augmente au contraire, le sang ne pouvant plus passer au delà. Lorsqu'on presse sur l'anévrysme, le sang reflue dans l'artère, l'anévrysme diminue et peut même disparaître tout à fait s'il est récent et s'il n'y a pas encore d'épaississement de ses parois par de la fibrine coagulée. On dit alors qu'il est *réductible.*

Petit à petit, le sang qui se trouve dans la tumeur laisse déposer le long de ses parois de petites couches de fibrine coagulée (fig. 31) ; elle durcit, cesse d'être réductible et de présenter les mouvements d'expansion et de retrait. Il peut même arriver que ces coagulations remplissent complétement la poche et que la guérison soit ainsi obtenue par les seules forces de la nature.

Les anévrysmes s'accroissent insensiblement, quelquefois brusquement, rarement ils restent stationnaires ; ils compriment les organes qui se trouvent dans leur voisinage, en déterminant des symptômes très-variables. La compression des veines gêne le retour du sang au cœur et produit un *œdème* ou gonflement aqueux de la partie située au delà de l'endroit comprimé. La compression des nerfs produit de la douleur, et quelquefois la paralysie des parties auxquelles se distribue le nerf comprimé. Les os, les articulations constamment sou-

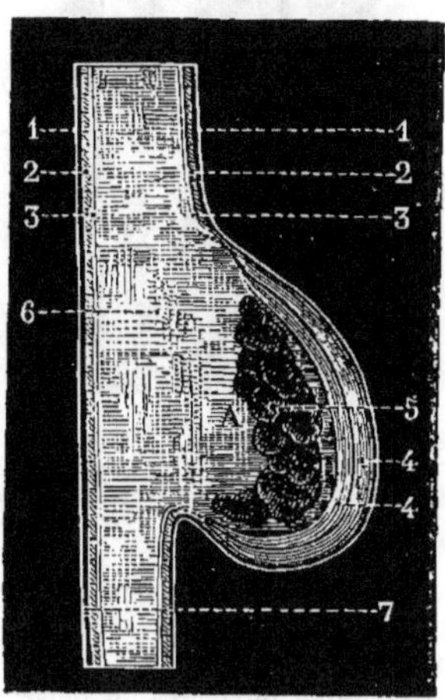

Fig. 31. — Anévrysme sacciforme (coupe schématique). 1, Tunique externe de l'artère qui se dilate pour former seule la poche anévrysmale. 2, Tunique moyenne dont la dégénérescence et la destruction ont permis la formation de l'anévrysme ; aussi voiton qu'elle s'arrête sur les limites du sac. 3, Tunique interne détruite au même niveau que la moyenne, ou venant s'accoler à la tunique externe. 4, Caillots fibrineux d'un blanc grisâtre, disposés en couches stratifiées. 5, Caillots mous et noirâtres. 6, Sang fluide. 7, Artère rétrécie au-dessous de l'anévrysme.

mises au choc du sang artériel sont déplacés, déformés ou usés. Quelquefois il se produit des adhérences avec les parties voisines, ou bien celles-ci sont ulcérées et détruites par les progrès de l'anévrysme dont l'action constante vient à bout des obstacles qui semblaient les plus insurmontables.

Le plus souvent un anévrysme qui n'est pas traité avec succès se termine par la rupture du sac et une hémorrhagie, qui peut se faire soit directement à l'extérieur, soit dans une cavité ou un conduit naturels (bronche, œsophage, plèvre, péritoine, etc.).

La rupture des anévrysmes n'a pas toujours lieu subitement ; lorsqu'ils se rapprochent de la surface de la peau, celle-ci devient de plus en plus mince, ne résiste plus qu'avec peine. Souvent alors elle se mortifie ; il se produit une *eschare* (partie mortifiée), et lorsque celle-ci se détache, le sang se fait jour à l'extérieur. Ou bien il ne se forme pas d'eschare, mais sous l'influence d'une cause occasionnelle peu importante, la peau de plus en plus amincie laisse suinter un peu de sang jusqu'à ce qu'une hémorrhagie plus importante fasse succomber le malade.

Lorsque l'anévrysme s'ouvre intérieurement, comme on ne peut employer les moyens de protection et d'*hémostase* (destinés à arrêter le sang) applicables à la peau, la mort est le plus souvent instantanée ; c'est une des causes les plus fréquentes des morts subites.

Il peut arriver qu'un anévrysme s'enflamme, et que sous l'influence de cette inflammation, le sang se coagulant, la guérison ait lieu. Il peut aussi, malheureusement, se former un abcès qui, s'ouvrant au dehors, donne issue en même temps au *pus* et au sang artériel.

La plupart des symptômes que nous venons de décrire s'appliquent surtout aux anévrysmes extérieurs, accessibles au regard et à la palpation. Les anévrysmes intérieurs sont rarement reconnaissables au début ; ce n'est que plus tard, lorsqu'ils se développent vers l'extérieur, qu'on ne peut les méconnaître. Chacun d'eux, suivant la place qu'il occupe, offre encore des symptômes spéciaux qui dépendent de la situation et de l'importance de l'artère atteinte.

Diagnostic. Il est de la plus haute importance, on le comprend facilement, de ne pas confondre un anévrysme avec une autre tumeur, un abcès par exemple. L'examen des symptômes précités ne laissera de doute que pour celles qui se trouvent sur le trajet d'une artère. Dans ce dernier cas, comme nous l'avons déjà dit, l'artère voisine peut soulever la tumeur, et faire croire à un mouvement d'expansion. Il peut même se produire un souffle dû à la compression de l'artère. On cherchera alors à éloigner la tumeur de l'artère et on la serrera entre deux doigts. Si c'est un anévrysme, le souffle persistera, et les deux doigts seront écartés l'un de l'autre par le mouvement d'expansion. Si c'est une tumeur d'une autre nature, une fois éloignée de l'artère, on ne sentira plus de battements.

Les *tumeurs érectiles*, formées par des petits vaisseaux dilatés, ont aussi un bruit de souffle ; mais elles ne sont pas situées sur le trajet des artères, et leur mode de développement, leur durée (elles datent presque toutes de la naissance) et leur marche les différencient facilement.

Lorsque d'autres tumeurs contiennent beaucoup de vaisseaux dilatés dans leur intérieur, elles peuvent en imposer après un premier examen pour un anévrysme; mais leur siége en dehors du trajet des artères, leur consistance et les caractères distinctifs propres à ces tumeurs elles-mêmes permettent d'éviter la confusion.

La plus fâcheuse serait celle qui consisterait à prendre un anévrysme pour un abcès, situé, bien entendu, sur un trajet artériel et que l'on pourrait être tenté d'ouvrir. Mais les *abcès* ont assez de signes distinctifs par eux-mêmes pour que l'erreur ne soit pas possible ; cependant, il ne faut pas oublier qu'un anévrysme peut s'enflammer et former un véritable abcès qu'il serait très-dangereux d'ouvrir.

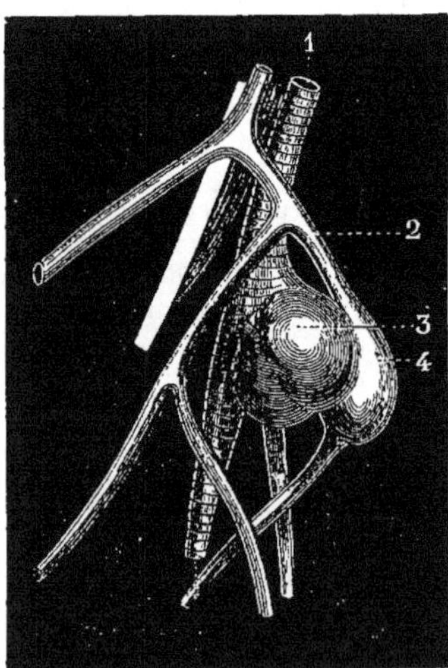

FIG. 32. — Anévrysme artério-veineux du pli du coude. 1, Artère humérale. 2, Veine médiane basilique croisant l'artère et ayant été saignée. 3, Sac anévrysmal communiquant avec l'artère et la veine. 4, Dilatation variqueuse de la veine dans le point qui correspond à sa communication avec l'artère.

Les anévrysmes artério-veineux sont dus à la communication d'une artère avec une veine. Le plus souvent ils sont traumatiques, siégent au pli du coude, et sont consécutifs à une saignée dans laquelle l'artère

humérale a été lésée en même temps que la veine BASILIQUE (fig. 32). S'il se produit une communication entre l'aorte et un tronc vei-

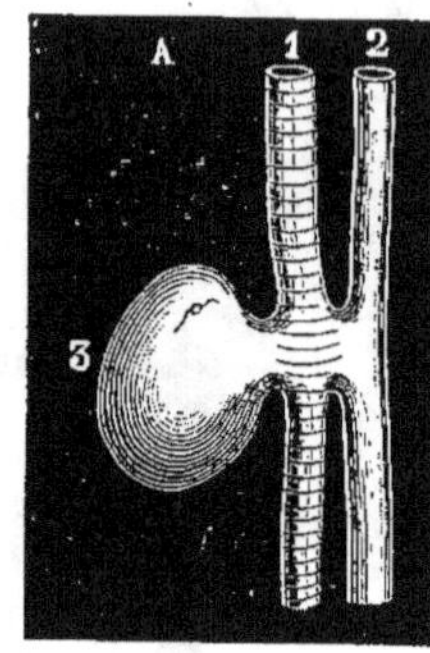

FIG. 33. — A, Anévrysme variqueux artériel. 1, Artère. 2, Veine. 3, Sac anévrysmal siégeant sur l'artère, du côté opposé à sa communication avec la veine.

neux voisin, la mort survient presque instantanément.

Dans la majorité des cas, l'anévrysme artério-veineux apparaît plus ou moins ra-

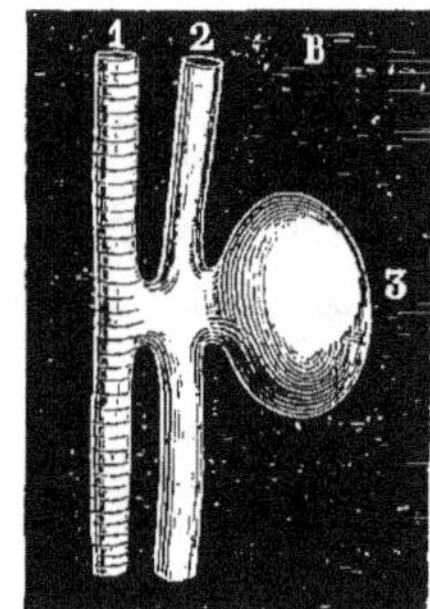

FIG. 34. — B, Anévrysme variqueux veineux. 1, Artère. 2, Veine. 3, Sac anévrysmal siégeant sur la veine, du côté opposé à sa communication avec l'artère.

pidement après la cause qui en a provoqué la formation. Il forme une tumeur réductible, en totalité ou en partie, dans laquelle on perçoit le *frémissement vibratoire*. Les veines voisines sont dilatées et variqueuses, à cause de l'augmentation de pression à laquelle elles sont soumises.

Suivant le mode de communication qui s'est établi entre l'artère et la veine, on distingue :

1° *L'anévrysme variqueux artériel* (fig. 33), siégeant sur l'artère et développé aux dépens de ses tuniques.

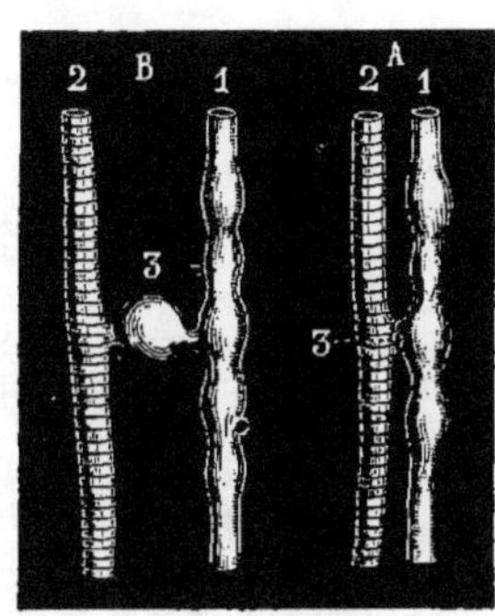

FIG. 35. — A, Veine anévrysmale. **1**, Veine variqueuse. **2**, Artère. **3**, Abouchement direct de l'artère et de la veine.

B, Anévrysme variqueux intermédiaire. **1**, Veine. **2**, Artère. **3**, Sac anévrysmal intermédiaire à l'artère et à la veine.

2° *L'anévrysme variqueux veineux* (fig. 34), développé sur la veine du côté opposé à l'artère.

3° *L'anévrysme variqueux intermédiaire*, situé entre l'artère et la veine (fig. 35, B).

Il peut aussi se former une simple veine anévrysmale (fig. 35, A).

Traitement. Il sera différent suivant qu'il s'agira d'un *anévrysme extérieur* accessible, et sur lequel on pourra agir directement, ou d'un *anévrysme intérieur* sur lequel on ne peut avoir qu'une action indirecte et détournée, surtout palliative.

Les anévrysmes externes qui siégent sur des artères accessibles se traitent : 1° par la *compression de l'anévrysme ou de l'artère;* 2° les *applications froides ou astringentes;* 3° *l'acupuncture et l'électropuncture;* 4° les *injections coagulantes;* 5° la *ligature des artères;* 6° la *flexion forcée.*

1° *Compression.* On a renoncé à comprimer directement la poche anévrysmale, on ne fait plus que celle de l'artère au-dessus de l'anévrysme, c'est-à-dire entre le cœur et l'anévrysme. On choisit pour comprimer l'artère le point où elle est le plus accessible et où elle repose sur un plan osseux résistant de façon à rendre l'arrêt de la circulation le plus efficace. On la comprime avec des *appareils* à pelote qui agissent en deux points de l'artère (fig. 36). Une pelote comprime d'abord sur le point supérieur en B, tant que le malade ne souffre pas; et, lorsque la douleur force à suspendre la compression en ce point, la pelote inférieure est préalablement serrée contre le vaisseau par quelques tours de vis, de manière à empêcher le sang d'arriver dans la poche anévrysmale.

La *compression digitale* est bien plus facilement supportée, car les doigts constituent une pelote élastique bien supérieure. Elle est seulement difficile à pratiquer; une seule personne ne peut comprimer plus de dix minutes de suite à cause de la fatigue qu'elle en éprouve, et il est nécessaire de se faire relayer ainsi de dix minutes en dix minutes pendant une durée qui varie de deux heures à deux jours. Il faut donc pouvoir disposer d'un nombre suffisant d'aides expérimentés et habiles. On peut aussi se bor-

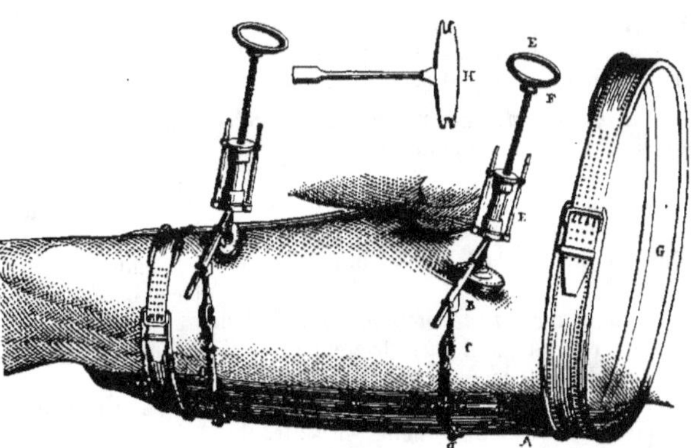

FIG. 36. — Appareil destiné à comprimer l'artère fémorale aux deux points de son trajet.

ner à faire la compression d'une façon intermittente pendant le jour seulement. Ce moyen réussit bien, surtout pour l'anévrysme de l'artère poplitée (creux du jarret) et de la fémorale (cuisse). On aide singulièrement l'action des doigts en les chargeant d'un petit sac de plombs, suspendu à une ficelle au-dessus du point à comprimer, l'effort est ainsi beaucoup moindre et la main n'a pour ainsi dire plus qu'à se maintenir sur l'artère et ne pas la quitter.

2° Les *applications froides* ou d'alcool ne présentent que de très-faibles chances de succès.

3° L'*acupuncture* et l'*électropuncture*, surtout cette dernière, provoquent dans les anévrysmes la formation de caillots, les uns passifs, albumineux et sans cohésion, les autres actifs ou fibrineux qui, s'ils sont assez nombreux, peuvent finir par favoriser la coagulation complète du sang et, par suite, la guérison de la tumeur.

4° Les *injections coagulantes*. On se sert de 10 à 20 gouttes de *perchlorure de fer*, à 30 degrés, que l'on injecte dans la cavité de l'anévrysme, au moyen d'une petite seringue de Pravaz. — Plus récemment, on a préconisé la solution de chloral. — Avant et pendant cette injection, on interrompt le cours du sang dans l'anévrysme en comprimant l'artère au-dessus. On maintient ensuite le membre immobile.

5° La *ligature des artères* est, avec la compression, la seule méthode réellement suivie pour la guérison des anévrysmes externes. On ne doit en général avoir recours à la ligature que lorsque la compression a échoué. On peut faire cette ligature de plusieurs manières (voy. LIGATURE) :

1° *Ligature des deux bouts de l'artère* au-dessus de l'anévrysme et au-dessous.

De cette manière, la circulation est complétement arrêtée dans le sac, quelquefois on l'ouvre et on la débarrasse de son contenu, ce qui, cependant, est inutile et dangereux.

2° *Ligature par la méthode d'Anel.* On lie l'artère seulement entre le cœur et l'anévrysme. Il se forme un caillot qui empêche le sang de circuler dans l'anévrysme. Celui-ci cesse d'avoir des battements et s'atrophie peu à peu. — Hunter porta la ligature un peu plus loin de l'anévrysme que ne l'avait fait Anel, mais c'est toujours la même méthode.

3° *Ligature par la méthode de Brasdor.* On ne doit l'appliquer que lorsqu'on ne peut se servir de celle d'Anel, elle consiste à lier l'artère au delà de l'anévrysme, de telle sorte qu'on convertit cette tumeur en une sorte de cul-de-sac dans lequel la circulation est presque insensible.

Le *traitement médical* à opposer aux anévrysmes internes, inaccessibles aux moyens chirurgicaux, s'applique surtout aux anévrysmes de l'*aorte* et du tronc brachio-céphalique (voy. AORTE).

La *flexion forcée* a été employée avec succès dans le traitement des anévrysmes du creux *poplité*.

ANGÉLIQUE, s. f. (*angelica, archangelica*). Plante commune en Norwége, en Suisse, dans les Alpes, dans les Pyrénées. Elle peut être cultivée dans les jardins, mais elle perd une partie de ses propriétés qui sont stomachiques, cordiales, apéritives, excitantes. On la prend en poudre de racine à la dose d'une à deux pincées pour une tasse d'eau bouillante en infusion. On peut également prendre la poudre de racine d'angélique, à la dose de 1 à 2 grammes dans une cuillerée de confitures ou de miel. L'angélique est plus employée comme conserve que comme médicament. L'angélique sauvage (*ang. sylvestris*) a été quelquefois employée comme succédané de la première dont elle n'a pas la qualité.

ANGINE, s. f. (de *angere*, suffoquer). Sous ce nom, on comprend les diverses maladies de la gorge (pharynx, amygdales, larynx, œsophage et trachée) qui peuvent donner lieu dans quelques cas à de la suffocation, mais qui ne produisent le plus souvent que de la gêne de la déglutition et de la respiration.

Il y a deux manières de classer les angines : la première, c'est de les distinguer suivant la partie malade (amygdale, pharynx, larynx, trachée) ; la seconde d'après la nature même de l'inflammation (angines érythémateuse, phlegmoneuse, couenneuse, gangréneuse, granuleuse, œdémateuse). — Nous suivrons l'ordre clinique qui emprunte à ces deux classifications sans s'astreindre à suivre aucune d'entre elles.

Angine érythémateuse (de ἐρύθημα, rougeur), caractérisée par la rougeur et la sécheresse de toute la gorge, de la difficulté à avaler, l'expulsion difficile de quelques crachats visqueux. Elle est causée ordinairement par un refroidissement surtout par les temps humides. La fièvre, lorsqu'il y en a, est modérée et ne dure que quelques heures, la maladie guérit en deux ou trois jours sous l'influence d'une sudation aidée de quelques gargarismes émollients ou astringents (alun 1 gramme, miel rosat 60 grammes, eau 300 grammes). S'il y a de l'embarras gastrique, il est bon de donner au préalable un vomitif (ipéca, 1^{gr},20, en deux doses, à dix minutes d'intervalle). — La sécheresse de la gorge et la difficulté d'avaler disparaissent en appliquant extérieurement sur le cou un sinapisme ou une compresse imbibée d'alcool camphré ou tout autre topique irritant.

Angine phlegmoneuse, tonsillaire, Amygdalite, Esquinancie. Une des angines les plus fréquentes. On est souvent effrayé de l'intensité des symptômes de son début. Un frisson et une fièvre violente, accompagnée d'une grande courbature, en sont d'ordinaire les précurseurs.

Chez les enfants il peut même y avoir des convulsions qui peuvent faire penser à une *méningite*.

Les amygdales sont gonflées, la respiration gênée, mais c'est surtout la déglutition qui est difficile et douloureuse ; à peine les malades peuvent-ils parvenir à avaler leur salive ou quelques gorgées de tisane en faisant de grands efforts et des mouvements d'allongement du cou caractéristiques. Il y a quelquefois difficulté à ouvrir la bouche, car la maladie détermine le resserrement des mâchoires et s'étend même aux gencives et aux alvéoles des dents. La langue est très-chargée, blanche, la bouche mauvaise, il se produit des vomissements bilieux ou des nausées.

Malgré ce début inquiétant, la maladie est en général fort bénigne. Il se forme souvent dans l'une ou l'autre amygdale un foyer purulent qui est évacué spontanément ou sous l'influence d'un vomitif. Ce n'est qu'avec la plus grande prudence qu'il faut procéder à l'ouverture de l'abcès au moyen d'un bistouri pointu, à cause du voisinage de l'artère carotide, quels que soient le gonflement quelquefois énorme et la tension de la muqueuse de l'arrière-bouche.

Bien que la terminaison naturelle de l'amygdalite aiguë soit la guérison, il est quelquefois utile de modérer le gonflement et la fièvre par une saignée du bras ou l'application de quelques sangsues au cou. On combattra l'embarras gastrique par un vomitif, qui favorisera en même temps l'évacuation du pus. On emploiera, au début, des gargarismes adoucissants (eau de pavots, de guimauve), plus tard on aura recours aux astringents. — Afin de prévenir des récidives trop fréquentes, on pourra exciser les amygdales exubérantes, ou les cautériser plusieurs fois avec une solution concentrée de nitrate d'argent (voy. AMYGDALOTOME).

Angine granuleuse, chronique ou des buveurs.

Cette variété d'angine qui atteint aussi bien les amygdales que le pharynx ou même le larynx (pharyngite et laryngite chroniques) est due principalement aux causes irritantes telles que l'absorption de liqueurs alcooliques concentrées, surtout à jeun, à l'abus du tabac, ou à une prédisposition naturelle rattachée à la scrofule. Les boutiquiers et ouvriers des grandes villes qui ont, disent-ils, l'habitude de *tuer le ver* le matin en buvant de l'eau-de-vie et du vin blanc y sont particulièrement sujets. Elle s'accompagne alors de GASTRALGIE, de DYSPEPSIE et de PITUITES.

Les chanteurs, les prédicateurs, les crieurs publics et les personnes que leur profession oblige à parler beaucoup surtout en plein air et à la poussière en sont aussi fréquemment atteints. Il se produit dans la gorge des granulations qui donnent au pharynx un aspect mamelonné en même temps qu'on y voit des petits vaisseaux hypertrophiés et variqueux.

La première précaution à prendre dans les cas d'angine chronique, c'est de rompre avec les habitudes qui l'ont produite. On fera usage *d'eaux sulfureuses* (Saint-Honoré, Enghien, Eaux-Bonnes) en boisson et en pulvérisation dans la gorge. Lorsqu'une poussée inflammatoire surviendra, il pourra être nécessaire de cautériser les parties atteintes avec un pinceau trempé dans une solution concentrée de nitrate d'argent. Les pastilles au chlorate de potasse et aux sels de Vichy pourront aussi être utilisées.

Angine couenneuse. Ce n'est pas une maladie unique, il en est de plusieurs espèces dont le caractère commun est la production sur la muqueuse de la gorge de plaques blanchâtres ou couennes formées de fibrine coagulée.

Nous distinguerons deux formes générales de la maladie :

1° L'ANGINE COUENNEUSE BÉNIGNE, 2° l'ANGINE COUENNEUSE MALIGNE ou DIPHTHÉRITIQUE.

L'angine couenneuse bénigne sévit quelquefois par petites épidémies qui précèdent ou accompagnent l'angine diphthéritique et en rendent très-difficile le *diagnostic différentiel*. Les *causes* sont celles de toutes les angines, le refroidissement, une prédisposition individuelle, la contagion. (L'*érysipèle* et l'*herpès du pharynx* produisent des fausses membranes qui se rencontrent aussi dans la scarlatine, les fièvres éruptives, la fièvre typhoïde, l'intoxication mercurielle.)

Elle débute ordinairement au milieu de la plus parfaite santé par un malaise général, une courbature, de la fièvre, des nausées et des vomissements. Au bout de vingt-quatre heures la gorge est douloureuse, d'un côté surtout, on ne peut avaler facilement ni les aliments, ni la salive, la douleur retentit du côté de l'oreille par la trompe d'Eustache. Les glandes situées au-dessous de la mâchoire sont un peu gonflées, mais bien moins que dans l'angine couenneuse diphthéritique.

En examinant la gorge, on trouve une amygdale, quelquefois les deux, rouge, tuméfiée et recouverte d'une pellicule couenneuse peu adhérente aux tissus sous-jacents et que l'on peut enlever facilement ; souvent en même temps apparaissent quelques boutons d'*herpès* (appelés communément boutons de fièvre) sur la lèvre, la langue ou la joue. C'est qu'en effet l'angine couenneuse bénigne n'est elle-même, le plus souvent, que ce même herpès développé au fond de la gorge. Lorsque ce symptôme a lieu on peut être tranquille, on n'a pas affaire à une angine grave, diphthéritique. Ce n'est pas seulement à la lèvre que peut se montrer l'herpès, mais encore sur la conjonctive de l'œil, le prépuce chez l'homme et la vulve chez la femme. Chez ces dernières, il se produit en même temps une légère inflammation de la matrice avec douleurs dans le bas ventre et pertes blanches qui ne manquent pas de les alarmer.

Les symptômes de l'angine couenneuse commune s'amendent rapidement ; quelques gargarismes, un léger vomitif en ont facilement raison. Mais en temps d'épidémie et lorsqu'il peut y avoir doute sur la nature bénigne de la maladie, ou lorsqu'elle est trop étendue, il est nécessaire de cautériser les parties atteintes avec le nitrate d'argent. Il faut se garder, du reste, de confondre les eschares superficielles faites par ce caustique avec les fausses membranes de l'angine.

Angine couenneuse maligne ou diphthéritique (gangréneuse, ulcéro-membraneuse). C'est la localisation de la *diphthérite* au pharynx. Les couennes sont semblables à celles de l'angine bénigne, mais au-dessous, lorsqu'on les enlève, au lieu de trouver la muqueuse de la gorge saine ou à peine malade, on découvre des ulcérations saignantes et sanieuses. La marche qu'elle suit est bien plus insidieuse, il n'y a pas cette fièvre franche de l'angine commune, mais le gonflement des glandes sous-maxillaires atteint de fortes proportions. Elle est contagieuse, et de même que celle de la gorge, les autres muqueuses (conjonctive ; muqueuse nasale, vulvaire) peuvent être prises en même temps. Si l'on applique un vésicatoire, il se couvre de fausses membranes couenneuses qui envahissent aussi les moindres écorchures de la peau.

Lors même que la maladie ne se propage pas plus loin que les amygdales et le pharynx, elle peut être mortelle, le sang étant empoisonné par la diphtérie. Mais elle a une tendance fâcheuse à envahir le larynx et alors cette angine devient une *laryngite* à laquelle on a donné le nom de *croup* (voy. CROUP et LARYNGITE). Indépendamment de cette complication qui lui imprime une si grande gravité, l'angine couenneuse maligne peut amener la modification de la muqueuse, et devenir ainsi *gangréneuse*, elle se traduit alors par des symptômes généraux témoignant de la malignité de la cause et de l'empoisonnement général de l'économie. Les forces de toutes les fonctions, les facultés digestives sont déprimées, la température du corps s'abaisse, la peau des extrémités est froide et violacée, il n'y a pas de réaction fébrile ; les battements du cœur, du pouls se ralentissent, la mort arrive par suite de cette dépression ou par syncope, l'intelligence restant presque intacte.

Quelques jours à trois semaines après la guérison d'une angine couenneuse, il survient parfois des paralysies diverses. La plus fréquente, celle qui précède d'ordinaire toutes les autres est la *paralysie du voile du palais*. Elle est caractérisée par le nasonnement, la difficulté de la déglutition ; les aliments, surtout les liquides, refluent par le nez. On observe aussi la paralysie de l'ACCOMMODATION, qui gêne la vision surtout de près; la paralysie de la vessie, du rectum, celle des muscles des membres supérieurs ou inférieurs, de la nuque, des yeux, ce qui produit du *strabisme*. Quelquefois il s'y joint des troubles de l'ouïe et du goût.

Dans la plupart des cas, ces paralysies guérissent en quelques jours ou en quelques semaines, sous l'influence d'un traitement tonique ou de l'emploi de l'électricité.

Le *traitement* préventif des angines couenneuses exige d'abord l'éloignement des maisons et des localités infestées. Il faut isoler les personnes malades et surtout ne pas les laisser en communication avec les enfants particulièrement sujets aux angines et chez lesquels elles ont une gravité exceptionnelle à cause du *croup* auquel elles peuvent donner naissance.

Il y a quatre indications à remplir : 1° détruire le mal localement; — 2° dissoudre les fausses membranes; — 3° les faire rejeter; — 4° soutenir les forces.

Dès que les exsudations apparaissent dans la gorge, il faut les cautériser au moyen du nitrate d'argent ou même du fer rouge (*thermo-cautère*). Si c'est sur l'amygdale que se montre la première manifestation, on peut exciser la partie atteinte avec l'*amygdalotome*.

On administrera des gargarismes ou des potions avec le chlorate de potasse (4 grammes par jour dans un julep). Ce sel jouit de la propriété de dissoudre les fausses membranes. Ou bien on donnera le bicarbonate de soude (2 à 6 grammes), on fera des insufflations d'alun, de solution de nitrate d'agent. On a aussi préconisé de l'extrait oléo-résineux de cubèbe (de 1 à 4 grammes dans une potion à la menthe), la glace, l'eau chaude, etc.

En même temps, on provoquera le vomissement, qui favorise le rejet des fausses membranes, en chatouillant l'arrière-gorge, en donnant de l'ipéca et surtout de l'émétique. Mais alors il faut avoir soin de ne pas faire boire trop de tisane, de façon à ne pas avoir d'effet purgatif inutile et affaiblissant.

On devra soutenir les forces du malade par des toniques, le quinquina, le vin, l'eau-de-vie, et surtout par la nourriture que l'on fera prendre autant qu'il sera possible.

Enfin, si la maladie s'étendait au *larynx* et qu'il y eût menace d'asphyxie, il faudrait avoir recours à la TRACHÉOTOMIE (voy. CROUP).

Angine laryngée. — Voy. LARYNGITE.

Angine de poitrine (*angor pectoris*). Maladie complétement différente des autres angines, elle ne siége nullement dans la gorge, et n'a de commun avec les précédentes que la *suffocation*.

Beaucoup plus fréquente chez l'homme que chez la femme, elle est tantôt le symptôme d'une maladie du cœur ou des gros vaisseaux (*anévrysme*, *endartérite*, *athérome*), développée exceptionnellement chez les jeunes gens, tantôt d'une simple *névralgie du cœur* ou *cardialgie*, sans altération anatomique appréciable. Les symptômes de l'angine de poitrine précèdent quelquefois de plusieurs mois l'apparition des signes stéthoscopiques des maladies du cœur. Chaque poussée de l'inflammation de la tunique interne de l'aorte (*endartérite*) correspond à des périodes d'angine de poitrine.

L'*attaque* d'angine de poitrine débute subitement par une douleur vive entre le sternum (devant de la poitrine) et le dos, s'irradiant du sein au cou et au bras gauche, produisant de la suffocation et une anxiété des plus violentes. Elle saisit le malade à l'occasion d'un effort un peu violent, d'une colère ou d'une émotion, quelquefois au milieu de son travail, sans cause apparente. Chez certaines personnes, il suffit de monter quelques marches d'un escalier, de faire quelques pas, de se baisser même, pour provoquer un accès durant lequel elles se sentent incapables du plus léger effort, et en proie à une angoisse extrêmement pénible. La plupart essayent de maîtriser l'accès en retenant leur respiration (pratique ordinairement nuisible), ou cherchent l'air et la lumière comme les asthmatiques.

Dans les intervalles des accès, aucun symptôme d'ordinaire ne vient rappeler la maladie, la santé paraît florissante, toutes les autres fonctions sont intactes. Souvent même, l'affection semble céder au changement de résidence et diminuer d'intensité au point de faire croire à une guérison prochaine, quelquefois même elle disparaît sans laisser de trace. Cette heureuse terminaison a été surtout obtenue chez des jeunes gens atteints d'angine de poitrine nerveuse sans altération cardiaque et à la

suite d'un régime et de précautions hygiéniques qui forment la base du traitement.

Le *traitement* de l'angine de poitrine doit
être surtout préventif et hygiénique ; s'il y
a lieu, il s'adressera à l'affection du cœur
qui lui aura donné naissance. Au moment
de l'accès, Trousseau a réussi à arrêter la
maladie et à la guérir par la *faradisation*
(électrisation) de la région précordiale. On
peut, si l'accès se prolonge, faire une saignée du bras, ou appliquer des ventouses
et des sinapismes aux membres inférieurs.
On emploiera les calmants et les anti-spasmodiques (musc 1 à 3 grammes, valériane,
chloral et eau de laurier-cerise). Quelquefois on aura recours à un vomitif (mais avec
précaution, afin d'éviter la syncope), au
sulfate de quinine et à l'iodure de potassium, surtout s'il peut y avoir soupçon de
syphilis constitutionnelle. On appliquera
sur le devant de la poitrine quelques révulsifs, vésicatoires volants, permanents,
ou cautères.

Il est de la plus haute importance de recommander une *existence paisible, calme,
dans un lieu bien aéré et bien exposé*, d'é-
viter les émotions violentes, les excès et les
repas copieux, de s'abstenir de l'usage du
café, du tabac et des liqueurs. La vie de ces
malades devra être parfaitement réglée et
régulière sans aucune dérogation à ce régime, qui est bien plus puissant et bien
plus sûr que tous les médicaments.

Bien des personnes atteintes d'angine de
poitrine voient, sous l'influence d'un traitement et d'une hygiène convenable, leur affection diminuer peu à peu et quelquefois
disparaître complétement. D'autres fois, elles
succombent aux progrès de l'affection du
cœur primitive ou dans une *syncope*.

Aussi l'usage des narcotiques tels que
l'opium et la morphine, les injections hypodermiques, ne doit-il être permis qu'avec
beaucoup de prudence malgré les souffrances
parfois atroces qui engagent à y recourir.

ANGIOLEUCITE, s. f. (de ἀγγεῖον, vaisseau, λευκός, blanc). Synonyme de lymphangite. Inflammation des vaisseaux qui contiennent la lymphe et vont la porter aux
ganglions lymphatiques.

L'angioleucite est causée le plus souvent
par une plaie irritée ou envenimée, par
une piqûre faite avec un instrument malpropre ou chargé de virus, par un chancre
simple ou syphilitique, un panaris ou un
abcès en suppuration, etc. Les vaisseaux
lymphatiques de la région deviennent rouges
et douloureux, ils forment des cordons durs
que le doigt perçoit facilement et qui aboutissent à un ganglion. Souvent ce dernier
s'enflamme à son tour et il se produit une
ADÉNITE. En même temps, il y a de la fièvre,
de la douleur et du gonflement du membre
qui devient quelquefois le siége d'un *phlegmon*.

Il ne faudra pas confondre cette maladie
avec l'*érysipèle* et la *phlébite*, qui peuvent
venir dans des circonstances analogues,
mais ne suivent pas le trajet des vaisseaux
lymphatiques.

Il y a aussi une *angioleucite chronique*
cancéreuse ou tuberculeuse qui résulte de
lésions de cette nature et coïncide avec les
adénites chroniques.

On doit calmer l'irritation de la plaie,
favoriser la résolution de l'inflammation au
moyen d'onctions légères avec l'onguent
mercuriel belladoné, des grands bains et
des cataplasmes appliqués à l'endroit de la
lésion et le long du trajet des vaisseaux
lymphatiques enflammés. S'il se produit du
pus, il se collecte en général en formant de
petits abcès limités que l'on ouvre dès qu'il
y a de la fluctuation. S'il se forme un phlegmon, il faudra avoir recours à des incisions
plus profondes et plus nombreuses.

ANGUSTURE, s. f. De *Angostora*, ville
du Vénézuéla, où elle pousse en abondance.
C'est un grand arbre commun dans l'Amérique méridionale. Vers 1788, Evers en
envoya des écorces en Europe, comme agent
fébrifuge. Il en existe une seconde espèce
qu'on appelle *fausse angusture*, par opposition à la première qui est appelée *vraie*.
La seconde est l'écorce du *strychnos nux
vomica*, poison redoutable.

L'*angusture vraie* est inoffensive et est un
médicament d'une amertume franche. Il y a
dans le commerce trois sortes d'angusture
vraie : 1° à morceaux plats, courts, peu épais,
à épiderme mince, lisse, gris jaunâtre ; 2° à
morceaux plus longs, roulés, rugueux, épais,
blanchâtres ; 3° la troisième sorte est intermédiaire. L'infusion de l'angusture vraie
est d'une amertume mordicante, franche,
peu désagréable : l'infusion de l'angusture
fausse est nauséeuse, très-mordicante et insupportable. L'angusture vraie est fébrifuge,
tonique, excitante, apéritive. On la prend en
infusion, 2 à 4 grammes en poudre, avant le

repas. — La fausse angusture n'est pas employée (voy. STRYCHNINE).

ANHYDRE, adj. (de αν privatif, et ὕδωρ, eau). Sans eau.

ANILINE, s. f. Alcaloïde artificiel ($C^{12}H^7Az$), liquide incolore d'une odeur vineuse, bouillant à 182°. L'aniline sert à la préparation de nombreuses substances tinctoriales et colorantes (vert d'aniline, fuchsine, rosaniline, etc.).

ANIRIDIE, s. f. Absence d'iris par arrêt de développement, affection congénitale causant de l'éblouissement.

ANIS, s. m. Plante de la famille des ombellifères, section des pimpinellées et connue en botanique sous le nom de *pimpinella anisum*. L'anis est originaire du Levant, de l'Egypte; il croît en Sicile, en Espagne et est cultivé dans le midi de la France.

Le fruit seul est utilisé : il est ovoïde, du volume d'une tête d'épingle, d'un vert plus ou moins gris ou jaune, plus arrondi à son extrémité supérieure, à odeur agréable très-prononcée, à saveur sucrée, aromatique, chaude et stimulante.

L'expression des fruits d'anis donne une huile fixe; sa distillation donne une huile essentielle qui recèle toutes les propriétés de l'anis. On l'emploie contre les mauvaises digestions accompagnées de gaz, contre la paresse d'estomac, contre les gaz intestinaux. C'est un excitant des voies digestives : il est quelquefois pris comme excitant antispasmodique et emménagogue. On s'en sert dans quelques cas comme condiment, comme bonbon, comme liqueur de table.

On le prend en infusion (5 grammes pour 1/2 litre d'eau); en eau distillée (25 grammes); en teinture (5 à 10 grammes).

Il existe une autre espèce d'anis, qu'on appelle anis étoilé ou badiane (voy. BADIANE).

ANKYLOBLÉPHARON, s. m. (de ἀγκύλη, frein, et βλέφαρον, paupière). Adhérence des paupières entre elles. Les paupières sont unies par leurs bords libres dans une étendue plus ou moins grande soit par vice de conformation congénital, soit à la suite d'une brûlure ou d'une inflammation qui leur a permis de se souder l'une à l'autre. On divise avec des ciseaux les points réunis et on empêche que l'affection ne se reproduise en faisant cicatriser isolément chaque paupière par la suture de la conjonctive avec la peau (fig. 37).

ANKYLOGLOSSE, s. m. (de ἀγκύλη, frein, et γλῶσσα, langue). Adhérence de la langue avec le palais, soit avec le plancher de la bouche; elle est alors causée par la brièveté du frein ou filet et rend difficile la succion chez les nouveau-nés et la parole chez les adultes. Il suffit de faire la section du filet au moyen de ciseaux, en évitant de blesser les veines ranines qui se trouvent au-dessous de l'organe.

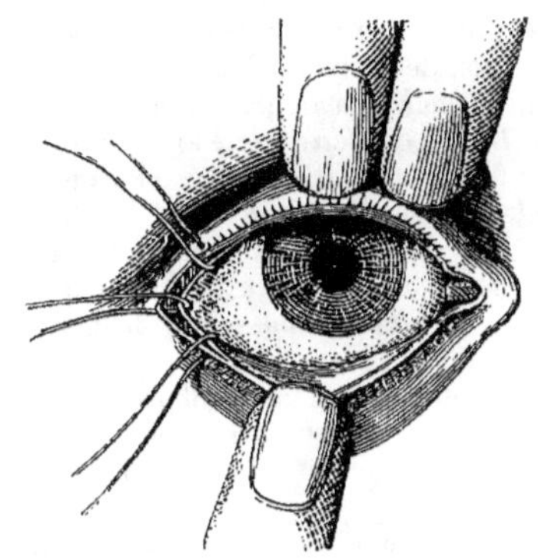

FIG. 37. — Réunion de la peau et de la conjonctive au moyen de sutures après la section des adhérences vicieuses.

ANKYLOSE, s. f. (de ἀγκύλωσις). Raideur complète ou presque complète d'une articulation. Il y a deux espèces d'ankyloses : *l'ankylose vraie* ou osseuse, *l'ankylose fausse* ou fibreuse.

L'ankylose vraie est due à la réunion osseuse des deux surfaces articulaires qui devaient glisser l'une sur l'autre. Les cartilages articulaires ont disparu, et il s'est formé une soudure plus ou moins intime entre les deux os. Quelquefois la force de cette soudure est augmentée par d'autres productions osseuses qui entourent l'articulation ankylosée, vont d'un os à l'autre et en rendent l'union plus solide et plus complète.

Elle est le résultat d'une *tumeur blanche*, d'une *ostéite* des extrémités articulaires, d'une *arthrite* sèche, goutteuse ou rhumatismale.

Pour être certain qu'il y a ankylose vraie, il est nécessaire d'examiner le malade après l'avoir endormi par le chloroforme. On ne doit pas alors pouvoir faire exécuter le moindre mouvement à l'articulation; dans le cas contraire, l'ankylose est fausse.

L'ankylose fausse est bien plus fréquente que l'ankylose vraie; elle produit l'immobilité incomplète des jointures par suite des brides fibreuses qui unissent fortement les deux surfaces articulaires entre elles. Les tendons des muscles rétractés contribuent au maintien de l'ankylose fausse.

Elle reconnaît pour causes les plus fréquentes : une *arthrite* simple, une *luxation*, une fracture dans l'articulation, une *cicatrice* consécutive à une brûlure profonde, la *rétraction* des tendons. Enfin lorsqu'un des os qui forment l'articulation est atteint de *périostite* ou d'*ostéite*, cette articulation participe à l'inflammation, et si elle reste immobile, il se produit d'abord de la douleur, puis une fausse ankylose. L'éruption de la dent de sagesse est une cause fréquente d'ankylose fausse de la mâchoire inférieure.

On reconnaîtra qu'on a affaire à une ankylose fausse, lorsqu'il sera possible d'imprimer à l'article des mouvements, si petits qu'ils soient.

Il faut souvent avoir recours au chloroforme afin d'éviter la roideur que provoquent ces recherches et empêcher que les muscles, en se contractant involontairement et énergiquement, ne donnent à l'articulation une immobilité qu'elle n'a pas réellement.

Les ankyloses ont une gravité bien différente, suivant qu'elles sont vraies ou fausses, suivant l'articulation qui est atteinte, et la position dans laquelle s'est faite la soudure. Aussi, lorsqu'une articulation doit rester longtemps immobile, et surtout si elle est susceptible de s'ankyloser, faut-il la mettre dans la position la moins défavorable. C'est ainsi que le *coude* devra être dans la *demi-flexion ;* la *cuisse* devra être *étendue ;* le genou aussi dans l'extension, et le pied dans la position à angle droit.

Traitement. L'*ankylose vraie* ou *osseuse* résiste à tous les traitements de douceur applicables à l'ankylose fausse ; il n'y a d'efficace que la *résection* des os, ce qui permet d'établir une PSEUDARTHROSE.

On peut, lorsque le genou est ankylosé dans la flexion, essayer, au moyen de machines, de briser l'ankylose et de mettre le membre dans l'extension, ce qui permet de marcher sans appareil, mais constitue toujours une opération dangereuse. Dans l'an-

kylose vraie de la mâchoire inférieure, il faut, ou bien faire la résection de l'os, ou enlever plusieurs dents afin de permettre l'alimentation.

Les *ankyloses fausses* devront d'abord être ramenées à la position la plus favorable, puis on leur fera exécuter des mouvements si c'est possible. On y parviendra soit en opérant brusquement et d'un seul coup, ce qui réussit souvent, mais peut provoquer aussi une inflammation assez vive et parfois dangereuse, soit en cherchant à produire progressivement et petit à petit des mouvements de plus en plus considérables. On s'aide, dans ce dernier cas, de moyens auxiliaires souvent efficaces, d'appareils que le malade peut manier lui-même ; on pratique la section des tendons rétractés qui s'opposeraient à la mobilisation. Enfin on prescrit avec avantage les bains sulfureux, les frictions et le massage. Les eaux minérales de Balaruc, de Bourbonne et surtout les boues de Saint-Amand donnent, dans bien des cas, des résultats satisfaisants, et sont des auxiliaires importants du traitement gymnastique.

ANKYLOSTOME, s. m. (de ἀγκύλος, courbe, et στόμα, bouche). Genre de vers longs de 3 à 4 millimètres qui siégent souvent dans le duodénum de l'homme où ils sont fixés par leur bouche à la muqueuse.

ANNEAU, s. m. Nom donné à des ouvertures naturelles plus ou moins rondes qui servent au passage des vaisseaux, des nerfs, des conduits, etc. (*anneau diaphragmatique, anneau ombilical, crural,* etc.).

ANNÉLIDE, s. m. Première classe des animaux annelés, ainsi nommés parce que le corps est divisé en anneaux nombreux dont le premier, qui est la tête, ne se distingue que par l'appareil buccal et les principaux organes des sens. Le corps est mou, plus ou moins allongé ; le cœur est remplacé par quelques vaisseaux contractiles ; le sang est rouge ; le corps dépourvu de pattes ; le plus grand nombre porte à la place des soies ou des faisceaux de soies roides et mobiles ; ils respirent par des branchies et vivent dans la terre, dans l'eau ou dans la vase, tels que les vers de terre et les sangsues (voy. SANGSUES).

ANNULAIRE, adj. En forme d'anneau. Le doigt annulaire est le quatrième doigt.

Protubérance annulaire. Éminence de la face inférieure de l'*encéphale* située au-devant de la moelle allongée et du cervelet et réunissant les pédoncules moyens droit et gauche du cervelet.

ANODIN, adj. (de α privatif; ὀδύνη, douleur). Se dit d'un médicament ou d'une médication qui ne cause pas de douleur.

Tous les émollients, tous les calmants sont anodins.

Dans la conversation familière, anodin est pris dans le sens d'inoffensif : remède anodin veut dire le plus souvent remède sans action.

ANOMAL, adj. (de α privatif; νόμος, loi). Qui est contraire aux lois de l'organisme, irrégulier : muscle anomal, glande anomale, etc. Une maladie qui présente quelque chose d'irrégulier dans ses symptômes, dans sa marche, dans sa terminaison est dite anomale. La variole, la fièvre intermittente, etc., etc., sont quelquefois anomales.

ANOMALIE, s. f. (même étymologie, ἀνωμάλια, irrégularité). Irrégularité à l'ordre naturel, déviation de type organique. Il y a des anomalies de *formation* et de développement, ce sont les monstruosités, les malformations; — des anomalies de *nutrition;* — ce sont les hypertrophies, les atrophies ; des anomalies de *circulation;* ce sont les anémies, les hyperhémies, les hémorrhagies, les embolies, les hydropisies; — les anomalies *accidentelles*, telles que les lésions traumatiques, les blessures.

ANORCHIDE, s. m. (de αν privatif, et ὄρχις, testicule), privé de testicule. Un certain nombre d'individus réputés anorchides, sont simplement *cryptorchides*, leurs testicules n'étant pas descendus dans les bourses, ils n'en sont pas moins ordinairement inféconds, car presque toujours alors l'organe est dégénéré.

ANOREXIE, s. f. (α privatif; ὄρεξις, appétit). Diminution ou perte de l'appétit. L'anorexie n'est pas une maladie par elle-même, mais elle est un symptôme qui s'observe au début des affections bilieuses, de quelques maladies des organes digestifs, chez les personnes nerveuses, par les fortes chaleurs. L'anorexie peut se montrer à différents degrés, depuis la simple diminution de l'appétit jusqu'à l'inappétence la plus complète. En général, l'anorexie se montre plutôt dans les maladies aiguës que dans les maladies chroniques, et elle peut persister assez longtemps

sans qu'il y ait de lésion de l'estomac à redouter.

Le traitement de l'anorexie consiste à en rechercher la cause et à la combattre.

S'il y a atonie de l'estomac, on prendra des amers, tels que quinquina, gentiane, colombo, sirop d'écorce d'oranges amères, pepsine, etc., avant le repas. On fera usage de glace pilée, de boissons gazeuses, d'eau de Seltz, de Vals, de Renaison, de Saint-Galmier, etc. Si l'anorexie est consécutive à une fatigue de l'estomac, après une série de repas copieux, on conseillera un peu de diète. S'il y a embarras gastrique, quelques purgatifs salins, eau de Sedlitz, eau de Pullna, rhubarbe, aloès seront avantageux.

Les personnes qui se livrent à des travaux intellectuels longs et difficiles sont assez souvent affectées d'anorexie. Une petite promenade à pied avant le repas, quelques amers, un peu de repos intellectuel suffisent en général. Si l'anorexie est consécutive à des émotions violentes, agréables ou pénibles, le temps sera souvent le meilleur agent thérapeutique.

ANOSMIE, s. f. (α privatif, ὀσμή, odeur). Affaiblissement ou perte complète de la faculté de percevoir les odeurs. L'anosmie peut dépendre de l'habitude de vivre au milieu d'odeurs fortes et pénétrantes, ce qui paralyse en quelque sorte la faculté olfactive.

Elle peut être la conséquence de désordres nerveux, comme on l'observe quelquefois chez les femmes hystériques. Elle existe encore comme symptôme du coryza ou rhume de cerveau, ou dans les fièvres graves, typhoïdes, pernicieuses, ou dans les maladies du cerveau qui donnent lieu à la paralysie des nerfs de l'olfaction. Ces nerfs s'épanouissant dans la membrane qui tapisse les fosses nasales, la sécheresse de cette membrane amène forcément un degré plus ou moins prononcé d'anosmie. Dans ce dernier cas, il est indiqué de remédier à cette sécheresse par l'inhalation de vapeurs émollientes ou bien en reniflant de l'eau de guimauve tiède ou en humectant la paroi interne des fosses nasales avec le doigt enduit de cérat.

ANSE, s. f. Nom donné à une portion d'intestin, de vaisseau ou de nerf recourbée en forme d'anse de panier.

ANTAGONISME, s. m. (de ἀντί, contre, et ἀγωνίζειν, faire). Les muscles antagonistes sont ceux qui ont un effet opposé comme les extenseurs et les fléchisseurs; les adducteurs et les abducteurs.

Deux maladies ont de l'antagonisme lorsque les effets de l'une semblent s'opposer à ceux de l'autre (variole et diabète; emphysème et tuberculose).

L'antagonisme des médicaments n'est jamais complet. On nomme antagonistes ceux qui produisent certains effets opposés, comme l'opium et la belladone.

ANTÉCÉDENT, s. m. (*antecedere*, marcher avant), ce qui précède. On appelle antécédents d'un individu ses habitudes, sa santé antérieure, son genre de vie. Les antécédents sont bons ou mauvais; l'influence des antécédents sur la marche d'une maladie est considérable : non-seulement les mauvais antécédents peuvent amener des complications ou une terminaison fatale; mais aussi ils peuvent agir comme cause de maladie.

Celui qui a de bons antécédents a de grandes chances de guérison; l'alcoolisme, la débauche, etc., constituent de mauvais antécédents.

ANTÉVERSION, s. f. (*ante*, en avant; *vertere*, tourner). Position vicieuse de l'utérus, déplacement de cet organe dont le corps, ou fond, s'incline en avant sur la vessie, et le col en arrière.

Il en résulte que ce déplacement de

arrière dans la concavité du sacrum. Les symptômes occasionnés par l'antéversion sont les envies fréquentes d'uriner, déterminées par le fond de l'utérus qui presse sur la vessie, avec pesanteur, douleurs sourdes, tiraillements dans le bassin, augmentant par la marche, la fatigue, la station debout. Souvent il s'y joint de la constipation, des fleurs blanches et la stérilité.

Le *traitement* consiste à ramener l'utérus dans sa direction normale à l'aide de pessaires, combinés avec l'usage d'une ceinture hypogastrique; à faire maintenir la femme le plus possible dans la position couchée; à lui défendre les exercices violents, et à traiter le col utérin lui-même, s'il est ulcéré ou engorgé. L'hydrothérapie en injections locales est souvent utile.

ANTHÉLIX, s. m. Partie de l'oreille située en face de l'hélix depuis la conque jusqu'au pavillon.

ANTHRACOSIS, s. f. Coloration noirâtre observée ordinairement sur les poumons de l'homme adulte et de quelques animaux vivant avec lui, et qui paraît constituée par du charbon.

Ce charbon provient très-probablement des poussières qui pénètrent dans les bronches pendant la respiration. Le charbon, en effet, n'est soluble dans aucun véhicule, et une fois qu'il a pénétré dans l'*intimité* de l'organisme, il n'a aucun moyen d'être éliminé. L'anthracosis est surtout abondante chez les mineurs et les charbonniers; les ganglions bronchiques en sont aussi imprégnés et noircis.

ANTHRAX, s. m. (ἄνθραξ). Tumeur inflammatoire, formée par la réunion de plusieurs FURONCLES placés les uns à coté des autres. On a donné le nom d'anthrax malin au CHARBON; mais celui-ci est une maladie bien différente par sa marche et sa gravité. L'*anthrax* proprement dit, ou *bénin*, forme une grosseur rouge foncé, douloureuse, autour de laquelle la peau paraît tendue et tuméfiée à une assez grande distance. Il survient sans cause bien évidente aux fesses, au dos,

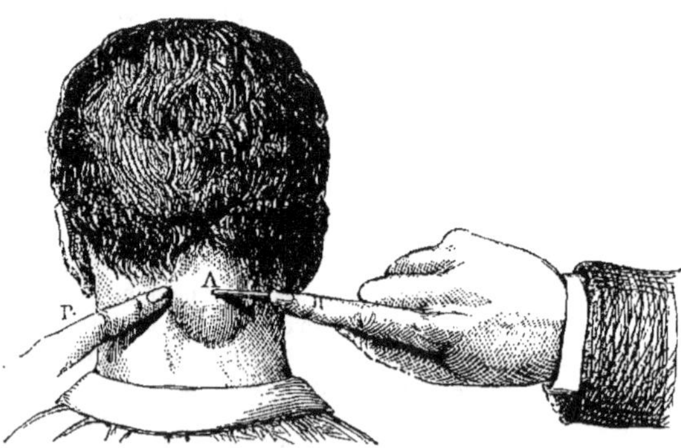

Fig. 38. — A, Centre de l'anthrax. B, Doigt pressant sur le dos du bistouri, à travers la peau.

l'utérus n'est constaté directement que par l'introduction dans les parties génitales du doigt qui perçoit l'orifice du col utérin en

à la nuque, surtout si ces endroits sont exposés à des frottements répétés; il est très fréquent chez les diabétiques et s'accompagne de fièvre, frissons et malaises.

Peu à peu le centre de la tumeur se ramollit, la peau s'amincit et perce en plusieurs points, qui laissent sortir du pus fétide et enfin des parties mortifiées formant des *bourbillons*.

Quelquefois l'inflammation s'étend aux partie voisines et donne lieu à un *phlegmon diffus*. La peau peut se gangrener et former une eschare longue à éliminer. A ce moment, si le malade tombe dans la faiblesse et la prostration, l'issue peut être fatale; mais dans le plus grand nombre des cas, au bout de quinze jours ou trois semaines, les bourbillons étant sortis, la réparation se fait et la maladie est guérie.

Le *traitement* de l'anthrax consiste à donner une issue facile au pus et aux bourbillons en faisant des incisions suffisantes.

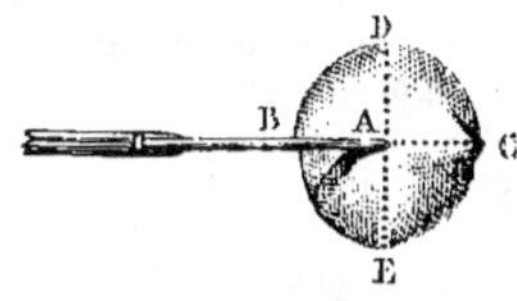

Fig. 39. — DE, BC, lignes suivant lesquelles les incisions sont pratiquées sous la peau.

On peut opérer par la méthode de M. Alph. Guérin et les faire sous-cutanées c'est-à-dire au-dessous de la peau et sans l'intéresser, sauf en un point central A (*fig.* 38, 39). Cependant il sera bon d'attendre trois ou quatre jours avant de recourir à l'instrument tranchant, et pendant ce temps on appliquera de l'onguent mercuriel belladoné et des cataplasmes. Il sera quelquefois utile d'administrer un purgatif salin (eau de Sedlitz ou Pullna) et des tisanes amères. Le pansement, après l'incision, sera légèrement compressif, afin de favoriser l'écoulement du pus et la sortie des bourbillons.

Anthrax malin. — Voy. CHARBON.

ANTI. Particule qui signifie contre, opposition (de ἀντί contre); exemple: médicament antidyssenterique veut dire médicament employé contre la dyssenterie, etc.

ANTIAPHRODISIAQUE, adj. Médicaments qui affaiblissent les désirs vénériens, tels sont le bromure de potassium, le camphre, le lupulin, etc.(voy. ANAPHRODISIAQUE).

ANTIDOTE, s. m. (*antidotus*, de ἀντί contre, δότος donné, syn. contre-poison). Un véritable antidote est une substance non vénéneuse par elle-même, capable de neutraliser complétement tous les effets d'un poison. Il existe très-peu d'antidotes vrais. Il n'y a guère en réalité que des antidotes chimiques, qui, en se combinant avec certains poisons, les transforment totalement en substances inertes ou inoffensives, le plus souvent en formant avec eux des corps insolubles qui ne se dissolvent pas dans le tube digestif et ne peuvent plus par conséquent être absorbés ni avoir aucune action sur l'organisme. C'est ainsi que dans un empoisonnement par un sel de baryte, l'azotate de baryte par exemple, formé d'acide azotique et de baryte, on administrera du sulfate du soude, composé d'acide sulfurique et de soude, car, par le mélange de ces deux corps, tous deux solubles dans l'eau, il se formera un corps insoluble : le *sulfate de baryte* inerte, et de l'*azotate de soude* inoffensif. Cette réaction ne se produira que tant que le poison sera dans l'estomac ou l'intestin ; mais s'il a pénétré dans la masse du sang, c'est à d'autres moyens qu'il faudra avoir recours (voy. EMPOISONNEMENT).

ANTIDYSSENTERIQUE, adj. Contre la dyssenterie. Les remèdes ainsi nommés agissent surtout contre la diarrhée : ce sont l'*opium* et ses dérivés, le *laudanum* de Sydenham à la dose de 5 à 20 gouttes (un quart de goutte à deux gouttes chez les enfants qui le supportent difficilement), les *astringents* (ratanhia, tannin, alun, etc.), le sous-nitrate de *bismuth*, l'eau *albumineuse*, l'*ipécacuanha*, etc.

ANTILAITEUX, adj. (de ἀντί contre, *lac*, lait) ; mot hybride formé d'un mot grec et d'un mot français *laiteux*). Remède contre le lait ou pour faire passer le lait. On a considéré pendant longtemps certaines substances comme ayant la propriété de faire passer le lait des femmes qui ne nourrissent pas leurs enfants. On considérait comme antilaiteux : la canne de Provence, la pervenche, la pariétaire, l'*uva ursi* ou raisin d'ours, la reine des prés ou spirée ulmaire, etc., et, parmi les minéraux, les sels de soude, de potasse, tels que le nitrate de potasse ou sel de nitre. Rien ne démontre l'efficacité de ces agents médicamenteux. Le lait étant une sécrétion de la glande mammaire, toute sécrétion abondante d'autres organes diminuera la sécrétion lactée. Des purgatifs répétés, des sudorifiques, des diurétiques, une nourriture peu abondante sont les meilleurs anti-laiteux. On y joindra les frictions ou embrocations chaudes sur les seins avec l'huile de camomille camphrée, l'application sur ces organes de tampons d'ouate, deux ou trois fois par jour, et la femme s'abstiendra de donner le sein à l'enfant. Si c'est une nourrice qui veut cesser d'allaiter son enfant, elle éloignera peu à peu les moments de lui donner le sein, et une ou deux purgations avec l'huile de ricin ou quelques verres d'eau de Sedlitz ou de limonade purgative suffiront.

ANTIMOINE, s. m. (*stibium*). Métal blanc, cassant, qui entre dans la composition de l'alliage formant les caractères d'imprimerie. On faisait autrefois avec le régule d'antimoine (métal pur) des *pilules perpétuelles* purgatives, que l'on avalait et que l'on rendait presque inaltérées. Les mêmes pilules pouvaient servir un nombre indéfini de fois et se transmettaient dans la famille. Elles agissaient mécaniquement par leur poids pour entraîner les matières fécales et aussi par une petite quantité de métal qui se dissolvait dans les sucs de l'intestin. Les composés solubles de l'antimoine sont en effet purgatifs ou vomitifs

L'antimoine possède de grandes analogies physiques et chimiques avec l'arsenic. Aussi, dans les cas où il existe des soupçons d'empoisonnement par ce dernier, et alors qu'on le recherche dans les déjections et dans les organes où il se localise de préférence, il importe de le bien distinguer de l'antimoine qui entre dans la composition de l'*émétique* (tartrate double de potasse et d'antimoine), fréquemment employé comme vomitif (voy. ARSENIC).

On se sert en médecine de quelques antimoniaux : l'ÉMÉTIQUE, le KERMÈS, l'OXYDE BLANC.

L'oxyde blanc d'antimoine est peu énergique ; ce n'est pas un véritable oxyde, mais un antimoniate de potasse ; on s'en sert en suspension dans un looch comme expectorant (dose : 0 gr. 50 centigrammes à 2 ou 3 grammes).

ANTIPÉRISTALTIQUE, adj. Mouvement de l'estomac et de l'intestin qui se produit en sens inverse du sens habituel ou péristaltique. Au lieu de pousser les matières alimentaires vers l'anus, il tend à les faire remonter vers la bouche.

ANTIPHLOGISTIQUE, adj. et s. m. Destiné à combattre la phlogose ou inflammation. La saignée, le froid, la compression, les bains tièdes, la diète, etc., sont les moyens antiphlogistiques les plus employés.

ANTIPSORIQUE, adj. et s. m. Médicament destiné à combattre les démangeaisons (voy. PSORIASIS).

ANTIPUTRIDE, adj. et s. m. Employé contre la putréfaction. Les pansements antiputrides ou antiseptiques sont faits à l'alcool, au camphre, à l'acide phénique ou thymique, au permanganate de potasse, substances susceptibles de tuer les organismes inférieurs qui paraissent être la cause de la putridité (voy. ANTISEPTIQUE).

ANTISCORBUTIQUE, adj. et s. m. (de ἀντί, contre, scorbut). Nom donné à tous les médicaments employés contre le scorbut (voy. SCORBUT). Ces médicaments sont empruntés au règne végétal et aux familles des crucifères, des synanthérées, etc. Ce sont le cresson, le raifort, le cochléaria, la moutarde, l'oseille, la laitue, le pissenlit, l'oignon, le pourpier, les bourgeons de sapin, le quinquina, le jus de citron, l'orange, etc. On a attribué à beaucoup de substances la propriété antiscorbutique, sans preuves bien suffisantes. Les véritables antiscorbutiques sont les fruits acides, citrons, oranges, groseilles, cerises aigres, etc. ; ce sont surtout une alimentation variée, abondante, des viandes fraîches, des végétaux, des farineux et tous les moyens prescrits par l'hygiène. On fait le *sirop antiscorbutique* avec le cochléaria, le trèfle d'eau, le cresson, le raifort, les oranges amères, la cannelle, le vin blanc et le sucre.

On fait également du *vin antiscorbutique*, de la bière antiscorbutique, des tisanes antiscorbutiques, etc. Ce sont toujours le raifort, le cochléaria, le cresson, etc., qui sont la base de ces préparations. On pourrait y joindre le houblon, les feuilles de noyer. Le sirop et le vin sont les plus employés, à la dose d'une, deux ou trois cuillerées à bouche chaque jour, dans toutes les affections scrofuleuses, lymphatiques. Quand on a besoin de ranimer les forces, on ajoute souvent les préparations de quinquina ou de gentiane aux médicaments antiscorbutiques.

ANTISEPTIQUES, adj. (de ἀντί, contre, σῆψις, putréfaction). Agents qui s'opposent à la fermentation putride. Un nombre considérable de substances peuvent être regardées comme antiseptiques, mais beaucoup parmi elles sont d'un emploi dangereux. Les plus usitées sont les sulfites et les hyposulfites de soude et de potasse, le borax, le silicate de soude, le coaltar, l'acide phénique, l'acide salicylique, la créosote, le goudron, etc. L'emploi des sulfites et des hyposulfites est indiqué dans les maladies infectieuses, à la dose de 10 à 15 grammes par jour dans une potion. Le borax est employé dans le muguet et dans le catarrhe de la vessie (en injections). L'acide phénique est employé dans le pansement des plaies, des ulcères fétides, en solution aqueuse de 1 gramme à 5 grammes pour 1000; l'acide salicylique (0gr,10 à 0gr,50) dans les mêmes conditions. La poudre de charbon, de quinquina, la serpentaire de Virginie, le camphre sont aussi considérés comme antiseptiques. Il faut y joindre l'alcool et ses dérivés.

ANTISPASMODIQUES, adj. (de ἀντί, contre, σπασμός, spasme). Agents qui ont la propriété de faire disparaître l'excitation désignée sous le nom de spasme ou d'état nerveux; ce sont des diminutifs des ANESTHÉSIQUES). Les antispasmodiques proprement dits sont : la valériane, le camphre, l'oxyde de zinc, le valérianate de zinc, les amandes amères, l'eau de laurier-cerise, le tilleul, les feuilles d'oranger, les gommes résines telles que l'asa fœtida, la gomme ammoniaque, etc. Il faut y joindre les bains prolongés tièdes ou les bains froids, selon que l'état nerveux est caractérisé par la surexcitation ou par la dépression, les exercices, les promenades, la gymnastique. — La valériane s'emploie en poudre (4 à 30 grammes); en tisane (10 grammes pour un litre); en lavements; en sirop; en teinture. — Le camphre s'emploie en frictions (huile ou pommade ou alcool camphrés); en lavements (huile de camomille camphrée); en pilules; en suppositoires. — La menthe s'emploie en sirop ou en infusion légère. — Le laurier-cerise s'emploie sous forme d'eau distillée (5 à 10 grammes) dans une potion ou dans un verre d'eau sucrée). — Les feuilles d'oranger, de tilleul, l'anis, l'angélique, la coriandre se prennent en infusion chaude et sucrée. — L'asa

fœtida s'emploie le plus souvent en lavements.

On fait des potions ou des sirops antispasmodiques contenant plusieurs de ces substances; des pilules avec l'asa fœtida, la valériane, l'oxyde de zinc, etc. La teinture de musc et de castoréum, ainsi que le bromure de potassium, l'éther et le chloroforme complètent la série des antispasmodiques.

ANTISYPHILITIQUE, adj. et s. m. Médicaments destinés à combattre la SYPHILIS.

ANUS, s. m. Orifice du rectum et terminaison inférieure de l'intestin, formant une ouverture circulaire placée sur la ligne médiane entre les deux fesses, en avant de l'os coccyx, en arrière de la verge ou du vagin (fig. 40). La peau du pourtour de l'anus est pourvue de poils abondants chez l'homme, nuls ou rares chez la femme; elle est froncée par le muscle *sphincter* externe qui maintient l'ouverture de l'anus fermée et s'oppose au passage des matières fécales. Après la mort, et dans les maladies graves et adynamiques, le sphincter se relâche, et l'anus reste ouvert, aussi l'on peut y introduire le doigt sans sentir la constriction qu'il oppose à l'état normal. La peau de l'anus se continue avec la muqueuse du rectum, cette dernière, au voisinage de l'orifice, est un intermédiaire entre la peau et la muqueuse; elle contient des glandes sébacées qui lui forment un enduit spécial.

L'imperforation ou **atrésie de l'anus** est une anomalie qui se présente quelquefois chez les nouveau-nés. Le plus souvent il y a un vestige d'anus qui ne communique pas avec le rectum et se termine par un cul-de-sac; il faut alors inciser les parties imperforées, pour aller à la recherche de l'intestin, en général rempli de *méconium* et formant une sorte d'ampoule (fig. 41). Quelquefois il n'y a pas de rudiment d'anus, et il est nécessaire d'inciser sur la ligne ou raphé médian, de réséquer même le coccyx pour trouver l'intestin gonflé par les matières auxquelles on donne issue. On fixe ensuite par une suture la muqueuse du rectum aux bords de l'incision et on empêche cette dernière de se rétrécir, en y passant de temps en temps des bougies ou sondes spéciales, ou de l'éponge préparée.

Anus contre nature. Ouverture anor-

male de l'intestin qui se produit naturellement à la suite d'un abcès stercoral, d'une
gangrène de l'intestin et de la paroi correspondante, d'une plaie faisant communiquer
l'intestin avec l'extérieur, etc., ou qui est
faite exprès pour donner issue aux matières
fécales lorsqu'elles ne peuvent sortir par
a voie habituelle (voy. Intestin et Obstruction intestinale, Hernie).

Un anus contre nature laisse sortir des

Lorsque l'anus contre nature s'est produit spontanément, la guérison peut s'effectuer d'elle-même, mais le plus souvent elle
exige l'intervention du chirurgien. Il sera
nécessaire d'alimenter fortement les malades, de veiller avec le plus grand soin à
leur propreté et d'empêcher l'excoriation
de la peau sur laquelle coulent les matières
fécales en la préservant avec de la baudruche, du collodion ou du taffetas gommé

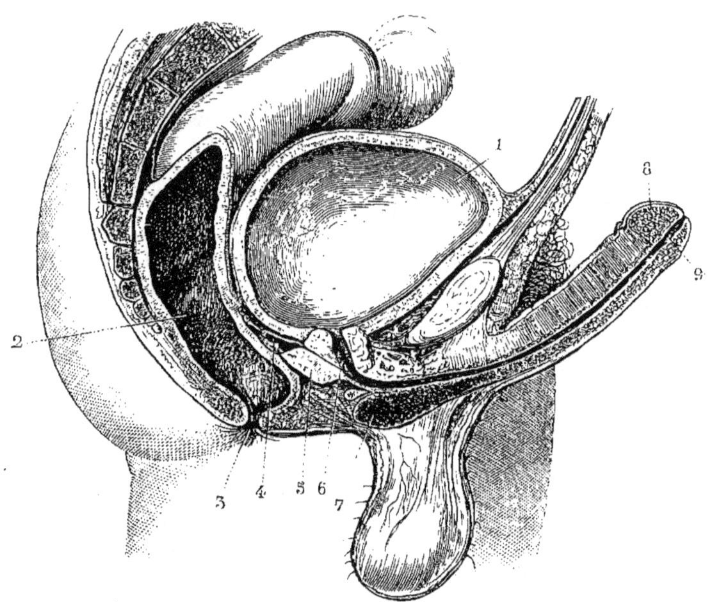

FIG. 40. — Coupe antéro-postérieure des organes contenus dans le bassin.
1 Vessie. 2 Rectum. 3 Anus. 4. Vésicule séminale. 5 Prostate. 6 Portion prostatique de l'urèthre. 7 Bulbe de l'urèthre. 8 Gland. 9. Fosse naviculaire.

matières fécales ordinaires s'il siége sur
l'extrémité inférieure du tube digestif (gros
intestin); ces matières, en effet, ont eu le
temps de s'élaborer complétement, la digestion a pu se faire et le malade conserve
ses forces. Si, au contraire, l'anus artificiel
met en communication avec l'extérieur la
partie supérieure de l'intestin grêle, les aliments sortent incomplétement digérés et les
forces s'épuisent rapidement, à moins que
l'on n'ait la précaution de faire passer du
bouillon ou du lait dans le bout inférieur,
ce qui contribue à le maintenir perméable,
et augmente la nutrition.

exactement appliqués au pourtour de la
plaie.

L'anus contre nature artificiel est une
infirmité si repoussante qu'on doit autant
que possible chercher à l'éviter. Cependant
elle peut guérir à son tour et le cours des
matières se rétablir par les voies normales.
Lorsqu'il est nécessaire d'y avoir recours,
on établit un anus artificiel dans la fosse
iliaque à droite ou à gauche; il faut réunir
par une suture l'intestin avec la peau et
éviter toute pénétration des matières dans
le péritoine. On emploie assez souvent le
procédé d'Amussat, qui consiste à aller à la

recherche de l'intestin dans la région lombaire (flanc), à un endroit où il il n'est pas recouvert par le péritoine (fig. 42).

En cet endroit, l'anus artificiel présente en outre l'avantage d'être moins incommode. C'est dans les cas d'obstruction intestinale qu'on est obligé de former un anus contre nature artificiel. Lorsque les causes de cette obstruction n'existent plus, la guérison peut être espérée si le bout inférieur a été maintenu perméable par des injec-

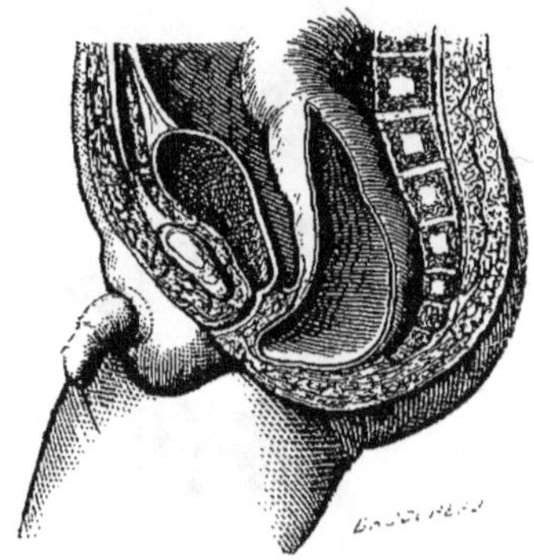

FIG. 41. — Imperforation de l'anus.

tions ou l'introduction répétée d'une sonde. L'anus artificiel se rétrécit alors graduellement; il ne faut le laisser se boucher complétement que lorsqu'on est sûr du passage des matières fécales par la voie naturelle.

Fissures à l'anus. Petites ulcérations extrêmement douloureuses qui se produisent entre les plis rayonnés de l'anus. La douleur est atroce au moment de la défécation, d'autant plus qu'elles sont le plus souvent causées par la constipation. Les femmes y sont plus sujettes que les hommes et le moment d'aller à la selle est extrêmement redouté. Le sphincter, qui est chargé, en se contractant, de fermer l'orifice de l'anus, se trouve excité par ces fissures et reste resserré d'une façon permanente. Aussi, on a conseillé de le sectionner en le coupant au-dessous de la peau, ou bien de le dilater brusquement avec les doigts (méthode de Récamier). Avant d'en venir à ces moyens utiles, mais violents, on essayera de l'emploi des pommades belladonées, au ratanhia, et surtout on combattra la *constipation*, cause primitive de tout le mal.

Abcès de l'anus. Ce sont à proprement parler des abcès au voisinage de l'anus. Ils sont causés par les inflammations des

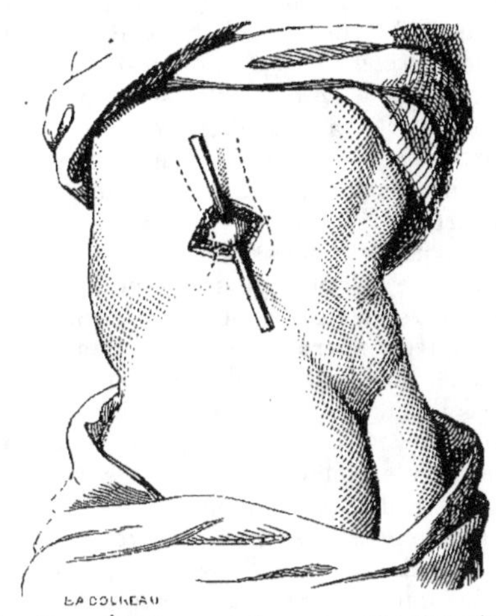

FIG. 42. — Établissement d'un anus artificiel à la région lombaire, à égale distance de la dernière côte et de la crête iliaque.

petites glandes sébacées qui siégent à cet endroit, par des sortes de furoncles, ou

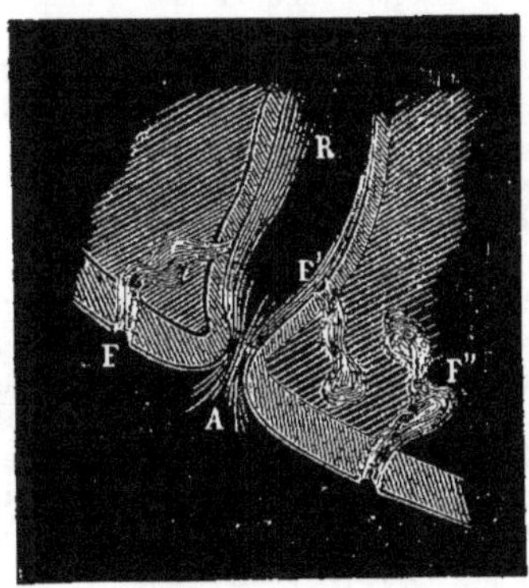

FIG. 43. — Coupe schématique des trois sortes de fistules à l'anus.

A, Anus. R, Rectum. F, Fistule complète faisant communiquer le rectum avec l'extérieur, ayant un orifice interne et un orifice externe. F' Fistule borgne interne n'ayant qu'un orifice dans le rectum. F'' Fistule borgne externe n'ayant qu'un orifice à l'extérieur.

bien par des dépôts tuberculeux qui se ramollissent et suppurent, quelquefois après un temps fort long. — Il y a d'autres abcès plus profondément situés et qui avoisinent le *rectum* plutôt que l'anus et forment la *périproctite*. — Les abcès de l'anus ne présentent une importance particulière que parce qu'ils donnent facilement naissance à des *fistules*.

Fistules à l'anus. Elles sont en général consécutives à des abcès ouverts soit à l'extérieur, soit à l'intérieur de l'intestin, soit des deux côtés en mêmes temps. Ces ouvertures d'abcès ne se cicatrisent pas, parce qu'elles sont sans cesse tiraillées par le muscle sphincter, leur voisin. Elles peuvent persister des années, se fermer, puis se rouvrir alternativement et donner lieu à une suppuration plus ou moins forte (fig. 43). Celles qui ont un orifice dans le rectum et un autre à l'extérieur sont appelées fistules complètes (F); celles qui s'ouvrent seulement à l'intérieur du rectum sont des *fistules borgnes internes* (F'); enfin on appelle *fistules borgnes externes* (F'') celles qui n'ont qu'une ouverture à la peau extérieure, autour de l'anus et se terminent en cul-de-sac au voisinage de l'intestin.

Toutes ces fistules n'ont pas de tendance à guérir spontanément à cause du passage des matières fécales et des contractions du sphincter qui ne permet pas à leurs parois de s'accoler pendant assez longtemps. On réussit quelquefois à obtenir leur oblitération par des injections de teinture d'iode (étendue d'un peu d'eau avec addition d'iodure de potassium) qui pourront toujours être tentées.

Le véritable moyen pour obtenir la guérison définitive des fistules à l'anus, c'est l'incision, la ligature, l'écrasement, ou tout autre procédé qui réunit le trajet fistuleux à l'anus. Lorsque l'opération a été faite, la fistule est changée en une simple incision de l'orifice anal, et cette incision a une tendance naturelle à la guérison. Mais il est essentiel que la cicatrisation se fasse de la périphérie vers le centre, c'est-à-dire sans reproduire le trajet fistuleux; et, pour y parvenir, on introduit continuellement de grosses mèches de charpie enduite de cérat dans l'orifice incisé. Petit à petit, on en diminue la grosseur. Il est souvent nécessaire, en faisant l'opération, d'enlever le pourtour du trajet de la fistule, car il est quelquefois induré et incapable de se cicatriser (fig. 44).

Il existe un préjugé contre l'opération de la fistule à l'anus; on pense qu'à la suite quelques personnes peuvent devenir poitrinaires (phthisiques). L'explication en est

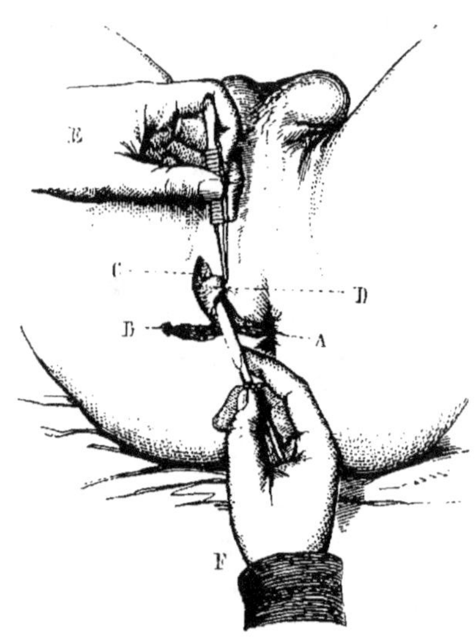

Fig. 44. — Dissection et excision des parois de trajets fistuleux.
A Anus. B et C Incision des trajets fistuleux. D Tissu induré. — E Main du chirurgien soulevant avec une pince le tissu induré du fond de la plaie.

bien simple, car les fistules, souvent consécutives à des abcès tuberculeux, siégent sur des individus qui sont déjà atteints de tuberculose pulmonaire.

Anus (Chute de l'). — Voy. RECTUM.

Anus (Corps étrangers à l'). — Voy. RECTUM.

Anus (Polypes de l'). — Voy. RECTUM.

AORTE, s. f. L'artère aorte, la plus grosse de l'économie, naît directement du ventricule gauche du cœur; elle donne passage à la totalité du sang destiné au corps tout entier. A son origine, et pour empêcher le sang artériel de refluer dans le cœur, elle présente trois valvules ou soupapes, en forme de nids accolés à sa paroi interne, qui viennent s'appliquer l'une contre l'autre au moment où le ventricule ne se contracte plus (diastole) et laissent libre au contraire le cours du sang pendant la contraction du ventricule (systole).

L'aorte en partant de la base du cœur se dirige en haut et à droite, (aorte ascendante), puis se recourbe de droite à gauche et d'avant en arrière en formant une *crosse* qui l'amène le long de la colonne vertébrale, en avant et un peu à gauche; elle descend alors parallèlement à celle-ci (aorte descendante thoracique), traverse le diaphragme, passe dans la cavité abdominale (aorte abdominale) et se termine au niveau de la quatrième ou cinquième vertèbre lombaire en se bifurquant, pour former les deux artères *iliaques primitives*.

Branches de l'aorte. Les principales artères qui naissent de l'aorte sont, en commençant par les supérieures : les artères du *cœur* ou *coronaires*, les artères *bronchiques, œsophagiennes*, le tronc *brachio-céphalique droit*, la *carotide primitive* et la *sous-clavière gauche*, les intercostales diaphragmatiques, le tronc cœliaque, les capsulaires, rénales, spermatiques ou utéro-ovariennes, mésentériques, lombaires (fig. 45 et 46).

L'aorte, comme toutes les artères, est susceptible de devenir le siége d'un ANÉVRYSME ; elle y est même plus sujette que toutes les autres à cause de sa situation qui lui fait recevoir avec le plus de force l'impulsion de l'ondée sanguine. Chez les vieillards, au niveau de la crosse, elle présente toujours une dilatation nommée *sinus de l'aorte*, lors même que l'artère n'est pas malade.

Elle est quelquefois le siége d'inflammation (*aortite*), ou de dégénérescence (*athérome*).

Anévrysmes de l'aorte. Le plus souvent causés par des dégénérescences, c'est-à-dire des altérations ou maladies des tuniques de l'artère qui surviennent sponta-

nément. Ils occupent ordinairement la partie supérieure (aorte ascendante et crosse), quelquefois cependant c'est l'aorte thoracique ou abdominale qui est affectée. L'anévrysme de l'aorte (appelé d'habitude anévrysme du cœur) est constitué par la tunique externe dilatée après la destruction ou la modification de structure des

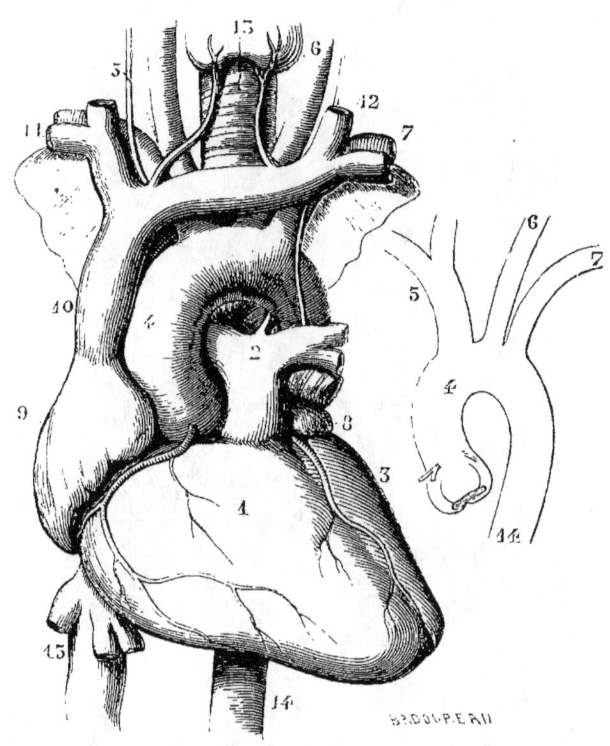

Fig. 45 (empruntée à l'anatomie du docteur Fort). — Origine de l'aorte. Gros vaisseaux de la base du cœur.

1 Ventricule droit. 2 Artère pulmonaire. 3 Ventricule gauche. 4 Aorte ascendante. 5 Tronc brachio-céphalique artériel. 6 Artère carotide gauche. 7 Artère sous-clavière gauche. 8 Oreillette gauche. 9 Oreillette droite. 10 Veine cave supérieure. 11 Veine sous clavière droite. 12 Veine jugulaire interne gauche. 13 Trachée. 14. Aorte descendante.

deux autres, il forme une poche volumineuse remplie de sang artériel qui laisse déposer des couches de fibrine sur la paroi. Cette poche va presque toujours en augmentant, soit vers l'extérieur, soit vers l'intérieur de la poitrine.

Les symptômes d'un anévrysme de l'aorte sont différents suivant la partie de l'aorte qu'il occupe. Au début, il est presque impossible à reconnaître; plus tard, on y arrive par l'examen direct (palpation, percussion, auscultation) et par l'analyse des

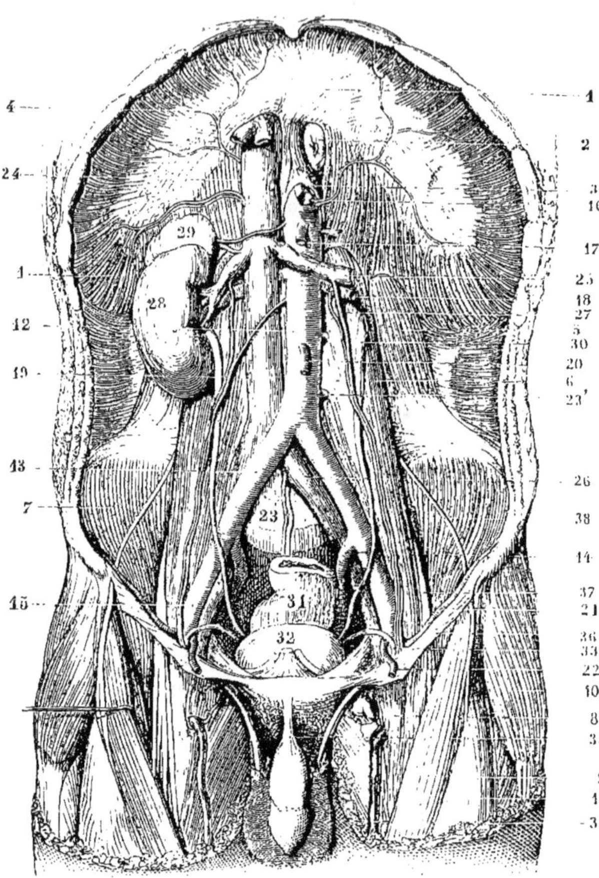

Fig. 46. — Région postérieure de la cavité abdominale. Branches de l'aorte abominale.
1 Diaphragme. 3 Ouverture aortique du diaphragme. 12 Artère aorte. 13 Artère iliaque primitive. 14 Artère hypogastrique ou iliaque interne. 15 Artère iliaque externe. 16 Origine du tronc cœliaque. 17 Origine de l'artère mésentérique supérieure. 18 Artère rénale. 19 Artère spermatique. 20 Origine de l'artère mésentérique inférieure. 21 Artère circonflexe iliaque. 22 Artère épigastrique. 23 Artère et veine sacrées moyennes. 23', 23' Artères lombaires. 31 Rectum. 32 Vessie.

assez avancé, l'existence d'une grosseur qui soulève la main appliquée sur elle et donne la sensation d'un frémissement spécial et de pulsations; peu à peu elle détruit les côtes, le sternum ou la clavicule et finit quelquefois par perforer la peau.

Par la *percussion*, on trouve que la matité qui existe normalement à la région du cœur est augmentée dans un sens ou dans l'autre.

Par l'*auscultation*, on entend, indépendamment des bruits du cœur à leur place habituelle, un bruit simple ou double plus ou moins rapeux dont la plus grande intensité est très-fréquemment à la partie supérieure à droite du sternum dans le deuxième espace intercostal.

Enfin, indépendamment de ces signes physiques, que le médecin ne peut pas toujours constater ou reconnaître, on diagnostiquera les anévrysmes de l'aorte par les phénomènes de compression qu'ils produisent sur les organes voisins et les troubles qui en résultent :

La *dyspnée* (difficulté de respirer) est très-fréquente; elle est causée par la compression de la trachée ou des bronches,

troubles qu'il provoque dans son voisinage.

L'*inspection* et la *palpation* de la poitrine permettent de constater, lorsque l'anévrysme se dirige vers l'extérieur et est

elle peut augmenter ou diminuer suivant la position dans laquelle se tient le malade. Il y a quelquefois un peu de crachement de sang. La *toux*, très-irrégulière aussi, peut avoir de violents paroxysmes.

La *déglutition* est souvent gênée, très-ir-régulièrement du reste, les aliments sont difficilement avalés; les solides passent plus facilement que les liquides; ces derniers peuvent être absolument arrêtés (*dysphagie*). Si ce sont les nerfs récurrents (nerfs qui animent les cordes vocales du larynx) qui sont atteints, le malade est *aphone*, mais sa voix devient auparavant rude, étouffée ou aiguë. On croit qu'il est atteint d'une maladie du larynx.

C'est souvent un des premiers symptômes de l'anévrysme.

Comme le sang ne se distribue plus également des deux côtés du corps, le pouls n'a pas la même intensité et le même caractère aux deux bras, et ce symptôme est quelquefois un des plus précieux éléments de diagnostic.

Il y a de plus, comme dans toutes les autres maladies du cœur, des étouffements, des palpitations, des congestions, quelquefois une hydropisie générale.

La marche des anévrysmes du cœur est essentiellement chronique; la maladie est de longue durée, mais souvent il y a si peu de symptômes qu'elle peut presque passer inaperçue si la tumeur tend à se développer vers l'intérieur. C'est une des causes de la mort subite par suite de la rupture de la poche sanguine. Il peut se produire aussi de l'œdème des poumons qui amène l'asphyxie, une syncope qui emporte le malade sans qu'il y ait eu hémorrhagie soit à l'extérieur soit à l'intérieur du corps. La terminaison fatale n'a pas toujours lieu instantanément et l'hygiène bien comprise peut prolonger beaucoup l'existence des personnes atteintes de cette maladie.

Il est difficile de distinguer un anévrysme du tronc brachio-céphalique de celui de l'aorte, mais il faudra se garder de confondre les simples battements nerveux de cette artère avec le début d'un anévrysme.

Traitement. Il est clair que le traitement chirurgical tel que nous l'avons décrit pour les anévrysmes extérieurs, est inapplicable pour les anévrysmes de l'aorte dont les branches doivent fournir du sang au corps tout entier. Cependant on a proposé sa ligature lorsque l'anévrysme siège sur la partie abdominale. C'est sur les préceptes hygiéniques qu'il convient surtout d'insister. Éviter toute émotion, toute fatigue ou excès. Le calme de l'esprit et du corps; le ventre libre, peu de nourriture, le régime lacté, la diète, au besoin la saignée et un peu de digitale de temps à autre. Enfin, si l'anévrysme fait saillie au dehors, protéger la peau et employer des compresses d'eau froide contre les hémorrhagies.

AORTITE, s. f. Inflammation de l'aorte analogue à l'*endocardite*, souvent de nature rhumatismale, aiguë ou chronique (*athérome*), finissant par transformer le tissu de l'artère et le rendre moins résistant. La vieillesse prédispose beaucoup aux dégénérescences graisseuses, cartilagineuses, calcaires qui constituent l'aortite. Mais elle se montre quelquefois chez des jeunes gens par poussées successives qui peuvent donner lieu à des attaques d'*angine de poitrine* (voy. ANGINE).

Les symptômes de la maladie son très-variables et ressemblent à ceux de l'endocardite. Au *sphygmographe*, le pouls présente une forme caractéristique, il existe entre la montée et la descente un *plateau* dû au manque d'élasticité de l'artère. Le traitement consiste surtout dans une sage observation des lois de l'hygiène, une nourriture végétale et modérée, l'absence de toute excitation.

APATHIE, s. f. (de α privatif, et πάθος, passion). Engourdissement.

APEPSIE, s. f. (de α privatif, et πέψις, digestion). Absence de digestion (voy. DYSPEPSIE).

APÉRITIF, s. et adj. (de *aperire*, ouvrir). Médicaments qui stimulent l'appétit et provoquent les sécrétions gastro-intestinales et urinaires. Ce sont les amers, les purgatifs ou laxatifs à petites doses (gentiane, quassia amara, rhubarbe, eau froide, etc.).

APHAKIE, s. f. (de α privatif, et φακος, lentille). Absence congénitale ou acquise du cristallin, entraînant la perte de l'*accommodation*. Dans l'aphakie qui résulte de l'extraction de la cataracte, par exemple, lorsqu'il n'y a pas d'autre lésion de l'œil, on ne peut voir distinctement que les objets très-éloignés, et il est nécessaire de suppléer à l'absence du cristallin par l'usage de lunettes avec des verres convexes d'un numéro différent pour chaque distance (voy. LUNETTES, CATARACTE).

APHASIE, s. f. (de α, privatif; φάσις, parole), synonyme d'*alalie* (α, λαλεῖν, parler), et d'*aphémie* (α, φῆμι, je dis). État de l'individu qui ne peut exprimer sa pensée par le langage *parlé* ou *écrit*. C'est un symptôme appartenant à divers états morbides, soit congénitaux, soit organiques, tels que l'idiotie, les lésions des lobes antérieurs de cerveau.

Les malades sont dans l'impossibilité de trouver les mots qu'ils veulent employer, ou bien ils n'ont à leur disposition qu'un nombre très-restreint de mots qu'ils emploient indifféremment. Passagère ou persistante, selon qu'elle est nerveuse, congénitale ou organique, l'aphasie réclame dans le premier cas des calmants, des antispasmodiques ; dans le second elle est incurable ; dans le troisième elle demande une médication révulsive, énergique, dérivative, déplétive. On ne la confondra pas avec l'*aphonie*, qui est la perte de la voix.

APHONIE, s. f. (de α privatif ; φωνή, *voix*). Perte plus ou moins complète de la voix ; elle diffère du mutisme qui est le défaut d'articulation, et de l'aphasie qui est la perte des mots. L'aphonie est nerveuse ou organique. On l'observe chez les femmes hystériques ; à la suite de frayeur, de colère, etc. ; ou bien à la suite de l'impression du froid ; dans le cours ou à la fin d'une *angine;* quand il y a obstacle au passage de l'air dans la glotte, ou altération fonctionnelle ou organique des cordes vocales inférieures, des nerfs ou des muscles laryngés.

Il est essentiel de rechercher la cause qui a produit l'aphonie, et l'examen laryngoscopique sera d'un grand secours. Les antispasmodiques, si elle est nerveuse ; les toniques, si elle est cachectique ; l'électricité, les révulsifs, les dérivatifs, les gargarismes, les sudorifiques sont souvent utiles. S'il y a lésion des cordes vocales, l'aphonie réclame un traitement spécial selon la nature et le siége de la lésion.

APHRODISIAQUES, adj. (de Ἀφροδίτη, Vénus). Nom donné aux médicaments considérés comme pouvant porter aux plaisirs de l'amour. Ce sont en général des excitants dont l'emploi n'est pas toujours sans danger. Les principaux aphrodisiaques sont les cantharides, le phosphore, la vanille, la cannelle, la noix vomique, l'électricité, l'hydrothérapie. La teinture de cantharide s'emploie à la dose de 0,10 à 1 gramme dans une potion ; on en fait des tablettes, des pastilles, dont l'usage peut être dangereux. Le phosphore n'est pas moins dangereux. Le courant électrique appliqué à la région lombaire et à la région prostatique, l'hydrothérapie, quand l'anaphrodisie se manifeste chez un sujet jeune et impressionnable, réussiront mieux et n'exposeront pas aux accidents (voy. Impuissance).

APHTHE, s. m. (ἄφθαι, brûlures). Petites ulcérations blanchâtres sur la muqueuse de la bouche ou de la langue, consécutives à des vésicules transparentes d'abord, puis opaques, qui s'ulcèrent en deux ou trois jours. Elles s'observent assez fréquemment chez les enfants et chez les jeunes gens et ont souvent pour cause le mauvais état des fonctions digestives, les irritants locaux, tels qu'un biberon malpropre ou un lait trop acide chez les enfants, l'usage de la pipe et du cigare chez les adultes, etc. Quand la petite vésicule s'est ouverte, elle fait place à une ulcération à bords taillés à pic, rouges, mais se cicatrisant assez promptement. L'aphthe donne lieu à la fétidité de l'haleine, à la salivation, à des douleurs plus ou moins vives au contact des aliments ou bien quand le malade veut rire ou parler, quelquefois même à un engorgement des ganglions sous-maxillaires.

Les aphthes sont *discrets*, quand ils sont peu nombreux et disséminés ; ils sont *confluents*, quand ils sont nombreux et rapprochés. Dans les pays humides, tels que la Hollande, l'aphthe peut se généraliser à toutes les voies digestives, d'où des nausées, des vomissements, le ballonnement du ventre.

Le traitement consiste en boissons émollientes, calmantes, racines de guimauve, têtes de pavots, d'abord ; quand la douleur est calmée, toucher les aphthes avec le borax, l'alun en poudre, en cristal ou en solution, avec une goutte d'alcool ou d'eau de Cologne ou bien avec le crayon de nitrate d'argent ; quelques pastilles de Vichy et lavements laxatifs.

APIOL, s. m. (de *apium*, persil ; *oleum*, huile). Produit du suc concentré et principe actif des graines de persil. Découvert et expérimenté par Joret et Homolle, il a été employé contre les fièvres intermittentes moyennes et comme emménagogue, c'est-à-dire comme excitant de la menstruation, pour combattre l'AMÉNORRHÉE et la DYSMÉ-

NORRHÉE. Il est pris en capsules, à la dose de 1 à 4 par jour.

APNÉE, s. f. (α privatif ; πνέω, πνεύω, je respire). Défaut de respiration, synonyme d'asphyxie, diffère de la dyspnée qui exprime la difficulté de la respiration. L'apnée n'est pas une maladie proprement dite, c'est un symptôme (voy. ASPHYXIE).

APONÉVROSE, s. f. (ἀπὸ, de ; νεῦρον, nerf, parce que les anciens considéraient les aponévroses comme la terminaison des nerfs). Membrane fibreuse, très-résistante. On en distingue deux variétés : 1° aponévroses d'enveloppe ou de contention ; 2° aponévroses d'insertion.

L'*aponévrose d'enveloppe* est une membrane mince qui enveloppe tous les muscles auxquels elle adhère plus ou moins par sa face interne, tandis que sa face externe est recouverte par la peau. Elle forme autour du muscle une sorte de gaîne ou *fascia*, faisceau. De la face profonde de cette première gaîne partent d'autres membranes aponévrotiques qui divisent la gaîne principale en gaînes secondaires, qui, à leur tour sont également subdivisées en autant de loges qu'il y a de muscles. A mesure qu'elles se rapprochent des articulations, ces aponévroses se resserrent et se continuent avec les gaînes tendineuses. En résumé, pas de muscles sans gaîne ou fourreau, c'est-à-dire sans membrane d'enveloppe ou aponévrose. L'épaisseur des aponévroses varie selon les régions ; la plus considérable est l'aponévrose des muscles de la cuisse, appelée *fascia lata* (fig. 47).

L'*aponévrose d'insertion* est une membrane blanchâtre, résistante, constituée par du tissu fibreux ; elle a la structure des tendons, et n'en diffère que par la forme ; elle est un tendon aplati et a pour propriété de rattacher le muscle à la partie qu'il doit mouvoir.

Les aponévroses ne reçoivent que très-peu de vaisseaux et pas de nerfs, d'où leur insensibilité et leur résistance à l'action désorganisatrice des maladies.

Le tissu ou trame qui constitue les aponévroses est appelé *tissu aponévrotique*.

APOPHYSE. s. f. (ἀπὸ, de ; φύσις, croissance ou excroissance). Saillies osseuses plus ou moins proéminentes, ayant une forme variable, ligne, crête, épine, etc. et servant à l'insertion des muscles. On les appelle aussi éminences. Elles sont désignées par leur siége (éminence iliopectinée), par leur forme (apophyse cora-

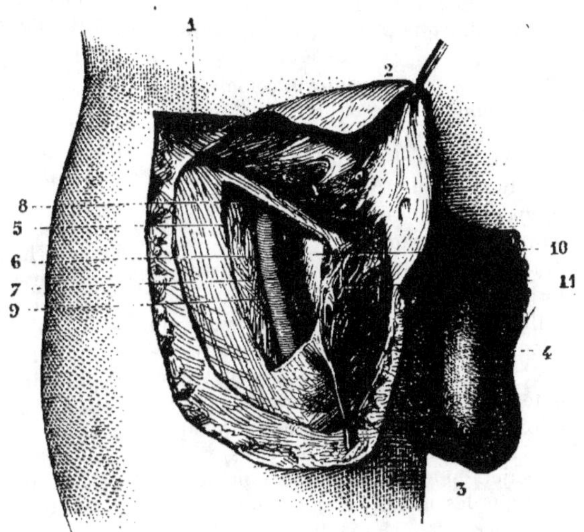

FIG. 47. — Entonnoir crural montrant la gaîne aponévrotique des vaisseaux fémoraux.

1 Peau. 2 Aponévrose superficielle do *Fascia superficialis*. 6 Feuillet profond de l'aponévrose fémorale. 11 *Fascia crebriformis* (lame criblée aponévrotique formant la paroi antérieure de l'entonnoir crural).

coïde, styloïde, en forme de bec de corbeau, de stylet), par le nom de l'anatomiste qui les a signalées le premier (apophyse d'Ingrassias). L'apophyse fait partie de l'os lui-même ; dans le jeune âge, quand tout l'os n'est pas ossifié, on appelle ÉPIPHYSE (ἐπί, sur, φύσις) la saillie osseuse qui s'unit à l'os au moyen d'un cartilage intermédiaire.

APOPLECTIQUE, adj. Qui a rapport à l'apoplexie. On dit ordinairement et quelquefois à tort qu'un homme a le teint, la constitution apoplectique, lorsque son visage est fortement coloré, que son cou est gros et court, et que les vais-

seaux de la tête sont fréquemment congestionnés.

APOPLEXIE, s. f. (de ἀποπλήσσω, je
frappe). On donne ce nom à plusieurs maladies très-différentes les unes des autres,
qui se rapprochent par certains points de
l'hémorrhagie cérébrale, à laquelle il est
le plus souvent appliqué.

Début brusque, épanchement sanguin,
perte du sentiment et du mouvement plus
ou moins complète, paralysie consécutive,
tels sont les caractères principaux des
apoplexies, mais le sens de ce mot a été
singulièrement étendu et ne peut être nettement défini que pour chaque maladie en
particulier.

On dit souvent apoplexie comme synonyme d'hémorrhagie en parlant d'un *épanchement de sang au milieu d'un tissu*, tel
que la rétine, la choroïde, le tissu du poumon, du rein, etc. Nous distinguerons :

*L'apoplexie cérébrale, meningée, séreuse,
nerveuse, pulmonaire.*

Apoplexie cérébrale proprement dite ou
hémorrhagie cérébrale.

Elle résulte de l'effusion du sang au
milieu du cerveau dont le tissu est déchiré, écarté, détruit par l'hémorrhagie.
Toutes les parties de *l'encéphale* peuvent
en être le siége, elle est plus fréquente à
droite qu'à gauche. Les hommes y sont
plus sujets que les femmes, les personnes
âgées que les jeunes, à cause de la dégénérescence des artères du cerveau qui,
dans la vieillesse, sont plus friables,
moins résistantes et se laissent déchirer
plus facilement sous l'impulsion du sang.
Aussi, lorsque cette impulsion est plus
forte, chez les personnes qui ont le cœur
trop gros (hypertrophié), dont le cou est
court, qui ont facilement la face et les
yeux injectés, on doit davantage redouter
les hémorrhagies cérébrales.

Indépendamment de ces causes prédisposantes et de l'hérédité, la constipation
habituelle favorise l'apoplexie cérébrale;
aussi doit-elle être soigneusement évitée
par toute personne qui a déjà eu une
attaque.

Celle-ci se produit brusquement, à l'occasion d'une contrariété, après un repas
prolongé, un léger excès de boisson, ou
simplement à la suite d'un mouvement
brusque ou d'un effort.

Portal a fait la remarque que les apoplexies sont devenues moins fréquentes
depuis que l'on ne soupe plus à Paris.

Rarement il y a des phénomènes avant-
coureurs bien caractéristiques, quelquefois des éblouissements, des chaleurs à la
tête ; le plus souvent l'individu atteint
tombe rapidement sans connaissance, l'intelligence et le mouvement sont abolis;
les pupilles sont dilatées ; le pouls lent,
irrégulier, intermittent ; la respiration
plus ou moins gênée, stertoreuse; parfois
les urines et les fèces s'échappent involontairement. Au bout d'un temps fort variable, l'intelligence revient plus ou moins
complétement, mais la parole reste embarrassée, les mouvements difficiles, quelquefois il y a paralysie d'un côté du corps
et de la face (*hémiplégie*). L'hémorrhagie
qui a atteint le côté droit du cerveau produit une paralysie du côté gauche du
corps, et *vice versâ*.

Il faut distinguer plusieurs degrés dans
l'hémorrhagie cérébrale.

Si elle est *faible*, s'il s'agit d'un jeune
sujet, tous les symptômes disparaissent
complétement. Il peut rester un certain
degré d'hébétude, ou une prédisposition à
l'épilepsie.

Si *l'hémorrhagie est de moyenne intensité*, au moment de l'attaque, la respiration ne s'altère pas d'une façon notable.
Après l'attaque, il reste une paralysie d'un
côté du corps qui diminue progressivement en commençant par la face, puis la
jambe, enfin le bras. Les fonctions peuvent même se rétablir complétement, à
moins de rechute.

Si *l'hémorrhagie est forte*, elle peut détruire une partie considérable du cerveau, se
répandre des deux côtés et être mortelle dès
la première attaque, mais presque *jamais*
elle ne l'est *immédiatement;* plusieurs
heures, plusieurs jours s'écoulent avant
l'issue fatale. Le malade reste sans connaissance pendant tout ce temps, immobile, la
respiration est lente, elle soulève les joues
paralysées comme lorsqu'on fume une
pipe; il y a paralysie de l'intestin et de la
vessie, rétention des urines et des matières fécales. Quelquefois une lueur d'intelligence reparaît pour s'évanouir aussitôt ; il peut se montrer de la fièvre due à
l'inflammation du cerveau autour de l'hémorrhagie, et alors on observe des mou-

vements convulsifs et des soubresauts qui annoncent une fin prochaine.

La quantité de sang qui forme les hémorrhagies cérébrales est très-faible, elle varie de quelques grammes à 200 grammes.

On peut confondre l'hémorrhagie cérébrale avec d'autres maladies qui produisent aussi l'apoplexie dans le sens vulgaire de ce mot. Lorsque la mort a lieu instantanément, on peut presque être sûr d'avoir affaire à une syncope, à une apoplexie pulmonaire ou à la rupture d'un anévrysme à l'intérieur du corps. Il est difficile de distinguer l'apoplexie produite par l'hémorrhagie cérébrale de celle de l'*hémorrhagie méningée* ou du *ramollissement*.

La **congestion cérébrale apoplectiforme** peut présenter tous les symptômes de l'hémorrhagie cérébrale; elle survient subitement et produit aussi la paralysie d'une moitié du corps (*hémiplégie*). Mais lorsqu'elle ne tue pas tout d'un coup (ce qui est très-rare), les troubles qu'elle a produits se dissipent en quelques minutes ou quelques heures.

Les accidents qui viennent compliquer l'apoplexie sont nombreux, la chute peut être l'occasion de blessures plus ou moins graves. Lorsque la paralysie est établie, il faut surveiller le malade afin de ne pas lui laisser venir d'*eschare* au *sacrum* par suite d'un séjour au lit trop prolongé, dans le *décubitus dorsal*. Il y aura souvent de l'*embarras gastrique*, de la *constipation*, qu'il faudra combattre pour prévenir de nouvelles attaques. Enfin, chez les vieillards, il surviendra fréquemment un catarrhe pulmonaire qui s'aggravera par le *décubitus dorsal*. Aussi sera-t-il bon de ne pas les laisser couchés sur le dos, mais de les faire lever plusieurs fois dans la journée.

Le *traitement* sera surtout préventif et consistera dans l'observation exacte des règles de l'hygiène. Ni excès, ni émotions, ni constipation. Suivant les cas, il consistera au début en saignée générale ou locale, diète, purgatifs, séton au besoin et sinapismes aux jambes. Les lavements purgatifs seront parfois très-utiles, lorsque les médicaments ne pourront être tolérés par l'estomac. On cherchera à éviter les complications (fièvres, eschares, bron-

chite), et contre la paralysie, on emploiera avec précaution, et seulement un certain temps après l'accident, les stimulants et l'électricité.

L'apoplexie méningée, ou hémorrhagie méningée, se produit au milieu des enveloppes du cerveau (*méninges*), le plus souvent de l'arachnoïde, soit brusquement, soit lentement. Les enfants, les vieillards, les aliénés y sont le plus sujets, mais elle présente alors des formes différentes. Elle succède souvent à des coups violents portés sur la tête, à un accouchement difficile, à un fort accès de colère. Si l'hémorrhagie méningée se fait rapidement, elle présente tous les symptômes de *l'apoplexie* par *hémorrhagie cérébrale;* si elle se fait lentement, elle ressemble complétement au *ramollissement cérébral*. Les mêmes symptômes, douleur de tête, affaiblissement de l'intelligence, du mouvement, de la sensibilité, embarras de la parole, contracture des membres, se voient dans les deux maladies.

La marche et la durée de cette affection sont très-variables, la mort peut arriver en quelques heures ou en quelques jours. Si la guérison doit avoir lieu, elle est parfois très-longue et se fait attendre six mois, un an et même davantage.

Le traitement préventif et curatif est le même que pour l'hémorrhagie cérébrale. Lorsqu'elle résulte d'un coup ou d'une chute sur la tête, surtout chez les enfants, il faut appliquer des sangsues derrière l'oreille correspondante et de la glace sur le crâne.

Apoplexie séreuse. Ce n'est pas un épanchement de sang, mais une production subite de sérosité dans le cerveau ou ses enveloppes qui constitue cette apoplexie rapide dans ses effets comme les précédentes. Jean-Jacques Rousseau y a succombé, et la rapidité de sa mort a fait croire à un suicide.

On observe l'apoplexie séreuse chez les goutteux et les rhumatisants. Elle existe quelquefois en même temps que d'autres hydropisies de la plèvre, du péritoine ou du péricarde, et produit une paralysie généralisée, le coma, du délire quelquefois, et le plus souvent une mort rapide.

Lorsqu'au milieu d'un accès de *goutte* ou de *rhumatisme* ces symptômes se présenteront, il faudra immédiatement avoir recours à la saignée du bras, à des ventouses ou des sangsues derrière les oreilles et des sinapismes aux jambes.

Apoplexie nerveuse. Lorsqu'il y a tous les symptômes des apoplexies, mais que l'on ne trouve rien à l'autopsie, ni hémorrhagie, ni sérosité, ni autre cause apparente, on dit qu'il y a eu apoplexie nerveuse.

Apoplexie pulmonaire, ou hémorrhagie pulmonaire. Épanchement sanguin dans le tissu du poumon, qu'il y ait ou non crachement de sang (hémoptysie).

Il y a soit simple infiltration du sang dans le tissu du poumon, soit collection de ce sang en foyers plus ou moins grands. Elle se rencontre souvent comme complication de la fièvre typhoïde, du purpura, des fièvres éruptives; elle peut succéder à une suppression brusque des hémorrhoïdes ou des règles chez la femme. Mais elle est surtout due aux maladies du cœur et des gros vaisseaux.

Le plus souvent elle débute brusquement sans fièvre, par de la suffocation, une douleur vive dans la poitrine, une toux avec sensation d'irritation à la gorge et des crachats sanguinolents. La toux amène parfois des hémoptysies abondantes, et détermine des mouvements du diaphragme comme dans le vomissement.

Par l'auscultation et la percussion, on ne trouve quelquefois rien d'anormal dans la poitrine, ou bien de la *matité* et des râles *sous-crépitants*. La mort peut être extrêmement rapide et même foudroyante, il y a un ébranlement général qui simule l'apoplexie cérébrale, la respiration est en outre suspendue. Mais presque toujours, après une hémoptysie qui a duré quelques jours, les choses reprennent leur cours normal et la santé se rétablit, s'il n'existe pas d'autre affection (maladies du cœur, etc.), ou si celle qui a causé l'apoplexie pulmonaire (fièvre scarlatine, rougeole, etc.), a guéri.

Traitement. Il faudra d'abord naturellement avoir égard à la maladie primitive qui a occasionné l'apoplexie pulmonaire. Contre cette dernière on emploiera, suivant les cas, la saignée du bras, les dérivatifs, les ventouses sèches surtout. Les boissons seront prises froides et acidulées, on exigera le plus grand repos. Enfin on pourra employer l'ipécacuanha par petites doses souvent répétées.

APOZÈME, s. m. (de ἀποζέω, faire bouillir). Décoction très-concentrée de plantes ou de médicaments, sorte de tisane très-chargée.

APPAREIL, s. m. (*apparatus*). Ce mot a différents sens suivant les cas : il indique les instruments, les organes, ou les dispositions qui servent à une opération ou à une fonction.

En *physiologie* et en *anatomie*, on donne le nom d'appareil à la réunion des organes qui concourent ou servent à l'accomplissement d'une fonction. Ainsi il y a les appareils de la nutrition, de la locomotion, de la respiration, de la vision, de la génération, etc.

En *physique*, on emploie des appareils destinés à produire l'électricité (appareils d'induction, etc.), à enregistrer certains mouvements (*sphygmographe*), à indiquer les températures (*thermomètre*), etc.

En *chimie*, ce sont des dispositions de flacons, tubes, cornues, etc., destinées à la production de certains corps, à leur épuration, à leur recherche (appareils de *Wolf*, de *Marsh*).

En *chirurgie*, l'appareil instrumental est l'ensemble des instruments nécessaires à une opération. On dit, en parlant de l'opération de la pierre dans la vessie : TAILLE par le petit ou par le grand appareil, suivant qu'il s'agit de la méthode de Celse qui emploie peu d'instruments ou de celle de Jean des Romains qui en emploie beaucoup.

Appareils : suspenseur, contentif, extenseur, c'est-à-dire destinés à suspendre ou soutenir une partie telle que le sein ou les bourses ; à contenir une hernie ; à étendre un membre et à le maintenir dans cette situation.

Appareils inamovibles, amovo-inamovibles, *ouaté, de Scultet, silicaté, plâtré*, etc. Modes de pansements destinés à contenir les fractures, à panser les plaies, à maintenir les articulations dans l'immobilité, etc.

Appareil à pansements. Objets destinés aux pansements.

APPÉTIT, s. m. (de *appetere*, désirer). Sentiment qui pousse l'individu à désirer quelque chose.

En *médecine*, le mot appétit est plus spécialement réservé pour le désir de manger.

La faim est le *besoin* de manger, l'appétit en est le *désir;* d'où le proverbe que l'appétit vient en mangeant, c'est-à-dire que le désir de manger se développe ou s'augmente quelquefois en mangeant; on n'en pourrait dire autant de la faim qui, au contraire, est apaisée par les aliments. L'*anorexie* est l'absence d'appétit.

Les médicaments employés pour donner de l'appétit sont les apéritifs, les toniques, les amers, les boissons gazeuses, acidulées, les petits fragments de glace pilée au moment du repas, l'exercice à pied, à cheval, etc. — Le mot appétit s'emploie encore pour désigner les désirs vénériens, le désir de rapprochements sexuels : c'est l'*appétit vénérien*.

APROCTIE, s. f. (de α privatif, et πρωκ-τός, anus). Imperforation de l'*anus*.

AQUAPUNCTURE, s. f. (de *aqua*, eau, et *punctura*, piqûre). Piqûre obtenue par la projection d'un très-mince filet d'eau soumis à une très-haute pression. C'est une manière de produire la *révulsion*. L'eau perce la peau au point choisi par l'opérateur et détermine une légère ampoule en même temps qu'une douleur vive et un peu d'écoulement de sang. On emploie ce procédé avec succès pour guérir les névralgies, surtout celles des nerfs superficiels.

AQUEDUC, s. m. (de *aqua*, eau; *ducere*, conduire). Terme employé pour désigner quelques conduits.

L'*aqueduc de Fallope* est un conduit percé dans le *rocher*, qui contient le nerf facial.

AQUEUX, adj. (de *aqua*, eau). Qui contient de l'eau. L'*humeur aqueuse* est un liquide contenu dans la chambre antérieure de l'*œil*, entre la cornée et l'iris.

ARACHNOÏDE, s. f. (de ἀράχνη, araignée, et εἶδος, forme). Une des trois membranes (méninges) qui enveloppent le cerveau. Elle est située entre les deux autres : la *dure-mère* et la *pie-mère*. C'est une séreuse constituée par deux feuillets dont l'un est intimement uni à la dure-mère et ne s'en sépare qu'au niveau des trous destinés aux passages des nerfs.

ARACHNOÏDIEN, adj. Qui appartient à l'arachnoïde. Liquide arachnoïdien (voy. CÉPHALO-RACHIDIEN).

ARAIGNÉE, s. f. (*aranea*, ἀράχνη). Animal de l'ordre des arachnides. On se sert de la toile d'araignée pour arrêter les petites hémorrhagies (coupures et piqûres de sangsues), son action est toute mécanique. Le venin de certaines araignées des pays chauds est dangereux.

ARC, s. m. (*arcus*). L'arc sénile de la cornée ou *gérontoxon* est un liséré grisâtre du pourtour de la cornée des vieillards, qui n'a aucune importance, ni au point de vue de la vision, ni de l'opération de la cataracte. On le regardait autrefois comme une contre-indication de cette opération par extraction.

ARCADE, s. f. Nom donné à certaines parties du corps recourbées en cercle incomplet (ARCADE SOURCILIÈRE, ARCADE CRURALE).

ARÉNATION, s. f. (de *arena*, sable). Traitement qui consiste en un bain général ou partiel de sable chaud.

ARGENT, s. m. (*argentum*, de ἀργός, blanc). Métal blanc de densité 10,50. On utilise en médecine l'azotate d'oxyde d'argent (nitrate d'argent, pierre infernale) à l'extérieur, comme caustique, et à l'intérieur dans les maladies de la moelle épinière. Les sels d'argent introduits dans l'organisme se transforment rapidement en *chlorure d'argent* insoluble, mais la petite quantité qui est absorbée est décomposée dans l'intérieur des tissus (intestin, rein, poumon) où elle dépose de l'argent métallique qui donne une couleur bronzée à la peau des personnes soumises longtemps à ce traitement.

ARMOISE, s. f. *Artemisia vulgaris*, de la famille des Synanthérées. Plante herbacée, à racines longues et rampantes, à fleurs argentées, disposées en épis sur une tige arrondie, cannelée, d'un mètre de hauteur. L'armoise est un amer, tonique, excitant. Elle agit comme tel dans l'atonie de l'utérus et est employée comme emménagogue. On la prend en infusion (15 à 30 grammes pour un litre d'eau bouillante); en eau distillée (50 à 100 grammes); en sirop (25 à 75 grammes); en extrait (2 à 4 grammes, en pilules); en poudre (5 à 10 grammes) en vin. A l'extérieur, on la prend en fumigations (50 à 100 grammes), en injections, en lavements.

ARNICA, s. f. Plante de la famille des Synanthérées, tribu des Corymbifères, à odeur particulière forte, à saveur amère. Quand les fleurs sont sèches, il faut les manier avec précaution, à cause des aigrettes qui s'en détachent et qui irritent la membrane interne des fosses nasales, d'où encore la nécessité de filtrer la tisane d'arnica. On l'a falsifiée quelquefois en y joignant de l'aunée. Les parties employées sont les feuilles, les fleurs et la racine. L'arnica s'appelle aussi plantain des Alpes, tabac des Vosges. L'arnica est un médicament excitant, portant son action sur l'encéphale, sur le tube digestif, sur le cœur, sur le système nerveux. Stahl l'appelait le quinquina des pauvres et l'employait quelquefois contre les fièvres adynamiques. On donne la poudre de racine comme sternutatoire (une pincée); les fleurs et feuilles en infusion (2 à 5 grammes pour un litre); mais c'est surtout en teinture alcoolique que l'arnica est employé dans les contusions. Le vulgaire lui a fait dans ce cas une réputation qu'il ne mérite pas plus que les autres préparations alcooliques.

AROMATIQUE, adj. Les substances aromatiques ont une odeur forte, chaude, due le plus souvent à une huile essentielle qu'elles contiennent. Elles servent à la préparation des boissons excitantes et antispasmodiques.

Les *espèces aromatiques* sont : les sommités d'absinthe, hysope, menthe, origan, romarin, sauge, thym, fleurs de lavande par parties égales.

Le *vin aromatique* est une macération de 128 grammes d'espèces aromatiques dans un litre de vin rouge et d'eau vulnéraire spiritueuse (alcoolat aromatique). Il est employé dans le pansement des plaies et des ulcères atoniques.

ARRIÈRE-FAIX, s. m. Synonyme de PLACENTA.

ARRIÈRE-GORGE, s. f. Partie de la gorge ou *pharynx*, située derrière les *amygdales*.

ARROW-ROOT. Mot anglais composé qui signifie racine, *root*, contre les flèches, *arrow*, parce que les Indiens croyaient qu'elle était bonne contre les blessures produites par les flèches. C'est une fécule qu'on retire de plusieurs plantes de différents pays. La plus usitée est celle qui provient du *maranta arundinacea*; les racines sont lavées, râpées, filtrées et desséchées et fournissent une fécule analogue à la plus belle farine. L'arrow-root est un aliment léger, de facile digestion, excellent pour les enfants et les convales-

cents. Il a les propriétés générales des fécules.

ARSÉNIATE, s. m. Sels formés par l'acide arsénique AsO^5 et une base. Tous sont des poisons violents, plus énergiques même que l'acide arsénieux, parce qu'ils sont plus solubles et, partant, plus vite absorbés.

L'*arséniate de soude* forme la liqueur de Pearson (1 gramme d'arséniate de soude pour 500 grammes d'eau). Dose 20 gouttes par jour, contre les fièvres intermittentes rebelles, la phthisie pulmonaire, l'emphysème, etc. On emploie aussi l'arséniate d'ammoniaque, l'arséniate de fer et l'arséniate d'antimoine, le plus souvent sous forme de granules contenant un milligramme de ces substances.

ARSENIC, s. m. (*arsenicum*). Le véritable arsenic, dit arsenic métallique, est un corps simple, métalloïde, d'un gris de fer, brillant et fragile, d'une densité de 6 environ (5,96). Il n'est employé que comme tue-mouche, mélangé avec du lait, bien que par lui-même il soit insoluble et inabsorbable; mais en se combinant avec l'oxygène de l'air il se forme un peu d'acide *arsénieux*, poison violent, auquel on donne vulgairement le nom d'arsenic.

ARSENICOPHAGE, s. m. (de *arsenic*, et φάγειν, manger). Mangeur d'arsenic. Bien que l'arsenic (acide arsénieux) soit un poison énergique, on peut arriver, en augmentant progressivement les doses ingérées, à pouvoir supporter de 15 à 20 centigrammes de cette substance qui, administrée en pareille quantité d'emblée, produirait souvent la mort. Les paysans de la Styrie et du Tyrol (Autriche) s'en servent pour se procurer de l'embonpoint et se donner les apparences d'une vigueur et d'une fraîcheur qui les abandonne dès qu'ils cessent de faire usage de ce stimulant. Le même moyen est utilisé pour les animaux, sur lesquels il produit des effets analogues.

ARSÉNIEUX, adj. Acide faible composé d'arsenic métallique et d'oxygène (AsO^3). C'est à lui qu'on donne ordinairement le nom d'*arsenic*, *arsenic blanc*, *mort aux rats*. C'est un des poisons qui ont été le plus souvent l'instrument du crime, celui des Borgia et de la marquise de Brinvilliers. On le trouve dans le commerce sous la forme d'une poudre blanche analogue à de la farine, avec laquelle on l'a parfois confondu, ou en morceaux semblables à de la porcelaine blanche, dont l'intérieur est *vitreux* (arsenic porcelanique, vitreux).

Il est susceptible de se volatiliser et de distiller; il cristallise alors en prenant l'état *vitreux*, transparent, qu'il perd peu à peu pour devenir blanc opaque et passer à l'état *porcelanique*. Il est très-peu soluble dans l'eau froide, davantage dans l'eau bouillante et dans l'acide chlorhydrique.

L'acide arsénieux, comme les autres arsénicaux (arséniates et arsénites) s'emploie en médecine à doses lentement progressives depuis un 1 milligramme, jusqu'à un ou deux centigrammes par jour, et même davantage, pour réveiller les fonctions digestives, contre la phthisie, l'asthme lié à l'emphysème pulmonaire surtout, et les affections de la peau rebelles contre lesquelles il est un moyen héroïque. C'est aussi un agent précieux contre les fièvres intermittentes et la cachexie paludéenne; il régularise les selles et imprime une stimulation générale à l'économie.

L'arsenic agit comme poison à des doses qui dépendent beaucoup de la susceptibilité individuelle; à partir de 10 centigrammes administrés d'emblée, il devient très-dangereux, mais les arsenicophages habitués progressivement à son usage le supportent à hautes doses, et il ne leur vient d'accident que lorsqu'ils en cessent l'usage.

L'empoisonnement par l'arsenic est bien moins fréquent aujourd'hui qu'il y a quelques années, avant l'application du phosphore aux allumettes.

C'est en effet à cet agent que le crime et le suicide se sont depuis adressés de préférence. Les symptômes de l'empoisonnement par l'arsenic sont différents, suivant que le poison est rapidement absorbé, ou qu'il agit lentement.

Empoisonnement aigu. Au bout d'un temps variant de quelques minutes à quelques heures, il se produit des vomissements formés d'abord de substances alimentaires, puis de matières blanchâtres, quelquefois sanguinolentes, au milieu desquelles on peut quelquefois reconnaître des fragments d'acide arsénieux qui, étant difficilement soluble, reste pendant quelque temps en partie intact dans l'estomac. Il se déclare de violentes douleurs à l'épi-

gastre et une soif extrêmement ardente, le ventre devient douloureux, les traits du visage s'altèrent, les selles sont nombreuses, très-abondantes et très-fétides.

Si l'empoisonnement suit son cours, les symptômes ressemblent à ceux du CHOLÉRA. La faiblesse générale est extrême, le cœur bat irrégulièrement et faiblement, les extrémités et le visage se refroidissent et prennent une teinte bleuâtre, il y a des crampes dans les muscles. Les urines sont supprimées comme dans le choléra; les vomissements et les selles peuvent persister jusqu'à la mort, qui survient suivant les cas au bout de quelques heures ou de quelques jours, l'intelligence restant intacte.

Il y a parfois un temps d'arrêt dans les selles et les vomissements; la soif, la douleur épigastrique, la faiblesse générale et la difficulté de la respiration persistent; le poison absorbé produit sur la peau des taches livides pétéchiales, des élevures papuleuses, ou lui donne la coloration jaune de l'*ictère*.

La mort a lieu par suite des progrès du refroidissement, de la faiblesse générale, et surtout de celle des battements du cœur.

Souvent le choléra a été pris pour un empoisonnement; mais les selles cholériques sont *inodores* et *riziformes* (semblables à de l'eau de riz), tandis que les selles déterminées par l'empoisonnement arsenical sont *jaunes* et *infectes*.

Empoisonnement lent. Le début de la forme lente est à peu près le même que celui de la forme aiguë. Mais les vomissements se calment de temps à autre sans que le goût âcre et la rougeur de la gorge et de la langue disparaissent. Le malade rejette à chaque instant de la bile, éprouve de violentes coliques, saigne du nez, a le vertige et ressent une lassitude extrême, accompagnée de tremblement, de syncope et de douleurs dans les jointures.

L'action du poison se porte sur la peau, dont la sensibilité devient très-vive et qui est le siège d'éruptions et de démangeaisons. Enfin la paralysie se déclare dans les jambes ou dans toute la partie inférieure du corps (paraplégie) et, après des mois ou des années quelquefois, la malheureuse victime finit par succomber avec l'aspect d'une vieillesse anticipée.

Il est quelquefois difficile de distinguer,

pendant la vie, l'empoisonnement par l'arsenic des maladies spontanées qui produisent des symptômes semblables. Mais, après la mort, on sait affirmer que l'expert peut acquérir la certitude absolue de l'empoisonnement, grâce à la perfection des méthodes chimiques d'investigation. D'abord, remarquons que si l'arsenic semble produire une sorte de pourriture des tissus pendant la vie, il les conserve au contraire après la mort, et c'est même cette propriété qui le fait utiliser par les empailleurs et les naturalistes, de telle façon qu'on en peut indéfiniment retrouver la trace dans les cadavres, même inhumés depuis des années et transformés en une sorte de cambouis.

Pour rechercher l'arsenic dans un cas d'empoisonnement, l'expert recueille les vomissements et les déjections, si c'est possible l'estomac, l'intestin et ses annexes, ainsi que le foie, organe où se localise le poison de préférence. Ces parties sont au préalable débarrassées de leur matière organique et converties en une masse charbonneuse au moyen de l'acide sulfurique et de la chaleur ou d'autres manipulations qui ont toutes pour résultat de concentrer dans un liquide tout l'arsenic qui a pu exister dans les substances examinées. C'est de ce liquide qu'il s'agit d'extraire l'arsenic et d'en constater les propriétés. Pour cela, on emploie l'appareil de Marsh, imaginé en 1836, et qui est fondé sur le principe suivant.

Lorsqu'on met du zinc avec de l'eau et de l'acide sulfurique purs dans un flacon à deux tubulures disposé comme dans la figure ci-dessus (fig. 48), il se dégage du gaz hydrogène pur qui, étant enflammé à l'extrémité du tube effilé, brûle sans odeur en donnant une flamme extrêmement pâle et incolore. Si l'on ajoute à ce mélange un composé contenant de l'arsenic, le liquide dont nous venons de parler plus haut par exemple, et qu'il s'agit d'essayer, au lieu de gaz hydrogène pur, il se produira du gaz *hy-*

drogène arsénié (combinaison d'hydrogène et d'arsenic) qui brûlera avec une flamme d'un blanc livide en répandant une odeur d'ail très-prononcée en même que des fumées blanches d'acide arsénieux. Si on approche de cette flamme une soucoupe

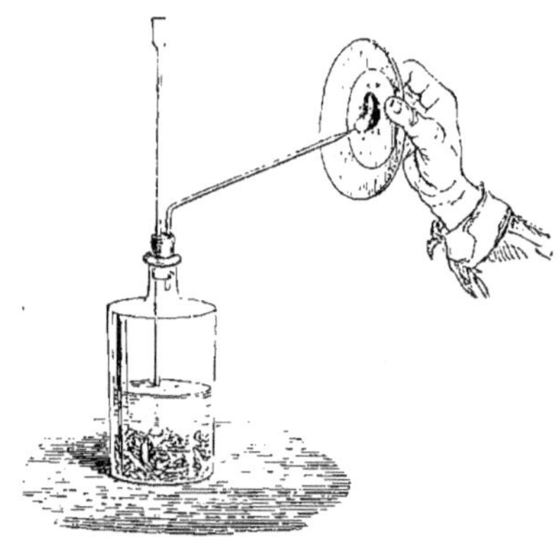

FIG. 48. — Flacon contenant du zinc et de l'acide sulfurique étendu d'eau.

de porcelaine, la flamme étant refroidie par la soucoupe y produira des taches noires et brillantes formées d'arsenic métallique.

Si l'on fait chauffer le tube par où passe le gaz hydrogène arsénié, on le décompose

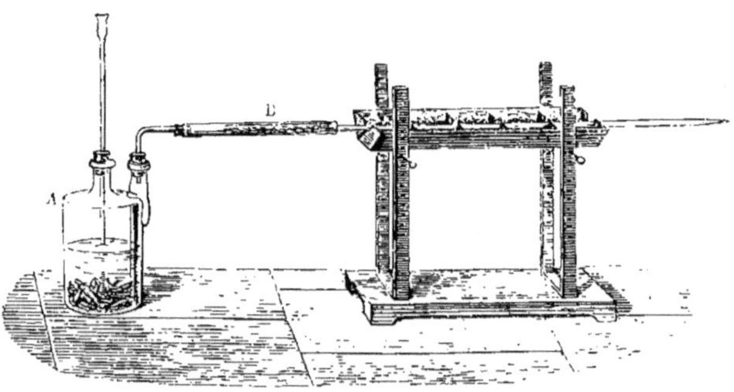

FIG. 49. — Appareil de Marsh pour la recherche de l'arsenic.

en *hydrogène* qui se dégage et en *arsenic métallique* qui se dépose sous forme d'un anneau grisâtre, non loin de l'endroit chauffé.

On dispose actuellement l'appareil comme l'indique la figure 49.

A est un flacon à deux tubulures contenant un mélange de zinc pur, d'acide sulfurique et d'eau préalablement essayés et ne contenant pas d'arsenic.

B est un tube contenant de l'*amiante* ou du coton destiné à arrêter les traces de zinc qui peuvent être entraînées par le gaz qui passe par le tube recourbé.

A la suite du tube B, est une grille contenant du charbon de bois allumé qui chauffe un tube en verre terminé en pointe effilée.

On commence par faire marcher l'appareil à blanc, c'est-à-dire sans ajouter le liquide supposé arsenical, on laisse dégager l'hydrogène pur produit par le zinc et l'acide sulfurique; ce gaz se dégage en bulles au milieu du liquide du flacon, en sort par le tube recourbé, passe par le tube B, s'échauffe en traversant le tube placé sur la grille et s'échappe à l'extérieur par la pointe effilée, à l'extrémité de laquelle on peut l'allumer.

Lorsqu'on s'est bien convaincu que la flamme est bien celle de l'hydrogène, pâle, incolore, inodore; qu'aucun anneau ne se montre dans le tube chauffé à quelques centimètres au delà de la grille, on verse petit à petit le liquide à essayer par le tube à entonnoir et on note les changements qui peuvent se produire.

S'il n'y a pas d'arsenic, il ne se passe, en général, rien de caractéristique. S'il y a de l'arsenic dans le liquide obtenu par le traitement des viscères et des déjections, peu d'instants après qu'on l'a versé dans le flacon A, il se forme de l'*hydrogène arsénié* (AsH^3) qui est décomposé par la chaleur à son passage au-dessus de la grille, et il se dépose à quelques centimètres au delà un *anneau grisâtre à reflet métallique formé d'arsenic pur*, tandis que l'hydrogène, entraînant quelquefois encore un peu d'arsenic, s'échappe par l'extrémité effilée du tube et peut, lorsqu'on l'enflamme et qu'on approche une soucoupe, donner naissance à des taches arsenicales.

Il est nécessaire de vérifier sur l'anneau et sur les taches de la soucoupe les signes caractéristiques de l'arsenic. Cette vérification sera d'autant plus indispensable qu'il n'y a pas que l'arsenic qui puisse donner lieu aux mêmes phénomènes chimiques que nous venons de décrire.

L'antimoine et ses composés se comportent exactement de la même manière, donnent naissance à de l'*hydrogène antimonié*, à des taches et à un *anneau antimonial* tout à fait semblable aux taches et à l'anneau arsenical. On comprendra l'importance de cette observation en se rappelant que l'*émétique* (tartrate d'antimoine et de potasse) contient de l'antimoine et qu'il est très-souvent donné comme vomitif.

L'acide arsénieux est le composé arsenical qui est le plus souvent employé dans l'empoisonnement suicide ou criminel; presque tout ce que nous venons de dire de lui s'applique également aux autres composés arsenicaux qui sont d'un usage fréquent dans la pharmacie et l'industrie, celle des couleurs surtout. Plus un composé arsenical sera facilement soluble, plus rapide sera son action.

Parmi les composés arsenicaux les plus en usage nous citerons : les arsénites et arséniates de potasse et de soude, employés en médecine (liqueur de Fowler, de Pearson, granules, etc.); le *vert de Scheele* ou arsénite de cuivre (acide arsénieux et oxyde de cuivre), le *vert de Schweinfurt* ou acéto-arsénite de cuivre (acide acétique, arsénieux et oxyde de cuivre), tous deux très-employés pour les papiers peints, les fleurs artificielles, les tarlatanes imprimées, les étoffes de tenture (ces substances, nuisibles à cause de l'arsenic et du cuivre qu'elles contiennent, s'introduisent par la peau et la respiration et produisent des coliques, nausées et maux de têtes, ainsi que tous les symptômes de l'intoxication par l'arsenic); le *réalgar* et l'*orpiment* (sulfures d'arsenic), employés dissous dans l'ammoniaque, pour les impressions sur toile comme couleurs rouges et jaunes ou pour colorer les bonbons. On faisait autrefois avec le réalgar des coupes dans lesquelles on buvait de l'eau qui se chargeait d'un peu d'arsenic. Enfin les pâtes arsenicales de *Rousselot* ou de *Côme*, employées comme caustiques pour la destruction des tumeurs, donnent quelquefois lieu à une absorption arsenicale et à des symptômes d'empoisonnement.

Traitement de l'empoisonnement par l'acide arsénieux et les arsenicaux. — Lors même qu'il se serait produit spontanément des vomissements, il faut les exciter le plus possible en portant les doigts ou le manche d'une cuiller au fond de la gorge pour déprimer la base de la langue et chatouiller la luette. On fera prendre dans le même but 5 à 10 centigrammes d'émétique dans un peu d'eau, ou un demi verre d'huile de ricin ou même d'huile à manger ordinaire, qui, non-seulement peut provoquer des vomissements ou des selles utiles, mais s'oppose encore à l'absorption du poison.

Les véritables contre-poisons chimiques de l'arsenic sont : 1° le *sesquioxyde de fer hydraté*, récemment préparé, combinaison que l'on obtient en traitant le perchlorure de fer par l'ammoniaque et recueillant sur un filtre le précipité gélatineux et ocreux qui se forme. On doit le donner de préférence aux autres, à la dose de 4 à 8 grammes toutes les dix minutes dans un peu d'eau ; 2° la *magnésie hydratée* (obtenue en traitant de la même manière le sulfate de magnésie par l'ammoniaque et recueillant le précipité blanc, floconneux, qui la constitue) ; 3° le *sesqui-sulfure de fer hydraté*.

Sous l'influence de ces antidotes, l'acide arsénieux et les arsénites ou arséniates deviennent insolubles, partant plus difficilement absorbables, et les vomitifs et purgatifs ont le temps de produire leurs effets et de les rejeter à l'extérieur.

Dès que l'arsenic a été absorbé, qu'il a pénétré dans les profondeurs de l'économie, les efforts du médecin doivent : d'une part être dirigés en vue d'en favoriser l'élimination en excitant les urines par le vin blanc, le sel de nitre à petites doses, l'eau de seltz, les lavements huileux, les boissons émollientes ; d'autre part, ils doivent tendre à soutenir les forces du malade et sa résistance vitale. Les frictions excitantes de la peau, les bains, l'électricité et une alimentation tonique et réparatrice seront mis en usage suivant les cas.

Il faut que les plus grandes précautions hygiéniques soient prises par les ouvriers que leur profession oblige à manier les préparations arsenicales. La propreté sera pour eux obligatoire, ils devront changer de vêtements en sortant de l'atelier, se laver au besoin les mains avec de l'acide chlorhydrique étendu d'eau, et veiller aux moindres symptômes d'intoxication. Lorsqu'ils ressentiront quelques coliques ou maux de tête, ils cesseront tout travail et prendront des bains sulfureux, se soumettant autant que possible au régime lacté à la campagne.

ARSÉNITE, s. m. Sels composés d'acide arsénieux et d'une base.

L'*arsénite de potasse* constitue la liqueur de *Fowler*.

L'*arsénite de cuivre* ou *vert de Scheele* est employé dans l'industrie.

ARTÈRE, s. f. (*arteria*, de ἀήρ, air, et τηρεῖν, conserver). L'étymologie indique que l'on croyait autrefois que les artères contenaient de l'air. Ce sont en réalité des tubes remplis de sang pendant la vie, vides après la mort et qui servent à porter le sang du cœur à toutes les parties du corps. Les artères renferment du sang rouge ou oxygéné, appelé aussi sang artériel. L'*artère pulmonaire*, qui va du cœur aux poumons, est la seule qui contienne du sang noir ou veineux.

Le système artériel commence à l'*aorte*, qui sort du ventricule gauche du cœur ; ses divisions successives forment, à leur terminaison, un *réseau capillaire* extrêmement fin qui pénètre dans l'intimité des tissus et qui se continue avec les veines chargées de ramener au cœur le sang qui a passé par les organes (voy. Circulation).

Structure des artères. Les parois artérielles sont formées par trois tuniques superposées (fig. 50) : 1° la *tunique externe*

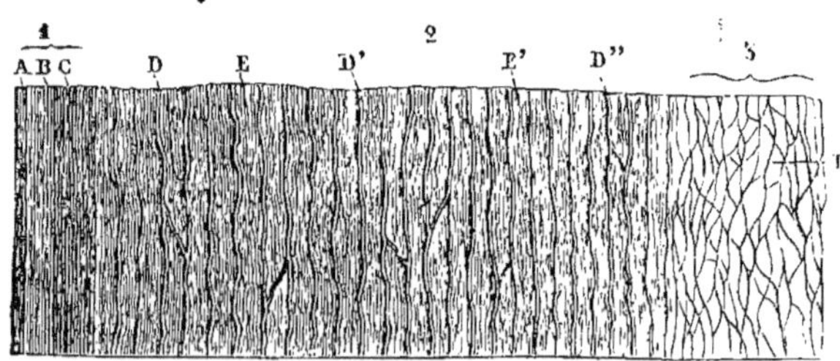

FIG. 50. — Section de l'aorte (30 diamètres) d'après Kolliker.
1. Tunique interne. A, Epithélium. B, Lame striée. C Fibres élastiques de la tunique interne.
2. Tunique moyenne. D, D', D", Lames élastiques de la tunique moyenne ; E, E' Fibres musculaires et tissu cellulaire.
3. Tunique externe. F, Réseau élastique de la tunique externe.

contient les petits vaisseaux sanguins nourriciers de l'artère (*vasa vasorum*), elle est
celluleuse et se confond avec le tissu voisin : 2° la *tunique moyenne* est fragile
et élastique, c'est-à-dire revient sur elle-
viennent sous l'influence des émotions,
etc.; 3° la *tunique interne* est la suite de
l'*endocarde* du cœur, elle est extrêmement
mince et se rapproche de la structure des
séreuses.

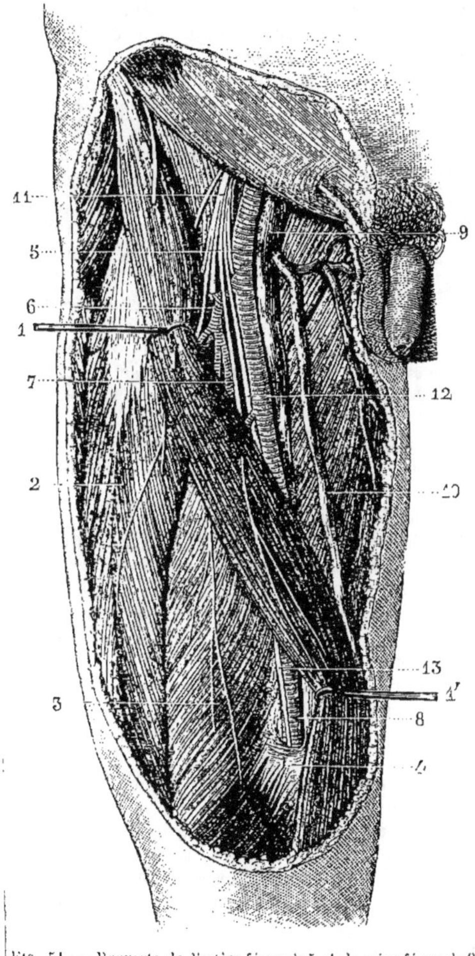

Les artères sont le plus souvent
plus profondément situées que les
veines; elles sont toujours placées de
manière à être protégées contre les
violences extérieures. Quelques-unes
seulement sont superficielles, entre
autres l'*artère temporale* à la tempe,
et l'*artère radiale* à l'extrémité de
l'avant-bras, du côté du pouce. C'est
cette dernière artère qui a été choisie, à cause de sa situation facilement accessible, pour l'examen du
pouls, ou pulsation artérielle.

Les artères sont en général accompagnées d'une seule veine dans le
tronc, la tête et la racine des membres ; de deux veines dans le reste
du corps. Elles suivent souvent le
même trajet que les nerfs. Mais elles
ont avec eux des rapports moins intimes qu'avec les veines. Ces trois
organes forment ce que l'on appelle
en anatomie un *faisceau vasculo-
nerveux* qui chemine dans les interstices des muscles, protégé par du
tissu cellulaire et renfermé soit dans
une gaîne commune, soit dans des
gaînes fort rapprochées (fig. 51).

Les artères communiquent entre
elles et forment des anastomoses ;
lorsqu'une d'entre elles est oblitérée, le sang passe par des chemins
détournés ; il se forme une *circulation collatérale.*

Artères (Maladies des) : Artérite.
Inflammation des artères; elle siége
surtout à l'aorte (voy. AORTITE), très-
rare pour les autres artères.

Artères (Plaies des). Elles sont
d'autant plus graves qu'elles intéressent des vaisseaux d'un plus grand
volume. Celles de l'aorte et des grosses artères du tronc sont immédiatement mortelles. La section de la
carotide ou de la crurale l'est égalemen
en quelques secondes, si le sang n'est
instantanément arrêté.

On reconnait une plaie artérielle à ce que
le sang s'échappe par jets très-violents et
par secousses coïncidant avec des batte-

FIG. 51. — Rapports de l'artère fémorale 5, de la veine fémorale 9,
et du nerf crural 11 au niveau du triangle de Scarpa.

même lorsqu'elle est distendue, elle contient aussi des fibres musculaires qui peuvent se resserrer ou se relâcher dans diverses circonstances, chasser le sang des
artères ou le laisser revenir, en produisant
la rougeur ou la pâleur subites qui sur-

ments du cœur. Le sang est en outre rutilant, tandis que celui qui s'écoule des veines est plus noir et sort par jet uniforme et non saccadé.

Il est nécessaire d'arrêter immédiatement l'hémorrhagie. Dans ce but, on aura soin de comprimer l'artère entre le cœur et l'endroit blessé. Ce moyen réussit facilement lorsque l'artère repose sur un plan osseux, résistant, comme à la tête par exemple.

Si l'artère est complétement divisée, l'hémorrhagie est plus difficile à maîtriser, il est le plus souvent nécessaire de faire la LIGATURE du vaisseau. A certains endroits, comme à la paume de la main, les artères ont entre elles de nombreuses anas-

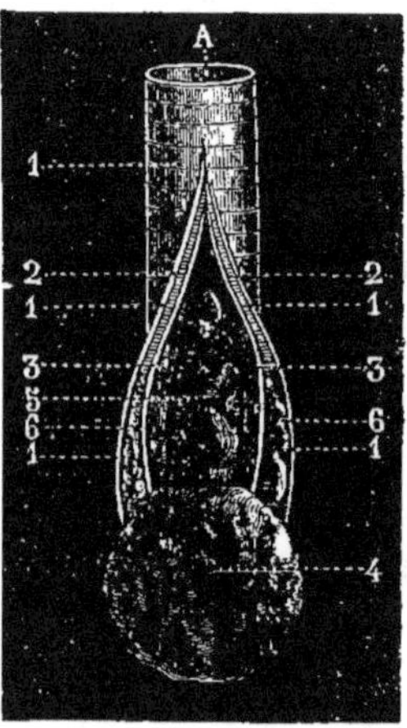

FIG. 52. — Manière dont s'effectue l'hémostase provisoire. A, Artère divisée et dans laquelle l'hémorrhagie est arrêtée par un caillot. 1, Tunique externe. 2, Tunique moyenne. 3, Tunique interne. 4, Caillot formé de deux parties : l'une formant *bouchon* (5) et s'enfonçant dans l'artère jusqu'à la naissance de la première collatérale ; l'autre formant *couverc'e* (4) en dehors de l'artère. 6, Sang infiltré entre les tuniques artérielles.

tomoses qui permettent au sang de venir par les deux bouts de la section il faudra dans ces cas faire deux ligatures, une à chaque extrémité artérielle. Lorsqu'il n'est pas possible de lier dans la plaie, et si l'on ne réussit pas à arrêter le sang en comprimant le tronc artériel principal, on sera quelquefois obligé de lier l'artère à une certaine distance entre le cœur et l'endroit où s'est produite l'hémorrhagie. Les

plaies des artères sont souvent causes de la formation d'ANÉVRYSMES TRAUMATIQUES.

Après la section d'une artère, lorsqu'il y a arrêt de l'hémorrhagie (hémostase), voici le mécanisme par lequel il se produit : 1° il y a retrait de l'artère dans la *gaine cellu-leuse* qui l'entoure, et le sang, rencontrant une surface rugueuse, se coagule ; 2° le calibre de l'artère diminue par contraction de ses fibres musculaires (voy. fig. 52).

Artères (Contusions des). Celles qui sont situées au-dessus d'un os sont le plus sujettes aux contusions. Les projectiles, les coups portés avec violence en sont les causes les plus fréquentes. L'hémorrhagie ne se montre pas immédiatement, mais quelques jours après, lorsque la partie de l'artère atteinte par la violence vient à se mortifier et à se détacher.

Les contusions peuvent produire, outre l'hémorrhagie, l'oblitération du vaisseau et la paralysie ou la gangrène du membre ou des parties auxquelles il se distribue.

Artères (Ossification des) (*Athérome*). Les artères des vieillards ne sont plus souples et élastiques comme dans la jeunesse ; elles forment des cordons durs qui paraissent ossifiés. En réalité, ce sont des sels calcaires qui les incrustent et leur donnent cette rigidité et cette friabilité.

Artères (Dilatation des). — Voy. ANÉVRYSME.

ARTÉRIOTOMIE, s. f. (de ἀρτηρία, artère, et τομή, section). Saignée artérielle. Cette opération, presque abandonnée aujourd'hui, se pratiquait sur l'artère temporale afin d'obtenir une rapide émission sanguine pour combattre l'hémorrhagie cérébrale.

ARTÉRIOSO-VEINEUX, adj. — Voy. ANÉVRYSME.

ARTHRITE, s. f. (*arthritis*, de ἄρθρον, articulation). Nom attribué aux diverses inflammations des articulations. Il y a des arthrites aiguës et des arthrites chroniques.

Les premières se divisent en *arthrite simple, traumatique, arthrite rhumatismale* ou *rhumatisme articulaire* (voy. RHUMATISME), *arthrite blennorrhagique*.

Les *arthrites chroniques* sont l'*arthrite séreuse*, ou HYDARTHROSE, l'*arthrite fongueuse* ou TUMEUR BLANCHE, l'*arthrite sèche*.

L'*arthrite aiguë* est traumatique, lorsqu'elle est due à une violence extérieure ayant agi sur l'articulation ou dans son voisinage. Elle peut être déterminée par d'autres causes, un refroidissement, l'infection purulente, l'état puerpéral, l'irritation de l'urèthre par le cathétérisme, etc. *L'arthrite blennorrhagique* n'en est qu'une variété.

Les symptômes de *l'arthrite* sont : la *douleur* exagérée par les mouvements de l'articulation malade et par la pression; la *rougeur* et le *gonflement* qui s'accompagnent de chaleur et de battements. Le gonflement est produit non-seulement par du liquide qui remplit l'articulation, mais par l'inflammation du voisinage. Le membre se place dans une attitude qui semble diminuer les douleurs, mais qu'il faut bien souvent se garder de lui laisser conserver, afin d'éviter la formation d'une *ankylose* vicieuse dans le cas où la maladie ne céderait pas.

En même temps que ces symptômes locaux, apparaissent la fièvre, l'embarras gastrique, la langue chargée, les vomissements, les douleurs de tête et même le délire chez les enfants. Les urines sont très-chargées et troubles.

La marche de l'arthrite aiguë est très-variable, elle peut durer de un à six mois. Elle se termine 1° par *résolution* lorsque tous les symptômes disparaissent petit à petit, l'articulation revenant à son état normal; 2° par la formation de TUMEUR BLANCHE; 3° par le passage à un état *subaigu* presque chronique, lorsque le traitement n'a pas été assez rigoureusement suivi; 4° par la *suppuration*, c'est-à-dire par la formation du pus à l'intérieur de l'articulation; 5° par ANKYLOSE plus ou moins complète. Cette ankylose se fera naturellement dans la position qu'on aura donnée au membre. Aussi faut-il bien veiller à cette position.

On reconnaît que l'arthrite suppure à l'intensité des symptômes, au redoublement de la fièvre, à la rougeur et à la tension de la peau. Il se forme souvent des abcès qui s'ouvrent en plusieurs points.

L'arthrite de cause traumatique ou blennorrhagique suppure fréquemment. Le pronostic de l'arthrite suppurée est grave et entraîne parfois la mort, s'il s'agit d'une grosse articulation.

Le *traitement* consiste à chercher à obtenir la résolution; dans le cas où l'on ne peut éviter l'ankylose, à ne la laisser se faire que dans la position la plus favorable; enfin, si la suppuration se produit, à en éviter les dangers.

Au début on appliquera des sangsues, ventouses scarifiées, quelquefois l'irrigation continue, ou le froid, ou une compression modérée. Toujours on rendra l'articulation immobile en la maintenant dans une position convenable (pour le coude la demi-flexion, pour la hanche et le genou l'extension). On fera des fomentations belladonées et opiacées et on appliquera des cataplasmes. Afin d'éviter la suppuration, on emploiera l'onguent mercuriel pur ou belladoné. Lorsqu'elle existe, on doit donner une issue facile au pus en pratiquant des ouvertures et contre-ouvertures suffisantes. Quelquefois on est obligé d'avoir recours à l'amputation. On soutiendra l'état général et les forces du malade par les toniques et une bonne nourriture. Les douleurs seront calmées par les narcotiques, le chloral et surtout par l'application d'un bon appareil contentif.

L'arthrite sèche, appelée arthrite nerveuse ou rhumatismale chronique, est une maladie des vieillards, caractérisée par une sorte de sécheresse des articulations qui sont privées du liquide lubrifiant, la *synovie*. Aussi, elles craquent en produisant un bruit de frottement osseux. Quelquefois cependant il se forme un épanchement séreux dans l'articulation. Les extrémités des os sont altérées comme par l'usure, le membre en paraît raccourci, ses fonctions deviennent de plus en plus pénibles et difficiles. Jamais l'arthrite sèche ne suppure; mais jamais aussi elle ne guérit complétement, elle reste stationnaire quelquefois. Les premiers mouvements exécutés le matin après le repos de la nuit sont les plus douloureux; puis la raideur et la douleur diminuent progressivement. L'hygiène des personnes âgées est le seul traitement à opposer aux progrès de cette maladie, que l'on ne peut faire rétrocéder.

ARTHRITISME ou ARTHRITIS, s. m. (de ἄρθρον, articulation), maladie constitutionnelle, générale, non contagieuse, ayant sa source dans la goutte et le rhumatisme, caractérisée par la tendance à la formation d'un produit morbide appelé *tophus*, siégeant aux articulations, qu'il déforme, et par des affections particulières de la peau (*arthritides*), des viscères ou de l'appareil locomoteur ; c'est la transmission de la goutte et du rhumatisme par l'hérédité ; c'est l'altération de la constitution par ces maladies. On l'appelle encore *diathèse arthritique*.

Le fond de l'arthritisme est l'attaque plus ou moins intense, plus ou moins répétée de goutte ou de rhumatisme articulaire ; il s'y joint alors des lésions : 1° du côté de la peau, érythème urticaire, zona, herpès, etc. ; ce sont les *arthritides* sèches ou humides ; 2° du côté des muqueuses, coryzas, angines, stomatites, ophthalmies, etc. ; 3° du côté des organes digestifs, dyspepsies, maladies du foie ; 4° du côté des organes excréteurs, maladies des reins, de la vessie ; 5° du côté de la circulation, maladies du cœur, hémorrhagie cérébrale, etc. ; 6° du côté des poumons, asthme, bronchite chronique, etc. ; 7° du côté du système nerveux, migraine, névralgie, etc., etc.

Dans l'arthritisme on constate toujours de l'acide urique en excès dans le sang ; c'est le même acide qui, combiné avec la magnésie, la chaux, constitue les urates de magnésie, de chaux, qui ne sont autre chose que les tophus qu'on rencontre aux articulations déformées.

Le traitement de l'arthritisme est celui du rhumatisme chronique ; il est indiqué de combattre l'excès d'acide urique par un régime approprié, par la sobriété, par l'excercice, par l'usage des eaux minérales alcalines.

ARTICLE, s. m. Synonyme de jointure, articulation.

ARTICULAIRE, adj. Qui appartient à une articulation (voy. RHUMATISME et ARTICULATION).

ARTICULATION, s. f. (de ἄρθρον, jointure). Assemblage plus ou moins mobile des os du corps.

On divise les articulations en : articulations mobiles ou *diarthroses*, articulations immobiles ou *synarthroses*, articulations mixtes ou *amphiarthroses*.

Chacune de ces divisions est subdivisée à son tour, suivant la manière dont est assemblée l'articulation et les mouvements qu'elle permet.

Toute articulation mobile (*enarthrose* par exemple) est constituée par : 1° des *extrémités osseuses* garnies de cartilages, pouvant glisser, tourner ou se mouvoir plus ou moins facilement les uns sur les autres ; 2° une membrane spéciale, *synoviale*, sorte de poche remplie d'un liquide huileux (*synovie*), placée entre les surfaces articulaires et destinée à en favoriser les mouvements ; 3° de *ligaments* plus ou moins nombreux, allant d'un os à l'autre et servant à maintenir l'articulation ; ils sont remplacés quelquefois par une *capsule fibreuse*, sorte de manchon fibreux plus ou moins long, s'attachant par ses deux extrémités aux os qui forment l'articulation.

Les articulations immobiles n'ont en général ni synoviale ni cartilages articulaires.

Les *fausses articulations* qui se produisent quelquefois à la suite des fractures sont nommées PSEUDARTHROSES.

Les *plaies* des grandes articulations sont graves, surtout lorsqu'elles s'accompagnent de fracture des os ou de contusion des tissus ; il se développe alors une *arthrite traumatique* que l'on combat par des irrigations froides et continues, l'immobilité ou les antiphlogistiques.

L'inflammation des articulations constitue l'ARTHRITE.

L'épanchement séreux dans la membrane synoviale de l'articulation s'appelle HYDARTHROSE.

L'inflammation fongueuse de la synoviale ou synovite fongueuse est désignée sous le nom de TUMEUR BLANCHE.

Les **corps étrangers** des articulations sont de petites productions spéciales qui se développent spontanément, ou sous l'influence d'une violence, à l'intérieur de la membrane synoviale. Ils peuvent y être attachés par un pédicule. Plus fréquents au genou que dans les autres articulations, ils sont quelquefois multiples et déterminent une irritation lente qui se traduit tantôt par de la sécheresse de l'articulation, tantôt au contraire par un épanchement séreux (*hydarthrose*).

Ils s'annoncent par une douleur articulaire extrêmement vive à l'occasion d'un mouvement qui les a déplacés ; si on immobilise ces corps dans certaines positions, les mouvements sont de nouveau possibles sans douleur. On peut souvent les sentir par la palpation, mais leur mobilité leur permet quelquefois d'échapper aux recherches.

Il serait très-téméraire d'inciser l'articulation à ciel ouvert pour en retirer les corps mobiles ; on a essayé de les fixer afin d'éviter les inconvénients de leur déplacement ; mais le moyen le plus usité consiste à en faire l'extraction en deux temps. Dans une première opération on fait une incision oblique jusqu'au corps étranger préalablement fixé avec les doigts à travers la peau et on le fait passer de l'intérieur de la synoviale, au milieu des parties molles. Quelques semaines après, on le retire complétement et l'on évite ainsi la pénétration de l'air dans l'articulation.

Les contusions articulaires sont appelées ENTORSES.

Les déplacements des surfaces articulaires forment les LUXATIONS.

ARTIFICIEL, adj. Qui est produit par l'art, terme employé par opposition à celui de naturel ; ACCOUCHEMENT artificiel, ANUS artificiel, respiration artificielle (voy. ASPHYXIE et RESPIRATION).

ARUM, s. m. Plante de la famille des aroïdées. Il en existe plusieurs espèces. L'une, ou chou caraïbe, fournit des fécules nutritives, l'autre, gouet ou pied de veau, croît dans les environs de Paris ; sa racine est également féculente. L'arum à trois feuilles vient dans l'Amérique et sa racine, qui a une propriété excitante, a été quelquefois conseillée dans les affections catarrhales des bronches, à la dose de 0gr,50 dans un verre d'eau sucrée. C'est un médicament presque abandonné.

ARYTÉNOÏDE, adj. et s. m. (de ἀρύταινα, entonnoir, et εἶδος, forme). Les deux *cartilages aryténoïdes* se trouvent dans le LARYNX en haut et en arrière réunis par le muscle aryténoïdien.

ASA FŒTIDA, s. f. Suc gommo-résineux extrait de la plante connue sous le nom de ferula asa fœtida, de la famille des ombellifères. L'asa fœtida s'extrait par des incisions faites au collet de la plante, qui donnent lieu à l'écoulement d'un liquide jaunâtre, lactescent, qui ne tarde pas à se concréter. Dans le commerce, l'asa fœtida est en masses solides, d'un brun rougeâtre à l'extérieur, offrant intérieurement des lames grisâtres, opalines, au milieu d'une masse plus foncée. L'odeur est forte, fétide ; la saveur âcre et un peu amère. On

falsifie l'asa en y ajoutant d'autres résines. L'asa fœtida se donne en poudre sous forme de pilules argentées (de 0gr,25 à 1 gramme) ; en émulsion ou en lavement (4 à 8 grammes), triturée avec de l'eau et un jaune d'œuf ; en teinture alcoolique ou éthérée à la dose de 2 grammes dans une potion. Ce médicament appartient à la classe des antispasmodiques. On l'emploie contre les maladies nerveuses, contre l'hystérie, les syncopes, les affections catarrhales spasmodiques, telles que asthme aigu, coqueluche ; les flatuosités, la constipation des vieillards, les palpitations nerveuses, etc.

ASCARIDE, s. m. (ἀσκαρίζειν, remuer). Entozoaire, au corps long, cylindrique, arrondi, strié d'une rainure de chaque côté, aminci aux deux extrémités, vivant dans le tube digestif. On en distingue plusieurs espèces :

1° L'*ascaride lombricoïde*, c'est-à-dire ayant la forme d'un lombric ou ver de terre. Il est fréquent chez les enfants, surtout dans les classes peu aisées. Habituellement c'est dans l'intestin grêle qu'il séjourne ; son corps est cylindrique, long de 0m,15 à 0m,20, blanc jaunâtre, demi-transparent ; la tête possède trois tubercules, siége de la bouche. Il y a un ascaride mâle et un ascaride femelle ; cette dernière pond des milliers d'œufs ;

2° L'*oxyure vermiculaire* (ὀξύς, aigu ; οὐρά, queue). Petit ver blanchâtre, d'un centimètre de long, existant habituellement dans le rectum, au pourtour de l'anus, dans les plis de la muqueuse rectale, se propageant quelquefois jusqu'aux parties génitales de la femme et donnant lieu à des démangeaisons.

Chez les petites filles, ces démangeaisons déterminent des attouchements qui dégénèrent plus tard en habitudes vicieuses, qu'il faut combattre dès l'origine.

Les ascarides lombricoïdes ne donnent souvent lieu à aucun symptôme ; on ne connaît leur existence que lorsqu'on les trouve dans les matières fécales ; d'autres fois, ils déterminent des coliques, le ballonnement du ventre, de l'inappétence, de l'amaigrissement, des convulsions, des démangeaisons, un prurit au nez, etc.

Le traitement contre les *ascarides lombricoïdes* consiste en poudre de semen-contra (0gr,50 à 2 grammes dans du lait ou des confitures), en dragées de santonine, mousse de Corse, absinthe, anis, etc. Il faut y revenir plusieurs fois.

Contre les *oxyures vermiculaires* on prend des lavements froids salés, ou lait sucré; frictions avec la pommade camphrée, mercurielle.

ASCENDANT, adj. s. m. (*ascendere*, monter). Mot consacré en hygiène et en physiologie pour désigner les parents et grands-parents, par opposition aux *descendants*. On peut hériter des maladies ou infirmités de ses ascendants.

En anatomie, on donne ce qualificatif à une portion de l'aorte, aorte *ascendante*, à une partie du côlon, à la veine cave inférieure.

En hydrothérapie, on le donne aux douches qu'on dirige de bas en haut, *douche ascendante*.

ASPERGE, s. f. Plante de la famille des asparaginées, dont on emploie la racine et les jeunes pousses, pointes ou turions. La racine d'asperges est employée comme diurétique, en décoction, à la dose de 25 à 50 grammes pour un litre. Elle fait partie des cinq racines diurétiques, dont on fait un sirop dit des cinq racines (ache, fenouil, persil, petit houx, asperge). Les turions ou pousses sont employés comme aliment : ils sont diurétiques et sédatifs du cœur. On en fait un sirop connu sous le nom de sirop de pointes d'asperges, bon contre les hydropisies, les palpitations, etc. L'asperge appartient à la classe des diurétiques, médicaments augmentant la sécrétion des urines.

ASPHYXIE, s. f. (de α privatif, et σφύξις, pouls). État de mort imminente ou apparente causée par l'absence ou la diminution de la respiration et donnant lieu à l'absence du pouls. Dans la *syncope* c'est la circulation qui est arrêtée momentanément. La respiration ne pouvant se faire qu'à la condition qu'un air suffisamment oxygéné entrera dans les poumons pour y vivifier le sang, toute cause pouvant empêcher l'arrivée de l'air ou altérer ses propriétés donnera lieu à l'asphyxie. Les signes de l'asphyxie varient selon qu'elle est lente ou rapide. Les principaux signes de l'asphyxie lente sont les bourdonnements d'oreilles, les troubles de la vision, bleuettes, étincelles, anxiété, difficulté de respiration, vertiges, céphalalgie, anes-

thésie, ralentissement et irrégularité du pouls; évacuation des réservoirs naturels (vessie, rectum, etc.) par suite du relâchement des sphincters, lèvres bleuâtres, cyanose, etc.

L'asphyxie a lieu par *viciation de l'air*, quand il n'est pas renouvelé suffisamment, dans les locaux trop petits, ou quand il y a encombrement, etc., d'où une production trop abondante d'acide carbonique et une diminution d'oxygène.

Elle a lieu encore quand l'air est altéré par des gaz délétères tels que l'oxyde de carbone produit par la combustion du bois, de la houille, du charbon, ou par le gaz des fosses d'aisances, etc., etc.

L'asphyxie par *submersion* a lieu parce que la respiration est impossible dans l'eau; l'asphyxie par *strangulation* ou par *suffocation* a lieu parce qu'il y a obstacle à la pénétration de l'air dans les poumons, que cet obstacle provienne du dehors comme dans la pendaison, ou qu'il provienne du dedans comme dans les cas de croup ou de tumeur comprimant la trachée et empêchant l'entrée de l'air.

L'asphyxie se manifeste chez les *nouveau-nés* quand ils naissent faibles, quand la respiration s'établit difficilement.

En résumé, tous les cas d'asphyxie peuvent se résumer en un seul fait, qui est le *défaut d'oxygénation du sang dans les poumons*, quelle qu'en soit la cause (voy. RESPIRATION).

On préviendra l'asphyxie par viciation de l'air en le renouvelant fréquemment; si l'asphyxie a eu lieu, on fera respirer l'oxygène à l'aide des appareils spéciaux; on tiendra le malade assis dans un fauteuil ou sur une chaise; on lui jettera de l'eau fraîche au visage; on le déshabillera et on le frictionnera avec la main à sec, ou imbibée avec de l'eau vinaigrée ou de l'alcool camphré.

S'il y a strangulation, pendaison, on coupera l'obstacle; on desserrera toutes les pièces du vêtement qui peuvent gêner la circulation; on n'attendra jamais pour couper la corde d'un pendu que l'autorité soit présente. S'il y a asphyxie par submersion, on étendra le noyé sur le côté droit, la tête légèrement penchée en avant; on écartera les mâchoires pour faciliter la sortie de l'eau et de l'écume qui emplit la bouche; on comprimera alternativement et doucement les deux côtés de la poitrine de manière à imiter les mouvements respiratoires; on insufflera de l'air dans la bouche; le noyé sera déshabillé, couché chaudement et frictionné.

Si un enfant naît asphyxié, pâle, flasque, c'est que les muscles de la poitrine sont trop faibles pour se contracter afin que l'air pénètre dans les poumons. Dans ce cas, on insufflera de l'air dans la bouche du nouveau-né, soit de bouche à bouche, soit à l'aide d'un tube laryngien; on exercera des pressions alternatives sur les deux côtés de la poitrine, on fera des frictions sèches ou alcooliques, on introduira le doigt ou une barbe de plume dans la bouche pour la débarrasser de l'écume ou des mucosités qui pourraient obstruer le passage de l'air dans le larynx.

ASPIRATEUR, s. m. Instrument destiné à pratiquer l'aspiration. Il y en a de différentes sortes, depuis la ventouse qui aspire le sang et le fait sortir des capillaires, depuis la seringue à double robinet adaptée au trocart (J. Guérin), jusqu'aux instruments usités aujourd'hui et qui portent les noms de leurs inventeurs : Dieulafoy, Potain, Regnard et Castiaux, etc. L'aspirateur Dieulafoy, un des plus simples et des plus usités, consiste en une canule fixe, tranchante et taillée en biseau et un corps de pompe ou seringue en verre qui permet de faire le vide. On enfonce la petite canule ou trocart dans la partie où l'on veut faire l'aspiration; on y adapte le corps de pompe où l'on a fait le vide, on ouvre le robinet placé au bas du corps de pompe et le liquide s'y précipite.

Cet instrument est employé pour explorer, pour vider certaines tumeurs, et dans les cas d'épanchements considérables dans les plèvres, etc. (voy. PLEURÉSIE).

ASPIRATION, s. f. (*ad*, *spirare*, aspirer). Action d'attirer à soi. Dans l'acte de la respiration, l'aspiration est synonyme d'inspiration; c'est le premier des deux temps respiratoires, qui consiste à attirer l'air dans les poumons. En chirurgie, l'aspiration consiste à attirer au dehors, à l'aide d'instruments spéciaux appelés *aspirateurs*, des gaz, des liquides nuisibles.

ASSAINISSEMENT, s. m. Consiste à rendre sain, à désinfecter, à dessécher. L'assainissement se dit de l'air, du sol, etc.; on désinfecte l'air, on dessèche le sol marécageux (voy. DÉSINFECTION, DESSÉCHEMENT).

ASSIMILATION, s. f. (*ad*, *similis*, semblable). Aptitude qu'ont les organes et les tissus de se reconstituer, en empruntant au sang les matériaux *semblables* à eux. Par le travail de la digestion, les aliments subissent des modifications telles qu'une partie se change en un fluide lactescent appelé *chyle* et l'autre es. expulsée sous forme de matières fécales. Le chyle va se mélanger avec le sang et s'y dissout complétement; de telle sorte que toutes les parties nutritives et réparatrices qui constituent le chyle sont intimement dissoutes dans le sang. Or, le chyle étant composé d'eau, de fibrine, d'albumine, de matières grasses, de sels de chaux, etc., qu'il a empruntés aux aliments, il en résulte que ces matériaux vont se dissoudre dans le sang. Le sang, en parcourant dans les vaisseaux tous les tissus de l'organisme, porte dans tous ces tissus des matériaux semblables à eux. Et, en effet, c'est la fibrine qu'on trouve dans le chyle et dans le sang qui forme et entretient la chair et les muscles; c'est l'albumine qui existe dans le chyle et dans le sang qui forme et entretient le cerveau, les nerfs, les poumons, le foie, etc.; ce sont les sels de chaux, de soude, qui existent dans le chyle et dans le sang qui forment et entretiennent les os.

L'assimilation est donc une des étapes de la digestion, une métamorphose des aliments. D'où il résulte que les aliments qui se prêtent le plus facilement à ce changement en chyle sont appelés *assimilables*, et que ceux qui résistent à ce changement sont *inassimilables* (voy. DIGESTION, SANG, CHYLE).

ASSOCIATION, s. f. (*ad*, à, avec; *sociare*, unir). Union, coordination des idées, des sensations et des mouvements. La psychologie étudie cette coordination chez l'homme sain; la pathologie l'étudie chez l'homme malade. Dans le sommeil naturel ou provoqué, cette coordination n'existe pas; dans les lésions cérébrales, elle est souvent troublée, ainsi qu'on le voit dans l'hémiplégie ou hémorrhagie cérébrale, dans le ramollissement du cerveau, dans la folie.

Association des médicaments, mélange raisonné de certains médicaments compatibles pour leur donner plus de force (*auxiliaires*), ou pour les amoindrir (*palliatifs*). Quand deux médicaments ne peuvent s'associer sans se neutraliser, on les appelle *incompatibles;* d'autres fois, un médicament ne peut s'associer avec un autre parce que l'association donnerait lieu à un composé dangereux. Ainsi, on n'associera pas le calomel avec des chlorures, car il se produirait du sublimé corrosif ou bichlorure de mercure, qui est un poison violent.

ASTHÉNIE, s. f. (de α, privatif, et σθένος, force). Diminution de force, par opposition à hypersthénie qui est l'excès d'énergie. Brown admettait trois états dans l'ensemble de l'organisme; l'un, intermédiaire, constituant la santé; au-dessus de cet état normal était l'exaltation des forces ou hypersthénie (ὑπέρ, au-dessus); au-dessous était l'asthénie (voy. ADYNAMIE).

ASTHÉNOPIE, s. f. (de ἀσθενής, faible, et ὄψ, œil). Trouble de la vision qui se traduit par des maux de tête, des étourdissements, l'impossibilité de fixer longtemps un même point, surtout s'il est rapproché, une vision confuse ou double des objets.

Elle se produit le plus souvent lorsque l'on veut regarder de trop près pendant longtemps, ou qu'on se sert de lunettes mal choisies (*asthénopie accommodative*).

Elle peut provenir d'un défaut d'énergie des muscles de l'œil, surtout des muscles droits internes (*asthénopie musculaire*); ou d'une irritation spéciale du fond de l'œil (*asthénopie rétinienne*).

Suivant la cause, cette affection très-désagréable et très-inquiétante parfois pour le malade doit être traitée par l'emploi de lunettes adaptées exactement à la vision, la *ténotomie* (opération du strabisme), ou un régime approprié qui s'oppose à la congestion sanguine de la tête et du fond de l'œil.

ASTHME, s. m. (de ἄσθμα, et ἄω, j'aspire). Maladie caractérisée par des accès d'essoufflement (dyspnée) apparaissant irrégulièrement tantôt plusieurs fois de suite, tantôt à des intervalles plus ou moins longs, le plus souvent pendant la nuit et lorsqu'on est dans la position horizontale.

L'asthme peut être *essentiel*, c'est-à-dire indépendant de toute autre maladie organique, c'est alors une simple *névrose* qui laisse le malade en bonne santé dans les intervalles des accès. Mais le plus souvent l'asthme n'est que le symptôme d'une maladie du cœur, des bronches ou du poumon.

L'*accès d'asthme* débute ordinairement pendant la nuit par une sensation d'oppression, de serrement de la poitrine, une toux sèche et une impossibilité de respirer qui fait penser au malade qu'il va étouffer. Il aspire l'air avec force, ouvre la fenêtre, se lève sur son séant, sa respiration est sifflante, haletante, rapide, son visage est le plus souvent bouffi, rouge ou cyanosé, parfois au contraire très-pâle, ses traits expriment l'inquiétude et l'angoisse la plus vive. Au bout de quelques heures, il y a de l'expectoration, une sueur et des urines abondantes, le bien-être revient peu à peu et un sommeil réparateur et calme permet au malade de se reposer de sa fatigue et de ses émotions. La tranquillité persiste d'habitude pendant toute la journée du lendemain, et l'accès se renouvelle plusieurs nuits de suite. Chez les femmes, l'accès a lieu souvent au moment de la période menstruelle.

Les asthmatiques ne peuvent dormir que la tête élevée, ils sont essoufflés par la course ou une marche rapide, surtout par la montée des étages ou un exercice tant soit peu violent. Chose remarquable, les accès sont moins forts lorsqu'il y a de la lumière que dans l'obscurité, ils sont souvent provoqués par certaines poussières ou odeurs.

Lorsque l'asthme est essentiel, il guérit quelquefois par un simple déplacement, un changement de résidence.

Mais le plus souvent il faut traiter l'*emphysème pulmonaire*, le *catarrhe bronchique*, l'*affection du cœur* qui en est la cause primitive, ou modifier la constitution goutteuse ou arthritique de la personne atteinte.

Au moment de l'accès, il faut allumer une lumière, donner de l'air à l'appartement, débarrasser le malade de tout ce qui pourrait gêner sa respiration, lui tenir la tête haute.

Si l'accès d'asthme s'accompagne d'une forte congestion à la tête, il sera utile de mettre des révulsifs (sinapismes, cataplasmes chauds) aux membres inférieurs. On pourra recourir à la saignée et aux ventouses sèches qui agissent très-efficacement lorsqu'elles sont appliquées en grand nombre sur la poitrine.

On se trouve bien de fumigations faites avec des feuilles de *datura stramonium*, de *belladone*, de *papier nitré* qu'on brûle sur une assiette. On se sert dans le même but de cigarettes dites *anti-asthmatiques*, contenant les mêmes substances. Le médecin soulagera beaucoup la souffrance en conseillant, suivant les cas, les préparations de belladone, d'opium, de chloral, ou celles de digitale, de térébenthine, les eaux sulfureuses ou les vomitifs. On obtient aussi quelques succès par l'emploi des bains d'AIR COMPRIMÉ.

L'hygiène des asthmatiques devra surtout être très-surveillée : ils devront éviter les variations de température de l'atmosphère, le vent et la poussière qui leur sont fort nuisibles. Les excitants, vin, café et thé ne leur seront permis que s'il est parfaitement prouvé qu'ils peuvent les supporter sans danger. Bien qu'il leur soit avantageux de passer l'hiver dans les pays chauds ou de température uniforme, les voyages ne leur seront conseillés qu'avec une grande réserve et en prenant de grandes précautions.

ASTIGMATISME, s. m. (de α privatif, et στιγμή, point). Vice de réfraction de l'œil amenant un trouble plus ou moins considérable de la vision. Il y a astigmatisme lorsque la force de réfraction n'est pas la même pour tous les méridiens de l'œil, ou pour tous les mêmes points d'un même méridien. Le plus généralement, cette affection tient à une irrégularité de courbure de la cornée, et quelquefois du cristallin.

L'astigmatisme est *régulier* lorsque la réfraction est la même dans tous les points d'un même méridien. Il est *irrégulier* lorsqu'elle varie dans les différents secteurs du même méridien, il en résulte alors une vision multiple d'un seul objet vu avec un seul œil (*polyopie monoculaire*).

L'astigmatisme régulier se traduit par l'impossibilité de voir en même temps distinctement les lignes horizontales et les lignes verticales situées sur le même plan, celles des caractères d'imprimerie, par exemple, ni de distinguer les formes rondes qui paraîtront ovales et allongées dans un sens et dans un autre. L'astigmate voit mieux en plaçant devant son œil une carte percée d'un trou d'épingle, ou munie d'une fente étroite qui lui permet de ne se servir que d'un seul méridien à la fois. Aussi, d'ordinaire et instinctivement, il serre ses paupières de façon à ne laisser entre elles qu'une faible ouverture. Si un œil astigmate regarde une figure semblable à celle ci-dessous (fig. 53), il ne verra pas également bien toutes les lignes, lorsqu'il s'éloignera suffisamment de cette figure : une d'entre elles restera nette plus longtemps, elle indiquera la direction du méridien dont la réfraction est la plus faible.

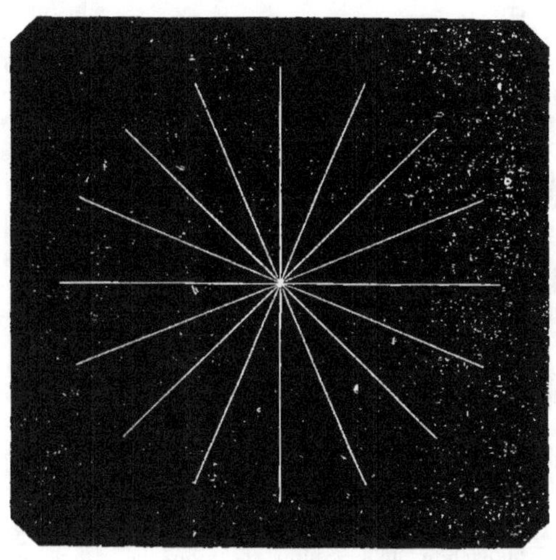

Fig. 53.

L'astigmatisme régulier est le plus souvent congénital, il peut être corrigé par l'emploi de verres *cylindriques* concaves ou convexes dans différents sens qui devront être déterminés expérimentalement et avec le plus grand soin. L'astigmatisme irrégulier est souvent consécutif aux plaies de la cornée, aux cicatrices qui succèdent aux ulcérations, on y remédie d'une manière approximative par l'emploi de verres cylindriques combinés suivant les cas avec des verres sphériques concaves ou convexes. Dans certains cas, il est utile de faire une *iridectomie* ou une autre opération analogue.

ASTRAGALE, s. m. (*astragalus*). Os du pied, d'une forme un peu cubique, situé entre le *calcanéum* (os du talon) et la jambe, sa face antérieure convexe, arrondie, est nommée tête de l'astragale. Cet os s'articule d'une part avec le *tibia* et le *péroné* (jambe), d'autre part avec le *calcanéum* et le *scaphoïde* (pied).

L'**Astragale**, plante de la famille des Légumineuses, fournit la *gomme adragante*.

ASTRINGENTS, s. m. et adj. (de *adstringere*, resserrer). Nom donné à une classe de médicaments qui ont la propriété de resserrer les tissus contractiles sur lesquels ils sont appliqués directement ou transportés par la circulation. On les appelle encore *styptiques* (de στυπτικός, qui resserre).

On les divise en astringents *végétaux* et en astringents *minéraux* : on doit y joindre aussi les astringents *physiques*, tels que le froid et l'électricité qui ont aussi la propriété de resserrer les tissus contractiles. La glace appliquée sur une partie du corps, dans le creux de la main par exemple, la fait pâlir parce qu'elle tend à resserrer les vaisseaux capillaires sanguins qui la parcourent.

Les principaux astringents végétaux sont le tannin ou acide tannique et ses dérivés, tels que le tannate de quinine, les tannates de plomb, de zinc, de bismuth, la noix de galle, l'écorce de chêne, la bistorte, le noyer et le brou de noix, la busserole ou raisin d'ours (*uva ursi*) la grande consoude, la tormentille, la potentille, la rose de Provins, les feuilles de ronces, le citron, le cachou, le ratanhia, la monésia, la paullinia, le buis, les résines, la colophane, etc., etc.

Les principaux astringents minéraux sont le perchlorure de fer, le sulfate de fer, le tartrate de fer et de potasse, le sulfate de zinc, les acétates de plomb, le sulfate d'alumine, l'alun, l'encre ou gallate de fer, etc., etc. Joignons-y encore les acides acétique (ou vinaigre), malique, picrique, etc. Pris à l'intérieur, les astringents font éprouver dans la bouche, dans le pharynx un sentiment de constriction plus ou moins pénible.

Appliqués à l'extérieur, ils produisent un effet différent, selon que la partie est dénudée ou non dénudée, selon leur puissance. La propriété qu'ont les astringents de resserrer les tissus les rend utiles comme moyen abortif des fluxions ou des phlegmasies au début. Passé ce moment, ils ne sont plus donnés avantageusement qu'au déclin de la maladie, d'où leur indication dans certaines phlegmasies chroniques. Ils sont utiles dans les hémorrhagies traumatiques, dans le pansement des tissus menacés de décomposition ou de putréfaction, dans les brûlures.

A l'intérieur on les prescrit dans le scorbut, dans les angines, dans les flux exagérés, dans les hématémèses ou crachements de sang, dans les diarrhées, dans les dyssenteries, etc. Le mélange connu sous le nom d'*espèces astringentes* du Codex est composé de racines sèches de bistorte, de tormentille et d'écorces de grenades, à parties égales, que l'on prépare par infusion ou par décoction, à la dose de 8 à 25 grammes pour un litre.

ATAXIE, s. f. (de α privatif, et τάξις, ordre). Désordre des facultés intellectuelles, des mouvements musculaires, tremblements des mâchoires, des mains, de la langue, soubresauts des tendons, troubles de la parole, aphonie, paralysies partielles, insomnie ou somnolence, etc. Cet état se mêle souvent à l'état adynamique et constitue l'*ataxo-adynamie*, dans laquelle il y a prostration, stupeur, abattement, etc., joints aux troubles ataxiques.

L'ataxie s'observe dans certaines fièvres graves, fièvres typhoïdes, qu'on appelait autrefois *malignes*. L'ataxie est traitée par les antispasmodiques énergiques, le musc, le castoreum, etc., et surtout par les douches froides, les affusions.

Ataxie locomotrice. Maladie caractérisée, au point de vue clinique, par un défaut dans la coordination des mouvements volontaires et, au point de vue anatomique, par une lésion des cordons postérieurs de la moelle épinière

Elle se manifeste par des douleurs fulgurantes, tantôt en ceinture, tantôt s'irradiant dans les membres inférieurs, par des désordres musculaires, bien que la force soit conservée, par des spasmes, des tremblements involontaires, par des troubles de la sensibilité, par l'anesthésie tactile, par l'anesthésie plantaire, qui donne au malade une sensation analogue à celle qu'il éprouverait en marchant sur du coton. A ces symptômes se joignent des troubles de la vision, de l'amaurose, du strabisme, la contraction de la pupille, qui a à peine la dimension d'une tête d'épingle, des troubles du côté des organes génitaux, respiratoires, digestifs.

Les causes de l'ataxie locomotrice (sclérose des cordons postérieurs de la moelle) sont multiples. Elle se développe le plus souvent de 40 à 60 ans à la suite de refroidissements, d'habitation dans des endroits humides, d'excès vénériens, alcooliques, de la syphilis, etc., souvent sans cause appréciable.

La durée de la maladie est toujours longue, plusieurs années: le pronostic et le traitement dépendent de la cause lorsqu'elle peut être reconnue.

Le traitement le plus généralement employé consiste en calmants, belladone, chloroforme, injections sous-cutanées de morphine ou d'atropine, iodure et bromure de potassium, hydrothérapie et électricité.

ATHÉROME, s. m. (*atheroma* de ἀθήρα, bouillie). On désigne sous ce nom certains *kystes sébacés*, du cuir chevelu (voy. KYSTES).

L'athérome artériel est une maladie des artères, qui atteint surtout leur tunique élastique et en diminue la force de résistance. C'est une sorte d'infiltration ou dégénérescence graisseuse des artères. Fort commun chez les vieillards, l'athérome artériel se rencontre aussi exceptionnellement chez les adultes, et même chez les jeunes gens, à l'origine de l'AORTE, il précède souvent la formation des ANÉVRYSMES.

ATLAS, s. m. (de *Atlas*, géant que la mythologie nous représente comme portant sur ses épaules la sphère céleste). Os ayant la forme d'un anneau et constituant la première vertèbre du cou ou cervicale; c'est lui qui porte la tête, d'où lui est venu son nom. L'atlas est le premier anneau de la série qui constitue la colonne vertébrale; et qui donne passage à la moelle épinière (voy. COLONNE VERTÉBRALE et MOELLE ÉPINIÈRE).

ATMIATRIE, s. f. (de ἀτμός, vapeur, et ἰατρεία, médecine). Méthode thérapeutique qui consiste à faire absorber, par la bouche ou la peau, des vapeurs médicamenteuses ou des médicaments entraînés par la vapeur.

ATONIE, s. f. (de α privatif; τόνος, ton). Défaut d'énergie contractile : l'atonie est l'affaiblissement du tissu, l'*asthénie* (α privatif, σθένος, force) est l'affaiblissement de la fonction. L'atonie peut être générale, comme dans l'anémie, dans la convalescence des fièvres graves, des maladies longues; à la suite des hémorrhagies abondantes, des flux considérables et prolongés; elle peut être locale, c'est-à-dire occuper tel ou tel organe, dont les fibres ne se contractent que d'une façon incomplète; il y a une atonie musculaire des membres, de l'estomac, de la vessie, des sphincters, etc. On combat l'atonie en recherchant sa cause: si c'est tout l'organisme qui est dans l'atonie, on prescrira les toniques ANALEPTIQUES; s'il y a cachexie chlorotique, le fer, le quinquina, les viandes noires, etc., sont indiqués; s'il y a défaut d'innervation, on se trouvera bien de l'hydrothérapie, de la gymnastique, de l'exercice au grand air et de l'électricité (voy. TONIQUE).

ATRABILE, s. f. (*atra*, noire, *bilis*, bile). Nom donné autrefois à une humeur imaginaire qu'on appelait aussi *mélancholie* (μέλαινα, noire, χολή, bile). Hippocrate croyait que cette humeur était sécrétée par la rate; plus tard, on la considéra comme provenant d'une pituite âcre et putride qui attaquait le cerveau, les hypochondres, les intestins, etc.; d'où le nom d'*atrabilaires*, donné aux individus affectés de tristesse, d'hypochondrie, de mélancolie.

ATRÉSIE, s. f. (de α privatif, et de τρῆσις, *trou*). Synonyme d'imperforation. La plupart des orifices naturels du corps peuvent être le siège d'atrésie congénitale, ou succédant à une brûlure, blessure, inflammation, etc., ayant donné lieu à une cicatrice rétractile (voy. ANUS, BOUCHE, URÈTHRE, VULVE, VAGIN, UTÉRUS).

Le traitement consistera en général à rétablir l'orifice oblitéré par la *dilatation* ou au moyen d'une *opération autoplastique* ou à le remplacer par une *ouverture artificielle*. On a soin, dans les deux cas, de maintenir la perméabilité du conduit ainsi obtenu et de s'opposer à son oblitération par des procédés spéciaux à chacun des cas.

ATROPHIE, s. f. (de α privatif, et τροφή, nourriture). Diminution de volume d'un membre ou d'un organe dont les fonctions s'amoindrissent ou s'anéantissent tout à fait. Un membre ou un organe finit par s'atrophier lorsqu'il reste sans fonctionner pendant longtemps, lorsque son artère principale est oblitérée, sans qu'il y ait un développement suffisant de la circulation collatérale supplémentaire, ou lorsque l'innervation ne s'y fait plus normalement. La vieillesse est une véritable atrophie générale.

Le *cerveau* s'atrophie quelquefois chez l'enfant qui devient idiot, et chez le vieillard qui perd la mémoire et tombe en *démence*.

A la suite de maladies inflammatoires (néphrites), les *reins* peuvent s'atrophier.

Lorsque le *cœur* s'atrophie, le pouls devient petit, la respiration difficile, il se produit des syncopes et un refroidissement général.

L'atrophie du *testicule* entraîne la perte de la virilité.

Atrophie musculaire progressive, ou *paralysie musculaire atrophique*. Maladie qui atteint une partie des muscles du corps et produit la dégénérescence graisseuse de leurs fibres. En même temps que les muscles, les nerfs qui les animent sont affectés. Le séjour dans des lieux humides, des fatigues excessives, le rhumatisme, paraissent en être la cause.

La maladie commence par de l'engourdissement, des contractions tremblotantes, fibrillaires et involontaires; puis survient un affaiblissement notable et, enfin, une diminution de volume des muscles atteints. Tous ne sont pas susceptibles d'être attaqués, quelques-uns seulement le sont à la face, au cou et au tronc.

L'atrophie débute à la main par le pouce, gagne les intervalles des doigts, l'avant-bras, le muscle deltoïde, et enfin le cou et le tronc. Lorsqu'un côté du corps est atteint, l'autre ne tarde pas à subir le même sort. Il arrive un moment où la douleur et la faiblesse rendent impossible la station verticale. Les muscles se contractent encore un peu par l'influence de la volonté, lorsque l'électricité n'a déjà plus d'action sur eux.

Quand la maladie n'est pas traitée avec succès, l'atrophie s'étend aux muscles de la mastication, et l'alimentation devient difficile, les aliments ne pouvant plus être avalés. La respiration et l'excrétion des urines et des matières fécales ne se font plus régulièrement, et la mort arrive sans que l'intelligence et les fonctions des sens aient jamais été altérées. La marche de cette affection, toujours fort longue, peut rester stationnaire.

Le meilleur traitement à opposer à l'atrophie musculaire progressive, c'est l'électrisation de chaque muscle en particulier, au moyen d'une machine d'induction, ou par les courants continus. On emploie aussi les bains de vapeur, les frictions stimulantes, les eaux sulfureuses et thermales, ainsi que les préparations de strychnine à l'intérieur.

ATROPINE, s. f. Principe actif de la *belladone (atropa belladona)*. L'atropine est un alcaloïde cristallisable, très-vénéneux, dont la propriété principale est de dilater la pupille de l'œil et de paralyser l'accommodation. L'œil est ainsi mis au repos, ce qui est utile dans les inflammations violentes de cet organe (kératites, iritis, etc.).

On utilise surtout le *sulfate d'atropine*, qui est plus soluble et jouit des mêmes propriétés. Les préparations d'atropine servent aussi à combattre l'élément douleur dans les névralgies, les affections convulsives. On les emploie au même titre que celles de belladone contre l'asthme, la coqueluche, l'hystérie, la chorée et la constipation.

Les symptômes de l'empoisonnement par l'atropine (*atropisme*) sont ceux produits par la belladone. La tolérance pour cette substance est très-variable, suivant les personnes et surtout suivant le mode d'emploi. On peut instiller dans l'œil pendant des années des collyres au sulfate neutre d'atropine chez la plupart des personnes sans avoir aucun accident à redouter, tandis qu'il suffit d'une très-faible quantité de cet alcaloïde pris à l'intérieur, et surtout par la méthode hypodermique, pour produire des accidents ou des perturbations graves.

ATTAQUES, s. f. — Voy. ACCÈS.

ATTELLE, s. f. (*assula*). Synonyme d'éclisse. Planchette mince et résistante qui sert à soutenir un appareil à fracture, et à empêcher le déplacement des fragments.

On fait généralement les attelles en bois, mais on peut en fabriquer en carton, en cuir, en gutta-percha, en treillis de fil de fer. On se sert quelquefois avec avantage d'attelles plâtrées, formées d'une compresse de toile imbibée de plâtre semi-liquide qui se solidifie en se moulant sur le membre.

AUDITIF, adj. (de *audire*, entendre). Destiné à l'ouïe.

Le **nerf auditif** ou *acoustique*, destiné au sens de l'ouïe, naît du cerveau au-dessous du plancher du quatrième ventricule; il passe avec le nerf facial dans le conduit auditif interne et se divise au fond en deux branches, l'une pour le limaçon, l'autre pour les canaux demi-circulaires. La paralysie de ce nerf entraîne la surdité.

Le **conduit auditif** se divise en *externe* situé à la base du rocher, et *interne* à la face postérieure de cet os (voy. OREILLE).

L'inflammation du conduit auditif externe constitue l'OTITE EXTERNE.

AUNÉE, s. f. (*inula campana*). Plante de la famille des synanthérées corymbifères, tonique, stimulante, très-employée autrefois, aujourd'hui délaissée. On la prescrivait dans les diarrhées rebelles, résultant de l'atonie du tube digestif, dans les bronchites chroniques, dans certaines hydropisies. On l'administre à l'intérieur : en poudre, à la dose de 1 à 10 grammes ; en tisane, 10 à 25 grammes, en infusion ou en décoction ; en vin, à la dose de 30 à 125 grammes; en teinture, à la dose de 5 à 15 grammes; en conserve, à la même dose.

AURA, s. f. — Voy. ÉPILEPSIE, HYSTÉRIE.

AURICULAIRE, adj. (de *auricula*, oreille). Qui appartient à l'oreille ou à *l'oreillette du cœur*.

On donne aussi le nom d'*auriculaire* au cinquième doigt que sa petitesse permet d'introduire dans le conduit de l'oreille.

AURICULE, s. m. Les *auricules du cœur* sont des appendices, sortes de prolongement des oreillettes droite et gauche.

AURICULO - VENTRICULAIRE, adj. L'orifice *auriculo-ventriculaire* du cœur est celui qui est situé entre l'oreillette et le ventricule de chaque côté. Les valvules qui ferment ces deux orifices sont appelées valvule *mitrale* et valvule *tricuspide*.

AUSCULTATION, s. f. (*auscultare*, écouter). Action d'écouter ; nom consacré par Laennec à l'action d'appliquer l'oreille sur la poitrine et sur le cœur, pour entendre les bruits respiratoires ou cardiaques. L'auscultation se fait *immédiatement*, c'est-à-dire en appliquant directement l'oreille sur la peau, ou *médiatement*, en se servant d'un instrument appelé STÉTHOSCOPE, cylindre habituellement en bois, dont une extrémité est appliquée sur la partie à ausculter et l'autre à l'oreille de l'observateur.

L'auscultation, découverte par Laennec, professeur à la faculté de Paris, permet de percevoir les modifications qui se font dans les bruits respiratoires, quand il y a maladie des poumons, ou de la plèvre, ou dans les bruits cardiaques, quand il y a maladie du cœur. Elle permet encore d'entendre les bruits du cœur du fœtus en appliquant le stéthoscope sur l'abdomen de la femme enceinte, à partir du 4e ou 5e mois. On pratique encore l'auscultation en appliquant le stéthoscope sur les vaisseaux sanguins, sur les tumeurs sanguines, afin de constater s'il y a un bruit de souffle ou quelque bruit anormal, indice de maladie ou de lésion.

AUTOMATIQUE, adj. (de αὐτόματος, spontané). Les mouvements automatiques sont ceux qui s'accomplissent sans l'intervention de la volonté.

AUTOPHAGIE, s. f. (αὐτός, *soi-même*; φαγεῖν, *manger*). Action de se nourrir soi-même de sa propre substance, aux dépens de son organisme. L'individu qui ne prend point d'aliments suffisamment réparateurs est obligé, pour compenser les pertes de son organisme, de faire, pour ainsi dire, appel à sa propre substance ; il use sa provision de graisse pour entretenir son calorique ; il maigrit, tombe dans le marasme et peut succomber d'inanition. Dans les diètes prolongées il y a autophagie.

AUTOPLASTIE, s. f. (de αὐτός, *soi-même*, et πλάσσειν, *imiter*). Opération pratiquée dans le but de réparer certaines pertes de substance, surtout à la peau des paupières, du nez ou des lèvres (BLÉPHARO-PLASTIE, RHINOPLASTIE, CHILOPLASTIE), au moyen de lambeaux cutanés empruntés ailleurs.

On peut exécuter les autoplasties par trois méthodes principales :

1° **Méthode française.** Elle consiste à décoller la peau aux alentours de la perte de substance et à la faire glisser de manière à combler cette perte. On réunit les bords par des sutures.

2° **Méthode indienne.** On taille près de l'endroit à recouvrir un lambeau qui ne reste adhérent à la place primitive que par un pédicule que l'on tord (le moins possible) de façon à appliquer le lambeau sur la perte de substance qui doit être réparée.

3° **Méthode italienne.** Le lambeau taillé convenablement, comme dans la méthode précédente, est pris sur une partie éloignée, à l'avant-bras, par exemple, auquel il reste adhérent tant qu'on n'a pas obtenu sa soudure avec les nouveaux tissus auxquels il doit adhérer.

Bien des précautions sont à prendre pour réussir une autoplastie. Les bords de la partie à combler doivent être bien avivés, le lambeau nouveau doit y être exactement adapté sans tiraillement par des sutures.

On doit se mettre en garde contre l'inflammation, la mortification et l'érysipèle, qui peuvent atteindre le lambeau; il faut le faire de grandeur suffisante en tenant compte de sa rétraction. Le meilleur pansement d'une autoplastie est l'eau froide constamment renouvelée, un repos absolu est de rigueur.

AUTOPSIE, s. f. (αὐτός, *soi-même*; ὄψις, *vue*). Examen que l'on fait soi-même. Ce mot est plus généralement employé pour désigner les autopsies cadavériques qui consistent dans l'ouverture des cadavres et dans l'examen minutieux et détaillé de toutes leurs parties. Aujourd'hui ce mot est plus logiquement remplacé par celui de *nécropsie* (νέκρος, mort).

L'examen cadavérique est pratiqué pour reconnaître les altérations morbides, soit dans un but scientifique, soit pour éclairer la justice. L'autopsie est partielle quand on ne recherche les lésions que dans un organe ou dans un groupe d'organes, ou bien générale. Elle forme la base des expertises médico-légales.

Les autopsies n'ont lieu dans les hôpitaux que s'il n'y a aucune opposition de la part des parents ou des proches du décédé, ou si le corps n'est pas réclamé. Elles ne peuvent être faites que 24 heures au moins après la mort. L'autopsie judiciaire n'a lieu que sur l'ordre du magistrat chargé de l'instruction ou du ministère public, après que l'expert a prêté serment entre ses mains; elle doit être complète, car la moindre omission peut donner lieu à des conséquences graves.

AVANT-BRAS, s. m. Partie du membre supérieur comprise entre le poignet et le bras. Son squelette est formé de deux os : le *cubitus* et le *radius*. A la partie supérieure, la saillie du coude est formée par le cubi-

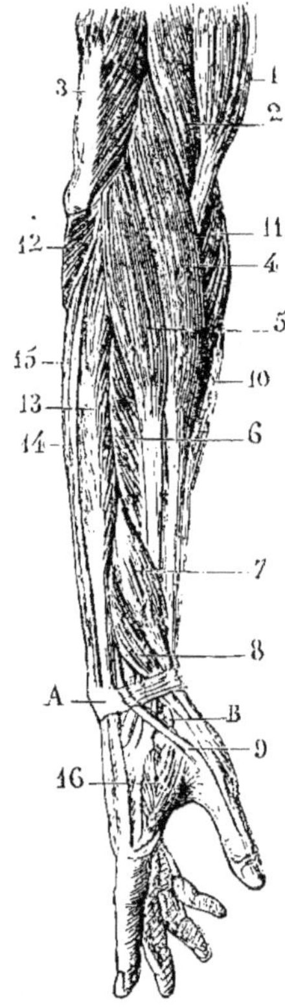

FIG. 54 (empruntée à l'*Anatomie* du docteur Fort). Région externe de l'avant-bras (côté droit).

1, Biceps. 2, Brachial antérieur. 3, Triceps. 4, Long supinateur. 5, Premier radial externe. 6, Deuxième radial externe. 7, Long abducteur du pouce. 8, Court extenseur du pouce. 9, Long extenseur du pouce. 10, Grand palmaire. 11, Rond pronateur. 12, Anconé. 13, Extenseur commun des doigts. 14, Extenseur propre du petit doigt. 15, Cubital postérieur. 16, Premier interosseux dorsal. A, Ligament annulaire postérieur. B, Tabatière anatomique.

tus, qui se termine inférieurement du côté du petit doigt (côté interne), tandis que le radius correspond au pouce (côté externe). L'avant-bras contient vingt muscles divisés en trois régions, externe, antérieure et postérieure, les nerfs radial, cubital, médian et musculo-cutané deux artères principales, la radiale et la cubitale (fig. 54). C'est à la partie inférieure de l'avant-bras, du côté externe, qu'on sent le mieux les battements de cette dernière, qui y est superficielle et repose sur le plan osseux du radius, c'est l'endroit choisi pour tâter le pouls.

AVEUGLE, adj. et s. m. (*cœcus*, de *ab*, privatif, et *oculus*, œil). Celui qui est complétement privé de la vue. Lorsqu'un œil fonctionne encore, l'individu est borgne (voy. CÉCITÉ).

AVIVEMENT, s. m. Opération qui consiste à aviver (mettre au vif) les lèvres ou les bords d'une cicatrice, d'une plaie, ou de toute autre solution de continuité que l'on veut réunir à une autre partie par une opération d'AUTOPLASTIE. Elle se pratique en coupant superficiellement, au moyen de ciseaux ou d'un bistouri, les parties sur lesquelles on veut agir. Si l'on ne faisait pas l'avivement de deux parties que l'on cherche à réunir, elles ne se souderaient pas, à cause de la présence d'une couche superficielle analogue à l'épiderme de la peau que l'avivement a pour but d'enlever.

AVORTEMENT, s. m. (*ab*, *oriri*, naître avant). Expulsion du fœtus à une époque de la grossesse où il n'est pas encore viable, c'est-à-dire depuis le commencement de la grossesse jusqu'à la fin du sixième mois. L'avortement est *spontané*, *accidentel* ou *provoqué*.

A. L'avortement *spontané* peut provenir : 1° du père; 2° de la santé générale et de l'habitude de la mère ; 3° de l'état de la matrice et de ses annexes ; 4° des maladies de l'œuf; 5° des maladies du fœtus. Ces causes sont : la syphilis chez l'homme et chez la femme; une constitution trop pléthorique, trop nerveuse ; une vie trop désœuvrée ou des exercices trop violents; des fièvres graves, éruptives, etc.; l'irritabilité excessive de la matrice, ses maladies aiguës ou chroniques, ses tumeurs, celles de ses annexes ; les maladies et la mort du fœtus.

B. L'avortement *accidentel* reconnaît pour causes les commotions morales et physiques de la femme, les chutes, les coups, les irritations trop violentes produites sur le col utérin, les cautérisations, etc., sans compter les moyens criminels, les breuvages emménagogues, etc.

C. L'avortement *provoqué* est fait par le médecin quand il est démontré que, par suite de la conformation vicieuse de la femme ou de phénomènes alarmants graves, la vie de la mère est compromise. La responsabilité de l'accoucheur est grande ; il doit prévenir la famille, faire appel à quelques confrères, car l'art. 317 du Code pénal prononce la peine des travaux forcés à temps contre tout homme de l'art qui aura provoqué l'avortement par manœuvre ou breuvage.

L'avortement provoqué est-il permis ? Il y a ici divergence d'opinions; des médecins préfèrent pratiquer l'opération césarienne ou tenter d'autres moyens; d'autres médecins, convaincus de l'inanité de ces moyens, en présence d'accidents graves, ou bien persuadés que l'opération césarienne échouera, préfèrent sauver la vie de la mère aux dépens de celle de l'enfant. Mais la sévérité de la loi ne vise pas le médecin qui se trouve en présence de deux existences fatalement compromises et qui sacrifie l'une pour sauver l'autre.

De même que dans certains cas d'accouchements impossibles, sa conduite ne saurait être ici douteuse à notre avis. Il vaut toujours mieux sacrifier l'existence incertaine d'un enfant que rien ne rattache encore à la vie et sauver une femme qui y tient par de nombreux liens sociaux, de famille et d'affection.

Les causes qui peuvent faire provoquer l'avortement sont: le rétrécissement excessif du bassin [moins de $0^m,055$ dans le plus petit diamètre (voy. BASSIN)], les hémorrhagies rebelles, les déplacements irréductibles de la matrice, l'hydropisie excessive de l'amnios, les vomissements incoërcibles, les tumeurs considérables des parties molles qui ne peuvent être déplacées, ponctionnées, extirpées.

Les signes de l'avortement varient, suivant l'époque de la grossesse et suivant la cause, depuis une simple hémorrhagie jusqu'à l'ensemble des phénomènes de l'accouchement naturel. Le fœtus et le placenta sont habituellement éliminés l'un après l'autre. L'expulsion se fait quelquefois lentement ; l'hémorrhagie est plus ou moins considérable ; elle est moins considérable quand le fœtus est mort depuis quelque temps ; mais elle est l'un des symptômes les plus habituels de l'avortement.

Dans l'avortement, il arrive quelquefois qu'une partie seulement du placenta soit expulsée ; si l'avortement a lieu en l'absence du médecin, on évitera de jeter le produit expulsé afin qu'il s'assure si tout le placenta est sorti. L'extirpation du placenta constitue la DÉLIVRANCE (voy. ce mot).

Le traitement de l'avortement spontané ou accidentel consiste à le prévenir, s'il est possible ; sinon, à favoriser l'expulsion du fœtus et à remédier aux accidents consécutifs. On le préviendra par un régime approprié à la constitution de la femme, un peu débilitant si elle est trop pléthorique ; tonique, amer, si elle est cachectique ; laxatif, en cas de constipation opiniâtre ; repos plus ou moins complet de l'organe pendant un temps variable ; décubitus prolongé s'il y a tendance aux hémorrhagies.

Le *traitement* proprement dit consiste en opiacés, petits lavements froids additionnés de 50 à 20 gouttes de laudanum, répétés ; séjour au lit ; boissons fraîches, gazeuses ; peu de chaleur ; compresses froides sur le ventre ; sinapismes et révulsifs excitants sur les membres thoraciques, sur la poitrine, ventouses sèches, etc. Si rien ne peut arrê-

compromettre la vie de la femme, il faut hâter l'accouchement, si le col est suffisamment dilaté, donner des toniques pour soutenir la femme, de la cannelle ou du seigle ergoté pour déterminer des contractions utérines et hâter l'expulsion. Le TAMPONNEMENT est quelquefois utile quand, dans les premiers mois de la grossesse, l'hémorrhagie est abondante et que l'utérus se contracte peu par suite de son manque de tonicité.

Quand l'avortement doit être provoqué par le médecin, il aura recours à différents procédés opératoires que nous n'avons pas à décrire ici.

Lorsque ces moyens sont employés par des mains criminelles, ils occasionnent souvent à la femme qui en est victime des maladies graves et même la mort.

AVULSION, s. f. Arrachement. Synonyme d'EXTRACTION (voy. DENT et ONGLE).

AXE, s. m. Ligne droite, réelle ou fictive, passant par le centre d'un corps, d'un organe, d'un membre, ou servant de pivot à un mouvement de rotation.

L'**axe optique** est la ligne fictive qui passe par le centre de la cornée, du cristallin et du globe oculaire et va aboutir à la tache jaune qui est le point le plus sensible de la rétine.

Les axes optiques des deux yeux convergent vers l'objet examiné de telle sorte qu'ils sont parallèles si l'on regarde à l'infini et font un angle d'autant plus grand qu'on fixe de plus près.

AXILLAIRE, adj. (de *axilla*, aisselle). L'**artère axillaire** (C, H, fig. 55) fait suite à l'artère sous-clavière, elle commence au niveau des muscles scalènes, et se termine au grand pectoral, où elle devient l'artère humérale ou brachiale.

La **veine axillaire** (B, G) fait suite aux veines brachiales ; elle accompagne l'artère dans son trajet et se termine à la veine sous-clavière.

Le **nerf axillaire** ou circonflexe naît du plexus brachial (E) et se rend au muscle

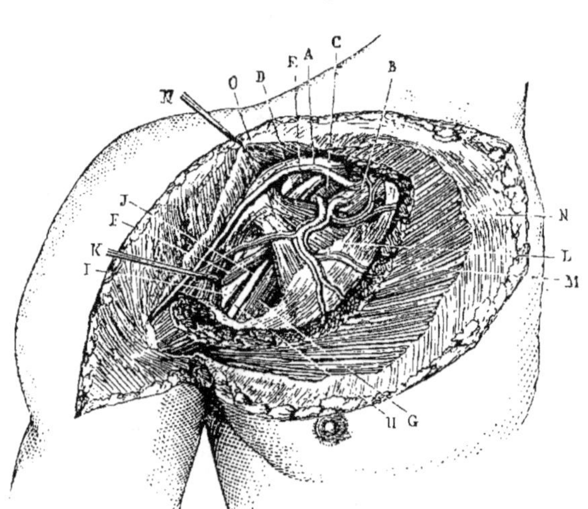

FIG. 55. — Paroi antérieure du creux axillaire.

M, Muscle grand pectoral. O, Muscle petit pectoral. C, Artère axillaire au-dessus du muscle petit pectoral. B, Veine axillaire au-dessus du même muscle. E, Plexus brachial. H, Artère axillaire au-dessous du petit pectoral. J, Nerf cutané interne. I, Nerf médian. G, Veine axillaire au-dessous du muscle petit pectoral.

ter l'avortement, l'accoucheur n'a qu'à surveiller et à attendre.

Si l'hémorrhagie est abondante et peut

deltoïde, en contournant le col chirurgical de l'humérus. Aussi est-il quelquefois atteint dans la luxation de l'épaule, et sa lésion entraîne une paralysie du muscle deltoïde et une difficulté de soulever le bras que l'on attribue souvent bien à tort à une mauvaise réduction.

Le **creux axillaire** ou de *l'aisselle* contient, outre les vaisseaux ci-dessus, une grande quantité de vaisseaux et de ganglions lymphatiques (voy. AISSELLE).

AXIS, s. m. (de ἄξων, axe). Nom de la deuxième vertèbre cervicale munie d'une apophyse saillante (odontoïde) qui sert d'axe aux mouvements de la tête.

AXONGE, s. f. (de *axis*, axe de voiture, et *ungere*, oindre). C'est la graisse de porc préparée ; on prive la graisse de tous les tissus lamineux ou membraneux, on la lave en la malaxant dans l'eau, on la fait fondre au bain-marie, puis on la passe et on la laisse pendant quelque temps à cet état de fusion.

L'axonge de bonne qualité doit être d'une saveur douce et sans âcreté, d'une odeur presque nulle. Elle fait la base de presque toutes les pommades et des onguents. Mais comme elle est exposée à rancir, on peut prévenir cet inconvénient en la faisant fondre au bain-marie avec le benjoin en poudre et le baume de Tolu divisé, de chacun 20 grammes pour 1 kilogramme d'axonge. L'axonge rance ou ancienne est irritante et peut donner lieu à une éruption herpétiforme.

AZOTATE, s. m. Synonyme de nitrate. Sels formés d'acide azotique ou nitrique combiné avec une base. Leur formule est RO,AzO^5, R représentant un métal.

Tous les azotates neutres sont solubles dans l'eau, excepté le *sous-azotate* ou *sous-nitrate de bismuth*.

Azotate d'ammoniaque (AzH^4O,AzO^5). Sel blanc cristallisant en aiguilles transparentes, diurétique et vermifuge. Il produit un grand refroidissement en se dissolvant dans l'eau, et sert à préparer les mélanges réfrigérants. Lorsqu'on le chauffe, il donne naissance à de l'eau et à du gaz *protoxyde d'azote*, utilisé comme ANESTHÉSIQUE.

Azotate d'argent. AgO, AzO^5. Sel très-soluble dans l'eau, employé surtout à l'extérieur comme caustique superficiel sous le nom de *nitrate lunaire* ou *pierre infernale*.

Celle-ci s'emploie en bâtons obtenus par la fusion du sel que l'on fait couler dans un moule, pour toucher les ulcères, les plaques muqueuses, réprimer les bourgeons charnus des plaies, en diriger la cicatrisation, cautériser les muqueuses malades, celles de la gorge et de l'œil en particulier.

Pour ce dernier organe, on emploie avec avantage des crayons dits *mitigés*, c'est-à-dire formés de nitrate d'argent mélangé par fusion avec une ou deux parties de *nitrate de potasse*, qui en diminue l'énergie. L'action peut en être du reste limitée par l'eau salée, qui détruit le nitrate d'argent en le transformant en chlorure d'argent insoluble.

À l'intérieur, on ordonne les pilules de nitrate d'argent pour combattre l'ataxie locomotrice ou les diarrhées rebelles.

Sous-azotate ou **sous-nitrate de bismuth**. Poudre blanche obtenue en ajoutant de l'eau à une solution d'azotate de bismuth résultant de la dissolution du métal dans l'acide azotique. Il est utile à l'intérieur pour calmer la diarrhée, mais doit être pris alors à fortes doses (4 à 20 grammes).

Les selles sont colorées en noir pendant son administration à cause du *sulfure noir de bismuth* qui se produit.

C'est aussi un bon absorbant extérieur ; on s'en sert comme *blanc de fard* et pour poudrer les excoriations et les gerçures de la peau. Il contient quelquefois de l'arsenic.

Nitrate acide de mercure. Caustique énergique, employé à l'extérieur contre les hémorrhoïdes et les ulcérations de nature scrofuleuse et surtout syphilitique.

Azotate de potasse ou **azotate de soude** (salpêtre, nitre, sel de nitre). Tous deux diurétiques, employés contre le rhumatisme articulaire ; on les ajoute à la tisane de chiendent (1 gramme à 5 grammes par litre).

AZOTE, s. m. (de α privatif et ζωή, vie, impropre à la vie). Gaz qui forme les quatre cinquièmes de l'air que nous respirons, l'oxygène formant l'autre cinquième. Seul, il est impropre à entretenir la respiration ; son rôle dans l'air est surtout de mitiger les effets trop violents de l'oxygène. Sa densité est 0,976.

Il est surtout remarquable par son peu

d'affinité pour les autres corps avec lesquels il ne se combine que difficilement ; ses propriétés sont surtout négatives.

L'azote fait partie de l'organisme humain, il est contenu dans les substances dites *albuminoïdes* qui forment les *aliments* azotés ou plastiques.

Le **protoxyde d'azote**, ou gaz hilariant, détermine quand on le respire une asphyxie momentanée qui amène une anesthésie de très-courte durée, pendant laquelle on peut exécuter une petite opération, telle que l'extraction d'une dent. Son emploi n'est pas sans danger.

AZOTIQUE, adj. L'acide *azotique* ou *nitrique* est une combinaison de l'azote avec l'oxygène contenant pour un équivalent d'azote cinq équivalents d'oxygène (AzO^5).

Mais ce n'est pas à l'état anhydre qu'est employé l'acide azotique. Les seuls acides nitriques en usage sont *hydratés ;* l'un contient un seul équivalent d'eau (AzO^5,HO) et forme l'acide *azotique monohydraté* ou *fumant ;* l'autre en renferme quatre équivalents, c'est alors l'acide *nitrique ordinaire* ou *eau-forte*.

L'acide azotique attaque les substances organiques et la peau qu'il colore en jaune. On emploie l'acide azotique monohydraté comme caustique pour détruire les hémorrhoïdes.

Il coagule l'albumine, et lorsqu'on en ajoute quelques gouttes à une urine albumineuse, il se forme un précipité blanc.

Bien qu'il ne soit pas un poison, lorsqu'il est dilué, il agit, lorsqu'il est pur, comme les autres POISONS CAUSTIQUES.

AZOTURIE, s. f. Émission d'urines contenant de grandes quantités d'un principe azoté, *l'urée*, qui y existe normalement, mais s'y trouve alors en plus grande abondance. En même temps que le DIABÈTE on constate quelquefois de l'azoturie.

AZYGOS, adj. et s. m. (de α privatif, et ζυγός, pair). La *grande veine azygos* est située à droite de la colonne vertébrale et fait communiquer la veine cave inférieure avec la supérieure.

La *petite veine azygos* se jette dans la grande vers sa partie moyenne, elle est formée par quelques veines intercostales.

AZYME, adj. (de α privatif, et ζύμη, levain). Sans levain. Le pain azyme (pain à chanter la messe, hostie, oublie) est une pâte de même nature que les pains à cacheter les lettres, et dont on se sert pour envelopper les médicaments en poudres, dont on veut éviter le goût désagréable. Pour se servir du pain azyme, il faut au préalable l'humecter légèrement ; il devient alors très-mou, on dépose en son milieu la poudre que l'on veut administrer, et l'on replie les bords soigneusement de manière à recouvrir le tout. On prend le bol ainsi préparé dans une cuiller avec un peu d'eau, et l'on en boit une gorgée ensuite afin d'en faciliter la descente dans l'estomac.

On prépare avec le pain azyme des *cachets* formés de deux rondelles soudées par leur bord, et contenant entre elles des poudres médicamenteuses. Ces cachets suppriment la manipulation délicate de l'enveloppement des poudres et sont d'un emploi fort commode.

B

BADIANE, s. f. Fruit du *Badian anisé*, de la famille des Magnoliacées. Ce fruit, que l'on appelle aussi *anis étoilé*, est brun, composé de 6 à 12 capsules ovoïdes soudées par la base, exhalant une odeur aromatique analogue à celle de l'anis, mais plus douce et plus agréable. Sa saveur est aromatique, sucrée, légèrement acide.

Le Badiane sert à la fabrication de l'anisette de Bordeaux; on l'administre en poudre, en eau distillée, en infusion comme stimulant dans le cas de digestion difficile, d'atonie de l'estomac.

BÂILLEMENT, s. m. Respiration lente et profonde, la bouche étant grande ouverte, suivie d'une expiration lente et graduée : le bâillement indique l'ennui, le besoin de sommeil, la faim, un sentiment de malaise et de faiblesse ; il est quelquefois précurseur d'une maladie.

BAGNÈRES-DE-BIGORRE (Hautes-Pyrénées). Eaux minérales fournies par de nombreuses sources dont les unes sont sulfatées calciques, les autres sulfurées calciques, les autres ferrugineuses sulfatées et ferrugineuses sulfurées. Leur température varie de 13 à 51 degrés. Les propriétés de ces eaux sont plutôt sédatives qu'excitantes et sont applicables à beaucoup d'états morbides différents, parce qu'elles n'ont pas d'action spécifique.

Elles sont prescrites en boissons, bains, douches, inhalations, contre l'exaltation de la sensibilité utérine, contre l'anémie, la chlorose, la leucorrhée, contre les accidents consécutifs aux fièvres intermittentes, contre certaines paralysies; contre les rhumatismes chroniques, névroses, caries, névropathies, affections catarrhales, etc.

Altitude : 580 mètres.

Itinéraire : Chemin de fer de Paris à Orléans, Bordeaux, Mont-de-Marsan, Tarbes et Bagnères-de-Bigorre.

BAGNÈRES-DE-LUCHON (Haute-Garonne). Eaux minérales dont les unes sont sulfurées sodiques et les autres ferrugineuses. Les sulfurées sodiques sont très-abondantes et leur température varie entre 31 et 66 degrés ; les unes sont excitantes, les autres sont calmantes. Elles sont prises en bains, douches, dans toutes les affections cutanées reconnaissant pour cause la diathèse herpétique ; dans toutes les manifestations de la scrofule, du rhumatisme et dans les accidents secondaires et tertiaires de la syphilis, contre les affections catarrhales, des bronches, du larynx, etc., etc.

Les eaux ferrugineuses sont employées contre la chlorose, l'anémie et contre toutes les maladies qui en présentent les caractères.

Altitude : 628 mètres.

Itinéraire : Chemin de fer de Paris à Orléans, Agen, Toulouse, Tarbes et Montrejeau ; voitures de Montrejeau à Bagnères-de-Luchon.

BAIN, s. m. Séjour du corps ou d'une partie du corps dans un liquide ou dans l'air chargé de vapeurs naturelles ou médicamenteuses. On divise les bains en bains entiers, demi-bains, bains de siége, de jambes, de pieds ou pédiluves, de mains ou manuluves, selon la partie qui est baignée. On peut aussi les diviser en bains liquides, solides ou gazeux, selon le milieu qui les constitue. Le liquide est l'eau pure, courante ou stagnante, ou bien chargée de substances étrangères, minérales ou médicamenteuses, ou bien l'huile, le lait, le sang, etc. Le sable chaud, les boues minérales, le marc de raisin, ont été aussi employés comme agents de balnéation; ce sont les bains solides. Les bains d'air, de vapeurs sèches, humides, aromatiques, médicamenteuses, etc., constituent les bains gazeux.

L'usage des bains remonte à la plus haute antiquité : chez les Hébreux, comme aujourd'hui chez les Musulmans, ils faisaient partie des prescriptions religieuses ; chez les Grecs, chez les Romains, l'usage des bains était général ; les ruines d'Herculanum et de Pompéi nous ont fait voir que les Romains avaient poussé aussi loin que possible le luxe et le confortable de leurs établissements balnéaires. On assure que les bains de Caracalla étaient assez spacieux pour que plus de 3000 personnes pussent s'y baigner en même temps. Au IVe siècle, Publius Victor, dans sa statistique de Rome, compte 856 bains dans la capitale de l'Italie. Mais les établissements de bains étant devenus des lieux où les bonnes mœurs avaient beaucoup à perdre, les lois romaines d'abord et le christianisme ensuite tendirent à diminuer et à faire disparaître peu à peu l'usage des bains. C'est à Charlemagne qu'il faut attribuer leur régénération en Europe. L'histoire nous rapporte qu'il aimait à se baigner dans les piscines d'Aix-la-Chapelle, et qu'il y ordonna la construction d'établissements balnéaires. Mais il fallut le retour des croisades pour importer en Europe le goût des bains et des étuves fort usités en Orient.

Très-appréciées des Romains, qui savaient les découvrir et les utiliser partout où passaient leurs légions, les sources minérales n'ont commencé à être mises en vogue en France que sous le règne d'Henri III ; à partir de ce moment, l'impulsion fut donnée et aujourd'hui l'usage des eaux thermales tient une part considérable dans la pratique de la médecine.

Sous le rapport de la température, on divise les bains en *froids*, de 15 à 20 degrés centigrades ; *frais*, de 20 à 25 degrés ; *tempérés*, de 25 à 30 degrés ; *chauds*, au-dessus de 30 degrés. La température du bain et sa durée modifient ses propriétés physiologiques : les bains froids, frais et de courte durée sont toniques ; les bains tempérés d'une durée de trente à quarante minutes sont hygiéniques ; plus prolongés, ils deviennent calmants ou débilitants. Les bains chauds produisent d'abord une excitation, suivie bientôt de dépression. Les bains froids prolongés sont employés quelquefois dans certaines maladies où la chaleur du corps est excessive, 40 degrés (fièvre typhoïde).

Le corps absorbe-t-il certaines substances contenues dans l'eau du bain? D'après Rabuteau, on peut dire que *l'absorption cutanée des substances gazeuses ou volatiles est notable : celle des substances solides et fixes dissoutes dans l'eau ou incorporées aux corps gras est nulle ou infinitésimale.* Dans les conditions ordinaires où l'on prend des bains, il y a toujours un peu d'absorption. La quantité d'eau pour le bain varie de 300 litres, pour un adulte, à 25 litres, pour un jeune enfant.

Bains médicamenteux. — Bain alcalin, fait avec le carbonate de soude du commerce ou cristaux de soude, 125 à 250 grammes.

Bain aromatique. Espèces aromatiques (sauge, thym, serpolet, hysope, menthe poivrée, absinthe, lavande), 500 grammes : faire infuser pendant une heure dans quelques litres d'eau et verser l'infusion dans le bain.

Bain arsenical. Arséniate de soude, 1 gramme ; sous-carbonate de soude, 100 grammes.

Bains de Baréges artificiel. Sulfhydrate de soude cristallisé, 60 grammes ; chlorure de sodium, 60 grammes, carbonate de soude, 60 grammes : faites dissoudre dans 400 grammes d'eau et ajoutez au bain.

Bain émollient. Son, 2 kilogrammes, ou bien espèces émollientes, 2 kilogrammes et 250 grammes de graine de lin.

Bain gélatineux. Colle de Flandre, 500 grammes : faites dissoudre dans de l'eau bouillante 5 litres, agitez et mêlez au bain.

Bain gélatino-sulfureux. Polysulfure de potassium solide ou foie de soufre, 50 grammes ; gélatine concassée, 250 grammes : faites dissoudre la gélatine à chaud, puis le polysulfure.

Bain ioduré. Iodure de potassium, 50 grammes : faites dissoudre dans 500 grammes d'eau distillée et ajoutez au bain.

Bain de mer artificiel. Sel gris, 8 kilogrammes ; sulfate de soude cristallisé, 3^{kil},500 ; chlorhydrate de chaux, 700 grammes ; chlorhydrate de magnésie, 2950 grammes : ajoutez à l'eau du bain.

Bain mercuriel ou **de sublimé.** Sublimé corrosif ou deutochlorure de mercure, 15 à 20 grammes : faites dissoudre dans 50 grammes d'alcool et ajoutez au bain.

Bain de Plombières artificiel. Carbonate de soude, 100 grammes ; sel marin, 20 grammes ; sulfate de soude, 60 grammes ; gélatine, 100 grammes : faites dissoudre dans le bain.

Bain de sel de Pennès (sels alcalins et essence de lavande). Tonique et stimulant.

Bain de sang chaud, agit comme bain alcalin. Tonique et reconstituant.

Bain de sel : sel gris, 1 à 5 kilogrammes. Tonique, stimulant.

Bain de son : son, 2 kilogrammes. Faites bouillir pendant un quart d'heure et ajoutez au bain. Émollient

Bain sulfureux : sulfure de potasse 25 à 50 grammes, eau 500, ajoutez au bain. Tonique.

Bain de tilleul : ajoutez 1/2 à 1 kilogramme de tilleul au bain. Calmant, antispasmodique.

Bains de vapeur. On les divise en *bains de vapeur sèche* et en *bains de vapeur humide*.

Bain de vapeur sèche ou **étuve sèche** : On prend ces bains dans des établissements spéciaux où la chaleur peut être portée à une très-haute température. Dans ces bains la peau ne s'humecte que par la sueur; plus utiles dans certains cas (granulations oculaires) que les suivants.

Bain de vapeur humide. Ces bains sont pris dans une atmosphère chargée de vapeur d'eau pure ou chargée de substances médicamenteuses ou aromatiques. On peut aussi les prendre dans le lit, en faisant parvenir sous les couvertures les vapeurs à l'aide d'un tuyau. Après ces bains, la douche froide, le massage, la flagellation, sont fort utiles pour assouplir les muscles et les articulations.

Bain d'air chaud. Le malade est placé sur une chaise dont le siége est à une assez grande distance du sol ; il est enveloppé d'une ou deux couvertures fixées autour du cou et retombant autour de la chaise sous laquelle est allumée une lampe à alcool. On prend aussi ces bains dans des boîtes appelées chambre de bois. Usités dans les affections rhumatismales.

Bain de petit lait. C'est à *Allevard* (Isère), à *Interlaken*, à *Armuth*, à *Engelberg*, à *Dottenwyl*, à *Rohrsbach*, en Suisse, que ces bains sont administrés. Il faut environ 200 litres de petit-lait pour un grand bain, à la température de 25 à 32 degrés. Les malades ne peuvent supporter une température plus élevée, sans éprouver de fatigue. La durée est de une heure à une heure et demie pendant huit jours et de une heure et demie à deux ou trois heures pendant le reste du traitement. Employés avec succès dans certaines maladies de peau, dans des affections chroniques des voies digestives , dans des névroses, dans la fièvre hectique des phthisiques.

Bain d'oxygène ou **d'acide carbonique** : à l'aide d'un manchon spécial ou enveloppe.

Bain de vapeur térébenthiné. Ces bains sont préparés avec des copeaux de *pin mugho* ou bien avec des copeaux résineux et de la poix qu'on fait chauffer dans un appareil spécial. Ces bains sont organisés d'une façon toute spéciale à Die (Drôme), ou bien peuvent être préparés à domicile avec des appareils particuliers. La vapeur est portée de 45 à 60 degrés. Ces bains provoquent des sueurs abondantes et sont employés avec succès dans les névralgies, la goutte, le rhumatisme, les catarrhes chroniques, les affections atoniques, la scrofule, les contractures musculaires d'origine rhumatismale ; ils sont contre-indiqués dans les maladies aiguës et chez les sujets prédisposés aux hémorrhagies actives. Le nombre des bains varie de 15 à 30, la durée de 15 à 20 minutes.

Bain électrique (voy. ÉLECTRICITÉ). Au moyen du tabouret électrique ou à la façon d'un bain ordinaire permettant le passage de courants dans le corps entier du malade, ou dans certaines régions plus spécialement.

Bain de mer. Ces bains agissent par l'air marin autant que par l'eau, ils sont toniques, stimulants. Ils ne doivent être pris que de 10 heures à 5 heures, et leur durée varie de 3 à 10 minutes pour les enfants; de 15 à 30 pour les adultes. Utiles dans le lymphatisme, la scrofule, les engorgements ganglionnaires, la chlorose, l'hystérie, certains troubles de la menstruation, la gastralgie, la dyspepsie, les rhumatismes chroniques , les engorgements de viscères, etc.

Bains de pieds ou **pédiluves** : à l'eau pure. Ce sont des bains de propreté. On y ajoute différentes substances qui leur donnent des propriétés particulières. Les plus usités sont les bains de pieds sinapisés : prenez 150 grammes de farine de moutarde que vous délayez dans quelques litres d'eau tiède ; couvrez le vase et laissez en contact quelques minutes, réchauffez ensuite avec quantité suffisante d'eau très-chaude. La durée du pédiluve doit être de 5 à 10 minutes. On remplace quelquefois la farine de moutarde par 250 à 500 grammes de sel de cuisine, ou par la même quantité de cendres chaudes, ou par 15 grammes d'acide chlorhydrique. Employés comme révulsifs dans les maux de tête, les névralgies, l'angine, les ophthalmies, etc. Dans certains cas d'hémorrhagie utérine on prend des bains de pieds froids. — La présence de varices aux jambes est une contre-indication aux bains de pieds, à moins d'avis contraire du médecin.

Bains de mains ou **manuluves** : se prenant de la même façon, avec les mêmes agents et dans les mêmes circonstances que les bains de pieds.

BAINS (Vosges). Eaux minérales sulfatées sodiques, sortant de plusieurs sources dont la température varie de 29 à 50 degrés. Elles sont prescrites en bains, douches et boissons contre l'atonie des voies digestives, les rhumatismes douloureux, les ankyloses incomplètes, les arthrites chroniques, certaines maladies utérines.

Itinéraire : Chemin de fer de Paris à Nancy, Épinal et Bains.

BALANITE, s. f. Inflammation du *gland*, souvent accompagnée de celle du prépuce (*posthite*) (voy. BALANO-POSTHITE).

BALANO-POSTHITE, s. f. (de βάλανος, gland, et πόσθη, prépuce). Inflammation du gland et de la face interne du prépuce compliquant le plus souvent la BLENNORRHAGIE *uréthrale*, mais pouvant exister indépendamment de cette dernière chez les individus dont le gland n'est jamais à découvert, et dont le prépuce trop long et trop étroit laisse s'accumuler au-dessous de lui les matières sébacées et les produits de sécrétion. Elle peut dans ces circonstances être causée par un simple manque de propreté, et quelquefois, chez les enfants, par le séjour entre le gland et le prépuce de l'urine contenant quelques petits graviers. Le plus ordinairement elle survient : par suite du contact des fleurs blanches ou des règles de la femme, d'une excitation vénérienne trop prolongée, ou d'excès de coït, d'un *chancre*, du *phimosis*.

Le début de la *balano-posthite* s'annonce par des démangeaisons, de la chaleur et de la rougeur. Bientôt surviennent des ulcérations superficielles du gland, accompagnées d'un écoulement muco-purulent qui s'épaissit graduellement, devient jaune, verdâtre et fétide. Le prépuce est le siège d'un gonflement œdémateux considérable, pouvant produire le PHIMOSIS ou le PARAPHIMOSIS.

Lorsque la maladie n'est compliqué ni de chancre ni de blennorrhagie, si la peau du prépuce est mobile sur le gland et permet de mettre celui-ci facilement à découvert, il suffit de quelques soins de propreté, de lavages avec une solution légèrement astringente (alun, tannin, eau blanche) pour amener une prompte guérison. Dans le cas contraire, lorsque le prépuce est long et étroit, il faudra pratiquer des injections détersives entre le gland et le prépuce en ayant soin de les faire souvent et avec assez de force pour entraîner les produits morbides.

Il est bon d'empêcher le contact du gland et du prépuce enflammés en interposant entre eux de la charpie ou de la poudre de calomel. Lorsqu'il existe un phimosis, il est prudent d'attendre la guérison de la *balano-posthite* avant de l'opérer, on s'en abstiendrait surtout s'il existait un chancre qui pourrait s'inoculer à la plaie.

Les complications de cette maladie, qui n'a aucune gravité par elle-même, sont l'*érysipèle*, la *phlébite* de la veine dorsale de la verge, les *végétations* et les adhérences vicieuses entre le gland et le prépuce.

BALARUC (Hérault). Eaux minérales chlorurées sodiques dont la température est 48°. Elles sont prises en boissons et en bains, comme toniques, stimulantes, contre les paralysies, les rhumatismes chroniques, la sciatique, les plaies par armes à feu, les fausses ankyloses, les tumeurs blanches, caries, nécroses.

Itinéraire : Chemin de fer de Paris à Agen, à Cette ; voiture de Cette à Balaruc.

BALSAMIQUES, adj. et s. m. (*balsamum*, baume). Groupe médicamenteux, représenté par les BAUMES naturels, dont les plus importants sont : le benjoin, le baume du Pérou, le baume de Tolu, le Liquidambar, le Styrax. Les balsamiques modifient les sécrétions bronchiques, les rendent plus faciles et les diminuent en faisant disparaître la congestion de la muqueuse. Ils sont surtout employés dans les catarrhes pulmonaires chroniques.

BANDAGE, s. m. Appareil chirurgical formé de bandes ou de compresses. Les bandages servent à maintenir les pansements, à empêcher la sortie d'une hernie, la reproduction d'une luxation réduite, le déplacement des os d'une fracture, à soutenir les parties malades, à réunir les bords d'une plaie, à comprimer une partie dans le but d'arrêter une hémorrhagie ou de combattre l'inflammation.

On donne aussi communément le nom de bandages aux BRAYERS destinés à la contention des hernies.

Les bandages *agglutinatifs* sont faits avec du sparadrap de diachylon, du taffetas d'Angleterre, de la baudruche enduite de collodion.

Les bandages ou appareils *inamovibles* et *amovo-inamovibles* se composent de bandes ou de compresses enduites de substances, telles que le plâtre, la dextrine, le silicate de potasse, etc., qui durcissent rapidement et conservent une grande rigidité.

Un des appareils inamovibles les plus commodes est l'appareil silicaté; pour le confectionner, on roule une bande de toile de longueur convenable dans une solution très-épaisse de silicate de potasse. On enveloppe le membre sur lequel on doit l'appliquer avec de la ouate, que l'on recouvre d'abord d'une bande sèche et par-dessus laquelle on roule la bande silicatée.

On nomme bandage *circulaire*, celui dans lequel les tours de bande se recouvrent exactement.

Dans les bandages en *spirale*, ils ne se recouvrent que sur la moitié de la largeur de la bande.

Lorsqu'on applique un bandage, il faut éviter de placer l'extrémité du chef initial de la bande à l'endroit malade, mais commencer un peu plus bas.

Les tours de bandes seront serrés aussi uniformément que possible, sans déplacer la peau; la bande devra poser à plat dans toute sa largeur et ne point faire de *godet*; il est nécessaire, lorsqu'on fait un bandage en spirale et que le membre change de grosseur, de faire des *renversés* c'est-à-dire de replier la bande sur elle-même de façon que le bord supérieur devienne inférieur pendant quelques tours ou *doloires* consécutifs.

Il faut toujours commencer l'application d'un bandage par l'extrémité du membre, afin de ne pas gêner la circulation veineuse, surtout lorsqu'il s'agit d'un bandage compressif. Le chef terminal est fixé à un autre point du bandage au moyen d'une épingle; on peut encore le fendre en deux et nouer ensemble autour du membre les deux lanières qui en résultent.

Les principaux bandages employés sont :

Bandage de la tête ou **fronde de la tête** (bandage des pauvres ou de Galien);

Bandage oculaire, monocle et binocle (pour un œil ou pour deux yeux);

Bandage de corps, avec bretelles ou sous-cuisses;

Bandage du sein destiné souvent à comprimer cet organe pour éviter les abcès, ou faciliter la sortie du pus après leur ouverture (fig. 56);

Bandage de l'aine ou **spica** (en forme d'épi); on le fixe par quelques tours de bande autour du corps;

Bandage avant la saignée; il est appliqué au-dessous du pli du coude et destiné à arrêter le cours du sang dans la veine au-dessous de l'endroit que l'on doit ouvrir;

Bandage après la saignée, afin d'arrêter l'hémorrhagie. C'est une simple compresse trempée d'eau que l'on maintient modérément serrée au niveau du coup de lancette;

Bandage roulé des membres, employé lorsqu'on veut y maintenir un topique,

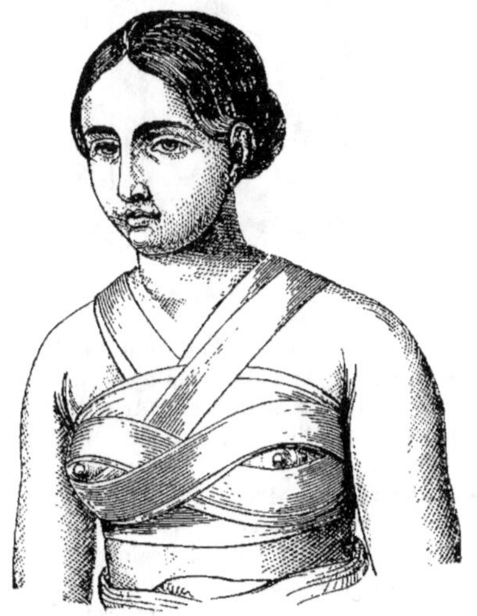

Fig. 56. — Bandage compressif des seins.

exercer une pression uniforme pour s'opposer à un phlegmon, ou comprimer des varices. Dans ces deux derniers cas, on le fait avec avantage avec une bande de caoutchouc.

On fait aussi des bandages avec des bandelettes séparées et disposées d'avance sur un *drap fanon* (bandage de Scultet, fig. 57) de telle sorte qu'on peut ouvrir le bandage sans remuer le membre.

On s'en sert pour immobiliser les fractures, surtout celles de la jambe, et, outre les bandelettes qui doivent se recouvrir en partie, on ajoute deux coussins remplis de balles d'avoine, un de chaque côté et deux attelles de bois destinées à maintenir l'immobilité du membre. Les *attelles* sont roulées dans le *drap fanon* et serrées contre les coussins et le membre au moyen de

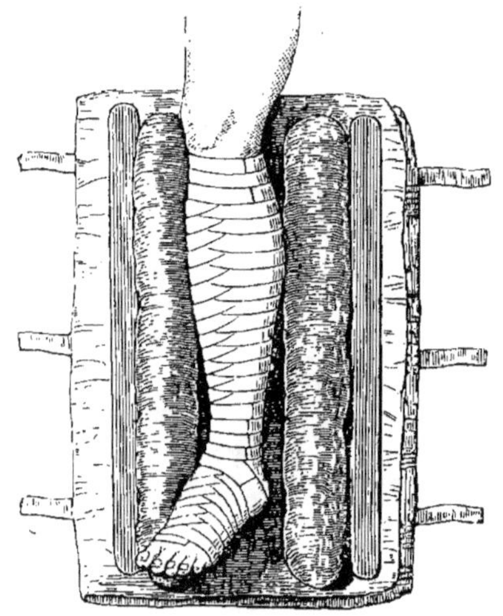

FIG. 57. — Bandage de Scultet.

trois courroies munies de boucles. C'est un des appareils les plus employés; il permet de surveiller le membre tout en assurant suffisamment l'immobilité des fragments de l'os fracturé.

BANDE, s. f. Pièce de linge longue et étroite dont on se sert pour les pansements. On emploie aussi en chirurgie des bandes de caoutchouc pour comprimer d'une manière élastique les parties sur lesquelles on veut agir. Les bandes peuvent être de toile ou de coton; l'étoffe doit être demi-usée ou du moins blanchie, coupée droit fil, sans surjet, ni couture, ni lisière. On fait des bandes de toutes dimensions comme longueur et comme largeur; plus elles sont étroites, plus elles sont faciles à appliquer;

les plus communément employées doivent avoir de 5 à 7 centimètres de largeur.

On doit les rouler très-serré, afin de les manier avec plus de facilité. Le milieu d'une bande forme le *plein* : chacune de ses extrémités est appelée *chef* : si une extrémité est divisée, on dit que la bande a plusieurs chefs. On nomme *globe* le cylindre formé par une bande roulée; elle peut être à un globe ou à deux globes, suivant qu'on a fait un seul rouleau ou qu'on en a fait deux, un à chacune de ses extrémités.

BANDELETTE, s. f. Petite bande. Les bandelettes agglutinatives se font avec du sparadrap de diachylon coupé droit fil; on s'en sert pour réunir les plaies.

Bandelettes du corps strié, grise, demi-circulaire. Noms de diverses parties du cerveau.

BARDANE, s. f. Plante de la famille des Synanthérées, appelée vulgairement *glouteron*, employée comme sudorifique et dépurative; 20 grammes de racine pour un litre d'eau en infusion.

BARÉGES (Hautes-Pyrénées, arrondissement d'Argelès). Eaux sulfurées sodiques, sortant par plusieurs sources dont la température varie de 18 à 45 degrés. On les prend en bains, en douches, en boisson; dans la scrofule, la syphilis, la carie osseuse, les plaies blafardes, les blessures anciennes, les vieilles entorses, les rétractions musculaires, les bronchites chroniques.

Altitude : 1280 mètres.

Itinéraire : chemin de fer de Paris à Bordeaux, de Bordeaux à Montrejeau, par Tarbes jusqu'à Pierrefitte.

Voitures de Pierrefitte à Baréges.

BAROMÈTRE, s. m. (de βάρος, poids, et μέτρον, mesure). Instrument destiné à indiquer la pression atmosphérique. Le baromètre le plus simple consiste en un tube de verre fermé à une extrémité, long de un mètre environ, que l'on remplit de mercure, puis qu'on renverse sans y laisser pénétrer d'air, dans une cuve de ce métal. Après quelques oscillations, le mercure reste élevé dans ce tube jusqu'à une hauteur d'environ 76 centimètres ; au-dessus est le vide parfait, la *chambre barométrique*. Cette colonne de 76 centimètres de mercure représente en effet le poids de la pression atmosphérique qui lui fait équilibre; et si celle-ci varie, si l'on s'élève sur une montagne, par exemple, au lieu de 76 centimètres, le mercure ne monte plus qu'à 70 centimètres, 65 centimètres, etc.... Le même phénomène se produit sous l'influence des orages, le baromètre descend alors, car la pression atmosphérique diminue; mais comme nous ressentons un sentiment de lourdeur générale, nous disons que le temps est lourd : c'est le contraire qui serait vrai.

Tous les baromètres à mercure sont fondés sur le principe énoncé plus haut; leur disposition seule varie; dans leur construction, on a cherché à éviter les causes d'erreur, la pénétration de l'air dans la chambre barométrique surtout, et à faciliter la mesure de la hauteur de la colonne de mercure.

On se sert des baromètres à cuvettes, de Fortin, à siphon ou de Gay-Lussac. Au moyen d'un petit mécanisme, on peut faire indiquer la hauteur du mercure sur un cadran. C'est celui qui est le plus répandu, bien qu'il soit le plus sujet à donner de fausses indications.

Les baromètres *anéroïdes*, sont formés d'un tube flexible creux dans lequel on a fait le vide et qu'on a fermé hermétiquement.

Ce tube est contourné en spirale, une de ses extrémités est fixe, l'autre est mobile et commande les mouvements d'une aiguille qui se meut sur un cadran. Sous l'influence des variations de la pression atmosphérique, le tube creux se dilate ou se resserre, et l'aiguille indique ces mouvements en les amplifiant. On les gradue par comparaison avec un baromètre à mercure.

BARRÉ, adj. Les dents barrées sont des *molaires* dont les racines se recourbent de manière à comprendre entre elles des portions de l'os maxillaire. On ne peut les enlever sans fracturer les racines ou la partie osseuse comprise entre elles, ce qui n'a d'habitude que peu d'inconvénients.

BARYTE, s. f. (de βαρύς, pesant). Protoxyde de baryum (BaO), combinaison d'un équivalent d'oxygène et d'un de baryum), base énergique formant des sels très-lourds, qui sont des poisons violents lorsqu'ils sont solubles et communiquent à la flamme une coloration verte utilisée pour les feux d'artifice.

L'azotate de baryte et le **chlorure de baryum**, tous deux solubles, sont employés en chimie pour déceler dans un liquide la présence de l'acide sulfurique ou d'un sulfate soluble avec lesquels ils forment un précipité blanc de sulfate de baryte insoluble. On a fait quelques tentatives infructueuses pour utiliser ces composés en thérapeutique.

BARYUM, s. m. (de βαρύς, pesant). Métal blanc très-altérable à l'air, qui décompose l'eau à froid en s'emparant de son oxygène, mettant l'hydrogène en liberté et formant un oxyde, la *baryte*.

Le **sulfure de baryum** a été utilisé comme épilatoire.

BASE, s. f. En anatomie, *base du crâne* indique la partie inférieure du crâne qui lui sert de soutien ou de support.

En chimie, c'est un terme dont le sens n'est pas absolu ; il est appliqué au radical des sels et désigne un corps composé, généralement formé d'un métal et d'oxygène (oxyde) susceptible de se combiner avec un acide pour former un sel.

Les principales bases sont : la potasse, la soude, la chaux, la magnésie, l'ammoniaque, etc.

En thérapeutique, la base d'une formule est la partie active la plus importante.

BASILAIRE, adj. Qui sert de base. Qualificatif donné : à l'apophyse ou saillie osseuse qui forme l'angle inférieur de l'os occipital et s'articule avec l'os sphénoïde; à la dernière vertèbre lombaire; à l'artère formée par la réunion des deux artères vertébrales et qui se rend dans le cerveau où elle se partage en deux branches pour former les artères cérébrales postérieures.

BASILICUM, s. m. (βασιλικός, royal). Onguent auquel on attribuait de grandes vertus, composé de poix noire, de colophane, de cire jaune et d'huile d'olive, et employé comme maturatif et excitant, contre les furoncles, clous, abcès, etc.

BASILIQUE, adj. (de βασιλεύς, roi). Veine de la partie interne du bras à laquelle on attribuait autrefois une importance qu'elle n'a pas. Elle part du pli du coude et monte vers l'aisselle, où elle se jette dans la veine *axillaire*.

La veine *médiane-basilique*, une de celles qui donnent naissance à la précédente, est une veine superficielle du pli du COUDE, sur laquelle on pratique quelquefois la saignée, car c'est presque toujours la plus apparente. Cependant, comme elle se trouve placée au-dessus de l'artère *humérale*, et qu'elle n'en est séparée que par une expansion très-mince du muscle biceps, il vaut mieux ne pas la choisir, ou du moins, avant d'opérer,

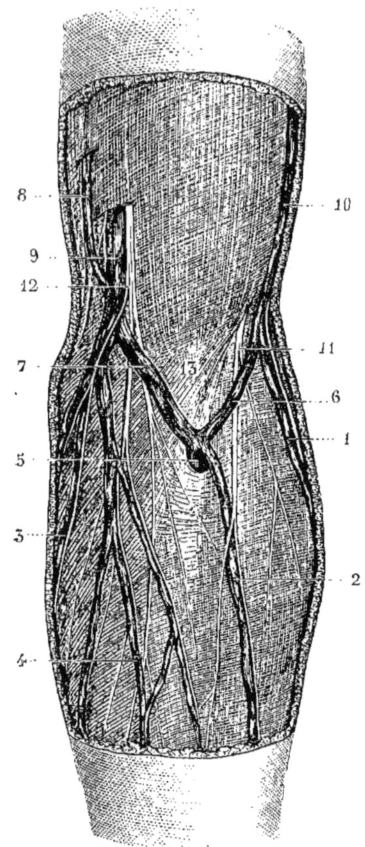

Fig. 58. — Région du pli du coude ; on a enlevé la peau et le tissu cellulaire pour laisser voir les veines et les nerfs sous-cutanés dans leurs rapports mutuels.

1, Veine radiale. 2, Veine médiane commune. 3, Veines cubitales postérieures. 4, Veines cubitales antérieures. 5, Veine communicante qui unit le réseau profond au réseau superficiel. 6, Veine médiane céphalique. 7, Veine médiane basilique. 8, Veine superficielle basilique. 9, Veine basilique. 10, Veine céphalique. 11, Nerf cutané externe ou musculo-cutané. 12, Nerf brachial cutané interne. 13, Tendon du biceps.

s'assurer bien exactement de la situation de l'artère afin de ne pas la blesser.

BASSIN, s. m. Appelé aussi *pelvis*, dénomination latine ; grande cavité osseuse qui termine inférieurement le tronc et à laquelle les membres inférieurs servent d'appui.

Il est formé de quatre os : deux en arrière, le *sacrum* et le *coccyx*, et deux latéraux appelés *os iliaques* ou *coxaux* qui se réunissent par devant.

Le *sacrum* (fig. 59 et 60), os symétrique, fait suite à la colonne vertébrale, à laquelle il adhère par des ligaments fixés aux apophyses articulaires BB. Sa face antérieure lisse, concave, présente en haut un angle ou saillie appelé promontoire ou angle sacro-vertébral : elle est percée de quatre trous CC, communiquant avec le canal formé par les os du sacrum et donnant passage aux branches antérieures des nerfs sacrés qui proviennent de la moelle épinière. Quatre lignes saillantes transversales divisent l'os sacrum en cinq pièces : ces lignes sont l'indice de la soudure qui s'est faite après l'enfance. Sur les faces latérales de la première pièce, sont deux proéminences ou ailerons AA qui servent de point d'insertion aux os coxaux.

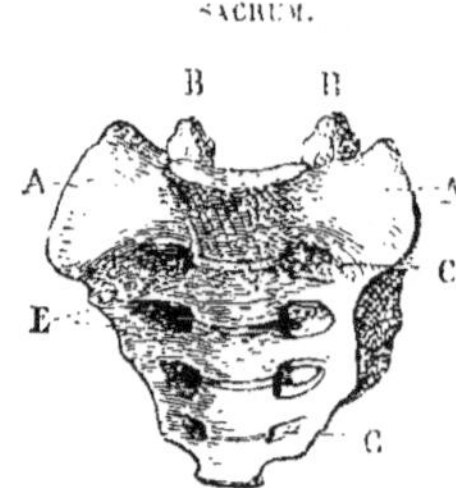

Fig. 59. — Face antérieure.

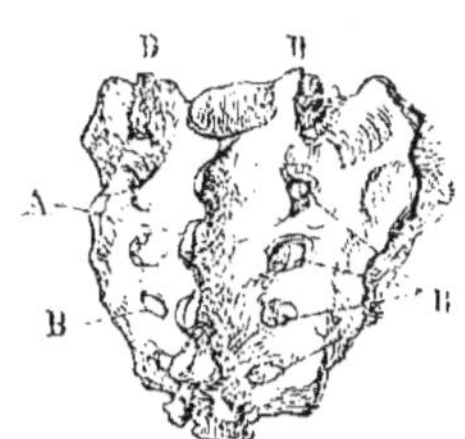

Fig. 60. — Face postérieure.

A la face postérieure, le sacrum présente une crête formée par les apophyses épineuses A ; des deux côtés sont quatre trous, appelés trous sacrés postérieurs B, B, correspondants aux trous sacrés antérieurs et donnant passage aux cordons sacrés postérieurs de la moelle. A la partie supérieure, sont deux proéminences, DD, appelées apophyses articulaires et servant à l'articulation du sacrum avec la colonne vertébrale.

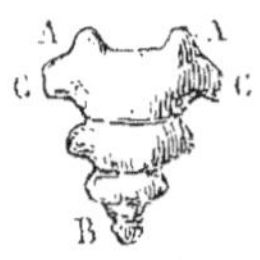

Fig. 61. — Coccyx. AA', Cornes du coccyx. B, Sommet.

Dans l'épaisseur du sacrum est creusé

un canal appelé *canal sacré*, qui est la terminaison du canal vertébral.

Le *coccyx* est formé par trois ou quatre petits os, unis entre eux et qui semblent être la prolongation du sacrum (fig. 61).

L'*os coxal* ou *iliaque* est pair, quadrilatère, comme tordu sur lui-même; uni au sacrum par les ailerons de cet os, il se réunit par devant avec son congénère, et cette réunion s'appelle *symphyse du pubis* ou pubienne (fig. 62 et 63).

L'os coxal présente une face externe, une face interne et des bords.

A la partie supérieure et postérieure de la face externe est une surface étendue A (fig. 62), donnant insertion aux muscles de la fesse; toute cette partie osseuse s'appelle encore *fosse iliaque externe*.

A la partie antérieure de la face externe existe une cavité arrondie H, la *cavité cotyloïde*, dans laquelle s'emboîte la tête du fémur; un peu en avant et au-dessous de cette cavité est le *trou sous-pubien*, ou *obturateur* K, triangulaire, à angles arrondis, bouché par une membrane fibreuse, mais laissant une gouttière par laquelle passent les nerfs et les vaisseaux dits obturateurs.

forment l'épine iliaque antérieure et supérieure C (fig. 62), la crête iliaque B, l'épine iliaque antérieure et inférieure D, l'épine iliaque postérieure et supérieure F, l'épine iliaque postérieure et inférieure G. Le bord horizontal et antérieur E constitue la branche

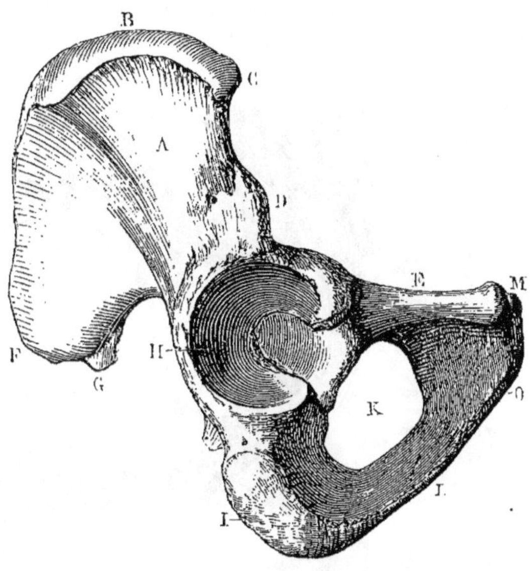

FIG. 62. — Os coxal droit vu par sa face externe.

horizontale du pubis; la partie la plus inférieure, solide, résistante, est l'ischion, et

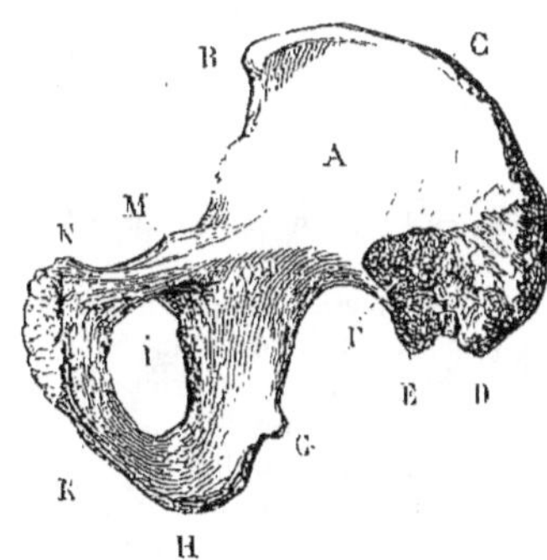

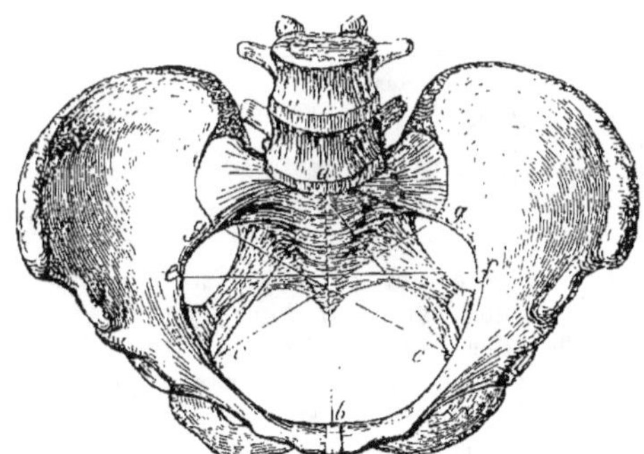

FIG. 63. — Os coxal droit vu par sa face interne. FIG. 64. — Bassin osseux vu par sa partie antérieure et supérieure.

La face interne (A, fig. 63) de l'os coxal constitue la paroi résistante du bassin.

Les bords du bassin sont au nombre de quatre et leurs parties les plus saillantes

sa partie saillante est l'épine sciatique : la branche qui réunit l'ischion au pubis prend les noms de branche ischio-pubienne M, et de branche descendante du pubis O.

L'articulation des os du bassin les uns aux autres porte le nom de *symphyse* (σύν, avec, φύω, être, naître); il y a donc deux symphyses, *sacro-iliaques* pour l'articulation du sacrum avec l'os iliaque, une symphyse *sacro-coccygienne* pour l'articulation du sacrum et du coccyx, et une symphyse *pubienne*, pour l'articulation des deux os du pubis.

à la cavité cotyloïde; sur les côtés et en arrière, par la face interne des ligaments qui unissent le sacrum à l'épine sciatique.

La ligne osseuse qui limite le bassin en haut est appelée *détroit supérieur*, g, e, b, f, g; le *détroit inférieur* est limité par la pointe du coccyx en arrière, par les deux ischions sur les côtés, et par les ligaments qui unissent le sacrum à l'épine sciatique;

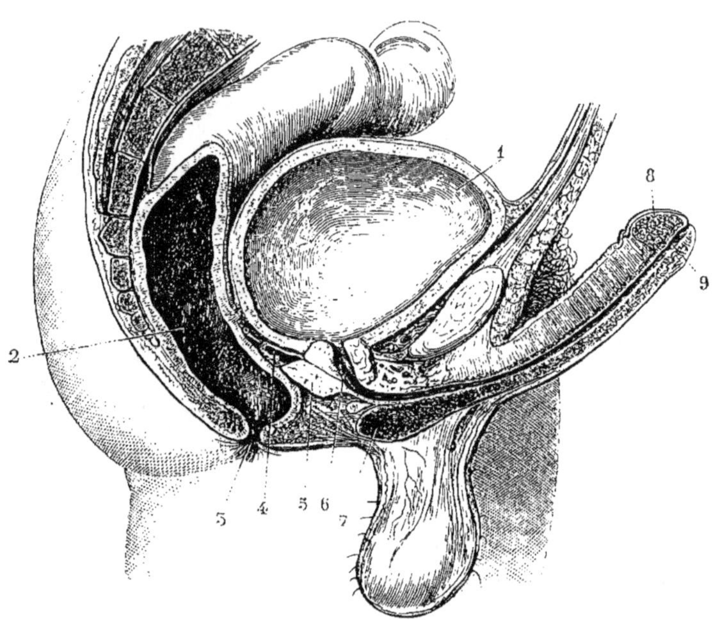

Fig. 65. — Bassin de l'homme, coupe antéro-postérieure suivant la ligne médiane.
1, Vessie. 2, Rectum. 3, Anus. 4, Vésicule séminale. 5, Prostate. 6, Portion prostatique de l'urèthre. 7, Bulbe de l'urèthre. 8, Gland. 9, Fosse naviculaire.

La surface antérieure constitue la cavité du bassin (*fig.* 64); elle est divisée en grand bassin et en petit bassin.

Le grand bassin est formé en avant par la paroi abdominale antérieure; en arrière par les dernières vertèbres lombaires et sur les côtés par les muscles psoas qui tapissent les parois des os coxaux.

Le petit bassin est formé, en avant, par la paroi postérieure de la symphyse du pubis; en avant et en dehors par le corps du pubis et par la face interne du trou obturateur; en arrière, par la face antérieure du sacrum et du coccyx; sur les côtés par une large surface de l'os iliaque répondant

en avant par l'arcade que forment les deux os du pubis.

La connaissance du diamètre des détroits est très-importante dans les accouchements.

Le diamètre antéro-postérieur ou sacro-pubien, *ab* a 11 centimètres en moyenne.

Les deux diamètres obliques *gc* ont chacun 12 centimètres environ.

Le diamètre *transverse ef* a 13 centimètres et demi.

Les deux diamètres *sacro-cotyloïdiens* qui vont de l'angle sacro-vertébral *a* à la partie postérieure de la cavité cotyloïde *c*, de chaque côté, mesurent 9 centimètres.

L'*excavation* du bassin est l'espace compris entre les plans des détroits supérieur et inférieur.

La forme et la capacité du bassin varient 1° selon le *sexe;* il est moins haut et plus large chez la femme que chez l'homme,

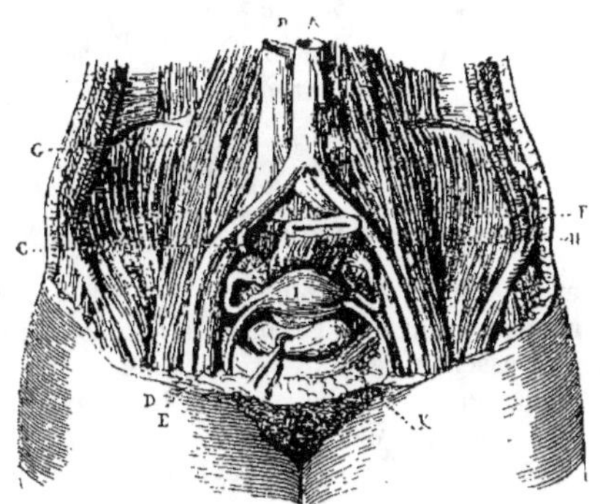

Fig 66. — Bassin avec ses parties molles, vu de haut en bas et d'avant en arrière, chez la femme.

A, Fin de l'aorte. B, Veine cave inférieure. C, Artère iliaque interne naissant avec D, l'iliaque externe de l'iliaque primitive. E, Veine iliaque externe. F, Muscle iliaque. G, Muscle psoas. H, Rectum. I, Utérus avec ses dépendances. K, Vessie dont le fond est abaissé pour laisser voir la matrice.

2° selon la *race;* il est un peu moins grand et un peu plus large dans les races mongoles et nègres, 3° selon l'*âge* des sujets; il est naturellement plus petit chez l'enfant.

Tapissé par des muscles épais, F, G, et fermé en avant par les muscles abdominaux, le bassin (fig. 66) renferme la plus grande partie des intestins, la fin de l'aorte descendante A, qui se divise en iliaques primitives pour se subdiviser ensuite en iliaque interne C et en iliaque externe D. Il contient également la veine cave inférieure B et ses subdivisions E, et la vessie K. Chez la femme (fig. 66), le bassin renferme l'utérus I et ses dépendances, placé entre la vessie K et l'intestin rectum H; chez l'homme (fig. 65), il renferme les vésicules séminales et la prostate situées au niveau du col de la vessie.

BAUDRUCHE, s. f. Pellicule membraneuse de l'intestin du bœuf et du mouton, dégraissée et recouverte assez souvent de substances plus ou moins adhésives, pour mettre à l'abri du contact de l'air des surfaces malades.

BAUME, s. m. (βάλσαμον, baume). Sub-

stance résineuse contenant de l'acide benzoïque et de l'acide cinnamique, réunis ou séparés. On les obtient le plus souvent à l'aide d'incisions faites à l'écorce du tronc ou des branches des végétaux qui les fournissent. On donne quelquefois par erreur ce nom à des produits de la famille des térébenthinés, tels que le baume de copahu qui ne contient aucun de ces deux acides. Les baumes ont une odeur agréable, sont solides, mous ou liquides. Ils n'agissent que par les résines qu'ils contiennent et portent surtout leur action sur la muqueuse bronchique. On les emploie avantageusement dans les ulcérations chroniques du larynx, en nature ou en fumigations, dans les ulcères atoniques à marche lente.

En pharmacie, on donne le nom de baumes à des médicaments composés qu'on divise en quatre classes : 1° les baumes *huileux,* ayant pour dissolvant une huile fixe ou volatile; 2° les baumes *onguentacés,* ayant pour base une huile grasse ou une graisse; 3° les baumes *savonneux* ayant pour base le savon, comme le baume opodeldoch; 4° les baumes *spiritueux* ou dissolutions alcooliques, tels que le baume Fioravanti, le baume du Commandeur.

Baume du Commandeur. Macération de myrrhe, d'oliban, de benjoin, de baume de Tolu, etc., dans l'alcool, employée pure ou avec de l'eau comme stimulant et résolutif, dans les contusions, plaies blafardes, etc.

Baume Fioranvanti. Produit de la distillation avec l'alcool de substances résineuses et aromatiques, telles que térébenthine, styrax, girofle, cannelle, etc.; employé en frictions comme stimulant.

Baume nerval. Mélange de moelle de bœuf, d'huile essentielle de romarin, d'huile de muscade, de baume de Tolu, de camphre, d'alcool, etc., employé comme stimulant, en frictions, contre les rhumatismes. C'est plutôt une pommade qu'un baume.

Baume Opodeldoch. Mélange de savon animal, de camphre, d'ammoniaque, d'huiles essentielles et d'alcool, employé en frictions contre les rhumatismes.

Baume du Pérou, fourni par le *Myroxylon peruiferum* ou plus souvent par le *Myrospermum Pereiræ* ou *peruiferum.* On l'obtient par des incisions faites à l'arbre; il est tantôt liquide, tantôt solide, ne contient pas d'acide benzoïque et est plus employé comme parfum que comme médicament. Dans le commerce on en distingue trois variétés, le *blanc* et le *roux*, ou baume en *coque*, parce qu'ils nous viennent dans des coques; le *noir* ou brun *rougeâtre* est obtenu par décoction de l'écorce et des racines du myroxylon; il est de qualité inférieure.

Baume tranquille. Huile médicinale, verdâtre, improprement appelée baume, préparée avec l'huile d'olives, dans laquelle on fait macérer pendant longtemps, au soleil et dans des vaisseaux clos, des feuilles de belladone, stramonine, jusquiame, morilles, pavots, etc., etc. Cette huile ou baume est employée en frictions contre les douleurs.

Baume de Tolu. Fourni par des incisions faites au *Myrospermum Toluiferum* de l'Amérique méridionale, arbre commun dans les environs de la ville de Tolu. Il est jaune rougeâtre, d'odeur agréable, dur ou visqueux, amené dans des calebasses ou dans des boîtes en fer-blanc. Il sert à préparer le sirop de baume de Tolu, des pastilles, des cigarettes, une teinture, et est usité dans les affections chroniques des voies respiratoires, à la dose de 30 à 50 grammes de sirop, de 2 à 10 grammes en pastilles, de 0^{gr},20 à 2 grammes en pilules composées.

BEC-DE-LIÈVRE, s. m. Division verticale des lèvres, le plus souvent congénitale, quelquefois accidentelle, siégeant presque toujours à la lèvre supérieure dont elle intéresse toute l'épaisseur, sur une hauteur plus ou moins grande.

Le bec-de-lièvre de la lèvre inférieure est extrémement rare, il occupe la partie médiane.

Le bec-de-lièvre supérieur peut être *simple* ou *compliqué*, *unilatéral* ou *double*.

Le bec-de-lièvre simple et unilatéral est situé sur l'un des côtés de la lèvre (fig. 67), plus fréquemment à gauche au-dessous de la narine correspondante.

S'il est double, il y a deux divisions, une au-dessous de chaque narine, qui laissent entre elles un *tubercule médian* suspendu à la cloison du nez et toujours poussé en avant par les mouvements de la langue.

Le bec-de-lièvre se complique souvent d'autres difformités : la division de la lèvre s'étend plus profondément au squelette de la mâchoire, qui est fendue entre la dent

canine et la seconde incisive, ou sur la ligne médiane, faisant ainsi communiquer la bouche avec les fosses nasales (*gueule de loup*). Le voile du palais peut être divisé en

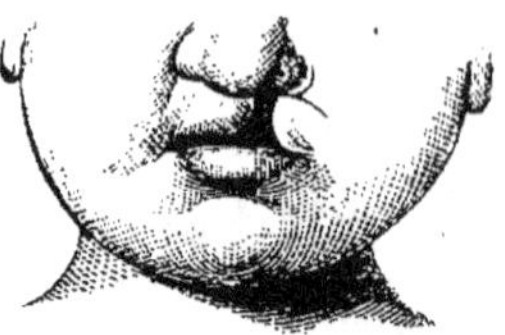

Fig. 67. — Bec-de-lièvre simple et unilatéral gauche.

même temps ou isolément, le palais lui-même restant intact. Enfin, la division peut intéresser la base du crâne et même la colonne vertébrale, ce qui constitue un état incompatible avec la vie.

Le bec-de-lièvre congénital est produit

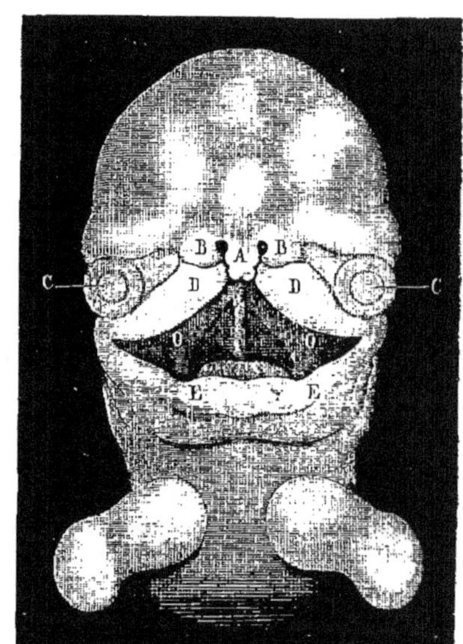

Fig. 68. — Développement de la bouche et de la face sur un embryon humain âgé de trente jours environ.

A, Bourgeon frontal ou incisif revenu sur lui-même, ainsi que les ailes du nez. BB. DD, Bourgeons maxillaires supérieurs très-rapprochés du bourgeon incisif, mais non encore réunis. EE, Maxillaire inférieur complétement constitué. OO, Cavité bucco-pharyngienne avec appendices de la voûte palatine. CC, Les globes oculaires.

par un arrêt de développement ainsi que l'a démontré M. Coste. Au commencement de la vie intra-utérine du fœtus, la lèvre supérieure est formée par la rencontre et la soudure de trois bourgeons qui renferment le squelette et les parties molles (fig. 68); la lèvre inférieure n'a que deux bourgeons latéraux dont la réunion se fait sur la ligne médiane. Le bourgeon supérieur médian (A) contient les germes des dents incisives, il est destiné à former la partie moyenne de la bouche et de la mâchoire (os *intermaxillaire*); s'il ne se soude pas d'un côté

culté c'est d'assurer l'alimentation jusqu'à cet âge.

L'opération comprend deux temps :

1° On avive les deux bords de la division dans toute sa hauteur en enlevant toute l'épaisseur de la lèvre au moyen du bistouri ou des ciseaux (fig. 69).

2° On les rapproche par des sutures en ayant bien soin d'affronter exactement les deux plaies.

Il est bon de se servir en outre d'une ban-

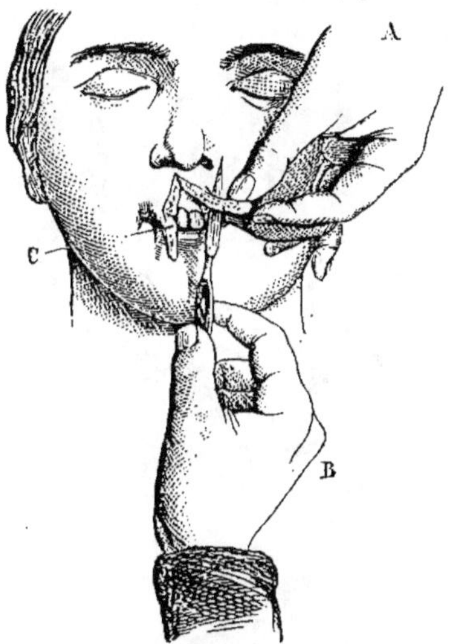

Fig. 69. — Opération du bec-de-lièvre.
Premier temps, avivement des deux lèvres de la division.

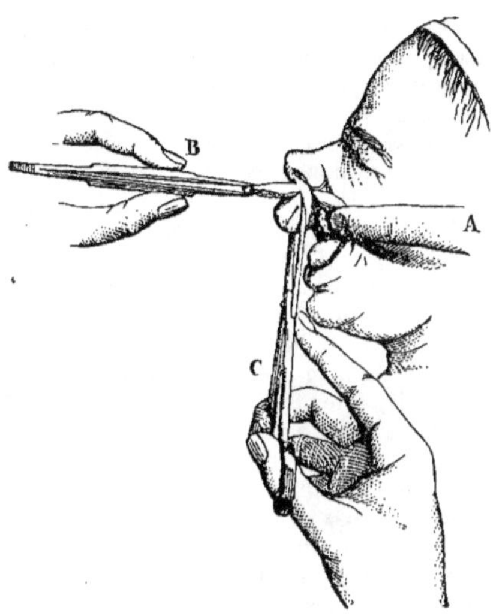

Fig. 70. — Excision de la partie osseuse
du tubercule médian.

ou de l'autre avec les bourgeons latéraux (D, D) il se produit un bec-de-lièvre simple; si aucun de ses côtés n'est réuni, le bec-de-lièvre est double.

Enfin, lorsque les deux os maxillaires restent séparés, il existe une fente plus ou moins complète qui constitue la *gueule de loup*.

Les enfants qui viennent au monde avec cette difformité peuvent encore en présenter d'autres en des points plus éloignés (*spina bifida*, *hydrorachis*, etc.) qui peuvent être un obstacle absolu à la vie; il n'y a pas lieu alors de se préoccuper du traitement du bec-de-lièvre.

Dans le cas contraire, il est nécessaire de l'opérer; mais la majorité des chirurgiens attendent, lorsque c'est possible, que l'enfant ait au moins six mois. La grande diffi-

delette de diachylon passant au-dessus des sutures et allant d'une joue à l'autre dans le but de les attirer en avant pour que dans l'action de rire ou de crier les sutures soient moins tiraillées.

Lorsque le bec-de-lièvre est double, il y a un tubercule médian que l'on peut aviver et réunir de chaque côté avec le reste de la lèvre, ou que l'on doit exciser suivant les cas. On peut aussi se contenter d'enlever la partie osseuse, comme le conseillait Dupuytren (fig. 70).

Les divisions du palais et du voile du palais peuvent aussi être opérées (URANOPLASTIE et STAPHYLORRHAPHIE). On se contente le plus souvent d'adapter un appareil prothétique qui obture l'orifice et donne quelquefois de meilleurs résultats que l'opération.

BÉCHIQUE, adj. (βήξ, βηχός, toux). Employé contre la toux. Les fleurs ou espèces béchiques sont un mélange de fleurs sèches de mauve, guimauve, tussilage, coquelicot (une pincée pour une tasse en infusion). Les fruits béchiques sont un mélange de jujube, dattes, figues sèches et raisins secs : on les appelle aussi les *quatre fruits*, en décoction (100 grammes pour 250 grammes d'eau).

BÉGAIEMENT, s. m. Imperfection de la prononciation consistant en une difficulté particulière, une hésitation à articuler certaines syllabes qui sont ordinairement répétées plusieurs fois, d'où il résulte des temps d'arrêt suivis d'explosion du son. Cette difficulté de prononciation n'est pas constante et elle se manifeste souvent aussi dans certaines conditions morales particulières. Ce n'est pas dans les muscles de la langue qu'est la cause du bégaiement, mais c'est dans le système nerveux.

Le bégaiement ne se guérit ou plutôt ne se corrige que par une sorte de gymnastique qui consiste à faire une forte inspiration, à retirer la langue en relevant la pointe vers le palais, à tendre les lèvres dans le sens transversal en éloignant les commissures, et à parler en mesure et lentement. C'est la méthode Colombat.

BELLADONE, s. f. (*Atropa belladona*). Plante vivace herbacée de la famille des solanées, indigène, haute de 0ᵐ,50 à 1ᵐ,50, existant sur les bords des bois montueux, dans les fossés et les décombres. Ses fleurs viennent à l'aisselle des feuilles ; elles sont d'un brun sale, un peu violacées à l'ouverture ; le fruit est une baie de la grosseur d'une petite cerise, d'abord vert, puis rouge, enfin noir luisant renfermant des graines nombreuses (fig. 71).

La belladone contient du *malate d'atropine*, qui est la partie active de la plante. Ses préparations (poudre, extrait, sirop, etc.) sont très-narcotiques, et, à dose suffisante, produisent la dilatation de la pupille ; on s'en sert contre la coqueluche, la toux, la bronchite spasmodique et la constipation. Avec les feuilles, on fait des fumigations contre l'asthme ; elles entrent dans la préparation du baume tranquille ; l'extrait sert à préparer une pommade résolutive et calmante et des collyres avantageusement remplacés par ceux de *sulfate d'atropine*.

Toutes les parties de la plante sont toxiques, la racine est deux fois plus active que les feuilles ; elle l'est au plus haut degré lors de la maturité des fruits, mais même alors l'ATROPINE est encore 300 fois plus active. — Les fruits, à cause de leur ressemblance avec de petites cerises, ont été souvent la cause d'empoisonnements surtout chez les enfants, chez lesquels trois ou quatre suffisent pour produire des accidents ; mais l'adulte peut en supporter des quantités beaucoup plus fortes. Les symptômes de l'empoisonnement par la belladone sont plus effrayants que réellement dangereux ; au moment où ils semblent avoir atteint leur

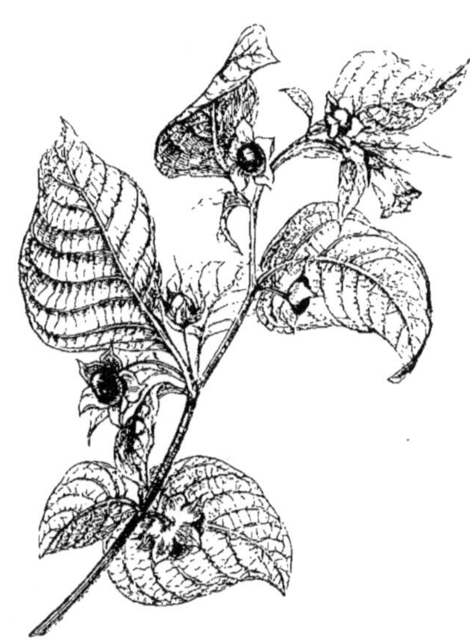

FIG. 71. — Belladone.

summum de gravité, ils se modifient souvent rapidement et sont suivis de guérison. Ce sont des nausées, rarement des vomissements, des selles plus ou moins fréquentes, un sentiment de constriction à la gorge ; le pouls est petit et rapide, la face et le cou deviennent rouges, chauds et secs comme dans une éruption de scarlatine ; la bouche et la gorge sont extrêmement desséchées ; symptôme constant et presque caractéristique, les *pupilles* sont dilatées, la vue est troublée par suite de la paralysie de l'ACCOMMODATION, la démarche est incertaine comme dans l'ivresse.

En même temps apparaissent des hallucinations et du délire gai, en général, quelquefois furieux au contraire.

La sécheresse de la gorge peut être poussée au point de rendre le malade *aphone;* la sécrétion urinaire est ralentie ou supprimée, des érections et des pollutions surviennent au milieu de rêves érotiques. Le sommeil n'est cependant pas la règle ordinaire, mais la sensibilité générale est diminuée au point de rendre les malades indifférents aux agents extérieurs, aux coups, blessures ou brûlures, il y a quelquefois une sorte de paralysie du mouvement qui les empêche de réagir et les plonge dans une apathie complète.

Si la dose toxique a été très-forte, la respiration et les mouvements du cœur se ralentissent, et la mort a lieu dans le coma. Mais il est bien plus commun de voir se produire une crise salutaire qui s'annonce par une sueur générale, symptôme prochain de guérison.

Il est nécessaire d'administrer au plus vite un vomitif (émétique 0gr,05 à 0gr,10), puis des purgatifs et des lavements afin de débarrasser le tube intestinal du poison qu'il contient. On fera prendre des bains de pieds sinapisés en cas de forte congestion, au besoin on pratiquera une saignée. Il sera bon aussi de donner des vins blancs légèrement acides, et des vins généreux ou de l'eau-de-vie à toutes les périodes, même à celle du *coma.*

En se fondant sur l'antagonisme de certains effets de la belladone d'une part et de l'opium ou de l'*ésérine* (fève de Calabar) de l'autre, on a quelquefois recours à ces deux dernières substances comme contre-poison de la première, mais la question n'est pas encore définitivement jugée.

BÉNIGNITÉ, s. f. État, manière d'être d'une maladie qui n'a pas de gravité, qui se guérit aisément, par opposition à la *malignité.*

BÉNIN, **BÉNIGNE**, adj. Qualification donnée aux maladies qui n'ont pas de gravité et dont la marche est régulière. Ce mot est aussi employé pour caractériser certaines Tumeurs qui n'envahissent pas les tissus voisins et ne récidivent pas après l'opération. Par contre, les tumeurs qui présentent les caractères de récidive et d'envahissement sont appelées *malignes.*

BENJOIN, s. m. Baume solide, d'une odeur suave et aromatique, qui nous vient de Java, Sumatra et Siam. On fait des incisions au *styrax benzoin* (famille des Styracinées ou Ébénacées), il s'en écoule un liquide blanc qui se concrète à l'air en prenant une couleur rougeâtre. Il se compose d'acide *benzoïque*, de résine, et d'une essence, *benjoïne.*

On l'emploie en fumigations, contre le *rhumatisme* chronique et l'*anasarque;* à l'intérieur, dans les catarrhes. La teinture ou alcoolé de benjoin est utile contre les gerçures du sein; l'alcool, en s'évaporant, laisse un vernis protecteur qui leur permet de se cicatriser; versée goutte à goutte dans de l'eau ou de l'eau de rose, elle produit un précipité blanc de benjoin en poudre extrêmement ténue et forme le *lait* dit *virginal.*

BENOITE, s. f. Plante de la famille des Rosacées, dont la racine est employée en décoction (10 grammes pour un litre), comme tonique et astringente, dans les fièvres intermittentes.

BENZINE, s. f. Carbure d'hydrogène ($C^{12}H^6$), produit de la distillation du goudron de houille et des schistes bitumineux; bout à 86 degrés, a une odeur forte, pénétrante, caractéristique, dissout facilement les corps gras et est très-volatil; ces deux dernières propriétés l'ont fait employer pour enlever les taches de graisse et nettoyer les gants.

BENZOÏQUE, adj. L'acide benzoïque s'extrait du *benjoin* par distillation; il existe aussi dans les baumes. C'est un corps qui cristallise en aiguilles blanches, soyeuses, nacrées, d'une saveur âcre, peu solubles dans l'eau froide. On le prescrit quelquefois dans les catarrhes chroniques.

BERBÉRIS, s. m., ou Épine-vinette. Petite plante de la famille des Berbéridées, dont on emploie les fruits pour en faire du sirop, du vin, usités comme toniques et antipériodiques, à la dose de deux à cinq cuillerées à bouche.

BÉRIBÉRI, s. m. (mot singalais, signifiant grande faiblesse). Maladie observée au Malabar et à l'île de Ceylan, caractérisée par une grande débilité musculaire, des spasmes et de l'hydropisie, espèce de myélite, selon les uns, de chorée, selon les autres.

BERLUE, s. f. Terme du langage commun appliqué à un trouble de la vision dans lequel on voit les objets confusément, en même temps que des mouches volantes ou des corpuscules lumineux qui traversent le champ visuel. Le plus souvent, il s'agit d'une fatigue de l'accommodation qui peut être momentanée, ou nécessiter l'usage de *lunettes*.

BESOIN, s. m. Sensation interne qui avertit de la nécessité de remplir certains actes indispensables à la vie ou bien rendus nécessaires par l'usage ou une longue habitude. Les besoins s'étendent à la vie psychique ou intellectuelle (besoin de savoir, d'aimer, etc.), à la vie organique (besoin de manger, de boire, de dormir, d'uriner, etc.), à la vie de relation (besoin d'exercice musculaire, etc.). Les autres besoins, rendus indispensables par l'habitude ou la maladie, sont des besoins factices, tels que le besoin de fumer, de priser, de faire la sieste après le repas, etc., etc.

BÉTOINE, s. f. Plante de la famille des Labiées, peu usitée aujourd'hui, et dont les feuilles sèches, réduites en poudre, sont sternutatoires.

BETTE, s. f. Plante de la famille des Arroches, appelée vulgairement *poirée*, et employée pour le pansement des vésicatoires et quelquefois en cataplasmes émollients.

BEURRE, s. m. (βοῦς, vache ; τυρός, fromage, *butyrum*). Un des principes constituants du lait de la femme, de la vache, de la chèvre, de l'ânesse et de quelques autres mammifères. On l'obtient en battant la crème du lait, ce qui fait rompre les globules dans lesquels il est contenu. Il se présente sous une consistance plus ou moins solide, onctueuse, d'une couleur blanc jaunâtre ; sa saveur est douce. Il est composé de butyrine, d'oléine, de margarine et d'acides capronique, caprylique et caprinique. La *butyrine*, qui se liquéfie à une température peu élevée, est composée de glycérine et d'acide butyrique, qui est volatil et donne au beurre son odeur particulière. L'*oléine* est très-liquide et se fige par le froid, ce qui donne au beurre une certaine densité dans les temps froids : la *margarine* entre en fusion à 48 degrés, et lui donne sa consistance. Il contient en outre, dans ses interstices, un peu de caséine, du sérum, du sucre de lait et quelques sels. La fermentation du sucre de lait, déterminée par la caséine et le sérum, amène la décomposition du beurre, le dégagement des acides butyrique, capronique, etc., ce qui lui donne un goût rance et une odeur nauséabonde. En mêlant le sel de cuisine au beurre, le sel attire l'eau et retarde ou neutralise l'action de la caséine ; d'où la nécessité, pour conserver le beurre, de le faire fondre en l'additionnant de sel de cuisine.

Le beurre est un aliment de combustion ou de calorification plus que de réparation. Frais, il est digéré plus facilement que salé ; il ne convient pas aux dyspeptiques, aux ictériques, aux individus affectés d'embarras gastrique. Associé à d'autres substances, il est d'usage journalier en cuisine. En médecine, on le donne aux enfants qui ne veulent pas d'huile de foie de morue.

Pour conserver le beurre, on le lave à grande eau et on l'entoure de glace, qui congèle le sérum ou l'eau et empêche la décomposition ; mais ce procédé n'est bon que pour un temps court. On peut aussi le faire fondre au bain-marie, afin de séparer la caséine et le sérum qui suintent au dehors. Ce procédé ôte au beurre sa saveur. C'est la salaison qui est le meilleur procédé de conservation du beurre.

Beurre d'antimoine ou *chlorure d'antimoine*. Caustique énergique.

Beurre de cacao. Matière grasse extraite par le broiement des amandes de cacao, dépouillées de leur écorce et de leur germe. Ce beurre est d'un jaune pâle, d'une odeur et d'une saveur agréables, fond à 50 degrés, et est employé contre les gerçures du sein, chez les nourrices, en pommade, en suppositoire contre les hémorrhoïdes ou dans la constipation, quelquefois en pilules ou en potions.

BÉZOARD, s. m. Concrétions formées dans les voies digestives de certains animaux, et auxquelles on attribuait des propriétés merveilleuses absolument erronées. On les regardait comme antidotes des poisons ou venins, comme toniques fortifiants, etc.

BIBERON, s. m. (*bibere*, boire). Vase à goulot étroit ou tubulé, destiné à faire boire les malade ou les petits enfants. Pour ces derniers, on emploie tantôt une fiole bouchée avec une éponge fine et recouverte de mousseline, tantôt on substitue à l'éponge, qui peut faire aigrir le lait si elle n'est tenue proprement, un bout de sein en gomme élastique ou une tétine de vache préparée, ou un bout en liége fin, ou un bout d'ivoire adapté à un tube en caoutchouc, qui plonge dans le fond du biberon. Quel que soit le biberon employé, il faut toujours qu'il soit tenu avec la plus grande propreté et que le bout soit changé assez fréquemment.

BICÉPHALE, adj. (*bis*, deux fois ; κεφαλή, tête). Monstruosité ayant deux têtes.

BICEPS, s. m. (de *bis*, deux, *caput*, tête). Nom de deux muscles qui se divisent en deux faisceaux à leur partie supérieure.

Le **biceps brachial** va de l'épaule (pourtour de la *cavité glénoïde* et apophyse coracoïde de l'omoplate), à l'os *radius* ; il est situé à la partie antérieure du bras ; il fléchit l'avant-bras sur le bras. Par l'énergie de sa contraction et son développement on peut juger de la force musculaire de l'individu.

Le **biceps crural** va du bassin (ischion) et de la ligne âpre du *fémur* au *péroné*, il se trouve à la partie postérieure de la cuisse.

BICHLORURE, s. m. Combinaison de chlore et d'un autre corps (un métal par exemple) qui contient deux équivalents de chlore pour un de l'autre corps (voy. CHLORURE).

BICIPITAL, adj. La *coulisse bicipitale* est une rainure de l'*humérus* (os du bras), située entre les deux tubérosités de cet os, et dans laquelle glisse le tendon de la longue portion du muscle *biceps*.

La *tubérosité bicipitale* est une éminence de la partie supérieure de l'os *radius* qui donne insertion à l'extrémité inférieure du muscle *biceps*.

BICUSPIDE, adj. Les petites molaires, qui ont deux racines, sont appelées dents bicuspides ou bicuspidées.

BIDENTÉ, adj. (*bis*, deux fois ; *dens*, dent). Qui a deux dents ; en botanique, ce mot s'applique au calice dont le bord a deux petits prolongements ou dents.

BIÈRE, s. f. Boisson fermentée faite avec l'orge et le houblon.

Pour fabriquer la bière, on mouille l'orge de manière à amener un commencement de germination et à développer son principe amyloïde ou sucré ; on la fait chauffer à 60 degrés pour arrêter la germination et lui donner de l'amertume ; le grain, desséché et séparé des germes par le frottement, est appelé *malt*. On moud grossièrement le malt, on le fait bouillir dans l'eau ; on mêle le houblon à cette eau et on fait refroidir à 12 degrés ; on ajoute un peu de levûre pour faire fermenter la liqueur, et au bout de quelques jours la bière est faite ; on la colle pour l'éclaircir.

Quelquefois on remplace l'orge par le riz, le maïs, l'avoine, le seigle, ce qui donne une bière inférieure en qualité.

La bière est une boisson excellente qui qui apaise la soif, stimule l'estomac, augmente la sécrétion urinaire, et est nutritive par l'alcool, la fécule et la matière végéto-animale qu'elle contient. Selon les procédés de fabrication, la bière est forte ou faible. Les bières fortes sont le porter, le faro, le mumme ; elles sont plus alcooliques. Les bières faibles sont moins alcooliques, se conservent moins bien, mais sont mieux supportées par les estomacs délicats ; telles sont la bière blanche, l'ale faite avec du malt non coloré ; la petite bière faite avec un malt peu chargé ; la bière double faite avec un malt plus torréfié. Cette dernière est une excellente boisson, qui convient dans beaucoup de maladies.

Bières médicinales. Boissons médicamenteuses faites en mélangeant la bière avec certains agents médicamenteux : la seule employée aujourd'hui est la bière antiscorbutique.

✝ **BILE**, s. f. Liquide amer jaune ou vert, qui est sécrété par le foie, versé directement dans le *duodénum* par le canal *cholédoque*, ou après un séjour plus ou moins long dans la vésicule *biliaire* (voy. FOIE).

La bile des animaux herbivores est verte et alcaline ; celle des carnassiers est acide. Sa composition est très-complexe ; outre l'eau, elle renferme : 1° des *cholates* et *choléates de soude* qui lui donnent son amertume (sels formés par les acides cholique ou glycocholique, et choléique ou tauro-cholique et la soude) ; 2° de la *cholestérine* dissoute dans les sels précédents ; 3° des produits de la décomposition du *protagon* (neurine et glycérine phosphorique) ; 4° deux principes colorants : *biliverdine* (vert) et *bilifulvine* (rouge) ; 5° du chlorure de sodium, du phosphate de soude, du mucus, de la graisse et des savons.

On retrouve dans la bile les métaux lourds, tels que le plomb, le mercure, le cuivre qui ont pu être absorbés.

La bile sert à désinfecter les matières fécales qui, sans elle, prennent une odeur extrêmement fétide de putréfaction (œufs pourris) ; elle les colore aussi en jaune ou en brun ; lorsqu'elles n'en contiennent pas, ces matières sont d'un gris de terre glaise.

Elle facilite l'absorption des matières grasses et azotées. Si elle n'arrive plus dans l'intestin les excréments sont gras; mais elle est sans action sur les féculents et les sucres. Elle est en partie réabsorbée par l'organisme pour être utilisée de nouveau; aussi les animaux auxquels on pratique une *fistule* biliaire pour faire couler la bile au dehors dans un but d'expérimentation, sont-ils très-voraces et maigrissent-ils très-vite, si on les empêche de se lécher. Ils cherchent à compenser par l'excès de nourriture la perte alimentaire que leur fait subir l'écoulement incessant de leur bile.

L'homme adulte en sécrète environ 1 kilogramme en vingt-quatre heures.

Lorsque la bile ne coule plus librement dans l'intestin, ses éléments pénètrent dans le sang; les urines sont chargées de matières colorantes, elles tachent le linge en jaune. La peau, la conjonctive de l'œil prennent aussi la même teinte (ICTÈRE, JAUNISSE, COLIQUES HÉPATIQUES, CALCULS BILIAIRES).

Certains médicaments purgatifs, les *drastiques* (aloès, jalap, scammonée) et le *calomel* ont, sur la sécrétion biliaire, une action spéciale que l'on met souvent à profit.

BILIAIRE, adj. Qui concerne la bile. L'**appareil biliaire** est formé du FOIE et des *voies biliaires*.

Ces dernières se composent : des *canalicules biliaires*, qui conduisent la bile sécrétée par le foie dans les **canaux biliaires** aboutissant à deux conduits, l'un à droite, l'autre à gauche, sortant du sillon transverse et formant, par leur réunion, le *canal hépatique*.

Ce dernier se réunit au *canal cystique* et forme le *canal cholédoque*, qui conduit la bile dans le *duodénum* en s'accolant au *canal pancréatique*, venant du pancréas.

Le *canal cystique* va du point de jonction des canaux cholédoque et hépatique, à la vésicule biliaire, de sorte que la bile peut passer directement du foie dans l'intestin, ou séjourner quelque temps dans la vésicule.

La **vésicule biliaire** ou du fiel est une poche en forme de poire, d'une capacité de 30 grammes de liquide environ, placée à la face inférieure et sur le côté droit du foie. Elle est recouverte seulement en partie par le *péritoine;* son fond dépasse le niveau du bord du foie, et lorsqu'elle contient des *calculs*, on peut la sentir par la palpation en dessous du rebord cartilagineux de la neuvième côte droite.

Les **calculs biliaires** sont des concrétions qui se forment dans les voies biliaires, vésicule, canaux biliaires ou canal cholédoque; ils sont formés par de la *cholestérine* et des matières colorantes de la bile (*biliverdine*) unie à des *phosphates*. Ils existent souvent sans occasionner d'accidents; d'autres fois, ils provoquent des accès de COLIQUES HÉPATIQUES.

BILIEUX, adj. Causé par la bile ou contenant de la bile. Certaines formes de maladies sont dites bilieuses, *fièvre bilieuse, pneumonie* et *pleurésie bilieuse*, à cause de l'état bilieux qui les accompagne et qui est caractérisé par des vomissements de bile, la bouche amère et pâteuse, le teint plus ou moins jaune, le manque d'appétit, etc.

Tempérament bilieux. — Voy. TEMPÉRAMENT.

BILIFULVINE, s. f. (de *bilis*, bile, et *fulvus*, jaune). Matière jaune de la bile, formée de biliverdine et de sels.

• **BILIVERDINE**, s. f. (de *bilis*, bile, et *viridis*, vert). Substance d'un jaune verdâtre qui se rencontre normalement dans la bile, et quelquefois dans le sang (lorsqu'il y a *ictère* ou jaunisse).

• **BILIRUBINE**, s. f. Principe d'un beau rouge qui existe dans la bile et paraît identique avec l'*hématoïdine*.

BIMANE, adj. (*bis*, deux fois; *manus*, main). Ordre de la classe des mammifères, représenté uniquement par l'homme, ayant deux mains à pouces opposables; le singe est un quadrumane.

BINOCLE, s. m. Lorgnette qui permet de voir avec les deux yeux à la fois. On donne aussi ce nom à un bandage qui fait l'occlusion des deux yeux.

BINOCULAIRE, adj. Qui concerne les deux yeux. La **vision binoculaire** est celle qui emprunte le concours des deux yeux. Pour qu'elle puisse avoir lieu distinctement, il faut que les deux axes optiques se rencontrent sur le point considéré. Si ce point s'éloigne, les axes optiques deviennent parallèles; s'ils se rapprochent, ils convergent de plus en plus, et il arrive un moment où la vision se trouble par suite de l'impossibilité, d'une part, de faire converger suffisamment les yeux ; d'autre part, à cause de la limite atteinte par l'ACCOMMODATION de chaque œil.

Les muscles droits internes sont chargés de porter l'œil en dedans, c'est-à-dire de produire la convergence, leur fonctionnement est lié à celui de l'accommodation, de telle sorte qu'en même temps que les deux yeux convergent vers le même point, chacun d'entre eux s'adapte de manière à en produire l'image nette sur la rétine.

La vision binoculaire a de grands avantages sur la vision monoculaire : c'est elle qui permet de juger du relief des corps et de leur plus ou moins grand rapprochement de l'œil. De plus, elle agrandit le *champ visuel*, c'est-à-dire l'espace que nous embrassons d'un regard.

Une question qui n'est pas encore complétement résolue, c'est de savoir comment nous voyons normalement les objets simples avec deux yeux. Cela provient très-probablement de ce que la conscience transfère en un même lieu de l'espace, l'excitation de certains points correspondants de la rétine, qui pour cela sont nommés *points identiques*. Sur la limite du champ visuel, chaque œil voit séparément.

Si les deux axes oculaires ne convergent pas vers le même point, les objets paraissent doubles ; c'est ce qui a lieu lorsqu'un des muscles de l'œil est paralysé et ne peut plus l'entraîner dans une direction convenable, il y a alors *diplopie* (vue double). Cependant beaucoup et même la plupart des personnes qui louchent ne voient pas double ; mais c'est qu'alors il y a toujours un œil qui voit peu ou pas, et la conscience fait abstraction de l'image trouble et imparfaite qui s'y produit. Cependant, si la vue est encore conservée suffisamment dans l'œil dévié, on peut faire voir double à la personne qui louche. Il suffit pour cela de lui faire fixer une lumière, de mettre devant le bon œil un verre coloré et devant l'œil dévié une lentille convenablement choisie de façon qu'elle corrige le mieux possible le défaut de réfraction dont il est atteint en général (le plus souvent c'est un verre convexe). De cette façon, la lumière, qui était vue simple, devient double ; l'une est colorée par le verre et l'autre est blanche,

plus ou moins distincte suivant la force visuelle conservée par le mauvais œil.

Certains individus ayant deux bons yeux mais d'une réfraction différente, l'un myope et l'autre hypermétrope ou normal, par exemple, se servent alternativement et sans s'en rendre compte, tantôt d'un œil, tantôt de l'autre, ils ne s'aperçoivent de cette anomalie que lorsqu'ils doivent viser un objet éloigné, ils sont alors obligés de se servir de l'œil dont la portée est la plus longue. La vision binoculaire s'exerce néanmoins chez eux et contribue à agrandir le champ visuel.

BIOLOGIE, s. f. (βίος, vie, et λόγος, discours). Science qui traite de la vie des corps organisés, des lois de leur organisation et de leurs actes. On la divise en biologie statique et biologie dynamique.

La biologie *statique* étudie la vie en puissance, *in posse* ; elle comprend l'anatomie, la biotaxie (βίος, τάξις, arrangement) ou étude des lois de l'arrangement des êtres en groupes naturels, et la science des milieux, c'est-à-dire l'étude de l'air, de l'eau, de la lumière, de la chaleur, en un mot des milieux dans lesquels vit l'être organisé.

La biologie *dynamique* étudie la vie dans ses actes, *in actu* ; elle comprend la physiologie ainsi que les actions du milieu sur l'individu et réciproquement, c'est-à-dire la sociologie.

BIOXYDE, s. m. Combinaison formée d'un équivalent d'un radical, le plus souvent un corps simple, et de deux équivalents d'oxygène. On ne conserve le nom d'oxyde que pour les corps ainsi constitués qui ne jouissent pas de propriétés acides, mais sont neutres ou basiques.

BIPARIÉTAL, adj. (*bis*, deux fois ; pariétal). Qui a trait aux deux os pariétaux. Le diamètre bipariétal est celui qui s'étend d'une bosse pariétale à l'autre.

BIPÈDE, adj. (*bis*, deux fois, et πούς, πόδος, pied). Qui a deux pieds : l'homme est un bipède.

BISCUIT, s. m. (*bis*, deux fois ; *coctus*, cuit). Pâtisserie faite avec des œufs, de la farine et du sucre. On y incorpore quelquefois certaines substances médicamenteuses.

Le deutochlorure de mercure ou sublimé corrosif fait la base des biscuits antisyphilitiques connus sous le nom de biscuits d'Olivier.

L'iodure de potassium entre dans les biscuits iodurés, qui sont un excellent

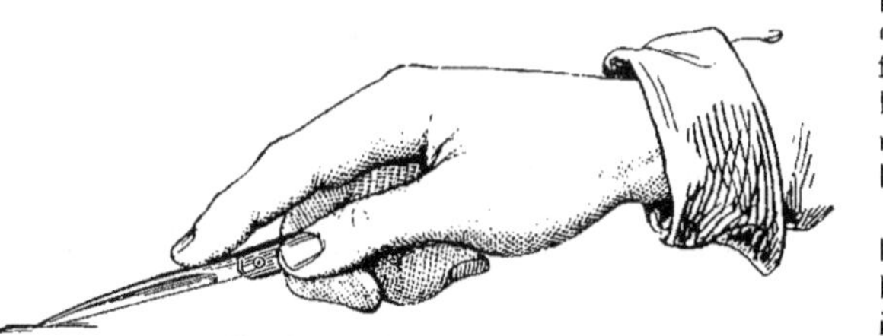

Fig. 72. — Première position.

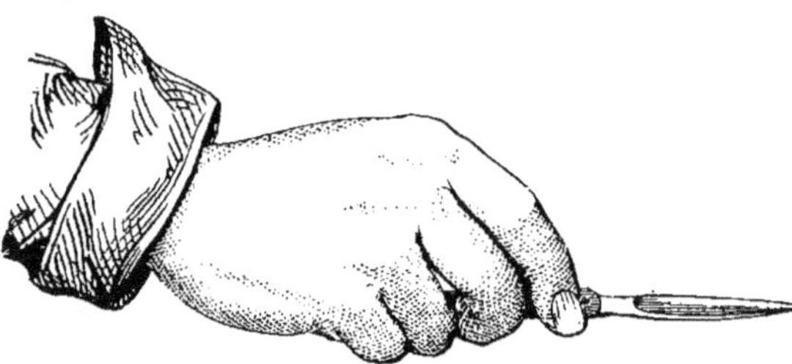

Fig. 73. — Deuxième position.

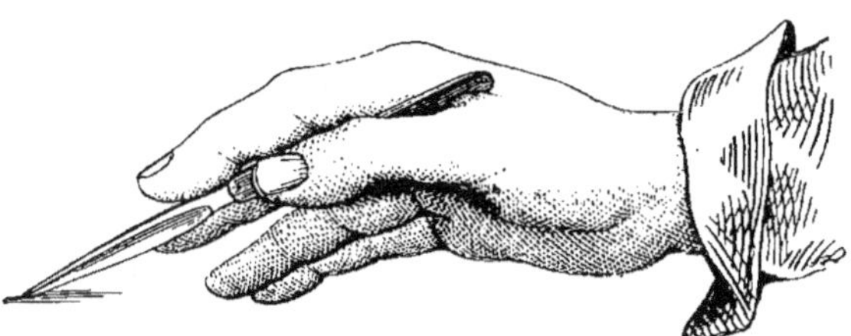

Fig. 74. — Troisième position.

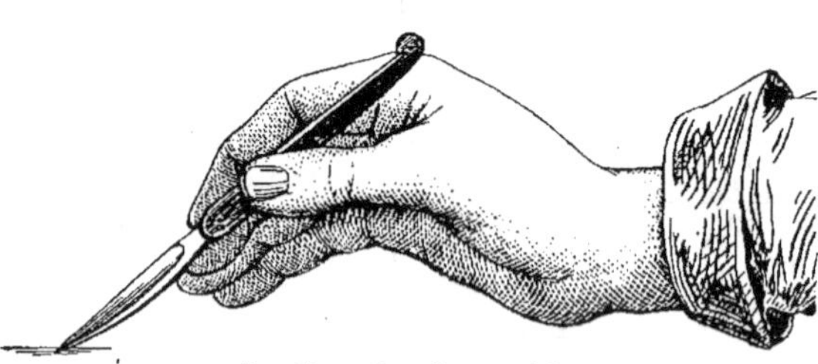

Fig. 75. — Quatrième position.

moyen de faire prendre le médicament dans la syphilis ou dans le lymphatisme (1 à 10 biscuits par jour).

Les *biscuits vermifuges* contiennent du calomel ou bien du semen-contra : c'est un bon moyen de faire prendre le médicament aux enfants.

Les biscuits purgatifs contiennent le plus souvent du *jalap* ou de la scammonée. Il ne faut pas en abuser dans la médecine des enfants, malgré la commodité de leur administration.

BISMUTH, s. m. Métal blanc qui cristallise facilement en beaux cristaux irisés, cubiques. Sa densité est 9,8, il fond à 247 degrés, se brise sous le marteau, n'étant pas malléable. Les combinaisons solubles du bismuth sont des poisons. Mais on n'emploie guère que le *sous-azotate* ou *sous-nitrate*, sel blanc, insoluble, utile à haute dose contre la diarrhée et qui ne cause d'accident que lorsqu'il contient un peu d'arsenic. On s'en sert aussi comme blanc de fard et comme poudre absorbante.

BISTORTE, s. f. (*bis*, deux fois; *torta*, tordue). Plante de la famille des polygonées, dont la racine est contournée, ce qui lui a valu son nom; astringente à la dose de 15 à 20 grammes pour un litre, en décoction. La racine seule est employée.

BISTOURI, s. m. Couteau à lame étroite se fermant sur le manche ou châsse. Il y a plusieurs espèces de bistouris suivant l'usage auquel on les destine.

Le **bistouri droit** pointu, sert à ouvrir les abcès, débrider les plaies, disséquer les tumeurs, aviver les parties qui doivent être réunies par autoplastie, etc.; c'est le bistouri ordinaire. On peut le tenir de plusieurs façons différentes qui sont représentées ci-dessus :

1° Comme un couteau à découper, le tranchant en bas (fig. 72);

2° Le tranchant en haut (fig. 73);

3° Comme une plume à écrire, le tranchant en bas, la pointe en avant (fig. 74);

4° Comme une plume à écrire, le tranchant en haut, la pointe en avant (fig. 75);

5° Comme une plume à écrire, le tranchant en haut, la pointe en arrière (fig. 76);

6° Comme un archet de violon (fig. 77).

Le **Bistouri droit convexe** s'emploie dans la première, la troisième et surtout la sixième position lorsqu'on ne veut pas faire une incision profonde.

Les **Bistouris boutonnés** droits ou courbes servent aux opérations de hernies, aux débridements dans le voisinage d'organes que l'on craindrait d'atteindre avec le bistouri pointu ordinaire.

BIVALVE, adj. (*bis*, deux fois ; *valva*, porte). Qui a deux valves.

BLANC DE BALEINE. Cétine ou sperma-ceti. Substance solide, blanche, onctueuse, qui provient de l'huile que l'on trouve dans des cavités cloisonnées du crâne des cachalots (*physeter macrocephalus*) On s'en sert pour la confection du cold-cream.

Blanc d'Espagne, de Meudon. Carbonate de chaux ou craie pulvérisée et moulée en pain. On l'emploie à l'intérieur comme absorbant et antiacide.

Blanc de fard ou sous-nitrate de BISMUTH.

Blanc d'œuf (voy. ŒUF et ALBUMINE).

Blanc-manger. Sorte de gelée faite avec de la gélatine, une émulsion d'amandes douces, de l'eau de fleurs d'oranger, du sucre et de l'alcoolat de citron ; elle est employée comme aliment léger pendant les convalescences.

BLASTODERME, s. m. (βλαστός, germe ; δέρμα, peau). Appelé aussi *membrane blas-*

todermique; membrane interne B de l'œuf humain, laquelle se sépare par segmentation de la membrane vitelline V, (fig. 78) et dont les transformations donneront nais-

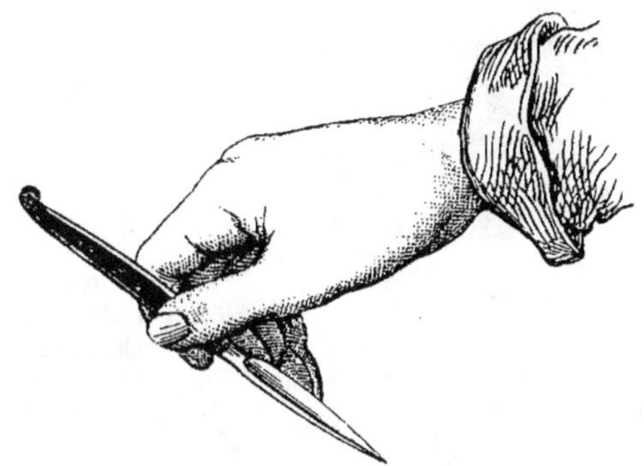

FIG. 76. — Cinquième position.

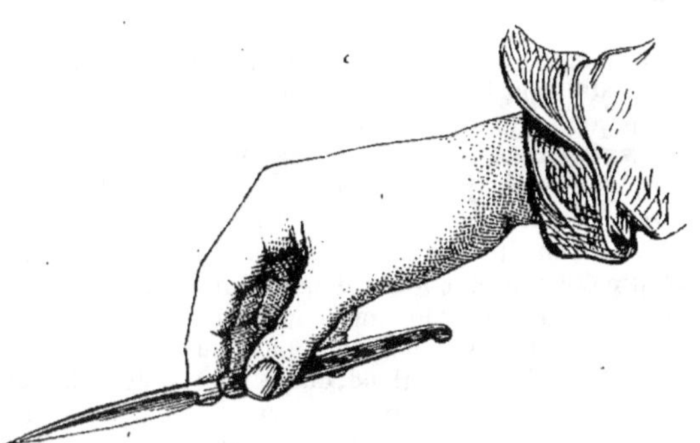

FIG. 77. — Sixième position.

sance au fœtus et à ses annexes. Le blastoderme se divise à son tour en deux

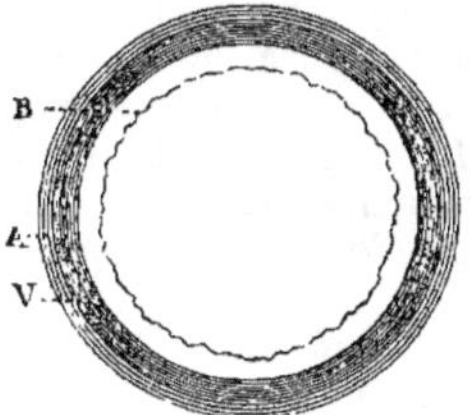

FIG. 78. — Développement de l'œuf humain.
A, Couche albumineuse. V, Membrane vitelline.
B, Membrane blastodermique.

feuillets (fig. 79) : l'un externe, séreux ou animal, d'où naîtront la tache embryonnaire, les

téguments, les organes de la vie de relation, la membrane de l'amnios E, E'. Le

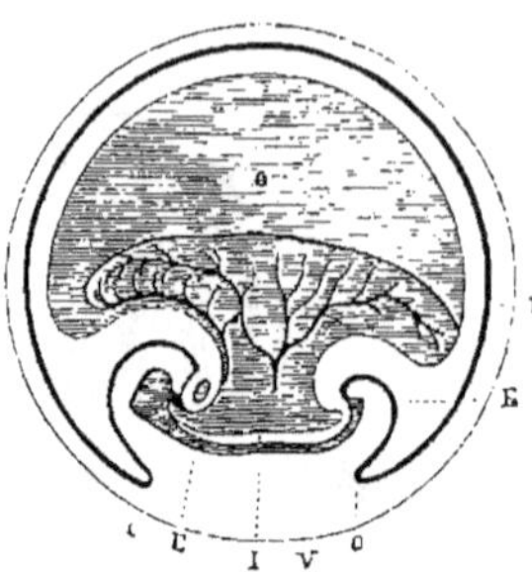

Fig. 79. — Développement de l'œuf humain.

O, Vésicule ombilicale. I, Couche interne ou
intestinale du blastoderme. E, Couche externe.
E', Portion de la couche externe du blastoderme,
qui se convertit en amnios. E'', Embryon. CC, Limite des capuchons amniosiques. V, Membrane
vitelline.

feuillet interne ou muqueux I deviendra le
tube intestinal et la vésicule ombilicale O
de l'embryon (voy. Œuf HUMAIN).

BLENNORRHAGIE, s. f. (de βλέννα,
mucus; et ῥήγνυμι, je chasse dehors). Synonymes : écoulement, chaude-pisse, gonorrhée, uréthrite blennorrhagique. Inflammation d'une muqueuse donnant lieu
à une sécrétion purulente ou muco-purulente (*mucus* mélangé de *pus*). Les muqueuses de l'urèthre, du gland, du prépuce,
de la vulve, du vagin, de la matrice, de
l'anus, de l'œil (conjonctive) sont seules
susceptibles d'être atteintes de *blennorrhagie;* celle de la bouche, quelqu'exposée
qu'elle soit à des contacts impurs avec des
matières purulentes, n'est jamais atteinte.

On ne donne d'habitude le nom de blennorrhagie qu'à l'inflammation de la muqueuse de l'urèthre chez l'homme, et à
celle de l'urèthre et du vagin ou des deux
à la fois chez la femme. La blennorrhagie
n'est donc qu'une *uréthrite* chez l'homme
et une *uréthrite* ou une *vaginite* chez la
femme.

C'est une maladie purement locale, bien
différente de la *syphilis*, quoiqu'elle soit
une maladie *vénérienne* (contractée par le
coït), elle ne produit pas une infection générale de tout l'organisme, il n'y a pas de
diathèse blennorrhagique, et si elle cause
parfois des accidents en dehors des parties primitivement atteintes, c'est par suite

du transport mécanique du pus blennorrhagique, fort contagieux, ou de la propagation de l'inflammation. Une fois bien
guérie, il n'y a plus à redouter de manifestations tardives analogues à celles de la
syphilis, tout au plus doit-on craindre une
rechute ou un rétrécissement.

Étiologie. La cause la plus fréquente de
la blennorrhagie chez l'homme est le coït
avec une femme affectée de *vaginite* ou
d'*uréthrite* blennorrhagique ; mais il suffit
qu'elle soit atteinte de *leucorrhée*, (flueurs
blanches) de *catarrhe utérin*, qu'elle se
trouve au moment de l'écoulement *menstruel* (règles) ou *lochial* (après l'accouchement) pour pouvoir communiquer une
uréthrite.

La blennorrhagie chez la femme est
beaucoup plus rare que chez l'homme,
c'est le plus souvent une simple *vaginite ;*
rarement l'inflammation se propage à
l'urèthre.

Lorsque l'uréthrite existe seule chez la
femme, le plus souvent elle est la conséquence des rapports sexuels avec un individu atteint lui-même de blennorrhagie.
Mais il n'en est pas de même pour l'inflammation de la vulve, du vagin et de la
matrice qui peuvent tenir à des causes
bien différentes.

L'abus des plaisirs sexuels après des
excès de table, les fatigues d'un bal ou
des libations nombreuses surtout avec de
la bière, prédisposent beaucoup à contracter la blennorrhagie.

Après une première atteinte, ces causes
suffisent quelquefois pour rappeler l'écoulement. Certaines personnes contractent
une blennorrhagie avec la plus déplorable
facilité ; une trop grande longueur du prépuce, la largeur exagérée du *méat* urinaire, un tempérament lymphatique, les
hémorrhoïdes et surtout des écoulements
antérieurs en sont la cause.

Des relations continues avec la même
personne sont bien moins dangereuses
que la cohabitation passagère avec une
autre ; le contact journalier finit par diminuer la sensibilité des organes et les habituer pour ainsi dire à une action qui pourrait n'être pas sans danger pour d'autres.

En dehors du coït, toute irritation de
l'urèthre, passage de sonde, injection caustique, expulsion de graviers, masturbation
ou frottement prolongé, peut déterminer

un écoulement qui apparaît plus tôt, et est en général moins tenace que celui qui a été provoqué par la contagion directe.

Symptômes et marches. De deux à dix jours après un coït impur, se montrent les premiers symptômes de la maladie, ils consistent en un sentiment de chatouillement à l'extrémité de la verge chez l'homme, à la partie externe de la vulve et du vagin chez la femme. Vers le troisième jour cette sensation devient plus forte ; il y a une cuisson fort désagréable qui précède ou accompagne l'apparition d'un écoulement formé de *mucus* plus ou moins abondant. Parfois la douleur n'apparaît qu'après l'établissement de la sécrétion ; son intensité est très-variable, au moment de la *miction*, elle est souvent extrêmement vive, il semble que l'urine est brûlante, d'où le nom de *chaude-pisse* donné à cette affection.

Chez la femme, la douleur se fait sentir même quand l'*urèthre* n'est pas affecté ; il suffit que la moitié inférieure de la vulve soit atteinte Elle est d'autant moindre que la partie malade est plus profondément située (fig. 80).

Chez l'homme surviennent des envies fréquentes d'uriner et des érections douloureuses, surtout pendant la nuit L'écoulement devient de plus en plus abondant et épais ; vers le huitième jour, il est crémeux, jaune-verdâtre, parfois sanguinolent.

Abandonnée à elle-même, l'inflammation dure avec la même intensité jusqu'au quinzième ou vingtième jour, décroît peu à peu, et tend vers la guérison qui arrive après trente ou quarante jours, mais bien plus souvent elle passe à l'état chronique.

Sa propagation se fait toujours de l'extérieur vers l'intérieur, de l'ouverture du méat urinaire ou du vagin vers la partie postérieure

Chez l'homme, la maladie reste localisée pendant les premiers jours à la fosse naviculaire, et l'on peut alors la *couper* à son début.

Lorsque l'affection envahit d'emblée les parties profondes, c'est qu'il existait déjà un foyer ancien qui s'est enflammé de nouveau.

Quand la région *prostatique* de l'urèthre chez l'homme, ou le col de la vessie chez la femme, sont atteints, on ressent une douleur sourde et une pesanteur au *périnée*,

des envies de plus en plus fréquentes d'uriner, les dernières gouttes d'urine produisent une sensation de brûlure exces-

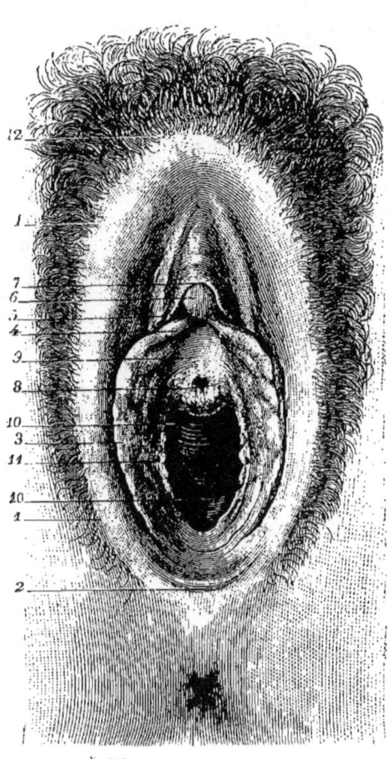

FIG. 80. — Parties génitales externes de la femme.
1, Grande lèvre. 2, Fourchette. 3, Petite lèvre.
6, Clitoris. 8, Méat urinaire, Orifice de l'urèthre.
10, Orifice du vagin. 12, Pénil ou mont de Vénus.

sive, l'écoulement purulent est teinté de sang.

Chez l'homme, pendant les érections, il arrive que l'urèthre enflammé ayant perdu son extensibilité et sa souplesse, ne peut plus suivre le développement des *corps caverneux*, la verge se recourbe alors en formant un arc à concavité inférieure dont le canal (fig. 65) est la corde (*chaude-pisse cordée*). La douleur est alors si violente que quelques personnes, croyant la faire cesser, rompent la corde, c'est-à-dire l'urèthre, en frappant fortement sur la verge appuyée sur le bras d'un fauteuil, ou tout autre corps résistant. C'est une pratique non-seulement inutile, mais très-dangereuse qui expose à des accidents graves, l'hémorrhagie immédiatement, et plus tard des RÉTRÉCISSEMENTS.

Les ganglions lymphatiques du pli de l'aine s'engorgent pendant le cours de la blennorrhagie, mais il est rare qu'ils suppurent, la résolution est la règle.

La douleur cesse toujours avant l'écoulement qui ne disparaît quelquefois que longtemps après. Lorsque celui-ci a cessé, s'il persiste une certaine sensibilité du canal, si la douleur revient pendant les érections ou la miction, c'est que la maladie subsiste à l'état latent dans les parties profondes, et peut revenir sous l'influence du coït ou d'un excès quelconque.

La première blennorrhagie est toujours la plus douloureuse, mais la durée n'est nullement en rapport avec les symptômes.

Il arrive parfois qu'au moment où l'on croit la guérison imminente, ou même définitive depuis quelques jours, on voit l'écoulement reparaître de nouveau (chaude-pisse à répétition, intermittente); il est rare cependant qu'il soit accompagné de douleur et des autres symptômes avec leur acuité primitive.

La blennorrhagie de l'urèthre guérit plus facilement chez la femme que chez l'homme, la blennorrhagie de la matrice est extrêmement rebelle.

Le pronostic de la blennorrhagie est très-incertain quant à la durée, rien n'est plus variable.

Les *complications* de la blennorrhagie sont chez l'homme : l'ORCHITE ou *épididymite blennorrhagique* (chaude-pisse tombée dans les bourses), la plus fréquente de toutes, elle apparaît de préférence lorsque la maladie a gagné les parties profondes; la PROSTATITE aiguë ou subaiguë, pouvant donner lieu à des abcès, les abcès *péri-uréthraux* qui siégent le plus souvent de chaque côté du frein; les *végétations* qui succèdent surtout à la *balano-posthite;* les RÉTRÉCISSEMENTS de l'urèthre.

Chez la femme, ce sont l'*ovarite* ou inflammation de l'ovaire, les abcès des *grandes* ou des *petites lèvres*, les *granulations* vaginales qui rendent la maladie fort difficile à guérir.

Dans les deux sexes : les BUBONS qui ne suppurent que très-rarement; l'*arthrite* blennorrhagique qui survient surtout chez les individus rhumatisants. Enfin l'*ophthalmie* ou CONJONCTIVITE blennorrhagique, affection extrêmement grave qui résulte toujours du transport direct, sur la conjonctive, du pus de l'urèthre ou du vagin transmis par les mains ou les linges souillés. Aussi, est-il de la plus haute importance de se laver les mains toutes les fois qu'on a touché aux parties affectées.

Il est très-facile de reconnaître l'existence de la blennorrhagie chez l'homme ; cependant on pourrait la confondre avec un *chancre* de l'intérieur du canal. Ce dernier donne un écoulement indolent, peu abondant, rouillé, qui apparaît tardivement; la douleur est limitée en un point, le reste du canal n'est pas sensible. Chez la femme, la blennorrhagie peut passer inaperçue si elle siége dans les parties profondes.

La blennorrhagie récidive avec la plus grande facilité ; si elle n'est pas complétement éteinte et que le malade se livre au coït, ou fait même un léger excès de table ou de fatigue, elle revient à l'état aigu, souvent compliquée d'orchite. Lorsqu'elle passe à l'état chronique (*blennorrhée*, goutte militaire) elle n'est plus douloureuse.

Traitement. Au début de la blennorrhagie, on peut tenter le traitement abortif qui n'est applicable que lorsque le siége de la maladie est limité à l'entrée de l'urèthre ou du vagin.

Il consiste en injections avec une solution de nitrate d'argent légèrement caustique (azotate d'argent, 0^{gr},50. Eau distillée, 30 grammes). Il faut se garder de la pousser trop loin au delà des parties atteintes, ce qui pourrait aggraver le mal.

Il est prudent d'attendre que la période inflammatoire soit passée; la douleur en urinant cessera par l'emploi de tisanes délayantes (de graine de lin ou eau de goudron) et le repos. Il est absolument nécessaire de porter un suspensoir bien fait, d'éviter toute excitation; le vin, le thé, le café, la bière, les liqueurs, les mets salés et épicés sont interdits.

Les grands bains sont quelquefois utiles pour modérer l'inflammation si elle est par trop vive (chaude-pisse cordée); plus tard, ils seraient nuisibles, et feraient revenir l'écoulement.

Pour calmer les érections nocturnes si pénibles, on fera usage du bromure de potassium, de quelques pilules d'opium, et on saupoudrera le lit de camphre en poudre.

La constipation sera combattue par les purgatifs salins, on évitera les drastiques qui congestionneraient davantage les organes atteints.

Dès que le passage de l'urine devient moins douloureux, du dixième au quinzième jour, il faut administrer les balsamiques (copahu, cubèbe, mixture de Chopart, etc.), à doses fortes d'emblée ; en même temps on supprimera la tisane et on restreindra la boisson.

Le régime le plus sévère sera continué : il importe d'agir vite et de ne pas compromettre le succès par des imprudences qui feraient traîner la maladie en longueur et dégénérer en *blennorrhée*. Les principes du cubèbe et du copahu passent dans l'urine qui prend une odeur spéciale, c'est par son intermédiaire qu'ils agissent le plus efficacement.

Chez la femme, dont le conduit urinaire (urèthre) est distinct du vagin, ils n'ont d'action efficace que contre l'uréthrite. Sous leur influence, l'écoulement se modifie en général rapidement, il devient moins purulent et bien moins abondant ; il est rare cependant qu'il se tarisse complètement, et il est nécessaire de seconder leur action par des injections astringentes. Les plus employées sont : pour 100 grammes d'eau ou d'eau de roses : sulfate de zinc, 0gr,20 à 0gr,50, ou tannin, 1 gramme, ou pierre divine, de 0gr,05 à 0gr,15. On peut y ajouter aussi un peu de laudanum, ou de chlorhydrate de morphine. L'azotate d'argent (0gr,05 à 0gr,10 pour 100 grammes d'eau) est plus efficace contre la *balano-posthite* et la *vulvite*; l'alun ou le tannin (5 à 20 grammes pour 1000 d'eau ou d'infusion de feuilles de noyer) réussissent mieux contre la vaginite, et le ratanhia contre le *suintement anal* (la blennorrhagie se propageant quelquefois à l'anus).

Les injections, chez l'homme, se font avec une seringue en verre, dont il faut pousser le piston avec assez de force, pour faire pénétrer le liquide jusqu'aux parties profondes où le mal est le plus difficile à atteindre; il est nécessaire qu'elles séjournent une à deux minutes dans le canal.

Elles doivent être peu douloureuses; lorsqu'elles sont intolérables, c'est que la dose du médicament est trop forte, il faut les étendre d'eau et augmenter leur force progressivement.

Chez la femme, les injections dans l'urèthre sont à peu près impraticables, à cause du voisinage de la vessie, il faut se borner au traitement général et au régime.

Dans la vaginite, au contraire, elles forment la base du traitement qui sera complété par des cautérisations faites directement au moyen du nitrate d'argent sur les parties excoriées ou granuleuses.

Au lieu d'injections on peut employer chez l'homme les bougies médicamenteuses et chez la femme les sachets chargés de poudres astringentes qui permettent d'assurer la pénétration du médicament jusqu'aux endroits atteints.

Après l'usage du cubèbe et du copahu il survient quelquefois de la diarrhée qui oblige à modérer les doses, ou une éruption de roséole qui n'a rien de commun avec la *roséole syphilitique* et ne présente aucun danger.

Dans aucun cas (sauf celui où elle coexiste avec un chancre induré) la blennorrhagie n'exige un traitement mercuriel.

BLENNORRHÉE, s. f. (de βλέννα, mucus, et ῥεῖν, couler). Inflammation chronique d'une muqueuse, donnant lieu à un écoulement ou suintement muco-purulent. Terme appliqué surtout à la muqueuse des voies génito-urinaires. Synonyme de goutte militaire, ou uréthrite chronique, forme chronique de la *blennorrhagie*. Elle est le plus souvent consécutive à cette dernière, les symptômes en sont les mêmes, sauf la douleur et les phénomènes inflammatoires qui n'existent pas.

Chez l'homme, elle ne consiste quelquefois qu'en un léger suintement muqueux qui colle les bords du méat urinaire le matin; le premier jet d'urine chasse devant lui un petit bouchon muco-purulent. Sous l'influence d'un excès de coït ou de table, elle peut revenir à l'état aigu. Souvent elle est entretenue par un RÉTRÉCISSEMENT de l'urèthre.

Un homme atteint de blennorrhée peut transmettre une véritable blennorrhagie à la femme qu'il fréquente; le pouvoir contagieux de la sécrétion est d'autant plus grand que celle-ci est plus purulente.

La blennorrhée est une affection très-rebelle qui demande la plus grande persévérance dans son traitement. Sa persistance agit souvent sur le moral des malades qui deviennent hyponchondriaques. — Il ne faut pas la confondre avec la PROSTATORRHÉE et la SPERMATORRHÉE.

Le copahu et le cubèbe, si utiles dans le traitement de la forme aiguë, sont inefficaces contre la blennorrhée.

Les injections à l'alun, au tartrate ferrico-potassique, sont un moyen beaucoup plus sûr : Ricord emploie contre la goutte militaire une solution de 10 centigrammes de protoïodure de fer pour 100 grammes d'eau ; de l'extrait de ratanhia dans du vin du Midi, additionné de laudanum et d'eau de roses.

On peut encore avoir recours aux injections qui contiennent des précipités pulvérulents de *sous-nitrate de bismuth*, ou de sulfate de plomb.

Il est souvent nécessaire de modifier la constitution lymphatique par un traitement tonique, les préparations ferrugineuses, les bains de mer. S'il y a un rétrécissement, ce dont on peut s'assurer par le CATHÉTÉRISME, il faut le faire disparaître afin de tarir l'écoulement qui s'accumule en arrière.

BLÉPHARITE, s. f. (de βλέφαρον, paupière). Inflammation du corps de la paupière, ou de son bord libre (*blépharite ciliaire*). Dans le premier cas, la maladie peut se borner à la peau et n'être qu'un simple *érythème*, ou envahir toute l'épaisseur de la paupière, en produisant un *phlegmon* et de la suppuration. Elle succède généralement à un coup, à une blessure, ou accompagne un *érysipèle* de la face. Comme les mailles du tissu cellulaire qui se trouve au-dessous de la peau à cet endroit sont extrêmement lâches, il y a toujours un gonflement ou œdème très-considérable, même lorsque la maladie n'a pas de gravité. Ce gonflement s'accompagne de rougeur, chaleur et douleur avec élancements.

Le traitement consiste en applications d'eau blanche, émissions sanguines aux tempes, purgatifs drastiques.

La **Blépharite ciliaire** est bien plus commune, surtout chez les personnes blondes, lymphatiques. Les inflammations réitérées de la conjonctive, les érysipèles des paupières, la mauvaise disposition des points lacrymaux, la malpropreté, l'exposition des yeux à la fumée, à la poussière ou aux émanations irritantes, le travail trop assidu le soir avec un mauvais éclairage, surtout chez les myopes, sont autant de causes de l'inflammation du bord palpébral.

Au début, il n'y a qu'un peu de rougeur, surtout vers les angles de l'œil, accompagnée de chaleur, picotements, démangeaisons, sensation d'un corps étranger dans l'œil. Peu à peu, entre les cils, se montrent quelques petites *pustules* qui se remplissent de pus et se recouvrent de *croûtes*.

Les cils eux-mêmes sont agglutinés par la matière sécrétée, les paupières sont collées l'une contre l'autre le matin ; si on arrache les croûtes, il s'écoule du sang et il s'en forme de nouvelles.

La marche de la blépharite ciliaire est chronique et longue ; par suite de l'inflammation prolongée, les bords des paupières se tuméfient et s'ulcèrent, les cils se dévient de leur direction normale et deviennent pour l'œil une source d'irritation. En même temps, ils tombent par place et repoussent très-fins ; le bord palpébral peut même en être entièrement dépouillé. Les déviations des *points lacrymaux*, le renversement de la paupière (*entropion et ectropion*), la *conjonctivite* chronique et le *larmoiement* peuvent en être la conséquence. Bien qu'elle ne fasse courir aucun danger à l'œil lui-même, la blépharite ciliaire guérit difficilement ; elle a des périodes de rémission et d'exacerbation qui dépendent de l'hygiène du malade, de ses occupations et du traitement.

Il faut surtout s'attacher à combattre la cause de la maladie, entretenir les paupières dans un état parfait de propreté, les débarrasser au moyen de lavages à l'eau chaude des pellicules et des croûtes. L'eau froide est en général plus nuisible qu'utile. Lorsqu'il y a de petites ulcérations, il faut les cautériser légèrement avec une solution de nitrate d'argent ou de sous-acétate de plomb. Les corps gras ne sont pas supportés à cette période de la maladie. Plus tard, on retire de bons effets de pommades excitantes qui sont malheureusement trop souvent appliquées à tous les cas, et peuvent alors augmenter le mal et le rendre incurable au lieu de le diminuer (pommade de la veuve Farnier, de Lyon, de la poste, etc.). Il est nécessaire de combattre les complications *conjonctivite*, déviation des cils (*trichiasis*), ou des points *lacrymaux*. L'usage de l'huile de foie de morue, les bains de mer, seront recommandés aux scrofuleux et lymphatiques.

BLÉPHARO-CONJONCTIVITE, s. f. Inflammation des paupières et de la conjonctive.

BLÉPHARO-PHIMOSIS, s. m. (de βλέφαρον, paupière, et φίμωσις, ligature). Rétrécissement de la fente palpébrale. L'ouverture des paupières est souvent rétrécie dès la naissance, ce qui fait paraître l'œil plus petit. Mais il arrive aussi qu'à la suite d'inflammations répétées de la conjonctive des angles de l'œil (surtout de l'angle externe) et de blépharites ciliaires, les deux bords des paupières s'accolent entre eux petit à petit, en même temps qu'ils se renversent en dedans ou en dehors.

Lorsqu'il y a en même temps des granulations de la conjonctive, celles-ci guérissent difficilement, par leur frottement, irritent la cornée, et il peut quelquefois devenir nécessaire d'agrandir la fente palpébrale par une opération (voy. ANKYLOBLÉPHARON).

BLÉPHAROPLASTIE, s. f. (de βλεφα-

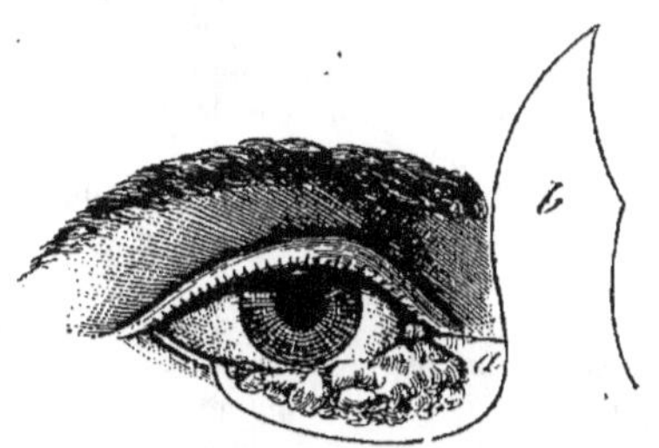

Fig. 81. — Restauration de la paupière inférieure (*a*), par lambeau (*b*) pris dans le front au-dessus du nez (procédé de Blasius).

ρον, paupière, et πλάσσειν, faire). Opération qui consiste à restaurer ou à refaire les paupières détruites par un ulcère, la pustule maligne, une brûlure, etc., au moyen de la peau empruntée aux parties voisines et que l'on fait glisser de manière à recouvrir convenablement le globe oculaire (fig. 81 et 82).

Les figures ci-dessus montrent la restauration de la paupière inférieure au moyen d'un lambeau *b* pris dans le front

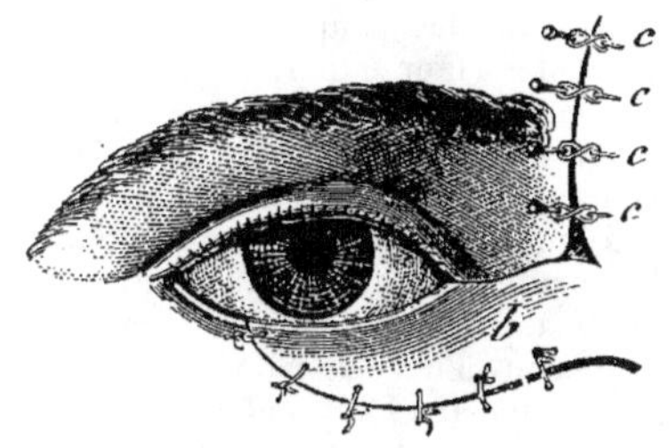

Fig. 82. — Réunion des lèvres de la plaie par des sutures.

au-dessus du nez. A la suite de l'opération, il ne reste plus que trois cicatrices linéaires, et le globe de l'œil ne se trouve pas exposé sans protection, ce qui en amènerait la perte.

BLÉPHAROPTOSE, s. f. (de βλέφαρον, paupière, et πτῶσις, chute). Synonyme de PTOSIS. Relâchement ou chute de la paupière supérieure qui empêche plus ou moins complétement d'ouvrir les yeux. Les causes de cette maladie sont : 1° la paralysie du nerf de la troisième paire qui anime le muscle releveur de la paupière ; 2° un défaut d'équilibre entre les muscles orbiculaire qui fait fermer les yeux et le releveur de la paupière ; 3° un œdème ou gonflement dû à l'inflammation, ou à un érysipèle du voisinage.

On s'attachera d'abord à combattre la cause du *ptosis*, soit par un traitement interne dirigé contre la paralysie, soit par l'électricité, soit en diminuant la force du

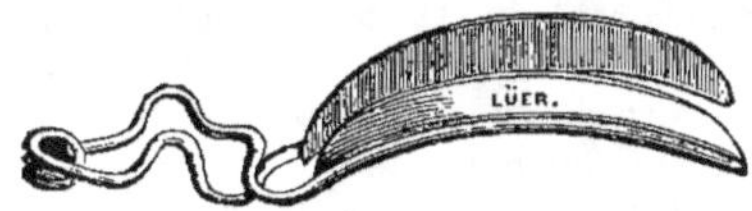

Fig. 83. — Pince à ptosis.

muscle orbiculaire par son excision partielle. Le traitement palliatif consistera à se servir de *pinces à ptosis* (fig. 83), au moyen desquelles on saisira un pli de la peau, ce qui relèvera d'autant la paupière. On pourra aussi en exciser un pli et fermer la plaie par des sutures.

BLÉPHAROSPASME, s. m. Occlusion

9

spasmodique de la fente palpébrale. Elle peut être continue ou intermittente, il semble aux malades qu'il y a quelque chose qui saute dans leur œil, les clignements continuels des paupières sont aussi désagréables à leur entourage qu'à eux-mêmes. Souvent l'affection est causée par une irritation de la conjonctive ou de la cornée (*conjonctivite* ou *kératite*), par un corps étranger qui a pénétré dans le cul-de-sac des paupières, ou n'est que le symptôme d'une affection nerveuse, de vers intestinaux, ou d'une affection chronique des voies digestives. Il suffit, dans certains cas, de retirer le corps étranger, de guérir la conjonctivite ou la kératite primitive, de provoquer l'expulsion des vers, ou de comprimer certains nerfs de la face pour faire cesser le clignement. D'autres fois, la maladie est rebelle, et nécessite pour sa guérison la section sous-cutanée de certains nerfs et un traitement général.

BLESSURE, s. f. Lésion locale généralement produite par une cause extérieure. On donne aussi le nom de blessure aux hernies et aux accidents des femmes enceintes, qui peuvent nuire au fœtus, ou provoquer l'accouchement avant terme. Une blessure peut être ou non compliquée de PLAIE, mais les deux mots ne sont pas absolument synonymes.

Au point de vue légal, on distingue les blessures qui ont occasionné une incapacité de travail de moins de vingt jours, et celles qui ont entraîné une maladie plus longue. Les premières, faites volontairement, sont punies d'un emprisonnement de six jours à deux ans et d'une amende de 16 à 200 francs, ou d'une de ces deux peines seulement; les secondes, de la réclusion ou d'un emprisonnement d'au moins un an; et en cas de préméditation, des travaux forcés à temps.

On applique du reste ce terme d'une façon très-étendue à tout acte nuisible susceptible de porter préjudice à la santé; ainsi, le fait d'avoir transmis sciemment et volontairement une maladie contagieuse, la syphilis par exemple, d'avoir fait absorber des substances qui, tout en ne pouvant empoisonner, pouvaient causer des désordres plus ou moins graves, est considéré comme blessure. Il y aurait empoisonnement ou tentative d'*empoisonnement* si la mort en était ou en avait pu résulter (voy. PLAIE, CONTUSION).

BLEU DE PRUSSE. *Ferrocyanure de fer* Fe³,(C⁶Az⁴Fe).

BLEUET, s. m. Plante de la famille des Synanthérées; l'eau distillée de bleuets, un peu astringente, est employée quelquefois en collyre.

BOISSON, s. f. Substance liquide introduite dans l'estomac comme aliment ou comme médicament. Les boissons servent à étancher la soif, en compensant les pertes aqueuses (sueurs, urines) de l'organisme; à favoriser les fonctions digestives, en facilitant la dissolution des aliments; à introduire dans l'économie certaines substances médicamenteuses, comme les tisanes, etc.; ou des substances nutritives, comme le bouillon, le chocolat, le café, etc.

Un certain nombre de boissons sont étudiées à leurs mots propres auxquels nous renvoyons.

Les boissons sont divisées en : 1° boissons aqueuses; 2° boissons alcooliques; 3° boissons acides; 4° boissons aromatiques. La boisson aqueuse est constituée par l'*eau*.

Les boissons alcooliques ou fermentées sont obtenues par fermentation ou bien par fermentation et distillation. — Les premières sont le vin, la bière, le cidre, le poiré : produits de la fermentation du raisin, de l'orge, des pommes, ou des poires ; les secondes sont représentées par l'alcool, l'eau-de-vie, le rhum, le tafia, le kirschenwasser, le gin et l'absinthe, produits de la distillation du vin, du poiré, du marc, de la canne à sucre, des baies de génevrier, etc. Prises à dose modérée, les boissons alcooliques sont toniques, stimulantes, mais elles ne sont pas nutritives; elles soutiennent sans nourrir; elles accélèrent la circulation, augmentent la chaleur. Mais si la mesure est dépassée, elles déterminent l'ivresse.

Les boissons aromatiques comprennent le café, le thé et le chocolat; elles renferment chacune une quantité notable de principes nutritifs, qui est la caféine, la théine et la théobromine.

Les boissons acidules sont gazeuses ou non gazeuses. Les boissons acidules gazeuses doivent en partie leurs propriétés à l'acide carbonique qu'elles contiennent.

Elles sont naturelles ou factices; ce sont les eaux de Seltz, de Saint-Galmier, de Condillac, de Châteldon, de Pougues, de Renaison, etc. Prises avec le vin aux repas et à doses modérées, elles sont excitantes, stimulantes, digestives; à doses trop élevées, elles donnent lieu à la diarrhée et à des flatuosités. Avec le sirop de limons on fait une limonade gazeuse, agréable et rafraîchissante. Quoique contenant du gaz, les vins de Champagne, la blanquette de Limoux ne rentrent pas dans la classe des boissons gazeuses, ce sont des boissons alcooliques fermentées.

Les boissons acidules non gazeuses sont la limonade simple, l'orangeade, les solutions de sirop de cerises, de groseilles, de mûres, etc. Ce sont des limonades végétales. Les boissons acidules minérales non gazeuses sont faites avec les acides citrique, oxalique, tartrique, sulfurique, etc. Ces boissons apaisent la soif, stimulent légèrement l'estomac.

La température des boissons donne lieu à des effets différents. Tièdes, elles sont lourdes, indigestes, produisent l'anorexie; chaudes, elles excitent l'estomac, elles réussissent chez les femmes dyspeptiques affectées de maladies utérines. Froides et à petites doses, elles sont toniques, stimulantes, et conviennent dans certaines dyspepsies où il y a inappétence et tendance aux vomissements.

BOL, s. m. (βῶλος, bouchée, morceau). Association de médicaments de consistance molle, ce qui permet de les avaler aisément; les bols diffèrent des pilules par leur volume, qui est le plus souvent celui d'une olive.

Le **bol d'Arménie** est un mélange d'argile, de copahu, de cubèbe, de magnésie, employé contre la blennorrhagie.

BOLET, s. m. Genre de champignons appelé aussi *cèpe ordinaire* quand le chapeau est fauve, et *cèpe noir* ou bolet bronzé quand le chapeau est brun foncé.

BONDONNEAU (Drôme). Eaux minérales bicarbonatées, calciques, froides; elles sont excitantes, digestives, diurétiques et sudorifiques. On les prend en bains, douches, inhalations, étuves contre la dyspepsie, la diarrhée chronique, les laryngites, bronchites, pleurésies chroniques, les affections cutanées.

BONNES. — Voy. EAUX-BONNES.

BORATE, s. m. Sel formé par l'acide borique et une base.

Les borates de potasse, de soude et d'ammoniaque sont alcalins; le seul usité en médecine est le *borate de soude* ou borax que l'on emploie contre le *muguet* des enfants et les *conjonctivites*.

Dans l'industrie, le borax est utilisé pour obtenir la fusion des oxydes métalliques et faciliter les soudures; les borates sont en général fusibles.

BORAX, s. m. Synonyme: *Tinkal*. C'est le borate de soude à l'état natif, de Ceylan, du Pérou ou de la Saxe. On le prépare maintenant en neutralisant par du carbonate de soude l'acide *borique* retiré des lacs de Toscane.

BORBORYGME, s. m. Gargouillement intestinal ordinairement symptomatique d'une digestion difficile.

BORGNE, adj. Qui ne voit que d'un œil. Il arrive quelquefois que l'on est borgne sans le savoir; on ne s'aperçoit de la perte de la vue d'un seul œil que quelque temps après qu'elle est abolie, lorsqu'une circonstance fortuite vient à masquer l'œil resté normal.

Fistule borgne. — Voy. FISTULE, ANUS.

Trou borgne. Trou de l'os frontal.

BORIQUE, adj. L'acide borique est formé de bore et d'oxygène, il se trouve à l'état natif dans des lacs de la Toscane. C'est un acide peu énergique, solide, peu soluble dans l'eau, cristallisant en écailles soyeuses, nacrées, fusibles par l'action de la chaleur en une sorte de verre.

Il colore la flamme de l'alcool en vert, et a été employé en médecine comme calmant.

BOSSE, s. f. Petite tumeur formée par de la sérosité, du sang épanché dans le tissu cellulaire sous-cutané, à la suite de contusion ou de chute, et se dissipant facilement par la compression.

On active cette résolution par l'application d'agents résolutifs, tels que l'eau blanche, l'eau alcoolisée, etc.

Quelquefois la bosse sanguine se termine par un abcès qui s'ouvre seul ou qu'il faut ouvrir avec le bistouri.

On donne encore ce nom ou celui de gibbosité à la saillie qui résulte d'une déformation de la *colonne vertébrale* (SCOLIOSE et CYPHOSE).

BOTHRIOCÉPHALE, s. m. (βόθριον, fosette, χεφαλή, tête). Ver entozoaire vivant dans l'intestin de l'homme et appelé aussi *tænia lata*, ténia large, VER SOLITAIRE gris. Il a 12 à 15 millimètres de large et 2 à 7 ou 8 mètres de long. Il a le corps long, rubané, blanc grisâtre ou jaunâtre, la tête

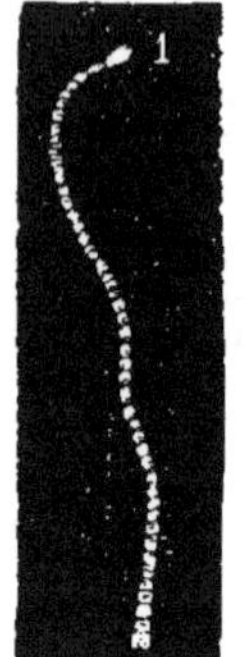
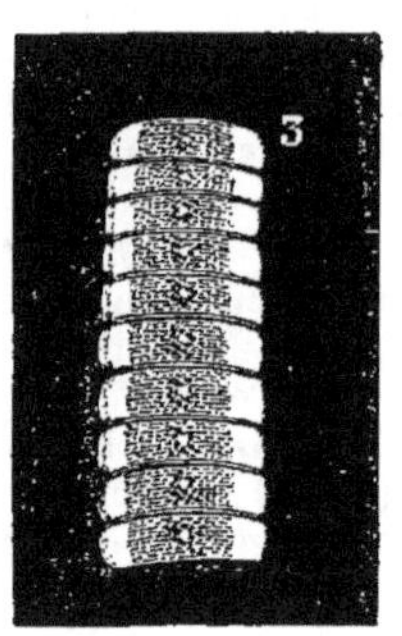

FIG. 84. — 1, Extrémité céphalique du bothriocéphale. 3, Anneaux du bothriocéphale.

oblongue (fig. 84) avec deux petites dépressions, qui sont les orifices buccaux, le cou peu marqué, les articles carrés d'abord, ensuite plus larges que longs (fig. 84) et percés d'une ouverture à la face inférieure. Ses œufs, ellipsoïdes, sont très-nombreux. On l'observe surtout en Pologne et en Russie ; il est très-rare en France, en Suisse, en Angleterre et en Allemagne.

On l'expulse avec le kousso, 15 à 20 grammes, avec l'extrait éthéré de fougère mâle, 2 à 8 grammes dans du pain azyme ; la poudre de racine de fougère mâle, 40 à 60 grammes fraîchement préparée ; les semences de citrouille, 30 à 60 grammes en émulsion ; la décoction d'écorce fraîche de grenadier, 60 grammes pour 750 grammes. Deux heures après l'ingestion du médicament, on prendra une purgation : 15 à 30 grammes d'huile de ricin.

BOUCHE, s. f. Ouverture supérieure du tube digestif. Cavité circonscrite en avant par les lèvres, en arrière par le voile du palais et le pharynx, sur les côtés par les joues, en haut par la voûte palatine, en bas par la langue. On l'appelle aussi cavité buccale.

Dans le langage vulgaire, le nom de bouche est employé pour désigner l'orifice limité par les lèvres.

Dans la conversation journalière, on la confond souvent avec le goût ; on dit bouche amère, pâteuse, etc., pour goût amer, pâteux.

Les principales maladies de la bouche sont l'inflammation ou *stomatite*, les *ulcérations* tuberculeuses, syphilitiques, les *plaques muqueuses* syphilitiques, la *diphthérite*, le *muguet*, etc., les *gingivites*, *glossites*, etc.

Au point de vue séméiologique, l'examen de la bouche fournit quelques caractères importants. Les mâchoires sont écartées et mobiles dans les maladies adynamiques et

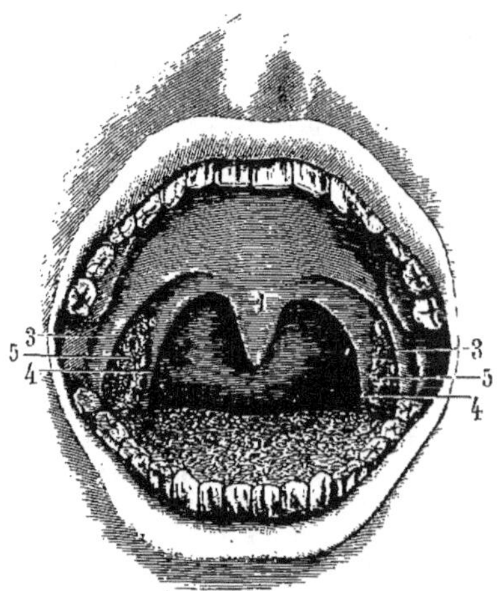

FIG. 85 (extraite de l'*Anatomie* du docteur Fort).— Fond de la bouche ; pilier du voile du palais, luette et isthme du gosier.

1, Luette. 2, Base de la langue. 3, Piliers antérieurs du voile du palais. 4, Piliers postérieurs limitant l'isthme du gosier. 5, Amygdales.

dans l'agonie ; elles sont agitées de tremblements avec embarras de la parole et difficulté de la prononciation dans les fièvres muqueuses adynamiques ; elles sont serrées, contractées dans l'hémiplégie, le tétanos, etc.

L'odeur de la bouche peut être altérée par des maladies locales, telles que la stomatite, la carie dentaire, ou par des maladies de l'estomac, des poumons, ou par des maladies générales, telles que le diabète.

L'hygiène de la bouche exige des soins de propreté journaliers, et un bon entretien des *dents*.

BOUE MINÉRALE, s. f. Terre ou limon existant près des sources de quelques eaux minérales et imprégnées de quelques-unes des substances contenues dans ces eaux.

Les plus usitées sont celles de Saint-Amand (Nord), qui sont sulfureuses; de Viterbe (Italie), qui sont ferrugineuses.

La *boue de rémouleur* était autrefois employée comme astringente, pour favoriser la réduction des hernies.

BOUFFISSURE, s. f. Gonflement mou et sans rougeur occasionné par la sérosité infiltrée dans le tissu cellulaire : on l'appelle aussi ŒDÈME. La bouffissure peut résulter d'une maladie du cœur ou des reins ou bien succéder à une fièvre éruptive. Le traitement de la bouffissure est celui de la maladie qui l'a provoquée ; on y ajoute comme adjuvant des onctions avec un corps gras ou avec l'huile de camomille camphrée et on recouvre de flanelle ou d'ouate.

BOUGIE, s. f. Instrument destiné au cathétérisme de l'urèthre. On faisait auparavant les bougies avec une mèche de linge que l'on trempait dans de la cire fondue. Maintenant, on en emploie de diverses sortes ; les unes sont molles et flexibles, les autres rigides et métalliques. Les bougies diffèrent des sondes en ce qu'elles sont pleines, tandis que ces dernières sont creuses, et permettent d'évacuer l'urine en même temps qu'on fait le cathétérisme.

Les plus en usage sont les bougies flexibles dites en gomme élastique qui sont formées d'un tissu très-serré en forme de cylindre plus ou moins conique ou arrondi à un bout, enduit de plusieurs couches d'huile de lin épaissie qu'on laisse sécher et qu'on polit ensuite avec soin. Les unes ont leur extrémité arrondie, les autres sont terminées par un renflement olivaire ou par une partie déliée que l'on peut tortiller en vrille. Ces diverses dispositions ont pour but de faciliter le passage des rétrécissements. Leur longueur doit être d'environ 30 centimètres, leur diamètre varie depuis un demi-millimètre jusqu'à 8 millimètres. Il est essentiel qu'elles soient bien polies afin de ne pas irriter les parties et de glisser facilement ; on a soin de les enduire d'huile ou de cérat au moment de s'en servir.

On fait aussi des bougies ou plutôt des sondes molles en caoutchouc vulcanisé, d'un usage excellent. Quelquefois on emploie des bougies de cire, de matières emplastiques (diachylon, cire et huile d'olive) ou médicamenteuses qui peuvent fondre dans l'urèthre et auxquelles on incorpore des médicaments astringents ou légèrement caustiques. Les bougies fines en baleine exposent aux fausses routes, et ne doivent être employées qu'avec de grandes précautions.

Les bougies rigides, métalliques sont peu usitées en France, elles sont remplacées par des sondes creuses. Elles servent à dilater petit à petit le canal ; cette dilatation progressive est le meilleur moyen à opposer aux rétrécissements, lorsqu'il est applicable.

On s'est servi de bougies en corde à boyaux ou en ivoire ramolli (privé des sels calcaires par l'action de l'acide chlorhydrique) qui, une fois introduites dans l'urèthre, se gonflaient en dilatant les rétrécissements. Mais leur usage est très-dangereux, car il est quelquefois difficile de les extraire.

BOUILLIE, s. f. Aliment composé de farine ou de fécule et de sucre délayés dans du lait et soumis à la chaleur de manière à opérer l'union de ces diverses substances. On l'aromatise avec l'eau de fleurs d'oranger ou de laurier-cerise. C'est un bon aliment pour les enfants.

BOUILLON, s. m. Aliment préparé par l'ébullition dans l'eau de substances animales et plus spécialement de la viande de bœuf. On en fait aussi des tablettes par l'évaporation du bouillon jusqu'à siccité. Le bouillon préparé avec les viandes blanches, veau, poulet, est plus adoucissant, plus rafraîchissant que nutritif. On administre le bouillon de bœuf en lavement quand l'estomac ne peut le digérer.

Il faut alors le priver de graisse et le faire très-peu salé afin de ne pas irriter l'intestin. On ne fera prendre que de très-petits lavements qui pourront être gardés complètement. Il est bon d'y ajouter moitié de vin ou un demi-jaune d'œuf afin d'en augmenter le *pouvoir nutritif.*

BOUILLONS MÉDICINAUX. — Bouillon aux herbes : fait avec oseille, laitue, poirée, cerfeuil, sel et beurre frais ; employé comme laxatif. En y ajoutant 20 grammes de sulfate de soude et $0^{gr},05$ d'émétique ou $0^{gr},10$ de jalap, on a un excellent purgatif, à la dose d'un verre tous les quarts d'heure.

Bouillon de limaçon : fait avec la décoction d'une centaine de limaçons dans l'eau ; on les retire de la coquille, on extrait les intestins, on lave la chair et on fait cuire au bain-marie pendant deux heures : on y fait infuser 8 grammes de capillaire de Canada et on passe. Employé autrefois dans les bronchites chroniques, aujourd'hui absolument abandonné.

Bouillon pectoral : fait avec la décoction de 15 grammes de lichen, 125 grammes de mou de veau, 6 escargots et un demi-cœur de mouton, dans 1500 grammes d'eau jusqu'à réduction à un litre. — On le fait également avec demi-poulet maigre, 15 amandes douces, 10 dattes, 10 jujubes, une poignée de raisins secs, une cuillerée de salep, une poignée de cerfeuil, qu'on fait bouillir dans 2 litres d'eau jusqu'à réduction à 1500 grammes ; on y ajoute 60 grammes de sirop de Tolu (bouillon de Bailly).

Bouillon de grenouilles : fait avec 125 grammes de grenouilles pour 1500 grammes d'eau ; léger et peu nourrissant. Employé dans les convalescences, les dyspepsies.

BOUILLON BLANC, s. m. (*verbascum thapsus*). Plante de la famille des Scrofulariées dont les feuilles et les fleurs préparées par infusion sont pectorales et émollientes ; 10 grammes pour un litre.

BOULES DE MARS ou **DE NANCY**, s. f. pl. Boules préparées avec le prototartrate de fer et de potasse. On agite pendant quelques instants une de ces boules dans l'eau qui devient brune et constitue l'eau de boules ou ferrugineuse ; on retire la boule et l'eau est employée avec le vin en boisson dans la chlorose ou bien à l'extérieur en lotions et fomentations astringentes.

BOULIMIE, s. f. (βούλιμος, grande faim). Maladie consistant dans un appétit exagéré, forçant quelquefois les malades à se relever la nuit pour satisfaire à ce besoin. La boulimie peut résulter d'un catarrhe chronique des intestins, d'une gastrite chronique, du diabète, de la présence dans les intestins du ver solitaire ; quelquefois elle est essentiellement nerveuse, et résulte d'une douleur d'estomac qui en impose aux malades pour le besoin réel de manger.

Le traitement de la boulimie est celui de la maladie qui la détermine ; il faut quelquefois y joindre l'usage de l'extrait d'opium à l'intérieur, 0^{gr},05 à 2 grammes en 24 heures, ou de la morphine 0^{gr},005 à 0^{gr},025, de la valériane, de l'éther ; les douches froides, l'hydrothérapie, les bains prolongés, les eaux minérales de Néris, Pougues, Vals, Vichy, etc., etc.

BOURBILLON, s. m. Portion de tissu mortifié d'un blanc jaunâtre et d'apparence bourbeuse qui forme le centre des FURONCLES. Tant qu'il n'est pas expulsé, la cicatrisation n'a pas lieu, la rougeur et la douleur persistent.

BOURBON-LANCY (Saône-et-Loire). Eaux minérales chlorurées sodiques, fournies par plusieurs sources dont la température varie entre 49 et 56 degrés : la source La Rose est à 28 degrés. Elles sont prises en boissons, bains et douches contre les rhumatismes articulaires, musculaires ou viscéraux, contre les sciatiques, les névralgies, la scrofule, la syphilis, la chlorose, la paralysie. — *Itinéraire :* chemin de fer de Paris à Moulins ; voitures de Moulins à Bourbon-Lancy.

BOURBON-L'ARCHAMBAULT (Allier). Eaux minérales chlorurées sodiques dont la température est à 52 degrés. Toniques, résolutives ; elles sont prises en bains, douches, contre la paralysie, le lymphatisme et le rhumatisme. Les eaux de la source froide *Jonas* sont employées contre certaines ophthalmies. Altitude : 270 mètres. *Itinéraire :* chemin de fer de Paris à Moulins par Bourges et Montluçon jusqu'à Sanvigny ; voitures de Sanvigny à Bourbon-l'Archambault.

BOURBONNE-LES-BAINS, (Haute-Marne). Eaux minérales chlorurées sodiques, fournies par une dizaine de sources dont la température varie entre 50 et 58 degrés. Elles sont légèrement purgatives, toniques et stimulantes ; on les prend en boissons, bains, douches, étuves, contre la scrofule, les affections osseuses, caries, nécroses, tumeurs blanches, blessures anciennes, foulures, entorses, luxations, plaies par armes à feu ; elles sont utiles encore contre l'anémie, la chlorose, contre les maladies de peau occasionnées par la diathèse arthritique ou rhumatismale ou par la syphilis. Altitude : 272 mètres. *Itinéraire :* Chemin de fer de Paris à Belfort jusqu'à la Ferté-Bourbonne; voitures de la Ferté à Bourbonne.

BOURBOULE (LA) (Puy-de-Dôme). Eaux minérales chlorurées sodiques et arsenicales, fournies par plusieurs sources dont la température varie de 31° à 52°. Reconstituantes et diurétiques, excitantes du système nerveux et de la circulation, elles sont employées contre les affections dartreuses de nature herpétique, contre les formes graves de la scrofule, contre certaines affections de la poitrine, l'asthme, l'emphysème pulmonaire, contre les fièvres intermittentes rebelles et le rhumatisme chronique. Altitude : 850 mètres. *Itinéraire :* de Paris à Clermont par Moulins ; voiture de Clermont à la Bourboule.

BOURDONNEMENT, s. m. Bruit réel ou illusoire perçu par l'oreille et provenant soit du battement des artères, soit de l'entrée de l'air par le conduit auditif externe ou par la trompe d'Eustache rétrécis ou obstrués par des mucosités, soit de la congestion cérébrale. Quelquefois ce bourdonnement est un phénomène nerveux qu'on observe chez les chlorotiques, chez les personnes qui présentent ce dernier tempérament.

Le traitement du bourdonnement d'oreille est celui de la cause qui le détermine. S'il y a congestion cérébrale, constipation, il consiste en révulsifs, bains de pieds, sangsues à l'anus, émission sanguine par saignée ou ventouses, purgatifs. S'il y a obstruction du conduit auditif, ce que démontre l'examen direct ou le cathétérisme de la trompe d'Eustache, on aura recours aux irrigations puissantes, aux lavages à l'eau tiède ou médicamenteuse. Si le bourdonnement s'observe à la suite de maladies longues, dans la chlorose, s'il est dû à l'anémie, à la faiblesse, le fer, le quinquina, les toniques sont indiqués.

BOURGEON CHARNU, s. m. En pathologie on donne le nom de *bourgeons charnus* à de petites granulations qui se développent sur les plaies en suppuration et en déterminent la cicatrisation. Ils s'accroissent par production de nouveaux éléments qui s'ajoutent aux premiers. S'ils se montrent avec trop de vigueur, il faut quelquefois les réprimer par une cautérisation avec le nitrate d'argent. S'ils se développent trop lentement, on active leur formation par des lotions excitantes, vin aromatique, solution légère de nitrate d'argent. S'ils se développent d'une façon insuffisante pour une surface suppurante considérable, on peut hâter leur formation par la greffe animale (voy. GREFFE, PLAIE).

BOURGEONS DE SAPIN DU NORD, s. m. pl. Bourgeons fournis par le sapin pectiné ou argenté et employés dans les catarrhes chroniques des bronches et de la vessie, 10 grammes pour 500 grammes d'eau bouillante en infusion. On en fait aussi du sirop employé dans les mêmes cas.

BOURRACHE, s. f. (*borrago officinalis*). Plante de la famille des Borraginées dont les fleurs sont employées comme diurétiques et diaphorétiques : 10 à 20 grammes pour un litre en infusion, au début des fièvres éruptives ou du rhumatisme.

BOURSE, s. f. On désigne sous le nom de *bourses* le SCROTUM ou enveloppe des testicules.

Bourses séreuses ou **muqueuses**. Petites poches qui par leur structure, leurs fonctions, se rapprochent des membranes séreuses et qui se trouvent en différents endroits du corps sujets à des frottements, dans le but de faciliter le glissement des organes les uns sur les autres. Leur nombre varie beaucoup, suivant la conformation individuelle et le genre de travail.

Quelques bourses séreuses n'existent que chez les ouvriers de certaines professions et sont pour ainsi dire caractéristiques.

C'est ainsi que l'on trouve :

Chez les *cordonniers*, une bourse séreuse à la partie antérieure de la cuisse; chez les *couvreurs*, les *parqueteurs*, *maçons*, *bitumiers*, une bourse pré-rotulienne (en avant de la rotule, au genou); chez les *menuisiers*, au devant du sternum; chez les *tailleurs*, au niveau des malléoles externes; chez les *bijoutiers*, les *graveurs*, les *guillocheurs*, au niveau de l'olécrâne, au coude droit surtout; chez les *frotteurs*, au niveau du cou-de-pied droit, etc.

Ces petits sacs sont plus ou moins pleins de liquide, leur paroi se confond avec le tissu ambiant; elle est quelquefois très-fine, mais dans certains cas elle peut devenir fort épaisse. Lorsqu'ils sont soumis à des mouvements répétés, le liquide qu'ils contiennent augmente, et ils peuvent s'enflammer. Il se forme alors dans leur cavité des flocons d'albumine qui se concrète en grains semblables à ceux du riz (riziformes).

Ils siégent quelquefois au-dessous des durillons et leur inflammation donne lieu fréquemment à un *phlegmon*, on dit alors que le durillon est forcé.

Au-dessous des tendons et pour faciliter leur glissement, on trouve aussi des bourses séreuses ou *bourses synoviales tendineuses* qui se rapprochent encore plus que les précédentes des véritables séreuses.

Lorsqu'elles sont le siége d'une hydropisie, c'est-à-dire gonflées anormalement par du liquide, elles forment une petite tumeur élastique circonscrite que l'on nomme communément un *ganglion*, qui n'a rien de commun avec les véritables ganglions (lymphatiques).

Les **plaies** des bourses séreuses sont souvent le point de départ d'une inflammation de toute la région ou d'un phlegmon. On en préviendra la formation par le repos, les fomentations émollientes, les cataplasmes, et au besoin par les sangsues, la diète et les purgations.

Les **contusions** des bourses séreuses peuvent produire un gonflement considérable nommé HYGROMA AIGU si l'épanchement est formé par de l'eau, et HÉMATOCÈLE s'il est constitué par du sang. En appliquant la main au niveau de la bourse séreuse, on sent une sorte de *crépitation* fine, en peu de temps la tumeur se développe et atteint des dimensions parfois considérables. Si l'inflammation ne se produit pas, il y a, ou résolution complète, ou passage à l'état chronique (*hygroma chronique*); le sang peut disparaître et laisser à sa place un liquide séreux. Si au contraire la tumeur s'enflamme, la poche se remplit de pus qui ne tarde pas à se faire jour au dehors. A la suite de cette suppuration il peut rester une fistule entre la bourse séreuse et l'extérieur.

Il importe d'écarter l'inflammation; on y parviendra par le repos aidé d'une légère compression, et par des applications résolutives. Lorsque le pus est formé, il faut lui donner issue par une incision et vider avec soin les caillots sanguins qui pourraient rester.

Souvent l'inflammation des bourses séreuses se propage aux tissus voisins et produit des PHLEGMONS plus ou moins étendus.

L'hygroma chronique peut être consécutif à l'hygroma aigu, ou apparaître d'emblée. Il forme une tumeur quelquefois très-considérable, fluctuante, mobile sous la peau, remplie d'une sérosité claire ou rougeâtre, qui ne communique que rarement avec une articulation (aux pieds et aux mains seulement). Les parois de la poche sont minces dans les cas récents; dans les anciens hygromas, elles acquièrent quelquefois une grande épaisseur et une dureté presque cartilagineuse. La douleur spontanée est souvent nulle, mais la gêne des mouvements peut devenir considérable. Lorsqu'il siége sous les muscles, le psoas-iliaque, le deltoïde ou le grand fessier par exemple, il peut acquérir un grand volume, être d'un diagnostic difficile et simuler un abcès froid ou même une tumeur solide. La marche de la maladie est variable, l'hygroma chronique peut rester stationnaire ou s'enflammer et suppurer.

On le rencontre partout où il existe des bourses séreuses normales ou accidentelles, au genou surtout en avant de la *rotule*, dans la bourse *pré-rotulienne*. Il est naturellement plus fréquent à cet endroit chez les personnes qui s'agenouillent fréquemment soit à l'église, soit à cause de leur travail (maçons, parqueteurs, couvreurs, etc.).

On observe aussi l'hygroma chez les goutteux au moment des accès.

Au début, on traitera l'hygroma par le repos, les applications résolutives de sous-acétate de plomb ou de chlorhydrate d'ammoniaque; rarement on réussit par ces moyens. La compression bien faite par un bandage convenablement appliqué réussit mieux, ainsi que les applications de teinture d'iode et les vésicatoires. On peut écraser la tumeur de façon à faire passer le liquide dans le tissu voisin où il se résorbe quelquefois, ou la ponctionner avec un trocart et donner issue au contenu. Mais la ponction réussit rarement seule, le liquide se reproduisant rapidement. Un moyen plus efficace, c'est d'y combiner la compression, ou mieux encore l'injection de teinture d'iode étendue d'eau.

Enfin, on peut encore inciser largement la tumeur, et la faire suppurer ou même l'enlever complétement, il ne faudra s'y décider qu'avec la plus grande prudence.

Les bourses séreuses situées au-dessous des callosités, durillons ou oignons, doivent être respectées, elles donnent très-facilement naissance à des phlegmons diffus.

Lorsqu'après l'inflammation d'une bourse séreuse ou son traitement par la ponction, il reste une *fistule* qui ne se ferme pas, et laisse échapper un liquide filant clair et sanguinolent, il est nécessaire de faire des injections iodées ou de cautériser l'intérieur de la cavité avec le nitrate d'argent ou un autre caustique.

BOUT DE SEIN, s. m. Petit appareil en caoutchouc, en baudruche ou en ivoire qu'on applique sur le sein des nourrices pour faciliter la succion du lait, pour former le bout de sein ou pour garantir les seins gercés. Ces bouts de sein ont besoin d'être tenus avec propreté, lavés fréquemment pour que le lait ou le caséum ne séjourne pas sur leurs parois, ce qui pourrait altérer le lait de la nourrice. Les enfants débiles en supportent difficilement l'usage pendant les premiers jours de l'allaitement. Ils se fatiguent rapidement et ont besoin d'être remis au sein à des intervalles très-rapprochés.

BOUTON, s. m. Petite élevure cutanée, isolée, arrondie et prenant le nom de *papule* quand elle est solide, de *pustule* quand elle contient du pus, et de *vésicule* quand elle contient de la sérosité : la vaccine, par exemple, donne lieu à la formation d'une pustule, c'est-à-dire d'un bouton contenant du pus.

BOUTON D'ALEP ou **DE BAGDAD** ou **DE BISKRA**. Affection cutanée qu'on observe dans ces localités ou chez des individus qui les ont habitées, et qui consiste en un tubercule douloureux, plus ou moins volumineux, commençant par une petite saillie qui s'accroît pendant plusieurs mois, et finit par s'ulcérer. La période d'ulcération dure de 3 à 6 mois, s'étend en largeur de 1 à 5 centimètres, et finit par se cicatriser. Quelquefois le bouton est seul, on l'appelle *mâle;* d'autres fois il est entouré d'autres boutons et alors il prend le nom de *femelle*. Le traitement jusqu'à ce jour n'a pas eu de prise sur cette maladie : les caustiques, les cautérisations au fer rouge ont été sans succès.

BOUTON DE FEU. Terminaison en forme d'olive du cautère actuel. On pratique la cautérisation avec cette extrémité qu'on fait rougir à blanc.

BOYAU, s. m. Mot employé communément comme synonyme d'INTESTIN.

BRACHIAL, adj. de (*brachium*, bras). Qui a rapport au bras.

Brachiale (aponévrose). Membrane blanche, résistante, qui enveloppe les muscles du bras.

Brachiale ou **humérale (Artère)**. Continuation de l'artère axillaire, s'étend du bord inférieur du tendon du grand pectoral jusqu'au niveau du pli du coude où elle se divise en artères radiale et cubitale. Le doigt la sent facilement au bord interne

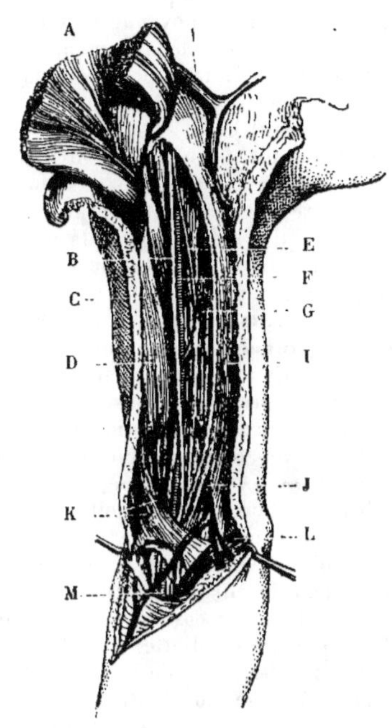

FIG. 86. — Vaisseaux et muscles du bras.

A, Muscle grand pectoral coupé et renversé en dehors. B, Nerf médian. C, Muscle biceps. D, Muscle coraco-brachial. E, Nerf cutané interne. F, Artère humérale ou brachiale. G, Veine basilique. I, Aponévrose brachiale. J, Veine basilique traversant l'aponévrose. K, Expansion aponévrotique du biceps. L, Muscle rond pronateur. M, Artère humérale au pli du bras.

du muscle biceps. Du bord postérieur de cette artère naissent l'artère humérale profonde ou collatérale externe, et la collatérale interne (fig. 86).

Muscle brachial antérieur, large, épais, s'attache aux deux faces et au bord antérieur de l'humérus sur lequel il est pour ainsi dire couché, et va se fixer à la partie interne et inférieure de l'apophyse coronoïde du cubitus. Ce muscle fait fléchir l'avant-bras sur le bras.

Muscle brachial postérieur, appelé aussi *triceps brachial*, volumineux, occupant toute la région postérieure du bras, où il se subdivise en trois parties : longue portion, vaste externe et vaste interne, avant de se fixer à l'olécrâne. Il est extenseur de l'avant-bras sur le bras.

Nerf brachial, traverse l'aponévrose brachiale, en même temps que la veine basilique, à la partie moyenne et interne du bras, se divise en deux rameaux qui se subdivisent à leur tour pour s'irradier à la partie antérieure et à la partie postérieure de l'avant-bras.

Plexus brachial, formé par l'entrelacement des branches antérieures des quatre dernières paires cervicales et de la première paire dorsale, il s'étend depuis la région inférieure et latérale externe du cou jusque dans le creux axillaire.

BRACHIOCÉPHALIQUE, adj. **Tronc artériel brachiocéphalique**, nom donné au tronc qui naît à droite et en avant de la partie antérieure de la crosse de l'AORTE et se subdivise en artère carotide primitive et en artère sous-clavière droite (fig. 45).

Troncs veineux brachiocéphaliques, au nombre de deux, l'un à droite, l'autre à gauche, recevant les veines de la tête et des membres supérieurs et se réunissant un peu au-dessus de l'oreillette droite pour former la veine cave supérieure qui se jette dans cette oreillette.

BRADYPEPSIE, s. f. (de βραδὺς, lent, et πέψις, coction). Digestion lente et pénible, variété de dyspepsie. Le mot *bradypepsie* a disparu aujourd'hui du langage médical.

BRAS, s. m. Le membre supérieur entier, ou plus exactement la partie comprise entre l'épaule et l'avant-bras (fig. 87).

Il a une forme arrondie chez les personnes abondamment pourvues de tissu adipeux, les femmes et les enfants. Chez l'homme adulte, il est aplati sur les côtés à cause de la disposition des muscles, tous situés à la partie antérieure et à la partie postérieure.

La charpente du bras est formée par un seul os, l'*humérus*, qui s'articule en haut avec l'omoplate (épaule), et en bas avec le cubitus (coude).

Les muscles propres du bras sont au nombre de quatre, trois à la partie antérieure : le *biceps*, le plus superficiel, bifurqué en haut, simple en bas, qui passe dans la coulisse bicipitale de l'humérus, mais n'a aucune attache sur cet os (ce qui fait qu'il se rétracte beaucoup dans l'amputation du bras); le *brachial antérieur*, situé au-dessus du précédent; le *coraco-brachial*, à la partie interne et supérieure du bras; un muscle à la partie postérieure : le *triceps brachial*, divisé en longue portion, moyenne portion ou *vaste externe*, courte portion ou *vaste interne*.

A la partie supérieure du bras se trouvent les muscles de l'*épaule* qui vont au thorax, et à la partie inférieure ceux qui se rendent à l'*avant-bras*.

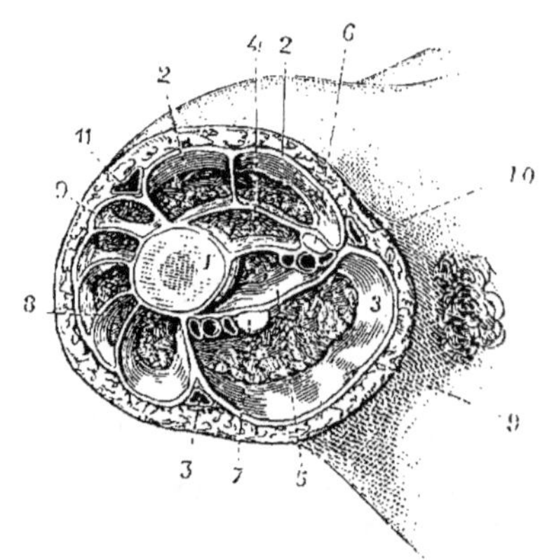

FIG. 87. — Coupe du bras droit faite à 2 centimètres au-dessus de l'insertion du muscle deltoïde.

1, Corps de l'humérus. 2, Loge du biceps. 3, Loge du triceps brachial. 4, Loge du coraco-brachial. 5, Extrémité supérieure de la loge du brachial antérieur. 6, Vaisseaux huméraux, artère et veine humérales, nerf médian. 7, Vaisseaux collatéraux externes, artères et veines, nerf radial. 8, Loge du deltoïde, entrecoupée par les cloisons aponévrotiques interfasciculaires. 9, Aponévrose brachiale. 10, Veine basilique. 11, Veine céphalique.

Son artère principale est l'*humérale*, ou brachiale; ses nerfs sont : l'axillaire, le cubital, le radial, le médian, le brachial cutané interne, le brachial cutané externe.

C'est au bras qu'on vaccine habituellement et qu'on applique les vésicatoires permanents.

Les **fractures du bras** ou de l'humérus siègent à la partie supérieure (fracture du col de l'humérus), à la partie moyenne, ou à la partie inférieure. Elles s'accompagnent souvent de chevauchement des fragments.

Bras artificiel (fig. 88). Après l'amputation du bras, on applique un appareil prothétique plus ou moins complet suivant le travail auquel doit se livrer l'amputé. Par certaines dispositions spéciales on

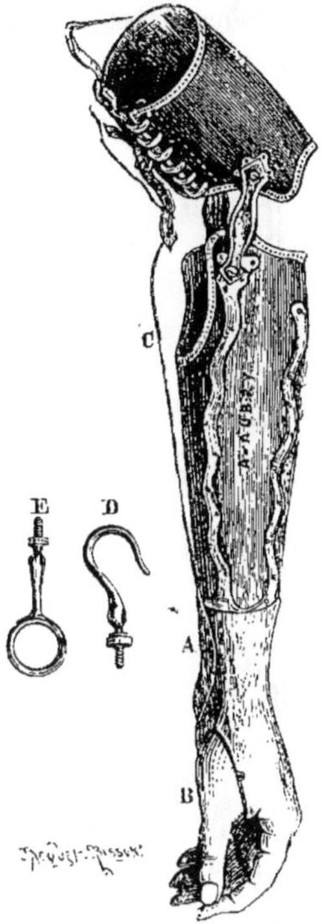

FIG. 88. — Bras artificiel permettant l'opposition du pouce.

arrive à permettre au pouce de former pince par son opposition avec les autres doigts, et à imiter jusqu'à un certain point la disposition naturelle.

BRAYER, s. m. Sorte de bandage ou appareil destiné à maintenir réduites les hernies inguinales ou crurales. Il se compose d'un ressort d'acier, recouvert de peau de chamois, à l'une des extrémités duquel se trouve une pelote rembourrée de forme variable suivant la nature de hernie qu'elle doit contenir. L'autre extrémité est terminée par une courroie qui vient se fixer à la pelote. Pour appliquer un brayer, on couche le malade, la hernie rentre ainsi plus facilement, on passe le ressort et la courroie autour de la ceinture, en appliquant la pelote sur l'orifice

de sortie de la hernie, et on serre le bandage (fig. 89, 90, 91).

Presque toujours, afin de le maintenir en place, on y adjoint un sous-cuisse formé d'une bande de futaine qui part de

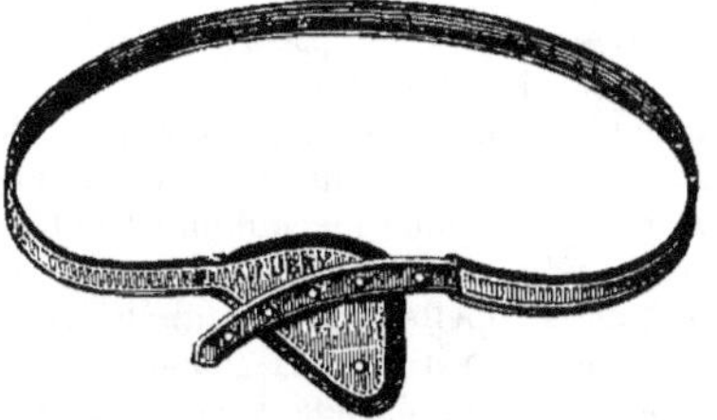

FIG. 89. — Brayer simple pour hernie inguinale droite.

la pelote, passe sous la cuisse, et va s'attacher à la partie postérieure du bandage. Il est souvent nécessaire de le garnir de linge afin d'éviter qu'il ne blesse. Lorsqu'il est bien fait et appliqué exactement

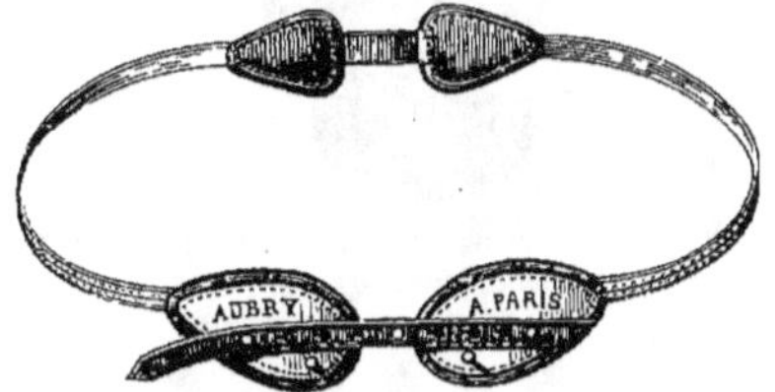

FIG. 90. — Brayer double.

pendant longtemps, il peut guérir à lui seul cette infirmité; c'est rare cependant, sauf chez les enfants.

Si la hernie ne rentre pas complétement, on peut employer une pelote concave qui

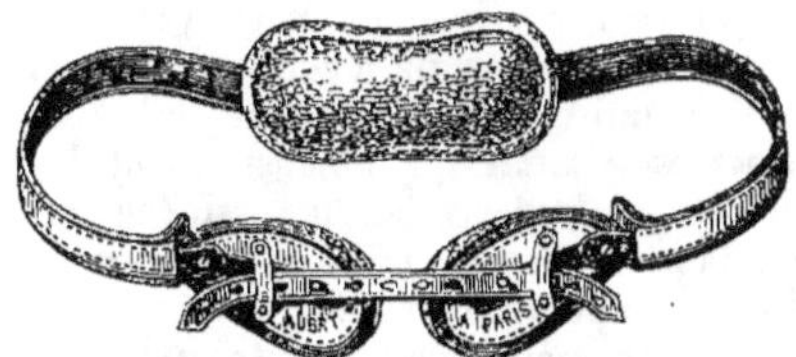

FIG. 91. — Brayer double à pelote postérieure.

s'oppose du moins à son extension. Lorsqu'il y a une hernie de chaque côté, on se sert de deux demi-brayers, que l'on réunit en avant et en arrière par deux courroies percées de trous à différentes distances et que l'on fixe par des sous-cuisses.

Il existe divers modèles de brayers qui se rapprochent plus ou moins du type que nous venons de décrire.

BRÉCHET, s. m. Nom sous lequel on désigne communément l'appendice xiphoïde du sternum.

BREGMA, s. m. (de βρέγμα, βρέχειν, humecter, source, fontaine). Sommet de la tête. Chez les fœtus ou le nouveau-né, le bregma a la forme losangique et est constitué par une membrane qui unit les deux os pariétaux *a b* et les deux os frontaux *c d*. Le bregma s'appelle aussi *fontanelle antérieure*, par opposition à la fontanelle formée par les deux pariétaux et l'occipital, qui est en arrière et a la forme triangulaire. La membrane fibreuse qui forme le bregma

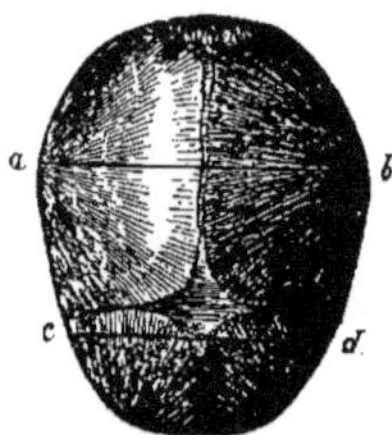

FIG. 92. — Sommet du crâne d'un enfant montrant la fontanelle antérieure ou bregma.

ab, Diamètre bipariétal. *cd*, Diamètre bitemporal.

s'ossifie dans la deuxième enfance. Le bregma a son importance dans les accouchements, car par le toucher il permet de dire la position du fœtus. Il sert encore à déterminer le diamètre de la tête du nouveau-né. Dans les accouchements par le forceps, la tête de l'enfant étant comprimée entre les branches de l'instrument, les os peuvent se rapprocher un peu, grâce à cet espace membraneux qui n'offre pas de résistance, ce qui diminue le volume de la tête.

BRISE-PIERRE, s. m. Instrument destiné à broyer la pierre dans la vessie (fig. 93). Dans l'opération de la taille, si la pierre est trop grosse pour sortir par l'ouverture, on la brise au moyen de fortes *tenettes* (voy. TAILLE, LITHOTRITIE).

BROME, s. m. (de βρῶμος, infect). Corps simple découvert en 1826 par Balard, dans les eaux-mères des marais salants. C'est un liquide rouge d'une odeur très-désagréable, très-volatil, caustique et poison violent, soluble dans l'éther et l'alcool, donnant à l'eau une couleur jaunâtre. A l'état de corps simple, il est inusité en médecine, ses propriétés chimiques le rapprochent beaucoup du chlore et de l'iode.

BROMURE, s. m. Combinaison formée de brome et d'un autre corps simple, le plus souvent un métal. Les bromures sont

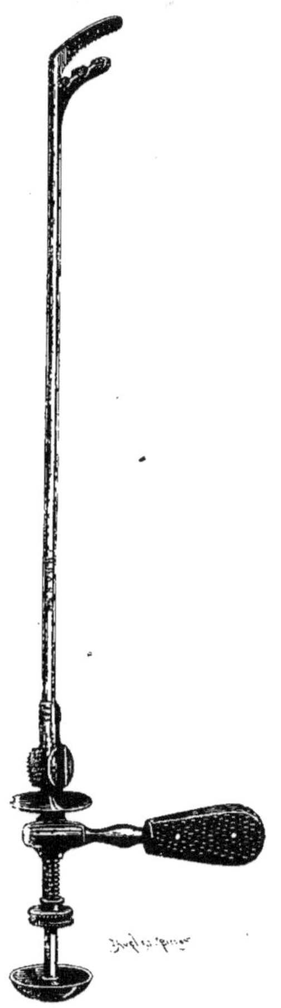

FIG. 93. — Brise-pierre.

chimiquement et physiquement analogues aux chlorures et aux iodures, on les trouve comme ces derniers dans les eaux de la mer et dans certaines salines. On emploie les bromures de potassium, de sodium, d'ammonium, de fer et de camphre.

Le **bromure de potassium** (dose de 1 à 8 grammes) est un sédatif du système nerveux, son usage est fréquent contre l'épilepsie et l'hystérie dont il retarde du moins les attaques s'il ne les empêche pas, contre les érections si douloureuses de la blennorrhagie (il peut être remplacé dans ce cas par le bromure de camphre), contre l'insomnie, l'incontinence d'urine, la migraine, les palpitations et les diverses névroses. Il facilite l'examen laryngoscopique en diminuant la sensibilité de la gorge. Le mieux est de l'administrer dissous dans du sirop d'écorces d'oranges amères. Les *bromures de sodium* et *d'ammonium* peuvent lui être substitués dans toutes ces applications.

A haute dose, il détermine du *bromisme* caractérisé par de l'hébétude, de la somnolence, une haleine très-forte et des éruptions d'acné et même de furoncles. Lorsqu'il est impur et mélangé d'iodures, il peut survenir les accidents de l'*iodisme;* il peut être toxique s'il contient des *bromates* (sels formés par l'acide bromique et une base).

Le **bromure de camphre**, médicament introduit nouvellement dans la thérapeutique, semble participer des propriétés des bromures et de celles du camphre. Il est utile contre la spermatorrhée, les névroses, etc.

Le bromure de fer a été proposé par Magendie contre l'hypertrophie du cœur; il est presque inusité.

On reconnaît facilement un bromure dissous dans l'eau : il suffit de mettre cette solution dans un tube bouché par un bout et d'y faire passer quelques bulles de chlore gazeux, qui déplace le brome et le remet en liberté. En agitant avec un peu d'éther sulfurique, ce dernier se charge de tout le brome, qui le colore en jaune et vient se placer au-dessus du liquide sans se mélanger avec lui.

BRONCHES, s. f. (βρόγχος, gorge, bronche). Pour les anciens, ce mot signifiait la gorge et toutes ses divisions ; aujourd'hui ce mot est réservé pour les deux conduits cylindriques, cartilagineux et membraneux, qui partent de la trachée, pénètrent dans les poumons en se divisant et en se subdivisant à l'infini pour se terminer par de petits culs-de-sac appelés alvéoles ou cellules bronchiques ou pulmonaires. Les bronches sont dans tout leur parcours accompagnées par les divisions de l'artère pulmonaire qui y portent le sang veineux et par celles des veines pulmonaires qui y portent le sang artériel. C'est dans les cellules ou alvéoles pulmonaires que le sang veineux amené par les artères pulmonaires vient se vivifier en se mettant en contact avec l'air qui pénètre dans les bronches à chaque inspiration.

A la face externe des bronches se trouvent des vaisseaux lymphatiques nombreux qui se jettent dans les ganglions qui entourent ces conduits.

Les nerfs du poumon entourent également les bronches, ce qui explique la respiration gênée, anxieuse qu'on observe chez quelques sujets lymphatiques chez lesquels ces ganglions sont hypertrophiés. Cette maladie est appelée adénopathie trachéo-bronchique.

BRONCHIQUE, adj. Qui a rapport aux bronches.

Artères bronchiques. Petites artères qui naissent de l'aorte et se dirigent l'une à droite, l'autre à gauche, et accompagnent les bronches dans leurs ramifications.

Cellules bronchiques. Culs-de-sac ou alvéoles qui sont la terminaison des bronches.

Ganglions bronchiques. Petits renflements ovoïdes, contenant de la lymphe, rouges chez l'enfant, plus tard bruns, noirâtres, placés sur la trachée, autour des bronches, et donnant lieu, quand ils sont hypertrophiés, à la compression des bronches, d'où la dyspnée, comme on l'observe chez les sujets très-lymphatiques.

Veines bronchiques. Elles naissent à la terminaison des artères bronchiques, remontent le long de ces artères pour se rendre, celles de droite dans la veine azygos, celles de gauche dans la veine intercostale supérieure.

Plexus bronchique ou **pulmonaire**, formé par l'entre-croisement des rameaux du nerf pneumogastrique, des nerfs récurrent et grand sympathique.

BRONCHITE, s. f. (βρόγχος, bronche). Inflammation de la membrane muqueuse des bronches ; on l'appelle communément *rhume de poitrine;* cette maladie est aiguë ou chronique, légère ou grave, simple ou capillaire. La cause la plus fréquente de la bronchite est le refroidissement de la peau, surtout quand elle est en sueur; elle peut encore résulter de la respiration d'un air froid, humide, de poussières irritantes, ammoniacales, sulfhydriques, minérales. Elle est plus fréquente chez les individus faibles, chez les enfants, les vieillards, les scrofuleux.

Les principaux symptômes de la bronchite sont un sentiment de picotement dans la trachée pouvant aller jusqu'à la douleur, une constriction pénible derrière le sternum ou entre les deux épaules. Plus intense, la bronchite peut donner lieu à la fièvre, à la gêne de la parole, courbature, frissons, céphalalgie, inappétence. La toux est un phénomène constant ; plus ou moins fréquente, elle est sonore, éclatante, sèche d'abord, souvent quinteuse. L'expectoration commence quelques heures, quelques jours après le début de la maladie et consiste en crachats d'abord transparents, ensuite grisâtres, opaques.

Si l'on écoute la poitrine, on constate l'existence de râles secs, ronflants d'abord, puis de râles humides, muqueux, produits les premiers par le passage de l'air à travers des conduits rétrécis par le boursouflement, les seconds par les mucosités bronchiques.

En général, la bronchite simple a une durée courte, huit à quinze jours ; quelquefois elle persiste plusieurs semaines.

Le traitement habituel consiste en boissons pectorales chaudes, le soir surtout, pour ramener la transpiration, infusion de mauves, violettes, bouillon blanc, décoction de dattes, jujubes, etc. Opiacés, sirop diacode, 25 à 30 grammes ; sirop de morphine, 15 à 25 grammes ; sirop d'aconit, alcoolature d'aconit, 15 à 20 gouttes ; pilules de cynoglosse ou extrait gommeux d'opium le soir ; looch, lait de poule, poudre de Dower, 20 à 50 centigrammes. Quelquefois, si l'oppression persiste, on appliquera un emplâtre de Vigo, de poix de Bourgogne, de thapsia ou un vésicatoire volant. Cataplasme sur la poitrine en cas de douleurs sternales ; vomitifs s'il y a embarras gastrique, ou expectoration difficile.

Bronchite chronique. On l'appelle quelquefois aussi *catarrhe*.

On l'observe plus souvent chez les personnes âgées, chez les sujets lymphatiques, chez les personnes exposées à l'humidité, aux poussières, aux vapeurs irritantes, chez les goutteux, les herpétiques, ou bien dans les maladies du cœur où elle est une complication mécanique, par suite de la gêne de la circulation dans les poumons.

Les principaux signes de la bronchite chronique sont l'essoufflement, l'oppression, la dyspnée, la toux fréquente ou quinteuse et l'expectoration qui est presque toujours abondante et consiste en mucosités verdâtres, blanchâtres, purulentes ou en un liquide gluant, visqueux, transparent : on l'appelle *catarrhe humide* par opposition à cette variété de bronchite chronique qu'on appelle catarrhe sec.

Si l'on applique l'oreille sur la poitrine d'un sujet affecté de bronchite chronique, on entend des râles ronflants, sibilants, muqueux, disséminés dans toute la poitrine. Quelquefois et par exception il y a absence de ces râles.

Dans la bronchite chronique les tisanes et boissons pectorales ont peu d'action sur la maladie ; les tisanes les plus utiles sont les décoctions de lichen, de polygala, les infusions d'hysope et de lierre terrestre, les boissons balsamiques, les préparations de goudron, de térébenthine, les bourgeons de sapin du Nord. On y joindra les loochs ou les tablettes au kermès, l'oxymel scillitique, la gomme ammoniaque. Si la bronchite chronique existe sur un sujet rhumatisant ou herpétique, on aura recours aux eaux sulfureuses ou arsenicales (La Bourboule), aux préparations d'arsenic, pilule. asiatiques, liqueur de Fowler, solution de Pearson, quelques gouttes dans de l'eau sucrée. Les révulsifs sur la poitrine, ventouses, emplâtres, vésicatoires, sont souvent indispensables.

Bronchite capillaire. Si l'inflammation occupe les dernières divisions de canaux bronchiques, elle constitue la bronchite capillaire. Dans cet état, l'air n'pouvant pénétrer dans les alvéoles obstruées par le gonflement de la muqueuse qui les tapisse, il en résulte une gêne notable pour respirer, ce qui a fait quelquefois donner à la maladie le nom de *catarrhe suffocant*.

La bronchite capillaire est souvent la conséquence de la bronchite aiguë simple qui, faute de soins suffisants, s'est étendue jusqu'aux alvéoles pulmonaires, surtout chez les jeunes enfants.

Les principaux symptômes sont la toux avec expectoration aqueuse, abondante écumeuse, la dyspnée, la suffocation et la présence dans la poitrine de râles ronflants, sibilants, sonores.

Le traitement varie selon l'intensité de la maladie et l'âge du sujet. Si la dyspnée est intense avec menace de suffocation, la saignée, les ventouses, les sangsues sont nécessaires. On favorisera la sortie des crachats par les expectorants, décoction de bourgeons de sapin ou de polygala, 5 à 10 grammes par litre, par les loochs additionnés de kermès, 0^{gr},05 à 1 gramme, par la gomme ammoniaque, 0^{gr},50 à 1 gramme, et on appliquera de larges vésicatoires sur la poitrine.

Chez les jeunes enfants, on emploie les vomitifs, sirop ou poudre d'ipécacuanha, les cataplasmes émollients sur la poitrine, quelquefois des vésicatoires petits et répétés, les révulsifs aux membres inférieurs, bains de pieds ou cataplasmes sinapisés.

Chez les vieillards, on fera usage de l'émétique, 0^{gr},05 à 0^{gr},10, des purgatifs légers, des toniques, et on sera sobre de l'usage des vésicatoires.

La **bronchite pseudo-membraneuse** est toujours liée à l'angine de cette nature : elle est caractérisée par le rejet de fausses membranes dans l'expectoration (voy. ANGINE COUENNEUSE, CROUP).

BRONCHOCÈLE, s. f. (βρόγχος, gorge ; κήλη, tumeur). Tumeur de la gorge ou goître.

BRONCHOPHONIE, s. f. (βρόγχος, gorge, bronche ; φωνή, voix). Résonnance très-forte de la voix dans l'intérieur de la poitrine. On l'appelle encore voix tubaire, voix bourdonnante. Elle est produite par le passage du son vocal dans les bronches, dont les parois sont plus résistantes par suite de la plus grande densité du tissu pulmonaire environnant. On l'observe donc quand il y a induration du tissu pulmonaire, comme dans la pneumonie ou bien dans la phthisie, ou bien aussi dans quelques cas de pleurésie avec épanchement. Ce bruit est local et est perçu à l'endroit même où existe la lésion. On peut le simuler en parlant à voix haute dans la main à demi fermée.

BRONCHOPNEUMONIE, s. f. (βρόγχος, bronche ; πνεύμων, poumon). Maladie inflammatoire occupant à la fois la membrane muqueuse qui tapisse les bronches et le tissu du poumon lui-même. C'est un mélange de bronchite et de pneumonie (voy.

ces deux mots). Quant au traitement, il est celui de la pneumonie.

BRONCHORRHÉE, s. f. (βρόγχος, bronche ; ῥεῖν, couler). Maladie caractérisée par un écoulement plus ou moins abondant de mucosités écumeuses, filantes, transparentes, sans mélange de crachats et venant de la muqueuse des bronches. Cette maladie est aiguë ou chronique.

La **bronchorrhée aiguë** ou catarrhe pituiteux sec débute brusquement et donne lieu à de la dyspnée, à une gêne respiratoire et, peu après, à une évacuation considérable de mucosités. Elle dure un ou deux jours.

La **bronchorrhée chronique** est le plus souvent consécutive à plusieurs bronchites. L'expectoration habituelle se modifie pour faire place à une expectoration filante, muqueuse et tellement abondante qu'elle peut aller de 500 grammes à 1 ou 2 kilogrammes par jour ; en général, elle a lieu par accès, et l'évacuation est suivie d'un grand calme. La bronchorrhée chronique a une durée souvent très-longue.

Le traitement de la *bronchorrhée aiguë* consiste en vomitifs, 5 à 10 centigrammes de tartre stibié ou 1 à 2 grammes de poudre d'ipécacuanha dans un verre d'eau tiède, et quelquefois, s'il y a menace d'asphyxie, en saignée du bras.

La *bronchorrhée chronique* réclame l'emploi des vomitifs tous les cinq ou six jours, des purgatifs énergiques drastiques, les tisanes balsamiques ou résineuses, la décoction de bourgeons de sapin du Nord (5 à 10 grammes pour un litre), de racine de polygala, à même dose, les capsules de térébenthine, la gomme ammoniaque, 0^{gr},50 à 1 gramme par jour en pilules ou potion, les eaux sulfureuses, les inhalations de goudron, de benjoin, les toniques à l'intérieur et les révulsifs à l'extérieur, vésicatoires, emplâtres. L'usage de la flanelle et le séjour dans une atmosphère douce est indispensable.

BRONCHOTOMIE, s. f. (βρόγχος, bronche ; τομή, section). Opération chirurgicale consistant à ouvrir la trachée pour donner passage à l'air dans les poumons en cas d'asphyxie, ou pour extraire un corps étranger arrêté dans le larynx, ou bien pour extirper une tumeur dans cette région (synonyme de TRACHÉOTOMIE).

BRONZÉE (MALADIE), adj. Appelée

aussi *Maladie d'Addison*, nom du médecin anglais qui l'a décrite le premier en 1855. Affection cachectique, essentiellement chronique, caractérisée par l'apparition, sur la peau et certaines muqueuses, de taches pigmentaires brunes ou même d'une teinte foncée presque générale. C'est une maladie rare, ayant pour cause probable une lésion des capsules surrénales. Les différents traitements employés jusqu'à ce jour ont été sans résultat.

BROU, s. m. Enveloppe verte de la noix dont on fait un extrait employé comme tonique et stomachique, à la dose de 0gr,05 à 0gr,25.

BRULURE, s. f. Lésion produite sur la peau, les muqueuses et les parties sous-jacentes par l'action d'un corps chaud ou d'un agent chimique et caustique (potasse, soude, acides sulfurique, azotique, etc.).

Suivant la profondeur atteinte, on distingue d'après Dupuytren six degrés dans les brûlures :

1er degré : Rougeur de la peau ou de la muqueuse.

2e degré : Vésication plus ou moins forte, phlyctènes.

3e degré : Escharification ou destruction des couches superficielles.

4e degré : Destruction de toute l'épaisseur du derme.

5e degré : Destruction de la peau, du tissu cellulaire sous-jacent et des aponévroses.

6e degré : Carbonisation du membre ou de la partie brûlée.

Dans les trois premiers degrés, c'est l'étendue de la brûlure qui constitue la gravité. Dans les trois autres, c'est la profondeur de la destruction. Il y a souvent plusieurs degrés à la fois, surtout lorsque la brûlure est produite par une flamme qui a détruit un point profondément, en ne faisant que des lésions superficielles autour.

Au *premier degré*, la rougeur de la peau disparaît par la pression, s'accompagne de démangeaison et de douleur. Si la cause de la brûlure se reproduit, la peau prend un aspect particulier ; elle est fendillée, sèche et rugueuse (verriers, fondeurs).

Au *deuxième degré*, l'épiderme est soulevé par une sérosité qui forme des phlyctènes plus ou moins grandes. Au-dessous, le derme est à nu et la douleur devient très-

intense si l'épiderme de la phlyctène est enlevé.

Dans les brûlures *étendues* de ces deux premiers degrés, on observe des lésions internes qui sont la conséquence du non-fonctionnement de la peau. Il y a de la congestion des poumons et des méninges ainsi qu'une inflammation de la muqueuse intestinale, siégeant dans le duodénum où elle occasionne des ulcérations allant parfois jusqu'à la perforation de l'intestin.

Au *troisième degré*, la surface du derme est partiellement atteinte, la sérosité de la phlyctène est sanguinolente. Les extrémités nerveuses étant détruites, la douleur est moins vive que dans le deuxième degré.

Au *quatrième degré*, il y a des *eschares* sèches, noires, qui sont plus profondes encore au *cinquième* et peuvent pénétrer jusqu'aux articulations, au péritoine dont elles amènent l'ouverture, ou aux gros vaisseaux sanguins ; elles donnent lieu alors à des hémorrhagies graves au moment de leur chute.

Au *sixième degré*, les membres ou les organes sont détruits complétement ; il ne reste plus qu'à régulariser la plaie, si c'est possible, par une amputation.

En même temps que les désordres locaux, il y a dans les brûlures étendues des premiers degrés et dans celles des derniers des symptômes généraux parfois très-graves.

La *douleur* est quelquefois tellement atroce dans les deux premiers degrés, surtout si le derme a été mis à nu par l'enlèvement de l'*épiderme* qui forme les *phlyctènes*, qu'elle peut être la cause de la mort. A la suite de souffrances inouïes, il survient un calme relatif, de la prostration, un refroidissement général et progressif.

A la période de prostration succède celle d'inflammation, caractérisée par une fièvre ardente, une soif inextinguible qui coïncide avec les altérations de l'intestin dont nous avons parlé, un délire violent, de la diarrhée, du *ténesme* vésical et une véritable *cystite*, enfin les signes d'infection purulente ou d'urémie.

Dans les brûlures profondes, il se produit une suppuration qui entraîne avec elle les parties mortifiées.

Le pronostic des brûlures dépend de l'étendue pour les premiers degrés, de la profondeur et de la nature des organes atteints pour les autres. A la suite, il s'établit quelquefois des cicatrices rétractiles ou des adhérences vicieuses entre les parties dépourvues de leur épiderme ; les doigts peuvent s'accoler entre eux, les orifices de la bouche et du nez se rétrécir, la conjonctive des paupières peut adhérer à celle du globe oculaire, les cicatrices du cou peuvent faire pencher la tête en avant ou sur les côtés et la maintenir dans cette position, etc.

Le *traitement* des brûlures varie suivant les cas.

Premier et deuxième degré. Ne jamais enlever l'épiderme des phlyctènes, mais les percer en deux points pour faire écouler la sérosité.

L'eau froide, les compresses astringentes avec de l'eau blanche, toutes les substances humides et fraîches (encre, confitures, pulpe de pomme de terre), ont été employées ; il est nécessaire de ne pas retirer trop tôt la partie plongée dans un bain d'eau fraîche, de crainte de provoquer une réaction inflammatoire. On se servira avec avantage de *liniment oléo-calcaire* que l'on étendra sur l'endroit brûlé ; on pourra recouvrir le tout d'ouate blanche qu'il ne faudra pas changer trop souvent. Le contact de l'air est mauvais pour les brûlures.

Troisième et quatrième degré. Il faudra veiller avec la plus grande attention à empêcher la formation d'adhérences vicieuses, faire cicatriser isolément chaque partie et donner au membre une position telle qu'il n'y ait pas à craindre de difformité.

Lorsque la suppuration se sera établie, on favorisera l'élimination des eschares par des cataplasmes ; on en surveillera la chute, qui peut entraîner des hémorrhagies ou des perforations.

Cinquième et sixième degré. Il sera quelquefois nécessaire de faire l'amputation du membre atteint, ou de régulariser la perte de substance faite par la brûlure.

L'excitation nerveuse et l'abattement seront combattus par les préparations d'opium (5 à 12 centigrammes d'extrait d'opium), ou de *chloral* qui calmeront aussi les douleurs. Il ne faut pas faire de saignée, mais il sera quelquefois nécessaire de donner quelques purgatifs. Les tisanes délayantes seront indispensables pour calmer la soif ; le laudanum et le sous-nitrate de bismuth pour arrêter la diarrhée ; plus tard, au moment de la suppuration, une alimentation tonique et réparatrice, le quinquina et le vin permettront au malade de lutter contre les pertes qu'il subit.

BRYONE, s. f. (*Bryonia dioïca*). Appelée vulgairement vigne blanche, couleuvrée, navet du diable ; la racine sèche est un purgatif drastique énergique ; la racine

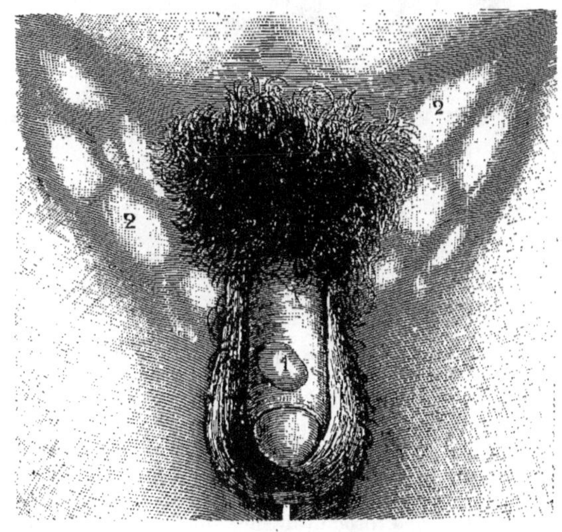

FIG. 94 (empruntée à la *Pathologie* du docteur Fort). — Chancre induré (1) et engorgement des ganglions de l'aine (2), indolore et sans tendance à la suppuration.

fraîche est caustique. Cette plante est peu employée.

BUBON, s. m. Adénite inguinale produite par une maladie vénérienne, chancre ou blennorrhagie.

Le **bubon blennorrhagique** suppure très-rarement, il consiste en un simple gonflement des ganglions lymphatiques de l'aine, accompagné d'une sensation douloureuse pendant la marche ou au toucher. Le repos suffit à sa guérison.

Le *chancre induré* donne lieu à un gonflement indolent et de médiocre intensité des ganglions inguinaux qui deviennent durs, roulent sous le doigt et ne suppurent pas (fig. 94).

Le *chancre mou* est la cause la plus fréquente du bubon suppurant. De même que toute autre inflammation, il peut occasionner l'irritation du système lymphatique

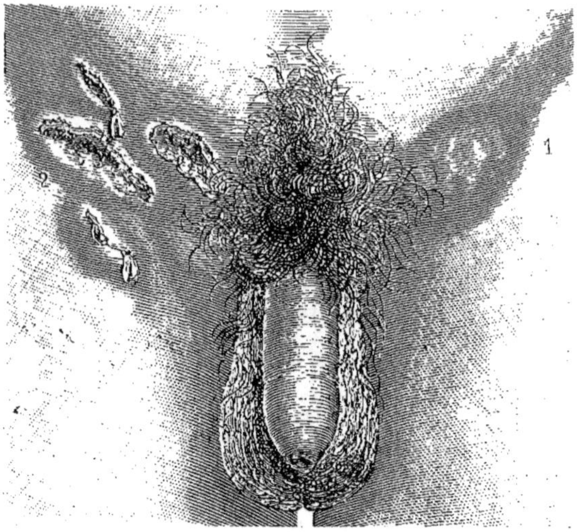

FIG. 95 (empruntée à la *Pathologie* du docteur Fort).
Bubons virulents consécutifs à un chancre mou.
1, Bubon suppuré prêt à s'ouvrir. 2, Bubons suppurés et ulcérés.

et donner naissance à l'adénite inguinale; il forme alors le **bubon simple**, qui n'est qu'une adénite ordinaire et ne se distingue pas de celle que produirait un simple furoncle ou une écorchure irritée ou envenimée. Lorsqu'il suppure, ce qui est rare, le pus phlegmoneux qui en résulte est dépourvu de toute virulence et, si on l'inocule au malade, il ne reproduit pas de chancre.

Mais le chancre simple contient en outre un élément virulent qui peut être transporté par les canaux lymphatiques jusqu'aux ganglions, et produire le **bubon virulent** (fig. 95) qui suppure fatalement, se transforme en un véritable chancre,

souvent d'un caractère *phagédénique*, dont le pus inoculé reproduit ordinairement un chancre semblable à celui qui a été son point de départ.

Tous les chancres ne donnent pas toujours lieu à un bubon; chez l'homme, il ne se présente que dans le tiers des cas : il est encore plus rare chez la femme. Celui du *frein* de la verge chez l'homme, du *clitoris* chez la femme, sont les plus sujets à cette complication.

Le bubon est presque toujours situé du même côté que le chancre; quelquefois cependant un chancre du côté droit peut donner naissance à une adénite gauche, et *vice versâ*, à cause de l'entrecroisement des vaisseaux lymphatiques sur la ligne médiane.

C'est en général au début du chancre que se manifeste le bubon; il peut cependant apparaître à toutes les périodes, tant que la cicatrisation n'est pas complète. Le bubon simple provient surtout d'un chancre fortement enflammé.

On ne peut faire la distinction des deux sortes de bubons que quelques jours après l'apparition du mal. S'il y a résolution, c'est que le bubon n'était dû qu'à une irritation simple. S'il y a suppuration et que le pus ne soit pas inoculable, c'est encore un bubon simple; si au contraire il est inoculable, la plaie ganglionnaire est alors un véritable chancre, le bubon est virulent.

Lorsqu'on a intérêt à être fixé sur cette question, c'est sur le ventre du malade lui-même que l'on essaye l'inoculation.

Il faut se garder de confondre le bubon vénérien avec l'adénite *strumeuse* ou *scrofuleuse* qui attaque d'habitude plusieurs ganglions, et dont la marche est longue et indolente.

Le *traitement* préventif du bubon est d'abord la destruction du chancre et le repos absolu au lit. On évitera toute pression, irritation, fatigue corporelle, excès de tout genre ; on gardera la diète, on prendra des purgatifs et on cherchera, dès la première menace d'engorgement, à obtenir la résolution au moyen d'onguent napolitain belladoné et de cataplasmes. On s'abstiendra d'appliquer des sangsues, mais on pourra se trouver bien quelquefois d'un vésicatoire volant.

Si la suppuration est inévitable, on cherchera à obtenir la cicatrice la plus petite possible en ouvrant l'abcès en un ou deux endroits, en faisant quelques mouchetures ou en passant un petit séton formé d'un simple fil à travers le foyer purulent.

Si l'aspect du bubon indique une tendance au *phagédénisme*, il faudra se hâter d'intervenir comme pour un chancre de cette nature, par des pansements au tartrate de fer et de potasse, au vin aromatique, camphre, pommade à l'iodoforme, et, si c'est nécessaire, par la cautérisation. Il est quelquefois indispensable d'agir en même temps sur la constitution au moyen des toniques : quinquina, huile de foie de morue, etc.

BUCCAL, adj. (*bucca*, bouche). Qui appartient à la bouche.

L'artère buccale naît de l'artère maxillaire interne, s'applique sur la face externe du muscle buccinateur sur lequel elle se ramifie.

Cavité buccale, ou BOUCHE.

Nerf buccal. Rameau émanant du nerf maxillaire inférieur et se distribuant au muscle buccinateur.

BUCCINATEUR, adj. (*buccina*, trompette). Muscle formant les parois de la joue : s'insérant en haut à l'os maxillaire supérieur ; en bas à l'os maxillaire inférieur ; en arrière, à une bandelette aponévrotique appelée aponévrose buccinatopharyngienne. Par sa contraction il rétrécit la cavité buccale, repousse en dedans des arcades dentaires les parcelles alimentaires accumulées entre les dents et les joues et aide à chasser l'air de la bouche dans le jeu des instruments à vent.

BUCHU, s. m. Plante de la famille des Rutacées dont on emploie les feuilles à la dose de 30 grammes, infusées dans 500 grammes d'eau, comme tonique, stimulant, aromatique, contre la *cystite*, la *blennorrhée*.

BUGLOSSE, s. f. (*Anchusa officinalis*). Plante de la famille des Borraginées, employée aux mêmes doses et dans les mêmes conditions que la *bourrache*.

BUIS, s. m. (*Buxus sempervirens*). Arbrisseau dont la racine est usitée comme sudorifique, à la dose de 5 grammes qu'on fait infuser pendant deux heures dans un litre d'eau bouillante.

BULBE, s. m. (de βολβός). En anatomie, nom donné à divers organes ou parties renflées ou arrondies.

Bulbe dentaire. Partie centrale de la dent contenant les vaisseaux et les nerfs.

Bulbe pileux. Renflement vasculaire d'où partent les poils ou les cheveux.

Bulbe rachidien. Première partie renflée de la *moelle épinière* contenue dans le crâne ; sa lésion produit la mort subite par arrêt de la respiration.

Bulbe de l'urèthre. Renflement de la portion spongieuse de l'urèthre situé à la partie postérieure, divisé en deux lobes par un sillon médian.

En botanique, ce terme désigne des renflements situés au-dessus du collet de la racine des plantes, tiges souterraines gonflées en forme de plateau.

BULBO-CAVERNEUX, adj. Le muscle bulbo-caverneux ou accélérateur est situé de chaque côté de l'urèthre et sert à accélérer la sortie des dernières gouttes de l'urine et du sperme.

BULLE, s. f. (*bulla*, petite boule). Nom donné à une classe des maladies de la peau, caractérisées par de petites tumeurs du volume d'un pois ou d'une aveline et formées par la présence d'un liquide séreux ou séro-purulent épanché au-dessous de l'épiderme. Les maladies de cette classe sont le PEMPHIGUS ou pompholix et le RUPIA.

On donne vulgairement ce nom à la petite ampoule produite par une brûlure légère, par un vésicatoire ou par le frottement réitéré de l'épiderme contre un corps résistant.

BUSSANG (Vosges). Eaux minérales ferrugineuses froides et gazeuses, apéritives, toniques et digestives ; employées avec le vin dans la dyspepsie, la gastralgie, la chlorose. Ces eaux sont transportées.

BUTYRATE, s. m. Sel formé par l'acide butyrique et une base.

BUTYRINE, s. f. Corps gras qui existe

dans le beurre, est fluide à la température ordinaire, et se compose d'acide butyrique et de glycérine.

BUTYRIQUE, adj. L'acide butyrique, liquide à la température ordinaire, se solidifie à 9 degrés ; il a l'odeur du beurre rance. Il existe dans la BUTYRINE du beurre et se produit aussi dans la fermentation dite butyrique du sucre, de l'amidon et de divers mucilages.

C

CACAO, s. m. Produit du cacaoyer (*Theobroma cacao*). Arbre originaire du Mexique, de la famille des Byttnériacées. La partie usitée est la graine, ovoïde, brun violet, contenue au nombre de quinze à quarante dans chaque fruit. Pour extraire la graine du fruit, on la sépare directement de la pulpe ou bien on enfouit le fruit dans la terre pour faciliter la fermentation et la séparation de l'arille. Dans le premier cas, le cacao est appelé *non terré*, dans le second, *terré*. Les cacaos terrés viennent de Caracas, d'où le nom de *caraques*, ou de la Trinité; ils sont de qualité inférieure. Les cacaos non terrés ou cacaos des îles viennent de Saint-Domingue, de la Martinique, des Antilles, de Bourbon.

Le cacao contient une matière grasse ou *beurre* de cacao et d'autres substances telles que le tannin, la théobromine, etc. Le **beurre de cacao** est adoucissant, pectoral; à l'extérieur, il sert à faire des suppositoires, à panser les gerçures du sein. Le cacao fournit un précieux aliment analeptique, le *chocolat*.

CACHEXIE, s. f. (κακή, mauvaise; ἕξις, manière d'être). Disposition mauvaise de l'organisme, se manifestant par la décoloration de la peau, l'émaciation ou la bouffissure, l'altération des fonctions digestives, l'essoufflement par insuffisance de l'hématose, des palpitations avec bruit de souffle au cœur, des troubles dans les fonctions des appareils glandulaires; la peau est sèche ou humectée d'une sueur froide et visqueuse, bouche sèche et haleine plus ou moins fétide, diminution et altération des urines, prostration des forces et sur la fin troubles intellectuels; fièvre ou apyrexie. Quelquefois il s'y joint des hémorrhagies cutanées, de la gangrène, le développement du muguet.

Elle est consécutive à un grand nombre de maladies à forme chronique, cancer, scorbut, intoxication miasmatique, syphilitique, saturnine; misère physiologique, dyspepsie, scrofules, phthisie, adénie, etc. La cachexie ne sera pas confondue avec la DIATHÈSE, qui peut exister avec ou sans cachexie.

Le *traitement* de la cachexie ou des cachexies est d'abord celui de la maladie ou diathèse qui l'ont provoquée (syphilis, fièvres intermittentes ou cachexie palustre, scrofule, etc.). Il repose ensuite sur les ferrugineux, l'huile de morue, les préparations de quinquina, les toniques, les arsenicaux, les bains et lotions froides, l'hydrothérapie et surtout l'alimentation et l'hygiène. C'est dans ces conditions surtout qu'on emploie avec succès la purée de viande crue, 50, 100, 250 grammes par jour, vin vieux et vieux cognac avec eau sucrée.

CACHOU, s. m. Suc épaissi et astringent, produit par le bois et les gousses de l'acacia catechu, arbrisseau de la famille des légumineuses et devant ses propriétés astringentes et toniques aux acides tannique et gallique qu'il renferme. Employé contre la dyspepsie avec diarrhée, contre la diarrhée, les hémorrhagies, le scorbut, la leucorrhée. On le prend en poudre ou en extrait, 0,50 à 5 grammes sous forme d'électuaire, de pilules; en tisane (10 grammes pour 1 litre d'eau par infusion); en teinture (1 à 15 grammes dans une potion).

CADAVRE, s. m. (*cadaver*, de *cadere*, tomber). Corps organisé privé de la vie; ce mot s'emploie plus spécialement pour l'homme que pour les animaux. Au point de vue judiciaire, tout cadavre trouvé sur la voie publique exige de la part de celui qui en a fait la découverte la déclaration au commissaire de police, ou au maire, ou à son adjoint, ou au juge de paix, ou aux officiers de gendarmerie.

CADE (HUILE DE), s. m. Liquide huileux, brunâtre, épais, produit par la distillation de la partie centrale du genévrier, de la famille des conifères, et ayant une odeur un peu analogue au goudron. On l'emploie à l'extérieur, pure ou mélangée à l'huile d'amandes douces ou à la glycérine, en onctions légères contre les affections dartreuses, eczémateuses, squameuses, contre le lupus, contre la gale, la teigne, les gerçures du sein, à l'intérieur, 15 à 20 gouttes en potion, contre les vers.

CADMIUM, s. m. Métal blanc analogue au zinc par ses propriétés physiques, chimiques et thérapeutiques, de densité 8,6, et dont on utilise en médecine l'iodure et le sulfate.

Cadmium (Sulfate de). A la dose de 0,10 centigrammes pour 100 d'eau est utile en injections, contre la blennorrhagie, et en collyre contre les conjonctivites.

CADUQUE, adj. (de *cadere*, tomber). C'est la membrane muqueuse de l'utérus, ainsi nommée parce qu'elle tombe avant l'œuf lui-même. Rouge, grisâtre, épaisse d'environ 2 millimètres, lisse, unie par sa surface interne, elle est adhérente aux parois de la matrice par sa surface externe qui est rude et villeuse. A chaque époque menstruelle, la surface externe se congestionne et bourgeonne en formant des replis. C'est dans un de ces replis que s'arrête l'œuf, replis dont les bords vont en augmentant et enveloppent très-promptement l'œuf en se réfléchissant sur lui et en se soudant l'un à l'autre, ce qui a lieu avant le premier mois. On l'appelle *caduque réfléchie*: sa surface interne est lisse et polie, tandis que sa surface externe, qui est en rapport avec l'ovule, est rude, inégale et attachée aux villosités du chorion. La membrane caduque proprement dite et la caduque réfléchie, qui sont deux feuillets de la même membrane, laissent entre elles un espace qui contient un liquide appelé *hydropérione*. Peu à peu ce liquide disparaît, les deux membranes se rapprochent, se confondent pour donner plus de fixité à l'œuf dans l'utérus. Il n'y a que la caduque réfléchie qui est expulsée avec l'œuf; la muqueuse du col de l'utérus n'est pas caduque, car elle ne tombe jamais.

CÆCAL, adj. L'appendice *cæcal* de l'intestin est un prolongement en cul-de-sac inséré sur le *cæcum* dont il a la s[...] Il a 5 à 10 centimètres de longueur, et ne paraît avoir aucune utilité. Si un corps étranger s'y engage (noyau ou pepin), il peut se produire une TYPHLITE.

CÆCUM, s. m. Première portion du gros INTESTIN, qui fait suite à l'intestin grêle, dont elle est séparée par la valvule *iléo-cæcale*, et se continue avec le *côlon ascendant*. Le *cæcum* est contenu dans la région droite du ventre ou *abdomen*, fosse iliaque droite.

CAFÉ, s. m. Semences du caféier, arbrisseau de la famille des Rubiacées, originaire de l'Arabie. La partie usitée est la graine, convexe d'un côté et aplatie de l'autre où elle présente un sillon longitudinal. Deux de ces graines sont contenues dans une baie rouge, de la grosseur d'une petite cerise. On distingue plusieurs espèces de café désignés par le nom du pays qui les produit : café Moka, Martinique, Bourbon, Zanzibar, etc. Le premier est le plus estimé.

Le café contient des substances grasses, de la cellulose, de la dextrine, de la *caféine*, des sels divers et une huile essentielle qui se développe par la torréfaction et donne au café son arome. Si pendant la torréfaction on projette un peu de sucre ou de cassonade sur le grain on a le café désigné sous le nom de café de Chartres.

Torréfié et pulvérisé ou concassé, le café donne par infusion une boisson agréable, excitante et aromatique. Introduit en Europe en 1517, en Italie en 1645, à Londres en 1652, à Paris en 1672, le café est aujourd'hui d'un usage si général que sa consommation en Europe dépasse 300 millions de kilogrammes. L'infusion (15 grammes pour 100) est préférable, au goût, à la décoction qui chasse l'arome et développe un principe amer. Mélangé avec le lait, le café est d'un usage vulgaire et ne mérite pas toujours les reproches qu'on lui a faits, quand l'un et l'autre sont de bonne qualité. Le café est un excitant de la circulation; il retarde ou empêche le sommeil, active les facultés intellectuelles, facilite la digestion, c'est un tonique et un reconstituant par les matières azotées qu'il contient. Il convient aux gens lymphatiques, aux mineurs, aux esprits lourds; il est nuisible aux gens nerveux, impressionnables, aux goutteux, aux gastralgiques, etc.

En médecine, on le prescrit quelquefois dans l'aménorrhée, la dysménorrhée, la dyspepsie atonique, les hernies étranglées (à haute dose), la céphalalgie, la migraine, certains états congestifs, apoplectiques, dans les empoisonnements par les narcotiques : opium, laudanum, dans les fièvres intermittentes, dans les convalescences longues, etc., etc. On a employé

dans le café, le thé (*théine*) et le guarana.

CAILLOT, s. m. Masse rouge ou rougeâtre, friable, formée par le sang qui a cessé de circuler normalement ou qui est sorti de ses vaisseaux. Il est produit par la fibrine du sang qui en se coagulant emprisonne les autres éléments, savoir : les globules, les leucocytes, etc., qui étaient en suspension dans le plasma ou

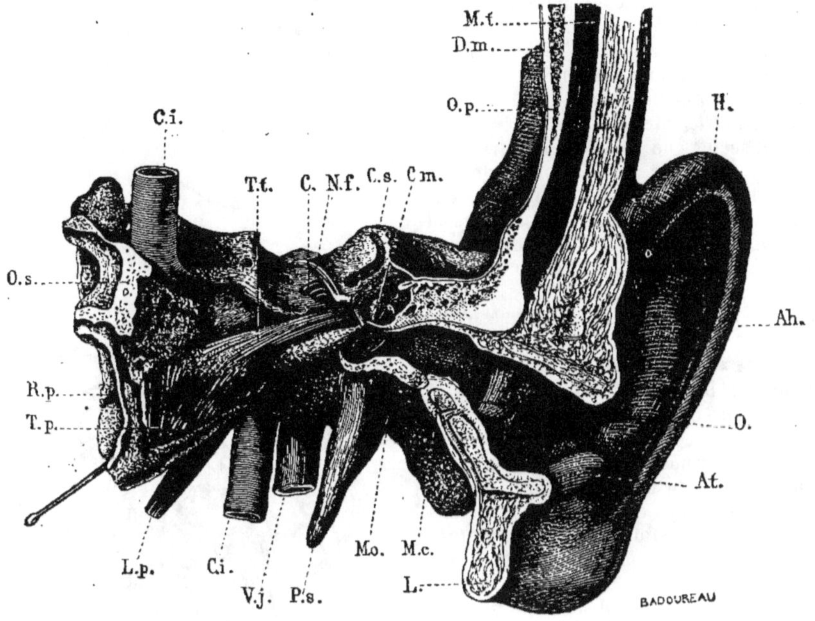

Fig. 96. — Vue d'ensemble de l'organe auditif.

L., Lobule de l'oreille coupé. O, Ouverture extérieure de l'oreille, commencement du conduit auditif dont la paroi antérieure a été enlevée ; au fond, on voit la *membrane* du *tympan* inclinée. M.c., Section de la portion cartilagineuse du conduit auditif. M.o., Section de la portion osseuse du conduit auditif. Cm, Tête du marteau et *caisse du tympan* ; en arrière et à côté de lui, le corps de l'enclume. T.t., Muscle tenseur du tympan situé le long et au-dessus de la portion osseuse de la trompe qui a été ouverte ; en haut, on voit le tendon de ce muscle traversant la caisse du tympan. C.i., Carotide interne. V.j., Veine jugulaire.

le café cru comme succédané du quinquina, à la dose de 50 grammes pour 500 grammes d'eau qu'on réduit par l'ébullition à 400 grammes, et qu'on sucre peu. Le café sert aussi d'excipient au sulfate de quinine dont il masque l'amertume.

On fait aussi une infusion aromatique avec les feuilles du caféier.

CAFÉINE, s. f. Substance blanche cristallisable, très-azotée, susceptible de former des sels avec les acides, bien que n'étant pas une véritable base. Elle existe

partie liquide. Ce sont les globules rouges qui donnent au caillot sa couleur. En se rétractant peu à peu, le caillot abandonne un liquide appelé *sérum*; lavé sous un filet d'eau froide dans un nouet de taffetas, il perd ses éléments liquides et colorants, et il ne reste plus dans le nouet que la substance fibrillaire et blanche qu'on appelle *fibrine* (voy. SANG).

CAISSE, s. f. La **caisse du tympan** est la cavité de l'*oreille moyenne* qui fait suite au conduit auditif externe dont elle est séparée par le *tympan*. Cette cavité est tapissée par une muqueuse qui se prolonge dans la *trompe d'Eustache* et les cellules de *l'apophyse mastoïde*. Elle contient les osselets de l'ouïe (marteau, enclume, étrier, os lenticulaire), et, pendant les mouvements de déglutition, communique avec l'air extérieur au moyen de la *trompe d'Eustache* (fig. 96).

A la suite des fractures du crâne, il peut se produire un écoulement séreux ou sanguin dans la caisse; si le tympan est en même temps déchiré, l'écoulement se fait jour à l'extérieur par l'oreille. — L'inflammation aiguë ou chronique de la caisse constitue l'*otite* interne.

Des insectes ou des corps étrangers peuvent y pénétrer après avoir perforé le tympan et être la cause d'une otite. Les osselets de l'ouïe peuvent être atteints et s'ankyloser ou contracter des adhérences anormales. L'ankylose de l'*étrier* dans la *fenêtre ovale* donne lieu à une surdité grave (voy. Otite, Oreille et Trompe d'Eustache).

CAJEPUT ou **CAIEPUT**, s. m. Essence fournie par la distillation des feuilles et des rameaux du *Melaleuca cajeputi*, arbrisseau de la famille des Myrtacées. Connu sous le nom d'huile de cajeput, ce liquide verdâtre a une odeur forte, agréable, et est employé quelquefois comme stimulant de la digestion, contre les flatuosités, à la dose de quelques gouttes sur un morceau de sucre.

CAL, s. m. Cicatrice des os qui se produit à la suite des solutions de continuité (fractures ou résections), et en permet la consolidation.

Après une fracture qui a divisé un os en deux fragments, il se forme à l'extrémité de chacun d'eux, au niveau de la séparation, un tissu cartilagineux, qui au bout de quelque temps s'ossifie complétement, de la même manière que les cartilages du fœtus lorsqu'ils se transforment en os.

On désignait auparavant, sous le nom de **cal provisoire**, la première partie de ce travail; il n'y a qu'un seul cal, qui est définitif.

A son début, il se développe au niveau du point fracturé des saillies et même des *stalactites* osseuses qui le plus souvent diminuent, et même se resorbent complétement de manière à ne laisser aucune trace.

Si le cal osseux est incomplet, la consolidation ne se fait pas, il y a PSEUDARTHROSE. Lorsque la fracture est mal réduite, que la situation dans laquelle les deux fragments osseux ont été placés est défectueuse, il y a un **cal vicieux**. Enfin, le cal est *difforme*, si les saillies et rugosités primitives ne s'effacent pas, et s'il reste irrégulier après la guérison.

CALABAR (FÈVE DU). Semence du *Physostigma venenosum* (légumineuse), plante grimpante de 5 centimètres de diamètre, pouvant atteindre 15 mètres de longueur. Elle fournit des gousses (fig. 97)

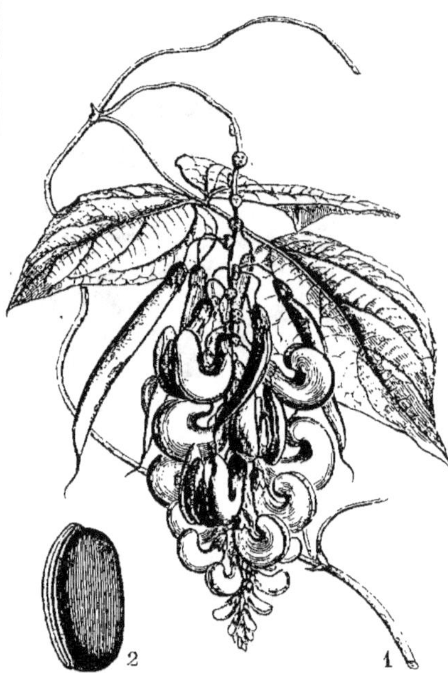

Fig. 97. — *Physostigma venenosum.*

1. Tige, fleurs et fruits. 2. Fève de Calabar réduite à la moitié de sa grandeur.

qui renferment deux ou trois fèves de couleur brune, d'un goût très-amer.

Au Calabar on s'en sert comme poisons d'épreuve pour reconnaître les sorciers. On oblige les malheureux à absorber une vingtaine de fèves : le plus souvent la mort arrive rapidement (une demi-heure à quelques heures), après les symptômes d'une paralysie qui envahit graduellement tous les muscles soumis à la volonté, et produit ensuite *l'asphyxie*. Si le patient a le bonheur de vomir immédiatement, ou d'avoir la diarrhée, il est d'ordinaire sauvé.

Le principe actif de la fève de Calabar est l'ÉSÉRINE.

CALAMUS SCRIPTORIUS, s. m. Sillon placé à la partie antérieure et sur la ligne médiane du quatrième ventricule du cerveau; nom qui lui vient de sa prétendue ressemblance avec le bec d'une plume à écrire, qui se dit en latin : *Calamus scriptorius*.

CALCAIRE, adj. Contenant de la chaux, ou formé de cette substance ou de son carbonate (craie). Les **sels calcaires** sont les sels de chaux. Les **eaux calcaires** sont celles qui contiennent du carbonate de chaux tenu en dissolution à la faveur d'un excès d'acide carbonique.

CALCANÉO-ASTRAGALIEN, **CUBOÏDIEN**, **SCAPHOÏDIEN**, adj. Qui concerne l'articulation du *calcanéum* avec l'*astragale*, le *cuboïde*, le *scaphoïde*, ou les ligaments qui unissent ces os.

CALCANÉUM, s. m. Os du tarse qui constitue la charpente osseuse du talon. Il forme une voûte à sa partie inférieure, donne insertion en arrière au *tendon d'Achille*, et s'articule en avant avec l'astragale, le cuboïde, et à distance avec le scaphoïde.

Il peut se produire une fracture du calcanéum lorsqu'on saute d'un endroit élevé, et qu'on tombe sur les talons.

CALCINATION, s. f. Opération chimique qui consiste à soumettre les corps, soit en vase clos, soit à l'air, à l'action d'une température élevée. Si les substances sur lesquelles on opère contiennent de l'eau ou des matières organiques, elles en sont débarrassées par suite de leur évaporation ou de leur destruction au contact de l'oxygène de l'air.

La calcination transforme ainsi le carbonate de chaux (craie, marbre, pierre à bâtir) en *chaux*; le carbonate de magnésie (magnésie blanche) en magnésie dite calcinée (oxyde de magnésium). L'acide carbonique est chassé par l'action de la chaleur. La calcination des os les débarrasse complètement de la matière organique (gélatine) qu'ils contiennent lorsqu'elle est faite

à l'air libre ; si on la fait en vase clos, il reste du *noir animal*.

CALCIUM, s. m. Métal blanc qui décompose l'eau à la température ordinaire, forme en se combinant avec l'oxygène un oxyde, la *chaux*, très-répandu dans la nature surtout à l'état de carbonate (craie, marbre, pierre calcaire) et de sulfate (pierre à plâtre).

CALCUL, s. m. Concrétion d'apparence pierreuse. On rencontre des calculs dans divers conduits ou organes, tels que les voies biliaires, les reins, la prostate, la vessie, etc. La *diathèse* qui prédispose à la formation des calculs dans l'économie est appelée *lithiase*. Quant aux calculs eux-mêmes, ils sont formés par des substances qui diffèrent suivant leur siège, la constitution du malade et d'autres circonstances spéciales.

Les **calculs de la vessie** seront décrits à l'article PIERRE; ceux des voies biliaires et urinaires aux articles COLIQUE HÉPATIQUE, NÉPHRÉTIQUE et GRAVELLE.

Les **calculs de l'intestin** ou **entérolithes** ne sont le plus souvent que des calculs biliaires tombés dans l'intestin. Chez les animaux, le cheval et la vache, ils sont plus fréquents ; on les nomme *bezoards*, ils contiennent des aggrégats de poil avec du mucus.

Les **calculs salivaires** sont formés de phosphate et de carbonate de chaux unis à du mucus; ils siègent dans les canaux excréteurs des glandes salivaires (de *Wharton* ou de *Sténon*), ou dans ces glandes elles-mêmes. La salive coule plus difficilement, la glande augmente de volume, il se forme une inflammation, un abcès, et à la suite le plus souvent une *fistule salivaire* par l'orifice de laquelle s'écoule la salive. On reconnaît la présence d'un calcul

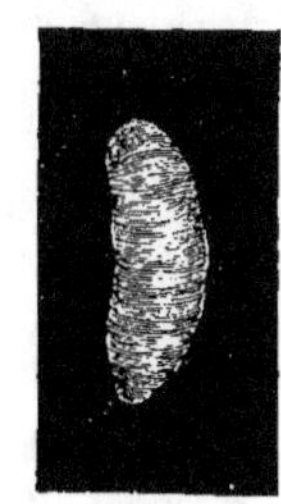

Fig. 98.
Calcul salivaire.

au moyen d'un stylet que l'on introduit par la fistule ou par le canal; on a alors la sensation d'un choc sur un corps solide et résistant. Lorsque la suppuration est abondante, les concrétions sont en général entraînées avec le pus (fig. 98 et 99).

Les **calculs des voies lacrymales** (canal nasal, sac et conduits lacrymaux) donnent lieu suivant les cas à du *larmoie-*

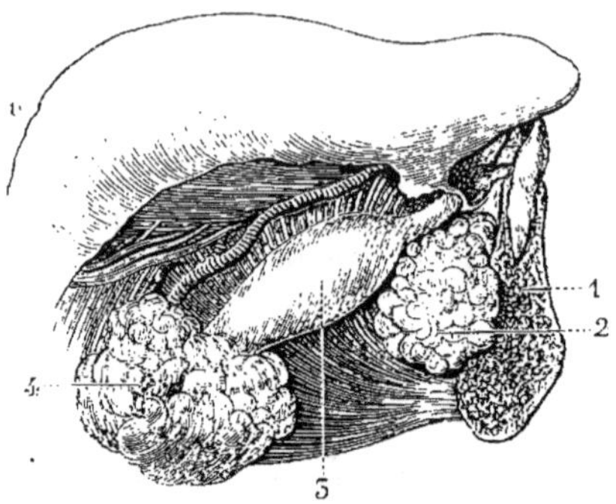

Fig. 90. — Langue et glandes salivaires.

1, Coupe du maxillaire inférieur. 2, Glandes sublinguales. 3, Canal de Wharton dilaté par un *calcul salivaire*. 4, Glande sous-maxillaire.

ment, un écoulement par le nez, une grosseur à l'angle interne de l'œil. Il est nécessaire de les enlever et de rétablir le cours des larmes.

Les **calculs des fosses nasales** produisent un coryza chronique et l'*ozène*. On les confond quelquefois avec des os nécrosés. Après leur extraction, les symptômes s'apaisent rapidement.

Le poumon, l'utérus ou matrice et diverses glandes peuvent être aussi le siége de concrétions diverses.

Les **calculs du poumon** sont d'apparence crétacée, consécutifs à des tubercules guéris, ou produisent eux-mêmes une sorte de phthisie dite calculeuse dans laquelle le malade expectore des concrétions calcaires.

Les **calculs de la prostate** peuvent naître directement dans la glande, ce qui est le cas le plus ordinaire, quelquefois ils viennent de la vessie lorsque des fragments de pierre après une opération de *taille* ou de *lithotritie* viennent se loger dans la *prostate*.

On les reconnaît à une tumeur dure que l'on peut quelquefois sentir en touchant par le rectum ; ils produisent de la difficulté d'uriner, quelquefois un abcès qui s'ouvre au périnée, et permet à la pierre de sortir au dehors. Il faut, dans certains cas, attaquer ces calculs comme ceux de la vessie par la *lithotritie* ou la *taille*.

On trouve quelquefois dans les glandes de la conjonctive de l'œil de petites concrétions (*lithiase* de la conjonctive) qui, par leur saillie, frottent sur la cornée et en provoquent l'inflammation.

CALCULEUX, adj. Qui concerne les calculs. La diathèse calculeuse ou lithiase est celle qui prédispose l'économie à la formation de concrétions, soit dans les articulations (goutte), soit dans les conduits biliaires ou urinaires (*coliques hépatiques, néphrétiques, pierre, gravelle*).

CALENTURE, s. f. (*calere*, avoir chaud). Affection cérébrale qu'on observe chez les navigateurs qui passent sous la zone torride et caractérisée par un délire furieux avec impulsion irrésistible de se jeter à la mer. Ce désir serait provoqué par une sorte d'hallucination qui transformerait la mer en prairies ou en champs verdoyants.

CALICE, s. m. (κάλυξ, κάλυκος). En botanique, le calice est l'enveloppe extérieure de la fleur ; ses diverses parties portent le nom de *sépales*.

En anatomie on nomme **calices du rein**, des tubes cylindriques de 1 centimètre de long environ, au nombre de six à douze, dont chacun embrasse par une de ses extrémités un mamelon des *pyramides de Malpighi*, et se rend par l'autre au *bassinet*, qui est formé par la réunion des calices (voy. REINS).

CALISAYA, adj. — Voy. QUINQUINA.

CALLEUX, adj. Induré, résistant. Le **corps calleux** est une partie du cerveau qui réunit les deux hémisphères ; les **ulcères calleux** sont ceux dont les bords sont indurés.

CALLOSITÉ, s. f. Épaississement de l'épiderme de la peau produit par des frottements répétés et une pression constante (voy. CORS, DURILLONS).

CALMANT, adj. Synonyme de narcotique, sédatif.

CALOMEL ou **CALOMÉLAS**, s. m. (de καλός, beau et μέλας, noir). Protochlorure de mercure. Corps solide *blanc* très-lourd, insipide, insoluble dans l'eau, volatil. On l'emploie le plus souvent en poudre obtenue par *sublimation* (calomel à la vapeur). Si le protochlorure de mercure a été obtenu par voie humide, il forme le *précipité blanc ;* il est alors beaucoup plus actif que le calomel.

Suivant la façon dont il est administré, le calomel produit des effets très-différents. Ainsi, donné en une seule fois à la dose de 0gr,30 à 1gr,50 chez l'adulte, il agit comme purgatif, en portant son action principalement sur le foie et la bile. A la dose de 10 à 30 centigrammes en une seule prise, il est vermifuge ; on le donne le plus souvent dans ce but sous forme de tablettes, pastilles, chocolat ou biscuit.

Si, au lieu d'administrer d'un seul coup une forte dose de ce médicament, on le fait prendre par fractions de 1 à 2 centigrammes d'heure en heure, plusieurs fois par jour, on a des effets très-énergiques au bout de fort peu de temps, avant d'avoir atteint la quantité qui, administrée d'un seul coup, n'aurait produit qu'une purgation. Il se comporte alors comme les autres composés mercuriels et provoque rapidement la salivation. Mais si on a soin de s'arrêter à temps, c'est un médicament efficace, très-utile contre la *péritonite*, l'*iritis*, la *choroïdite*, et en général toutes les affections où l'on craint la formation du pus.

A cause de son manque de saveur, de la faible quantité nécessaire pour produire l'effet désiré, c'est un médicament très-utile dans la médecine des enfants. On l'emploie aussi en pommade et en poudre pour l'usage externe (balano-posthite et chancre).

CALORIE, s. f. Quantité de chaleur nécessaire pour élever de zéro à 1 degré 1 kilogramme d'eau distillée. Dire qu'un corps en brûlant dégage un certain nombre de calories, c'est dire qu'il serait capable par sa combustion (si toute la chaleur était utilisée) d'élever de un degré le même nombre de kilogrammes d'eau.

CALORIFICATION, s. f. (*calere*, avoir chaud). Résultat des actes d'assimilation et de désassimilation qui se passent dans l'organisme et qui ont pour point de départ la digestion et la nutrition.

CALVITIE, s. f. (*calvus*, chauve). Perte de la chevelure (voy. ALOPÉCIE).

CAMOMILLE, s. f. Plante vivace, haute de 10 à 30 centimètres, de la famille des Synanthérées, commune en France dans les bois et sur les bords des chemins. On utilise en médecine les fleurs de camomille **romaine** (*Anthemis nobilis*), de la camomille **puante** (*Anthemis fœtida*), de la ca-momille **ordinaire** (*matricaire*). Elles ont une odeur forte et agréable, sont amères, aromatiques, toniques et fébrifuges. On les administre en tisane (infusion). 3 ou 4 têtes pour une tasse d'eau de 180 grammes. C'est un remède très-usité contre les indigestions.

La racine de la camomille **pyrèthre** (*Anthemis pyrethrum*) est utilisée en poudre dentifrice, pour exciter la salivation.

CAMPHRE, s. m. Produit naturel fourni par le *Laurus camphora*, camphrier, arbre de la famille des Laurinées, qui croît dans les Indes et au Japon. On l'obtient en faisant bouillir dans de grands vases de fer les racines, les tiges et rameaux des camphriers. Le camphre se volatilise dans le chapiteau garni de paille de riz. Raffiné par l'ébullition ou par son mélange avec la chaux vive, il se présente sous forme de cristaux octaédriques, blancs, transparents, d'une odeur forte, caractéristique, d'une saveur amère, brûlante, peu solubles dans l'eau, très-solubles dans l'alcool, dans les huiles essentielles, dans les huiles grasses, dans le jaune d'œuf, dans le lait, dans différents acides. Il fond à 175 degrés, bout à 204.

Un autre arbre, le *Dryobalanops aromatica*, de la famille des Guttifères, qui croît à Bornéo et à Sumatra, fournit naturellement le camphre *bornéol*, non employé en France. Un grand nombre de végétaux, surtout parmi les Labiées, fournissent également ment des camphres.

Le camphre est antiseptique, diurétique, antispasmodique, sédatif, parasiticide, anaphrodisiaque. Il sert à préparer les baumes opodeldoch, nerval, l'alcool camphré, l'eau sédative, l'éther camphré, le vinaigre camphré, l'huile camphrée, la pommade camphrée, etc., etc. On le prescrit en pilules (0 gr. 50 à 1 gr. par jour), en lavements (0 gr. 50 à 1 gr. dans un jaune d'œuf), en inhalations à l'aide de cigarettes. A 4 ou 5 grammes, il peut devenir toxique.

CANAL, s. m. Terme d'anatomie appliqué à des conduits membraneux ou osseux plus ou moins longs et étroits, qui donnent passage à des liquides, des organes, des vaisseaux, des nerfs, etc. Les principaux sont les canaux CHOLÉDOQUE, HÉPATIQUE, CYSTIQUE, pour la bile ; DENTAIRE, pour les nerfs des dents ; LACRYMAL, pour les larmes ; DÉFÉRENT, pour le sperme ; VERTÉBRAL, pour la moelle épinière ; DE L'URÉTHRE, pour l'urine et le sperme (chez l'homme), etc.

Les canaux INGUINAL et CRURAL laissent quelquefois passer des *hernies*.

Les veines, les artères forment les vaisseaux ou *canaux* sanguins.

Le **canal veineux** est une division de la veine ombilicale du fœtus qui se rend dans la veine *cave inférieure* et s'oblitère après la naissance en se transformant en cordon.

CANCER, s. m. (de καρκίνος, crabe). Terme qui sert à désigner les TUMEURS MALIGNES. Il est difficile de donner une définition

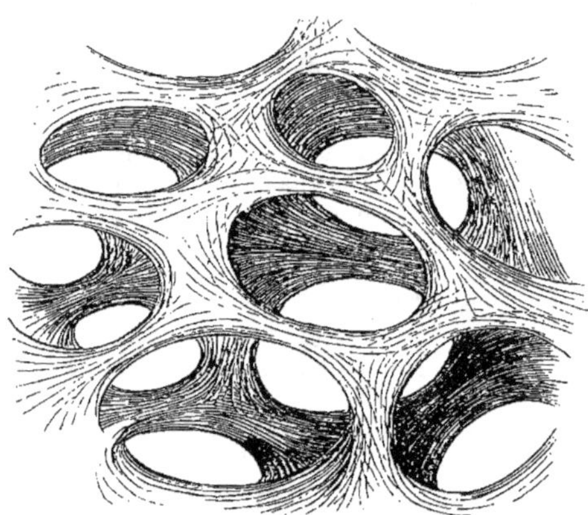

FIG. 100. — Stroma ou charpente d'un cancer (carcinome); on a enlevé au moyen d'un pinceau les cellules qui se trouvaient dans les loges fibreuses, restées seules visibles dans la figure.

exacte du cancer; ce n'est que par une description détaillée et l'étude des caractères des tumeurs qui le constituent que l'on peut se faire une idée exacte de cette expression.

Primitivement, elle s'appliquait à des grosseurs, surtout celles du sein, présentant extérieurement de grosses veines bleuâtres, dilatées, ayant une vague ressemblance avec les pattes d'un crabe qui semblait ronger les tissus.

Puis, on confondit pêle-mêle sous cette désignation une foule d'affections, ulcéreuses ou non, très-différentes entre elles sous tous les rapports, parmi lesquelles on comprenait les *aphthes*, l'*herpès*, les *ulcères scrofuleux* (lupus) ou *gangréneux*, etc., auxquels elle ne convenait nullement.

Encore maintenant, des personnes peu instruites se persuadent que le cancer est un animal qui dévore les chairs pour sa nourriture et, dans le but d'éviter les progrès des ulcérations, y appliquent de la viande fraîche destinée à alimenter le monstre ! Nous n'insisterons pas sur une erreur aussi grossière.

Actuellement, ce nom, rejeté complétement par quelques médecins, n'est plus donné qu'à certaines tumeurs qui n'ont guère d'absolument commun entre elles que leur gravité. Il est impossible de trouver ni dans leur apparence extérieure, ni dans leur structure microscopique ou dans les éléments qui les constituent, rien qui soit caractéristique de leur *nature maligne;* on retrouve la même apparence, la même structure et les mêmes éléments dans les tissus normaux de l'économie. On avait cru cependant trouver dans les noyaux ou les cellules (cellule cancéreuse ?) des signes spécifiques propres au cancer; il a fallu renoncer à cette opinion. L'ensemble des *symptômes cliniques* seul permet d'affirmer l'existence d'un cancer.

Caractères généraux des cancers. — Ces tumeurs malignes désorganisent les tissus dans lesquels elles se développent, s'accroissent toujours sans jamais rétrograder, se propagent aux ganglions lymphatiques voisins. Si on les enlève, elles ont une tendance à récidiver : 1° sur place, à l'endroit opéré ; 2° dans les ganglions lymphatiques de la région atteinte; 3° quelquefois dans d'autres organes éloignés.

Au bout d'un temps plus ou moins long, il survient un état cachectique particulier, une altération grave de la santé, un teint jaune paille, la perte des forces, des œdèmes ou gonflements partiels ou généralisés. Enfin quelques auteurs, pour compléter ces caractères, ajoutent que le cancer tue fatalement en cinq ans. Cette dernière assertion est évidemment exagérée, car il est certaines tumeurs malignes qui restent toujours locales, ne récidivent pas toujours après une ablation absolument totale, et qu'on range cependant parmi les cancers. La gravité et la rapidité d'évolution du mal dépendent de la variété de la tumeur et, en grande partie, de la constitution du sujet atteint.

Variétés et classification. — Anciennement on divisait les cancers en divers groupes, en se basant sur la forme, la consistance la couleur, l'aspect extérieur de la tumeur. Depuis les perfectionnements au microscope, on a cherché à pénétrer leur *structure* intime et à les classer suivant que celle-ci se rapprochait plus ou moins de certains types de tissus normaux. Les principales divisions, établies à ces deux points de vue complétement différents, donnent les variétés suivantes (fig. 100, 101, 102, 103, 104).

Cancer ARÉOLAIRE, COLLOÏDE OU GÉLA-TINIFORME; ENCÉPHALOÏDE OU CÉRÉ-BRIFORME, CARCINOME; EN CUIRASSE OU PLAQUE; cancer ÉPITHÉLIAL OU CANCROÏDE; FIBRO-PLASTIQUE OU SAR-COME; GLANDULAIRE; HÉMATODE OU FONGUEUX; KYSTIQUE OU CYSTIQUE; MÉLANIQUE OU MÉLANÉ; PAPILLAIRE OU PAPILLOME; SARCOMATEUX OU à MYÉLO-PLAXES, SQUIRRHEUX, etc.

Il s'en faut de beaucoup que ces diverses variétés présentent à un même degré tous les symptômes et toute la gravité du cancer; en étudiant chacune d'elles, nous verrons les différences qui les séparent; le véritable cancer est constitué par les tumeurs *encéphaloïdes* (carcinome) et *squirrheuses*.

Causes. Le cancer est-il toujours primitivement une DIATHÈSE? C'est-à-dire est-ce une maladie d'abord générale qui se manifeste par des tumeurs malignes? Ou bien, est-il au début une maladie primitivement purement locale qui ne devient générale que par la suite? On comprend toute l'importance de cette question au point de vue du traitement à opposer à cette redoutable maladie. Si l'affection est d'abord localisée en un point, il faut se hâter d'enlever la partie malade pour préserver tout l'organisme de l'infection consécutive. Si, au contraire, on pense que la maladie est d'abord générale avant de se manifester localement, c'est parmi les médicaments qui agissent sur l'organisme entier qu'il faut chercher le moyen de la combattre.

Avec la plupart des médecins, nous pensons que, comme pour les autres diathèses, il y a des individus plus ou moins prédisposés aux cancers. Sous l'influence d'une cause occasionnelle, la maladie se développe en produisant d'abord

des lésions locales. Ce n'est que plus tard qu'elle envahit l'économie tout entière. Il

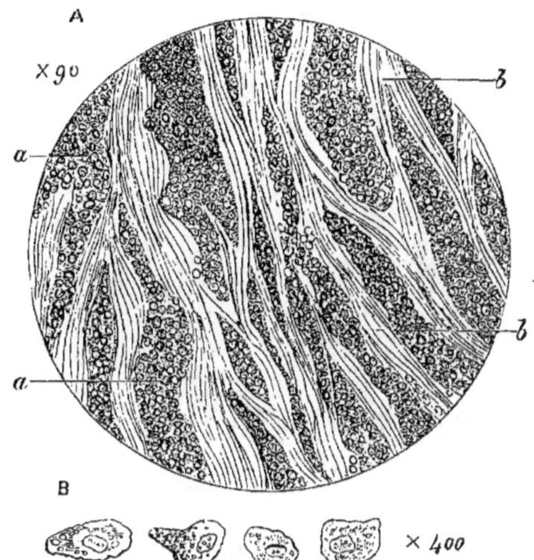

FIG. 101. — Section d'un cancer squirrheux (grossissement : 400 diamètres).

A, a, Cellules renfermées dans des bandes de tissu connectif fermé b; B, Cellules individuelles (grossissement : 400 diamètres) montrant les variétés de forme qu'elles présentent.

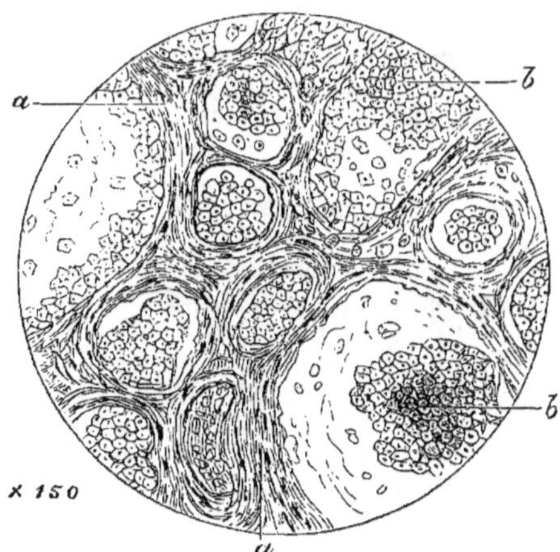

FIG. 102. — Section d'un cancer encéphaloïde d'un os. (grossissement : 150 diamètres).

a, Fibres de tissu connectif renfermant des masses de cellules nucléaires. b, Cellules en forme de fuseau pouvant être observées en a, mêlées à des fibres fines.

faut donc extirper les tumeurs cancéreuses dès leur début.

L'*hérédité* joue un grand rôle dans la genèse du cancer, mais elle ne s'exerce pas toujours fatalement. On sait que Napoléon Ier est mort d'un cancer de l'estomac;

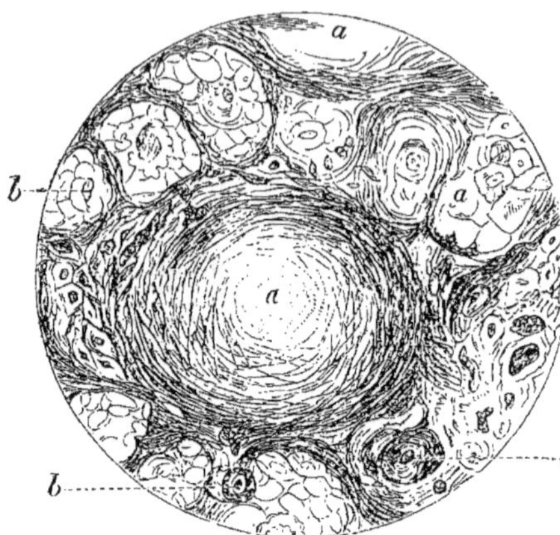

Fig. 103. — Apparences présentées par une section de cancer colloïde.

a, Large alvéole. b, Alvéole plus petite renfermant des cellules nucléaires. Les fibres a sont fortement dessinées.

son père avait succombé à la même maladie.

Le cancer se développe le plus souvent dans l'âge mûr et la vieillesse. D'après quelques expériences faites sur les chiens, il semblerait inoculable? Mais il n'est nullement contagieux, et on ne s'expose pas à gagner cette maladie en fréquentant ou en soignant une personne qui en est atteinte.

Comme on a une grande tendance à rapporter toutes les maladies à des causes extérieures, il est tout naturel qu'on ait souvent considéré comme origine du mal des coups ou contusions ayant porté sur la partie où il siége. On ne sait rien de positif à cet égard, mais ce qui est certain, c'est que l'irritation fréquente de certains organes favorise leur envahissement par le cancer. C'est ainsi que les fumeurs (surtout ceux qui se servent de pipes dites *brûle-gueule*) sont plus particulièrement affectés du cancer de la langue, que les buveurs d'eau-de-vie sont prédisposés au cancer de l'estomac. Toutes les régions du corps, tous les organes sont susceptibles, à un degré plus ou moins grand et à de rares exceptions près, d'être atteints par le cancer.

Symptômes et marche. Le début des cancers est lent, il n'y a pas grand désordre dans les fonctions et la santé, rien ne pourrait faire présager la gravité du mal. Un léger bouton apparaît au visage, plus tard il devient un ÉPITHÉLIOMA; le mamelon est un peu dur, un peu déprimé en dedans, et il survient un SQUIRRHE, etc.

Lorsque ce sont les organes internes qui sont atteints, l'estomac, le foie, l'intestin, le cerveau, etc., les troubles fonctionnels qui en résultent sont au début semblables à ceux des autres affections.

On peut distinguer trois périodes dans la marche du cancer.

Première période : *développement de la tumeur.*

Deuxième période : *ulcération.*

Troisième période : *cachexie.*

Dans la *première période,* les douleurs, faibles d'abord, deviennent plus tard lancinantes, revenant par intervalles séparés par un temps de repos. Puis on reconnaît la présence d'une tumeur plus ou moins dure, bosselée, *adhérente* aux tissus voisins, augmentant toujours, ne rétrocédant jamais.

D'autres fois, il se forme un simple épaississement qui s'étend en surface au lieu de former saillie. Au bout d'un certain temps, les ganglions lymphatiques voisins deviennent volumineux et douloureux, ils s'infiltrent de matière cancéreuse.

A cette première phase, succède une *seconde période* caractérisée par l'*ulcération* de la tumeur cancéreuse. Un point de sa superficie se ramollit, il se forme une petite perforation qui, au lieu de se cicatriser, augmente de jour en jour; il s'écoule par la plaie une matière sanieuse, d'une odeur infecte, presque caractéristique, qui suffit à elle seule pour faire reconnaître la nature du mal. De temps à autre il se forme des *hémorrhagies* plus ou moins graves.

Dans les cancers extérieurs, les parties voisines, constamment baignées dans la sanie irritante qui s'en écoule, sont érodées, enflammées, parfois envahies par l'*érysipèle.*

Troisième période : après un temps variable (de quelques mois à quelques années), l'état général devient mauvais, l'amaigrissement et l'affaiblissement font des progrès, le teint est jaune paille, la peau et les muqueuses décolorées. Les hémorrhagies et la diarrhée contribuent encore à l'aggravation de tous ces symptômes.

Suivant le siége du mal, il y a encore des symptômes particuliers : des vomissements noirs et sanguins dans le cancer de l'estomac; de l'ictère, dans celui des voies biliaires; des signes de rétrécissement ou d'obstruction, s'il s'agit de l'intestin, etc...

Certaines tumeurs malignes, telles que l'épithélioma, les tumeurs fibro-plastiques, l'enchondrome, ont peu de tendance à se généraliser; leur durée est beaucoup plus longue que celle des autres variétés de cancer. Une opération faite à propos peut même en amener la guérison absolue.

Lorsque les cancers sont abandonnés à eux-mêmes, la terminaison en est toujours funeste; mais il peut arriver, par extraordinaire, que la gangrène venant à frapper les parties atteintes, il se fasse une ablation spontanée de la tumeur et que la guérison en soit la conséquence. C'est du moins ainsi que l'on expliquerait certains cas exceptionnels de guérisons de cancers bien avérés.

Diagnostic. Il n'est pas toujours facile de distinguer, au début, les *tumeurs malignes* des *tumeurs bénignes* lorsqu'elles sont situées extérieurement. Il est encore plus difficile de reconnaître un cancer des organes internes, avant que la maladie n'ait parcouru ses premières phases, et ne fournisse certains symptômes pathognomoniques (vomissements noirs dans le cancer de l'estomac, etc.).

C'est surtout avec les maladies syphilitiques, les *gommes ulcérées*, que la confusion a lieu, pour les cancers extérieurs; ce qui a fait croire à la possibilité de guérisons obtenues par des médicaments absolument inefficaces contre le vrai cancer. Aussi dans le doute, et en présence d'une tumeur ulcérée, fait-on bien de s'adresser à la médication antisyphilitique.

Les cancers intérieurs seront reconnus par leurs signes propres, et par la cachexie qu'ils développent. Les tumeurs malignes externes devront être distinguées des tumeurs bénignes qui n'adhèrent pas toujours à la peau, ne produisent pas de douleurs lancinantes, et ne se propagent pas aux ganglions. On comparera les symptômes des unes et des autres, au besoin on fera une ponction exploratrice dans la tumeur, et au moyen d'un léger fragment, examiné au microscope, on en déterminera la structure.

Traitement. A diverses reprises on a essayé de guérir le cancer par des moyens internes. De temps à autre, une nouvelle tentative a lieu, exploitée à l'envi par les charlatans qui n'ont de succès que lorsqu'il y a eu erreur de diagnostic, c'est-à-dire lorsqu'on a confondu avec un cancer une affection bénigne qui guérit par les seules forces de la nature ou une médication antisyphilitique.

Ce n'est pas que, dans le traitement de cette terrible affection, il faille rester spectateur inactif devant le progrès du mal. Bien au contraire, en dehors d'une intervention chirurgicale directe qui n'est pas toujours possible, il faut veiller à soutenir les forces du malade, calmer ses souffrances, éviter les complications et prolonger du moins l'existence en le mettant dans les meilleures conditions possibles. Les toniques, les aliments réparateurs, etc., d'épargne (fer, quinquina, arséniates, viande crue, etc.), combattent jusqu'à un certain point la diathèse cancéreuse, en donnant à l'économie des forces pour lutter contre les causes d'épuisement.

Les douleurs, grâce aux progrès récents de la thérapeutique, peuvent être presque toujours calmées ou rendues tolérables par l'administration du *chloral*, des *opiacés*, des *injections sous-cutanées de chlorhydrate de morphine*, qui constituent un moyen extrêmement utile et efficace.

Par des soins assidus et un usage éclairé de ces divers moyens, on arrive à soulager les malades et à leur épargner les atroces douleurs au milieu desquelles ils traînaient naguère pendant de longs mois leur pénible existence.

L'odeur parfois très-repoussante, qui s'écoule des ulcères, est complétement détruite par une solution faible de *permanganate de potasse*, employée en lotions ou injections suivant les cas. On emploie aussi dans ce but les préparations de chlore, d'acide phénique, d'eucalyptol, etc.

On a cherché à opposer de nombreux moyens externes au développement des tumeurs cancéreuses.

La *compression*, qui n'agit que sur l'inflammation développée autour du mal, ne peut être supportée longtemps et finalement ne réussit pas.

La *ligature* de l'artère de la région, dans le but d'arrêter le cours du sang qui se rend à la tumeur, est pratiquée surtout contre le cancer de la langue. Quelquefois ce n'est qu'une opération préparatoire que l'on fait avant d'amputer l'organe et dans le but de se préserver des hémorrhagies.

Les *applications de topiques*, tour à tour vantés, exaltés, puis tombés dans l'oubli, etc. Aucun de ces moyens n'est resté dans la pratique comme unique méthode.

Lorsque le cancer est accessible, on doit le détruire ou l'extirper *complétement*, le plus promptement possible.

Pour certaines variétés : *épithélioma, tumeurs fibro-plastiques*, par exemple, cette opération peut amener une guérison absolue. Du moins, si la récidive a lieu, c'est à l'endroit attaqué primitivement, et une seconde opération peut être définitive. Quant aux variétés plus dangereuses, on n'obtient en général qu'un temps d'arrêt dans leur développement, la récidive a lieu : 1° sur place ; 2° dans les ganglions lymphatiques de la région ; 3° en des points éloignés du siége primitif.

. On détruit le cancer par la *cautérisation* au moyen du fer rouge, de la potasse caustique, de la pâte de Vienne ou de celle de Canquoin. M. Maisonneuve emploie cette dernière découpée en triangles et durcie par la dessiccation à un degré conve-

L'*extirpation* se fait avec le bistouri, l'*écraseur linéaire* de Chassaignac, le *serre-nœuds* de Maisonneuve, le *couteau galvano-caustique*, le *thermo-cautère* ; ces quatre derniers instruments ont sur le bistouri l'avantage de produire moins souvent des hémorrhagies. On peut encore faire la ligature de la tumeur. La principale précaution à prendre, c'est de bien dépasser les limites du mal et d'inciser dans les tissus sains.

On n'opère pas les cancers intérieurs qui sont inaccessibles, il faut se contenter des moyens palliatifs. Mais il faut aussi s'abstenir pour les cancers externes qui ont déjà atteint trop fortement les ganglions ou amené une cachexie intense ; ce serait une opération inutile (voy. ESTOMAC, INTESTIN, SEIN, UTÉRUS).

CANCÉREUX, adj. Qui appartient au cancer ou qui s'y rattache.

La **cellule cancéreuse** n'est autre chose qu'une cellule ordinaire, modifiée et hypertrophiée ; on la croyait caractéristique de cette affection.

Le **suc cancéreux** s'obtient en coupant nettement une tumeur cancéreuse, et en raclant la surface de section ; on obtient ainsi un suc lactescent plus ou moins abondant dans lequel on trouve des cellules dites cancéreuses, ou des *noyaux* isolés à doubles *nucléoles* que l'on a considérés comme caractéristiques des cancers..

La **cachexie cancéreuse** est l'altération de l'organisme déterminée par le cancer. Elle est caractérisée par un teint jaune pâle, l'affaiblissement général, parfois un œdème blanc, douloureux. survenant en différents points du corps, et finalement par le marasme dans lequel succombe le malade.

CANCROIDE, s. m. (synonyme : *épithélioma, noli me tangere*, ne me touche pas). Une des formes du cancer. Les cancroïdes siégent surtout à la peau et sur les muqueuses, au niveau de l'angle des paupières, à la commissure des lèvres. Dans certains cas on leur donne le nom de *papillome* et d'*estiomène* (à la vulve). Si la maladie

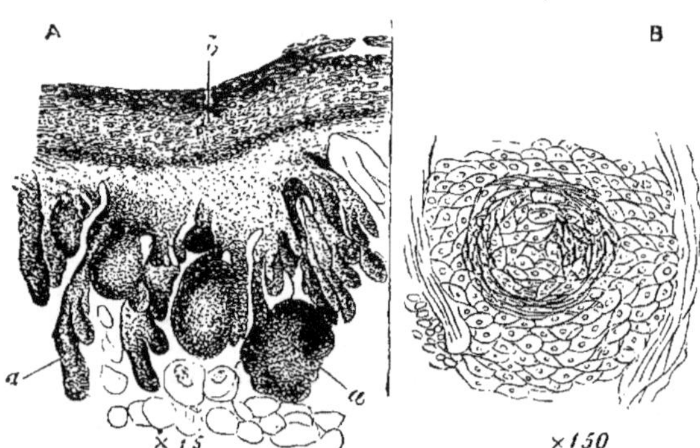

FIG. 104. — Section d'un cancroïde (cancer épithétial) du pénis.

A, Vue générale de la section (grossissement : 15 diamètres). *a*, Glandes sébacées volumineuses. *b*, Surface du cancer. B, Grossissement de 150 diamètres, un des nids de cellules telles qu'on les voit à la section de la glande sébacée *a*, dans la figure A.

nable, il s'en sert pour cautériser et enlever la tumeur qu'il circonscrit au moyen de ses *flèches*.

attaque les glandes, elle forme l'*adénome*.

Le plus souvent, le cancroïde, celui de la face par exemple, débute par un petit bouton que l'on écorche involontairement et qui s'ulcère. La plaie, au lieu de se fermer, a une tendance à s'étendre, en surface surtout. Il en sort une sanie fétide, quelquefois il s'y produit des hémorrhagies.

Les causes ordinaires du cancroïde sont celles que nous avons signalées pour tous les cancers; mais les influences extérieures ont une action déterminante mieux définie et plus certaine pour cette variété. Celui des lèvres et de la langue est dû fréquemment à l'usage du tabac, surtout s'il est

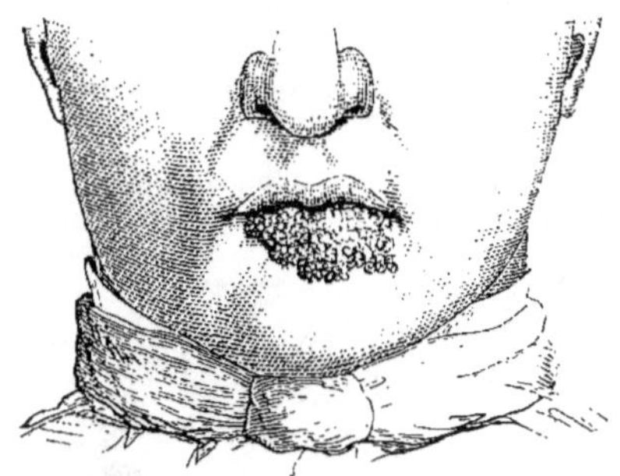

Fig. 105.
Cancroïde ou épithélium de la lèvre inférieure.

fumé dans une pipe à tuyau court, vulgairement nommé brûle-gueule. Le *psoriasis* lingual (ou du moins les plaques blanches auxquelles on a donné ce nom et qui ne sont pas le vrai psoriasis) précède aussi quelquefois le cancroïde de la langue.

Le nom de *noli me tangere* a été donné à ces ulcères, à cause de la difficulté de les guérir et de l'inefficacité des traitements ordinaires qui ne font que leur imprimer une plus grande activité. Il n'y faut toucher, en effet, que pour les détruire. C'est du reste un des cancers qui se généralisent le moins souvent, et partant celui contre lequel nous avons le plus d'action. Lorsqu'on lui laisse faire du progrès, les ganglions lymphatiques s'engorgent; il faut intervenir avant cette période.

Contre certains cancroïdes de la peau, on a retiré de bons effets du *chlorate de potasse* et de l'acide acétique. On peut y avoir recours au début, avant d'en venir à une opération.

La *destruction* du cancroïde peut être faite au moyen du *fer rouge*, du thermo-cautère ou du *cautère galvanique*, mais ce sont des moyens infidèles, applicables surtout aux petites tumeurs.

Les caustiques potentiels (pâte de Vienne, potasse caustique, etc.), surtout le *chlorure de zinc* appliqué en flèches tout autour de la tumeur, réussissent mieux. Mais ce dernier moyen est douloureux et long, il faut une dizaine de jours pour obtenir la chute de la partie mortifiée.

On en fait généralement l'ablation par le bistouri; l'essentiel est de bien dépasser les limites du mal et de n'inciser que dans les tissus sains. On peut réunir les lèvres de la plaie immédiatement, ou, dans certains cas, ramener par *autoplastie* un lambeau de peau emprunté aux parties voisines, pour recouvrir la plaie.

CANIN, adj. (de *canis*, chien). Les dents canines ou œillères sont au nombre de quatre, deux à la mâchoire supérieure et deux à l'inférieure, entre les *incisives* et les *petites molaires*; leur développement est quelquefois pénible chez l'enfant. Leur présence indique la nature carnivore de l'homme.

CANNABINE, s. f. Nom donné à la résine brune que l'on recueille sur les feuilles du haschich (cannabis indica). Cette résine, que quelques auteurs appellent *haschichine*, constitue le *churrus* ou *cherris* des habitants de l'Inde. Elle possède à un très-haut degré les propriétés enivrantes de la plante.

CANNE DE PROVENCE, s. f. Fournie par les rhizomes de l'*arundo donax*, plante de la famille des graminées, à odeur nulle, à saveur douce et sucrée. Employée comme diaphorétique et anti-laiteuse à la dose de 30 grammes pour un litre d'eau, en décoction.

CANNE A SUCRE, s. f. C'est le *Saccharum officinarum*, de la famille des graminées; arbrisseau à tiges cylindriques, noueuses, de 2 à 5 mètres de hauteur et dont la substance spongieuse fournit le sucre.

CANNELLE, s. f. Écorce du *laurus cinnamomum*, de la famille des laurinées, originaire de l'île de Ceylan, de Cayenne ou de Chine; arrive en fragments rougeâtres, d'une saveur agréable et d'une odeur forte.

Il y a une variété de cannelle blanche, employée dans les mêmes conditions, mais moins active. La cannelle est un stimulant de l'organisme en général et des voies digestives en particulier, anti-ménorrhagique. On la prend en poudre, 0,50 à 5 grammes; en eau distillée, 50 à 100 grammes; en tisane, 10 grammes pour 1 litre d'eau; en teinture, 10 grammes dans une potion; en sirop, 30 à 60 grammes; en essence, 1 à 10 gouttes dans une potion ou sur du sucre.

CANQUOIX (PATE DE). Pâte escharotique au chlorure de zinc, employée pour cautériser certaines tumeurs de mauvaise nature et qui porte le nom du médecin qui l'a popularisée. Elle est composée de chlorure de zinc et de farine de froment et porte les numéros 1, 2, 3, selon qu'elle contient 1, 2, 3 parties de farine de froment pour 1 de chlorure de zinc. La plus usitée est celle qui porte le n° 1 et contient 50 grammes de chaque. L'application de ce caustique est douloureuse, mais commode et l'eschare blanche qui en résulte tombe du huitième au dixième jour. C'est cette pâte qui constitue, après dessiccation, les flèches caustiques du docteur Maisonneuve.

CANTHARIDE, s. f. Insecte de l'ordre des coléoptères hétéromères, de la tribu des cantharidiens, genre meloë. On en distingue plusieurs espèces; celle employée dans les officines est d'un vert doré, à reflets métalliques, de 1 à 2 centimètres de long, vivant sur les troënes, les frênes, etc. Le principe actif ou cantharidine est plus abondant dans les parties molles de l'insecte que dans les parties cornées. A l'extérieur, la poudre de cantharides sert à faire les vésicatoires; à l'intérieur ($0^{gr},10$ à 2 grammes de teinture dans une potion) les cantharides ont été employées contre l'anaphrodisie, les incontinences d'urines, l'albuminurie, etc.; mais c'est une préparation dangereuse qui peut donner lieu à une inflammation de la vessie ou à un empoisonnement.

CANTHOPLASTIE, s. f. (de κανθός, coin de l'œil, et πλάσσειν, former). Opération qui a pour but d'élargir la fente palpébrale. Il est nécessaire d'y avoir recours lorsque le rétrécissement de cette fente produit un *ectropion*, ou que des *granulations* de la conjonctive viennent frotter avec force sur la cornée, par suite de la tension des paupières accolées au globe de l'œil (fig. 106). On sectionne l'angle externe de l'œil, et on fait la suture de la conjonctive et de la peau afin d'empêcher la reproduction de la maladie à la suite de la cicatrisation.

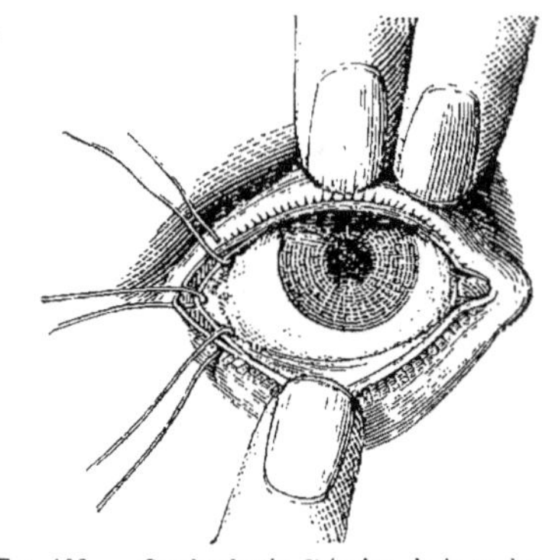

Fig. 106. — Canthoplastie. Réunion de la conjonctive et de la peau de la paupière au moyen de sutures.

CANULE, s. f. Tuyau en métal, caoutchouc ou autre substance, droit ou courbe,

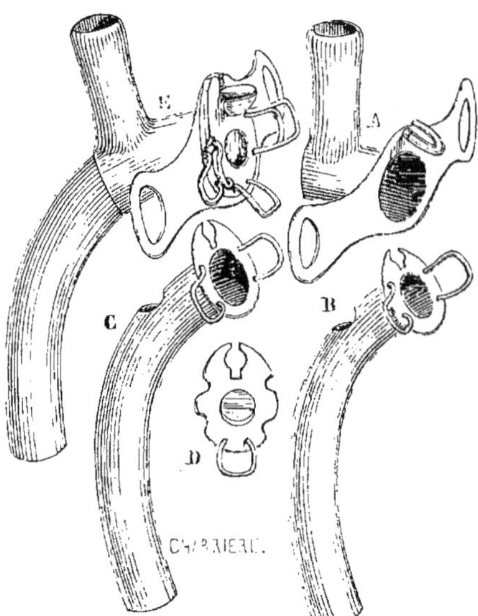

Fig. 107. — Canules à trachéotomie.
A, Tube supérieur. B et C, Double canule ordinaire. D, Soupape qui s'adapte à l'orifice extérieur de la canule. E, Canule montée.

destiné à être adapté à l'extrémité d'une seringue, d'un irrigateur, d'un trocart, etc. Les canules à *trachéotomie* sont courbes, en argent, de diverses grandeurs suivant l'âge de la personne opérée; elles doivent être doubles, de façon à pouvoir être nettoyées, une d'elles restant toujours dans la plaie. Elles portent de chaque côté deux petites oreilles qui permettent de les fixer au cou (fig. 107).

Lorsqu'il s'agit d'un adulte, on fait bien de se servir de la canule à soupape, qui permet d'aspirer l'air par l'ouverture artificielle, mais le force à ressortir par le larynx et par la bouche en laissant ainsi la faculté de produire des sons.

CAOUTCHOUC, s. m. (de *cahuchu*, mot indien, suc d'arbre ou gomme élastique). Sorte d'émulsion végétale, produite par le mélange du suc laiteux de certaines plantes avec une résine particulière. C'est la *Siphonia elastica* de la famille des euphorbiacées qui en fournit le plus.

On l'obtient en pratiquant des incisions sur les tiges des végétaux qui le contiennent : il en sort un suc blanchâtre laiteux, qu'on reçoit dans des moules ou sur des moules en terre, qui se durcit, devient brunâtre ou noirâtre; ce dernier est le meilleur. Le caoutchouc est très-élastique, sans odeur et sans saveur bien prononcées, insoluble dans l'eau froide, se ramollissant dans l'eau chaude, soluble dans l'éther sulfurique, dans le sulfure de carbone, ce qui a permis de l'employer pour faire des tissus, des instruments, etc. Le caoutchouc est employé comme substance imperméable pour faire de nombreux appareils utiles en chirurgie, bandes, lacs, ceintures, matelas hydrostatiques, pessaires, pulvérisateurs, etc.

Il existe une variété de caoutchouc ou caoutchouc minéral, appelé aussi bitume élastique, élastique comme le caoutchouc et qu'on trouve dans des mines de plomb ou de houille. Il sert à effacer la marque du crayon sur le papier.

La préparation du caoutchouc par le sulfure de carbone donne le *coutchouc vulcanisé* ou *volcanisé*. Cette préparation peut déterminer chez les ouvriers une intoxication (due à l'action du sulfure de carbone) caractérisée par des douleurs vives dans la tête, les membres, des éblouissements, des vertiges, des troubles des sens, l'inappétence, la toux, l'oppression, des désordres génito-urinaires, phénomènes auxquels succède l'abattement et qui peuvent se terminer par la mort (Delpech).

CAPILLAIRE, s. m. Feuilles ou plutôt simples expansions foliacées de diverses fougères : on emploie les *capillaires* du Canada, de Montpellier et du Mexique. Regardées comme pectorales, adoucissantes et apéritives, elles s'administrent en infusions (16 grammes par litre) et en sirop. L'odeur en est aromatique, la saveur styptique et amère. Ces préparations sont utiles contre les bronchites.

CAPILLAIRE, adj. Qui a la finesse d'un cheveu.

Les **vaisseaux capillaires** ou simplement les capillaires, sont des canaux sanguins intermédiaires aux artères et aux veines qui sont extrêmement fins, pénètrent toutes les parties du corps (à quelques exceptions près) et forment un vaste réseau dans lequel se passent les phénomènes de filtration, d'échange de matériaux de nutrition des tissus. La circulation du sang dans les capillaires est beaucoup plus lente que dans les gros vaisseaux, car leurs sections réunies forment une surface beaucoup plus grande que celle des artères. Certains d'entre les capillaires ont à peine assez de diamètre pour laisser passer les globules du sang.

Il est facile de se rendre compte de la circulation dans ces canaux, en examinant au microscope un morceau de péritoine d'un petit animal ou la membrane interdigitale de la grenouille.

Le sang contenu dans les capillaires tient à la fois des propriétés du sang veineux et du sang artériel ; lorsqu'il y a HÉMORRHAGIE CAPILLAIRE, celle-ci se produit en *nappe* sans oscillation, ni projection. Le réseau capillaire est plus ou moins développé dans les divers organes. Il manque dans la cornée, le cristallin, le corps vitré qui se nourrissent par imbibition.

Lorsque les parois des capillaires du cerveau se chargent de dépôts graisseux, elles deviennent moins résistantes, il se produit des ruptures vasculaires et des hémorrhagies plus ou moins graves qui donnent lieu à des APOPLEXIES.

CAPILLARITÉ, s. f. Force qui s'exerce à très-petite distance entre les molécules d'un liquide et un solide qui y plonge. Elle est surtout facilement appréciable pour les tubes très-fins dits capillaires, lorsqu'ils sont remplis de liquide. Si on plonge en partie un semblable tube, en verre par exemple (d'un diamètre moindre qu'un millimètre), dans un liquide qui en mouille les parois, comme l'eau ou l'alcool, ce liquide montera plus haut dans le tube qu'à l'extérieur et la partie supérieure sera plus élevée sur les bords qu'au centre. Si au contraire on le met dans le mercure qui ne mouille pas le verre, le niveau sera moindre dans le tube qu'en dehors, et la surface du mercure sera convexe, plus élevée au centre que le long des parois du tube.

C'est pour la même raison que les liquides se relèvent ou s'abaissent au contact des parois du vase dans lequel ils sont placés, que l'eau monte dans un morceau de sucre qui ne plonge que par une de ses extrémités, que les mèches de lampe s'imprègnent d'huile jusqu'au bout, etc. Un grand nombre d'actions de l'organisme sont dues à la capillarité.

CAPSULE, s. f. Terme d'anatomie donné à des ligaments enveloppant plus ou moins complétement la partie ou l'organe qu'ils doivent maintenir.

Les **capsules articulaires** de l'épaule et de la hanche forment des cylindres allant d'un os à l'autre.

La **capsule de Glisson** enveloppe le foie et les rameaux de la veine porte, etc.

La **capsule du cristallin** est une membrane parfaitement transparente qui enveloppe complétement cet organe et le maintient en place. Sa blessure entraîne presque toujours la formation d'une *cataracte traumatique*.

On appelle **capsulite**, non pas l'inflammation de cette membrane qui n'a pas de vaisseaux et ne s'opacifie qu'avec la plus grande difficulté, mais les suites d'une *iritis* qui a produit des dépôts à sa surface (CATARACTE CAPSULAIRE).

CARBONATE, s. m. Sel formé par l'acide carbonique et une base. La formule générale des carbonates est $RO.CO^2$, R représentant le radical métallique. On reconnaît les carbonates à ce qu'ils sont décomposés par les acides forts (sulfurique, azotique, etc.) et même par l'acide acétique (vinaigre). Ils laissent alors dégager leur acide carbonique qui s'échappe en bouillonnant, ainsi qu'on peut facilement s'en rendre compte en versant du vinaigre sur de la craie (carbonate de chaux), ou des cristaux de soude (carbonate de soude).

Lorsque les carbonates contiennent deux équivalents d'acide carbonique pour un seul de leur base, ils prennent le nom de *bicarbonates*.

Les carbonates sont très-répandus dans la nature, ceux de potasse, de soude et d'ammoniaque jouissent au plus haut degré de propriétés alcalines, l'acide carbonique étant trop faible pour neutraliser complétement celles de la base.

Le **carbonate de potasse** neutre ($KO.CO^2$) s'obtient en lessivant les cendres des végétaux terrestres, ou par la calcination du tartrate de potasse (crème de tartre), etc. C'est un sel blanc, très-soluble dans l'eau et très-avide d'humidité, insoluble dans l'alcool, âcre, caustique, peu employé, sauf pour certains usages externes.

Le **bicarbonate de potasse** est quelquefois utilisé à la place de celui de soude.

Le **carbonate de soude** neutre ($NaO, CO^2 + 10 HO$) peut être obtenu en incinérant les végétaux marins ou ceux qui viennent au bord de la mer. Il forme ce qu'on nomme les *cristaux* destinés à faire la lessive. Les cristaux de carbonate de soude ne sont pas avides d'eau, contrairement à ce qui a lieu pour celui de potasse; au contraire, ils s'effleurissent à l'air, et forment une poussière blanche qui est plus anhydre que le sel cristallisé.

On l'utilise en pommade et pour la préparation des bains alcalins.

A l'intérieur, c'est surtout le **bicarbonate de soude** qui est usité. C'est le sel de Vichy, le principal alcalin qui fait la base d'une foule de préparations. Il n'a pas la causticité du carbonate neutre et jouit des mêmes propriétés anti-acides, anti-phlogistiques et tempérantes. On l'emploie journellement contre le *diabète sucré*, l'*albuminurie*, le *rhumatisme articulaire*, les *bronchites chroniques*, le *scorbut*, la *pléthore*, les *coliques hépatiques* et certaines *dyspepsies* ou *gastralgies*, mais il ne doit pas être employé d'une façon banale et l'usage prolongé et immodéré du bicarbonate de soude ou de l'eau de Vichy peut amener une anémie et un affaiblissement général.

Les **carbonates d'ammoniaque** (sesquicarbonate et bicarbonate) sont solides, blancs, laissant exhaler une forte odeur de gaz ammoniac. Ils sont utilisés sous le nom de sel volatil d'Angleterre pour faire respirer aux personnes qui tombent en syncope.

A l'intérieur, ils sont efficaces contre les bronchites.

Le carbonate de chaux (CaO, CO^2) forme la craie et le marbre. Si on le chauffe suffisamment, l'acide carbonique se dégage, et il reste de la chaux. C'est ce sel qui forme l'enveloppe des crustacés et les concrétions appelées *yeux d'écrevisse*. On l'emploie comme absorbant. Il est insoluble dans l'eau, mais celle qui contient de l'acide carbonique en dissout une petite quantité, c'est ce qui arrive pour certaines eaux minérales (eaux bicarbonatées calciques).

Le carbonate de fer, plus ou moins mélangé d'oxyde, est employé sous les noms de safran de mars contre la chlorose. Il existe dans plusieurs eaux minérales ferrugineuses. C'est un sel très-instable.

Le carbonate de plomb ou céruse, blanc, très-pesant, est très-employé par les peintres auxquels il occasionne souvent des coliques de plomb.

Le carbonate de magnésie (MgO, CO^2 + 3HO) se trouve dans les pharmacies sous forme de pains très-légers, blancs, taillés en gros parallélipipèdes. On s'en sert pour neutraliser les acides de l'estomac et pour la préparation du *citrate de magnésie* effervescent.

Le carbonate de cuivre (vert-de-gris, cendres bleues, azurite) participe de toutes les propriétés malfaisantes des sels de cuivre.

CARBONE, s. m. Corps simple, métalloïde que l'on trouve dans la nature à l'état de pureté, il constitue alors le diamant. C'est la plus dure des substances connues. Le charbon de terre, l'anthracite, le graphite, le charbon de bois sont constitués par du carbone uni à de petites quantités d'autres substances telles que l'hydrogène.

CARBONIQUE, adj. Qui contient du carbone.

L'acide carbonique (CO^2) est formé de 1 équivalent de carbone uni à 2 d'oxygène. C'est un gaz plus lourd que l'air, irrespirable, d'une odeur aigrelette qui jouit des propriétés d'un acide faible. Il existe abondamment dans la nature à l'état de combinaison avec la chaux (craie, marbre). Il se dégage de certains volcans éteints et s'accumule toujours dans les parties les plus déclives (grotte du Chien, près de Naples). Il se produit dans la combustion du charbon, pendant la respiration, etc. Aussi existe-t-il dans l'air dans la proportion de quatre dix-millièmes.

Tandis qu'en respirant les animaux produisent de l'acide carbonique, les plantes au contraire l'absorbent et dégagent de l'oxygène. Il se produit aussi pendant la fermentation, c'est lui qui rend mousseux la bière et le vin de Champagne. On le trouve aussi dans certaines eaux minérales (Seltz, Saint-Galmier).

L'asphyxie par la vapeur de charbon est due non à de la vapeur du charbon (qui ne peut se vaporiser), mais à l'acide carbonique et surtout à l'oxyde de carbone qui se forme par sa combustion à l'air.

On a utilisé l'acide carbonique en médecine pour donner des douches gazeuses sur certains ulcères douloureux, il jouit en effet de quelques propriétés anesthésiques.

CARBURE, s. m. Corps composé formé de carbone et d'un autre corps simple autre que l'oxygène.

Le protocarbure d'hydrogène est un gaz qui se trouve dans la tourbe des marais, il suffit d'agiter le fond d'une mare stagnante pour le voir se dégager en bulles. Il brûle avec une flamme moins éclairante que le **bicarbure d'hydrogène** ou gaz oléfiant. Le gaz d'éclairage est un mélange de ces deux gaz.

CARCINOME, s. m. Variété de cancer. Il existe une certaine confusion dans l'usage de ce terme, comme du reste dans celui de cancer. Aujourd'hui, on désigne scientifiquement ainsi les tumeurs formées par un réseau de fibres entre-croisées qui laissent entre elles des alvéoles remplies de cellules et d'un suc liquide plus ou moins abondant. Cette structure, que l'on reconnaît seulement au microscope, se rencontre dans les tumeurs d'aspect extérieur différent, telles que le *squirrhe* et l'*encéphaloïde*.

On emploie aussi le mot de carcinome non-seulement comme dénomination de ces deux sortes de tumeurs, mais en l'appliquant en général comme synonyme de cancer, c'est-à-dire de tumeur maligne (voy. CANCER).

CARDIA, s. f. (καρδία, cœur). Orifice supérieur de l'ESTOMAC, ainsi nommé à cause de son voisinage avec le cœur.

CARDIALGIE, s. f. (καρδία, cœur ; ἄλγος, douleur). Variété de *gastralgie* dans laquelle une douleur très-vive se fait sentir à la région épigastrique, au voisinage du cardia.

CARDIAQUE, adj. (même étymologie). Qui a rapport au cœur ou au cardia.

Artères cardiaques ou coronaires du cœur, au nombre de deux, naissant de l'aorte, à un centimètre au-dessus de l'orifice aortique, immédiatement au-dessus des valvules sigmoïdes ; celle de gauche ou antérieure se ramifie sur la face antérieure du cœur, et s'anastomose à la face postérieure et vers la pointe avec celle de droite ou postérieure.

Veines cardiaques ou coronaires du cœur, dont deux en arrière et plusieurs en avant, s'ouvrent toutes dans l'oreillette droite par un seul orifice : elles suivent le trajet des artères.

Nerfs cardiaques, fournis par le PNEUMOGASTRIQUE et par le GRAND SYMPATHIQUE. Les rameaux cardiaques du pneumogastrique passent les uns en avant, les autres en arrière de la crosse de l'aorte, et s'anastomosent avec les rameaux cardiaques du grand sympathique, dans la concavité de la crosse de l'aorte, pour former le ganglion de Wrisberg et le *plexus cardiaque*.

CARDIOGRAPHE, s. f. (καρδία, cœur ; γραφή, description). Instrument qui, par un mécanisme particulier, enregistre sur un papier les battements du cœur et permet ainsi d'apprécier leur force et leur durée (voy. SPHYGMOGRAPHE).

CARDIOPATHIE. s. f. (καρδία, cœur ; πάθος, maladie). Dénomination par laquelle on désigne en général toutes les maladies du cœur.

CARDITE, s. f. (καρδία, cœur) ou **MYOCARDITE**. Inflammation du tissu musculaire du cœur, quelquefois isolée, le plus souvent liée à l'ENDOCARDITE ou inflammation de la membrane séreuse qui tapisse l'intérieur de cet organe. Elle se produit par propagation des endocardites ou des péricardites, ou par altération du sang (dans les maladies infectieuses), donne lieu à la dégénérescence de la fibre musculaire elle-même et se manifeste par de la dyspnée, des palpitations, une douleur locale vive. Mais la cardite n'étant jamais une maladie primitive, elle n'a pas de symptômes qui lui soient particuliers.

CARIE, s. f. (de *caries*). Maladie des os, dont la définition n'est pas bien précise, mais qui est caractérisée par la suppuration du tissu osseux, la grande friabilité et la sensation de craquement que donne un stylet introduit dans l'os malade. C'est une sorte de vermoulure, de gangrène ou de *nécrose moléculaire*. En réalité, il y a là plusieurs maladies confondues sous ce nom (ostéite simple, ostéite avec suppuration, abcès des os, tubercules des os, tumeurs, etc.). — Le plus souvent la carie est due à l'influence de la scrofule, du rhumatisme, de la syphilis, ou bien elle est occasionnée par un traumatisme ou par un corps étranger.

Elle siége souvent au voisinage des articulations qui deviennent elles-mêmes malades plus ou moins promptement. Les os courts, ceux du pied surtout, les extrémités des os longs, sont atteints de préférence. L'os devient friable au point de se laisser écraser ou couper facilement, puis il disparaît en bouillie.

Les premiers *symptômes* de la carie osseuse consistent en douleurs sourdes, s'exagérant de temps à autre, surtout la nuit, bientôt suivies de gonflement, rougeur de la peau et de tous les autres signes d'un abcès qui se fait jour au dehors, et dont l'ouverture ne se cicatrise pas ; il s'en écoule un pus de mauvais aspect, au milieu duquel on peut reconnaître au microscope des particules osseuses. Si l'on introduit un stylet dans la plaie, il pénètre facilement dans l'épaisseur de l'os carié en faisant entendre une série de petits craquements dus à la rupture de quelques lamelles osseuses et en provoquant une petite hémorrhagie, l'os malade saignant très-facilement. — Les parties voisines participent à la phlegmasie : ainsi, lorsque l'affection siége au voisinage d'une articulation, ce qui est le cas le plus fréquent, celle-ci s'enflamme, le plus souvent il se forme une ARTHRITE qui dégénère en TUMEUR BLANCHE.

La carie des os du crâne peut déterminer une MÉNINGITE, celle de la colonne vertébrale, une MYÉLITE, celle des côtes, une PLEURÉSIE, etc.

La maladie, d'abord locale, s'accompagne bientôt de phénomènes généraux, de fièvre, quelquefois de diarrhée, d'INFECTION PURULENTE, ou PUTRIDE. D'autres fois, l'os se cicatrise après la sortie d'une partie nécrosée, la plaie se referme et la guérison a lieu.

La durée de la carie est fort longue ; si l'art n'intervient pas, il se produit souvent des complications. Indépendamment de celles que nous avons citées, lorsque l'os est profondément situé, comme les vertèbres par exemple, le pus s'insinue quelquefois entre les muscles, fuse au loin, et va former dans des régions éloignées du siége primitif des ABCÈS PAR CONGESTION (fig. 1).

Le *traitement* de la carie est général et local. On cherchera à modifier la constitution par les bains de mer, les eaux sulfureuses, les toniques (quinquina, fer, amers), l'iode et ses composés, l'huile de foie de morue. On combattra la déperdition de forces qu'entraîne la suppuration prolongée par une nourriture substantielle, l'usage des vins généreux, de la viande crue.

Localement, on emploiera les révulsifs, surtout le fer rouge appliqué en pointes plus ou moins rapprochées les unes des autres, les vésicatoires, les badigeonnages de teinture d'iode. S'il y a trop d'inflammation, les cataplasmes, les bains locaux émollients ou sulfureux, au besoin quelques sangsues. Lorsqu'il y a des abcès formés, on cherchera à favoriser l'écoulement facile du pus, on fera des injections dans les trajets fistuleux. — Enfin on cherchera, par la cautérisation directe des parties malades, à provoquer l'expulsion des parties osseuses atteintes que l'on ruginera ou réséquera au besoin.

Carie dentaire. — Voy. DENT.

CARLSBAD. — Voy. KARLSBAD.

CARMINATIF, adj. (*carminare*, nettoyer). Classe de médicaments qui ont la propriété d'expulser les gaz intestinaux : ce sont des médicaments excitants qui stimulent le travail de la digestion. Les carminatifs les plus employés sont l'anis, la sauge, la mélisse, la menthe, l'angélique, les graines de carvi, de coriandre, de fenouil, etc. La tisane d'espèces carminatives est composée de semences d'*anis*, de *carvi*, de *coriandre* et de *fenouil*, mélangées par parties égales, dont on fait infuser une forte pincée pendant dix minutes dans une tasse d'eau bouillante.

CARNIFICATION, s. f. (*caro*, *carnis*, chair). Induration d'un tissu qui prend une consistance analogue à la chair musculaire. On l'observe dans le deuxième et le troisième degré de la pneumonie. Ce mot est quelquefois aussi employé comme synonyme d'engorgement.

CARONCULE, s. f. Nom donné à plusieurs petits tubercules charnus de différents organes.

La caroncule lacrymale se trouve à l'angle interne de l'œil du côté du nez ; c'est une petite élevure charnue, sorte d'épaississement de la *conjonctive*, qui contient quelques petits poils très-fins et quelques glandes.

Les caroncules myrtiformes, situées à l'entrée du vagin, sont les débris de la membrane *hymen*, déchirée après les premiers rapprochements sexuels.

CAROTIDE, s. f. (de κάρος, assoupissement). Nom de deux artères du cou que les anciens regardaient comme produisant l'assoupissement.

Il y a deux artères **carotides primitives**, l'une droite qui naît du tronc *brachio-céphalique*, l'autre gauche qui vient directement de l'*aorte*.

Les artères carotides sont situées sur les côtés du cou, à gauche et à droite de la trachée et du larynx, en avant de l'œsophage et du pharynx, en arrière des lobes du corps thyroïde, on peut en reconnaître facilement les battements. Leurs blessures sont extrêmement graves à cause de l'hémorrhagie foudroyante qui en est la conséquence. Mais leur situation latérale les rend moins faciles à atteindre, aussi les personnes qui cherchent à se suicider en se coupant la gorge ne réussissent-elles pas toujours à se donner la mort, car le plus souvent elles n'incisent que la partie médiane formée par la trachée.

Les artères carotides primitives (11) sont croisées à leur partie moyenne par le muscle *sterno-cléido-mastoïdien* qui est leur satellite. A leur partie externe se trouve la *veine jugulaire interne* (17), et un peu en arrière le nerf pneumogastrique.

Ces trois organes, nerf, veine et artère, sont contenus dans la même gaîne celluleuse (fig. 108).

Les artères carotides primitives ne fournissent pas de branche collatérale ; au niveau du bord supérieur du cartilage thyroïde, elles se divisent en *carotide externe* (qui se distribue aux parties extérieures du crâne) et *carotide interne* qui se rend aux parties intérieures du crâne.

L'artère **carotide externe** (2, fig. 109) est d'abord placée un peu en dedans de l'interne, entre le pharynx et les muscles stylo-hyoïdien et digastrique, elle est accompagnée par la veine jugulaire externe, traverse la *glande parotide* et, après avoir fourni six branches collatérales, elle se di-

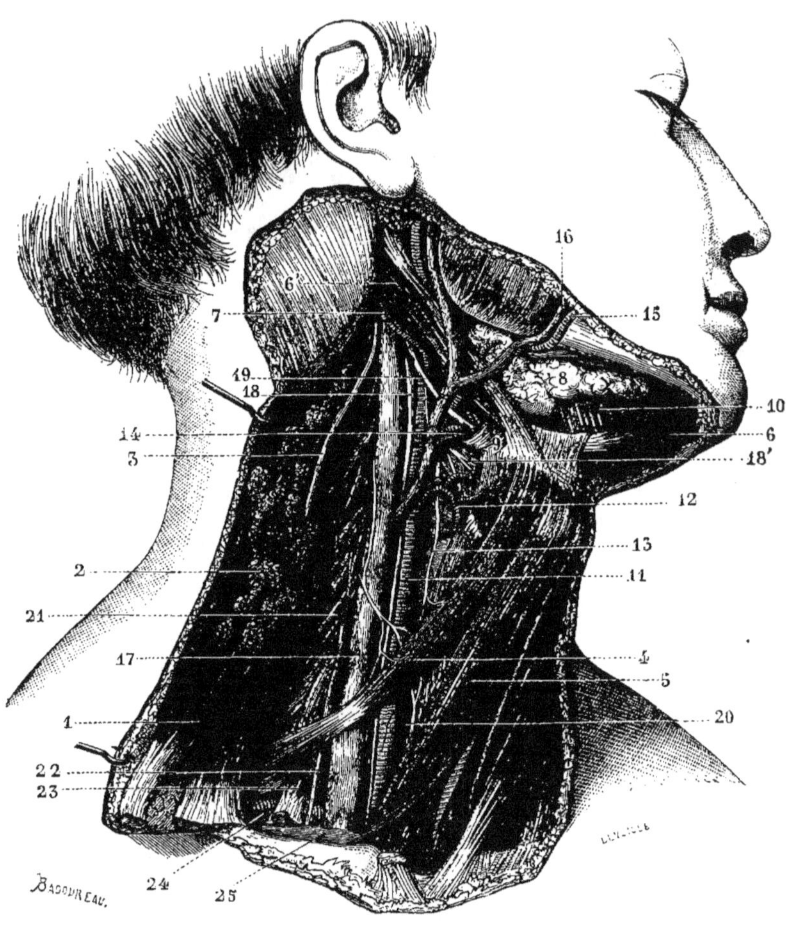

FIG. 108. — Région latérale du cou et région carotidienne.

1, Muscle sterno-mastoïdien détaché du sternum
et de la clavicule et renversé en dehors pour permettre de voir les parties profondes.

2, Chaîne de ganglions lymphatiques placés sous
ce muscle.

3, Nerf spinal.

4, Muscle omo-hyoïdien.

5, Muscle sterno-hyoïdien.

6, Muscle digastrique, ventre antérieur.

6', Son ventre postérieur.

7, Artère occipitale.

8, Glande sous-maxillaire.

9, Grande corne de l'os hyoïde.

10, Muscle mylo-hyoïdien.

11, Artère carotide primitive.

12, Artère thyroïdienne inférieure.

13, Branche descendante du nerf hypoglosse formant anse.

14, Artère et veine linguales.

15, Artère faciale.

16, Veine faciale.

17, Veine jugulaire interne.

18, Nerf pneumo-gastrique.

18', Nerf laryngé supérieur.

19, Nerf grand hypoglosse.

20, Nerf laryngé inférieur.

21, Quatrième branche du plexus cervical profond.

22, Nerf diaphragmatique.

23, Muscle scalène-antérieur.

24, Artère sous-clavière.

25, Veine sous-clavière.

vise en artère *maxillaire interne* et artère *temporale superficielle*.

Ses branches collatérales sont : trois antérieures, *thyroïdienne supérieure*, *linguale*, *faciale*; deux postérieures, *auriculaire postérieure* et *occipitale*; une interne, *pharyngienne inférieure*.

L'artère carotide interne porte le sang à l'encéphale et à l'organe de la vision, elle commence au niveau supérieur du cartilage thyroïde, passe entre le pharynx et la glande parotide; arrivée à la base du crâne, elle y pénêtre par le *canal carotidien* en même temps que les rameaux du nerf grand sympathique qui l'entourent. Elle traverse le sang contenu dans le *sinus caverneux* et, à 3 ou 4 millimètres au-dessus du trou optique, elle fournit une branche collatérale, l'*ophthalmique*, et quatre branches terminales : *cérébrale antérieure*, *cérébrale moyenne*, *communicante postérieure* et *choroïdienne*.

CAROTIDIEN, adj. Qui a rapport aux carotides. Le **canal carotidien** est un trou de l'os temporal (rocher) par où passe l'artère carotide interne.

CARPE, s. m. (καρπίς, poignet) ou **POIGNET.** Partie du membre thoracique comprise entre l'avant-bras et la main. Il est formé par deux rangées d'os qui sont, du côté de l'avant-bras et de dedans en dehors, le pisiforme, le pyramidal, le demi-lunaire et le scaphoïde; du côté de la main, l'unciforme, le grand os, le trapézoïde et le trapèze. Ces os sont unis entre eux par des ligaments qui constituent les articulations carpiennes.

CARPHOLOGIE, s. f. (κάρφος, flocon de neige, et λέγειν, ramasser) ou **CROCIDISME.**

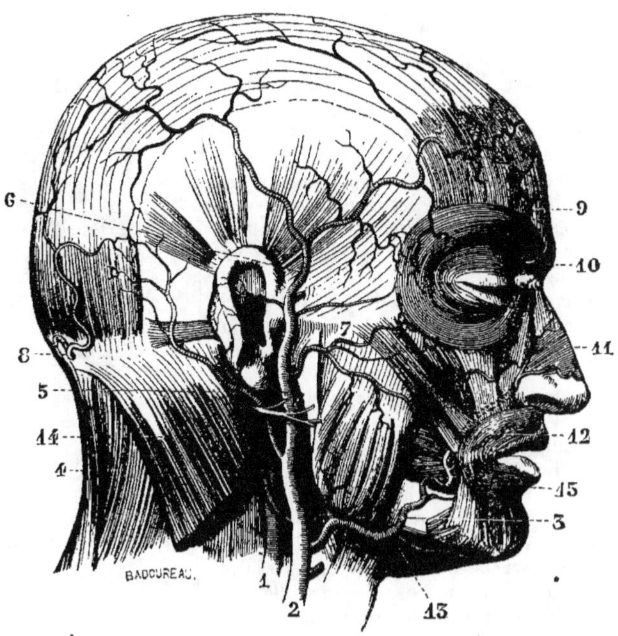

Fig. 109 (empruntée à l'*Anatomie* du docteur Fort). — Carotide externe, temporale superficielle et artères de la face.

1, Artère carotide interne.
2, Artère carotide externe.
3, Artère faciale.
4, Artère occipitale.
5, Bifurcation de l'artère carotide externe en temporale superficielle et maxillaire interne.
6, Artère temporale superficielle et les deux branches terminales.
7, Artère transversale de la face.
8, Terminaison de l'occipitale.
9, Artère sus-orbitaire.
10, Artère frontale interne.
11, Anastomose de l'artère nasale et de l'artère faciale.
12, Artère coronaire labiale supérieure.
13, Muscle masséter.
14, Muscle sterno-mastoïdien.
15, Artère coronaire labiale inférieure.

Mouvements involontaires des mains et des doigts qui semblent chercher dans l'air ou sur leur lit des objets imaginaires. On les observe à une période avancée des fièvres graves et ils constituent un fâcheux pronostic.

CARRÉ, adj. Employé pour caractériser

la forme de certains muscles. Il y a le **muscle carré** du menton ou abaisseur de la lèvre inférieure ; le **carré pronateur** ou cubito-radial, qui va du cubitus au radius ; le **carré lombaire** qui fait partie importante de la région lombaire ; le **carré crural**, situé à la partie supérieure et postérieure de la cuisse ; le **carré du pied** ou pédieux, situé à la face dorsale du pied.

CARREAU, s. m. Maladie caractérisée par la tuberculisation des ganglions mésentériques. Spéciale à l'enfance, elle se révèle par la pâleur, l'amaigrissement, par la présence dans le ventre de tumeurs bosselées, irrégulières qui sont les ganglions hypertrophiés ; par des troubles digestifs consistant en diarrhée, presque toujours sans vomissements.

Le *carreau* a une marche lente et guérit par de bonnes conditions hygiéniques, par une alimentation substantielle, de digestion facile ; une bonne hygiène, le séjour à la campagne ; les bains salés, iodés, sulfureux, d'eau de feuilles de noyer ; les frictions sur le ventre avec les pommades ioduées. Le régime consistera en toniques, amers, sirop ou vin de quinquina, viande crue ; et on combattra la *diarrhée* par le bismuth, le colombo, etc.

CARTILAGE, s. m. (χόνδρος). Tissu solide, moins dur que l'os, élastique, flexible, blanc bleuâtre ou jaunâtre. Certains cartilages restent en cet état pendant toute la vie, ils sont dits *permanents ;* d'autres se transforment en tissu osseux, qui conserve leur forme primitive, ce sont les cartilages *d'ossification*, ou *temporaires*. Ces derniers contiennent des vaisseaux, tandis que les cartilages permanents ne se nourrissent que par l'intermédiaire de leur enveloppe (*périchondre*).

Les extrémités des os sont munies d'un revêtement de **cartilage articulaire** qui facilite leurs mouvements les uns sur les autres, et peut dans certains cas s'user par le frottement ou disparaître en cas d'arthrite.

Il est certains cartilages qui servent de soudure à deux os, tout en donnant un peu d'élasticité à leur réunion. On les rencontre partout où la flexibilité doit être unie à la résistance (côtes).

Le squelette du larynx est formé des CARTILAGES THYROÏDE, CRICOÏDE et ARYTÉNOÏDE ; les fosses nasales sont séparées par le cartilage de la cloison, etc.

Les **fibro-cartilages** sont formés d'un tissu participant à la fois de la nature du tissu fibreux et cartilagineux.

CARTILAGINEUX, adj. Le tissu cartilagineux est formé d'une substance homogène, amorphe et grenue, dans laquelle se

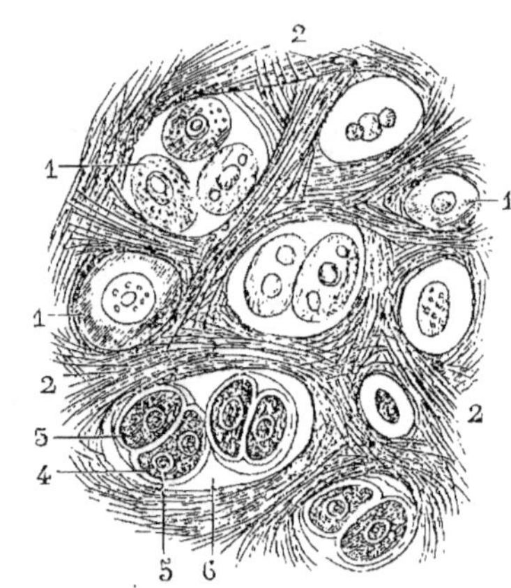

FIG. 110. — Tissu cartilagineux développé anormalement et formant un enchondrome.

1. Cavité creusée dans le cartilage et renfermant des cellules de formes diverses. 3, 4, 5, 6, Cellules cartilagineuses en voie de prolifération. Ces cellules se composent d'un nucléole, d'un noyau, d'une masse de protoplasma et de deux capsules : l'une primitive, l'autre secondaire.

trouvent des espaces ou lacunes (*chondroplastes*) contenant des *cellules* à un ou plusieurs noyaux ou cytoblastes.

Lorsqu'il s'en forme anormalement dans une partie du corps qui ne doit pas en contenir, il produit un ENCHONDROME (fig. 110).

CARUS, s. m. (κάρος, assoupissement). Dernier degré du coma, caractérisé par l'insensibilité complète à tous les stimulants.

CARVI, s. m. (*carum carvi*). Plante de la famille des Ombellifères, dont les fruits ou graines sont aromatiques, stimulants et carminatifs. La racine peut être rendue comestible par la culture. Employé en infusion (10 grammes pour un litre), en poudre (2 à 5 grammes), en huile essentielle (10 à 15 gouttes dans une potion).

CASCARILLE, s. f. (*croton eleutheria*). Plante de la famille des Euphorbiacées qui croît à Éleuthère, dans les Antilles, et dont l'écorce grisâtre à l'extérieur, rouge à l'intérieur, amère, âcre, aromatique, est employée comme tonique et fébrifuge sous forme de poudre, à la dose de 10 à 15 grammes, en plusieurs fois, seule ou associée à la poudre de quinquina.

CASÉEUX, adj. Analogue à du fromage blanc. Les **dépôts caséeux** sont formés par une substance blanche, de consistance molle, semi-liquide.

Pneumonie caséeuse (voy. PNEUMONIE et PHTHISIE).

CASÉINE, s. f. Substance organique analogue à l'albumine, qui existe dans le lait, et se coagule sous l'influence des acides et d'autres agents, tels que la présure, le sulfate de magnésie, etc. C'est elle qui unie au beurre forme les fromages gras, et seule, les fromages maigres. Le lait de femme en contient deux à quatre centièmes de son poids.

CASÉUM, s. m. Synonyme de CASÉINE, partie coagulable du lait.

CASSE, s. f. (*cassia fistula*). Fruit du cassier ou canéficier, arbre de la famille des Légumineuses, qui croît en Amérique et dans les Indes orientales. Il y en a deux espèces, la petite casse d'Amérique et la casse du Brésil. La pulpe est employée comme un laxatif doux, à la dose de 40 à 60 grammes en infusion, ou à la dose de 10 grammes en extrait dans 500 grammes d'eau tiède, ou bien en conserve à la dose de 15 à 60 grammes.

CASTORÉUM, s. m. Substance brune noirâtre, très-odorante, sécrétée par deux glandes situées l'une à droite, l'autre à gauche du cloaque où aboutissent l'anus et les organes génitaux du castor, petit animal de l'ordre des Rongeurs. Insoluble dans l'eau, soluble dans l'alcool et dans l'éther, le castoréum contient une huile essentielle qui lui donne ses propriétés antispasmodiques, pour lesquelles il est employé dans l'hystérie, les affections nerveuses, à la dose de 0gr,05 à 1gr,50 en poudre, ou de 1 à 5 grammes en teinture dans une potion.

CASTRATION, s. f. Amputation des testicules. Elle est complète si les deux sont enlevés; incomplète, s'il n'y en a qu'un seul. La castration chirurgicale ne se pratique chez l'homme que pour des maladies graves, telles que le cancer de cet organe, le testicule tuberculeux (*fongus*), surtout s'il s'agit d'un vieillard. Après avoir endormi le patient, le chirurgien incise le scrotum, ou en enlève même une partie s'il est atteint par le cancer, il traverse toutes les couches qui recouvrent le testicule et le *cordon*, dissèque celui-ci aussi haut qu'il est nécessaire, et avant de le couper, en fait la ligature en masse, c'est-à-dire sans en séparer les éléments. Le testicule s'énuclée en général facilement, on coupe alors le cordon et on laisse la plaie se cicatriser en faisant un pansement simple.

Si l'on n'avait pas la précaution de lier le cordon avant de le couper, il se rétracterait, et rentrerait dans le ventre, y produirait un épanchement sanguin dû à l'hémorrhagie qui aurait lieu par ses vaisseaux. Cette ligature en masse est très-douloureuse, elle ne peut s'exécuter que si l'on a employé le chloroforme.

La *castration criminelle* est punie par la loi des travaux forcés à perpétuité, et même de la peine capitale si elle a causé la mort dans les quarante jours après le crime.

La castration complète prive l'homme de ses facultés viriles, et, si elle a lieu dans le jeune âge, le développement du larynx et celui de la barbe s'en ressentent.

Chez les animaux, faite peu après la naissance, elle prédispose à l'engraissement. On l'exécute par différents procédés, soit par extirpation des testicules, soit en comprimant le cordon de manière à arrêter la nutrition de ces organes, etc.

CATALEPSIE, s. f. (κατάληψις, chute). Maladie nerveuse, caractérisée par une perte de connaissance et par un état particulier des muscles qui conservent pendant toute l'attaque la position qu'ils avaient au début ou qui leur a été donnée. On l'observe dans l'hystérie, dans l'aliénation mentale, etc. La maladie débute presque subitement par la perte de connaissance; quelquefois cependant le malade voit, entend, mais ne peut ni se remuer, ni manifester ses sensations. La mobilité persiste dans tous les muscles de la vie organique, mais amoindrie; la respiration, la circulation sont plus faibles. L'attaque a une durée qui varie de quelques minutes à quelques heures, rarement quelques jours. Le traitement consistera à s'occuper de la maladie primitive et à chercher à réveiller l'action nerveuse par l'aspersion d'eau froide sur le visage, par l'inhalation de vapeurs ammoniacales et quelquefois par l'électricité.

CATALEPTIQUE, adj. État de celui qui

est affecté de catalepsie ou phénomène qui a rapport à la catalepsie.

CATALYTIQUE, adj. Les *phénomènes catalytiques* sont ceux qui sont déterminés par la seule présence d'une substance qui n'intervient pas chimiquement par elle-même. Par exemple, si l'on mêle de l'oxygène et de l'hydrogène à froid, ils ne se combinent pas; mais si l'on fait arriver le mélange de ces deux gaz sur du platine très-poreux (mousse de platine), la combinaison a lieu instantanément sans que la mousse de platine soit modifiée ou altérée, elle n'est intervenue que par sa présence.

Nous ne connaissons pas la cause réelle des phénomènes catalytiques. On suppose qu'il s'agit d'une sorte de condensation des molécules qui rend l'action chimique plus facile.

CATAMÉNIAL, adj. (καταμήνια, menstruation). Qui a rapport à la MENSTRUATION.

CATAPLASME, s.m. (κατά, sur; πλάσσειν, appliquer). Médicaments topiques de nature diverse, de consistance molle, destinés à être appliqués sur des parties saines ou malades. On en fait avec des substances diverses qui les rendent émollients, fondants, astringeants, calmants, etc. On les applique froids ou chauds, selon l'effet qu'on veut obtenir. Les cataplasmes émollients sont faits avec la farine de graine de lin fraîche ou la mie de pain, le son, l'amidon, la fécule de pomme de terre, le riz, les feuilles d'espèces émollientes. La farine de graine de lin est délayée dans l'eau bouillante; quand on emploie la mie de pain, le son, le riz crevé, l'orge, les feuilles émollientes de poirée, de laitue, on les fait bouillir dans l'eau; les cataplasmes de fécule se font en délayant la fécule dans l'eau fraîche et en l'agitant pendant la cuisson jusqu'à consistance convenable. Avoir soin de ne mettre que très-peu de fécule, et de l'empêcher de se réunir en grumeaux par une agitation continuelle.

Les cataplasmes de feuilles de ciguë, de belladone, qui sont calmants, se font également par décoction. En versant sur les cataplasmes émollients une quantité suffisante de laudanum, on en fait des cataplasmes calmants ou narcotiques. On obtient une action analogue en délayant la farine de graine de lin dans la décoction de têtes de pavot. Si l'on ajoute un peu de farine de moutarde aux cataplasmes de farine de graine de lin, on obtient les cataplasmes sinapisés qui sont révulsifs. Pour maintenir la chaleur et l'humidité des cataplasmes, on les recouvre avec un morceau de flanelle ou de taffetas ciré.

CATARACTE, s.f. (de καταρράκτης, chute d'eau, à cause de l'opinion qui attribuait cette maladie à la chute d'une humeur sur l'œil). Opacification du *cristallin* ou bien plus rarement de son enveloppe. Lorsque le cristallin est complétement opaque, les rayons lumineux ne peuvent plus le traverser et parvenir sur la rétine, il y a *cécité*. Cependant si c'est la seule cause qui s'oppose à la vision, si la cataracte est simple, non compliquée d'amaurose, il passe toujours assez de lumière pour qu'on puisse distinguer le jour de la nuit. On se fait dans le vulgaire une idée assez fausse de ce qu'est une cataracte, ce n'est pas une pellicule ou une simple écaille qui se place dans l'œil et intercepte les rayons lumineux, c'est un corps de la grandeur et de la forme d'une forte lentille, c'est le cristallin devenu opaque.

Variétés. Sous le rapport de l'*étiologie*, une cataracte est dite *spontanée*, lorsqu'elle survient sans cause appréciable; *traumatique*, si elle est occasionnée par une blessure du cristallin; *congénitale*, si elle existe au moment de la naissance.

A un autre point de vue, une cataracte est dite *nucléaire*, si c'est le centre (noyau) de la lentille cristallinienne qui s'est opacifié; *corticale*, si c'est la périphérie; *capsulaire*, si c'est la capsule et non le cristallin lui-même qui est affecté. Enfin elle peut n'être que partielle et disséminée, complète ou incomplète, ou n'occuper qu'une zone de la substance corticale, tout autour du noyau qui reste transparent ainsi que les parties les plus périphériques. Cette dernière variété est appelée **cataracte zonulaire**, elle est en général stationnaire et apparaît dans les premières années de la vie et se retrouve chez plusieurs personnes de la même famille.

On distinguait autrefois de très-nombreuses catégories de cataractes suivant la forme qu'affectait l'opacité, forme qui en réalité a peu d'importance.

La plus fréquente de toutes, c'est la **cataracte sénile ordinaire** qui survient spontanément chez certaines personnes après cinquante à soixante ans. C'est elle que nous aurons en vue dans notre description.

Étiologie. Les causes de la *cataracte ordinaire* sont très-obscures, il est probable qu'elle est produite par une altération de la *choroïde*, membrane vasculaire de l'œil, et qu'elle dépend des changements de structure qu'éprouvent les vaisseaux sanguins dans la vieillesse.

Les cataractes traumatiques sont dues à des blessures du cristallin.

L'*hérédité* a une influence incontestable sur la production de la cataracte, l'un de nous a pu constater sa présence chez trois frères et l'opérer chez deux d'entre eux; leur père avait été aussi atteint de la même affection. La fatigue, la myopie, les inflammations oculaires, etc., ne paraissent avoir aucune influence sur sa production, sauf toutefois pour les cataractes compliquées qui surviennent dans le *glaucome*, l'*iridochoroïdite*, etc.

Les gens de la ville y sont moins sujets que ceux de la campagne qui, soumis à de rudes fatigues, transpirent beaucoup.

Début, symptômes et marche. Il n'est pas toujours facile de reconnaître avec certitude le début d'une cataracte. Chez le vieillard, le cristallin prend naturellement un aspect brunâtre qui peut faire croire faussement à son existence; d'un autre côté, de petites opacités cristalliniennes échappent facilement à l'observation. Lorsque la cataracte est déclarée, on observe que la pupille, au lieu d'être noire, est plus ou moins grisâtre ou jaunâtre.

L'*éclairage oblique*, obtenu en faisant arriver latéralement sur l'œil les rayons d'une lampe, concentrés au moyen d'une lentille concave (fig. 111), nous renseignera plus sûrement encore, surtout si l'on a eu soin de dilater la *pupille* en instillant dans l'œil quelques gouttes d'un collyre faible au sulfate d'atropine. On se servira dans le même but de l'éclairage avec le miroir seul ou OPHTHALMOSCOPE.

On reconnaît au début des stries rayonnées plus ou moins fines et nombreuses, mélangées de quelques plaques grisâtres irrégulièrement placées. Avec une certaine habitude, on distingue la grosseur du noyau dont on peut mieux préjuger la consistance.

Plus les stries sont fines, plus la cataracte est dure; à partir de trente ans, il y a toujours un noyau; dans le jeune âge il manque d'habitude. Si l'œil a été le siége d'une inflammation qui ne se produit pas dans la cataracte ordinaire, il existe un dépôt *crétacé* d'un blanc crayeux situé au-dessous de l'enveloppe du cristallin (cristalloïde) et qui forme la **cataracte calcaire.**

Si la **cataracte** est **molle** ou liquide, l'opacité est floconneuse et d'un blanc laiteux.

Les symptômes subjectifs du début de la cataracte sont aussi insensibles, c'est à peine si les malades s'aperçoivent d'un nuage qui vient obscurcir leur vue. Si, comme c'est l'habitude, le centre du cristallin est atteint avant les parties périphériques, ils verront

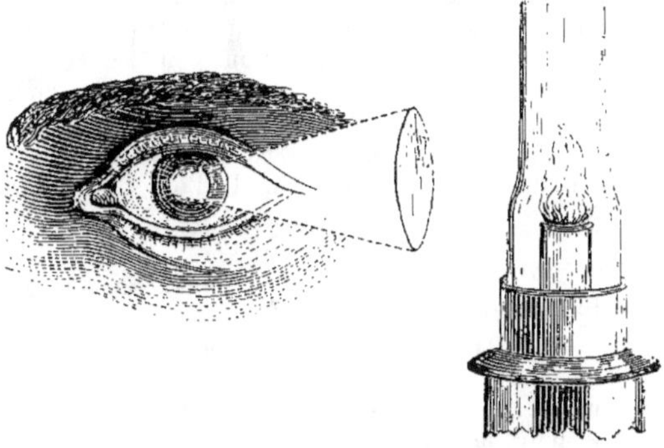

Fɪɢ. 111. — Éclairage oblique de l'œil.

mieux le soir, dans une demi-obscurité qu'en pleine lumière. Leur pupille est en effet dilatée dans les endroits sombres et les rayons lumineux peuvent passer par les bords encore transparents du cristallin. Ils sont en cela bien différents des *amaurotiques* qui recherchent la lumière et dont les pupilles sont démesurément grandes et noires, du moins en général.

Lorsque la cataracte résulte d'un traumatisme (*blessure du cristallin*), elle est beaucoup plus liquide, sa marche est rapide.

La cataracte sénile ordinaire met un temps toujours assez long (plusieurs années) avant de mûrir complétement. Le plus souvent elle atteint les deux yeux l'un après l'autre; elle reste quelquefois stationnaire, mais elle finit par devenir complète. Il n'y a jamais de douleur, sauf lorsqu'elle présente quelque complication du côté de l'iris ou de la choroïde (IRITIS, GLAUCOME, CHOROÏDITE).

La **cataracte capsulaire** est due le plus souvent à l'inflammation de l'iris ou de la choroïde. Son aspect est blanc crayeux, il peut exister des adhérences entre elle et l'*iris* (synéchie postérieure), elle peut rester stationnaire si la maladie primitive (iritis) s'arrête elle-même; la vision s'exerce encore à travers les parties qui ne sont pas envahies.

Diagnostic. Ce serait commettre une erreur grossière que de confondre une cataracte avec une *taie* de la *cornée*, l'examen même le plus superficiel suffit à cette distinction. Mais il est quelquefois difficile d'affirmer si derrière une opacité presque complète de la cornée il y a une cataracte.

Il faut bien se garder de confondre un GLAUCOME (qu'il faut opérer le plus tôt possible sous peine de perte absolue de l'œil) avec une cataracte dont l'opération peut être retardée sans danger.

Enfin il est essentiel de s'assurer si la cataracte est simple, si elle ne se complique pas d'une autre altération du fond de l'œil

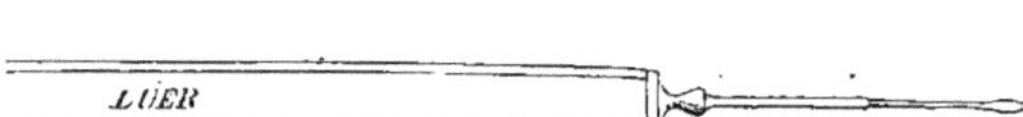

FIG. 112. — Aiguille à cataracte.

qui rendrait une opération inutile; pour cela, plusieurs moyens sont mis en usage. Le premier, à la portée de tout le monde, est pour nous un critérium extrêmement important, il consiste dans l'*examen de la fonction visuelle*.

On cache l'œil qui ne doit pas être examiné au moyen d'un bandeau ou d'un simple mouchoir, et l'on place le malade dans une chambre obscure. On lui présente une lampe allumée à deux ou trois mètres de distance; malgré l'existence de la cataracte, le malade doit pouvoir indiquer facilement la direction de la lumière avec son doigt, même lorsqu'on en baisse la flamme et qu'on l'éloigne de plusieurs mètres. On peut répéter la même expérience avec deux lumières, on lui en fait fixer une qui reste immobile, on fait mouvoir l'autre tout autour de la première, il doit pouvoir suivre la seconde avec son doigt *tout en fixant la première*.

Le second moyen, bien plus infidèle, consiste dans la recherche des PHOSPHÈNES.

Traitement : On a essayé, prôné, recommandé et finalement abandonné l'emploi de bien des substances destinées soi-disant à amener la guérison de la cataracte sans opération. Dans ces derniers temps, l'huile phosphorée a été mise en usage, sans produire autre chose que des accidents dus à la présence de ce poison. Il n'y a absolument rien à attendre d'un traitement médical. Des exemples de guérison spontanée de la cataracte, même chez des personnes âgées, existent cependant, et l'un de nous a publié un fait de ce genre observé par lui-même chez un homme de plus de cinquante ans; mais les conditions sont alors tout à fait exceptionnelles.

Le seul parti à prendre vis-à-vis de la cataracte ordinaire mûre et complète, c'est de l'opérer.

Il existe trois méthodes principales pour opérer la cataracte; chacune d'elles offre plusieurs procédés. Suivant les circonstances on doit avoir recours aux uns ou aux autres.

1° *Abaissement de la cataracte.* C'est la méthode la plus anciennement connue; elle est pratiquée de temps immémorial et consiste à abaisser ou à faire basculer le cristallin dans le *corps vitré*, de façon à en débarrasser l'ouverture pupillaire et permettre aux rayons lumineux de pénétrer de nouveau jusqu'à la rétine. Cette méthode est à peu près abandonnée en Europe; car le cristallin une fois abaissé dans le corps vitré devient un véri-

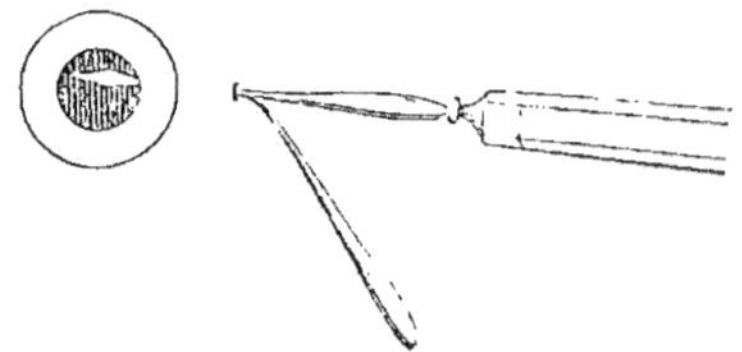

FIG. 113. — Présentation de l'aiguille devant la cataracte; on ramène le manche vers l'horizontale.

table corps étranger de l'œil, et provoque la plupart du temps une inflammation consécutive qui amène la perte totale de l'œil.

Les figures 112, 113, et 114 indiquent l'aiguille dont on se sert pour pénétrer dans l'œil, la série des positions successivement occupées par le cristallin, qui finalement est renversé en arrière de l'iris dans le corps vitré.

2° *Discision de la cataracte.* Lorsqu'elle est applicable, c'est celle qui est la moins dangereuse. Mais elle ne peut être employée que contre les cataractes molles qui n'ont pas de noyau, c'est-à-dire jusqu'à vingt à vingt-cinq ans.

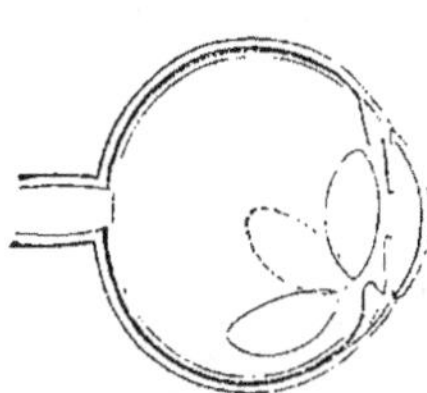

FIG. 114. — Réclinaison de la cataracte ; le cristallin se trouve déplacé à la partie inférieure du corps vitré.

Au moyen d'une aiguille à discision que l'on introduit par la cornée, on ouvre légèrement la partie antérieure de la capsule du cristallin, et on retire l'aiguille (fig. 115). L'humeur aqueuse se trouve au contact de la cataracte, celle-ci gonfle plus ou moins suivant la grandeur de l'ouverture, tombe dans la chambre antérieure et finit par se dissoudre. On active

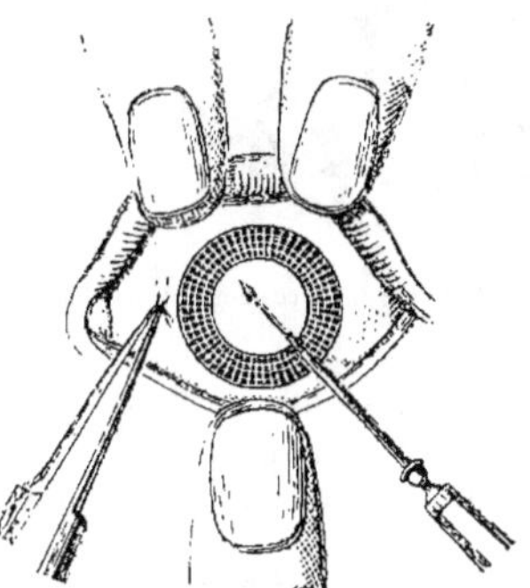

FIG. 115. — Discision de la cataracte.

cette résorption en recommençant au besoin une seconde ou une troisième discision. S'il y a de l'inflammation de l'iris, on instille un collyre à l'atropine et on la combat par les moyens ordinaires. Chez un tout jeune enfant, la cataracte se résorbe vite, quelques semaines ou quelques mois suffisent ; chez l'adulte il faut quelquefois une année.

3° *Extraction de la cataracte.* Elle consiste à enlever complétement le cristallin opacifié. C'est la méthode générale d'opération des cataractes. On emploie plusieurs procédés : les uns (ceux qui sont les plus prudents) font en même temps une *iridectomie*, c'est-à-dire enlèvent une petite portion d'iris, les autres laissent la pupille intacte.

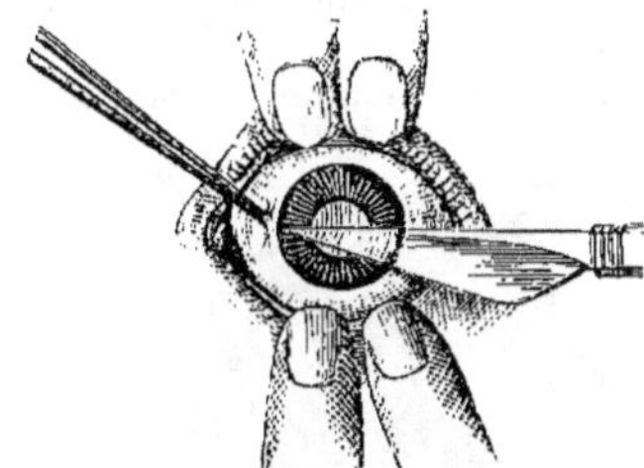

FIG. 116. — Premier temps. Section du lambeau (kératotomie inférieure).

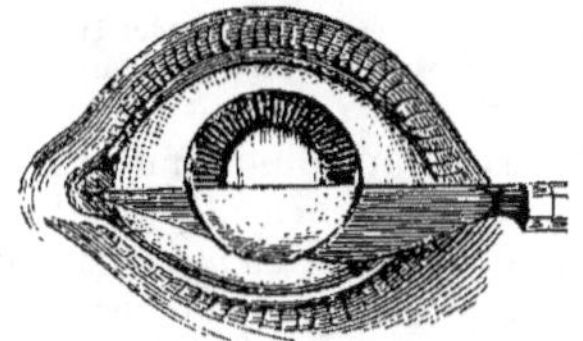

FIG. 117. — Manière de terminer le lambeau en poussant le couteau sans le amais retirer.

Le procédé le plus suivi en France est **l'extraction à lambeau.** Après avoir di-

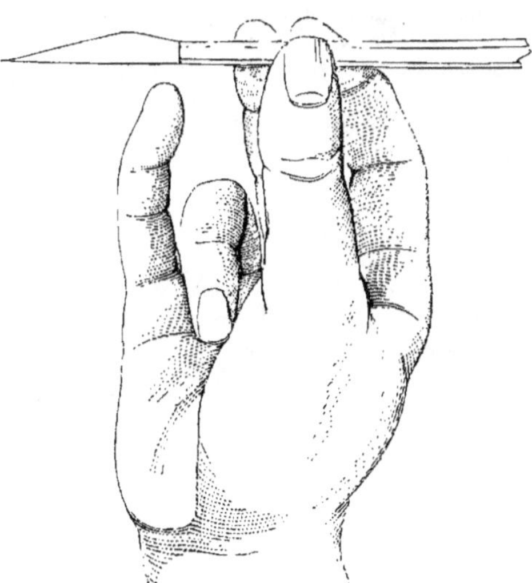

FIG. 118. — Manière de tenir le couteau à cataracte.

laté la pupille, écarté les paupières au moyen d'un instrument ou des doigts des

aides, fixé l'œil avec une pince du côté interne, on pénètre dans la cornée avec un couteau triangulaire que l'on pousse de façon à lui faire couper un lambeau circulaire inférieur ou supérieur (fig. 116, 117 et 118).

Dans le second temps, on ouvre la cap-

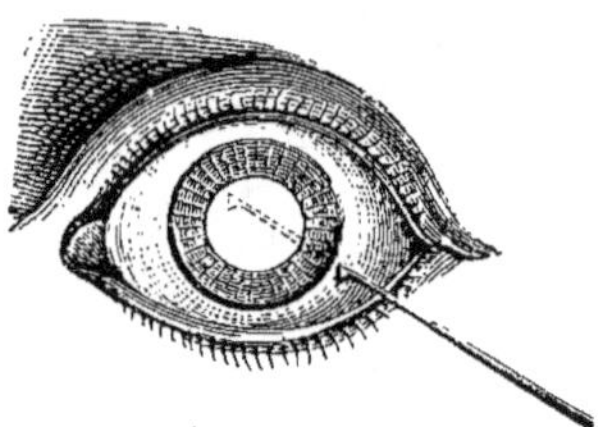
FIG. 119. — Deuxième temps. Introduction du cystitome dans l'opération à lambeau.

sule du cristallin au moyen d'un *cystitome*, sorte de crochet tranchant (fig. 119).

En faisant regarder en haut et appuyant légèrement en bas avec une curette, le cristallin sort alors presque de lui-même (fig. 120); on nettoie un peu la plaie du sang qui la recouvre quelquefois, on ferme les paupières et on maintient l'œil et le malade au repos pendant au moins quinze à vingt jours.

Ce procédé présente plusieurs inconvénients, dont le principal est la large plaie qu'il faut faire à l'œil et qui ne se cicatrise pas toujours facilement. On a cherché à faire sortir le cristallin par une plaie *linéaire* (**extraction linéaire**) faite suivant le plan d'un grand cercle de l'œil, une semblable incision tend toujours à se refermer d'*elle-même*, sa cicatrisation est beaucoup plus prompte. Lorsqu'il s'agit d'une cataracte entièrement molle ou liquide, c'est-à-dire chez les individus jeunes ou à la suite d'un traumatisme, on fait l'incision au moyen d'un couteau spécial en fer de lance représenté (fig. 121). Après avoir ouvert la capsule du cristallin, on le fait sortir en appuyant avec une curette sur le bord de la plaie (fig. 122).

Plus récemment, on est parvenu à opérer toutes les cataractes au moyen d'une incision

linéaire; mais il a fallu employer un autre procédé que le précédent qui ne donnait pas une ouverture assez grande. Comme dans tous les autres, il y a les trois temps ordinaires : 1° *incision de la cornée*, 2° *ouver-*

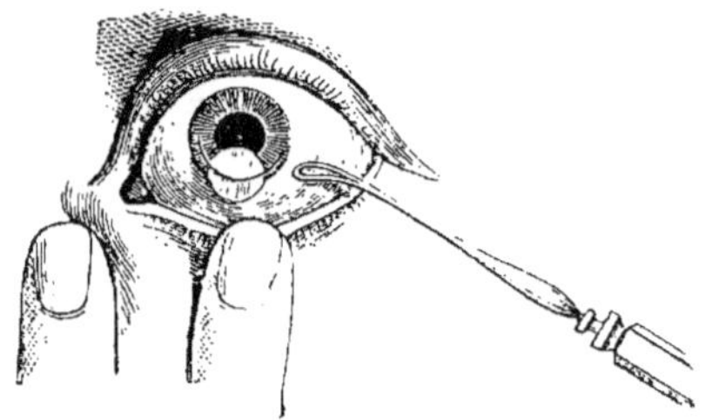
FIG. 120. — Troisième temps. Expulsion de la cataracte.

ture de la capsule, 3° *extraction de la cataracte*. Mais il faut de plus, entre le premier et le deuxième temps, exciser un petit lambeau de l'*iris* qui gênerait la sortie du cristallin. Loin d'avoir un inconvénient au point de

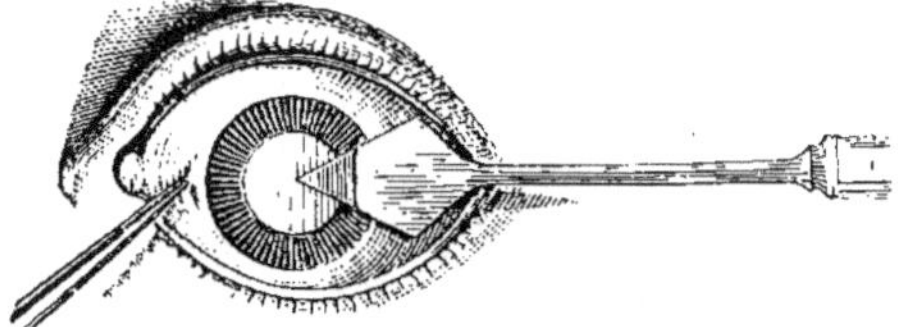
FIG. 121. — Extraction linéaire simple; incision de la cornée au moyen du couteau lancéolaire.

vue du rétablissement de la vision, cette *iridectomie* semble mettre l'œil à l'abri des complications qui surviennent quelquefois

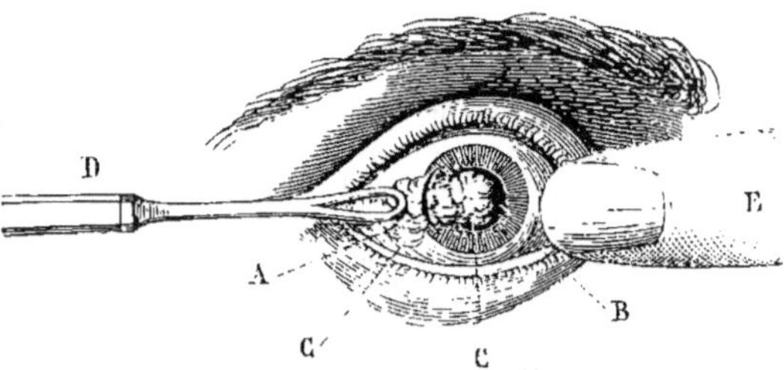
FIG. 122. — Extraction de la cataracte molle.
A, Incision linéaire de la cornée. B, Pupille. CC, Cataracte en partie sortie de l'œil. D, Curette. E, Doigt appuyant sur l'œil.

par les autres procédés d'*extraction*. Les figures suivantes donnent une idée de cette opération, introduite dans la pratique par de Graefe et que nous appliquons nous-même dans la plupart des cas, c'est-à-dire lorsqu'il s'agit de la cataracte sénile ordinaire.

L'incision de la cornée se fait à sa partie supérieure, au moyen d'un couteau mince et long (fig. 123). La figure 124 indique le second temps pendant lequel on excise une petite portion d'iris; la figure 125 montre la sortie du cristallin opacifié.

La plaie de l'œil se ferme spontanément, ses deux bords n'ayant aucune tendance à s'écarter. Il est possible de la nettoyer de

de l'huile de ricin, afin qu'il ne soit pas nécessaire d'aller à la selle pendant un ou deux jours.

Après l'opération, le malade restera couché; on lui applique un bandage qui immo-

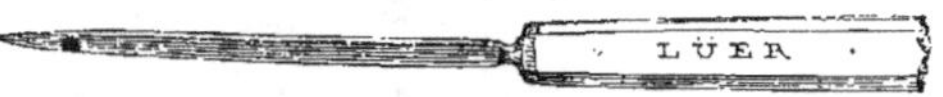

FIG. 123. — Couteau à cataracte de Graefe.

bilise l'œil opéré et le protége en même temps. Sa chambre sera obscure, il évitera les mouvements de mastication, et pour cela il ne devra pas parler et ne recevra que des aliments liquides ou semi-liquides. La durée des soins consécutifs est fort différente suivant le procédé employé.

Après la *discision*, il est nécessaire d'instiller de l'atropine pendant fort longtemps, afin de maintenir la pupille dilatée; il faudra en outre se tenir en garde contre les accidents qui peuvent survenir pendant la dissolution du cristallin, qui est d'autant plus longue que la personne opérée est moins jeune.

Après l'*abaissement*, abandonné actuellement, les précautions sont en général moins rigoureuses; mais des complications peuvent se montrer pendant une époque indéterminée, fort longtemps après l'opération.

Après l'*extraction* par la méthode à lambeau, il faut au moins quinze jours avant de permettre au malade de se lever; avant ce laps de temps, on n'est pas à l'abri des accidents.

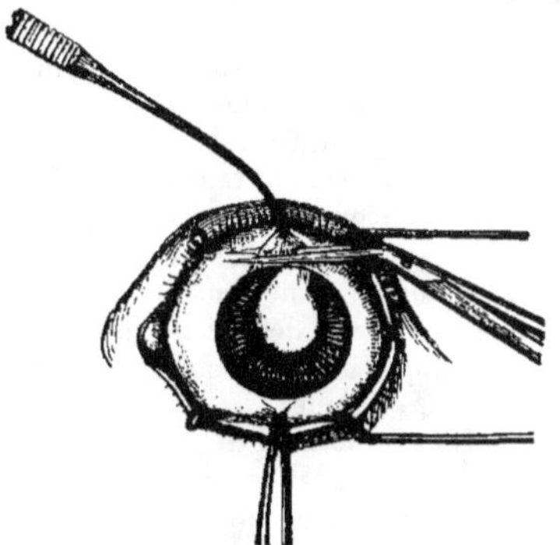

FIG. 124. — Excision du petit lambeau d'iris qui se loge dans la plaie.

tous les débris et filets sanguins, enfin elle est généralement cicatrisée au bout de trente-six à quarante-huit heures.

Avant les opérations de cataracte, il est

Après l'*extraction linéaire* simple ou combinée avec l'iridectomie, il suffit le plus souvent de huit jours pour que le malade puisse être considéré comme guéri; il peut se lever à la rigueur dès le premier jour, mais il est bien plus prudent d'attendre le quatrième. Le bandage est changé deux fois par jour, ce qui permet de se rendre compte de l'état de l'œil et de combattre les complications.

Les seuls reproches à faire à ce dernier procédé, qui nous semble jusqu'ici donner le plus grand nombre de succès, c'est : 1° d'exiger une certaine habileté de l'opérateur; 2° de laisser à la suite une pupille déformée ayant une échancrure à sa partie supérieure. Cette forme de la pupille a du reste fort peu d'importance, car la paupière supérieure vient en recouvrir la plus grande partie.

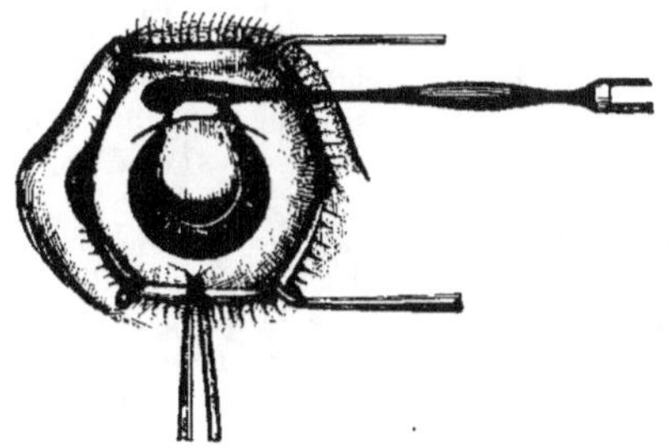

FIG. 125. — Expulsion de la cataracte en appuyant légèrement avec la curette, à la partie supérieure.

bon de dilater la pupille par l'instillation de quelques gouttes de collyre au sulfate d'atropine et de donner un purgatif salin ou

Après l'extraction du cristallin cataracté, l'œil a perdu son accommodation ; il est donc nécessaire, pour que la vision soit complé-

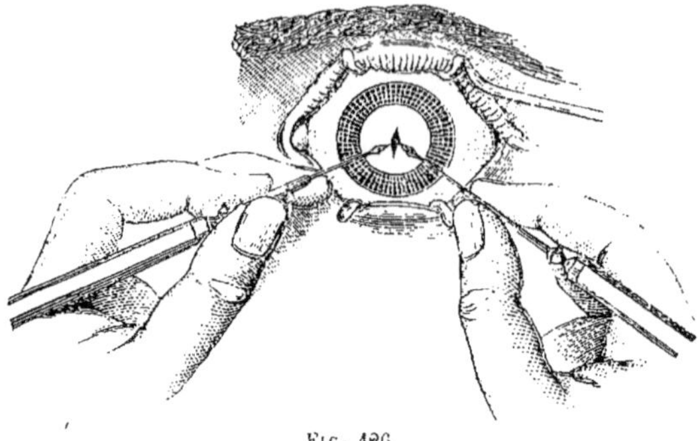

Fig. 126.

tement rétablie, de remplacer le cristallin absent par une lentille convexe placée devant l'œil et de se servir de lunettes appropriées. Il lui faudra le plus souvent le numéro + 3 pour voir de près et + 5 pour voir de loin. Afin de le garantir contre les rayons lumineux trop vifs, on se servira de verres bleus en forme de coquille et d'un petit bandeau protecteur en soie noire.

Les principaux accidents qui peuvent survenir *pendant l'opération* de la cataracte sont : l'hémorrhagie dans la chambre antérieure ; elle n'a pas d'autre gravité que d'exiger un peu de temps pour la résorption du sang, dont on peut faire sortir la plus grande partie par des manœuvres pratiquées sur l'œil à travers les paupières. L'impossibilité de faire sortir la cataracte et sa chute dans le corps vitré ; il faut absolument la faire sortir, dût-on l'y chercher avec une curette. La sortie du corps vitré est peu importante si elle est faible et suit l'opération do la cataracte ; il faut appliquer alors un bandage serré.

Après l'opération, il peut se produire une *iritis*, une *irido-choroïdite*, la *suppuration* de la cornée et celle de l'œil en entier, une *cataracte secondaire*.

L'opération en elle-même est peu douloureuse et n'exige que rarement l'emploi du chloroforme pour les personnes indociles. Il est prudent de ne la pratiquer que dans la position horizontale et ne jamais opérer les deux yeux à la fois à moins de circonstances particulières.

La **cataracte secondaire** n'est qu'une trame blanche très-mince qui oblitère la pupille et s'oppose au rétablissement de la vision. Elle survient lorsque l'œil a subi un certain degré d'inflammation et nécessite une seconde opération qui consiste en une dilacération de cette sorte de toile que l'on peut exécuter avec deux aiguilles ainsi que l'indique la figure 126.

CATARRHAL., adj. Qui est relatif au catarrhe.

CATARRHE, s. m. (κατά, en bas, et ῥέω, couler). Écoulement résultant de l'inflammation d'une membrane muqueuse : à l'état chronique il prend souvent le nom de flux. Il y a de nombreuses variétés de catarrhes, selon le siége de l'inflammation : catarrhe du nez ou coryza, catarrhe des oreilles ou otorrhée, catarrhe des bronches ou bronchite chronique ou bronchorrhée, catarrhe de la vessie, etc., etc.

Le **catarrhe suffocant** est une variété qu'on rencontre chez les enfants (voy. BRONCHITE CAPILLAIRE), et quelquefois chez les vieillards affectés de catarrhe chronique, et dans laquelle la sécrétion est tellement abondante que les poumons ont de la peine à s'en débarrasser, ou bien quand les dernières ramifications bronchiques sont tellement gonflées, que l'air a de la peine à les traverser, d'où la suffocation.

Le traitement du catarrhe varie selon le siége. Quant au catarrhe suffocant, il exige les expectorants, les vomitifs, ipéca, tartre stibié, kermès, oxyde blanc d'antimoine, révulsifs, et ventouses sur la poitrine et quelquefois émissions sanguines (voy. BRONCHITE).

CATHARTIQUE, adj. (κάθαρσις, purgation). Classe de médicaments purgatifs qui tiennent le milieu entre les purgatifs anodins et les purgatifs énergiques ou drastiques. Les sels de magnésie, de soude, de potasse, etc., sont des cathartiques. Cette division est aujourd'hui abandonnée comme trop vague. — Le sulfate de soude (20 à 25 grammes) uni au tartre stibié (0ᵍʳ,05) constitue un **éméto-cathartique**.

La **poudre cathartique** est composée de scammonée et jalap, 4 grammes de chaque, mêlés à 8 grammes de tartrate acide de potasse.

CATHÉRÉTIQUE, adj. (καθαιρεῖν, détruire). Caustique faible, dont l'action est superficielle, tel que le nitrate d'argent, l'alun calciné, la solution de chlorure de zinc au 100°.

CATHÉTER, s. m. (de καθιέναι, plonger).

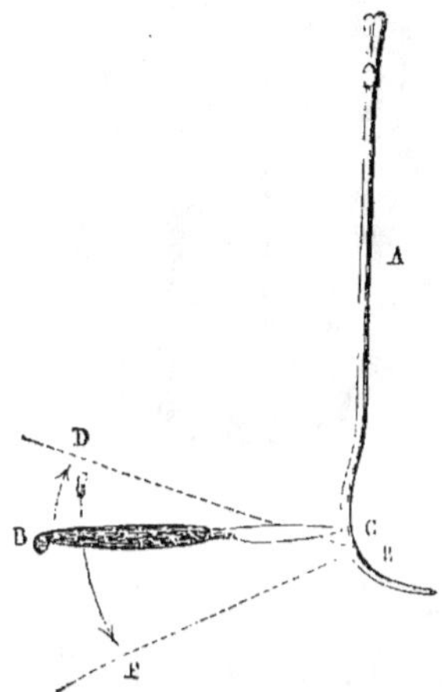

FIG. 127. — Cathéter à rainure pour guider la pointe du bistouri.

Instrument destiné à sonder. On donne plus spécialement ce nom à une espèce de sonde métallique, courbe, présentant à sa convexité une rainure qui sert de guide au bistouri dans l'opération de la TAILLE (fig. 127).

CATHÉTÉRISME, s. m. Opération qui consiste à introduire une *sonde* ou une *bougie* dans un conduit naturel. Tous les canaux de l'économie peuvent être sondés : on fait le cathétérisme de l'œsophage, de la trompe d'Eustache, des voies lacrymales, de l'utérus, etc.; mais on applique plus particulièrement ce terme au cathétérisme de *l'urèthre*.

On pratique le cathétérisme de l'urèthre chez l'homme dans diverses circonstances : lorsqu'il y a rétention d'urine pour une cause quelconque et qu'il faut lui donner issue (*cathétérisme évacuateur*); pour se rendre compte de l'existence d'un rétrécissement de l'urèthre, de la présence d'un corps étranger ou de la pierre dans la vessie (*cathétérisme explo-*

rateur); comme moyen de traitement des rétrécissements de l'urèthre, des uréthrites chroniques. On introduit aussi un cathéter afin de guider le bistouri dans l'opération de la taille, ou une sonde afin d'assurer le passage de l'urine et l'empêcher de passer par la plaie.

Dans l'opération de la *lithotritie*, on exécute cette opération avec l'instrument destiné à broyer la pierre, et on sonde quelquefois ensuite pour entraîner les fragments.

On se sert pour le cathétérisme de sondes rigides métalliques, droites ou courbes, ou de sondes molles et flexibles.

Cathétérisme simple, l'urèthre étant libre chez l'homme :

1° *Avec les sondes métalliques*. Il est

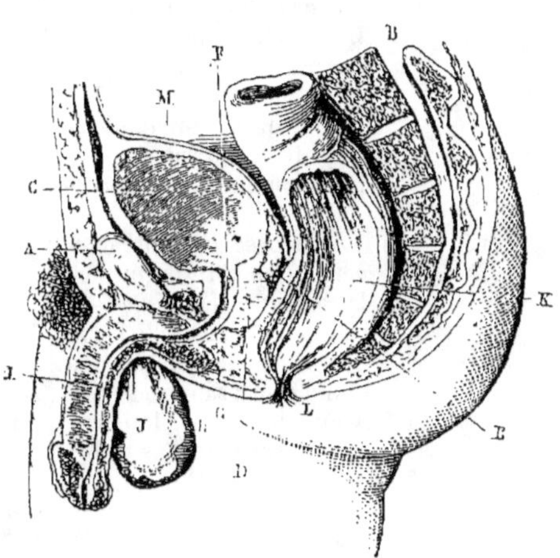

FIG. 128. — Coupe du contenu du bassin et du canal de l'urèthre chez l'homme.

A, Pubis.
B, Section du sacrum.
C, Vessie.
D, Prostate.
E, Vésicule séminale.
F, Portion prostatique de l'urèthre.
G, Portion membraneuse.
H, Bulbe de l'urèthre.
I, Portion spongieuse terminée par le gland.
J, Testicule.
K, Rectum.
L, Anus.
M, Péritoine allant de la face antérieure du rectum sur la face postérieure de la vessie.

nécessaire pour bien pratiquer cette opération de connaître exactement l'anatomie du canal de l'**urèthre** (fig. 128). En se reportant à la figure 130, on voit qu'il suffit de redresser la verge pour que le canal ait exactement la forme de la *sonde* ordinairement employée, et qui est formée d'un tube droit terminé par une partie courbée en arc de cercle (fig. 129).

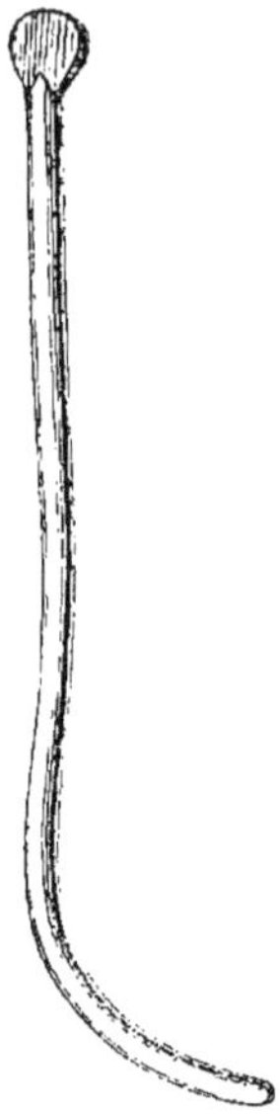

Le patient étant couché sur le bord du lit, les jambes écartées et légèrement fléchies, afin de mettre tout le corps au repos; après avoir graissé la sonde avec de l'huile ou du cérat, l'opérateur la tient de la main droite par son pavillon; de la main gauche il saisit la verge entre les doigts et le pouce. Il introduit doucement le bec de la sonde dans le méat urinaire (fig. 130), qu'il a eu au préalable le soin de découvrir du prépuce lorsque c'est nécessaire.

Il pousse la sonde doucement en attirant un peu la verge et l'inclinant du côté gauche, de telle façon que la sonde soit un peu oblique par rapport à l'axe du corps. Une fois que le bec de l'instrument est parvenu au-dessous de l'os pubis

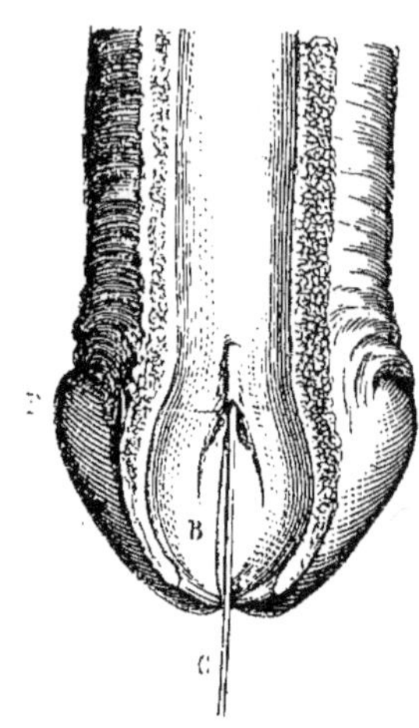

FIG. 131. — Sonde arrêtée au-dessus de la fosse naviculaire par la valvule de Guérin

A, Paroi supérieure du canal ouvert. B, Commencement du pli valvulaire. C, Sonde placée entre la valvule et la paroi supérieure de l'urèthre. D, Valvule.

verge et la sonde (presque complétement introduite) dans la direction de l'axe du corps, et en abaisse complétement le pavillon jusqu'entre les cuisses du patient, en lui faisant décrire un arc de cercle pendant l'exécution duquel le bec de la sonde franchit la partie courbe de l'urèthre (F, G., fig. 128), contourne l'os pubis et pénètre dans la vessie.

On s'aperçoit que la sonde a pénétré par l'écoulement de l'urine ou, si la vessie est vide, à ce qu'on peut faire tourner facilement la sonde autour de son axe.

Difficultés de l'opération. En suivant l'ordre dans lequel elles se présentent: il peut être quelquefois difficile de trouver le méat urinaire, lorsque le prépuce est trop étroit et qu'il est boursouflé par l'œdème; mais avec de la patience, et en se servant d'une sonde de gros calibre comme conducteur de celle qu'on veut introduire définitivement, on finit toujours par y parvenir.

Quelquefois on est arrêté au début par une petite valvule, signalée par Guérin, située

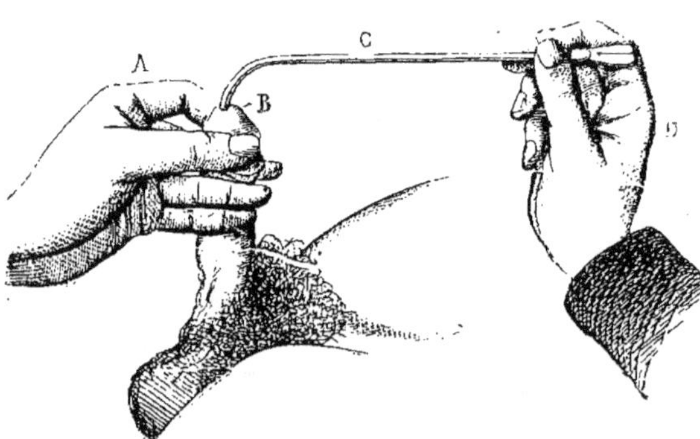

FIG. 130. — Introduction de la sonde.

A, Main gauche du chirurgien. B, Position de cette main sur le gland et la partie voisine de la verge. C, Sonde. D, Main droite de l'opérateur.

(A, fig. 128), il l'engage au-dessous en abaissant légèrement le pavillon, ce qui rapproche son extrémité interne de la paroi inférieure de l'urèthre. Alors, il ramène la

FIG. 429.
Sonde métallique courbe.

à la partie supérieure du canal (fig. 131). Il faut avoir bien soin de suivre la paroi inférieure.

On arrive, en général, facilement jusqu'au niveau du pubis, si toutefois il n'y a pas eu déjà des tentatives de cathétérisme ayant produit des *fausses routes*. Le principal est de laisser la sonde chercher en quelque sorte son chemin elle-même, en la laissant glisser. Si l'on éprouve quelque résistance, on relève un peu la sonde avant d'insister, on tire un peu sur la verge, on s'assure par le *toucher* rectal, au besoin, que l'on est dans la bonne voie.

C'est la symphyse du pubis qui forme l'obstacle le plus ordinaire; il faut redou-bler de prudence pour la franchir et faire passer le bec de la sonde de la portion spongieuse dans la portion membraneuse. Il faut se garder de vouloir exécuter le mouvement de bascule avant d'avoir engagé la sonde sous l'arcade.

La lenteur d'exécution et la prudence sont les conditions essentielles d'un bon cathétérisme.

Pour les vieillards on emploie des sondes dont la courbure est un peu plus prononcée que pour les jeunes gens.

Lorsqu'on veut se servir de sondes droites, il faut alors, dans le dernier temps, abaisser davantage la verge; mais ces instruments ne sont plus guère en usage.

2° Avec les sondes flexibles. Il y en a de deux sortes : les unes sont formées d'un tissu recouvert de plusieurs couches d'huile de lin durcie, elles présentent un peu de rigidité et conservent jusqu'à un certain point la forme qu'on leur donne; les au-tres, faites de caoutchouc vulcanisé, de couleur rouge d'ordinaire, sont complète-ment molles.

Pour sonder avec les premières on pro-cède d'une façon analogue à celle que nous avons décrite pour le cathétérisme avec la sonde courbe métallique. Il suffit, en gé-néral, de pousser devant soi; mais on peut aussi donner préalablement à la sonde flexible une courbure analogue à celle de la sonde rigide, ou même lui donner la résistance voulue en y introduisant un mandrin en fil de fer.

Lorsqu'on a affaire à des RÉTRÉCISSE-MENTS, on se sert de SONDES dont l'extré-mité est tortillée ou terminée de diverses façons (en boule, en olive), qui facilitent le passage ou servent à déterminer le siége du mal.

Lorsqu'il s'agit simplement de vider la vessie, et surtout si le cathétérisme doit être confié au malade lui-même, qui finit par s'en acquitter fort bien en général, nous l'employons autant que possible que les sondes flexibles et surtout les *sondes molles en caoutchouc.*

La manière dont on doit se servir de ces dernières ne ressemble nullement à celles que l'on emploie pour les autres qui ont toujours un certain degré de rigidité. Après en avoir bien graissé l'extrémité, et en tenant l'urèthre de la main gauche, on saisit la sonde de la main droite *très-près* du bec, et on l'introduit dans le méat urinaire en poussant jusqu'à ce qu'on soit arrêté par les doigts; on déplace ceux-ci d'un centimètre tout au plus (la sonde fléchirait et se cour-berait au lieu d'avancer, si on les éloignait davantage) et on pousse droit devant soi; on déplace ainsi les doigts successivement en faisant avancer la sonde par petites por-tions.

On n'a pas à s'inquiéter du chemin qu'elle suit une fois dans l'urèthre, sa parfaite malléabilité l'empêche de faire des fausses routes; les parties qui ont pénétré les pre-mières sont poussées par celles que la main continue à introduire.

Il est inutile de se préoccuper, avec ces sondes, des courbures de l'urèthre et de la symphyse pubienne, il suffit d'arriver à les faire pénétrer suffisamment en poussant toujours de la même façon. C'est véritable-ment le genre de sonde qui convienne aux personnes qui n'ont aucune notion anato-mique. Ajoutons encore que son usage, même répété, est bien plus inoffensif que celui des autres.

Cathétérisme chez la femme. On le pratique avec une sonde métallique presque droite, beaucoup plus courte que la sonde d'homme. Il est quelquefois nécessaire d'y avoir recours pendant la grossesse ou l'ac-couchement. Il ne présente aucune des diffi-cultés que l'on rencontre chez l'homme, grâce à la brièveté du canal de l'urèthre chez la femme. La seule difficulté consiste à trouver le méat urinaire, qu'il est parfois utile de rencontrer sans y voir clair, lors-que, pour ménager la pudeur, on doit prati-quer le cathétérisme sous la couverture. Il suffit d'introduire le médius de la main gauche entre les petites lèvres (19, fig. 132), sur le bulbe de l'urèthre D, qui est senti facilement; l'indicateur cherche un tuber-

pénètre avec la plus grande facilité (voy. fig. 132).

Accidents du cathétérisme. Il arrive

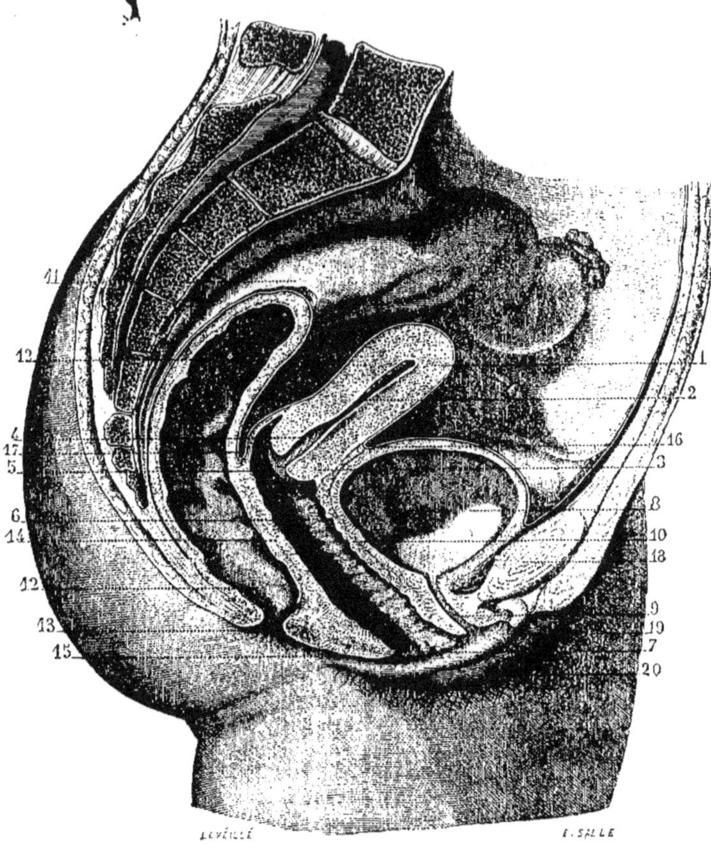

FIG. 132. — Coupe du bassin chez la femme.

1, Corps de l'utérus ou matrice.
2, Cavité du corps.
3, Col de l'utérus.
4, Cavité du col.
5, Partie sous-vaginale du col au museau de tanche.
6, Cavité du vagin.
7, Entrée ou orifice du vagin.
8, Cavité de la vessie.
9, Canal de l'urèthre.
10, Cloison vésico-vaginale formée par l'adossement du bas-fond de la vessie et de la paroi antérieure du vagin.

11, Rectum.
12, Cavité de cet intestin.
13, Orifice anal.
14, Cloison recto-vaginale constituée par l'union de la paroi antérieure du rectum et de la paroi postérieure du vagin.
15, Périnée.
16, Cul-de-sac vésico-utérin du péritoine.
17, Cul-de-sac formé par le péritoine en passant du vagin sur le rectum.
18, Symphyse du pubis.
19, Petite lèvre.
20, Grande lèvre de l'orifice vulvaire.

cule situé à un centimètre au-dessus, au sommet duquel se trouve le méat urinaire. On fait glisser la sonde sur l'indicateur, elle

quelquefois que le malade a une contraction spéciale des muscles du périnée qui oppose un obstacle au passage de la sonde; il faut employer les grands bains, les sangsues au périnée, le bromure de potassium.

S'ils existe des *rétrécissements*, une sonde d'un diamètre considérable ne peut passer; il faut avoir recours à des instruments plus fins. Cependant il faut bien se garder de commencer l'exploration du canal par les plus faibles calibres; il arrive quelquefois, souvent même, qu'une grosse sonde passe là où une fine n'a pu passer.

Après le cathétérisme il se développe souvent une fièvre dite *fièvre uréthrale*, qui peut acquérir une grande intensité; il est bon de prendre un bain après toute manœuvre sur l'urèthre et, au besoin, quelques doses de sulfate de quinine (voy. ACCÈS PERNICIEUX).

L'hypertrophie de la PROSTATE, que l'on observe très-souvent chez les vieillards, peut exiger l'emploi d'une sonde à courbure brusque. Enfin, si l'on n'observe pas la prudence et la sage lenteur qui sont recommandées, on peut faire des *fausses routes* et perforer la muqueuse de l'urèthre avec le bec de la sonde, d'autant plus facilement que celle-ci sera plus fine; provoquer des hémorrhagies et, plus tard, l'infiltration ou des abcès urineux. Il faut, en cas de fausse route, s'abstenir de nouvelles tentatives, faire prendre des bains, une tisane délayante, calmer l'irritation par des cataplasmes, arrêter l'hémorrhagie par des compresses froides.

CATHOLICON ou **CATHOLICUM**, s. m. Électuaire purgatif employé autrefois à la dose de 15 à 60 grammes. Il contient du séné, de la rhubarbe et une foule d'autres ingrédients qui devaient en faire un remède universel (catholique); aujourd'hui il est complétement abandonné.

CAUCHEMAR, s. m. État de malaise passager survenant pendant le sommeil et caractérisé par des rêves pénibles, par une sensation douloureuse vague, par de l'anxiété, de l'oppression et par l'impossibilité de crier, de se remuer. C'est l'effet d'une mauvaise digestion, d'une mauvaise position pendant le sommeil, d'un état névropathique, de l'anémie, de la chlorose, de grandes préoccupations tristes. Autrefois on attribuait ces phénomènes à des esprits malins qui se couchaient sur les individus (*incubes*), ou sous lesquels les individus étaient couchés (*succubes*). Le traitement est celui de la cause qui produit le cauchemar.

CAUSE, s. f. Les causes des maladies jouent un grand rôle dans le diagnostic, la marche et le traitement. Leur division est un peu arbitraire. On les partage habituellement en *causes prédisposantes* et en *causes occasionnelles;* on peut le partager aussi en causes psychiques ou morales, organiques, physiologiques et physiques, qui comprennent aussi ce que les hygiénistes ont rangé dans les modifications physiques, chimiques, biologiques et sociologiques. Elles constituent l'étiologie.

CAUSTIQUE, s. m. Substance susceptible de désorganiser ou détruire les tissus animaux. Il y a des caustiques de différentes forces : les uns n'agissent que sur la superficie, ce sont les *cathérétiques* ou *corrosifs*, ils ne font qu'excorier; les autres ont une action profonde et énergique, ce sont les *escharotiques*, qui produisent des *eschares*.

La *potasse*, la *soude* sont dites caustiques lorsqu'elles sont pures, par opposition aux carbonates de potasse et de soude qui sont appelés simplement par abréviation potasse et soude du commerce. Ces deux premières substances sont en effet des caustiques escharotiques énergiques.

Certains caustiques agissent peu sur la peau recouverte de son épiderme, et l'on ne peut les employer que sur les parties qui en sont dépourvues.

Les principaux caustiques, solides ou pâteux, sont :

Le **nitrate d'argent** ou pierre infernale, dont l'action sur la peau et les muqueuses est très-superficielle. Le *sulfate de cuivre* ou de *zinc*, la *pierre divine*, qui n'agissent que sur les muqueuses et peu profondément.

Le **chlorure de zinc** est un caustique énergique qui forme la base des flèches de Maisonneuve et de la pâte de Canquoin; il détruit profondément les tissus dans lesquels il est enfoncé, mais n'agit pas cependant sur la peau pourvue de son épiderme. L'eschare qu'il donne est sèche, d'un blanc grisâtre; elle se détache au bout de neuf à dix jours des tissus voisins aussi nettement que si on avait fait la section avec un bistouri.

La **potasse** et la **soude caustique** (pierre à cautère) attaquent rapidement l'épiderme et la peau qu'elles transforment en une eschare molle; elles ont l'inconvénient de *fuser*, c'est-à-dire de porter leur action au delà des limites où on voudrait les maintenir.

La **pâte de Vienne** est formée de 60 parties de chaux vive et de 40 de potasse caustique ; elle est bien plus facile à manier que la potasse pure et agit aussi bien. On peut y ajouter un peu de chlorhydrate de morphine pour rendre son action moins douloureuse.

Le **caustique de Filhos** n'est autre chose que de la pâte de Vienne coulée dans un moule en plomb que l'on taille comme un crayon ; on s'en sert contre la pustule maligne, le cancer, dans les affections de la matrice.

Les **pâtes de Rousselot** et de **frère Côme** ont pour base l'acide arsénieux ; elles n'agissent que sur les parties dépourvues d'épiderme, et produisent une eschare sèche, sorte de momification des tissus. On ne doit les employer que sur de petites surfaces à cause des accidents généraux qui pourraient se produire par l'absorption de l'arsenic.

Le **bichlorure de mercure** ou sublimé corrosif est employé avec succès contre la PUSTULE MALIGNE.

La pâte **sulfo-safranique** ou **carbo-sulfurique**, formée de 1 partie de safran ou de poudre de charbon et de 2 d'acide sulfurique concentré est un caustique très-énergique, qui donne une eschare sèche tombant en douze jours en moyenne. Il ne fuse pas et son action est plus limitée et plus rapide que celle de la pâte de Vienne et de la potasse caustique.

Parmi les caustiques liquides on emploie :

L'**azotate** ou **nitrate acide de mercure**, contre les syphilides invétérées ;

L'**acide chromique**, en solution concentrée ; il est utile contre les VÉGÉTATIONS qu'il dessèche en ne produisant qu'une douleur modérée ;

L'**acide nitrique fumant**, employé contre les HÉMORRHOÏDES, colore la peau en jaune ;

Les *acides chlorhydrique* (peu énergique) et *sulfurique* (violent) ;

L'**acide acétique**, utile contre les CONDYLOMES, VERRUES, CORS, etc., à cause de la propriété qu'il possède de dissoudre les *épithéliums*.

Enfin on emploie des solutions plus ou moins caustiques, de sels tels que le nitrate d'argent, l'alun, le chlorure de zinc, etc.

CAUTÈRE, s. m. Exutoire que l'on établit dans le but de faire une dérivation, soit à la partie supérieure du bras ou de la cuisse, soit en tout autre endroit favorable à proximité de la partie ou de l'organe malade. Pour appliquer un cautère, on perce dans un morceau de *sparadrap de diachylon* un trou de 3 millimètres de diamètre et on le colle sur la peau à l'endroit déterminé. On étend au niveau du trou une petite parcelle de pâte de Vienne et on recouvre le tout d'un autre morceau de diachylon qui maintient cette pâte en place. Le lendemain on retire les deux emplâtres et on applique un cataplasme ; lorsque *l'eschare* tombe, si l'on veut entretenir le cautère, on met dans la cavité qui s'est produite un pois ordinaire que l'on renouvelle tous les jours. On peut aussi y mettre un pois médicamenteux.

On emploie beaucoup moins les cautères qu'autrefois ; il est en effet mauvais, en général, qu'il y ait une partie de l'économie en suppuration. Cependant ils rendent quelquefois de réels services en tarissant des écoulements qui ont résisté aux autres moyens, en faisant disparaître des douleurs persistantes, etc. Il faut toujours les entretenir avec la plus grande propreté, afin d'éviter les inflammations, les érysipèles et les phlegmons.

On nomme aussi *cautères*, les instruments de fer qui, étant rougis au feu, servent à pratiquer les cautérisations. Ils sont composés d'un renflement de formes diverses (en boule, pointe et boule, disque, olive, rondache), placé à l'extrémité d'une tige qui peut se monter sur un manche de bois, mauvais conducteur de la chaleur.

Le **cautère électrique** est un instrument en platine de formes diverses, qui agit comme le fer rouge et que l'on chauffe par le passage d'un courant électrique (*galvano-caustique-thermique*). Il est surtout d'une application commode pour cautériser au fond des cavités difficilement accessibles au fer rouge.

Le **thermo-cautère** est un nouvel instrument destiné à remplacer dans bien des cas le fer rouge et le cautère électrique. Il se compose d'une partie creuse ou cautère proprement dit en forme d'olive, de couteau, de boule, etc. ; dans cette partie est un peu de *mousse de platine*.

Le cautère est adapté à un *manche* également creux et contenant deux tubes dans le sens de sa longueur. À l'un des tubes de ce manche aboutit un tuyau en caoutchouc qui permet de projeter dans le cautère de la vapeur d'essence minérale fournie par un petit appareil analogue à un PULVÉRISATEUR et manœuvré de la même façon. L'autre tube sert au retour des produits de la combustion.

On chauffe le cautère à la flamme d'une lampe à esprit-de-vin, puis on projette à son intérieur le mélange inflammable qui brûle au contact de la mousse de platine et maintient le cautère incandescent aussi longtemps qu'on le désire. En activant plus ou moins l'arrivée de la vapeur d'essence minérale, on augmente ou on diminue la température du cautère.

CAUTERETS (Hautes-Pyrénées). Eaux sulfurées sodiques, dont la température varie entre 25 et 60 degrés; les sources sont très-nombreuses, mais les plus fréquentées sont celles de la Raillière, de César, de Mahourat. On les prend en boissons, bains, douches, inhalation, pulvérisation, dans les phlegmasies chroniques des muqueuses du pharynx, des bronches, de l'utérus; dans l'asthme, l'emphysème pulmonaire, les affections herpétiques, syphilitiques, etc.

Trajet. Chemin de fer de Paris à Bordeaux, à Tarbes à Montréjeau jusqu'à la station de Pierrefitte; voiture de Pierrefitte à Cauterets.

CAUTÉRISATION, s. f. Destruction des tissus vivants, sains ou malades. On distingue : 1° la *cautérisation actuelle*, faite par la chaleur; 2° la *cautérisation potentielle*, au moyen des caustiques chimiques.

La **cautérisation actuelle** s'exécute le plus souvent au moyen de *cautères* en fer ou en acier chauffés plus ou moins fort, à blanc, au rouge sombre ou cerise, que l'on applique de diverses façons, suivant le résultat à obtenir.

S'il s'agit de détruire profondément une tumeur, on fera la *cautérisation inhérente*, c'est-à-dire qu'on appliquera le cautère longtemps au même endroit en appuyant avec force.

Si l'on veut ouvrir un *abcès froid*, on se servira d'un cautère pointu que l'on enfoncera dans les tissus jusqu'à la collection purulente.

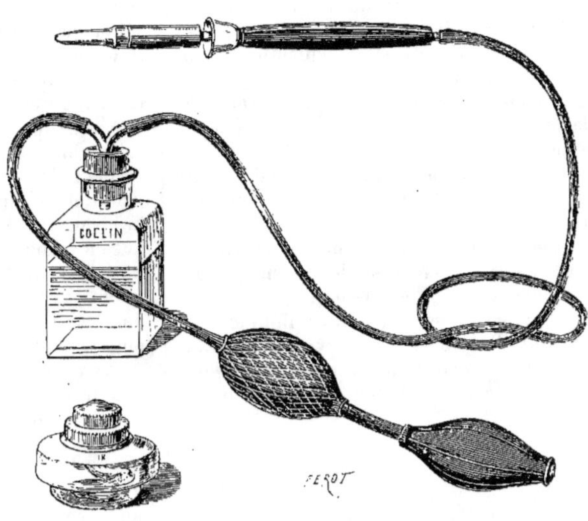

FIG. 133. — Thermo-cautère du docteur Paquelin.

Lorsqu'on veut produire de la *révulsion*, soit autour d'une articulation malade, ou au voisinage d'un nerf douloureux, on appliquera plusieurs pointes de feu plus ou moins superficielles, ou on fera quelques raies peu profondes, suivant la direction voulue (*cautérisation transcurrente*).

Lorsqu'on veut arrêter une hémorrhagie, le fer ne doit pas être trop chaud; il faut l'appliquer plusieurs fois à mesure que l'écoulement recommence.

Au lieu du fer rougi au feu, on peut employer : le *cautère électrique* (galvano-caustique thermique); le thermo-cautère; le *charbon incandescent* préparé au moyen d'un mélange de salpêtre et de poudre de charbon; la *flamme* du gaz hydrogène ou celle du gaz d'éclairage. Ce dernier moyen, imaginé par Nélaton, détruit profondément les tissus; on l'emploie, comme le cautère électrique, pour opérer partout où il faut ménager les parties voisines.

La **cautérisation potentielle** se fait au moyen des caustiques ; on emploie suivant les cas, tantôt ceux qui n'agissent que superficiellement, tantôt ceux donc l'action est plus profonde.

Pour agir *superficiellement*, comme lorsqu'il s'agit de combattre les inflammations des muqueuses, de réprimer les bourgeons charnus, modifier la surface d'une plaie atone, on se servira du *nitrate d'argent* solide (pierre infernale), pur ou mitigé par l'adjonction d'une certaine quantité de nitrate de potasse. On pourra en arrêter l'action immédiatement après s'en être servi, en lavant la surface touchée avec un peu d'eau salée.

On se servira aussi de solutions de nitrate d'argent dans l'eau distillée, en proportions plus ou moins fortes, de 1/500 à 1/30. Les dissolutions de sulfate de cuivre, de zinc, de sous-acétate de plomb, etc., seront employées dans le même but.

Pour porter les caustiques liquides sur le col de l'utérus, on se servira avec avantage du cautérisateur du docteur Leblond, dont la partie essentielle est une petite

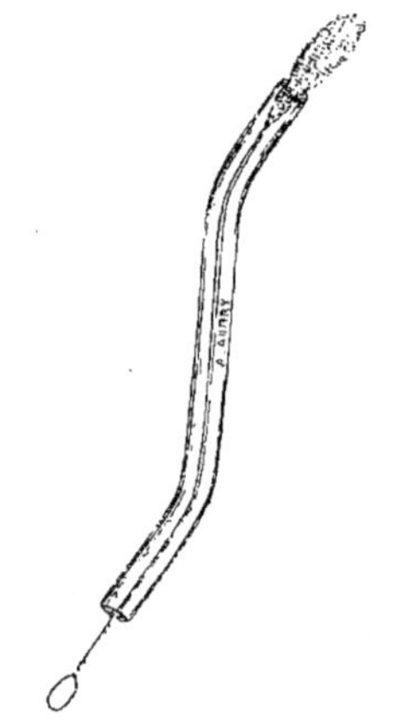

Fig. 134. — Cautérisateur vaginal du docteur Leblond.

éponge que l'on imbibe du liquide caustique, et que l'on peut faire rentrer dans un étui qui protége les parois du vagin (fig. 134).

Pour détruire de petites productions, telles que les cors, verrues, condylomes, végétations, etc., on aura recours aux caustiques un peu plus forts : on choisira l'*acide acétique*, l'*acide chromique*, les *caustiques sulfo-safranique* et *sulfo-carbonique*.

Contre les affections plus importantes, on emploiera ces deux derniers corps ou les pâtes de frère Côme ou de Rousselot. On

rejettera l'usage de la potasse caustique dont l'action pourrait se porter au delà des parties que l'on veut atteindre. La *pâte de Vienne* est beaucoup préférable, son action pouvant être mieux limitée.

Lorsqu'il s'agira de détruire une tumeur volumineuse, on sera obligé de recourir à plusieurs applications successives de pâte de Vienne, ou on emploiera avec avantage le *chlorure de zinc* sous forme de pâte de Canquoin ou de flèches. Avec ces dernières, on peut circonscrire complétement les tumeurs et en faire l'ablation avec la netteté du bistouri. C'est surtout contre les cancers du sein qu'on les a employées ; leur action est douloureuse et longue, mais elles n'exposent pas aux hémorrhagies, désinfectent bien les plaies et permettent une destruction complète.

CAVE (**Veine**), s. f. Nom donné aux deux gros troncs veineux qui aboutissent dans l'oreillette droite et qui sont au nombre de deux : l'une, veine cave *supérieure*, *thoracique* ou *descendante*, est formée par la réunion des deux veines sous-clavières qui sont le confluent des veines de la partie supérieure du corps ; l'autre, veine cave *inférieure*, *abdominale* ou *ascendante*, formée par la réunion des deux veines iliaques primitives, remonte le long du rachis et aboutit dans l'oreillette droite à la partie inférieure et postérieure (voy. CŒUR).

CAVERNE, s. f. Excavation qui se forme dans une partie des poumons à la suite de l'évacuation de la matière tuberculeuse ou du pus d'un abcès (fig. 135). Elle se révèle au dehors par l'auscultation qui permet d'entendre un bruit particulier, respiration et voix amphoriques, et par la percussion qui donne lieu à un son clair et sonore lorsque la caverne est vide de crachats.

Si la caverne est partiellement remplie, il y a de la matité à la percussion, on entend des gargouillements, la respiration et la voix sont caverneuses.

CAVERNEUX, adj. (*cavernosus*). Qui renferme de petites cavités, de petites cavernes, ou bien qui est d'un tissu vasculaire spongieux.

Corps caverneux. On nomme ainsi un corps formant à peu près les deux tiers du volume de la VERGE et séparé dans toute sa longueur par une cloison verticale incomplète. Les corps caverneux représentent deux cylindres parallèles, placés au-dessus de la portion moyenne des corps spongieux. Leur extrémité antérieure est recouverte par le gland ; en arrière ils s'écartent et se portent de chaque côté de l'urèthre pour

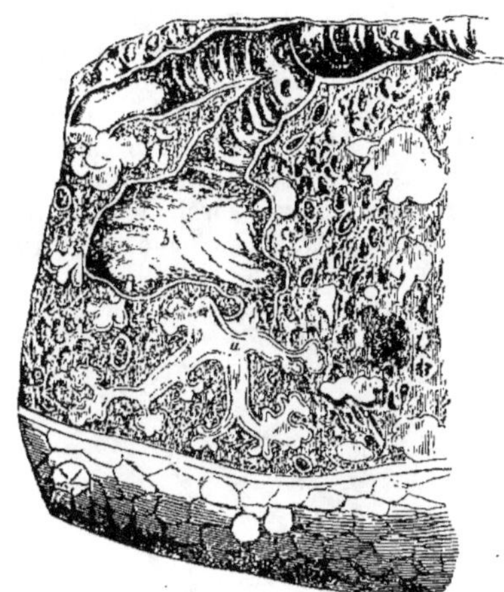

FIG. 135. — Cavité du poumon s'ouvrant dans un large tube bronchique.

a, Tube bronchique. *b*, Cavité ou caverne.

s'insérer sur la branche ascendante de l'ischion, sous le nom de racines des corps caverneux. L'*artère caverneuse*, branche de la honteuse interne, verse le sang dans le tissu aréolaire des corps caverneux, animés par les nerfs du honteux interne et du grand sympathique.

Sinus caverneux. Ainsi nommés à cause de leur disposition réticulée et comme spongieuse. Ces sinus, l'un droit, l'autre gauche, très-larges, courts, sont situés dans deux gouttières de la face du sphénoïde, *gouttières caverneuses*, entre deux lames de la dure-mère, sur les côtés de la selle turcique. Limités en avant par la partie interne de la fente sphénoïdale, en arrière par le sommet du rocher, ils s'ouvrent en cet endroit dans les sinus pétreux supérieur et inférieur et sont réunis en avant par le sinus coronaire. Ces sinus sont traversés par l'artère carotide interne et le nerf moteur oculaire externe, qui sont séparés du sang par la membrane interne des veines. Dans l'épaisseur de la paroi externe des sinus caverneux sont situés les nerfs moteur oculaire commun, pathétique et ophthalmique

Le **ganglion caverneux** est un petit ganglion nerveux décrit par quelques auteurs, mais dont l'existence n'est plus admise. Toutes les branches nerveuses contenues dans les sinus caverneux s'anastomosent pour former le *plexus caverneux*.

Souffle caverneux ou **respiration caverneuse.** Bruit que l'inspiration et l'expiration déterminent dans une excavation située au milieu du tissu pulmonaire et provenant, ou de la dilatation en ampoule d'une bronche volumineuse, ou d'excavations qui peuvent dépendre, soit de la fonte de tubercules, soit d'abcès dont le pus est évacué en totalité ou en partie, soit encore de gangrène pulmonaire.

Le **râle caverneux** est un bruit que l'on entend par l'auscultation de la poitrine, à un certain degré de la *phthisie pulmonaire*, et qui est constitué par de grosses bulles mêlées de respiration caverneuse. C'est le gargouillement de quelques auteurs.

CAVITÉ, s. f. (*cavitas*, χοιλότης). Se dit en anatomie de toute partie creuse, qu'elle soit close ou non. Les *cavités splanchniques*, au nombre de trois, renferment les viscères : *cavité crânienne, thoracique, abdominale*. On nomme le bassin, *cavité pelvienne ;* la bouche, *cavité buccale*. On dit *cavité utérine, pharyngienne*, etc. Les différentes cavités des os ont reçu des noms particuliers selon leurs formes. Tels sont ceux de trou, fosse, sillon, rainure, canal, gouttière, coulisse, etc. D'autres prennent le nom de *cavité*, suivi d'un adjectif indiquant leur forme particulière : *cavité glénoïde, cavité cotyloïde*.

CÉCITÉ, s. f. (*cæcitas*, τυφλότης). Privation de la lumière, état d'un individu aveugle par suite de CATARACTE, d'AMAUROSE, etc. La cécité, résultat pathologique de différentes affections aiguës ou chroniques de l'œil, constitue un symptôme et non une maladie.

CEINTURE, s. f. (*cingulum*, ζώνη). Large bande d'étoffe, de cuir, de métal, destinée à entourer complétement un objet quelconque, et particulièrement chez l'homme à envelopper les régions lombaire et abdominale. La *ceinture hypogastrique* (fig. 136) est appliquée chez les femmes pour soulager l'utérus gravide ou le maintenir en position quand il se dévie. On a étendu le mot *ceinture* à tout ce qui fait plus ou moins complétement le tour du corps ou d'une région.

On dit en anatomie : *ceinture osseuse ;* en pathologie : *douleur en ceinture, ceinture*

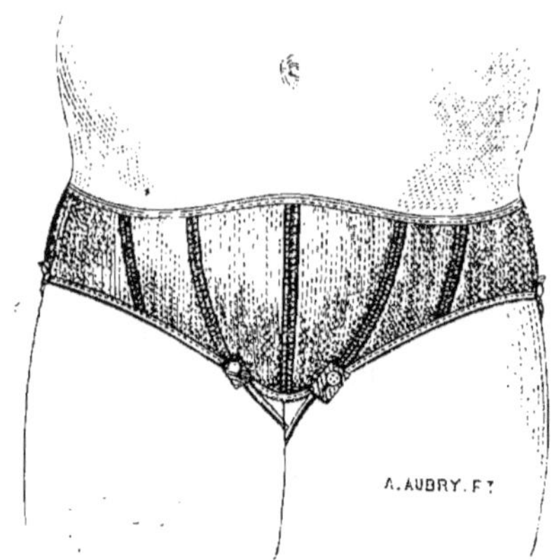

Fig. 136. — Ceinture hypogastrique en caoutchouc contre l'antéversion de l'utérus.

erysipélateuse, ceinture dartreuse (Zona).

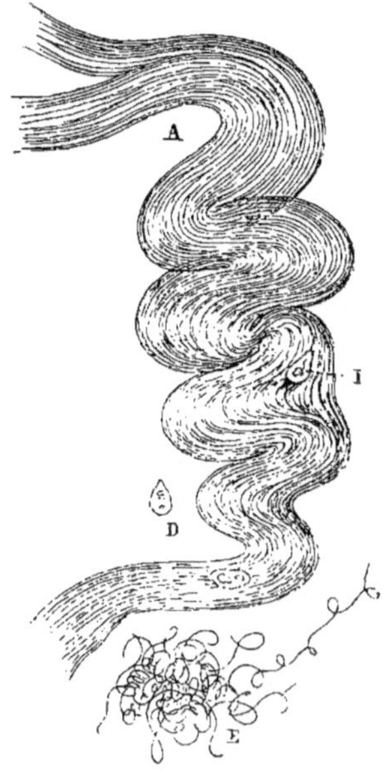

Fig. 137.

A, Fibres blanches du tissu cellulaire au milieu desquelles on distingue une cellule à noyau I, et à côté une cellule nucléolée D.

E, Fibres jaunes très-enchevêtrées.

CELLULAIRE, adj. Qui concerne les cellules ou a rapport aux cellules. Terme dont la signification est différente suivant le nom auquel il est appliqué.

Le **tissu cellulaire**, répandu dans tout l'organisme, forme une couche plus ou moins épaisse au-dessous de la peau et des muqueuses, comble les intervalles des organes qu'il isole les uns des autres, en facilite les mouvements et leur sert de coussin protecteur. Lorsqu'il est condensé, il constitue les APONÉVROSES, les LIGAMENTS, les TENDONS, etc.

A l'œil nu, il paraît formé par des lamelles blanchâtres, roses pendant la vie,

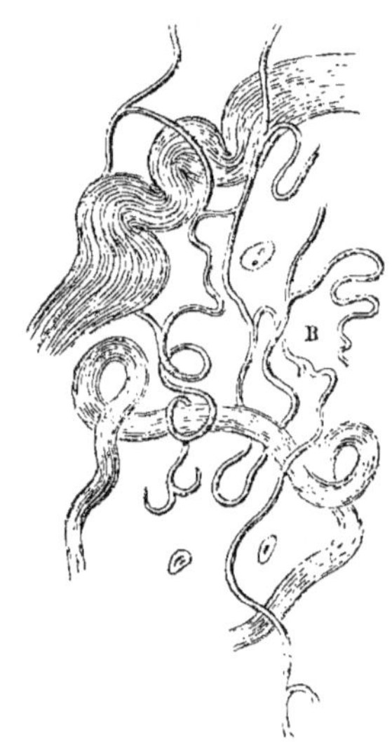

Fig. 138. — Fibres jaunes ou élastiques anastomosées entre elles et mélangées aux fibres blanches.

faciles à déchirer avec les doigts ou un instrument mousse, laissant entre elles des lacunes qui communiquent toutes entre elles et que l'on nomme ARÉOLES ou CELLULES, bien que ce ne soient pas du tout des cellules dans la véritable acception du mot.

Au microscope, on reconnaît qu'il est composé par deux éléments principaux (fig. 137 et 138) : 1° des FIBRES BLANCHES plus ou moins droites ou contournées et contenant quelques véritables cellules ; 2° des FIBRES JAUNES ou ÉLASTIQUES enchevêtrées les unes dans les autres.

Comme toutes les aréoles du tissu cellulaire communiquent entre elles, il se laisse facilement traverser et distendre par la sérosité (ŒDÈME), le sang et les gaz (ENPHYSÈME). Lorsque du pus se produit dans certaines régions du corps, s'il ne peut s'ouvrir facilement et directement une issue au dehors, il fraye son chemin à travers le tissu cellulaire qu'il mortifie sur son passage, tandis qu'il respecte les muscles, nerfs et artères, et va ainsi former des fusées purulentes ou des ABCÈS par CONGESTION ou MIGRATEURS, qui se montrent parfois très-loin du siége primitif du mal (fig. 137, I).

C'est lui qui se charge de graisse parfois d'une façon surabondante (POLYSARCIE); elle s'y trouve contenue dans de petits vésicules microscopiques; elle est liquide et huileuse à la température du corps et sert d'une façon efficace à garantir le corps contre les refroidissements.

L'inflammation du tissu cellulaire est appelée PHLEGMON; il peut être circonscrit ou diffus, superficiel ou profond.

La **théorie cellulaire** est celle qui donne la cellule pour origine à tous les autres éléments anatomiques (tubes, fibres élastiques, etc.), qui constituent l'organisme.

CELLULE, s. f. Sorte de petite loge ou cavité remplie d'une substance fondamentale et contenant un *noyau* qui forme les éléments anatomiques des plantes ou des animaux. Cette définition n'est pas complétement exacte, car il y a des cellules qui n'ont pas d'enveloppe et ne sont constituées que par une petite parcelle de substance nommée *protoplasma* qui enveloppe un noyau.

Une cellule complète est composée :

1° d'une enveloppe;

2° d'un contenu plus ou moins liquide ou granuleux;

3° d'un noyau;

4° d'un ou plusieurs nucléoles contenus dans le noyau.

La cellule est la dernière unité organique, le corps le plus simple indivisible qui jouisse d'une vie propre. Certains animaux ou végétaux qui naissent, se nourrissent, vivent, se reproduisent et meurent, ne sont composés que d'une seule cellule. Les animaux supérieurs et l'homme lui-même ne sont au début qu'une cellule, l'*ovule*, analogue à l'œuf des oiseaux.

Comment se produisent les cellules? Il y a deux théories à cet égard. Les uns, pensent qu'une cellule est nécessairement précédée d'une autre cellule qui n'a fait que se transformer, bourgeonner, se diviser, etc. (*omnis cellula ex cellulâ*). D'autres, sans contester que, dans la plupart des cas, c'est ainsi que les choses se passent, croient qu'une cellule peut se former de toutes pièces dans un milieu et dans des circonstances favorables.

Les différents tissus du corps contiennent des cellules de formes diverses pourvues ou non de membrane d'enveloppe. Les glo-

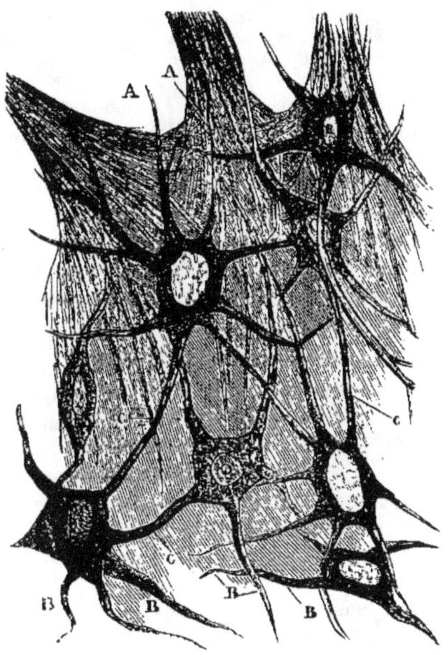

FIG. 139. — Cellules antérieures de la moelle à la région lombaire.

AA, Rapports des prolongements antérieurs des cellules avec les fibres des racines antérieures. BB, Rapports des prolongements les plus internes des mêmes cellules avec les fibres inférieures des faisceaux antérieurs de la moelle. CC, Communications des cellules entre elles.

bules rouges et blancs du sang sont des cellules; les ongles, les cheveux, la partie superficielle de la peau sont formés de cellules dites *épithéliales*, aplaties et imbriquées les unes sur les autres. Certaines cellules présentent des prolongements qui les font communiquer les unes avec les

autres ou avec d'autres *éléments anatomiques* (fig. 139).

D'autres sont munies de *cils vibratiles*
(voy. ÉPITHÉLIUM).

La graisse s'infiltre quelquefois dans les
cellules et peut même faire complétement

3° Le *chardon bénit* (*cent. benedicta*),
indigène. Les sommités contiennent un
principe immédiat, cristallisable en aiguilles satinées, le *cnicin* (Nativelle). Amères, autrefois recherchées comme stomachiques, conseillées dans la peste et les

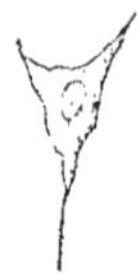 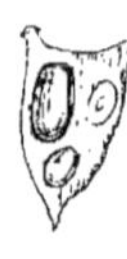 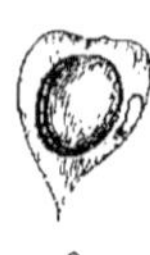 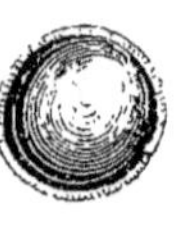 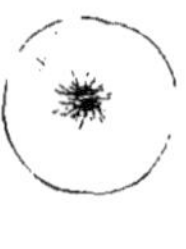

Fig. 140. — Mode de transformation des cellules en vésicules adipeuses. Dans une cellule ou un corps étoilé normal (1), il se montre d'abord quelques gouttelettes de graisse (2), elles se réunissent en une seule (3) et envahissent tout l'élément (4). Cristallisation de margarine dans une vésicule adipeuse (5).

dégénérer le tissu qu'elles forment; ces
cellules se transforment alors en vésicules
adipeuses (fig. 140).

CELLULOSE, s. f. Principe organique
qui forme une partie importante des cellules végétales et qui est caractérisée par
sa presque complète insolubilité dans tous
les dissolvants ordinaires, eau, alcool,
éther, huile, etc. L'acide sulfurique la dissout, la potasse la gonfle. C'est la cellulose
qui forme à elle seule la ouate du coton,
le ligneux du bois. Sa composition correspond à la formule $C^{12}H^{10}O^{10}$ (charbon
et des quantités d'hydrogène et d'oxygène
dans les proportions où ils forment l'eau).

CENDRE, s. f. (de *cinis*). Résidu de la
combustion des matières organiques. Elle
est formée de sels, les uns solubles, les
autres insolubles (carbonates de chaux,
soude, potasse, fer, magnésie, chlorures,
sulfates, silice, alumine, phosphates divers).

CENTAURÉE, s. f. (*centaurea*). Genre
de plantes synanthérées, très-nombreux en
espèces :

1° La *centaurée chausse-trape* (*cent.
calcitrapa* L.), indigène, saveur très-amère,
stomachique, employée dans les maladies
des voies urinaires, surtout dans la néphrite calculeuse (remède de Baville) et
dans les fièvres intermittentes. Administrée
en décoction, suc, extrait.

2° La *centaurée behen* dont il y a deux
espèces : le *behen blanc*, originaire de
Perse, odorant, un peu amer, tonique, et le
behen rouge (*statice, limonium*), plomba-
ginée indigène, aromatique et un peu styp-
tique-astringente.

empoisonnements par les venins animaux.
Administrées en poudre et en infusion,

4° Le *bluet* (*cent. cyanus* L.), saveur légèrement amère, servait autrefois en collyre dans les affections des yeux, avec
addition toutefois de sulfate de zinc ou
d'acétate de plomb.

5° La *grande centaurée* (*cent. centau-
rium* L.) a une seule racine amère et sudorifique.

6° La *petite centaurée* (*gentiana centau-
rium erythræa*), gentianée indigène, très-
répandue dans les bois, reconnaissable à
ses feuilles oblongues, opposées, sessiles,
et à ses fleurs en corymbe d'une belle couleur rose. C'est le meilleur fébrifuge indigène après la grande gentiane. Saveur
franchement amère, plus développée dans
la plante sèche. Administrée en décoction,
poudre, teinture et extrait. Son usage est
très-répandu.

CENTRE, s. m. En anatomie et en
physiologie : **Centres nerveux**, endroits
d'où certains nerfs tirent leur origine,
d'où partent certaines excitations et
où elles convergent (*cerveau, moelle
épinière, ganglions du grand sympathique*).

Centre optique de l'œil, point où convergent tous les rayons visuels qui vont
former leur image au fond de l'œil.

Centre phrénique, aponévrose centrale
du muscle *diaphragme*, où viennent aboutir
toutes ses fibres.

CENTRIFUGE, adj. Qui s'éloigne du
centre. L'excitation nerveuse est centrifuge
quand elle va du centre nerveux (cerveau

ou moelle) à l'extrémité, par exemple, à un muscle, pour le faire contracter.

CENTRIPÈTE, adj. Qui va vers le centre, L'excitation nerveuse est *centripète* lorsqu'elle va de l'extrémité, la peau par exemple, au centre nerveux qui perçoit la sensation.

CÉPHALALGIE, s. f. (de κεφαλή, tête, et ἄλγος, douleur). Douleur de tête, soit idiopathique, soit symptomatique quelle que soit la région crânienne où elle siége. On dit alors : *céphalalgie frontale, occipitale,* etc.

La céphalalgie existe comme symptôme dans une foule de maladies, l'embarras gastrique, la fièvre typhoïde, l'angine phlegmoneuse, l'érysipèle, la méningite, etc. Lorsqu'elle est idiopathique, elle paraît dépendre d'un tempérament arthritique dartreux, herpétique; elle peut alterner avec des coliques hépatiques, néphrétiques, succéder à une suppression brusque d'hémorrhoïdes à une attaque de goutte. Souvent elle s'accompagne de constipation.

Il faut éviter tout ce qui porte le sang à la tête, cesser les travaux intellectuels, appliquer de l'eau froide ou glacée sur le crâne, combattre la constipation, l'embarras gastrique par des purgatifs et des vomitifs.

Dans les cas plus rebelles on appliquera des révulsifs, eau sédative, sinapismes, vésicatoires, à la nuque, sur le devant de la poitrine; quelques *sangsues à l'anus,* aux tempes ou derrière les oreilles.

Lorsque la céphalalgie prend le type névralgique, il faut quelquefois avoir recours aux applications chaudes et narcotiques, cataplasmes laudanisés, fomentation de belladone, etc.

Suivant les cas, on aura aussi recours au sulfate de quinine, bromure de potassium, opium et ses dérivés.

CÉPHALÉE, s. f. (κεφαλαία, de κεφαλή, tête). Mal de tête violent et opiniâtre, quelquefois périodique, accompagné de divers autres symptômes; céphalalgie chronique, continue ou intermittente.

CÉPHALÉMATOME, s. m. (de κεφαλή, tête, et αἱματοῦν, ensanglanter). Bosse sanguine qui se produit sur le crâne des nouveau-nés, le plus souvent au *pariétal* droit, entre l'os du crâne et le périoste. Il est probable que les violences que subit la tête du fœtus dans l'utérus ou au moment de l'accouchement en sont la cause. On le reconnaît à ce qu'il forme sur le *côté* de la tête une tumeur molle entourée d'un rebord dur, sorte de bourrelet constitué par une exsudation du périoste.

Il ne faut pas confondre le céphalématome vrai, qui présente toujours ce bourrelet osseux, avec les bosses sanguines situées sous la peau de la tête, fort communes dans les mêmes circonstances et qui ont encore moins de gravité que lui.

En général, il disparaît complétement au bout de quelques semaines; le sang se résorbe sans occasionner d'accident, mais quelquefois il se forme un abcès et une nécrose de l'os situé en dessous : il est alors nécessaire de donner issue au pus par une incision. Le traitement consiste à favoriser la résorption du sang par l'application de quelques compresses résolutives d'eau blanche ou de solution de sel ammoniac.

CÉPHALIQUE, adj. (κεφαλή, tête). Qui a rapport à la tête.

Artère céphalique. Nom donné par Chaussier à la carotide primitive.

La **veine céphalique du pouce** longe le pouce et se porte vers l'avant-bras pour constituer la radiale.

La **veine céphalique médiane,** qui suit une des branches du V formé par le biceps avec le long supinateur et le rond pronateur, va s'anastomoser avec la radiale pour former la **veine céphalique,** qui continue son trajet le long du bord externe du biceps, se porte dans l'interstice celluleux qui sépare le grand pectoral du deltoïde, et se jette dans l'extrémité supérieure de la veine axillaire, immédiatement au-dessous de la clavicule. C'est la veine sur laquelle on pratique le plus souvent la saignée (fig. 58).

Remèdes céphaliques. Remèdes que l'on croit propres à guérir les maladies de la tête.

CÉPHALOTOMIE, s. f. (κεφαλή, tête, et τομή, section) ou crâniotomie. Opération qui se pratique sur le fœtus lorsque tout autre procédé d'accouchement est impossible et qui consiste à diviser la tête en fragments, ou plutôt à vider le crâne de la substance cérébrale, de manière à lui permettre de diminuer de volume. On emploie à cet usage différents instruments dont les principaux sont : la lance de Mauriceau, le

térébellum de Dugès et surtout les ciseaux de Smellie.

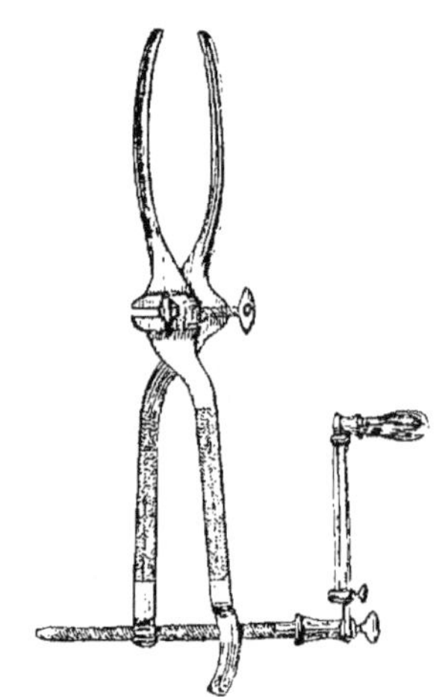

FIG. 141.
AB, Céphalotome
ouvert. D, Céphalo-
tome fermé.

C'est ce dernier instru-
ment modifié par M. Blot
qui est le plus employé
(fig. 141).

Les deux lames se
recouvrent lorsque l'ins-
trument est fermé, elles
débordent l'une sur l'au-
tre lorsqu'il est ouvert.
Or les bords externes
sont seuls tranchants,
l'instrument étant fer-
mé, le bord mousse
d'une lame protége les
parties maternelles con-
tre le tranchant de l'au-
tre. On n'ouvre l'instru-
ment que lorsqu'il est
appliqué à l'endroit du
crâne où l'on veut pra-
tiquer la céphalotomie.

L'index de la main
gauche sert à guider
l'instrument. On main-
tient la tête du fœtus
immobile en faisant ap-
pliquer la main d'un aide
sur le ventre de la
femme au niveau du
fond de la matrice, et on
ouvre l'instrument en
pressant sur la poignée
D, et on perfore le
crâne du fœtus en lui
faisant exécuter un mou-
vement de rotation (fig. 142).

CÉPHALO-PHARYNGIEN. adj. (κεφαλή,

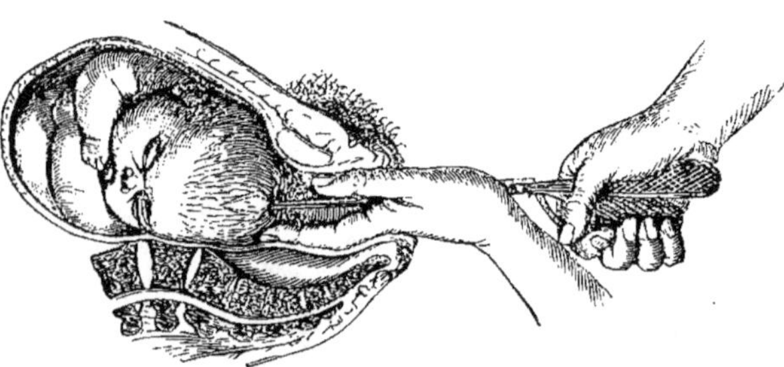

FIG. 142. — Céphalotome incisant la boîte crânienne.

tête, et φάρυγξ). Qui appartient à la tête et
au pharynx.

Le **muscle céphalo-pharyngien** (Winslow) est un petit faisceau du constricteur
supérieur du pharynx, qui s'attache sur
l'apophyse basilaire de l'occipital.

CÉPHALO-RACHIDIEN, adj. Qui a
rapport à la tête et au rachis. Les enveloppes ou membranes céphalo-rachidiennes
constituent les *méninges*.

Liquide céphalo-rachidien ou *encéphalo-rachidien*, produit d'exhalation des
vaisseaux de la pie-mère, qui existe en
quantité variable, et dans lequel baignent
les centres nerveux contenus dans le crâne
et dans le rachis.

FIG. 143. — Céphalotribe.

CÉPHALOTRIBE, s. m. (κεφαλή, tête,
et τρίβω, je broie). Instrument inventé par
Baudelocque pour opérer l'écrasement de
la tête du fœtus, dans
les cas de rétrécisse-
ments extrêmes du bas-
sin. C'est un FORCEPS à
cuillers pleines que l'on
serre à volonté au moyen
de systèmes divers adap-
tés aux extrémités des
manches (fig. 143).

CÉPHALOTRIPSIE,
s. f. (κεφαλή, tête, et
τρίβω, je broie). Opéra-
tion exécutée au moyen
du céphalotribe (fig. 144)
dans les mêmes cas que la céphalotomie, et
ordinairement précédée de cette dernière.

Souvent on est obligé d'avoir recours à des applications répétées du céphalotribe, surtout si l'on ne se sert pas de l'instrument pour tirer, et si on veut (ce qui est plus prudent) laisser s'effectuer l'expulsion par les seules forces de la nature.

CÉRAT, s. m. (κηρωτόν, de κηρός, cire). Se dit de tout médicament externe de consistance molle, dans la composition duquel entrent de la cire et de l'huile. Le *cérat simple* est composé de trois parties d'huile d'amandes douces et d'une partie de cire blanche, mélangées au bain-marie. Le *cérat de Galien* contient en outre un peu d'eau de roses, et le *cérat de Goulard* doit ses propriétés à la présence du sous-acétate de plomb liquide.

Il existe un grand nombre de *cérats composés*, à la rose, ammoniacal, soufré, etc., pour la confection desquels il suffit d'incorporer un médicament actif dans du cérat simple.

CÉRÉBELLEUX, adj. Qui a rapport au CERVELET.

Les **artères cérébelleuses** sont au nombre de trois : deux inférieures, l'une venant de la cérébrale postérieure ou vertébrale, l'autre de la mésocéphalique; une supérieure, branche de la mésocéphalique.

Les **veines cérébelleuses** supérieures vont se jeter dans le sinus droit; les veines inférieures dans les sinus latéraux.

CÉRÉBRAL, adj. Qui a rapport au CERVEAU.

Les **artères cérébrales** sont au nombre de trois de chaque côté, l'*antérieure* et la *moyenne* viennent de la carotide interne, la *postérieure* de l'artère vertébrale.

La **fièvre cérébrale** est le nom vulgaire de la MÉNINGITE et de l'ENCÉPHALITE.

L'**hémorrhagie cérébrale** est la cause ordinaire de l'APOPLEXIE CÉRÉBRALE.

Les **nerfs cérébraux** sont au nombre de douze, on les appelle ordinairement NERFS CRANIENS.

CÉRÉBROSCOPIE, s. f. (étymologie hybride de *cerebrum*, cerveau, et σκοπεῖν, regarder). Recherche de l'état et des maladies du cerveau au moyen de l'examen *ophthalmoscopique* du fond de l'œil.

En examinant la papille du nerf optique,

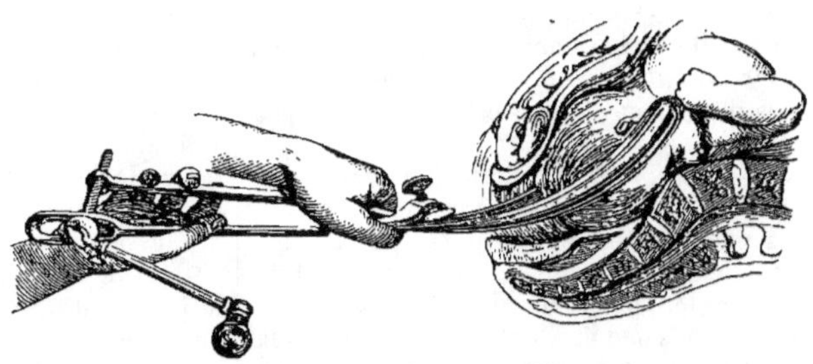

FIG. 144. — Application du céphalotribe dans un cas de rétrécissement du bassin.

et surtout l'état de sa circulation (artères et veines de la rétine et de la choroïde), on peut, dans certains cas particuliers, tirer des inductions sur l'état des centres nerveux qui ont des connexions intimes avec l'œil. C'est ainsi que, dans l'hémorrhagie cérébrale, on peut trouver des hémorrhagies rétiniennes le long des vaisseaux; l'œdème du cerveau est accompagné d'œdème autour de la *papille* du nerf optique; la méningite s'accompagne quelquefois de tubercules de la choroïde ou de dilatation et même de rupture des vaisseaux rétiniens, etc.

L'atrophie du nerf optique, l'embolie de l'artère centrale de la rétine, etc..., que l'on peut voir à l'aide de l'OPHTHALMOSCOPE, indiqueront dans certains cas des lésions spéciales du cerveau; de telle sorte que l'on peut dire que le fond de l'œil est le reflet des centres nerveux.

CÉRÉBRO-SPINAL, adj. Qui a rapport au CERVEAU et à la MOELLE.

CERF, s. m. (*cervus*, ἔλαφος). Le genre cerf appartient à la grande famille des *Élaphiens*, qui comprend tous les ruminants à cornes pleines et caduques.

La **corne de cerf râpée** et l'*os de cœur de cerf*, longtemps en crédit dans les officines, sont aujourd'hui inusités.

Mal de cerf. — Nom vulgaire du TÉTANOS.

CERFEUIL, s. m. (*cerefolium*, *chærophyllum*). Plante potagère de la famille des Ombellifères. Le *cerfeuil commun* (*scandix-chærophyllum*), doué d'une odeur aromatique due à une huile essentielle, est très-employé comme assaisonnement. Il entre dans la composition du bouillon aux herbes, et de certains remèdes dits anti-hémorrhoïdaux. Il passe pour diurétique. Le *cerfeuil musqué* (*scandix odorata*) n'est qu'une variété plus grande du cerfeuil commun, offrant une odeur anisée remarquable. Le *cerfeuil bulbeux* offre des tubercules comestibles dont l'usage est encore très-peu répandu.

CÉRUMEN, s. m. Sorte d'humeur onctueuse semblable à de la cire, ne se laissant pas mouiller par l'eau, qui se trouve normalement dans le conduit de l'oreille. Elle est sécrétée par de petites glandes qui tapissent ce conduit dont elle entretient la souplesse. Son accumulation peut plus ou moins l'oblitérer et produire une certaine surdité que l'on guérit en faisant des injections d'eau tiède et de glycérine.

CÉRUSE, s. f. *Carbonate de plomb*, blanc insoluble, qui sert en peinture et forme la base de l'emplâtre à la céruse. C'est au maniement de la céruse que les peintres doivent d'être exposés à l'intoxication saturnine (colique de plomb ou des peintres). Autant que possible, elle ne doit être employée que broyée et mélangée à l'huile.

CERVEAU, s. m. Organe ou centre nerveux contenu dans la cavité crânienne (ENCÉPHALE).

Le **cerveau** proprement dit, est la portion antérieure et supérieure de l'encéphale (1, 2, fig. 145) qui comprend en outre le CERVELET (5) situé en arrière, la PROTUBÉRANCE ANNULAIRE (mésocéphale ou isthme de l'encéphale) (21) et le BULBE (moelle allongée) (16) qui forme la partie supérieure et renflée de la MOELLE ÉPINIÈRE.

Le poids de l'*encéphale* de l'homme est de 1200 grammes environ; aucun animal, sauf la baleine, le dauphin et l'éléphant, ne présente un poids absolu de masse cérébrale plus considérable; mais proportionnellement au poids du corps, l'homme l'emporte de beaucoup sur tous les autres mammifères.

Le **cerveau** proprement dit est formé de deux moitiés semblables (*hémisphères*) réunies à leur partie inférieure par le corps calleux. A leur partie supérieure la scissure interhémisphérique contient un repli fibreux de la dure-mère, la *faux du cerveau* (1, fig. 147). Cette *surface supérieure* présente un grand nombre de circonvolutions formées extérieurement par de la substance grise, intérieurement par de la substance blanche complétement entourée par la précédente.

La *base du cerveau* ou surface inférieure ne présente de scissure interhémisphérique que dans le tiers antérieur et le postérieur. On y trouve trois *lobes* : l'antérieur (1, fig. 145), le moyen et le postérieur (2, fig. 145); entre les deux premiers une fente latérale (scissure de Sylvius). Les deux premiers lobes du cerveau reposent sur la base du crâne, le lobe postérieur est placé au-dessus de la *tente du cervelet*.

C'est de cette face inférieure que partent la plupart des *nerfs crâniens*; on y trouve, en allant d'avant en arrière : la *scissure médiane*, le *genou du corps calleux*, l'espace perforé antérieur, le *chiasma des nerfs optiques*, le *tuber cinereum*, la *tige* et la *glande pituitaire*, les *tubercules mamillaires*, l'*espace interpédonculaire*, la *protubérance annulaire*, et le *bulbe*.

L'intérieur du cerveau présente des cavités nommées ventricules, deux latéraux et un moyen, le *corps strié*, les *couches optiques*, la *glande pinéale*, etc.

Le cerveau est protégé par le crâne contre les chocs extérieurs, mais il est en outre enveloppé par une triple enveloppe, les *méninges*, et il baigne dans un liquide particulier nommé encéphalo-rachidien, qui empêche toutes ces parties de consistance molle d'être comprimées ou tassées contre les parois rigides du crâne.

Le rôle du cerveau est d'être le siège de l'intelligence, de la volonté et de la pensée. Les animaux ont un cerveau d'autant plus considérable en comparaison de la masse de leur corps, que leur intelligence est plus grande. Le même fait se produit dans les diverses races d'hommes. La plupart des *idiots* ont la tête petite et sont MICROCÉPHALES. Ceux qui ont, au contraire, la tête très-volumineuse, n'en ont pas davantage de cerveau, mais ils sont HYDROCÉPHALES; leur crâne est rempli de liquide qui comprime et atrophie leur cerveau. Les blessures, les tumeurs, les hémorrhagies, les diverses maladies qui atteignent le cerveau amènent en général des troubles psychiques, perte de connaissance, somnolence ou excitation et délire.

Les hémisphères cérébraux sont le siège des impressions perçues et le point de départ des mouvements volontaires. Si on les enlève sur les animaux, ceux-ci peuvent bien encore vivre quelque temps et même exécuter certains mouvements, marcher, se tenir sur leurs pattes quand on les excite, mais aussitôt après ils tombent dans l'anéantissement.

tions extérieures, c'est à cause des *actions réflexes* dues à la moelle épinière.

Il serait téméraire de considérer les diverses facultés intellectuelles comme localisées dans telle ou telle partie du cerveau.

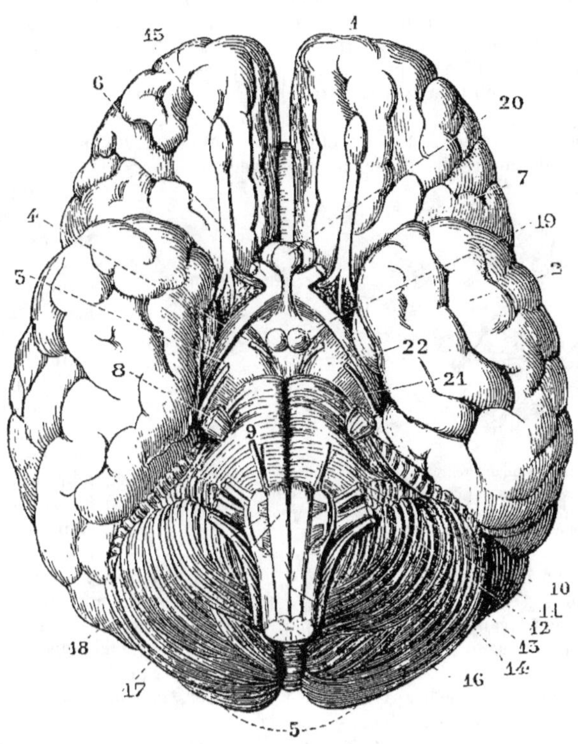

Fig. 145 (empruntée à l'*Anatomie* du docteur Fort). — Face inférieure de l'encéphale dépouillé de ses membranes. Origine apparente des nerfs crâniens.

1, Lobe antérieur du cerveau.
2, Lobe postérieur du cerveau.
3, Nerf pathétique.
4, Nerf moteur oculaire commun.
5, Scissure interhémisphérique séparant les deux parties du cervelet.
6, Nerf optique, chiasma.
7, Scissure de Sylvius.
8, Nerf trijumeau.
9, Moteur oculaire externe.
10, Nerf facial.
11, Nerf auditif.
12, Nerf glosso-pharyngien.
13, Nerf pneumogastrique.
14, Nerf spinal.
15, Nerf olfactif.
16, Sillon médian antérieur du bulbe.
17, Pyramide antérieure.
18, Nerf grand hypoglosse.
19, Tubercules mamillaires.
20, Corps pituitaire et tige pituitaire.
21, Protubérance annulaire ou pont de Varole.
22, Pédoncule cérébral.

Les centres de perception des organes des *sens* se trouvent dans les hémisphères, ainsi que les centres sensitifs. L'animal privé des deux lobes cérébraux n'entend plus, ne voit plus, n'a plus la sensation de la douleur et s'il réagit contre les excita-

On ne sait rien de positif à cet égard, si ce n'est que tout ce qui a été dit à ce sujet (bosses spéciales, système de Gall) est erroné. On remarque cependant que la parole paraît liée à la troisième circonvolution cérébrale gauche qui semble être le centre du langage. Il faut observer encore que les deux côtés du cerveau n'ont pas besoin d'être symétriques, pour que le fonctionnement en soit parfait; une moitié peut suppléer l'autre. Xavier Bichat croyait la symétrie nécessaire à un bon fonctionnement intellectuel ; mais le propre cerveau de cet homme de génie devait être la meilleure réfutation de cette opinion : à son autopsie, en effet, on trouva qu'il était très-asymétrique.

Dans ces derniers temps, de nouvelles recherches ont démontré la présence de

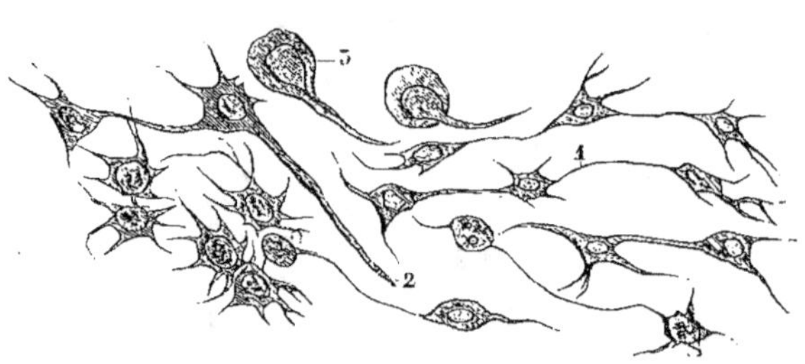

Fig. 146. — Anastomoses de différentes espèces de cellules cérébrales entre elles. 1,. Rapport des cellules cérébrales avec d'autres cellules. 2, Rapport d'une fibre cérébrale avec une fibre nerveuse. 3, Rapport de fibres cérébrales avec les noyaux des cellules.

centres moteurs à la surface du cerveau, et ont même permis d'en déterminer la localisation. Mais ces travaux sont encore trop récents pour que nous puissions en parler ici.

Les deux hémisphères cérébraux ont une action croisée sur le corps. C'est-à-dire que si c'est le lobe droit qui est atteint par un traumatisme, l'inflammation ou la compression, l'action s'en fera sentir du côté gauche du corps. C'est ce qui fait que, dans l'APOPLEXIE cérébrale, la paralysie du côté gauche du corps correspond à une hémorrhagie siégeant au côté droit du cerveau, et réciproquement. Mais les deux moitiés peuvent cependant se suppléer l'une l'autre.

Des observations récentes semblent démontrer que nous nous servons de préférence de la partie gauche du cerveau, pour ce qui a rapport au travail intellectuel. Nous sommes pour ainsi dire *gauchers* du cerveau, comme nous sommes droitiers de la main. D'où la gravité plus grande des lésions cérébrales du côté gauche.

La substance cérébrale est insensible ; lorsqu'à la suite d'une plaie par éclat d'obus par exemple, une partie de la voûte du crâne est enlevée et le cerveau mis à nu, on peut le toucher, enlever les parties mortifiées, etc., sans produire de douleur. Chez les animaux il peut être incisé, dilacéré et brûlé sans qu'ils manifestent de souffrance.

La structure du cerveau est différente dans ses diverses parties. Dans la substance grise, on trouve des *cellules cérébrales* rameuses qui s'anastomosent entre elles ou communiquent par leurs prolongements avec des *fibres nerveuses sensitives* ou *motrices* (fig. 146). Les parties grises du cerveau situées à la périphérie des circonvolutions sont formées de cinq couches distinctes, dont trois seulement contiennent des cellules.

Les parties blanches sont formées par des tubes nerveux ou fibres. nerveuses, réduites à leur partie centrale (cylindre axe). Enfin, comme charpente intérieure destinée à soutenir ces deux éléments, il y a un tissu cellulaire à mailles très-larges et de nombreux vaisseaux, veines, artères, accompagnés des lymphatiques.

Les diverses affections dont peut être atteint le cerveau sont : les *abcès*, l'*atrophie*, le *cancer*, la *commotion*, la *compression*, la *contusion*, la *congestion*, la *gangrène*, l'*hémorrhagie*, l'*inflammation*, les *plaies*, le *ramollissement*, les *tubercules*, les *tumeurs*. On y rattache encore des maladies qui ne laissent que peu de traces après la mort, telles que la *folie*, le *délire*, les *convulsions essentielles*.

Les abcès du cerveau sont très-rares ; le pus en est verdâtre, ils s'annoncent par de violentes douleurs de tête et sont causés par des coups, une chute, etc., une carie des os du crâne, une maladie de l'oreille interne, l'infection purulente (ABCÉS MÉTASTATIQUES).

L'atrophie cérébrale survient dans l'âge avancé, par suite de l'obstruction des vaisseaux du cerveau qui ne lui apportent plus de sang ; elle produit la DÉMENCE, la PARALYSIE, la CONTRACTURE des membres.

Le cancer du cerveau s'annonce par

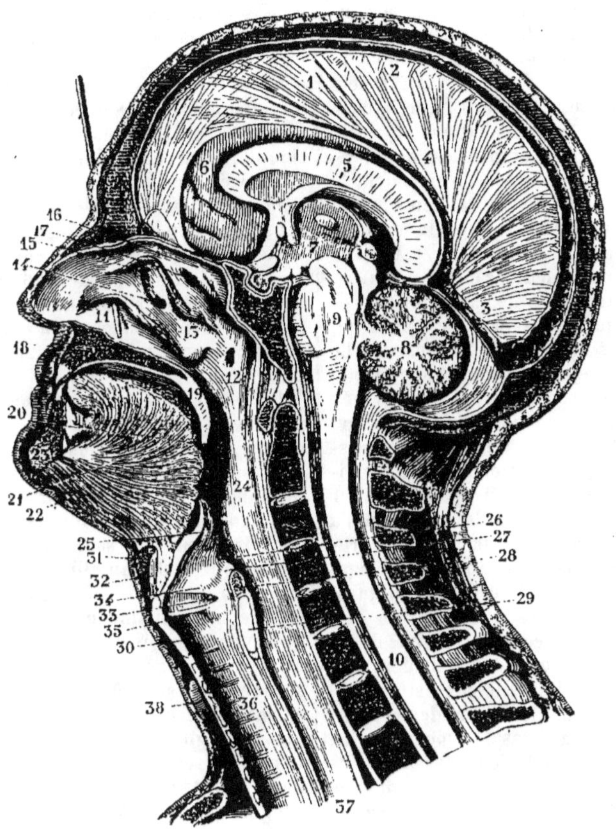

Fig. 147. — Coupe verticale sur la ligne médiane de la tête, du cerveau, du cervelet, du bulbe, de la moelle épinière, des fosses nasales, de la bouche et du cou.

1, Faux du cerveau.
2, Sinus longitudinal supérieur.
3, Sinus droit.
4, Sinus longitudinal inférieur.
5, Coupe médiane du corps calleux.
6, Face interne de l'hémisphère cérébral droit
7, Ventricule moyen.
8, Coupe du cervelet
9, Isthme de l'encéphale.
10, Moelle épinière.
11, Cornet inférieur relevé pour laisser voir l'ouverture inférieure du canal nasal dans lequel une sonde a été engagée.
12, Orifice de la trompe d'Eustache.
13, Cornet moyen relevé et méat moyen.
14, Entrée de l'antre d'Highmore.
15, Ouverture du sinus frontal.
16, Cornet supérieur recouvrant le méat supérieur.
17, Entrée des cellules sphénoïdales et ethmoïdales postérieures.
18, Coupe du maxillaire supérieur.
19, Voile du palais.

20, Fossette amygdalienne.
21, Coupe de la glande et fibres du muscle génioglosse en forme d'évenfail.
22, Muscle génio-hyoïdien.
23, Coupe du maxillaire inférieur.
24, Cavité pharyngienne.
25, Épiglotte.
26, Replis aryténo-épiglottiques.
27, Cartilage aryténoïde recouvert de sa membrane muqueuse.
28, Coupe du muscle aryténoïdien.
29, Coupe du cartilage cricoïde.
30, Coupe du thyroïde.
31, Coupe de l'os hyoïde.
32, Membrane thyro-hyoïdienne.
33, Ventricule du larynx.
34, Corde vocale supérieure.
35, Corde vocale inférieure ou vraie.
36, Trachée.
37, Œsophage.
38, Coupe du corps thyroïde.

des symptômes semblables à ceux des autres tumeurs et qui sont causés par la compression de certaines de ses parties.

La **commotion cérébrale** s'accompagne quelquefois de petites APOPLEXIES dans le cerveau ; son début est brusque, l'intelligence est perdue, il y a de l'abattement, de la somnolence, la face est pâle, le pouls ralenti. Bientôt, les symptômes s'amendent le plus souvent, et la guérison a lieu plus ou moins vite, rarement elle cause la mort.

La **compression cérébrale** est occasionnée par une tumeur (cancer, exostose, etc.), un épanchement de sang ou de sérosité ou une esquille d'os. Si elle est brusque, elle produit les symptômes d'APOPLEXIE. Le plus souvent, elle augmente lentement, l'intelligence est conservée ; il y a un peu de somnolence, une paralysie plus ou moins complète. Sa marche est progressive, elle peut rester stationnaire, la terminaison est funeste si on ne la fait cesser par un moyen approprié à la cause qui l'a produite (l'application du trépan pour relever une esquille d'os, un traitement général contre les tumeurs syphilitiques, exostoses), etc.

La **contusion du cerveau** a un début brusque, s'accompagne d'une douleur fixe à l'endroit atteint, l'intelligence est perdue, il y a de l'agitation, du délire, des convulsions et des contractures des membres. La face est pâle, le pouls lent, les accidents ont une marche rapide qui se termine le plus souvent par la mort. Elle est produite par les traumatismes et accompagne souvent les fractures du crâne.

La **congestion cérébrale** produit une APOPLEXIE légère avec étourdissements, vertiges, tintements d'oreille, accidents qui cèdent rapidement sans laisser de traces. Si elle est plus forte, il peut se produire une perte de connaissance au début et ensuite subsister un certain degré de paralysie. Dans certains cas, il y a des troubles de l'intelligence (manie aiguë) et même une véritable APOPLEXIE.

La **gangrène cérébrale** ne se produit que lorsque l'air est en contact avec des parties du cerveau mortifié, à la suite de plaies, de fractures du rocher.

L'**hémorrhagie cérébrale** donne lieu à l'APOPLEXIE.

L'**inflammation du cerveau** constitue l'ENCÉPHALITE.

Les **plaies du cerveau** qui ont atteint la base sont plus dangereuses que celles de la partie supérieure. Celles du bulbe sont immédiatement mortelles. A leur suite, il peut se développer une ENCÉPHALITE ou une HÉMORRHAGIE. S'il ne s'agit que d'une plaie par un instrument piquant sans lésion d'une partie importante, la guérison peut avoir lieu rapidement ; mais il faut toujours se tenir sur la réserve à cet égard, les accidents peuvent se développer tardivement. Quoi qu'il en soit, des balles de fusil ont pu traverser de part en part les hémisphères sans causer la mort. S'il est resté un corps étranger, on ne cherchera à l'enlever que s'il est très-facile à atteindre.

Le **ramollissement cérébral** est une maladie des vieillards, dans laquelle cet organe ne recevant plus une quantité de sang suffisante, se mortifie partiellement. Il s'annonce par une douleur fixe à la tête, une tendance au refroidissement, à l'engourdissement, au sommeil avec perte de la mémoire et de l'intelligence. La peau et les sens ont une susceptibilité d'abord exaltée, puis diminuée ; il y a des fourmillements aux extrémités. Plus tard, la paralysie se déclare plus ou moins complète, souvent d'un seul côté (HÉMIPLÉGIE). Il n'y a pas d'autre traitement à faire suivre que les règles de l'hygiène, conserver la liberté du ventre, ne pas laisser les vieillards constamment au lit pour éviter les congestions pulmonaires passives et les eschares.

Les **tubercules du cerveau** accompagnent ceux des méninges et la MÉNINGITE TUBERCULEUSE.

Les **tumeurs du cerveau** peuvent se développer sans donner de signes immédiats de leur présence. Elles sont de natures diverses : *anévrysmes, cancers, kystes, lipomes, tumeurs fibroplastiques.* Il est très-difficile d'en faire le diagnostic, encore plus difficile de préciser leur nature et leur siége. Leurs symptômes dépendent de la compression du cerveau, de sa destruction partielle. Il y a des paralysies circonscrites, de la céphalalgie, des vertiges, des vomissements et des convulsions.

Lorsque certains nerfs sont détruits à la base du crâne, leurs fonctions sont abolies ; si le nerf optique ou ses prolongements dans le cerveau sont atteints, il y a *atrophie de la papille* du nerf optique et AMAUROSE. Le seul traitement réellement efficace est le traitement anti-syphilitique, l'iodure de potassium surtout, qui n'agit que lorsqu'il s'agit non de véritables tumeurs du cerveau, mais d'*exostoses* ou de *gommes syphilitiques* des os du crâne qui viennent en comprimer certains points. Il faudra se borner, dans les autres cas, à calmer les douleurs de tête par les narcotiques et les affusions froides.

CERVELET, s. m. Une des parties de *l'encéphale*, située au-dessous du cerveau proprement dit dont il est séparé par un repli fibreux formé par la dure-mère et appelé la *toile du cervelet* (fig. 145 et 147). Il est uni au cerveau par deux prolongements nerveux, les pédoncules cérébelleux supérieurs, à la protubérance annulaire située en avant de lui par les deux pédoncules moyens et au bulbe par les pédoncules cérébelleux inférieurs.

La face extérieure du cervelet est formée par des circonvolutions en forme de lames superposées, entre lesquelles existent des sillons de profondeur variable. De même que dans le cerveau, la périphérie du cervelet est formée par la substance grise renfermant des cellules nerveuses ; l'intérieur est blanc ; il est constitué par les tubes nerveux qui se prolongent dans les pédoncules et se continuent avec le reste de l'encéphale. La pénétration inégale de la substance grise dans la blanche donne à la coupe du cervelet l'aspect d'un arbre que l'on a appelé *arbre de vie* (8, fig. 147).

Le cervelet, comme le cerveau, est insensible ; son rôle paraît être de coordonner les mouvements. Lorsqu'on l'a enlevé sur un animal, ce dernier se comporte comme s'il était ivre : il marche en chancelant, tombe s'il veut aller trop vite, recule en voulant avancer. On remarque une disposition à étendre les extrémités postérieures, une torsion du cou et de la tête, et du tremblement. La vie ne paraît pas incompatible pendant quelque temps avec la destruction du cervelet chez certains animaux.

Les maladies qui atteignent cet organe ont des symptômes analogues à celles du cerveau ; elles occasionnent des vomissements, des vertiges semblables à ceux de l'ivresse et des *attaques épileptiques*.

CERVICAL, adj. (*cervix*, nuque). Se dit de tout ce qui appartient à la région du cou.

Les **vertèbres cervicales** sont au nombre de sept. Les deux supérieures sont *l'atlas* et *l'axis*.

Ganglions cervicaux. Nom donné aux trois ganglions du nerf grand sympathique qui occupent le cou, et sont divisés en supérieur, moyen et inférieur.

Le **ligament cervical postérieur** est un cordon fibreux, étendu de la protubérance externe de l'occipital à l'apophyse épineuse de la 7e vertèbre cervicale. Ce ligament est très-résistant et très-développé chez les quadrupèdes.

Le **ligament cervical antérieur** va de l'apophyse basilaire à l'arc antérieur de la 1re vertèbre.

Les **artères cervicales** sont au nombre de quatre : 1° la postérieure ou profonde qui naît de la sous-clavière ; 2° la transverse ; 3° la superficielle, branche de la transverse, venue de la sous-clavière ; 4° l'ascendante, branche de la thyroïdienne inférieure. Ces artères sont accompagnées par les **veines cervicales** qui s'ouvrent dans les veines jugulaire externe et vertébrale.

Les **nerfs cervicaux**, au nombre de huit de chaque côté, sortent par les trous de conjugaison des vertèbres cervicales et constituent les huit premières paires rachidiennes.

Le **plexus cervical** est formé par les anastomoses réunies des quatre premiers nerfs cervicaux. Il est divisé en profond et superficiel.

Adénite cervicale. Inflammation des ganglions lymphatiques du cou.

Mal cervical. — Voy. MAL DE POTT.

CÉSARIENNE (Opération), adj. (*cædere*, couper). Opération obstétricale qui consiste à extraire le fœtus de la cavité utérine par une large incision faite, tantôt en dedans du vagin (opération césarienne vaginale) et tantôt, à la fois, sur la ligne médiane de la paroi abdominale et de l'utérus (opération césarienne abdominale).

L'opération césarienne ou *hystérotomie* était depuis longtemps pratiquée dans le cas où une femme mourait sans avoir été délivrée, bien avant qu'on osât la faire sur la femme vivante.

Dans l'antiquité, Scipion l'Africain, Manlius, furent sauvés grâce à la loi de Numa Pompilius qui défendait d'inhumer une femme morte en état de grossesse sans lui avoir ouvert le ventre.

Encore maintenant c'est ainsi que doivent procéder les hommes de l'art lorsqu'il y a chance de sauver l'enfant qui survit quelquefois à sa mère de quelques minutes à quelques heures. Il faut agir alors avec les mêmes précautions que si la femme était vivante. Cependant il est arrivé que, par suite d'une trop stricte interprétation de la loi, des médecins qui avaient réussi à sauver ainsi des enfants, ont été poursuivis pour *violation de sépulture*, la loi interdisant en effet les autopsies moins de 24 heures après la mort.

Sur la femme vivante, on ne pratique l'opération césarienne que dans les cas de rétrécissement extrême du bassin ne permettant pas la CÉPHALOTRIPSIE. A la campagne, on a des chances de sauver à la fois et la mère et l'enfant. Il vaut mieux, s'il est possible d'en prévoir la nécessité, avoir recours à l'*avortement provoqué*.

CESTOIDE, adj. et s. m. (κεστός, feston).

Vers cestoïdes. Classe des Helminthes. Corps mou, cylindrique, plissé annulairement (cysticerques) ou aplati en ruban, et divisé en articles distincts et séparables (tænia); tête à ventouses et à crochets. Les principaux vers cestoïdes sont le Tænia, le Bothriocéphale (vers solitaires), les Cœnures, les Echinocoques, les Cysticerques, tous parasites de l'homme ou des animaux.

CÉTACÉS, s. m. (κητώδης, de κῆτος, baleine). Ordre de la classe des mammifères, renfermant les animaux à mamelles qui vivent dans la mer. Cet ordre se divise en deux familles : 1° les *cétacés herbivores*, dont les narines sont ouvertes à l'extrémité du museau; 2° les *cétacés ordinaires*, ou *souffleurs*, dont les narines s'ouvrent à la partie postérieure de la tête, sous le nom d'*évents*. C'est à cette dernière famille qu'appartiennent les plus grands des animaux actuels, baleines, cachalots.

CÉTINE, s. f. (de κῆτος, baleine). *Blanc de baleine.*

CÉVADILLE, s. f. Vulgairement cébadille, poudre de capucin. C'est un amas de fruits oblongs, d'un gris rougeàtre, provenant du *varaire officinal* (veratrum sabadilla), colchicacée du Mexique. Les capsules de cévadille ont trois loges contenant chacune deux graines allongées, pointues, recourbées en forme de sabre, ridées et noirâtres. La cévadille contient de la *vératrine*, à laquelle elle doit les propriétés suivantes :

elle fait éternuer violemment, a une saveur très-âcre, amère; elle excite la salivation et provoque des superpurgations. C'est un médicament dangereux qu'on emploie sous toutes les formes, à l'extérieur et à l'intérieur, contre tous les parasites, les vers intestinaux et en particulier le tænia; mais quelques praticiens prudents en proscrivent l'usage.

CHAIR, s. f. (*caro*, σάρξ). On donne ce nom à toutes les parties molles des animaux. On dit : les chairs; excroissance de chair; chairs molles; mais on désigne plus particulièrement ainsi les masses de couleur rouge qui constituent l'élément musculaire. On emploie aussi ce mot en parlant de la substance molle et pulpeuse qui environne les noyaux et les pepins de certains fruits dits charnus.

La **chair de poule** est l'aspect que prend la peau lorsqu'une impression quelconque, celle du froid surtout, y détermine de petites saillies au niveau des bulbes pileux.

CHALAZION, s. m. Petite tumeur des paupières contenant une matière graisseuse,

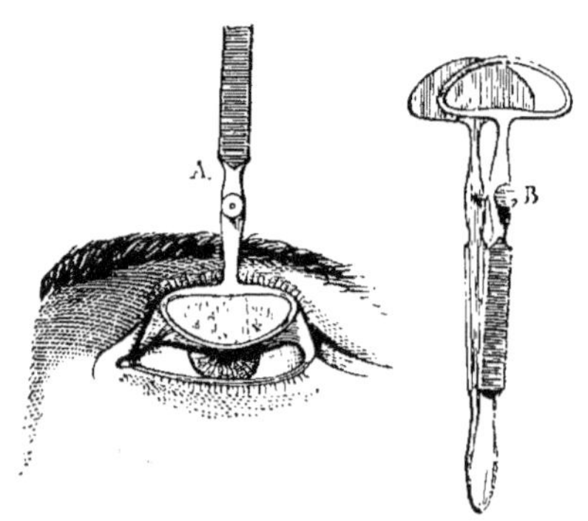

FIG. 118.

Chalazion de la paupière supérieure, saisi entre les pinces de Desmarres, la paupière étant renversée afin de pouvoir l'opérer par le côté conjonctival.

gélatineuse ou purulente, causée par une maladie d'une glande de Meibomius. Ces glandes sont situées dans l'épaisseur du cartilage de la paupière. Certaines personnes y sont prédisposées et en ont plusieurs ensemble, ou à la suite les unes des autres.

La marche des chalazions est très-lente; ils peuvent durer plusieurs années et rester stationnaires ; le plus souvent il n'y a qu'un peu d'irritation de l'œil, occasionnée par les frottements sur la cornée.

Il est très-rare de pouvoir obtenir la guérison de ces petites tumeurs sans recourir à l'opération, qui consiste à les énucléer en les attaquant du côté de la peau ou de la conjonctive (fig. 148).

CHALEUR, s. f. — Voy. TEMPÉRATURE.

CHALLES (Savoie, près Chambéry). Eau minérale sulfurée sodique, bromo-iodurée, froide, une des plus chargées en principes minéralisateurs que l'on connaisse, recommandée en boisson contre la scrofule, le lymphatisme, la syphilis, le rhumatisme chronique.

CHAMBRE, s. f. La **chambre antérieure** de l'œil est l'espace compris entre la cornée, en avant, et l'iris, en arrière. Elle a la forme d'une calotte sphérique, et elle est remplie par une humeur transparente, l'*humeur aqueuse*.

On croyait qu'il y avait un intervalle entre l'iris et le cristallin, et on avait donné le nom de **chambre postérieure** à cet intervalle qui n'existe pas, car la partie antérieure du cristallin vient s'appliquer complétement contre l'iris et fermer l'ouverture de la pupille. Cependant on peut encore donner le nom de chambre postérieure à l'espace annulaire dont la section est triangulaire, et qui se trouve entre le cristallin et l'iris, à la partie périphérique seulement (Voy. ŒIL).

CHAMP, s. m. **Champ visuel**. — Voy. VISION.

CHAMPIGNON, s. m. (*fungus*, μύκητες). Classe de plantes cryptogames acotylédones renfermant un grand nombre d'espèces, les unes parasites, les autres sortant de terre, affectant les formes et les couleurs les plus variées. Ils sont en général pourvus d'un renflement charnu constituant le *chapeau*, qui offre sur sa face inférieure des tubes ou des lames diversement colorées. Ce chapeau, sessile ou porté sur un *pédicule*, est quelquefois réuni à celui-ci par une membrane, *volva*, qui se déchire, et dont les débris-persistants portent le nom de *collier* ou *anneau*. La consistance des champignons est souvent molle, quelquefois coriace, plus rarement mucilagineuse. On les divise en cinq ordres : 1° Arthrosporés (achorion, microsporon) ; 2° Trichosporés (muscardine) ; 3° Clinosporés (ergot, puccinie) ; 4° Théca-sporés (truffes) ; 5° Basidiosporés (agaric, bolet, amanite).

Les organes reproducteurs des champignons, *spores, sporules, sporidies,* forment à leur surface une couche de poussière très-fine, adhérant de différentes manières. — Thèque. — Sporange. — Hymenium.

Les champignons terrestres sont comestibles, vénéneux ou suspects. Les vénéneux appartiennent aux genres Agaric, Amanite et Bolet.

On utilise en médecine l'AGARIC BLANC, qui est purgatif, et le *boletus ignarius*, qui fournit l'AMADOU employé pour arrêter les hémorrhagies externes.

Les champignons qui vivent en parasites sur les plantes et les animaux sont extrêmement nombreux. Beaucoup d'entre eux caractérisent des maladies de la peau et du cuir chevelu (ERGOT, OÏDIUM, UREDO, FAVUS, TRICHOPHYTON, MICROSPORON).

En pathologie, on nomme *champignons* des végétations molles et fongueuses. — Voy. FONGUS.

CHANCRE, s. m. Ulcère virulent et vénérien. Il y a trois sortes de chancres :

1° Le **chancre simple, mou, chancroïde** ou **chancrelle**.

2° Le **chancre induré, syphilitique** ou **infectant**.

3° Le **chancre mixte**, qui résulterait, d'après certains auteurs, de la combinaison des deux précédents. Il aurait les caractères extérieurs du chancre mou et infecterait l'économie, comme le chancre induré.

Le **chancre mou** est une lésion purement locale, qui ne donne pas la SYPHILIS ou vérole et ne cause d'accidents qu'à la place où il a pris naissance ou dans le voisinage. Il est causé par l'inoculation directe du pus provenant d'un autre chancre de même nature et ne survient jamais spontanément. Il consiste en une ulcération ordinairement arrondie, à fond grisâtre, à bords nettement taillés à pic, quelquefois décollés et entourés d'un liséré rouge, fournissant un pus abondant qui peut s'inoculer sur le même individu un nombre de fois indéfini. Aussi est-il rarement unique, il y a généralement plusieurs chancres à côté les uns des autres (le chancre induré est unique).

Le chancre mou peut siéger dans tous les endroits du corps ; il est très-rare à la face ; le plus souvent il occupe le gland, le prépuce et le frein de la verge chez l'homme, la partie interne des grandes ou des petites lèvres chez la femme.

Il ne produit jamais d'accidents syphilitiques, mais il peut s'enflammer ou devenir *phagédénique*. A la suite de son inflammation, sa base peut augmenter de dureté ; il simule alors le chancre induré.

Le chancre mou se développe aussitôt après la pénétration du virus sous l'épiderme ; il n'a pas de période d'incubation comme le chancre vénérien; le plus souvent, il s'inocule par une écorchure ou une éraillure de la muqueuse des parties génitales pendant le coït. Si l'on fait l'expérience de l'inoculer directement au moyen d'une lancette, voici les phénomènes que l'on observe :

Le premier jour, l'endroit piqué devient rouge ; le second jour et le troisième, il se forme une petite *papule* ou *vésicule* par le soulèvement de l'épiderme. Le contenu en devient purulent, la pellicule superficielle s'ouvre et il se recouvre d'une croûte qui tombe vers le sixième jour et laisse à découvert un ulcère dont le fond est grisâtre et sanieux. Cet ulcère constitue le chancre mou.

L'ulcère peut s'étendre en profondeur ou en surface et durer, suivant les cas, quelques semaines ou quelques mois; les chancres qui se sont développés dans le voisinage du point primitivement atteint guérissent plus vite que celui qui les a causés.

Les complications les plus ordinaires du chancre mou sont : le Bubon (fig. 95), l'*inflammation* violente de l'ulcère, qui peut déterminer la gangrène et la modification des tissus, surtout chez les alcooliques, et le *phagédénisme*.

Le *phagédénisme* dépend d'une prédisposition individuelle; il est surtout causé par la débilité générale du malade, un tempérament scrofuleux ou herpétique, la malpropreté, l'habitation dans un endroit humide, l'emploi de moyens irritants appliqués mal à propos. Un *chancre phagédénique* peut acquérir des proportions considérables, détruire des parties importantes de l'organe qu'il attaque. Il complique aussi bien le chancre induré que le chancre mou, mais plus souvent ce dernier.

Il est ordinairement facile de distinguer le chancre mou de l'herpès du prépuce ou d'une simple écorchure, affections qui guérissent rapidement par les soins de propreté ; mais il est très-difficile de le différencier du chancre induré. Lorsqu'on se trouve en présence d'une ulcération vénérienne, on ne peut jamais dire à coup sûr si l'individu atteint aura ou non la syphilis, ce qui a permis de confondre pendant longtemps les deux chancres.

Indépendamment de ses caractères propres, on pourra, s'il est nécessaire d'éclairer le diagnostic, essayer d'inoculer le pus chancreux sur le patient lui-même ; si le chancre est simple, il se reproduira à l'endroit inoculé ; s'il est infectant, l'inoculation sera le plus souvent sans résultat.

Le *traitement* le plus efficace du chancre mou est sa *destruction sur place*, lorsqu'elle est possible. Une fois cicatrisé, il ne se reproduit pas, et comme il ne donne pas lieu à des accidents consécutifs, si on soignait à leur début tous les chancres mous, on arriverait à le faire disparaître tout à fait du nombre des maladies. Il est à remarquer, du reste, que grâce aux progrès de l'hygiène et de la surveillance des mœurs, il est beaucoup plus rare qu'autrefois.

L'azotate d'argent (pierre infernale) peut suffire dans quelques cas, et tout à fait au début de l'ulcération ; mais il est plus prudent d'avoir recours à des caustiques plus forts qui puissent détruire complétement le chancre et le transformer en une plaie simple qui a une tendance spontanée à se cicatriser. On se sert dans ce but de la *pâte de Vienne*, du *caustique carbo-sulfurique*, des acides concentrés, etc. Du moment que l'on a choisi cette méthode, il faut détruire le chancre du premier coup.

Si l'on ne veut pas employer ces moyens violents, qui sont inapplicables s'il y a des chancres nombreux trop étendus ou trop profonds, il faut se servir de topiques qui puissent modérer la sécrétion et arrêter les progrès du mal en protégeant les parties voisines. On les pansera avec de la charpie imbibée de vin aromatique, de décoction de quinquina, ou d'une solution de tartrate ferrico-potassique de 5 à 10 grammes pour 100 environ. La plus grande propreté et l'absence de toute irritation sont nécessaires.

Contre le *phagédénisme*, on emploiera la solution de tartrate ferrico-potassique et on cherchera à modifier la constitution du malade par l'emploi du fer, du vin de quinquina et l'usage des bains de mer. Il ne faut jamais employer de préparations mercurielles, ni en pommades, ni à l'intérieur, tant qu'on ne voit pas survenir d'induration à la base du chancre, ou apparaître une roséole, indice d'une affection syphilitique.

Le chancre induré, infectant ou syphilitique est l'accident primitif de la SYPHILIS ou vérole. Il apparaît à l'endroit qui a donné accès au *virus* dans l'économie, et est toujours le résultat de la contagion ; il ne se produit pas spontanément. Presque toujours il a pour origine l'inoculation de la matière qui s'écoule d'un autre chancre infectant, ou plus rarement d'une lésion secondaire de la syphilis (plaque muqueuse, etc.). Il n'apparaît qu'après une certaine *incubation* qui varie de deux à cinq semaines, ce qui le distingue déjà du chancre simple.

C'est d'abord une simple pustule ou une papule rougeâtre qui laisse au-dessous d'elle une ulcération arrondie, peu profonde, dont les bords se durcissent peu à peu ; il semble reposer sur une moitié de pois sec. Quelquefois cependant, bien que syphilitique, le chancre, surtout chez la femme, ne s'indure que très-faiblement ou pas du tout. Aussi y a-t-il toujours un certain doute à conserver vis-à-vis d'un chancre mou en apparence, qui peut être suivi quelquefois des symptômes de la vérole. L'inoculation elle-même du pus chancreux sur le malade n'est pas toujours capable de trancher la question, car le chancre infectant inoculé sur la même personne peut quelquefois donner lieu à un chancre simple. (Certains auteurs disent alors qu'il y a *chancre mixte*.)

A la face, aux lèvres, à la langue, au fourreau de la verge, au scrotum, au pubis, les chancres sont le plus souvent syphilitiques ; tandis qu'au méat urinaire, au sillon, entre le gland et le prépuce, et à la couronne du gland, ils sont généralement simples.

Le chancre induré, bien plus souvent unique que le chancre simple, est plus lent et plus insidieux dans sa marche. Au premier abord, il semble avoir beaucoup moins de gravité ; en effet, il a peu de tendance à s'agrandir et à devenir phagédénique ; il suppure peu, tend spontanément vers la guérison et est peu douloureux.

Tandis que le chancre simple se complique souvent de bubon virulent et suppurant (fig. 95), le chancre induré ne détermine que le durcissement et le grossissement indolore du chapelet de ganglions lymphatiques de la région. Jamais ces ganglions ne suppurent, mais ils restent longtemps indurés, roulant sous les doigts (fig. 94).

Le chancre syphilitique guérit spontanément ; il passe bien plus souvent inaperçu que le chancre simple, mais il peut renaître spontanément à la place primitivement occupée, surtout s'il a laissé après lui une induration notable.

Lorsqu'il apparaît, la *syphilis* a déjà envahi l'individu, il n'est que la première manifestation de cette diathèse ; aussi, en le détruisant sur place, n'empêche-t-on pas les accidents secondaires de se produire. Son traitement se rattache à celui de la *syphilis*, et il est rare qu'il exige des soins particuliers autres qu'un peu de pommade de calomel et des lavages fréquents.

Le chancre mixte, beaucoup plus rare que les deux autres, n'est pas admis comme espèce à part par tous les auteurs qui le classent dans la catégorie des chancres indurés à physionomie et marche anormales. Il présenterait les signes communs aux deux chancres. Tout en étant induré, il pourrait donner naissance à des bubons suppurants, puis aux accidents secondaires et tertiaires de la syphilis.

D'autre part, diverses expériences ont démontré que si l'on dépose du virus d'un chancre infectant sur un chancre mou, ce dernier ne se modifie pas, et le virus syphilitique est détruit. Si l'on inocule le mélange des virus de deux chancres, l'un mou et l'autre syphilitique, il se produit uniquement un chancre mou (Langlebert). Ces dernières expériences sembleraient démontrer que le chancre mixte n'existe réellement pas, mais que le chancre dit induré peut s'éloigner du type ordinaire et prendre certains caractères du chancre mou.

CHANCROÏDE, s. m. Synonyme de CHANCRE MOU, SIMPLE, CHANCRELLE.

CHANVRE, s. m. Le chanvre ordinaire (*Cannabis sativa* L.) est une plante de la famille des cannabinées, originaire de la Perse, cultivée aujourd'hui dans toute l'Europe, annuelle, tige de 1 à 2 mètres, à liber formé de fibres textiles résistantes, employées pour la fabrication de la toile. La graine, connue sous le nom de *chènevis*, renferme une amande blanche qui fournit une grande quantité d'huile grasse. Toute la plante exhale une odeur forte, vireuse. Les émanations qui s'élèvent d'une plantation de chanvre produisent des vertiges et des céphalalgies. Le chanvre est résolutif, apéritif et surtout narcotique. Le *chanvre indien* (*Cannabis indica*), dont les propriétés sont beaucoup plus actives, paraît n'être qu'une variété géante de l'espèce commune.

CHARBON, s. m. (*carbo*, ἄνθραξ). On désigne sous le nom générique de **charbons** un certain nombre de substances de couleur noire, résultant de la combustion incomplète de corps, ligneux pour la plupart, et renfermant toutes, en quantité variable, un même corps solide : le *carbone*, mélangé à des matières étrangères propres aux corps dont elles proviennent. On donne le nom de *charbons fossiles*, *charbon minéral*, *charbon de terre*, à des produits de combustion lente et de décomposition ancienne ou récente des plantes dans le sein de la terre (tourbe, anthracite, lignite, houille).

Le **charbon de bois** s'obtient en chauffant le bois à l'abri de l'air, soit dans des caisses métalliques, soit par l'ancien procédé des meules.

Le **charbon animal** provient de matières animales azotées portées à une température élevée, en vase clos.

Le **charbon de cornue**, employé dans la confection de certaines piles et dans la production de la lumière électrique, est un produit accessoire de la distillation de la houille en vase clos pour fournir le gaz d'éclairage.

Les *charbons de bois*, et surtout le *charbon animal*, sont doués de propriétés remarquables. — 1° Ils absorbent certains gaz dans d'énormes proportions : c'est pourquoi on administre aux malades des charbons finement pulvérisés, dans le but de neutraliser les flatuosités intestinales. — 2° Ils s'emparent de toutes les substances colorantes organiques. En pharmacie on décolore par le charbon animal les acides végétaux, les dissolutions salines et les sirops. — 3° Le charbon est un antiseptique très-efficace. Il purifie les eaux des citernes et des mares, et les rend potables en neutralisant les ferments organiques.

Quand le charbon commence à brûler à l'air libre, il dégage de l'acide carbonique, de l'hydrogène carboné et de l'oxyde de carbone : mélange gazeux nommé très-improprement *vapeurs de charbon*, et qui cause la mort par asphyxie et empoisonnement (voy. OXYDE DE CARBONE, ACIDE CARBONIQUE).

Charbon des graminées. Petit champignon parasite du genre *uredo*, qui se développe dans l'épiderme des graminées, à la place du grain.

Charbon de la peste. Tumeur livide, gangréneuse, qui se développe chez les pestiférés, dans les points où le tissu cellulaire est le plus abondant (voy. PESTE).

Charbon de l'homme et des animaux. Affection virulente, d'abord locale, se développant sous forme de pustule gangréneuse, sur les parties découvertes de la peau, s'étendant avec une grande rapidité, puis donnant lieu en peu de temps à des symptômes généraux très-graves qui entraînent souvent la mort (voy. PUSTULE MALIGNE).

Charbon pulmonaire (voy. ANTHRACOSIS).

CHARPIE, s. f. (*linteum carptum*, μοτός). Fils provenant de morceaux de vieille toile que l'on a effilée. La charpie, sous forme de mèches, gâteaux, bourdonnets, etc., sert au pansement des plaies.

CHATOUILLEMENT, s. m. Ce mot signifie tantôt l'action de chatouiller (*titillatio*), tantôt (*pruritus*) la sensation plus ou moins agréable et vive que produit cette action, qui détermine des mouvements involontaires, souvent accompagnés de rire.

CHAUDE-PISSE, s. f. — Voy. BLENNORRHAGIE.

CHAUFFAGE, s. m. Le chauffage a pour but de combattre le refroidissement, en maintenant les corps organisés, animaux et végétaux, dans un milieu dont la température soit apte à permettre l'exercice régulier des fonctions vitales. C'est donc l'art de tirer le meilleur parti possible des corps combustibles, tout en obtenant une bonne *ventilation*.

CHAUX, s. f. Synonyme de protoxyde de calcium. Base formée de calcium et d'oxygène. On la trouve dans la nature, principalement à l'état de carbonate (craie, marbre, pierre calcaire) et de sulfate (plâtre). Pour la préparer, on calcine la pierre (carbonate de chaux) de façon à faire dégager l'acide carbonique, on obtient ainsi la chaux vive qui est très-avide d'eau, et s'échauffe beaucoup lorsqu'on l'humecte; elle forme ensuite la chaux éteinte ou hydratée.

On emploie en médecine contre les aigreurs d'estomac (dyspepsies acides) l'eau de chaux qui en contient très-peu en dissolution, à la dose de 30 à 60 grammes dans un litre de lait.

La chaux vive ou hydratée est caustique, elle brûle et désorganise les tissus; mélangée avec la potasse, elle forme la poudre de Vienne.

CHÉLIDOINE, s. f. (*chelidonium*, χελιδὼν, hirondelle). Genre de plantes de la famille des Papavéracées.

La **grande Chélidoine** (*Chelidonium majus*) croît le long des murs, dans les décombres. On la connaît vulgairement sous le nom d'*éclaire*. Le suc jaune, très-amer, caustique, qui découle de cette plante, est un purgatif drastique violent. Préconisé autrefois contre les fièvres intermittentes, il n'est plus usité que dans le traitement des cors et des verrues.

CHÉLOÏDE ou **KÉLOÏDE**, s. f. (χήλωις, de χήλὴ, pince, et εἶδος, ressemblance). On désigne sous le nom de **chéloïde spontanée** une tumeur bénigne, aplatie, rougeâtre, irrégulière, saillante de 3 à 5 millimètres, formée par l'hypertrophie du derme. Elle se développe sans cause connue, se montre de préférence à la région sternale, et paraît plus fréquente chez les femmes. Tantôt elle s'étend en longueur et présente à sa surface des plis ou des rides (chéloïde cylindracée); tantôt elle envoie des prolongements qui rayonnent de sa circonférence vers les parties voisines (chéloïde rameuse).

Les **chéloïdes cicatricielles** sont des tumeurs fibro-cellulaires développées surtout à la surface de cicatrices non ulcérées d'amputation, de brûlures, de variole, etc. Elles peuvent récidiver plusieurs fois après l'ablation.

CHÉMOSIS, s. m. Gonflement œdémateux de la conjonctive, symptôme fort commun dans les maladies oculaires, qui peut se montrer dans les cas graves comme dans les cas bénins. L'œdème siége surtout dans le tissu lâche qui se trouve au-dessous de la conjonctive, quelquefois limité à une partie de la membrane ou à une seule paupière; il est parfois tellement considérable que la cornée est recouverte en partie par un cercle charnu, et que les paupières devenues rigides ne se laissent plus entr'ouvrir.

Différentes causes, d'une importance très-inégale, peuvent en être la cause : les *conjonctivites*, surtout la purulente, l'*orgeolet*, les *plaies* des paupières ou du globe, les inflammations de la cornée (*kératites*), celles des parties plus profondes de l'œil (*cyclite, irido-choroïdite*), celle des tissus situés derrière l'orbite (abcès).

Il est souvent causé par une maladie générale (*affection organique du cœur, néphrite*); enfin il peut être spontané, *idiopathique*, sans cause connue.

Il faut d'abord traiter la maladie primitive, le plus souvent le chémosis disparaît spontanément une fois qu'elle est guérie. On hâtera la résorption de la sérosité par des lotions astringentes, l'application d'un bandage serré. Les purgatifs et les diurétiques agiront d'une façon générale; enfin, s'il y avait des signes d'étranglement de la cornée, on pourrait pratiquer quelques petites *scarifications* sur la conjonctive, ou appliquer une ou deux sangsues à la tempe.

CHÊNE, s. m. (*quercus*, δρῦς). Famille des Amentacées cupulifères. Ce genre est très-nombreux en espèces, qui sont toutes des arbrisseaux ou des arbres plus ou moins élevés, dont quelques-uns seulement intéressent la médecine. L'écorce du *quercus robur*, chêne commun, a été nommée quinquina français; contenant beaucoup de tannin, elle est astringente et fébrifuge. C'est sur l'espèce *quercus infectoria*, commune dans le Levant, que se développe la noix de galle d'Alep (voy. GALLE). C'est sur les feuilles du *quercus coccifera*, que l'on trouve le kermès animal. Enfin, l'écorce du *quercus suber*, qui croît dans le midi de la France et en Espagne, constitue le liége.

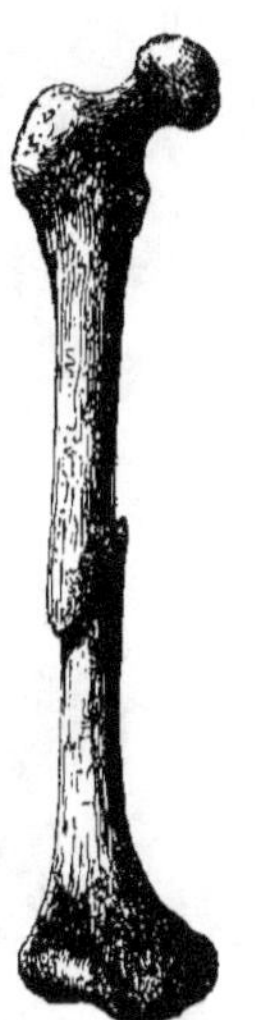

Fig. 149.
Chevauchement léger des fragments dans une fracture du fémur.

CHEVAUCHEMENT, s. m. Situation des extrémités fracturées d'un os, lorsqu'elles sont superposées l'une à l'autre, au lieu d'être placées bout à bout.

On reconnaît le chevauchement dans les

FRACTURES, par la palpation et le raccourcissement du membre. On y remédie par la *coaptation* et l'*extension*.

CHEVELU, adj. (*capillatus*, τριχωτός). Pourvu de cheveux.

Le **cuir chevelu** est cette partie de la peau du crâne qui, dans l'espèce humaine, sert de point d'implantation aux cheveux.

En botanique, on nomme *racine chevelue*, celle qui se subdivise en un grand nombre de radicelles fines et déliées comme des cheveux.

On dit substantivement : le **chevelu**, pour désigner l'ensemble de ces dernières ramifications.

CHEVESTRE ou **CHEVÊTRE**, s. m. (*capistrum*, de *caput*, tête). Bandage sim-

CHILOPLASTIE (PROCÉDÉ DE LISFRANC).

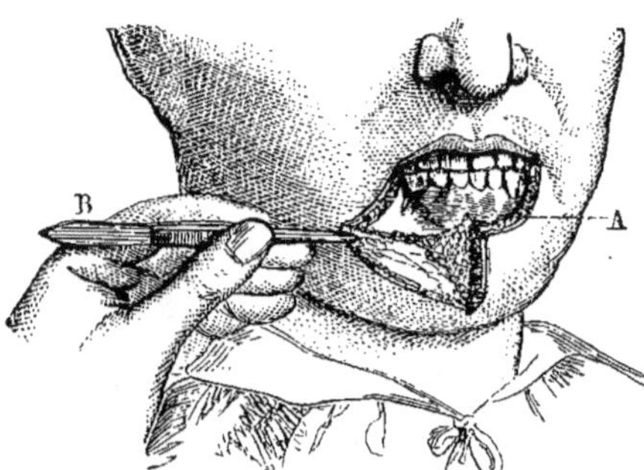

FIG. 150. — Dissection des lambeaux après ablation de la tumeur.

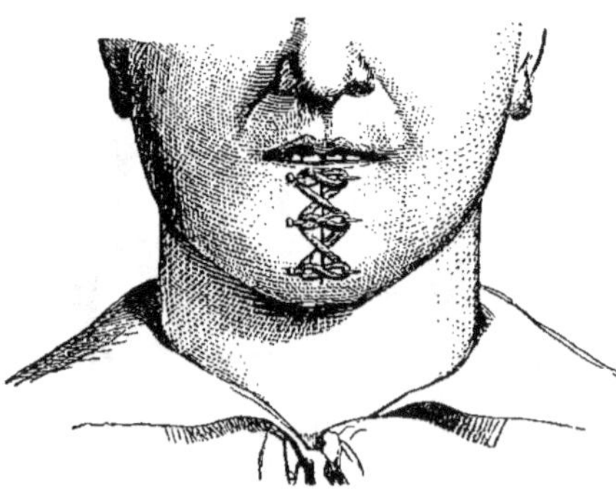

FIG. 151. — Réunion des lambeaux par les sutures.

ple, double, oblique, etc., entourant la tête pour maintenir réduites les fractures ou les luxations du maxillaire inférieur.

CHEVEU, s. m. (*capillus*, θρίξ). Produc-

tion pileuse particulière à la peau qui recouvre le crâne dans l'espèce humaine. Les cheveux lisses ou crépus sont un signe distinctif des races. On distingue dans les cheveux les nuances suivantes : noir, brun, châtain foncé, châtain clair, blond et roux. Quelle que soit sa teinte primitive, qui est due à la présence d'une huile particulière, le cheveu devient blanc par décoloration due, soit à la vieillesse, soit à une maladie du bulbe pileux (voy. POIL).

CHIASMA, s. m. Entre-croisement des deux nerfs optiques dans la cavité crânienne. On pense qu'ils ne se croisent pas complétement et que les filets externes restent du côté primitif (voy. CERVEAU, (6, fig. 145).

CHICORÉE, s. f. Genre de plantes, de la famille des Synanthérées, dont deux espèces sont usitées : 1° la **chicorée sauvage** (*Cichorium intybus*), dont la racine torréfiée est employée comme le meilleur succédané du café et dont les feuilles, très-amères, apéritives, sont mangées en salade et administrées en infusion ; 2° la **chicorée des jardins** (*Cichorium endivia*), alimentaire, légèrement amère, d'un usage très-répandu.

On donne aux enfants, comme purgatif léger, le **sirop de chicorée**, composé de racines de rhubarbe et de chicorée ; mais il doit ses propriétés seulement à la rhubarbe dont il représente les principes solubles dans la proportion de 1^{gr},30 environ par once. Dose : de 8 à 30 grammes.

CHIENDENT, s. m. (*Triticum repens*). Graminée dont les racines rampantes sont employées en décoction comme adoucissantes, apéritives et diurétiques. Le *panicum dactylon*, vulgairement *pied-de-poule*, plante de la même famille, peu usitée, a les mêmes propriétés.

CHILOPLASTIE, s. f. (de χεῖλος, lèvre, et πλάσσειν, former). Restauration ou *anaplastie* des lèvres. Opération destinée à former ou restaurer une des deux lèvres lorsqu'elle a été détruite ou qu'elle est le siége d'une tumeur qu'il faut enlever. C'est surtout à la lèvre inférieure, siége fréquent du CANCROÏDE, que s'appliquent les divers procédés en usage. Les procédés de Lisfranc (fig. 150-151), de Chopart (fig. 152) ou de *Buchanan* (fig. 153-154) donnent de fort bons résultats. Après avoir disséqué assez de peau pour pouvoir la faire glisser d'une quantité suffisante, on rapproche les bords des parties incisées et on les affronte par des sutures.

Les figures ci-dessus donnent une idée de la façon dont sont taillés les lambeaux et dont il faut en faire la réunion. Dans le dernier procédé, il reste deux petites surfaces triangulaires à la partie inférieure, qui se cicatrisent facilement.

CHIMIE, s. f. Science qui étudie les propriétés les plus intimes des corps, leur composition, leurs affinités, les combinaisons qu'ils peuvent former avec d'autres. Elle diffère de la physique qui

fera une étude physique qui pourra s'appliquer à tout autre corps, charbon, fer, etc. Pour être tombé, ce morceau de soufre n'a

CHILOPLASTIE (PROCÉDÉ DE CHOPART).

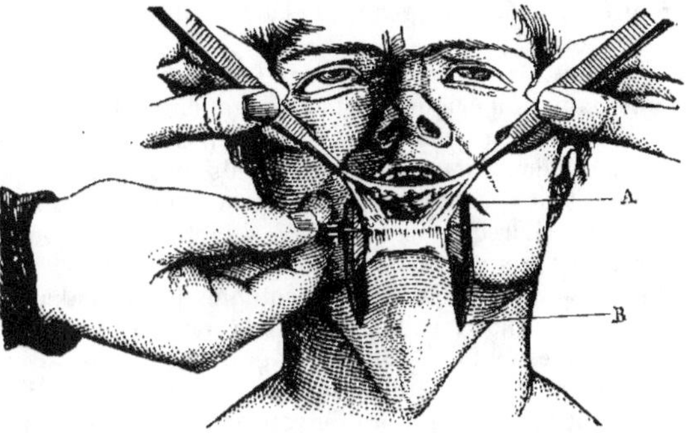

FIG. 152.

On fait deux incisions verticales AB, allant jusqu'à l'os ; d'un coup de bistouri, on retranche la partie affectée par le cancroïde. On réunit par des sutures.

CHILOPLASTIE (PROCÉDÉ DE BUCHANAN).

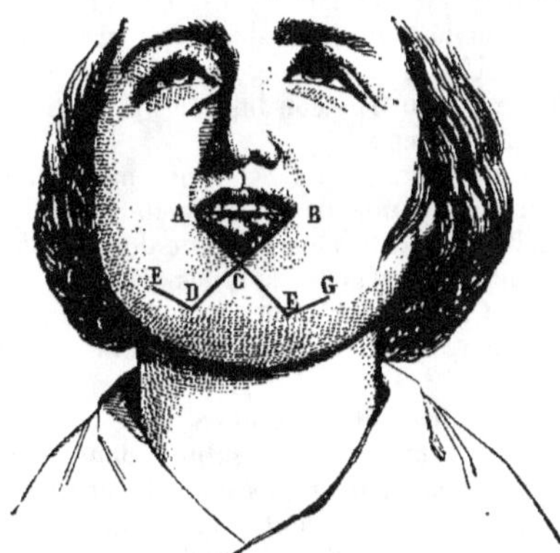

FIG. 153. — Chiloplastie pour l'ablation d'un cancroïde. Tracé des lambeaux.

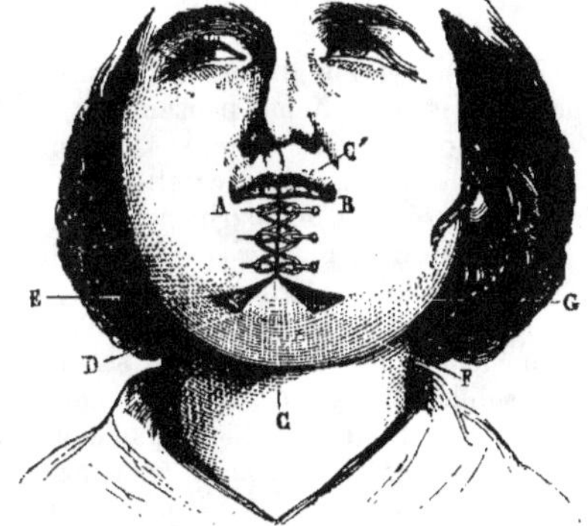

FIG. 154. — Application des sutures après l'ablation de la tumeur.

étudie les propriétés générales des corps sans avoir égard à leur structure intime.

L'*action chimique* transforme, change définitivement la nature même du corps sur lequel elle s'exerce, l'action physique ne la modifie que momentanément, sans altérer sa composition et atteindre la molécule constituante elle-même. Ainsi, un morceau de soufre tombe, il obéit à la pesanteur; si l'on étudie la manière dont il tombe, on

pas changé de composition, sa nature intime est la même.

Au contraire, si on le fait brûler, c'est-à-dire si on le fait combiner avec l'oxygène de l'air, il se forme un gaz acide sulfureux dont l'odeur est piquante et suffocante, la nature du corps primitif est complétement et définitivement changée, il s'est produit une action chimique qui ne sera pas la même pour le charbon, le fer, et tout autre corps.

Les propriétés *chimiques* d'un corps sont : sa composition (simple, composée), son état d'acide, de base ou de corps neutre, son *affinité* pour les différents corps simples ou composés, la manière dont il se comporte en présence de l'oxygène de l'air et des autres corps.

CHIQUE, s. f. Sorte de puce fort commune dans l'Amérique méridionale et aux Antilles, dont la femelle cherche à déposer ses œufs dans la plante des pieds des nègres et des matelots qui marchent sans chaussure. Lorsqu'elle a réussi à s'y introduire, on éprouve pendant quelques jours une sensation de chatouillement que les nègres trouvent agréable, bientôt la poche contenant les œufs de l'animal s'agrandit et il se forme une inflammation limitée tout autour. Il est urgent alors de retirer toute la poche sans l'ouvrir, ce dont s'acquittent fort bien certaines vieilles mulâtresses qui en font leur spécialité.

CHIRURGIE, s. f. (de χείρ, main, et ἔργον, travail). Partie de l'art de guérir qui emploie l'action de la main. La médecine et la chirurgie sont inséparables en réalité, elles se prêtent un concours mutuel indispensable.

La **petite chirurgie** est celle qui traite des petites opérations, pansements, applications de cautères, ventouses, sétons, extraction des dents, saignée ; elle était auparavant du ressort des barbiers.

CHLORAL, s. m. Lorsqu'il est anhydre, c'est un liquide volatil à 96 degrés, d'une odeur pénétrante et irritante. On n'emploie en médecine que l'**hydrate de chloral** qui est solide, blanc, d'une forte odeur de pomme de reinette, soluble dans l'eau. Sous l'influence des alcalis, il se transforme en *chloroforme* et en formiate de soude. Or, le sang étant alcalin, cette transformation a lieu dans l'économie, et le chloral absorbé par l'estomac, ou injecté directement dans les veines, produit l'effet du chloroforme. C'est ce qui explique ses propriétés narcotiques.

On l'emploie en solution étendue ou en sirop (1 gramme pour une ou deux cuillerées à bouche), afin qu'il n'irrite pas les parois de l'estomac. Il produit alors un sommeil tranquille, le ralentissement de la circulation et de la respiration, il y a en même temps de l'insensibilité, mais bien moins qu'avec le chloroforme. Aussi ne

peut-il remplacer ce dernier pour les grandes opérations, à moins qu'on ne l'injecte directement dans les veines en quantité notable, ce qui est loin d'être sans inconvénient. Cependant, si une forte dose de chloral a été absorbée par l'estomac, on peut pratiquer l'avulsion d'une dent, l'ouverture d'un abcès, une cautérisation avec la potasse caustique ou la poudre de Vienne, sans provoquer de fortes douleurs.

On l'utilise très-fréquemment à la dose de 1 ou 2 grammes pour procurer du sommeil, calmer les douleurs névralgiques, l'asthme, les battements du cœur. Il est utile contre la chorée, l'éclampsie, l'épilepsie et même le tétanos. Comme calmant, il a certaines supériorités sur l'opium. Mais, contrairement à ce qui avait été avancé, il occasionne de la constipation, de la pesanteur dans la tête, quoique moins que les opiacés, et il devient nécessaire d'en augmenter les doses si on veut en prolonger longtemps les effets.

On a employé la solution concentrée de chloral pour l'injecter dans les varices, y coaguler le sang et en amener ainsi la guérison. Une solution légère de cette substance est un très-bon liquide antiseptique et conservateur.

CHLORATE, s. m. Sel formé par l'acide chlorique et une base. De même que les azotates, les chlorates font une déflagration lorsqu'on les projette sur des charbons ardents. On emploie en médecine le chlorate de soude, et surtout celui de potasse KO ClO⁵.

Le **chlorate de potasse** (sel de Berthollet) est un sel blanc, soluble dans l'eau chaude, beaucoup moins dans l'eau froide (4 0/0), qui est souvent employé en gargarismes, dans les diverses affections de la gorge (*angines*) et de la bouche (*stomatites*). On l'incorpore aussi dans des pastilles. Il est très-utile pour combattre la stomatite mercurielle, ulcéro-membraneuse ou aphteuse. C'est encore un bon médicament de l'angine couenneuse commune.

Il a aussi donné de bons résultats contre certains ulcères de la face de nature scrofuleuse, et même contre certains *épithéliomas* ou *cancroïdes* ; on l'applique alors en poudre fine que l'on renouvelle tous les deux jours.

CHLORE, s. m. Corps simple, gazeux,

jaune verdâtre, d'une odeur extrêmement pénétrante et irritante, qui provoque une toux très-forte accompagnée souvent de crachements de sang. Il est très-avide d'hydrogène, avec lequel il se combine pour former de l'acide chlorhydrique, aussi décompose-t-il les matières organiques qui en contiennent. C'est ce qui l'a fait utiliser comme désinfectant.

On se sert quelquefois de *l'eau chlorée* (chlore liquide), qui en dissout de petites quantités (deux fois son volume), pour désinfecter certaines plaies et neutraliser l'odeur de l'acide *sulfhydrique* des fosses d'aisances, mais on lui préfère généralement les *hypochlorites*, qui agissent non-seulement par le chlore qu'ils dégagent, mais encore par leur oxygène, qui contribue à détruire les miasmes et les mauvaises odeurs.

CHLOREUX. L'acide chloreux (ClO^3), formé d'un équivalent de chlore et de trois d'oxygène, est un gaz dont l'odeur et les propriétés désinfectantes sont analogues à celles du chlore, il est très-instable.

CHLORHYDRATE, s. m. Synonyme d'HYDROCHLORATE. Sels formés par la combinaison de l'acide chlorhydrique avec les bases. Ce sont en réalité des chlorures, plus les éléments de l'eau. Ainsi le chlorhydrate de potasse n'est autre que du chlorure de potassium et de l'eau.

Chlorhydrate d'ammoniaque. — Voy. SEL AMMONIAC.

Chlorhydrate de morphine.—Voy. MORPHINE.

CHLORHYDRIQUE, adj. L'acide chlorhydrique HCl, formé de 1 équivalent d'hydrogène et de 1 de chlore, est un gaz d'une odeur très-piquante, extrêmement acide, très-soluble dans l'eau. On le prépare en traitant le sel marin (chlorure de sodium) par l'acide sulfurique et en chauffant le mélange. C'est dans le but de se procurer du sulfate de soude qui se produit en même temps que lui, que l'on fait en grand cette réaction dans les fabriques et les savonneries. L'acide chlorhydrique se dégage quelquefois à l'air libre au grand détriment de la végétation voisine et de la santé des habitants. Au contact de l'air chargé de vapeurs humides, ce gaz se combine avec la vapeur et forme un nuage épais. Le même phénomène se passe avec sa solution concentrée dans l'eau, lorsqu'en débouchant un flacon il se forme une fumée blanche. On s'en est servi

à l'état de solution dans l'eau comme collutoire, mais il est préférable d'employer le chlorate de potasse.

CHLORIQUE, adj. L'acide chlorique ClO^5 est formé de 1 équivalent de chlore et de 5 d'oxygène. C'est un liquide jaune verdâtre qui se décompose avec facilité en cédant son oxygène aux corps combustibles. Par sa combinaison avec les bases, il forme les CHLORATES.

CHLORITE, s. m. Sel formé par l'acide chloreux (voy. HYPOCHLORITE).

CHLORO-ANÉMIE, s f. (χλωρός, vert, α privatif et αἷμα, sang), vulgairement : **pâles couleurs**. Maladie affectant particulièrement les jeunes filles non réglées et caractérisée par la pâleur excessive, la teinte jaune verdâtre de la peau, la mollesse des chairs, l'inaptitude aux mouvements et différents ordres de symptômes rentrant dans la classe des névroses. Dans cette affection, le stéthoscope appliqué au-dessus de la partie interne de la clavicule, dans un point correspondant à la carotide, révèle des bruits musicaux de soufflet, de diable très-caractéristiques. On observe en outre la diminution notable, en quantité, des globules rouges du sang. Les préparations *martiales* ou ferrugineuses triomphent aisément de cette maladie.

CHLOROFORME, s. m. Liquide incolore, d'une densité de 1.48, d'une odeur rappelant celle de la pomme de reinette. Il ne se dissout pas dans l'eau, qui en conserve cependant l'odeur, si on l'agite avec une petite quantité de cette substance. C'est l'agent anesthésique le plus employé. Sa vapeur ne s'enflamme pas au contact d'une flamme, comme le fait celle de l'éther. Il est utilisé en inhalations, non-seulement pour produire l'ANESTHÉSIE dans les grandes opérations chirurgicales, mais pour calmer les convulsions, l'angine de poitrine, les coliques hépatiques et néphrétiques. On peut l'administrer aussi en potion, en sirop à faible dose ou en lavement. Mais on lui préfère le plus souvent alors le chloral. Il entre aussi dans la composition de liniments contre les douleurs névralgiques et rhumatismales et d'opiats contre les maux de dents.

Lorsque, dans le but de calmer une douleur ou une colique, on veut produire une révulsion sur la peau, on peut employer le chloroforme à la dose d'une demi-cuillerée à café, que l'on répand sur une serviette mouillée et que l'on applique à l'endroit de la douleur. Au bout de quelques minutes, il se produit une vive cuisson suivie bientôt d'une rougeur assez vive.

CHLOROFORMISER, v. a. Administrer le chloroforme en inhalations, pour déterminer l'ANESTHÉSIE.

CHLOROPHYLLE, s. f. (χλωρός, vert, et φύλλον, feuille). Matière verte des feuilles, peu soluble dans l'eau, soluble dans l'alcool, formée par deux principes : l'un jaune et l'autre bleu ; sa formule est $C^{18} H^9 AzO^8$ + un peu de fer. Elle se montre sans exception, dans toutes les parties vertes des plantes, sous forme de granulations microscopiques. La chlorophylle s'altère en se décolorant dans l'obscurité.

CHLOROSE, s.f. (χλωρός, vert), *cachexia virginum, pâles couleurs*. Maladie cachectique propre aux femmes, souvent liée à un trouble dans l'établissement ou dans le cours de la menstruation et caractérisée par des désordres variés de la nutrition et de l'innervation, ainsi que par un apauvrissement du sang et une décoloration particulière des tissus (CHLORO-ANÉMIE).

CHLORURE, s.m. Combinaison de chlore avec un autre corps, généralement un corps simple.

Le **chlorure d'antimoine** (beurre d'antimoine) est un caustique et un poison; on l'a utilisé pour cautériser profondément les morsures des chiens enragés.

Le **chlorure d'argent** est insoluble, blanc, mais rapidement altéré par la lumière qui le rend violet, puis noir.

Le **chlorure d'azote** est un liquide détonant, dangereux à manier.

Le **chlorure de calcium** est utilisé, lorsqu'il est anhydre, pour dessécher les gaz, et lorsqu'il est cristallisé et hydraté, pour produire des mélanges réfrigérants, par son mélange avec de l'eau ou de la neige.

Le **chlorure de chaux** est une appellation vicieuse de l'HYPOCHLORITE. Il sert à désinfecter.

Les **chlorures d'étain** sont des poisons violents.

Le **protochlorure de fer** ou chlorure ferreux est une préparation de *fer* fréquemment employée à l'intérieur contre la lorose, l'anémie, etc.

Le **perchlorure de fer** est un sel qui cristallise en lames violacées, il est très-

soluble dans l'eau et dans l'alcool. On l'emploie en solution contenant 25 grammes de sel anhydre pour 100, cette solution marque 30 degrés à l'aréomètre de Baumé. Il est utilisé pour faire des injections coagulantes dans les tumeurs sanguines; pour appliquer sur les plaies saignantes, dans le but d'arrêter les hémorrhagies capillaires; comme médicament à l'intérieur pour arrêter aussi certaines hémorrhagies (hémoptysies, hématémèse, purpura hémorrhagica).

Le **chlorure de sodium** n'est autre chose que le *sel marin* purifié (voy. SEL).

Le **chlorure de zinc** est un CAUSTIQUE fort employé, formant la base de la pâte de Canquoin et des flèches de Maisonneuve.

CHOC, s. m. Action brusque d'un corps en mouvement sur un autre corps qui, par sa rencontre, neutralise sa vitesse acquise.

CHOCOLAT, s. m. Les graines de *cacao* torréfiées et broyées avec une certaine quantité de sucre, les 4/5 environ, constituent une pâte alimentaire, de consistance dure, cassante à la température ordinaire, à laquelle on donne le nom de *chocolat*. C'est une préparation nourrissante et fortifiante; cependant, certains estomacs la digèrent difficilement.

En incorporant dans la pâte des substances actives, on obtient les chocolats médicamenteux, purgatifs, ferrugineux, de santé, etc.

CHOLÉCYSTITE, s. f. (de χολή, bile, et κύστις, vessie). Inflammation de la vésicule biliaire, par des calculs biliaires de la vésicule, ou survenant à la suite d'une inflammation des voies biliaires. Elle donne lieu à de l'ICTÈRE et à des COLIQUES HÉPATIQUES accompagnées d'un gonflement de la région de la vésicule et quelquefois de la formation d'un *abcès* dans cette région. Si les symptômes ne s'amendent pas, afin d'éviter la pénétration du pus dans le *péritoine*, il est nécessaire de lui donner issue à l'extérieur en appliquant de la *pâte de Vienne* à l'endroit le plus fluctuant de la tumeur. En répétant au besoin cette application *caustique*, on arrive à se frayer un chemin jusqu'à la vésicule, par lequel le pus sort en même temps que les calculs biliaires. On fera au besoin des injections dans la *fistule* ainsi produite et on l'empêchera en tout cas de s'oblitérer trop vite.

+ **CHOLÉDOQUE**, adj. (de χολή, bile, et

δοχὸς, qui contient). Canal qui va verser la bile dans le duodénum, il est formé par la réunion des canaux *cystique* et *hépatique*.

CHOLÉRA, s. m. (χολέρα, de χολὴ, bile, et ῥεω, je coule). On a décrit sous le nom de *choléra sporadique* ou *choléra nostras*, des flux accidentels qui se manifestent surtout pendant les chaleurs de l'été et sont dus à des causes variées : abus des vins doux, des liqueurs glacées, des acides, etc.

Le **choléra asiatique** est une maladie pestilentielle, originaire des Indes Orientales, d'où elle s'est propagée épidémiquement à tous les points du globe ; caractérisée par un flux intestinal particulier très-considérable, des vomissements abondants, un trouble profond de l'innervation, de la circulation et de l'hématose. Le choléra asiatique a fait sa première apparition en Europe en 1832 et successivement en 1849, 1854 et 1865.

Le choléra sporadique et le choléra épidémique ou asiatique sont considérés par un grand nombre de médecins comme une seule et même maladie ne différant que par la terminaison plus ordinairement heureuse du choléra sporadique.

On ne peut cependant se refuser à admettre une certaine différence dans les symptômes des deux choléras. Le *choléra sporadique* est caractérisé par des vomissements répétés d'aliments à demi digérés et de matière verte, puis d'une substance plus foncée, verdâtre, brune ou noirâtre, par des déjections alvines fréquentes et de même nature, par une douleur vive, déchirante et brûlante dans le canal intestinal, avec refroidissement et contractions spasmodiques des membres et des défaillances. Dans le *choléra asiatique*, on remarque dès le début des vomissements et des *évacuations aqueuses, semblables à l'eau de riz ;* l'urine est supprimée, les orbites sont entourés d'un cercle brunâtre, le regard est étrange, le pouls est à peine sensible, le malade accuse une oppression extrême, les membres sont tourmentés par des crampes très-douloureuses, la peau est froide et bleuâtre et la voix est éteinte.

Assez souvent, la diarrhée précède de quelques jours les symptômes que nous venons de décrire, c'est ce qu'on appelle la *diarrhée prémonitoire.*

Quoi qu'il en soit, les médecins assignent au choléra épidémique deux périodes distinctes : la période de *concentration des forces* dans laquelle on observe la cyanose, l'algidité, la diarrhée et l'aphonie ; et la période de *réaction*, où se manifestent la fréquence du pouls, la chaleur de la peau, le retour de l'urine et la cessation de l'aphonie. La mort arrive aussi fréquemment dans l'une que dans l'autre de ces périodes.

Si jusqu'ici il n'est pas bien démontré que les mesures sanitaires les plus rigoureuses aient pu entraver la marche d'une épidémie de choléra, on est d'accord sur les moyens prophylactiques propres à arrêter la propagation du fléau dans les lieux où il règne. Ces moyens sont : l'assainissement du linge provenant du lit des malades, des toiles à matelas, du linge de corps des cholériques. La désinfection des bassins et des urinaux, la désinfection des fosses d'aisances, des cabinets et des urinoirs et, dans les hôpitaux, la désinfection de l'amphithéâtre d'autopsie et de la salle des morts, de la salle de dépôt du linge sale, des conduits d'extraction de l'air des salles des cholériques (là où il y a un système de ventilation), des trémies pour le linge sale, dans les hôpitaux qui en sont pourvus, enfin l'assainissement des salles des cholériques.

Les désinfectants employés à cet effet sont le chlorure de soude, le chlorure de chaux, le sulfate de fer et l'acide phénique.

Traitement des prodromes du choléra. Toutes les fois qu'une personne est prise de diarrhée en temps de choléra, elle devra être mise à la diète et prendre des boissons astringentes, albumineuses et gommeuses, des potions avec 6 ou 10 gouttes de laudanum et des lavements laudanisés.

Traitement du début du choléra. La plupart du temps le malade présentant des symptômes d'embarras gastrique, il sera utile de donner un purgatif salin, puis des potions à l'extrait de ratanhia et au diascordium, du sous-nitrate de bismuth dans de l'eau sucrée, etc.

Traitement de la période algide. On ranimera la chaleur avec du vin chaud, du punch, du thé, du café additionnés d'eau-de-vie ou de rhum, de l'eau de menthe poivrée, des bains d'air chaud et des bains de moutarde. On promènera des sinapismes sur la peau et un fer chaud le long de la colonne vertébrale et des membres. On fera des frictions avec des liniments camphrés ou térébenthinés, de l'eau de Cologne, etc.

Contre les vomissements. On emploiera l'eau de Seltz et la glace, l'opium en potion et les injections hypodermiques de morphine.

Contre la diarrhée. Les lavements laudanisés, le sous-nitrate de bismuth, le bicarbonate de soude, etc.

Contre les crampes. Le baume de Fioraventi, l'alcool camphré, l'huile de térébenthine, etc.

Contre les coliques. Les cataplasmes émollients avec addition de laudanum.

Traitement de la période de réaction. On supprimera peu à peu les excitants et les échauffants. On administrera le sulfate de quinine à la dose de 15 à 25 centigrammes. Dans certains cas, la saignée rend de grands services. Les contractures des membres, qui tourmentent si souvent les malades pendant la convalescence du choléra, seront utilement combattues par les armatures de laiton qui réussissent souvent dans les crampes (Voy. MÉTALLOTHÉRAPIE).

Des inflammations de la peau, des pneumonies, des méningites éclatent assez souvent dans la période de réaction du choléra. Elles seront combattues par les moyens que nous indiquons contre ces diverses affections.

CHOLÉRIFORME, adj. Qui ressemble au choléra.

Lorsqu'en l'absence d'autres symptômes un malade présente des déjections semblables à celles que l'on constate dans le choléra, on dit qu'il est atteint de *diarrhée* ou de *dyssenterie cholériforme.*

La diarrhée cholériforme des enfants est une maladie grave qui affecte particulièrement la première enfance.

L'enfant est inquiet, agité; son sommeil est fréquemment interrompu, il pousse des cris sans motif apparent et fléchit souvent les cuisses sur le ventre. Il tette moins facilement et rejette souvent des morceaux de caséum, ce que les nourrices appellent du fromage. Bientôt les déjections, quoique encore naturelles, deviennent abondantes : il n'y a pas de fièvre. Les choses restent dans cet état pendant deux ou trois jours, et pour un œil peu exercé il n'y a là que de la diarrhée ordinaire; mais l'enfant maigrit, la peau se flétrit comme chez les vieillards, et si vous cherchez à imprimer des plis à la surface du ventre, elle les conserve. L'éclat du regard commence à s'éteindre, les yeux s'excavent profondément et tout cela en quinze ou vingt heures quelquefois, ordinairement en un ou deux jours. L'enfant prend et quitte le sein à chaque instant et fait continuellement des efforts pour vomir. L'haleine est rude, la langue est piquetée de petits points rouges, les lèvres sont fendillées, desséchées, les gencives luisantes et tendues. On trouve dans la bouche quelques ulcérations et même du muguet.

Bientôt les selles arrivent à douze ou quinze par jour, elles perdent leur couleur jaune et prennent différents aspects variables; en même temps, on constate sur différentes parties du corps de l'enfant des ulcérations plus ou moins étendues. La fièvre, rarement continue, offre des rémittences marquées et le pouls donne de 110 à 140 pulsations. Enfin, pendant les derniers jours de la vie, la fièvre est continue.

Mais la maladie offre quelquefois les symptômes foudroyants du choléra. Elle débute d'une manière soudaine, par des selles nombreuses, très-liquides et par des vomissements répétés.

En quelques heures, le corps maigrit, le visage s'affaisse, pâlit, les traits se tirent, le nez se pince, les yeux s'excavent, la peau perd toute résistance au doigt, se décolore et se refroidit, jusqu'à ce que les évacuations arrêtées permettent à la chaleur de revenir ou jusqu'au moment où les forces anéanties par le mal disparaissent sous les coups de la mort.

Le traitement consiste à éloigner immédiatement les heures de l'allaitement, supprimer les potages et les aliments solides, tenir les enfants à la chambre avec des cataplasmes simples ou laudanisés appliqués sur le ventre, donner des lavements simples ou laudanisés avec trois cuillerées d'eau d'amidon ou de son ou de semences de coing, administrer des boissons mucilagineuses, l'eau de riz, l'eau panée, l'eau de gomme, la décoction de semences de coing, la gomme dans le lait, etc., et se hâter surtout d'appeler un médecin.

CHOLÉRINE, s. f. (χολή, bile). Au déclin des épidémies de choléra, ou quelque temps avant son apparition, et comme avant-coureurs, on observe des cas modifiés qu'on a désignés sous le nom de cho-lérine. Cette maladie, qui se termine pres-que toujours par la guérison, affecte les symptômes du CHOLÉRA, mais sous une forme moins grave.

✝ CHOLESTÉRINE, s. f. (de χολή, bile et στερός, solide). Matière cristallisée neutre que l'on trouve en quantité considérable dans la bile, les calculs biliaires et le cer-veau. On la rencontre aussi parfois très-abondamment dans certains liquides patho-logiques, dans celui de l'*hydrocèle* par exemple ; elle existe aussi en faible propor-tion dans le sang, la rate, les fèces.

CHOLIQUE, adj. Un des acides de la *bile*, dans laquelle il se trouve combiné à la soude ; on le nomme aussi glycocholique ou cholalique.

CHONDRINE, s. f. (de χονδρός, cartilage). Substance que l'on obtient en faisant bouil-lir les *cartilages* ou la *cornée* pendant longtemps dans l'eau. Elle diffère de la gélatine en ce qu'elle contient du soufre, tandis que cette dernière n'en contient pas.

CHONDRITE, s. f. Inflammation des car-tilages. Comme ceux-ci n'ont pas de vais-seaux, il n'y a pas inflammation réelle, mais seulement altération du tissu cartilagineux. Elle survient à la suite des maladies des articulations (arthrites) ou des tissus voisins du cartilage.

CHONDROME, s. m. Syn. d'ENCHON-DROME. Tumeur formée par du tissu CARTI-LAGINEUX.

CHORÉE, s. f. (χορεία, danse). *Danse de Saint-Guy,* maladie convulsive, spécialement propre à la dernière période de la seconde enfance et caractérisée par une agitation désordonnée, un défaut d'équilibre et de coordination des mouvements volontaires. Elle reconnaît pour causes : l'onanisme, la peur subite, un coup sur la tête, la pré-sence des vers intestinaux et peut-être la diathèse rhumatismale. Le traitement de la chorée est encore très-obscur.

CHORION, s. m. (χόριον, de χωρεῖν, con-tenir). La plus externe des membranes propres qui enveloppent le fœtus. On dé-signe encore sous ce nom la trame des muqueuses et le *derme* de la PEAU.

CHOROIDE, s. f. Membrane de l'œil qui se trouve appliquée à la partie interne de la sclérotique entre celle-ci et la rétine (Voy. ŒIL).

Elle se continue en avant avec l'*iris* et les *procès ciliaires,* en arrière elle est percée d'une ouverture circulaire pour le passage du nerf optique ; à cet endroit elle est in-timement adhérente à la sclérotique. C'est la membrane la plus vasculaire du fond de l'œil, elle n'est pour ainsi dire formée que de vaisseaux artériels et surtout veineux, c'est elle qui lui communique la teinte rouge qu'on observe à l'*ophthalmoscope ;* elle contient aussi un pigment qui fait dé-faut chez les albinos, est moins abondant chez les blonds, dont le fond de l'œil est bien plus facilement visible à l'ophthal-moscope que chez les bruns, et surtout chez les nègres.

Principales *maladies de la choroïde :*

L'apoplexie de la choroïde est une hé-morrhagie qui se fait entre celle-ci et la rétine, au moment d'un effort violent, d'un excès de coït, ou à la suite de la constipa-tion, ou d'une affection ancienne de l'œil. Elle ne produit que peu de troubles de la vision, à moins qu'elle ne soit compliquée d'apoplexies rétiniennes, etc. On la recon-naît aux taches rouges, arrondies, que l'on découvre au fond de l'œil par l'examen ophthalmoscopique.

Elle demande un traitement *antiphlogis-tique,* saignée, purgatifs drastiques, digi-tale, etc.

La **rupture de la choroïde** se produit sous l'influence d'une violence extérieure et s'accompagne des symptômes des hé-morrhagies intra-oculaires.

Le **décollement de la choroïde** précède souvent celui de la *rétine,* il se forme à la suite d'une tumeur ou d'un épanchement entre la sclérotique et la choroïde, qui dé-colle cette dernière. Il peut se produire en même temps les symptômes du GLAUCOME.

Les **tubercules de la choroïde** se mon-trent sous la forme de petites taches rondes, situées dans le voisinage du nerf optique, qui existent toujours dans la *tu-berculose miliaire* et la *méningite* tuber-culeuse.

Les **tumeurs de la choroïde** donnent lieu à une augmentation de la dureté et de la proéminence de l'œil (*exophthalmie*), à des douleurs vives dans le front et dans la tête, du côté malade. Elles décollent la choroïde et la rétine surtout, amènent la formation de *cataractes,* et des attaques de glaucome. Leur marche est très-variable, il est ordinairement nécessaire de faire l'ÉNUCLÉATION du globe oculaire.

L'ossification de la choroïde survient sur des yeux perdus quant à la vision. Elle produit de vives douleurs qui peuvent influencer l'autre œil et provoquer l'ophthalmie sympathique. Aussi exige-t-elle l'énucléation de l'organe atteint. Les autres modifications morbides de la choroïde forment le groupe des choroïdites.

CHOROÏDITE, s. f. Altération généralement de nature inflammatoire du tissu de la *choroïde*.

On distingue les choroïdites *exsudatives*, simple, disséminée (syphilitique et aréolaire); la choroïdite *suppurative;* les choroïdites *atrophiques* (SCLÉRO - CHOROÏDITE).

La choroïdite exsudative simple survient chez les femmes après la fièvre puerpérale, pendant la grossesse, ou sous l'influence de la ménopause. Il se forme des plaques d'exsudats qui apparaissent lorsqu'on examine le fond de l'œil à l'ophthalmoscope, comme des opacités blanchâtres par-dessus lesquelles on voit passer les vaisseaux de la rétine non altérés. En même temps il y a des opacités dans le corps vitré, des troubles visuels caractérisés par un brouillard, des lacunes ou *scotomes* dans le champ visuel. L'œil est sensible et douloureux, lorsque la maladie est aiguë. Il peut y avoir complication d'iritis, ou bien les exsudats se résorbent, et il reste à leur place une *atrophie de la choroïde*. La maladie, traitée convenablement au début, guérit le plus souvent sans laisser de traces trop sensibles.

Il est bon de remarquer qu'en général les affections de la choroïde, même très-considérables, ne donnent lieu qu'à des troubles peu importants de la vision, tant que la rétine elle-même n'est pas malade.

Choroïdite disséminée. Lorsque la choroïde atrophique est due à la syphilis, les exsudats ont une forme particulière, ils sont arrondis et groupés en divers points du fond de l'œil, séparés par des taches de pigment. Souvent la rétine est attaquée à son tour ; plus fréquemment encore, il se produit des opacités du corps vitré qui cachent par moments la vue des objets. Il est naturellement indiqué d'instituer le plus tôt possible un traitement antisyphilitique.

La choroïdite aréolaire n'est qu'une variété de la choroïdite exsudative.

Choroïdite suppurative (phlegmon de l'œil). Elle est produite le plus souvent par un traumatisme, une opération sur le globe oculaire (celle de la cataracte par exemple), ou la pénétration d'un corps étranger dans l'œil. Elle peut survenir dans le cours d'une maladie grave (fièvre typhoïde, infection purulente, etc.).

Il se forme du pus à l'intérieur du globe. On aperçoit à travers la pupille un reflet jaunâtre, en même temps que l'iris devient immobile, que le cristallin est poussé en avant vers la cornée, et que la chambre antérieure se remplit de pus (HYPOPYON).

Les douleurs sont en général très-vives et se font sentir par accès dans la profondeur de l'œil, les paupières gonflées, le pourtour de la cornée très-vascularisé et rouge. Cependant il arrive aussi que les symptômes sont bien moins accusés et que la vision se perd, qu'il se montre un hypopyon, sans qu'il y ait ni réaction inflammatoire ni douleurs très-violentes.

Il faudra avoir soin de combattre la cause première de la maladie, tenir l'œil au repos sous un bandage légèrement compressif, employer les émissions sanguines, le calomel à l'intérieur, les onctions belladonées sur le front et l'application de compresses chaudes. Au besoin, on fera une large incision pour donner issue aux matières purulentes, ou même l'énucléation de l'œil, afin d'éviter l'ophthalmie sympathique qui pourrait atteindre l'autre.

CHROMATE, s. m. Sel formé par l'acide chromique et une base.

Le chromate de potasse est jaune, le **bichromate** est rouge. La solution est rouge jaunâtre, elle conserve les tissus animaux qui y sont plongés, et on l'applique sur les condylomes et verrues ; elle les attaque en les desséchant. C'est un oxydant énergique, il abandonne facilement l'oxygène qu'il contient, propriété utilisée dans la *pile électrique de Grenet*, dans la fabrication des papiers combustibles pour *moxas*.

Les ouvriers qui manipulent le bichromate de potasse sont atteints d'*ulcérations du nez*.

Les chromates de plomb (jaune de chrome) présentent tous les inconvénients des sels de plomb, il est interdit de s'en servir pour colorer les substances alimentaires et les papiers destinés à leur servir d'enveloppe.

CHROME, s. m. (de χρῶμα, couleur). Métal dont les combinaisons sont en général colorées. Avec l'oxygène, il forme le *sesquioxyde de chrome* (vert de chrome) et l'acide **chromique**.

CHROMIDROSE, s. f. (de χρῶμα, couleur, et ἱδρώς, sueur). Coloration bleu foncé ou brune des paupières. Lorsqu'elle n'est pas *artificielle* et le résultat d'une supercherie, elle est due à la présence d'un pigment de la peau que l'on peut enlever avec de l'huile ou de la glycérine, qui résiste aux lavages faits avec de l'eau pure, et reparaît au bout d'un certain temps.

CHROMIQUE, adj. L'acide chromique, CrO^3, est solide, rouge très-foncé, presque noir, extrêmement soluble dans l'eau et déliquescent. C'est un CAUSTIQUE énergique, on l'emploie en solution concentrée dans l'eau ou dans l'alcool pour détruire les condylomes, les végétations, surtout celles de la muqueuse du prépuce, les chancres simples et phagédéniques. Il suffit d'une gouttelette de solution pour produire une eschare qui se dessèche et tombe au bout de quelques jours.

CHRONIQUE, adj. (χρόνος, temps, χρονικός). Mot employé pour caractériser les maladies à long période ou celles qui, étant généralement *aiguës*, affectent dans certains cas une marche lente.

CHUTE, s. f. (*casus*, action de tomber). On fait une chute de sa hauteur ou d'un lieu plus ou moins élevé. On dit : *chute sur la tête*, *chute sur l'épaule*, pour désigner la région où s'est produit le choc. On applique ce mot, en médecine, à la perte complète, et par le seul effort de la nature, d'un tissu (chute d'une eschare) ou d'un organe (chute des cheveux, des ongles). On entend par *chute de la luette* son allongement. On dit : *chute de la matrice* pour signifier le prolapsus, l'abaissement de l'utérus dans le vagin ; *chute du rectum*, pour désigner le prolapsus de la muqueuse rectale hors de l'anus, fréquent chez les enfants.

CHYLE, s. m. (*chylus*, de χυλός, suc). On donne ce nom au liquide qui circule dans les vaisseaux lymphatiques de l'intestin au moment de l'absorption digestive. Il est blanc, opaque comme du lait ; il a une saveur salée et une odeur particulière, il se coagule comme le sang. Le chyle est constitué par un liquide transparent tenant en suspension quelques leucocytes et une grande quantité de globules blancs, sphériques, de différentes dimensions et formés essentiellement par de la graisse émulsionnée. Le chyle est le produit de transformation de toutes les phases de la digestion ; il est versé en nature dans la masse du sang.

CHYLIFÈRE, adj. (*chylus*, suc, et *fero*, je porte ; χυλή et χυλός, nourriture). Qui porte le chyle. Parmi les lymphatiques des viscères abdominaux, on en observe un groupe qui, en raison du liquide qu'ils charrient, et non point en raison de leur disposition anatomique, qui est la même, ont reçu le nom de *chylifères*. Ce sont donc des vaisseaux lymphatiques portant du chyle, et les ganglions qu'ils traversent, appelés *mésentériques* à cause de leur situation dans le mésentère, sont analogues aux autres ganglions lymphatiques. Les vaisseaux chylifères sont très-nombreux dans l'intestin grêle et rares dans le gros intestin. Ils se réunissent pour se jeter dans le canal thoracique, au niveau de la dilatation nommée réservoir de Pecquet.

CHYME, s. m. (*chymus*, de χυλός, suc). Le chyme est une bouillie homogène contenue dans l'estomac lorsque la digestion stomacale est complète ; il est composé des matières digérées et des substances solides non attaquées par la salive et le suc gastrique. Le chyme a toujours une réaction acide qu'il doit au suc gastrique, une couleur et une odeur qui varient avec le genre d'aliments ingérés. On rencontre encore le *chyme* dans le duodénum et le commencement du jéjunum, mais là il subit une nouvelle transformation et devient *chyle*.

CICATRICE, s. f. Tissu qui succède aux solutions de continuité de la peau et des diverses parties du corps. Le *cal* est la cicatrice des os. Les cicatrices sont formées par un tissu d'une vitalité moindre que celui qui les avoisine, elles ont en général de la tendance à se rétracter et sont sujettes à diverses affections ou lésions : elles peuvent être difformes, hypertrophiées, saillantes, se recouvrir de productions cornées. Il est quelquefois nécessaire de détruire une cicatrice vicieuse, afin de mettre les tissus dans des conditions plus convenables de cicatrisation régulière.

Si le CANCER récidive ou apparaît d'emblée sur une cicatrice, on devra avoir recours à une opération nouvelle.

Les NÉVROMES douloureux des moignons d'amputation devront être extirpés, afin d'arrêter les douleurs très-vives dont ils sont la cause.

Lorsque des cicatrices ont causé des *adhérences vicieuses* entre certaines parties, qu'elles maintiennent un membre dans l'immobilité, par exemple le cou incliné sur la poitrine, la verge accolée à la paroi abdominale, les ouvertures naturelles rétrécies ou oblitérées, il est nécessaire de les inciser de nouveau et de faire cicatriser isolément chacune des deux surfaces sectionnées. On est obligé quelquefois d'avoir recours à une AUTOPLASTIE.

CICATRISATION, s. f. Formation d'une cicatrice. Le mode de cicatrisation des PLAIES est, au moins en apparence, différent suivant qu'il y a eu ou non perte de substance et qu'on a fait la réunion par première intention (immédiate) ou par seconde intention. Si la plaie est nette, qu'il n'y ait aucune partie contuse ou mortifiée et que les deux lèvres de la solution de continuité soient en contact, il se produit entre ces deux surfaces un écoulement d'abord sanguin, puis séreux. Bientôt des vaisseaux nouveaux se forment entre les deux parties, qui se réunissent, sans suppurer, en quelques jours au plus. Si, au contraire, il y a une certaine distance à combler, la plaie se couvre de *bourgeons charnus* qui sécrètent du pus, ses bords se recouvrent d'épiderme mince et délicat; à mesure que le tissu nouveau se produit, il se resserre et rétrécit l'ouverture, qui finit par se combler plus ou moins régulièrement.

CIGARETTE, s. f. Les cigarettes médicinales sont des feuilles sèches de belladone, jusquiame, digitale, stramonium, roulées dans du papier fin, et dont on fait absorber la fumée, par les voies respiratoires, aux phthisiques et aux asthmatiques. Quelques substances volatiles, comme le camphre, sont introduites dans des tuyaux d'ivoire ou de plume. On fait aussi des cigarettes en papier roulé sur lui-même et imprégné de substances actives : arsenic, azotate de potasse, etc.

CIGUË, s. f. (*cicuta*, κώνειον). La *ciguë maculée* (*conium maculatum*) ou *grande ciguë* (fig. 155) est une plante de la famille des ombellifères. On la rencontre commu-

nément dans toute la France, dans les en-

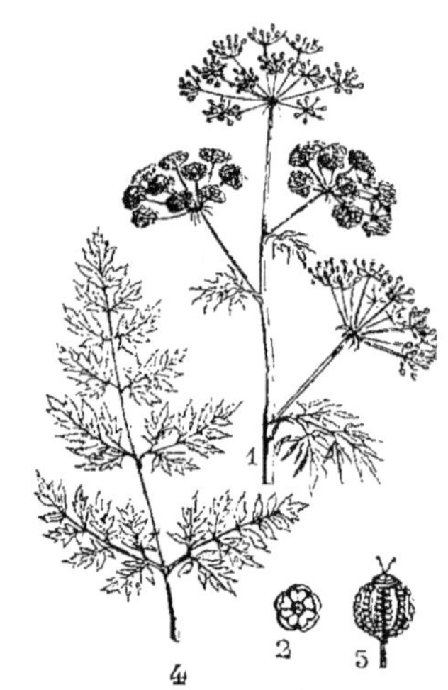

FIG. 155. — Grande ciguë (*Conium maculatum*). 1, Inflorescence. 2, Fleur. 3, Fruit. 4, Feuille.

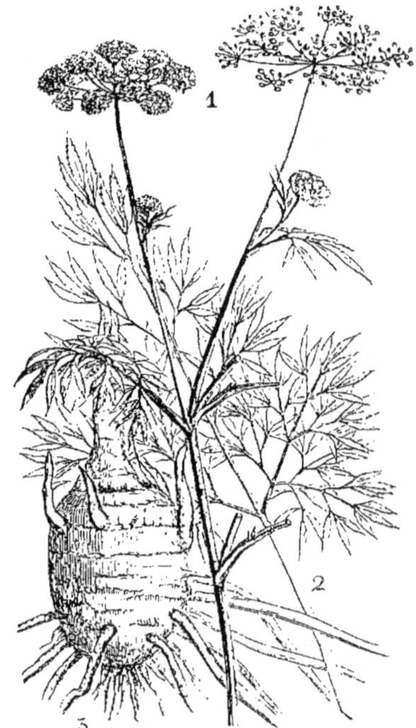

FIG. 156. — Ciguë aquatique ou cicutaire vireuse. 1, Inflorescence. 2, Feuilles. 3, Tubérosité radicale.

droits incultes et pierreux. Les feuilles con-

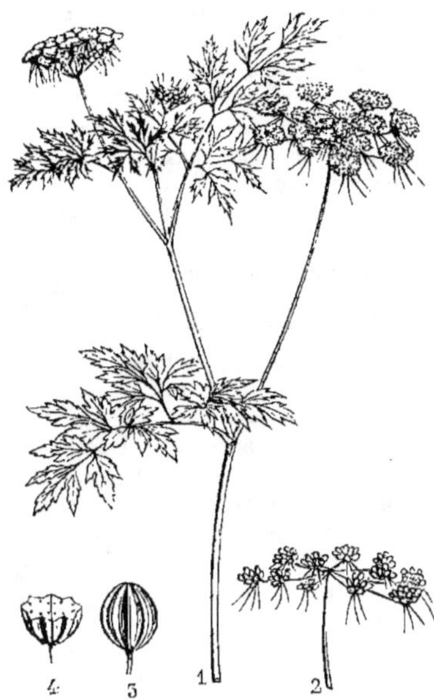

Fig. 157. — Petite ciguë (*Æthusa cynapium*) ou faux persil.

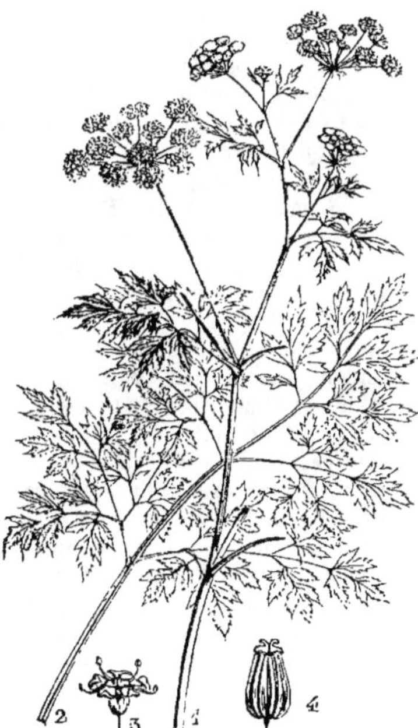

Fig. 158. — Persil (*Petroselinum sativum*)

tiennent un alcaloïde très-actif, la *conicine*; elles ont une odeur vireuse et fétide quand on les froisse entre les doigts. On conseillait autrefois la ciguë contre les affections cancéreuses, le rhumatisme et la goutte. On l'emploie aujourd'hui sous toutes les formes dans les engorgements des viscères abdominaux, la scrofule, la coqueluche et les affections nerveuses. Il existe deux ombellifères voisines qui jouissent des mêmes propriétés : la *ciguë aquatique* (*phellandrum aquaticum*), *cicutaire vireuse* (fig. 156), et la *petite ciguë*, *faux persil* (fig. 157), plante vénéneuse très-active, qui est souvent confondue avec le persil (fig. 158) et cause parfois de graves accidents.

CIL, s. m. Poils implantés sur le bord libre des paupières, qui servent à protéger le globe oculaire contre l'entrée des poussières.

Les **cils vibratiles** sont des appendices extrêmement petits qui tapissent certaines CELLULES ÉPITHÉLIALES. Ils sont doués de mouvements destinés à faire progresser les liquides qui circulent à leur surface.

CILIAIRE, adj. Qui appartient ou a rapport aux cils; se dit aussi de certaines parties du fond de l'œil, dont l'une, les procès ciliaires, ressemble aux cils.

1° Le **bord ciliaire** des paupières est celui sur lequel sont implantés les cils. La blépharite ciliaire est celle qui atteint ce bord.

2° Le **corps ciliaire** n'a aucun rapport avec les cils, c'est une partie de l'intérieur de l'œil située en arrière du cristallin, entre l'iris et la choroïde. Il se compose du *muscle ciliaire*, qui sert à l'*accommodation*, et des *procès ciliaires*, qui forment des dents, disposées en couronne, au nombre de soixante-dix environ, enchâssant le cristallin à sa partie postérieure.

Les *artères* et les *veines ciliaires* sont des vaisseaux sanguins destinés aux diverses parties du globe oculaire.

L'inflammation du corps ciliaire est appelée CYCLITE.

CIMETIÈRE, s. m. (κοιμητήριον, lieu de repos, de κοιμάω, je dors). Terrain dans lequel on dépose les cadavres humains. Les cimetières doivent être établis le plus loin possible des habitations, à l'exposition du nord, et dans un terrain sablonneux autant que possible. Les fosses doivent avoir environ 2 mètres de profondeur, et aucune fouille ne peut être pratiquée au niveau des corps inhumés avant leur destruction complète, c'est-à-dire cinq ans environ.

CINCHONINE, s. f. Alcaloïde qui existe dans les quinquinas, surtout dans le quinquina gris, en même temps que la *quinine*. On utilise le *sulfate de cinchonine*, comme celui de quinine, contre les fièvres intermittentes.

CINABRE, s. m. Sulfure naturel de mercure, rouge, volatil, utilisé en pommade et en fumigations contre la syphilis et les accidents rebelles qu'elle produit sur la peau.

CIRCONCISION, s. f. (de *circum*, autour, et *cædere*, couper). Opération pratiquée de toute antiquité en Orient sur les enfants mâles, et qui consiste à retrancher une partie du *prépuce*, probablement afin de faciliter les soins de propreté indispensables dans les pays chauds. On fait aussi dans diverses contrées de l'Afrique une sorte de circoncision sur les petites filles, auxquelles on excise une partie des *petites lèvres* qui seraient susceptibles de prendre parfois plus tard un très-grand développement. Il est aussi quelquefois nécessaire de la pratiquer dans quelques cas de *phimosis* ou de *paraphimosis*, ou contre les habitudes de masturbation.

On peut se borner à faire attirer le prépuce en avant du gland, puis l'étreindre entre les mords d'une pince à pansement en ayant bien soin de ne pas saisir du même coup le méat urinaire ; il suffit de couper avec des ciseaux ou avec un bistouri toute la partie qui déborde la pince.

CIRCONFLEXE, adj. (*circumflexus; circum*, autour, et *flexus*, fléchi). Courbé circulairement.

Le **nerf circonflexe** ou **axillaire**, né du plexus brachial, décrit une courbe autour de l'humérus, et se termine dans les muscles de l'épaule et l'articulation scapulo-humérale. Les **artères** et les **veines circonflexes** sont : 1° au bras, les **circonflexes antérieures** et **postérieures** qui naissent de l'axillaire, tantôt séparément, tantôt par un tronc commun, contournent le col de l'humérus, et se perdent en s'anastomosant dans le deltoïde et l'articulation scapulo-humérale ; 2° à la cuisse : la **circonflexe postérieure** chemine entre le pectiné et le col du fémur, contourne le col, et se porte dans la région trochanté-

rienne. La **circonflexe antérieure** est située entre le psoas-iliaque et le droit antérieur, contourne le grand trochanter et s'anastomose avec la circonflexe postérieure.

L'**artère et les veines circonflexes iliaques** correspondent aux artères et veines iliaques antérieures.

CIRCONVOLUTION, s. f. (*circumvolvere*, s'enrouler autour).

On donne le nom de **circonvolutions intestinales** aux replis que forme l'intestin grêle dans la cavité abdominale, en se portant dans toutes les directions, depuis le duodénum jusqu'au cæcum.

On nomme **circonvolutions cérébrales** les replis de substance nerveuse qui sillonnent la surface du cerveau. Nulles chez les poissons, les reptiles, les oiseaux et quelques mammifères, très-rudimentaires chez les rongeurs et les édentés, elles deviennent de plus en plus nombreuses chez les carnassiers, les ruminants, les quadrumanes, et elles atteignent leur plus grand développement chez l'homme. Le volume, le nombre, la longueur des circonvolutions paraissent en rapport avec le développement des facultés de l'animal (voy. CERVEAU).

CIRCULAIRE, adj. (*circularis*, de *circulus*, cercle). Qui décrit un cercle. AMPUTATION circulaire, BANDAGE circulaire.

CIRCULATION, s. f. (*circulatio*, de *circulus*, cercle). La circulation consiste dans le mouvement continuel du sang dans un système de canaux ramifiés. Par ses contractions, le cœur chasse le sang dans les artères ; celles-ci le distribuent dans tous les organes, et il revient par les veines vers son point de départ, en vertu de son impulsion première et de forces accessoires qui exercent leur action, soit sur l'ensemble du système, soit sur les divers points du trajet circulatoire.

Le sang passe des artères dans les veines par l'intermédiaire du réseau capillaire. La circulation se fait donc dans un système fermé. En rapportant les mouvements du sang au cœur, on peut dire qu'il y a deux circulations. L'une commence au cœur gauche, traverse les organes et revient au cœur droit : c'est la **grande circulation** ; l'autre part du cœur droit, traverse le poumon et revient au cœur gauche ; c'est la **petite circulation** ou **circulation pulmonaire**.

Dans la grande circulation, le sang des

artères est rouge vermeil, il dépose ses principes nourriciers dans les organes qu'il

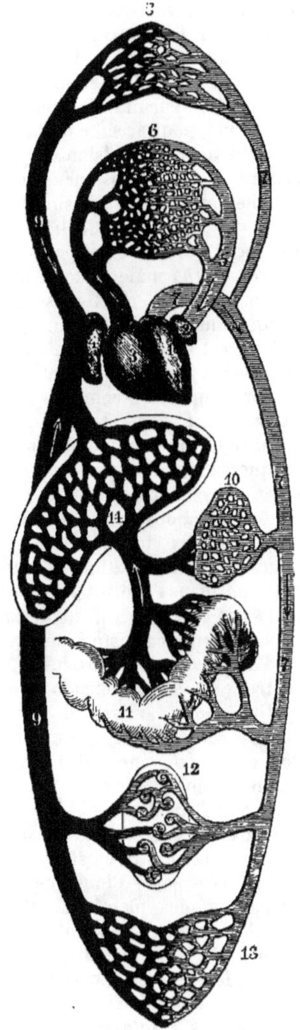

FIG. 159. — Diagramme de la circulation.

1, Ventricule gauche du cœur. 2, Oreillette droite. 3, Ventricule droit. 4, Oreillette gauche. 5, Veines pulmonaires. 6, Poumons. 7, Aorte. 8, Cerveau et extrémités supérieures. 9, Veines caves. 10, Rate. 11, Intestins. 12, Reins. 13, Extrémités inférieures. 14, Foie.

traverse, et revient par les veines, chargé de principes nouveaux, avec une couleur noirâtre, pour se revivifier dans les poumons, au contact de l'air.

Dans la petite circulation, au contraire, ce sont les *artères* qui portent le *sang noir* au poumon, et les *veines* qui ramènent le *sang rouge* au cœur.

Chez le FŒTUS, la circulation s'opère autrement que chez l'adulte; elle est aussi différente chez les poissons, les reptiles, les annélides.

(Voy. RESPIRATION, CŒUR, FŒTUS.)

CIRCUMDUCTION, s. f. (*circumducere*, conduire autour). Mouvement qui se passe dans une articulation, lorsque tous les muscles qui l'environnent se contractant successivement lui font décrire un cercle complet. C'est le mouvement qui se produit dans l'articulation scapulo-humérale, lorsque, le bras étant porté dans l'extension horizontale, on vient à tracer une circonférence sur un tableau.

CIRE, s. f. (*cera*, κηρός). Produit de sécrétion des follicules glandulaires, situés sur les côtés des anneaux du ventre des abeilles. C'est avec cette substance que ces insectes composent les alvéoles dans lesquelles ils déposent leur provision de miel et élèvent leurs larves. C'est une matière jaune, solide, opaque, cassante à basse température, se ramollissant facilement à la chaleur des doigts; insoluble dans l'eau, soluble dans l'essence de térébenthine. Elle fait la base du *cérat* et de quelques emplâtres. La **cire vierge** est de la cire pure que l'on a fait blanchir sous l'influence de la lumière et de l'humidité.

Cire végétale. Produit analogue à la cire des abeilles, fourni par quelques végétaux.

Cire minérale (PARAFFINE).

Cire des oreilles (CÉRUMEN).

CIRRHOSE, s. f. (κιρρός, roux). La cirrhose est une affection organique, caractérisée par une dégénérescence particulière du FOIE, qui consiste dans l'infiltration d'une matière albumino-fibreuse, l'atrophie de la substance et des vaisseaux propres de la glande.

La cirrhose offre trois périodes : c'est à la deuxième qu'appartiennent les altérations caractéristiques de la maladie. Le foie a subi un retrait de volume plus ou moins marqué; il est rempli, à l'extérieur et à l'intérieur, de bosselures irrégulières de couleur jaune rougeâtre; les vaisseaux sont oblitérés. A la troisième période le tissu du foie se change en un putrilage d'un brun verdâtre, inodore et gluant. La cirrhose, regardée à tort comme un produit de nouvelle formation, pouvant se développer dans différents organes (cirrhose de la rate), ne se rencontre que dans le foie. Les causes de cette maladie sont : l'ivrognerie, les excès de table, les maladies du cœur, le séjour dans certains pays malsains (Cochinchine), etc.

Au début on peut guérir de la cirrhose. A la seconde période, il se déclare une *ascite;* puis une *hydropisie* généralisée, qui a fait dire que ceux qui vivaient dans le vin mouraient dans l'eau; il est alors bien plus difficile d'obtenir la guérison.

Le *traitement* consiste dans un régime végétal, le lait, le grand air. Quelques boissons alcalines (eau de Vichy, Vals, Mont-Dore, Kissingen), des purgations fréquentes. Aux périodes plus avancées de la maladie, il faut donner des *drastiques* afin de diminuer l'ascite et l'hydropisie, et même pratiquer la *paracentèse* de l'abdomen.

CIRSOCÈLE, s. f. (de κιρσὸς, varice, et κηλη, tumeur). Dilatation variqueuse des veines du cordon ou du scrotum (VARICOCÈLE).

CIRSOÏDE, adj. Qui ressemble aux varices (voy. ANÉVRYSME).

CITRATE, s. m. Sel formé par l'acide citrique et une base. Le plus employé est le **citrate de magnésie**, qui est d'un goût moins désagréable que le sulfate. C'est un purgatif à la dose de 50 à 60 grammes dans une bouteille d'eau, à laquelle on peut ajouter du sucre et le jus de la moitié d'un citron pour en faire une limonade.

Le **citrate de fer** est utilisé contre la chlorose, comme les autres ferrugineux.

CITRIN, adj. L'*onguent* citrin a pour base l'azotate de mercure.

CITRIQUE, adj. L'acide citrique existe dans le citron, les groseilles, etc. Il est solide, blanc, soluble dans l'eau, très-fortement acide, d'une saveur agréable lorsqu'il est étendu d'eau; il sert à préparer des *limonades*, mais on le remplace souvent alors par l'acide *tartrique*, ou même par l'acide *sulfurique*.

CITRON, s. m. Fruit du citronnier. Le citron commun est ovoïde, à écorce raboteuse, d'un jaune de soufre, à pulpe acide. Le suc du citron, étendu d'eau et édulcoré avec du sucre, constitue la limonade; c'est

un rafraîchissant des plus agréables, très-usité dans les fièvres. Le jus de citron en nature passe pour le meilleur antiscorbutique connu. L'écorce du citron donne par expression ou distillation une huile essentielle très-suave : l'essence de citron. Dans la pratique des accouchements, on emploie le suc de citron exprimé directement dans la cavité utérine, pour arrêter les hémorrhagies consécutives à l'expulsion du placenta.

CIVETTE, s. f. Substance onctueuse douée d'une forte odeur musquée qui se sécrète par des glandes particulières situées dans une poche qui se trouve près de l'anus du *Viverra zibetha* mâle et femelle, mammifère carnassier. La civette est un antispasmodique inusité aujourd'hui.

La *civette* est aussi le nom d'une espèce d'ail (*Allium schœnoprasum*) dont les jeunes pousses sont employées comme condiment.

CLAPIER, s. f. Sorte de poche remplie de pus qui se forme quelquefois autour des abcès et que sa situation profonde empêche de se vider convenablement. Il est nécessaire d'y faire des injections détersives et désinfectantes, ou mieux de donner au pus un écoulement facile en pratiquant une CONTRE-OUVERTURE dans l'endroit le plus bas.

CLARIFICATION, s. f. (*clarum facere*). Opération qui consiste à séparer d'un liquide, d'un sirop, les particules solides qui, s'y trouvant en suspension, troublent sa limpidité. On y arrive au moyen du blanc d'œuf, du charbon, de la gélatine, etc., et par des procédés divers qui ont reçu des noms différents : FILTRATION, DESPUMATION, DÉCANTATION.

CLAUDICATION, s. f. (*claudicare*, boiter). Action de boiter. Elle est le plus souvent occasionnée par l'allongement ou le raccourcissement des membres inférieurs, l'ankylose d'une articulation, ou simplement par la douleur qui gêne le mouvement, quels qu'en soient le siége et la cause : entorse, névralgie, plaie ou contusion.

CLAVICULE, s. f. (*clavicula*, dimin. de *clavis*, clef). Os pair, long, non symétrique, situé à la partie supérieure et latérale du thorax. La clavicule s'articule en dedans avec le sternum, en dehors avec l'omoplate. Contournée en forme d'S, elle présente un volume, une résistance, une longueur, des flexuosités, plus grands chez l'homme que chez la femme. Elle donne attache en haut au muscle sterno-cleido-mastoïdien, en bas au sous-clavier, en avant au grand pectoral et au deltoïde, en arrière au trapèze. C'est un os important au point de vue de l'histoire naturelle des animaux. La présence ou l'absence de la clavicule constitue un caractère fondamental de la classification.

Fractures de la clavicule. Elles sont la conséquence d'une violence directe, d'une chute sur l'épaule, la paume de la main ou le coude. L'os peut être cassé à la partie *moyenne* ou à une de ses *extrémités*. Dans le premier cas, la déformation qui en résulte est assez notable : car, tandis que le fragment externe est attiré en bas par le poids du bras, le fragment interne est soulevé par le *sterno-cleido-mastoïdien*.

Les symptômes de cette fracture sont : la *déformation*, siégeant au niveau de la fracture; l'*attitude*, la tête est inclinée du côté blessé; l'*impossibilité* de porter la main à la tête; la *douleur*; la *crépitation*, si l'on imprime des mouvements à l'épaule.

Lorsque la fracture siége aux extrémités, il n'y a souvent d'autres signes que la *douleur*, le *gonflement* et la difficulté de remuer le bras.

Le *traitement* consiste à appliquer un bandage ou l'*écharpe de Mayor*, qui attire le fragment externe en arrière, en dehors et en haut. Après avoir réduit la fracture, ce qui est aisé, on tâche de l'immobiliser dans une bonne position, ce qui est très-dificile. Les divers appareils (Velpeau, Desault, etc.) ne réussissent guère mieux que l'écharpe si elle est bien appliquée et surveillée; il reste souvent une certaine déformation et une consolidation plus ou moins irrégulière des fragments.

CLEF, s. f. La clef de Garengeot est un instrument destiné à l'extraction des DENTS. Il en existe de divers modèles, elle a subi diverses modifications et transformations.

CLIGNEMENT, s. m. Mouvement rapide de rapprochement des paupières qui prend le nom de *clignotement* lorsqu'il est plusieurs fois répété. C'est dans le but de lubrifier la surface de l'œil qu'il se produit, le plus souvent sans y penser.

CLIMAT, s. m. (de χλίμα, région). Le climat est l'ensemble des conditions atmosphériques, température moyenne, humidité relative, vents dominants, auxquelles se trouve soumis un pays. Lorsque deux régions se rencontrent dans des conditions identiques, on dit qu'elles jouissent du

même climat, et, par extension, on a appelé *climat* cette étendue de pays elle-même. On a divisé les climats en : *chauds*, dont la température moyenne est de + 20 à + 25 degrés centigrades ; *froids*, dont la température ne monte pas au-dessus de + 10 degrés ; et *tempérés*, ceux dont la moyenne reste entre + 10 et + 15 degrés.

CLINIQUE, adj. (de χλίνη, lit). On appelle *leçon clinique* celle qui se fait dans un hôpital, au lit du malade. *Médecine clinique*, celle qui s'occupe du traitement des maladies considérées individuellement. *Caractères cliniques*. On désigne ainsi les caractères qu'une maladie revêt, les changements qu'elle opère dans les tissus et que chacun peut constater au lit du malade sans se préoccuper des données de l'anatomie pathologique et histologique. On emploie substantiellement le mot *clinique* pour désigner l'école où l'on apprend à connaître les maladies sur le malade même.

CLITORIS, s. m. Petit organe érectile en forme de tubercule non perforé, situé à la partie supérieure du vagin chez la femme, au-dessus de l'ouverture de l'urèthre. Il est l'analogue de la verge chez l'homme, et

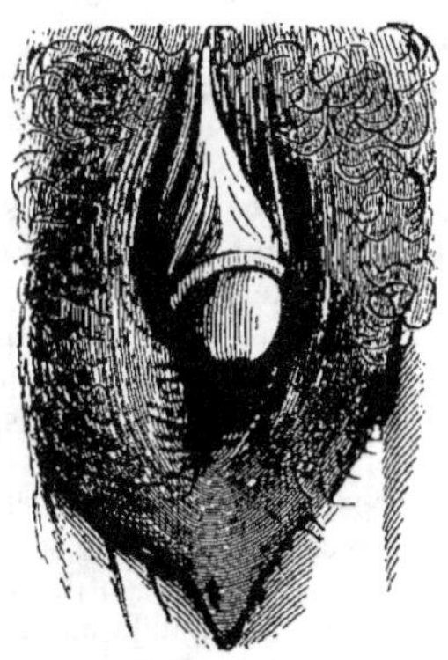

FIG. 160. (empruntée à la *Pathologie* du docteur Fort). Clitoris hypertrophié dont la forme est celle du gland chez l'homme, ayant fait croire à l'hermaphrodisme de l'individu qui en était porteur.

dans certains cas d'hypertrophie; il en prend même un peu la forme, ce qui a fait croire à l'HERMAPHRODITISME (fig. 160) de l'individu. Il a une sensibilité exquise, exaltée encore au moment du coït, pendant lequel il est le siége principal des sensations voluptueuses.

CLOAQUE, s. m. A la suite de la destruction de la cloison qui sépare le vagin du rectum, ces deux cavités n'en forment plus qu'une, qui est appelée cloaque, par analogie avec la poche commune des oiseaux et des reptiles.

CLOISON, s. m. (*septum*, διάφραγμά). Moyen de séparation entre deux cavités. En anatomie, on a donné ce nom à diverses parties qui servent à diviser en deux une cavité ou à séparer entièrement une cavité d'une autre. *Cloison des oreillettes, cloison des ventricules* (CŒUR). *Cloison des fosses nasales. Cloison des sinus frontaux. Cloison transparente des ventricules cérébraux* (*Septum lucidum*). En botanique, on appelle cloison toute lame qui partage la cavité d'un fruit en plusieurs loges distinctes où sont renfermées les graines.

CLONIQUE, adj. (κλόνος, tumulte). Se dit des mouvements tumultueux, irréguliers, indépendants de la volonté, qui se manifestent dans les névroses convulsives (SPASMES, CONVULSIONS).

CLOU, s. m. Synonyme de FURONCLE.

Clou hystérique, douleur violente siégeant le plus souvent au sommet de la tête, qu'éprouvent les personnes HYSTÉRIQUES au moment de leurs accès.

CLYSTÈRE, s. m. (κλυστήρ, de κλύζειν, je lave). Lavement, injection par l'anus dans le gros intestin d'une certaine quantité d'eau, soit pure, soit chargée de principes médicamenteux qui doivent être absorbés par la muqueuse intestinale.

COAGULATION, s. f. Sorte de solidification incomplète que peuvent éprouver certains liquides dits coagulables, sous l'influence de l'électricité, de la chaleur ou du simple repos, etc., ou par l'action de substances dites coagulantes. Les substances organiques seules sont susceptibles de se coaguler. Ainsi, si l'on chauffe un œuf suffisamment, le blanc de l'œuf, de liquide, devient solide, par suite de la coagulation de *l'albumine*.

Le lait se coagule sous l'influence des acides, de la présure, etc.

Le sang sorti des vaisseaux se coagule spontanément ; le même phénomène a lieu dans les poches des ANÉVRYSMES, lorsqu'on y interrompt la circulation (voy. ANÉVRYSMES).

Le *perchlorure de fer* arrête les hémorrhagies en coagulant la fibrine du sang qui bouche les ouvertures des vaisseaux qui le laissaient échapper.

COALTAR, s. m. Goudron de houille qui a été préconisé comme désinfectant. On l'a employé mélangé au plâtre, pour le pansement des plaies, mais l'usage de cette substance est incommode. On se sert encore de son émulsion avec la saponine, mais on le remplace avec avantage par *l'acide phénique* dilué ou un autre DÉSINFECTANT.

COAPTATION, s. f. (de *cum*, avec, et *aptare*, ajuster). Adaptation exacte de deux extrémités fracturées d'un os ou des surfaces articulaires d'une articulation luxée.

COBALT, s. m. Métal blanc, souvent uni à l'arsenic dans la nature, utilisé dans l'industrie à l'état d'oxyde mélangé à la silice (bleu de cobalt).

COCA, s. f. ou Érythroxyle du Pérou ; érythroxylée, arbrisseau dont les feuilles exercent sur le système nerveux une action analogue à celle du vin. Les voyageurs et les mineurs les mâchent en petite quantité, mélangées avec les cendres de *l'anserine quinoa*. Cet usage permet de supporter la faim et la soif pendant plus de deux jours. Prises en plus grande quantité avec les feuilles du tabac, elles déterminent une ivresse analogue à celle du haschisch. Ces feuilles sont l'objet d'un commerce considérable au Pérou.

COCCYGIEN, adj. Qui a rapport au coccyx. Ce mot entre dans la composition des noms qui ont été donnés aux veines, artères, nerfs et ligaments qui environnent le coccyx (SACRO-COCCYGIEN, ISCHIO-COCCYGIEN).

COCCYX, s. m. (de κόκκυξ, coucou), ainsi nommé à cause d'une prétendue ressemblance avec le bec du coucou. Petit os impair, médian, symétrique, formé de quatre fausses vertèbres rudimentaires, le plus souvent soudées entre elles, articulé par sa base avec le sacrum dont il continue la direction (fig. 161). En

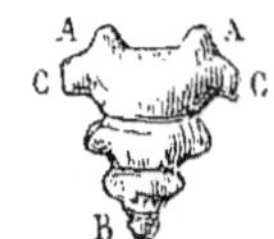

Fig. 161. — Coccyx. A A', Cornes du coccyx. B, Sommet.

arrière de la base, on trouve les *cornes du coccyx* qui s'articulent avec celles du sacrum. Son sommet offre un tubercule osseux, souvent déjeté en arrière, sur les côtés et surtout en avant, où il peut devenir un obstacle à l'accouchement. Il donne attache à des ligaments et à un cordon fibreux sur lequel s'insère le sphincter externe de l'anus. (Voy. BASSIN.)

COCHENILLE, s. f. (*coccinella*). Insecte hémiptère de la famille des gallinsectes, qui fournit le principe colorant avec lequel on fabrique les teintures écarlates. Ces insectes, à l'état de larves, ne se voient bien qu'à la loupe. A l'état parfait, le mâle est pourvu d'ailes ; la femelle, beaucoup plus grosse, n'en a pas.

La *cochenille du nopal* (*coccus cacti*) vient du Mexique. On la trouve dans le commerce sous l'aspect de petits grains striés, irréguliers, convexes d'un côté, concaves de l'autre. On emploie aussi la *cochenille de Pologne* qui vit sur les racines de la tormentille, ainsi que la *cochenille du chêne vert* ou *hermès* (*coccus ilicis*), originaire de l'Espagne et du midi de la France.

La cochenille a été employée par quelques médecins, contre la coqueluche, à la dose de 1 gramme à 1gr,50 par jour.

COCHLÉARIA, s. m. (*cochlearia officinalis*). Plante herbacée de la famille des crucifères, qui croît dans les endroits humides, sur les bords de la mer et dans les régions les plus froides. Vulgairement *herbe aux cuillers*, le cochléaria est cultivé dans beaucoup d'endroits ; saveur âcre, légèrement amère ; cette plante est douée de propriétés antiscorbutiques puissantes. On mange ses feuilles, on en extrait le suc, on en fait une eau distillée, un alcoolat, un sirop ; elles font partie du vin, de la bière, du sirop antiscorbutique. Le *cochléaria de Bretagne* (cran ou cranson, raifort sauvage) a une grosse racine pivotante, douée également de propriétés antiscorbutiques.

CODÉINE, s. f. Un des alcaloïdes extraits de l'opium, dont les propriétés se rapprochent beaucoup de celles de la morphine. Elle calme les douleurs et procure du sommeil sans provoquer une pesanteur de tête aussi violente que cette dernière, mais elle est plus excitante. On l'emploie à la dose de 2 à 5 centigrammes, en pilules, ou dans une potion avec 30 grammes de sirop de codéine.

CODEX, s. m. Mot latin transporté dans notre langue et qui signifie livre, collection de lois. Ce mot est employé en médecine pour désigner le recueil des formules suivant lesquelles on doit préparer les médicaments dans un pays quelconque. Il est synonyme de *formulaire, pharmacopée*. En France, on admet comme codex les formules adoptées par la Faculté de Paris.

CŒLIAQUE, adj. Nom donné à des artères et à des nerfs qui se distribuent dans l'intestin.

Le **tronc cœliaque** artériel naît de l'aorte et forme les artères : *coronaire stomachique, hépatique* et *splénique*.

Le **plexus cœliaque** nerveux appartient au *grand sympathique* et suit le trajet des artères.

CŒUR, s. m. (cor, κέαρ, κῆρ, καρδία). Le cœur est un muscle creux qui joue le rôle d'une pompe destinée à pousser par ses contractions le liquide nourricier dans toutes les parties du corps. Il est situé dans le thorax, vers la partie moyenne (fig. 162). Le cœur a la forme d'un cône dont le sommet est placé en bas, en avant et à gauche, son poids moyen est de 200 à 250 grammes ; ses dimensions : 26 centimètres de circonférence à la base, 10 centimètres de longueur, 11 de largeur et 5 à 6 centimètres dans sa plus grande épaisseur. Le cœur présente quatre cavités : deux oreillettes et deux ventricules.

Le cœur est séparé en deux par une cloison verticale complète, appelée interventriculaire au niveau des ventricules et interauriculaire au niveau des oreillettes, et horizontalement par une cloison incomplète, percée de deux orifices auriculo-ventriculaires. Les deux ventricules forment la plus grande partie du cœur ; chaque oreillette communique avec le ventricule du même côté ; mais il n'y a pas, chez l'adulte, de communication directe entre les oreillettes, ni entre les ventricules, aussi a-t-on considéré le cœur des mammifères comme un organe double et distingue-t-on deux cœurs : le *cœur droit*, destiné au sang veineux, et le *cœur gauche*, destiné au sang artériel.

Le ventricule gauche a des parois épaisses de 15 millimètres et le ventricule droit est épais de 5 millimètres seulement. L'intérieur des ventricules est recouvert par une foule de filaments musculaires, *colonnes charnues du cœur*, dont quelques-uns s'attachent par de petits tendons aux valvules auriculo-ventriculaires. Ces valvules, dites *mitrale* pour le cœur gauche et *tricuspide* pour le cœur droit, sont des membranes très-résistantes, qui s'abaissent et laissent passer le sang de l'oreillette dans le ventricule, mais qui se relèvent ensuite et sont maintenues par les colonnes charnues, pour s'opposer au retour de l'ondée sanguine dans l'oreillette.

Les oreillettes surmontent la base des ventricules; elles n'ont pas de forme déterminée : l'*oreillette gauche* présente quatre orifices dépourvus de valvules (veines pulmonaires); l'*oreillette droite* présente les orifices des veines cave supé-

nourrissent rampent à sa surface dans un tissu cellulo-graisseux abondant.

Les mouvements du cœur sont appelés *contractions :* on en compte normalement 72 par minute. Les deux oreillettes se contractent en même temps pour chasser le sang dans les ventricules : c'est la *systole auriculaire;* puis les deux ventricules, qui étaient au repos, se contractent ensemble pour chasser le sang dans les artères, c'est la *systole*

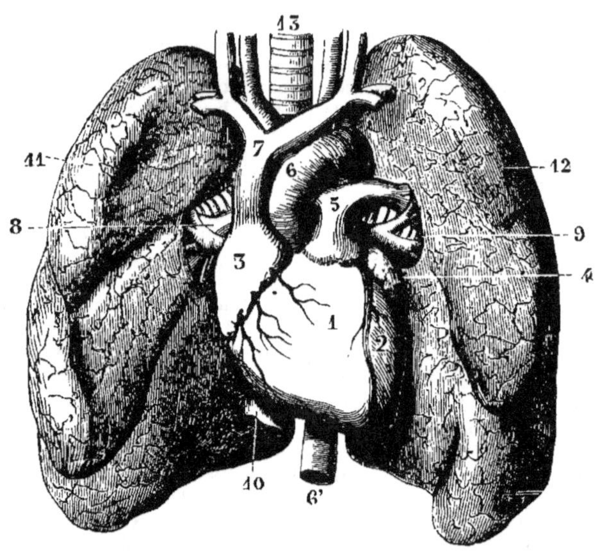

FIG. 162 (empruntée à l'*Anatomie* du docteur Fort). — Rapports du cœur, des poumons et des gros vaisseaux du médiastin.

1, Ventricule droit.
2, Ventricule gauche.
3, Oreillette droite.
4, Oreillette gauche.
5, Artère pulmonaire.
6 et 6', Artère aorte.
7, Veine cave supérieure.

8, Branche droite de l'artère pulmonaire.
9, Branche gauche.
10, Veine cave inférieure.
11, Poumon droit.
12, Poumon gauche.
13, Trachée artère.

rieure, cave inférieure et coronaire. Le *ventricule gauche* offre l'orifice de l'artère aorte et le ventricule droit l'orifice de l'artère pulmonaire.

Le cœur est tapissé intérieurement par une membrane séreuse, l'ENDOCARDE, et enveloppé extérieurement par une autre séreuse, le PÉRICARDE. Il n'est pas soumis à la volonté ; ses nerfs viennent du plexus cardiaque, formé par des branches du grand sympathique, du pneumogastrique et du spinal; les artères et les veines coronaires qui le

ventriculaire (fig. 163). Quand ces cavités sont vides, elles se remplissent de nouveau, c'est la *diastole* (fig. 164). A chaque contraction des ventricules, il y a choc du cœur contre les parois thoraciques, en même temps; les artères dilatées donnent au doigt qui les presse une sensation d'expansion, c'est le POULS.

Les *bruits du cœur* sont dus : le *premier* au redressement subit des valvules auriculo-ventriculaires (1, fig. 163), dans la systole ventriculaire (bruit systolique); il a son

maximum à la pointe du cœur, au-dessous

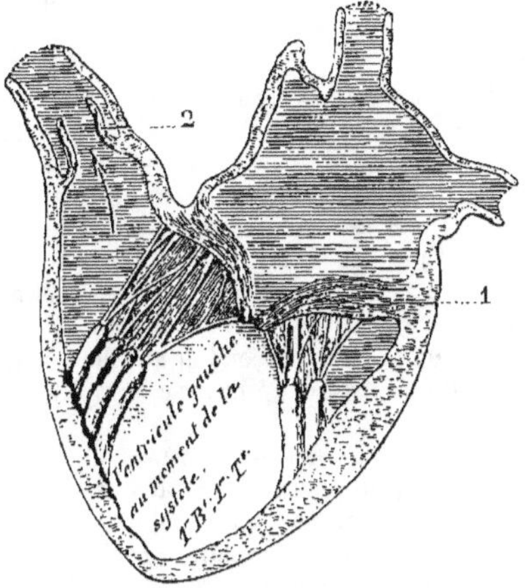

FIG. 163.

du mamelon, un peu à gauche; il est sourd et profond, à cause de la distance qu'il a à franchir (*a*, fig. 165). Le *second* bruit est dû au redressement brusque des valvules sigmoïdes, qui ferment les orifices artériels et qui s'opposent au retour du sang dans le cœur.

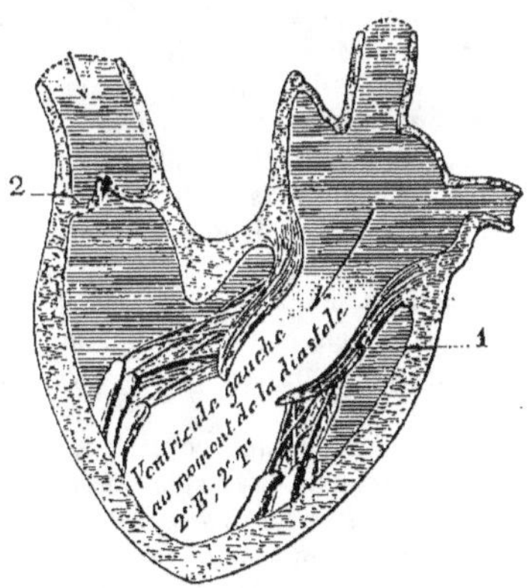

FIG. 164.

Son maximum est à la base du cœur (*c*, fig. 165), c'est-à-dire sur la partie latérale ovoïde du sternum; il est clair, bref et se prolonge dans les artères.

Le *cœur du fœtus* diffère du cœur de l'adulte, par la présence du *trou de Botal*, qui fait communiquer entre elles les

deux oreillettes et permet au sang veineux de passer directement dans le cœur gauche, les poumons étant inactifs pendant la vie intra-utérine. (RESPIRATION, FŒTUS.)

Les maladies organiques du cœur forment une classe extrêmement fréquente et intéressante; elles étaient complétement inconnues des anciens qui pensaient que le cœur n'était jamais malade. Ils n'envisageaient jamais que les conséquences secondaires de ces affections, telles que l'*hydropisie*, le *catarrhe pulmonaire*, l'*asthme*, etc., sans remonter à la source première des désordres.

Depuis la découverte de l'AUSCULTATION, de la PERCUSSION et du SPHYGMOGRAPHE, on est arrivé à une grande précision dans leur diagnostic.

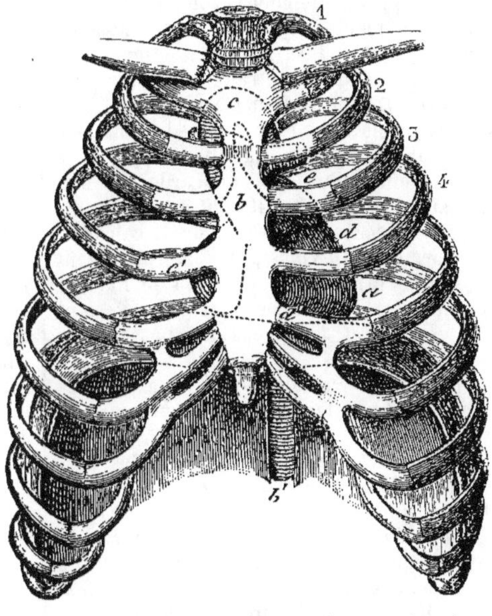

FIG. 165. — Rapports du cœur avec la cage thoracique.
1, 2, 3, 4. Ces numéros représentent les côtes.
a, Pointe du cœur correspondant au quatrième espace intercostal, c'est-à-dire dans l'espace placé entre la quatrième et la cinquième côte, mais beaucoup plus près de la cinquième. *b*, Origine de l'aorte derrière la portion du sternum qui correspond aux troisièmes cartilages costaux. *b'*, Aorte abdominale. *c*, Crosse de l'aorte. (Par le pointillé de cette gravure, on voit que le sommet de cette crosse n'atteint pas le bord supérieur du sternum). *d*, Ventricule gauche. *d'*, Ventricule droit. *c*, Oreillette gauche. *c'*, Oreillette droite.

Indépendamment de la MYOCARDITE, de

15

la PÉRICARDITE et de l'ENDOCARDITE, qui sont l'objet d'articles à part, nous avons à considérer les *lésions valvulaires* et l'*hypertrophie du cœur*.

Lésions valvulaires : insuffisance des valvules, rétrécissement des orifices. Ce sont presque toujours les orifices ou les valvules qui sont malades, le plus souvent à la suite d'une inflammation lente ou aiguë de l'*endocarde*.

Les *valvules* sont plus ou moins épaissies, racornies, déchirées ou accolées aux parois du cœur, et leur jeu ne s'effectue pas librement, elles ne suffisent plus à boucher les orifices au moment utile, et à empêcher le reflux du sang. On dit alors qu'elles sont *insuffisantes*. Si ce sont les valvules sigmoïdes de l'aorte qui n'oblitèrent plus complétement la lumière de l'orifice au moment de la *diastole* du ventricule gauche, il y a *insuffisance aortique*. S'il s'agit des valvules mitrale, tricuspide, il y aura *insuffisance mitrale, tricuspide*.

Les parois des *orifices* qui doivent être clos par les valvules sont altérées, par suite de l'inflammation de l'endocarde qui s'épaissit et se rétracte. Il peut aussi s'y former des incrustations ou dépôts calcaires ossiformes (*athérome*), qui se propagent aussi à l'origine de l'aorte ou de l'artère pulmonaire. Il en résulte un *rétrécissement* de l'orifice et une gêne au passage du sang.

Toutes les valvules et tous les orifices peuvent être atteints par l'insuffisance ou le rétrécissement ; mais le cœur gauche (orifices aortique et mitral) l'est plus souvent que le cœur droit. Il peut y avoir à la fois insuffisance d'une valvule et rétrécissement de l'orifice, c'est même le cas le plus fréquent, surtout à une période plus avancée des maladies du cœur. Le professeur Bouillaud a le premier démontré la parenté qui unit le rhumatisme articulaire et l'*endocardite*, cause première des maladies valvulaires du cœur. Aussi ausculte-t-on avec soin le cœur des rhumatisants.

Symptômes communs des affections du cœur. Ils consistent en : 1° symptômes locaux fournis par l'inspection, la palpation, l'auscultation, la percussion, le sphygmographe ; 2° symptômes généraux.

1° Par l'*inspection* et la *palpation*, on reconnaît la déviation de la pointe du cœur, la voussure précordiale, l'intensité plus ou moins grande du choc, on perçoit quelquefois une sorte de vibration très-marquée dans la PÉRICARDITE (frémissement cataire).

Par l'*auscultation*, on perçoit au premier ou au second temps, à la place des bruits normaux du cœur, des bruits de souffle doux ou rudes, qui ont leur plus grande intensité à la base ou à la pointe. C'est surtout par ces bruits de souffle que l'on distingue entre elles les diverses affections valvulaires, suivant qu'ils ont lieu au premier temps ou au second et que leur maximum d'intensité est à la base ou à la pointe du cœur.

Par la *percussion*, on constate l'augmentation de volume du cœur dans un sens ou dans un autre, suivant la plus ou moins grande étendue de la matité précordiale.

Par le *sphygmographe*, qui donne le tracé du pouls, nous obtenons la vérification pour ainsi dire écrite de ce que nous a permis de reconnaître l'auscultation. Chaque anomalie des valvules a sa représentation graphique différente (fig. 166).

2° Les **symptômes généraux** des affections organiques du cœur diffèrent au début, suivant l'orifice atteint. Pendant un certain temps, le cœur lutte de lui-même, il *s'hypertrophie* pour *compenser* l'insuffisance ou le rétrécissement et diminuer les désordres. Mais plus tard, le désordre gagne de proche en proche, l'*hypertrophie providentielle* est insuffisante pour lutter contre les troubles circulatoires, il y a *asystolie*, et, au bout d'un certain temps, quelle que soit la lésion initiale, les maladies valvulaires du cœur finissent par présenter des caractères et des troubles fonctionnels communs, qui impriment à l'individu atteint un cachet caractéristique.

Ces *troubles fonctionnels* consistent surtout dans une gêne de la circulation et des stases sanguines dans les divers organes.

Dans le *poumon*, la stase sanguine produira de l'*oppression*, de la *dyspnée*, de l'*asthme*. Il y aura exagération de la sécrétion des bronches, un *catarrhe pulmonaire* des *bronchites* plus ou moins intenses, de l'*œdème* du poumon, quelquefois des hémorrhagies ou *apoplexies pulmonaires*.

La gêne de la circulation dans le système de la *veine cave supérieure* amènera la *cyanose* du visage, des lèvres, le gonflement veineux des pommettes, des *vertiges* des éblouissements, des tintements d'oreille et des *syncopes*.

Dans la *veine cave inférieure*, la gêne circulatoire amène l'*hydropisie* des membres inférieurs qui débute par l'*œdème des malléoles*. Le sang circule mal dans les viscères, la veine porte ne se vide que difficilement, le foie est congestionné, l'estomac et l'intestin fonctionnent mal, il se développe de l'*ascite*; les *reins* congestionnés laissent passer l'*albumine* dans l'urine. Toute la peau prend une teinte cachectique, sub-ictérique.

Tant que l'*hypertrophie providentielle* du cœur compense ces lésions, la santé se maintient plus ou moins bien; mais il faut éviter de donner à l'organe un surcroît de travail qu'il serait incapable de produire. Les efforts violents, la marche trop rapide, l'action de monter les escaliers provoquent de la *dyspnée* ou de la *suffocation*.

Au milieu de tous ces symptômes, il est très-rare que les malades ressentent de véritables douleurs à la région du cœur; quand il y en a, ce sont surtout des *palpitations* ou une sensation de gêne avec anxiété. Mais le cœur par lui-même n'est pas sensible. L'auteur de la découverte de la circulation, Harvey, a pu constater, sur un blessé qui avait le cœur à découvert et que l'on devait protéger par une plaque de plomb, qu'il pouvait pincer l'organe sans que le malade en eût conscience. Cette absence de douleur dans la grande majorité des maladies du cœur a beaucoup contribué à les faire méconnaître pendant longtemps. Il n'y a guère d'exception que pour les cas très-rares de jeunes gens atteints de poussées successives d'endocardite ou d'endartérite (aortite) produisant l'ANGINE DE POITRINE.

Dans la plupart des cas, pour ne pas dire dans tous, où des personnes jeunes, délicates, nerveuses, anémiques, dyspeptiques, se plaignent de douleur au cœur, de palpitations violentes, il n'y a aucune affection organique de l'organe, il s'agit d'une simple *névrose*, qui est justiciable d'un traitement tonique dirigé contre la chlorose et l'anémie.

Souvent encore, les **palpitations nerveuses** sont dues à l'abus du tabac, des alcools, du coït, à la masturbation ou à des troubles de la menstruation, ou à une autre cause difficile à apprécier.

Les véritables affections organiques du cœur sont le plus souvent des maladies de l'âge mûr ou de la vieillesse.

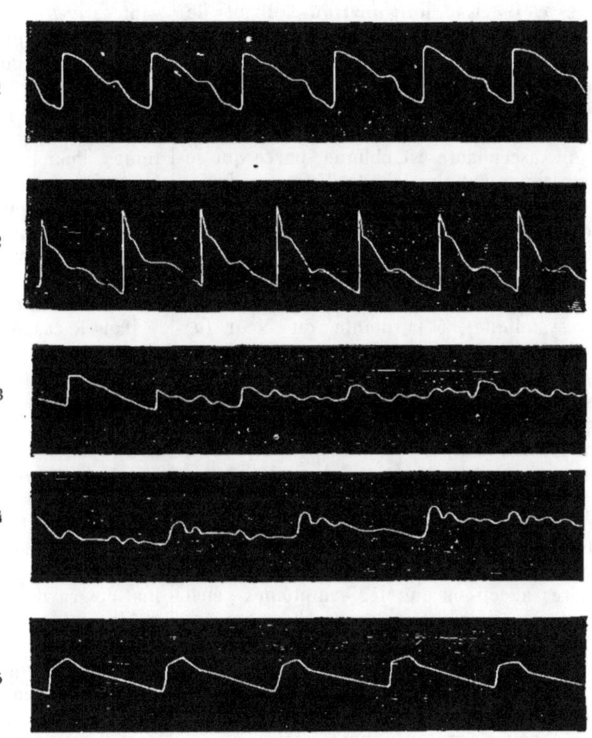

FIG. 166. — Tracés sphygmographiques du pouls.
1, Pouls normal. 2, Pouls de l'insuffisance aortique. 3-4, Pouls de l'insuffisance mitrale. 5, Pouls de l'athérome artériel.

Symptômes particuliers des affections valvulaires du cœur.

A. CŒUR GAUCHE. 1° **insuffisance aortique.** Bruit de souffle au second temps, à la base du cœur, près du sternum en *b* (fig. 165), se propageant avec force vers la crosse de l'aorte (*c*). Le pouls est fort, bondissant; au *sphygmographe*, il donne un tracé dont la montée est verticale très-brusque (2, fig. 166); prédisposition aux apoplexies.

2° **Rétrécissement aortique.** Bruit de souffle au premier temps, à la base du cœur (en *b*, fig. 165, troisième espace intercostal), plus rude que celui de l'insuffisance. Le pouls est petit, régulier; au *sphygmographe*, le tracé est régulier, la ligne ascendante est oblique, parce que le rétrécissement empêche la distension brusque des artères. Il y a souvent de l'hypertrophie du ventricule gauche et prédisposition à la syncope.

3° **Rétrécissement mitral.** Bruit de souffle un peu avant le premier temps (bruit présystolique), à la pointe du cœur (*a*, fig. 165). Le pouls est petit, irrégulier; au *sphygmographe*, les oscillations du tracé sont irrégulières, inégales, petites.

4° **Insuffisance mitrale.** Bruit de souffle au premier temps, à la pointe (*a*, fig. 165), au moment de la systole (3,4, fig. 166).

En général, il y a à la fin rétrécissement et insuffisance mitrale; il se fait une fusion des deux souffles, ce qui produit un souffle prolongé à la pointe. C'est dans ces dernières affections que les symptômes généraux des maladies du cœur, dyspnée, catarrhe pulmonaire, hydropisies, etc., se montrent le plus rapidement.

B. CŒUR DROIT. Les lésions valvulaires du cœur droit, bien moins fréquentes que les précédentes, sont rarement isolées et accompagnent celles du cœur gauche, ou leur succèdent. Les symptômes de l'insuffisance et du rétrécissement de l'orifice de l'artère pulmonaire sont les mêmes que pour l'orifice aortique; l'insuffisance et le rétrécissement tricuspide donnent lieu à des souffles qui s'entendent en *d*, un peu plus à droite que pour l'orifice mitral, et aux mêmes moments.

Traitement. Les débuts d'une affection du cœur étant en général fort peu douloureux passent souvent inaperçus. Plus tard, *l'hypertrophie compensatrice* permet aux personnes atteintes de vaquer à leurs occupations ordinaires, si elles ne sont pas trop fatigantes. C'est alors uniquement à l'hygiène qu'il faut avoir recours. Une vie sobre, régulière, exempte de toute émotion ou excitation, est de rigueur. Éviter les refroidissements, la fatigue, s'abstenir d'alcool, de tabac, de rapprochements sexuels.

Lorsque les symptômes généraux commencent à se montrer, il faudra remplir autant que possible les deux indications suivantes : 1° *diminuer les résistances au cours du sang;* 2° *augmenter la force de contraction du cœur.* Pour remplir la première indication, suivant les cas, on aura recours à la saignée, aux purgations (en général très-utiles et devant être répétées), aux diurétiques. Pour la seconde, il faudra employer les toniques, la viande crue, l'alcool à doses modérées, le quinquina, le café et souvent la *digitale.* Mais ce n'est qu'avec la plus grande circonspection, et suivant les circonstances, que le médecin devra prescrire l'une ou l'autre de ces médications.

Dans le cas où *l'hydropisie* et *l'ascite* auraient fait de grands progrès, et si la gêne de la circulation était considérable, on aurait recours à la *ponction,* aux mouchetures sur les jambes, afin de faire écouler la sérosité.

Hypertrophie du cœur. Elle peut se présenter sous trois formes : 1° avec dilatation des cavités (hypertrophie excentrique ou anévrysme actif de Corvisart); 2° avec rétrécissement des cavités; 3° avec état normal des cavités (hypertrophie simple).

Elle est causée le plus souvent par un excès de travail imposé au cœur par une *affection valvulaire,* une gêne dans la circulation, ou à la suite de palpitations nerveuses. Le poids du cœur peut augmenter de 250 grammes à 500, et même 1000 grammes (cœur de bœuf). L'hypertrophie peut être générale ou partielle; le plus souvent, c'est le ventricule gauche qui est hypertrophié, la pointe est alors déviée à gauche et en bas.

Les *symptômes* sont d'abord ceux de la maladie primitive qui a provoqué l'hypertrophie, puis ceux de l'augmentation de la tension artérielle. Pouls plein, bondissant, congestion au cerveau, vertiges, bourdonnements d'oreille. Troubles dans la circulation du fond de l'œil, des poumons, catarrhes bronchiques, respiration gênée, anxiété précordiale.

Les signes physiques sont l'ébranlement de la poitrine, la voussure précordiale, la déviation de la pointe, l'augmentation de la matité précordiale dans le sens de l'augmentation de volume.

Par elle-même, l'hypertrophie n'est pas dangereuse, mais il faut se tenir en garde contre l'affection primitive, contre les congestions céphaliques, pulmonaires et viscérales, enfin contre la dégénérescence du cœur (atrophie), qui peut succéder à un travail excessif du muscle.

Le *traitement* consiste en saignées, purgatifs drastiques (aloès, 15 à 50 centigrammes ; pilules de scille, digitale et scammonée ; pilules écossaises, etc.) ; diurétiques (scille, nitrate de potasse).

Calmer les palpitations par l'eau de laurier-cerise, 10 grammes dans un demi-verre d'eau sucrée, les révulsifs cutanés (cautères et vésicatoires), et surtout l'hygiène.

COING, s. m. Fruit du cognassier. Le coing est très-gros, pyriforme, d'une belle couleur jaune. Sa pulpe est ferme et ne subit pas la fermentation sucrée. Le coing a une odeur forte et très-agréable. Sa pulpe crue est d'une âcreté et d'une astringence insupportables ; mais, cuite avec addition de sucre, elle devient la base d'une foule de préparat ons très-recherchées. L'astringence du coing, qui ne disparaît jamais entièrement, a fait introduire ce fruit dans la matière médicale comme antidiarrhéique. On compose une eau de coings, un sirop, une gelée. Les pepins, très-mucilagineux, sont employés en décoction dans l'eau, comme adoucissants.

COÏT, s. m. (*coïtus, cum*, avec, *ire*, aller ; συνουσία). Cohabitation, acte vénérien, union des sexes pour la génération. Se dit seulement de l'accouplement de l'homme et de la femme.

COL, s. m. (*collum*). Se disait autrefois de la partie rétrécie, étendue entre la tête et les épaules, appelée aujourd'hui *cou*. Les anatomistes ont donné le nom de *col* à certaines parties qui sont plus étroites que l'organe auquel elles appartiennent.

Col de l'UTÉRUS. **Col** de l'OMOPLATE. **Col** de l'HUMÉRUS. **Col** du FÉMUR, etc. (voy. ces mots).

COLCHIQUE, s. m. (*colchicum autumnale*).

Le **colchique d'automne** (safran bâtard, safran des près, tue-chien), famille des Colchicacées, est commun dans toutes les parties de la France. Il fleurit en automne et ne donne ses feuilles qu'en hiver. Ses fleurs, très-communes dans les prés humides, sont grandes, d'un lilas tendre ou rosées.

Le *tubercule du colchique*, de la gros-

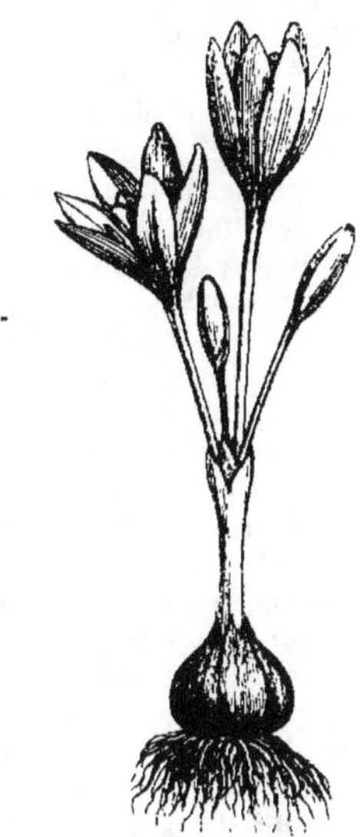

FIG. 167. — Colchique d'automne (*Colchicum autumnale*)

seur d'un marron, enveloppé de membranes minces, brunes, est blanc et charnu intérieurement. Il contient un alcaloïde : la *colchicine*, qui lui donne une saveur âcre et constitue un purgatif drastique violent. Ce tubercule a été conseillé comme diurétique dans certaines hydropisies ; il est employé

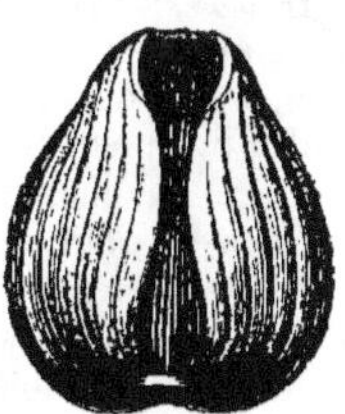

FIG. 168. — Bulbe du colchique d'automne.

aussi contre le rhumatisme et la goutte. On en fait un vinaigre, une teinture, un vin composé, mais on doit l'administrer avec une extrême prudence.

Le *colchique panaché* est une variété originaire de l'Orient, qui fournit un tubercule connu sous le nom *d'hermodacte*, ayant une saveur douceâtre, mais jouissant des mêmes propriétés que le précédent.

COLIQUE, s. f., adj. Douleur profonde de l'abdomen. Ce terme s'applique non-seulement aux douleurs occasionnées par une maladie du *côlon* (intestin), mais à celles qui sont dues à une affection d'un autre organe, situé dans la cavité abdominale (foie, rein, utérus, etc.). Les coliques de l'*intestin* sont causées par les indigestions, l'usage d'aliments d'absorption difficile, surtout chez les nouveau-nés, la production anormale des gaz (pneumatose et tympanite), les vers, l'accumulation ou l'arrêt des matières fécales qui ne peuvent suivre leur cours, les diverses irritations de l'intestin, l'impression du froid, certains empoisonnements.

Les coliques s'accompagnent souvent de *diarrhée;* lorsqu'elles sont *sèches*, elles reconnaissent le plus généralement pour cause l'intoxication *saturnine*. On a vu des épidémies de coliques causées par l'absorption du plomb (colique du Poitou, de Madrid, etc.); il s'en produit quelquefois à bord des navires où l'on fait usage d'eaux de condensation (distillées) qui passent dans des tuyaux de plomb et peuvent dissoudre quelques parcelles de ce métal, tandis que l'eau de rivière n'en dissout pas.

Les *nouveau-nés*, surtout ceux qui sont soumis à l'*allaitement artificiel*, sont souvent sujets à des coliques produites par la difficulté de digérer une nourriture trop forte pour eux, et par la production dés gaz qui ne peuvent s'échapper. Elles s'annoncent par des cris, des mouvements des jambes, et s'accompagnent souvent de constipation ou de selles de couleur verte. Il faut faire prendre des purgatifs légers, modérer la nourriture ou changer le régime, et surtout leur donner uniquement le sein. Le sirop de chicorée composé, à la dose de deux ou trois cuillerées à café par jour, les loochs, les lavements émollients, les cataplasmes sur le ventre, sont usités en pareil cas.

Les coliques nerveuses de l'estomac sont appelées *gastralgie;* il est facile de les confondre avec certaines formes de COLIQUES HÉPATIQUES.

Il y a des coliques venteuses ou non qui dépendent d'une simple névralgie de l'intestin (*entéralgie*); elles sont causées le plus souvent par un trouble de la digestion, par le froid ou une émotion violente. On emploie contre elles les cataplasmes arrosés de *laudanum*, les infusions chaudes d'anis, de camomille, les potions calmantes morphinées ou opiacées. Il est bon de faire usage d'une ceinture de flanelle.

Les coliques de miserere, *iléus, passion iliaque*, sont occasionnées par l'arrêt absolu du cours des matières fécales (OCCLUSION INTESTINALE).

La **colique des peintres**, de plomb, sèche, etc., est causée par l'empoisonnement chronique par le plomb, c'est le premier accident qui se produit dans l'*intoxication saturnine*. Il atteint tous ceux qui manient les composés saturnins (la céruse ou carbonate de plomb) sous quelque forme que ce soit (peintres, plombiers, étameurs, imprimeurs, etc.), et elle est plus violente chez les individus adonnés à la boisson ou qui ont négligé les préceptes hygiéniques de propreté. Le plus souvent la colique de plomb est sèche; elle occasionne des douleurs abdominales extrêmement violentes, des vomissements sans fièvre et un abattement profond. Avec quelques alternatives de rémission et d'exacerbation, elle dure de quelques jours à deux ou trois semaines, au bout desquelles arrive la guérison qui n'est complète et durable que si les causes primitives peuvent être éloignées. Dans le cas contraire, il y a de nombreuses récidives, des paralysies musculaires et autres accidents de l'intoxication saturnine.

On combat la colique de plomb par l'administration de purgations répétées et de lavements. On en calme les douleurs par les narcotiques (préparations de morphine, opium, belladone, jusquiame, chloral). On favorise l'élimination du plomb absorbé, en soumettant l'individu atteint à un traitement par l'iodure de potassium à l'intérieur et les bains sulfureux à l'extérieur.

Les **coliques hépatiques** sont dues le plus souvent aux CALCULS biliaires, qui s'engagent dans un des conduits de la bile et en interceptent plus ou moins le cours. La bile, ne pouvant plus s'écouler en liberté dans l'intestin, passe en partie dans le sang et produit la jaunisse ou ICTÈRE, qui apparaît quelques heures après le début de la crise. Celle-ci s'annonce brusquement par une forte douleur au creux de l'estomac, qui s'irradie du côté droit jusqu'à l'épaule et même le bras droit. Elle est quelquefois tellement violente, qu'elle arrache aux patients les cris de la plus grande angoisse. D'autres fois, elle se borne à un sentiment de pesanteur à l'estomac, et si l'ictère n'apparaît pas quelques heures après, on peut croire n'avoir affaire qu'à une simple gastralgie.

Une fois que le calcul biliaire, après avoir dilaté sur son passage le *canal cholédoque*, a pénétré dans l'intestin, la douleur cesse et le bien-être revient instantanément, c'est ce qui a lieu le plus souvent. Mais il arrive aussi qu'il ne peut passer par les voies naturelles, et qu'il provoque autour de lui une inflammation locale plus ou moins intense. Des adhérences s'établissent alors entre les divers feuillets qui le séparent de la peau, au-dessous de laquelle on peut quelquefois le sentir. Mais s'il se produit une perforation et que la bile se répande dans le péritoine, une *péritonite* aiguë en est la conséquence, la terminaison est funeste ; ce cas est heureusement très-rare.

Pendant la durée de la maladie, les excréments sont le plus souvent grisâtres, *très-infects*, semblables à de l'argile. Il y a en général de la *constipation*.

Les crises de coliques hépatiques durent peu de temps, mais peuvent se reproduire à des intervalles plus ou moins longs, quelquefois de plusieurs années. Il faut toujours suspecter les douleurs d'estomac qui, s'irradiant au côté droit, s'accompagnent de constipation, de vomissements aqueux, quelquefois bilieux, et surviennent peu après les repas, surtout après l'ingestion de la salade ou autres crudités. Ce sont la plupart du temps des coliques hépatiques incomplètes.

Elles sont plus fréquentes dans l'âge mûr, chez les femmes au moment de leurs règles, chez les personnes qui mènent une vie sédentaire et font usage d'une nourriture très-abondante. Les ruminants, le bœuf surtout, qui sont aussi sujets aux calculs biliaires, en sont surtout affectés pendant l'hiver, lorsqu'ils ne font pas usage de nourriture fraîche, riche en CHLOROPHYLLE.

Souvent il y a, chez certains individus et certaines familles, une tendance à la production des concrétions dans les différentes parties de l'économie : tantôt ce sont des coliques hépatiques, tantôt des *coliques néphrétiques*, tantôt la GOUTTE qui se manifestent.

Le *traitement* sera d'abord hygiénique préventif. Il consiste à prendre de l'exercice, boire des eaux alcalines (Vichy, Vals, Bussang, etc.), ou faire une cure dans une de ces stations. Éviter la constipation, car les accès se déclarent souvent lorsqu'on est resté plusieurs jours sans aller à la selle. C'est là une précaution absolument essentielle, aussi les eaux de Pullna, de Friederickshall et de Birmensdorf seront-elles substituées quelquefois avec avantage à celles de Vichy. Lorsque l'accès est déclaré, il faut combattre la douleur par une application de sangsues, les préparations opiacées, les grands bains, les inhalations de chloroforme et les injections sous-cutanées de morphine. On emploie aussi très-souvent dans le but de dissoudre les calculs, la térébenthine et l'éther, séparément ou mélangés (remède de Durande) ; mais l'action de ces médicaments est, à notre avis, très-hypothétique.

Les **coliques néphrétiques** sont des accès douloureux déterminés par le passage dans les *uretères* (canaux qui vont des reins à la vessie) de sable, gravier, calcul, caillot sanguin ou tout autre corps étranger. Bien que ce passage ne soit pas toujours douloureux, il peut survenir une crise chez les personnes qui ont de la GRAVELLE. Les goutteux, les individus atteints de maladies des voies urinaires, y sont plus particulièrement prédisposés. L'usage de certaines eaux minérales (Contrexéville) fait souvent éclater un accès qui était resté latent.

L'accès s'annonce brusquement par une douleur intense dans un des côtés, s'irradiant vers les parties inférieures, les cuisses, ou les testicules qui se rétractent. En même temps surviennent, comme dans les coliques hépatiques, des nausées et des vomissements (par action réflexe) ; l'intensité de la douleur augmente rapidement et peut devenir excessive. L'urine est tantôt claire et limpide, tantôt trouble, contenant du sang ou des dépôts divers.

Au bout de quelques heures l'accès se calme, tout rentre dans l'ordre, à moins qu'il ne se déclare une inflammation du rein (NÉPHRITE), des bassinets (PYÉLITE), ou quelqu'autre complication (INFILTRATION URINEUSE, PÉRITONITE).

Les coliques néphrétiques, de même que

les hépatiques, se renouvellent de temps à autre; elles peuvent être l'origine de la *pierre* dans la vessie.

On peut les confondre avec les coliques hépatiques, lorsqu'elles siégent du côté droit; ces deux affections peuvent d'ailleurs exister simultanément, mais les coliques néphrétiques ne donnent lieu ni à l'*ictère*, ni aux selles infectes, grisâtres et caractéristiques des coliques du foie.

Le *traitement* consistera à délayer les urines dans des boissons abondantes et capables de dissoudre les concrétions (eau de Vichy, Contrexéville, Vals, etc.), s'il s'agit de gravelle acide. On emploie, au contraire, les eaux de Seltz s'il y a des graviers formés de phosphates qui se dissolvent mieux dans une eau chargée d'acide carbonique. La térébenthine et les autres balsamiques sont conseillés dans bien des cas.

Pour calmer les douleurs au moment des accès, on emploiera des préparations d'opium à l'intérieur, des cataplasmes arrosés de laudanum, et des grands bains à l'extérieur. Au besoin, on donnera de la glace par petites quantités, contre les vomissements.

Suivant la nature de la gravelle, il faudra modérer l'alimentation. On diminuera la bonne chère, les viandes et les vins généreux lorsqu'il s'agira de gravelle d'acide urique; on cherchera au contraire à soutenir l'organisme et à favoriser la nutrition, lorsqu'on aura affaire à des gravelles de phosphates.

COLLAPSUS, s. m. Mot latin qui signifie chute, et employé pour désigner un état survenant rapidement, dans lequel les malades, offrant ou non des lésions des centres nerveux, abandonnent leurs membres à l'action de la pesanteur et ne les contractent que difficilement, comme cela se voit dans les affections typhoïdes. On dit : *tomber dans le collapsus.*

COLLATÉRAL, adj. Qui marche à côté. On donne le nom d'*artères collatérales*, de *veines collatérales*, à celles qui suivent latéralement le trajet du vaisseau principal.

La circulation collatérale prend un grand développement lorsque le sang ne peut plus passer par l'artère ou la veine la plus importante. C'est ce qui arrive après la ligature d'une artère considérable, les artères d'un moindre calibre qui se trouvent sur les parties latérales grossissent, et rétablissent le cours du sang entre les deux bouts de l'artère où il a été intercepté (voy. LIGATURE, ARTÈRE).

COLLODION, s. m. Solution de *coton-poudre* (fulmi-coton) dans l'éther, ou dans un mélange d'alcool et d'éther. Pour préparer le coton-poudre, on traite de la ouate ordinaire par de l'acide azotique fumant, ou par un mélange d'acide sulfurique et d'azotate de potasse (salpêtre). La ouate ne change pas d'aspect par l'action de l'acide, on la lave à grande eau et on la sèche avec précaution, elle est alors transformée en une substance éminemment fulminante, soluble dans l'éther pur ou mélangé d'alcool.

Lorsqu'on étend cette solution (utilisée en photographie) sur la peau, elle forme un vernis très-adhérent résistant à l'eau, et se rétrécissant beaucoup. On peut en enduire des bandelettes, ou l'employer seul comme agglutinatif destiné à maintenir réunies les plaies. Il sert aussi à protéger la peau lorsqu'elle doit supporter des écoulements irritants.

En y ajoutant un peu d'huile de ricin, on rend le *collodion élastique;* dans cet état, il se fendille moins facilement, et lorsqu'il sèche, il se rétracte fortement et exerce sur les tissus une compression énergique qui est souvent mise à profit. On l'emploie en en badigeonnages contre l'érysipèle, l'herpès, les douleurs névralgiques, comme abortif des abcès, etc.; il est nécessaire de ne laisser se faire aucune éraillure, et de poser une nouvelle couche à tout endroit qui offre une solution de continuité.

COLLOÏDE, adj. Qui est semblable à la colle.

Le cancer colloïde, aréolaire ou **gélatiniforme**, forme des tumeurs uniformément molles, n'ayant que peu de vaisseaux et ne tendant pas à s'ulcérer. On trouve dans leur intérieur une masse gélatineuse plus ou moins transparente (voy. CANCER).

Les tumeurs ou **kystes colloïdes**, autres que le cancer, renferment une substance analogue, mais ne comportent pas un pronostic aussi grave.

COLLUTOIRE, s. m. Médicament destiné à la bouche et aux gencives. On en fait usage dans les *stomatites*, le *muguet*, etc. Le borax, le chlorate de potasse, l'acide chlorhydrique, le miel rosat en forment les éléments ordinaires. On les applique au moyen d'un pinceau de charpie, placé au bout d'un bâton. Ils remplacent les gargarismes, inapplicables chez les enfants.

COLLYRE, s. m. Médicament externe destiné à être appliqué sur l'œil.

Les collyres sont liquides ou solides.

Collyres liquides. Pour dilater la pupille, calmer les douleurs des kératites et de l'iritis, s'opposer à la formation de *synéchies*, etc., on emploie les collyres à l'*atropine* (sulfate neutre d'atropine, 0,02 à 0,05 pour 10 grammes d'eau, quelques gouttes par jour), à l'extrait de belladone, de datura stramonium, etc.

Quelquefois, dans le but d'apaiser les douleurs, on emploie des collyres contenant de l'opium, mais celui à l'atropine est préférable, même à ce point de vue.

Pour rétrécir la pupille, diminuer l'éblouissement, etc., on emploie les collyres d'*ésérine*.

L'emploi de ces collyres a lieu généralement au moyen d'un *compte-gouttes*, on abaisse légèrement la paupière inférieure avec la pulpe du pouce, et on en laisse tomber une ou deux gouttes dans la *rainure* qui se forme entre la paupière et le globe oculaire (cul-de-sac de la paupière inférieure).

Pour cautériser ou modifier la conjonctive, on fera usage de collyres au nitrate d'argent, au sulfate de cuivre ou de zinc, au sous-acétate de plomb. Si l'on veut une action plus légère, on aura recours au borate de soude, etc.

Il vaut mieux, lorsqu'il s'agit de cautériser un point limité de la conjonctive de l'œil, se servir d'un pinceau fin, au moyen duquel on touche plus ou moins légèrement l'endroit malade. En se servant du compte-gouttes, le liquide se répandrait sur l'œil tout entier.

Les **collyres secs** sont la poudre de calomel, celle de sucre, de sulfate de soude. La première est très-utile contre les ophthalmies ou CONJONCTIVITES PHLYCTÉNULAIRES des enfants. On la projette à l'endroit malade, au moyen d'un petit tube qui en contient un peu, et dans lequel on souffle, ou mieux avec un pinceau : on le charge d'un peu de poudre, et on le tient entre le pouce et le médius de la main droite en l'approchant de l'œil malade ; puis, avec l'index, on le frappe nettement d'un coup sec, de telle sorte que le calomel est lancé sous forme de nuage sur l'endroit choisi d'avance. On

laisse l'effet se produire pendant 10 minutes, puis on lave l'œil au moyen d'un autre pinceau ; on retrouve le calomel réuni en longs filaments dans le cul-de-sac de la paupière inférieure. Si on le laissait, il gênerait par sa présence et pourrait causer une irritation trop vive.

COLOBOME, s. m. Arrêt de développement qui rend incomplets l'*iris* ou la *choroïde*.

Le **colobome de l'iris** (fig. 169) est une fissure le plus souvent dirigée en dedans et

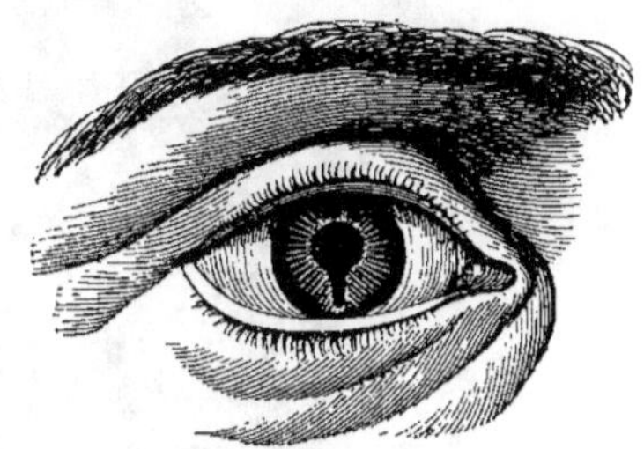

FIG. 169 — Colobome de l'iris.

en bas, qui peut être plus ou moins complète, et se prolonger dans le corps ciliaire et la choroïde, et s'accompagner d'autres troubles dans la constitution (bec-de-lièvre, spina bifida, fente).

Le **colobome de la choroïde** consiste en un défaut de réunion entre les deux moitiés de cette membrane. A l'ophthalmoscope on voit une fente blanche, plus ou moins allongée. La vision est très-diversement atteinte dans ces affections, elle peut être même parfaitement normale. Dans le cas contraire, on se servira de *lunettes sténopéiques*.

COLOMBO ou **COLUMBO**, s. m. Racine du *Menispermum palmatum* ou *Cocculus palmatus*, arbuste vivace, grimpant, de la famille des Ménispermées, qui croît dans les environs de Colombo (île de Ceylan) et à Madagascar. Cette racine existe dans le commerce en rondelles. On y trouve un principe particulier nommé *colombine*. Odeur faible, désagréable ; saveur amère. C'est un médicament tonique, astringent, conseillé contre les indigestions, les vomissements, la dyssenterie. Administré en poudre, vin, extrait, teinture.

COLON, s. m. (κῶλον). Portion du gros intestin, qui s'étend depuis le cæcum jusqu'au rectum. On le divise en quatre parties : 1° le *côlon ascendant* (12, fig. 170), limité en bas

testin grêle, en arrière avec le carré des lombes et le rein droit ; 2° le *côlon trans-*

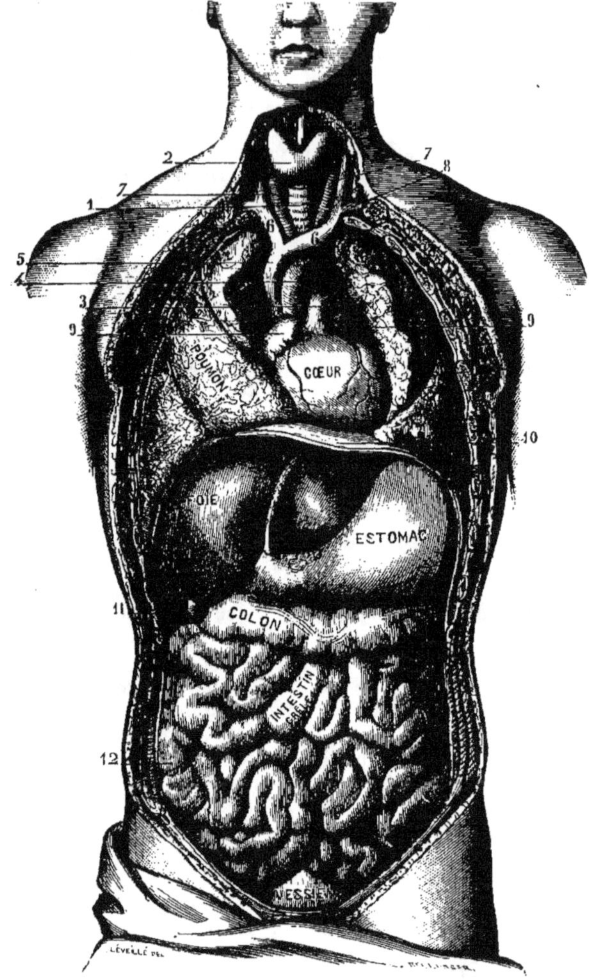

FIG. 170 (empruntée à l'*Anatomie* du docteur Fort). — Viscères thoraciques et abdominaux.

1, Trachée artère.
2, Corps thyroïde.
3, Artère pulmonaire.
4, Artère aorte.
5, Veine cave supérieure.
6, Tronc veineux brachio-céphalique.

7, Carotides primitives et jugulaires internes.
8, Veine sous-clavière.
9, Oreillettes.
10, Diaphragme.
11, Vésicule biliaire.
12, Côlon ascendant.

par la valvule iléo-cæcale, en haut par la face inférieure du foie ; profondément situé dans la région lombaire droite, il est en rapport, en avant et sur les côtés, avec l'in-

verse ou *arc du côlon*, décrit une courbe à convexité antérieure et suit le contour de la paroi abdominale, entre les régions épigastrique et ombilicale. En rapport en haut, et de droite à gauche, avec la vésicule biliaire, la petite tubérosité, puis la grande courbure de l'estomac; 3° le *côlon descendant*, qui fait suite au transverse, situé dans la région lombaire gauche, est limité en bas par la crête iliaque. Il est en rapport en arrière avec le rein gauche ; 4° le *côlon iliaque* ou *S iliaque;* partie contournée en forme d'S, logée dans la fosse iliaque gauche et terminée à la partie supérieure du rectum. Il repose sur le psoas iliaque et les vaisseaux iliaques gauches. En avant, il se trouve recouvert par les circonvolutions intestinales. Les quatre portions du côlon sont maintenues dans leurs régions par des replis du péritoine, auxquels on a donné le nom de *mésocôlons*.

COLONNE, s. f. (*columna*). Mot employé par les anatomistes pour indiquer certaines parties qui ont quelque ressemblance avec une colonne.

La **colonne vertébrale** est la succession des *vertèbres* (fig. 171).

Les colonnes du CŒUR, de la *vessie*, du *rectum*, indiquent des dispositions anatomiques particulières à ces régions.

Colonne d'air, d'eau, de mercure, signifie une quantité de ces corps, d'une hauteur et d'un diamètre déterminés.

COLOPHANE ou **COLOPHONE**, s. f. (Κολοφών, Colophon, ville d'Ionie d'où on la tirait autrefois). Matière résineuse, sèche, transparente, jaune ou brune, à réaction acide, résidu de la distillation de la térébenthine. Son poids spécifique est de 1.07 ; sa cassure paraît vitreuse, elle est très-soluble dans l'alcool. La *poudre de colophane* a été employée à l'intérieur et surtout à l'extérieur, pour arrêter les hémorrhagies capillaires. Elle est la base de l'onguent basilicum.

COLOQUINTE, s. f. (*colocynthis, cucumis* ou *cucumère*). Plante de la famille des cucurbitacées, originaire de l'Orient et des îles de l'Archipel. Son fruit est de la grosseur d'une orange, recouvert d'une écorce mince, dure, jaune, renfermant une pulpe sèche, blanche, spongieuse et d'une amertume insupportable, due à la présence de la *colocynthine*. La coloquinte est un des purgatifs drastiques les plus violents. Elle procure des évacuations alvines abondantes, même en applications externes. On l'administre à faible dose, en poudre (10 centigrammes à 60 centigrammes), extrait aqueux,

vin, teinture (1 gramme à 5 grammes),

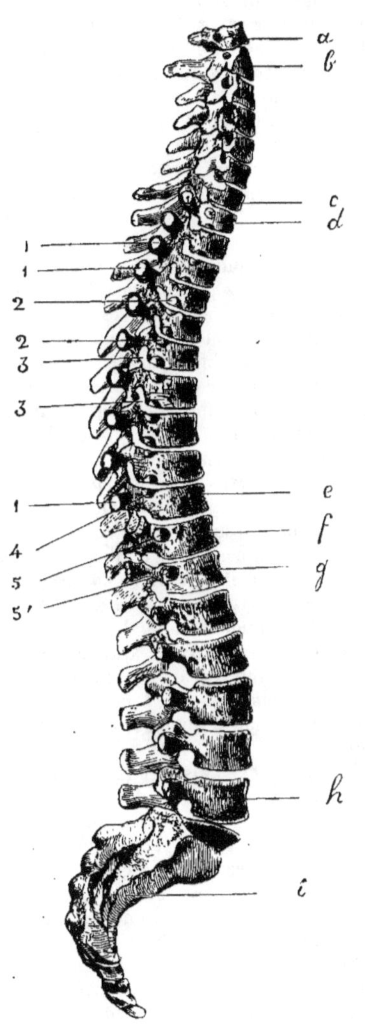

FIG. 171 (empruntée à l'*Anatomie* du docteur Fort). Colonne vertébrale.

a, Atlas. *b*, Axis. *c*, Septième cervicale ou proéminente. *d*, Première dorsale. *e*, Dixième dorsale. *f*, Onzième dorsale. *g*, Douzième dorsale. *h*, Cinquième lombaire. *i*, Sacrum.

1, 1, 1, Facettes articulaires des apophyses transverses s'articulant avec les côtes. 2, 2, Deux facettes articulaires du corps des vertèbres s'articulant avec la tête des côtes. 3, 3, Trous de conjugaison. 4, Facette articulaire de la dixième dorsale. 5, 5, Facettes articulaires complètes des onzième et douzième dorsales pour la onzième et la douzième côte.

pommade. Elle entre dans une foule de médicaments drastiques.

COLORATION, s. f. (*coloratio*, χρῶσις). Action par laquelle les corps deviennent colorés, d'incolores qu'ils étaient. La coloration des différents corps est due à des principes divers et nombreux qui agissent sous l'influence de l'air, de la lumière.

Dans les plantes, la coloration verte est due à la chlorophylle ; les colorations bleue, rouge, jaune, etc., sont dues à des substances colorées en dissolution, à des essences, à des huiles fixes, contenues dans les cellules. Chez les animaux, la coloration des tissus et des organes est due à des huiles (cheveu) ou à des matières organiques spéciales (biliverdine, pigment, hématosine) ou à des effets d'interférence ou *irisation* de la lumière, comme dans certaines plumes ou dans le tapis de l'œil de quelques mammifères.

COLOSTRUM, s.m. (*colostrum*, τροφαλίς). C'est le premier lait d'une femme qui vient d'accoucher. Au moment de l'accouchement, la lactation va commencer : il s'écoule pendant trois ou quatre jours du *colostrum*, qui a une vertu purgative propre à évacuer le méconium du nouveau-né. Le colostrum vu au microscope montre de vrais globules de lait et des cellules graisseuses plus ou moins altérées, détachées des culs-de-sac de la glande mammaire, appelées *corpuscules du colostrum*.

Ce liquide est plus alcalin que le lait, il contient plus de sels et de substances solides, moins de caséum, peu de beurre ; en revanche, il contient de l'albumine et se prend en grumeaux par la chaleur.

COMA, s. m. (κῶμα, sommeil). Assoupissement dans lequel le sommeil est moins profond que dans la léthargie. Le coma est ordinairement le symptôme d'une congestion sanguine ou d'un épanchement intracrânien. On distingue le *coma vigil*, qui est un penchant continuel au sommeil, joint à un délire bruyant, agité, verbeux (*subdelirium*) ; et le *coma somnolentum*, qui est un sommeil excessif dont on ne tire le malade à grand'peine que pour le voir retomber dans l'assoupissement dès qu'il a murmuré quelques mots et entr'ouvert les yeux.

COMBINAISON, s. f. La **combinaison chimique** est l'union intime de deux corps pour en former un troisième. La combinaison diffère essentiellement du simple mélange. Dans ce dernier, quelqu'intime qu'il soit, on peut souvent, au moyen d'une loupe ou d'un microscope, distinguer les particules de l'un et de l'autre corps et il participe des propriétés des substances qui le composent. Dans la combinaison, la molécule même est changée, les propriétés du corps résultant n'ont le plus souvent aucune analogie physique ou chimique avec ceux qui le constituent. Il y a dans toute combinaison chimique dégagement de chaleur, électricité ou lumière, rien de semblable dans le mélange. De plus, les combinaisons se font dans des proportions définies et immuables entre les corps, tandis que les mélanges varient à l'infini.

COMBUSTION, s. f. Combinaison d'un corps avec un autre (généralement l'oxygène de l'air), lorsqu'il se dégage de la lumière et de la chaleur apparente. Lorsqu'il n'y a ni lumière ni chaleur, on dit que la combustion est lente. La plupart des corps organiques brûlent dans l'air, parce que le carbone et l'hydrogène qui entrent pour la plus forte part dans leur composition se combinent avec l'oxygène de l'air pour former de l'acide carbonique (ou de l'oxyde de carbone) et de la vapeur d'eau.

La **combustion humaine spontanée** est un phénomène diversement interprété et raconté, qui se produirait chez les alcooliques, à la suite du contact d'une flamme. Les tissus de leur corps imprégnés d'alcool s'enflammeraient en se transformant en une matière noire, en un laps de temps de quelques heures seulement. La destruction n'est quelquefois pas complète, certains points (la tête) résistent davantage, la combustion spontanée pourrait même se limiter à certaines parties du corps.

COMÉDON, s. m. Petites glandes ou follicules pileux d'aspect jaunâtre, siégeant au nez et aux joues, remplies d'une matière caséeuse que l'on peut faire sortir par la pression. Lorsqu'ils augmentent de volume, ils forment des *kystes sébacés*.

COMMISSURE, s. f. (*committere*, joindre, συμβολή). On appelle *commissure des lèvres*, des *paupières*, les angles qu'elles forment à leur point de réunion interne et externe.

Dans le cerveau on appelle *commissures* toutes les parties, de substance blanche ou grise, qui réunissent sur la ligne médiane deux parties symétriques des hémisphères de cet organe. Elles sont au nombre de trois, situées dans l'épaisseur du troisième ventricule : 1° La *commissure blanche antérieure* est située en avant du trigone cérébral ; 2° la *commissure blanche postérieure* est située à l'extrémité postérieure des couches optiques, entre la glande pinéale et l'aqueduc de Sylvius ; 3° la *commissure grise* ou *molle* traverse la cavité du troisième ventricule à sa partie moyenne, et s'étend d'une couche optique à l'autre (voy. CERVEAU).

Le *corps calleux* est appelé *grande commissure* du cerveau. Dans la moelle, la *commissure blanche* est située au fond du sillon médian antérieur et la *commissure grise* est au fond du sillon postérieur.

COMMOTION, s. f. Ébranlement, secousse due a une cause brusque dont l'effet est rapide et immédiat.

Commotion cérébrale (voy. CERVEAU).

COMPLICATION, s. f. (*complicatio*, de *cum*, avec, et *plicare*, plier). Réunion ou concours de choses de différente nature. *Complication de maladies*, de *symptômes*. Coexistence de deux maladies, apparition de symptômes nouveaux qui entravent la marche régulière de la maladie existante. Affection qui survient pendant le cours d'une autre déjà déclarée.

COMPOSÉ, adj. et s. m. Corps formé par la combinaison chimique de plusieurs autres corps.

COMPRESSE, s. f. Pièce de pansement, ordinairement en linge de toile ou de coton, qui sert dans une foule de circonstances en chirurgie. On doit éviter les coutures et les ourlets dans la confection des compresses. Lorsqu'elles doivent être appliquées sur un membre, elles devront en général en faire une fois et demie le tour. Il faudra toujours les poser bien à plat, il est quelquefois nécessaire d'en inciser les bords, afin de les faire porter convenablement sur les surfaces convexes. En les trempant dans de l'eau blanche, de l'alcoolé d'arnica ou de l'alcool camphré mêlé d'eau, on a des *compresses résolutives*.

COMPRESSEUR, s. m. Instrument destiné à exercer la compression sur une artère, un nerf, un organe quelconque. Le meilleur compresseur des artères, ce sont les doigts ; mais on emploie aussi, lorsque les aides font défaut, le *garrot*, le *tourniquet* de Jean-Louis Petit (fig. 36) et d'autres analogues.

On se sert aussi de pelotes de formes diverses pour comprimer la prostate, l'urèthre dans l'incontinence d'urine, etc.

COMPRESSION, s. f. Action de comprimer. On exerce la compression : 1° au moyen des doigts ou d'appareils qui n'agissent en général que sur un point déterminé (compression des artères), où 2° à l'aide d'un bandage convenablement et régulièrement appliqué, qui peut porter son action sur tout un membre ou un organe. La compression modérée et régulière est un bon moyen pour s'opposer à l'inflammation et au *phlegmon*. Elle sert aussi contre les *ulcères variqueux* des membres, l'œdème, etc.

On applique la compression sur les artères pour arrêter le cours du sang dans les régions où se distribue celle sur laquelle on agit. Afin de bien comprimer l'artère, il faut agir en un point où elle repose sur un plan osseux résistant.

La **compression élastique** se fait au moyen d'un cordon de caoutchouc, qu'on applique autour du *pédicule* des tumeurs dont on veut amener la mortification, et débarrasser le malade.

La **compression cérébrale**, produite par des tumeurs, des épanchements sanguins ou séreux, donne lieu, lorsqu'elle est subite, aux symptômes de l'APOPLEXIE ; si elle se produit lentement, elle peut rester inaperçue fort longtemps et produit plus tard des troubles nerveux divers (voy. CERVEAU).

COMPTE-GOUTTES, s. m. Instrument destiné à compter les gouttes, qui permet de doser très-facilement les médicaments liquides devant être administrés par petites quantités. Le compte-gouttes le plus simple se compose d'un tube en caoutchouc, de quelques centimètres de long, fermé à un bout, emmanché par l'autre dans un petit tube de verre qui se termine en pointe. Pour s'en servir : 1° on plonge la pointe du tube dans le liquide, en tenant le caoutchouc entre le pouce et l'index ; 2° on presse légèrement le tube en caoutchouc, ce qui fait sortir quelques bulles d'air par la pointe du tube effilé ; 3° on cesse de presser le tube entre les deux doigts, le liquide entre aussitôt dans le tube pour remplacer l'air qui en a été chassé ; 4° on retire ensuite le compte-gouttes du liquide ; il contient alors une certaine quantité de liquide.

Pour l'en faire sortir, il suffit de presser doucement le tube en caoutchouc, les gouttes sortent une à une, il est aussi facile de les compter que d'en arrêter la chute en ne comprimant plus le tube en caoutchouc. Le poids de la goutte varie suivant le diamètre du tube effilé d'où elle se détache, et suivant la densité du liquide.

En moyenne, il faut 25 gouttes d'*eau* distillée, 20 gouttes de laudanum, pour faire un gramme.

CONCEPTION, s. f. (*concipere*, de *cum*, avec, et *capere*, prendre; κύησις). État de l'intelligence, qui fait apercevoir les rapports qui existent entre une idée et l'objet auquel elle se rapporte. On dit *conception lente, facile*.

La **conception** est encore un acte inexpliqué, d'ordre organique et vital, qui fait qu'à la suite du coït et du transport des spermatozoïdes d'un individu mâle sur l'ovule d'un individu femelle, un nouvel être est créé.

Chez la plupart des animaux, surtout chez ceux qui vivent à l'état sauvage, elle n'a lieu qu'à l'époque du *rut*.

Dans l'espèce humaine, la conception peut avoir lieu pendant toute l'année, à toute époque, depuis le jour de l'établissement des règles chez la femme, jusqu'au moment où elles cessent. Cependant, l'époque la plus propice à la conception est le moment du flux menstruel, pendant, quelques jours avant et quelques jours après. On sait que Fernel conseilla au roi Henri II de cohabiter avec Catherine de Médicis dans le temps le plus fort de ses menstrues, et que l'événement justifia son ordonnance, alors que l'infécondité de la reine semblait certaine.

CONCOMBRE, s. m. (*cucumis*; σίκυον). Cucurbitacée originaire d'Orient (*cucumis sativa*). Ses fruits mûrs sont allongés cylindriques, lisses, d'un blanc jaunâtre, contenant une pulpe très-aqueuse, molle, fade, peu nourrissante, douée d'une odeur particulière. On prépare avec du suc de concombre et de l'axonge une pommade cosmétique. Une variété à fruits plus courts fournit le *cornichon*, employé comme condiment, quand il est confit dans le vinaigre.

Le **concombre sauvage** (*ecbalium elaterium*), connu sous le nom d'Elaterium, donne un fruit très-amer dont l'extrait constitue un violent purgatif. Il passe pour emménagogue.

CONCRÉTION, s. f. (*concretio*; πῆξις, σύμπηξις). Action de se solidifier, de s'épaissir, et résultat de cette solidification. Les *concrétions* sont des matières solides, développées accidentellement dans un tissu quelconque; quelquefois elles constituent le résidu d'un épanchement de liquide qui a été résorbé. On les trouve dans les articulations, dans la vessie, dans la vésicule et les conduits biliaires; elles prennent alors le nom de CALCULS.

On dit : *concrétions osseuses calcaires, tophacées*, pour signifier des productions osseuses accidentelles, des amas d'urates et de sels calcaires qui se forment autour des articulations chez les goutteux.

CONDILLAC (Drôme). Eau minérale gazeuse, froide alcaline, bicarbonatée calcique, employée comme eau de table.

CONDUCTEUR, adj. et subst. Un corps est dit conducteur de la chaleur ou de l'électricité, lorsqu'il transmet facilement ces agents et se laisse traverser par eux. Les métaux sont bons conducteurs; une barre de cuivre ou d'argent chauffée à un bout, s'échauffe facilement à l'autre, tandis que le verre, mauvais conducteur, peut être extrêmement chaud à un endroit, et froid en un point très-rapproché.

CONDYLE, s. m. (de κονδυλός). Variété de surface articulaire d'un os, arrondie dans un sens et aplatie dans l'autre, que l'on rencontre à l'occipital, à l'extrémité inférieure du fémur, à la mâchoire inférieure, etc.

CONDYLOME, s. m. Sorte d'excroissance de chair qui se produit dans diverses circonstances. Les verrues, poireaux, sont des condylomes. On en rencontre souvent au *prépuce* de l'homme, où on leur donne le nom de végétation, chou-fleur, crête de coq. Ces productions n'ont rien de syphilitique, elles sont dues à un état habituel d'irritation ou de malpropreté de la muqueuse. On les guérit souvent par de simples lavages, par l'excision (douloureuse), ou mieux par la cautérisation avec l'acide chromique. On peut combiner ces deux derniers procédés, et cautériser après avoir enlevé la majeure partie exubérante.

CONGÉLATION, s. f. (*congelatio*). Réduction d'un liquide en un corps solide, sous l'influence de l'abaissement de la température. *Congélation du mercure, de l'eau*.

La **congélation** est aussi le résultat de

l'action du froid sur les tissus vivants. Ceux-ci deviennent d'abord insensibles, mais plus tard ils se gangrènent et sont éliminés.

La **congélation générale** se manifeste par un engourdissement particulier et un besoin irrésistible de dormir qui entraîne la mort. Cependant, sous l'influence d'un traitement bien dirigé, application très-lente et méthodique de la glace, de la neige, de l'eau froide, puis d'une chaleur graduée, les tissus congelés peuvent reprendre leur vitalité.

CONGÉNITAL, adj. (*cum*, avec, et *genitus*, engendré). Se dit des affections de toute nature, maladies constitutionnelles, anomalies de structure, qui dépendent de l'organisation primitive d'un individu et se montrent au moment de sa naissance : syphilis congénitale ; hernie congénitale.

CONGESTION, s. f. Afflux de sang ou d'un autre liquide dans un organe. C'est souvent le premier degré de l'inflammation. Elle a lieu de deux façons : 1° par suite d'un afflux trop considérable de sang qui est poussé activement vers un endroit (congestion active) ; 2° par la difficulté qu'éprouve le sang à revenir par les veines par suite d'un obstacle à la circulation veineuse (congestion passive). Certains organes se congestionnent normalement au moment où ils fonctionnent, ainsi l'estomac, au moment du repas, la matrice, au moment des règles, etc.

Congestion cérébrale (voy. CERVEAU, APOPLEXIE).

Congestion pulmonaire (voy. POUMON).

CONICINE, s. f. Alcaloïde qui se rencontre dans tous les organes de la grande ciguë (*Conium maculatum*). La conicine constitue une liqueur limpide, oléagineuse, d'une odeur pénétrante, rappelant celle de la ciguë. Sa densité est de 0,89. Peu soluble dans l'eau, elle se dissout abondamment dans l'alcool, l'éther, les huiles fixes et essentielles ; elle a une réaction fortement alcaline. La conicine est un poison narcotique. Vertiges, troubles de la vue, embarras de la langue, faiblesse croissante dans les muscles, peau froide, insensible, face cyanosée, convulsion, paralysie ; tels sont les principaux symptômes qui se manifestent dans l'empoisonnement par la conicine. L'effet prédominant paraît être le trouble de la fonction respiratoire et une

paralysie consécutive du cœur gauche. Quant à la dose toxique, elle varie entre 10 et 50 centigrammes.

CONJONCTIF, adj. (de *cum*, avec, et *jungere*, joindre).

Le **tissu conjonctif** (synonymes : CELLULAIRE, lamineux), très-répandu dans toute l'économie, ne sert pas à relier les organes les uns aux autres, mais bien à les séparer et à faciliter leurs mouvements. Le terme de conjonctif est donc impropre.

CONJONCTIVE, s. f. Membrane muqueuse très-fine, transparente, rosée, qui recouvre le globe oculaire et la partie interne des paupières. Comme elle est transparente, elle laisse apercevoir au-dessous d'elle la *sclérotique* qui forme le *blanc de l'œil ;* mais il est facile de se rendre compte de sa présence en examinant ses vaisseaux, surtout si elle est congestionnée ou enflammée. Elle s'arrête tout autour de la cornée, mais sa couche la plus superficielle se continue au-dessus de cette membrane. Elle se replie en haut et en bas pour former les culs-de-sac des paupières, et va doubler ces dernières de telle façon que, lorsque les yeux sont fermés, elle constitue une espèce de sac ouvert suivant la fente palpébrale.

Elle est très-lâchement unie à la sclérotique ; aussi, lorsqu'il se produit au-dessous d'elle un épanchement sanguin ou séreux (ecchymose ou chémosis), elle peut gonfler beaucoup à la surface du globe de l'œil et autour de la cornée. Au contraire, elle est adhérente à la paupière. La conjonctive est constamment lubrifiée par les larmes qui proviennent des glandes situées dans son épaisseur, du moins c'est le cas ordinaire, car la glande lacrymale ne sécrète de larmes que dans des circonstances exceptionnelles, sauf chez les enfants qui pleurent souvent et facilement. Si cette sécrétion vient à être tarie, par suite d'une brûlure ou d'une destruction considérable de la conjonctive, l'œil est fort compromis (XÉROSIS).

La conjonctive peut être le siége d'inflammation (CONJONCTIVITE) ; de blessures qui, en général, guérissent facilement ; de brûlures, de destructions considérables, qui peuvent amener son atrophie et la sécheresse de l'œil (XÉROPHTHALMIE, XÉROSIS).

On y trouve aussi quelquefois de petites tumeurs (voy. PTÉRYGION, KYSTES DERMOÏDES, POLYPES, LIPOMES, PINGUECULA, LITHIASE, etc.), qu'il suffit en général d'enlever lorsqu'elles causent quelque inconvénient.

Les **ecchymoses sous-conjonctivales** ou épanchements sanguins sous la conjonctive donnent au blanc de l'œil un aspect rouge très-effrayant, mais n'ont par elles-mêmes rien de dangereux. Elles ne sont pas rares après les fortes quintes de COQUELUCHE chez les enfants. Leur résorption se fait spontanément en quelques semaines. Elles sont aussi un symptôme des fractures du CRANE; elles ont alors une signification beaucoup plus grave, par suite de la cause qui les a produite.

Les **épanchements de sérosité** ont reçu le nom de CHÉMOSIS.

L'épanchement de gaz ou **emphysème sous-conjonctival** est causé par une fracture de l'orbite, qui se prolonge jusqu'aux fosses nasales, ou par le déchirement du sac lacrymal. L'air s'insinue sous la conjonctive au moment ou l'on se mouche; il suffit d'appliquer sur l'œil un bandage compressif qui fait disparaître rapidement cette complication.

CONJONCTIVITE, s. f. Inflammation de la conjonctive. On donne aussi très-souvent le nom d'*ophthalmie* aux conjonctivites, bien que ce terme soit beaucoup plus général. Il y a diverses formes de cette maladie qui ne constituent pas des affections absolument distinctes; les unes succèdent souvent aux autres ou bien elles se compliquent entre elles. Nous en distinguons quatre principales :

1° Conjonctivite inflammatoire ordinaire;

2° Conjonctivite phlycténulaire;

3° Conjonctivite diphthéritique ou pseudo-membraneuse;

4° Conjonctivite granulaire, ou granulations.

1° La **conjonctivite inflammatoire simple** présente trois degrés d'inflammation; la maladie peut s'arrêter à chacun d'eux ou les parcourir successivement.

A. Au premier degré, **conjonctivite hyperhémique**, la muqueuse est injectée, le blanc de l'œil est rouge, les vaisseaux sont plus gorgés de sang vers les culs-de-sac qu'autour de la cornée, ils sont tortueux et forment un réseau représenté dans le tiers inférieur gauche de la figure 172.

En même temps, les larmes sont chaudes et abondantes, on éprouve la sensation d'un grain de sable dans les paupières, l'impres-

sion de la lumière est quelquefois pénible (photophobie) et les efforts de vision, la fumée, la poussière, augmentent l'intensité des symptômes.

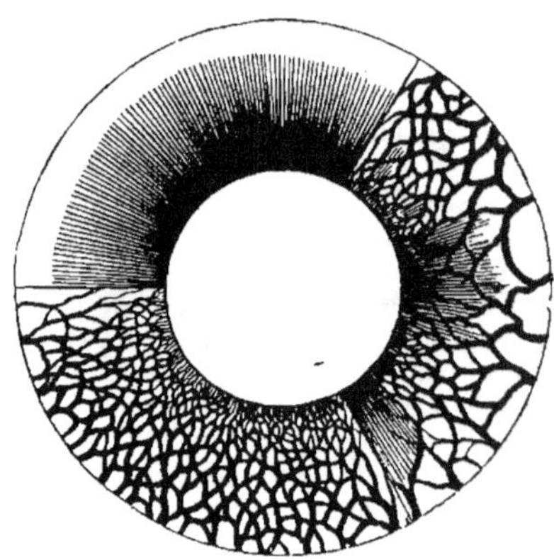

FIG. 172. — Injection conjonctivale et sous-conjonctivale.

1. Le réseau fin rectiligne de la partie supérieure de la figure indique l'injection sous-conjonctivale (kératite, iritis).

2. Le réseau du tiers inférieur gauche représente l'injection conjonctivale.

3. Le réseau du tiers droit représente à la fois l'injection conjonctivale et l'injection sous-conjonctivale.

Toutes les causes irritantes qui agissent sur l'œil peuvent produire ce degré de conjonctivite : l'introduction d'un corps étranger (cil, grain de tabac, moucheron, etc.), entre les paupières, la fumée du tabac, la poussière; le travail assidu avec un mauvais éclairage sans lunettes lorsqu'il faudrait en faire usage, ou avec des verres mal choisis, etc.

Les maladies des voies lacrymales qui empêchent les larmes de couler dans le nez ou en amènent la stagnation dans les culs-de-sac des paupières, celles qui attaquent les parties profondes de l'œil, sont encore des causes fréquentes de la conjonctivite simple hyperhémique. Elle guérit toujours lorsqu'on peut faire disparaître la cause qui l'a produite; si elle est négligée, elle peut rester stationnaire ou passer au second degré.

B. Au second degré, il y a **conjonctivite catarrhale**, c'est-à-dire que l'inflammation s'accompagne d'une sécrétion formée de filaments de mucosités blanches qui se ramifient dans les culs-de-sac et à l'angle interne. Tous les symptômes précédents sont augmentés, la rougeur de la conjonctive est extrême, les larmes, très-abondantes, s'écoulent en dehors en irritant le pourtour de l'œil. Pendant la nuit les paupières s'agglutinent par des croûtes desséchées qu'il faut humecter avec de l'eau tiède le matin, pour permettre d'ouvrir les yeux.

C. Au troisième degré, la **conjonctivite purulente** ou OPHTHALMIE PURULENTE se caractérise par le changement de nature de la sécrétion qui contient du pus plus ou moins mélangé de mucus (*muco-purulente*).

Les symptômes ne sont que l'exagération des deux premiers degrés; mais, dans certains cas, ils sont franchis avec une excessive rapidité, et en quelques heures l'ophthalmie est déclarée. La rougeur de la conjonctive, son boursouflement (chémosis) sont extrêmes. Les paupières, gonflées et distendues, ne permettent quelquefois plus à l'œil de s'ouvrir ; le pus, sécrété en abondance, sort à travers la fente palpébrale, irrite et excorie la peau. Les malades accusent une sensation de chaleur parfois sensible à la main; les douleurs, vives au début et s'irradiant dans la tête, cessent au moment où la sécrétion coule en abondance. Si elles reparaissent en ce moment, c'est qu'il se forme une complication, le plus souvent du côté de la cornée. Au bout d'un temps qui varie suivant les cas de quelques jours à quelques semaines, la sécrétion n'est plus aussi purulente, elle diminue ensuite peu à peu en même temps que les autres symptômes s'affaiblissent.

Tant que la sécrétion contient du pus, la maladie est contagieuse, la plus petite partie déposée sur l'œil d'un individu sain peut lui communiquer soit l'un soit l'autre des degrés de la maladie. Aussi faut-il avoir grand soin de ne pas employer pour d'autres les serviettes qui ont servi à nettoyer les yeux malades. Si un seul œil est atteint, il est difficile d'éviter que l'autre ne se prenne à son tour. Le mieux, c'est de le condamner complètement en y appliquant un bandage formé d'un tampon de charpie, recouvert et fixé par plusieurs tours de bande de flanelle.

Les causes de l'ophthalmie purulente sont avant tout la transformation des deux premiers degrés et la *contagion;* les enfants la contractent à l'école ou dans les asiles et l'apportent à leurs parents; des familles entières peuvent être ainsi contaminées. Les uns peuvent n'être atteints que de conjonctive hyperhémique (premier degré) ou catarrhale (second degré).

Une des formes les plus fréquentes, c'est l'**ophthalmie des nouveau-nés** qui se déclare dans les premiers jours après la naissance; elle est due probablement au contact de matières virulentes du vagin au moment de l'accouchement. Une autre forme extrêmement pernicieuse est l'**ophthalmie blennorrhagique** ou **gonorrhéique**, qui est occasionnée par le transport du pus de la *blennorrhagie uréthrale* au globe oculaire. Dans certains cas, la maladie suit une marche extrêmement rapide, se complique de ramollissement et de perforation de la cornée et peut amener la perte de l'œil. On ne saurait trop se hâter de la soigner. D'autres fois, elle devient chronique et donne naissance à des granulations.

Traitement. Il est d'abord préventif : éviter la contagion, les irritations de l'œil, fumée, poussière, etc., maintenir la plus grande propreté de l'organe ; si un œil est atteint, protéger l'autre. Soigner la cause de la maladie lorsqu'elle s'est déclarée, enlever les corps étrangers, rétablir le cours des larmes, corriger le renversement des paupières.

Au début, on peut employer les lotions fraîches, mais il faut bien se garder d'en abuser et les prolonger trop longtemps. On se trouve en général bien de lavages avec une infusion chaude de camomille.

Les collyres légèrement astringents au sulfate de zinc, au borax, au sous-acétate de plomb, sont utiles dans les deux premiers degrés. Il est préférable que le médecin puisse les employer lui-même avec un pinceau. Ou bien il se sert avec avantage d'une solution de nitrate d'argent qu'il neutralise avec un peu d'eau salée.

Tant que la cornée n'est pas menacée, on peut employer les astringents et même les caustiques.

La formule que nous employons habituellement, mais seulement lorsque la cornée est intacte, est celle-ci :

Sous-acétate de plomb liquide...	1 gr.
Eau distillée....................	100

Une cuillerée (à café ou à bouche suivant

les cas) dans un demi-verre d'eau chaude, pour laver l'œil ou les yeux atteints, de 3 à 10 fois par jour pendant cinq à dix minutes, au moyen d'une petite compresse de toile fine.

Dans la conjonctivite purulente, au début, c'est au nitrate d'argent ou au sulfate de cuivre qu'il faut avoir recours. Les compresses glacées arrêtent rarement le mal, il est quelquefois utile d'appliquer quelques sangsues à la tempe, ou de faire quelques scarifications sur la conjonctive. Le frottement de l'éponge suffit même chez les enfants. Toute l'attention du médecin doit se porter sur la cornée, il est nécessaire de tenir la pupille dilatée, afin de diminuer la pression intra-oculaire. Les lavages faits avec de l'eau chaude dans laquelle on met quelques gouttes d'une solution de sous-acétate de plomb paraissent les plus avantageux.

Les cautérisations de la conjonctive devront être faites par le médecin avec un crayon de nitrate d'argent, plus ou moins mélangé de nitrate de potasse, ce qui en diminue l'énergie caustique. Il peut en porter l'action aux points qu'il veut atteindre, et n'a pas à craindre d'agir en même temps sur la cornée, ce qui arrive avec les collyres.

Parfois il faut se borner à instiller des gouttes d'une solution de sulfate d'atropine, et n'agir qu'extérieurement sur les paupières. Il est bon de donner suivant les cas un purgatif drastique, comme l'eau-de-vie allemande, ou du calomel à doses fractionnées, ce dernier surtout chez les enfants.

2° La **conjonctivite phlycténulaire**, ou pustuleuse, est limitée à quelques points de la partie qui recouvre le blanc de l'œil (conjonctive bulbaire). Elle se montre sous la forme d'une petite pustule, ou d'un bouton plus ou moins aplati autour duquel on distingue un pinceau de vaisseaux rouges. Quelquefois la pustule est très-petite, presque imperceptible et on ne voit que le pinceau vasculaire qui se détache sur le blanc de l'œil.

Il peut aussi exister plusieurs petites phlyctènes très-fines, réunies autour de la cornée, et empiétant même un peu sur cette membrane; elles sont formées par le soulèvement de la couche la plus superficielle de la conjonctive et contiennent un peu de sérosité.

Elle est presque spéciale aux enfants; elle apparaît brusquement, sans cause immédiate ou à la suite d'une légère irritation. La phlyctène s'accompagne de *photophobie* si elle siége près de la cornée; il y a du larmoiement, un peu de douleur. Sa marche est en général rapide, au bout de peu de jours la rougeur pâlit, la pustule s'affaisse, il reste quelquefois à sa place une petite ulcération et même une petite tache de la cornée, le plus souvent elle ne laisse aucune trace. Mais ce qui est spécial à cette forme, c'est la fréquence des récidives. Elle est très-souvent liée à une affection des voies lacrymales ou du nez; certains médecins la regardent comme plus fréquente chez les enfants scrofuleux, lymphatiques; elle peut cependant très-bien atteindre ceux qui ont la meilleure santé.

Il faut se garder d'intervenir par les sangsues, les vésicatoires, ou les caustiques. La maladie guérit le plus souvent d'elle-même et a rarement de la gravité, malgré son apparence.

Le médicament qui donne les meilleurs et les plus rapides résultats, c'est le calomel, que l'on projette en poudre fine sur l'endroit atteint, au moyen d'un petit pinceau. On le laisse dix minutes dans l'œil; au bout de ce temps, on le retire, il est alors déposé sous forme de filaments dans le cul-de-sac inférieur de l'œil. Si la cornée est menacée, il faut instiller quelques gouttes de solution de sulfate d'atropine. On insistera beaucoup sur l'hygiène, l'emploi de l'huile de foie de morue, de quelques purgations légères. On ne laissera pas les enfants enfermés, les yeux cachés par un bandeau, mais on les mettra dans un air pur à la campagne, on leur fera des lotions d'eau salée, ou on les conduira aux bains de mer.

3° La **conjonctivite diphthéritique**, ou pseudo-membraneuse, heureusement très-rare en France, est caractérisée par l'envahissement de toute l'épaisseur de la muqueuse par une exsudation fibrineuse. Elle est contagieuse et épidémique, et se montre en même temps que la *diphthérie* des autres muqueuses et de la peau. Les paupières se tuméfient, deviennent douloureuses, ne se meuvent plus qu'avec difficulté. Il se forme un *chémosis* jaunâtre qui, incisé, ne laisse pas écouler de sérosité, celle-ci étant coagulée. Il y a une sécrétion sanieuse grisâtre, mélangée de flocons détachés des parties malades.

Après cette période, la suppuration s'établit comme dans la conjonctivite purulente, la circulation primitivement abolie se rétablit complétement. Enfin, dans une troisième phase de l'affection, le tissu de la conjonctive se cicatrise, mais en même temps il se rétracte, se dessèche plus ou moins complétement.

Très-souvent, pendant la première période, le cornée privée de l'apport du sang à son pourtour se détruit et s'ulcère plus ou moins complétement. Si elle s'est conservée jusqu'à l'apparition de la deuxième et de la troisième période, on a plus de chance de sauver l'œil, qui est en tous cas extrêmement compromis.

Bien qu'il soit difficile de s'opposer aux progrès de cette grave maladie, on a obtenu quelques bons résultats de l'application de sangsues à l'angle interne de l'œil. On donne le calomel à l'intérieur et on traite les deuxième et troisième périodes comme pour l'ophthalmie purulente.

4° La **conjonctivite granulaire** est tantôt aiguë, tantôt chronique. Les deux formes peuvent exister ensemble ou se succéder.

1° La *forme aiguë* (ophthalmie d'Égypte, des armées, etc.) est caractérisée par de petites taches blanches, rondes, qui ne font pas de saillie au-dessus de la conjonctive, et ne donnent lieu qu'à une faible sécrétion muqueuse, mais provoquent des larmes abondantes et des douleurs de tête. Au bout de quelques semaines, il se forme une inflammation plus vive, qui fait disparaître la granulation et laisse à la place une conjonctivite catarrhale ou purulente. La maladie peut aussi passer à l'état chronique, ou se compliquer du côté de la cornée.

Il faut éviter les collyres astringents, les cautérisations, et se contenter de placer les malades dans de bonnes conditions d'hygiène, et d'employer les lotions chaudes et les applications *extérieures* légèrement astringentes.

2° La *forme chronique* (trachome) a des caractères extrêmement variables et se développe très-insidieusement. Au début, on voit en retournant les paupières des points grisâtres faisant peu de saillie au-dessus de la muqueuse, et disposés parallèlement aux bords palpébraux; puis les granulations se recouvrent d'un lacis de vaisseaux qui les rendent rouges et leur font sécréter un liquide muco-purulent. Enfin les *papilles* de la conjonctive se gonflent et s'élargissent,

la muqueuse s'atrophie et présente l'aspec du tissu cicatriciel.

Le malade se plaint d'une sensation de corps étrangers, de l'impossibilité de travailler longtemps à la lumière, puis surviennent les complications du côté de la cornée (*pannus*) qui est irritée par le frottement des granulations. Enfin la maladie donne naissance à une ophthalmie plus ou moins muqueuse ou purulente. L'irritation qui s'empare alors des granulations peut arriver à les faire disparaître; mais le plus souvent il en reste quelques-unes, et il survient successivement plusieurs poussées aiguës.

Le traitement des granulations chroniques demande l'emploi de l'hygiène générale, celle de la peau surtout, l'éloignement des foyers d'infection, un séjour dans l'air pur, le déplacement.

Le médecin cherchera, par des cautérisations très-légères, non à les détruire, mais à provoquer un certain degré d'inflammation qui les fait disparaître petit à petit. On a essayé de les exciser en enlevant avec des ciseaux la partie de la conjonctive qui en est le siége, mais ce procédé n'est bon que lorsqu'il n'y en a qu'en un endroit très-limité. On tire un bon parti de petites scarifications, qui sont surtout utiles lorsque la muqueuse est œdématiée et très-boursouflée. Lorsque les paupières sont renversées en dedans ou frottent trop durement sur le globe oculaire, elles irritent la cornée, et il peut être nécessaire d'élargir la fente palpébrale (CANTOPLASTIE), ou de corriger leur déviation (ENTROPION).

CONJUGAISON, s. f. (*cum*, avec, et *jungere*, joindre). Accouplement, réunion.

On appelle *trous de conjugaison* les trous formés par la superposition de l'échancrure inférieure de l'apophyse transverse d'une vertèbre sur l'échancrure supérieure correspondante de la vertèbre qui est au-dessous. C'est par ces trous que sortent les nerfs spinaux.

CONNAISSANCE, s. f. (*cognoscere*, connaître). C'est à proprement parler la faculté de se mettre en rapport avec le monde extérieur au moyen des sens. On dit qu'un individu *perd connaissance* lorsque, par une cause quelconque, l'action de son cerveau est momentanément suspendue et qu'il devient par suite étranger à tout ce qui se passe autour de lui. (SOMMEIL, SYNCOPE.)

CONSANGUIN, s. m. et adj. (*cum*, avec, et *sanguis*, sang). Se dit de deux êtres provenant de mêmes parents, à des degrés plus ou moins rapprochés. L'alliance entre *consanguins* paraît être la cause la plus puissante de la *surdi-mutité* congénitale.

CONSOMPTION, s. f. (*consumere*, détruire ; φθίσις). État de destruction lente, d'amaigrissement, de faiblesse dans lequel tombe le corps, par la disparition plus ou moins rapide et complète de ses parties molles, lorsque l'équilibre entre les *ingesta* et les *excreta* étant rompu, les tissus ne parviennent pas à réparer leurs pertes incessantes. La consomption se montre à son plus haut degré chez les phthisiques, mais elle peut être le résultat d'autres troubles des fonctions de nutrition ou de digestion.

CONSTIPATION, s. f. (*constipare*, resserrer ; στύψις, constriction). Rétention accidentelle des matières fécales dans le rectum, causée par le défaut d'action de cet organe ou par la consistance anormale des excréments. La constipation cède souvent aux purgatifs et aux lavements ; mais dans certains cas, surtout chez les vieillards, il est nécessaire d'avoir recours à l'extraction des matières endurcies au moyen d'instruments ou du doigt.

La constipation est souvent le symptôme de diverses maladies : *chez les enfants*, on la rencontre dans la méningite, les convulsions, au moment de l'éruption dentaire, des gourmes, etc.; *chez les adultes*, elle est le fléau des personnes vouées aux professions sédentaires, des femmes surtout. Elle existe ordinairement dans les COLIQUES HÉPATIQUES, la première période des fièvres éruptives, etc. Souvent elle est la cause première d'une foule de malaises, migraines, étourdissements, gastralgies, spermatorrhées, qui ne disparaissent que lorsqu'elle a été combattue efficacement.

Dans les cas pressants, les purgatifs sont très-utiles, mais d'un effet passager. C'est au régime qu'il faut s'attaquer, ce sont les habitudes mauvaises qu'il faut changer. Un exercice régulier, la marche, la gymnastique, les bains frais, l'hydrothérapie sont les moyens les plus efficaces et les plus inoffensifs. Il est bon aussi d'y associer l'usage des boissons amères (infusion de houblon, gentiane, pensée sauvage, petite centaurée), de la rhubarbe, magnésie anglaise, etc. Souvent il suffit de prendre un verre d'eau fraîche le matin à jeun et de régler ses habitudes en se présentant à la selle et faisant des efforts pour déféquer *tous les jours à la même heure*, et en persévérant dans cette pratique, lors même que l'on n'obtiendrait pas de résultat pendant les premiers jours. Dans quelques cas, l'usage du tabac (un cigare ou une pipe fumés au grand air) après le repas combat avec avantage des constipations opiniâtres.

Dans d'autres cas, on se trouvera bien de petites doses de belladone ou de jusquiame (1 centigramme d'extrait en pilule).

Éviter avec le plus grand soin les pilules drastiques vantées par la réclame et qui ne donnent un soulagement momentané qu'en rendant la maladie incurable. Chaque jour les médecins sont à même de constater les funestes effets de ces préparations violentes, préconisées comme remèdes à tous les maux, que l'on vend sans ordonnance, que l'on emploie sans règle, sans mesure, au hasard, et dans des cas où il faudrait une médication toute opposée.

CONSTITUTION, s. f. (*constitutio*, κατάστασις). Arrangement, assemblage de plusieurs parties. On appelle *constitution* chez l'homme l'état général de son organisation, d'où résultent ses forces physiques, son degré de résistance aux maladies, aux variations atmosphériques, la régularité plus ou moins grande de ses fonctions. On entend par *bonne constitution* celle dans laquelle toutes les fonctions parfaitement équilibrées s'exécutent avec facilité. La *constitution faible, délicate* résulte de la mauvaise disposition des organes, qui exposent le sujet à de fréquentes maladies ou à des infirmités.

La *constitution atmosphérique* est l'état de l'atmosphère considéré dans ses rapports avec la santé individuelle ; et par *constitution médicale*, on entend le rapport qui existe entre les conditions atmosphériques et les maladies régnantes.

CONSTRICTEUR, adj. et s. m. (*constrictor*, de *stringere*, serrer, et *cum*, avec ; σφιγκτήρ). Qui resserre en agissant circulairement. Ce nom a été donné à plusieurs muscles.

Les constricteurs du pharynx sont au nombre de trois ; ils concourent à former par leur entre-croisement le plan postérieur du pharynx. En avant, le *constricteur supérieur* s'insère sur l'aile interne de l'apophyse ptérygoïde, sur les aponévroses du voile du palais et buccinato-pharyngienne, et sur la ligne myloïdienne. Le *constricteur moyen* s'insère aux petites et aux grandes cornes de l'os hyoïde, et le *constricteur inférieur* s'attache par deux faisceaux sur les cartilages du larynx : l'un sur le thyroïde, l'autre sur le cricoïde.

Le **constricteur du vagin** est formé de fibres arciformes qui décrivent des courbes autour de l'orifice du vagin. Elles concourent à la formation de l'anneau vulvaire. C'est un muscle volontaire.

Le **constricteur de l'urèthre** est formé par une couche de fibres musculaires striées (involontaires) placées sur la partie antérieure de l'urèthre, entre la partie membraneuse et le col de la vessie. C'est lui qui est le siège du spasme de l'urèthre qui peut empêcher le passage de la sonde.

CONTAGION, s. f. (*contagio*, de *cum*, avec et *tangere*, toucher). Transmission d'une maladie, de l'individu malade à l'individu sain par contact immédiat et transport de virus susceptible d'être inoculé (*syphilis*, *rage*, *morve*), ou par la migration de parasites animaux ou végétaux (*gale*, *teigne*).

D'autres maladies se transmettent par *contagion* à quelque distance par le transport de miasmes qui se mettent en contact avec les muqueuses des voies respiratoires (*croup*) ou avec l'épiderme (*scarlatine*, *rougeole*). Une maladie épidémique peut ne pas se transmettre par *contagion*.

CONTONDANT, adj. (*contundere*, broyer, écraser). Mot employé pour désigner les instruments au moyen desquels on peut faire des contusions ou des plaies contuses. Les *corps contondants* sont obtus, ronds et non tranchants, comme un bâton, un marteau. Ils peuvent écraser, déchirer les tissus, mais ne produisent jamais ni piqûres ni coupures.

CONTRACTION, s.f. (*contractio*; συστολὴ, resserrement, rapprochement). La contraction, en rapprochant les molécules d'un corps, a pour effet d'en augmenter la densité en diminuant son volume. En physiologie, la contraction est la façon dont se traduit l'action d'un muscle, lorsque sa contractilité entre en jeu.

CONTRACTURE, s. f. (*contractura*, de *contrahere*, resserrer). État de contraction anormale, permanente et involontaire d'un ou de plusieurs muscles. La contracture est un symptôme consécutif à différents états pathologiques de la moelle. Quoique la contracture porte aussi bien sur les muscles extenseurs et sur les fléchisseurs, ceux-ci sont en général plus violemment atteints ; la contracture peut être seulement fatigante, mais elle est quelquefois très-douloureuse, comme dans les crampes.

CONTRE-EXTENSION, s. f. Traction faite en sens inverse de l'*extension* et qui a pour but d'immobiliser un des segments du membre lorsqu'on veut remettre une FRACTURE.

On emploie aussi la contre-extension pour réduire les LUXATIONS. Tandis que le chirurgien tire sur le membre luxé, l'aide immobilise, par la contre-extension, le tronc ou le segment supérieur du membre.

CONTRE-OUVERTURE, s. f. Seconde ouverture faite dans le foyer d'un ABCÈS, dans un endroit opposé à l'ouverture primitive, afin de donner un écoulement plus facile au PUS, d'éviter les CLAPIERS et les décollements de la peau. On passe souvent un DRAIN dans l'ouverture et la contre-ouverture.

CONTRE-POISON, s. m. Synonyme d'ANTIDOTE, substance destinée à combattre l'EMPOISONNEMENT en neutralisant le POISON.

CONTREXÉVILLE (Vosges). Station d'eau minérale très-fréquentée située à 20 kilomètres de Miremont ; saison du 1er juin au 15 septembre. Ces eaux sont minéralisées par le sulfate de chaux, elles sont alcalines, froides (12° centigrades).

On les emploie en boisson comme diurétiques, contre les affections calculeuses, la pierre, la gravelle, les coliques hépatiques, les dyspepsies, les maladies chroniques des voies digestives.

CONTRO-STIMULANT, s. m. et adj. (*contra*, contre, et *stimulus*, aiguillon). Quelques médecins admettent en nous deux forces égales et contraires, le *stimulus* et le *contre-stimulus*. La santé est le résultat de l'équilibre entre ces deux principes. On appelle dès lors *contre-stimulants* ou *contro-stimulants* tous les remèdes (*calmants*) qui sont appelés à agir contre le stimulus, par conséquent à augmenter le contre-stimulus, lorsque l'équilibre a été rompu au détriment de cette dernière force.

CONTUS, adj. État des parties meurtries, désorganisées par suite d'un choc extérieur violent qui a altéré leur forme, leurs fonctions et leurs propriétés.

Plaies contuses. — Voy. PLAIES.

CONTUSION, s. f. Lésion accompagnée ou non de plaie extérieure, produite par le choc violent d'un corps plus ou moins arrondi qui meurtrit les tissus au lieu de les séparer. Lorsque la peau n'est pas entamée, les contusions sont de véritables plaies sous-cutanées qui guérissent en général avec beaucoup plus de facilité que les *plaies contuses* ordinaires. L'action des corps contondants peut porter sur le tissu cellulaire sous-cutané, les vaisseaux, les muscles, les nerfs, les os, les articulations, les organes internes (poumon, rate, foie, rein, matrice, cerveau, etc.).

Les contusions s'accompagnent le plus souvent de ruptures plus ou moins graves de vaisseaux sanguins qui donnent lieu à un épanchement de sang, sous la peau (*ecchymoses*), entre les muscles ou les autres organes, dans les cavités closes (péritoine, péricarde, etc.), ou communiquant avec l'extérieur (vessie, matrice, etc.). Le sang épanché à l'intérieur des tissus disparaît rapidement ou se transforme en *kystes hématiques*, en *abcès*.

La *contusion cérébrale* (voy. CERVEAU), celle du foie, de la rate, etc., peuvent être fort graves, elles donnent lieu aux symptômes ordinaires des *hémorrhagies internes*, pâleur extrême, défaillance, sueurs froides et quelquefois convulsions.

Les contusions des articulations s'accompagnent souvent de rupture des ligaments (ENTORSE) et peuvent être suivies d'inflammations plus ou moins vives (ARTHRITES).

De nombreux médicaments ont été de tout temps vantés contre les contusions, ce qui prouve qu'elles guérissent le plus souvent seules par le repos. Cependant, en cas de contusions profondes, on peut diminuer la douleur et s'opposer à l'inflammation par l'application de quelques sangsues à l'endroit atteint, en ayant soin de ne pas les mettre sur les bosses sanguines. Il faut éviter en effet d'ouvrir une communication entre les foyers sanguins et l'air extérieur. On hâtera la résorption des épanchements en exerçant une compression bien faite sur les parties tuméfiées, on les empêchera même par ce moyen de gonfler davantage. Enfin, on emploiera avec avantage les compresses imbibées de solutions astringentes résolutives qui seront renouvelées plusieurs fois dans le courant de la journée. Les plus employées sont faites avec de l'eau blanche, de l'alcool camphré, de la teinture d'arnica, du chlorhydrate d'ammoniaque. Il est d'usage aussi de donner à l'intérieur quelques gorgées d'un léger stimulant, alcoolat de vulnéraire ou alcoolat de mélisse dans un peu d'eau sucrée, dans le but de rétablir le cours normal de la circulation troublée par l'impression nerveuse de la contusion.

CONVALESCENCE, s. f. (*convalere* ; *cum*, avec, et *valere*, avoir de la force ; ἀνάληψις). Temps qui s'écoule entre la fin d'une maladie et le retour à la santé. État transitoire qui dure jusqu'au parfait rétablissement des forces normales de l'individu.

On peut formuler le traitement de la convalescence par les préceptes suivants.

1° Proportionner la nourriture, non à la faim des convalescents, mais à la faculté digestive de l'estomac.

2° Manger peu et souvent.

3° Soumettre longtemps les aliments à la mastication ;

4° Choisir ceux qui sont le plus en rapport avec la tolérance gastrique et consulter pour ce choix les habitudes individuelles, en tant qu'elles ne sont pas nuisibles.

5° Soustraire le convalescent autant que possible aux variations de température, le préserver de l'humidité. Il devra être vêtu un peu plus chaudement que la saison ne le comporte.

6° Il est nécessaire d'insister sur l'abus ou pour mieux dire l'emploi intempestif qu'on fait des bains. Il ne faut les prendre que vers la fin de la convalescence et encore très-courts et autant que possible stimulants. Il est bien entendu qu'il faut s'en garder dans la convalescence des maladies de l'appareil respiratoire.

7° On combattra les sueurs qui fatiguent souvent les convalescents par l'usage des préparations de quinine, les toniques ; et la constipation par des lavements.

8° Les premières sorties devront être faites avec beaucoup de précautions et autant que possible en voiture et par un temps doux et sec.

9° Le malade ne devra reprendre les travaux intellectuels qu'avec une grande prudence ; éviter les impressions trop fortes, tout ce qui peut enfin surexciter le système nerveux.

CONVERGENT, adj. Qui se dirige vers le même point qu'un autre.

Strabisme convergent. — Voy. STRA-BISME et LUNETTES.

CONVULSION, s. f. (*convulsio*, de *convellere*, secouer; σπασμός). Névrose du mouvement, dont le point de départ est dans une lésion fonctionnelle des nerfs moteurs ou des centres nerveux. Dans cette nevrose la contractilité musculaire est exaltée ou pervertie, et présente comme élément essentiel des contractions violentes, désordonnées et involontaires des muscles de la vie de relation, existant avec ou sans alternative de relâchement, et persistant pendant un temps plus ou moins long.

On a divisé les convulsions en *toniques*, consistant en une rigidité particulière de certains muscles qui sont durs, tendus et rétractés; et en *cloniques* ou convulsions vraies, qui sont caractérisées par de brusques mouvements de flexion et d'extension. Les convulsions s'accompagnent de symptômes variés et ne se terminent presque jamais d'une manière brusque. Elles sont toujours symptomatiques d'une altération organique souvent difficile à apprécier, et reconnaissant des causes nombreuses qui réclament nécessairement des traitements différents.

Chez les femmes enceintes, il se produit quelquefois des *convulsions éclamptiques* en même temps qu'il se déclare de l'albumine dans les urines (voy. ÉCLAMPSIE).

Chez les enfants, les convulsions ont une signification et une importance bien différentes suivant les cas.

Souvent les enfants ont une ou plusieurs convulsions au début d'une fièvre éruptive, puis tout rentre dans l'ordre.

La dentition, les maladies de la peau, l'irritation d'un vésicatoire ou d'une pièce de l'habillement, la piqûre d'une épingle, peuvent aussi en être la cause. Enfin, il y a des convulsions bien plus graves dans *l'éclampsie albuminurique*, la *méningite*.

En général, il ne faut pas trop s'effrayer lorsqu'un enfant est pris brusquement d'une ou deux convulsions légères au milieu d'une bonne santé, et s'il n'y a eu aucun antécédent mauvais dans la famille. Il faut en chercher la cause avec le plus grand soin et y remédier, si c'est possible.

Traitement des convulsions chez les enfants. Débarrasser l'enfant de tous liens, l'étendre sur son lit et le laisser au repos dans un endroit frais, ou promener quelques révulsifs (synapismes Rigollot) sur les extrémités inférieures.

Si la congestion céphalique est intense, le médecin peut appliquer quelques sangsues derrière les oreilles et des compresses d'eau froide sur le front. Si le ventre est tendu, il peut administrer un vomitif.

Si la dentition difficile est la cause présumée des convulsions, on la facilite par quelques incisions pratiquées sur la gencive.

Les anti-spasmodiques les plus usités sont : le musc, l'oxyde de zinc seul ou associé à l'extrait de jusquiame.

COPAHU, s. m. (*balsamum copahivæ*). Très-improprement appelé *baume*; c'est une résine qui coule abondamment des incisions qu'on pratique à un arbre nommé *copaïfera officinalis*. Cette substance offre la consistance de l'huile de ricin. Elle est d'abord limpide et incolore, mais elle s'épaissit et jaunit au contact de l'air.

L'odeur du copahu est forte et pénétrante, sa saveur est âcre et très-désagréable. On en retire par distillation une huile essentielle, *essence de copahu*. Le baume et l'essence, dont l'action porte spécialement sur les muqueuses, sont employés surtout dans les blennorrhagies uréthrales et les catarrhes chroniques de la vessie. L'usage du copahu produit souvent sur la peau des taches rosées, saillantes, confluentes, avec démangeaisons vives, dont la durée est de deux à huit jours, accompagnées d'un léger mouvement fébrile et d'embarras gastrique : c'est l'*érythème du copahu* ou *copahique*.

COQUELUCHE, s. f. Affection catarrhale et convulsive des bronches, contagieuse, souvent épidémique, en général propre à l'enfance, caractérisée par une toux spasmodique revenant par accès, avec inspiration prolongée et sifflante, et suivie d'une expectoration abondante de mucosités filantes et de vomissements. Elle peut sévir sur les adultes et même sur les vieillards; elle se développe souvent après les épidémies de rougeole.

La coqueluche se montre quelquefois dans le cours d'une bronchite simple dont la toux prend graduellement le caractère convulsif; mais l'invasion peut être brusque. On voit alors, sous l'influence d'une impression pénible ou sans cause apparente, les malades pris d'un accès de toux précédé d'un malaise particulier. Les enfants sont dans un état d'angoisse extrême ; la nuit, ils se réveillent en sursaut et s'élancent du lit. La toux est brusque, saccadée ; l'expiration est rapide, convulsive ; l'inspiration est lente, pénible et s'accompagne d'un sifflement remarquable. L'accès se termine par l'excrétion des mucosités, la production des larmes, une sueur abondante. L'écoulement involontaire des urines et des matières fécales accompagne souvent la toux. Quelquefois on a vu, dans des cas heureusement fort rares, comme complications, des convulsions très-graves, mortelles, et des congestions cérébrales.

L'accès peut durer un quart d'heure, pendant lequel l'auscultation permet de constater l'absence complète du bruit respiratoire. Après la quinte ou plutôt la série de quintes de toux, et malgré les symptômes effrayants qu'elle a pu présenter, le calme revient rapidement, l'enfant retourne à ses jouets, il reste à peine un peu de fatigue.

Les complications de la coqueluche sont nombreuses : les *vomissements alimentaires* affaiblissent les malades en ne leur permettant de garder aucun aliment. Il ne faut pas craindre de les nourrir, mais au contraire profiter des périodes de calme pour leur donner des fortifiants, de la viande, etc.

La congestion qui se produit dans la poitrine et dans la tête, amène souvent des *hémoptysies ; des ecchymoses sous-conjonctivales* qui rougissent le blanc de l'œil et sont bien plus effrayantes que dangereuses ; des *hémorrhagies par l'oreille* (rares) ; des *épistaxis* (saignement de nez), qui affaiblissent rapidement les enfants et les prédisposent aux convulsions. Il faut arrêter le sang le plus tôt possible, prévenir le retour des quintes, calmer l'enfant et éviter à tout prix tout ce qui peut ramener la toux, veiller à la liberté du ventre.

La multiplicité des moyens thérapeutiques conseillés contre la coqueluche atteste leur peu d'efficacité. On a employé les stimulants et les calmants, le café noir et la belladone, l'éther, le chloroforme, les inhalations ammoniacales dans les usines à gaz, les révulsifs ; les bains. Aucun moyen n'est aussi puissant et d'un effet aussi sûr que le changement de lieux et le séjour à la campagne.

En général, les enfants des villes se trouvent mieux du grand air, tandis que ceux de la campagne pèchent au contraire par excès ; on les laisse trop sortir sans s'inquiéter de leur coqueluche, qui augmente par le refroidissement, surtout dans les soirées humides. Il faut les garder quelque temps dans un appartement clos et sain, et ne les laisser sortir qu'au soleil dans la journée.

COR, s. m. (*cornu*, corne?). Tumeur souvent douloureuse qui siége sur les articulations métatarsiennes et dans les espaces interdigitaux, causée par l'épaississement de l'épiderme formant une couche blanchâtre, unie, ayant la densité de la corne, et envoyant des prolongements jusqu'aux tendons et au périoste. Au centre est un petit point plus saillant (*clavus*) correspondant à la racine. Le *cor* est ordinairement causé par la compression qu'exercent les chaussures trop étroites. Les douleurs sont exaspérées par le frottement, la pression et surtout par les temps humides qui gonflent la substance hygrométrique du cor. Traitement : extirpation, cautérisation avec le nitrate d'argent, avec la pâte de Vienne employée avec précaution. On se contente souvent de couper la partie la plus superficielle après l'avoir ramollie dans un bain de pieds.

CORACO-BRACHIAL, adj. et s. m. Muscle du bras qui va de l'apophyse coracoïde à l'os huméral.

CORACOÏDE, adj. (de κόραξ, corbeau). Nom donné à une apophyse de l'OMOPLATE à cause de sa ressemblance avec le bec d'un corbeau.

CORALLINE, s. f. Plante marine de la classe des algues, employée comme vermifuge.

Matière colorante rouge, employée pour teindre les bas, les chaussettes, etc., et que l'on a considérée comme irritant la peau et produisant certains symptômes d'empoisonnement.

CORDIAL, s. m. et adj. (*cor, cordis*, le cœur, καρδιακός). Qui convient au cœur. On appelle médicament *cordial* ou substantivement *un cordial*, un agent stimulant et excitant diffusible qui, précipitant l'action de l'estomac d'abord, du cœur ensuite, a la propriété d'augmenter rapidement la chaleur du corps en activant la circulation.

CORDON, s. m. (diminutif de *corde, funiculus*). On a donné ce nom, en anatomie et en botanique, à certaines parties qui affectent quelque ressemblance avec une petite corde. Les botanistes appellent *cordon ombilical* le filet qui surmonte la graine, et qui adhère au placenta, et *cordon pistillaire* un ou plusieurs filets qui s'étendent du style aux ovules.

Le **cordon ombilical** s'étend de l'ombilic du fœtus au placenta et maintient le fœtus au milieu des eaux de l'amnios ; il a une longueur de cinquante centimètres à peu près. C'est par ce cordon que passe le sang du fœtus. Il est formé : par trois vaisseaux contournés en spirale, la veine ombilicale et les deux artères ombilicales ; par le vestige de l'allantoïde ; par une enveloppe complète, extérieure, dépendant de l'amnios ; et enfin par une substance conjonctive réunissant les vaisseaux, c'est la gélatine de Warthon. Pour effectuer la DÉLIVRANCE, on tire sur le cordon à l'extrémité duquel se trouve le délivre (fig. 14).

Le **cordon spermatique** est l'ensemble des organes qui se portent de l'anneau inguinal au testicule. Il est formé par le canal déférent, les artères spermatiques et déférentielles, les veines spermatiques, les lymphatiques du testicule et les nerfs, le tout uni par du tissu cellulaire et enveloppé de trois couches de tissus : fibreux, musculaire et celluleux, dépendant des enveloppes du testicule.

CORÉMORPHOSE, s. f. (de χόρη, pupille, et μορφοῦν, former). — Voy. IRIDECTOMIE.

CORIANDRE, s. f. (*coryandrum*, χόριον). Genre de plantes ombellifères, dont la principale, la *coriandre commune* (*coryandrum sativum*), originaire de l'Orient et de la Grèce, fournit des fruits hémisphériques, globuleux, ovoïdes à cinq côtes déprimées et quatre côtes saillantes, qui répandent, à l'état frais, une odeur de punaise ; quand ils sont secs, ils deviennent aromatiques et acquièrent une saveur piquante agréable. Employés comme stimulants et carminatifs à la dose de 5 à 8 grammes en infusion.

CORNE, s. f. (*cornu*, χέρας). La corne est une substance dure, opaque ou transparente, qui constitue les ongles, le sabot des solipèdes, le bec, les griffes, et qui s'élève sous forme d'éminences coniques sur la tête de certains animaux. On a donné ce nom, par analogie, à certaines parties plus ou moins saillantes à la surface des organes dont elles dépendent. Telles sont les *cornes de l'os* HYOÏDE, distinguées en grandes et petites ; les *cornes* supérieures et inférieures du cartilage THYROÏDE ; les *cornes* du coccyx, du sacrum, de la matrice.

Les *cornes d'Ammon* ou *pieds d'hippocampe* sont deux prolongements médullaires partis du corps calleux, qui se recourbent et s'enfoncent dans les ventricules latéraux pour se continuer avec le trigone cérébral.

En pathologie, on observe quelquefois à la surface de la peau et des muqueuses des productions cornées, semblables aux cornes des ruminants, et auxquelles on a donné le nom de *cornes cutanées*.

CORNÉE, s. f. Partie transparente située à la partie antérieure du globe oculaire qui semble enclavée dans le blanc de l'œil à la façon d'un verre de montre. Elle se continue directement avec la sclérotique (blanc de l'œil) et, malgré la différence d'aspect, ces deux membranes ont une structure analogue. Elle est convexe en avant, concave en arrière, d'une épaisseur de un demi-millimètre à 1 millimètre. Son tissu propre est homogène, formé de couches superposées ; si on la comprime fortement, elle perd momentanément sa transparence, pour la reprendre complétement au bout de quelques heures de décompression.

La cornée ne contient aucun vaisseau sanguin, elle se nourrit par imbibition ; elle est riche en rameaux nerveux et jouit d'une excessive sensibilité, surtout si elle est privée de sa première couche externe *épithéliale*, prolongement de la conjonctive, qui s'arrête à son pourtour. Cette membrane se laisse facilement traverser par les liquides qui pénètrent à travers elle dans la CHAMBRE ANTÉRIEURE (15, 16, 17, fig. 173).

Les **plaies de la cornée** faites avec un instrument tranchant et qui ne pénètrent pas dans la chambre antérieure guérissent vite en ne laissant qu'une très-légère opacité. Celles qui transpercent complètement la cornée laissent sortir l'humeur aqueuse, ce qui n'a pas d'inconvénient, mais peuvent s'accompagner de la blessure de l'iris ou du cristallin.

Les brûlures, les cautérisations superficielles et étendues, y sont très-douloureuses, il se forme une KÉRATITE et il reste des TAIES plus ou moins apparentes.

Les **corps étrangers**, éclats de pierre, paillettes de fer ou de bois, etc., qui s'implantent dans la cornée, sont la cause d'une vive inflammation (KÉRATITE) et doivent être enlevés. Il est quelquefois très-difficile d'y

d'arrière en avant. S'il tombe dans la *chambre antérieure*, il faut l'enlever en faisant une IRIDECTOMIE.

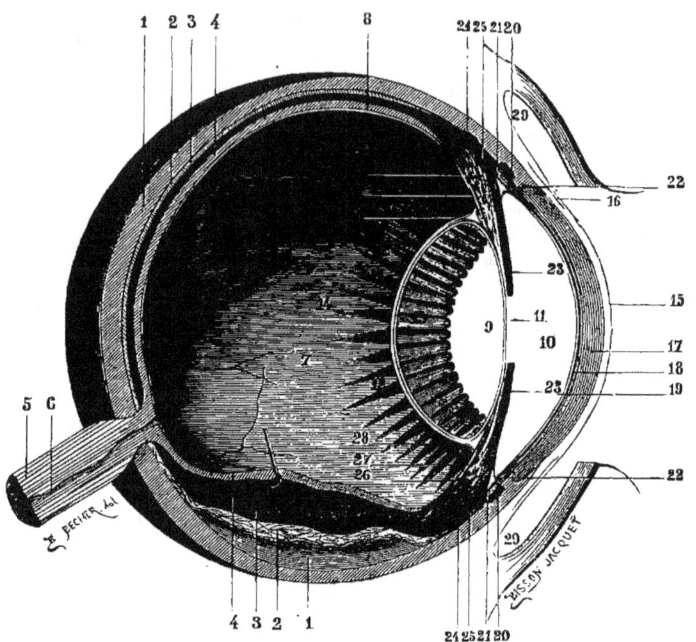

FIG. 173 (empruntée à l'*Anatomie* du docteur Fort).

Section de l'œil gauche coupant sur la ligne médiane la partie antérieure du globe, et s'inclinant en dehors, à la partie postérieure, pour rencontrer l'insertion du nerf optique et en montrer la coupe.

1, Section de la sclérotique.

2, *Lamina fusca.*

3, Coupe de la choroïde.

4, Section de la rétine.

(A la partie inférieure, ces membranes ont été écartées afin de mieux les distinguer les unes des autres.)

5, Nerf optique renfermant :

6, L'artère centrale de la rétine.

7, Corps vitré, remplissant le globe oculaire dans la partie placée en arrière du cristallin.

8, Membrane hyaloïde enveloppant le corps vitré.

9, Cristallin, plus convexe en arrière qu'en avant et enveloppé par la cristalloïde.

10, Chambre antérieure renfermant l'humeur aqueuse.

11, Pupille.

12, Pointe des procès ciliaires.

13, Couronne ciliaire.

14, Concavité du corps vitré recevant le cristallin.

15, Lamelle épithéliale recouvrant la *cornée.*

16, Lame élastique antérieure de la *cornée.*

17, Tissu propre de la *cornée* se continuant avec celui de la sclérotique.

18, Lame élastique postérieure.

19, Membrane de Demours ou de Descemet.

20, Canal veineux de Schlemm dans l'épaisseur de la sclérotique.

21, Anneau tendineux de Döllinger.

22, Canal de Hueck.

23, Iris.

24, Canal de Fontana.

25, Coupe du muscle ciliaire.

26, Deux procès ciliaires vus de profil sur la coupe de l'œil.

27, Coupe de la zone de Zinn.

28, Canal godronné de Petit situé entre la zone de Zinn, la membrane hyaloïde et le cristallin.

29, Cul-de-sac de la conjonctive ou oculo-palpébral.

parvenir, et on est obligé de fixer le globe oculaire avec des pinces, parfois même de passer derrière le corps étranger au moyen d'un *couteau lancéolaire* et de le pousser

Les tumeurs de la cornée ne sont le plus souvent que la propagation de celles des autres parties du globe de l'œil. Les divers modes d'inflammation (abcès, ulcères, etc.) de la cornée forment les KÉRATITES, STAPHYLÔMES, PANNUS.

La cornée présente quelques anomalies congénitales qui sont : 1° la petitesse extrême de tous ses diamètres (*microphthalmie*); 2° le développement excessif qui la fait empiéter sur la sclérotique et se complique le plus souvent d'autres désordres dans l'intérieur de l'œil (*buphthalmie*); l'envahissement de la cornée par une opacité qui ne laisse transparent que le centre de la cornée (sclérose de la cornée).

CORNET, s. m. (corne). On donne le nom de *cornet*, en anatomie, à de petites lames osseuses contournées sur elles-mêmes

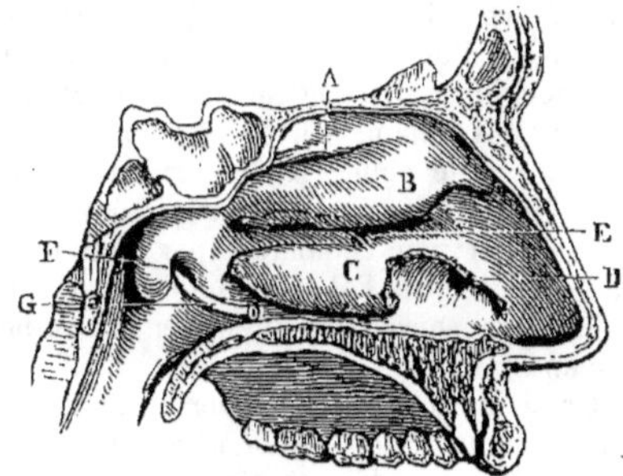

FIG. 174. — Paroi externe de la fosse nasale gauche.
A, Cornet supérieur.
B, Cornet moyen.
C, Cornet inférieur.
D, Rebord de la branche montante du maxillaire supérieur.
F, Orifice de la trompe d'Eustache, un bout de sonde G y est engagé.

en forme de cornet, et situées dans les fosses nasales. On en compte quatre :

1° Le *cornet supérieur* ou de *Morgagni* (A, fig. 174), qui est situé à la partie postérieure et supérieure de l'ethmoïde ;

2° Plus bas, sur le même os, on rencontre une autre saillie osseuse plus considérable que la première, convexe en dedans ; c'est le *cornet moyen* (B, fig. 174);

3° Le *cornet inférieur* (C, fig. 174), formé par une petite lamelle osseuse contournée, articulée avec l'apophyse montante du maxillaire supérieur, l'os palatin et l'ethmoïde. Ces trois cornets sont placés au côté externe de chaque fosse nasale et se succèdent de haut en bas ;

4° Le *cornet ethmoïdal* ou *cornet de Bertin* forme la partie antérieure et inférieure des sinus sphénoïdaux.

Cornet acoustique. Espèce de cône ouvert aux deux extrémités, dont la base est tournée en dehors, et dont le sommet est placé dans le conduit auditif externe. Il est destiné à rassembler et à renforcer les sons, pour remédier à la faiblesse de l'ouïe.

CORONAIRE, adj. (*coronarius*, de *corona*, couronne). Contourné de manière à représenter une couronne.

Artères et veines coronaires du cœur. — Voy. CŒUR et CARDIAQUE.

Artères coronaires labiales, branches de la faciale; naissent au niveau des commissures, se portent dans les lèvres et s'anastomosent entre elles.

L'artère coronaire stomachique, branche antérieure du tronc cœliaque, se porte en haut et à gauche vers l'œsophage, puis descend pour parcourir la petite courbure de l'estomac dans toute son étendue, entre les deux feuillets du petit épiploon.

Le ligament coronaire du foie est un repli du péritoine situé au niveau du bord postérieur du foie, entre ce bord et le diaphragme.

Le sinus coronaire est un sinus de la dure-mère, du côté de la base du crâne, situé à la manière d'une couronne tout autour de la fosse pituitaire, sur la circonférence externe du diaphragme de l'hypophyse; il communique de chaque côté avec les sinus caverneux.

CORONAL, adj. — Voy. FRONTAL.

CORONOÏDE, adj. (de κορώνη, corneille). Éminences osseuses, apophyses de l'os maxillaire inférieur et de l'os cubitus, ainsi nommées d'une vague ressemblance avec le bec d'une corneille.

CORPS, s. m. (*corpus*, χρώς, σῶμα). On appelle *corps* tout ce qui existe dans la nature et frappe nos sens, sous l'un des trois états : solide, liquide, gazeux.

Les chimistes les distinguent en *corps simples* et *corps composés*. Le mot *corps* est pris souvent dans un sens général, pour désigner une chose qui tombe sous nos sens, et dont la définition est malaisée ou impossible.

On dit : un *corps dur*, un *corps pointu*, un *corps contondant*, lorsque, voulant indiquer une action produite, on n'en connaît pas l'agent.

En anatomie, le *corps humain* est tantôt l'ensemble de toutes les parties de la machine humaine, tantôt seulement le tronc séparé de la tête et des membres. Le *corps d'un os* en est la partie la plus volumineuse.

En anatomie et en botanique, un grand nombre de parties distinctes ont reçu le nom de *corps*, lorsque leur forme, leur structure ne permettaient pas de les désigner facilement; tels sont: les *corps bordés, calleux, géniculés, genouillés, restiformes, caverneux, fibreux, de Wolff;* les *corps ligneux, cotylédonaires.*

En pathologie, on appelle *corps étrangers* tous les corps qui se sont introduits dans l'organisme, qu'ils viennent du dehors (balle de fusil), ou qu'ils se soient développés dans une partie quelconque du corps humain à laquelle ils n'appartenaient pas (vers, calculs, concrétions), ou qui cessent de lui appartenir (liquides pathologiques, esquilles, séquestres). Les corps étrangers donnent lieu à des accidents en rapport avec leur nature, leur forme et la partie où ils siégent.

CORROSIF, adj. Qui ronge, détruit, corrode. Les substances, les poisons corrosifs sont ceux qui ont une action destructive immédiate sur les tissus avec lesquels ils sont en contact. Leur action est moins forte que celle des caustiques. Le **sublimé corrosif** est le *bichlorure de mercure.*

CORSET, s. m. Partie du vêtement qui serre et enveloppe exactement la poitrine chez la plupart des femmes en Europe.

Le *corset orthopédique* a pour but de redresser ou de prévenir la déviation de la taille.

On a donné le nom de *corset* à quelques espèces de bandages qui enveloppent la plus grande partie du tronc.

CORTICAL, adj. (*cortex, corticis,* écorce). Se dit, en anatomie, de la partie la plus externe de la substance propre de certains organes.

Substance corticale du cerveau ; c'est la substance grise qui enveloppe la substance blanche, dite médullaire.

La *substance corticale du rein* est la couche superficielle de la substance propre du rein, formée par la partie flexueuse des tubes urinifères.

En botanique, on nomme *cortical* tout ce qui appartient à l'écorce.

CORYZA, s. m. (*coryza* et κόρυζα). *Rhinite* ou vulgairement *rhume de cerveau.* C'est l'inflammation de la membrane pituitaire; elle reconnaît pour causes un refroidissement ou le contact de corps étrangers irritants sur la pituitaire. Chez les enfants à la mamelle, l'obstruction des narines et la nécessité de respirer par la bouche rendant la succion impossible, le **coryza des nouveau-nés** est une affection grave. Chez l'adulte, le **coryza aigu** guérit presque toujours spontanément. Le **coryza chronique** est en général très-rebelle. Il est un symptôme de la scrofule ou de la syphilis, et réclame un traitement approprié.

Traitement du **coryza aigu** : s'il y a fièvre, on gardera la chambre deux ou trois jours et on prendra des boissons diaphorétiques.

On réussit parfois à faire avorter le coryza à ses débuts au moyen d'une forte sudation, et d'une cuillerée à dessert de sirop de morphine, prise le soir en se couchant.

Chez les enfants surtout, on enduira de cold-cream le pourtour des orifices du nez et la lèvre supérieure pour prévenir leur excoriation; on combattra par des injections émollientes l'obstruction des fosses nasales et on surveillera attentivement l'allaitement.

On a cherché à faire avorter le coryza au moment de son invasion, et on a vanté les inhalations d'iode, d'ammoniaque, les prises de camphre, les cautérisations au nitrate d'argent, etc. Ces moyens sont infidèles.

COSMÉTIQUE, s. m., s. f. et adj. (*cosmeticus, ars cosmetica;* κοσμητική, de κοσμεῖν, orner).

Préparation cosmétique. Se dit d'une préparation qui est propre à embellir.

On appelle **la cosmétique**, la partie de l'hygiène qui traite des préparations propres à conserver à la peau sa couleur, sa souplesse, et qui en assurent le fonctionnement régulier, tout en conservant la beauté; et les substances employées à cet usage s'appellent les *cosmétiques.*

COSTAL, adj. (*costalis; costa,* côte). Qui appartient aux côtes.

Les **cartilages costaux** sont des pièces cartilagineuses qui s'ajoutent à l'extrémité antérieure des côtes, dont elles partagent la forme. Les sept premiers s'unissent au sternum par leur extrémité interne, les cinq autres n'arrivent pas jusqu'à lui. Les *gouttières costales* sont creusées en partie sur le bord inférieur, en partie sur la face interne de toutes les côtes, excepté les deux premières. Ces gouttières logent les vaisseaux et les nerfs intercostaux. La *plèvre costale* est en rapport avec la face interne des côtes et les muscles intercostaux internes, dont elle est séparée par une aponévrose.

COTE, s. f. (*costa*, πλευρά). Les côtes sont des os plats pour la structure, longs pour la conformation extérieure. Elles constituent des arcs osseux, flexibles, élastiques, désignés sous le nom de première, deuxième, troisième côte, en comptant de haut en bas. On les divise en *vraies côtes*, au nombre de sept, et *fausses côtes*, au nombre de cinq. Les premières sont encore appelées *côtes sternales*, parce qu'elles s'articulent avec le sternum par un cartilage ; les autres, qui ne s'articulent pas avec cet os, sont les *côtes asternales*. Les deux dernières sont les *côtes flottantes*, parce que leur cartilage se perd dans les parois de l'abdomen. Les côtes s'articulent en arrière avec la colonne vertébrale, elles se dirigent en avant pour former la cage thoracique. Elles protégent le cœur et les poumons.

En botanique, on appelle *côte* la nervure médiane d'une feuille simple, ou le pétiole commun d'une feuille composée.

COTON, s. m. Le coton est un duvet laineux qui enveloppe la graine de plusieurs espèces de cotonniers (*Gossypium*) de la famille des Malvacées. C'est une des plus utiles productions de la nature. Le coton est doux, soyeux, blanc ou roussâtre.

En chirurgie, le coton cardé ou *ouate* est employé dans le traitement des brûlures, pour la confection de *l'appareil ouaté* destiné au pansement des plaies, pour faire des coussins protecteurs, etc.

On en fait des moxas, et quand il est passé à l'état de *coton azotique*, *coton-poudre*, ou *fulmi-coton*, il entre dans la composition du COLLODION.

COTYLÉDON, s. m. Terme de botanique : une des parties de l'embryon des plantes qui lui fournissent des matériaux de nutrition, et qui a servi de base pour la classification des végétaux en *acotylédones*

(sans cotylédon), *monocotylédones* (avec un cotylédon), et *dicotylédones* (deux ou plusieurs cotylédons).

COTYLOÏDE, adj. La cavité cotyloïde de l'os *coxal*, ou *iliaque*, est destinée à loger la tête du fémur ; elle est sphérique, bordée sur les deux tiers de son pourtour par un

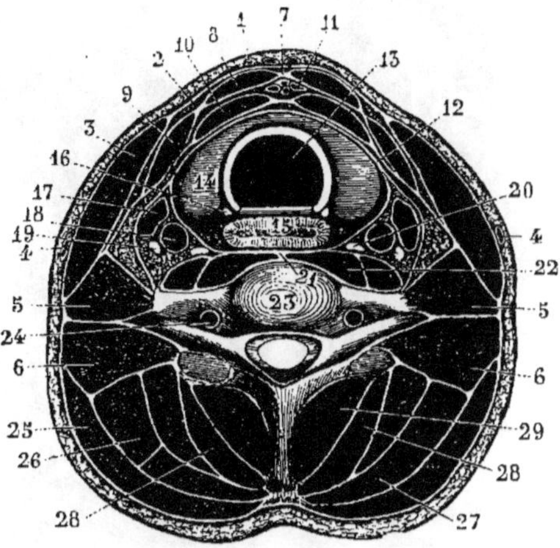

Fig. 175. — Coupe horizontale du cou,
au niveau de la sixième vertèbre cervicale,
montrant les feuillets aponévrotiques et les organes
qu'ils comprennent entre eux.

1, Peau et *Fascia superficialis*. 2, Aponévrose cervicale superficielle. 3, Muscle sterno-mastoïdien. 4, 4, Veines jugulaires externes. 5, Muscle scalène antérieur. 6, Muscle scalène postérieur. 7, Aponévrose omo-claviculaire. 8, Muscle sterno-hyoïdien. 9, Muscle omo-hyoïdien. 10, Muscle sterno-thyroïdien. 11, Veines jugulaires antérieures et thyroïdiennes. 12, Pseudo-aponévrose cervico-péricardique se dédoublant en deux feuillets pour envelopper les vaisseaux et les nerfs, auxquels elle forme une gaîne spéciale. 13, Coupe de la trachée. 14, Lobes de la glande thyroïde réunis en avant par l'isthme thyroïdien. 15, Coupe de l'œsophage. 16, Nerf récurrent. 17, Veine jugulaire interne. 18, Artère carotide. 19, Nerf pneumogastrique. 20, Nerf grand sympathique. 21, Aponévrose prévertébrale. 22, Grand droit et long du cou. 23, Corps de la sixième vertèbre cervicale. 24, Artère vertébrale. 25, Muscle trapèze. 26, Muscle angulaire de l'omoplate. 27, Splénius. 28, Les deux complexus. 29, Faisceau des muscles couchés dans la gouttière vertébrale.

cartilage, et garnie dans le fond par un paquet graisseux.

COU, s. m. (synonyme COL, devant une voyelle ou au figuré). Partie du corps, comprise entre la tête et le tronc. Il est plus anguleux chez l'homme que chez la femme ; les saillies musculaires y sont plus prononcées. Des organes très-importants se trouvent ou passent dans cette région.

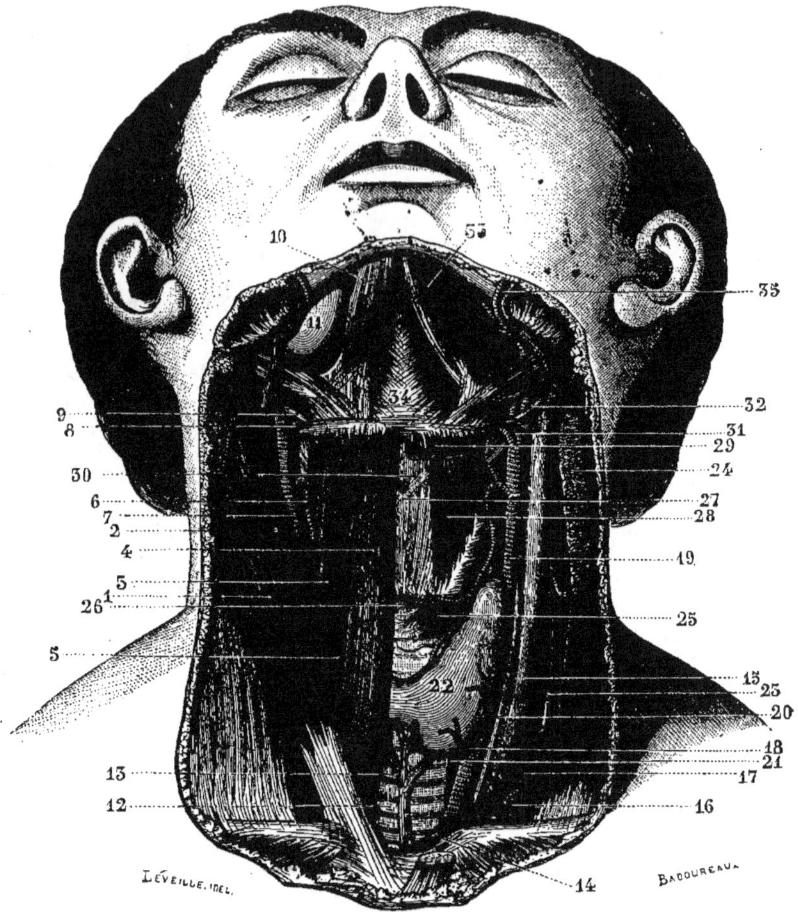

Fig. 176. — Région antérieure du cou.
Du côté droit, on voit la région superficielle ; du côté gauche, la région profonde.

COTÉ DROIT, RÉGION SUPERFICIELLE.

1, Muscle sterno-mastoïdien avec ses deux faisceaux séparés inférieurement.
2, Veine jugulaire externe traversant ce muscle.
3, Muscle omo-hyoïdien.
4, Muscle sterno-hyoïdien.
5, Muscle sterno-thyroïdien.
6, Artère thyroïdienne supérieure.
7, Artère carotide primitive.
8, Artère linguale dont on n'aperçoit que l'origine à la carotide externe.
9, Nerf grand hypoglosse.
10, Muscle digastrique.
11, Glande sous-maxillaire.

COTÉ GAUCHE, RÉGION PROFONDE.

12, Trachée artère.
13, Plexus veineux thyroïdien qui se jette dans la veine sous-clavière.
14, Veine sous-clavière.
15, Veine jugulaire interne.
16, Artère sous-clavière.
17, Artère cervicale ascendante.
18, Artère thyroïdienne inférieure.
19, Artère carotide primitive.
20, Nerf pneumogastrique.
21, Œsophage qui déborde la trachée, à gauche.
22, Lobe gauche de la thyroïde.
23, Nerf diaphragmatique au moment où il croise le scalène antérieur.
24, Coupe du muscle sterno-mastoïdien.
25, Muscle crico-thyroïdien.
26, Membrane crico-thyroïdienne que traverse la petite artère de ce nom.
27, Angle saillant du cartilage thyroïde.
28, Muscle thyro-hyoïdien.
29, Coupe des muscles sterno et omo-hyoïdiens.
30, Membrane thyro-hyoïdienne.
31, Artère carotide externe avec ses deux branches, la linguale et la faciale.
32, Nerf grand hypoglosse, plus visible du côté opposé.
33, Muscle digastrique.
34, Muscle mylo-hyoïdien.
35, Artère et veine faciales.

La charpente du cou est constituée par les vertèbres cervicales, qui en forment l'axe (23, fig. 175).

En avant et en haut, on trouve un petit os, l'*os hyoïde*, qui n'est pas relié directement au reste de la charpente du corps humain.

Les muscles, plus forts et plus nombreux en arrière et placés symétriquement de chaque côté de la ligne médiane, sont séparés par des cloisons fibreuses (aponévroses indiquées par des traits blancs dans la fig. 175), et servent à maintenir la tête relevée ou à l'incliner dans les différents sens.

En avant de la colonne vertébrale, se trouvent deux conduits : l'*œsophage*, pour les aliments (15), la *trachée*, pour l'air (13, fig. 175). Cette dernière est surmontée du *larynx* (26, 30, fig. 176) et se continue avec les bronches.

De chaque côté sont les *artères carotides* (19), les *veines jugulaires* (15), les *nerfs pneumogastrique* (20) et *grand sympathique* (fig. 176).

La longueur du cou, variable en apparence chez les diverses personnes, dépend surtout de l'élévation des épaules et des clavicules. La disposition aux apoplexies, que l'on suppose exister chez ceux qui l'ont court, dépend surtout de l'embonpoint dont ils sont atteints, en général, et non de la brièveté de leur cou.

Les **plaies** du cou peuvent, lorsqu'elles sont profondes, atteindre la trachée, les artères ou les veines si importantes de cette région.

Elles sont souvent le résultat d'un suicide ; rarement, dans ce cas, les artères carotides sont atteintes, car la lésion est le plus souvent sur la partie médiane, tandis que les vaisseaux se trouvent sur le côté. Si la trachée est simplement piquée, il se forme un emphysème sous-cutané ; si le pharynx est atteint, il y a de la difficulté à avaler, on est obligé de recourir à la sonde œsophagienne.

Les plaies des parties latérales sont rapidement mortelles, à cause de l'hémorrhagie qui en est la conséquence. Il ne faut pas faire de suture au cou en cas de plaie transversale, mais appliquer un bandage unissant, et maintenir la tête dans la flexion forcée.

Les **abcès et phlegmons** de la région sont fréquents à cause de la présence de nombreux ganglions lymphatiques qui suppurent fréquemment et laissent à leur suite des cicatrices couturées désagréables. Il faut les ouvrir en y passant un séton filiforme. Lorsque ces abcès sont profonds, le pus peut tendre à fuser vers le thorax en suivant les cloisons des aponévroses qui séparent les muscles ; une incision faite de bonne heure empêche cette complication.

COUCHE, s. f. Synonyme d'ACCOUCHEMENT.

On désigne aussi sous ce nom les parties superposées, formées de divers tissus, que l'on rencontre dans la peau, les muscles, etc. (couches de la peau, couche musculaire superficielle ou profonde, etc.).

COUDE, s. m. Jonction du bras et de l'avant-bras. L'articulation du coude est formée d'un squelette osseux constitué par

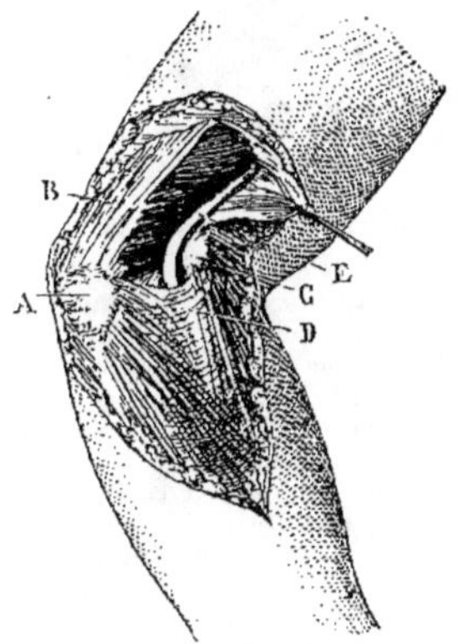

Fig. 177. — Coude, région interne.
A, Olécrâne.
B, Muscle triceps brachial.
C, Épitrochlée.
D, Arcade formée par le muscle cubital antérieur, qui s'insère à l'olécrâne et à l'épitrochlée.
E, Nerf cubital.

trois os : l'*humérus* en haut, articulé avec le *cubitus* en bas, et ce dernier avec le *radius*.

A la partie antérieure ou *pli du coude*, on trouve les veines de la saignée, avec l'artère humérale au-dessous du tendon du biceps (fig. 58).

A la partie postérieure, on sent une saillie formée par l'*olécrâne*, extrémité supérieure du *cubitus*. Sur le côté externe une autre saillie, l'*épicondyle* de l'humérus, et sur le côté interne, l'*épitrochlée* placée un peu plus bas et près de laquelle on sent le *nerf cubital*.

Les **plaies du coude** peuvent intéresser l'artère humérale et produire un ANÉVRYSME. Cet accident est quelquefois survenu après la saignée faite sur la veine médiane BASILIQUE placée au-dessus de l'artère ; aussi doit-on, autant que possible, choisir la veine médiane céphalique située du côté externe.

Les **luxations du coude** se font le plus souvent en arrière (fig. 178), c'est-à-dire que l'*olécrâne* B se porte en arrière

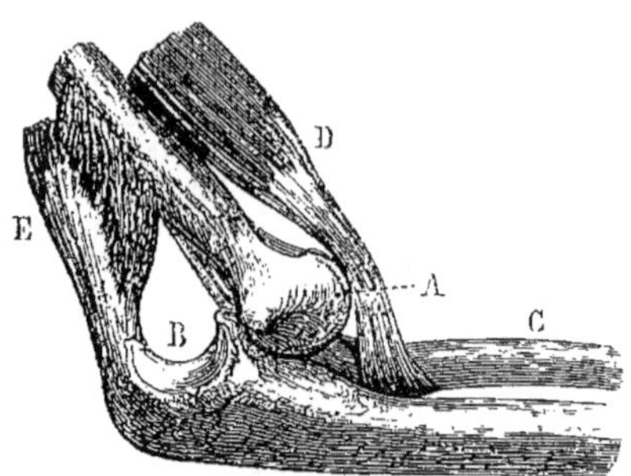

FIG. 178. — Luxation du coude ; les deux os de l'avant-bras sont luxés en arrière.

A, Extrémité inférieure de l'humérus, qui est venue se placer au devant des os de l'avant-bras et forme au pli du coude un relief considérable.

B, Grande cavité sigmoïde du cubitus qui n'embrasse plus la trochlée humérale, mais qui s'est portée en arrière, de telle sorte que sa partie inférieure, c'est-à-dire l'apophyse coronoïde, est venue se loger dans la cavité olécrânienne, tandis que sa partie la plus élevée, c'est-à-dire le bec de l'olécrâne, forme en arrière un relief énorme qui se trouve situé au-dessus d'une ligne transversale passant par l'épicondyle et l'épitrochlée.

C, Radius, sa cupule est venue se placer derrière l'épicondyle.

D, Muscle biceps projeté en avant, ainsi que le brachial antérieur, par l'extrémité inférieure de l'humérus.

E, Muscle triceps brachial, attiré en arrière par l'olécrâne.

de l'extrémité articulaire de l'humérus A, et il forme une saillie considérable au-dessus de la ligne fictive qui réunit l'épitrochlée à l'épicondyle. La cause en est le plus souvent une chute sur la main lorsque l'avant-bras est fortement étendu. Le coude est immobile dans la demi-flexion, les mouvements sont impossibles, le membre est raccourci, enfin la déformation est caractérisée par les saillies, en avant, de l'humérus A, en arrière, de l'olécrâne.

Quelquefois le RADIUS se luxe seul, et le cubitus est fracturé à sa partie supérieure.

Pour faire la *réduction* dans la luxation ordinaire du coude (fig. 178), il faut mettre l'avant-bras dans l'*extension forcée*, tirer fortement sur l'avant-bras en faisant faire la CONTRE-EXTENSION sur le bras ; tout en tirant, on fléchira le membre, en exerçant sur la base des os de l'avant-bras une pression suffisante pour les empêcher de glisser en arrière. On facilite la réduction en chloroformisant le malade.

COUENNE, s. f. C'est le nom de la peau du cochon. Par analogie, on a appelé *couennes* certaines productions morbides de la peau humaine, ayant quelque ressemblance avec la peau du porc.

En pathologie, on donne encore le nom de **couenne pleurétique**, **couenne inflammatoire**, à une couche plus ou moins épaisse et comme membraneuse de fibrine coagulée qui recouvre le caillot sanguin provenant de la saignée dans les maladies inflammatoires en général, et surtout dans les phlegmasies de la plèvre et du poumon.

COULEUR, s. f. (*color* ; χρῶμα). La lumière blanche est décomposée par le prisme en sept rayons primitifs. Chacun de ces rayons a la propriété d'impressionner notre appareil visuel d'une façon qui lui est propre. C'est cette impression qui constitue la *couleur*. Les rayons fondamentaux ont reçu les noms suivants : *violet*, *indigo*, *bleu*, *vert*, *jaune*, *orangé*, *rouge*. Ce sont les *couleurs* primitives. Tous les corps ont la propriété d'absorber ou de réfléchir une certaine quantité de rayons primitifs. Un corps *noir* est celui qui les absorbe tous et n'en réfléchit aucun ; un corps *blanc* est celui qui les réfléchit tous, et, par conséquent, n'en absorbe pas. Les corps n'ont pas de couleur par eux-mêmes. La *couleur d'un corps* est donc l'impression produite sur notre rétine par le rayon que ce corps laisse réfléchir à sa surface ; tous les autres rayons, produit de la décomposition de la lumière blanche, étant absorbés par ce corps.

COUP, s. m. (*ictus*, πληγή). Effet produit par le choc de deux corps. On dit : *coup de poing*, *coup de couteau*, *coup de feu*, pour désigner les contusions ou les plaies produites par le poing, le couteau, une arme à feu.

On appelle **coup de sang** l'APOPLEXIE.

Le **coup de soleil** est l'effet produit sur les tissus vivants, plante ou animal, par l'impression subite ou trop violente des rayons solaires. Chez l'homme, l'effet du coup de soleil sur la peau est une sorte d'érythème qui se termine par desquamation ; mais, lorsqu'il frappe sur la tête, il peut en résulter des accidents cérébraux très-graves et rapidement mortels. INSOLATION.

Coup de fouet. Nom donné à la douleur aiguë, subite, dans la couche profonde du mollet, causée par la rupture du muscle plantaire grêle.

COUPEROSE, s. f. Nom donné à plusieurs sulfates métalliques : **couperose bleue**, sulfate de cuivre ; **couperose verte**, sulfate de fer ; **couperose blanche**, sulfate de zinc.

En pathologie, on nomme **couperose** ou *goutte rose* (*gutta rosacea*), un genre d'ACNÉ qui se montre sur la face, et donne au visage une coloration irrégulière plus ou moins rosée ; la couperose peut se borner à l'extrémité du nez, où elle forme des tubercules bourgeonnants d'un rouge livide tout à fait caractéristiques. Cette forme est commune chez les ivrognes, mais elle atteint aussi parfois les personnes les plus sobres. La couperose est, en général, très-rebelle et altère la peau du visage d'une manière ineffaçable.

Traitement : pommades à l'iodure mercureux, régime doux, laitage, éviter la constipation, les excès.

COUPURE, s. f. Plaie simple par instrument tranchant ayant divisé nettement les tissus. Il suffit en général, après avoir arrêté l'hémorrhagie au moyen de la compression, ligature, froid, de laver la coupure, d'en rapprocher les bords et de les maintenir dans un contact parfait par une *suture*, s'il s'agit d'une coupure étendue et profonde, ou l'application d'un morceau de taffetas gommé ou de diachylon, pour les coupures superficielles.

COURANT, s. m. On nomme par analogie courant électrique, la force qui se développe dans un fil ou tout autre *conducteur* qui relie les deux pôles d'une pile (voy. ÉLECTRICITÉ, INDUCTION, PILE).

Courant d'air. — Voy. VENTILATION, REFROIDISSEMENT.

COURBATURE, s. f. Maladie très-commune chez les gens assujettis à des travaux pénibles, et caractérisée par un sentiment de lassitude extrême, de brisement dans la région lombaire, accompagné de douleurs sourdes dans les membres. La courbature est souvent accompagnée d'inappétence et d'un mouvement fébrile léger. Elle constitue alors le principal symptôme de la *fièvre éphémère.*

Traitement. Le premier remède et le plus efficace est le repos. On peut avoir recours aux bains tièdes, aux bains de vapeur, aux fumigations excitantes, au massage, etc.

COURONNE, s. f. Nom donné à certaines parties de forme circulaire. Couronne des *dents*, du *gland*.

La **couronne de Vénus** est formée par des papules syphilitiques qui recouvrent le front (voy. SYPHILIS).

COUSSO ou **KOUSSO**, s. m. Nom abyssinien du *Brayera anthelminthica*, arbre de la famille des Rosacées. Ses fleurs, desséchées, ont une odeur particulière, faible. Leur saveur, d'abord peu marquée, devient âcre et désagréable. Ces fleurs constituent un des anthelminthiques les plus puissants, surtout contre le tænia et le botriocéphale (ver solitaire). On les emploie pulvérisées, comme tænifuge, à la dose de 20 grammes, délayées dans un demi-litre d'eau tiède. Le tænia est généralement expulsé en bloc, au bout de deux ou trois heures.

COUTURIER, s. m. Muscle de la cuisse qui fléchit la cuisse sur le bassin, et la jambe sur la cuisse. C'est la contraction de ce muscle qui permet aux tailleurs de prendre la position qui leur est habituelle. Il s'insère, en haut, au sommet de l'épine iliaque antérieure et supérieure ; en bas, à la partie supérieure de la face interne du tibia. Par sa face profonde, il est, sur une grande partie de sa longueur, en rapport avec l'artère fémorale, dont il est le muscle satellite (1, fig. 51).

COWPOX, s. m. (mot anglais, composé de *cow*, vache, et *pox*, variole). Petite-vérole des vaches ; nom donné à une éruption qui se manifeste sur le pis des vaches, caractérisée par des pustules qui, arrivées à maturité, laissent écouler un virus antivariolique, origine de la VACCINE.

COXAL, adj. — Voy. OS ILIAQUE.

COXALGIE, s. f. (de *coxa*, hanche, et ἄλγος, douleur). *Tumeur blanche* de l'articulation coxo-fémorale, ou hanche.

Elle est fréquente chez les enfants lymphatiques, scrofuleux, ou à la suite des traumatismes de cette région.

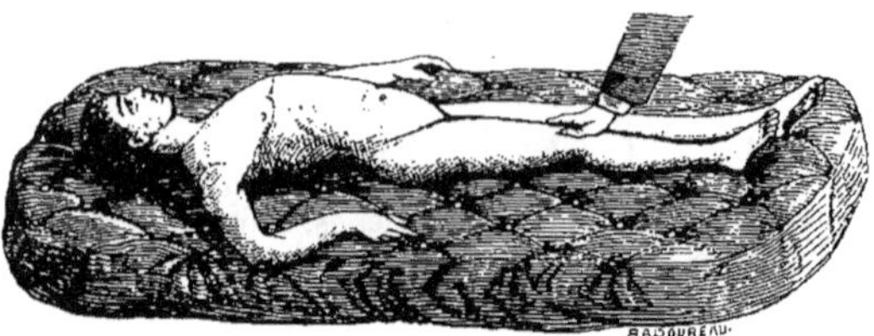

FIG. 179.

Malade atteint de coxalgie de la hanche droite ; il tient habituelle-ment la cuisse légèrement fléchie ; en pressant sur le genou, de façon à étendre le membre abdominal, on voit que la colonne lombaire se cambre et ne repose plus sur le lit. Cette courbure lombaire tient à ce que la hanche étant immobile, la crête du bassin s'élève lorsqu'on étend la cuisse.

La tête du fémur et la cavité cotyloïde de l'os iliaque sont altérées et cariées, il se

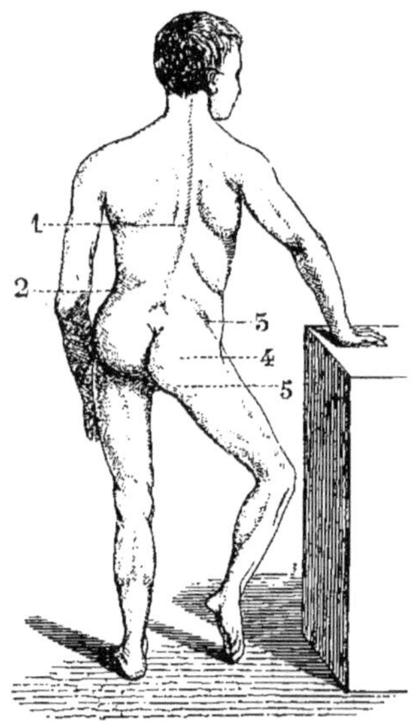

FIG. 180. — Attitude vicieuse du membre inférieur dans la coxalgie.

1, Colonne vertébrale décrivant une courbe dont la convexité regarde le côté malade.

2, Crête iliaque du côté sain plus élevé qu'à l'état normal.

3. Crête iliaque du côté malade abaissée.

4, Fesse aplatie du côté malade.

5, Pli fessier presque effacé.

6, Membre inférieur légèrement fléchi, porté dans l'abduction et la rotation en dehors, ce qui a déter-miné l'abaissement du bassin et la déviation de la colonne.

forme du pus dans l'articulation, des abcès dans le bassin et des fistules au dehors.

La marche de la coxalgie est extrèmement insidieuse, elle procède parfois avec une ex-trème lenteur au début, son diagnostic précis est dans ces cas fort difficile, alors que l'en-fant ne ressent qu'un peu de fatigue et boite en marchant.

La douleur est vague, elle n'est pas toujours limitée à l'aine, elle s'irradie souvent dans le genou, et c'est du genou que se plaint l'enfant. Les mouve-ments de l'articulation sont moins libres.

Au bout de quelques mois, les symptômes s'accentuent davan-tage, la cuisse se fléchit sur le bassin, et le malade garde avec obstination cette position, la pointe du pied se tourne en dedans, les douleurs deviennent plus vives, il se produit une luxation spontanée de la cuisse sur le bassin, et par suite un raccourcissement du membre. La tête du fémur se place dans la fosse *iliaque externe*, ou dans l'échancrure *sacro-sciatique*. Des abcès s'ouvrent au voisinage de l'articulation et laissent après eux des fistules qui se ferment pour se rouvrir de nouveau.

Si la guérison doit avoir lieu, l'articula-tion *s'ankylose*, avant ou après la luxation, rarement les mouvements sont conservés. Souvent la suppuration affaiblit le malade et l'épuise complétement.

Le *traitement* s'adressera à l'état géné-ral, en même temps qu'à la maladie locale. Il sera le même que celui des autres TU-MEURS BLANCHES ; on sera sobre de sangsues, surtout chez les enfants. Les vésicatoires au début, la teinture d'iode, peuvent amener quelquefois la résolution. Mais avant tout on exigera le repos absolu et même l'appli-cation d'appareils inamovibles. Lorsque les abcès sont formés, il est souvent nécessaire de réséquer la tête du fémur, et de rugi-ner la cavité cotyloïde.

COXO-FÉMORAL, adj. Qui appartient à l'os coxal (iliaque) et au fémur. L'*articu-lation coxo-fémorale* est formée, du côté de l'os coxal, par la cavité cotyloïde, garnie sur ses bords d'un bourrelet fibreux et remplie à l'état frais par un paquet graisseux ; du côté du fémur, par la tête de cet os et son col. Les moyens d'union sont constitués par une capsule qui va du col du fémur au pourtour de la cavité cotyloïde de l'os coxal, et par le ligament rond qui va du fond de cette cavité à la tête du fémur, mais qui ne sert cependant pas à la maintenir, il est trop long pour cela, son rôle consiste à envelopper les vaisseaux qui vont nourrir cette partie de l'os.

L'union de la tête du fémur avec la cavité cotyloïde est maintenue du reste par la pression atmosphérique. Si, sur le cadavre, l'on coupe toutes les parties molles de la cuisse jusqu'à l'articulation, ainsi que le manchon qui forme la capsule articulaire, la cuisse ne tombera pas pour cela; mais si on perce le fond de la cavité cotyloïde, l'air s'introduit entre elle et la tête du fémur, et le membre, n'étant plus retenu que par le ligament rond, tombe de quelques centimètres (voy. HANCHE).

CRACHAT, s. m. (*sputum*, πτύαλον). Lorsque le mucus fourni par les glandes muqueuses des bronches et par toutes celles qui tapissent le larynx, le pharynx, la trachée et l'isthme du gosier, et destiné à lubrifier le pharynx et les voies aériennes, est produit en trop grande quantité, on en rejette le trop plein par la bouche; c'est ce qui constitue le *crachat*. Cette expectoration, quoique anormale, est compatible avec le maintien de la santé. La couleur et la densité des crachats fournissent d'excellents éléments de diagnostic dans les maladies de poitrine. On distingue les *crachats sanglants*, *sanguinolents*, *striés*, *rouillés*, etc., selon la quantité de sang qu'ils contiennent. Ils sont encore *bilieux*, *spumeux*, *muqueux*, *purulents*, *puriformes:* noms qu'ils doivent à leur teinte, à leur consistance, à leur composition.

CRAMPE, s. f. (*crampus, spasmus*). Contraction involontaire, spasmodique, subite, passagère et très-douloureuse de certains muscles, surtout de ceux qui constituent la partie postérieure de la jambe, de la plante du pied, de la main (**crampe des écrivains**) et de leurs extrémités digitales. Elles reconnaissent pour cause la fatigue, la compression du plexus sacré par la tête du fœtus dans la grossesse, ou certaines maladies dont elles constituent un symptôme (choléra).

Crampe d'estomac. Douleur vive qui a son siége dans ce viscère, et qui paraît due à la contraction spasmodique de sa tunique musculaire (voy. GASTRALGIE).

CRANE, s. m. Partie osseuse de la tête qui contient et protége le cerveau. On distingue la *voûte*, à la partie supérieure, les *parois latérales* et la *base*. Cette dernière est inaccessible aux moyens chirurgicaux; c'est une des parties les plus importantes.

En allant de l'extérieur vers l'intérieur, on trouve à la *région crânienne extérieure*, la peau, le tissu cellulaire sous-cutané, les muscles qui glissent sur un tissu cellulaire lâche, le périoste externe, les os, la dure-mère, l'arachnoïde, la pie-mère, les centres nerveux (fig. 147).

Le crâne est formé de huit os; quatre impairs : *occipital, sphénoïde, ethmoïde, frontal;* deux pairs : *temporal et pariétal*.

Ce sont en général des os plats, leur face extérieure est convexe et lisse à la voûte et sur les côtés, irrégulière et anfractueuse à la base.

Les plaies de la peau du crâne sont souvent contuses; celles qui sont nettes peuvent être réunies par des sutures, surtout si elles sont à lambeaux. Il faut avoir bien soin d'enlever auparavant les corps étrangers, sable, graviers, cheveux qui s'opposeraient à la réunion immédiate. On applique ensuite des compresses d'eau fraîche ou des cataplasmes froids pour prévenir l'inflammation. On parvient toujours par la compression seule à arrêter les hémorrhagies du cuir chevelu, aussi est-il *nuisible* d'avoir recours au *perchlorure de fer* qui forme avec le sang un magma très-difficile à enlever, qui s'attache aux cheveux et les agglutine, nuit à la réunion immédiate de la plaie et prédispose aux inflammations consécutives.

Les fissures et les fractures du crâne sont fréquentes après les traumatismes de cette région, elles se produisent souvent à un autre endroit du crâne que celui qui a reçu le choc, à la base, par exemple, lorsque le coup a frappé la voûte. Toutes les fractures du crâne entraînent un certain danger pour le cerveau, surtout celles qui se compliquent de pénétrations d'une esquille à l'intérieur, d'un épanchement sanguin, ou de la présence d'un corps étranger.

Les fractures de la base du crâne sont plus dangereuses que les autres à cause des parties importantes qui l'avoisinent (cerveau et nerfs), et de la déchirure des vaisseaux qui peut en être la conséquence. Elles donnent lieu assez souvent à une hémorrhagie par l'oreille ou le nez, ou à une ecchymose sous le globe de l'œil ou la conjonctive. Il est rare qu'elles guérissent par un cal osseux, c'est le plus souvent un cal fibreux qui les consolide. Lorsque le ROCHER est brisé, le nerf facial et l'acous-

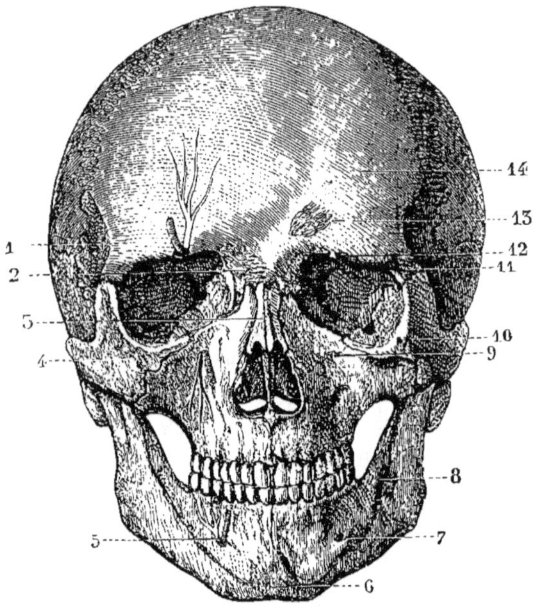

FIG. 181 (empruntée à l'*Anatomie* du docteur Fort).
Face antérieure de la tête et du crâne.
1, Partie antérieure de la fosse temporale. 2, Bosse frontale moyenne. 3, Os naseaux. 4, Os molaire. 5, Nerfs et vaisseaux mentonniers. 6, Tubercule mentonnier. 7, Trou mentonnier. 8, Ligne oblique externe du maxillaire inférieur. 9, Trou sous-orbitaire. 10, Trou malaire. 11, Apophyse orbitaire externe. 12, Trou sus-orbitaire. 13, Insertion du sourcilier. 14, Face antérieure du frontal.

tique peuvent être atteints et il en résulte une paralysie de ce côté de la face ou une surdité unilatérale.

Il est quelquefois nécessaire de faire la TRÉPANATION du crâne pour relever une esquille qui comprime le cerveau ou extraire un corps étranger. Souvent, les plaies faites par un instrument piquant, se compliquent d'un corps étranger formé par la pointe de l'instrument qui s'incruste dans les os du crâne, et y reste implantée. En cas de dépression étendue de l'os, on applique la couronne de trépan à côté de l'endroit le plus profond ou en général à l'endroit que l'on croit le mieux choisi pour appliquer le levier qui devra relever l'os déprimé.

CRÉATINE, s. f. (κρέας, chair). Principe immédiat, inodore, insipide, cristallisé, qui se rencontre dans le tissu musculaire de la vie animale et ne se trouve que là. Sa composition est ($C^8H^9Az^3O^4$). La créatine est très-soluble dans les acides, elle résulte de la désassimilation des éléments de composition du tissu musculaire, et en cela se rapproche de l'urée.

CRÉMASTER, s. m. Muscle qui, chez l'homme et surtout les enfants et les jeunes gens, permet de soulever les testicules et de les rapprocher de l'anneau inguinal. Il forme une des enveloppes des testicules.

CRÉOSOTE, s. f. (κρέας, chair, et σώζειν, conserver). Essence liquide d'une odeur forte, qui existe dans les produits de distillation du goudron. On s'en est servi comme désinfectant et contre les caries dentaires.

CRÉPITATION, s. f. Bruit analogue à celui qu'on entend en froissant une mèche de cheveux à proximité de l'oreille, ou au pétillement du bois qui brûle (voy. RALE crépitant et sous-crépitant).

Les fragments d'os fracturés font entendre, lorsqu'on les meut l'un sur l'autre, une *crépitation* dite *osseuse*. Les épanchements sanguins donnent lieu sous la pression des doigts à une *crépitation sanguine* qui est due à la rupture des caillots, et qui ne se reproduit plus une fois que ceux-ci ont été désagrégés complétement par la malaxation.

CRESSON, s. m. On a donné ce nom à plusieurs plantes antiscorbutiques de la famille des crucifères.

1° Le **cresson alénois** (*lepidium sativum*) est cultivé dans les jardins; il est comestible et possède une saveur âcre et piquante.

2° Le **cresson de fontaine** (*sisymbrum nasturtium*) croît naturellement le long des ruisseaux. Il est cultivé en grand dans quelques contrées marécageuses de la France. Ce cresson est très-usité comme aliment; il entre dans la préparation des sucs, vins et sirops antiscorbutiques.

Le **cresson des prés** est le nom vulgaire de la cardamine.

Le **cresson du Para** ou **spilanthe potager**, composée du Brésil, excite fortement la salivation. Employé contre les maux de dents; conseillé comme antiscorbutique.

CRÊTE, s. f. (*crista*, λόφος). Caroncule charnue, souvent dentelée qui s'élève sur la tête du coq; houppe de certains oiseaux.

Par analogie de forme, on a appelé *crêtes*, en anatomie, des saillies osseuses minces, tranchantes, allongées.

Crête du cubitus, nom donné au bord tranchant de cet os, qui s'étend de l'olécrâne à l'apophyse styloïde.

Crête frontale, longue de 3 à 4 centimètres, située sur la face postérieure de l'os frontal, elle donne insertion à la faux du cerveau.

Crête occipitale interne, située à la face interne et supérieure de l'occipital; elle sépare les fosses cérébelleuses et donne attache à la faux du cervelet.

Crête occipitale externe, située sur la face externe et inférieure de l'occipital, entre la protubérance externe et le trou occipital.

Crête du tibia, c'est le bord saillant antérieur de cet os, étendu de la tubérosité externe du tibia à la malléole interne.

Crête de l'ethmoïde, appelée aussi apophyse *crista galli*, qui donne attache à la faux du cerveau.

Crête iliaque, c'est le bord supérieur, épais, contourné en S, de l'os iliaque (voy. BASSIN.

Crêtes de coq, végétations pathologiques (*condylomes*) de formes variées, non syphilitiques, siégeant surtout sur le prépuce et le gland.

CRÉTIN, s. m. Individu de l'espèce humaine, absolument disgracié de la nature, à peu près *idiot*, parlant à peine, difforme et de petite taille, caractérisé surtout par la présence d'un GOITRE plus ou moins volumineux. Les *crétins* se trouvent surtout dans les vallées humides, étroites et profondes du Valais, le val d'Aoste, la Maurienne, une partie de la Suisse, des Pyrénées et du Tyrol.

CREVASSE, s. f. (*rhagus*, ῥαγάς). Petite solution de continuité peu profonde, douloureuse, qui se rencontre sur les lèvres et à la face dorsale des mains, où elles sont causées par l'impression du froid, du vent ou de substances irritantes. Les *crevasses du mamelon*, chez les nourrices, ont reçu plus particulièrement le nom de *gerçures*.

Pendant l'hiver, les crevasses sont fréquentes et douloureuses chez les personnes qui travaillent à l'air. Pour s'en garantir, elles feront le soir en se couchant une légère lotion avec la solution :

Sublimé corrosif....	0, gr. 05
Glycérine	10
Eau.................	30

Il ne faudra pas s'essuyer les mains trop complétement, afin que cette solution puisse continuer à agir pendant la nuit.

Le matin, avant d'aller à l'air, il faudra enduire les mains d'un peu de glycérine ou d'un corps gras.

CRICO-ARYTÉNOÏDIEN, **PHARYNGIEN**, **THYROÏDIEN**, etc., adj. Muscles ou ligaments qui vont du cartilage cricoïde au pharynx, aux cartilages aryténoïde, thyroïde.

CRICOÏDE, adj. et s. m. Cartilage en forme d'anneau situé à la partie inférieure du LARYNX.

CRISE, s. f. (*crisis*, κρίσις, jugement; de κρίνω, je juge). . Mouvement subit et accompagné de trouble qui survient dans le cours d'une maladie. Les crises s'accompagnent souvent d'une excrétion abondante quelconque : sueurs, urines, hémorrhagie, qui termine la lutte entre la nature et la maladie, et décide de la mort du malade, *crise fatale*, ou de sa guérison, *crise salutaire*.

CRISTALLIN, s. m. Corps transparent de la forme d'une lentille bi-convexe qui se trouve dans l'œil en arrière de l'iris, en avant du corps vitré.

Il sert : 1° à augmenter la convergence des rayons lumineux qui entrent dans l'œil; 2° par ses changements de courbure, à leur permettre de converger toujours sur la rétine. C'est l'agent principal si ce n'est unique de l'ACCOMMODATION. Il est rougeâtre chez le fœtus, parfaitement limpide chez l'adulte; chez le vieillard, il présente à la lumière réfléchie une teinte jaunâtre qui ne détruit pas cependant sa transparence, ainsi qu'on peut le constater en l'examinant à l'OPHTHALMOSCOPE.

La surface antérieure du cristallin touche à l'iris et à l'humeur aqueuse, sa surface postérieure plus convexe, est en rapport avec le corps vitré. Il est enveloppé par la CRISTALLOÏDE, qui le rattache à la *zonule de Zinn* continuation de la membrane

forme régulière toujours identique ou du même type pour le même corps dans les mêmes conditions.

Un corps obtenu cristallisé, est en général à l'état de pureté; il ne peut contenir que d'autres composés analogues de composition, et cristallisant dans le même système (isomorphes).

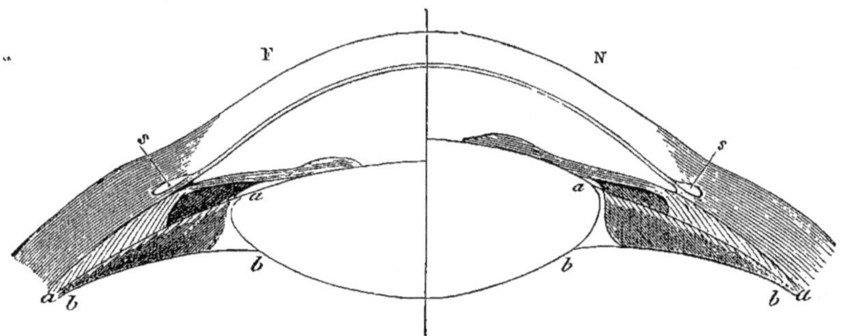

FIG. 182. — Section du segment antérieur de l'œil.

a, a, b, b, Plis de la zone de Zinn intercalés entre les procès ciliaires. S, Canal de Schlemm. N, Œil adapté à la vision de près. F, Œil adapté à la vision de loin.

HYALOÏDE qui enveloppe le CORPS VITRÉ (fig. 182).

La partie droite représente l'augmentation de courbure que subit le cristallin aux dépens de la face postérieure, pendant l'ACCOMMODATION, pour voir de près.

La partie gauche se montre lorsque l'œil est accommodé pour voir de loin, et que l'accommodation est relâchée.

Il est formé d'un *noyau* au centre et d'une *substance corticale* à la périphérie, il peut se séparer par couches concentriques.

L'absence de cristallin (*aphakie*), est le plus souvent consécutive à l'opération de la CATARACTE, elle résulte quelquefois d'une blessure qui a ouvert la capsule cristalloïde et a provoqué la dissolution de cet organe (chez les enfants).

Il faut dans tous les cas d'absence du cristallin, corriger le défaut de réfraction par l'emploi de LUNETTES comme après les opérations de cataracte.

CRISTALLINE, s. f. Éruption d'HERPÈS de la vulve, de l'anus ou du gland. Les petites vésicules qui la constituent sont remplies d'un liquide transparent, cristallin.

CRISTALLISATION, s. f. Passage des corps à l'état de cristal, c'est-à-dire à une

CRISTALLOÏDE, s. f. Enveloppe du CRISTALLIN constituée par une membrane sans structure, transparente, élastique, qui sert en même temps à le soutenir.

Les **plaies** de la cristalloïde ont une tendance à s'écarter, la substance du cristallin est mise en contact avec l'humeur aqueuse, et il se forme une CATARACTE traumatique, ou bien, le cristallin se dissout et disparaît.

CRITIQUE, adj. (*criticus*, κριτικός). Qui appartient aux crises. On appelle jours *critiques* ceux pendant lesquels se montrent ordinairement les crises dans certaines maladies graves.

On donne aussi l'épithète de *critiques* aux produits d'excrétion qui apparaissent pendant les crises : *sueurs critiques, urines critiques*. On appelle *époque critique* ou *âge critique*, l'époque à laquelle cesse la menstruation chez les femmes. Dans ce sens, *critique* est synonyme de *dangereux*.

CROISSANCE, s. f. (*crescere*, grandir ; αὔξησις). Augmentation progressive du corps humain, surtout en hauteur, d'où résulte la taille de l'individu.

La croissance, très-active pendant les premiers temps de la vie, s'arrête généralement vers l'âge de vingt-cinq ans.

CROTALE, s. m. (*crotalus*, κρόταλον, grelot). Genre de serpents venimeux de l'Amérique du Nord, dont la dernière vertèbre caudale supporte des étuis cornés articulés, mobiles les uns sur les autres et produisant un bruit analogue à celui des feuilles sèches, au moindre mouvement de l'animal. Le venin de ces serpents tue en quelques minutes, et il conserve son activité indéfiniment, même sur le squelette et sur les têtes conservées dans l'alcool.

On connaît trois espèces de crotale : le *serpent à sonnettes* proprement dit (crotalus durissus), le *crotalus horridus* et le *crotalus miliarius*.

CROTON, s. m. Genre de plantes Euphorbiacées, dont quelques-unes sont douées de propriétés très-actives.

Le **croton faux-quina** de Cuba, succédané du quinquina.

Le **croton cascarilla** et le **croton cleutheria** d'Haïti, fournissant la cascarille.

Les graines du **croton cathartique** ou **croton tilly** (croton tiglium), originaire des îles Ceylan et Malabar, fournissent une huile jaunâtre, douée d'une odeur nauséabonde. Sa saveur est d'une excessive âcreté. C'est un des produits végétaux les plus corrosifs.

L'**huile de croton** est employée en frictions comme dérivatif et rubéfiant ; elle provoque sur la peau une éruption miliaire spéciale, caractéristique. Elle purge violemment à la dose de une à deux *gouttes*, administrée en pilules, potion, mélangée à l'huile de ricin, pastilles et lavements.

CROUP, s. m. (laryngite diphthéritique, pseudo-membraneuse, angine laryngée). Mot d'origine écossaise, employé pour désigner l'inflammation de la muqueuse des voies aériennes et plus spécialement du larynx, avec production de fausses membranes (*angine trachéale, angine membraneuse, diphthérite trachéale*). Le produit membraniforme constitue une couche d'un blanc opaque ou jaunâtre, quelquefois grisâtre et strié de sang, plus ou moins épaisse, souvent bornée au larynx, mais pouvant envahir les dernières divisions bronchiques, la cavité buccale, les fosses nasales, les voies digestives, et la peau dénudée par les vésicatoires (DIPHTHÉRIE).

Son adhérence est parfois considérable, et sa formation est souvent très-rapide. Le croup est sporadique, endémique ou épidémique ; c'est surtout dans ce dernier cas que ses propriétés contagieuses sont incontestables.

On a dit que les fausses membranes étaient le produit d'un *oïdium*, mais il est bien difficile d'assigner une cause précise à cette maladie ; on peut seulement indiquer les circonstances qui en favorisent le développement. On l'observe principalement dans les endroits bas, humides, surtout dans la saison des pluies, et chez les enfants de deux à sept ans.

Le croup ne débute presque jamais subitement avec tous ses symptômes effrayants ; il est le plus souvent précédé par l'apparition d'une *angine couenneuse* ou d'un simple rhume qui peut durer cinq à six jours au plus, en s'aggravant. Si l'on examine alors le pharynx et le larynx, on trouve des plaques blanches irrégulières ; la voix change de caractère, l'enrouement augmente, la toux devient basse, enrouée, faible ; un bruit plus ou moins fort se fait entendre pendant l'inspiration et l'expiration, puis, presque toujours pendant la nuit, l'enfant se réveille en sursaut sous l'influence d'une dyspnée très-intense, remplacée bientôt par un véritable accès de suffocation. L'auscultation fait entendre dans quelques cas une sorte de tremblement dont le siége indique le point des voies aériennes où existent les fausses membranes croupales. L'enfant éprouve une douleur vive au larynx, la déglutition reste souvent libre et l'intelligence entière. La toux et le vomissement peuvent expulser des débris pseudo-membraneux ; quelques moments de repos succèdent à cette expectoration, mais les accès de suffocation deviennent plus nombreux et plus graves, les extrémités se refroidissent et la mort survient, quelquefois sans secousse, quelquefois, au contraire, dans de violentes convulsions. Cette terminaison funeste, de beaucoup la plus fréquente, a lieu parfois en quelques heures, quelquefois après trois ou quatre jours, mais rarement elle se fait attendre plus d'un septenaire. Le croup peut se montrer chez l'adulte avec les mêmes caractères, surtout lorsqu'il a été contracté par contagion, comme cela arrive souvent aux médecins, mais ses progrès sont en général moins rapides et les cas de guérison plus nombreux.

Le *traitement du croup* doit être très-actif, car on .peut dire d'une manière absolue qu'il existe peu d'affections aussi graves que le croup confirmé. L'émétique à haute dose donne de bons résultats, et il paraît agir autrement que d'une manière mécanique ; le sulfate de cuivre, le calomel, l'ipéca, sont administrés ordinairement ; mais les remèdes topiques, bicarbonate de soude, perchlorure de fer, chlorate de potasse et surtout la solution très-concentrée de nitrate d'argent doivent être employés énergiquement dès le début. De larges frictions d'onguent mercuriel sur les côtés du cou sont encore utiles, mais lorsque les progrès du mal sont rapides et que l'insuffisance des moyens employés est démontrée par l'intensité croissante des accès de suffocation, il faut pratiquer le plus vite possible une opération dont les bons résultats se multiplient chaque jour, et qui n'offre par elle-même aucun danger grave : la TRACHÉOTOMIE.

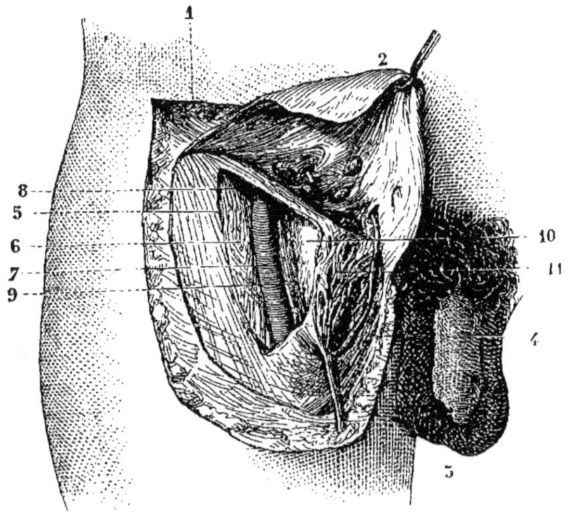

Fig. 183. — Région crurale.

1, Coupe de la peau. 2, *Fascia* (aponévrose) *superficialis* relevée et contenant des ganglions lymphatiques. 3, Veine saphène interne. 4, Veine tégumenteuse abdominale. 5, Ouverture triangulaire pratiquée à la gaine des vaisseaux fémoraux et destinée à la faire voir. 7, Artère crurale. 9, Veine fémorale. 11, Lame criblée, à travers laquelle peuvent s'étrangler les hernies crurales.

On a désigné longtemps sous le nom de **faux croup** une affection qui offre· des accès de suffocation, sans formation de fausses membranes. On lui a assigné d'autres noms, réservant celui de croup à la diphthérite trachéale : *laryngite striduleuse, angine striduleuse, laryngite spasmodique.*

Le *faux croup* débute d'emblée pendant la nuit, *sans prodrome ;* l'enfant est pris de suffocation bien plus effrayante que celle du vrai croup. Sa voix est rauque, férine (comme celle d'une bête féroce), tandis que dans le vrai croup, elle est voilée et basse. Il est utile de traiter le faux croup par les vomitifs, les antispasmodiques, et de bien surveiller la maladie qui peut se transformer en vrai croup. Mais le plus souvent, elle n'est pas dangereuse et disparaît en quelques jours.

CROÛTE, s. f. Plaques jaunâtres ou brunâtres formées sur la peau ou les bords des membranes muqueuses (aux lèvres, aux narines, etc.) par suite du desséchement des humeurs, après les *gourmes,* la *variole,* l'*herpès,* les *excoriations,* etc. Il ne faut pas les détacher violemment, mais les faire tomber par des lotions tièdes ou des cataplasmes.

CRUCIFÈRE, s. f. et adj. (*crux,* croix, et *ferre,* porter). Famille de plantes ainsi nommées à cause de la disposition de leurs pétales, au nombre de quatre, disposées en croix. Le fruit est une silique. Elles sont presque toutes stimulantes, antiscorbutiques, à graines oléagineuses. Beaucoup de crucifères sont comestibles, quoique certaines d'entre elles conservent une saveur âcre, piquante, due à la présence d'une huile essentielle qui paraît être le principe antiscorbutique. Tels sont le chou, le navet, le radis, la moutarde, le cresson.

Quelques-unes ont seulement un usage thérapeutique comme le cochléaria, le vélar, l'alliaire, la cardamine. D'autres, le colza et la navette, fournissent des huiles grasses. La *camelina sativa* donne une huile qui passe pour un excellent cosmétique.

CRURAL, adj. Qui appartient à la cuisse

(synonyme de *fémoral*). La **région crurale** (fig. 183) ou du pli de l'aine, contient des ganglions lymphatiques importants, la veine et l'artère crurale ou fémorale. Cette région est souvent le siége d'ADÉNITE et de HERNIE. Les contusions, les plaies y peuvent déterminer la formation d'*anévrysme de l'artère fémorale* ou *crurale*.

Le **nerf crural** est situé extérieurement à l'artère crurale, il vient du *plexus lombaire* et se distribue à la cuisse, à la jambe et au pied, il peut être atteint de névralgie dite *crurale*.

Le **plexus crural** est formé par la réunion des branches antérieures des quatre dernières paires des nerfs lombaires, et des quatre premières des nerfs sacrés.

CRYPTORCHIDE, s. m. (de κρυπτός, caché, et ὄρχις, testicule). Individu atteint de *cryptorchidie* ou dont les testicules sont cachés. Si les deux testicules sont restés dans l'abdomen, les bourses sont vides, l'individu est infécond. Si les deux testicules manquent, il y a *anorchidie*, cas très-rare. Si un seul est dans les bourses, il y a *monorchidie*, l'autre peut être dans le ventre ou dans l'anneau inguinal. L'individu peut être susceptible d'engendrer.

CUBÈBE, s. m. (*cubeba officinalis*). Poivre à queue dont on utilise les fruits pulvérisés dans le traitement de la blennorrhagie. On se sert également de l'extrait oléo-résineux ou de l'essence (1 à 2 grammes dans une potion) contre le CROUP.

CUBITAL, adj. Qui appartient au cubitus.

L'**artère cubitale** est une des branches de l'humérale, située au côté *interne* ou *cubital* de l'avant-bras (du côté du petit doigt).

Le **nerf cubital** (fig. 177) est situé à la partie interne du bras, au coude, il est très-superficiel ; il se trouve entre l'*olécrâne* et l'*épitrochlée* ; on peut le comprimer facilement à cet endroit et déterminer une douleur qui semble provenir du petit doigt. Il se termine en se ramifiant dans les muscles de l'avant-bras et de la main.

Les muscles **cubital antérieur** et **cubital postérieur** appartiennent à l'avant-bras.

CUBITUS, s. m. Celui des deux os de l'avant-bras qui est situé du côté interne (côté du petit doigt). Il s'articule à sa partie supérieure au moyen de l'*olécrâne* avec l'humérus, et à sa partie inférieure

(tête du cubitus, en bas) avec l'os pyramidal du carpe. En outre, il est articulé en haut et en bas avec le *radius*.

CUIRASSE, s. f. Bandage inamovible du thorax ou du dos (fig. 184).

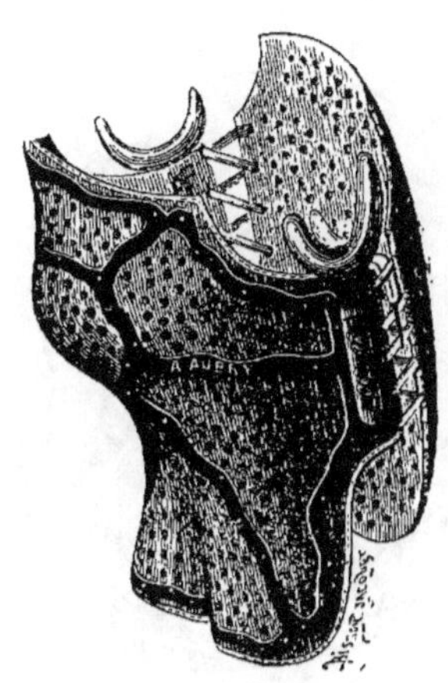

FIG. 184. — Cuirasse en cuir moulé, avec armature en acier, contre le mal de Pott.

Le **cancer en cuirasse** est une forme très-mauvaise qui envahit la peau avec rapidité et sur de grandes surfaces.

CUISSE, s. f. Partie du membre inférieur comprise entre le bassin et le genou. Elle est constituée par un os, le *fémur*, des muscles au nombre de vingt et un, divisés par des aponévroses. L'*artère* et la *veine fémorale* sont les vaisseaux les plus importants ; les nerfs sont : le grand *sciatique* à la partie postérieure, le petit sciatique, l'obturateur, le crural, etc.

Dans la fig. 185, on voit les diverses gaînes dans lesquelles sont contenus les muscles, les vaisseaux et les nerfs.

CUIVRE, s. m. Métal rouge orangé, dont tous les composés solubles sont vénéneux (sulfate, acétate, chlorure).

Le **carbonate de cuivre** (vert-de-gris) est aussi vénéneux, bien qu'il soit insoluble dans l'eau, parce qu'il se dissout dans les acides de l'estomac.

Le plus souvent, l'**empoisonnement par les composés cuivriques** est le résultat d'un accident ; il résulte d'aliments conservés froids ou préparés dans des ustensiles de cuivre, ou de l'addition de cette substance au vinaigre des cornichons, à l'alcool de l'absinthe, à la farine dans le but de donner de la blancheur.

Le *verdet* dont on se sert pour le *chaulage* des grains peut aussi être, quoique rarement, une cause d'intoxication.

Après l'ingestion d'un sel de cuivre en

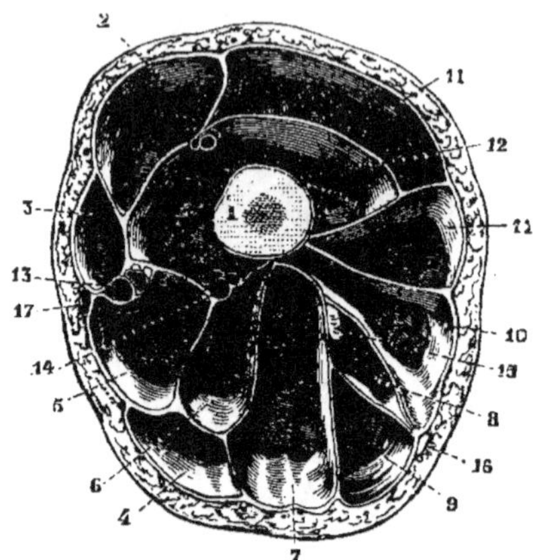

FIG. 185. — Section horizontale de la cuisse gauche, au-dessous du muscle tenseur du *Fascia lata*, c'est-à-dire vers la partie moyenne.

1, Coupe du fémur.
2, Droit antérieur de la cuisse.
3, Couturier.
4, Droit interne.
5, Premier ou moyen adducteur.
6, Second ou petit adducteur.
7, Troisième ou grand adducteur.
8, Demi-tendineux.
9, Demi-membraneux.
10, Biceps.
11, Vaste externe avec ses cloisons aponévrotiques d'insertion.
12, Vaste interne et crural.
13, Vaisseaux fémoraux ; artères, veines et nerfs satellites.
14, Vaisseaux fémoraux profonds ou artères et veines perforantes.
15, Grand nerf sciatique.
16, Petit nerf sciatique.
17, Veine saphène interne.

quantité suffisante, on ressent une saveur styptique, nauséeuse, du crachotement, des envies de vomir. Les vomissements, puis les selles qui se déclarent bientôt sont verdâtres ; le malade a constamment le goût insupportable du cuivre dans la bouche ; il ressent de violentes coliques, des crampes et de la céphalalgie. La circulation se ralentit ainsi que les battements du cœur, la prostration l'accable, la respiration devient plus faible, une sueur froide et visqueuse

le couvre tout entier, l'excrétion urinaire ne se fait plus. Plus tard survient la paralysie, l'arrêt du cœur, quelquefois un ICTÈRE qui peut ne se montrer qu'après la mort.

Si la dose n'a pas été trop forte et surtout si le poison a été mêlé à des aliments, ou s'il a été immédiatement vomi, après une ou deux semaines de coliques, vomissements et diarrhée, la santé se rétablit, il reste seulement une grande susceptibilité de l'estomac et des intestins.

Cependant, on se sert quelquefois du **sulfate de cuivre** comme *vomitif* chez les enfants, en cas de croup, lorsque les autres substances (ipéca, émétique) ne produisent plus leur effet.

Chez les ouvriers qui travaillent le cuivre, lorsque les soins hygiéniques et de propreté sont négligés, il se produit des accidents qui ont une certaine analogie avec ceux qu'occasionne le plomb. Les cheveux deviennent verts, la peau est jaune verdâtre, les gencives ont un liséré rouge au niveau des dents, il y a des coliques avec alternatives de diarrhée et de constipation et un affaiblissement musculaire considérable.

En cas d'empoisonnement par les sels de cuivre, il faut se hâter de favoriser les vomissements qui se produisent déjà d'eux-mêmes. On administre ensuite des blancs d'œufs battus avec de l'eau, de façon à transformer le cuivre en un composé insoluble qu'il forme avec l'albumine. Enfin, on donne aussi de la limaille de fer qui a la propriété de précipiter le cuivre à l'état de métal et de le rendre moins malfaisant.

Lorsqu'une personne, un enfant le plus souvent, aura avalé une *pièce de monnaie* ou *un petit ustensile en cuivre*, s'il n'est plus temps de le retirer de la gorge, on lui laissera traverser le tube digestif, en ayant soin de donner pour nourriture du laitage, des panades et des blancs d'œufs. Le plus souvent, il ne se produit que quelques coliques, et la pièce sort du troisième au sixième jour, tantôt brillante (nettoyée par le suc intestinal acide), tantôt noire, à cause du sulfure de cuivre qui s'est formé à sa surface.

Les conserves alimentaires de légumes (pois, haricots, etc.), qui ont conservé une belle couleur verte, contiennent toujours une petite quantité de sel de cuivre qui, la plupart du temps n'est pas dangereuse, mais peut causer un véritable empoisonnement chez certaines personnes. La tolérance pour les sels de cuivre est, du reste, fort variable et il faut être très-réservé dans l'appréciation des cas d'empoisonnement par ces composés.

CURARE, s. m. Le curare est un poison terrible, préparé par les Indiens de l'Amérique méridionale et avec lequel ils empoisonnent leurs flèches. C'est l'extrait aqueux du *vomiquier vénéneux* (*strychnos toxifera*).

Le *curare* du commerce ressemble assez à du jus de réglisse concret; il se dissout dans l'eau, présente une saveur franchement amère et n'est vénéneux que lorsqu'on l'introduit dans une plaie; il peut être ingéré sans inconvénient dans l'estomac. Le *curare* agit sur le système nerveux moteur et sur lui seul. Il est sans effet sur les nerfs de la sensibilité et sur les muscles non soumis à la volonté. Il tue à la dose de 1 à 2 centigrammes. On l'a essayé dans le traitement du tétanos traumatique.

CURE, s. f. (*cura*, soin; *curare*, soigner). Se dit du traitement d'une maladie, suivi de guérison, *cure radicale*, aussi bien que du traitement proposé : *cure de raisin, cure de petit-lait.*

CUTANÉ, adj. (*cutis*, peau). Qui a rapport à la peau. *Affections cutanées, respiration cutanée.*

On appelle aussi *cutanés* ou *sous-cutanés*, les nerfs et les veines qui rampent sous la peau, ou qui se rendent dans l'épaisseur de ce tissu.

CYANHYDRIQUE, adj. L'*acide cyanhydrique* (C^2AzH) ou prussique, est un liquide très-volatil, qui existe dans le kirsch, l'eau distillée d'amandes amères, etc., formé d'un équivalent de *cyanogène* (C^2Az) uni à un d'hydrogène. C'est un des plus violents poisons que l'on connaisse, qui tue même les végétaux et paralyse l'irritabilité de la *sensitive*. S'il pénètre rapidement dans l'organisme, par la respiration ou par injection dans les veines, il donne lieu à des convulsions et à des cris, il produit alors une asphyxie ou une anémie subite dont l'effet peut foudroyer la victime.

S'il est introduit par l'estomac, au bout d'une ou deux minutes les effets s'en font sentir; le pouls accéléré d'abord, se ralentit et se déprime, la respiration est suspendue, l'expiration convulsive, l'haleine répand une odeur caractéristique d'amandes amères, les convulsions apparaissent en même temps que l'émission involontaire d'urine et de matières fécales; la mort survient rapidement en quelques minutes, quelques heures au plus.

L'acide prussique est employé comme *sédatif* en médecine, soit à l'état d'acide prussique médicinal contenant 1/8,5 d'acide dans l'eau, soit sous forme d'EAU DE LAURIER-CERISE ou EAU DISTILLÉE D'AMANDES AMÈRES.

CYANOGÈNE, s. m. Gaz combustible formé de carbone (2 équivalents) et d'azote (1 équivalent) C^2Az ou Cy, dont les propriétés chimiques se rapprochent de celles de certains corps simples tels que le chlore, le brome, l'iode.

CYANOSE, s. f. (*cyanosis*, de κύανος, bleu). On appelle ainsi la coloration bleue, quelquefois noirâtre ou livide de la peau, mais le nom de *cyanose* doit être réservé à une maladie, le plus souvent congénitale, caractérisée uniquement par une communication anormale entre les deux systèmes circulatoires veineux et artériel, et accompagnée de coloration bleuâtre de la peau.

CYANURE, s. m. Corps composé de cyanogène et d'un corps simple, en général un métal. Les propriétés chimiques des cyanures sont analogues à celles des chlorures. Au point de vue physiologique, ils agissent comme des composés d'acide *cyanhydrique* ou *prussique*. Ce dernier acide étant mis en liberté par l'action de l'acide du suc gastrique.

Le **cyanure de potassium** (KCy, ou KC^2Az) est solide, soluble dans l'eau, usité en photographie, poison violent, analogue à l'acide prussique.

Le **cyanure de mercure** est un poison corrosif qui a été employé contre la syphilis et les dartres. Il est doublement toxique par le mercure et par l'acide prussique qui le forment.

CYNOGLOSSE, s. f. Plante officinale qui entre dans la composition des *pilules dites de cynoglosse*, et qui n'agissent guère que par l'opium qu'elles contiennent et qui en forme la huitième partie.

CYPHOSE, s. f. (*cyphosis*, de κύφωσις, κυφός, courbé). Variété de déviation du rachis. Nom donné à une courbure anormale à concavité antérieure, de la colonne vertébrale. La cyphose partielle constitue le *dos*

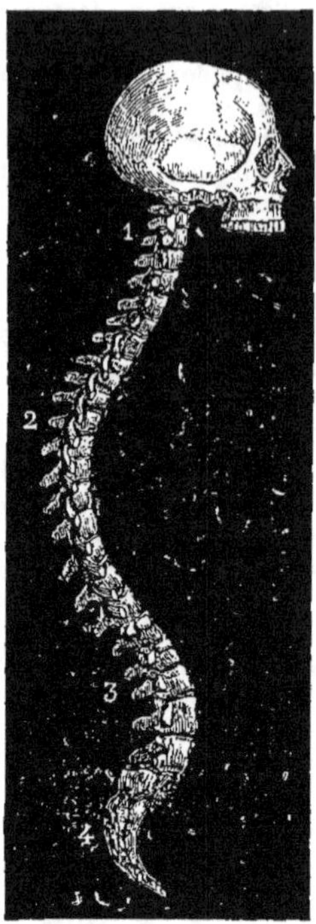

Fig. 186. — Cyphose.

1, Région cervicale de la colonne vertébrale.
2, Région dorsale décrivant une courbure à convexité dirigée en arrière.
3, Région lombaire décrivant une courbure à convexité dirigée en avant.
4, Sacrum.

voûté; la cyphose complète forme la *bosse* (fig. 186).

CYSTICERQUE, s. m. (χύστις, vessie, et χέρχος, queue). Genre de parasites qui vivent à l'intérieur du corps de l'homme et des animaux, et qui sont le *Scolex* ou état de développement imparfait de divers *Tænias*. Ces vers sont constitués, pour ainsi dire, par une tête de *Tænia;* ils ont la tête microscopique, ovoïde et terminée par une sorte de trompe obtuse, garnie à sa base de quatre suçoirs et armée d'une couronne de crochets recourbés. Un col très-étroit supporte la tête et l'unit à un corps conique, de longueur variable,

formé d'une substance blanche et présentant à sa surface des stries qui rappellent la division annulaire des tænias. Le corps est terminé par la *vessie caudale*, grosse comme un pois ou comme une grosse noix, et remplie de sérosité.

Chaque cysticerque est toujours contenue dans un kyste à parois plus ou moins épaisses, dont il remplit toute la cavité. On en a trouvé dans le tissu cellulaire sous-cutané, dans les muscles, le cerveau. Ils peuvent probablement se développer dans tous les viscères. L'obscurité la plus profonde enveloppe l'étiologie et le diagnostic de ces vers qu'il est impossible de distinguer de simples kystes pendant la vie (voy. ÉCHINOCOQUE, ACÉPHALOCYSTE, KYSTE HYDATIQUE).

CYSTIQUE, adj. (χύστικός, de χύστις, vessie). Qui appartient à la vésicule biliaire.

Pierres cystiques, ou calculs biliaires.

Artère cystique, branche de l'hépatique, donne deux rameaux qui se perdent dans la vésicule biliaire.

Les deux **veines cystiques** se jettent dans la veine-porte.

Bile cystique, celle qui a séjourné dans la vésicule.

Le **canal cystique** s'étend de la vésicule biliaire au canal cholédoque, il se réunit au canal hépatique, et se trouve placé entre les deux feuillets du petit épiploon.

Vers cystiques ou **cestoïdes** (ACÉPHALOCYSTES, ÉCHINOCOQUE, CYSTICERQUE).

CYSTITE, s. f. Inflammation de la vessie. Elle peut être aiguë ou chronique, occuper toute l'étendue de la vessie, ou seulement son col.

La **cystite aiguë** reconnaît des causes très-diverses : un refroidissement, une contusion du bas-ventre, la rétention d'urine volontaire ou involontaire, la présence d'un calcul ou autre corps étranger dans cet organe, la compression (chez les femmes en couches, elle peut être occasionnée par la tête de l'enfant), enfin la propagation d'une maladie des organes voisins.

Elle s'annonce par une douleur qui occupe le bas-ventre et s'étend depuis les reins jusqu'au périnée; la vessie forme au-dessus du pubis une tumeur résistante, douloureuse au toucher; l'émission de l'urine se fait difficilement, celle-ci est rougeâtre, filante, les dernières portions sont constituées par du *mucus*. En même temps, il se manifeste des désordres généraux, de la fièvre, qui est souvent accompagnée de délire, de hoquet et de sécheresse de la langue, tandis que la sueur a l'odeur de l'urine.

Ces accidents, le plus souvent, disparaissent peu à peu; quelquefois, cependant, ils peuvent occasionner la mort. Il se forme parfois des abcès autour de la vessie ou dans son tissu même; l'urine contient alors du pus, et il peut se montrer des complications graves du côté des reins (*néphrite*) et des uretères.

La **cystite cantharidienne** est une variété de cystite aiguë provoquée par l'usage des vésicatoires sur la peau, ou des cantharides à l'intérieur. Il se forme dans la vessie des espèces de fausses membranes qui sont expulsées par l'urèthre, parfois elles sont accompagnées d'HÉMATURIE. La miction devient douloureuse, il y a de la fièvre et de la rétention d'urine. Tous ces accidents disparaissent en un ou deux jours, par l'usage de boissons délayantes. Ils peuvent être très-graves chez les enfants en bas âge.

On peut les éviter en ne laissant pas trop longtemps appliqués les vésicatoires, et en les remplaçant au bout de quatre ou cinq heures (surtout chez les enfants) par des cataplasmes de farine de graine de lin.

Les accidents de la cystite cantharidienne ne sont que très-imparfaitement prévenus par la poudre de camphre dont on saupoudre souvent les vésicatoires.

La **cystite du col** de la vessie résulte le plus souvent d'une inflammation de l'urèthre qui se propage à la vessie, de la présence d'un *polype*, d'une *ulcération*, ou de l'usage trop fréquent de diurétiques (chiendent, queues de cerises, etc). Elle donne lieu à de fréquentes envies d'uriner, à la rétention d'urine et à des douleurs insupportables qui s'irradient dans le périnée. Les rechutes sont fréquentes, surtout chez les femmes à l'époque menstruelle, elle peut se généraliser et donner lieu à la *cystite aiguë*.

Les grands bains, l'opium en lavements ou par l'estomac, l'usage des *balsamiques*, et quelquefois la cautérisation du col, permettront d'obtenir la guérison de la cystite du col qui est en général une affection fort tenace.

La **cystite chronique**, ou catarrhe de la vessie, est souvent consécutive à une cystite aiguë, et peut repasser à cet état sous l'influence des excitants. Elle est occasionnée le plus souvent par la PIERRE, la *gravelle*, un mauvais régime alimentaire ou un *rétrécissement de l'urèthre*. Elle donne lieu à une émission de mucosités glaireuses par l'urèthre qui gênent la *miction*, provoquent des envies fréquentes d'uriner difficiles à satisfaire complétement, et rendent parfois ce liquide plus ou moins purulent et alcalin, au lieu d'acide qu'il est à l'état normal.

Pour la cystite aiguë comme pour la chronique, il faudra d'abord supprimer la cause qui a occasionné la maladie. Cependant, si l'état inflammatoire est trop prononcé, il faudra d'abord le calmer par les sangsues, les bains, les boissons délayantes.

Les douleurs seront combattues par le laudanum employé sur des cataplasmes, en lavements, ou l'opium à l'intérieur. On fera aussi des injections détersives et émollientes dans la vessie, et, suivant les cas, on prendra des grands bains, et l'on fera usage d'eaux minérales diurétiques (Contrexéville, Vichy) ou de préparations de tolu, de térébenthine, de goudron.

CYSTOCÈLE, s. f. (de χύστις, vessie, et χηλή, hernie). *Hernie* de la vessie. Elle peut se montrer au canal *inguinal*, au canal *crural*, et s'accompagner ou non de la *hernie inguinale* ou *crurale* de l'intestin ou de l'épiploon. Chez la femme, la vessie fait souvent saillie dans le vagin (cystocèle vaginale), à la suite de couches nombreuses et d'abaissement de la matrice.

On reconnaît la cystocèle à la réductibilité de la tumeur qui donne lieu à une forte envie d'uriner, lorsqu'on la fait disparaître par la pression. Elle augmente de volume lorsqu'il y a rétention volontaire de l'urine, marche ou fatigue excessive.

Contre la cystocèle inguinale et crurale il faudra porter un bandage semblable à ceux que nécessitent les autres hernies. Contre la cystocèle vaginale, on emploiera les pessaires de caoutchouc dilatés par l'insufflation de l'air, et une ceinture abdominale destinée à soutenir le poids des intestins. Dans certains cas, on a cherché à guérir cette infirmité par l'*autoplastie*.

CYSTOTOME, s. m. (de χύστις, vessie,

et τέμνειν, couper), Instrument destiné à faire la section de la vessie dans l'opération de la PIERRE par la TAILLE.

Le nom de *lithotome*, bien que moins exact, est plus employé.

CYSTOTOMIE, s. f. — Voy. LITHOTOMIE.

CYSTITOME, s. m. Synonyme de KYSTITOME. Instrument destiné à ouvrir la capsule du cristallin (cristalloïde) dans l'opération de la *cataracte* (fig. 118).

D

DACRYOCYSTITE, s. f. (de δάκρυον, larme et κύστις, sac). Inflammation aiguë ou phlegmon du *sac lacrymal*. Elle est précédée le plus souvent de LARMOIEMENT et d'inflammation chronique des voies lacrymales, ou bien elle reconnaît pour cause : la carie des os du nez, un calcul ou un rétrécissement des voies lacrymales, un érysipèle de la face, etc.

A l'angle interne de l'œil, il se produit un gonflement considérable qui s'étend à toutes les parties voisines, et s'accompagne de rougeur, chaleur, tension de la peau et douleurs lancinantes. Bientôt se forme un abcès qui s'ouvre à l'extérieur et par lequel se vide le contenu purulent du sac lacrymal. A la suite de l'ouverture de cet abcès, il reste le plus souvent une FISTULE LACRYMALE.

Traitement. Il ne faut ouvrir l'abcès par la peau qu'à la dernière extrémité, mais il faut chercher à évacuer son contenu par les voies lacrymales. On incise un des points lacrymaux, on passe une sonde de Bowmann dans le canal nasal, et en pressant sur la tumeur on arrive souvent à faire sortir le pus par l'angle de l'œil (point lacrymal) ou par le nez, et à obtenir la guérison sans s'exposer à une fistule consécutive. On appliquera en même temps des cataplasmes et des compresses chaudes.

DACRYO-CYSTO-BLENNORRHÉE, s. f. (de δάκρυον, larme, κύστις, sac, βλέννα, mucus et ῥήγνυμι, je chasse). Inflammation chronique du sac lacrymal et des conduits lacrymaux, dus le plus souvent au rétrécissement du canal nasal, et dont le principal symptôme est l'ÉPIPHORA ou LARMOIEMENT (voy. ces mots).

DALTONISME, s. m. Impossibilité de distinguer certaines couleurs ou certaines nuances qui fait qu'on les confond entre elles. Cette affection, dont était atteint le chimiste Dalton, est le plus souvent congénitale ; c'est ordinairement le rouge qui est mal perçu et confondu avec le vert. Il est nécessaire d'examiner à ce point de vue les employés des chemins de fer chargés d'un service sur la voie, les signaux rouges indiquant un danger pressant ou l'arrêt absolu du train, et les signaux verts, la nécessité d'en ralentir seulement la marche.

Lorsque le daltonisme survient dans le cours d'une maladie de la rétine ou du nerf optique (névrite ou rétinite le plus souvent syphilitique), il s'accompagne de diminution de l'acuité visuelle, tandis que celle-ci est intacte lorsque le daltonisme est congénital.

DAPHNÉ, s. m. (Δάφνη). Genre de plantes de la famille des thymélées, qui fournit le *daphné garou* (*daphne gnidium*), vulgairement saint-bois, dont l'écorce, contenant un principe cristallisable, la daphnine, possède une saveur âcre, corrosive, irritant au plus haut point la bouche et l'œsophage.

Le **daphné garou** est stimulant et diaphorétique, conseillé dans les scrofules, la syphilis constitutionnelle, le rhumatisme chronique, les dartres et les maladies du système osseux. Il entre dans la composition des pois suppuratifs, des pommades, papier et taffetas vésicants. La plupart des daphnés sont succédanés du garou et employés par les gens de la campagne comme épispastiques.

DARTOS, s. m. (*dartos*; δαρτός, de δέρω, je dépouille). Enveloppe du testicule, très-adhérente à la face profonde de la peau du scrotum. Il est formé par un mélange de fibres élastiques, de tissu conjonctif et surtout de fibres musculaires lisses. Il se perd insensiblement à la partie supérieure des bourses où il dégénère en tissu élastique. C'est le dartos qui est la cause et le siége des mouvements de contraction et d'expansion qui se remarquent dans cette région.

DARTRE, s. f. (*herpès*, ἕρπης). Terme générique qui servait autrefois à désigner toutes les affections cutanées. On les divisait en sept espèces : dartre furfuracée, squameuse, crustacée, rongeante, pustuleuse, phlycténoïde, érythémoïde. Aujourd'hui, le mot *dartre* est rejeté du langage scientifique, comme ne s'appliquant spécialement à aucune affection déterminée.

DATURA, s. m. Genre de plantes de la famille des solanées, qui fournit la *stramoine pomme épineuse* (*datura stramo-*

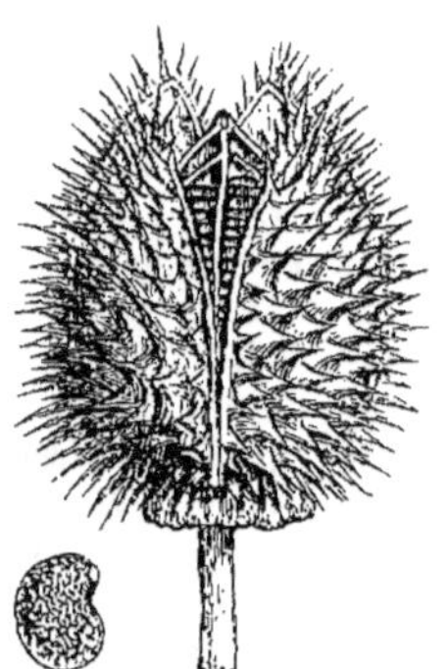

Fig. 187. — *Datura stramonium* (Stramoine, pomme épineuse).
Fruit entr'ouvert et graine.

nium). Plante annuelle commune aux environs des habitations et dans les lieux arides. Les feuilles fraîches contiennent un principe cristallisable, la daturine. Elles ont une odeur vireuse et nauséabonde, surtout quand on les froisse, une saveur âcre et amère. Sous l'influence du datura, on observe la dilatation de la pupille, la paralysie de l'iris, le délire, la léthargie. Les graines, très-nombreuses, fournissent 11 pour 100 d'extrait (fig. 187). Elles sont narcotiques, au moins autant que les feuilles. On a vanté les feuilles de datura contre la coqueluche, le rhumatisme, les névralgies, l'asthme. On les administre en cigares, en poudre, en infusion, en extrait.

DAVIER, s. m. Sorte de pince dont les mors sont très-courts, qui sert à l'extraction des dents (fig. 188).

Les **daviers droits** s'emploient pour les dents incisives, canines et petites molaires, et en général pour toutes les racines qui peuvent être tirées directement.

Les **daviers courbes** sont spécialement destinés à enlever les molaires qui ont été préalablement luxées au moyen de la *clef*.

Le **davier** en forme de **bec de perroquet** est utile pour extraire les incisives, les canines et petites molaires de la mâchoire inférieure.

On fait maintenant des daviers de toutes formes, dont les mors embrassent exactement la couronne des dents et avec lesquels on en fait l'extraction sans avoir

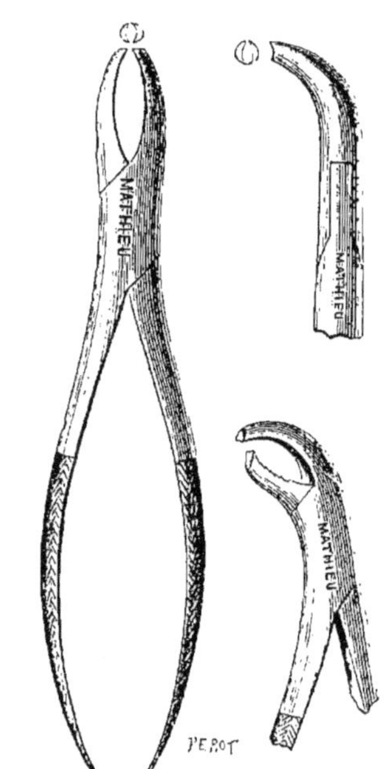

Fig. 188. — Davier droit, davier courbe et davier à bec de perroquet.

recours au préalable à la *clef*. Il existe pour ainsi dire autant de daviers que de formes de dents. Lorsqu'on se sert de cet instrument, il est essentiel :

1° De ne pas trop serrer la couronne dentaire entre les mors, ce qui peut la faire éclater ;

2° De saisir la dent non-seulement par deux points, mais par tout son pourtour au-dessous de la couronne, et le plus près possible de la racine ;

3° De tirer exactement dans l'axe de la dent en imprimant un léger mouvement de rotation autour de cet axe (voy. DENT).

DÉBRIDEMENT, s. m. Action de couper

les tissus qui brident un abcès et empêchent la sortie du pus, ou maintiennent étranglées les HERNIES.

DÉCÈS, s. m. (*decessus*, de *decedere*, s'en aller). Mort naturelle d'un individu, causée par l'âge ou par la maladie. En jurisprudence, le mot décès exclut l'idée de mort violente.

Le décès doit être constaté légalement par un *acte de décès*. L'officier de l'état civil qui dresse cet acte doit vérifier lui-même le fait et recevoir la déclaration de deux témoins. Dans la plupart des villes, il délègue la constatation des décès à un docteur qui est nommé médecin de l'état civil.

DÉCHAUSSEMENT, s. m. Détachement de la gencive et de la dent. On déchausse les dents qui adhèrent aux gencives avant d'en faire l'extraction.

DÉCHIRÉ, adj. Les trous *déchirés* antérieur et postérieur sont des orifices situés à la base du crâne. Le premier est bouché par du tissu fibreux, le second donne passage aux nerfs glosso-pharyngien, pneumo-gastrique, spinal et à la veine jugulaire interne.

DÉCHIRURE, s. f. Solution de continuité irrégulière.

Les **déchirures du périnée** qui se produisent au moment de l'accouchement sont dues à une sortie trop brusque de l'enfant, elles peuvent n'intéresser que la *fourchette* et guérir spontanément par le repos et des soins de propreté. Si elles se prolongent davantage, elles peuvent nécessiter la suture du périnée (PÉRINÉORRHAPHIE). Aussi faut-il toujours veiller attentivement au passage de la tête de l'enfant, soutenir le périnée, recommander à la femme de ne pas pousser et au besoin diriger les déchirures sur les côtés latéraux, en donnant deux petits coups de ciseaux de chaque côté de la vulve distendue.

DÉCLARATION, s. f. **Déclaration de naissance** (Voy. ACCOUCHEMENT).

Déclaration de décès. La loi n'inflige aucune peine contre le défaut de déclaration de décès. Mais, s'il y a eu inhumation sans déclaration de décès, elle applique l'article 358, qui punit de six jours à deux mois de prison et d'une amende de 16 à 50 fr. ceux qui, sans l'autorisation préalable de l'officier public, auront fait inhumer un individu décédé.

L'article 359 porte en outre quel « quiconque aura recélé ou caché le *cadavre* d'une personne homicidée ou morte des suites de coups et blessures sera puni d'un emprisonnement de six mois à deux ans et d'une amende de 50 fr. à 400 fr., sans préjudice de peines plus grandes s'il a participé au crime ». Il est donc toujours au moins prudent de déclarer un décès dont on est le témoin.

DÉCOCTION, s. f. (*decoctio*, de *de* et *coquere*, faire cuire, ἄφεψις). Opération pharmaceutique qui s'effectue en faisant bouillir plus ou moins longtemps une ou plusieurs matières solides dans un liquide pour en extraire tout ce qu'elles ont de soluble. Dans la décoction, en raison de l'élévation de température longtemps soutenue, plusieurs principes immédiats organiques peuvent être altérés ou modifiés dans leur nature.

Décoction blanche de Sydenham, ou tisane de mie de pain composée. Préparation faite de mie de pain et corne de cerf râpée bouillies dans l'eau, sucrées et aromatisées. Employée contre les diarrhées rebelles, un demi-verre d'heure en heure.

DÉCOLLEMENT, s. m. Séparation de deux parties au niveau de leur attache.

Le décollement des *épiphyses* des os longs se montre chez les enfants à la suite de violences et réclame le traitement ordinaire des fractures.

Décollement du *placenta* (voy. PLACENTA, DÉLIVRANCE).

Décollement de l'*iris*, de la *rétine* (voy. IRIS, RÉTINE).

DÉCOLORATION, s. f. Perte de la coloration, artificielle ou naturelle. La décoloration des téguments tient à l'absence du sang, qui est chassé des capillaires et se réfugie dans les vaisseaux internes.

La décoloration des substances pharmaceutiques se fait le plus souvent au moyen du *charbon animal* (noir d'os), qui agit mécaniquement en absorbant les principes colorants.

DÉCOMPOSITION, s. f. Réduction d'un corps composé en éléments moins complexes ou en corps simples. La plupart des composés organiques susceptibles de décomposition spontanée forment des acides carbonique, sulfhydrique, de l'ammoniaque, qui s'échappent dans l'air et laissent comme résidu de l'humus ou des sels non volatiles (voy. Pourriture).

DÉCORTICATION, s. f. Enlèvement de l'écorce. La décortication du testicule atteint d'*hématocèle* consiste à enlever la couche de fibrine qui l'entoure et qui est parfois fort épaisse.

DÉCUBITUS, s. m. (κατάκλισις). Mot latin resté dans la langue française pour désigner l'attitude du corps qui repose sur un plan horizontal. Les différents genres de décubitus, *dorsal, ventral, latéral*, ont chacun une valeur sémiotique spéciale, signalée dans les maladies où on les rencontre.

Le **décubitus dorsal** prolongé chez les vieillards, ou dans les maladies adynamiques, produit souvent des *eschares au sacrum* qui ont une gravité considérable. On les prévient par le changement de position, un emplâtre de diachylum appliqué au siége et surtout le *matelas hydrostatique* en caoutchouc rempli d'eau.

DÉFAILLANCE, s. f. (*animi defectus, defectio, deliquium*, λειποθυμία). Faiblesse, manque de force, diminution soudaine de l'action du cœur, appelée aussi évanouissement ou *lipothymie*, premier degré de la *syncope*.

DÉFÉCATION, s. f. (*defecatio*, de *de*, au dehors, et *fœx*, lie; ἀπόπατος). La défécation est un acte physiologique qui consiste dans l'expulsion des matières fécales hors du rectum. Le diaphragme et les muscles de la paroi abdominale se contractent et compriment les organes abdominaux pendant que le releveur de l'anus soulève l'extrémité inférieure du rectum, en même temps qu'il dilate l'anus et que le sphincter anal entre en jeu.

DÉFÉRENT, adj. Le canal déférent est celui qui conduit le *sperme* du testicule jusqu'à l'urèthre. Il y en a un de chaque côté, qui se réunissent et forment le canal *éjaculateur*.

DÉFORMATION, s. f. (*deformatio*). Altération congénitale ou accidentelle de la forme normale des organes, causée par l'arrêt dans leur développement (atrophie), leur augmentation exagérée (hypertrophie), ou leur déviation qui reconnaît des causes nombreuses : fractures, luxations, rachitisme, etc.

DÉGÉNÉRESCENCE, s. f. Changement de nature d'un organe ou d'une espèce animale qui se transforme en se dégradant.

On dit qu'un organe est frappé de dégénérescence graisseuse, vitreuse, amyloïde, cancéreuse, etc., lorsque les éléments qui le constituent ont été remplacés ou infiltrés par de la *graisse*, de la matière *vitreuse, amyloïde*, ou *cancéreuse*. Les fonctions de cet organe sont alors altérées ou abolies.

DÉGLUTITION, s. f. (*deglutire*, avaler, κατάποσις). Acte physiologique par lequel le bol alimentaire est porté de l'isthme du gosier à l'estomac. La déglutition se compose de trois temps : le premier, volontaire, pendant lequel l'aliment chemine dans la bouche, porté sur la face dorsale de la langue. Le second temps, involontaire, commence au moment où le bol alimentaire franchit l'isthme du gosier. L'extrémité inférieure du pharynx est soulevée par un mouvement convulsif, instantané, déterminé par les muscles de la région, et le bol est porté à l'entrée de l'œsophage. Le troisième temps de la déglutition, qui est le plus long, est celui pendant lequel l'aliment parcourt l'œsophage, entraîné par les contractions musculaires de ce conduit, et non par son propre poids.

DÉJECTION, s. f. (de *dejicere*, rejeter). Les déjections sont les matières rejetées par les vomissements ou la défécation (*déjections alvines*). Ces matières sont importantes à conserver et à analyser dans les cas où l'on soupçonne un empoisonnement.

DÉLIQUESCENT, adj. Qui attire l'humidité de l'air. Certains corps solides, comme la potasse et la soude caustiques, le carbonate de potasse, l'azotate de soude, le chlorure de calcium, etc., attirent la vapeur d'eau contenue dans l'air, et deviennent liquides en s'y dissolvant.

DÉLIRE, s. m. (*delirium*, de *de*, hors, et *lira*, sillon; παραφροσύνη, παρακοπή). Le délire se rencontre souvent dans le cours des affections graves (méningite, érysipèle, variole, fièvre typhoïde, etc.). C'est une perversion de l'entendement causée par la maladie, qui fait que le malade prend des rêves, des fausses sensations, des illusions sensoriales, pour la réalité.

Le **délire aigu** est une forme de la folie. Il débute par une exaltation singulière dans les paroles et dans les actes. Les idées les plus incohérentes se succèdent; le malade est en proie à l'agitation la plus violente qui va jusqu'à la *fureur*; les yeux sont injectés et prennent une expression si-

nistre, la pupille est dilatée, la langue sèche, la peau chaude, le pouls bat jusqu'à
120 fois par minute, le sommeil est nul.
Cette affection est très-grave.

Le traitement, duquel on doit bannir la
saignée comme dangereuse, consiste dans
les bains tièdes prolongés, les purgatifs, les
vésicatoires, les sinapismes. Le malade
doit être en même temps maintenu dans
l'obscurité et attaché au besoin.

DELIRIUM TREMENS, s. m. Expression latine qui sert à caractériser la *folie
alcoolique*. Cette affection se développe chez les individus qui,
par état où par passion, boivent
très-fréquemment, quoique à
petites doses, du vin ou des
liqueurs. On l'observe même
chez des personnes sobres exposées aux émanations alcooliques. Le délire est général et
très-intense, accompagné d'hallucinations, d'agitation extrême
et parfois de fureur et de tendance au suicide ; la voix est
incertaine, la langue sort de la
bouche, les mains sont agitées
de *tremblements*, l'insomnie est complète.
La maladie se termine ordinairement par la
guérison au bout de quelques jours à deux
à trois semaines ; quelques malades succombent cependant au milieu de convulsions
épileptiformes.

On combat le *delirium tremens* par
l'opium, le bromure de potassium, les
boissons rafraîchissantes et laxatives. On
est quelquefois obligé de donner quelque
potion alcoolique ou stimulante lorsqu'il y
a tendance au *coma*. Mais la véritable manière de combattre les accidents du delirium
tremens et ses conséquences (épilepsie,
aliénation mentale), c'est le régime sévère
et l'abstention des liqueurs alcooliques,
abstention malheureusement plus facile à
conseiller qu'à obtenir.

DÉLIVRANCE, s. f. Deuxième partie de
l'accouchement dans laquelle le placenta,
les membranes et le cordon, devenus inutiles, sont expulsés par les contractions de
l'utérus, *délivrance naturelle*. On l'appelle
délivrance artificielle ou *manuelle*, lorsque,
pour une cause quelconque, elle exige le
secours d'une main étrangère pour se terminer heureusement.

Ordinairement l'accoucheur n'attend pas

la délivrance naturelle et procède ainsi
qu'il a été dit à l'article ACCOUCHEMENT (fig.
189).

Il n'y a, en général, aucune difficulté,
mais il faut procéder avec lenteur afin de
ne pas casser le *cordon ombilical* et ne pas
déterminer une hémorrhagie en décollant
trop tôt le placenta.

Si le cordon est rompu, s'il y a une hémorrhagie grave, ou si le placenta est retenu dans la cavité de l'utérus, l'accoucheur
ne doit pas attendre que le col soit revenu

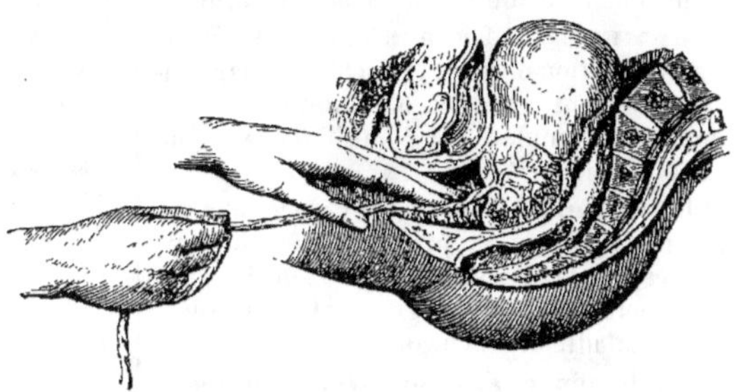

FIG. 189. — Manière de tirer sur le cordon pour effectuer
la *délivrance*.

sur lui-même, mais insinuant doucement la
main dans la cavité de la matrice, il doit
procéder au *décollement* du placenta et
veiller à sa sortie *complète*.

Il ne faut donner de seigle ergoté que
lorsqu'il n'y a plus rien dans la matrice ;
alors ce médicament contribue à arrêter et
à prévenir les hémorrhagies.

Après les avortements, la délivrance est
quelquefois plus difficile que ne l'a été l'expulsion même du fœtus. Cela tient à ce que
le délivre est plus volumineux que le fœtus
et que les contractions de la matrice ne
sont pas franches et régulières.

C'est alors surtout qu'il ne faut pas tirer
brusquement sur le cordon, qui est mou et
très-friable, mais provoquer les contractions
en malaxant le fond de l'utérus, à travers la
paroi abdominale, en même temps qu'on
attire le placenta de façon à l'engager dans
le col de l'utérus, il détermine alors des
contractions qui favorisent son expulsion.

DELPHINE, s. f. Alcaloïde très-vénéneux, d'un goût amer et très-âcre, qui constitue le principe actif de la *dauphinelle
staphisaigre*. Sa composition est probablement $C^{27}H^{19}AzO^2$.

DELTOÏDE, s. m. (*deltoïdes*, de la lettre

Δ et εἶδος, forme). Qui ressemble à un Δ. Nom donné à un muscle qui forme le moignon de l'ÉPAULE, triangulaire, très-épais, dont les insertions fixes se font au tiers externe du bord antérieur de la clavicule, au bord externe de l'acromion et à toute la lèvre inférieure du bord postérieur de l'épine de l'omoplate; l'insertion mobile, à l'empreinte deltoïdienne de l'humérus.

Le deltoïde est quelquefois paralysé après les luxations de l'épaule même bien remises. Il est atrophié et le membre ne peut plus être soulevé qu'avec difficulté.

DÉMENCE, s. f. (*amentia*, ἄνοια). Forme de l'aliénation mentale caractérisée par l'affaiblissement graduel ou l'abolition plus ou moins complète de l'intelligence et de la sensibilité.

La **démence sénile** est causée par les progrès de l'âge ou par les excès de tous genres, les fatigues du corps et de l'esprit, quelquefois par les chagrins et la misère. Cette maladie est incurable.

La **démence symptomatique** ou **compliquée** se montre à la suite de l'épilepsie, de l'hémorrhagie cérébrale ou de l'encéphalite chronique, de certaines cachexies, et notamment du scorbut. Son traitement est nécessairement subordonné à celui des différentes affections qui l'ont entraînée à leur suite (voy. FOLIE).

DEMI-MEMBRANEUX, s. m. Muscle de la cuisse ainsi nommé à cause de son tendon supérieur long, aplati et mince, qui s'insère en haut à la tubérosité de l'ischion, et en bas par trois faisceaux, à la partie postérieure et à la partie interne de la tubérosité interne du tibia, et au condyle externe du fémur.

DEMI-TENDINEUX, s. m. Muscle de la région postérieure et interne de la cuisse, qui s'insère en haut à la tubérosité de l'ischion. Son tendon inférieur, long et grêle, qui lui donne son nom, s'insère à la partie supérieure de la face interne et à la tubérosité antérieure du tibia. Il concourt à former la patte d'oie.

DÉMODEX, s. m. Petit animal de l'ordre des acariens, long de 1/10 à 1/30 de millimètre que l'on trouve dans les petites glandes sébacées de la peau du nez et dans les follicules pileux qui ont un aspect jaunâtre avec un point noir au milieu. Chez le chien, la multiplication de cet ani-mal leur donne la maladie de peau vulgairement appelée le *rouge*.

DÉMOGRAPHIE, s. f. (δῆμος, peuple et γράφω, j'écris). Partie de la statistique qui s'occupe du mouvement de la population d'une contrée, naissances, mariages, décès, par âges et par sexes, etc.

DENGUE, s. f. Sorte de fièvre qui a régné épidémiquement aux Indes à diverses reprises.

DENSITÉ, s. f. La densité d'un corps solide ou liquide est le rapport du poids d'un certain volume de ce corps au poids du même volume d'eau distillée prise à 4 degrés centigrades.

La densité d'un gaz est prise par rapport à l'air.

DENT, s. f. Organes durs implantés dans les bords des deux mâchoires et servant à la division et à la mastication des aliments.

Les dents sont au nombre de seize pour chaque mâchoire chez l'adulte, de dix seulement chez l'enfant jusqu'à sept ans (voy. DENTITION).

Il y a plusieurs espèces de dents, mais toutes se composent de trois parties :

1° La *couronne*, qui est d'un blanc nacré, et dépasse le niveau de la gencive ;

2° Le *collet*, qui est recouvert par la gencive, mais est en dehors de l'*alvéole* ;

3° La *racine*, qui est contenue dans l'alvéole.

Les dents sont creuses intérieurement et traversées par un canal rempli par la pulpe dentaire, fermé en haut par la couronne, et ouvert en bas pour laisser passer à l'intérieur de la dent les vaisseaux et les nerfs qui se ramifient dans la *pulpe* (fig. 190).

Trois tissus différents entrent dans la formation de la dent :

1° L'*ivoire*, ou dentine, qui en constitue la plus grande partie, aussi bien dans la couronne que dans la racine, et est seul en contact avec la pulpe dentaire ;

2° L'*émail*, qui recouvre l'ivoire dans la partie qui forme la couronne ;

3° Le *cément*, qui revêt la racine et est plus épais à son extrémité qu'au niveau du collet.

Les dents ne sont pas des os, leur structure est bien différente; ce ne sont pas non plus des organes inertes, elles vivent et s'accroissent par l'intermédiaire de leur

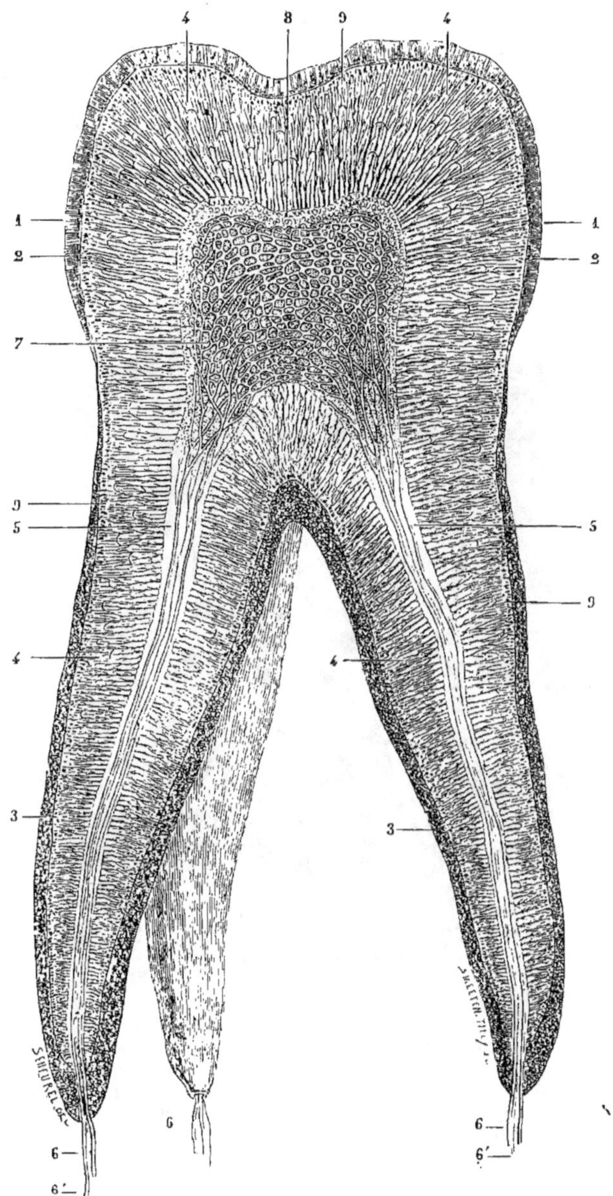

_{FIG. 190} (empruntée à l'*Histologie* du docteur Fort). — Section d'une dent molaire de la mâchoire supérieure.

1, 1, Cuticule grossie 100 fois.

2, 2, Émail grossi 15 fois.

3, 3, Cément grossi 15 fois.

4, 4, 4, 4, Canalicules dentaires et leurs anastomoses, grossis 350 fois.

5, 5, Canaux de la racine portant les vaisseaux et les nerfs à la pulpe dentaire, grossis 8 fois comme la totalité de la dent.

6, 6, 6, Paquet vasculo-nerveux pénétrant dans les racines.

6', 6', Nerfs dentaires grossis 6 fois.

7, Pulpe et réseau capillaire.

8, Cellules de la dentine, cellules de l'ivoire grossies 50 fois environ.

9, Espaces interglobulaires, grossis 20 fois environ.

pulpe qui est extrêmement sensible, et devient très-douloureuse lorsqu'elle s'enflamme, par suite de l'impossibilité où elle est d'augmenter de volume, étant limitée de tous côtés par l'ivoire.

Chez l'adulte, les *quatre* dents anté-

qui n'a également qu'une racine, dont la couronne un peu conoïde sert à déchirer les aliments. Ces dents sont bien plus développées chez les carnassiers, mais leur présence chez l'homme indique qu'il doit être aussi carnivore.

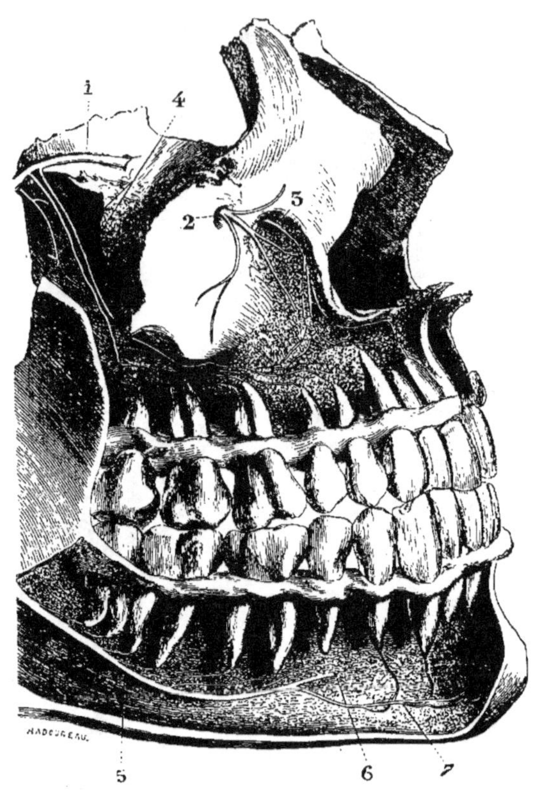

Fig. 191 (empruntée à l'*Anatomie* du docteur Fort).
Dents et nerfs des dents du côté droit chez l'adulte.

1, Nerf maxillaire supérieur.
2, Nerf sous-orbitaire.
3, Nerf dentaire inférieur dans l'épaisseur de l'os.
4, Nerfs dentaires postérieurs dans l'épaisseur de l'os.

5, Nerf dentaire inférieur dans le canal dentaire.
6, Rameau mentonnier coupé.
7, Terminaison du nerf dentaire dans la canine et les incisives (nerf incisif).

rieures de chaque mâchoire sont appelées *incisives* (fig. 191), elles n'ont qu'une racine, une couronne à bord tranchant et servent à couper les aliments. Elles sont très-développées et poussent continuellement chez les lapins et autres rongeurs.

De chaque côté des incisives, se trouve une dent dite *canine* ou lanière (fig. 191)

Après la dent canine, se trouvent de chaque côté deux *petites molaires* ou fausses molaires dont la racine est double, mais dont les deux branches sont souvent soudées, à la mâchoire inférieure ; la couronne présente deux petits tubercules destinés au broiement.

Les trois dernières dents sont appelées

grosses molaires ou vraies molaires. Les deux antérieures ont trois racines à la mâchoire supérieure et deux à l'inférieure, leur couronne présente des tubercules qui s'emboîtent avec les creux de la molaire correspondante de l'autre mâchoire. La dent postérieure au fond de la bouche ou *dent de sagesse* a des racines et une couronne moins développées et comme avortées; la forme en est très-variable.

Les dents de l'enfant jusqu'à sept ans ne sont qu'au nombre de *vingt* (voy. DENTITION). Ces organes servent non-seulement à la *mastication* très-utile comme préparation à la digestion, mais ils contribuent encore à l'articulation des sons et à l'aspect du visage.

Lorsque, par suite du progrès de l'âge, les dents disparaissent, les os maxillaires changent de forme, et les modifications qu'ils subissent impriment à la physionomie de l'individu une transformation notable. Les branches du maxillaire inférieur, qui chez l'adulte faisaient un angle droit avec le corps de l'os, s'inclinent en arrière en formant un angle obtus, comme chez les enfants nouveau-nés. La symphyse du menton devient saillante, en forme de galoche, ainsi qu'on le dit vulgairement. Les gencives s'endurcissent, les rebords deviennent calleux et permettent un certain degré de mastication.

Les dents poussent quelquefois *irrégulièrement*, soit à cause du manque de place par rapport à leur largeur, soit par suite d'une mauvaise direction de leur axe. C'est au moment de leur développement de 10 à 15 ans que l'on peut agir le plus efficacement pour les redresser.

On cherchera par des pressions des pouces ou des doigts à remettre en place celles qui se dévieraient, et en usant de ce moyen avec persévérance, on arrivera souvent à pouvoir se passer d'appareils formant ressort que l'on emploie dans le même but.

Il sera quelquefois nécessaire d'enlever une petite molaire si les incisives ou les canines n'ont pas l'espace suffisant pour se développer. Mais il ne faudra se décider à cette extraction que si les autres moyens ont échoué; car, en enlevant une dent, on rétrécit le bord alvéolaire et on se prive d'un organe qui ne se retrouve plus.

Maladies des dents. Les dents sont sujettes à diverses maladies qui réclament tantôt des soins spéciaux, tantôt nécessitent *l'avulsion* de l'organe malade.

L'agacement des dents se montre chez les personnes dont la digestion difficile donne lieu à des renvois acides; il est fréquent chez les femmes enceintes. Il précède et favorise la *carie dentaire* par suite de l'altération de l'émail. Il faut faire usage de boissons alcalines (eaux de Vichy, Vals), maintenir la bouche dans un grand état de propreté et faire usage d'une poudre dentifrice alcaline, contenant un peu de magnésie, ou d'un collutoire renfermant un peu de bicarbonate de soude.

Les **douleurs de dents**, odontalgie, mal de dents, sont fort communes; elles sont produites le plus souvent par la *carie dentaire*, mais peuvent aussi reconnaître d'autres causes (périostite alvéolo-dentaire, gingivite, névralgie, etc.). L'éruption même de la dent est souvent douloureuse, surtout celle de la dent de sagesse (voy. DENTITION).

La **névralgie dentaire** peut faire croire à une dent cariée par la douleur qu'elle détermine dans certaines dents.

L'inflammation du périoste des alvéoles (*périostite alvéolo-dentaire*) complique aussi souvent la carie dentaire, et provoque, outre une vive douleur, une FLUXION plus ou moins intense.

La **carie dentaire** présente deux formes : elle est sèche ou humide. La première s'arrête spontanément, et les douleurs sont modérées; la seconde amène la destruction plus ou moins complète de la dent et donne lieu à des douleurs parfois excessives et à des complications diverses.

La carie débute le plus souvent sur la face triturante des dents, lorsque l'émail protecteur vient à être altéré en un point; elle se montre aussi sur la face d'une dent qui est en rapport avec la voisine, surtout si celle-ci est elle-même affectée de carie.

Elle commence par l'apparition d'un point noir qui s'étend peu à peu en creusant une cavité irrégulière, souvent plus large au fond qu'à son ouverture. Le contact du froid et du chaud est douloureux; la pulpe dentaire s'enflamme par suite de la propagation du mal à travers l'ivoire de la dent, qui peut disparaître complétement au niveau du point carié et laisse la pulpe à découvert.

Lorsque la pulpe dentaire s'enflamme,

la douleur devient si violente, qu'elle produit la *rage de dents* qui s'exaspère sous la moindre impression de froid ; si elle est à découvert, elle forme au milieu de la partie cariée un bourgeon charnu douloureux, saignant au moindre contact. Souvent l'inflammation se propage au *périoste* de l'alvéole et donne lieu à la *périostite* et à un abcès.

Le *traitement* de la carie dentaire est variable, suivant le degré auquel arrive la maladie.

Au début, alors que l'émail commence seulement à être attaqué, observer l'hygiène de la bouche, ablutions, nettoyages avec eaux balsamiques de Botot ou autres, éviter de boire trop chaud ou trop froid, nettoyer la carie, obturer (plomber) la cavité de la dent.

Si l'ivoire est atteint, cautériser et obturer, après avoir pansé, au besoin, avec des topiques calmants.

Si la pulpe dentaire est mise à nu, il faut la détruire au moyen d'un fil de platine rougi par l'électricité ou par l'emploi d'un caustique arsenical ; puis on fera des pansements morphinés, destinés à calmer la douleur, et enfin on obturera la cavité afin de favoriser la réparation de l'ivoire.

Dans les caries sèches, cette réparation se fait d'elle-même, et la douleur est bien moins vive.

Pour calmer les douleurs, on se servira avec avantage d'un peu de ouate trempée dans du laudanum de Sydenham ou dans un mélange d'*essence de menthe et d'alcool*, que l'on introduira dans la cavité de la carie. Souvent on obtiendra un bon résultat en badigeonnant de laudanum de Sydenham toute la joue du côté de la dent cariée. Enfin, si ces soins ne peuvent être exécutés convenablement, si la dent se fracture, ou si la maladie fait du progrès, il faudra en faire l'EXTRACTION.

Un moyen ancien, exploité par le charlatanisme, mais souvent efficace, consiste à provoquer une vive irritation sur la muqueuse du nez, du côté de la douleur. Pour cela, un procédé très-simple consiste à verser dans une cuillère à café de l'eau-de-vie plus ou moins pure ou de l'alcool de vulnéraire, d'anis ou de menthe, étendu d'eau, et à l'aspirer fortement par la narine du côté malade, tandis qu'on bouche l'autre avec le doigt. La douleur cesse presque subitement après une ou deux aspirations brusques.

Fracture des dents, luxation. Les violences qui agissent sur ces organes peuvent en déterminer la fracture ou la luxation, qui fait sortir plus ou moins complétement la dent de son alvéole.

Si une partie de la dent est fracturée et détachée complétement, on se bornera à adoucir avec la lime les aspérités de la portion restante. Si la dent est simplement fendue en long, on l'entourera d'un fil d'argent, afin de lui permettre de se consolider. Si la dent est sortie de son alvéole, même complétement, comme il arrive quelquefois lorsqu'on arrache une bonne dent à la place d'une mauvaise, on la remettra en place, elle reprend quelquefois et se consolide peu à peu. Il faudra s'abstenir pendant quelques jours de manger du côté où se sera produit l'accident.

Extraction des dents. Lorsqu'il n'est pas possible d'espérer la guérison d'une dent cariée, que le malade ne peut se soumettre aux soins minutieux qu'exige le traitement, qu'il faut faire place à une autre dent, etc., il est nécessaire d'opérer l'extraction. Les instruments usités à cet effet sont : les *daviers*, le *pied-de-biche*, la *clef de Garengeot*, les *pinces*, la *langue de carpe*.

Il est nécessaire, pour bien enlever une dent : 1° de la saisir solidement au-dessous du collet ; 2° de l'extraire suivant son axe.

Les *daviers* (fig. 188) servent à peu près exclusivement à l'extraction des incisives et des canines ; ils peuvent cependant servir à extraire les autres dents lorsque leurs mors sont disposés à cet effet. Pour les molaires, la *clef* est encore ordinairement employée par les personnes qui n'exercent pas exclusivement la profession de dentiste ; cependant, depuis qu'on fait usage de daviers américains, dont il existe un mode spécial pour chaque sorte de dent, on peut faire l'extraction des molaires au moyen du davier seul. Mais il n'y a guère que dans les grandes villes que les opérateurs sont convenablement outillés, et encore est-il, à notre avis, bien des fois préférable de recourir à la clef de Garengeot, qui, bien maniée, donne de très-beaux résultats.

Les *pinces* et le *pied-de-biche* sont utiles pour l'extraction des racines qui ne donnent que peu de prise.

La *langue de carpe* sert uniquement à l'extraction de la dent de sagesse lorsque les dents voisines sont intactes.

La *clef de Garengeot*, plus ou moins modifiée, est l'instrument le plus employé pour l'extraction des dents molaires, qui soñt celles que l'on enlève le plus souvent. Suivant les cas, l'opérateur se placera en

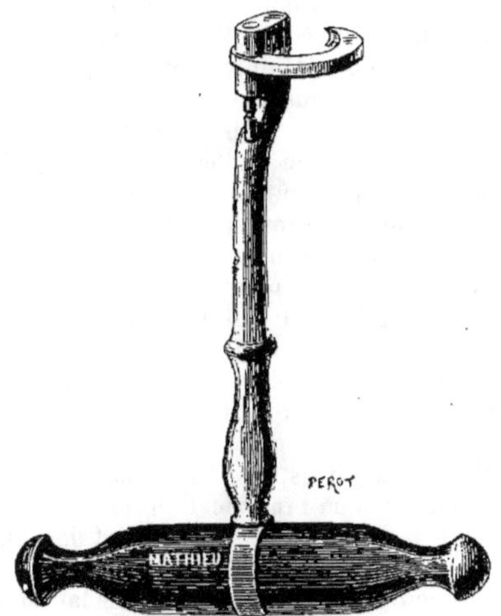

Fig. 192. — Clef de Garengeot.

avant ou en arrière, le plus souvent à côté de l'opéré. La clef étant préparée d'avance et convenablement garnie d'une petite bande de toile ou de flanelle, il aura bien soin de détacher (au moyen d'une petite rugine à feuille de myrte) la gencive du collet de la dent. Le crochet sera appliqué le plus bas possible en dessous de la couronne, maintenu dans cette position par le pouce de la main gauche, en même temps que le panneton, convenablement garni, sera placé vis-à-vis, de l'autre côté de la gencive. Par un mouvement *lent et sans secousse*, l'opérateur tourne le manche de la clef, le crochet soulève le bord de la dent et la luxe plus ou moins hors de son alvéole. Il ne faut pas chercher à faire l'extraction complète avec la clef, à moins que la racine ne soit très-courte et ne se dégage facilement. Il suffit ensuite de tirer la dent avec le davier, suivant son axe, pour la faire sortir complètement; l'important, dans cette opération, c'est de maintenir avec le pouce de la main

gauche le crochet au-dessous de la couronne et de ne pas le laisser glisser pendant le mouvement de rotation de l'instrument.

Les **inconvénients et les accidents** de l'extraction des dents sont :

La *douleur*, très-variable, que l'on a cherché à éviter en endormant le patient, surtout au moyen du protoxyde d'azote. Le plus souvent, ce n'est qu'un leurre, et à moins de pousser l'insensibilité à un degré considérable, et partant dangereux, à cause de la position assise, elle n'est supprimée qu'en partie.

Le chloral, pris dans du sirop à la dose de 1 à 4 grammes, produit le même effet sans inconvénient réel. On peut, après l'extraction, appliquer un peu de laudanum sur la gencive saignante ou faire prendre une petite dose de morphine ou de chloral, qui assure un sommeil utile et réparateur.

L'*hémorrhagie* n'a d'importance que chez les HÉMOPHILES, chez qui la moindre lésion provoque des pertes de sang graves et incoercibles.

La *fracture de la dent;* si elle a lieu dans une partie saine, il y a peu d'inconvénient, mais il faut chercher immédiatement à en retirer les racines si la partie restante est tant soit peu malade. S'il ne reste qu'une légère portion de la racine, elle n'empêche pas la cicatrisation de s'effectuer, et au bout d'un certain temps, elle est résorbée.

La *fracture du bord alvéolaire* est un accident fréquent sans gravité. On rapproche les parties fracturées, ou l'on en retire les esquilles suivant les cas.

La *fracture et la luxation* du maxillaire sont extrêmement rares. Il faut réduire la luxation ou immobiliser la fracture au moyen d'une *fronde* du menton ou de tout autre appareil spécial.

DENTAIRE, adj. Qui a rapport aux dents.

Les **arcades dentaires** sont les deux bords des mâchoires dans lesquels sont implantées les dents.

Les **artères dentaires** sont fournies par l'artère maxillaire interne, qui donne les branches sous-orbitaire et alvéolaire, pour la mâchoire supérieure, et la dentaire inférieure, pour la mâchoire inférieure.

Les **canaux dentaires** sont des conduits creusés dans l'épaisseur des os maxillaires supérieur et inférieur, qui livrent passage aux nerfs et aux vaisseaux dentaires (fig. 191).

Les **follicules dentaires** sont les rudiments des dents avant leur formation complète.

Les **nerfs** qui se distribuent aux dents et aux mâchoires sont fournis par le nerf trijumeau (cinquième paire nerveuse). Il y a deux branches pour le maxillaire et les dents supérieures, et une pour la mâchoire et les dents inférieures : 1° Le nerf *dentaire supérieur et antérieur* (incisif) naît du nerf sous-orbitaire et se distribue aux incisives, canines et petites molaires supérieures (fig. 191).

2° Le nerf *dentaire supérieur et postérieur* naît du nerf maxillaire supérieur et va aux grosses molaires supérieures.

3° Le nerf *dentaire inférieur* naît du nerf maxillaire inférieur et se loge dans un canal osseux de l'os de la mâchoire inférieure, d'où il envoie des rameaux à toutes les dents inférieures, et sort par les trous mentonniers situés en avant de cet os (fig. 191).

D'où il suit qu'une névralgie ou une irritation de chacun de ces nerfs produira de la douleur dans les dents auxquelles il se distribue, et qu'à la mâchoire inférieure, par exemple, toutes les dents d'un côté seront douloureuses si le nerf dentaire inférieur de ce côté est atteint, tandis qu'à la mâchoire supérieure il n'y aura de douleur qu'à la partie antérieure ou à la partie postérieure, suivant les cas.

Les **névralgies dentaires** peuvent être dues à la carie dentaire (voy. Dent), ou dépendre, comme les autres névralgies, de causes variables : froid, rhumatisme, compression ou irritation du nerf par une tumeur ou un corps étranger.

La **périostite alvéolo-dentaire** est l'inflammation du périoste de l'alvéole de la dent; elle s'accompagne le plus souvent de *pulpite* (inflammation de la pulpe dentaire) et reconnaît pour cause habituelle la carie dentaire et l'action du froid humide. La gencive est dure et douloureuse, la dent semble allongée et elle l'est réellement un peu à cause de l'épaississement du périoste qui la repousse. La douleur, très-vive, semble se calmer un instant lorsqu'on presse sur la dent; elle reprend ensuite avec plus de force en présentant des instants d'exa-

cerbation comme dans les névralgies faciales.

Si la carie est profonde et met la pulpe à nu, il se produit au centre de la dent un petit bourgeon charnu très-douloureux et saignant facilement ; c'est la pulpe dentaire qui fait saillie et se gangrène quelquefois.

Si la périostite doit se terminer par résolution, tout rentre dans l'ordre, et la *fluxion* disparaît. Mais le plus souvent il se forme un abcès, et le pus s'ouvre soit en dedans, soit en dehors de la bouche. Souvent un peu de frisson, de la fièvre, de l'inappétence, accompagnent la maladie qui se termine en quelques jours, ou donne naissance à une *fistule dentaire*.

Le plus ordinairement, le pus se fait jour au collet de la dent qui s'ébranle et dont la nutrition est atteinte. Les abcès dus à la périostite alvéolo-dentaire se reproduisent fréquemment; chaque fois il y a fluxion plus ou moins intense.

Il y a des périostites chroniques qui sont provoquées par l'intoxication mercurielle ou saturnine, mais dans la plupart des cas elle se termine en quelques jours.

Le *traitement* consiste à soigner la dent, éviter l'impression du froid, l'accumulation du tartre sur les dents, et en soins hygiéniques. On ouvrira l'abcès de bonne heure, on appliquera sur la joue un cataplasme chaud arrosé de laudanum et on se gargarisera avec une décoction de pavot.

Souvent on se trouve bien d'appliquer une ou deux sangsues sur la gencive, à la partie extérieure, au niveau de la dent malade. Pour la consolider, on fait aussi la cautérisation de la gencive au collet de la dent, au moyen d'une anse de platine chauffée par un courant électrique. Enfin, on est quelquefois obligé d'avoir recours à l'extraction.

Les **fistules dentaires** sont produites par la persistance des ouvertures des abcès dentaires, suites ordinaires de la périostite. On les trouve près de la dent malade, sur les gencives, à la joue, au cou, au milieu d'une cicatrice plus ou moins froncée ; de temps à autre elles laissent écouler de la sérosité purulente. Un stylet introduit par l'orifice conduit sur la dent, cause de cette affection. Le seul remède est d'en faire l'extraction.

Les **kystes dentaires**, qui apparaissent

de 15 à 30 ans, sont formés par le germe d'une dent qui n'est pas sortie et qui se développe dans l'épaisseur de l'os de la mâchoire. Il faut en faire l'extraction après avoir perforé l'os à l'endroit indiqué par l'absence d'une dent.

La **prothèse dentaire** est l'art de remplacer par des dents artificielles celles qui ont disparu par une cause quelconque.

Les dents artificielles les plus employées sont : les dents minérales (porcelaine et émail). On a aussi utilisé les dents humaines convenablement préparées, les dents d'hippopotame.

S'il ne s'agit que de remplacer une dent absente, le plus souvent une incisive ou une canine, dont la racine persiste encore : 1° on cautérise le nerf dentaire de la dent afin de la rendre insensible ; 2° on creuse un trou dans cette racine ; 3° on y introduit un *pivot* qui supporte la couronne d'une dent artificielle.

Les dents à *crochets* sont montées sur des plaques métalliques qui sont fixées sur les dents naturelles voisines au moyen de crochets.

Lorsqu'il s'agit de remplacer un grand nombre de dents, il faut se servir d'un support métallique, ou de caoutchouc préparé, sur lequel sont montées les dents artificielles.

Afin de pouvoir confectionner commodément ces appareils, on prend l'empreinte des mâchoires au moyen de cire à modeler, et en coulant du plâtre fin dans le moule ainsi obtenu, on a la configuration exacte de la partie à restaurer. Il est, en général, nécessaire d'enlever les débris de *chicots* ou de dents qui sont inutiles et pourraient nuire à la bonne application de l'appareil prothétique ou DENTIER.

DENTELÉ, adj. Nom de plusieurs muscles présentant des insertions *dentelées*. Le **muscle grand dentelé** s'attache à l'omoplate d'une part, et d'autre part aux côtes, sur lesquelles il s'insère par huit ou neuf digitations auxquelles il doit son nom.

Les **muscles petits dentelés postérieurs** (supérieur et inférieur) occupent la région postérieure du cou et du dos. Le premier sert à l'inspiration, le second est expirateur.

DENTIER, s. m. Appareil nommé aussi râtelier, formé par l'assemblage des dents artificielles fixées sur un même support.

Pour confectionner un dentier, on prend le moule (en plâtre) des arcades dentaires ; sur ce modèle on façonne la série dentaire normale et appropriée à la conformation de la bouche, au moyen de diverses substances (hippopotame, dents naturelles ou en pâte de porcelaine fixées sur un support en or, en caoutchouc [vulcanite]), imitant au besoin les gencives qui peuvent être atrophiées. Lorsqu'on remplace ainsi toutes les dents des deux mâchoires, on a un râtelier double qui se fixe, soit au moyen de ressorts, soit par des plaques qui adhèrent par le fait de la pression atmosphérique. Les dentiers doivent être entretenus dans un état absolu de propreté. S'il survient de l'inflammation des gencives, il faudra faire usage de gargarismes ou de pastilles au chlorate de potasse. Il ne faudra mastiquer les aliments qu'avec lenteur et précaution, éviter surtout les mouvements trop brusques qui produisent du reste un choc désagréable des dents les unes contre les autres.

DENTIFRICE, s. m. et adj. (*dentifricium*, de *dens*, dent, et *fricare*, frotter ; ὀδοντόσμηγμα). On appelle *poudre*, *opiat*, *élixir*, *eau* et *vinaigre dentifrices*, les substances solides ou liquides dont on se sert pour enlever par le frottement, au moyen d'une petite brosse, le tartre qui s'attache aux dents. Les *dentifrices* liquides acides et les *dentifrices* solides formés de poudres dures et insolubles altèrent l'émail et sont d'un usage nuisible.

DENTITION, s. f. Évolution et sortie des dents. Il y a deux dentitions : la *première* (dents de lait, primitives, temporaires) s'effectue de six mois à 2 ans et demi en moyenne ; la *seconde*, qui est définitive, commence à 7 ans et ne se termine complètement que vers 20 à 25 ans par l'apparition de la dernière grosse molaire (dent de sagesse).

On a considéré quelquefois l'évolution des dents de sagesse comme formant une *troisième dentition ;* elle se fait, en effet, tout à fait à part, mais ces dents n'en remplacent aucune autre et persistent avec celles qui forment le reste de la deuxième dentition.

On admet, en général, que la **première dentition** s'accomplit en cinq groupes ; l'éruption de chacun d'eux est séparée de celle des autres par un intervalle de repos, ou temps d'arrêt, qui diffère beaucoup d'un sujet à l'autre.

L'âge des enfants, au moment de l'évolution de chacun de ces groupes, est encore bien plus variable. Nous donnons ici

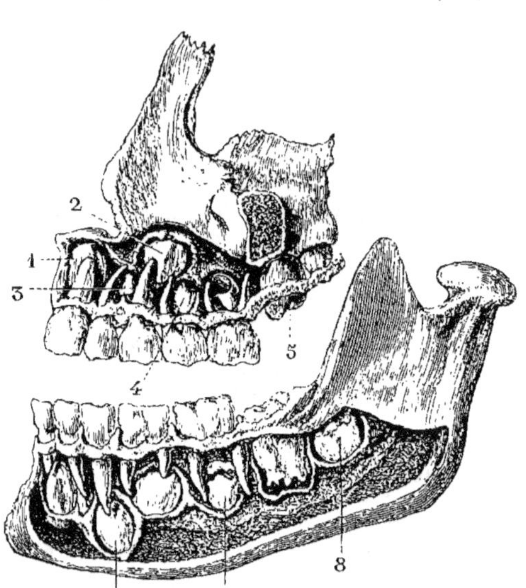

Fig. 193 (empruntée à l'*Anatomie* du docteur Fort).
Évolution des dents à sept ans environ.
Les dents sont au nombre de 10,
la dent de sept ans commence à se montrer.

1, Incisive de renouvellement. 2, Canine de renouvellement. 3, Deuxième incisive de renouvellement. 4, Petite molaire de renouvellement. 5, Dent de sept ans. 6, Canine inférieure de renouvellement. 7, Deuxième petite molaire. 8, Deuxième grosse molaire en voie de développement.

une moyenne qui peut servir de guide dans les cas les plus ordinaires et indique au moins l'*ordre* successif dans lequel se montrent les diverses espèces de dents.

1° De 4 à 8 mois : Incisives médianes inférieures ... 2
    Temps d'arrêt : six semaines environ.

2° De 8 à 12 mois : Incisives supérieures, les deux médianes les premières 4
    Temps d'arrêt : un mois et demi à trois mois.

3° De 14 à 16 mois : Premières petites molaires, deux en haut et deux en bas 4
Incisives latérales inférieures 2
    Temps d'arrêt : trois ou quatre mois.

4° De 20 à 22 mois : Dents canines 4
    Temps d'arrêt : six mois environ.

5° De 28 à 36 mois : Dernières molaires 4
             Total des dents 20

Souvent la dentition se fait bien plus rapidement, et à deux ans et demi l'enfant a toutes ses dents.

La **seconde dentition** commence vers sept ans ; elle suit le même ordre que la première, mais elle marche bien plus lentement. Les dents de lait s'ébranlent en commençant par les incisives ; leurs racines disparaissent petit à petit, et l'on est fort étonné de trouver une couronne parfois assez volumineuse n'ayant plus que des racines de quelques millimètres. Lorsque les dents temporaires tombent ainsi spontanément, ou sont enlevées pour une raison quelconque, on trouve au-dessous d'elles la dent définitive qu'il ne faut pas prendre pour une racine et qu'il faut naturellement bien se garder d'extraire. En moyenne, ce remplacement se fait dans l'ordre suivant :

De 7 à 9 ans : Incisives et souvent première grosse molaire ou dent de 7 ans 8
De 9 à 10 ans : Petites molaires 4
Vers 10 ans : Canines 4
    Petites molaires................ 4
Vers 12 à 15 ans : Grosses molaires. 8
Vers 18 à 25 ans : Grosses molaires (dents de sagesse)................ 4

Divers troubles, accidents ou anomalies, peuvent se présenter pendant chacune des deux dentitions.

Anomalies et accidents de la première dentition. En ce qui concerne les dents elles-mêmes, il peut arriver que l'enfant ait des dents bien avant l'âge de sept mois ; beaucoup en ont dès trois ou quatre mois, quelques-uns même en ont en naissant (Louis XIV, deux incisives supérieures ; Mirabeau, deux grosses molaires ; Mazarin, Richard III, roi d'Angleterre). Les premières dents peuvent être très-précoces, et les suivantes peuvent être au contraire en retard. Les maladies qui surviennent au cours de l'évolution dentaire peuvent la retarder et laisser sur les dents, surtout les incisives, un sillon jaunâtre persistant.

Les dents peuvent paraître autre part que sur les bords alvéolaires, en dedans ou en dehors, sur la voûte palatine ; il faudra, suivant les cas, les extraire ou les faire rentrer en place par des pressions répétées faites avec la main ou par l'effet d'un ressort.

Les directions vicieuses seront corrigées par des moyens analogues ; elles ont moins d'importance que pour la seconde dentition.

Les accidents et troubles généraux auxquels peut donner lieu l'évolution des dents chez l'enfant sont très-divers.

La dentition est *laborieuse* et *pénible*, soit par l'exagération de la douleur qui excite l'enfant, soit par l'énergie trop considérable du travail fluxionnaire dont les gencives sont le siége en ce moment. Les enfants portent à leur bouche leurs doigts et les objets qu'ils ont entre les mains, deviennent irritables, leur sommeil est agité, fréquemment interrompu. Il se produit une salivation abondante accompagnée souvent de coryza et de *toux*, survenant par quintes, surtout pendant le sommeil. Cette dernière est souvent occasionnée par la salive qui pénètre dans les voies aériennes (comme lorsqu'on avale de travers). Il faut avoir soin alors de ne pas les laisser couchés complétement sur le dos, mais de les tourner sur un côté.

Les causes de la dentition difficile ou laborieuse sont locales ou générales ; parmi les premières nous trouvons : la résistance qu'oppose au passage de la dent le resserrement de la paroi de l'alvéole ou la gencive (surtout pour les dents canines, qui naissent après leurs voisines), le peu de place laissée entre les dents voisines. Parmi les causes générales, il faut citer le mauvais état hygiénique de l'enfant, sa débilité, qui le met hors d'état de supporter ce moment difficile, ou au contraire son état pléthorique, qui prédispose à l'exagération de l'activité du système sanguin.

On fera bien, au moment de la dentition, de donner aux enfants des hochets en ivoire, ou mieux de petits bâtons de guimauve plus doux à leurs gencives, et dans lesquels ils peuvent mordre facilement.

Les *accidents locaux* de la première dentition sont les *aphthes*, le *coryza* qui résultent de l'extension de l'inflammation de la gencive à toute la muqueuse de la bouche et à celle des fosses nasales, la *périostite alvéolo-dentaire*, les *abcès* et très-rarement la *gangrène partielle* de la gencive suivie de *nécrose* de l'os.

Les *accidents sympathiques* ou *généraux*, très-variables dans leur intensité et leur gravité, sont : la *fièvre*, les *convulsions*, la *diarrhée*, l'*érythème* et la *bronchite*. Les convulsions ne se montrent guère que chez un vingtième des enfants ; on observe alors des mouvements saccadés alternant avec un instant de repos (convulsions cloniques), l'œil se cache sous la paupière supérieure, il peut se dévier, ainsi que la bouche, la physionomie est grimaçante, les membres se contournent et deviennent rigides par moments, les doigts se recourbent dans la paume de la main. Lorsqu'elles deviennent graves, il y a souvent un spasme du diaphragme qui produit le hoquet. Elles sont d'autant plus à redouter qu'elles sont plus fréquentes, plus continues, s'accompagnent de diarrhée ou de constipation rebelles ou se produisent à la fin de l'évolution de la dent. Il faut savoir que souvent elles ne sont provoquées que par une indigestion, l'enfant, au milieu du travail de la dentition, ne pouvant digérer les aliments qu'il supporte bien d'habitude. Aussi, est-ce le régime alimentaire qu'il faut surveiller d'abord avec le plus grand soin. On facilitera dans quelques cas la sortie de la dent par l'incision de la gencive, on administrera quelques médicaments antispasmodiques et calmants, ou donnera quelques bains.

La *diarrhée*, lorsqu'elle est modérée, semble diminuer la fièvre, et partant les accidents et les douleurs de l'enfant ; aussi doit-on quelquefois la respecter, tout en la surveillant attentivement et en l'arrêtant si elle dépasse un certain degré. C'est surtout l'alimentation qui doit être surveillée dans ce cas, et tout aliment de digestion difficile doit être proscrit. Si l'enfant n'est pas sevré, il ne doit avoir d'autre nourriture que le lait de la nourrice ; il est quelquefois nécessaire de lui rendre le sein s'il l'a déjà quitté. Elle dégénère quelquefois en DIARRHÉE VERTE ou en une sorte de choléra très-grave (DIARRHÉE CHOLÉRIFORME) qui s'accompagne de vomissements, refroidissement des pieds et des mains, teinte violacée des lèvres, amaigrissement extrêmement rapide. Il faut alors supprimer tout aliment autre que le sein, diminuer le nombre et la durée des tétées, donner du bouillon non salé et dégraissé, prescrire les lavements au nitrate d'argent ou avec une demi-goutte ou une goutte de laudanum de Sydenham, ou l'ipéca en boisson ou en lavement.

L'*érythème*, ou feux de dents, consiste en rougeurs qui se montrent sur la face et ne donnent lieu ni à de la fièvre ni à de la douleur.

La *bronchite* tient souvent à de la salive qui pénètre dans les voies aériennes; elle est généralement peu intense, mais peut exceptionnellement se compliquer de *pneumonie*.

Anomalies et accidents de la seconde dentition. Il arrive quelquefois que les dents de la première dentition, ou dents de lait, persistent au delà du temps normal et au delà du moment de l'apparition des dents définitives. On voit alors ces dernières se montrer en dedans ou en dehors du bord alvéolaire, à côté de celles qu'elles doivent remplacer. Ou bien encore la gencive, très-gonflée, révèle leur présence et la difficulté de l'éruption. Il faut faire extraire la dent temporaire, et, au moyen de pressions répétées avec les doigts, faire peu à peu reprendre sa place à la dent définitive.

Les troubles qui accompagnent l'évolution des dents définitives sont bien moins importants et moins graves que ceux qui se montrent au moment de la première dentition; ils sont analogues à ces derniers, mais comme l'enfant a déjà neuf à douze ans, il les supporte bien plus facilement, et il est très-rare d'observer des désordres généraux. Cependant, c'est encore un instant critique où la *chorée*, le *rachitisme*, peuvent se montrer.

On n'observe de véritables accidents, même chez l'adulte, qu'au moment de l'évolution de la *dent de sagesse* (dernière grosse molaire), surtout si elle se montre tardivement, vers vingt-cinq ans.

Il n'est pas rare qu'elle ne rencontre pas l'espace suffisant à son développement; elle se carie elle-même ou provoque la carie de la dent voisine.

Les gencives sont gonflées, douloureuses; il y a une stomatite intense, en même temps qu'il peut se produire une altération de l'os maxillaire, et même une *arthrite temporo-maxillaire*.

Le symptôme le plus pénible est alors le *resserrement des mâchoires*, qui peut être porté à un très-haut degré et rendre l'alimentation très-difficile. La douleur, très-violente, persiste quelquefois pendant des mois, jusqu'à ce que l'art soit intervenu ou que la nature ait réussi à ouvrir un passage à la dent. Il reste quelquefois longtemps après des craquements dans l'articulation au moment du bâillement ou lorsqu'on veut ouvrir largement la bouche.

Il ne suffit pas d'inciser la gencive afin de donner passage à la dent. L'obstacle est de nature osseuse dans la plupart des cas; il faut extraire soit la dent de sagesse si elle est déjà suffisamment sortie, soit la molaire voisine, qui est très-souvent cariée. On aura soin de donner une alimentation réparatrice et de digestion facile (viandes hachées, etc.), la mastication étant le plus souvent impossible pendant un certain temps. On calmera les douleurs par les applications extérieures de pommade belladonée ou de laudanum; on se gargarisera avec une solution de chlorate de potasse.

DÉONTOLOGIE, s. f. (δέον, devoir, et λόγος, discours). Science de ce qui est juste et convenable. En médecine, traité des devoirs professionnels.

DÉPILATOIRE, s. m. et adj. (*depilatorium*; ψίλωθρον). Substance qui entraîne la chute des poils.

La *pâte dépilatoire* ou *rusma* des Orientaux est composée de chaux vive et de sulfure d'arsenic; elle fait tomber en peu d'instants toutes les villosités, mais le rusma, comme tous les topiques dépilatoires, altère le tissu cutané, peut déterminer des accidents d'intoxication, et, n'attaquant pas le bulbe pileux, n'empêche pas les poils de repousser de nouveau.

DÉPLACEMENT, s. m. Changement de position. Lorsque les organes qui siégent à gauche du corps sont placés à droite, il y a déplacement ou mieux *inversion splanchnique*.

Certains organes : les reins, la matrice, peuvent être sujets à des déplacements qui occasionnent quelquefois des troubles fonctionnels (REINS MOBILES, ABAISSEMENT de la MATRICE, etc.).

DÉPOT, s. m. Synonyme d'ABCÈS.

En chimie, on applique ce terme aux matières qui laissent précipiter, déposer, les solides dont ils sont chargés et qu'ils ne peuvent dissoudre.

DÉPRESSION, s. f. Enfoncement, abaissement, diminution.

DÉPURATIF, s. m. et adj. (*depurare*, purifier). On donne ce nom aux médica-

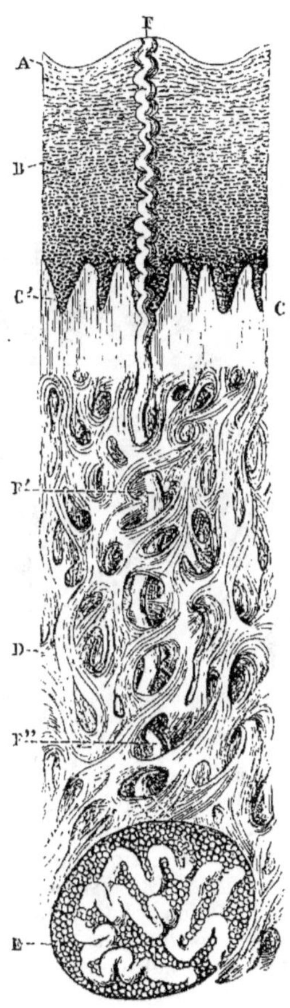

FIG. 194. — Section verticale de la peau.

A, Couche épidermique.
B, Corps muqueux de Malpighi.
C, Papille du *derme*.
D, Le *derme* et ses aréoles à travers lesquelles chemine le conduit excréteur d'une glande sudoripare.
E, Glande sudoripare.
FF, Son conduit excréteur.

ments simples ou composés : iodures, vins, sirops, pilules, qui passent pour purifier la masse du sang en chassant les impuretés par la voie des sécrétions naturelles. On a dû ranger dans cette classe des

amers, des diurétiques, des diaphorétiques, des purgatifs, etc.

DÉRIVATION, s. f. (de *derivare*, détourner, παροχέτευσις). Irritation locale portée sur une partie saine et peu importante du corps, dans le but d'y amener un excès de circulation, et de détourner par là le cours d'une inflammation affectant un organe essentiel.

DERMATITE, s. f. (*dermatitis*, de δέρμα, peau et la désinence *ite*, qui indique une phlegmasie). On appelle dermatite, toute inflammation aiguë du tissu cutané, mais ce mot n'indique aucune affection spéciale de la peau.

DERMATOLOGIE, s. f. (δέρμα, peau et λόγος, discours). Partie de l'anatomie qui s'occupe de la structure de la peau.

DERME, s. m. (de δερειν, écorcher). Partie importante de la peau qui en forme pour ainsi dire la charpente. Fibreux, souple, élastique et rétractile, il peut être considéré comme formé par un feutrage de fibres élastiques et de faisceaux de tissu conjonctif, dont les interstices sont comblés par de la matière amorphe (fig. 194).

A la surface du derme proéminent des *papilles*, sous forme de saillies rangées en séries curvilignes, concentriques ou parallèles ; les unes contiennent des nerfs, les autres des vaisseaux sanguins. Ces courbes constituées par les papilles du derme sont fidèlement reproduites par *l'épiderme ;* on les distingue facilement aux endroits où elles se trouvent en abondance, l'extrémité des doigts par exemple.

DERMOIDE, adj. Qui ressemble au derme, à la peau, ou en contient les éléments.

Kystes dermoïdes. — Voy. KYSTE.

DÉSARTICULATION, s. f. Séparation ou amputation d'un membre au niveau de son articulation. Elles se font exactement comme les AMPUTATIONS ; seulement, il n'y a pas d'os à scier, il faut seulement couper les ligaments qui relient entre eux les os qui constituent l'article. Ce temps est quelquefois difficile à cause de l'enchevêtrement des surfaces articulaires ; aussi est-il nécessaire d'avoir des points de *repère* fixes, qui permettent de pénétrer d'emblée au niveau de la jointure. C'est surtout pour les désarticulations qui se pratiquent sur le pied (fig. 195 et 196) qu'il est indispensable d'observer avec le plus grand soin cette précaution. Certaines désarticulations, celles du genou par exemple, ont l'inconvénient de donner lieu à des plaies plus étendues que les amputations, et

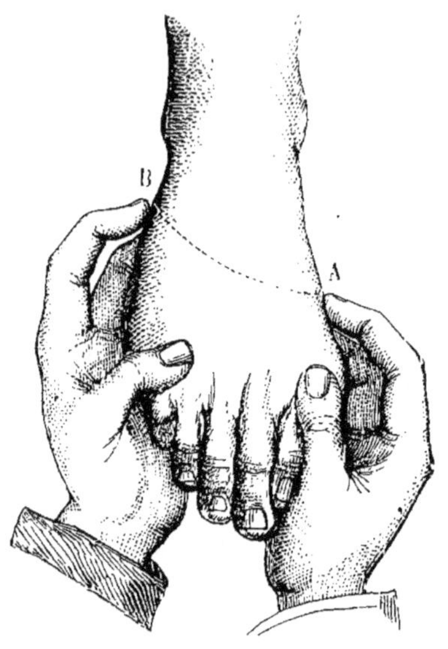

Fig. 195. — Points de repère dans la désarticulation tarso-métatarsienne (méthode de Lisfranc).

Ligne courbe **AB** allant du tubercule interne de l'extrémité postérieure du premier métatarsien (à la partie interne du pied en **A**), au tubercule énorme du cinquième métatarsien (à la partie externe du pied en **B**), bien en arrière du premier point de repère **A**.

l'extrémité osseuse étant plus grosse, elle est plus difficile à recouvrir par les parties molles.

Cependant, comme les désarticulations ne donnent pas lieu à la suppuration osseuse, elles sont préférées pour les doigts, les orteils et les régions où les os sont courts, comme le pied, la main, le poignet. Le manuel opératoire des désarticulations est à peu de chose près celui des AMPUTATIONS.

DÉSASSIMILATION, s. f. Phénomène d'ordre chimique, dans lequel les matériaux constituant normalement un corps vivant sont détruits et produisent des composés nouveaux destinés à l'élimination. Les sécrétions excrémentitielles, urée, sueur, sont des produits de désassimilation physiologique. L'albuminurie, le diabète,

l'inanition, l'atrophie musculaire, nous offrent des exemples de désassimilation pathologique.

DESCENTE, s. f. — Voy. HERNIE, MATRICE, UTÉRUS (abaissement de l').

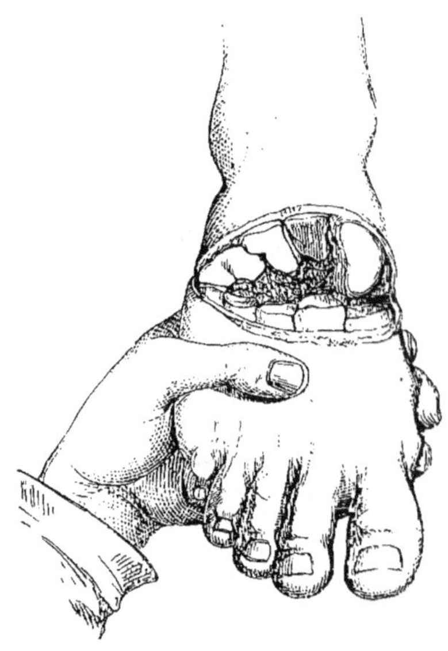

Fig. 196. — Désarticulation du pied dans l'articulation du tarse et du métatarse (amputation de Lisfranc).

DÉSHYDRATATION, s. f. Action de priver d'eau les corps qui en contiennent, et particulièrement certains sels ou liquides (alcool, éther, etc.), qui sont dits alors *deshydratés*. On les nomme aussi *anhydres* s'ils n'en contiennent plus du tout. Les moyens les plus simples pour déshydrater une substance sont de la chauffer, de l'exposer à l'air, ou de la mettre dans le vide de la machine pneumatique ; l'eau s'élimine en vapeur plus ou moins complètement.

DÉSINFECTANT, s. m. et adj. On donne ce nom aux corps employés pour modifier la composition de l'air vicié et en opérer la *désinfection*. La classe des désinfectants est très-étendue, puisque tout corps capable de neutraliser chimiquement ou d'absorber un gaz délétère, de tuer un miasme, de fournir de l'oxygène, peut devenir un agent de désinfection.

DÉSINFECTION, s. f. Opération faite

au moyen des corps nommés *desinfectants*, et qui a pour but de modifier la composition d'un air vicié par de mauvaises odeurs, des gaz délétères ou des miasmes putrides, de manière à le rendre respirable. L'emploi des parfums, essences, vinaigres, ne constitue pas la désinfection. On ne désinfecte une atmosphère confinée contenant de l'oxyde de carbone, de l'acide carbonique, de l'acide sulfhydrique, qu'en neutralisant chimiquement ces gaz ou en les chassant par l'*aération*. On emploie dans ce but la combustion, les dégagements de chlore, d'ammoniaque, d'acide azotique, d'oxygène. On détruit les miasmes provenant des débris animaux ou végétaux flottant dans l'air, par des fumigations chlorurées, phéniquées, térébenthinées.

La désinfection des eaux réclame l'emploi du charbon, du sulfate de fer, etc.

On peut désinfecter les matières solides en les maintenant dans un espace clos chauffé à 100 degrés au moins, en les faisant bouillir ou macérer dans des liqueurs contenant des phénates, des chlorures, du borax, du charbon, ou seulement en les badigeonnant avec des préparations analogues.

DÉSIR, s. m. (*desiderium*, ὄρεξις). Mouvement souvent spontané, quelquefois réfléchi pour arriver à la satisfaction d'un besoin, à la possession d'une chose, à l'accomplissement d'un acte. La faim, la soif, sont des désirs spontanés d'aliments et de boissons indépendants de notre volonté, régis par l'instinct de la conservation, dont le siége n'a pas encore pu être exactement localisé.

Les **désirs vénériens** qui assurent la conservation de l'espèce rentrent dans la même classe.

Les **désirs des femmes enceintes**, auxquels on a accordé une influence qu'ils n'ont pas, sont d'ordre purement pathologique, et sont probablement sous la dépendance des nerfs pneumogastriques et grand sympathique, qui se rendent aux organes abdominaux comprimés par l'augmentation de volume de l'utérus.

Le **désir réfléchi** est le fait même de l'activité humaine et dérive de mobiles divers et complexes.

DESQUAMATION, s. f. (de *squama*, écaille). Après certaines fièvres (scarlatine, rougeole, érysipèle), dans certaines affections de la peau, la partie la plus superficielle (l'épiderme) s'enlève sous forme d'écailles, ou de feuilles plus ou moins étendues.

DESSICCATION, s. f. Les plantes médicinales, les fruits, les racines, etc., que l'on veut conserver, doivent au préalable être soumis à la dessiccation. On les suspend par petits paquets dans un endroit bien aéré, où l'air en circulant provoque l'évaporation d'une partie de l'eau qu'ils contiennent. Les substances contenant beaucoup de suc doivent être desséchées très-rapidement au soleil. Les fruits et les racines se sèchent dans une étuve.

DÉTERSIF, s. m. et adj. (*detergere*, nettoyer). On donne ce nom aux médicaments que l'on applique sur les vieux ulcères, sur les plaies qui se cicatrisent mal et se couvrent d'un enduit blanchâtre pseudo-membraneux. Les *détersifs* sont en général des topiques stimulants qui raniment la circulation locale, favorisent la formation du pus et activent la cicatrisation (*alcool, onguent styrax, camphre*, etc.).

DÉTRONCATION, s. f. (*detruncatio*, de *de*, hors, et *truncus*, tronc). Séparation complète de la tête et du tronc sur le fœtus, résultat accidentel de manœuvres violentes pendant l'accouchement, ou le plus souvent, opération faite au moyen de ciseaux spéciaux, dans les cas d'hydrocéphale ou de rétrécissement extrême du bassin.

DÉVELOPPEMENT, s. m. Naissance et accroissement des cellules, des organes et des individus. Il est normal, s'il se produit suivant les règles ordinaires. On dit qu'il y a *arrêt de développement*, si l'accroissement d'une partie cesse de s'effectuer, si la soudure qui doit avoir lieu entre deux portions d'un organe ne se produit pas, comme par exemple dans le BEC-DE-LIÈVRE.

L'excès de développement s'appelle HYPERTROPHIE.

DÉVIATION, s. f. Direction vicieuse ou déformation de certaines parties ou organes : de la taille, du rachis ou colonne vertébrale (SCOLIOSE et CYPHOSE), de l'UTÉRUS ou matrice, etc.

DEXTRINE, s. f. (*dextra*, main droite). Produit de la transformation isomérique de l'amidon sous l'influence des acides, des oxydes, de la diastase. Cette matière organique dont la composition est $C^{12}H^{10}O^{10}$ doit son nom à sa propriété de dévier fortement à droite le plan de polarisation de la lumière. Elle se présente en masse gommeuse, translucide, soluble dans l'alcool étendu, très-soluble dans l'eau ; elle est douée au plus haut point de la faculté agglutinative, ce qui la fait employer dans les arts aux mêmes usages que la gomme. Les chirurgiens se servent de la dextrine pour la préparation de bandages inamovibles formés de bandes de toile dont on entoure le membre fracturé, après les avoir trempées dans une solution de dextrine 100 parties, eau-de-vie camphrée 60, et 40 parties d'eau. Ces *bandages dextrinés* deviennent très-solides en séchant. On les enlève en les mouillant avec de l'eau tiède. Pour cet usage, on remplace souvent la dextrine par du silicate de potasse en solution concentrée.

On a préparé des tisanes émollientes de dextrine glucosée, mais ce produit possède une odeur fétide et une saveur âcre qui en rendent l'emploi désagréable.

DIABÈTE, s. m. (de διαβαίνειν, passer à travers). Maladie caractérisée principalement par l'augmentation de la sécrétion de l'urine, qui contient une quantité variable de glucose (diabète sucré). Dans le diabète insipide, l'urine n'est pas sucrée (voy. POLYURIE).

La présence du sucre dans l'urine ne suffit pas pour constituer le diabète sucré, il peut s'en trouver passagèrement dans des circonstances très-diverses.

Le diabète sucré est trois fois plus fréquent chez l'homme que chez la femme, il se déclare le plus souvent dans l'âge adulte (30 à 40 ans) et paraît être quelquefois héréditaire.

Les chagrins, le travail intellectuel exagéré, les habitudes alcooliques, les commotions cérébrales à la suite de chute ou de coups portés sur la tête en sont les causes les plus ordinaires. Claude Bernard a démontré qu'en piquant un certain point du cerveau (plancher du quatrième ventricule), les urines devenaient sucrées.

Le sucre qui apparaît ainsi dans l'urine a une origine sur laquelle on n'est pas d'accord. Il serait formé par le foie qui en ferait une trop grande quantité (selon Claude Bernard).

D'autres physiologistes supposent que les aliments *féculents* (pain, farine, haricots, etc.) produisent, par suite d'un vice de digestion, le sucre qui passe trop rapidement dans les urines. Il est certain que la privation de ces aliments diminue la production du sucre des diabétiques, mais elle ne le supprime pas entièrement ; il continue à se former aux dépens des autres substances alimentaires même azotées.

Le début du diabète passe le plus souvent inaperçu ; le *malade ne songe* à consulter le médecin que lorsque l'affection a déjà fait des progrès. En même temps qu'il existe du sucre dans l'urine, la quantité de ce liquide est beaucoup augmentée ; il n'est pas rare de voir des diabétiques en rendre de cinq à dix litres par vingt-quatre heures (dans le diabète insipide, cette quantité peut être bien plus considérable). La proportion de sucre contenue dans l'urine varie entre 1 et 10 pour 100, et peut s'élever à plus de 500 grammes par jour.

On reconnaît la présence du sucre dans l'urine, en chauffant dans un tube de verre un peu de ce liquide avec la liqueur bleue de *Barreswill* ou de *Fehling*, qui contient du tartrate de cuivre et de potasse. L'action du sucre de l'urine réduit le bioxyde de cuivre de la liqueur à l'état de protoxyde qui est d'un rouge brique et qui se précipite au fond du tube à expérience sous forme de dépôt rouge ou jaunâtre ; s'il n'y a pas de sucre, la liqueur reste bleue. On peut en doser la quantité au moyen des appareils polarisateurs de Soleil ou de Robiquet (diabétomètre).

La perte d'eau considérable que subit le corps dans le diabète explique la nécessité où se trouvent les malades d'absorber de grandes quantités de liquide, et la *soif* extrêmement pénible qui les tourmente à chaque instant, et surtout quelques heures après les repas, alors que la production du sucre est le plus abondante.

Les *sueurs* sont complétement *supprimées* (lorsqu'elles se montrent exceptionnellement, elles contiennent du sucre), aussi la peau est-elle absolument sèche.

La *faim* est aussi un symptôme ordinaire du diabète ; les quantités d'aliments englouties sans souci de la qualité sont parfois prodigieuses, mais ces aliments ne profitent pas au corps et subissent des transformations anormales ; il est à remarquer aussi que les diabétiques supportent très-facilement les liqueurs alcooliques sans tomber en état d'ivresse.

Les *fonctions génitales* sont abolies, soit à cause de l'épaississement du sperme, qui est privé d'eau, ou par suite du dépérissement général.

Les *dents* sont facilement atteintes de carie, les gencives malades sont molles, fongueuses, l'haleine d'abord fade, puis fétide, par suite de la présence du sucre dans la salive et de sa fermentation.

Les *parties génitales*, le gland, le prépuce, la vulve, les cuisses sont excoriés et enflammés, par suite du contact de l'urine sucrée et de son action corrosive. Les vêtements eux-mêmes sont salis et comme empesés par le sucre, qui se dépose sur eux et cristallise.

Les *furoncles* et les *anthrax*, très-fréquents, sont quelquefois les premiers accidents pour lesquels les malades viennent consulter.

La *gangrène* envahit une plus ou moins grande étendue de certaines parties du corps et surtout des orteils.

Les *cataractes* et autres affections oculaires (amblyopies) s'observent quelquefois dans le cours du diabète.

L'urine contient souvent aussi une quantité d'*urée* plus considérable qu'à l'état normal, ce qui contribue à affaiblir encore le malade. Si elle renferme de l'albumine, c'est une véritable complication (ALBUMINURIE).

La marche du diabète est essentiellement chronique, il dure parfois plus de vingt ans ; chez certains diabétiques, il peut se produire des arrêts plus ou moins longs qui donnent à l'affection un caractère intermittent.

Il y a souvent trois périodes dans la maladie. Dans la première (diabète gras), le sucre, qui provient seulement des aliments féculents, disparaît de l'urine si on les supprime. Dans la seconde, il ne fait que diminuer par cette suppression et continue à se former, en moindre quantité, aux dépens des autres ; mais le malade ne maigrit pas, grâce à l'abondance de nourriture qu'il absorbe. Dans la troisième période, au contraire, la nourriture prise ne suffit plus à compenser les pertes, le malade épuise sa propre substance et maigrit d'autant plus vite qu'il fait davantage de *sucre* et surtout d'*urée* (principe azoté).

Une maladie intercurrente, la *variole* par exemple, peut supprimer momentanément la production du sucre, qui reparaît à la fin de cette affection.

La tuberculose pulmonaire est une terminaison fréquente du diabète, qui peut aussi donner lieu à des affections cérébrales (hémorrhagies et ramollissement). Les complications (gangrène, bronchite, etc.) peuvent aussi être funestes au malade.

Le *traitement* du diabète est tout entier dans le régime, l'hygiène et les eaux alcalines.

Abstinence d'aliments contenant de la fécule ou de l'amidon. Faire usage, par conséquent, de pain de gluten, viande de boucherie, huîtres, poisson d'eau douce et de mer, avec lesquels le besoin de pain se fait bien moins sentir qu'avec les autres aliments, homard, écrevisses, moules, même fortement épicées, épinards, artichauts, asperges, haricots verts, choux de toutes espèces, cresson, laitue, mâches, fraises et pêches, œufs préparés de toutes façons, pas de lait, mais de la crème douce. On voit qu'il est encore possible de varier la nourriture tout en restant dans les prescriptions indiquées par Bouchardat.

En même temps, on fera usage des eaux alcalines ; celles de Vichy jouissent d'une grande réputation, aussi méritée que celles de Karlsbad. Il est essentiel de porter de la flanelle, afin de se prémunir contre les refroidissements, qui occasionnent souvent des pneumonies. Le café, la bière, le vin de Bordeaux seront utiles à doses modérées. Enfin, il faudra boire juste assez pour épuiser suffisamment la soif, afin de ne pas augmenter la quantité de sucre éliminé chaque jour.

Le prurit de la peau, au voisinage des parties génito-urinaires, est extrêmement désagréable ; la plus grande propreté, l'usage de la glycérine mêlée aux corps gras, la poudre de sous-nitrate de bismuth et d'amidon employée pour dessécher les excoriations, aideront à calmer les démangeaisons insupportables, qui font souffrir les malades parfois plus que la maladie elle-même.

DIACHYLON ou **DIACHYLUM**, s. m. (διὰ, avec, et χυλὸς, suc). On donnait autrefois ce nom à deux emplâtres : l'un, *diachylon simple*, l'autre, *diachylon composé ou gommé*, parce qu'on faisait entrer dans leur composition plusieurs sucs de plantes. Aujourd'hui on n'emploie plus que l'*emplâtre agglutinatif de diachylon*, composé de parties égales en poids de litharge, d'axonge et d'huile d'olive, que l'on étend pour l'usage sur une pièce de toile (*sparadrap de diachylon*), et qui sert en chirurgie à réunir les lèvres des plaies de petite dimension, à maintenir les diverses pièces de quelques appareils, à recouvrir les ulcères variqueux des jambes, à fournir un bandage de corps dans les fractures de côtes, etc.

DIACLASIE, s. f. Méthode d'AMPUTATION des membres imaginée par Maisonneuve dans le but d'éviter l'*infection purulente* et complétement abandonnée. Elle consistait à ne pas scier l'os, comme dans les procédés ordinaires, mais à le briser, au moyen d'un appareil spécial, avant de faire la section des chairs. Pour faire cette dernière, il n'employait pas le bistouri, mais l'écrasement, qui, en oblitérant énergiquement les orifices des vaisseaux, devait les empêcher d'absorber le pus formé à la surface de la plaie.

DIACODE, s. m. (διὰ, avec, et κωδία ou κωδύα, tête de pavot).

Sirop diacode ou de pavot blanc. On le prescrit souvent pour provoquer le sommeil ou calmer les accès de toux nerveuse. On l'administre, seul ou incorporé dans des potions calmantes, à la dose de 10 à 30 grammes par jour. Ce sirop est fait avec des têtes de pavot blanc bouillies dans de l'eau, avec addition de sucre jusqu'à consistance sirupeuse. On le prépare souvent avec du sirop de morphine dilué au tiers de sa force.

DIAGNOSE, s. f. (*diagnosis*, de διάγνωσις, discernement). Connaissance fournie par l'ensemble des signes diagnostiques. La *diagnose*, en histoire naturelle, est le résumé des caractères distinctifs d'une espèce, d'un genre, d'une famille.

DIAGNOSTIC, s. m. (διάγνωσις, discernement). Opinion que se forme un médecin sur la nature de la maladie qu'il observe, en s'aidant, d'une part, des renseignements fournis par le malade ou par ceux qui l'entourent, *signes subjectifs*, et en s'appuyant, d'autre part, sur les changements matériels survenus dans la constitution des organes qu'il peut voir, toucher, ou ausculter lui-même, ou que des symptômes ou des signes évidents peuvent lui révéler, *signes objectifs*.

Faire le diagnostic d'une maladie, c'est reconnaître le nom et la variété d'affection dont est atteint le malade; c'est la première tâche, souvent la plus difficile, du médecin; sans diagnostic précis, il n'agit qu'avec incertitude et presque au hasard.

DIALYSE, s. f. (de διὰ et ὕειν, séparer). Méthode fort ingénieuse, imaginée par Graham, qui permet de séparer les corps *cristalloïdes* des corps *colloïdes* qui existent dans une même dissolution. Graham donne

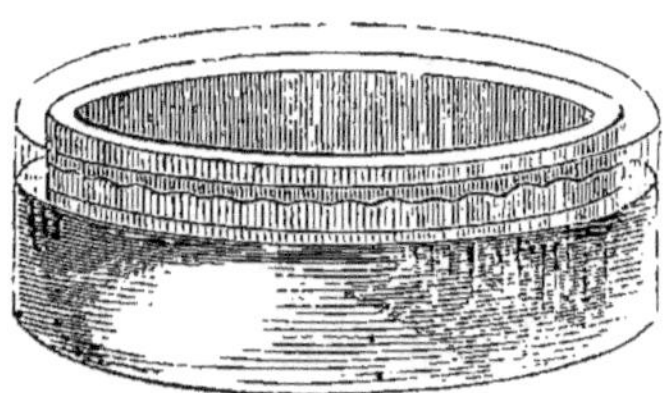

FIG. 197. — Dialyseur.

le nom de *cristalloïdes* aux substances telles que le sucre, les divers sels, et en général à toutes celles qui *cristallisent* facilement; il appelle *colloïdes* les corps gélatineux tels que la gomme, le caramel, la dextrine, et en général toutes les substances qui ne cristallisent pas. Ainsi, au moyen de la dialyse, on séparera facilement le sucre et la gomme dissous ensemble dans l'eau.

L'instrument au moyen duquel on fait cette séparation est nommé **dialyseur** (fig. 197). Il consiste en un diaphragme formé d'une substance spéciale, le *papier parchemin*, qui ferme le fond d'un vase dans lequel on met la substance à dialyser; ce vase est lui-même placé dans un autre contenant de l'eau pure, de telle sorte que la solution mixte n'est séparée de l'eau pure que par l'épaisseur du papier parchemin. A travers cette substance, il s'effectue un échange qui fait passer toutes les matières cristalloïdes dans l'eau pure, et laisse dans le dialyseur les substances colloïdes.

Le papier parchemin se prépare en

traitant à froid pendant quelques minutes du papier blanc ordinaire par l'acide sulfurique concentré, et   lavant ensuite à grande eau. On peut le remplacer par un vase poreux en terre de pipe qui s'altère moins facilement.

La dialyse est une opération précieuse en médecine légale pour séparer de petites quantités de substances cristallisables, mélangées avec diverses matières animales qui ne le sont pas, et les masquent complétement.

Fer dialysé. — Voy. FER.

DIAPALME, s. m. (*diapalma*). Nom d'un emplâtre dans lequel on faisait entrer des feuilles de palmier, et que l'on remuait avec une spatule du bois du même arbre.

L'*emplâtre diapalme* du Codex se fait aujourd'hui avec la masse emplastique simple, dans laquelle on incorpore environ 3,50 pour 100 de sulfate de zinc. Il est astringent et résolutif.

On prépare le *cérat diapalme* en ajoutant à l'emplâtre le quart de son poids d'huile d'olive.

DIAPHRAGMATIQUE, adj. Qui appartient au diaphragme.

Les **artères diaphragmatiques inférieures** naissent de l'aorte, aussitôt après son passage à travers le diaphragme; quelquefois elles viennent du tronc cœliaque. Elles glissent sous le péritoine, se ramifient à la face inférieure du diaphragme et s'anastomosent avec les supérieures et les intercostales.

Les **artères diaphragmatiques supérieures** naissent à la partie supérieure de la mammaire interne. Elles se portent en bas et en arrière, s'insinuent entre la plèvre et le péricarde, s'accolent au nerf phrénique et descendent avec lui jusqu'au diaphragme où elles se terminent.

On désigne quelquefois le nerf *phrénique* sous le nom de *nerf diaphragmatique*.

Le **plexus diaphragmatique** est un plexus nerveux qui appartient au grand sympathique et naît, de chaque côté de la colonne vertébrale, du *plexus solaire* par des rameaux qui accompagnent l'artère diaphragmatique inférieure.

On a donné le nom de **pleurésie diaphragmatique** à l'inflammation limitée de la portion diaphragmatique de la plèvre. Elle est très-douloureuse (voy. PLEURÉSIE).

DIAPHRAGME, s. m. (*diaphragma*; διάφραγμα, de διαφράσσω, je sépare). Muscle qui sépare la cavité thoracique de la cavité abdominale (1, fig. 46). Il est mince, membraneux, concave inférieurement, et forme une cloison mobile qui s'insère à toute la circonférence de la base du thorax, et en arrière, sur le corps des vertèbres lombaires, par des faisceaux appelés *piliers du diaphragme*, entre lesquels se voient les orifices destinés à laisser passer l'aorte, l'œsophage et la veine cave inférieure. Tous les faisceaux musculaires du diaphragme se dirigent de sa circonférence au centre pour former un tendon appelé *centre phrénique*.

La partie supérieure du diaphragme est en rapport, par l'intermédiaire du péricarde et des plèvres, avec le cœur et les poumons; sa face inférieure, tapissée par le péritoine, recouvre le foie, le duodénum, le pancréas, l'estomac, la rate, les reins. Le *diaphragme* est le muscle inspirateur le plus important; il est animé par les nerfs phrénique et grand sympathique.

Diaphragme de l'hypophyse. Cloison de la dure-mère cérébrale, placée au-dessus de la *selle turcique*, percée au centre d'un trou qui laisse passer la tige pituitaire.

DIAPHYSE, s. f. (διάφυσις, interstice). Tout ce qui est situé entre deux parties. En anatomie, on appelle diaphyse d'un os long son corps, c'est-à-dire la partie comprise entre les deux extrémités ou *épiphyses*.

DIARRHÉE, s. m. (*diarrhœa*; διάρροια, de διαρρεῖν, couler de toutes parts). Le terme générique de *diarrhée* doit être réservé à la sémiotique, et s'applique à toute évacuation alvine fréquemment répétée et composée de matières liquides, quelles qu'en soient la nature et la cause. La diarrhée entre comme symptôme dans un grand nombre d'affections, mais elle constitue quelquefois à elle seule toute la maladie.

Elle reconnaît pour cause :

L'indigestion intestinale, souvent consécutive à l'indigestion stomacale, qui est caractérisée par des vomissements. Toutes les fois en effet qu'un aliment passe sans être digéré dans l'intestin, il en irrite les parois et détermine une exsudation plus abondante de suc intestinal. C'est ce qu'on observe chez les enfants, dans leur première année surtout, lorsqu'ils sont élevés au biberon, ou avec des soupes et des bouillies plus ou mois indigestes. Ils sont alors fréquemment atteints de **diarrhée verte** qui finit par les épuiser complétement. Dans ce cas, le meilleur remède, s'il est applicable, consiste à ne donner que le sein. Quelquefois, avant la tétée, on donnera une cuillerée à café d'eau de Vichy sucrée et aromatisée avec un peu d'eau de fleur d'oranger.

Suivant les cas, on mêlera au lait un peu d'*eau de chaux*, on le remplacera pendant quelques jours par du bouillon dégraissé et peu salé, en un mot, on restreindra la nourriture en s'attachant à ne donner que ce qui est bien digéré. Plus tard, on obtient en général de bons résultats de la viande de bœuf crue hachée très-fin et mélangée avec du sucre ou des confitures. On peut aussi la donner en boulettes que l'on fait avaler dans une cuillerée de bouillon. En même temps, on donnera quelques prises de *sous-nitrate de bismuth*, des lavements d'eau de riz, d'infusion d'ipécacuanha (1 gramme pour 160 grammes d'eau) à laquelle on ajoutera une ou deux gouttes de laudanum de Sydenham. Mais il faut être très-prudent dans l'administration du laudanum et des autres opiacés chez les enfants, le médecin seul sera juge de leur opportunité.

L'**évolution dentaire** est aussi souvent cause de la diarrhée chez les enfants, il faut la respecter si elle est *très-modérée*, la combattre par les moyens indiqués ci-dessus si elle augmente ou se prolonge de façon à affaiblir le malade.

Chez les adultes, la diarrhée résulte souvent d'un **refroidissement** qui arrête les fonctions intestinales. On la guérit par une purgation saline, l'application sur le ventre d'un cataplasme chaud arrosé ou non de laudanum de Sydenham (20 à 40 gouttes). Les personnes qui y sont sujettes, les marins et les soldats en campagne, font bien de porter une ceinture ou une chemise de flanelle.

L'**entérite tuberculeuse** donne lieu à une diarrhée séreuse ou bilieuse ordinairement peu abondante, mais difficile à arrêter.

Chez les *phthisiques*, la diarrhée alterne avec des poussées de tubercules du côté des poumons, souvent elle affaiblit rapide-ment les malades. La viande crue, la décoction blanche de Sydenham, le phosphate de chaux, le laudanum, etc., doivent être employés dans le but de la modérer.

Enfin, la diarrhée est un des symptômes de la FIÈVRE TYPHOÏDE ou muqueuse, de la DYSSENTERIE aiguë ou chronique, etc.

DIARTHROSE, s. f. Mode d'articulation qui permet les mouvements en tous sens.

DIASCORDIUM, s. m. Électuaire composé d'une vingtaine de produits, parmi lesquels on rencontre les feuilles de *scordium* qui lui ont donné son nom. Cette confection, d'un goût et d'une couleur désagréables, était employée comme astringente et sédative. Elle doit ses propriétés à la présence de l'opium qui s'y rencontre dans la proportion de 4 à 5 milligrammes par gramme d'électuaire.

On l'emploie encore fréquemment à la dose de 2 à 6 grammes pour arrêter la diarrhée suite de refroidissement, ou chez les tuberculeux.

DIASTASE, s. f. Ferment qui existe dans l'orge, le blé, l'avoine, etc., au moment de la germination et qui jouit de la propriété de transformer l'amidon en dextrine. C'est sur cette propriété qu'est basée la fabrication de la bière.

La *diastase salivaire* ou animale est une matière organique qui possède des propriétés analogues à celles de la diastase végétale et sert à la digestion des matières féculentes.

DIASTASIS ou **DIASTASE**, s. f. Écartement des surfaces articulaires des os qui forment une articulation, sans qu'il y ait *luxation*. Cet écartement résulte d'une violence ou d'un épanchement liquide qui se forme dans l'article.

DIASTOLE, s. f. Mouvement de dilatation du CŒUR ou des artères, au moment où le sang pénètre dans leur cavité. Les fibres de ces organes sont alors dans le relâchement ou le repos, c'est l'opposé de la *systole*.

DIATHÈSE, s. f. (*diathesis*; διάθεσις, de διατίθημι, je dispose, je constitue). Disposition particulière de certains sujets à être affectés de certaines maladies; et, par extension, nom donné à toute maladie constitutionnelle, cancer, tubercules, syphilis, qui imprime un cachet morbide spécial et invariable à tous les tissus, à tous les organes altérés chez un même individu.

DICOTYLÉDONES, s. f. pl. (δὶς, deux, et κοτυληδών, cotylédon). Nom donné à une grande division du règne végétal, comprenant toutes les plantes dont l'embryon présente deux cotylédons et dont les individus à l'état parfait ont une écorce séparable du bois, ou de la couche ligneuse dans les plantes herbacées, et un canal central, canal médullaire, ou moelle, des feuilles dont les nervures plus ou moins anastomosées se dirigent dans différentes directions, le tout terminé par un prolongement souterrain ou racine. Les dicotylédones sont divisées en trois sections : *apétales*, *monopétales* et *polypétales*, dont chacune se divise à son tour en trois classes fondées sur le mode d'insertion des étamines; elles sont *hypogynes*, *épigynes* et à fleurs unisexuées ou *diclines*.

DICTAME, s. m. On désigne sous ce nom deux plantes : 1° le **dictame blanc** (*dictamnus albus*), vulgairement fraxinelle, rutacée indigène dont l'écorce passe pour sudorifique et vermifuge ; 2° le **dictame de Crète** ou *origan* (*origanum dictamnus*), labiée du mont Ida, cultivée dans les jardins, et dont on employait les sommités fleuries comme cordiales, emménagogues, et qui font partie des électuaires thériaque, mithridate, etc.

DIÈTE, s. f. (*diæta*, *victûs ratio*, δίαιτα). Emploi bien réglé de tout ce qui est nécessaire à la vie : aliments, boissons, exercice, bains, sommeil (régime diététique ou hygiénique). Mais ce mot est plus souvent employé dans le sens d'*abstinence* et signifie la privation d'aliments imposée à un malade. On désigne aussi par le mot *diète* l'usage habituel de certaines substances alimentaires. C'est dans ce sens qu'on dit : *diète lactée*.

DIFFORMITÉ, s. f. Vice de conformation extérieure congénital ou acquis. On remédie aux difformités d'une manière plus ou moins complète par des opérations chirurgicales ou par l'orthopédie.

DIFFUS, adj. Syn. d'étalé (voy. Phlegmon et Anévrysme).

DIGASTRIQUE, adj. et s. m. (de δὶς, deux, et γαστήρ, ventre). Qui a deux ventres. Le muscle digastrique situé à la partie supérieure du cou va de l'os temporal au maxillaire inférieur en passant par un anneau aponévrotique dépendant de l'os hyoïde (10, fig. 176). Suivant les cas, il élève ce dernier ou abaisse la mâchoire inférieure.

DIGESTIBLE, adj. Se dit d'un aliment qui est facile à digérer.

DIGESTIF, s. m. et adj. (*digestivus*, qui a rapport à la digestion).

On nomme **appareil digestif** l'ensemble des organes qui concourent à l'acte de la digestion. Il s'étend de la bouche à l'anus et comprend chez l'homme : la bouche, le pharynx, l'œsophage, l'estomac, l'intestin grêle divisé en duodénum, jéjunum et iléon, le gros intestin (côlon ascendant, transverse et descendant) et le rectum ; y compris les annexes qui fournissent les matériaux propres à l'élaboration des aliments : glandes salivaires, amygdales, pancréas, foie et vésicule biliaire (fig. 198).

On appelle **digestifs** les condiments généralement excitants qui favorisent la digestion en augmentant la sécrétion de la salive et du suc gastrique.

DIGESTION, s. f. (*digestio*, de *digerere*, porter dans tous les sens ; πέψις). Fonction par laquelle l'économie répare ses pertes incessantes. L'aliment étant introduit dans la bouche, la digestion s'en empare et lui fait parcourir mécaniquement toutes les parties de l'appareil digestif et le met en contact avec les différents liquides qui le transforment et le rendent propre à être absorbé pour entrer dans le torrent de la circulation. Ce dernier acte constitue le phénomène chimique de la digestion.

Dans la bouche, l'aliment est soumis à la *mastication* opérée par le concours des dents, de la langue et des joues, et à l'*insalivation* qui va favoriser sa *déglutition* ou glissement dans le pharynx, puis dans l'œsophage, et qui commence en même temps la transformation des matières amylacées non assimilables, en glycose, substance soluble. A son arrivée dans l'estomac, le bol alimentaire se trouve en contact avec le *suc gastrique* qui dissout les substances albuminoïdes. Là il est transformé en *chyme* et parvient dans le duodénum, où il rencontre le *suc pancréatique* et la *bile*, qui émulsionnent les corps gras et continuent sur les féculents l'action commencée dans la bouche par la salive.

Arrivé dans l'intestin grêle proprement dit, le produit de ces transformations successives se trouve en contact avec le *suc intestinal* dont l'action complexe achève la

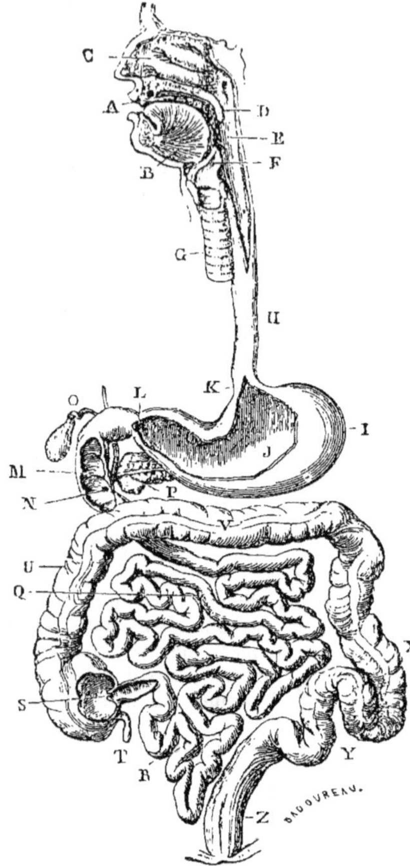

FIG. 198. — Appareil digestif de l'homme.

A, Bouche.
B, Langue.
C, Fosses nasales.
D, Voile du palais.
E, Pharynx.
F, Épiglotte.
G, Trachée.
H, Œsophage.
I, Grosse tubérosité de l'estomac.
J, Estomac ouvert à sa partie antérieure.
K, Petite courbure de l'estomac.
L, Pylore.
M, Duodénum, deuxième portion.
N, Orifice par lequel la bile et le suc pancréatique coulent dans le duodénum.
O, Vésicule biliaire.
P, Pancréas.
Q, Intestin grêle.
R, Extrémité inférieure de l'intestin grêle.
S, Valvule iléo-cæcale entre l'intestin grêle et le gros intestin.
T, Appendice iléo-cæcal.
U, Côlon ascendant.
V, Côlon transverse.
X, Côlon descendant.
Y, Côlon iliaque.
Z, Rectum.

transformation des matériaux assimilables et les convertit définitivement en *chyle*. C'est là aussi que les vaisseaux chylifères s'emparent des matières grasses émulsionnées, que les veines se chargent des autres matériaux solubles, désormais propres à être admis dans la circulation, pendant que les résidus solides ou liquides non assimilables, mélangés de bile, colorés et désinfectés par elle, cheminent dans le gros intestin jusqu'au rectum, d'où elles sont éliminées.

En pharmacie, on nomme *digestion* la macération faite avec le concours de la chaleur et, quel que soit le moyen employé pour produire l'échauffement du liquide, sans dépasser la température de 35 degrés.

DIGITALE, s. f. La digitale pourprée (*digitalis purpurea*), gants de Notre-Dame, gantelée, est une belle plante de la famille des scrofulariées. Elle est commune en France dans les endroits montueux et se cultive dans les jardins à cause de son inflorescence magnifique en long épi terminal (fig. 199).

Les feuilles de la digitale contiennent de la DIGITALINE. Elles possèdent une saveur amère, désagréable ; elles sont purgatives et émétiques. A faible dose, elles favorisent la sécrétion des glandes salivaires, resserrent la gorge et ralentissent les mouvements du cœur, tout en les rendant plus énergiques ; c'est en quelque sorte le quinquina du cœur. C'est pourquoi on les utilise dans les affections de cet organe ou du poumon passées à l'état chronique. A dose un peu élevée, elles sont fortement diurétiques, amènent la dilatation de la pupille, des vomissements et deviennent un poison narcotique d'autant plus redoutable qu'il arrête tout d'abord les battements du cœur.

La dose ordinaire est de 10 à 60 centigrammes de poudre de feuilles de digitale dans un litre de tisane, en vingt-quatre heures. Au bout de quelques jours, il faut la diminuer, car le médicament s'accumule dans l'économie et peut produire tout à coup des effets toxiques.

La **digitale parviflore** (*digitalis lutea*), à fleurs petites et jaunâtres, offre les mêmes propriétés. On l'administre comme l'autre en teinture et en poudre.

DIGITALINE, s. f. Alcaloïde qui constitue le principe actif de la digitale pourprée ; il existe dans les feuilles et les graines. On ne connaissait autrefois que la digitaline obtenue par une série de manipulations ne donnant pas un produit toujours identique.

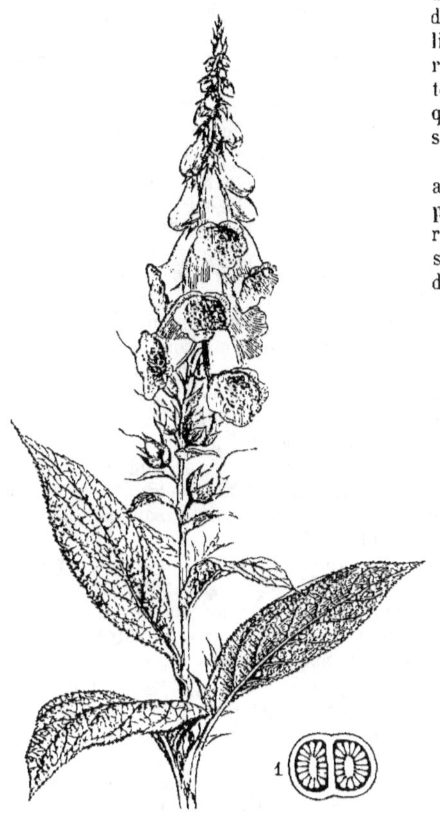

Fig. 199. — Digitale pourprée (*Digitalis purpurea*).
1, Section du fruit.

C'est cependant encore ce produit, nommé **digitaline amorphe**, qui est inscrit dans le Codex et délivré par les pharmaciens lorsqu'on prescrit de la digitaline ou des granules de cette substance sans autre spécification. Aujourd'hui on prépare la **digitaline cristallisée** au moyen du chloroforme.

La *digitaline ordinaire ou amorphe* est incolore, inodore; elle est douée d'une amertume excessive, lente à se produire, parce qu'elle est peu soluble dans l'eau. Elle est cent fois plus active que les feuilles de la plante pulvéri-

sées. L'action spéciale et puissante qu'elle exerce sur le cœur, dont elle ralentit les mouvements, l'a fait employer en médecine dans le traitement des maladies du cœur; mais à la dose de quelques milligrammes elle peut causer des accidents redoutables. Son usage continu irrite l'estomac et amène des signes d'intolérance qui doivent en faire user avec une excessive prudence.

La *digitaline cristallisée*, quatre fois plus active que l'amorphe, n'est pas encore employée en thérapeutique d'une façon courante à cause même de son énergie excessive. On la prescrit à la dose de un quart de milligramme en granules.

DILATATEUR, adj. Qui dilate. Nom

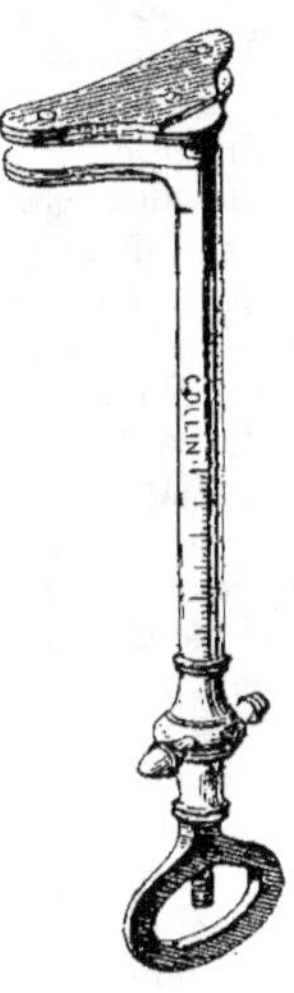

Fig. 200. — Dilatateur des mâchoires.

donné en anatomie à certains *muscles* qui dilatent l'orifice sur lequel se porte leur action, et, en chirurgie, à des instruments destinés à agrandir les ouvertures naturelles ou artificielles.

On emploie aussi pour dilater les fistules, les ouvertures qui tendent à se fermer, le col de l'utérus, etc., diverses substances telles que l'éponge préparée, les tiges de laminaire, etc., qui ont la propriété de se gonfler par l'humidité.

Dans le resserrement des mâchoires occasionné par l'éruption de la dent de sagesse ou des spasmes musculaires d'origines diverses, on emploie pour écarter l'une de l'autre les arcades dentaires des **dilatateurs** des mâchoires de divers modèles (fig. 200).

DILATATION, s. f. (*dilatatio*; διευρυσμός). Augmentation de volume qu'éprouve, sans changer de nature, un corps soumis à une élévation de température.

En chirurgie, on appelle *dilatation* l'agrandissement accidentel d'une cavité : *dilatation du col de l'utérus*, dilatation du cœur, des artères dans les anévrysmes; dilatation des veines dans les varices. Le mot *dilatation* s'applique aussi aux procédés opératoires qui ont pour but d'agrandir ou de rétablir le calibre d'un canal, d'une cavité, d'une ouverture, ou d'entretenir libre le trajet de certaines fistules. La dilatation est une des principales méthodes employées pour la guérison des rétrécissements organiques de l'urèthre. On pratique dans ce cas la **dilatation temporaire** ou la **dilatation permanente**, au moyen de sondes et de bougies appropriées (voy. RÉTRÉCISSEMENT de l'urèthre).

DILUTION, s. f. Action de délayer un corps dans un liquide ou d'ajouter une nouvelle portion de ce liquide à celle dans laquelle il était déjà étendu.

Dans la soi-disant doctrine HOMŒOPATHIQUE, on prépare la *première dilution* d'une substance médicamenteuse, en mélangeant par trituration 1 grain de médicament (5 centigrammes) avec 99 grains d'une substance inerte (le sucre de lait); la *deuxième dilution* s'obtient en prenant 1 grain de ce mélange, et en y ajoutant (avec trituration) 99 grains de sucre de lait. Et ainsi de suite pour la troisième, la quatrième et les autres dilutions.

La deuxième dilution tout entière ne contient plus que 5 dix-milligrammes, dose à laquelle les substances les plus actives n'ont plus aucune action, même si l'on prenait la dilution tout entière, ce que les homœopathes ne font jamais! Mais, d'après Hahneman, *le médicament, à chaque division ou dilution, acquiert un nouveau degré de puissance par le frottement ou la secousse qu'on lui imprime, ou lorsqu'on l'étend de liquide à l'exception du vin et de l'alcool!!!*

DIOPTRIQUE, s. f. Partie de la physique qui traite de la réfraction de la lumière et de la déviation que subissent les rayons lumineux en passant d'un milieu dans un autre.

DIPHTHÉRIE ou **DIPHTHÉRITE**, s. f. Maladie caractérisée par la production de fausses membranes sur les muqueuses ou sur la peau (diphthérie cutanée). Ces fausses membranes sont constituées par de la fibrine qui renferme des globules de pus ou de sang ou des cellules *épithéliales* de la partie atteinte. Elles sont d'un blanc jaunâtre, semblables à de la couenne, se dissolvent dans les solutions alcalines et dans celle de chlorate de potasse, les acides en provoquent la crispation et les racornissent.

Quelques médecins pensent que cette affection est due au développement d'un champignon parasite (oïdium), mais cette opinion est presque unanimement repoussée.

Les avis sont partagés sur la question de savoir si la diphthérie est primitivement une maladie locale, qui ne devient générale que par l'absorption des produits morbides, ou si au contraire c'est une maladie générale qui se manifeste par des accidents locaux.

La diphthérie du pharynx et de l'arrière-gorge porte le nom d'ANGINE COUENNEUSE DIPHTHÉRITIQUE, celle du larynx forme le CROUP, celle des gencives la STOMATITE ULCÉRO-MEMBRANEUSE. La diphthérie peut envahir toutes les muqueuses, celles des yeux (CONJONCTIVITE DIPHTHÉRITIQUE), du nez, de la vulve, etc. Elle se propage aussi à la peau, mais seulement lorsqu'il y a excoriation. Ainsi, les piqûres de sangsues, la surface des vésicatoires que l'on a eu le tort d'appliquer contre la maladie, se recouvrent bientôt de fausses membranes qui s'étendent progressivement.

La diphthérie est contagieuse quoiqu'elle n'ait pu être inoculée. Tous les ans, plusieurs médecins en soignant des enfants atteints de croup ou d'angines couenneuses contractent cette affection et y succombent souvent. Elle est plus fréquente chez les enfants que chez l'adulte, sa gravité dépend surtout de sa propagation au larynx (CROUP).

En même temps que la production des fausses membranes s'effectue sur diverses parties du corps, il y a souvent de l'albumine dans les urines.

Si la maladie ne marche pas vers la

guérison, il se produit des symptômes d'infection générale, de la fièvre, du purpura, des épanchements purulents dans les séreuses, des pneumonies lobulaires suppurées, de petits abcès du poumon, etc.

A la suite de la guérison des affections diphthéritiques, le plus souvent des ANGINES, on observe des *paralysies* partielles qui atteignent fréquemment le voile du palais, altèrent le timbre de la voix et gênent la déglutition des aliments, et surtout celle des liquides qui reviennent par le nez.

Le *traitement* de la diphthérie varie suivant les parties atteintes (angine, croup, conjonctivite, etc.); il est local et général. Localement, il faut détruire les fausses membranes par des cautérisations faites, suivant les cas, avec le nitrate d'argent, le fer rouge, le perchlorure de fer. On pourra aussi tenter d'exciser les endroits atteints, si ces points sont limités à une partie qu'on peut enlever sans danger (amygdale). On emploie aussi les badigeonnages avec des solutions alcalines, de chlorate de potasse ou des acides énergiques (chlorhydrique, nitrique).

L'eau de chaux, l'acide phénique étendu, la poudre d'alun sont très-utiles comme topiques locaux. Il faut surtout bien se garder d'appliquer des sangsues, vésicatoires, sinapismes ou autres révulsifs qui n'auraient d'autres résultats que d'ouvrir une porte d'entrée à la diphthérie cutanée.

A l'intérieur, on prescrit le bicarbonate de soude de 3 à 10 grammes par jour, le chlorate de potasse, le calomel à doses réfractées, le perchlorure de fer. Il sera toujours bon de soutenir les forces du malade par l'alimentation autant qu'elle sera possible, les toniques, le vin et le quinquina.

DIPLOÉ, s. m. Tissu spongieux qui se trouve dans l'épaisseur des os plats et spécialement dans ceux du crâne.

DIPLOPIE, s. f. (de δ:πλόες, double, et ὄψ, œil). Vision double. Elle est *binoculaire* ou *monoculaire*. La première, de beaucoup plus fréquente, consiste à voir les objets doubles lorsqu'on les regarde avec les deux yeux; elle cesse, si l'on ferme un œil. Dans la seconde, les objets même vus d'un seul œil paraissent doubles. Quelle qu'elle soit, la diplopie gêne beaucoup la vue et donne à la démarche un caractère d'hésitation et d'incertitude très-pénible; elle est insup-

portable pour celui qui en est atteint et il cherche toujours à l'éviter, même en se passant du service d'un de ses yeux comme le font les strabiques.

La **diplopie binoculaire** dépend d'un défaut de convergence des axes optiques des deux yeux, qui normalement doivent se rencontrer sur l'objet fixé. Elle est le symptôme de diverses affections et en particulier des *paralysies des muscles de l'œil*, du strabisme au début, etc. La diplopie est *croisée* si l'image qui paraît à droite est perçue par l'œil gauche, et vice versâ. Elle est *directe*, si l'image qui paraît à gauche est perçue par l'œil gauche. Cette distinction est importante pour l'étude du strabisme et des paralysies musculaires de l'œil.

La **diplopie monoculaire** dépend d'une ulcération ou d'une double courbure de la cornée, d'une luxation du cristallin, et de toute autre cause qui produit sur la rétine une image double.

DISCISSION, s. f. Manière d'opérer la CATARACTE utile chez les enfants, ou lorsqu'il s'agit d'une CATARACTE SECONDAIRE.

Dans le premier cas, on se contente de diviser la capsule du cristallin au moyen d'une *aiguille;* au bout d'un temps d'autant plus long que le sujet opéré est plus âgé, la cataracte se dissout dans l'humeur aqueuse.

Dans le second cas, il s'agit de frayer un passage aux rayons lumineux à travers une toile formée par les débris de l'ancienne capsule du cristallin. On y arrive en dilacérant cette opacité au moyen de deux aiguilles (fig. 126). Cette opération est exempte de danger, mais demande quelquefois à être recommencée.

DISPENSAIRE, s. m. Ce mot a différents sens : Recueil de formules employées dans le traitement des maladies et spécialement destinées à un hôpital ou à un établissement sanitaire particulier. Il est alors synonyme de pharmacopée, codex, formulaire.

Laboratoire où l'on prépare les substances qui entrent dans les médicaments composés.

Établissement où l'on donne plus ou moins gratuitement des consultations et des médicaments aux malades indigents qui veulent se faire traiter chez eux.

Institution du ressort de la Préfecture de

police, qui a pour objet la surveillance de la santé des prostituées, qui sont obligées de se faire examiner par des médecins à certaines époques qui leur sont désignées.

DISSECTION, s. f. Opération qui consiste à diviser, d'après certaines règles, les différentes couches, parties ou organes dont se compose le corps, dans le but d'en étudier la structure et les dispositions. Dans les opérations chirurgicales, on est quelquefois aussi obligé de disséquer certaines parties à enlever, c'est-à-dire de les séparer avec soin des tissus voisins que l'on veut respecter.

DISSOLUTION, s. f. Mélange intime de deux corps dont l'un au moins est liquide, et absorbe ou dissout l'autre comme l'eau dissout le sucre. Dans une dissolution, les propriétés du *dissolvant* (toujours un liquide, ordinairement c'est l'eau, l'alcool, l'éther, le sulfure de carbone, les huiles, etc.) et du corps dissous (sucre, sels, acide, alcalis, gaz divers, etc.) persistent d'une manière indépendante. Dans certaines dissolutions, il y a une véritable combinaison du liquide dissolvant avec tout ou partie du corps dissous; dans d'autres, il y a simplement dissémination des molécules de ce corps dans celles du dissolvant.

La manière la plus simple de faire la dissolution d'un corps dans l'eau, d'un sel par exemple, c'est de le mélanger avec ce liquide. Souvent, on facilite la dissolution en chauffant. Dans la généralité des cas, les liquides ne peuvent dissoudre à une même temperature qu'un certain poids d'un corps, 5, 10, 30 pour 100 de leur poids. Si l'on en ajoute davantage, le surplus ne se dissout pas, ne fond pas, comme l'on dit vulgairement. On dit alors qu'il y a *saturation*. Mais si la température du dissolvant devient plus élevée, si on le chauffe, il peut souvent dissoudre une nouvelle portion du corps; il y a augmentation de SOLUBILITÉ.

DISSOLVANT, s. m. et adj. (*dissolvens*, qui dissout). Se dit de tout ce qui réduit les corps à l'état liquide. L'eau, l'alcool, l'éther, les acides, sont les dissolvants les plus usités.

On a donné le nom de *dissolvants* à des médicaments auxquels on a attribué la propriété de dissoudre les engorgements, les concrétions morbides (iodiques, mercuriaux, etc.).

DISTICHIASIS, s. m. (de δίς, deux fois, et στίχος, rang). Maladie des paupières qui consiste dans l'existence d'une double rangée de cils; la rangée supérieure est à sa place habituelle, la rangée inférieure, souvent déviée vers le globe oculaire, provoque des irritations de l'œil, du larmoiement et des affections de la cornée (voy. TRICHIASIS).

DISTILLATION, s. f. Opération qui consiste : 1° à réduire en vapeur les corps que l'on veut distiller; 2° à condenser ces vapeurs. C'est un moyen de séparer les principes volatils de ceux qui sont fixes ou de purifier certaines substances (eau, mercure, etc.). On fait les distillations dans les alambics, dans des cornues ou dans d'autres appareils diversement modifiés, suivant l'usage auquel on les destine. Tous se composent : d'un récipient dans lequel est mis le mélange ou la substance à distiller, d'un réfrigérant où elle se condense. Le récipient est chauffé à feu nu, au bain-marie, ou encore au bain d'huile ou de sable. Le condensateur est ordinairement refroidi par un courant d'eau ou un mélange réfrigérant; on lui donne souvent une forme contournée, dite en serpentin.

DISTOME, s. m. (de δίς, deux, et στόμα, bouche). Genre d'entozoaires, dont le principal est la DOUVE du foie.

DIURÉTIQUE, s. m. et adj. (διουρητικὸς, de διά, particule augmentative, et οὐρέω, j'urine). Se dit des médicaments qui ont la propriété d'augmenter la sécrétion de l'urine, tels sont le nitrate de potasse, les asperges, l'oseille, la digitale, le colchique, le chiendent, la pariétaire, etc. Le vin blanc, l'eau pure, le lait agissent aussi comme diurétiques.

DIVERGENT, adj. — Voy. STRABISME.

DIVULSION, s. f. Synonyme d'arrachement. Les fractures du PÉRONÉ se font quelquefois par divulsion, ou arrachement de l'extrémité inférieure.

DOCIMASIE, s. f. (*docimasia*, δοκιμάζειν, éprouver). Partie de la chimie analytique qui s'occupe de l'essai des minerais pour connaître la richesse d'une mine.

En médecine légale, on appelle *docimasie* les expériences que l'on fait sur les poumons des enfants nouveau-nés pour constater s'ils étaient morts avant l'accouchement ou s'ils ont respiré. Plusieurs méthodes ont été proposées, mais la *docimasie pulmonaire hydrostatique* est celle qui mérite le plus de confiance. Elle consiste à mettre doucement dans un vase, rempli d'eau et assez spacieux, le cœur et les poumons du fœtus. Si ces organes tombent au fond de l'eau, c'est une preuve que les poumons ne contiennent pas d'air, que l'enfant n'a pas respiré, qu'il est *mort-né;* s'ils surnagent, c'est, au contraire, une preuve que les poumons contiennent de l'air, que l'enfant a respiré, qu'il est *né vivant.*

DOIGT, s. m. Situés à l'extrémité de la main, dont ils forment pour ainsi dire la terminaison fissurée, les doigts sont au nombre de cinq. Le premier, opposable aux autres, est le *pouce;* il occupe la partie externe de la main, correspond au *radius* de l'avant-bras, et n'a que deux divisions osseuses ou *phalanges;* le second est l'*indicateur* ou *index*, parce qu'il sert à indiquer ou à montrer; le troisième est le *médius* ou doigt du milieu; le quatrième l'*annulaire*, parce qu'on y met d'habitude des bagues ou anneaux; le cinquième le *petit doigt*, à cause de sa taille, ou l'*auriculaire*, parce qu'on peut l'introduire dans le conduit de l'oreille; ces quatre derniers ont chacun trois phalanges. Les doigts du pied, aussi au nombre de cinq, ont reçu le nom d'ORTEILS.

Anatomie des doigts. La charpente des doigts est formée par les *phalanges*, sur lesquelles viennent s'insérer les tendons des muscles destinés à les étendre et à les fléchir (extenseurs et fléchisseurs). Ces phalanges sont articulées entre elles de façon à ne permettre que deux mouvements : celui d'extension et celui de flexion. Autour de ces os se trouve une couche plus ou moins épaisse de tissu cellulaire graisseux, qui forme la *pulpe* du doigt. Au-dessus se trouve la peau, qui a un aspect différent sur la face dorsale et sur la face palmaire. A la face dorsale, elle est la continuation de celle de la main; sur la première phalange, elle est recouverte de poils chez l'homme. Au niveau des articulations, elle présente quelques plis, qui n'ont rien de constant et disparaissent lorsque le doigt gonfle pour une raison quelconque. A la face palmaire, elle est épaisse et recouverte de sillons concentriques alternant avec des saillies formées par des papilles du derme plus nombreuses aux extrémités des doigts qu'en tout autre endroit du corps, ce qui leur donne une sensibilité et une finesse de *tact* exquises. Les plis que l'on trouve à la face palmaire des doigts sont plus constants que ceux de la face dorsale, ils correspondent, surtout celui qui est inférieur, à l'articulation des phalanges et servent de point de repère dans les désarticulations des doigts.

De chaque côté, sur les faces latérales des doigts, se trouvent, dans le tissu sous-cutané, les artères collatérales, les veines et les nerfs, qui suivent le même trajet et se terminent en se ramifiant à l'extrémité des doigts. De nombreux canaux lymphatiques existent aussi dans les doigts et vont se rendre aux ganglions épitrochléens et de l'aisselle, ce qui fait que les irritations des doigts provoquent du gonflement et de la douleur le long du bras.

Les tendons des muscles fléchisseurs profond et superficiel des doigts glissent dans des gaînes ou synoviales qui, pour les trois doigts du milieu (index, médius, annulaire), sont indépendantes de la grande *synoviale* de la main. Aussi les *panaris* de ces trois doigts sont-ils moins dangereux que ceux de l'auriculaire et du pouce, dont les synoviales communiquent avec celle de la main et du poignet.

Anomalies et vices de conformation des doigts. DOIGTS ADHÉRENTS ENTRE EUX. Les doigts peuvent être réunis congénitalement ou accidentellement entre eux par une membrane qui s'étend entre deux ou plusieurs doigts. A la suite des brûlures, si la peau a été détruite sur leurs faces latérales et si l'on n'a pas grand soin de surveiller la cicatrisation, il n'est pas rare de voir se produire des adhérences vicieuses. Il est nécessaire d'y remédier par des procédés d'anaplastie, qui présentent souvent de grandes difficultés (fig. 201). On y parvient en incisant la palmature en AE, en disséquant un petit lambeau de peau CED, qui est représenté rabattu en L, et en s'en servant comme moyen de séparation, pour obtenir une cicatrisation isolée sur chaque doigt.

Doigts rétractés. A la suite de brûlures, les doigts peuvent conserver une flexion vicieuse due à la rétraction cicatricielle. Il est quelquefois nécessaire d'opé-

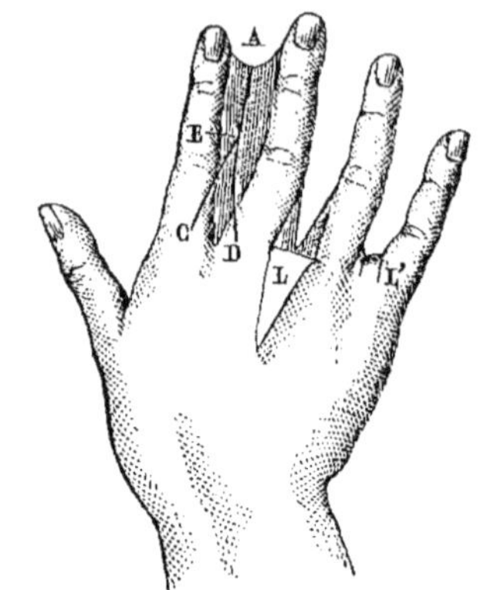

FIG. 201. — Adhérence vicieuse des doigts entre eux. Palmature.

A, E, Section sur le milieu de la moitié inférieure de la palmature.

E, C, D, Incision en V de la moitié supérieure.

L, Lambeau disséqué.

L', Lambeau appliqué.

rer, afin de permettre le redressement; la figure 202 donne une idée du procédé à

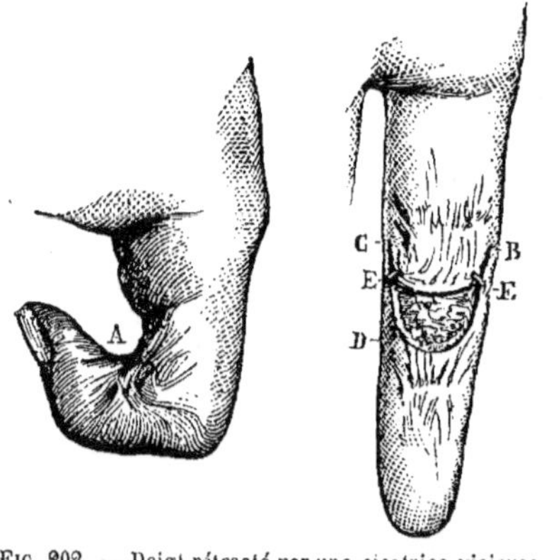

FIG. 202. — Doigt rétracté par une cicatrice vicieuse.

A, Doigt rétracté.

C, D, B, Lambeau palmaire comprenant toute l'épaisseur de la bride qui s'opposait à l'extension.

E, E, Points extrêmes des lambeaux suturés avec la peau correspondante.

D, Surface qui se cicatrise par bourgeons charnus.

employer; pendant la cicatrisation, le doigt doit être maintenu étendu.

Lorsque les doigts sont rétractés et flé-chis dans la paume de la main sans qu'il y ait de bride ou de cicatrice vicieuse, il s'agit le plus souvent d'une *paralysie* des muscles extenseurs, et il est nécessaire de leur rendre leur contractilité par l'emploi des courants électriques.

Luxation des doigts. Elles sont rares, analogues à celles du POUCE, qui sont les plus fréquentes (voy. ce mot).

Les fractures des doigts sont peu graves en général; la *réduction* est des plus faciles : il suffit d'immobiliser les fragments au moyen de deux attelles de carton et d'une bande roulée.

Les plaies des doigts, même compliquées de fractures de l'os, doivent être lavées et réunies par première intention. Il ne faut jamais se hâter de retrancher complétement même des parties qui ne tiennent plus que par un petit lambeau. Une portion de doigt complétement séparée du reste du corps peut être quelquefois réappliquée avec succès, aussi faut-il être très-réservé dans les amputations et les désarticulations de ces organes.

Les hémorrhagies sont rares après les plaies des doigts, mais les vives douleurs qu'elles causent peuvent occasionner le tétanos. La suppuration peut aussi gagner les gaînes des tendons et envahir la paume de la main et le poignet (voy. PANARIS).

Amputation et désarticulation des doigts. Elles se font selon les règles générales que nous avons décrites et dont la figure 202 indique l'exécution.

Les *phlegmons* et les *suppurations* des doigts portent le nom de PANARIS.

DOLOIRE, s. m. Tour de bande d'un bandage qui va en biais et dont chaque tour recouvre en partie le précédent.

DOREUR, s. m. Les inconvénients du métier de doreur au *mercure* sont l'intoxication mercurielle, produite par la respiration des vapeurs et le maniement continuel de ce métal. Les acides nitrique et chlorhydrique, dont on se sert pour le décapage et le nettoyage des objets à dorer, ont aussi une influence fâcheuse sur la santé.

DORSAL, adj. et s. m. (*dorsalis*, de *dorsum*, dos; νωτιαῖος). Qui est situé dans la région du dos.

Vertèbres dorsales. Nom donné aux douze VERTÈBRES situées au milieu de la colonne vertébrale, sur lesquelles s'articulent les côtes, qui s'étendent entre la septième cervicale et la première lombaire, et qui constituent le *dos* proprement dit.

Le **muscle grand dorsal**, très-large, s'insère au coccyx, à la crête sacrée, à la crête iliaque, aux trois ou quatre dernières côtes, à l'angle inférieur de l'omoplate et à l'humérus, au fond de la coulisse bicipitale.

Le **muscle long dorsal** s'insère aux épines sacrée et lombaire et se porte verticalement en haut jusqu'à la première côte, où il se termine.

On appelle **nerfs dorsaux** ceux qui naissent directement de la moelle dans la région dorsale.

On a donné le nom de *nerf dorsal, veine et artère dorsales* de la verge, *veine et artère dorsales* de la langue, du carpe, du métacarpe, du tarse, du métatarse, du pouce, aux nerfs, veines et artères, dont le trajet suit la *face dorsale*, c'est-à-dire supérieure et convexe de ces différentes parties.

DOS, s. m. (*dorsum*; νῶτος). On désigne sous ce nom toute la région postérieure convexe du tronc, comprise entre la septième vertèbre cervicale et la première lombaire. Par analogie, on a donné ce nom à certaines parties présentant une surface convexe : *dos* de la main, *dos* de la langue, *dos* de la verge, etc.

DOSE, s. f. (*dosis*; δόσις, de δίδωμι, je donne). Quantité déterminée par poids ou par mesure d'un médicament simple ou composé qui doit être administrée à chaque prise ; ou mesure précise des principes qui doivent entrer dans un médicament composé. La connaissance exacte des doses constitue une partie de l'art de formuler.

DOTHINENTÉRIE et **DOTHIÉNENTÉRIE**, s. f. (δοθιήν, bouton, et ἔντερον, intestin). Nom donné par Bretonneau à la FIÈVRE TYPHOÏDE à cause de la présence dans cette maladie d'une lésion spéciale des follicules isolés et agminés de l'*iléon*.

DOUCE-AMÈRE, s. f. *Solanum dulcamara*; **morelle douce-amère**, sous-arrisseau à tiges sarmenteuses de la famille des solanées qui se trouve communément dans les haies. La douce-amère, comme son nom l'indique, fait sentir un léger goût d'amertume suivi d'une saveur douceâtre. On recueille au printemps les tiges de l'année précédente, on les conserve en petits morceaux fendus longitudinalement en deux. Ces tiges contiennent de la *solanine* et exhalent par le frottement une odeur vireuse, désagréable.

La douce-amère augmente la perspiration cutanée. On l'emploie en décoction, en poudre, en sirop, en extrait, dans les maladies de la peau, la syphilis, le rhumatisme chronique.

DOUCHE, s. f. Opération faisant partie de l'hydrothérapie, qui consiste à projeter sur différentes parties du corps, dans un but de traitement, une colonne d'eau froide ou chaude, pure ou minérale, avec une force qui varie avec l'élévation du réservoir au-dessus du sujet, sous une forme différente suivant le but à atteindre et la disposition de l'ajutage : douche en pluie, en nappe, en jet, en arrosoir, en masse ; et sous une direction déterminée par la situation de la partie malade et le point de départ du jet liquide : douche ascendante, descendante, latérale.

DOULEUR, s. f. (*dolor*, ἄλγος, ὀδύνη). Impression pénible reçue par une partie vivante et sentie par le cerveau. La douleur est diverse comme l'agent qui l'occasionne et en même temps comme le tissu qui en est le siége ; elle nous avertit lorsqu'un corps étranger pique, coupe, arrache, brûle ; elle est en quelque sorte le modérateur de toutes nos actions et nous arrête lorsqu'une partie essentielle de notre corps vient à courir un danger.

Dans les maladies, la douleur, qui, là encore, est liée à la conservation instinctive de l'individu, vient le plus souvent nous mettre en garde contre une lésion profondément cachée; elle nous dit quel est l'organe atteint. La douleur ne se compare qu'à elle-même ; on dit qu'elle est brûlante, lancinante, contusive, déchirante, suivant la sensation déjà éprouvée qu'elle rappelle. On a donné à la douleur des dénominations relatives à la partie qui en est le siége : odontalgie, céphalalgie frontale, occipitale, névralgie, cardialgie, etc. L'utilité de la douleur nous échappe lorsque nous la voyons liée fatalement à l'accomplissement d'une évolution naturelle comme la dentition, ou d'une fonction aussi importante que la parturition.

On a donné le nom de **douleurs** aux manifestations du rhumatisme et de la goutte, surtout au rhumatisme musculaire ; aux contractions utérines dans l'*accouchement*.

DOUVE, s. f. *Entozoaire* (ver) du genre *distome* que l'on rencontre dans les voies biliaires de certains animaux, bœuf, mouton surtout. On l'a aussi trouvé, dit-on, chez l'homme. C'est un ver plat en forme de feuille ou de fer de lance, de 1 à 3 centimètres de long, d'un blanc grisâtre ou brunâtre.

DRAINAGE, s. m. Opération chirurgicale analogue au drainage des terres ; elle a pour but de donner un écoulement facile au *pus* qui tend à séjourner dans les bas-fonds ou *clapiers* des abcès, et permet de les laver par des injections d'eau ou de liquides antiseptiques. On se sert de DRAINS ou tubes en caoutchouc de diverses grosseurs, percés de trous de distance en distance. On les fait passer à travers les tissus ou cavités à *drainer;* les injections faites par une des extrémités du tube ressortent par l'autre, ou par la contre-ouverture elle-même. On peut faire aussi une sorte de drainage avec une mèche à séton, ou un simple fil.

Le drainage des terres est une opération agricole dont le résultat est souvent avantageux au point de vue de l'hygiène, en diminuant l'humidité du sol, faisant disparaître les marais qui, au moment des chaleurs, donnent lieu aux FIÈVRES INTERMITTENTES.

DRASTIQUE, s. m. et adj. (δραστικὸς, efficace, de δράω, j'opère). Nom donné aux purgatifs violents qui agissent principalement sur la partie inférieure de l'intestin, tels que la scammonée, le jalap, la gomme-gutte, l'aloès, le colchique, la chélidoine, l'huile de croton, l'euphorbe, la coloquinte, l'ellébore et quelques sels métalliques. Les drastiques composent exclusivement toutes les pilules dites purgatives. Leur abus ou leur emploi intempestif peuvent produire des affections très-rebelles et déterminer des accidents graves.

DROGUE, s. f. Nom générique donné à toutes les matières premières d'origine végétale, animale ou minérale, simples ou composées, avec lesquelles les pharmaciens préparent les médicaments officinaux ou magistraux. Par extension, on appelle **drogues** toutes les préparations pharmaceutiques.

DROIT, adj. Plusieurs muscles dont la direction est rectiligne, ou dont l'action est directe, ont reçu le nom de **muscles droits**. Tels sont : les quatre muscles droits de l'œil (*droit interne, droit externe, droit supérieur et droit inférieur*), qui dirigent le globe oculaire dans la direction indiquée par leur nom ; le *grand droit* et le *petit droit antérieur de la tête;* le *grand droit* et le *petit droit postérieur de la tête*, le *droit latéral de la tête*, situés à la partie postérieure et à la partie latérale du cou ; le *droit abdominal*, de chaque côté de la ligne médiane (ligne blanche) du ventre ; le *droit antérieur de la cuisse*, qui tantôt fléchit la cuisse sur le bassin, ou étend la jambe sur la cuisse ; *droit interne de la cuisse*, qui produit l'*adduction* de la cuisse ou la flexion de la jambe.

DUODÉNUM, s. m. (*duodeni*, douze ; δωδεκαδάκτυλον). Première portion de l'intestin grêle, ainsi nommée parce que sa longueur est d'environ douze travers de doigt. Il est limité en haut par le *pylore*, en bas par les vaisseaux mésentériques supérieurs qui passent au-dessous de lui et établissent sa limite inférieure. On le divise en trois portions : la première ou pylorique, verticale, est en rapport avec le foie, la vésicule biliaire, la veine-porte ; la deuxième portion, recourbée, est en rapport avec le côlon ascendant, le canal cholédoque, le rein droit, le pancréas et la veine cave inférieure ; la troisième portion, horizontale, est séparée de l'estomac par le mésocôlon transverse, et se continue avec la portion d'intestin grêle appelée *jejunum*. Le *duodénum* a la même structure que l'INTESTIN grêle en général.

DURE-MÈRE, s. f. La plus externe des MÉNINGES ou membranes qui enveloppent le cerveau et la moelle épinière. Celle qui est située autour du cerveau, immédiatement au-dessous du crâne, est la dure-mère crânienne ; celle qui enveloppe le *cordon rachidien* (moelle) est la *dure-mère spinale*.

La dure-mère crânienne envoie à l'intérieur de la masse cérébrale des prolongements (faux du cerveau, tente du cervelet) qui en séparent les diverses parties, la dure-mère spinale ou rachidienne envoie aussi des prolongements protecteurs aux nerfs qui naissent de la moelle, elle se termine par un filament fibreux nommé *filum terminale* qui va s'insérer à la base de l'os coccyx.

DYNAMOMÈTRE, s. m. Instrument destiné à mesurer les forces. On en fait de différentes formes. Tous consistent en un ressort généralement formé de deux arcs en acier, qui plie plus ou moins suivant l'effort auquel il est soumis, et dont la flexion est indiquée par une aiguille.

On s'en sert en médecine pour mesurer la force musculaire évaluée en kilogrammes, et pour se rendre compte de ses progrès ou de sa diminution dans les maladies.

DYNAMOSCOPIE, s. f. (de δύναμις, force, et σκοπεῖν, examiner). Examen des forces.

Collongues ayant remarqué que lorsqu'on introduisait l'extrémité d'un doigt dans le conduit de l'oreille, on entendait un bourdonnement de rhythme variable, répéta cette expérience dans diverses circonstances de santé, de maladie, etc., et crut voir trouvé un nouveau mode d'auscultation applicable à la médecine, en relation avec la force du sujet, et auquel il donna le nom de *dynamoscopie*. Il remarqua que ce bruit ne se produisait, ni avec le doigt d'un cadavre, ni dans le cas où le membre était paralysé, et en conclut qu'on pouvait ainsi distinguer la mort réelle de la mort apparente. Dans le cours des maladies, au lieu d'être doux, régulier, continu, comme pendant la santé, le bruit devient roulant, rude ; si l'état s'aggrave, il est tremblotant, inégal, puis intermittent. Si le bourdonnement cesse à l'extrémité des doigts, c'est l'indice d'une mort prochaine.

Ce bruit s'entend, du reste, en tous les points du corps, avec plus ou moins d'intensité ; il persiste de dix à quinze heures après la mort, disparaissant d'abord aux extrémités, tandis qu'il existe encore au creux épigastrique. Au lieu de le percevoir directement, on peut le faire transmettre au conduit auditif par un corps inerte.

On a fait dans ce but des instruments nommés *dynamoscopes* en liége et en acier. D'après Collongues, ce phénomène tient aux actions organiques qui se passent dans l'économie et serait indépendant de la circulation et de la chaleur avec lesquelles il paraît avoir cependant de notables connexions.

DYSCHROMATOPSIE, s. f. Aberration dans l'appréciation des couleurs (voy. DALTONISME).

DYSCRASIE, s. f. Mauvaises conditions dans lesquelles se trouve l'organisme. Altération du sang ou des humeurs.

DYSENTÉRIE ou **DYSSENTERIE**, s. f. (δυσεντερία, de δύς, difficile et ἔντερον, intestin). La dysentérie, qu'il ne faut pas confondre avec la *diarrhée*, est une forme particulière de phlegmasie intestinale caractérisée par la douleur et le ténesme, la fréquence et la nature sanguinolente des évacuations, et anatomiquement par la présence d'ulcérations et de pseudo-membranes dans le *gros intestin*.

La **dysentérie sporadique** est le plus souvent bénigne, quoique très-douloureuse ; les malades se présentent plus de trente fois à la garderobe dans un jour et rendent avec beaucoup de souffrance une matière glaireuse mêlée de sang, toujours peu abondante.

La **dysentérie épidémique**, qui s'est montrée souvent dans les grandes réunions d'hommes, les casernes, les camps, les prisons, présente un caractère d'intensité et de gravité considérables. Les douleurs sont atroces et presque continuelles. On a vu des malades aller deux cents fois à la selle dans les vingt-quatre heures. Les matières d'abord sanguinolentes, puis sanglantes, deviennent purulentes, semblables à de la lavure de chair, et prennent une odeur horriblement fétide ; elles sont capables de propager la maladie par contagion. La dysentérie reconnaît pour causes spéciales l'influence des climats chauds, les miasmes paludéens et putrides, la mauvaise qualité des boissons et des aliments de digestion difficile (biscuit, lard salé), et comme causes prédisposantes : le défaut d'acclimatement, les fatigues physiques, l'abattement moral, l'encombrement.

Le meilleur traitement de la dysentérie est sans contredit l'emploi soutenu des évacuants : ipécacuanha, calomel, huile de ricin, purgatifs salins. Dans les épidémies, on doit nécessairement s'attacher en même temps à éloigner les influences qui peuvent aider à la propagation de la maladie.

DYSMÉNORRHÉE, s. f. (δύς, difficilement, μήν, menstruation, et ῥεῖν, couler). Écoulement difficile des règles, le plus souvent symptomatique de la chloro-anémie ou d'une affection organique de l'utérus et de ses annexes.

DYSPEPSIE, s. f. (δύς, difficilement, et πέψις, digestion). Névrose de l'estomac, qui consiste dans la difficulté et la lenteur de la digestion, qui s'accompagne souvent de douleur au creux épigastrique (GASTRALGIE).

La **dyspepsie flatulente** est un des symptômes les plus ordinaires et les plus incommodes de la gastro-entéralgie et consiste dans une énorme sécrétion de gaz qui distendent l'estomac et les intestins, et causent par eux-mêmes une tension très-pénible et quelquefois une anxiété extrême.

Les troubles liés à la dyspepsie sont très-variés et peuvent simuler bien d'autres maladies (affections du cœur, du cerveau, etc.).

Les *vertiges* dyspeptiques, l'asthme, les battements de cœur effrayent beaucoup les malades. Tous ces symptômes disparaissent souvent rapidement par une hygiène bien comprise, l'exercice, la distraction, les voyages, un travail intellectuel modéré, l'*hydrothérapie*, les préparations de fer et de quinquina.

DYSPHAGIE, s. f. (δὺς, difficilement, et φαγεῖν, manger). Symptôme de diverses maladies, névrose qui consiste dans la difficulté de la déglutition, par suite du spasme du canal pharyngo-œsophagien.

DYSPNÉE, s.f.(δὺς, difficilement, et πνεῖν, respirer ; δύσπνοια). Difficulté de respirer. La dyspnée ne constitue pas une maladie, c'est un symptôme qui se rencontre fréquemment dans le cours des affections du poumon et du cœur.

DYSTOCIE, s. f. (δὺς, difficilement, et τόκος, accouchement). Accouchement laborieux, difficile. La dystocie reconnaît pour causes : les mauvaises présentations du fœtus, son volume exagéré, les déformations du bassin, etc., et exige dans tous les cas le secours de l'art (Voy. ACCOUCHEMENT, CÉPHALOTOMIE, FORCEPS, RÉTRÉCISSEMENT DU BASSIN, VERSION).

DYSURIE, s. f. (δυσουρία, de δὺς, difficilement, et οὖρον, urine). Difficulté d'uriner, émission douloureuse de l'urine, symptôme de plusieurs maladies de l'appareil urinaire, ou de maladies générales graves.

E

EAU, s. f. (*aqua*, ὕδωρ). Liquide formé d'hydrogène et d'oxygène dans la proportion de 1 gramme d'hydrogène pour 8 d'oxygène, ou de 2 volumes de gaz hydrogène pour un volume de gaz oxygène. On peut décomposer l'eau par la pile électrique en ses deux éléments, et la reconstituer en mélangeant ces deux gaz dans la proportion indiquée ci-dessus et en faisant passer au milieu du mélange une étincelle électrique. La combinaison a lieu instantanément et avec détonation.

L'eau distillée est de l'eau chimiquement pure qui ne contient aucun mélange d'autre substance, et ne renferme aucun sel en dissolution. Ainsi que son nom l'indique, elle est obtenue par la *distillation* de l'eau ordinaire dans un *alambic*. L'eau de *condensation* (vapeur d'eau condensée) des machines à vapeur est aussi de l'eau distillée.

Elle se congèle à 0 degré et bout à 100 degrés du thermomètre centigrade (ce sont ces deux températures, de congélation et d'ébullition, qui ont servi à déterminer les degrés 0 et 100 de ce thermomètre). Sa densité la plus forte a lieu à 4 degrés centigrades ; elle a été prise pour unité servant à mesurer celle des solides et des liquides.

Comme boisson, l'eau distillée est défectueuse, parce qu'elle ne contient ni air, ni sels, mais elle est excellente pour faire cuire les légumes. On est obligé de s'en servir néanmoins pour les usages ordinaires sur les grands bateaux à vapeur qui n'embarquent guère de provision d'eau douce que pour quinze jours. Il faut l'aérer par le battage, et y ajouter quelques sels.

On donne aussi le nom d'eau distillée aux HYDROLATS.

L'eau de pluie se rapproche beaucoup de l'eau distillée, elle est dépourvue de tout principe fixe, mais elle est aérée. Un inconvénient commun à ces deux sortes d'eau au point de vue hygiénique, c'est de se charger de sels de plomb, lorsqu'on leur fait traverser des tuyaux de ce métal, défaut que n'ont pas les eaux de fleuves et de puits.

L'eau potable est celle qui est destinée à la boisson des hommes et des animaux et à la cuisson des légumes. Elle provient de la pluie, des sources, puits, puits artésiens, citernes, rivières, canaux, étangs, mares, exceptionnellement de la condensation des vapeurs des machines (sur les navires en mer). Une bonne eau potable doit être limpide, fraîche, d'une température aussi constante que possible l'été comme l'hiver, aérée, d'un goût agréable. Il faut qu'elle contienne de l'air non-seulement à cause de la saveur très-sensible qu'il lui donne, mais surtout parce que la présence d'une quantité suffisante d'oxygène est incompatible avec celle de matières organiques de la nature des *ferments*. Une certaine quantité de sels solubles (de 2 à 3 dix-millièmes) existe dans les bonnes eaux potables, qui peuvent en contenir jusqu'à un demi-gramme par litre sans cesser d'être salubres et aptes aux divers usages culinaires. Certaines *eaux minérales* en renferment de bien plus grandes quantités, de 2 à 3 grammes, et peuvent néanmoins être d'un usage journalier inoffensif et même utile.

Il est nécessaire qu'elles puissent dissoudre le savon sans former de grumeaux, dus, en général, à la présence du sulfate de chaux (plâtre), qui s'oppose aussi à une bonne cuisson des légumes tels que les pois et les haricots.

Lorsqu'il s'agit d'approvisionner d'eau une ville de quelque importance, il ne faut pas se contenter de l'examen chimique de l'eau qu'on doit y amener, et qui ne nous renseignerait que très-imparfaitement sur sa salubrité. Les matières organiques qui forment les ferments les plus dangereux échappent, en effet, à l'analyse. Il faut se renseigner, en outre, dans le pays même où existe la source dont on veut faire la dérivation, examiner l'état sanitaire des populations qui en ont fait usage, voir s'il n'existe chez elles aucune affection endémique, telles que la fièvre intermittente, l'hypertrophie de la rate, le goître, le crétinisme, etc.

Les **eaux de source** sont celles qui doivent être préférées comme boisson. Elles sont, en général, pures, exemptes de matières organiques, de température constante été et hiver. Leur fraîcheur stimule l'appétit; il faut seulement avoir la précaution de ne pas les laisser ingérer en trop grande quantité à la fois lorsqu'on les donne aux bestiaux. Dans certaines circonstances, elles sont trop chargées de principes fixes et rentrent dans la classe des *eaux minérales*, ou jaillissent à une température élevée et forment les *eaux thermales*.

Les **eaux de puits** ordinaires ou de puits *artésiens* ne sont que des eaux de sources souterraines. Dans les campagnes, à certaine distance des habitations, elles constituent d'excellentes eaux potables. Mais lorsqu'elles traversent des terrains gypseux, elles se chargent de sulfate de chaux qui les rend impropres au savonnage et à la cuisson des légumes; elles sont séléniteuses.

Sur les bords des fleuves et des rivières, les puits sont alimentés par les mêmes eaux que celles de ces cours d'eaux; elles filtrent à travers les terres riveraines, subissent les oscillations des crues; elles sont, en général, de bonne qualité.

Dans les villes, les eaux de puits sont, en général, détestables, à cause de la quantité de matières organiques qu'elles contiennent et qui se sont infiltrées petit à petit dans le sol. Aux environs des cimetières de Paris, les eaux de puits sont ammoniacales; les boulangers les trouvent excellentes pour la fabrication du pain, la présence de l'ammoniaque facilite, en effet, le levage de la pâte, les bulles de gaz de la mie sont plus nombreuses et plus rapidement formées.

L'eau des citernes n'est autre que l'eau de pluie recueillie dans un réservoir plus ou moins profondément creusé. Elle n'a pas les avantages des eaux de puits au point de vue de la température et elle entraîne les matières organiques des toits sur lesquels elle a coulé. Ces eaux sont en général aérées, mais ne contiennent que les sels du terrain dans lequel elles sont reçues. Il faut éviter de conduire l'eau de puits et celle des citernes dans des tuyaux de plomb, une petite partie du métal pourrait être dissoute et produire l'intoxication saturnine.

L'eau des fleuves et des rivières est, en général, une bonne eau potable, lorsqu'elle est prise en amont de son passage dans les villes ou à une certaine distance en aval. Mais sa température varie suivant les saisons; de plus, elle a besoin d'être *filtrée* avant d'être livrée à l'usage. La quantité de sels qu'elle contient varie, en général, de 2 à 5 dix-millièmes; plus minéralisée, elle pourrait avoir des inconvénients.

L'eau des canaux peut être aussi utilisée comme eau potable; elle est plus facile à filtrer que celle des rivières, dont elle a les propriétés et la composition. Cependant elle contient, en général, plus de matières fixes organiques ou minérales.

L'eau des mares ou des étangs constitue en général une très-mauvaise eau potable, à cause de la présence de ferments, de matières organiques, de l'absence d'air et d'oxygène; la température en est chaude l'été, froide l'hiver. Avant de s'en servir comme boisson, il est nécessaire de la filtrer à cause des nombreux corps en suspension qu'elle contient. C'est cependant la seule ressource de certains pays. On la rend moins malsaine par l'ébullition, l'addition de thé, de café, d'eau-de-vie.

L'eau était un des quatre éléments des anciens; on sait que loin d'être un élément, c'est-à-dire un corps simple, elle est formée d'oxygène et d'hydrogène; elle entre dans la composition d'une foule de corps, et joue un grand rôle dans l'organisme.

L'eau de combinaison ou de *constitution* d'un corps et surtout d'un sel est celle qui entre dans sa composition intime et ne peut en être séparée sans altérer la nature même du corps.

L'eau de cristallisation est celle qu'un corps retient en cristallisant et dont on peut le séparer en le rendant *anhydre*.

Les **eaux minérales** sont des eaux de source qui contiennent en dissolution divers principes qui leur donnent des propriétés spéciales utilisées en médecine. Celles qui jaillissent à une température supérieure à 20 degrés sont dites *thermales*, les autres sont des eaux froides.

On a divisé les eaux minérales suivant la nature des sels qu'elles contiennent en dissolution. Disons tout d'abord qu'il faudrait bien se garder de croire que l'analyse chimique peut donner une idée exacte du mode d'action d'une eau minérale, et qu'il est indifférent de remplacer cette dernière par une eau artificielle contenant les principes que nous révèle l'analyse. Si même on évapore une eau minérale à siccité, et si on redissout le résidu, on n'aura plus la même eau qu'auparavant. Aussi le mode de groupement du contenu des eaux minérales nous échappe ; c'est surtout par l'observation de l'action physiologique et médicatrice qu'il nous sera permis de les classer.

On distingue six classes d'eaux minérales : 1° les eaux *acidules gazeuses*, ou *bicarbonatées* ; 2° les eaux *alcalines gazeuses* ou *bicarbonatées sodiques* et *calciques* ; 3° les eaux *salines*, *chlorurées* ou *sulfatées sodiques* ou *calciques* ; 4° les eaux *ferrugineuses* ; 5° les eaux *sulfureuses* ; 6° les eaux *mixtes*. Nous pouvons y ajouter aussi l'eau de mer qui est une sorte d'*eau saline mixte*.

L'eau de mer contient par litre de 8 à 30 grammes de chlorure de sodium (sel marin ou sel de cuisine), du chlorure de magnésium, qui lui donne son goût amer, des sulfates de soude, de potasse, de chaux, des bromures et des iodures alcalins. Elle est beaucoup plus riche en sels dans les mers intérieures, telles que la Méditerranée et la Caspienne, que dans l'Océan, surtout vers les pôles. Elle renferme, en outre, des matières organiques en suspension, sa densité est de 1025,800, l'eau distillée étant 1000.

On l'emploie très-peu à l'intérieur, sauf comme vomi-purgatif économique. On peut l'utiliser dans la fabrication du pain, qui acquiert des propriétés légèrement laxatives et stimulantes.

Les *bains de mer* sont excitants et toniques ; ils agissent fortement sur la peau et produisent facilement des étourdissements et des maux de tête, que l'on évite en restant peu de temps dans l'eau et en prenant un bain de pieds chaud au sortir du bain.

1° Les **eaux acidules gazeuses** ou **bicarbonatées** ont une saveur aigrelette, pétillent dans le verre en laissant échapper des bulles de gaz acide carbonique. Elles excitent l'appétit et facilitent la digestion ; elles sont utiles contre les maux d'estomac de nature dyspeptique ou gastralgique, contre la goutte et la gravelle. Les principales sont les eaux de Seltz, Spa, Karlsbad, Chateldon, la source des Célestins, à Vichy.

2° Les **eaux alcalines gazeuses**, ou bicarbonatées sodiques et calciques, ont un goût savonneux amer, urineux ; elles sont alcalines, moussent légèrement dans le verre, davantage si l'on y ajoute quelques gouttes d'acide. Elles neutralisent les acidités de l'estomac, sont très-employées contre les coliques hépatiques et néphrétiques, certaines gastralgies avec renvois aigres, la gravelle et le diabète. Les principales sont les eaux de Vichy, Vals, Saint-Galmier, Pougues, Contrexéville, Mont-Dore, Néris, Saint-Alban.

3° Les **eaux salines**, chlorurées ou sulfatées sodiques ou calciques, ont une saveur salée plus ou moins amère ; elles sont en général très-chargées et laissent, par l'évaporation, un résidu notable, formé de chlorures et de sulfates. Elles contiennent aussi quelquefois des bromures, des iodures et des composés arsenicaux. Les unes agissent surtout par leurs sulfates alcalins et magnésiens, sont purgatives à hautes doses et laxatives à doses modérées (Pullna, Birmenstorf, Sedlitz, Epsom). D'autres agissent, d'une manière plus complexe, comme rafraîchissantes, diurétiques ; elles sont utilisées dans des états morbides divers, lorsqu'on veut exercer une dérivation sur le tube intestinal, dans des cas de dyspepsie, d'embarras des voies digestives, obstructions intestinales, scrofules, rhumatisme chronique. Les principales sont, outre celles déjà citées : Balaruc, Bagnères-de-Luchon, Plombières, Mont-Dore, Saint-Amand, Kissingen.

4° Les **eaux ferrugineuses** ont une saveur rappelant celle de l'encre ; elles contiennent du sulfate, du carbonate ou du crénate de fer (cette dernière substance est formée par un acide organique, l'acide *crénique*, qui se rapproche de l'acide *ulmique*). Elles laissent en général un dépôt ocreux après leur exposition à l'air. Elles sont toniques et astringentes. On les emploie dans l'anémie, la chlorose, les flueurs blanches et la gastralgie, qui en est le résultat. Les principales sont les eaux de Passy, Cransac, minéralisées par le sulfate de fer, de Forges, de Spa, de Bussang, Pyrmont, Luxeuil, Provins, contenant du carbonate ou du crénate de fer. Les eaux de Bourbon-l'Archambault et de Montferrand sont en outre thermales; celles d'Orezza sont gazeuses.

5° Les **eaux sulfureuses** ont une odeur d'œufs pourris plus ou moins forte, due au gaz acide sulfhydrique (hydrogène sulfuré) qu'elles contiennent à l'état libre ou combiné avec la soude. Elles s'altèrent à l'air, aussi faut-il ne déboucher les bouteilles qui les renferment qu'au fur et à mesure des besoins, et, lorsqu'elles sont en vidange, les tenir bouchées et renfermées en mettant le goulot dans un vase d'eau. L'acide sulfhydrique qu'elles contiennent se transforme petit à petit en acide sulfurique, au contact des matières organiques; aussi le linge des établissements d'eaux sulfureuses est-il rapidement détruit ou réduit en filaments sans consistance. Les eaux sulfureuses sont tantôt froides, comme à Enghien, près Paris, tantôt thermales comme la plupart des eaux des Pyrénées. Elles sont excitantes et semblent exercer une action salutaire à tout l'organisme en portant leur action sur la peau. On les utilise avec succès contre les rhumatismes, les plaies osseuses, la scrofule, les affections de la peau, les pharyngites et laryngites chroniques, les bronchites et même la phthisie pulmonaire à forme torpide, lorsque le malade a eu autrefois des manifestations du côté de la peau, qui ont disparu en même temps que se sont montrés les signes de tuberculose. Les Eaux-Bonnes, très-utiles en pareils cas, ont quelquefois l'inconvénient d'exciter les crachements de sang, qui forcent à en suspendre l'emploi. Les plus employées sont celles d'Aix en Savoie, de Baréges, les Eaux-Bonnes, de Cauterets, de Bagnères-de-Luchon, d'Enghien, de Belleville, de Saint-Amand.

6° Les **eaux mixtes** sont pour la plupart comprises dans les eaux salines; elles contiennent des alcalins, du fer ou bien du soufre, uni au brome et à l'iode, comme celles de CHALLES, en Savoie, qui sont des eaux sulfureuses et salines complexes.

Les **eaux minérales artificielles** sont des imitations très-imparfaites des eaux naturelles. Avec les facilités de transport actuelles, elles n'ont presque plus de raison d'être, sauf la question d'économie. Les seules eaux que l'on puisse fabriquer artificiellement sans inconvénient sont les eaux de Seltz, les eaux salines purgatives (Sedlitz, Epsom, Pullna), et quelquefois celles de Vichy, surtout pour les bains.

On donne, en pharmacie, le nom d'*eaux* à des préparations très-diverses, qui sont tantôt des *hydrolats*, des *alcoolats*, ou d'autres produits plus complexes. Nous allons passer en revue les principales et les plus usitées.

Eau albumineuse. Battez quatre blancs d'œufs dans 1 litre d'eau, ajoutez au besoin du sucre et de l'eau de fleurs d'oranger, de façon à avoir un goût agréable; très-usitée contre la diarrhée, surtout chez les enfants, comme contre-poison des sels de mercure et de presque tous les sels métalliques.

Eau bénite de la Charité. Faites dissoudre 30 centigrammes d'émétique dans 300 grammes d'eau, prendre en deux fois, à une heure d'intervalle, contre les coliques de plomb.

Eau blanche (eau de Goulard, ou végéto-minérale) :

Sous-acétate de plomb liquide.......	20 gr.
Eau de rivière.....................	900
Eau-de-vie ou alcoolat vulnéraire....	80

fort employée comme résolutive, à l'extérieur, en compresses. L'aspect laiteux de cette eau est dû à la production de carbonate, chlorure et sulfate de plomb, qui restent en suspension dans le liquide sans s'y dissoudre.

Eau de Botot. Faites macérer pendant huit jours dans 850 grammes d'eau-de-vie :

Anis.....................	30 gr.
Girofle..................	8
Cannelle.................	8
Essence de menthe.........	1

Filtrez, ajoutez 4 grammes de teinture d'ambre et de la cochenille pour colorer. Fort employée comme dentifrice.

Eau céleste. Dissolution de sulfate de

cuivre étendue, à laquelle on ajoute un peu d'ammoniaque liquide, qui précipite d'abord l'oxyde de cuivre, puis le redissout en produisant une magnifique liqueur bleue qui sert à garnir les bocaux des pharmacies et a été employée (à tort) comme collyre.

Eau de chaux. Après avoir lavé la chaux, afin de lui enlever les impuretés qu'elle pourrait contenir, versez dessus cent fois son poids d'eau, agitez, laissez déposer et décantez. On la conserve dans des flacons hermétiquement bouchés, afin de la préserver du contact de l'acide carbonique de l'air. Elle a été utilisée, à l'extérieur, en bains et en lotions contre le rhumatisme, la goutte, les ulcères; à l'intérieur, dans du lait, contre la diarrhée, la gastralgie avec renvois acides, les calculs des voies urinaires.

Eau de Cologne. Alcoolé de plantes ou d'huiles essentielles, bergamote, citron, romarin, lavande, etc. Elle se trouble par addition d'eau, par suite de la précipitation des essences dissoutes dans l'alcool très-fort, à 90 degrés.

Eau ferrée ou chalybée. Obtenue ordinairement en mettant une poignée de clous dits pointes de Paris dans un pot d'eau pure ou légèrement acide, où ils se rouillent, et qui en retient quelques parcelles.

Eau de goudron. La meilleure s'obtient économiquement en faisant macérer 60 grammes de goudron dans 1 litre d'eau, en remuant de temps en temps. On peut aussi y ajouter des graviers et l'agiter, les graviers divisent le goudron, qui se suspend mieux dans le liquide. En y ajoutant un peu d'eau-de-vie, la dissolution du goudron se fait plus aisément. Dans la plupart des liqueurs pharmaceutiques, cette dissolution est obtenue en altérant le goudron par les alcalis.

Eaux hémostatiques de Léchelle, Tisserand, Brocchieri, Pagliari, etc. Ces préparations, dont l'utilité est très-contestable, sont formées de substances astringentes diverses, la plupart résineuses, telles que le sang-dragon, la térébenthine des Vosges, le benjoin, ou d'autres d'une valeur bien moindre ou absolument inutiles.

Eau de Javelle. Solution contenant de l'hypochlorite de potasse et du chlorure de potassium. Elle est colorée en rose par du permanganate de potasse en très-petite quantité. C'est un poison violent; elle peut servir à désinfecter les plaies lorsqu'on l'étend d'eau.

Eau de Labarraque. Solution chlorurée analogue à la précédente où la potasse est remplacée par la soude.

Eau de laurier-cerise. — Voy. LAURIER-CERISE.

Eau de mélisse (alcoolat de mélisse composé). Teinture alcoolique préparée avec la mélisse, le zeste de citron, cannelle, girofle, coriandre, etc. Excitante et tonique à la dose de 2 à 4 grammes, dans un peu d'eau sucrée.

Eau de Rabel. Mélange d'acide sulfurique et d'alcool que l'on administre à la dose de quelques gouttes dans une potion, comme tonique, styptique et anti-hémorrhagique.

Eau sédative. Faites dissoudre 60 grammes de sel gris dans un litre d'eau, ajoutez-y 100 grammes d'ammoniaque liquide et 20 grammes d'alcool camphré. Elle possède les propriétés de l'ammoniaque étendue et agit en irritant la peau. On ne doit l'employer qu'avec précaution dans le voisinage des yeux; à l'intérieur, elle agit comme poison caustique. Utile contre les piqûres des insectes, les névralgies, les migraines et toutes les fois qu'il faut faire une révulsion sur la peau.

Eau de Sedlitz artificielle. Solution purgative contenant environ 32 grammes de sulfate de magnésie par bouteille de 620 grammes.

Eau-de-vie. Alcool étendu d'eau, marquant de 16 à 22 degrés à l'alcoomètre de Baumé. La coloration jaune est obtenue au moyen du caramel.

Eau-de-vie allemande (teinture de jalap composée). Purgatif drastique énergique, employé à la dose de 10 à 40 grammes dans un verre d'eau sucrée; doit être manié avec précaution.

ÉBLOUISSEMENT, s. m. Trouble passager de la vue, accompagné souvent d'étourdissement et quelquefois de perte plus ou moins complète de connaissance.

L'attention trop longtemps soutenue, un mouvement brusque, la pauvreté du sang, ou de légères congestions cérébrales, sont souvent la cause des éblouissements.

On est aussi ébloui lorsqu'on passe brusquement d'un endroit sombre dans un endroit éclairé, parce qu'il pénètre une trop grande quantité de lumière dans l'œil à travers l'ouverture de la pupille qui s'était largement dilatée dans l'obscurité. Sous l'influence de la clarté, la pupille ne tarde pas à se rétrécir.

ÉBURNÉ, adj. (de *ebur*, ivoire). Qui a l'apparence ou la dureté de l'ivoire. Les *tumeurs éburnées* qui affectent les os, particulièrement ceux du crâne, peuvent être parfois enlevées en entier, à cause de leur étroite adhérence aux parties voisines qui permet de les énucléer. Leur dureté oblige à avoir recours à la gouge et au maillet pour pouvoir les entamer.

ECCHYMOSE, s. f. (ἐκ, hors, et χυμός, suc). Extravasation du sang qui se répand sous la peau, sous les muqueuses ou au milieu des tissus, par suite de la rupture des vaisseaux sanguins. Les plus fréquentes sont celles qui se produisent sous la peau et dans le tissu cellulaire, à la suite d'une violence extérieure. Immédiatement après, mais quelquefois au bout seulement de plusieurs heures ou même un ou deux jours, il se montre une tache d'un rouge bleuâtre qui passe au vert, au violet et au jaune, teintes qui correspondent aux transformations que subit la matière colorante du sang.

La durée, en rapport avec la profondeur de la lésion, varie de 10 à 15 jours.

Si les muscles et les autres parties profondes sont atteints par l'action du corps *contondant*, il peut se passer quatre à dix jours avant que la coloration caractéristique se manifeste sous la peau, quelquefois elle apparaît à un endroit assez éloigné du point où a eu lieu la lésion. Ces ecchymoses profondes sont infiniment plus graves que celles qui sont superficielles.

Il suffit le plus souvent d'appliquer sur les parties atteintes des compresses imbibées d'un mélange résolutif et astringent d'eau blanche et d'alcool camphré ou de teinture d'arnica. Celui dont nous nous servons se compose de :

Sous-acétate de plomb liquide..	5 gr.
Alcool camphré................	50
Eau commune.................	500

Agiter avant de s'en servir.

Dans quelques cas, il est important de donner issue au sang épanché en vidant la cavité qui le renferme au moyen d'un trocart. Mais il faut le plus souvent se garder de laisser pénétrer de l'air au contact du sang extravasé. Dans les cas les plus habituels, la résorption du sang a lieu sans suppuration, c'est à peine s'il reste quelques résidus indiquant sa présence antérieure. Mais, si une inflammation se produit dans le foyer, l'épanchement sanguin devient purulent et se transforme en véritable abcès. Ce résultat doit être évité autant que possible.

ÉCHANCRURE, s. f. Entaille en forme d'arc, faite aux dépens des bords d'un objet. En anatomie, les échancrures se rencontrent sur les bords ou la circonférence de certains os.

Ainsi, la petite et la grande *échancrure sciatique* sont creusées sur le bord inférieur de l'os coxal (voy. BASSIN). L'échancrure *sigmoïde* du bord supérieur du *maxillaire inférieur* laisse passer les nerfs et vaisseaux massétérins.

ÉCHARDE, s. f. Corps étranger de petites dimensions introduit dans les chairs à une petite profondeur. Généralement ce sont de minces éclats de bois ou de métal qui s'enfoncent dans la peau des doigts et sont souvent la cause de PANARIS. Il faut en faire l'extraction le plus tôt possible. Si une écharde s'est introduite entre l'ongle et la chair, il ne faut pas hésiter à couper l'ongle jusqu'à la partie adhérente, après l'avoir aminci par le raclage, afin d'enlever plus facilement le corps étranger.

ÉCHARPE, s. f. Bandage fait avec un grand mouchoir ou une serviette pliée en triangle et destinée à maintenir l'avant-bras, fléchi sur le bras et appliqué contre la poitrine, dans certaines affections du membre supérieur.

ÉCHAUFFANT, adj. Les substances dites échauffantes sont celles qui produisent la CONSTIPATION, ou activent la circulation du sang et par conséquent la production de la chaleur animale.

ÉCHAUFFEMENT, s. m. Terme dont on fait un grand abus dans le langage vulgaire. Il signifie alors tout aussi bien la *constipation*, les *fièvres*, la *blennorrhagie uréthrale* qu'une foule d'autres affections qui se traduisent par un certain degré d'excitation, de la sueur, une urine chargée et un sentiment d'ardeur générale. C'est donc un terme vague, qui n'a aucune signification précise et ne devrait jamais être employé; on le conserve cependant comme synonyme de CONSTIPATION et de BLENNORRHAGIE URÉTHRALE LÉGÈRE.

ÉCHINOCOQUE, s. m. (ἐχῖνος, hérisson, et κόκκος, grain). Entozoaire microscopique constitué par une vésicule ovoïde, séparée par un étranglement en deux parties de longueur inégale. La plus volumineuse constitue la queue; la plus petite est la tête, munie de quatre suçoirs et terminée par une double couronne de crochets. Les échinocoques sont toujours renfermés en quantités considérables dans un kyste : HYDATIDE ou ACÉPHALOCYSTE. Au point de vue pathologique, l'échinocoque tire son importance de la vésicule qui le contient; on peut la rencontrer dans tous les tissus et dans tous les viscères (voy. CYSTICERQUE, KYSTE HYDATIQUE).

. **ÉCLAIRAGE**, s. m. Action d'éclairer au moyen de la lumière artificielle. L'hygiène de l'éclairage est une des plus importantes pour le bon fonctionnement et la conservation des yeux. La lumière doit être suffisante, fixe, sans variation d'intensité et sans oscillation; plus elle sera blanche et plus elle se rapprochera de celle du soleil; elle doit frapper les objets qui doivent être vus et ne pas arriver directement à l'œil de l'observateur.

Il est nécessaire que les rayons lumineux soient un peu diffusés et non projetés vivement sur l'objet éclairé.

La lumière violette a une action chimique et physiologique très-forte, non-seulement sur les animaux, mais aussi sur les végétaux; ses rayons sont excitants; ils produisent sur la peau des *érythèmes* que l'on observe sur les paupières des personnes qui travaillent à la lumière électrique. Afin d'éviter les conjonctivites, kératites, blépharites et les érythèmes de la peau du front et des paupières qui en résultent, il faut porter des lunettes avec des verres colorés par l'oxyde d'urane (Léon Foucault et Regnault) (voy. FLUORESCENCE). La lumière a aussi une action mécanique comparable à celle de la chaleur, et qui a été mise en évidence par le *radioscope*.

Il est certain que la médecine pourrait tirer un bon parti de l'action de la lumière violette dans diverses maladies de langueur où une excitation périphérique serait utile. Les rayons jaunes n'ont, au contraire, que peu d'action chimique, mais ils sont très-lumineux, c'est-à-dire excitent très-vivement la rétine et les centres visuels du cerveau; aussi faut-il les éviter soigneusement dans les maladies du fond de l'œil qui nécessitent le repos de cet organe.

L'éclairage normal des objets qui doivent être perçus par l'œil humain varie suivant les races humaines. Les habitants du Nord ont besoin de se protéger par des lunettes ou des voiles (que les Anglais choisissent verts bien à tort), lorsqu'ils viennent faire des excursions dans les pays méridionaux. Il y a là une question d'acclimatement fort importante.

Si, au lieu d'avoir un excès de lumière, il y a déficit de rayons lumineux, il faut rapprocher beaucoup les objets afin de compenser par la grandeur de l'image l'absence de rayons lumineux. Qu'un ouvrier graveur, bijoutier, horloger, etc., travaille dans ces conditions, il devient rapidement myope; les membranes internes (choroïde et rétine) se congestionnent graduellement et la vue en subit les conséquences. La même observation peut s'appliquer à tous ceux qui, comme les ouvriers parisiens et les écoliers, doivent travailler le soir. Un bon éclairage, des temps de repos de demi-heure en demi-heure sont indispensables.

ÉCLAMPSIE, s. f. (*eclampsia*; ἐκλείπω, manquer, abandonner, mourir). Maladie convulsive caractérisée par des accès répétés de CONVULSIONS toniques et que l'on observe dans l'état puerpéral et chez les enfants à la mamelle.

L'éclampsie puerpérale survient rarement dans le cours de la grossesse; le plus souvent elle se montre avant ou pendant le travail, rarement après la délivrance. L'accès débute après quelques heures de malaise; tous les muscles de la vie de relation et de la vie organique sont violemment contractés; la langue, projetée hors de la bouche, est prise entre les dents, où elle peut se trouver mordue et profondément déchirée; le pouls devient petit et presque insensible, la respiration est parfois suspendue. Les accès se succèdent rapidement et se terminent quelquefois par la mort. L'éclampsie, dont la cause est très-obscure, coïncide toujours avec la présence de l'*albumine* dans les urines.

On a conseillé comme traitement les inhalations de chloroforme, d'éther, les bains tièdes prolongés, l'accouchement forcé, la saignée. Cette dernière méthode est la plus usitée et la seule vraiment efficace, mais à la condition d'être abondante et répétée ordinairement plusieurs fois dans l'espace de quelques heures.

L'**éclampsie des enfants** est caractérisée par des *convulsions* violentes, qui se montrent en l'absence de toute lésion appréciable. Souvent elles sont liées à la présence de l'albumine. Elles consistent en mouvements spasmodiques des membres, plus prononcés d'un côté que de l'autre, accompagnés de strabisme, grincement des dents, mouvements des lèvres, etc. (Voy. CONVULSION).

ÉCONOMIE, s. f. (οἰκονομία, de οἶκος, maison, famille, et νόμος, règle). On appelle **économie animale** l'ensemble des lois qui régissent l'organisation des animaux, et, par suite, cette organisation elle-même ou l'ensemble des parties qui constituent le corps de l'homme ou des animaux.

ÉCORCE, s. f. (*cortex;* φλοιὸς). Enveloppe extérieure du tronc et des branches dans les plantes dicotylédones.

Plusieurs écorces sont employées en thérapeutique. Les plus importantes sont : l'*écorce du Pérou*, nommée aujourd'hui QUINQUINA; l'*écorce de cannelle ;* l'**écorce de Winter**, provenant du *Drimys Winteri*, arbre de la famille des magnoliacées. Elle possède une saveur aromatique, âcre, particulière. On l'administre en poudre et en infusion comme tonique et stimulante, et elle passe pour un puissant antiscorbutique.

ÉCORCHURE, s. f. Syn. EXCORIATION. Plaie très-superficielle de la peau ou des membranes muqueuses dans laquelle l'épiderme seul est enlevé et laisse à nu le derme avec ses papilles. La douleur est parfois fort vive à cause de la dénudation des extrémités nerveuses sensibles. Si l'on n'observe pas les soins de propreté, les écorchures sont des portes ouvertes pour l'absorption du virus ; elles deviennent fréquemment le point de départ d'érysipèles ou de lymphangites. Il suffit de les préserver pendant quelques jours du contact de l'air, au moyen d'un linge enduit de cérat ou de toute autre substance protectrice.

ÉCOULEMENT, s. m. Flux sanguin, muqueux ou purulent ; employé souvent comme synonyme de BLENNORRHAGIE. L'écoulement de sang ou de liquide céphalo-ra-

chidien, par l'oreille, le nez, est le signe d'une *fracture du crâne*.

ÉCRASEMENT, s. m. Les plaies par écrasement sont des plaies *contuses*, dans lesquelles il y a souvent peu de perte de sang, à cause de l'oblitération des vaisseaux sanguins qui en est la conséquence. Cette observation a conduit à employer un procédé opératoire, où la *section* est remplacée par l'**écrasement**. Au lieu de couper nettement une partie que l'on veut enlever, on la sépare du reste du corps par l'action lente et continue de divers instruments ÉCRASEURS.

L'avantage de l'écrasement est de donner peu d'*hémorrhagies* et, par conséquent, d'être applicable dans bien des cas (hémorrhoïdes, polypes, etc.) et dans bien des régions comme la *langue*, le col de l'*utérus*, et où il serait très-difficile de lier tous les vaisseaux sanguins. Enfin, les plaies par écrasement paraissent moins disposées à se compliquer d'*infection purulente* ou pyohémie.

ÉCRASEUR, s. m. Instrument destiné à pratiquer l'écrasement des tissus. Le plus simple est le *serre-nœuds de Maisonneuve* (fig. 203), qui se compose d'un ou de plusieurs fils de fer recuit dont on entoure la partie à enlever. Les deux extrémités de l'anse formée par ces fils de fer passent dans un anneau à travers lequel ils sont attirés par le moyen d'une vis dont le mouvement peut être aussi lent que possible.

L'**écraseur de Chassaignac** est formé par une chaîne qui marche par le moyen d'une crémaillère double mise en mouvement par un levier (fig. 204). Il est plus plus fort que l'instrument précédent et sert à l'ablation des parties plus volumineuses.

ÉCREVISSE, s. f. (*cancer*, καρκίνος). Genre d'animaux de la famille des crustacés dont toutes les espèces sont alimentaires.

L'**écrevisse commune** (*astacus fluviatilis*), que l'on rencontre dans toute l'Europe, fournit les *yeux d'écrevisse*, qui ne sont pas les yeux de l'animal, mais des concrétions calcaires que l'on trouve dans son ventre et que l'on remplace actuellement par la poudre de craie lavée.

L'*astacus marinus*, ou homard vulgaire, paraît n'être qu'une variété géante de la première.

ECTHYMA, s. m. (ἔκθυμα, de ἐκθύειν, sortir avec impétuosité). Maladie de peau caractérisée par l'éruption successive, et sur différentes parties du corps, de pustules peu nombreuses se couvrant de croûtes brunes, épaisses, adhérentes, laissant après leur chute des taches rougeâtres au centre desquelles se trouve ordinairement une

raux appropriés aux causes qui les entretiennent (toniques, antiscorbutiques et antisyphilitiques).

ECTOPIE, s. f. (de ἐκ, hors, et τόπος, lieu). Anomalie de situation d'un organe (testicule, etc.) qui, au lieu de se trouver

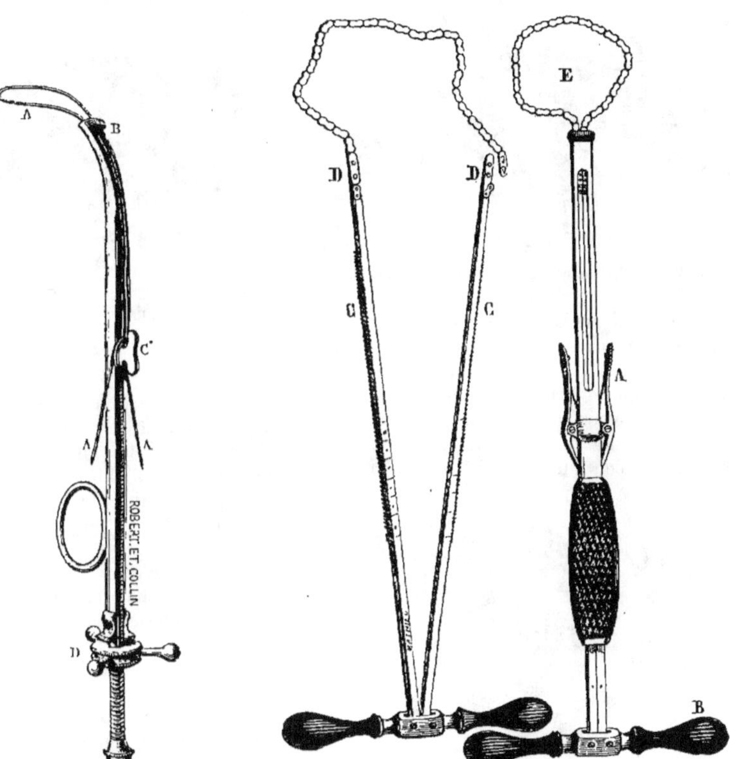

FIG. 203. — Serre-nœuds de Maisonneuve.

A, B, Anse en fil de fer dans laquelle on saisit la partie dont on veut faire l'ablation.

A, A, Extrémités du fil de fer.

D, Vis que l'on tourne pour obtenir la constriction de l'anse A,B.

FIG. 204. — Écraseur linéaire de Chassaignac.

E, Anse formée par une chaîne métallique et dans laquelle est placée la partie à amputer.

D, D, Points d'attache de la chaîne.

C, C, Crémaillères.

B, Levier manœuvré par le chirurgien pour serrer l'anse E.

petite cicatrice. L'ecthyma simple se montre sous l'influence d'excès de table et de fatigues, par l'irritation locale de piqûres de sangsues et des pommades stibiées. Quelques laxatifs, des bains, un régime doux, suffisent pour la guérison de l'ecthyma aigu.

L'ecthyma cachectique et **l'ecthyma syphilitique** réclament des moyens géné-

à sa place habituelle, se trouve anormalement placé en un autre endroit.

ECTROPION, s. m. Renversement des paupières en dehors (fig. 205 et 207).

Les deux paupières peuvent être atteintes ensemble ou séparément. Les causes de cette maladie sont nombreuses. Dans la vieillesse, il se produit un relâchement des paupières qui facilite sa production (paralysie du muscle orbiculaire, ectropion sénile). Souvent il se montre en même temps que les inflammations de la conjonctive, dans les ophthalmies chroniques. Plus tard, il devient lui-même la cause d'ophthalmies rebelles, car les points lacrymaux par où s'écoulent les larmes se

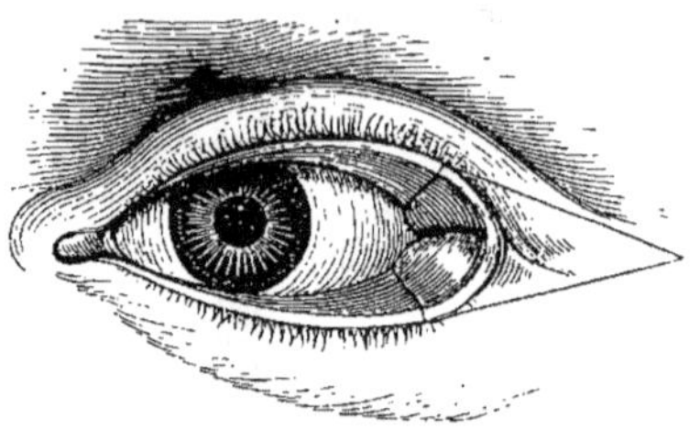

Fig. 205. — Ectropion de l'angle des deux paupières.

trouvent renversés en dehors, et ce liquide devient une cause d'irritation. Enfin, les *cicatrices* des parties voisines (à la suite de plaies ou de brûlures) attirent souvent les paupières en dehors, par la rétraction dont elles sont le siége. Le larmoiement, l'irritation continuelle de l'œil, les ulcères

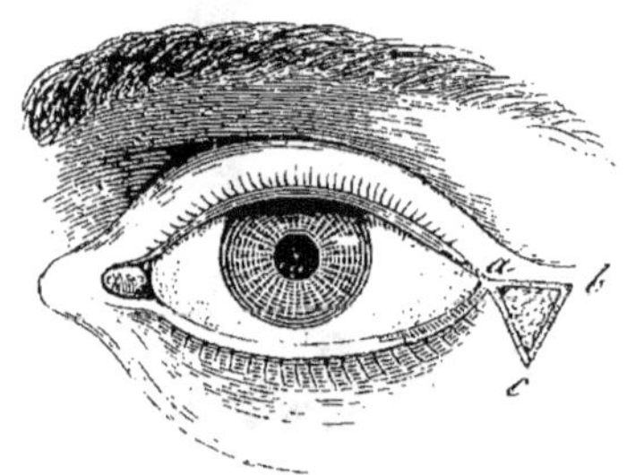

Fig. 206. — Opération de l'ectropion de la paupière inférieure, qui est avivée sur une plus grande largeur que la supérieure.

de la cornée sont la conséquence de l'ectropion.

Le *traitement* consiste à favoriser le rapprochement des paupières par des bandelettes agglutinatives, un bandeau compressif, l'excitation électrique du muscle orbiculaire ou une opération, suivant les cas.

Le procédé d'opération le plus général pour la cure de l'ectropion est représenté fig. 206; il consiste à enlever un petit lambeau triangulaire *a*, *b*, *c*, ce qui permet de

redresser la paupière en réunissant les lèvres de la plaie. S'il s'agit d'un ectropion siégeant à la fois sur les deux paupières, on emploiera l'incision représentée fig. 205.

Dans les cas où la structure de la paupière est altérée, de Graefe emploie un autre procédé représenté fig. 207. Il fait une inci-

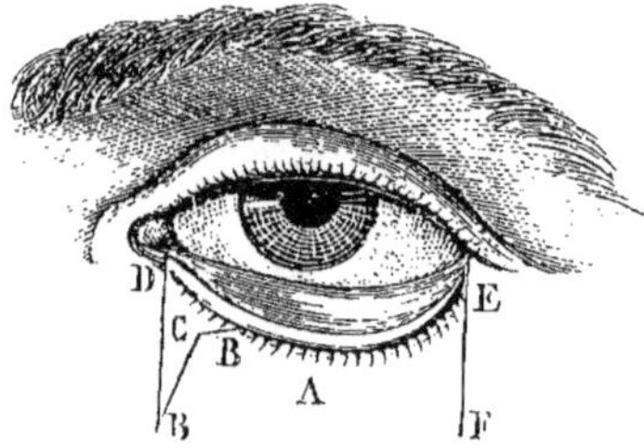

Fig. 207. — Autre procédé d'opération de l'ectropion total de la paupière inférieure, en cas d'altération de structure de la paupière.

sion DE en arrière de l'insertion des cils, deux autres verticales DB et EF de 1 centimètre et demi de longueur; il dissèque le lambeau ainsi obtenu, l'attire en haut autant que possible, et le fixe par des sutures verticales, en ayant soin de raccourcir le lambeau en enlevant la partie C.

ÉCUME, s. f. Bave mousseuse formée de salive et de mucus bronchique surabondant, agités avec une grande quantité d'air, et qui s'échappe de la bouche dans certains cas d'épilepsie, d'asphyxie, d'asthme, et autres troubles graves de la respiration.

ECZÉMA, s. m. (ἔκζεμα, de ἐκζεῖν, bouillonner). Affection cutanée formée par l'éruption de petites vésicules rapprochées et agglomérées, s'élevant sur une surface rouge et enflammée et exhalant, après s'être rompues, une humeur séreuse ou séropurulente qui se concrète en écailles plus ou moins épaisses. L'eczéma se développe sous l'influence de la scrofule ou de causes irritantes spéciales : insolation, station près du feu, frictions mercurielles, manipulation du sucre, de la chaux, du plâtre. Une démangeaison et une cuisson très-forte accompagnent toujours l'éruption qui se montre à la face, aux oreilles, sur le cuir chevelu chez les enfants; aux mains, aux aisselles, aux parties génitales chez l'homme et chez la femme.

L'eczéma simple disparaît en peu de

temps par la suppression des causes irritantes locales et par quelques lotions adoucissantes.

L'eczéma chronique, très-difficile à guérir complétement, demande un traitement prudent; quelques formes même doivent être respectées.

ÉDULCORATION, s. f. (*edulcorare*, rendre doux). Action d'ajouter du sucre, du miel ou du sirop à une substance d'un goût désagréable pour en masquer la saveur, ou à une substance insipide pour lui donner un certain goût.

EFFERVESCENCE, s. f. Dégagement rapide de bulles de gaz ou de vapeur au sein d'un liquide. Si l'on vient à déboucher une bouteille d'eau de Seltz, il se produit de l'effervescence due au dégagement tumultueux de l'acide carbonique qu'elle contient. Les carbonates sont effervescents sous l'influence d'un acide fort (sulfurique, azotique, chlorhydrique, etc.), parce que ce dernier en chasse l'acide carbonique.

EFFLORESCENCE, s. f. Propriété qu'ont certaines substances dont la surface exposée à l'air se désagrège et devient pulvérulente.

Le carbonate de soude est efflorescent, à l'air libre, les cristaux de ce sel perdent une partie de leur eau et se recouvrent d'une poudre blanche formée par le sel déshydraté.

EFFLUVE, s. m. (*effluere*, s'écouler, ἀπορροή). Ce mot est synonyme d'émanation et s'applique aux produits de l'évaporation des marais qui ont pour caractère essentiel de donner naissance à des maladies spéciales : fièvres intermittentes, rémittentes, continues, etc.

EFFORT, s. m. Synonyme de HERNIE dans le langage vulgaire.

L'effort musculaire est une contraction violente des muscles qui ne peut durer qu'un temps très-limité, d'autant moins long qu'elle est plus générale et plus énergique. Dans l'effort, le tronc et les côtes sont immobilisés, le thorax est dilaté dans l'inspiration et les intestins violemment refoulés par le diaphragme ont une tendance à sortir par les points les plus faibles (ombilic, canal inguinal, crural) et à former une hernie. Par suite d'une contraction trop énergique, il peut y avoir aussi de petites ruptures musculaires, c'est ce qui a lieu dans les muscles de la région lombaire, lorsqu'en voulant soulever un fardeau trop lourd on se donne un tour de reins.

ÉGILOPS, s. m. Petite fistule siégeant à l'angle interne de l'œil, succédant à un abcès (anchilops) développé au-dessus du sac lacrymal.

ÉGOPHONIE, s. f. (αἴξ, αἰγός, chèvre, et φωνή, voix). L'égophonie est révélée par l'auscultation. C'est une résonnance particulière de la voix qui prend un timbre plus aigre, devient tremblotante et saccadée, de sorte qu'elle n'est pas sans analogie avec le bêlement d'une chèvre. L'égophonie annonce un épanchement liquide dans la plèvre : *pleurésie, hydrothorax, pleuro-pneumonie*.

ÉGYPTIAC (ONGUENT) (oxymellite cuivreux, mellite d'acétate de cuivre). Préparation composée de miel, de vinaigre et de sous-acétate de bioxyde de cuivre (vert-de-gris) bouillis ensemble jusqu'à consistance d'onguent. Employé à l'extérieur comme astringent et styptique; l'égyptiac renferme une grande quantité de cuivre réduit très-divisé.

ÉJACULATEUR, adj. Les deux conduits éjaculateurs du sperme versent ce liquide dans l'urèthre de chaque côté du *verumontanum*.

ÉLASTIQUE, adj. (*elasticus*, ἐλαστής, de ἐλαύνειν, pousser). Se dit de tout corps à la fois flexible et susceptible de reprendre sa première forme.

Le **tissu élastique**, très-répandu dans l'économie animale, est généralement d'une couleur jaune; il est très-résistant, peut acquérir le double de sa longueur, mais revient subitement sur lui-même lorsqu'on cesse la traction.

Les **fibres élastiques** qui le constituent peuvent se montrer sous trois formes :

1° *Fibres fines*, que l'on rencontre dans le derme et le *tissu cellulaire* (fig. 138);

2° *Fibres anastomosées*, qui se trouvent dans les ligaments jaunes des vertèbres et à la face profonde des membranes séreuses du cœur;

3° *Fibres lamelleuses*, qui se présentent dans la tunique moyenne des artères.

Le tissu élastique n'est le siége d'aucune espèce de tumeur; on n'a jamais constaté aucune maladie propre à ce tissu, il peut rester longtemps en contact avec les parties enflammées sans s'altérer.

Le *caoutchouc* est appelé vulgairement *gomme élastique*.

ÉLATÉRINE ($C^{20}H^{14}O^5$). Produit neutre, cristallisé, très-amer, styptique, insoluble dans l'eau, très-soluble dans l'alcool, que l'on retire de l'*ecballium* ou *momordica elaterium*, vulgairement élatérie, concom-

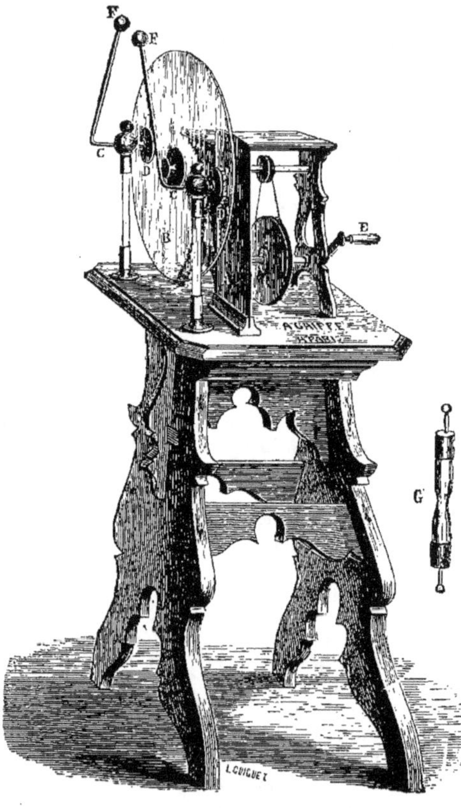

FIG. 208. — Machine de Piche à plateau de caoutchouc, de 45 centimètres de diamètre, donnant à la fois de l'électricité positive et de l'électricité négative.

bre sauvage. Cette substance est purgative, drastique et emménagogue.

ÉLECTRICITÉ, s. f. (de ἤλεκτρον, ambre jaune; substance qui s'électrise facilement par le frottement et sur laquelle on a observé pour la première fois, dès l'antiquité, les phénomènes électriques d'attraction et de répulsion). Une des manifestations de la *Force*, agent impondérable

comme la chaleur et la lumière, dont l'essence nous est inconnue, qui se développe sous l'influence du frottement, de la chaleur, des actions chimiques et, en général, dans *tout changement moléculaire des corps*. Suivant les circonstances, un même corps, le zinc par exemple, pourra, en se combinant avec l'oxygène, dégager de la chaleur, de la lumière, ou seulement de l'électricité. Que l'on chauffe, en effet, au contact de l'air, une lame de zinc, le métal s'enflammera et continuera à brûler seul en produisant de la chaleur et une lumière blanche éclatante. Si, au contraire, cette lame de zinc se combine à froid avec l'oxygène comme dans la plupart des PILES en usage, il ne se produit presque que de l'électricité.

C'est donc une des *formes de la force*; on peut la transformer en travail mécanique, en lumière, en chaleur ou en obtenir des effets chimiques ou physiologiques, et réciproquement le travail mécanique peut être transformé en électricité.

Il est même probable qu'un jour viendra où l'on pourra s'éclairer par l'électricité produite au moyen d'une machine à vapeur ou de tout autre moteur.

L'électricité statique (ou à l'état de repos) a été la première observée; c'est elle qui se produit lorsqu'on frotte avec de la laine un corps tel que l'ambre, le verre, la résine, le caoutchouc. Les machines qui la fournissent sont : l'*électroscope*, les *machines de Ramsden*, de *Nairne*, de *Holtz*, de *Piche* et de *Carré*. Ses effets calorifiques et mécaniques sont comparables à ceux de la foudre, qui n'est qu'une immense étincelle électrique. En médecine, elle est peu employée, on lui préfère l'électricité *dynamique*, surtout depuis l'invention des appareils d'induction. Cependant, on a essayé d'en tirer parti anciennement, et on y est même revenu dans ces derniers temps. On électrise le patient par *secousses*, par *étincelles* ou par *aigrettes* que l'on fait jaillir entre lui et un appareil chargé d'électricité.

La machine de Piche (fig. 208) se compose d'un plateau tournant B en caoutchouc, en avant duquel sont placés deux peignes D D', communiquant avec deux tiges articulées CC, qui peuvent être amenées au contact en FF, et d'une plaque inductrice A.

Pour faire fonctionner la machine, on électrise la plaque A en la frottant avec une peau de chat ou un chiffon de laine, et on la place derrière le plateau tournant, en face d'un des peignes, dans une rainure disposée à cet effet, puis on fait tourner la machine.

Le phénomène de la *double influence* se produit : le peigne qui est en face de *l'inducteur* (la plaque A) se charge d'électricité négative, l'autre de positive.

On peut encore, après avoir mis la personne à électriser en communication avec une machine, promener autour d'elle une pointe qui soutire lentement et par décharge silencieuse l'électricité dont elle est chargée, et produit une sensation analogue à un souffle léger au niveau de la pointe.

Enfin, on donne le *bain électrique* en isolant le patient sur un tabouret muni de pieds en verre, et en le mettant en communication avec les condenseurs d'une machine électrique. Il se charge ainsi insensiblement d'électricité qui produit sur toute la surface du corps une sensation de chatouillement.

On conçoit que cette manière d'appliquer l'électricité ne peut agir que d'une façon générale sur l'ensemble du corps, et qu'il est difficile de limiter la partie sur laquelle on voudrait surtout faire porter l'action.

L'électricité dynamique, découverte par Volta et par Galvani, à peu près uniquement employée aujourd'hui, nous est fournie par les *piles* et appareils d'*induction*.

On utilise dans des buts et dans des circonstances absolument différents les effets *physiques, chimiques* et *physiologiques* de l'électricité.

1° Effets physiques : galvano-caustique thermique. Le principe sur lequel est fondée cette application de l'électricité est le suivant : Si un courant fourni par une pile de grande dimension passe par un fil métallique, ce fil se chauffe, rougit s'il est assez fin, et peut même être fondu ou réduit en vapeur. Si l'on se sert d'un fil de platine d'une dimension convenable, on peut le porter au rouge et s'en servir comme s'il

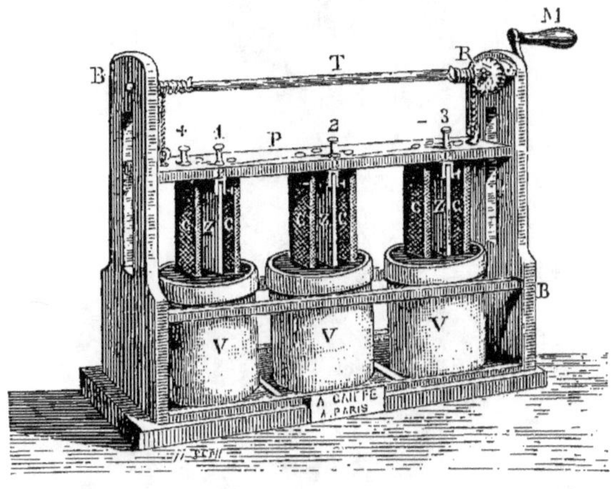

FIG. 209. — Batterie à treuil formée de trois piles de Grenet (au bichromate de potasse).

Au moyen de la manivelle M du treuil R, on peut instantanément plonger les lames de zinc et de charbon dans la solution d'acide sulfurique et de bichromate de potasse contenue dans les vases V. On les relève aussi à la fois lorsque l'effet se produit.

Cet appareil donne une très-grande quantité d'électricité, de faible tension ; on ne s'en sert que pour en utiliser les effets physiques : rougir un fil de platine, une anse ou un couteau de ce métal (galvano-caustique thermique).

était chauffé par les moyens ordinaires, pour cautériser et détruire les parties avec lesquelles on le met en contact. Il faut se servir de plusieurs couples de la pile de Bunsen ou de celle de Grenet ; plus le fil est gros, plus il faut employer une pile énergique. On comprend qu'il est possible de contourner ce fil en anse, de lui donner la forme d'un bouton, d'en faire une sorte de cautère, et même de s'en servir comme d'un couteau. A mesure qu'il perd sa chaleur, l'électricité qui passe à travers la renouvelle et maintient sa température. L'emploi de l'anse, du *couteau galvano-caustique*, présente donc certains avantages sur le fer rougi à la manière ordina're. Outre que ces petits appareils peuvent être portés au fond des cavités que le fer rouge ne saurait atteindre, ils sont d'un maniement plus facile et leurs effets mieux limités. On peut en outre en

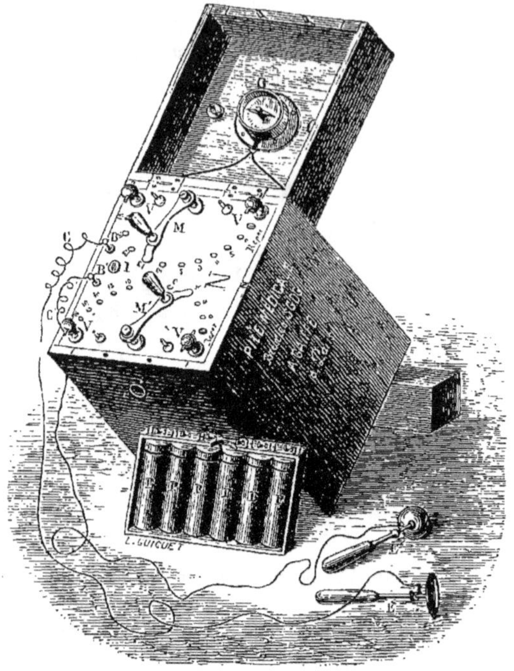

de la *trachéotomie*, ou pour cautériser des points très-limités. Si l'on veut éviter l'hémorrhagie, il ne faut pas que le cautère soit trop chaud; on ne dépasse pas le rouge sombre.

En somme, dans cette façon de l'appliquer, l'électricité n'intervient que comme moyen de chauffer un cautère, on n'utilise nullement ses propriétés physiologiques.

Dans bien des cas, on peut remplacer le couteau galvano-caustique par le thermo-cautère du docteur Paquelin (voy. CAUTÈRE).

2° Effets chimiques: Galvano-caustique chimique (électrolyse). Lorsque les *électrodes* en platine d'une pile, dont la tension est suffisamment forte, sont mises en contact avec les tissus animaux, il se produit, pendant le passage de l'électricité, une action chimique qui s'exerce sur les sels dont ces tissus sont imprégnés. L'électrode négative s'entoure d'alcalis tels que la potasse et la soude, il s'y dégage aussi de l'hydrogène qui provient de la décomposition de l'eau. A l'électrode positive au contraire, il se forme des acides et de l'oxygène. Si cette électrode est faite en cuivre, argent, etc., métaux attaquables par les acides, il se forme un sel d'argent ou de cuivre.

On comprend dès lors que les tissus au milieu desquels sont enfoncées les électrodes sont attaqués et *cautérisés* comme si on y avait plongé un alcali ou un acide.

L'électricité agit ainsi localement pour produire sur place un peu de potasse caustique à l'électrode négative, et un acide ou un sel acide à l'électrode positive.

On peut à volonté, et c'est de beaucoup le cas le plus ordinaire, ne se servir que d'une seule de ces actions en ne conservant qu'une seule électrode placée au milieu des tissus que l'on veut détruire ou cautériser; l'autre est formée par un tampon

FIG. 210. — Batterie portative formée par 18 à 24 couples ou piles au chlorure d'argent, pour les applications physiologiques et thérapeutiques du *courant continu* et la *galvano-caustique chimique*.

On peut utiliser tous les couples ou seulement quelques-uns d'entre eux, suivant la position qu'on fait prendre aux manettes M, M'.

B, B', Pièces qui livrent le courant et sur lesquelles s'attachent les rhéophores ou fils conducteurs C, C'.

N, Lettre gravée sur le manipulateur, qui indique le sens du courant; la manette la plus rapprochée de N, ainsi que le rhéophore qui lui correspond, sont négatifs.

F, F', Couples ou piles au chlorure d'argent, que l'on a sortis de la boîte où ils sont renfermés.

G, Galvanomètre indiquant le passage du courant.

E, E', Deux modèles d'excitateurs.

graduer la température depuis le rouge sombre jusqu'au rouge blanc.

On s'en sert journellement à la place du bistouri, pour l'ablation de certaines tumeurs, dans le but d'éviter des hémorrhagies, parfois fort gênantes, que donnent les incisions ordinaires dans l'opération

métallique ou de charbon de cornue entouré de peau de daim et humectée par de l'eau salée. Cette dernière est appliquée sur la peau à un endroit voisin de celui où l'on applique l'électrode en platine dont on veut utiliser l'action cautérisante.

C'est ainsi que l'on peut détruire (Mallez et Tripier) les rétrécissements de l'urèthre en portant sur les points rétrécis l'électrode négative d'une pile donnant un cou-

contente de couper (URÉTHROTOMIE), ou de cautériser avec le nitrate d'argent.

Si l'on doit se servir d'une seule électrode métallique et remplacer l'autre par un tampon, il faut une pile énergique, de tension assez forte, à cause du peu de conductibilité de la peau. Si au contraire les deux électrodes plongent dans les tissus, ou si l'une plongeant dans les tissus, l'autre est appliquée sur une muqueuse dont

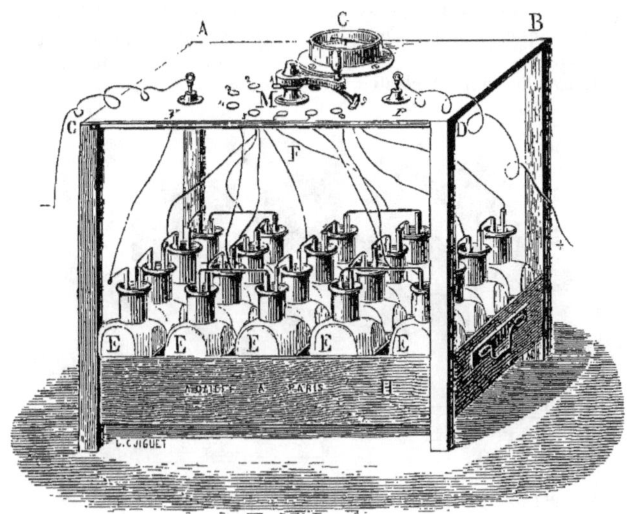

FIG. 211. — Batterie de cabinet de 20 couples ou piles de Leclanché, ou de Clamond et Gaiffe, donnant un courant constant et continu.

+ Pôle positif.
— Pôle négatif.
M, Collecteur permettant de se servir de toutes les piles, ou d'une partie seulement.
G, Galvanomètre.
E, Piles, soit au sel ammoniac et au peroxyde de

manganèse (Leclanché) ; soit au sel ammoniac et au sesquioxyde de fer (Clamond et Gaiffe).

Cet appareil, destiné à l'application des courants continus dans le but d'en obtenir des *effets physiologiques* et à la *galvano-caustique chimique*, étant peu transportable, on le remplace par celui de la figure 210, lorsqu'on doit souvent le déplacer.

rant continu, telle que celle au chlorure d'argent (modèle de Gaiffe) ou celle qui est représentée figure 211, tandis que l'électrode positive est appliquée sur le ventre ou sur la cuisse. L'effet est le même que si on allait porter au moyen d'une bougie porte-cautère un petit morceau de potasse *caustique* sur le rétrécissement. En quelques minutes, le tissu fibreux qui le forme se trouve détruit, et, chose importante, la cicatrice a peu de tendance à se contracter de nouveau, contrairement à ce qui arrive lorsqu'on se

la sécrétion est acide, à *très-faible* distance de la première, il n'y a que très-peu de résistance à vaincre pour le passage de l'électricité et il suffit d'employer une pile dont la résistance intérieure est plus faible.

Les effets de cautérisation ne sont pas les seuls que puissent nous donner *localement* les piles. On en a encore utilisé les actions chimiques pour coaguler le sang dans les anévrysmes (ÉLECTROPUNCTURE), pour détruire des tumeurs vasculaires. Enfin on a essayé d'appliquer la galvano-caustique chimique à la dissolution des calculs urinaires.

Jusqu'à présent du moins les résultats de cette dernière tentative ne sont pas assez encourageants pour en contre-balancer les dangers.

3° Effets physiologiques de l'électricité. Depuis l'invention des piles, depuis surtout celle des appareils d'induction, c'est presque uniquement à l'électricité dynamique que l'on s'adresse pour obtenir les effets physiologiques que l'on demandait auparavant aux machines électriques à plateau et à la bouteille de Leyde.

Comme le passage du courant électrique

applications du courant électrique n'est pas encore complète, certains points seulement sont absolument acquis à la science, bien d'autres restent encore obscurs et inexplorés.

Pour que l'électricité puisse traverser l'organisme, il faut qu'elle ait une certaine *tension*, car elle doit vaincre la résistance opposée par les tissus du corps, qui sont assez mauvais conducteurs. Aussi l'électricité des machines à frottement, celle de la bouteille de Leyde, dont la tension est très-forte, ont-elles une action considérable quoique de très-courte durée.

Courants continus et courants inter-

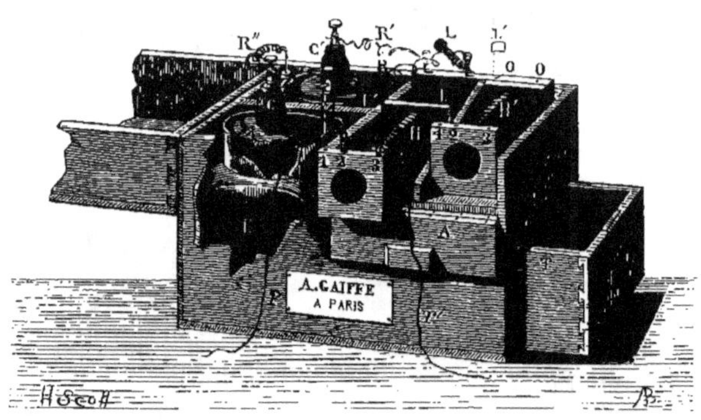

Fig. 212. — Appareil électro-médical à hélices mobiles, Il se compose de :

Deux piles E, E′, modèle de Leclanché, ou de Clamond et Gaiffe, qui fournissent le courant inducteur.

Une hélice inductrice *h*.

Une hélice induite à gros fil H.

Une autre à fil fin H′.

(On peut n'utiliser qu'une partie de ces hélices, suivant la résistance à vaincre, en mettant les *réophores* en 1, 2 ou 3.)

Tiroir dans lequel on range les accessoires (tampons, excitateurs, etc.).

L, Levier qui commande les réotomes, met en fonction tout l'appareil lorsqu'on le relève en L′.

C'est un des meilleurs modèles portatifs et de cabinet pour l'application du *courant d'induction*.

à travers le corps de l'homme déterminait des contractions énergiques, on supposa qu'on pourrait par ce moyen guérir certaines paralysies, s'opposer à l'atrophie des muscles, réveiller dans les organes les fonctions suspendues. On s'aperçut aussi que la circulation était modifiée par le passage de l'électricité ; que cet agent agissait aussi sur la peau comme *révulsif ;* et enfin énergiquement sur l'organisme en le modifiant.

De plus, l'action de l'électricité ne se complique d'aucun effet toxique comme le font d'habitude les médicaments internes énergiques. Malheureusement l'étude des

rompus. Pour que l'électricité fournie par les piles puisse être employée, il faut augmenter sa tension.

On y parvient de deux manières, qui constituent deux modes d'application différents très-usités de l'électricité. La première manière consiste à réunir plusieurs piles en *série ;* plus on multiplie le nombre des piles, plus la tension augmente, et avec un nombre suffisant de couples, on arrive à pouvoir vaincre la résistance des tissus du corps sur lequel on veut agir. Le courant fourni par une semblable disposition est *continu* (fig. 210 et 211), et dirigé toujours dans le même sens.

Une autre manière d'augmenter la force de tension d'une pile, c'est d'en faire passer le courant dans un appareil d'INDUCTION et de se servir du courant instantané (ne durant qu'un instant, d'une durée inappréciable) qui se développe dans cette circonstance. On renouvelle ce courant aussi fréquemment que l'on veut, en in

d'induction tient le milieu entre l'électricité statique et l'électricité de la pile. Elle a plus de tension que la pile et moins de quantité ; elle a moins de tension que la bouteille de Leyde et beaucoup plus de quantité. On peut, du reste, obtenir les courants d'induction sans avoir besoin de pile, en se servant des machines qui fonc

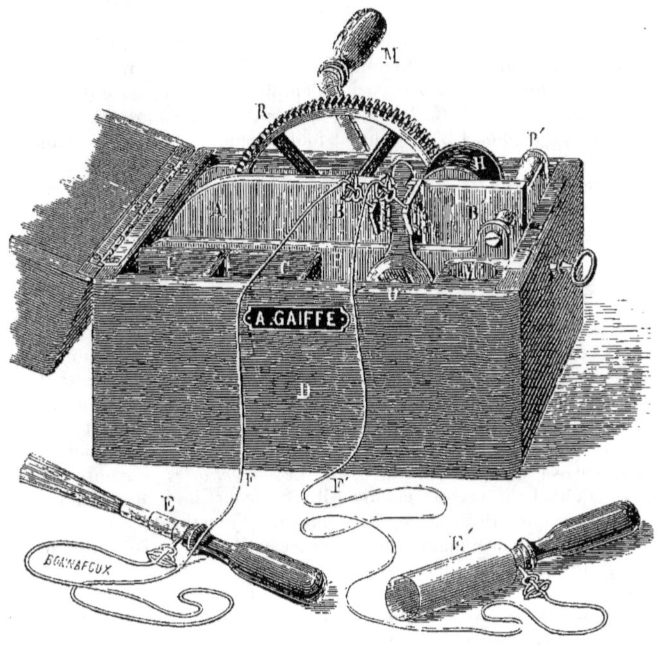

Fig. 213. — Appareil magnéto-faradique de Clarke, modifié par Gaiffe.

Modèle à fil fin et long donnant des courants de forte tension toujours dirigés dans le même sens.

A, B, B', Aimant en fer à cheval.

H. Armature mobile en *fer doux* tournant devant les branches de l'aimant, et portant deux hélices, dont une seule est visible.

G, Graduateur articulé en O qu'on incline plus ou moins vers B ou B', suivant qu'on veut avoir des courants forts ou faibles.

M, Manivelle.

R, Roue dentée servant à faire tourner l'armature H et à produire ainsi l'électricité.

F, F', *Réophores ou fils* de cuivre recouverts de soie servant à transmettre l'électricité aux excitateurs E, E' munis de manches isolants en bois.

terrompant, puis en rétablissant le passage du courant de la pile dans l'appareil d'induction, au moyen d'un levier disposé à cet effet, que l'on manœuvre à la main ou qui se meut automatiquement. Le courant passe *alternativement* dans un sens et dans l'autre ; il est *interrompu* et *alternatif*.

L'électricité fournie par les appareils

tionnent au moyen d'*électro-aimants* (appareils de Breton, Gaiffe, etc.).

Principaux appareils électriques dont on utilise les effets physiologiques. Outre les machines qui fournissent de l'électricité statique et qui ne sont presque plus employées (machine à plateau, bouteille de Leyde), on utilise :

1° Les appareils qui donnent un *courant*

continu de Remak, de Gaiffe, etc., formés par la réunion de piles de divers modèles (fig. 210 et 211).

2° Les *appareils d'induction* marchant, soit au moyen d'une pile (fig. 212), soit par le mouvement d'un électro-aimant et donnant des courants *interrompus* (fig. 213).

3° Les *chaînes électriques*, les *bagues*, ceintures, brosses et divers autres appareils d'un usage plus restreint, et souvent d'une utilité problématique.

Dans les applications du courant continu et dans celles des courants d'induction, l'électricité est transmise au corps par deux fils conducteurs FF' (fig. 213) (*réophores*) fixés à deux *manipules* EE' terminés par un godet métallique, dans lequel on place des éponges mouillées, ou par un bouton de cuivre ou de charbon recouvert de peau.

Ces manipules, faits en bois, sont tenus à la main par l'opérateur, qui applique les éponges, ou les boutons de charbon de cornue recouverts de peau bien humectée, en deux points de la surface du corps de la personne qu'il veut électriser. On peut aussi adapter aux manipules un pinceau, une boule, ou une olive métalliques, ce qui permet de faire sur la peau des *effets révulsifs*. On se sert, au contraire, des boutons de charbon recouverts de peau, ou des éponges mouillées, lorsqu'on veut agir sur les parties profondes, muscles, nerfs, organes splanchniques, sans irriter la peau.

Applications des effets physiologiques de l'électricité au traitement des maladies. L'électricité, étant un modificateur général de l'organisme et agissant sur la circulation, pourrait théoriquement être appliquée au traitement de la plupart des maladies. Mais il est loin d'en être ainsi réellement, la science n'est pas encore assez avancée pour que les applications de cet agent soient aussi étendues qu'elles le seront probablement plus tard.

Les *paralysies* sont, de toutes les affections, celles qui semblent le mieux justiciables de l'emploi de l'électricité. On le conçoit aisément en voyant les *contractions musculaires* produites par les décharges de l'électricité statique, par les appareils d'induction et par le courant des piles au moment de son ouverture et de sa fermeture.

Mais il faut distinguer entre les diverses espèces de paralysies. Pour que la guérison ait lieu, il faut que la cause qui a produit la paralysie ait elle-même disparu. Le traitement électrique vient alors réveiller la fonction abolie.

On pourra ainsi employer *immédiatement* l'électrisation contre les paralysies causées par le froid, certains poisons musculaires, une position vicieuse, l'immobilité, la compression prolongée, etc., au contraire, on attendra que la lésion nerveuse soit réparée et on retardera l'emploi de l'électricité dans les paralysies dues aux *hémorrhagies cérébrales*, ou au ramollissement. On pourra employer l'électricité des machines d'induction sur les muscles, et les courants continus contre les lésions nerveuses primitives.

Les courants interrompus des appareils d'induction seront encore très-utiles contre d'autres paralysies telles que celles qui sont dues au rhumatisme, celles qui surviennent après certaines maladies graves, la *diphthérie* (angine couenneuse), les fièvres continues ou intermittentes, la *paralysie atrophique des enfants*, celle qui est due à l'empoisonnement par le plomb, l'oxyde de carbone, l'alcool.

Les *névralgies* peuvent être traitées de deux façons bien distinctes : 1° En employant l'électricité comme moyen révulsif, c'est-à-dire en appliquant sur la peau des conducteurs métalliques secs : bouton, sphère ou balai électrique. Il se produit à l'endroit de l'application, une rougeur analogue à celle que déterminent les sinapismes, les vésicatoires, etc. De plus, on peut renouveler souvent les applications électriques, tandis que les autres révulsifs ne peuvent être utilisés qu'à des intervalles éloignés. Cette excitation légèrement douloureuse de la région du siége de la névralgie, suffit souvent à faire disparaître cette dernière.

2° On peut aussi ne pas déterminer d'excitation de la peau et se contenter de faire passer le courant électrique dans le nerf qui est sujet à la douleur. On pense qu'il ne peut transmettre à la fois l'électricité et la sensation douloureuse. C'est ainsi qu'on a essayé de faire passer le courant électrique dans le nerf dentaire au moment de l'avulsion des dents.

Le passage de l'électricité masque pour

ainsi dire la douleur qui se produit en ce moment. Il faut alors se servir d'excitateurs mouillés, afin que le passage de l'électricité à travers la peau se fasse bien.

Les *affections viscérales* du foie, de l'intestin, de l'appareil génital ou urinaire, etc., sont souvent des névralgies ou des paralysies plus ou moins complètes de ces organes. L'électricité agit avec énergie sur la circulation, par l'intermédiaire des nerfs vaso-moteurs, elle peut donc modifier puissamment la distribution du sang dans les divers organes et, partant, agir sur leur fonctionnement. La pratique et l'observation stricte des faits sont nos seuls guides dans les applications de l'électricité aux maladies viscérales; les vues théoriques, qui pouvaient guider dans le traitement des paralysies et des névralgies, sont inapplicables dans ces cas. Tantôt on aura recours aux appareils d'induction, tantôt à ceux qui donnent le courant continu.

L'*obstruction intestinale*, la *hernie étranglée* sont avantageusement traitées dans certains cas par les courants interrompus, qui excitent les fibres musculaires de l'intestin. On met un des excitateurs dans le rectum, l'autre est promené sur la paroi abdominale.

Les **courants continus** ont une action immédiate moins évidente que les courants interrompus, mais, outre qu'ils sont plus facilement acceptés par les malades auxquels ils ne font éprouver aucune sensation douloureuse, on peut leur demander tantôt une action excitante et tantôt un effet sédatif, suivant qu'on les fait passer dans un sens ou dans l'autre.

Les déviations de la *matrice*, les *engorgements* de cet organe, l'hypertrophie de la *prostate*, etc., sont souvent justiciables de l'emploi de l'électricité, qui peut aussi faciliter la venue régulière des règles, exciter les contractions de l'utérus dans les cas d'inertie pendant l'accouchement, etc.

Contre les douleurs de l'*ataxie locomotrice* et les *tremblements paralytiques*, on dirigera le courant des pieds vers les lombes, ou vers la nuque, de bas en haut, sur la colonne vertébrale.

Certaines *oppressions, migraines, palpitations hystériques* ont été traitées par le docteur Tripier, au moyen de courants continus allant du creux de l'estomac au cou.

La *spermatorrhée*, l'*incontinence d'urine* peuvent être améliorées ou guéries par les courants continus ou par l'électrisation variable.

L'*entorse*, l'*hydarthrose*, le *rhumatisme nervéux*, *certains épanchements séreux* (hydrocèles, kystes), enfin, la plupart des troubles de la santé dus à des modifications dans la circulation du sang, ont été soumis, souvent avec succès, à un traitement par l'électricité.

Bien que l'électricité soit évidemment appelée à un grand rôle en thérapeutique, la science cependant est encore loin d'avoir déterminé exactement toutes les indications et les contre-indications de son usage. C'est là un vaste champ à explorer.

ÉLECTRODE, s. m. et f. Nom donné aux extrémités des fils conducteurs des piles et autres appareils d'électricité. Il y a l'électrode positive et l'électrode négative.

On fait les électrodes en *platine*, afin qu'elles ne soient pas attaquées, si l'on veut décomposer l'eau, agir dans la profondeur des tissus, ou si elles doivent être portées à une haute température.

Lorsqu'on veut obtenir des effets physiologiques, et mettre les électrodes en contact avec la peau, il faut les faire avec des rondelles de charbon de cornue recouvertes de peau et mouillées; on se sert aussi de cylindres en cuivre garnis à leur intérieur d'une éponge mouillée.

ÉLECTROLYSE, s. f. Manière d'employer l'ÉLECTRICITÉ, de façon à en obtenir des effets chimiques, de cautérisation. Synonyme de *galvano-caustique chimique*.

On se sert ordinairement de l'appareil de Gaiffe, formé de 18 à 25 piles au chlorure d'argent (fig. 210), ou de la réunion de plusieurs couples Leclanché (fig. 211). Ce sont les mêmes appareils que pour les applications physiologiques des courants continus; l'*électrode* seule varie : au lieu de se servir de deux tampons à large surface, une des électrodes est constituée par un stylet de platine qui n'agit que sur une petite surface et y détermine une *cautérisation destructive* plus ou moins profonde.

ÉLECTRO-MAGNÉTISME, s. m. Phénomènes électriques déterminés par l'action des *aimants* sur les courants électriques.

ÉLECTRO-MAGNÉTIQUE, adj. Les machines électro-magnétiques ou magnéto-électriques sont fondées sur l'action réciproque des aimants et des courants électriques. On fait des machines d'*induction* électro-magnétiques, où l'action de la pile est remplacée par celle d'un aimant (fig. 213).

ÉLECTRO-MOTEUR, adj. Le pouvoir électro-moteur ou la force électro-motrice est la cause qui produit l'électricité dans une action chimique ou physique. Cette force électro-motrice est toujours la même pour une même action chimique, pour un même couple, quelles que soient ses dimensions; la quantité seule variera.

ÉLECTRO-NÉGATIF, adj. et **ÉLECTRO-POSITIF**, adj. Nom donné aux deux pôles d'une pile. On suppose que le *courant* va toujours du pôle positif au pôle négatif, c'est une simple hypothèse ou plutôt une façon de parler.

On dit qu'un corps A est électro-positif par rapport à un autre B, lorsqu'en décomposant, au moyen de la pile, le composé qu'ils forment par leur union, le corps A se rend au pôle négatif et le corps B au pôle positif (les électricités de nom contraire s'attirent, celles de même nom se repoussent). Un corps peut être électro-positif par rapport à un second et électro-négatif par rapport à un troisième.

ÉLECTRO-PUNCTURE, s. f. Sorte d'ACUPUNCTURE combinée avec l'électricité. Après avoir enfoncé les aiguilles comme dans l'acupuncture, on y fait passer un courant électrique.

ÉLECTRO-THÉRAPIE, s. f. Thérapeutique faite au moyen de l'électricité. Emploi de l'électricité pour le traitement des maladies.

ÉLECTUAIRE, s. f. (*electuarium*, d'*eligere*, choisir, ἐκλεγμα). Préparation pharmaceutique saccharolée, de consistance molle et de composition très-variée.

Les *électuaires simples*, désignés encore sous le nom de conserves et marmelades, ont pour base des pulpes de fruits ou des poudres.

Les *électuaires composés* nommés aussi confections, opiats, comprennent ces préparations informes, thériaque, mithridate, diaphœnix, catholicon, diascordium, dans lesquelles on fait entrer sans ordre ni raison jusqu'à quatre-vingts substances douées de propriétés les plus diverses et se neutralisant l'une par l'autre.

ÉLÉMENT, s. m. Corps simples, au nombre de 65 actuellement connus, dont 15 métalloïdes et 50 métaux. On donne aussi ce nom aux parties constituantes des corps, aux principes immédiats qu'ils renferment.

Le terme d'*élément anatomique* est appliqué aux cellules, tubes, fibres qui par leur réunion forment les tissus.

En physique, on dit *un élément* en parlant d'une des PILES qui forment un appareil, une batterie.

ÉLÉMI, s. f. Résine que l'on obtient par incision du tronc de l'*iciquier icicariba*, térébinthacée du Brésil. Cette résine a une odeur forte, agréable, comparable à celle du fenouil. Sa saveur est parfumée, douce, puis amère. Elle n'est guère employée qu'à l'extérieur. Elle entre dans les onguents Styrax et d'Arcœus, dans la composition du sparadrap et du papier à cautères.

ÉLÉPHANTIASIS, s. m. (de ἐλέφας, éléphant). On donne ce nom à deux affections différentes, mais qui produisent toutes deux l'hypertrophie ou excès de développement des parties atteintes.

1° **Éléphantiasis des Arabes** (*maladie glandulaire des Barbades*), caractérisée par l'altération primitive du système lymphatique des membres et la dégénérescence consécutive du tissu cellulaire et de la peau.

Les parties (jambes, mains, scrotum, face) atteintes d'éléphantiasis des Arabes deviennent monstrueusement grosses et difformes; tous les lymphatiques en ont disparu, mais il n'y a pas de tubercules sous-cutanés comme dans celui des Grecs.

C'est une maladie assez commune dans les pays chauds, non héréditaire, non contagieuse, qui semble être causée par des *eczémas* ou *érythèmes* chroniques; elle n'abrège pas la vie des malades, mais nécessite quelquefois l'amputation de la partie atteinte.

2° **Éléphantiasis des Grecs** (*lèpre tuberculeuse, lèpre du moyen âge*), commun en Afrique, dans les Indes et dans les colonies, relativement très-rare dans nos climats. C'est une maladie grave de la peau, caractérisée par la présence de tubercules cutanés ou sous-cutanés larges et violacés qui se développent sur la face, le nez, les lèvres, les oreilles, et déforment les traits d'une manière caractéristique (*léontiasis, satyriasis*).

L'éléphantiasis des Grecs est souvent héréditaire, mais il n'est pas contagieux; il semble que le séjour dans des endroits malsains, humides, une nourriture défectueuse, surtout l'abus des salaisons, contribuent à son développement.

Le traitement consiste principalement en sudorifiques, pommades excitantes, mais surtout dans l'usage prolongé des arsénicaux à haute dose (10 à 30 milligrammes d'arséniate de soude en vingt-quatre heures).

Le plus souvent il survient des inflammations des organes vocaux, respiratoires, digestifs, auxquels le malade ne tarde pas à succomber.

Le changement de climat, l'application rigoureuse des règles de l'hygiène ont plus d'influence que les moyens pharmaceutiques sur la marche de l'éléphantiasis, que l'on doit regarder comme une maladie incurable quand elle est confirmée.

ÉLÉVATEUR, adj. et s. m. (*elevator*). Nom donné en anatomie à plusieurs muscles de la face destinés à rapprocher un point mobile d'un point fixe situé vers le sommet de la tête, tels que :

L'*élévateur commun de l'aile du nez et de la lèvre supérieure*, l'*élévateur propre de la lèvre supérieure* (voy. MUSCLE).

ÉLIMINATION, s. f. (*eliminatio*, de *e*, hors, et *limen*, seuil). Opération vitale par laquelle les matériaux nuisibles à l'organisme sont rejetés au dehors.

Il y a des éliminations d'ordre physiologique, la sueur, l'urine, les matières fécales; il y en a d'ordre pathologique : gangrène, carie, nécrose.

On appelle *voie d'élimination* l'appareil qui a pour fonctions de s'emparer d'une substance pour la rejeter en même temps que ses produits propres de sécrétion ou d'excrétion. C'est ainsi que le rein est la voie d'élimination des sels, de l'urée, de l'iodure de potassium, que le poumon est la voie d'élimination de l'acide carbonique, de certaines substances volatiles, huile essentielle de l'ail, alcool, chloroforme, etc.

ÉLIXIR, s. m. (*al-eksir*). Mot dérivé de l'arabe. Nom donné à des préparations liquides qui résultent du mélange de sirops et d'alcoolats ou qui ne sont le plus souvent qu'une teinture alcoolique composée.

ELLÉBORE, s. m. Genre de plantes renonculacées qui comprend l'*ellébore noir* (*helleborus niger*) doué d'une odeur nauséabonde, désagréable, d'une saveur amère, âcre, astringente. Purgatif drastique employé en poudre, pilules, extrait et teinture.

L'*ellébore fétide* et l'*ellébore à feuilles vertes* sont des succédanés du précédent. Les rhizomes de l'*helleborus viridis* ont été employés contre la manie.

L'*ellébore blanc* ou *veratrum album*, colchicacée indigène, émétique, purgative, est administré en lotions, teinture et pommades. La poudre de ses feuilles sèches provoque des éternuments violents.

ÉMACIATION, s. f. (*emaciatio*, *emaciare*, amaigrir). État de maigreur considérable. Le plus haut point de l'amaigrissement.

ÉMAIL, s. m. Revêtement de la couronne des dents qui leur donne plus de dureté et les préserve contre l'action des agents extérieurs. Les lésions de l'émail prédisposent à la carie dentaire.

ÉMANATION, s. f. (*emanatio*). Se dit des miasmes contagieux qui s'élèvent des marais et des substances en putréfaction. Dégagement gazeux chargé souvent de substances solides qui se détachent des corps animaux, végétaux ou minéraux, par l'action simultanée de l'air, de l'eau et de la chaleur, quelquefois sans décomposition apparente des corps qui les produisent (voy. EFFLUVE).

ÉMASCULATION, s. f. Ablation complète des organes extérieurs de la génération. Cette mutilation se fait en Orient sur de jeunes garçons de 5 à 10 ans, destinés à être vendus comme eunuques. Toutes les parties saillantes sont enlevées au moyen d'un rasoir, puis cautérisées après la guérison. Il ne reste qu'un moignon charnu au milieu duquel se trouve l'orifice rétréci de l'urèthre. Aussi, les eunuques sont-ils obligés d'y passer une canule métallique lorsqu'ils veulent uriner.

EMBARRAS, s. m. Ce mot a été longtemps usité pour désigner les obstacles de toute nature qui s'opposent au cours régulier des liquides organiques.

L'*embarras gastrique* (embarras intestinal, gastro-intestinal) est une affection caractérisée par un état saburral et un dérangement particulier des voies digestives, accompagnés de céphalalgie légère, de courbature, d'inappétence et quelquefois d'un mouvement fébrile assez intense, mais passager. Quelquefois, les symptômes sont assez intenses pour qu'on puisse le confondre avec le début d'une fièvre typhoïde.

L'embarras gastrique se montre encore comme symptôme dans un grand nombre de maladies : au début des angines, de l'amygdalite surtout, de l'érysipèle, du rhumatisme, de la pneumonie, etc.

La médication que réclame cette affection est très-simple : la diète, le repos et les boissons acidulées suffisent quelquefois, mais, dans tous les cas, la maladie cède à un vomitif ou à l'administration d'un purgatif salin.

EMBAUMEMENT, s. m. Opération destinée à permettre la conservation des cadavres. On ne peut procéder à un embaumement que vingt-quatre heures après le décès et après en avoir obtenu l'autorisation. La loi défend aussi de se servir, pour la conservation des corps, de substances toxiques telles que l'arsenic, les préparations mercurielles.

Sans parler des anciens procédés de momification, on emploie actuellement divers modes d'embaumement. En général, on commence par faire écouler le sang qui remplit les veines. On ouvre une de ces dernières (veine jugulaire, fémorale, ou une veine du pli du coude), et au moyen d'une sorte de seringue, on chasse par une artère volumineuse (carotide, fémorale) d'abord de l'eau, puis de la matière à embaumer. Lorsqu'on suppose que la majeure partie du sang s'est écoulée, on pose une ligature sur la veine, et on continue à remplir l'artère au moyen du liquide conservateur choisi. On se sert d'habitude d'une solution d'hyposulfite de soude ou de chlorure de zinc. On peut y ajouter une matière colorante rose qui donne au visage une couleur presque naturelle.

EMBOITEMENT, s. m. Genre d'articulation dans laquelle la concavité d'un des os correspond à la convexité de l'autre (*emboîtement réciproque*), comme dans l'articulation du sternum et de la clavicule, du calcanéum et du cuboïde, etc.

EMBOLIE, s. f. (ἔμϐολον, piston, de ἐμϐάλλειν, pousser dans). Nom donné aux caillots fibrineux formés dans les cavités du cœur pendant une endocardite, dans l'intérieur des artères et des veines lorsqu'il y a artérite ou phlébite (*embolie veineuse ; embolie artérielle*). Ces caillots sont souvent entraînés par le courant sanguin dans divers points du système circulatoire où ils peuvent causer des accidents variés et quelquefois la mort foudroyante. Cet accident est fréquent chez les nouvelles accouchées à la suite de *phlegmatia alba dolens* ou de phlébite utérine.

EMBONPOINT, s. m. (εὐεξία, *bona corporis habitudo*). Mot formé de *en, bon, point*, c'est-à-dire en bon état de santé. L'embonpoint veut dire l'état du corps humain dans lequel le tissu cellulaire étant assez abondant et contenant une certaine quantité de graisse, les saillies osseuses sont cachées ou à peine sensibles. L'embonpoint modéré est un signe de bonne santé.

EMBROCATION, s. f. (*embrocatio, embregma*, ἐμϐρέχω, j'arrose). Se dit spécialement des fomentations faites sur une partie malade au moyen d'un liquide huileux. On donne le nom d'embrocation à l'action elle-même, qui consiste à verser lentement, et comme en arrosant, le liquide sur la partie en traitement.

EMBRYOGÉNIE, s. f. (ἔμϐρυον, embryon, et γεννᾷν, engendrer). Etude spéciale de la formation, du développement des êtres organisés, considérés depuis leur apparition dans l'ovule jusqu'à l'époque de leur naissance.

EMBRYON, s. m. (*embryo*, ἔμϐρυον, de ἐν, dans, et βρύων, qui croît). L'embryon est le germe fécondé, c'est le rudiment d'un être organisé qui subit ses premières transformations, dans l'œuf chez les ovipares, dans l'utérus chez les vivipares. Chez l'homme, l'embryon date de la FÉCONDATION de l'ovule ; il prend le nom de FŒTUS vers le troisième mois, alors que son corps est suffisamment développé pour qu'on aperçoive les traits caractéristiques de l'espèce.

Aussitôt après la fécondation, la vésicule germinative disparaît, et l'on voit la *segmentation du jaune* ou *vitellus;* sa masse devient granuleuse, et au milieu se développe un *noyau vitellin* dans lequel se montre un nucléole brillant qui se sépare en deux et dont chaque partie se dédouble à son tour, jusqu'à ce que l'intérieur de l'ovule soit rempli d'une masse de petits corps dont l'ensemble constitue le *corps mûriforme*. Chacun de ces corps se transforme en *cellules embryonnaires*, qui se portent toutes à la face interne de la membrane vitelline et forment en se juxtaposant une membrane nommée *blastoderme*, pendant que le centre de l'ovule est rempli d'un liquide albumineux. Immédiatement, un point du blastoderme devient obscur et s'épaissit, c'est la *tache embryonnaire* (*area germinativa*), qui est d'abord circulaire, puis elliptique, avec une ligne claire au centre, suivant le grand axe, vestige de la moelle épinière ; alors le blastoderme se dédouble en *feuillet externe*, qui formera la peau de l'embryon, et en *feuillet interne*, qui, plus tard, sera la muqueuse intestinale.

Pendant ce temps, et vers le huitième jour, la tache embryonnaire, ou *blastème*, s'épaissit par la formation d'un réseau de vaisseaux, *feuillet vasculaire*. L'ovule, qui jusqu'alors progressait dans la trompe, arrive dans la cavité utérine ; le blastème, en s'épaississant, s'allonge, et ses deux extrémités s'incurvent vers le centre de l'œuf ; l'embryon prend alors la forme d'une petite nacelle et soulève le feuillet externe qui s'applique sur sa face dorsale en formant un repli circulaire qui bientôt s'adosse à lui-même, fusionne, se sépare complétement de la membrane vitelline et forme *l'amnios*.

Les extrémités de l'embryon se développent inégalement ; la plus volumineuse s'appelle l'*extrémité céphalique ;* l'autre, l'*extrémité caudale ;* les bords forment les *lames ventrales*. Le *capuchon céphalique* et le *capuchon caudal* sont formés par les parties du feuillet externe qui recouvrent les extrémités. Pendant ce temps, le feuillet interne du blastoderme subit la même transformation que l'externe ; il se divise en deux parties : l'une, enfermée dans le corps de l'embryon, *muqueuse intestinale ;* l'autre reste dans l'intérieur de l'œuf et s'appellera *vésicule ombilicale*. Le point qui sépare ces deux portions est un grand orifice qui deviendra l'ombilic. Bientôt on voit encore naître aux dépens du feuillet interne : la *vésicule allantoïde*, le *placenta* et le *cordon ombilical*.

Tous ces phénomènes se passent dans l'ovule fécondé avant le douzième jour, époque à laquelle l'embryon ne présente que 4 à 5 millimètres de longueur.

En botanique, on nomme **embryon** la partie de la graine qui contient tous les éléments propres à la reproduction de la plante.

L'embryon est pourvu d'un ou de deux cotylédons, ou il n'en présente aucun, suivant qu'il appartient à une plante monocotylédone, dicotylédone ou acotylédone.

EMBRYONNAIRE, adj. Qui a rapport à l'embryon.

L'**état embryonnaire** est l'époque de la vie pendant laquelle le nouvel être s'appelle encore embryon.

Les **cellules embryonnaires** proviennent de la transformation du corps mûriforme. Ce sont elles qui constituent presque complétement le corps de l'embryon. A mesure que celui-ci grandit, elles disparaissent ; on n'en trouve plus trace quand il a atteint une longueur de 15 à 16 millimètres (voy. EMBRYON.

EMBRYOTOMIE, s. f. (ἔμβρυον, embryon, et τέμνω, je coupe). Opération qui consiste à diviser le fœtus dans le sein de la mère, afin de l'extraire par fragments lorsque son volume exagéré ou la mauvaise conformation du bassin s'opposent à ce qu'il sorte tout entier.

ÉMÉTINE, s. f. Principe actif de l'ipécacuanha, considéré comme un alcaloïde. C'est une poudre d'un blanc jaunâtre, amère, soluble dans l'eau chaude et l'alcool, que l'on peut employer, à la dose de 10 centigrammes dans 100 à 200 grammes d'eau, comme vomitif. L'ipécacuanha annelé en contient 15 pour 100 de son poids.

ÉMÉTIQUE, adj. et s. m. Les substances émétiques sont celles qui sont douées de propriétés vomitives, ou qui contiennent des préparations antimoniales.

L'**émétique**, ou *tartre stibié*, est un tartrate double de potasse et d'oxyde d'antimoine. C'est une poudre blanche, très-soluble dans l'eau chaude, beaucoup moins dans l'eau froide, qui n'en dissout que le quatorzième de son poids.

Comme vomitif, on l'emploie très-souvent à la dose de 5 à 10 centigrammes dans deux demi-verres d'eau, pris à cinq ou dix minutes d'intervalle. Au bout de dix à quinze minutes, ses effets se font sentir ; on les facilite en administrant de petites gorgées d'eau tiède.

Si on délaye la même quantité d'émétique dans un litre d'eau, et qu'on le fasse prendre ainsi par demi-verres d'heure en heure (émétique en lavage), on n'obtient que peu ou point de vomissements, mais en revanche des selles abondantes, le ralentissement du pouls, l'abaissement de la température, la diminution de la fièvre, etc. Ces effets généraux sont souvent utilisés dans le traitement de la pneumonie et d'autres maladies aiguës ; la tolérance s'établit alors d'emblée et presque sans diarrhée et sans vomissement, le pouls diminue de fréquence, la température s'abaisse et le délire se calme.

Le tartre stibié, une fois absorbé, agit comme les autres composés de l'antimoine sur la sécrétion de la muqueuse bronchique, qu'il augmente et rend plus fluide ; aussi il facilite l'expectoration.

Les enfants supportent assez mal le tartre stibié ; il déprime trop énergiquement les forces de l'organisme et produit chez eux le *choléra stibié*, analogue par l'algidité et la cyanose au choléra véritable.

Aussi doit-on lui préférer l'ipécacuanha dans la médecine infantile. Cependant, dans les cas d'angine couenneuse, de croup, il peut être employé comme étant d'une action plus rapide et plus sûre.

A l'extérieur, l'émétique agit comme irritant et détermine sur la peau une éruption semblable à celle de la variole et laissant souvent des traces indélébiles. On l'emploie sous forme de *pommade d'Autenrieth*, *d'emplâtre stibié* pour amener une révulsion énergique dans les cas de bronchite chronique.

L'empoisonnement par l'émétique n'a lieu que si une forte dose a été prise en une seule fois, ou bien encore chez les enfants. Le plus souvent, une partie de la substance est rejetée par le vomissement ; il se produit des évacuations diarrhéiques abondantes, la prostration est extrême, une éruption varioliforme se montre aux parties génitales, aux bras et au dos. La mort en est rarement la conséquence. Elle a lieu alors par arrêt de la circulation, après plusieurs jours chez les adultes et seulement une dizaine d'heures chez les enfants.

Au début, il faut exciter les vomissements en chatouillant la luette, faire prendre un lavement purgatif, administrer du café noir, des toniques, de la *décoction de quinquina gris* ou d'écorce de chêne, qui co tiennent du tannin. Ce tannin se com-

bine à l'antimoine de l'émétique et le rend insoluble.

ÉMÉTO-CATHARTIQUE. Médicament destiné à purger et à faire vomir en même temps. Le plus employé est le mélange de sulfate de soude, 15 à 25 grammes, et d'émétique, 0 gr. 05, dans deux verres d'eau qu'on prend à un quart d'heure d'intervalle.

ÉMINENCE, s. f. Terme d'anatomie servant à désigner certaines saillies ou renflements des os, du cerveau, du foie ou des muscles.

ÉMISSIF, adj. En physique, on nomme *pouvoir émissif* d'un corps la propriété qu'il possède de transmettre à distance et dans tous les sens une certaine quantité de chaleur et de lumière.

EMMÉNAGOGUE, adj. et s. m. (ἔμμηνα, menstrue, et ἄγειν, chasser). Nom donné à des substances auxquelles on accorde la propriété de provoquer l'écoulement des règles. Les emménagogues sont pris, suivant les circonstances, parmi les hyposthénisants ou parmi les stimulants généraux dont aucun n'est doué d'une action spéciale sur l'utérus, ainsi qu'on le croit communément. Tels sont la rue, la sabine, l'armoise, le safran, etc.

EMMÉTROPE, s. m. et adj. (de ἐν, en, μέτρον, mesure, ὄψ, œil). L'œil emmétrope est celui qui est régulièrement conformé et dans lequel les rayons venant de l'infini ou d'un point très-éloigné se réunissent exactement sur la rétine.

ÉMOLLIENT, adj. et s. m. (*emolliens* ; d'*emollire*, amollir, μαλακτικός). Se dit des médicaments employés pour l'usage interne ou externe, et qui ont la propriété d'étendre, d'assouplir les parties enflammées. On dit *tisane émolliente, lavement, cataplasme émollient*.

Les émollients, très-nombreux, sont constitués par les substances mucilagineuses et les huiles grasses qui ne sont pas douées d'une action irritante spéciale.

ÉMONCTOIRE, s. m. (*emunctorium* ; de *emungere*, moucher, tirer dehors). Nom donné aux organes, conduits, canaux destinés à rejeter hors de l'économie les produits d'élimination. Les reins, la vessie sont les émonctoires de l'urine (voy. ÉLIMINATION).

ÉMOTION, s. f. Impression pénible ou agréable qui anime les centres nerveux, mais ne va pas jusqu'à les troubler, et cause de l'accélération ou une irrégularité de la circulation, de la respiration, un changement de couleur, etc.

EMPHYSÈME, s. m. (ἐμφύσαω, je gonfle en soufflant). Se dit de toute tumeur élastique, luisante, indolente, causée par l'introduction de l'air dans le tissu cellulaire, à la suite des plaies du larynx, de la trachée, du poumon, des fractures de côtes.

L'**emphysème du poumon** ou pulmonaire est causé par une déchirure du tissu pulmonaire sans lésion des parois thoraciques, à la suite d'un choc violent ou des efforts de toux.

L'**emphysème vésiculaire** consiste dans la dilatation excessive de l'extrémité des canalicules pulmonaires qui forment à la surface du poumon des vésicules atteignant quelquefois le volume d'une noix.

Les causes de l'emphysème sont : une prédisposition héréditaire, les professions nécessitant un effort violent et répété, les maladies qui donnent lieu à de nombreuses quintes de toux (coqueluche, bronchite capillaire), la respiration des poussières, etc.

Les symptômes de l'emphysème pulmonaire sont d'abord la dyspnée, l'asthme, à tel point qu'on peut dire que la plupart des asthmatiques sont emphysémateux et réciproquement. Le thorax est bombé en avant, par la percussion on constate une sonorité exagérée, par l'auscultation on ne perçoit qu'une grande faiblesse du murmure vésiculaire et parfois les râles sifflants de la bronchite qui accompagne l'emphysème. Les troubles circulatoires sont fréquents dans cette maladie ; au moment des accès d'asthme, la face est turgescente, bleuâtre.

La durée de la maladie est fort longue, on ne peut guère qu'améliorer ou adoucir la situation des emphysémateux. On cherchera à leur épargner les complications de bronchite, on calmera les attaques d'*asthme*, quelquefois on se trouvera bien de l'administration des eaux arsenicales et des bains d'air comprimé.

EMPIRIQUE, adj. et s. m. (*empiricus*; ἐμπειρικός, de ἐμπειρία, expérience). Qui n'est fondé que sur l'expérience. On appelle *remèdes empiriques* ceux qui agissent d'une manière sûre, qui produisent des effets certains, mais incompréhensibles. On dit en mauvaise part, un *médecin empirique* ou simplement *un empirique*, pour signifier un charlatan.

EMPLATRE, s. m. (ἔμπλαστρος). Médicament externe, de consistance molle, que l'on applique sur la peau dans le but d'obtenir une irritation locale, la résolution d'engorgements, ou tout simplement pour protéger les parties ou favoriser leur rapprochement ou leur cicatrisation.

Presque tous les emplâtres sont formés de cire, résine, corps gras auxquels on ajoute de l'oxyde de plomb pour en amener la solidification et une substance active qui en forme la base. On étend la masse emplastique sur de la peau ou de la toile que l'on découpe au moment de s'en servir.

EMPOISONNEMENT, s. m. Ensemble des symptômes produits sur l'organisme par les POISONS. D'après le code pénal de 1810, art. 301 : « Est qualifié d'empoisonnement tout attentat à la vie d'une personne par l'effet de substances qui peuvent donner la mort plus ou moins promptement, de quelque manière que ces substances aient été employées ou administrées, et quelles qu'en aient été les suites. »

Les poisons peuvent pénétrer dans l'organisme par plusieurs voies, ordinairement c'est :

Par *l'absorption gastro-intestinale*, c'est-à-dire par l'estomac et l'intestin, après avoir été avalés purs ou mélangés avec des aliments. Mais, quoique bien plus rarement, la pénétration peut avoir lieu par d'autres voies : par *les voies respiratoires*, comme lorsqu'on respire de l'éther, du chloroforme, de l'oxyde de carbone (produit par la combustion incomplète du charbon), du gaz acide prussique, de l'hydrogène sulfuré (gaz des fosses d'aisances), etc. Par cette voie, l'absorption est extrêmement rapide, et si la dose est suffisante, la mort est presque instantanée.

Par *l'injection directe du poison dans les veines*, procédé qu'utilisent les physiologistes lorsqu'ils veulent étudier les effets des substances toxiques sur les animaux.

Par *l'injection sous-cutanée*, comme cela a lieu pour les flèches empoisonnées (voy. INJECTIONS HYPODERMIQUES).

Par *l'absorption cutanée*, soit que la peau soit intacte, ou qu'elle ait été dépouillée de son épiderme (MÉTHODE ENDERMIQUE); c'est ainsi que le mercure s'introduit peu à peu par la peau chez les ouvriers qui le manient, que les cantharides d'un vésicatoire portent leur action jusqu'à la vessie, etc.

Une fois absorbé, le mécanisme de l'action du poison est le même, quelle que soit la voie par laquelle il ait pénétré ; mais son intensité dépend de la quantité de substance toxique répandue à un moment donné dans les organes ou humeurs sur lesquels elle agit. Aussi comme l'absorption par la respiration ou par la méthode hypodermique est bien plus rapide que par l'estomac, on ne pourra respirer sans danger que de bien plus faibles quantités de certaines substances, telles que le chloroforme et l'acide sulfhydrique, qu'on ne pourrait en supporter en les avalant.

Ces considérations ne s'appliquent pas aux *poisons irritants et corrosifs* dont l'action est surtout locale et qui ne sont pas de véritables poisons, mais des CAUSTIQUES.

Les *symptômes généraux* des empoisonnements par la voie ordinaire, c'est-à-dire par la bouche, l'estomac et l'intestin sont : un goût spécial styptique dans la bouche (surtout lorsqu'il s'agit d'un sel métallique, cuivre, plomb, mercure), des nausées, des vomissements, des coliques, un sentiment général de malaise et de prostration. Il peut arriver que les premiers vomissements fassent rejeter la majeure partie de la substance toxique et les symptômes, alors, s'arrêtent peu à peu. Aux vomissements succèdent des évacuations alvines, des selles diarrhéiques dont l'odeur forte varie suivant la nature du poison (ACIDE ARSÉNIEUX, BELLADONE, CHAMPIGNONS, PHOSPHORE, etc.). Souvent, l'urine est rare ou supprimée et la peau se recouvre d'éruptions.

Dans les empoisonnements, il y a en général quatre indications à remplir :

1° *Évacuer le poison encore contenu dans le tube digestif ;* on facilite les vomissements pour débarrasser l'estomac, on donne un vomitif, de l'eau tiède, on titille la luette, enfin ou vide l'estomac et on le lave avec la *pompe stomacale.* Si le poison est déjà dans l'intestin, on en facilite l'expulsion par en bas, au moyen de lavements purgatifs dont l'effet est en général déjà préparé par le vomitif qui agit aussi en purgeant.

2° *Neutraliser le poison avant son absorption,* et le transformer, si faire se peut, en substance insoluble, inabsorbable. C'est-à-dire administrer un *antidote* ou contre-poison, qui diffère naturellement selon la nature du poison et que nous signalerons en parlant de chaque poison en particulier.

3° *Favoriser l'élimination du poison déjà absorbé.* Comme ces substances s'éliminent naturellement par la bile, l'urine, les sueurs, on donnera des purgatifs agissant sur le foie, des diurétiques pour augmenter la sécrétion des urines, et on favorisera la transpiration par les sudorifiques, des exercices et des bains de vapeur.

4° *Traiter les affections consécutives à l'ingestion des poisons.* Calmer les irritations de l'estomac, de l'intestin et des divers organes, relever les forces, favoriser le retour à l'état normal des fonctions atteintes.

Lorsqu'on soupçonne un empoisonnement sans en connaître la nature, on s'assurera d'abord s'il n'y a aucune brûlure des lèvres, de la bouche ou de la gorge, par un acide ou un alcali, auquel cas il faudrait neutraliser son action au plus vite. Contre les acides, donner de l'*eau albumineuse* et de la magnésie délayée, et contre les alcalis, de l'eau légèrement vinaigrée.

Après avoir obtenu des vomissements, on reconnaît souvent dans les matières vomies quelque fragment de la substance toxique, ou bien elle se révèle par son odeur, comme le phosphore, les cyanures (odeur d'amandes amères). Si l'on peut supposer qu'il s'agit d'un composé métallique, on fera préparer au plus tôt par le pharmacien du *sulfure de fer hydraté,* qui convient dans la plupart des cas, lorsqu'il ne s'agit ni d'alcalis ni d'acides (voy. ACIDE ARSÉNIEUX).

L'huile à manger, que l'on a toujours sous la main et qui sert à faire vomir et à purger, le lait, la magnésie délayée, l'EAU ALBUMINEUSE, sont presque toujours indiqués ; cependant on ne doit pas employer d'huile lorsqu'on peut supposer qu'il s'agit du phosphore.

Enfin, lorsqu'il y a de la *prostration,* il faut réveiller les forces du malade par des frictions, des fomentations chaudes, du café.

Si le poison a pénétré par les voies respiratoires, on emploiera le traitement indiqué contre l'ASPHYXIE.

Quelques maladies, par leur début brusque, leurs symptômes et leur marche rapide, en imposent quelquefois pour des empoisonnements. Les indigestions, les coliques hépatiques et néphrétiques, la péritonite aiguë, la hernie étranglée sont de ce nombre. Lors de la première épidémie de choléra, par exemple, c'était une opinion fort accréditée parmi le vulgaire que cette maladie nouvelle, si terrible, était le résultat de l'empoisonnement criminel de l'eau ou de la viande. C'est encore ainsi qu'on crut à l'empoisonnement de Madame Henriette d'Angleterre, duchesse d'Orléans, belle-sœur de Louis XIV, qui succomba en neuf heures aux suites d'un *ulcère de l'estomac*, maladie inconnue alors ; la perforation de l'ulcère détermina brusquement une *péritonite* suraiguë.

Bien que l'effet de certains poisons, tels que l'*acide prussique pur*, la *strychnine*, soit tellement rapide qu'ils ne laissent pour ainsi dire pas le temps à l'art d'intervenir, les empoisonnements instantanés et où la victime tombe foudroyée sont beaucoup plus rares qu'on ne l'a généralement admis.

EMPYÈME, s. m. (de ἐν, dans et πύον, pus). Épanchement purulent contenu dans la cavité de la plèvre. Il est ordinairement consécutif à une pleurésie ordinaire, à l'ouverture d'un abcès dans la plèvre, etc. Pour en obtenir la guérison, on pratique la THORACENTÈSE, ou l'*opération de l'empyème*, qui consiste à donner issue au liquide au moyen d'une ouverture faite à la poitrine, entre la quatrième et la cinquième côte. Afin d'empêcher la stagnation du pus, on est souvent obligé de faire des lavages ou même un DRAINAGE de la plèvre, ainsi que des injections avec des solutions désinfectantes ou iodées.

ÉMULSION, s. f. Les émulsions sont composées d'huiles grasses tenues en suspension dans l'eau au moyen d'une agitation violente, aidée quelquefois de la présence d'un mucilage. Les émulsions sont blanches, opaques et ont l'apparence du lait. Dans l'ordre physiologique, le CHYLE n'est autre chose que l'émulsion des matières grasses absorbées avec les aliments.

Lorsqu'on veut faire absorber certains corps gras, comme l'huile de ricin par exemple, on en fait avec avantage une émulsion avec un jaune d'œuf, on aromatise le mélange avec de l'eau de fleur d'oranger et on le sucre avec du sirop.

ENCANTHIS, s. f. Tumeur siégeant à l'angle interne de l'œil (fig. 214) formée par l'augmentation de volume de la

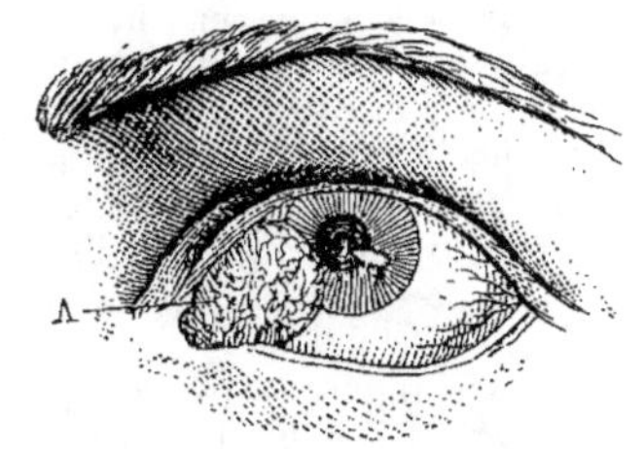

FIG. 214. — Encanthis.

caroncule lacrymale (*encanthis bénigne*), ou par le cancer de cet organe (*encanthis maligne*).

ENCENS s. m. (*thus*, λίβανος). Gomme-résine que l'on retire de plusieurs arbres de la famille des térébinthacées.

L'encens de l'Inde provient de la Boswellie à dents de scie (*Boswellia serrata*); celui d'Afrique, de la Plosslée papyracée (*Amyris papyracea*). On ne s'en sert plus aujourd'hui que pour faire des fumigations excitantes.

ENCÉPHALE, s. m. (de ἐν, en, et κεφαλή, tête). Ensemble des centres nerveux contenus dans la cavité crânienne, comprenant : le CERVEAU, le CERVELET, la PROTUBÉRANCE ANNULAIRE et le BULBE RACHIDIEN. C'est vers lui que convergent toutes les sensations transmises par les nerfs ; c'est de lui que partent toutes les excitations volontaires ; en outre, chacune de ses parties a sa destination spéciale. Il est développé en proportion de l'intelligence de l'homme ou de l'animal auquel il appartient. Chez l'homme, il pèse 1300 grammes en moyenne, 1200 chez la femme, et représente environ un cinquantième du poids total du corps. Dans certains cas, ce poids est dépassé : l'encéphale de Cuvier pesait 1830 grammes, celui de Cromwell, 2230 ; chez les idiots, au contraire, il est diminué. Dans les races humaines perfectionnées, le développement de l'encéphale est aussi, en moyenne, plus grand que dans celles qui ne sont pas civilisées.

ENCÉPHALITE, s. f. Inflammation de l'encéphale et surtout du cerveau. Le plus souvent, il y a en même temps une MÉNIN-

GITE, ce qui constitue la *méningo-encépha-lite.*

Les causes de l'encéphalite sont ordinairement : une blessure ou une contusion du crâne et de l'encéphale, une hémorrhagie cérébrale, ou une tumeur développée à l'intérieur de la cavité crânienne, l'ÉRYSIPÈLE du cuir chevelu, l'excitation provoquée par l'ivresse, le tabac, les affections morales vives, le chagrin, enfin l'INSOLATION, ou coup de soleil qui a porté sur la tête.

Elle peut être aiguë ou chronique, et sa durée varie de un à vingt jours et même plus. Les symptômes principaux sont : dans la forme aiguë, une vive douleur de tête, fièvre, vomissements, constipation, convulsions, strabisme, paralysies diverses, contractures, délire loquace et folie ; dans la forme chronique, il y a de la somnolence, et une douleur fixe, limitée.

C'est ordinairement le cinquième jour après l'accident primitif (blessure, contusion, etc.), que se déclare l'encéphalite. Lorsqu'il se forme un *abcès du cerveau* et qu'on peut en déterminer exactement le siége, il est nécessaire de faire la trépanation du crâne, afin de donner issue au pus à l'extérieur.

Le *traitement* ordinaire consiste en applications glacées sur la tête, saignées et sangsues, révulsifs cutanés et purgatifs énergiques. A part les cas légers, suite d'insolation, d'ivresse, ou de commotion, qui rétrocèdent rapidement, il est rarement suivi de succès, et, dans les cas rares de guérison, on doit craindre la perte de la vue, des paralysies partielles, l'affaiblissement de l'intelligence et l'aliénation mentale.

ENCÉPHALOCÈLE, s. f. Hernie d'une partie de l'encéphale et de ses enveloppes à travers une ouverture des os du crâne, ordinairement une *suture* ou une FONTANELLE. Cette affection, le plus souvent congénitale, se présente sous forme d'une grosseur recouverte par la peau chez des enfants atteints le plus souvent d'autres vices de conformation (BEC-DE-LIÈVRE, SPINA BIFIDA) et qui succombent en bas âge.

ENCÉPHALOÏDE, adj. s. f. (de ἐγκέφαλος, cerveau, et εἶδος, ressemblance). Variété de CANCER dont la consistance est celle du cerveau et qui appartient au genre CARCINOME (fig. 102).

ENCÉPHALOPATHIE. s. f. Ensemble des accidents déterminés par les maladies de l'encéphale dont les symptômes ordinaires sont : les convulsions, contractures, vomissements, paralysies, délire, coma.

ENCHONDROME, s. m. (de ἐν, en, et χόνδρος, cartilage). Tumeur formée par le

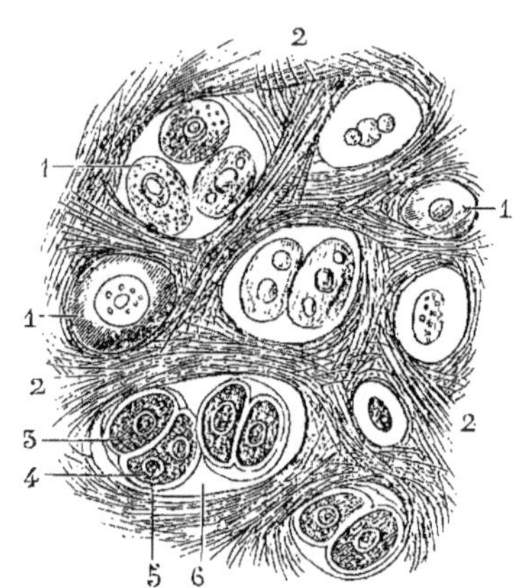

FIG. 215. -- Coupe d'un enchondrome vu au microscope.

1. Cavité creusée dans le cartilage et renfermant des cellules de formes diverses. 3, 4, 5, 6, Cellules cartilagineuses en voie de prolifération.

développement anormal du tissu CARTILAGINEUX (fig. 215).

Les enchondromes se développent dans l'intérieur des os longs, ordinairement aux doigts, sur les os du bassin ; ils appartiennent au CANCER. Leur marche est lente, ils ne se généralisent pas ordinairement, et lorsqu'on les enlève par une opération, ils ne récidivent pas aussi souvent que les autres cancers.

ENCLAVEMENT, s. m. Lorsque, dans un accouchement, la tête du fœtus est serrée entre deux points du bassin et ne peut plus franchir l'obstacle, il y a enclavement et on doit le faire cesser, soit en repoussant la tête dans une autre direction, soit en appliquant le FORCEPS.

L'enclavement de l'iris dans une plaie de la cornée ou SYNÉCHIE ANTÉRIEURE produit un tiraillement nuisible de cette membrane, et peut être le point de départ d'accidents graves pour l'œil.

ENCLUME, s. f. (*incus*). L'un des quatre osselets de l'OREILLE. Elle présente la forme que son nom indique. Cet os est dirigé verticalement et situé à la face interne du cercle du tympan et de la membrane du tympan dont il est séparé par un petit espace. Il s'articule à son sommet avec l'os lenticulaire.

ENCOMBREMENT, s. m. Entassement d'hommes et d'animaux dans les espaces clos (casernes, camps, hôpitaux, villes), trop étroits pour que chaque individu ait à sa disposition la quantité d'air pur nécessaire à l'entretien de son existence.

L'encombrement est signalé par les hygiénistes comme la cause occasionnelle la plus puissante des épidémies. Dans le typhus des camps, cela devient tellement évident, qu'il suffit souvent de diminuer l'*encombrement* et de faire changer d'air les malades pour faire disparaître les premiers signes du mal (voy. AIR, AÉRATION).

ENDÉMIE, s. f. (ἐν, dans, δῆμος, peuple). Terme générique opposé à celui d'épidémie, servant à désigner toute maladie due à une cause locale et par conséquent propre à une contrée, soit constamment, soit à époques fixes. Par exemple, la fièvre typhoïde est *endémique* à Paris, le choléra dans l'Inde, la fièvre jaune dans l'Amérique méridionale.

ENDERMIQUE, adj. (de ἐν, dans, et ἔρμα, derme). La méthode endermique ou HYPODERMIQUE consiste à faire pénétrer les médicaments dans l'organisme par la peau ou le derme dénudé. Cette méthode est d'une très-grande utilité toutes les fois que l'estomac ne supporte pas les médicaments que l'on veut administrer ou qu'on craint de l'irriter. De plus, au moyen des INJECTIONS HYPODERMIQUES, non-seulement on est sûr de l'absorption régulière et exacte de la dose du médicament injecté, mais l'on n'a pas à redouter les saveurs désagréables et les répugnances parfois invincibles.

Elle comprend quatre procédés :

1° Les *frictions sur la peau*, telles que celles qu'on fait avec l'onguent mercuriel, les pommades iodurées, etc.

2° L'*application sur le derme dénudé*, où enlève l'épiderme de la peau, au moyen d'un petit vésicatoire (que l'on peut faire à l'ammoniaque), sur une étendue égale à celle d'une pièce de cinq francs, et on saupoudre la partie ainsi dépouillée avec la substance que l'on désire employer (chlorhydrate de morphine, sulfate d'atropine, etc.).

3° Les *mouchetures* et les *vaccinations*, sortes d'inoculations que l'on pratique en plus ou moins grand nombre, avec des aiguilles imbibées de solutions de substances actives, solutions de morphine, d'atropine, de sublimé corrosif, etc.

4° Les *injections hypodermiques* (voy. HYPODERMIQUE).

ENDOCARDE, s. m. (ἔνδον, en dedans, et καρδία, cœur). Membrane séreuse qui tapisse l'intérieur du cœur. Chez l'enfant, l'endocarde droit et le gauche communiquent par le trou de Botal, mais chez l'adulte ils sont distincts. Le droit est formé par la continuation de la tunique interne des veines caves et coronaires et ses replis constituent les valvules tricuspide, d'Eustachi et de Thébésius et les sigmoïdes de l'artère pulmonaire; l'endocarde gauche fait suite aux veines pulmonaires et forme les valvules mitrale et sigmoïde de l'aorte.

Cette membrane n'a pas exactement la même structure que les autres séreuses, elle est formée de trois couches : l'une épithéliale, en contact avec le sang; une moyenne, élastique ; une profonde, formée de tissu conjonctif.

ENDOCARDITE, s. f. Inflammation de la membrane séreuse interne du cœur, qui coïncide presque constamment avec le *rhumatisme articulaire aigu* (Bouillaud). De l'oppression, des palpitations, une augmentation souvent très-sensible du volume du cœur, un bruit de souffle rude et râpeux au premier ou au deuxième temps, la pâleur, l'anxiété, les lipothymies, sont les signes caractéristiques de l'endocardite aiguë.

C'est une maladie organique grave; elle provoque la formation de caillots (EMBOLIES) qui, par leur migration possible dans les différents points du système circulatoire, peuvent donner lieu à des accidents variés et redoutables.

L'endocardite valvulaire, c'est-à-dire celle qui atteint les valvules du cœur, donne lieu aux affections valvulaires de cet organe (insuffisance, rétrécissement) désignées ordinairement sous le nom d'*affections organiques* du CŒUR.

Lorsque dans le cours d'un rhumatisme il apparaît une endocardite, le médecin doit fixer toute son attention sur cette dangereuse complication. Non pas qu'il doive toujours intervenir activement, ni surtout chercher à juguler quand même le rhumatisme par les produits salicyliques ou autres. Il doit au contraire s'attacher à maintenir le processus morbide sur les articulations ou à l'y rappeler au moyen de la méthode révulsive, vésicatoires, sinapismes, teinture d'iode, etc., et par un traitement antiphlogistique (saignée coup sur coup) suivant les cas.

ENDOSCOPE, adj. et s. m. (de ἔνδον, en dedans, et σκοπεῖν, regarder). Instrument, muni

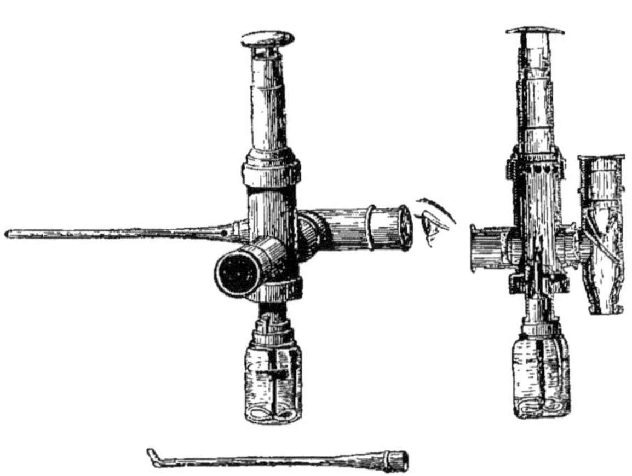

Fig. 216. — Endoscope.
A gauche, l'instrument est disposé avec la sonde qui permet d'explorer le canal de l'urèthre.

d'une lampe, destiné à examiner les conduits et les cavités dont l'orifice ne permet l'introduction que d'une sonde de quelques millimètres. Il est surtout utile pour voir les rétrécissements de l'urèthre, les altérations de la vessie, l'intérieur des fosses nasales, du col et du corps de l'utérus (fig. 216).

ENDOSMOSE, s. f. Lorsqu'une cloison membraneuse sépare deux liquides différents et miscibles, il se forme à travers la membrane deux courants en sens inverse, dont l'intensité n'est pas la même, un des liquides passant plus facilement que l'autre. C'est le plus fort de ces courants qui est appelé endosmose. On utilise cette propriété des membranes pour la recherche et la séparation des *poisons* (voy. DIALYSE).

ENDUIT, s. m. Couche généralement anormale résultant de produits de sécrétions altérés et offrant différentes colorations, qui revêt la surface de quelques organes,

comme l'enduit muqueux, jaunâtre ou blanchâtre qui recouvre la langue dans les fièvres bilieuses. L'enduit fuligineux se rencontre dans les fièvres typhoïdes.

L'enduit caséeux des nouveau-nés est une couche de matière sébacée quelquefois très-épaisse qui recouvre complétement le corps du fœtus et favorise son glissement pendant l'accouchement, après s'être opposé à sa macération dans les eaux de l'amnios durant la vie intra-utérine.

ENFANCE, s. f. (*infantia*, de *in* employé négativement, et *fari*, parler). Littéralement, l'âge pendant lequel on ne parle pas. C'est la période de la vie comprise entre la naissance et la septième année. On dit vulgairement qu'un vieillard est *tombé en enfance*, quand, ayant perdu l'usage de la raison, il n'a plus conscience de ses actes ni de son être. C'est la DÉMENCE SÉNILE.

ENFLURE, s. f. Nom vulgaire de l'ŒDÈME, de l'ANASARQUE ou HYDROPISIE. L'enflure produite par les contusions est limitée à l'endroit contus, elle est due à un épanchement sanguin et à l'œdème qui se développe autour de lui.

ENGELURE, s. f. Tuméfaction produite par le froid le plus ordinairement sur les doigts, les orteils, le talon et quelquefois le pied ou la main tout entiers. Le plus souvent, les engelures se déclarent au commencement de l'hiver, cessent pendant l'été, et n'atteignent que les enfants, les personnes affaiblies ou de constitution chétive.

Au début, les parties atteintes sont seulement tuméfiées, la peau est luisante et tendue; il y a simple œdème ou engorgement, indolore si la température ambiante est froide, déterminant au contraire des picotements et une vive démangeaison si elle s'élève et surtout si l'on s'approche du feu.

Plus tard, les engelures peuvent s'ulcérer, se couvrir de *phlyctènes*, atteindre la profondeur des doigts ou des orteils jusqu'aux os. Elles ont alors une gravité beaucoup plus grande.

Afin de les prévenir, il faut :

1° Modifier la constitution ordinairement affaiblie ou scrofuleuse, en donnant une bonne nourriture et des toniques (fer et quinquina);

2° Éviter le froid, surtout après les lavages à l'eau chaude, porter des gants, graisser les mains ou les enduire de glycérine.

Lorsqu'elles ne sont pas encore ulcérées, laver avec du vin aromatique, une solution légère de sel ammoniac additionnée de glycérine, ou de l'eau blanche étendue et additionnée d'eau-de-vie camphrée.

Lorsqu'il y a des ulcérations (CREVASSES), il faut les panser soigneusement avec l'onguent styrax, la pommade camphrée, renouveler les lotions astringentes et tenir les membres au repos.

ENGORGEMENT, s. m. Gonflement, augmentation de volume d'un organe ou d'un tissu, produit par l'oblitération ou la compression des vaisseaux sanguins ou lymphatiques qui s'y rendent, ou des canaux excréteurs si l'engorgement se montre sur un organe glandulaire. L'engorgement détermine l'hypertrophie ou l'induration.

ENGOUEMENT, s. m. État de plénitude exagérée des tissus ou des organes qui vont se congestionner et s'enflammer. Une HERNIE est engouée lorsque les matières fécales ne peuvent plus circuler dans l'anse intestinale qui la forme. Cet engouement, qui précède l'ÉTRANGLEMENT DE LA HERNIE, est caractérisé par des coliques, le ballonnement du ventre, des nausées et des vomissements.

L'engouement pulmonaire peut précéder la PNEUMONIE, ou exister seul et se résoudre sans produire d'inflammation.

ENGOURDISSEMENT, s. m. État particulier des membres ou d'une partie limitée du corps, qui semble lourde, insensible, difficile à faire mouvoir, et dans laquelle on ressent des fourmillements. Le plus souvent, cette stupeur n'est que passagère et dépend d'une fausse position du membre dans laquelle un nerf ou une artère importante s'est trouvée comprimée pendant quelques instants; elle disparaît après quelques frictions et

le changement de situation. Dans d'autres cas, c'est le symptôme d'une affection du cerveau.

ENKYSTEMENT, s. m. Sorte d'enveloppement que subissent dans certains cas les corps étrangers introduits dans l'organisme, et qui leur permet de séjourner au milieu des tissus sans déterminer de phénomènes importants. C'est ainsi que des projectiles (balles, grains de plomb, etc.) venus du dehors, des caillots de sang produits par une hémorrhagie interne, certains parasites (trichines), peuvent s'entourer d'une coque fibreuse qui les isole des parties voisines et ne faire sentir leur présence que par un peu de gêne dans les mouvements.

ENROUEMENT, s. m. (*raucitas*, βράγχος). Altération particulière de la voix et de la toux qui sont voilées et rauques, produite généralement par une inflammation superficielle de la muqueuse du *larynx* (laryngite). L'enrouement cède presque toujours rapidement à l'emploi de gargarismes de chlorate de potasse, d'alun, de borax, aux eaux sulfureuses, ou aux révulsifs autour du cou.

Si ces moyens ne suffisent pas, il faut administrer un vomitif et provoquer une abondante *sudation*. Dans tous les cas, on recherchera la cause et on la traitera par des moyens appropriés.

ENROULEMENT, s. m. L'enroulement **du cordon ombilical** se rencontre quelquefois sur le fœtus. Le corps, le cou, les membres, peuvent être entourés d'une ou de plusieurs spires du cordon ombilical et se trouver par suite atrophiés ou déformés de diverses manières. On a vu l'enroulement causer l'amputation spontanée d'un membre ou même la mort du fœtus au moment de l'accouchement par l'obstacle qu'il opposait à la respiration ou à la circulation.

ENTÉRALGIE, s. f. (de ἔντερον, intestin, et ἄλγος, douleur). Douleur nerveuse de l'abdomen ou colique nerveuse. Les causes les plus fréquentes sont : la CONSTIPATION, qui arrête le cours des matières et ne permet pas aux gaz de s'échapper librement; l'INTOXICATION SATURNINE (empoisonnement chronique par le plomb), cause fréquente de constipation; l'*impression brusque du froid* sur le ventre ou l'estomac, qui arrête la digestion et excite les contractions de l'intestin; les *émotions morales vives*.

Il faut rétablir le cours des matières par des lavements et des purgations, appliquer des cataplasmes chauds sur le ventre, y faire des frictions avec des pommades calmantes à la belladone, au laudanum, etc., faire porter une ceinture de flanelle.

ENTÉRITE, s. f. Inflammation de l'intestin grêle. La *diarrhée* est le principal symptôme de l'entérite et ces deux termes sont souvent pris l'un pour l'autre : ainsi, la DIARRHÉE VERTE des enfants est une entérite.

Chez l'enfant, c'est surtout la fin de l'intestin grêle qui est atteinte ; chez l'adulte, c'est le gros intestin (dyssenterie) ; chez le vieillard, c'est l'intestin grêle tout entier. L'entérite peut être aiguë ou chronique, symptomatique d'une *fièvre typhoïde*, de *vers intestinaux*, du *cancer de l'intestin*, etc., ou idiopathique, c'est-à-dire constituer à elle seule toute la maladie.

Chez les enfants, elle dépend surtout d'une alimentation indigeste, du mauvais lait de la nourrice, d'aliments trop substantiels ou donnés trop tôt, du sevrage ou de l'évolution dentaire. Les enfants qui ont un peu de diarrhée au moment où ils percent les dents sont, en général, moins malades et ont moins de convulsions que ceux qui sont échauffés. Cependant la diarrhée exagérée ou trop prolongée peut être à elle seule la cause d'accidents graves, qui nécessitent l'intervention médicale.

Les selles sont d'abord plus fréquentes, puis vertes, mélangées de parties blanches constituées par les aliments non digérés. En même temps se montre un *érythème* sur les fesses, les cuisses et les talons. Bientôt l'estomac participe à l'irritation, et il survient des vomissements et une intolérance plus ou moins complète pour les aliments. L'amaigrissement et l'abattement font des progrès plus ou moins rapides ; quelquefois ils sont si prompts, qu'en quelques heures l'enfant prend l'aspect cholérique, ses yeux sont excavés, sa face grippée, ses membres sont agités par les convulsions; c'est ce qui constitue la DIARRHÉE CHOLÉRIFORME des enfants, ou le CHOLÉRA INFANTILE.

À l'état chronique, il y a des alternatives de diarrhée et de constipation, le ventre gonfle et durcit, le muguet envahit parfois la bouche, et les glandes lymphatiques du mésentère se tuberculisent ; si le mal n'est promptement enrayé, la mort survient dans le marasme.

Le *traitement* consiste à régler l'alimentation, supprimer les aliments non supportés, modifier le tube digestif par l'ipéca en potion et en lavements, ou par des purgatifs légers. On diminue ensuite l'irritation intestinale par des cataplasmes chauds ou des fomentations sur le ventre, les lavements d'amidon avec demi-goutte à 2 gouttes de laudanum, les potions gommeuses avec du sous-nitrate de bismuth, l'eau de riz, l'eau albumineuse. Enfin, on termine la guérison des cas rebelles par les lavements de tannin et de solution faible de nitrate d'argent.

Chez l'adulte, l'entérite est le plus souvent la conséquence de la constipation avec laquelle alterne la diarrhée. Elle est fréquente chez les individus sujets aux dartres ; lorsqu'elle devient chronique, c'est qu'il y a des ulcérations de l'intestin grêle. Les selles sont bilieuses, accompagnées de coliques, d'une prostration et d'un amaigrissement considérables.

Un régime très-sévère, le séjour dans un milieu sain et bien aéré sont indispensables pour la guérison de l'entérite. On pourra, chez l'adulte, employer à plus haute dose les opiacés, lavements et potions avec 8 à 20 gouttes de laudanum de Sydenham, sous-nitrate de bismuth à forte dose (de 4 à 15 grammes), décoction blanche de Sydenham, un litre par jour. Les eaux minérales purgatives, salines de Pullna, Birmensdorf, du Roucas Blanc, procurent des guérisons dans les cas où tous les autres remèdes ont échoué. Les pilules de Second, l'ipécacuanha en lavage (2 gr. pour 1000 grammes) et en lavements sont des remèdes très-efficaces et très-employés, surtout contre les diarrhées des pays chauds.

L'entérite tuberculeuse est celle qui précède la tuberculose des ganglions mésentériques ou *carreau*. L'amaigrissement et la toux opiniâtre chez un enfant scrofuleux et dont les ganglions sont engorgés caractérisent cette maladie, qui ne laisse que bien peu d'espoir de guérison.

ENTÉROLITHE, s. m. (de ἔντερον, et λίθος, pierre). Concrétion pierreuse de l'intestin, due le plus souvent au passage des *calculs biliaires* dans le duodénum, ou fournie de toutes pièces dans le tube intestinal. Le plus souvent, elles ne produisent aucun symptôme ; quelquefois elles donnent lieu à des coliques, à une *obstruction intestinale* et à ses conséquences.

ENTÉRORRHAGIE, s. f. Hémorrhagie qui se produit dans l'intestin (fièvre typhoïde, cancer, etc.). Voy. MÉLÆNA.

ENTÉRORRHAPHIE, s. f. Suture de l'INTESTIN.

ENTÉRORRHÉE, s. f. DIARRHÉE, première période de l'entérite, ou entérite légère des enfants pendant l'évolution dentaire.

ENTÉROTOME, s. m. Ciseaux destinés à fendre facilement l'intestin.

L'*entérotome de Dupuytren* (F, fig. 217) est une pince formée de deux branches,

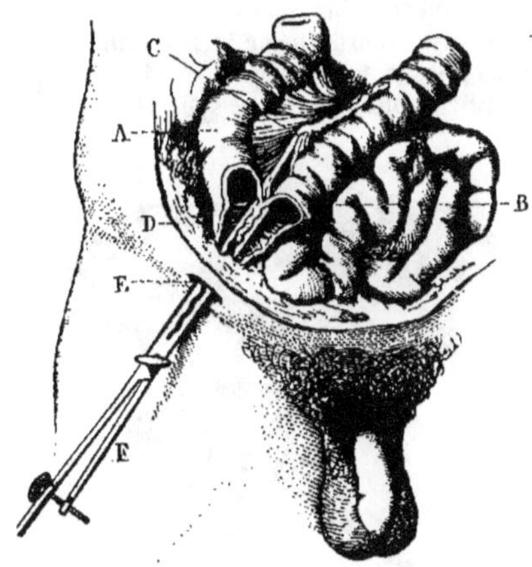

FIG. 217. — Entérotomie pratiquée
pour la destruction de l'éperon intestinal D.

A, B, Anse intestinale ouverte en avant pour laisser voir l'entérotome.

C, Mésentère.

D, Éperon formé par les deux bouts adossés de l'intestin.

E, Plaie extérieure.

F, Entérotome de Dupuytren.

mâle et *femelle*, qui s'articulent à la manière d'un forceps et entre lesquelles on saisit la portion d'intestin qu'on veut détruire.

ENTÉROTOMIE, s. f. Opération que l'on pratique avec l'entérotome de Dupuytren dans le but de guérir l'ANUS CONTRE NATURE. On saisit entre les deux branches de l'instrument l'*éperon intestinal* qui fait obstacle au libre passage des matières. Les parties ainsi serrées sont détruites et leurs bords s'accolent l'un à l'autre.

ENTORSE, s. f. (de *in* en, et *torquere*, tordre). Contusion des articulations ordinairement produite par un mouvement exagéré, forcé. Les ligaments et la *synoviale* articulaires sont plus ou moins distendus ou rompus, mais il n'y a ni fracture des os, ni déplacement des surfaces articulaires, comme dans les luxations. Le plus souvent c'est au *cou-de-pied* que se produit l'entorse, mais elle peut exister au poignet, au genou, au coude, aux doigts, etc.

Il peut y avoir en même temps entorse et fracture des extrémités des os, épanchement de sang dans l'articulation. Les causes les plus fréquentes sont les chutes, les coups et surtout un faux mouvement qui fait, par exemple, porter tout le poids du corps sur le côté du pied.

Les signes de l'entorse sont d'abord une douleur extrêmement vive au moment de l'accident, la difficulté de se servir du membre, le gonflement de l'articulation. Mais les mouvements, quoique très-douloureux, sont possibles, ce qui permet de la distinguer d'une luxation. La pression exercée au voisinage de l'articulation est très-douloureuse, surtout au niveau des ligaments déchirés ; la peau est chaude et luisante.

Abandonnée à elle-même, l'entorse guérit le plus souvent par le simple repos et ne laisse après elle qu'un peu de raideur articulaire. Mais, lorsque les lésions ont été graves, ou lorsque le tempérament de la personne atteinte est scrofuleux, il se produit une ARTHRITE, qui peut dégénérer en TUMEUR BLANCHE.

On confond quelquefois l'entorse du cou-de-pied avec la fracture du *péroné*. Cette erreur est funeste si l'on pratique le MASSAGE qui, utile dans l'entorse légère est nuisible en cas de fracture. S'il n'y a que simple entorse, la douleur est parfois plus vive que dans la fracture, elle reste limitée au pourtour de l'articulation, et l'on n'en détermine pas si l'on presse l'os péroné à une certaine hauteur au-dessus.

Le *traitement* de l'entorse varie suivar

la gravité de l'accident. S'il n'y a que des désordres légers, et si l'on est appelé immédiatement, il faut plonger la partie atteinte dans l'eau froide et l'y maintenir un certain temps. Le *massage* bien fait réussit alors fort bien, il diminue la douleur et le gonflement, qui disparaissent en quelques heures ou en quelques jours.

Si l'entorse est plus grave, si les ligaments sont déchirés, les parties violemment contuses, et s'il y a des symptômes d'inflammation, on pourra appliquer 6 à 12 sangsues. Lorsqu'il y a un épanchement sanguin considérable ou lorsqu'on ne peut être parfaitement certain qu'il n'y a pas de fracture, il faut s'abstenir du massage. En tous cas, il ne faut masser qu'avec beaucoup de prudence, sous peine d'augmenter les désordres, mais faire garder le repos et appliquer des compresses résolutives trempées dans le liquide formé de :

Sous-acétate de plomb liquide	5 gr.
Alcool camphré............	50
Eau de pluie...	500

Dans les premiers jours on immobilise l'articulation, mais dès qu'on le peut, il faut faire faire quelques mouvements, afin de prévenir l'ankylose ou la raideur articulaire. Plus tard, le massage, les douches sulfureuses, les eaux de Saint-Amand et de Baréges sont employées avec avantage.

ENTOZOAIRE, s. m. (ἐντός, au dedans, et ζῶον, animal). Animaux parasites qui vivent à l'intérieur du corps de l'homme et des différents animaux. Les principaux entozoaires de l'homme sont : *l'ascaride lombricoïde*, *l'ascaride vermiculaire*, le *trichocéphale*, le *tænia*, le *cysticerque* et *l'échinocoque*.

ENTRE-CROISEMENT, s. m. Passage des fibres nerveuses situées d'un côté de l'axe du corps au côté opposé. Il en résulte que s'il survient une lésion du côté droit du centre nerveux (encéphale), ses effets se font sentir du côté gauche et réciproquement. Les fibres nerveuses sensitives des membres et du tronc s'entre-croisent dans la moelle à des distances plus ou moins grandes du point où elles pénètrent.

ENTROPION, s. m. (de ἐν, dedans, et τρέπω, je tourne), Renversement en dedans du bord ciliaire de la paupière. Conséquemment les cils viennent frotter le blanc de l'œil et la cornée, et y causent une vive irritation. Lorsque le bord est complétement enroulé, l'entropion est total; mais si une partie seulement est atteinte, il est partiel.

Le plus souvent il est causé par la contraction du muscle orbiculaire qui se resserre

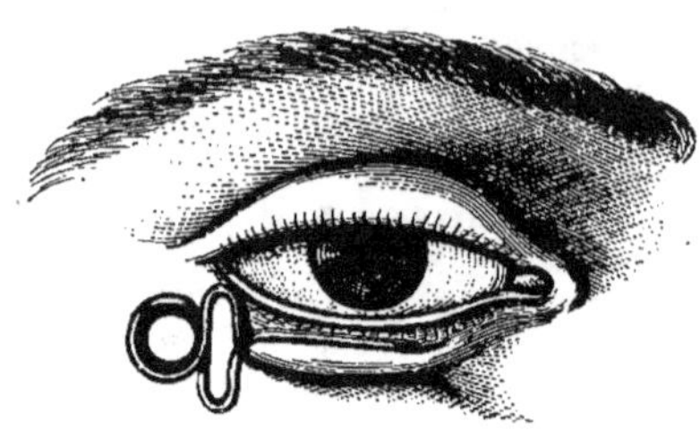

FIG. 218. — Application d'une pince à entropion à la paupière inférieure.

sous l'influence de l'irritation produite par une ophthalmie qui rend l'œil très-sensible à la lumière (photophobie).

Il faut d'abord guérir la maladie initiale et s'opposer au renversement des cils par l'application d'une pince spéciale (fig. 218).

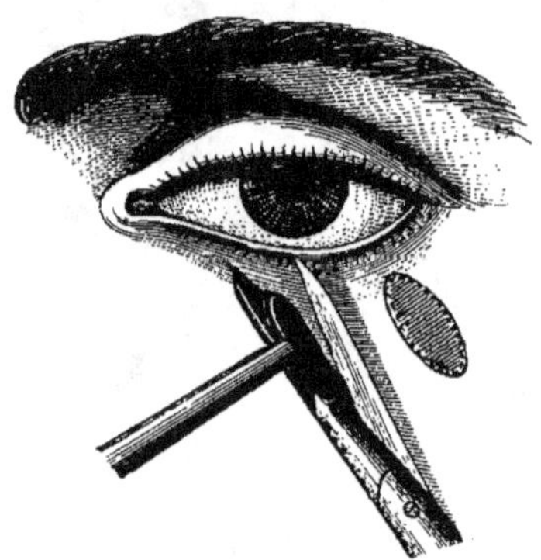

FIG. 219. — Opération de l'entropion.

La cure radicale s'obtient par une opération dans laquelle on excise quelques lambeaux de la paupière (fig. 219). On réunit ensuite les bords des plaies par des points de suture, et l'opération guérit d'ordinaire sans laisser de trace.

ÉNUCLÉATION, s. f. (de *e*, hors, et *nucleus*, noyau). Extirpation totale d'un organe ou d'une tumeur circonscrite, que l'on sépare des tissus environnants de la même manière que l'on retire un noyau d'un fruit. Les loupes, les kystes sont le plus souvent opérés par énucléation.

Le globe oculaire est énucléé (fig. 220) lorsque la vue est irrévocablement perdue :

1° S'il gêne l'occlusion des paupières et reste sujet à des inflammations chroniques ;

2° S'il est le siége d'une tumeur de mauvaise nature ;

3° S'il peut être, pour l'autre œil, l'occasion du développement d'une *ophthalmie*

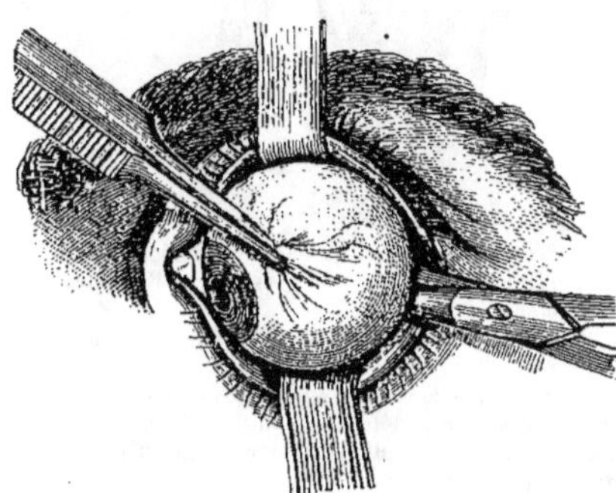

Fig. 220. — Énucléation du globe oculaire.

1° On détache la conjonctive de la sclérotique tout autour de la cornée.

2° On coupe toutes les insertions musculaires au niveau de la sclérotique.

3° On sectionne le nerf optique.

sympathique, ce qui arrive souvent à la suite de pénétration de corps étrangers, de blessure du corps ciliaire, d'irido-choroïdite, de synéchie postérieure totale, etc.

ÉNURÉSIE, s. f. (de ἐν, en, et οὐρεῖν, uriner). Incontinence d'urine. Elle est surtout nocturne et fréquente chez les enfants paresseux et craignant de se lever pendant la nuit, ceux dont le sommeil est trop profond pour que la sensation d'envie d'uriner puisse les réveiller, et ceux qui rêvent qu'ils urinent le long d'un mur ou en tout autre lieu propice.

Il faut les priver de boissons et d'aliments aqueux au repas du soir, les faire uriner avant de se mettre au lit, les coucher sur un matelas dur et les couvrir peu. Au besoin, on les réveille à une heure régulière pendant la nuit. L'administration de la belladone à doses croissantes (1 centigramme de poudre et 1 d'extrait au début, jusqu'à 2 et 3 centigrammes), continuée pendant

un certain temps, facilite aussi la guérison qui a souvent lieu d'elle-même au moment de la puberté.

ENVIE, s. f. Nom vulgaire des *nævi materni* ou taches congénitales des enfants. On donne aussi ce nom aux pellicules qui se détachent de la peau au voisinage des ongles.

Les envies des femmes enceintes sont ou des désirs bizarres presque irrésistibles ou des perversions des sens et surtout du goût.

ÉPANCHEMENT, s. m. Extravasation et collection d'un liquide tel que le sang, le pus, la sérosité. L'épanchement peut se faire dans les interstices d'un tissu, entre les deux feuillets d'une cavité close (plèvre, péritoine, péricarde, etc.), ou dans une articulation ou une bourse séreuse.

ÉPAULE, s. f. Région formée par la

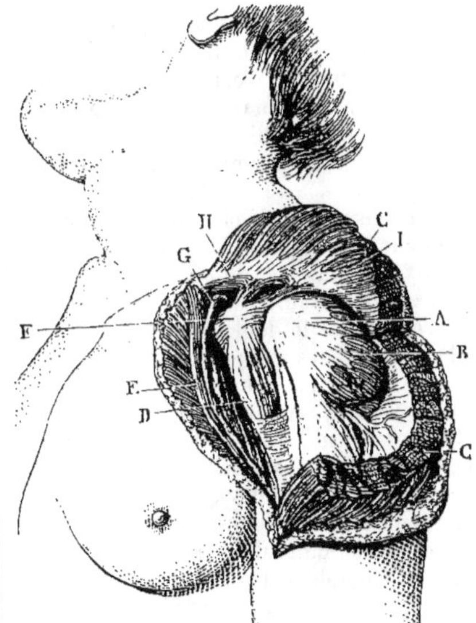

Fig. 221. — Épaule gauche.

On a fait la section du muscle deltoïde comme si l'on voulait réséquer la tête de l'humérus.

A, B, Muscles qui s'insèrent à la petite tubérosité.

C C, Section du deltoïde.

D, Muscle biceps.

E, Bord du grand pectoral.

F, Apophyse coracoïde.

G, Veine céphalique.

H, Ligament coraco-claviculaire.

I, Acromion.

réunion du bras avec le tronc. L'articulation de l'épaule est constituée, du côté du bras, par l'*humérus*, qui se termine par une tête articulaire arrondie; du côté du tronc, par l'angle externe de l'*omoplate*, qui présente une cavité peu profonde garnie de cartilages, la cavité *glénoïde*, et deux prolongements situés au-dessus à la manière d'un pont, l'*acromion* et l'apophyse *coracoïde* reliés par un ligament.

Les parties qui forment cette articulation sont réunies par une capsule fibreuse qui va de l'omoplate (pourtour de la cavité glénoïde) au-dessous de la tête de l'humérus (col anatomique), renforcée par un autre faisceau (ligament accessoire) et le tendon de la longue portion du biceps (fig. 221).

Les mouvements de cette articulation sont très-complets, ils peuvent se faire dans tous les sens, et les luxations de l'épaule sont plus fréquentes que toutes les autres réunies.

Luxations de l'épaule. Lorsqu'à la suite d'un traumatisme ou de toute autre cause, la tête de l'humérus n'est plus à sa place par rapport à l'omoplate, il y a luxation. La cause la plus habituelle est une chute sur le bras ou la paume de la main, le membre étant écarté du corps. Elle peut résulter aussi d'un choc violent porté directement sur l'épaule, et lorsqu'on s'est déjà luxé l'épaule, un mouvement brusque ou un effort musculaire trop considérable peut reproduire le déplacement.

Il y a plusieurs variétés de luxations de l'épaule, suivant la nouvelle position qu'occupe la tête de l'humérus :

La luxation *sous-coracoïdienne* (fig. 222), lorsque la tête (1) se place sous l'apophyse coracoïde de l'omoplate ;

La luxation *intra-coracoïdienne* (fig. 223), si la tête humérale se place en dedans de l'apophyse coracoïde, entre elle et les côtes, au-dessous de la clavicule ;

La luxation *sous-glénoïdienne*, ou luxation en bas, lorsqu'elle se trouve au-dessous de la cavité glénoïde ;

La luxation *sous-épineuse* ou en arrière, dans laquelle la tête se place sous l'épine de l'omoplate.

Les *symptômes* communs des luxations de l'épaule sont : une douleur très-vive, exagérée au moindre mouvement, le gonflement de l'épaule, l'impossibilité de la mouvoir spontanément et de se servir du bras. Les mouvements qu'on peut communiquer à

l'articulation sont en outre très-limités ;

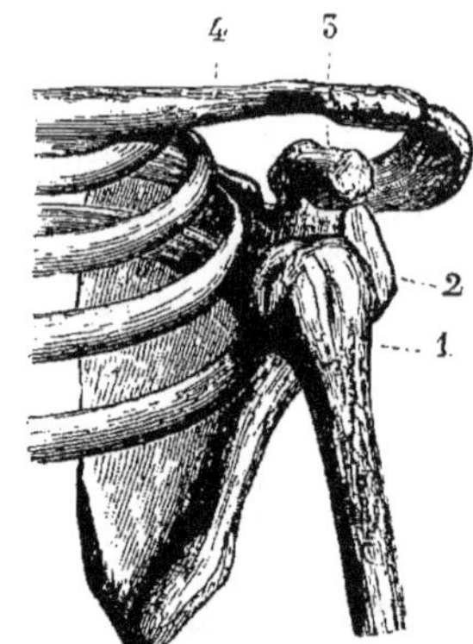

FIG. 222. — Luxation sous-coracoïdienne de l'épaule.

1, Tête de l'humérus qui a abandonné la cavité glénoïde pour se placer au-dessous de l'apophyse coracoïde.

2, Cavité glénoïde abandonnée par la tête humérale.

3, Apophyse coracoïde, au-dessous de laquelle est venue se placer la tête de l'humérus. Dans les cas les plus fréquents, elle est directement en contact avec l'apophyse.

4, Clavicule.

ils ne donnent lieu qu'à une sensation de

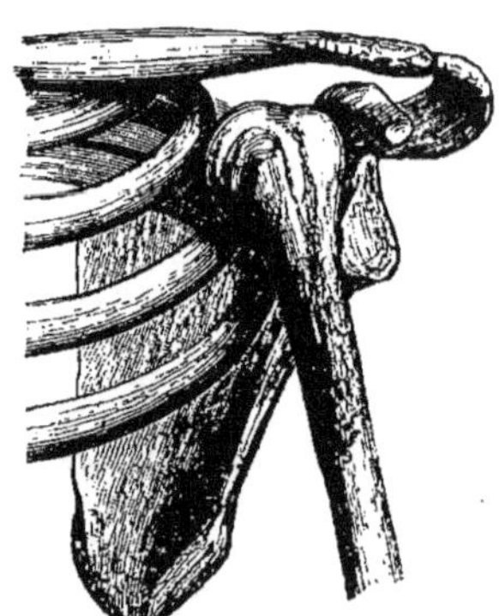

FIG. 223. — Luxation intra-coracoïdienne.

La tête de l'humérus a abandonné la cavité glénoïde de l'omoplate pour venir se placer en dedans (intra) de l'apophyse coracoïde, au-dessous de la clavicule, et le plus souvent plus directement que ne le représente cette figure. D'où le nom de luxation sous-claviculaire donné par quelques auteurs. Le creux sous claviculaire est complétement effacé, c'est une exagération de la luxation intra-coracoïdienne.

crépitation sourde, différente de la crépilation sèche des fractures. En outre, l'épaule est déformée d'une façon caractéristique : au lieu de présenter un contour arrondi, elle a une forme rectangulaire due à ce que *l'acromion* fait une saillie au-dessous de laquelle il n'y a plus la tête de l'humérus. On sent, du reste, cette tête de l'humérus à travers les parties molles, en explorant le creux axillaire en avant ou en arrière, suivant les variétés de luxation.

Les luxations de l'épaule sont plus fréquentes à elles seules que toutes les autres luxations réunies ; la variété sous-coracoïdienne est la plus ordinaire. Souvent la luxation est incomplète, la tête de 'humérus restant encore en conclact avec le bord de la cavité glénoïde.

On distingue les luxations de l'épaule des *fractures de l'extrémité supérieure de l'humérus* (col chirurgical) par les signes suivants : dans les fractures, 1° il y a souvent un épanchement sanguin (ecchymose) très-considérable ; 2° les mouvements que l'on imprime au bras sont moins limités que s'il y a luxation ; 3° le moignon de l'épaule est moins aplati, puisque la tête de l'humérus est restée au-dessous de l'acromion, c'est plus bas qu'on trouve la dépression ; 4° on ne sent pas la tête ronde de l'humérus dans le creux de l'aisselle, mais on y trouve le bord nettement rompu de l'os ; 5° dans la fracture, *il est facile de rapprocher le coude du thorax* et de faire disparaître la déformation de l'épaule en tirant sur le bras ; mais dès qu'on ne le maintient plus, la déformation de la fracture reparaît. Dans la luxation, au contraire, il est très-difficile de remettre en place l'humérus ; mais, une fois remis, il y reste, à moins de mouvement trop brusque.

La luxation de l'épaule se complique quelquefois de fracture, de déchirure de vaisseaux ou de nerfs, qui peuvent, à leur suite, amener la paralysie du muscle deltoïde qui relève l'épaule. A la suite, il persiste souvent des craquements dans l'articulation, des douleurs considérables, surtout aux changements de temps, et une certaine difficulté de se servir du bras, lors même que la luxation a été parfaitement réduite.

Le *traitement* de la luxation de l'épaule consiste à en faire la *réduction*, c'est-à-dire à remettre en place la tête de l'hu-mérus. Comme dans toutes les luxations, c'est la rétraction des muscles qui s'oppose au retour à l'état normal. Cette puissance des muscles est encore augmentée par l'appréhension du malade qui, sans en avoir conscience, les contracte aussitôt que l'on touche à son bras. Aussi, pour pouvoir employer les procédés dits *de douceur*, faut-il agir par surprise au moment où le patient ne s'y attend pas.

Lorsqu'il s'agit d'un individu jeune atteint d'une luxation sous-glénoïdienne ou sous-coracoïdienne, surtout si elle est incomplète, on a quelques chances de réussir, si l'accident vient d'arriver, ou si le patient est en état d'ivresse, ce qui diminue sa sensibilité. Le chirurgien place son bras gauche sous l'aisselle du patient et, au moment où il ne s'y attend pas, il appuie fortement sur le coude avec la main droite, de façon à faire basculer le bras, et relever brusquement la tête de l'humérus.

Un second moyen consiste à faire asseoir le patient par terre. Un aide embrasse fermement l'épaule avec ses mains dont les doigts sont croisés, de manière à maintenir l'omoplate. L'opérateur, placé en arrière, relève le bras horizontalement, le coude étant fléchi, et lui fait exécuter quelques mouvements de rotation ; puis, brusquement, il appuie son genou contre le dos du patient, d'une main il étend le bras et le fait tourner en dehors, pendant que, de l'autre, il refoule la tête de l'hu-mérus placée dans l'aisselle. Au lieu de faire lui-même la traction du bras, il peut la confier à un second aide et ne s'occuper que de la tête de l'humérus.

Lorsque les procédés de douceur ne réussissent pas, on peut vaincre la résistance musculaire en endormant le malade au moyen du chloroforme. Il faut pousser l'anesthésie assez loin pour atteindre la période de résolution ; il est alors très-facile d'obtenir la réduction.

Le meilleur moyen d'obtenir la réduction des luxations de l'épaule sans employer le chloroforme, c'est de fatiguer la puissance musculaire en lui opposant l'élasticité d'une *bande de caoutchouc*.

Pour cela, on se sert d'une bande de caoutchouc vulcanisé, large de 6 centimètres, longue de 6 mètres environ. Le patient est assis sur une chaise, l'épaule démise est dépouillée de tout vêtement. On fixe son corps au moyen d'un drap plié passé dans le creux de l'aisselle, embrassant le thorax sur une assez grande hauteur, et attaché à un endroit résistant de la chambre. Du côté opposé au premier point fixe, on en choisit un autre (la barre d'appui d'une fenêtre, un fort bâton placé en travers d'une porte, etc.); à ce second point fixe on attache une anse formée par un autre drap, ou mieux par une forte bande mise en double, et que nous désignerons par la lettre A.

Afin de pouvoir tirer sur le bras, on l'entoure d'une bande de toile, ou mieux d'une série de bandelettes de diachylon, s'appliquant bien à plat sur une large surface du bras, de façon à éviter tout glissement, et venant former un étrier ou anse (B) au niveau du coude. Ces bandelettes de diachylon seront recouvertes et renforcées par une bande de toile ordinaire. C'est entre cet étrier et l'anse A attachée au second point fixe que l'on enroule la bande en caoutchouc. Entre ces deux anses, l'une fixe A, l'autre solidement adhérente au bras B, il doit y avoir de 60 centimètres à 1 mètre; on passe la bande alternativement dans l'une et dans l'autre, en la tendant de telle sorte qu'elles se rapprochent, et le bras est soumis à une traction de plus en plus forte.

Le corps étant solidement fixé au premier point d'appui, il arrive un moment (de cinq minutes à un quart d'heure) où la résistance musculaire est vaincue, la tête rentre d'elle-même dans la cavité glénoïde n imprimant à l'épaule une légère secousse, visible pour tous les assistants et très-caractéristique. On obtient plus vite ce résultat en repoussant en place la tête de l'humérus pendant que la traction s'opère. Il faut se hâter de l'interrompre en coupant la bande qui forme l'anse A, ce qui peut se faire instantanément.

Ce procédé rend à chaque ins' .. t des services aux médecins qui ne peuvent employer le chloroforme faute d'aide intelligent; de plus, il peut être appliqué par une seule personne et il est toujours sans danger.

Après deux ou trois mois, il ne faut plus chercher à réduire les luxations de l'épaule; au bout de ce laps de temps, il s'est formé une nouvelle articulation qui laisse aux mouvements presque toute leur liberté.

Lorsque la luxation est réduite, on maintient le bras pendant une dizaine de jours au repos, en le soutenant avec une écharpe. L'immobilisation ne doit être ni trop longtemps conservée, ni trop tôt abandonnée; chez les gens âgés, elle doit être maintenue moins longtemps que chez les jeunes gens.

Désarticulation de l'épaule. Lorsqu'on ne peut se contenter d'amputer le bras à sa partie supérieure, ou de faire la *résection*

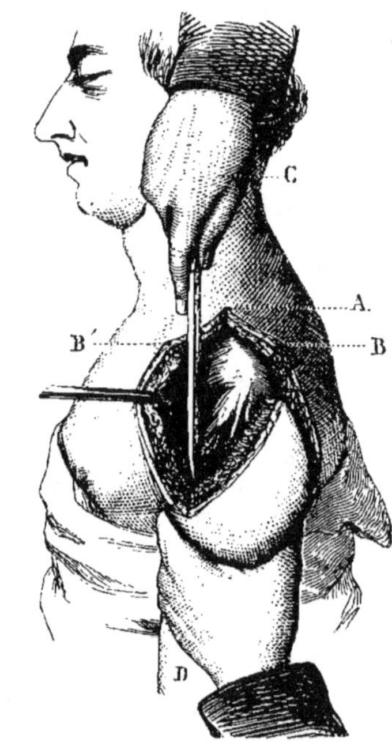

Fig. 224. — Désarticulation de l'épaule.

2ᵉ temps. Section des muscles.
(Le premier temps est représenté figure 27.)

A, Commencement de l'incision verticale.

B B, Points d'intersection de l'incision verticale avec les incisions obliques.

C, Main droite du chirurgien coupant le muscle sous-scapulaire.

D, Main gauche du chirurgien portant le bras dans la supination forcée.

de la tête de l'humérus on emploie le plus souvent le procédé de Larrey pour faire la désarticulation de l'épaule. L'incision de la peau se fait en *raquette* (fig. 27); on sectionne ensuite les muscles qui environnent l'articulation, et en dernier lieu on termine par la section de la partie correspondante de l'aisselle où se trouve l'artère axillaire (fig. 224).

ÉPERON, s. m. (*calcar*). En anatomie, on donne ce nom à la saillie qui se rencontre dans les artères et dans les bronches, au niveau de chacune de leurs divisions.

En pathologie, l'*éperon* est la saillie formée par la membrane interne de l'intestin divisé, dans l'ANUS contre nature (voy. ENTÉROTOMIE).

ÉPHÉLIDE, s. f. (ἐπί, sur, et ἥλιος, soleil). Taches cutanées, ainsi nommées parce qu'elles sont ordinairement produites par l'ardeur du soleil. Elles sont de diverses couleurs, depuis le jaune safrané jusqu'au bleu noirâtre, et très-variables dans leurs formes. On les nomme vulgairement *taches de rousseur*. On a étendu ce nom à d'autres taches d'origine pathologique : les *éphélides scorbutiques*, dont le nom indique la nature; les *éphélides hépatiques*, qui se développent pendant les maladies du foie ou chez les femmes enceintes et constituent le *masque*, les *éphélides ignéales*, qui se montrent aux jambes des personnes qui font usage de chaufferettes trop chaudes.

Il est quelquefois assez difficile de faire disparaître les éphélides qui causent le désespoir des femmes. On y parvient cependant en évitant les ardeurs du soleil, et faisant sur la peau des lotions légèrement excitantes avec la solution :

Eau de roses...	50 gr.
Sublimé	0,05
Chlorhydrate d'ammoniaque...	0,50

ÉPICANTHIS ou **ÉPICANTHUS**, s. f. ou s. m. (de ἐπί, sur et κανθός, angle). Repli cutané du grand angle de l'œil (côté du nez) qui s'avance quelquefois jusque sur la cornée et gêne alors la vision. S'il n'est que peu développé, il donne à la physionomie le caractère mongol. Lorsqu'il y a lieu, on opère l'épicanthis en faisant sur le dos du nez un pli vertical que l'on sectionne et dont on rapproche les deux lèvres par des sutures.

ÉPICONDYLE, s. m. Tubérosité de l'extrémité inférieure de l'humérus, située du côté externe, au-dessus du *condyle*.

ÉPIDÉMIE, s.f. (ἐπί, sur, δῆμος, peuple). Maladie qui fond accidentellement sur une contrée, où elle attaque un grand nombre d'individus à la fois. Les épidémies sont dues à des altérations passagères de l'air, de l'eau ou des aliments et constituent la classe des maladies les plus redoutables : le choléra, le typhus, la peste, la fièvre typhoïde, la variole, le croup, etc.

ÉPIDERME, s. m. (de ἐπί, sur, et δέρμα, peau). Couche superficielle de la *peau*,

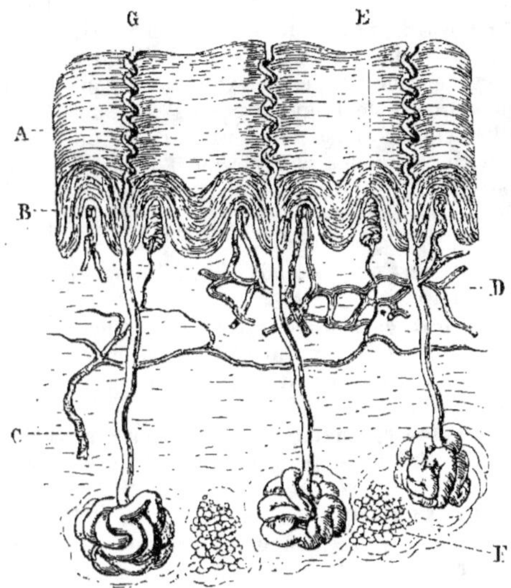

FIG. 225. — Coupe de la peau de la main.

A, Couche cornée de l'épiderme.
B, Couche de Malpighi.
C, Derme.
D, Vaisseaux du derme.
E, Corpuscules du tact.
F, Tissu adipeux.
G, Orifices des glandes sudoripares.

qui recouvre le derme et les papilles sur lesquelles il se moule. Il est constitué par des cellules cornées (épithéliales) et traversé par les canaux sudorifères et les poils. Après la mort, il s'enlève au bout de quelques jours. Les brûlures au premier et au second degré, les irritants (vésicatoires, huile de croton), le soulèvent en PHLYCTÈNES, il tombe et se reproduit bientôt. Après la scarlatine et d'autres fièvres éruptives, il se détache en formant de grands lambeaux (fig. 225).

ÉPIDIDYME, s. m. (de ἐπί, sur, et δίδυμος, testicule). Il est constitué par les canaux *séminifères* plusieurs fois repliés sur eux-mêmes et formant une sorte de casque appliqué à la partie supérieure du testicule. Par sa partie inférieure ou queue, il se continue avec le canal déférent. A la palpation, on le sent comme un corps de consistance ferme situé au-dessus du testicule qui est plus mou.

ÉPIDIDYMITE, s. f. Inflammation de l'épididyme, appelée ordinairement OR-CHITE.

ÉPIGASTRE, s. m. (ἐπὶ, sur, et γαστήρ, ventre). Région supérieure de l'abdomen, qui s'étend de l'appendice xiphoïde jusqu'à deux travers de doigt au-dessus de l'ombilic; elle se divise en deux parties : une moyenne, appelée vulgairement *creux de l'estomac*, et deux latérales, limitées de chaque côté par les côtes asternales (4, fig. 2).

ÉPIGASTRIQUE, adj. Qui a rapport à l'épigastre.

L'artère épigastrique est une branche de l'iliaque externe, qui naît en arrière de l'arcade crurale et suit la gaîne du muscle droit de l'abdomen.

La veine épigastrique suit le même trajet que l'artère et se jette dans la veine iliaque externe.

ÉPIGLOTTE, s. f. (ἐπιγλωσσὶς, de ἐπὶ, ajouté à, et γλῶσσα, langue). Fibro-cartilage souple, mince, élastique, situé en avant de l'orifice supérieur du LARYNX qu'il surmonte, et sur lequel il s'applique à la façon d'un couvercle, lorsque la base de la langue se porte en arrière pendant la déglutition (25, fig. 147).

ÉPILATION, s. f. Arrachement des cheveux ou des poils, faite dans le but de guérir certaines affections de la peau ou du cuir chevelu, ou pour en débarrasser les parties du visage où ils ont poussé d'une manière insolite. On épilait autrefois les teigneux au moyen d'une *calotte* enduite de poix qui agglutinait leurs cheveux et qui les entraînait avec elle, lorsqu'on la leur arrachait de la tête. La douleur était fort vive, le procédé barbare et souvent inefficace. Actuellement on se sert de pinces maniées à la main, et l'on enlève de 5 à 10 cheveux à la fois. On s'aide aussi de préparations épilatoires, charbon et chaux avec de la graisse, huile de cade, solution au vingtième de sublimé corrosif.

Un bon procédé pour enlever les poils superflus sur une petite surface, consiste à se servir d'un bâton composé de cire et de résine, fondant à 60 ou 70 degrés au plus. On approche ce bâton d'une bougie, la surface fond, et on l'applique sur la partie à épiler. Les poils sont immédiatement englobés dans la cire fondue qui se moule exactement sur eux, on *tend fortement* la peau et on tire *brusquement* le bâton de cire qui entraîne avec lui tout ce qui recouvrait l'épiderme. La douleur est tout à fait insignifiante lorsque l'opération est bien faite.

Une solution de potasse caustique au 1/20, appliquée quelques secondes sur la peau, permet de *raser* complétement la peau avec un couteau ordinaire, mais n'enlève pas la racine, ce n'est pas une véritable épilation.

ÉPILEPSIE, s. f. (*epilepsia, morbus sacer,* ἱερὰ νόσος, ἐπιληψία, ἐπίληψις, du verbe ἐπιλαμβάνομαι, saisir à l'improviste). Vulgairement *haut mal, mal caduc.* Névrose convulsive à marche chronique, caractérisée par des attaques soudaines, intermittentes, avec perte absolue du sentiment et suivies de l'affaiblissement, souvent de l'abolition des facultés intellectuelles. L'épilepsie ne reconnaît ordinairement aucune lésion anatomique spéciale. Du moins, on n'est pas encore parvenu à la déterminer exactement. Cette maladie peut débuter d'emblée ou s'annoncer longtemps à l'avance par certains phénomènes nerveux ou cérébraux passagers.

Quel qu'ait été le mode d'invasion de la maladie, les attaques, quelquefois précédées d'un malaise spécial nommé *aura epileptica,* sont brusques. Le malade, après avoir *pâli,* pousse un cri et tombe; tous les muscles sont raidis, la respiration est suspendue, la sensibilité abolie. Presque aussitôt, les convulsions commencent, quelquefois assez violentes pour déterminer des fractures de membres ; l'épileptique se tord, écume, grince des dents qui se brisent souvent, se mord la langue, la face est alors vultueuse. Bientôt, la respiration se rétablit, mais pénible, sifflante; les battements du cœur sont désordonnés, la face pâlit, les muscles se détendent, on constate souvent des évacuations involontaires, le malade est hébété ou tombe dans un assoupissement profond pendant lequel il fait entendre un ronflement particulier et dont il ne sort que longtemps après, ne conservant aucun souvenir de l'accès.

Le retour des attaques est le plus souvent irrégulier, rarement périodique. Elles peuvent revenir tous les jours ou rester plusieurs années sans apparaître. Quand elles sont fréquentes, la raison en reçoit des atteintes profondes et les malades tombent dans une véritable démence.

L'épilepsie est souvent héréditaire et favorisée par un tempéramment débile et nerveux. Les causes occasionnelles sont nombreuses : au premier rang se place la frayeur, puis la colère, les chagrins, les excès vénériens, l'alcoolisme, l'absinthisme et la masturbation chez les enfants.

Les préparations de belladone, de valériane, de zinc, les bromures ont été employés, mais presque toujours avec un égal insuccès contre cette maladie, une des plus terribles que l'on connaisse. On peut cependant, par ces médicaments sagement combinés, arriver dans certains cas à éloigner les crises, à les rendre moins violentes, et même à les faire disparaître complétement, surtout si la maladie n'est pas héréditaire, si elle s'est déclarée dans l'âge adulte par suite d'une cause passagère ou par l'abus des alcools.

ÉPINE, s. f. (*spina*, ἄκανθα). En anatomie, on appelle épine, toute éminence osseuse allongée et plus ou moins aiguë telles que l'*épine de Spyx* au maxillaire inférieur ; les *épines nasales* supérieure, inférieure et postérieure ; l'*épine sphénoïdale* ; l'*épine de l'omoplate* ; l'*épine sciatique*, etc.

L'*épine dorsale* est formée par la succession des apophyses épineuses des vertèbres.

ÉPIPASTIQUE, adj. (ἐπιπάσσειν, saupoudrer) ou **ÉPISPASTIQUE**. Nom donné à du papier enduit de masse emplastique ordinaire, saupoudré de cantharides pulvérisées et destiné à produire la vésication, ou à entretenir la suppuration d'un vésicatoire.

ÉPIPHÉNOMÈNE, s. m. (ἐπί, sur, et φαινόμενον, phénomène). Symptôme qui se présente quand une maladie est déjà déclarée et qui est comme surajouté à ceux qui ont suffi pour en déterminer le caractère.

ÉPIPHORA, s. m. Synonyme de LARMOIEMENT, causé le plus souvent par une obstruction ou une déviation des points *lacrymaux* qui ne pompent plus les larmes, ou par un rétrécissement du *canal nasal*, ou une inflammation du sac lacrymal qui ne leur permet pas de s'écouler dans le nez. C'est le premier symptôme de la *dacryo-cysto-blennorrhée* et de la *tumeur lacrymale* (voy. LARMOIEMENT).

ÉPIPHYSE, s. f. Extrémité des os longs. Au-dessous de quinze ans, les épiphyses ne sont pas complétement soudées avec le corps de l'os, aussi les violences extérieures en amènent-elles quelquefois le *décollement* qui n'est en réalité qu'une variété de FRACTURE. Le traitement sera le même que celui des fractures, il consistera à maintenir le membre dans une immobilité absolue et à combattre l'inflammation locale par des compresses résolutives.

ÉPIPLOCÈLE, s. f. Hernie constituée par l'épiploon (voy. HERNIE).

ÉPIPLOON, s. m. Large expansion du péritoine formée par l'accolement des deux feuillets de cette membrane dont le rôle est de combler les vides laissés entre les viscères et de protéger les vaisseaux qui s'y distribuent. Il présente plusieurs portions, qui toutes partent de l'estomac pour se porter à un autre organe :

Le petit épiploon ou *gastro-hépatique*, qui va de l'estomac (cardia) au foie ;

Le grand épiploon ou *gastro-colique*, qui va au côlon et flotte sur les intestins.

L'épiploon *gastro-splénique*, qui va de la partie postérieure de l'estomac au bord de la rate.

ÉPISPADIAS, s. m. Vice de conformation dans lequel l'ouverture de l'urèthre se fait sur le dos de la verge, au-dessus du point où elle existe normalement. Quelquefois la verge est complétement divisée à sa partie supérieure, et il peut exister en même temps une division congénitale du pubis et une exstrophie de la vessie. Lorsque les désordres ne sont pas aussi profonds et qu'il reste un col de la vessie, la miction a lieu régulièrement et par jet ; dans le cas contraire, l'écoulement est continuel et la vessie réduite à de très-petites dimensions.

On a réussi quelquefois à remédier à cette infirmité par une opération *autoplastique*, en reconstituant un canal de l'urèthre au moyen de lambeaux de peau empruntés au voisinage.

ÉPISTAXIS, s. f. (de ἐπί, sur, et στάζειν, couler). Hémorrhagie qui se produit par les narines. Le plus souvent le sang s'écoule des capillaires qui ne présentent pas d'ouverture appréciable, par une sorte de fausse exhalation. Quelquefois l'hémorragie est due à la rupture d'un vaisseau. Les causes sont locales ou générales.

Les *causes locales* sont : les érosions de la muqueuse après l'enlèvement des croûtes, un coup ou une chute sur le nez, la présence d'un polype, d'un cancer, etc.

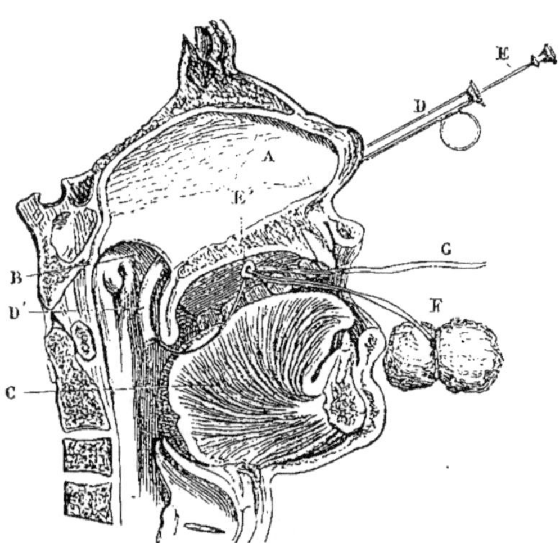

Fig. 226. — Tamponnement de la fosse nasale gauche pour arrêter une épistaxis.

A, Cloison des fosses nasales.
B, Extrémité supérieure du pharynx.
C, Coupe de la langue.
D, Sonde de Belloc introduite dans la fosse nasale gauche.
D', Extrémité de la sonde dans le pharynx.
E, Tige sur laquelle on presse pour pousser le ressort hors de la sonde.
E' Œil du ressort dans lequel on passe les deux chefs de la ligature.
F, Bourdonnet de charpie.
G, Chefs de la ligature qui serre le bourdonnet.

Les *causes générales*, bien plus importantes, sont :

1° En dehors des maladies proprement dites, la *pléthore* ou excès de sang, l'*anémie* ou la pauvreté du sang, une déviation du flux menstruel, ou une suppression brusque des hémorrhoïdes ;

2° Certaines maladies infectieuses, le *typhus*, le *purpura*, le *scorbut*, etc.

Au début de la fièvre typhoïde, il y a souvent des épistaxis, c'est même un symptôme qui permet de la reconnaître dès les premiers jours.

Dans les affections graves du foie (ictère grave), le scorbut, la fièvre jaune, la variole hémorrhagique, il se produit des épistaxis symptomatiques de l'altération profonde du sang.

Les épistaxis surviennent aussi pendant les fortes quintes de toux de la coqueluche ; il faut les calmer au plus vite, afin de ne pas laisser affaiblir l'enfant, ce qui le prédispose aux convulsions.

Le *traitement* de l'épistaxis doit être subordonné à sa cause. On doit en général respecter les épistaxis peu abondantes, surtout celles qui surviennent chez les gens pléthoriques et leur épargnent souvent des migraines ou des étourdissements. Il faut arrêter au plus vite celles des anémiques et restaurer leur constitution.

Les moyens les plus propres à arrêter le sang sont :

1° Faciliter la respiration et la circulation en faisant tenir debout, dénouant les cravates et ôtant les habits. Il faut empêcher les enfants de crier, l'effort qu'ils font en cette circonstance favorisant l'hémorrhagie. On peut aussi comprimer légèrement l'artère carotide correspondante et faire lever le bras du côté de la narine qui saigne.

Les affusions ou applications d'eau fraîche sur le front, ou d'autres régions, le dos, les mamelles, etc. (vulgairement on place une clef dans le dos), sont aussi fort utiles. Une vive émotion, une frayeur suffisent parfois pour provoquer le resserrement des vaisseaux et la cessation de l'écoulement.

On peut aussi faire faire quelques injections dans la narine avec de l'eau froide tenant en dissolution du perchlorure de fer ou de l'alun. A la suite, on place à son ouverture antérieure un bourdonnet de charpie imbibée d'une solution légère de perchlorure de fer, et on maintient la tête inclinée en avant, afin d'empêcher le sang de pénétrer dans la gorge et de favoriser sa coagulation par suite de la formation d'un bouchon fibrineux dans la narine.

Lorsque ces moyens échouent, ce qui arrive dans la variole hémorrhagique, le purpura et autres affections graves, on a recours au *tamponnement des fosses nasales* (fig. 226), opération aussi désagréable que pénible pour le patient, et qu'il faut tâcher d'éviter autant que possible.

Cette opération consiste à boucher les deux ouvertures (postérieure et antérieure) des fosses nasales au moyen de deux bourdonnets de charpie. Le sang ne pouvant s'écouler au dehors, se coagule, et l'hémorrhagie une fois arrêtée, on retire les deux tampons. On a remplacé le tampon postérieur fort gênant, par un petit sac en baudruche que l'on gonfle à volonté au moyen d'un tube passé dans la narine et muni d'un robinet.

ÉPITHÉLIOMA, s. m. Variété de cancer, nommée aussi cancroïde, qui atteint surtout la peau et les orifices naturels, bouche, lèvres, paupières, anus. Il ne récidive pas toujours après son ablation (voy. CANCROÏDE, fig. 104 et 105).

ÉPITHÉLIUM, s. m. Couche la plus superficielle des membranes muqueuses vis-à-vis desquelles l'épithélium remplit les mêmes fonctions que l'*épiderme* relativement à la peau. Il est formé d'une ou plusieurs couches de cellules dites *épithéliales*, de même nature que celles de l'épiderme et qui présentent plusieurs variétés.

Les épithéliums et les cellules épithéliales ne se rencontrent pas uniquement sur les muqueuses ; ils sont très-répandus dans l'organisme, où ils remplissent le rôle de couche protectrice (vessie, séreuse, cornée, etc.)

Ils sont dépourvus de vaisseaux et se nourrissent par imbibition aux dépens des tissus sous-jacents.

ÉPITHÈME, s. m. (ἐπίθημα, de ἐπί, sur, et τίθημι, je place). Médicament topique qui ne tient ni de la nature de l'onguent ni de celle de l'emplâtre. Les épithèmes sont liquides, secs ou mous. Les premiers, lorsqu'ils sont chauds, se nomment fomenta-

tions ; les derniers sont appelés cataplasmes ; les épithèmes secs sont en poudre et placés dans des sachets.

ÉPITROCHLÉE, s. f. Éminence osseuse située au-dessus de la trochlée ou extrémité interne de l'humérus. Elle peut se fracturer isolément (chute sur le coude chez les en-

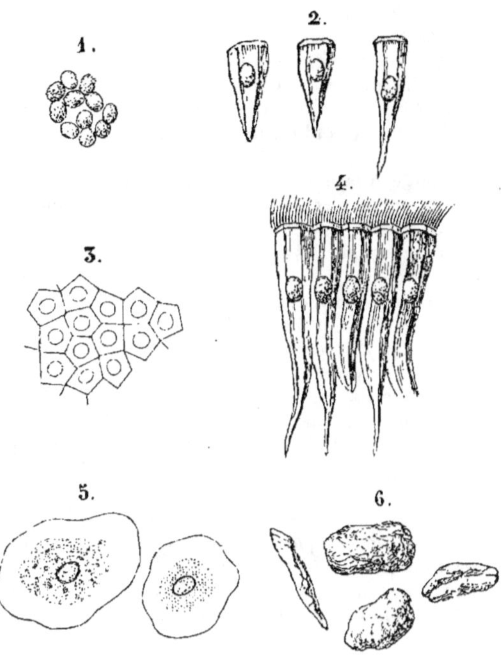

FIG. 227. — Variétés de cellules épithéliales.

1, Épithélium nucléaire.
2, Épithélium prismatique vu de profil.
3, Ce même épithélium vu de face.
4, Épithélium prismatique à cils vibratils.
5, Épithélium pavimenteux.
6, Cellules épidermiques cornées.

fants) et être entraînée en bas par l'action des muscles qui s'y insèrent.

ÉPONGE, s. f. (*spongia*, σπόγγος). Nom de genre d'animaux de l'embranchement des Rayonnés, qui forment la dernière classe du règne animal. Au début, ce sont de petits corps vivants, gélatineux, ovoïdes, couverts de cils vibratiles, qui se fixent sur les corps étrangers et y deviennent immobiles. Leur substance, qui se crible de trous, sécrète une multitude de filaments cornés, élastiques, qui s'entre-croisent et constituent une charpente solide et arborescente ; c'est l'éponge proprement dite, qu'on trouve attachée aux roches, surtout dans la Méditerranée.

L'éponge sèche est connue pour sa propriété d'absorber par capillarité une grande quantité de liquide et d'augmenter considérablement de volume ; c'est ce qui la fait employer en chirurgie et dans la pratique des accouchements, comme agent dilatateur, à l'état d'**éponge préparée**, qu'on obtient en plongeant un morceau d'éponge commune dans la cire fondue, la pressant et la laissant refroidir entre deux plaques de zinc.

L'**éponge à la ficelle** se prépare en serrant fortement une éponge humide avec une corde dont tous les tours de spire se touchent exactement, laissant sécher et conservant au sec.

L'**éponge calcinée**, préconisée autrefois contre le goître et la scrofule, doit ses propriétés à la présence de l'iode qu'elle contient à l'état d'iodure de sodium.

ÉPUISEMENT, s. m. (*virium defectus*). Perte absolue des forces, à la suite d'excès de toute nature, de *spermatorrhée*, de maladies longues et graves, de diarrhée chronique. L'épuisement se traduit par une maigreur excessive, le dégoût, la tristesse et l'immobilité presque complète, tout mouvement devenant extrêmement pénible.

ÉPULIS, s. f. (de ἐπὶ, sur, et οὖλον, gencive). Épulide ou épulie, nom donné à diverses tumeurs siégeant sur les gencives. Le plus souvent, elles sont constituées par un gros bourgeon charnu fongueux, d'un rouge violacé, accompagné d'un suintement d'humeur. Elles sont alors causées par un chicot ou une dent gâtée, qu'il suffira d'extraire pour amener la guérison de l'épulis. Bien plus rarement elles sont formées par une tumeur érectile qu'il faut lier à sa base et enlever.

D'autres épulis constituent des tumeurs plus volumineuses, mamelonnées, saignant facilement ; elles sont encore de deux sortes : les unes, formées par les *myéloplaxes*, ne récidivent pas lorsqu'on les enlève ; les autres sont de vrais cancers. On ne peut distinguer ces deux dernières espèces que par l'examen microscopique.

ÉPURGE, s. f. Plante indigène de la famille des euphorbiacées, dont les feuilles sont purgatives, émétiques, dépilatoires.

C'est un remède dangereux à peu près abandonné. Son suc est employé dans les campagnes comme caustique pour détruire les verrues. Ses graines, fortement purgatives, ont été employées dans les hydropisies ; elles contiennent une huile qui pourrait être employée comme succédanée de l'huile de CROTON.

ÉQUIVALENT, s. m. Quantités des divers corps simples ou composés qui s'équivalent dans les combinaisons, c'est-à-dire qui peuvent se déplacer et se remplacer l'une par l'autre. Rabuteau a fait la remarque que plus l'équivalent d'un métal était élevé, plus les composés solubles de ce métal étaient toxiques. Ainsi, tandis que le sodium, qui a pour équivalent 23, le fer 28, sont peu toxiques, le mercure, qui a pour équivalent 100 et le plomb 104, forment des sels qui sont de redoutables poisons. Néanmoins, cette loi n'est qu'approximative.

ÉRECTILE, adj. Tissu susceptible d'entrer en érection, c'est-à-dire de devenir plus dur, plus ferme, sous l'influence d'un afflux de sang. Il est constitué par un réseau de lacunes remplies de sang et communiquant, d'une part avec des artères flexueuses ou contournées en hélice, et d'autre part avec des veines plus étroites que les lacunes, de telle sorte que la réplétion de ces lacunes produit le gonflement du tissu. La verge chez l'homme et le clitoris chez la femme contiennent des parties formées de tissu érectile.

Les **tumeurs érectiles** sont constituées par un amas de petits vaisseaux capillaires ou veineux, plus rarement par des artérioles. Elles sont aussi appelées *nævus*, *envies*, etc. Toujours congénitales, elles peuvent siéger dans toutes les parties du corps ; le plus souvent sur la peau (celle de la face surtout), la muqueuse des lèvres et la langue. Quelquefois cependant elles se développent dans les os ou les muscles.

Le plus souvent, elles n'ont qu'un accroissement extrêmement lent, ou restent longtemps stationnaires. Elles peuvent subitement s'accroître avec rapidité, devenir douloureuses, s'ulcérer et donner lieu à des hémorrhagies provoquées par le plus léger contact. A la suite, elles peuvent disparaître spontanément, mais c'est rare, et il vaut mieux intervenir dès qu'elles montrent la moindre tendance à l'accroissement.

Le *traitement* diffère suivant l'importance

et la situation de la tumeur. On peut quelquefois simplement se contenter d'en diminuer la couleur rouge vineuse en la *tatouant* avec une substance blanche. D'autres fois, on en provoquera la destruction en profitant de la *vaccination* que l'on pratique sur la tumeur, et à la suite de laquelle celle-ci est remplacée par une cicatrice vaccinale.

remplace actuellement avec avantage le fer rouge par le *thermo-cautère*, d'un maniement plus facile.

La cautérisation avec le bouton *galvano-caustique* est le procédé le plus commode pour les petites tumeurs.

Les caustiques, tels que la *pâte de Vienne*, de *Canquoin*, le caustique *sulfo-safranique*,

LIGATURE DES TUMEURS ÉRECTILES PAR LE PROCÉDÉ DE MANEC.

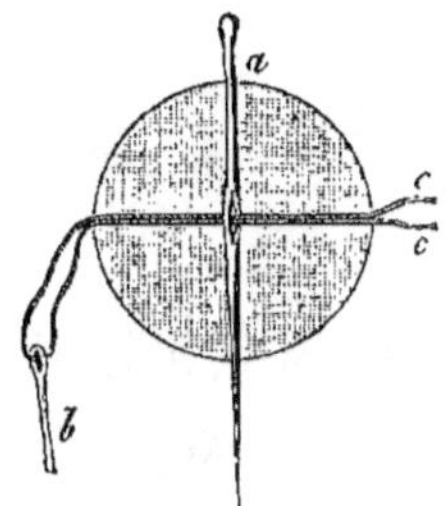

FIG. 228. — *a*. Après avoir traversé la base de la tumeur avec l'aiguille femelle *a*, on passe dans le chas une seconde aiguille *b*, muni d'un fil en double *cc*.

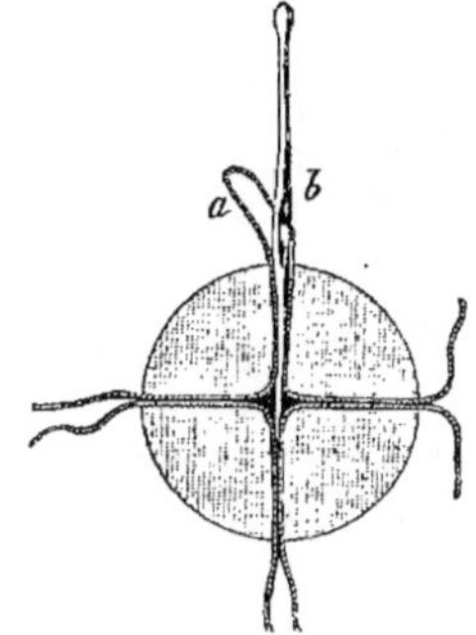

FIG. 230. — *c*. On fait prendre à l'aiguille *a* un trajet en sens inverse, elle entraîne l'autre portion de fil que l'on coupe en *ab*.

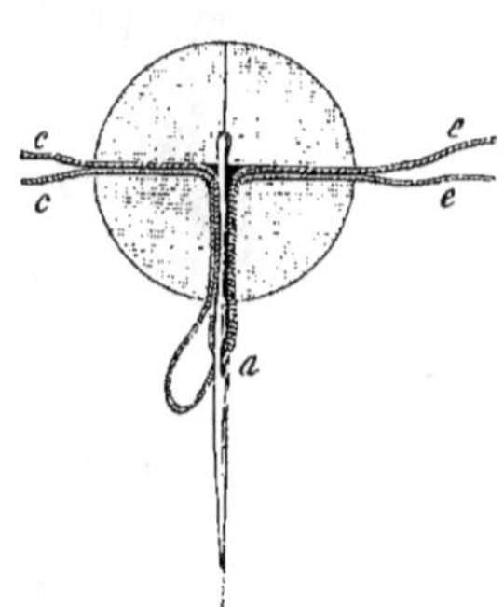

FIG. 229. — *b*. On tire sur l'aiguille *a*, de manière à amener en dehors quatre brins de fils; on en coupe un double, et on en laisse un dans le chas.

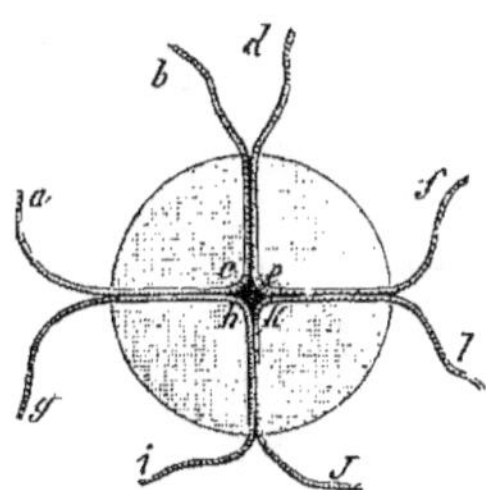

FIG. 231. — *d*. Tumeur complétement divisée en quatre parties, par quatre fils, qu'il suffit de réunir et de serrer, *a* avec *b*, *d* avec *f*, *l* avec *j*, *i* avec *g*.

On peut employer la *compression* lorsque la tumeur est située sur le crâne, qui offre un plan résistant solide ; mais elle est souvent douloureuse, longue et inefficace, et ne doit être employée que chez les personnes pusillanimes qui ne peuvent se résoudre à un moyen plus radical.

La *cautérisation* au fer rouge, quoique plus effrayante, est souvent moins douloureuse que les caustiques et constitue une bonne méthode, mais il est souvent nécessaire de recommencer plusieurs fois. On

donnent de bons résultats, mais sont douloureux, surtout la pâte de Canquoin.

La *poudre de Rousselot*, lorsqu'elle réussit, momifie la tumeur, est d'une application facile et peu douloureuse, mais souvent insuffisante, même lorsqu'on l'applique plusieurs fois.

La *ligature* de la tumeur est facile si celle-ci est pédiculée ; sinon, on la divise à sa base et on lie par portions selon le procédé de Manec (fig. 228, 229, 230 et 231), où l'on se sert de deux aiguilles, dont l'une a son chas au milieu, et avec lesquelles on traverse la base de la tumeur dans deux directions à angle droit.

On peut encore employer le procédé de Rigal de Gaillac (fig. 232 et 233).

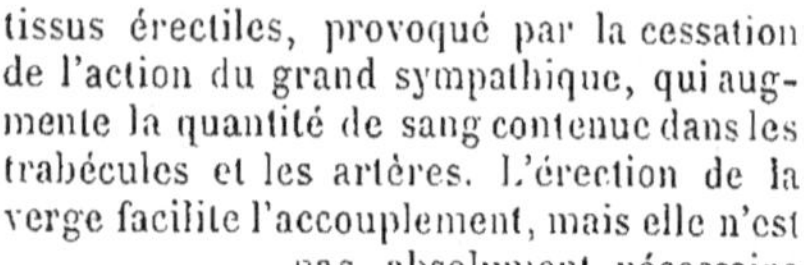

LIGATURE DES TUMEURS ÉRECTILES PAR LE PROCÉDÉ DE RIGAL.

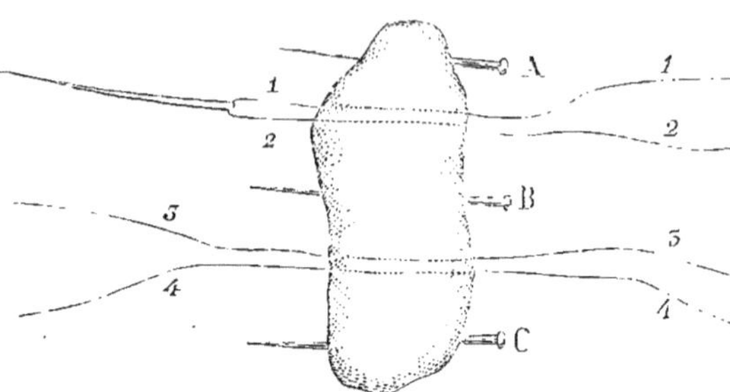

FIG. 232. — Premier temps.

A, B, C, Trois épingles avec lesquelles on traverse la base de la tumeur. Entre ces épingles, on passe deux aiguilles enfilées qui fournissent quatre brins de fil : 1, 2, 3, 4.

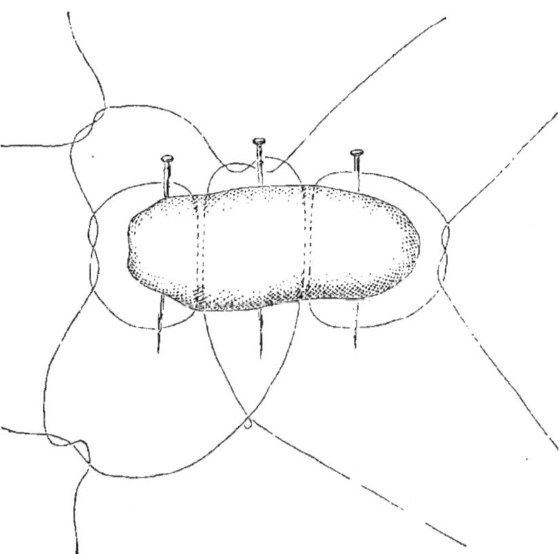

FIG. 233. — Deuxième temps.

Après avoir coupé les fils convenablement, on les réunit deux à deux ainsi que l'indique la figure, et on serre de manière à intercepter toute circulation à la base de la tumeur et à la faire atrophier.

L'extirpation de la tumeur au moyen du bistouri est applicable si elle n'est pas volumineuse et si l'on peut réunir les lèvres de la plaie par une suture.

ÉRECTION s. f. État de gonflement des tissus érectiles, provoqué par la cessation de l'action du grand sympathique, qui augmente la quantité de sang contenue dans les trabécules et les artères. L'érection de la verge facilite l'accouplement, mais elle n'est pas absolument nécessaire pour l'émission du sperme et la fécondation.

ERGOT, s. m. Production parasitaire du seigle due à l'altération des grains par un

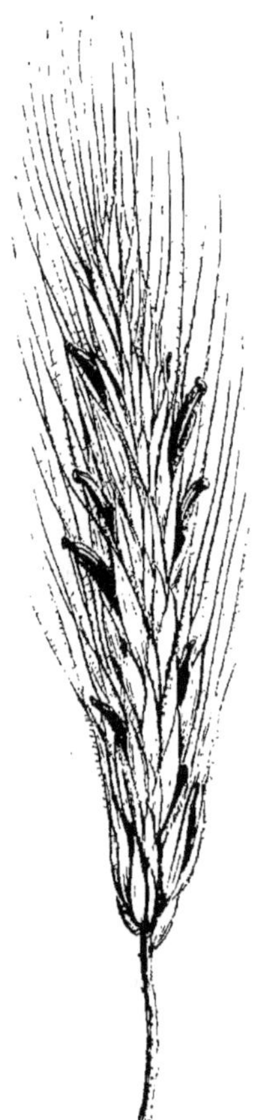

FIG. 234. — Seigle ergoté.

champignon (*sphacelia segetum*) qui, développé sur terre, est connu sous le nom de *claviceps purpurea*. C'est un corps d'un brun violacé, cylindrique ou courbé, de 1 à 4 centimètres de longueur, de 2 à 4 millimètres de diamètre, dont la poudre fraîchement obtenue sert à exciter la contraction de la matrice (1 à 4 grammes), à arrêter les hémorrhagies.

A haute dose, il agit comme poison et produit l'*ergotisme*.

ERGOTINE, s. f. Extrait aqueux d'ergot de seigle qui agit à la façon de ce médicament et à dose moitié moindre.

ERGOTISME, s. m. Maladie provoquée par l'emploi de farine contenant du seigle ergoté.

Elle se développe dans les années pluvieuses, sévit sur les classes pauvres qui se nourrissent de cette farine avariée. Au début, il y a des vertiges, des convulsions, engourdissement des membres, qui peut aller plus tard jusqu'à la GANGRÈNE SÈCHE.

ÉRIGNE, s. f. Crochet simple ou multiple employé par les chirurgiens pour saisir les tumeurs qu'ils veulent enlever, ou pour écarter et protéger les parties autour desquelles ils veulent opérer. On se sert aussi de pinces-érignes de Museux.

ÉROSION, s. f. Gerçure ou excoriation légère et superficielle de la peau produite par un frottement rude.

Le plus souvent, il n'y a pas d'écoulement de sang, mais simple exhalation de lymphe plastique qui se concrète en forme de croûte légère et guérit rapidement. Les érosions n'en sont pas moins une porte d'entrée pour l'érysipèle, la lymphangite, l'infection syphilitique, etc.; il faut les protéger par du taffetas, de la baudruche gommée, ou par un linge propre.

ÉRUCTATION, s. f. (ἐρευγμός, *eructatio*). Émission bruyante par la bouche des gaz contenus dans l'estomac.

ÉRUPTION, s. f. (*eruptio*, de *erumpere*, sortir; ἐξάνθημα). Apparition sur la peau de boutons, de pustules caractéristiques de différentes affections cutanées ou de fièvres éruptives (rougeole, variole, etc.).

On appelle *éruption des dents* leur apparition hors de l'alvéole et des gencives (voy. DENTITION).

ÉRYSIMUM, s. m. (ἐρύσιμον, de ἐρύομαι, je guéris). Nom de plusieurs plantes crucifères; l'une, l'*erysimum officinale*, vulgairement vélar, herbe aux chantres, sisymbre officinal, croît dans les endroits stériles; ses sommités, d'un goût un peu acerbe, sont administrées en infusion et en sirop dans l'enrouement et le catarrhe pulmo-

naire chronique. Deux autres crucifères : l'*erysimum barbarea*, herbe aux charpentiers, vélar de Sainte-Barbe, et l'*erysimum alliaria*, alliaire officinal, sont employées comme antiscorbutiques.

ÉRYSIPÈLE, s. m. (de ἐρύειν, attirer, et πέλας, proche). Maladie infectieuse semblable sous beaucoup de rapports aux fièvres éruptives et caractérisée par une inflammation plus ou moins vive et étendue de la peau et des symptômes généraux fébriles. L'érysipèle se développe le plus souvent à l'occasion d'une plaie, d'un eczéma, d'une érosion, d'une gerçure même tout à fait insignifiante. D'autres fois, surtout chez les femmes, il apparaît d'emblée, sans cause connue, à la face ou en un autre point du corps, souvent au moment de la période menstruelle, à la suite d'un refroidissement, etc.

L'érysipèle est contagieux et épidémique, c'est un des accidents les plus fréquents des plaies et des opérations chirurgicales; il atteint quelquefois les nouveau-nés à la suite de la chute du *cordon ombilical;* il est alors particulièrement dangereux. Il se montre aussi de préférence à la fin des maladies graves, chez les personnes épuisées et cachectiques.

Les *symptômes locaux* de l'érysipèle n'apparaissent quelquefois que plusieurs jours après les symptômes généraux. Il se forme au voisinage d'une plaie, à l'orifice des fosses nasales, derrière l'oreille, ou en tout autre endroit, une plaque rouge, saillante, à bords nettement limités, qui s'étend peu à peu dans un sens ou dans l'autre. Les parties voisines et sous-jacentes sont le siége d'un gonflement œdémateux d'autant plus intense, que la peau est plus lâchement unie aux parties sous-jacentes. Si l'érysipèle se développe aux bords d'une plaie, celle-ci prend un mauvais aspect, sa cicatrisation est entravée, le pus sécrété est sanieux et mal lié. L'épiderme peut être soulevé par de la sérosité et former des phlyctènes plus ou moins grosses et abondantes.

Les *symptômes généraux*, qui précèdent de quelques heures ou de quelques jours les locaux, consistent en une fièvre intense, de la courbature, très-souvent des vomissements et de la céphalalgie. La température monte jusqu'au moment où se fait l'éruption; elle se maintient quelque temps et baisse rapidement lorsque la maladie tend vers la guérison.

L'érysipèle ne se borne pas toujours à la peau, il peut envahir les muqueuses des fosses nasales, du pharynx, de la glotte, etc. Souvent même, il débute par une angine. Lorsqu'il atteint le cuir chevelu, il produit fréquemment du délire.

Les ganglions lymphatiques de la région atteinte par l'érysipèle sont gonflés et douloureux. Souvent la maladie change de place et parcourt les diverses parties du corps, gagnant de proche en proche (*érysipèle ambulant*), ou sautant brusquement d'un point à un autre (*érysipèle erratique*). Quelquefois il donne lieu à des phlegmons (*érysipèle phlegmoneux*), ou à une gangrène plus ou moins étendue (*érysipèle gangréneux*).

La durée de l'érysipèle spontané est ordinairement de sept à quinze jours, mais il récidive souvent, surtout chez les femmes. Nous avons remarqué que ces érysipèles de la face à récidives fréquentes étaient dans bien des cas causés par un peu d'eczéma persistant derrière l'oreille, affection assez commune chez les femmes, surtout à l'époque de la ménopause (entre 40 et 50 ans). En guérissant cet eczéma, parfois très-insignifiant en apparence, on arrive à empêcher des récidives qui se montraient quelquefois régulièrement toutes les six semaines.

Le pronostic de l'érysipèle spontané de la face n'est pas grave; celui qui est d'origine traumatique est plus sérieux, surtout en temps d'épidémie et dans les salles d'hôpital.

Le *traitement* de l'érysipèle varie suivant les circonstances. Il faut, en général, se borner : 1° à combattre l'embarras gastrique par l'administration de purgatifs salins ; 2° à modérer la fièvre par l'emploi du sulfate de quinine ; 3° à calmer l'irritation locale en saupoudrant les parties atteintes avec de la poudre d'amidon.

On a réussi quelquefois à fixer un érysipèle et à l'empêcher de se propager aux parties voisines, en appliquant à l'endroit atteint un vésicatoire volant, ou un enduit de collodion. Mais il vaut mieux, le plus souvent, se borner à une expectation attentive et aux moyens indiqués plus haut.

ÉRYTHÈME, s. m. (*erythema*, ἐρύθημα, rougeur, de ἐρύθαινω, je rougis). L'érythème est une affection cutanée rarement accompagnée de fièvre, ordinairement aiguë, et qui se présente sous l'aspect de rougeurs superficielles plus ou moins foncées et de forme ainsi que d'étendue variable. Rarement précédé de symptômes, l'érythème débute rapidement et, suivant son aspect, reçoit les noms d'*érythème simple, papuleux, marginé, tuberculeux, circiné, excentrique, scarlatiniforme*. Ces taches, qui ne donnent lieu, dans certains cas, à aucune douleur, sont plus souvent accompagnées de cuisson et de chaleur. Leur durée ne dépasse pas un ou deux septénaires.

L'érythème simple ne réclame d'autre traitement que les lotions émollientes et un régime adoucissant.

L'**érythème noueux** est fébrile et coïncide avec des douleurs articulaires localisées ou généralisées; il constitue des tumeurs allongées ou arrondies, larges, violacées, douloureuses, occupant surtout les jambes au devant du tibia, les bras, la face, quelquefois tout le corps et même les muqueuses. Ces tumeurs pâlissent au bout de quatre à six jours et se terminent comme de simples contusions. Les bains, les laxatifs, quelquefois la saignée ont été employés comme traitement.

L'**érythème intertrigo** est produit et entretenu chez les enfants et les personnes grasses par le frottement de la peau dans les plis de l'aine, des fesses, des aisselles; il réclame des soins de propreté et l'application de corps gras ou de poudres inertes : lycopode, poudre de vieux bois, amidon, sous-nitrate de bismuth, etc.

L'**érythème paratrimme** (de παρά, mal, et τρίβειν, frotter) s'observe sur les parties qui supportent le poids du corps dans le repos prolongé au lit; il est le point de départ des eschares. Propreté minutieuse, poudre d'amidon, changement de position du malade, lotions astringentes.

L'**érythème copahique**, consécutif à l'ingestion du copahu, cède de lui-même quand on suspend l'emploi du corps qui l'a produit.

Les ENGELURES sont une variété d'érythème.

ESCHARE. Croûte résultant de la mortification des tissus par une brûlure, une cautérisation, une embolie qui interrompt la circulation, la gangrène, etc. Souvent la compression, exercée longtemps et énergiquement en un point limité, y produit une eschare, dont la formation est quelquefois facilitée par un défaut d'énergie de l'organisme. C'est ainsi que, chez les individus atteints de fièvre typhoïde, le décubitus dorsal amène la formation d'eschares au sacrum.

Pour s'opposer à cet accident, on placera un matelas d'eau au niveau de la région sacrée, on la protégera par une plaque de diachylon, et on raffermira les chairs excoriées par des lavages avec du vin aromatique.

ESCHAROTIQUE, adj. Substances qui, appliquées sur les tissus vivants, y produisent une eschare : telles sont la potasse, la chaux caustique, le beurre d'antimoine, les acides sulfurique, nitrique, etc. (voy. CAUSTIQUE).

ÉSÉRINE, s. f. Alcaloïde extrait de la fève de CALABAR, dont l'action sur la *pupille* de l'œil est l'inverse de celle de l'atropine. Elle en provoque en effet la contraction, en même temps qu'elle irrite plus ou moins la conjonctive sur laquelle on l'applique.

ESPRIT, s. m. (*spiritus*, πνεῦμα). En physiologie, l'*esprit* signifie l'ensemble des facultés intellectuelles; c'est dans ce sens que l'on dit d'un individu atteint de démence qu'il a *perdu l'esprit.*

Dans l'ancienne chimie, on confondait sous le nom d'*esprits* une foule de substances volatiles que l'on a rangées aujourd'hui dans la classe des essences : *esprit de roses*, de *cannelle*, de *néroli*, etc. On donnait le nom d'*esprits volatils* aux produits de la distillation de la corne de cerf et autres matières animales, qui fournissaient de l'ammoniaque et du carbonate d'ammoniaque. On dit encore aujourd'hui *esprit de vin* pour désigner l'alcool; *esprit de sel* pour acide chlorhydrique hydraté; *esprit de mindérérus* pour acétate d'ammoniaque; *esprit de bois* pour alcool méthylique.

ESQUILLE, s. f. Fragment d'os plus ou moins complétement détaché du corps de l'os à la suite d'une fracture ou d'un coup de feu.

ESQUINANCIE, s. f. Angine limitée aux amygdales, ou *angine tonsillaire phlegmoneuse.* Elle s'annonce par une fièvre très-vive, accompagnée de difficulté d'avaler et d'un sentiment de constriction à la gorge. Au bout de quelques jours, il se forme dans les deux amygdales, ensemble ou successivement, un gonflement considérable suivi d'un abcès, que l'on ouvre avec la pointe d'un bistouri ou dont on détermine l'évacuation au moyen d'un vomitif. La durée de cette angine est en général assez courte, sa marche est bénigne, surtout en comparaison de la violence des symptômes du début.

ESSENCE, s. f. Nom donné à des liquides volatils à odeur généralement vive, pénétrante, employés en parfumerie et en médecine. Les principales sont : l'essence d'amandes amères, d'absinthe, de menthe, de térébenthine, de cubèbe.

ESTHIOMÈNE, s. m. Ulcère rongeant de la vulve ou de la face.

ESTOMAC, s. m. (*stomachus*, στόμαχος, de στόμα, bouche, et ἔχειν, contenir; γαστήρ). L'estomac est un organe important de la digestion. C'est un renflement musculo-membraneux du TUBE DIGESTIF situé transversalement à la partie supérieure de l'abdomen, au-dessous du diaphragme, dans la région épigastrique ; il se continue en haut avec l'ŒSOPHAGE par *l'orifice cardiaque;* en bas, avec le duodénum par une ouverture nommée PYLORE (fig. 170 et 198).

L'estomac est recourbé sur lui-même et présente la forme d'une cornemuse; son axe est dirigé de gauche à droite et un peu de haut en bas; son bord supérieur, ou *petite courbure*, est concave et très-court, il est en rapport avec le lobe de Spigel, le tronc cœliaque et le plexus solaire ; son bord inférieur, ou *grande courbure*, est convexe et très-long; il donne insertion au grand épiploon, il est placé contre la paroi abdominale, au-dessus du côlon transverse, et forme à gauche une saillie considérable nommée *grand cul-de-sac* ou grosse tubérosité, qui est en rapport avec le diaphragme en avant, la queue du pancréas en arrière, et au milieu avec la face interne de la rate. La *petite tubérosité* est le renflement situé à droite, au voisinage du pylore. Le CARDIA ou orifice œsophagien est situé à gauche, vers la grosse tubérosité, et le *pylore* ou orifice intestinal est à droite et correspond au *petit cul-de-sac.*

L'estomac est formé de quatre couches superposées qui sont, de dehors en dedans : 1° une séreuse, qui n'est autre que le péritoine ; 2° une musculaire, formée de trois ordres de fibres lisses, circulaires, longitudinales, et obliques ou en anses ; 3° une celluleuse, sur laquelle les muscles prennent insertion ; 4° une muqueuse, épaisse de un millimètre et très-résistante, qui contient les *glandes à mucus* et les *glandes à suc gastrique*, ou *glandes à pepsine*.

Les *artères* de l'estomac viennent du tronc cœliaque ; l'artère coronaire stomachique et la pylorique se placent sur le petit bord ; les gastro-épiploïques et les vaisseaux courts, sur le grand bord. Les veines, dépourvues de valvules, se jettent dans la veine-porte. Les lymphatiques sont très-nombreux. Les nerfs sont fournis par le grand sympathique et le pneumo-gastrique.

L'aliment fait un assez long séjour dans l'estomac pour y subir l'action des sucs digestifs ; le pylore ne lui donne point passage à mesure qu'il arrive par le cardia ; quand le repas est terminé, les deux orifices se ferment, et l'estomac, animé de mouvements continus et en sens divers, présente les différentes portions de la masse alimentaire à l'action du suc gastrique et ne les laisse passer dans le duodénum qu'au fur et à mesure de leur transformation en CHYME (voy. DIGESTION).

Les *affections* auxquelles l'estomac est sujet sont nombreuses, quelques-unes sont très-graves, et toutes, en raison de l'importance de cet organe, exercent une influence capitale sur toute l'économie. Comme toutes les muqueuses, celle de l'estomac est souvent atteinte d'*inflammation simple*, aiguë ou chronique (GASTRITE), ou *catarrhale* (GASTRORRHÉE), qui se développent, soit par l'ingestion de substances irritantes ou caustiques, soit sous l'influence de causes diverses. La muqueuse stomacale est encore le siége d'*hémorrhagies* essentielles ou symptomatiques connues sous le nom de GASTRORRHAGIE ou HÉMATÉMÈSE.

Les névroses de l'estomac, GASTRALGIE, DYSPEPSIE, sont des maladies très-communes, mais présentant, en général, peu de gravité.

Le **cancer de l'estomac** est, chez l'homme, la forme de beaucoup la plus fréquente de la diathèse cancéreuse ; une phlegmasie accidentelle produite par l'ingestion d'un corps irritant ou une violence extérieure peut, chez un individu prédisposé, déterminer cette affection. Il est souvent héréditaire. Napoléon 1er est mort, comme son père, d'un cancer à l'estomac.

Le cancer de l'estomac débute d'une manière lente ; les fonctions digestives sont à peine troublées, mais l'humeur devient capricieuse, le caractère triste et irritable, et il survient un malaise assez marqué ; bientôt les malades éprouvent une pesanteur ou une douleur à l'épigastre après les repas, avec rapports nidoreux et quelques vomissements à de longs intervalles ; l'appétit diminue et la constipation est constante ; puis les vomissements de matières alimentaires et glaireuses deviennent fréquents ; l'épigastre est le siége de douleurs spontanées avec sensation de brûlure, parfois lancinantes et comme névralgiques.

On sent une tumeur au-dessus de l'ombilic plus ou moins volumineuse et fréquemment soulevée par les battements de l'aorte ; quelquefois il n'y a pas de tumeur, mais le ventre est rétracté et l'estomac dilaté fait saillie ; l'aspect de la langue n'a rien de caractéristique, mais l'amaigrissement est considérable et la face prend une teinte subictérique qui s'étend bientôt à tout le corps.

Les vomissements se montrent chaque jour et plusieurs fois dans la journée, sans efforts ; ils se composent de matière noirâtre analogue à la suie ou au marc de café ; une diarrhée incoërcible remplace la constipation ; l'œdème des extrémités, une éruption de muguet, précèdent de peu de temps la terminaison fatale ; celle-ci est souvent hâtée par une péritonite, suite de la *perforation de l'estomac*.

La durée de la maladie varie de six mois à trois ans ; il n'y a, dans aucun cas, espoir de guérison. Le tissu cancéreux affecte dans l'estomac une disposition remarquable qui se retrouve dans le cancer de l'œsophage ; il est infiltré entre les différentes tuniques qui sont épaissies, indurées, et cette altération donne lieu souvent à une tumeur qui occupe le plus souvent le pylore et la petite courbure.

La variété la plus fréquente est le *squirrhe du pylore*, puis viennent l'*encéphaloïde*, le *colloïde* et les végétations épithéliales ou *cancroïde* (fig. 101, 102, 103 et 104).

Le *traitement* du cancer de l'estomac ne réclame que l'usage de l'eau de Seltz ou des alcalins, l'opium, la ciguë, les vésicatoires à l'épigastre, et un régime alimentaire composé de substances légères en petite quantité.

Il est très-important de calmer les douleurs des personnes atteintes de cette affection. Un des moyens les plus efficaces consiste dans l'emploi des *injections hypodermiques* de chlorhydrate de morphine, que le médecin sera quelquefois obligé de faire une ou même deux fois par jour.

Par ce moyen, nous avons réussi à permettre à des malheureux atteints de cette maladie d'atteindre le terme fatal presque sans souffrance et en continuant à s'occuper un peu de leurs affaires.

L'ulcère simple de l'estomac occupe de préférence les courbures, surtout la petite, et peut envahir le pylore ; il a l'aspect d'une ulcération de 3 à 5 centimètres de diamètre, à surface unie, à bords lisses ; l'ulcération peut n'atteindre que la muqueuse ou ronger les autres tuniques et donner lieu à la *perforation*, qui établit une communication mortelle avec le péritoine, à moins qu'un travail d'adhérence préalable n'ait transformé en obturateurs les organes voisins ; cet ulcère peut se cicatriser.

Les premiers symptômes de l'ulcère simple sont communs avec ceux du cancer de l'estomac, mais ici la langue est constamment rouge, la douleur est circonscrite dans la région de l'appendice xiphoïde, comparable à une brûlure, à un pincement violent ; elle est exaspérée par la pression et surtout par l'ingestion des aliments ; elle coïncide avec une douleur semblable occupant la partie correspondante du rachis. Les hématémèses de sang rutilant, le méléna foudroyant se rencontrent plus spécialement dans l'ulcère simple ; la santé générale peut être conservée ; on n'observe jamais la cachexie, le marasme propres au cancer, mais une *anémie* qui peut en imposer pour une tumeur de mauvaise nature ; et bien qu'on ne rencontre pas de tumeur épigastrique, le diagnostic différentiel entre le cancer et l'ulcère simple de l'estomac est encore fort difficile et souvent impossible.

L'ulcère simple se termine souvent par la mort, qui peut être foudroyante par la perforation d'un gros vaisseau ; néanmoins, cette maladie est loin d'être incurable. Toutes les causes de gastrite peuvent engendrer l'ulcère, mais, au premier rang, tous les auteurs s'accordent à placer l'intoxication alcoolique.

Le *traitement* se compose de sous-nitrate de bismuth à hautes doses, une heure avant chaque repas ; plus tard, calomel ou nitrate d'argent. La *diète lactée* donne souvent, à elle seule, d'excellents résultats ; il est cependant avantageux d'y associer les eaux alcalines de Vichy et quelques gouttes de teinture d'iode et d'acide phénique, dans l'eau sucrée, contre les vomissements.

ÉTAIN, s. m. Métal ductile blanc très-usité pour la confection de cuillers, fourchettes, assiettes, gobelets et mesures pour les liquides. Ses composés solubles (chlorures) sont dangereux, mais comme il est presque inattaquable dans les conditions ordinaires, son emploi pour l'étamage et la confection des ustensiles culinaires aurait peu d'inconvénients s'il n'était trop souvent mélangé d'une forte proportion de plomb, qui s'introduit ainsi dans les aliments et dans les boissons.

ÉTAT, s. m. (*status*, de *stare*, être établi). Disposition actuelle, physique ou morale, dans laquelle se trouve un individu : *état de santé, état de maladie*.

L'état civil est la condition d'une personne en tant qu'elle est du sexe masculin ou féminin, enfant légitime ou naturel, mariée ou célibataire, vivante ou morte. Cette condition est inscrite, avec les dates à l'appui, sur les *registres de l'état civil*, où chaque phase, naissance, mariage, décès, constitue un *acte de l'état civil*, enregistré par les soins d'un fonctionnaire qui porte le titre d'*officier de l'état civil*.

En météorologie, on nomme *état de la température* le degré de chaleur ou de froid observé ; l'*état du ciel* est constitué par le degré d'éclairement, la quantité de nébulosités, et les phénomènes divers constatés au même moment : pluie, bourrasque, beau temps, brouillard, etc.

ÉTERNUMENT, s. m. (*sternutatio*, πταρμός). Acte, le plus souvent involontaire, déterminé par une irritation vague du voile du palais ou de l'intérieur des fosses nasales, irritation causée quelquefois par le CORYZA ou la présence de corps étrangers sur la muqueuse pituitaire. Après une inspiration profonde survient l'éternument proprement dit, expiration brusque qui se fait à la fois par la bouche et les fosses nasales et qui chasse au dehors les liquides buccaux et nasaux. L'éternument est quelquefois assez violent pour déterminer un ébranlement cérébral, des douleurs dans la poitrine et des ruptures vasculaires.

Dans le but de dissiper des migraines, des névralgies, des douleurs de dents, on provoque quelquefois l'éternument par des poudres STERNUTATOIRES.

ÉTHER, s. m. (*œther*, de αἰθήρ, air). Nom collectif sous lequel on désigne, en chimie, une certaine quantité de liquides très-odorants, diaphanes, d'une saveur chaude, plus légers que l'alcool, très-inflammables, très-expansibles. Les éthers se forment par l'action sur l'alcool de certains réactifs déshydratants, tels que les acides sulfurique, phosphorique, arsénique, le chlorure de zinc, le bichlorure d'étain, le fluorure de bore; ils prennent le nom du corps qui a servi : *éther sulfurique*, *éther chlorhydrique*, *fluo-borique*, etc.

Le plus important est l'**éther sulfurique**, que l'on nomme plus simplement *éther*. On le prépare en chauffant un mélange de 9 parties d'acide sulfurique concentré et de 5 parties d'alcool à 90 degrés, et en faisant arriver dans le mélange un filet continu d'alcool; l'éther passe par distillation et se condense dans un réfrigérant. Sa composition est représentée par $C^4 H^5 O$. C'est un liquide incolore, très-mobile, doué d'une saveur brûlante d'abord, puis fraîche, d'une odeur suave, agréable, qu'on nomme *éthérée*; il s'évapore avec une grande rapidité, en produisant un froid intense. Sa densité à 0 degré est 0,737, il bout vers 35 degrés. Insoluble dans l'eau, il se dissout en toutes proportions dans l'alcool et l'esprit de bois et dissout lui-même un grand nombre de corps; il est très-inflammable, et sa vapeur, mélangée à l'air, détonne violemment. Aussi ne doit-on jamais déboucher et surtout transvaser un flacon d'éther au voisinage d'une bougie ou de tout autre corps en ignition.

L'éther a été employé en inhalations pour obtenir l'insensibilité complète chez les opérés, mais on l'a à peu près abandonné pour le chloroforme. On s'en sert encore quelquefois pour obtenir l'*anesthésie locale*, à cause du froid qu'il produit par son évaporation. Pris à l'intérieur, l'éther est un stimulant puissant. On l'emploie fréquemment en potions dans les empoisonnements par les substances hyposthénisantes, contre la dyspepsie flatulente, l'asthme, la coqueluche; on l'a aussi préconisé comme tænifuge.

ÉTHÉRISATION, s. f. Action de soumettre un individu aux inhalations d'éther au moyen de procédés appropriés ou d'appareils spéciaux, afin d'obtenir l'insensibilité complète ou ANESTHÉSIE, et généralement en vue de supprimer la douleur pendant une opération.

ÉTHIOPS, s. m. (αἰθίοψ, de αἴθω, je brûle, et ὄψ, visage). Nom donné autrefois à quelques oxydes et sulfures métalliques noirs : *éthiops martial*, deutoxyde de fer noir; *éthiops minéral*, sulfure noir de mercure; *éthiops per se*, protoxyde noir de mercure; *éthiops végétal*, charbon obtenu par la combustion en vase clos du *fucus vesiculosus*, préconisé contre les scrofules.

ETHMOÏDE, s. m. (ἠθμός, crible, et εἶδος, ressemblance). Os impair, percé de trous comme un crible, extrêmement léger, situé à la base du crâne où il s'articule avec treize os. La partie médiane de l'ethmoïde présente, en haut, dans l'intérieur du crâne, l'*apophyse crista-galli*, qui donne insertion à la faux du cerveau et se continue en bas avec la *lame perpendiculaire*. A l'union de ces deux prolongements, on trouve une lame horizontale, *lame criblée*, percée d'une vingtaine de trous qui laissent passer les filets du nerf olfactif et les vaisseaux, et les deux *fentes ethmoïdales*, où passe le nerf nasal. Les *masses latérales*, spongieuses, sont divisées par de nombreuses cavités auxquelles on donne le nom de *cellules ethmoïdales*.

C'est l'ethmoïde qui est le siége de la maladie repoussante appelée *punaisie* ou OZÈNE. L'odeur fétide exhalée par les malades qui en sont atteints prend sa source dans une carie partielle de l'os et une suppuration des cellules ethmoïdales.

ÉTRANGLEMENT, s. m. (*strangulatio*). Ce mot désigne en principe l'action de serrer la gorge de façon à intercepter l'entrée de l'air dans les poumons, d'où il a signifié l'état d'une partie trop étroitement serrée : ainsi, on dit qu'il y a étranglement dans une HERNIE INTESTINALE lorsque l'ouverture naturelle qui a donné passage à la portion d'intestin herniée se resserre de manière à intercepter la continuité du canal digestif.

L'*étranglement* dans les plaies est un accident produit par l'existence d'une bride fibreuse ou aponévrotique inextensible, qui ne participe pas à l'augmentation de volume des tissus sous-jacents enflammés. Le *débridement* supprime l'étranglement et met fin aux accidents.

On désigne sous le nom d'**étranglement interne** une affection caractérisée par une disposition organique ou matérielle qui a pour effet de déterminer l'occlusion plus ou moins complète du canal intestinal et de s'opposer au cours des matières qui doivent le traverser (voy. VOLVULUS, OCCLUSION INTESTINALE).

EUCALYPTOL. Essence retirée par distillation des feuilles de l'*eucalyptus globulus*. Elle a une action antispasmodique analogue à celle du camphre, de l'éther, du chloroforme. On l'emploie en cigarettes et en globules contre l'asthme, et à la dose de 10 à 15 gouttes par jour contre les catarrhes bronchiques, la cystite et la blennorrhagie chroniques.

EUCALYPTUS, s. m. Arbre de la famille des myrtacées, originaire d'Australie, acclimaté en Algérie, en Corse, pouvant prospérer dans tous les pays chauds et tempérés, où il n'a pas à craindre les gelées. Sa croissance est extrêmement rapide, son bois, très-dur, peut être utilisé en charpente et dans la construction des navires.

Par les propriétés fébrifuges, stimulantes, antispasmodiques de ses feuilles, il paraît dans certains cas pouvoir suppléer le quinquina. De plus, la culture de l'*eucalyptus globulus* semble assainir les contrées marécageuses par la grande quantité d'eau qu'il absorbe journellement (dix fois son poids). Si tous les avantages que promet jusqu'à présent sa culture se réalisent, ce sera une des plus précieuses conquêtes de ces derniers temps.

EUNUQUE, s. m. (de εὐνή, lit, et ἔχειν, garder). Individus mâles privés plus ou moins complétement des organes de la génération. Les *eunuques parfaits* n'ont ni verge ni testicule, ils sont ordinairement obligés de dilater l'extrémité de leur urèthre au moyen d'une petite sonde d'argent lorsqu'ils veulent uriner. Les *eunuques imparfaits* ont conservé leur verge, souvent susceptible d'érection.

EUPHORBE, s. m. Genre de plantes contenant un suc laiteux qui est un purgatif drastique énergique.

ÉVACUATION, s. f. (*evacuatio, evacuare*, vider, κένωσις). Acte volontaire ou involontaire qui détermine l'expulsion définitive hors de l'économie des matières excrémentitielles solides et liquides. On donne le nom d'*évacuations* à ces matières elles-mêmes. L'*évacuation* peut être le fait d'une opération chirurgicale. On dit : l'évacuation d'un foyer purulent.

ÉVANOUISSEMENT, s. m. (*animi defectus, deliquium*, λειποθυμία). Abolition plus ou moins complète et de peu de durée des fonctions des sens et de l'intelligence, avec ralentissement de la respiration et de la circulation, affaiblissement, pâleur de la face, sueur froide (voy. SYNCOPE).

ÉVAPORATION, s. f. Passage d'un corps à l'état de vapeur lorsqu'il a lieu à une température inférieure à celle de l'ébullition. L'évaporation de la sueur à la surface de la peau produit un abaissement de la température utile dans les limites physiologiques, nuisible s'il est trop considérable.

ÉVENTRATION, s. f. Ouverture de l'abdomen donnant issue à l'intestin et aux autres organes contenus dans cette cavité. On donne aussi ce nom au simple relâchement de la ligne blanche ou des parois de l'abdomen chez les femmes qui ont eu plusieurs grossesses coup sur coup.

ÉVIDEMENT, s. m. Opération chirurgicale, variété de RÉSECTION, qui consiste à enlever les parties malades de l'intérieur des os, en conservant le PÉRIOSTE dans les endroits où il est sain et en laissant une coque osseuse. Les pertes de substance se comblent rapidement, et l'os se régénère complétement après un temps variable pendant lequel un repos absolu est de rigueur.

ÉVOLUTION, s. f. (*evolutio, evolvere*, dérouler). Développement des corps organiques par accroissement. **Évolution des dents** (voy. DENTITION).

EXACERBATION, s. f. (*exacerbatio*, de *ex*, augmentatif, et *acerbus*, cruel, παλιγκότησις). Accroissement prévu ou imprévu dans l'intensité des symptômes d'une maladie, surtout de la fièvre, qui reconnaît pour cause la marche même de l'affection, ou une imprudence, un écart de régime du malade.

EXANIE, s. f. (*exania*, de *ex*, hors, et *anus*). Procidence ou *chute du rectum* hors de l'orifice anal, affection commune chez les enfants. Elle est due à la faiblesse du sphincter et cède généralement à l'application des lotions topiques et astringentes. Chez

le vieillard, l'exanie est plus grave et nécessite l'emploi de pessaires et de bandages appropriés.

EXANTHÈME, s. f. (*exanthema*, ἐξάνθημα,
de ἐξανθεῖν, fleurir; ἐξ, au dehors, et ἄνθος,
fleur). Les exanthèmes, qui comprenaient
autrefois toutes les affections cutanées, désignent seulement aujourd'hui de simples
rougeurs superficielles se développant avec
rapidité, disparaissant sous la pression et
se terminant par résolution et desquamation. Dans cette classe rentrent : l'*érythème*, l'*érysipèle*, la *roséole* et l'*urticaire*.

Quoique l'apparition de quelques exanthèmes soit accompagnée de fièvre, on a
réservé le nom d'*exanthèmes fébriles* aux
fièvres éruptives : *variole, rougeole, scarlatine*.

EXCIPIENT, s. m. Substance peu active, généralement mucilagineuse ou sucrée, à laquelle on incorpore les médicaments pour en masquer le goût, en atténuer
certaines propriétés, ou pour en rendre
l'administration plus facile sous forme de
pilule, potion, etc...

EXCISION, s. f. (de *excidere*, couper).
Opération qui consiste à retrancher, au
moyen des ciseaux, du bistouri, etc., une
partie saillante peu volumineuse (polype,
végétation, condylome, etc.).

EXCITANT, adj. et s. m. Médicaments
destinés à imprimer une suractivité à certains organes ou à certaines fonctions.

EXCORIATION, s. f. Écorchure, plaie
superficielle. Il suffit de laver la partie atteinte et de la protéger contre les poussières au moyen d'un linge de toile enduit
d'un peu de cérat, d'un taffetas dit d'Angleterre, ou de sparadrap de diachylon.

EXCRÉMENT, s. m. Nom donné ordinairement aux matières fécales, mais s'appliquant aussi à toutes celles qui sont éva-
cuées définitivement par l'économie qui
s'en débarrasse, et qui forment les matières
ou humeurs excrémentitielles, telles que
l'urine, la sueur.

Les humeurs **récrémento-excrémen-
titielles** sont celles qui, comme la bile, la
salive, le liquide intestinal, sont destinées
à être en partie réabsorbées et en partie
expulsées.

Les **excréments** ou *matières fécales* de
l'homme contiennent les parties non digérées des aliments, mélangées avec des matières albumineuses, des sels et les résidus

des liquides de la digestion, surtout la
bile.

C'est cette dernière qui les colore en
brun, les désinfecte et en facilite la progression. Lorsqu'elle vient à ne plus couler
dans l'intestin, comme dans les COLIQUES
HÉPATIQUES par exemple, les excréments
sont grisâtres, d'une odeur infecte, cadavé-
reuse, et il y a de la constipation. On retrouve dans les excréments la plupart des
sels métalliques (fer, bismuth, etc.) qui
sont pris comme médicaments; ils sont
alors colorés en noir, le calomel les colore
en vert.

EXCRÉTEUR, adj. (de *excernere*, conduire dehors). Les conduits excréteurs des
glandes sont les canaux qui en conduisent
la sécrétion, soit au dehors, soit dans les
cavités, bouche, estomac, intestin, vessie,
où la sécrétion doit se rendre.

EXCRÉTION, s. f. Expulsion des produits sécrétés par une glande ou un autre organe. Terme employé quelquefois
comme synonyme de SÉCRÉTION lorsqu'il
s'agit de matières excrémentitielles telles que
l'urine, les matières fécales.

EXCROISSANCE, s. f. Synonyme de
condylome. Petite tumeur de la peau ou
des muqueuses, faisant fortement saillie et
généralement n'adhérant à son point d'implantation que par un pédicule étroit. Il y
a des excroissances en forme de verrue,
choux-fleurs, polypes, crêtes de coq, etc.

EXFOLIATION, s. f. (de *ex* et *folium*,
feuille). Séparation par feuillets des parties
mortifiées ou *nécrosées* des os ou des tendons.

EXHALATION, s. f. (de *ex*, au dehors,
et *halare*, souffler; ἀναθυμίασις). Phénomène
exosmotique, par lequel les gaz ou les
liquides de l'économie sont insensiblement
et continuellement amenés à la surface de
certains tissus, qu'ils soient destinés à être
éliminés ou qu'ils doivent rentrer dans la
circulation.

L'**exhalation pulmonaire** rejette dans
l'atmosphère de l'acide carbonique et de la
vapeur d'eau dans une proportion trente-
huit fois plus considérable que l'**exhalation
cutanée**. L'*exhalation* qui se fait à la surface des vaisseaux de la pie-mère produit
le liquide céphalo-rachidien qui n'est pas
éliminé. Les vaisseaux de l'iris et du corps
ciliaire donnent *par exhalation* le liquide
de la chambre antérieure de l'œil; les

membranes séreuses fournissent *par exhalation* la synovie ou la sérosité destinée à rentrer dans la circulation.

EXHUMATION, s. f. Extraction ou levée d'un cadavre du lieu de sa sépulture, soit dans le but de procéder à des expertises médico-légales (recherche d'un crime, empoisonnement, ou simplement de l'identité), soit pour le transférer dans un autre endroit, ou exécuter des fouilles ou des travaux. C'est dans les premières semaines après l'enterrement que les exhumations sont le plus dangereuses pour ceux qui les pratiquent ; autant que possible, il faut choisir un temps froid, les faire exécuter le matin et procéder rapidement. Lorsqu'il faut en faire un grand nombre à la fois, il est prudent de désinfecter au fur et à mesure en répandant sur les fosses un lait de chlorure de chaux.

EXOPHTHALMIE, s. f. (de ἐξ, hors, et ὀφθαλμός, œil). Synonyme d'exorbitisme ou exorbitis. Saillie de l'œil en avant, symptôme commun à plusieurs affections. Les tumeurs, anévrysmes, cancer, abcès ou phlegmons de l'orbite, exostoses, polypes du sinus maxillaire ou des fosses nasales, par leur développement, poussent l'œil en dehors de l'orbite et sont des causes d'exophthalmie.

Dans les cas les plus graves, la nutrition de l'œil s'altère, la cornée se trouble et la perte de l'organe est complète. Dans d'autres cas, les mouvements du globe sont seulement gênés et il n'en résulte qu'une difformité. Le traitement est avant tout celui de la cause de la maladie ; il faudra, si c'est possible, enlever la tumeur, évacuer l'abcès, etc. ; l'exophthalmie elle-même sera combattue par un bandage compressif de l'œil.

L'**exophthalmie cachectique** est un des symptômes de la maladie de Graves ou de Basedow, désignée ordinairement sous le nom de GOITRE EXOPHTHALMIQUE.

L'**exophthalmie traumatique** est la luxation du globe oculaire en avant, par suite d'un coup porté à la tempe ou sur le crâne. Si le nerf optique et les muscles sont déchirés et si l'œil ne tient plus que par quelques lambeaux, il faut en compléter la section. Mais si l'on a lieu de soupçonner que le nerf optique n'est pas rompu, on replacera le globe oculaire dans l'orbite, après s'être bien assuré qu'il n'y est pas resté de corps étranger et après avoir lavé soigneu-

sement la plaie. On appliquera un bandage compressif sur l'œil et quelques sangsues à la tempe.

EXOSTOSE, s. f. Tumeurs des os formées par une production exagérée et circonscrite du tissu osseux. Elles ont, soit la structure ordinaire de l'os, soit celle du tissu compacte, dont la dureté est encore exagérée (*exostoses éburnées*), soit celle du tissu spongieux (*exostoses spongieuses* ou *aréolaires*.

Les exostoses peuvent se montrer sur tous les os, mais elles s'observent plus souvent sur les os longs, le tibia, la clavicule, par exemple, ou sur les os du crâne. Les causes les plus ordinaires de ces tumeurs sont d'abord la *syphilis* (de beaucoup la plus fréquente), la *scrofule*, le *rhumatisme*, la *goutte ;* ces deux dernières donnent plutôt lieu à des TOPHUS CALCAIRES qu'à de véritables exostoses.

Il se développe aussi des exostoses en plaques à la suite des *périostites*, ou d'un *traumatisme* ayant irrité ou décollé localement le périoste.

L'hérédité semble favoriser la production des **exostoses épiphysaires** ou **de développement** qui s'observent chez les adolescents, à l'extrémité des os longs, et sont dues à une hypertrophie du cartilage épiphysaire.

Les *symptômes communs* des exostoses sont d'être des tumeurs dures, incompressibles, immobiles, situées sur un os. Les mouvements des articulations sont parfois gênés par les exostoses, mais elles sont généralement peu douloureuses, excepté celles qui sont causées par la syphilis et qui donnent lieu à des douleurs nocturnes dites *ostéocopes*. Les douleurs peuvent aussi être dues à la compression des nerfs voisins par l'exostose.

Leur *marche* est lente, elles ne rétrocèdent jamais spontanément, mais les exostoses épiphysaires qui se montrent au moment de la puberté n'augmentent que jusqu'au moment du développement complet du système osseux, c'est-à-dire environ 25 ans ; à partir de ce moment elles restent stationnaires.

Au niveau des exostoses sous-cutanées, il se développe parfois une *bourse séreuse* susceptible de s'enflammer, ce qui peut rendre le diagnostic difficile.

Lorsqu'une exostose se développe à l'intérieur des os du crâne, elle peut donner lieu à des paralysies des nerfs sensoriels (amaurose, surdité) et à d'autres phénomènes de compression ou d'irritation du cerveau ou des méninges.

L'exostose sous-unguéale est une variété de l'exostose épiphysaire, qui siége sous l'ongle du gros orteil. Par suite de la pression réitérée de la chaussure, elle s'accompagne de PÉRIOSTITE, l'ongle est soulevé par la tumeur, et de ses bords décollés il s'écoule de la sérosité ou du pus. La phalange peut même se NÉCROSER complétement.

Au début, on peut confondre cette affection avec l'ONGLE INCARNÉ ; on l'en distinguera par la présence d'une tumeur dure et douloureuse qui *soulève* l'ongle et le décolle.

Le *traitement* des exostoses varie suivant les cas ; celles qui sont de nature syphilitique réclament le traitement ordinaire des accidents tertiaires et particulièrement l'iodure de potassium à l'intérieur.

C'est aussi le médicament qu'il faudra administrer toutes les fois qu'on soupçonnera une exostose intra-crânienne, même lorsqu'on ne sera pas sûr de l'origine spécifique de la maladie.

Il ne faut pas toucher aux exostoses épiphysaires ou autres qui ne sont pas douloureuses ou ne gênent pas trop les mouvements, car les opérations faites sur les os ont toujours une gravité d'autant plus considérable qu'il s'agit d'un point plus profondément situé.

Lorsque la gêne ou les accidents produits par une exostose sont trop considérables, il faut en faire la RÉSECTION. L'opération en est parfois difficile si la tumeur n'est pas pédiculée. Pour arriver à énucléer certaines *tumeurs éburnées* extrêmement dures, il a fallu quelquefois employer la gouge et le maillet.

L'*exostose sous-unguéale* doit être enlevée en même temps que l'ongle qui la recouvre ; dans les cas compliqués de nécrose, il faudra désarticuler la phalange.

EXPANSION, s. f. (*expansio*, de *ex*, au dehors, et *pandere*, déployer). Se dit en physique de la dilatation des liquides ou des gaz.

En anatomie, on appelle *expansion* le prolongement d'une partie principale. Le prolongement fibreux du muscle biceps brachial qui s'attache à la partie interne et supérieure de l'aponévrose anti-brachiale est connu sous le nom d'*expansion aponévrotique du biceps*.

EXPECTATION, s. f. (de *expectare*, attendre). Méthode de traitement qui consiste, non à assister impassible et sans rien faire à la marche et aux progrès naturels des maladies, mais à attendre et à surveiller l'action de la nature en se tenant prêt à agir s'il survient un symptôme inquiétant ou s'il se montre une indication précise. En même temps que le médecin exerce cette surveillance, il fait appliquer les règles de l'hygiène générale et de l'hygiène spéciale à la maladie.

C'est surtout dans les affections dont le développement est bien connu et bien déterminé, comme la rougeole, la variole, la scarlatine, etc., qu'il est bon de faire de l'expectation. Aucun moyen, du reste, ne pourrait en enrayer la marche, qui naturellement tend vers la guérison, et le rôle du médecin doit se borner à placer les malades dans les meilleures conditions pour qu'elle s'effectue, et à combattre les complications qui peuvent survenir.

EXPECTORANT, s. m. et adj. (*expectorare*, chasser de la poitrine). On donne ce nom aux médicaments qui exercent une action particulière sur la muqueuse des poumons et facilitent l'expulsion des matières contenues dans les canaux bronchiques. Les expectorants sont de nature très-variée ; les principaux sont : la scille, l'ipécacuanha, les sucs végétaux résino-balsamiques et oléo-résineux, le kermès, le polygala de Virginie, le lierre terrestre, l'hysope, le sulfure de potasse, etc.

EXPÉRIMENTATION, s. f. Base de toutes les sciences physiques et naturelles, l'expérimentation est l'art d'instituer des expériences dans un but défini pour lequel on observe et l'on discute les faits dont on tire des conséquences pour en déduire une loi naturelle.

EXPIRATION, s. f. (*expiratio*, de *ex*, au dehors, et *spirare*, souffler ; ἐκπνοή). Deuxième temps de la respiration, pendant lequel les poumons, en vertu de leur élasticité, aidée de l'action des muscles expirateurs, se débarrassent des gaz qu'ils contiennent et qui sont devenus impropres à l'hématose.

EXPLORATION, s. f. Examen attentif

d'un organe, d'une région, d'une plaie ou d'une blessure, etc., dans le but d'établir le diagnostic d'une maladie et de déterminer toutes les circonstances qui l'accompagnent. On fait l'exploration au moyen de la vue, du toucher, de l'AUSCULTATION, de la PERCUSSION, de certains instruments tels que les SPÉCULUMS pour l'anus, l'oreille, le vagin, le col de l'utérus, l'OPHTHALMOSCOPE pour l'œil, le LARYNGOSCOPE pour le larynx, etc.

On explore les PLAIES au moyen de STYLETS divers, afin d'y reconnaître la présence des corps étrangers, balle, esquilles d'os, etc., d'en déterminer la profondeur et la direction. On reconnaît le contenu des TUMEURS au moyen de ponctions faites avec un TROCART explorateur, qui enlève une petite partie de la tumeur et permet de l'examiner au microscope. Le canal de l'URÈTHRE est exploré avec des BOUGIES de formes diverses, à boule ou à renflement, etc.

Chaque organe, chaque maladie, nécessite un genre particulier d'exploration.

EXPULSION, s. f. Dernier temps de l'ACCOUCHEMENT et de la DÉLIVRANCE (expulsion du délivre).

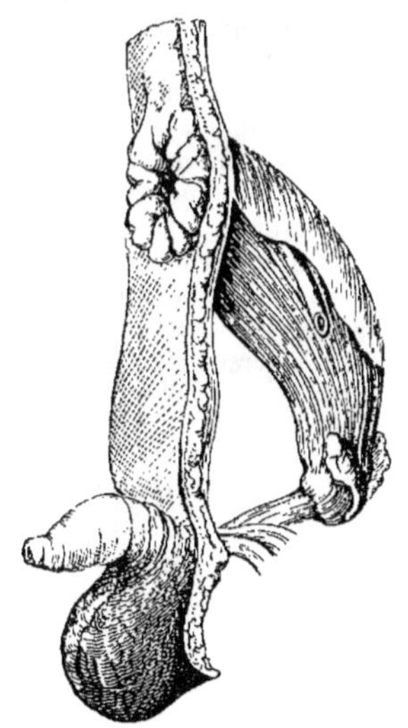

FIG. 235. — Exstrophie de la vessie qui s'ouvre au nombril.

EXSTROPHIE, s. f. (de ἐξ, hors, et τροφή, renversement). Renversement ou retournement d'un organe, et particulièrement de la VESSIE.

L'exstrophie de la vessie est une maladie congénitale due à un arrêt de développement, dans laquelle la vessie vient s'ouvrir à l'ombilic (fig. 235). A cet endroit il y a une tumeur rouge fongueuse, saignant facilement, de deux points de laquelle l'urine s'écoule constamment (ouverture des uretères).

Le plus souvent cette anomalie s'accompagne d'ÉPISPADIAS, d'absence du rectum ou autres anomalies, le plus souvent incompatibles avec la persistance de la vie. Dans les cas plus simples, on peut remédier à ce vice de conformation par une opération autoplastique.

EXSUDAT, s. m. Nom donné à des matières de consistance plus ou moins épaisse, liquides ou membraniformes, analogues à de la fibrine ou à de l'albumine, qui se produisent, dans diverses circonstances, à la surface des membranes séreuses, des muqueuses (*angine couenneuse, stomatite membraneuse*, etc.), ou dans les divers tissus ou organes. On distingue aussi les exsudats *albumineux, fibrineux, hémorrhagiques*.

On nomme *exsudats plastiques* des productions pathologiques qui se présentent sous forme de *taches* ou plaques blanches (exsudats de la choroïde, de la rétine).

EXSUDATION, s. f. Quelquefois pris comme synonyme d'*exsudat*. Formation de néo-membranes ou de fausses membranes. Exhalation ou suintement des humeurs à travers les parois des vaisseaux, à la surface des muqueuses, des séreuses, du derme dénudé, ou dans l'épaisseur et la trame des tissus.

EXTENSEUR, adj. Nom donné à plusieurs muscles qui produisent l'extension du membre sur lequel ils agissent : extenseur commun des doigts; extenseur propre du petit doigt, de l'index, court extenseur du pouce, long extenseur du pouce, long extenseur des orteils, extenseur propre du gros orteil. Ce sont les opposés des fléchisseurs. D'autres muscles, tels que le *triceps brachial* pour l'avant-bras, le *droit antérieur de la cuisse*, le *vaste externe*, le *vaste interne*, le *crural* pour la jambe, le *pédieux* pour le pied, sont aussi des extenseurs (voy. MUSCLES).

EXTENSION, s. f. Action d'étendre un

membre. Opération dans laquelle on tire sur un membre afin de faciliter la réduction d'une fracture ou de remettre une LUXATION. En même temps que l'on tire sur une partie, le bras par exemple s'il s'agit d'une luxation de l'ÉPAULE, on immobilise l'autre partie en faisant sur le thorax la *contre-extension*.

Dans certains cas, il est nécessaire, afin de maintenir les fragments d'un os fracturé dans une position normale (fracture de cuisse), de faire l'*extension continue* au moyen de divers appareils.

EXTERNE, adj. Synonyme d'extérieur. Les **maladies externes** sont celles dont la lésion principale est accessible au regard, telles sont les maladies de la peau, les plaies, etc.

La **pathologie externe** est l'étude des maladies chirurgicales ordinairement immédiatement apparentes.

La région, le bord, les muscles externes sont ceux qui sont situés en dehors de l'axe du corps ou de l'axe du membre.

EXTIRPATION, s. f. (de *ex*, hors, et *stirps*, racine). Ablation complète d'un os, d'un organe ou d'une tumeur, dont on enlève tous les prolongements ou racines.

EXTRACTION, s. f. (de *ex*, hors, et *trahere*, tirer). Action de retirer ou d'enlever de l'intérieur du corps un corps étranger, un organe tel qu'une DENT, le CRISTALLIN (CATARACTE), un os ou un fragment d'os nécrosé, etc.

En *pharmacie*, on fait l'extraction des principes actifs des plantes ou autres matières premières en les soumettant à diverses opérations, telles que MACÉRATION, DÉCOCTION, SUBLIMATION, etc.

EXTRAIT, s. m. (*extractum*). Les extraits sont des médicaments composés des principes solubles d'une substance végétale ou animale quelconque, principes d'abord dissous dans un liquide approprié (extrait aqueux, extrait alcoolique, extrait éthéré), puis ramenés par l'évaporation du dissolvant à une consistance molle ou tout à fait sèche (extrait mou, extrait sec). Les extraits portent le nom de la substance qui les a produits (extrait de quinquina, extrait d'opium).

L'**extrait de saturne** est une dissolution de SOUS-ACÉTATE DE PLOMB très-employée dans le pansement des contusions.

EXTRA-UTÉRIN, adj. (de *extra*, hors, et *utérus*, matrice). Situé en dehors de l'utérus ou matrice.

La **vie extra-utérine** est celle qui commence à la naissance, par opposition à la vie *intra-utérine*, qui se passe dans la matrice et se termine à la naissance de l'enfant.

La **grossesse extra-utérine** est celle qui se produit en dehors de l'utérus (voy. GROSSESSE).

EXUTOIRE, s. m. Nom générique des ulcères artificiels (CAUTÈRE ENTRETENU, VÉSICATOIRE PERMANENT) que l'on établit sur la peau dans le but de détourner les humeurs, d'arrêter les progrès des maladies internes ou de traiter les maladies rebelles, les douleurs sciatiques par exemple. Les exutoires, bien qu'utiles dans un certain nombre de cas, étaient beaucoup plus employés autrefois qu'ils ne le sont aujourd'hui. Ils sont toujours une cause d'affaiblissement, par suite de la suppuration qu'ils déterminent, et leur usage doit être limité aux indications précises. Lorsqu'on supprime un exutoire ancien, il est prudent d'administrer quelques purgatifs et d'exercer une surveillance attentive sur les diverses fonctions.

F

FACE, s. f. Partie antérieure et inférieure de la tête, située au-dessous du crâne et renfermant les organes des quatre sens supérieurs.

Le *squelette osseux* de la face comprend quatorze os, six pairs et deux impairs.

Les six os pairs sont les : *maxillaire supérieur, malaire, os propre du nez, unguis, vomer, cornet inférieur ;* les deux os impairs sont : le *palatin* en haut, le *maxillaire inférieur* en bas, qui constitue à lui seul la *mâchoire inférieure*, tandis que les treize premiers forment la mâchoire supérieure.

Les *muscles* de la face sont disposés autour des ouvertures naturelles (*paupières, narines et lèvres*). La plupart s'insèrent à la peau ; ils donnent à la face son expression variable avec les dispositions de l'esprit. Ce sont :

Pour la cavité orbitaire : *l'orbiculaire des paupières* (muscle de la réflexion), le *sourcilier* (douleur).

Pour l'orifice de la bouche : le *grand zygomatique* (joie), le *petit zygomatique* (chagrin), les *releveur superficiel* et *releveur profond de l'aile du nez et de la lèvre supérieure* (chagrin et larmes), le *canin*, le *risorius de Santorini*, le *triangulaire des lèvres* (tristesse), les muscles *carré du menton* (ironie) et de la *houppe du menton*, l'*orbiculaire des lèvres*, le *buccinateur* (muscle de l'ironie).

Pour les narines : le *transverse du nez* (libidineux), le *myrtiforme* (muscle nasil-lard), le *dilatateur de l'aile du nez* (muscle de la colère), à la mâchoire inférieure, le *masséter* (fureur), le *temporal*, le *ptérygoïdien interne* et le *ptérygoïdien externe*.

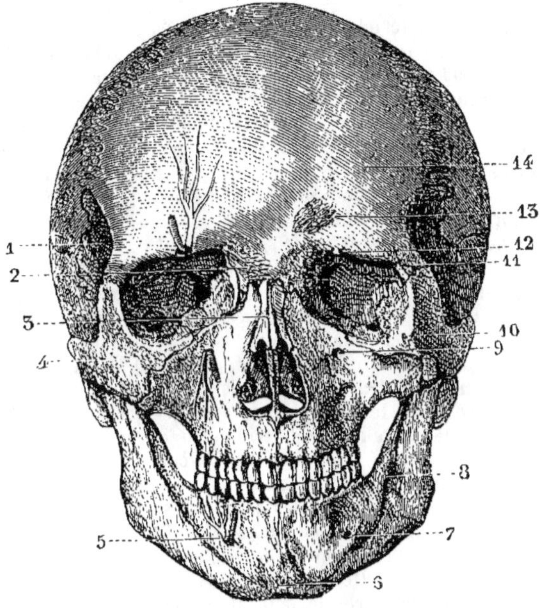

FIG. 236 (empruntée à l'*Anatomie* du docteur Fort).

Squelette osseux de la face et de la partie antérieure du crâne.

1, Partie antérieure de la fosse temporale. 2, Bosse frontale moyenne. 3, Os naseaux. 4, Os malaire. 5, Nerfs et vaisseaux mentonniers. 6, Tubercule mentonnier. 7, Trou mentonnier. 8, Ligne oblique externe du maxillaire inférieur. 9, Trou sous-orbitaire. 10, Trou malaire. 11, Apophyse orbitaire externe. 12, Trou sus-orbitaire. 13, Insertion du sourcilier. 14, Face antérieure du frontal.

Tous ces muscles sont innervés par le nerf facial.

Les *vaisseaux sanguins* de la face forment deux réseaux : l'un superficiel, l'autre profond, s'anastomosant entre eux et se suppléant l'un l'autre. Les artères viennent de la carotide externe (fig. 109) ; leur *réseau superficiel* résulte des anastomoses des artères *faciale, transversale de la face, sous-mentale*. Elles sont flexueuses, peu volumineuses et se réunissent sur la ligne médiane avec celles du côté opposé ; aussi la circulation y est-elle très-active et très-rapide. Les tissus y ont une grande vitalité et les plaies y guérissent rapidement. C'est à la face que réussissent le mieux les autoplasties, c'est aussi là qu'elles sont les plus utiles pour remédier aux difformités. Sous l'influence de troubles dans la circulation des poumons, d'une émotion violente ou des irrégularités dans les mouvements du cœur, la face devient rapidement pâle, rouge ou cyanosée.

Le réseau artériel profond est formé par les artères *linguale, pharyngienne, maxillaire interne* et leurs branches.

Les veines de la face se rendent dans les veines jugulaires ; elles forment, comme les artères, deux réseaux, l'un superficiel et l'autre profond.

Les nerfs de la face sont extrêmement nombreux, ils sont de trois ordres :

1° Les *nerfs de sensibilité spéciale* : OLFACTIF, OPTIQUE, ACOUSTIQUE, LINGUAL et GLOSSO-PHARYNGIEN.

2° Les *nerfs de sensibilité générale* sont fournis par la cinquième paire nerveuse (nerf TRIJUMEAU ou trifacial).

3° Les *nerfs moteurs* sont fournis en majeure partie par le nerf FACIAL (septième paire), par la petite racine du trijumeau et par les troisième, quatrième et sixième paires pour les muscles de l'œil.

Les **plaies** simples et nettes de la face se cicatrisent en général rapidement ; il suffit de les laver et d'en rapprocher les bords au moyen de bandelettes ou de sutures.

Lorsqu'il y a eu perte de substance considérable, surtout en cas de **brûlure**, il faut se tenir en garde contre la rétraction cicatricielle, qui peut altérer les ouvertures des paupières, de la bouche ou du nez.

L'ÉRYSIPÈLE est fréquent à la face ; il complique souvent les opérations d'autoplastie.

Les CLOUS (FURONCLES) et les ANTHRAX paraissent avoir plus de gravité à la face que dans les autres parties du corps, par suite de la phlébite de la veine faciale qui les accompagne souvent ; ils ne doivent pas être incisés avant le cinquième jour ; on y appliquera des cataplasmes et on donnera un purgatif salin, limonade ou eau de Sedlitz, etc.

FACIAL, adj. Qui appartient à la face. L'**angle facial** est celui qui indique le plus ou moins d'obliquité du front. Pour le mesurer exactement sur un crâne, on fait passer une première ligne, dite faciale, depuis les dents incisives jusqu'à la partie antérieure du front, sur le plan médian, puis une seconde ligne, ou horizontale, par le conduit auditif et la base des narines ou épine nasale inférieure. Ces deux lignes, en se rencontrant, déterminent l'angle facial. Il est plus ou moins ouvert, suivant le degré d'intelligence de l'homme ou de l'animal. C'est ainsi qu'il se rapproche beaucoup de l'angle droit et atteint en moyenne 80 degrés chez les Européens, tandis qu'il n'a que 70 degrés chez les nègres, 30 à 65 degrés chez les singes, 14 chez le bœuf.

L'**artère faciale** est une branche de l'artère carotide externe qui se distribue à la face ; elle suit le bord de la mâchoire inférieure et se dirige vers la commissure des lèvres.

Le **nerf facial** (fig. 237), ou nerf de la septième paire, est un NERF MOTEUR qui a son origine apparente dans la fossette sus-olivaire du *bulbe*, il traverse le conduit auditif interne avec le nerf auditif, passe dans l'aqueduc de Fallope, sort du crâne par le trou stylo-mastoïdien et se divise en deux branches, *temporo-faciale* et *cervico-faciale*, qui se distribuent aux muscles de la face. Pendant son trajet dans l'aqueduc de Fallope, le facial donne une branche collatérale, nommée la *corde du tympan*, qui va s'accoler au nerf lingual, transmet des sensations gustatives et agit sur la sécrétion de la *glande sous-maxillaire*. Toutes les autres branches du facial sont purement motrices et nullement sensitives.

La **névralgie faciale** n'atteint pas le nerf facial (qui n'est pas sensible), comme son nom semblerait l'indiquer, mais le TRIJUMEAU ou *trifacial*, nerf mixte dont la partie sensitive préside à la sensibilité de la face. Elle peut atteindre chacune de ses trois branches : 1° *branche ophthalmique de Willis* (front, paupière, œil) ; 2° *maxillaire supérieur* (joue, lèvre, mâchoire supérieure, dents) ; 3° *maxillaire inférieur* (mâchoire et lèvre inférieures, menton, dents). La branche ophthalmique qui se distribue au front est le plus souvent seule atteinte, mais la névralgie peut aussi frapper les deux autres à la fois ou séparément.

Les *causes* de la névralgie faciale sont celles de toutes les névralgies : une irritation directe du trijumeau par une plaie, une cicatrice, un corps étranger, une tumeur ou un cancer qui le comprime, l'impression du froid ; la *carie dentaire* est la cause la plus fréquente des névralgies faciales qui s'irradient dans les branches qui ne sont pas directement intéressées. Les causes générales sont l'anémie, la FIÈVRE INTERMITTENTE LARVÉE, l'intoxication saturnine ou mercurielle.

Les principaux symptômes de la névralgie faciale sont la douleur, les mouvements convulsifs de la face (tics douloureux) et les troubles de sécrétion du côté de l'œil (larmoiement), des narines ou de la bouche. La douleur est sourde, constante, avec accès plus ou moins intenses, parfois tout à fait intolérables et survenant sous les influences les plus diverses, froid, mouvement brusque, frôlement léger, etc. Les tics consistent le plus souvent en clignement des paupières, déviation brusque de la commissure des lèvres donnant à la physionomie une expression parfois étrange (rire sardonique). Les troubles de circulation produisent une rougeur de la joue et de tout le côté atteint, du larmoiement ou du coryza, les cheveux blanchissent ou tombent, la peau peut s'hypertrophier ou se couvrir d'éruptions.

Le *traitement* de la névralgie faciale consiste à agir directement sur la cause qui l'a produite et à calmer les douleurs. On soignera donc

la *chloro-anémie*, la *syphilis*, *l'affection rhumatismale* ou *goutteuse* à l'influence de laquelle on croira pouvoir la rattacher. On n'oubliera pas que, le plus souvent, c'est

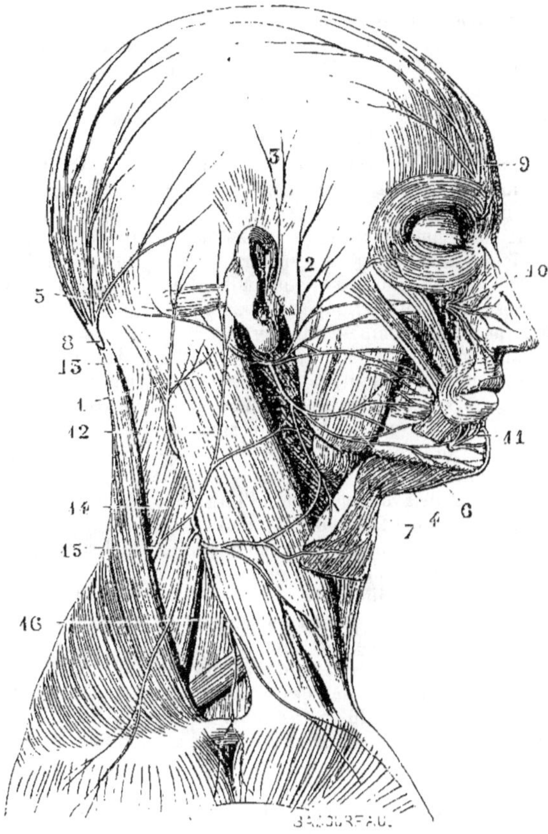

FIG. 237 (empruntée à l'*Anatomie* du docteur Fort).
Nerf facial, nerf occipital et plexus cervical superficiel.

1. Nerf facial.
2. Rameaux temporaux du facial.
3. Nerf auriculo-temporal.
4. Branche inférieure du nerf facial.
5. Nerf auriculo-occipital.
6. Rameaux mentonniers du facial.
7. Rameaux cervicaux du facial.
8. Nerf occipital d'Arnold.
9. Nerf sus-orbitaire ou frontal.
10. Nerfs sous-orbitaires.
11. Nerf mentonnier.
12. Branche auriculaire du plexus cervical.
13. Branche mastoïdienne du plexus cervical.
14. Rameau du trapèze venant du plexus cervical.
15. Branche cervicale transverse du plexus cervical.
16. Branche sus-claviculaire.

par une *fièvre intermittente larvée* qu'elle est causée et on administrera le sulfate de quinine.

Même dans des cas qu'on ne pouvait rattacher à la syphilis ou au rhumatisme, on a tiré un bon parti de l'iodure de potassium et des granules d'arséniate de soude.

Il faudra inspecter avec le plus grand soin la cavité de la bouche et surtout les dents, dont la carie provoque fréquemment une névralgie qui s'irradie aux branches nerveuses voisines.

Lorsque le nerf est atteint lui-même, il est quelquefois nécessaire d'en faire la section entre le cerveau et le point malade, ou d'en réséquer une portion, ce qui n'est possible que pour certaines branches.

Pour calmer les douleurs, parfois tout à fait atroces, que ressentent les malades, on aura recours aux vésicatoires morphinés appliqués le plus près possible du siège de la douleur, aux fomentations avec la pommade belladonée, aux badigeonnages avec du laudanum de Sydenham, ou à l'introduction dans le conduit de l'oreille d'un petit tampon de ouate imbibé de baume tranquille laudanisé. A l'intérieur, on prescrira les pilules de Méglin (jusquiame et valériane), le chloral, les préparations opiacées et l'eau de laurier-cerise. Enfin on aura recours aux injections hypodermiques de chlorhydrate de morphine qui procureront, sinon la guérison, du moins la cessation momentanée de la douleur et un repos absolument nécessaire.

La **paralysie faciale** atteint le plus ordinairement une des moitiés de la face seulement. On distingue :

1° La *paralysie faciale idiopathique*, qui existe seule sans être accompagnée par une paralysie d'un des côtés du corps (HÉMIPLÉGIE), et dépend d'une lésion du nerf facial hors du crâne, après sa sortie du trou stylomastoïdien (impression du froid, rhumatisme, compression du nerf facial).

2° La *paralysie faciale symptomatique*, qui accompagne le plus ordinairement la paralysie d'un des côtés du corps, et qui est produite par un ramollissement ou une hémorrhagie CÉRÉBRALE ayant altéré le nerf à son origine.

Les *symptômes* de la paralysie faciale sont dus au fonctionnement incomplet ou à l'immobilité des muscles de la face. Aussi l'*expression générale* de la figure est-elle

tout à fait changée, la plupart des rides ont disparu ; le visage, du côté atteint, semble rajeuni comme par le meilleur des cosmétiques. En même temps, il est dévié du côté sain, et son impassibilité contraste avec les mouvements variés qui modifient la physionomie du côté normal pendant qu'on veut parler, rire, bâiller, etc., surtout si l'on exagère à dessein la mimique de l'expression. C'est ce qui faisait le succès d'un acteur anglais atteint de paralysie faciale, dont la figure exprimait d'un côté les sentiments les plus divers et restait impassible de l'autre.

Le *front* est immobile, le *sourcil* ne peut se froncer, l'*œil* reste ouvert (LAGOPHTHALMOS) à cause de la paralysie du muscle orbiculaire et de l'intégrité du releveur de la paupière supérieure innervé par le nerf de la troisième paire. Plus tard, il survient du côté de l'œil des complications telles que le LARMOIEMENT, l'ECTROPION, des KÉRATITES et des CONJONCTIVITES, causées par l'impossibilité de le fermer et de le soustraire aux influences extérieures.

L'aile du *nez*, du côté atteint, est flasque et affaissée, la pointe est déviée du côté sain, la commissure des *lèvres* est abaissée et projetée en avant, l'ouverture de la *bouche* est oblique, surtout si le malade veut rire ou parler, la salive est maintenue difficilement dans la bouche. La *joue*, flasque et immobile, se soulève au moment de l'expiration et se creuse pendant l'inspiration : elle ne chasse plus à l'intérieur de la bouche les aliments qui s'introduisent entre elle et la gencive, et le malade doit s'en débarrasser avec le doigt. S'il essaye de siffler, un seul côté de la bouche se contracte et il ne peut y parvenir, il lui est difficile de fumer la pipe, de souffler dans un tuyau, etc.

La paralysie faciale *double* est extrêmement rare ; les troubles fonctionnels en sont beaucoup plus graves.

La paralysie faciale idiopathique survient brusquement après un voyage en voiture, lorsque le vent vient frapper la région de l'oreille, ou lorsqu'on s'est couché sur la terre humide. Elle guérit en quelques semaines et n'est pas dangereuse. Dans certains cas, elle peut être due à une maladie du ROCHER, le nerf étant atteint à son passage dans l'aqueduc de Fallope ; elle est alors beaucoup plus grave. Chez les nou-

veau-nés, lorsqu'on a dû employer le FOR-
CEPS, il y a quelquefois une paralysie faciale
qui leur donne un aspect grimaçant d'autant
plus bizarre qu'ils commencent à crier; au
bout de quelques jours tout est rentré dans
l'ordre.

La *marche*, le *pronostic* et le *traitement*
de la paralysie symptomatique d'une lésion
du cerveau, APOPLEXIE, RAMOLLISSEMENT,
TUMEUR, etc., sont ceux de la maladie principale.

Si la paralysie faciale est idiopathique et
reconnaît pour cause l'influence du froid,
d'un courant d'air, d'une compression, etc.,
il faut la traiter par les révulsifs, vésicatoires, frictions avec le liniment ammoniacal, badigeonnages de teinture d'iode, appliqués en avant de l'oreille à l'endroit de
l'émergence du nerf facial (1, fig. 237). On la
combat très-efficacement au moyen de l'ÉLEC-
TRICITÉ en se servant des *courants continus*,
ou en employant la FARADISATION.

FACIÈS, s. m. Mot latin employé en
français par quelques auteurs pour signifier
la face, le visage. Il se dit de l'aspect général d'un corps.

FACULTÉ, s. f. (*facultas*, de *facere*,
faire ; δύναμις). On appelle faculté l'aptitude
que présente chaque corps vivant à accomplir certains actes, à présenter certains
phénomènes propres, qui sont en rapport
avec la disposition d'organes spéciaux. On
entend par *facultés intellectuelles* les différents modes d'action du cerveau : entendement , raisonnement , mémoire , jugement, etc.

FAIBLESSE, s. f. (*debilitas*, ἀσθένεια).
Défaut de force, diminution générale ou
locale d'énergie vitale. On dit quelquefois :
*tomber en faiblesse, avoir une faiblesse,
des faiblesses ;* alors ce mot est synonyme
de LIPOTHYMIE.

FAIM, s. f. (*fames*, λιμός). La faim est
une sensation vague, spéciale, qui se fait
sentir dans la région épigastrique, qui
coïncide avec la vacuité de l'estomac et
nous avertit du besoin de manger. Cet appel
instinctif d'aliments, d'abord assez agréable, devient douloureux lorsqu'il n'est point
satisfait. On n'est pas encore parvenu à localiser le siège de la sensation de la faim.

Presque toutes les maladies débutent par
une diminution ou l'absence complète de la
faim (anorexie); quelques-unes, au contraire, celles du système nerveux central

en particulier, offrent comme symptôme une
sensation trompeuse de faim, l'estomac
n'étant pas dans l'état de vacuité. On appelle *faim canine, faim-valle* ou *frin-
gale* , un besoin irrésistible de manger
qu'on peut ranger parmi les névroses de
l'estomac.

FANON, s. m. Sorte d'ATTELLE faite au
moyen de paille roulée en cylindre, ou plus
fréquemment d'un coussin de balle d'avoine,
qui sert à maintenir les FRACTURES de jambe
ou de cuisse. Le *drap fanon* est la pièce de
linge qui enveloppe les fanons et sur laquelle repose le membre fracturé.

FARADISATION, s. f. Application de
l'ÉLECTRICITÉ D'INDUCTION dans le but de
produire une révulsion à la surface de la
peau, de rappeler la sensibilité ou le mouvement dans les organes où ils sont abolis
ou affaiblis.

FARCIN, s. m. Affection contagieuse
grave, propre aux solipèdes (cheval), mais
pouvant se transmettre à l'homme. Ses différentes formes se montrent à l'état aigu ou
à l'état chronique

Le **farcin aigu**, chez l'homme, est produit par l'inoculation de matières farci-
neuses; il est caractérisé par une inflammation des vaisseaux et des ganglions lymphatiques, quelquefois des veines superficielles
des membres; par des abcès multiples sur
diverses régions, une éruption pustuleuse
spéciale et un ensemble de symptômes généraux très-graves.

Dans le **farcin chronique**, les abcès multiples dégénèrent en ulcères fistuleux. On
voit apparaître des douleurs articulaires et
musculaires, des angioleucites spécifiques,
une altération profonde de la constitution,
se terminant le plus ordinairement par la
MORVE aiguë.

Aucun moyen thérapeutique n'a paru jusqu'à présent exercer une influence sur la
marche du farcin. Des mesures sanitaires
et hygiéniques énergiques sont seules capables d'empêcher la production de cette
maladie.

FARD, s. m. Cosmétique destiné à donner à la peau une couleur artificielle. Le
fard blanc est du sous-nitrate de bismuth
ou de l'oxyde de zinc; le **fard rouge** est le
principe colorant du carthame ou des sels
de plomb porphyrisés, mélangés à une certaine quantité de craie de Briançon. Les
fards, en raison des substances irritantes

ou toxiques qui les composent, altèrent la peau, suppriment l'évaporation cutanée, et causent quelquefois des accidents d'intoxication.

FARINE, s. f. Poudre obtenue par la trituration de diverses substances et en particulier des semences des graminées ou des légumineuses.

FASCIA, s. m. Synonyme d'APONÉVROSE. La peau du corps entier est doublée par une couche celluleuse nommée *fascia superficialis*, qui ne manque guère qu'à la face et à quelques autres endroits où les muscles s'insèrent directement à la peau. Presque chaque organe est en outre plus ou moins enveloppé du *fascia celluleux profond*. Ces couches sont plus ou moins épaisses ; suivant les régions, elles prennent des noms particuliers : le *fascia lata* est l'aponévrose de la cuisse ; le *fascia cribriformis* forme la partie supérieure du *canal crural* à l'aine (fig. 47), etc. (voy. APONÉVROSE).

FAUX, adj. Employé pour désigner certaines maladies, certains organes, substances, etc., qui en simulent d'autres (faux croup, fausses membranes, faux nez, fausse angusture, faux persil).

FAUX, s. f. La faux du cerveau et celle du cervelet sont des replis formés par la dure-mère qui séparent presque complétement ces organes en deux parties symétriques.

FAVUS, s. m. Espèce de teigne due à un parasite, l'*Achorion Schœnleinii* (voy. TEIGNE FAVEUSE).

FÉBRIFUGE, adj. et s. m. (*febris*, fièvre, et *fugere*, chasser ; λαξιπύρετος). Nom donné aux médicaments employés contre les fièvres intermittentes, comme le quinquina et ses alcaloïdes.

FÉBRILE, adj. (*febris*, fièvre). Qui a rapport à la fièvre ou qui l'indique : *pouls fébrile ; mouvement fébrile.*

FÉCAL, adj. Qui a rapport aux fèces ou EXCRÉMENTS. Les matières fécales paraissent être le mode de transmission de certaines maladies, fièvre typhoïde, dyssenterie épidémique, peut-être le choléra, etc. D'où l'indication de les éloigner le plus possible des habitations et d'éviter surtout leur infiltration dans les eaux potables.

FÈCES, s. f. pl. (prononcez *fècesse*). Mot latin synonyme d'excréments ou de matières fécales.

FÉCONDATION, s. f. Pénétration des *spermatozoïdes* du mâle dans l'ovule de la femelle.

Anciennement, pour expliquer la ressemblance des enfants aux parents et l'éréthisme général de l'homme et de la femme pendant le coït, on croyait avec Hippocrate que le sperme de l'homme et le liquide vulvo-vaginal de la femme étaient sécrétés par toutes les parties du corps des deux individus et que le nouvel être était formé par ce mélange. On sait aujourd'hui que la femme sécrète dans ses ovaires une *cellule* spéciale nommée OVULE. Lorsque cet ovule subit le contact des spermatozoïdes de l'homme, il y a fécondation, et l'ovule, en se développant, se transforme en un nouvel être semblable à ses parents.

L'ovule chemine de l'*ovaire* dans la *matrice* en passant par un conduit nommé la *trompe de Fallope*. Ce n'est que dans la première partie de son trajet, quand il est encore près de l'ovaire, qu'il peut être fécondé. Aussi les spermatozoïdes remontent-ils du vagin dans la matrice en passant par l'ouverture du col, puis de la matrice par la trompe jusqu'à l'ovaire. Il leur faut environ vingt-quatre heures pour accomplir ce trajet. Si le col de la matrice est bouché, s'il est dévié, les spermatozoïdes ne peuvent remonter et la femme est inféconde ; il est nécessaire de lui faire subir un traitement pour combattre la *stérilité.*

La fécondation ne se faisant qu'à un moment déterminé du parcours de l'ovule, ce n'est qu'alors que le coït peut être suivi de grossesse, c'est-à-dire dans les dix jours qui suivent l'écoulement menstruel. Cependant, comme à l'intérieur des parties génitales de la femme le sperme conserve pendant quelques jours ses propriétés fécondantes, le coït pratiqué peu avant la période menstruelle sera aussi fécond. De plus, le moment des règles étant souvent soumis à des irrégularités, on s'explique facilement comment la conception peut avoir lieu, quoique avec une fréquence très-inégale, à d'autres moments que ceux que nous avons indiqués.

D'après certains physiologistes, la fécondation faite au début de la période menstruelle donnerait des enfants du sexe féminin. Ceux qui seraient procréés plus tard, lorsque l'ovule est plus mûr et descendu davantage dans la trompe, seraient du sexe masculin.

Il n'y a rien de certain à cet égard, car d'autres auteurs attribuent à une prédominance de force du père ou de la mère la procréation du sexe de l'enfant.

Lorsqu'il se détache deux ovules à la fois ou à une faible distance l'un de l'autre, il peut y avoir *grossesse gémellaire*. Si la femme voit deux individus à peu d'intervalle, un des enfants pourra être d'un premier père et l'autre du second. C'est le cas cité par Buffon d'une femme de la Caroline, qui, ayant eu à quelques instants d'intervalle des relations avec un blanc et un nègre, eut deux jumeaux, l'un blanc et l'autre noir.

Comme plusieurs spermatozoïdes pénètrent à la fois dans l'ovule, il pourrait se faire, à la rigueur, qu'il y en eût d'individus différents et que la paternité de l'enfant fût mixte (Coste).

FÉCONDITÉ, s. f. Faculté de reproduction. La fécondité est extrêmement variable dans les espèces animales. Elle l'est suivant les races, les climats, les individus, dans l'espèce humaine. La fécondité est souvent héréditaire, mais son absence est liée le plus souvent à une maladie de l'utérus, à un vice de conformation (voy. STÉRILITÉ).

FÉCULE, s. f. (*fæcula*, diminutif de *fæx*, dépôt). Matière qui avec le gluten forme la base principale des farines. Elle se présente sous la forme de petits granules de grosseur et de forme variées, incolores et transparents. L'iode, en colorant la fécule en bleu, décèle facilement sa présence. C'est la substance alimentaire la plus répandue dans le règne végétal. Elle forme la majeure partie du pain; on la trouve dans presque toutes les parties de la plante, mais surtout dans les tubercules et les graines. Insoluble dans l'eau froide, la fécule se convertit dans l'eau bouillante en une gelée connue sous le nom d'*empois*. La salive a la propriété de transformer cet empois en *dextrine* et en *glycose*, substances solubles et propres à la nutrition.

Les fécules provenant de différents végétaux se reconnaissent sous le microscope aux formes différentes qu'affectent leurs granules. Les principales sont : l'amidon ou fécule des céréales, la fécule de pomme de terre, le manioc, le sagou et l'arrow-root. Elles sont employées avec succès pour calmer les démangeaisons, et servent de topiques dans un grand nombre d'éruptions aiguës. On en compose des cataplasmes, des glycérolés. La fécule est employée en lavements dans les diarrhées des jeunes enfants. Comme analeptiques, on administre les fécules en potages, dans du lait, du bouillon, du chocolat; on en fait des gelées et des loochs.

FEMME, s. f. Individu du sexe féminin. La femme diffère de l'homme comme structure; par les parties génitales, le développement des mamelles, une abondance moins grande du système pileux sur le corps, la conformation du larynx. Chez elle, le bassin est plus large, plus ouvert en avant et en haut, la distance de l'ombilic au pubis est plus grande que chez l'homme. Les cavités cotyloïdes sont portées en avant et les trochanters du fémur sont plus saillants que chez l'homme.

La tête de la femme est en général plus petite, le cerveau moins pesant, les épaules moins développées; chez l'homme, ce sont elles qui forment l'endroit le plus large du corps, tandis que chez la femme c'est le bassin.

Le squelette osseux de l'homme est plus fort, les saillies osseuses sur lesquelles s'insèrent les muscles sont plus développées, les empreintes musculaires mieux marquées que chez la femme. La clavicule de l'homme est plus courbée que celle de la femme.

FÉMORAL, adj. Qui a rapport à la cuisse, synonyme de CRURAL.

L'arcade fémorale ou ligament de Poupart est un épaississement de l'aponévrose du grand oblique de l'abdomen qui va de l'épine iliaque antérieure et supérieure à l'épine du pubis.

L'artère fémorale est la suite de l'iliaque externe; elle commence à l'arcade fémorale et finit à l'anneau du muscle troisième adducteur. Elle est située à la partie antéro-interne de la cuisse, plus superficielle à l'aine que plus bas. Le muscle couturier est son satellite (fig. 51).

FÉMORO-CUTANÉ, adj. Nerf superficiel du haut de la cuisse et du bas du ventre.

FÉMORO-TIBIAL, adj. Qui appartient au fémur et au tibia (voy. GENOU).

FÉMUR, s. m. Os de la cuisse qui s'articule en haut avec l'*os coxal* (articulation de la hanche), en bas avec la *rotule* et le *tibia* (articulation du genou). Il présente un corps presque cylindrique et deux extrémités renflées.

L'extrémité supérieure du fémur est constituée par la *tête* articulaire en forme de sphère, qui entre dans la cavité cotyloïde de l'os coxal; au-dessous, le *col*: plus bas, deux tubérosités: le *grand trochanter* et le *petit trochanter*.

La partie inférieure est formée par deux renflements osseux, les deux *condyles fémoraux* séparés par l'*échancrure intercondylienne*.

Les **fractures du fémur** peuvent avoir lieu au col, surtout chez les vieillards (fractures du col du fémur divisées en *intra-capsulaires* et *extra-capsulaires*), ou en un point quelconque du corps du fémur. Le trochanter peut aussi être détaché de l'os.

Dans les fractures du corps du fémur (fracture de la cuisse), il y a le plus souvent un chevauchement plus ou moins considérable (fig. 149) que l'on fait disparaître difficilement, et qui produit un raccourcissement notable du membre inférieur (presque toujours au moins 2 à 4 centimètres). Le bassin s'incline un peu du côté fracturé pour racheter la différence de niveau et rendre la boiterie moins intense.

FENÊTRE, s. f. Nom de deux ouvertures de l'OREILLE interne; la *fenêtre ovale* sépare l'oreille interne de la caisse du tympan; la *fenêtre ronde* est fermée par le tympan secondaire, elle sépare la caisse du tympan du liquide qui remplit la rampe du limaçon.

On dit aussi qu'on fait une fenêtre dans un *appareil inamovible* lorsqu'on y pratique une ouverture destinée à permettre la surveillance et à faire des applications topiques ou autres pansements (appareil inamovible fenêtré).

FENOUIL, s. m. Ombellifère indigène. La racine du fenouil commun (*fœniculum officinale*) était rangée parmi les cinq racines apéritives, et ses fruits, aromatiques, passent pour stomachiques, carminatifs et légèrement diurétiques. Toute la plante a une odeur agréable rappelant celle de l'anis, due à une huile essentielle connue sous le nom d'*essence de fenouil*.

FENTE, s. f. Nom donné à certaines ouvertures osseuses plus longues que larges et qui sont destinées au passage des vaisseaux et des nerfs : fentes sphéno-maxillaire, sphénoïdale, orbitaire, etc.

FER, s. m. (*ferrum*, σίδηρος). Le plus important de tous les métaux, par l'usage qu'on en fait dans les arts et le rôle qu'il a joué dans la civilisation. Il est très-abondant dans la nature. Sa densité varie de 7,4 à 7,9; il est très-tenace, ductile et malléable; il exige pour fondre la température la plus élevée que l'on puisse produire dans un fourneau à vent. Le fer est attiré par l'aimant et acquiert lui-même la propriété magnétique; il s'oxyde facilement au contact de l'air humide (rouille) et se dissout dans la plupart des acides minéraux étendus d'eau. Le fer combiné avec une certaine quantité de carbone constitue la fonte et l'acier.

Un grand nombre de préparations ayant pour base le fer (préparations martiales) sont employées en médecine; tels sont : le fer en nature (limaille de fer), ou réduit par l'hydrogène, l'oxyde de fer, le carbonate, le protochlorure, le perchlorure, le sulfate, l'oxalate, le carbonate et l'iodure de fer, dont l'action spéciale, qui est d'augmenter la proportion des globules rouges du sang, fait du fer un véritable spécifique contre la CHLORO-ANÉMIE.

Le **fer dialysé** est un médicament nouvellement introduit dans la thérapeutique, bien que sa découverte soit déjà ancienne. Il est formé par de l'oxyde de fer hydraté, retiré du perchlorure de fer au moyen du *dialyseur*. Il contient généralement une légère quantité de chlore qui en favorise la dissolution. C'est un ferrugineux doux, très-facile à supporter, qui participe des propriétés des préparations insolubles et de celles qui sont solubles, et qui réussit souvent lorsque les autres échouent à cause d'une trop grande susceptibilité de l'estomac. On l'emploie (celui qui est préparé selon la formule de la Pharmacie centrale) à la dose de 8 à 20 gouttes à chaque repas dans le premier verre de vin, ou immédiatement avant le repas dans de l'eau ou sur du sucre.

FERMENT, s. m. (*fermentum*, ζύμη). Agent qui, sans se détruire lui-même, détermine la décomposition d'une matière organique avec formation d'un produit nouveau. Tout ferment, qu'il soit d'origine végétale (levure de bière) ou de nature animale (infusoire du ferment butyrique), est un être organisé qui se multiplie aux dépens de la substance avec laquelle il est en contact. Les ferments et leurs germes se détruisent dans la glace et à la température où l'albumine se coagule, vers + 70°.

FERMENTATION, s. f. (*fermentatio*, ζύμωσις). Modification que subissent certaines substances dites fermentescibles, sous l'influence des ferments. On donne aux fermentations le nom du produit qui en résulte : *fermentation alcoolique, lactique, acétique, muqueuse, butyrique.* En général, les fermentations ne s'accomplissent qu'entre certaines limites de température comprises entre zéro et 50 degrés, et en présence de l'eau.

La transformation des aliments en principes assimilables, dans l'acte de la digestion, en présence de la salive, des sucs gastrique, pancréatique, intestinal, de la bile, constitue une véritable fermentation.

Le sucre, l'amidon se transforment par la fermentation en alcool (vin, bière, cidre). Le vin et les autres liqueurs alcooliques donnent par une seconde fermentation le vinaigre (acide acétique).

FERRUGINEUX, adj. et s. m. Qui contient du fer. Les *médicaments ferrugineux* ou *martiaux* sont astringents, toniques, et employés à ce titre en thérapeutique.

On distingue les préparations ferrugineuses en :

1° Solubles ;

2° Insolubles, mais pouvant se dissoudre dans l'estomac ;

3° Tout à fait insolubles.

Les **eaux minérales ferrugineuses** sont celles qui contiennent assez de fer pour acquérir des propriétés thérapeutiques spéciales, elles sont généralement froides (voy. EAU).

FESSE, s. f. Région charnue proéminente, servant de siége dans la position assise et formée par la saillie des muscles fessiers. Au-dessous de la peau, qui est souple mais épaisse, on trouve une grande quantité de graisse rougeâtre contenue dans des aréoles fibreuses formant coussinet. On voit sur la peau les orifices de nombreuses glandes sébacées dont l'inflammation donne souvent lieu à des *furoncles*, plus fréquents lorsque cette région est excitée comme chez les cavaliers novices.

FESSIER, adj. et s. m. Les **muscles fessiers** sont au nombre de trois : le *grand fessier*, qui recouvre les deux autres ; le *moyen fessier*, et le *petit fessier*. Les *nerfs fessiers*, supérieur et inférieur (ou petit nerf sciatique), se ramifient dans les muscles de la fesse ; le dernier donne un rameau sciatique et un rameau crural.

Les *vaisseaux fessiers*, artère et veine, sont destinés aux mêmes muscles ; l'artère vient de l'hypogastrique et donne un rameau superficiel et un profond.

FEU, s. m. (*ignis*). Dégagement intense de chaleur et de lumière ordinairement produit par une combinaison chimique, le plus souvent par la combustion dans l'air de matières contenant de l'hydrogène et du carbone.

On nomme *pointes de feu*, les CAUTÉRISATIONS faites avec le fer rouge.

FEUILLE, s. f. (*folium*). Appendice de la plante, ordinairement de couleur verte, qui s'insère sur la tige ou ses divisions et sert à sa respiration. Elle se compose d'un parenchyme et de nervures. A la face inférieure du parenchyme se trouvent les *stomates*, qui absorbent les gaz (acide carbonique) et l'humidité atmosphérique ; la face supérieure sert à l'excrétion de l'oxygène et des produits surabondants.

On utilise en médecine les feuilles de plusieurs plantes, soit directement, soit pour en extraire les principes actifs (digitale, belladone, tabac, etc.).

FÈVE, s. f. (*vicia faba*, κύαμος). Plante indigène légumineuse, appelée aussi *fève de marais*, dont les semences très-féculentes et contenant 25 pour 100 d'azote sont employées comme aliment.

La **fève de Saint Ignace**, produite par le vomiquier amer (*ignatia amara*), plante sarmenteuse loganiacée des Philippines, extrêmement amère, contient de la *strychnine*, trois fois autant que la noix vomique, de la *brucine* et de l'*igasurine*. Purgative ; employée quelquefois contre les fièvres quartes rebelles et la morsure des serpents.

La **fève de Tonka**, produite par le Cournarouna odorant, légumineuse de la Guyane, possède une saveur douce et agréable, une odeur suave ; employée dans quelques liqueurs stimulantes et principalement pour parfumer le tabac.

La **fève de Calabar** (fig. 97) fournit l'*ésérine*, une teinture et un extrait alcoolique qui donnent trois ordres de phénomènes : contraction énergique mais peu durable de la pupille ; dépression de la moelle, et contraction quelquefois tétanique de l'intestin et de la plupart des fibres lisses. Aussi la fève de Calabar est-elle employée dans certaines affections oculaires (paralysie de la troisième paire), dans quelques maladies nerveuses (tétanos, chorée), et dans la constipation opiniâtre, par atonie du canal intestinal.

FIBRE, s. f. Élément anatomique plus ou moins allongé qui constitue certains tissus, ou entre dans leur composition. Telles

blanc grisâtre, demi-solide, qui se coagule au moment où elle se forme par le dédoublement de la *plasmine* du sang, ou d'autres liquides tels que la lymphe, la sérosité de l'ascite, etc. Elle ne préexiste pas dans le sang liquide; sitôt qu'elle se forme, elle se coagule; il s'en produit environ 2,20 pour 1000. C'est elle qui permet la coagulation du sang sorti des vaisseaux, elle englobe alors les globules de ce liquide. Elle est plus abondante dans les maladies

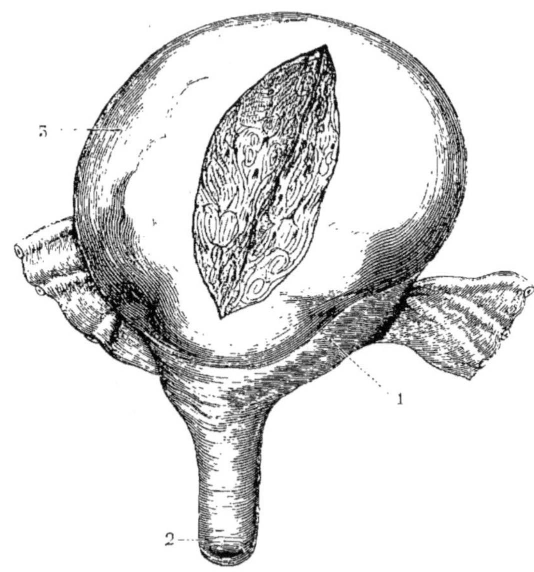

Fig. 238. — Corps fibreux développé sur la paroi postérieure de l'utérus.
1, Utérus. 2, Col de l'utérus. 3, Tumeur.

sont les fibres élastiques (fig. 138), musculaires (voy. MUSCLE), nerveuses, etc.

FIBREUX, adj. Le tissu fibreux est une variété de tissu CELLULAIRE formé par des fibres serrées, réunies en faisceau d'un blanc mat. Il forme les capsules, les ligaments articulaires et des membranes fibreuses, aponévroses, etc.

Les **corps fibreux** ou **tumeurs fibreuses** ne contiennent que très-rarement du tissu fibreux; les plus fréquents, ceux de l'utérus (fig. 238), contiennent des éléments musculaires; ce ne sont pas des cancers, mais à cause des accidents qu'ils occasionnent on est souvent obligé d'en faire l'ablation.

FIBRINE, s. f. Substance élastique d'un

inflammatoires telles que la pneumonie; elle diminue dans les fièvres graves (typhoïde, intermittente). La fibrine forme encore presque en totalité les fausses membranes du croup, celles qui se montrent dans certaines pleurésies, etc. Elle n'a aucune structure, mais prend un aspect fibrillaire.

FIBRO-CARTILAGE, s. m. Tissu tenant du cartilage et du tissu fibreux.

FIBRO-CYSTIQUE, adj. Les tumeurs fibro-cystiques sont formées de tissus fibreux et contiennent des KYSTES.

FIBROME, s. m. Nom des tumeurs fibreuses. Elles sont rarement constituées par du tissu fibreux pur. Elles sont dures, élastiques, généralement indolentes, se développent lentement. On en trouve surtout dans l'utérus, la mamelle, la prostate, les gaînes des nerfs, dans le tissu cellulaire sous-cutané. S'il n'en résulte aucune gêne,

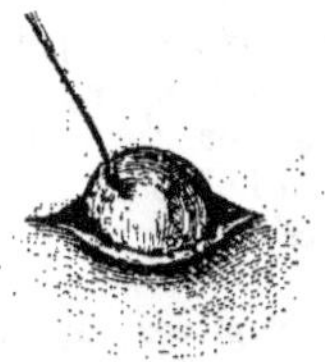

Fig. 239. — Fibrome sous-cutané.
Manière de l'extraire après incision de la peau.

il faut les respecter, autrement le seul traitement qui leur soit applicable est l'ablation (fig. 239).

FIEL, s. m. Synonyme de BILE.

FIÈVRE, s. f. (*febris*, πῦρ, πυρετός). Symptôme très-important commun à un grand nombre de maladies, caractérisé par l'*accélération du pouls* et une *augmentation de la chaleur animale*. On a beaucoup discuté pour savoir si la fièvre pouvait à elle seule constituer une affection ; peut-être doit-on accepter cette manière de voir en ce qui touche les *fièvres intermittentes essentielles* qui reconnaissent pour cause les émanations miasmatiques des marais et contre lesquelles le quinquina possède une action spécifique. Les *fièvres proprement dites* constituent la classe de maladies la plus importante. Elles sont caractérisées par la présence de la *fièvre* et accompagnées, pour la plupart, de lésions anatomiques spéciales et constantes. On divise les fièvres en trois classes : 1° *fièvres continues;* 2° *fièvres éruptives;* 3° *fièvres intermittentes.*

1° *Fièvres continues :* A. **Fièvre éphémère**, *synoque, angioténique* (à cause de la plénitude et de la tension des vaisseaux), *continue simple.* Ce n'est qu'un léger mouvement fébrile accompagné d'anorexie, de courbature, de céphalalgie, dont la durée ne dépasse pas trois ou quatre jours. C'est la plus légère de toutes les maladies, son traitement consiste dans le repos au lit et la diète.

B. **Fièvre typhoïde**, synonymes : *fièvre maligne, putride, adynamique, ataxique, bilieuse,* **muqueuse**, *gastro-entérite, fièvre*

entéro-mésentérique, **dothiénentérie,** *entéro-mésentérite folliculeuse.* C'est une fièvre continue, contagieuse, épidémique, caractérisée anatomiquement par l'inflammation et l'ulcération des follicules isolés ou agminés de l'*iléon* (plaques de Peyer). Elle présente une marche régulière et l'on peut la diviser en trois périodes à compter du moment de l'invasion.

La fièvre typhoïde ne débute jamais brusquement ; elle est toujours annoncée par une diminution des forces et de l'appétit, un violent mal de tête, un sommeil très-agité et quelquefois des *épistaxis* et de la diarrhée.

La première période commence de cinq à quinze jours après les prodromes ; les premiers symptômes s'aggravent, le malade présente un état d'hébétude particulier, il est apathique, couché sur le dos, l'intelligence diminue ou se perd ; l'insomnie, entrecoupée de rêvasseries, est continue ; la langue est rouge sur les bords et à la pointe, la soif est vive, l'haleine devient fétide, la diarrhée est constante et le ventre ballonné fait entendre des gargouillements dans la fosse iliaque droite. La température s'élève et oscille entre 36 et 40 degrés ; le pouls, large, fréquent, donne de 90 à 120 battements. On entend dans toute la poitrine un râle sibilant qu'accompagne souvent un peu de toux, la rate augmente de volume.

Vers la fin du premier septénaire, on remarque des changements importants dans l'aspect de la maladie : c'est le commencement de la deuxième période. Du huitième au douzième jour, on voit paraître sur l'abdomen, la poitrine, des *taches rosées*, lenticulaires, et des *sudamina*, en même temps que les différents symptômes observés dans la première période diminuent ou prennent de l'accroissement. Dans ce dernier cas, la faiblesse est plus grande, l'immobilité complète, la contractilité musculaire profondément troublée, la déglutition devient difficile ou impossible, la stupeur est absolue, la bouche, la langue, l'entrée des fosses nasales se couvrent de fuliginosités, des eschares se montrent au sacrum ; les selles, très-fétides, sont involontaires et quelquefois accompagnées de sang provenant d'hémorrhagies intestinales; la toux est fréquente et s'accompagne de râles muqueux.

Enfin à une époque variable, du quinzième au trentième jour, commence la troisième période, qui décide du mode de terminaison de la maladie.

Des complications nombreuses peuvent entraver la marche de la fièvre typhoïde ; la plus fréquente est la *perforation intestinale* qui entraîne souvent très-rapidement la mort ; les *pneumonies*, les *eschares au sacrum*, suite du décubitus dorsal et de l'affaiblissement général ; plus tard, des *parotidites* qui peuvent suppurer. Les cheveux tombent aussi, en général, mais repoussent quelques mois après.

Selon la prédominance des symptômes, on a admis dans la fièvre typhoïde les formes suivantes : *inflammatoire*, *bilieuse*, *muqueuse*, *adynamique* ou *putride*, *ataxique* ou *nerveuse*.

La forme *épidémique* imprime à la fièvre typhoïde des caractères particuliers et variables de gravité ; en général, la mortalité est considérable et la contagion ajoute encore à sa mauvaise nature.

La fièvre typhoïde est une maladie qui ne se montre que très-rarement après 50 ans. Elle peut présenter tous les degrés d'intensité ; quelquefois c'est à peine si elle oblige le malade à prendre le lit. Elle est contagieuse et paraît surtout se transmettre par les excréments que l'on devra, pour cette raison, éloigner immédiatement des endroits habités. Elle est *endémique* à Paris et dans quelques grandes villes ; les habitants de ces localités y semblent moins prédisposés que ceux qui viennent du dehors, soit qu'ils se soient petit à petit imprégnés du miasme typhique, soit qu'ils en aient été déjà atteints dans leur enfance, cette maladie récidivant rarement, bien que pendant la convalescence on soit exposé à des rechutes faciles et graves surtout si l'alimentation a été trop précipitée. C'est, en général, dans les deux premières années de leur séjour à Paris que les provinciaux, surtout les jeunes gens, en sont atteints.

La guérison spontanée de la fièvre typhoïde n'est pas absolument rare. On a tout essayé contre cette maladie, mais trois méthodes seulement méritent d'attirer l'attention : celle des émissions sanguines générales et locales, larges et répétées ; l'emploi des affusions froides et des bains froids, trop vantés dans ces derniers temps, mais souvent héroïques lorsqu'il y a exagération de la température ; la méthode évacuante, sans contredit la meilleure, qui consiste dans l'administration soutenue et alternative de purgatifs salins et de vomitifs.

On doit, dans tous les cas, ne pas prolonger la diète ; il faut donner de bonne heure du bouillon léger, de l'eau vineuse, du vin. La convalescence de la fièvre typhoïde réclame des soins particuliers et une prudence extrême au point de vue de l'alimentation. On assurera la guérison en plaçant le malade dans de bonnes conditions hygiéniques, en le faisant changer d'air et en étendant graduellement son régime fortifiant.

2° *Fièvres éruptives.* Ce sont des fièvres continues, souvent épidémiques, contagieuses, caractérisées par des éruptions variées et spéciales de la peau, et accompagnées d'un mouvement inflammatoire se faisant à la fois sur les muqueuses et sur différents organes internes. Ces fièvres comprennent la ROUGEOLE, la SCARLATINE, la ROSÉOLE, l'URTICAIRE, la VARIOLE et la VACCINE.

3° *Fièvres intermittentes.* Elles sont caractérisées par un mouvement fébrile revenant par accès, à des intervalles réguliers, séparés entre eux par une période d'*apyrexie* plus ou moins complète, et accompagnés d'une augmentation de volume de la rate. Elles reconnaissent généralement pour cause les émanations marécageuses. On les divise en *régulières*, *pernicieuses* et *anomales*.

A. La **fièvre intermittente régulière** procède par accès divisés en trois stades bien caractérisés, le premier par le frisson, le deuxième par la chaleur, le troisième par la sueur. La durée des accès est variable. On a donné le nom de *fièvre quotidienne*, *double-tierce*, *tierce*, *double-quarte*, *quarte*, aux fièvres intermittentes dont les accès se montrent régulièrement chaque jour ou tous les deux, trois, quatre jours. La fièvre *anticipante*, *subintrante*, *retardante*, est celle dont les accès avancent ou retardent sans ordre bien réglé. Toutes ces fièvres sont justiciables du quinquina et de ses préparations.

B. Les **fièvres pernicieuses** appartiennent aux climats chauds et humides et revêtent une gravité particulière, avec prédominance de certains symptômes affectant des organes particuliers, qui leur ont fait donner les noms de *fièvre algide*, *cholérique*, *hépatique*, *ictérique*, *cardialgique*, *syncopale*, *méningique*, *tétanique*, *soporeuse*. Les accès ont une marche insidieuse et revêtent en peu de temps une gravité telle que la mort peut arriver au troisième, au second, même au premier accès.

Les *fièvres rémittentes* ou *intermittentes irrégulières* ont une tendance à devenir continues et en même temps plus graves. C'est à ce type qu'appartiennent la plupart des fièvres pernicieuses des pays chauds.

C. Les **fièvres anomales** sont celles dont la marche présente des anomalies considérables et dont les circonstances déterminantes sont difficiles à saisir.

Sous le nom de *fièvres larvées*, on doit comprendre certains phénomènes d'apparence névralgique ou rhumatismale (névralgie faciale, intercostale, etc.) qui se montrent par accès et sur lesquels le quinquina possède une action spécifique, quoiqu'ils ne soient accompagnés d'aucun mouvement fébrile.

La **fièvre rhumatismale** ou **arthritique** est le mouvement fébrile qui accompagne la goutte ou le RHUMATISME.

La **fièvre cérébrale** est le nom vulgaire de la MÉNINGITE.

La **fièvre de lait** est la fièvre éphémère des nouvelles accouchées, qui coïncide avec l'écoulement plus abondant du lait et le retour des lochies supprimées. Lorsque cette fièvre existe, elle ne dure que vingt-quatre heures et ne réclame aucun traitement.

La **fièvre purulente** des opérés, la *fièvre puerpérale*, sont causées par la présence du pus dans la circulation à la suite d'un traumatisme (voy. INFECTION PURULENTE).

La **fièvre puerpérale**, en particulier, est l'ensemble des états morbides, contagieux pour les femmes en couches, qui surviennent après l'accouchement et dont le caractère commun est la suppuration. Ce mot sert de lien au groupe de certaines lésions post-puerpérales, métro-péritonite, phlébite utérine, lymphangite, phlegmons de l'ovaire, des ligaments larges, du bassin, qui, bien que présentant des phénomènes spéciaux, surviennent cependant sous la même influence et ont un point de départ commun, à savoir l'introduction du pus dans l'organisme par la paroi interne de l'utérus déchiré et mis à nu par le décollement du placenta.

La **fièvre jaune** ne peut pas se classer parmi les fièvres. C'est une maladie pestilentielle endémique et épidémique, s'observant surtout aux Antilles, dans les îles et sur les côtes de l'Amérique centrale, caractérisée par des vomissements de matières noires (sang), des hémorrhagies, et une coloration jaune plus ou moins constante de la peau. En général, la fièvre jaune enlève un tiers des malades, et les différents traitements employés, saignées, quinquina, purgatifs, n'ont pas paru propres à enrayer la marche de la maladie. Le sulfate de quinine, les affusions froides suivies de frictions, les purgatifs salins paraissent être les plus utiles.

La plupart des symptômes de la fièvre jaune, suppression des urines, ictère, hémorrhagies diverses et affaiblissement général, sont ceux de l'*ictère grave* ou *hémorrhagique ;* ce qui l'en distingue, c'est l'épidémicité et la contagiosité. Très-exceptionnellement la fièvre jaune peut se montrer en Europe (épidémie de Saint-Nazaire), et l'on doit prendre contre elle les mêmes précautions que contre le choléra ou la peste.

FIGUE, s. f. (*ficus*, σῦκον). Fruit du figuier commun (*ficus carica*). Les figues ne sont pas des fruits ordinaires, mais des *sycones* ou amas de petites drupes implantées à l'intérieur d'un réceptacle charnu, creux, fermé de toutes parts, qui devient lui-même succulent et parfumé. On distingue les figues *blanches*, les *violettes* et les *grasses*. Ces deux dernières espèces sont employées en médecine ; elles sont adoucissantes, béchiques et laxatives. On en compose des sirops, une pâte et des gargarismes.

La décoction d'une poignée de pruneaux, de figues sèches et de cassonade dans un litre d'eau forme une tisane rafraîchissante, très-utile contre la constipation.

FILAIRE DE MÉDINE, s. f. (synonyme : dragonneau). Ver nématoïde filiforme dont on ne connaît bien que la femelle ; il est long de 0^m,50 à 4 mètres. Il se tient enroulé dans une petite poche ou tumeur qui finit généralement par s'abcéder, et au milieu de laquelle on découvre la tête du ver. On ne rencontre le dragonneau que chez les habitants de certains pays chauds ; il se loge le plus souvent sous la peau des jambes, mais quelquefois aussi dans le milieu de l'œil ou entre la sclérotique et la conjonctive. Il faut en faire l'extraction, lorsqu'on en découvre la tête, en l'enroulant autour d'un petit cylindre de bois que l'on tourne lentement et avec précaution, de façon à ne pas le rompre et à le retirer en entier.

FILET, s. m. On désigne souvent ainsi le frein de la LANGUE, surtout lorsqu'il est trop court et gêne la succion chez l'enfant. Il suffit d'en faire la section au moyen de ciseaux, en évitant les *veines ranines* qui pourraient donner un peu de sang.

La partie supérieure de la sonde cannelée des trousses ordinaires est munie d'une rainure qui permet de soulever la langue et de faire cette petite opération sans difficulté. Elle était pratiquée autrefois presque chez tous les enfants, on ne la fait plus maintenant que dans des cas fort rares.

FILTRAGE, s. m. Opération qui consiste à débarrasser les eaux potables des matières qu'elles tiennent en suspension. Il est très-important, en effet, de ne fournir pour l'alimentation publique que des eaux parfaitement filtrées, car nombre de maladies reconnaissent pour cause l'impureté des boissons. Pour obtenir un filtrage rapide, on augmente la pression de l'eau, et on la fait passer à travers diverses couches de plus en plus compactes. Les graviers, le sable, les grès poreux, les éponges, le charbon, etc., sont employés comme matières filtrantes. Il est nécessaire de les nettoyer souvent; un repos préalable de l'eau en facilite beaucoup le filtrage.

FISSURE, s. f. Crevasse, ulcération ou fente peu profonde et étroite qui siége surtout au voisinage des orifices naturels et en particulier de l'ANUS.

FISTULE, s. f. Trajet ou canal anormal qui n'a pas de tendance à s'oblitérer ou à disparaître. La plupart des fistules s'ouvrent sur la peau (orifice cutané externe) et se rendent à l'intérieur du corps où se trouve en général la cause qui les entretient (os nécrosé, corps étranger, kyste, etc.). D'autres ont leur orifice dans l'intestin (rectum, anus), dans la bouche ou toute autre cavité ou conduit naturel (vagin, vessie, urèthre), etc.

On désigne les fistules de diverses façons : tantôt en ayant égard à l'organe qu'elles avoisinent (fistules à l'anus, ce sont les plus importantes, voy. ANUS); tantôt en indiquant les produits qui passent par le trajet (fistules lacrymales, salivaires, stercoraires, biliaires); tantôt, enfin, on leur donne le nom des organes ou cavités qu'elles font communiquer entre elles (fistules recto-vaginale, uréthro-rectale, vésico-vaginale, etc.).

Indépendamment des indications que présente chaque fistule, il est en général nécessaire pour en obtenir la guérison :

1° De supprimer la cause qui l'a produite, enlever le corps étranger, la portion d'os nécrosé, etc.;

2° Rétablir le cours normal de l'humeur qui passe par la fistule, c'est-à-dire, pour l'urine, restaurer le canal de l'urèthre; pour les larmes, rétablir les voies lacrymales, etc.;

3° Faciliter l'accolement des parois de la fistule en les avivant, en les cautérisant, en les excitant par des injections diverses et en les maintenant au contact l'une de l'autre par une compression bien entendue.

Dans bien des cas (fistules à l'anus, uréthrales, vésico-vaginales, etc.), c'est à une véritable opération qu'il faut avoir recours.

FLANC, s. m. Partie latérale du tronc située de chaque côté de l'abdomen entre les côtes et les os du bassin.

FLATULENCE, s. f. (πνευμάτωσις). Accumulation de gaz dans le tube digestif, due le plus souvent à une digestion imparfaite des aliments. Il est bon de faire usage de poudres absorbantes (charbon, magnésie, craie lavée), de combattre la constipation si elle existe, de prendre de l'exercice et de faire de l'hydrothérapie.

FLÉCHISSEUR, adj. et s. m. Qui fléchit. Nom donné à plusieurs muscles qui produisent la flexion des parties ou segments de membre auxquels ils s'attachent. Tels sont les *fléchisseurs profond* et *superficiel des doigts*, les *fléchisseurs des orteils*, le *court* et le *long fléchisseur du gros orteil, du pouce*, etc. D'autres muscles, quoique ne portant pas le nom de fléchisseurs, n'en produisent pas moins la flexion; tels sont le psoas pour la cuisse, le brachial antérieur et le biceps pour le bras, etc.

FLEUR, s. f. Ensemble des organes de la génération et de leurs annexes des plantes phanérogames (calice, corolle, étamines, pistil). On les distingue en *fleurs mâles, fleurs femelles* et *fleurs hermaphrodites*, qui contiennent à la fois l'organe mâle (étamine) et l'organe femelle (pistil).

Certaines fleurs sont employées en médecine, surtout pour la confection des *tisanes*.

Les *quatre fleurs* ou *fleurs pectorales* sont constituées par le mélange de fleurs de mauve, de guimauve, de pétales de coquelicot et de molène ou bouillon blanc.

Fleur de soufre, d'antimoine, de zinc, etc. Nom donné au soufre sublimé, à l'oxyde d'antimoine, à l'oxyde de zinc obtenu par la combustion de ce métal.

FLEXION, s. f. Mouvement qui rapproche l'un de l'autre les segments d'un membre, c'est l'opposé de l'*extension*.

FLUCTUATION, s. f. Sensation spéciale que le chirurgien perçoit avec les doigts et qui annonce la présence d'un liquide et ordinairement celle du pus (voy. ABCÈS).

FLUIDE, s. m. et adj. (*fluere*, couler). Nom donné en physique aux corps liquides et gazeux. Les gaz s'appellent encore *fluides aériformes* ou *élastiques*.

FLUOR, s. m. Corps simple métalloïde qui n'a encore jamais pu être isolé et qui forme les *fluorures*, analogues aux chlorures, bromures et iodures.

FLUORESCENCE, s. f. Propriété dont jouissent les corps dits *fluorescents* de modifier la couleur de la lumière qui les éclaire et de rendre visibles les parties du spectre solaire qui sont les plus réfrangibles (violet et au delà du violet). Les corps fluorescents éprouvent en même temps une modification chimique de leur surface. Les principaux sont : le spath fluor, le sulfate de quinine, les sels d'urane, etc., mais la peau et la cornée sont aussi fluorescentes. Aussi, les rayons violets qui frappent sur la peau et sur l'œil peuvent-ils y déterminer une excitation plus ou moins violente.

La *lumière électrique*, qui contient des rayons violets et ultra-violets, a déterminé quelquefois chez les physiciens qui se sont exposés à son action de l'*érythème de la peau*, une inflammation de la cornée (*kératite*), qui sont dus à la fluorescence de la cornée et de la peau. On pourrait certainement utiliser ces données pour le traitement de certaines affections, en plaçant les malades dans une serre formée par des vitrages violets et en graduant l'action de la lumière. Les plantes subissent aussi très-fortement l'excitation produite par le violet, et leur croissance et leur développement en sont fortement exagérés.

FLUX, s. m. (de *fluere*, couler). Accroissement morbide et écoulement immodéré des liquides, produits par une des sécrétions naturelles, sans lésion apparente de l'organe sécréteur ni altération notable du liquide sécrété. Les flux sont souvent symptomatiques et liés à des affections générales ou locales. La peau, les muqueuses, les glandes lacrymales et salivaires, le rein, le testicule, la glande mammaire, peuvent être le siège de la sécrétion exagérée constituant le flux : *sialorrhée, galactorrhée, spermatorrhée, polyurie*. Le traitement varie avec l'organe affecté et la cause de l'affection.

FLUXION, s. f. Ce mot, qui voudrait dire abondance immodérée d'un liquide physiologique ou pathologique dans un réservoir quelconque, ne sert qu'à signifier le gonflement du tissu cellulaire et surtout celui des joues et des gencives, causé le plus souvent par le développement d'un abcès ou d'une *périostite alvéolo-dentaire*, à la suite d'une carie dentaire. Cette affection, passagère et sans gravité, ne demande guère que l'application d'une douce chaleur sur la joue malade.

Fluxion de poitrine. Nom vulgaire de la PNEUMONIE.

FŒTAL, adj. (*fœtalis*). Qui a rapport au fœtus. Dans le PLACENTA, on nomme *face fœtale* la face interne qui regarde la cavité de l'œuf, et on donne le nom de *placenta fœtal* à l'ensemble des éléments placentaires qui proviennent du fœtus.

L'*inclusion fœtale* est une monstruosité dans laquelle un ou plusieurs organes d'un fœtus sont enfermés dans une cavité appartenant au corps d'un autre individu, jeune ou adulte.

Le *bruit du cœur fœtal* est le signe le plus certain de la grossesse; il est caractérisé par des pulsations redoublées battant de cent trente à cent soixante fois par minute, qui se font entendre au niveau de l'utérus, avec un bruit semblable au tic-tac d'une montre enveloppée dans un linge replié plusieurs fois sur lui-même. Ce signe ne manque presque jamais après le cinquième mois, et il a une grande valeur, puisque, si l'on a soin, tout en auscultant la région utérine, d'interroger le pouls radial de la mère, on reconnaît qu'il y a défaut de synchronisme entre les deux phénomènes perçus, l'un par le doigt, l'autre par l'oreille, et que l'on sait d'autre part que rien, dans l'abdomen de l'adulte, n'est capable de donner une sensation auditive semblable.

Jusqu'à sept mois révolus, le fœtus n'occupe pas une place déterminée, et les battements du cœur fœtal varient de fréquence, d'intensité et de siége; mais, en général, au huitième mois ils deviennent plus fixes et se trouvent le plus communément dans la fosse iliaque gauche. La détermination du point *summum* d'intensité des bruits du cœur fœtal permet d'indiquer sûrement la position du fœtus; leur perception très-manifeste en deux points éloignés l'un de l'autre rend probable l'existence d'une grossesse double. La netteté, la force et la régularité des bruits annoncent que le fœtus est bien portant; leur altération de force, de rhythme, leur intermittence, révèlent chez lui un état de souffrance; l'accroissement de ces troubles et la cessation complète des bruits sont l'indice de la mort du fœtus.

Les bruits de *déplacement fœtal* se traduisent à l'auscultation tantôt par un choc unique ou redoublé, tantôt par un bruit de frottement lent et prolongé donnant la sensation évidente d'un corps qui se déplace. Perceptibles dès le quatrième mois, ces bruits, quand ils sont bien manifestes, annoncent l'existence d'un fœtus vivant.

FŒTUS, s. m. (*fœtus*). Jusqu'au troisième ou quatrième mois, le nouvel être formé dans la cavité utérine est un EMBRYON; à partir de cette époque, il prend le nom de *fœtus*, il augmente sans cesse de poids et de volume; à quatre mois, il a en moyenne 18 centimètres de long et pèse 200 grammes; à neuf mois, il pèse en moyenne 3500 grammes et offre une longueur de 50 centimètres; il peut, dans des cas exceptionnels, être beaucoup au-dessous ou au-dessus de ces données; Cazeaux a vu un nouveau-né long de 64 centimètres et pesant 9 kilogrammes. Le fœtus reste généralement neuf mois dans le sein de sa mère, il est dit alors *fœtus à terme;* s'il est expulsé à une époque où il n'est pas encore viable, il y a AVORTEMENT; s'il naît à sept mois, époque à laquelle il peut se développer normalement, il y a *accouchement prématuré.*

Enfermé dans la cavité utérine, le *fœtus* (fig. 240) a une vie propre, est doué de fonctions particulières qui sont : la *nutrition*, la *respiration*, la *circulation*, l'*innervation* et les *sécrétions*. Quelques-uns de ses organes offrent des dispositions spé-

ciales : celle du *cœur* (A) est la plus remarquable. Le cloisonnement des oreillettes et des ventricules s'est opéré de bonne heure, mais il reste entre les oreillettes une large communication, le *trou de Botal*, qui persiste pendant toute la vie intra-utérine. Le ventricule droit reçoit le tronc de la *veine cave supérieure* (7) et donne naissance au *canal artériel* (6); l'oreillette droite reçoit la *veine cave inférieure* (16). Le ventricule gauche donne naissance à l'*aorte* (1).

Les *poumons* (B) sont petits, durs, d'un rouge foncé, et, dans les épreuves de la DOCIMASIE, s'enfoncent dans l'eau; ils sont nourris par l'artère bronchique et reçoivent peu de sang de l'*artère pulmonaire* (5), qui fonctionne complétement à la naissance; le diaphragme remonte très-haut et peut atteindre la deuxième côte. Le *foie* (D) est volumineux, et immédiatement après la naissance il est refoulé avec le diaphragme par les poumons, remplis d'air et de sang, et donne ainsi un grand développement à l'abdomen du nouveau-né. On admet aujourd'hui que le foie est un organe d'*hématopoïèse* ou de fabrication du sang, et que les globules sont formés par cet organe dans les ramifications de la veine ombilicale qui y pénètre. Le *rein* (E) commence à se montrer vers le deuxième mois, après le corps de Wolf, au-dessus des testicules ou des ovaires. L'*uretère* (K) s'est également développé et s'est promptement réuni au rein d'une part, et d'autre part à la *vessie* (I). Celle-ci tient à l'ombilic et y tiendra d'une manière permanente par l'intermédiaire de l'ouraque. La vessie communique dans le principe avec le *rectum* (G), dans ce qu'on appelle le *cloaque*, où aboutissent en même temps les trompes ou les canaux déférents; ce n'est qu'assez tard que s'établit le cloisonnement entre ces différents organes, et plus tard encore qu'il est possible de distinguer le sexe du fœtus.

Situé dans le médiastin, en arrière du sternum, le THYMUS (F) est une glande vasculaire sanguine spéciale au fœtus.

La *circulation* et la *nutrition du fœtus* s'opèrent par le même organe, le PLACENTA. En effet, le sang artériel de la mère y est apporté par les artères utérines, qui se ramifient, se subdivisent en capillaires, s'entremêlent (sans communication directe) avec les capillaires du placenta fœtal, formés des subdivisions de la veine

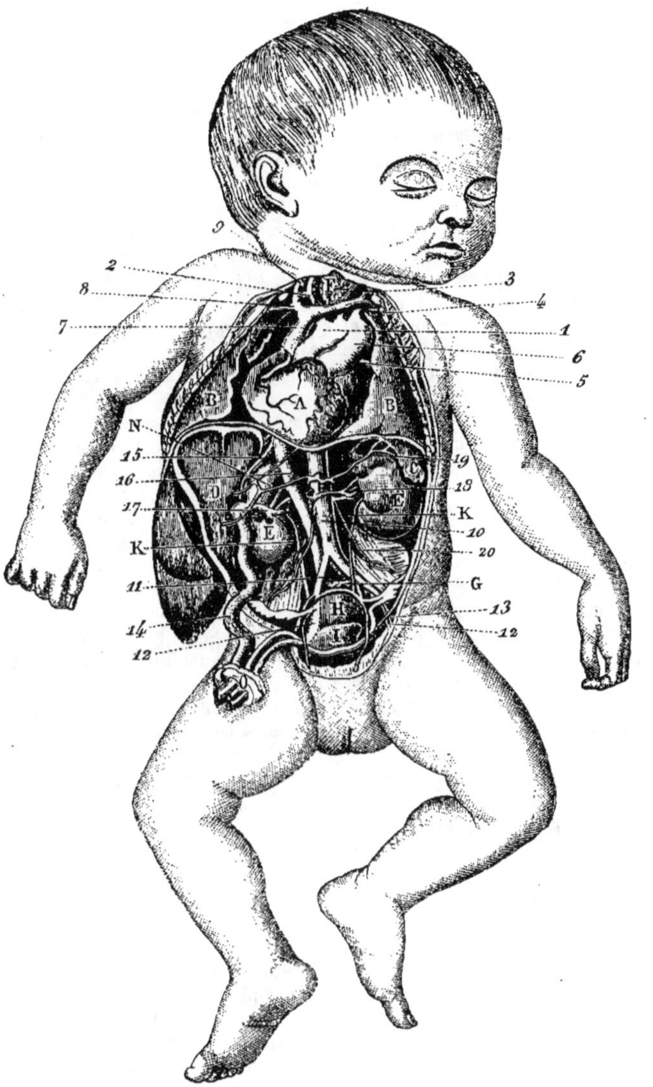

FIG. 240. — Fœtus à terme dont les cavités thoracique et abdominale ont été ouvertes afin de montrer les organes internes et le mode de circulation.

A, Cœur.
B, Poumons.
C, Rate.
D, Foie.
N, Lobe de Spigel.
E, Rein.
F, Thymus.
G, Extrémité supérieure du rectum.
I, Vessie.
K, Uretères.
1, Aorte.
2, Tronc brachio-céphalique.

3, Carotide primitive gauche.
4, Artère sous-clavière gauche.
5, Artère pulmonaire.
6, Canal artériel.
7, Tronc de la veine cave supérieure.
8, Veine jugulaire interne droite et veine sous-clavière droite.
9, Veine sous-clavière gauche.
10, Aorte abdominale.
11, Artères iliaques primitives.
12, Artères ombilicales venant

toutes deux de la bifurcation de l'iliaque primitive.
13, Artères iliaques externes.
14, Veine ombilicale.
15, Canal veineux.
16, Veine cave inférieure.
17, Veine porte.
18, Veines et artères rénales.
19, Artère splénique.
20, Vaisseaux ovariques.
O, Cordon ombilical comprenant deux artères et une veine.

ombilicale, et c'est là que commence la **circulation du fœtus**. Le sang de l'enfant prend l'oxygène du sang de la mère à travers les parois membraneuses des capillaires et circule vers le fœtus avec les propriétés du sang artériel par la *veine ombilicale* (14); il se divise en deux parties : l'une pénètre dans le foie, au niveau du *lobe de Spigel* (N), par les branches qui communiquent avec la *veine porte* (17); l'autre partie gagne directement la *veine cave inférieure* (16) par un conduit spécial au fœtus et désigné sous le nom de *canal veineux* (15). Le sang qui est rentré dans le foie retourne aussi dans la veine cave inférieure par les *veines sus-hépatiques*. Tous les organes contenus dans l'abdomen versent d'ailleurs leur sang dans la veine cave inférieure : la *rate* (C) par les veines spléniques, les reins par les *veines rénales* (18), etc. Le sang ainsi mélangé monte au cœur pour se jeter dans l'oreillette droite; là, au lieu de pénétrer dans le ventricule droit, il est amené dans l'oreillette gauche par une sorte de gouttière membraneuse formée par la *valvule d'Eustachi*, placée à l'orifice de la veine cave inférieure, l'*anneau de Vieussens* et le *trou de Botal*. De l'oreillette gauche, le sang passe dans le ventricule gauche.

Pendant ce temps, le sang de la *veine cave supérieure* (7), qui lui vient des parties supérieures du fœtus par les *veines jugulaires* et *sous-clavières* (8 et 9), arrive à la paroi supérieure de l'oreillette droite et ne se mélange pas complétement avec celui de la veine cave inférieure, il tombe dans le ventricule droit.

Les deux ventricules se contractent en même temps, le sang du ventricule gauche passe dans l'*aorte* (1), celui du ventricule droit dans l'*artère pulmonaire* (5), et de là, par le *canal artériel* (6), à la crosse de l'aorte, d'où le liquide ainsi mélangé se porte dans les parties supérieures du fœtus par le *tronc brachio-céphalique* (2), les *carotides* (3) et les *artères sous-clavières* (4 et 9), comme chez l'adulte, et dans ses parties inférieures par l'aorte descendante, qui devient *aorte abdominale* (10) et fournit en route à tous les organes abdominaux, *artères rénales* (18), *spléniques* (19), *ovariques* (20), etc.

L'aorte se bifurque enfin en *artères iliaques primitives* (11), qui se subdivisent elles-mêmes en *iliaques internes* et *iliaques externes* (12 et 13), qui forment les *artères ombilicales*. Celles-ci s'accolent à la veine ombilicale, et ces trois organes forment le *cordon ombilical* (O), comprenant ainsi deux artères et une veine. Le sang est reporté ainsi au placenta fœtal, où il cède son acide carbonique au sang du placenta maternel. Ainsi, le sang qui arrive au fœtus par la *veine* ombilicale est du sang *artériel*, et celui qui revient par les *artères* est du sang *veineux :* mais, en aucun point du système circulatoire, le sang fœtal n'est à l'état de pureté; dans tous les vaisseaux il présente une couleur rouge-brun.

Après la naissance, les organes transitoires, veine et artères ombilicales, canal veineux et artériel, trou de Botal, s'atrophient, disparaissent; les vaisseaux passent à l'état de cordons fibreux.

Le fœtus est sensible, puisqu'il répond par des déplacements plus ou moins brusques aux compressions exercées du dehors sur les parois de l'utérus, il se déplace même sans excitation, par instinct ou volonté, il est soumis à la veille et au sommeil; en un mot, chez le fœtus un peu âgé, l'*innervation* est à peu près aussi complète que chez le nouveau-né.

Les *sécrétions du fœtus* sont : la *bile*, le *méconium*, l'*urine* et le *vernis caséeux*. À sept mois, la vésicule du fiel est remplie de bile jaune; on en trouve dans le canal intestinal; le MÉCONIUM est d'ailleurs le résultat du mélange de la bile et du mucus intestinal. On trouve de l'urine dans la vessie; souvent elle est rejetée dans les eaux de l'amnios, quelquefois l'imperforation de l'urèthre a déterminé la distension urineuse et la rupture de la vessie. Le VERNIS CASÉEUX est un produit des glandes sébacées du fœtus, destiné à le protéger contre la macération dans le liquide amniotique et à faciliter son glissement au moment de l'accouchement.

La *tête du fœtus* a la forme d'un ovoïde dont la grosse extrémité est en arrière et la petite en avant; ses os sont séparés par des intervalles membraneux, SUTURES et FONTANELLES, dont la direction et la situation donnent les éléments du diagnostic dans les PRÉSENTATIONS du sommet. Les *diamètres* de la tête du fœtus à terme mesurent :

L'occipito-mentonnier......(centimèt) 13,5
L'occipito-frontal.................... 12
Le sous-occipito-bregmatique......... 9,5
Le bi-pariétal...................... 9,5
Le mento-frontal.................... 8

L'*attitude du fœtus* dans l'utérus est celle-ci : le tronc courbé en avant, la tête fléchie sur la poitrine, les bras sur les côtés du thorax, les avant-bras croisés sur le devant du sternum, les mains sur les côtés du menton, les pieds relevés sur le levant des jambes, celles-ci fléchies sur les cuisses qui sont appliquées sur l'abdomen, les talons croisés et appliqués sous les fesses, vers les ischions. Ainsi pelotonné, il représente une masse ovoïde de 30 centimètres de long, dont la plus petite extrémité (en réalité la plus grosse) est la tête. Celle-ci est en bas, vingt fois contre une (voy. ACCOUCHEMENT et PRÉSENTATIONS).

Les *maladies du fœtus* pendant la vie intra-utérine sont nombreuses : l'*ictère*, les *fièvres intermittentes* et *éruptives*, la *variole* surtout, peuvent se communiquer de la mère à l'enfant. La *syphilis* peut atteindre le fœtus, qui, dans la plupart des cas, se développe régulièrement, mais il n'est pas rare qu'il naisse avant terme ou qu'il meure dans l'utérus. Les *hydropisies*, hydrocéphale, hydrothorax, ascite, kystes, sont des affections communes chez le fœtus : souvent elles apportent un obstacle à l'accouchement. On constate quelquefois des fractures spontanées et multiples, des amputations complètes ou incomplètes, enfin le fœtus peut être *mort* sans cause appréciable et rester ainsi dans l'utérus pendant un temps qui varie de quelques jours à plus d'un mois; protégé de toutes parts contre le contact de l'air, il n'est pas putréfié, mais macéré. S'il a remué, si le cœur a battu, on peut soupçonner sa mort par la suppression des mouvements et des bruits du cœur; sinon, c'est la femme seule qui offrira quelques phénomènes remarquables, tels que affaissement subit du ventre et des seins, de la pesanteur dans les lombes et un poids insolite dans le ventre, puis, deux ou trois jours après, les seins se gonflent, la sécrétion laiteuse s'établit, les seins s'affaissent de nouveau, et au bout d'un temps variable un nouveau travail commence et l'avortement a lieu.

FOIE, s. m. (*jecur*). Organe destiné principalement à la sécrétion de la bile, situé dans la moitié droite de l'excavation du diaphragme qu'il remplit complétement, il déborde même un peu à gauche de la ligne médiane (fig. 170).

C'est la plus volumineuse des glandes du corps humain; il pèse de 1400 à 1500 grammes, ou environ la trente-sixième partie du poids total de l'individu. Il est formé par un tissu compacte, se déchirant facilement et se moulant pour ainsi dire sur les organes voisins. Aussi, chez la femme, présente-t-il souvent une rainure ou plutôt une dépression circulaire caractéristique de l'usage du corset toujours trop serré.

Conformation extérieure. Le foie est enveloppé par une membrane mince, la capsule de Glisson, qui envoie des prolongements dans l'intérieur de l'organe.

Sa face supérieure est convexe, elle est en rapport avec le diaphragme et divisée en deux parties par le *ligament falciforme.*

La face inférieure est concave, elle présente deux sillons longitudinaux et un transversal formant un H.

Dans le sillon transversal on trouve : la veine porte, l'artère hépatique, les canaux hépatiques. Le sillon longitudinal gauche contient, en avant, le cordon fibreux qui remplace chez l'adulte le veine ombilicale du FŒTUS (fig. 240), et en arrière le cordon fibreux qui succède au canal veineux. Dans le sillon longitudinal droit, se logent, en avant, la *vésicule biliaire*; en arrière, près du bord postérieur du foie, la veine cave inférieure. Ces sillons divisent le foie en quatre parties ou lobes : lobe droit, lobe gauche, lobe carré en avant sur la partie médiane, lobe de Spigel en arrière.

Conformation intérieure. Le foie est formé par une grande quantité de *lobules* pressés les uns contre les autres, et contenant des cellules hépatiques. Chacun de ces lobules est constitué, au centre, par une petite branche d'une *veine sus-hépatique* qui conduit à la veine cave, puis au cœur, le sang qui a passé dans les capillaires du foie. Tout autour de cette veine hépatique est le réseau capillaire qui y aboutit et qui forme des mailles dans lesquelles se trouvent les cellules hépatiques. Autour du lobule se trouvent les ramifications de la *veine porte.*

Le foie contient aussi des canalicules terminés en cul-de-sac épars le long des conduits hépatiques et plongés dans le tissu celluleux, formé par les prolongements de la capsule de Glisson. Ces canalicules sont doublés d'un épithélium ; ils se jettent dans les conduits hépatiques et renferment une matière jaune orangée. Ils ne forment que la plus petite partie du foie ; ce sont eux qui constituent l'organe formateur de la bile.

Le sang est fourni au foie par deux sources : *l'artère hépatique* y apporte du sang artériel ; la *veine porte,* du sang veineux. Le sang apporté par l'artère sert surtout à la sécrétion de la bile.

Fonctions du foie. On considère généralement cet organe comme formé de deux glandes dont les éléments sont réunis. L'une serait une *glande en grappe,* formée par les canalicules et leurs ramifications, alimentée par l'artère hépatique et destinée à la *sécrétion de la bile;* l'autre est une *glande vasculaire-sanguine* destinée à la fonction *glycogénique* du foie et formant la majeure partie de l'organe ; elle constituerait presque à elle seule les lobules et serait alimentée par la veine porte.

Quoi qu'il en soit de la constitution intime du foie, au sujet de laquelle il y a encore bien des points obscurs, cet organe accomplit deux fonctions importantes :

1° La *sécrétion de la bile* qui, des conduits hépatiques, est versée dans l'intestin en passant ou non par la vésicule biliaire (voy. VOIES BILIAIRES);

2° La formation de la *substance glycogène,* qui peut se transformer en sucre *glucose.* A l'état normal, le foie contient de 2 à 4 pour 100 de sucre glucose ; lorsque l'alimentation est fortement féculente, cette proportion peut être plus que doublée. Le sucre est entraîné par le sang dans la circulation générale et finalement il est brûlé et forme de l'eau et de l'acide carbonique. Même après la mort, le foie continue à fabriquer pendant un certain temps de la matière glycogène. Pendant la vie, le sucre est en général brûlé au fur et à mesure de sa formation, mais dans certains états morbides la production est exagérée, le sang se charge de glucose qui passe par les urines ; c'est ce qui constitue le DIABÈTE SUCRÉ.

Lorsque la *bile* ne trouve pas libre la route qu'elle suit normalement pour se rendre dans l'intestin, si les canaux biliaires viennent à être obstrués par des calculs COLIQUES HÉPATIQUES), il en passe une

certaine quantité dans le sang qui la transporte dans le corps tout entier ; la peau, le blanc de l'œil deviennent jaunes, l'urine est extrêmement foncée ; c'est ce qui constitue l'ICTÈRE.

Maladies du foie. La fonction du foie étant double, il peut arriver que l'une seulement d'entre elles soit atteinte, c'est ce qui arrive pour l'ictère simple et le diabète ; mais on ne sait pas au juste quelle influence réciproque peut exister entre elles. Dans d'autres cas, la substance totale du foie est atteinte et ses deux fonctions s'en ressentent.

Abcès du foie. Ils sont le plus souvent la suite de l'HÉPATITE.

Atrophie du foie. On en distingue deux formes : *l'atrophie aiguë,* qui constitue l'ICTÈRE GRAVE ou hémorrhagique ; *l'atrophie chronique,* beaucoup plus fréquente dans nos climats que la forme aiguë. Il est rare qu'elle soit primitive, le plus souvent l'atrophie chronique du foie est produite par la CIRRHOSE, par les tumeurs qui compriment la veine porte et l'oblitèrent, le cancer, etc. Les fonctions du foie s'abolissent peu à peu, les digestions sont difficiles, le visage maigrit et pâlit, enfin on constate à la palpation de l'hypochondre droit et à la percussion une diminution de volume de l'organe (si toutefois il ne s'agit pas d'une tumeur qui en fait augmenter le volume).

Après avoir autant que possible traité l'affection primitive, il faut faciliter les fonctions digestives, régler le régime, vivre à la campagne, faire un exercice en rapport avec les forces, surveiller la régularité des selles, faire usage de laitage, de raisins et autres fruits bien mûrs ou cuits, et de quelques eaux minérales (Ems, Vals, Vichy, Bussang, Orezza).

Cancer du foie. Indépendamment des caractères généraux des cancers, on trouve à la palpation des grosseurs dures, bosselées à la région hépatique. Ce sont en général les fonctions digestives qui sont les premières atteintes : dyspepsie, pesanteurs d'estomac, constipation, un peu d'ictère ; plus tard apparaît *l'ascite* et la cachexie générale. Il faut soutenir les forces du malade, régime lacté, eaux alcalines ; contre les douleurs, faire des badigeonnages de teinture d'iode, cataplasmes laudanisés, onctions belladonées, injections hypodermiques.

Congestion du foie. Le foie peut augmenter de volume de deux manières, ou

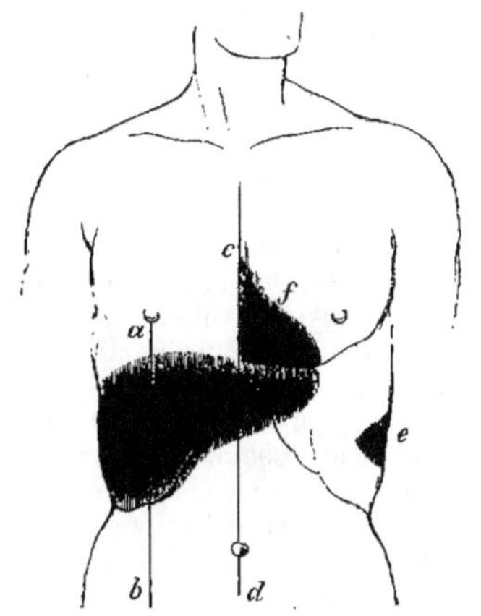

Fig. 241. — Aire de la matité du foie, du cœur et de la rate, à la partie antérieure et à l'état normal.
Les parties ombrées indiquent celles qui donnent de la matité à la percussion.
a b, Ligne mammaire droite.
c d, Ligne médiane.
e, Matité splénique (rate).
f, Matité cardiaque (cœur).

bien il subit une augmentation régulière

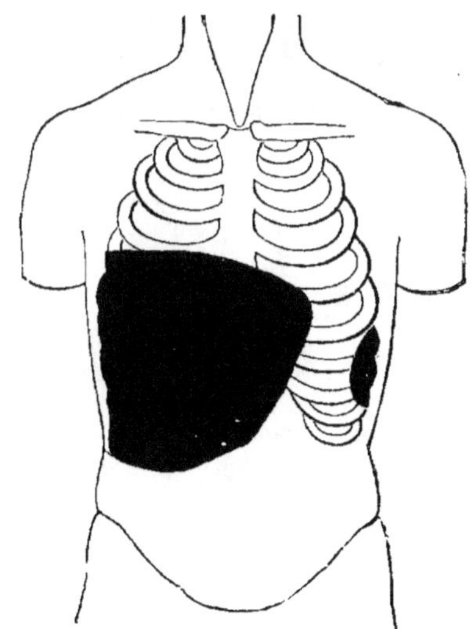

Fig. 242. — Augmentation de la matité du foie d'une manière uniforme.

dans tous les sens (fig. 241 et 242), ou bien

certaines parties seulement, et surtout la face inférieure, peuvent être hypertrophiées.

Dans le premier cas, s'il y a un peu de douleur avec pesanteur dans la région, il s'agit soit d'une hypertrophie ou congestion simple, soit du début d'une cirrhose.

On distingue la forme chronique et la forme aiguë de la congestion du foie.

La **congestion chronique** du foie dépend souvent d'une affection du cœur dans laquelle le sang de la veine cave ne trouve pas à se vider complétement; il y a stase du sang dans l'organe et congestion passive. On observe aussi une congestion chronique, variété légère d'HÉPATITE après les fièvres palustres des pays chauds.

La **congestion aiguë** se produit après les écarts de régime lorsque la veine porte amène une quantité de sang considérable; dans les entérites ou dysentéries; elle précède aussi l'HÉPATITE ou inflammation du foie des pays chauds.

Dans les deux formes, il faudra d'abord éloigner autant que possible la cause de la congestion. Soigner la fièvre intermittente, changer de climat, arrêter les progrès de la dysentérie ou de l'entérite. Dans la forme aiguë on aura recours à la saignée, aux ventouses scarifiées ou aux sangsues sur l'hypochondre droit, aux purgatifs salins (eau de Sedlitz, Birmensdorf, sulfate de soude ou de magnésie), à l'huile de ricin, aux vésicatoires volants. Dans la forme chronique, il faudra un régime fortifiant, l'exercice, le grand air, l'*hydrothérapie* et surtout la douche en jet brisé ou en pluie sur la région, suivie d'une légère friction et d'une promenade, le lait, les eaux de Vals, de Vichy.

Dégénérescences du foie. On en distingue plusieurs formes : 1° la CIRRHOSE; 2° la *dégénérescence amyloïde;* 3° la *dégénérescence graisseuse.*

Dégénérescence amyloïde ou **amylacée du foie** (foie lardacé, dégénérescence cirrheuse). Elle dépend de l'infiltration dans l'organe (parois des vaisseaux et cellules) d'une substance fibrineuse, mais analogue par certaines de ses propriétés à l'amidon, et qui traitée par la teinture d'iode prend la coloration bleue. Le volume du foie est augmenté; si on le coupe, la section paraît exsangue et comme diaphane. Les ramifications de l'artère hépatique sont les premières atteintes.

Plus fréquente chez l'homme que chez la femme, cette affection se montre en même temps que d'autres cachexies : la syphilis, la tuberculose pulmonaire, les affections osseuses. Elle se traduit par des difficultés dans la digestion, un affaiblissement et une pâleur considérables, l'hypertrophie générale du foie (fig. 242) qui est peu douloureux.

L'hygiène, le traitement de la maladie primitive, l'iodure de potassium et de fer, les eaux minérales alcalines, sont les moyens que nous opposons à cette maladie essentiellement chronique.

Dégénérescence graisseuse, foie gras. Maladie consécutive aux affections du cœur qui ont déterminé des congestions fré-

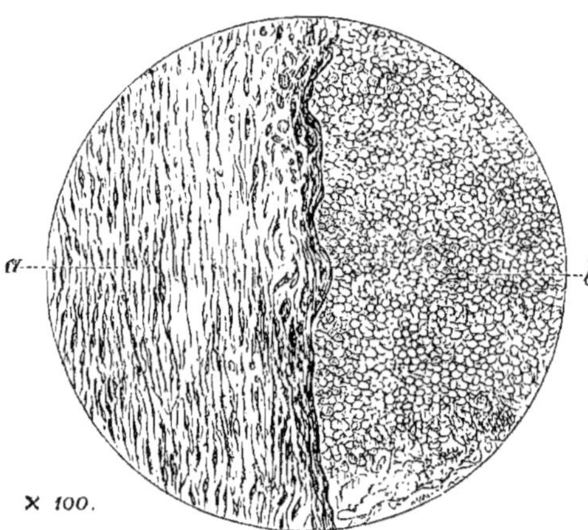

Fig. 243. — Section d'une gomme syphilitique du foie (grossissement 100 fois).

a, Marge de la partie fibreuse de la tumeur où se voit le développement des cellules fusiformes en fibres.
b, Partie plus ramollie de la structure.

quentes du foie, et surtout à la phthisie pulmonaire et à la scrofule. Elle ne s'annonce guère pendant la vie que par des troubles digestifs et l'augmentation du volume du foie. A l'autopsie, on trouve l'organe pâle, gras au toucher, envahi par la graisse qui forme des gouttelettes dans les cellules hépatiques et qui graisse le couteau avec lequel on le coupe. Il n'y a pas d'autre traitement spécial que celui de la maladie consomptive qui a déterminé la dégénérescence graisseuse.

Gommes syphilitiques du foie (fig. 243). Accidents tardifs de la SYPHILIS, elles se montrent surtout sur la partie externe de l'organe s'étendant de la capsule à l'intérieur.

Inflammation du foie. — Voy. HÉPATITE.

Kystes du foie. Les plus fréquents sont les kystes hydatiques, mais on y trouve aussi certains *kystes séreux* qui ne diffèrent des précédents que par l'absence d'entozoaire, et qui ne présentent pas de *frémissement vibratoire*.

Kystes hydatiques. Ils consistent en *vésicules* ou *hydatides* plus ou moins volumineuses (depuis le volume d'un pois jusqu'à celui d'une tête d'enfant) formées par une membrane blanchâtre tremblotante, renfermant un liquide parfaitement transparent et des ÉCHINOCOQUES à peine visibles.

L'usage de la viande de porc atteint de ladrerie et mal cuite est une des causes les plus fréquentes des kystes hydatiques.

Leur début est imperceptible; les kystes ne se révèlent que lorsqu'ils ont atteint assez de développement pour gêner la digestion, occasionner un certain degré de pesanteur dans l'hypochondre droit et le gonflement de l'organe. Ce sont des tumeurs molles, indolores, élastiques, sans fièvre ni autre symptôme que la gêne mécanique qu'elles occasionnent. En appliquant la main à plat au-dessus d'elles, on perçoit dans certains cas une sensation spéciale, le *frémissement vibratoire*, comparable à celle qu'on éprouve lorsqu'on touche la caisse d'un piano ou d'un violon dont les cordes vibrent, ou un baquet plein de colle de pâte.

Il est rare que ces kystes déterminent de l'ictère, ils ne sont dangereux que parce qu'ils peuvent s'ouvrir dans le *péritoine*, et déterminer une violente péritonite.

Lorsque les échinocoques périssent, ce qui arrive soit spontanément, soit lorsqu'un conduit biliaire vient à s'ouvrir dans un de ces kystes, la tumeur se résout ou du moins cesse de s'accroître et tend à la guérison spontanée. Dans le cas contraire, il est ordinairement nécessaire d'intervenir chirurgicalement, ce qui n'est possible que si la tumeur fait saillie extérieurement. On peut essayer la *ponction simple* avec un trocart de faible calibre, et la répéter plusieurs fois ; on peut même y pratiquer des *injections iodées :* il se déclare alors un certain degré d'inflammation de la poche qui en détermine la rétraction et la guérison. On peut aussi attaquer la tumeur par des applications successives de caustique (pâte de Vienne).

Hypertrophie du foie. A la suite des fièvres des pays chauds, d'hépatite aiguë ou syphilitique, du diabète, etc., il peut se déclarer une hypertrophie simple ou accompagnée de *congestion.* Le poids du foie peut aller jusqu'à 5, 10 et même 15 kilogrammes. Dans certains cas, en même temps il se produit une dégénérescence graisseuse : c'est ce qui a lieu chez les oies que l'on soumet à un régime spécial, afin d'obtenir le foie gras de Strasbourg.

C'est une maladie lente, qui ne guérit que lorsqu'on peut en supprimer la cause, et suivre une hygiène appropriée ; il est bon en outre de prendre quelques purgatifs : calomel, aloès, eaux minérales purgatives, de l'iodure de potassium et suivre un traitement hydrothérapique.

Lésions traumatiques du foie. (*a*) *Contusion, déchirure, rupture des voies biliaires.* C'est ordinairement après un choc violent sur le flanc droit, ou une chute sur la plante du pied que se produisent ces lésions. Leurs signes sont d'abord ceux des hémorrhagies internes, pâleur, faiblesse, lipothymies, une douleur dans l'hypochondre droit, plus tard une péritonite plus ou moins généralisée et souvent une issue fatale et rapide. Le diagnostic n'est pas toujours possible ; mais dans les cas où l'on peut soupçonner une déchirure de cet organe, il faut avoir recours à la saignée, au repos absolu, plus tard on traite les accidents consécutifs. Le pronostic dépend de l'endroit où s'est faite la déchirure, de la grandeur de l'hémorrhagie interne, de l'intégrité des vaisseaux et de l'intensité de la péritonite.

(*b*) *Plaies par instruments piquants ou tranchants.* Il se produit immédiatement un épanchement sanguin plus ou moins abondant, plus tard une péritonite ou un abcès. Elles ne sont pas toujours mortelles, il faudra s'abstenir de les sonder, mais faire la réduction si le foie fait hernie à travers les téguments. On s'opposera à l'hémorrhagie par les applications froides, les boissons à l'eau glacée, eau de Rabel, etc. On tâchera de prévenir l'inflammation consécutive par

les sangsues, et on appliquera un bandage de corps pour immobiliser la région.

(*c*) *Plaies par armes à feu.* Faciles à reconnaître en général, il ne faut les explorer qu'avec grande précaution, le mieux est de s'abstenir en se bornant à enlever les corps étrangers, balle, esquille, morceaux d'étoffe, dont la présence se découvre immédiatement. Si les gros vaisseaux ne sont pas atteints, s'il n'y a pas d'hémorrhagie immédiate, elles peuvent ne pas être mortelles. Il se forme plus tard un abcès, une péritonite localisée. Les corps étrangers sont quelquefois expulsés avec le pus de l'abcès. Souvent il se produit une hémorrhagie secondaire du dixième au douzième jour. Il faut le repos absolu, arrêter l'hémorrhagie, traiter les complications qui peuvent survenir.

FOLIE, s. f. (*insania*, μανία). La *folie* est une maladie ordinairement chronique, souvent *héréditaire,* caractérisée par un trouble partiel ou général des fonctions intellectuelles, affectives ou sensoriales et des actes qui en dépendent, avec ou sans lésion de l'encéphale. Il faut, dans l'étude des maladies mentales, séparer d'abord tout ce qui appartient à la *psychologie,* car elle n'apporte aucune donnée sérieuse, et s'attacher exclusivement à l'*observation médicale,* qui seule a fait faire les progrès réels signalés dans l'histoire de la folie.

On peut diviser les maladies mentales en trois groupes :

1° Celles qui sont caractérisées par la faiblesse d'esprit : DÉMENCE, IDIOTIE, IMBÉCILLITÉ ;

2° Celles qui compliquent une affection distincte et sont caractérisées par des impulsions instinctives : *folie épileptique, folie hystérique, folie alcoolique, folie puerpérale ;*

3° Quelques espèces de délire exerçant une influence variée sur les actes de l'aliéné : MANIE, MONOMANIE, *délire des persécutions,* MÉLANCOLIE, *paralysie générale* et SOMNAMBULISME.

La loi ne distingue que deux sortes d'aliénés : ceux dont la folie est inoffensive et ceux qui, par leurs actes, compromettent la sécurité des personnes et l'ordre public. Le placement des premiers dans les maisons spéciales peut être fait à la requête des malades ou des ayants droit ; le placement des seconds peut être ordonné d'office par les préfets, maires, commissaires de police, mais sous cette condition expresse qu'un certificat de médecin constate la forme de la folie, et la nécessité de la séquestration. D'autre part, quel que soit son mode de folie, l'aliéné se trouve exposé aux coups de la loi : *Le majeur qui est en état habituel d'imbécillité, de démence, ou de fureur doit être interdit, même lorsque son état présente des intervalles lucides* (Code civil, art. 489). *Pour faire une donation entre vifs ou un testament, il faut être sain d'esprit* (art. 901). Les articles 146 et 147 établissent qu'*un mariage peut être déclaré nul, lorsqu'un des conjoints n'a pu donner un consentement valable, par suite de l'altération de ses facultés, et qu'il peut être fait opposition au mariage en se fondant sur l'état de démence du futur époux.*

L'appréciation médico-légale de la *capacité* a donc une importance considérable, et l'intervention du médecin est indispensable pour l'application de la loi. L'aliénation mentale entraîne encore l'irresponsabilité des actes personnels, elle est incompatible avec la liberté morale, ainsi que le reconnaît l'article 64 du Code pénal : *Il n'y a ni crime ni délit lorsque le prévenu était en état de démence au moment de l'action ou lorsqu'il a été contraint par une force à laquelle il n'a pu résister.* Jamais la mission du médecin légiste n'est plus difficile et n'exige autant de patience que dans la constatation de cette irresponsabilité, certaines formes d'aliénation mentale passant inaperçues pour les juges et pour les gens du monde, quoique étant très-reconnaissables pour le médecin. Dans toutes les affaires judiciaires civiles ou criminelles où se débat une question de folie, le médecin est appelé par les juges ou les parties pour constater ou repousser l'allégation d'aliénation mentale; le résultat de son diagnostic est relaté dans un *rapport* ou une *consultation.*

Le médecin se trouve souvent en présence de cas mal déterminés; la folie est simulée ou l'individu est sur la limite de la maladie; il arrive à un diagnostic certain au moyen de trois procédés indispensables : *l'enquête, l'interrogatoire* et *l'examen du corps.*

L'**enquête** consiste à prendre tous les renseignements directs ou indirects sur les prédispositions héréditaires de l'aliéné, ses habitudes, ses écrits, ses antécédents morbides, sur les détails particuliers de l'acte imputé comme entaché d'aliénation. L'*hérédité* joue un rôle considérable dans cette constatation, elle donne souvent une grande valeur à des symptômes vagues et mal déterminés.

L'**interrogatoire**, en même temps qu'il permet de soumettre le malade à une observation directe et continue, l'amène souvent sur le sujet de son délire.

L'**examen** direct porte sur trois ordres de faits :

1° Les *troubles des fonctions intellectuelles*, conceptions délirantes, abolition du jugement, de la conscience, de la mémoire, perversion de la volonté, trouble dans les actes provenant de l'absence de direction ;

2° *Troubles des fonctions sensoriales*, HALLUCINATIONS, ILLUSIONS ;

3° *Troubles des facultés affectives*, dans lesquels les sentiments les plus naturels, l'instinct même de la conservation, sont abolis ou pervertis. Parmi les signes somatiques, on recherche les détails caractéristiques suivants : maintien, démarche, tenue des vêtements, physionomie, les troubles de la motilité, spasmes, tressaillements, embarras de la parole, les paralysies, vertiges, éblouissements, etc. Cet examen étant terminé, il s'agit d'établir à quelle classe d'aliénés appartient l'individu observé.

La DÉMENCE est caractérisée par l'affaiblissement de la sensibilité, de l'intelligence et de la volonté.

L'IDIOTIE consiste dans l'arrêt de développement des facultés intellectuelles et affectives; c'est plutôt une infirmité qu'une maladie.

L'IMBÉCILLITÉ est le premier degré de l'idiotie.

La **folie épileptique**, qui est encore en ce moment l'objet des études les plus sérieuses de la part des médecins aliénistes, débute en même temps que les convulsions, dès la deuxième ou troisième attaque d'*épilepsie;* souvent, ce n'est que longtemps après l'invasion de la maladie que l'on voit surgir l'aliénation mentale; elle est marquée par un affaiblissement notable des facultés intellectuelles et affectives; d'autres fois, par une irritabilité extrême du caractère et une méchanceté exceptionnelle. Tout crime non justifiable commis sous l'influence d'une crise épileptique entraîne l'irresponsabilité, et lorsqu'il est commis avec une rapidité insolite par un individu dont les antécédents n'offrent rien de remarquable, il y a lieu de rechercher s'il n'existe pas des accès nocturnes et méconnus d'épilepsie.

Le bromure de potassium à hautes doses longtemps maintenues, une surveillance attentive, un régime sévère, amènent souvent la guérison, ou pour le moins une amélioration notable de la maladie.

La **folie hystérique** est une aliénation dangereuse qui entraîne l'irresponsabilité absolue; elle se développe chez les femmes atteintes d'hystérie non convulsive; ses causes occasionnelles sont nombreuses : chagrin, colère, émotion vive; c'est à cette forme de folie qu'il faut rapporter les exemples de *démonopathie* ou *possession* qui ont été observés à différentes époques dans les cloîtres et les maisons d'éducation. Cette folie affecte souvent une marche périodique; elle revient à chaque époque menstruelle, par exemple, dure pendant plusieurs jours; les intervalles sont marqués par un retour complet à la raison. Le traitement le plus rationnel échoue contre cette affection qui, dans les cas graves, après de nombreuses récidives, se termine par la mort, hâtée par une maladie intercurrente (voy. HYSTÉRIE).

L'HYPOCHONDRIE peut, dans quelques cas rares, être la source de désordres intellectuels graves entraînant l'irresponsabilité au point de vue médico-légal. Tardieu cite entre autres exemples celui d'un étudiant en médecine atteint d'une affection hypochondriaque, qui menaça un de ses juges, qui l'avait refusé à un examen, de le tuer d'un coup de pistolet.

L'*ivresse* est une aliénation mentale passagère qui doit constituer une circonstance aggravante du crime et entraîner le maximum de la pénalité; mais l'habitude de l'ivresse entraîne l'intoxication alcoolique chronique qui engendre la **folie alcoolique** (œnomanie), qu'il importe de ne pas confondre avec la monomanie de l'ivresse (dipsomanie), dans laquelle les malades sont ivrognes par suite d'aliénation, et non pas aliénés par suite d'ivrognerie. La folie alcoolique se manifeste chez les individus qui, par passion ou par état, boivent fréquemment, quoique à petites doses, du vin et des liqueurs; on l'observe même chez des individus sobres soumis aux émanations alcooliques; ils deviennent maniaques ou déments, et succombent à la *paralysie générale*. L'individu atteint de folie alcoolique et de DELIRIUM TREMENS est irresponsable. La forme subaiguë de cette maladie entraîne un délire mélancolique accompagné d'hallucinations terrifiantes et d'idées de persécution; elle se termine assez ordinairement par la guérison. L'opium à doses fractionnées, les boissons rafraîchissantes et laxatives, les bains, agissent efficacement.

Parmi les affections qui peuvent prendre naissance dans l'état puerpéral, la folie occupe une place importante.

La **folie puerpérale**, *folie des femmes enceintes*, des *nouvelles accouchées*, des *nourrices*, s'observe quelquefois pendant la grossesse; elle est surtout caractérisée à cette époque par la manie du vol (kleptomanie); ce n'est pas à dire que la grossesse engendre la manie du vol ou du meurtre, mais elle peut déterminer des impulsions instinctives et entraîner la femme dans des cas très-rares. La folie puerpérale proprement dite débute ordinairement dans les premiers jours qui suivent l'accouchement ou le sevrage; l'impression du froid, les émotions morales peuvent la déterminer. L'agitation est extrême, les malades sont hallucinées et furieuses, l'insomnie est complète, la constipation opiniâtre, l'amaigrissement rapide; le délire persiste pendant toute la durée de la maladie, et après un temps variable qui ne dépasse guère 6 mois, sous l'influence d'un phénomène critique, retour des menstrues, la guérison est obtenue. Les purgatifs et les sudorifiques sont les agents les plus efficaces dans le traitement de cette forme d'aliénation.

On allègue souvent cette folie pour excuser l'infanticide chez les nouvelles accouchées; l'expert doit, dans ce cas, se livrer à l'examen le plus approfondi de l'état mental et des circonstances qui ont précédé ou accompagné l'acte incriminé.

La **folie commune** ou MANIE constitue la maladie connue vulgairement sous le nom d'*aliénation mentale;* elle forme à elle seule le cinquième des maladies délirantes observées dans les asiles d'aliénés; elle est caractérisée par une excitation générale et permanente des facultés intellectuelles et morales, *délire général*, ou par un *délire partiel, folie monomaniaque*, ou MONOMANIE qui comprend une foule de variétés.

La MÉLANCOLIE ou LYPÉMANIE entraîne l'irresponsabilité, et les lypémaniaques peuvent, sous l'influence d'hallucinations, se livrer à des impulsions violentes, d'autant plus dangereuses qu'ils sont considérés comme très-inoffensifs.

Le **délire des persécutions** est une forme de folie qui est très-commune. Le persécuté se croit poursuivi par des ennemis imaginaires, refuse de manger, craignant qu'on ne l'empoisonne et se venge de ses persécuteurs. C'est un aliéné très-dangereux, et le médecin doit faire de grands efforts pour faire admettre sa folie par les tribunaux. C'est dans cette classe que l'on rencontre le plus grand nombre de criminels.

La marche de la folie commune est très-irrégulière, quelquefois elle guérit en peu de temps, plus souvent elle se prolonge indéfiniment; le malade est sans sommeil, sans appétit et maigrit beaucoup; le pouls est petit, faible, et la mort survient dans les premiers mois de la maladie; dans d'autres cas, les idées délirantes persistent, mais la santé se raffermit et acquiert souvent une très-grande force. Jusqu'à présent l'anatomie pathologique ne montre aucune lésion qui soit propre à la forme commune de la folie.

La **folie paralytique**, *paralysie générale, méningo-encéphalite diffuse*, est une des formes les plus franches de la folie; elle est certainement une des variétés les plus fréquentes de l'aliénation mentale. Plus commune dans les classes élevées, chez l'homme que chez la femme, elle reconnaît pour causes principales : l'hérédité, les excès vénériens, l'ivrognerie, l'abus des travaux de l'esprit, les revers de fortune, les tourments de l'ambition. On distingue quatre périodes dans la folie paralytique.

Dans la *période prodromique*, le caractère change, devient irritable, la mémoire et l'intelligence baissent, la parole devient embarrassée, la volonté s'émousse. Dans la *période initiale* on observe le plus souvent le délire des grandeurs, et quelquefois des conceptions mélancoliques. Dans la *période d'état*, la dégradation physique et morale est absolue; la mémoire est perdue complétement; tantôt très-calme, tantôt très-violent, le malade mange et digère bien, mais la parole est difficile et la marche incertaine. Enfin, dans la *période terminale*, l'organisme entier est la proie de la para-

lysie; la sensibilité, les mouvements, la parole, l'instinct sont abolis; des furoncles, des abcès multiples viennent compliquer cette affreuse maladie que la mort termine inévitablement.

Des lésions anatomiques constantes et spéciales caractérisent la folie paralytique; elles consistent dans l'inflammation chronique de la pie-mère et de la substance grise du cerveau (MÉNINGO-ENCÉPHALITE DIFFUSE).

Au début, on constate sur la substance grise et sur les points correspondants de la pie-mère des plaques rosées formées par un piqueté de petites ecchymoses très-rapprochées, très-adhérentes, qui finissent par envahir toute l'épaisseur de la substance grise. Au microscope on trouve les **capillaires** de la pie-mère et de la substance grise augmentés de diamètre, incrustés de granulations et de globules déformés; les cellules nerveuses sont rares, leurs contours perdent leur netteté et leur aspect normal, elles sont vides de leur contenu, et les tubes nerveux, difformes, atrophiés, se présentent sous forme de débris épars.

On observe aussi des lésions secondaires, telles que : l'hydropisie des ventricules, les granulations arachnoïdiennes, l'atrophie des circonvolutions cérébrales, des fausses membranes, des foyers hémorrhagiques, en un mot, les lésions les plus graves, en grand nombre, dans tous les points du cerveau. Le médecin légiste peut intervenir à toutes les périodes de cette maladie, il arrive même que ce n'est qu'après la mort du fou paralytique que la justice se trouve avoir à décider de la validité des actes qu'il a accomplis.

L'individu atteint de SOMNAMBULISME est un aliéné, puisqu'il peut accomplir des actes criminels et n'en conserver aucun souvenir à son réveil.

En résumé, considérée d'une manière générale, la folie est une affection des plus tristes, entraînant d'une manière absolue l'incapacité et l'irresponsabilité de l'aliéné. Considérée dans ses formes les plus saillantes, la folie paralytique est la plus grave, la folie puerpérale et la folie alcoolique sont les plus bénignes. Entre ces deux extrêmes, le délire aigu, le délire général de la folie commune sont beaucoup moins fâcheux et moins rebelles que la folie partielle avec ou sans délire; la folie épileptique peut s'amender sous l'influence d'un.

sion, mais seulement de traction, et tirer toujours suivant les axes du bassin.

FORGES-LES-BAINS (Seine-et-Oise). Eau minérale sans caractère spécial, usitée contre la scrofule.

FORGES-LES-EAUX (Seine-Inférieure). Eau minérale ferrugineuse froide employée contre la chlorose ; eau sulfureuse contre les rhumatismes, la scrofule.

FORMULE, s. f. (*formula*, de *forma*, forme). On donne ce nom à l'indication méthodique et par écrit que fait le médecin d'une ou plusieurs substances médicamenteuses (*formule simple*, *formule composée*), de leur dose, de leur préparation, et souvent de leur mode d'administration. La connaissance des règles qui doivent guider le praticien dans la rédaction d'une formule constitue l'*art de formuler*.

En chimie, on représente les corps simples par des symboles abrégés, le soufre s'écrit S, l'oxygène O, etc. ; en combinant ces symboles entre eux, on représente d'une manière précise les compositions et les équivalents d'un corps composé. La combinaison de ces symboles s'appelle *formule chimique*. On dira que la *formule* de l'acide sulfurique est SO^3, ce qui signifie que ce corps est composé d'une partie de soufre S et de trois parties d'oxygène O^3. On appelle *formule brute* celle qui ne tient pas compte de l'arrangement moléculaire, exemple : sulfate manganeux, $SMnO^4$. La *formule rationnelle* de ce même corps (d'après la théorie généralement adoptée) sera MnO, SO^3, qui représente la manière dont les éléments sont combinés entre eux.

FORTIFIANT, adj. et s. m. (*roborans*). On a rangé dans la classe des *fortifiants* ou *corroborants* des médicaments et des aliments de toute nature destinés à reconstituer les forces épuisées ou seulement diminuées. On peut considérer comme tel tout aliment complet quand il est bien digéré et assimilé et tout médicament qui augmente la quantité des globules rouges du sang.

FOSSE, s. f. Nom donné à diverses régions du corps ayant une forme excavée : *fosses iliaques*, droite et gauche, formées par l'excavation du bassin ; *fosse orbitaire*, pour loger l'œil ; *fosse temporale*, pour le muscle temporal, etc.

FOUDRE, s. f. (*fulmen*, κεραυνός). Recomposition instantanée des électricités de nom contraire, qui se fait le plus souvent entre deux nuages, pendant les orages, et quelquefois entre un nuage et la terre, sous la forme d'un grand sillon lumineux, *éclair*, accompagné d'un grand bruit, *tonnerre*.

La foudre peut frapper les hommes et les animaux, soit directement, soit indirectement (*choc en retour*), et causer les accidents les plus variés, depuis le simple éblouissement jusqu'à la mort instantanée, depuis les brûlures les plus légères jusqu'aux désordres les plus étendus, parfois un ébranlement cérébral passager ou durable. Tout individu frappé de la foudre et qui ne présentera aucune trace de lésion matérielle pourra être considéré comme *asphyxié*, et l'on devra, en conséquence, lui prodiguer avec rapidité et persévérance les soins indiqués pour les NOYÉS. La foudre frappe de préférence les endroits élevés et les corps bons conducteurs de l'électricité, il est donc indiqué de ne pas s'abriter de l'orage sous un arbre élevé, isolé dans la campagne, ni au voisinage de grandes masses métalliques.

FOUGÈRES, s. f. pl. (*filices*). Plantes acotylédones généralement herbacées et vivaces qui, dans les régions tropicales, deviennent arborescentes. Elles portent des feuilles tantôt simples, tantôt divisées, qui ont pour caractère constant d'être roulées en crosse et en dedans. Leurs corpuscules reproducteurs, *spores*, sont logés dans de petites capsules ou *thèques* réunies, sur la face inférieure des feuilles, en groupes nommés *sores*; ceux-ci sont le plus souvent recouverts d'une membrane fine, *indusium*, qui se rompt à l'époque de la maturité.

Les feuilles de quelques espèces de fougères sont employées en médecine, telles que la *scolopendre* et le *capillaire*.

Le rhizome de *fougère mâle* (*polypodium, nephrodium* ou *aspidium filix mas*) contient une substance grasse, d'une odeur nauséabonde, d'une saveur désagréable, astringente et amère ; on l'administre comme anthelminthique, et surtout contre le tœnia (ver solitaire) ; on l'emploie en poudre, dans du vin blanc, en tisane, extrait ; on se sert aussi de l'huile obtenue par l'action de l'éther (*huile* ou *extrait éthéré de fougère mâle*).

Les rhizomes de quelques autres fougères, *fougère femelle, calaguala, polypode, osmonde royale*, sont quelquefois usités.

Le *rhizome de Panna*, fougère de l'Afrique australe, est employé par les Cafres comme ténifuge. On a cité 83 succès sur 90 cas.

FOURCHETTE, s. f. Nom de l'extrémité inférieure bifurquée du *sternum*, fourchette du sternum ou de l'estomac.

La **fourchette de la vulve** (2, fig. 80) est formée par la commissure postérieure des grandes lèvres ; elle est souvent déchirée au moment de l'accouchement.

FOYER, s. m. (*focus*). Employé dans le sens de siége (*foyer d'une fracture*) : de collection, d'amas (*foyer purulent, foyer sanguin*); de lieu de réunion des rayons lumineux (*foyer d'une lentille*, d'un miroir, du cristallin), etc.

FRACTURE, s. f. (de *frangere*, rompre). Solution de continuité d'un os ou d'un cartilage produite brusquement, soit par une violence extérieure, soit par une contraction musculaire énergique dans des circonstances spéciales.

Tous les os ne se fracturent pas avec la même fréquence. Sur 100 fractures, on en trouve 19 de l'avant-bras (radius ou cubitus); 17 de la jambe ; 13 du bras et de la cuisse; 6 des côtes ; les autres, entre 2 et 3 pour 100, sont celles des os du pied, de la main, du crâne, de la colonne vertébrale, du bassin.

Les causes prédisposantes sont l'âge avancé, les paralysies, le rachitisme, le cancer, la syphilis, la grossesse, etc., enfin, les professions qui exigent l'emploi de la force ; aussi sont-elles plus fréquentes chez les hommes que chez les femmes.

Division des fractures : 1° suivant la cause : *fracture directe, indirecte* ou par *contre-coup;* par *contraction musculaire* ou *arrachement.*

2° Suivant le degré ou le siége de la fracture : *fracture complète, incomplète, fissure* ou *fente, esquille* (lorsqu'un morceau est détaché de la surface), *perforation.*

3° Suivant son état de simplicité ou de complication : *fracture simple,* sans plaie extérieure ; *fracture comminutive,* s'il y a plusieurs fragments ; *fracture compliquée,* s'il y a plaie extérieure communiquant avec le foyer de la fracture (la fracture peut être à la fois comminutive et compliquée); *fracture articulaire,* si le foyer communique avec une articulation, comme cela a lieu pour les fractures en V du tibia.

Rapports des fragments. Il est rare, lorsqu'un os est fracturé, que les deux fragments conservent leur direction naturelle, cependant cela arrive quelquefois chez les enfants, dont le périoste épais forme à l'os une sorte de gaîne protectrice élastique. Dans la plupart des cas, il y a *déplacement* des fragments :

1° *Suivant la direction*, les deux frag-

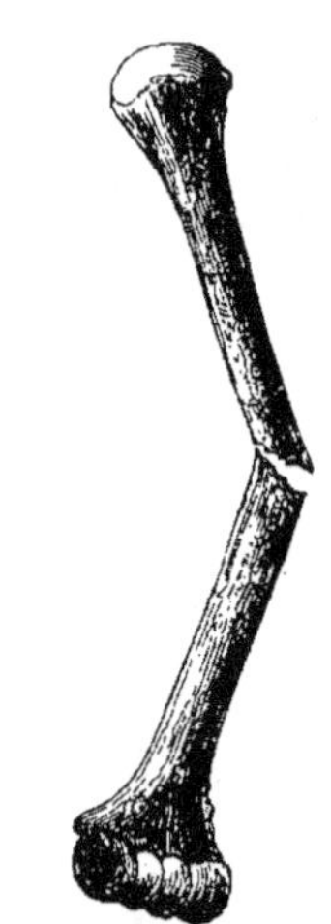

ments restent bout à bout et forment un angle plus ou moins accentué (fig. 250).

2° *Suivant l'épaisseur*, les deux fragments se portent en sens inverse, l'un à gauche, l'autre à droite, sans cesser complétement d'être en contact par une partie de leur surface fracturée.

3° *Suivant la longueur*, si les deux fragments, par suite de l'action musculaire, s'éloignent l'un de l'autre (fracture de la rotule), ou, au contraire, *chevauchent* l'un sur l'autre (fig. 251).

4° *Par rotation*, ou suivant la circonférence, l'un des fragments reste fixe et l'autre tourne d'un certain angle, tout en restant en contact avec le premier (fig. 252).

5° *Par pénétration*, lorsque l'un des fragments pénètre dans l'autre, quelquefois en le faisant éclater ; c'est ce qui arrive pour les fractures de la partie inférieure du *radius*, du col du fémur, de la partie inférieure du tibia (fig. 253 et 254).

Symptômes communs des fractures. Au moment où se produit l'accident, on ressent une *douleur* extrêmement vive qui peut même provoquer l'évanouissement. Au bout de quelques moments, cette douleur se calme si la partie fracturée est maintenue dans le repos le plus absolu; le moindre mouvement fait jeter de nouveaux cris. L'en-

tion de la fracture et augmente pendant vingt-quatre heures environ.

3° L'*ecchymose* ou épanchement sanguin, qui ne paraît quelquefois à la peau que plusieurs jours après l'accident, gagne les parties les plus déclives en s'infiltrant à travers les interstices musculaires.

4° La *mobilité*, signe caractéristique de

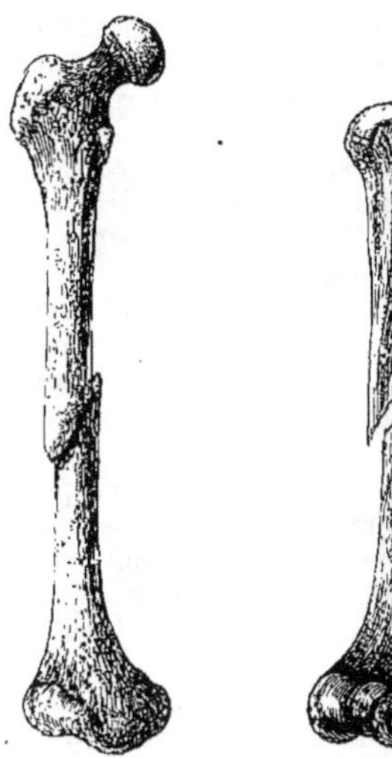

Fig. 251. — Fracture du fémur. Déplacement des fragments suivant la longueur (chevauchement).

Fig. 252. — Fracture de l'humérus Déplacement des fragments par rotation.

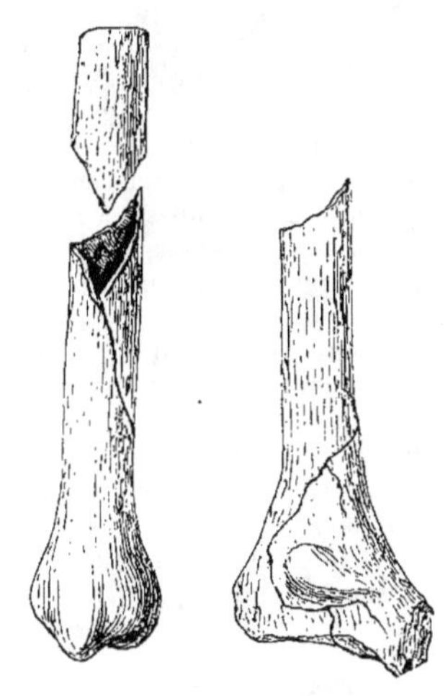

Fig. 253 et 254. — Fracture en V de l'extrémité inférieure du tibia. Une fêlure part de la pointe de la fracture et, parcourant en spirale le fragment inférieur, pénètre dans l'articulation tibio-tarsienne.

droit précis où se fait sentir la douleur indique, en général, assez bien le siége de la fracture, surtout si la violence a porté en un autre point et si l'endroit douloureux n'est pas contusionné.

Le membre fracturé devient immédiatement incapable de continuer ses fonctions; s'il s'agit du membre inférieur, le blessé tombe immédiatement; souvent il se produit en même temps un bruit de craquement assez considérable que peut entendre le blessé ou son entourage.

Les *signes physiques* des fractures sont :

1° La *déformation du membre*, due au déplacement des fragments.

2° Le *gonflement*, qui gêne souvent pour la recherche exacte du foyer de la fracture ; il est dû à l'infiltration de sérosité et quelquefois de sang dans les parties molles, commence peu après le moment de produc-

la fracture qui dispense de rechercher tous les autres lorsqu'on peut le constater. Mais cette constatation, ainsi que celle de la crépitation, est douloureuse et parfois impossible, à cause de l'engrènement ou de la pénétration des fragments les uns dans les autres, du voisinage d'une articulation, etc.

5° La *crépitation*. Elle consiste en un bruit de craquement dû au frottement des deux surfaces rugueuses de l'os fracturé. Pour l'entendre, il faut faire mouvoir l'un sur l'autre les deux fragments, il suffit du plus petit mouvement pour qu'elle se produise, sauf lorsqu'il y a engrènement, pénétration des fragments, interposition des parties molles, etc. C'est souvent une recherche fort délicate, que l'on ne doit faire que si c'est indispensable; il faut la distinguer de la *crépitation sanguine* et de celle que produit l'emphysème dans certaines fractures compliquées de pénétration de l'air.

Marche des fractures simples. Lorsque les deux fragments ne sont pas trop éloignés, que rien ne s'est interposé entre eux, ou que la fracture a été *réduite* par le chirurgien et maintenue dans l'immobilité, voici les phénomènes qui s'y passent en général. Au bout de quelques jours, il se forme une *exsudation* (CAL) entre les deux extrémités des os fracturés et leur périoste qui sont à ce moment le siége d'une certaine inflammation. Vers le dixième ou douzième jour, cette exsudation, d'abord molle, prend plus de consistance et s'infiltre de cellules *cartilagineuses*. Peu à peu cette consistance augmente encore; aux cellules du cartilage succèdent des *ostéoplastes* (éléments osseux), et au bout de quarante à soixante-dix jours, suivant l'os fracturé, la consolidation est complète. Il y a alors au foyer de la fracture : 1° un manchon ou *virole externe* qui enveloppe les fragments; 2° un bouchon ou *virole interne* qui va d'une cavité médullaire à l'autre; 3° une partie osseuse qui réunit directement les deux os. C'est ce qui forme le *cal* dit *provisoire*.

Au bout de six à huit mois, les viroles externe et interne sont peu à peu résorbées, le col devient moins volumineux, l'os se continue directement avec lui-même ; c'est le *cal définitif*.

Dans certains cas, la *consolidation est vicieuse*, par suite d'une mauvaise position des fragments osseux qui chevauchent l'un sur l'autre et font un angle, etc. On peut y remédier par le redressement du cal s'il en est encore temps (dans les premiers jours, chez les enfants), sinon, il faut ou supporter l'infirmité, ou fracturer de nouveau l'os, ou en faire la *résection*, opération souvent dangereuse.

Pour certains os, la *rotule*, l'*olécrâne* du cubitus, les os du crâne, etc., la consolidation n'a lieu qu'exceptionnellement par un cal osseux, c'est le plus souvent un *cal fibreux* qui se produit et dont on doit se contenter, en remédiant à ses inconvénients par des précautions, l'usage d'un appareil, d'une genouillère élastique. Il arrive parfois que le cal reste volumineux, exubérant et gêne les fonctions du membre.

Dans certaines circonstances encore mal déterminées, il ne se fait pas de consolidation, mais une sorte de fausse articulation entre les deux fragments ou PSEUDARTHROSE.

Fractures compliquées. Lorsqu'il y a une plaie aux téguments, et que celle-ci ne communique pas avec le foyer de la fracture, il n'y a rien de particulier; mais si l'air peut pénétrer jusqu'aux fragments osseux, l'accident est beaucoup plus grave. Il l'est d'autant plus que la communication est plus facile et plus large, surtout si la fracture est en même temps comminutive et si la plaie est contuse. Les fractures les plus graves sont celles qui sont à la fois comminutives, compliquées de plaie extérieure et qui se prolongent jusqu'à une articulation. Il faut alors presque toujours faire l'amputation du membre.

Lorsque le membre peut être conservé, la guérison des fractures compliquées, bien que plus longue que celle des autres, s'effectue néanmoins fort bien, mais le malade est exposé à la suppuration, aux abcès, décollements divers, à l'infection purulente.

Traitement des fractures. Lorsqu'on soupçonne une fracture avant l'arrivée du chirurgien, il faut déshabiller le blessé avec de grandes précautions, au besoin couper les vêtements, n'imprimer aucune violence, aucune secousse au membre supposé fracturé, mais le placer dans sa position naturelle, la jambe étendue et le bras à demi fléchi. Appliquer quelques compresses d'eau froide ou d'eau blanche sur l'endroit gonflé et surtout se garder d'aucun *massage* ou autre manipulation très-mauvaise en cas de fracture.

S'il s'agit d'une fracture simple, le chirurgien doit : 1° en faire la *réduction* ; 2° *maintenir* le membre au *repos le plus absolu* pendant un temps variant de un mois à deux mois et davantage.

Réduire une fracture, c'est replacer les fragments dans leur situation normale, afin qu'une fois consolidé dans cette position, le membre ne soit pas dévié. Lorsqu'il n'y a pas de déplacement, il n'y a pas de réduction à faire, il n'y a qu'à immobiliser.

Suivant la nature du déplacement on procédera d'une façon différente pour opérer la réduction. S'il y a écartement des fragments (rotule, olécrâne), on les rapprochera. Mais le plus souvent, la contraction musculaire tend à les faire chevaucher et tourner plus ou moins l'un sur l'autre. Aussi ce temps comprend en général :

l'extension du membre, la *contre-extension*, et la *coaptation*.

Pendant qu'un aide tire sur le membre (extension), de façon à permettre au fragment inférieur de reprendre sa place, un autre maintient le tronc ou le fragment supérieur (contre-extension), et le chirurgien agit directement sur l'endroit fracturé pour obtenir que les deux fragments soient bien placés dans leur direction normale (coaptation).

Afin de maintenir les parties dans cette bonne position, il se sert d'un *bandage;* celui de Scultet (fig. 57) est souvent utilisé au moins pour les premiers jours. Lorsque le gonflement ne fait plus de progrès, on applique en général un APPAREIL INAMO-VIBLE en plâtre, silicate de potasse, etc.

Au bout d'un temps convenable, trente à soixante jours, on défait l'appareil, on le remplace par une simple bande roulée, et l'on permet des mouvements progressifs.

Il faut apporter beaucoup de soins à l'application des bandages destinés à maintenir un membre fracturé. Il faut que la compression soit régulière, douce, afin qu'elle ne détermine pas d'accidents de GANGRÈNE ou autre. Dans les premiers jours surtout, le chirurgien devra visiter souvent l'appareil, et s'assurer que la circulation se fait bien.

Les *fractures compliquées de plaies* demandent un traitement très-attentif, et beaucoup de sagacité de la part du chirurgien qui doit prendre un parti. Quelquefois il faut se résoudre d'emblée à l'amputation; cela dépend d'une foule de considérations : nature de la fracture, étendue des désordres, état général, milieu dans lequel se trouve le blessé, etc. Lorsqu'on espère conserver le membre, il faut toujours l'immobiliser dans une gouttière, ou mieux dans un APPA-REIL INAMOVIBLE ou *amovo - inamovible,* ayant des fenêtres suffisantes pour permettre de panser et de surveiller la plaie, enlever les esquilles, faire des injections détersives, des débridements, etc. Nous employons d'ordinaire deux attelles de *tarlatane* (étoffe dont le tissu est très-peu serré) pliées en douze ou seize épaisseurs que nous trempons dans le plâtre fin gâché, médiocrement serré, et qui sont fixées par quelques tours de bande, ou plus simplement par quelques bandelettes de diachylon. Même dans les fractures simples, ces at-

telles, que l'on peut faire aussi en carton mouillé ou en gutta-percha pour les enfants, présentent le grand avantage de se mouler très-exactement sur les parties qu'elles doivent contenir, et de permettre une surveillance utile.

On traite la plaie suivant la méthode ordinaire. Quelquefois on peut se contenter d'appliquer un *appareil ouaté* qui enveloppe complétement le membre, l'immobilise, et empêche tout contact avec l'air extérieur. Après avoir nettoyé la plaie et fait la coaptation, on ne s'en préoccupe plus : on se contente de surveiller l'appareil ouaté sans le défaire pendant un certain nombre de jours. C'est un procédé précieux qui permet de transporter les blessés du champ de bataille, et qui est très-simple par suite de l'absence de pansement.

FRAISIER, s. m. (*fragaria vesca*). Rosacée indigène, produisant un fruit sain et agréable : la fraise. La racine traçante du fraisier et ses jeunes pousses sont administrées en infusion théiforme, comme apéritives et diurétiques.

FRÉMISSEMENT, s. m. (*fremitus*). Tremblement de tout le corps et des membres, qui accompagne ou précède les accès de fièvre.

Frémissement vibratoire ou **cataire.** Nom donné à une vibration perceptible à la main appliquée sur la région précordiale, et qui accompagne souvent les bruits râpeux dans les maladies du cœur.

Le **frémissement hydatique** est un mouvement vibratoire particulier qui accompagne quelquefois la percussion des kystes hydatiques, et qui dépend des oscillations du liquide dans la poche qui le renferme (voy. FOIE).

FRICTION, s. f. (de *fricare*, frotter). Action de frotter avec plus ou moins de force une partie du corps, soit pour étendre une pommade, un liniment, *friction humide;* soit pour stimuler la circulation générale ou seulement celle d'une région; faire disparaître un engorgement, une douleur, etc. Les frictions qui s'opèrent avec la main, une brosse, un linge, sans addition d'aucun médicament, se nomment *frictions sèches.*

FRISSON, s. m. (*rigor*, ῥῖγος). Tremblement inégal, irrégulier, causé par l'invasion de la fièvre ou simplement par l'impression du froid, par la frayeur. Le frisson, dans certains cas, devient un symptôme redoutable ; il indique l'introduction du pus dans l'organisme (FIÈVRE PUERPÉRALE, INFECTION PURULENTE).

FROID, adj. et s. m. (*frigus*, ψῦχος). Sensation que nous éprouvons en touchant un corps dont la température est inférieure à celle de notre corps. Il n'y a pas de froid absolu, puisque une même substance peut paraître froide ou chaude en même temps, selon que les corps avec lesquels on la compare sont doués d'une température inférieure ou supérieure à la sienne.

En pathologie, ce terme désigne certaines manifestations qui ne s'accompagnent pas d'inflammation vive, ne provoquent que peu de réaction, *humeurs froides*, ABCÈS FROIDS.

FRONDE, s. f. Bandage à deux chefs, qui sert pour les fractures du maxillaire inférieur.

FRONT, s. m. Partie située au-dessus de la face, à la partie antérieure du crâne. Un front élevé suppose ordinairement un développement considérable des lobes antérieurs du cerveau et des facultés intellectuelles.

FRONTAL, adj. et s. m. Qui appartient au front.

L'artère frontale est une des branches de terminaison de l'artère ophthalmique.

Le nerf frontal vient du nerf ophthalmique ; une de ses branches sort de l'orbite par le trou sus-orbitaire, l'autre au-dessous de la partie du muscle grand oblique ; il se distribue au front.

La névralgie frontale est une variété de la névralgie FACIALE ou tri-faciale.

L'os frontal, ou le frontal ou coronal, est l'os du front ; il est bombé à sa face externe ou antérieure ; à sa face interne ou cérébrale, il est en rapport avec les lobes antérieurs du cerveau ; à sa partie inférieure, il présente les arcades sourcilières et forme une partie de la paroi supérieure de l'orbite. Il s'articule avec les os pariétaux, le sphénoïde, l'ethmoïde, les os du nez, l'os unguis, les malaires et maxillaires supérieurs.

Les sinus frontaux sont des cavités de l'os frontal situées au-dessus de la voûte de l'orbite, et communiquant avec les cellules ethmoïdales antérieures. Leur capacité paraît être en rapport avec le développement du sens de l'odorat.

FROTTEMENT, s. m. Le frottement est le résultat de la résistance au mouvement occasionné par les aspérités de deux corps qui se touchent et qui se meuvent en sens inverse.

En pathologie, on nomme *frottement pleural* le bruit produit par le double mouvement ascendant et descendant en sens inverse des deux feuillets de la plèvre dans les cas d'altérations organiques de cette membrane (PLEURÉSIE).

Le *frottement péricardique* et le *frottement péritonéal*, qui ont leur siége dans le péricarde et le péritoine, reconnaissent les mêmes causes.

FRUIT, s. m. (*fructus*, καρπός). Dernier produit de la végétation. C'est l'ovaire fécondé contenant les semences qui doivent renouveler la plante.

Le fruit se compose de deux parties : l'une accessoire et protectrice : le *péricarpe;* l'autre, essentielle et protégée : la *graine*.

C'est le péricarpe qui détermine la forme du fruit.

Les *quatre fruits béchiques* ou pectoraux sont : les dattes sans noyau, les raisins secs, les figues et les jujubes. On en fait une tisane usitée contre les rhumes.

FUCHSINE, s. f. *Azaléine* ou *magenta* (C^{40} H^{12} Az^3). Sel cristallisé de la rosaniline constituant une des plus riches et des plus belles matières colorantes connues. On l'obtient en oxydant l'aniline au moyen du chlorure d'étain anhydre, de l'azotate de mercure, et surtout de l'acide arsénique.

C'est ce dernier corps qui est employé aujourd'hui de préférence et non sans quelques inconvénients. La fuchsine en solution dans l'alcool produit un rouge pourpre intense, propriété que l'on a mise à profit pour la coloration frauduleuse des vins. On inonde le midi de la France de préparations revêtues des noms les plus pompeux, destinées à améliorer, bonifier, mais en réalité à falsifier les vins, et qui consistent essentiellement en *caramel* plus ou moins cuit, coloré avec une très-petite quantité de fuchsine.

FUCUS, s. m. Mot latin qui entre dans la composition du nom de quelques algues marines, dont les principales : *fucus helminthocorton* et *fucus crispus*, employées en médecine, sont plus connues sous le nom de *mousse de Corse et mousse d'Irlande*.

FULIGINOSITÉ, s. f. (*fuligo*, suie). Enduit épais, gluant, de couleur noirâtre, ressemblant plus ou moins à de la suie, qui recouvre les dents, les lèvres, la langue et l'entrée des fosses nasales dans les affections typhoïdes. Les fuliginosités sont formées de poussières atmosphériques et de tous les débris rejetés normalement par l'organisme; cellules d'épithélium, leptothryx buccalis, arrêtés pendant l'inspiration et l'expiration dans le mucus épaissi des voies respiratoires.

On soulage beaucoup les malades en les en débarrassant et en nettoyant fréquemment leur bouche, leur langue et leurs lèvres, soit avec de l'eau, un peu de citron, ou avec une solution légère de bicarbonate de soude.

FUMÉE, s. f. (*fumus*, καπνός). Résidu en général plus léger que l'air, à cause de sa température élevée, résultant de la combustion incomplète des corps combustibles. La fumée est composée de carbone très-divisé, d'huiles empyreumatiques, de parties non brûlées provenant des corps en combustion et de gaz plus ou moins échauffés qui entraînent le tout.

La fumée de tabac est très-pernicieuse pour les personnes qui, sans y être habituées, en respirent une grande quantité; elle affecte douloureusement les paupières et irrite la conjonctive. D'où l'indication de ne fumer qu'en plein air.

FUMIGATION, s. f. Vapeurs médicamenteuses que l'on dirige sur certaines parties du corps selon le siége de l'affection à combattre (rhumatisme, douleurs, névralgie). Pour indiquer quelle est leur action spéciale, on dit : *fumigations émollientes, stimulantes, excitantes*, etc.

FUREUR, s. f. (*furor*, φρενῖτις). Le degré le plus élevé de l'agitation et du délire aigu, pendant lequel le malade, absolument inconscient de ses actes, se livre aux plus extrêmes violences sur ce qui l'entoure et sur lui-même, injurie, frappe, brise, tue, sans s'inquiéter des obstacles et sans mesurer ses forces.

Fureur utérine. Affection propre au sexe féminin et mieux désignée sous le nom de NYMPHOMANIE.

FURONCLE, s. m. (*furonculus*), vulgairement *clou*. Petite tumeur due à l'inflammation d'une glande sébacée ou d'un peloton adipeux du derme. La cause en est ordinairement une irritation de la peau, un embarras gastrique. Il se montre à la suite

d'un vésicatoire, d'une friction irritante, chez les cavaliers novices, etc. Certaines personnes y sont plus sujettes que d'autres. Il siége de préférence au cou, aux fesses, mais il peut exister partout, sauf aux endroits où l'épiderme est très-dur et compacte.

Rarement le furoncle est isolé; il s'en développe souvent plusieurs à la suite les uns des autres.

Lorsque c'est un doigt qui est atteint, on l'appelle *panari anthracoïde*. La réunion de plusieurs furoncles accolés ensemble forme l'ANTHRAX.

Au commencement, il se forme sur la peau une petite élevure rouge avec une pointe au milieu (d'où le nom de clou). La peau est chaude, tendue, douloureuse; il se développe un œdème circonvoisin plus ou moins intense. Au bout de trois jours environ, le sommet de la tumeur s'ouvre, laisse écouler un peu de pus, et l'on voit au fond du *cratère* une matière jaunâtre formée de tissu cellulaire en suppuration, c'est le *bourbillon*. Dès que ce dernier est sorti, ce qui a lieu peu de temps après, et l'on doit en faciliter la sortie par des pressions même énergiques, la tumeur s'affaisse, l'inflammation se calme et tout est guéri en quelques jours. La durée totale du furoncle est de cinq à douze jours environ.

Les furoncles de la face sont plus dangereux que les autres à cause de la possibilité d'une *phlébite* qui peut se propager aux *sinus* de la dure-mère.

Quelquefois les furoncles déterminent des *lymphangites* et une adénite des ganglions voisins. Enfin il peut se former un véritable ABCÈS.

Traitement. Au début, on peut tenter de faire avorter le furoncle en y plongeant la pointe d'une lancette, ou en recouvrant la partie avec de l'*onguent napolitain*. Pendant la période d'augment, on mettra des cataplasmes de farine de lin bien fraîche, de la pommade belladonée. On se gardera bien de se servir des *onguents* soi-disant maturatifs, qui ne servent qu'à provoquer la formation d'autres furoncles voisins. Dès que la *fluctuation* se montrera, on se hâtera d'ouvrir la tumeur avec le bistouri et d'évacuer le bourbillon. On se trouve bien de continuer les cataplasmes encore un jour ou deux; on pourra les arroser avec un peu d'eau-de-vie camphrée.

G

GAÏAC, s. m. (*guajacum officinale*). Arbre très-élevé de la famille des zygophyllées qui croît dans les Antilles. Son bois est très-dur, compacte, sa râpure jaune verdâtre, âcre, aromatique, à odeur balsamique. C'est un des quatre bois sudorifiques ; souvent conseillé dans les maladies de la peau, les rhumatismes, la goutte, la syphilis, et administré en tisane, extrait, sirop, teinture.

GAÎNE, s. f. Terme d'anatomie désignant les parties fibreuses, aponévrotiques qui entourent les muscles, les tendons, etc., à la manière d'un manchon. Elles servent à brider et à maintenir ces organes, tout en leur permettant de glisser dans leur intérieur. Le pus, les épanchements divers suivent souvent le trajet des gaînes pour se montrer en des points plus ou moins éloignés de celui de leur origine. Les gaînes sont très-nombreuses au pied et à la main.

La grande gaîne du fléchisseur des doigts, placée au-devant du poignet, est le siège fréquent de KYSTES à grains riziformes ou hordéiformes.

GALACTOCÈLE, s. f. (de γάλα, lait, et κήλη, tumeur). Nom donné : 1° à certaines tumeurs du sein produites par un engorgement laiteux dans les conduits galactophores ; 2° à une variété d'HYDROCÈLE contenant un liquide blanc analogue par son aspect au *sperme*.

GALACTOMÈTRE, s. m. Nom de divers instruments dont la plupart sont analogues aux aréomètres, et qui sont destinés à vérifier la pureté du lait ou sa densité qui doit être de 1029 à 1031 pour le *lait pur*. Celle du *lait écrémé* est de 1032 à 1036. On se sert souvent du *lacto-butyromètre* de Marchand ou du galactomètre de Quevenne, sorte d'aréomètre qui porte une double division établie pour une température de 15 degrés centigrades, l'une pour le lait avec sa crème, l'autre pour le lait écrémé.

GALACTOPHORE, adj. et s. m. (de γάλα, lait et φέρειν, porter). Nom donné : aux *conduits excréteurs* de la glande mammaire ; à un instrument (bout de sein) destiné à faciliter à l'enfant la succion du mamelon du SEIN.

Les aliments galactophores sont ceux qui sont réputés augmenter la sécrétion du lait, bonne nourriture, féculents, lentilles, bière, etc.

GALACTORRHÉE, s. f. (de γάλα, lait, et ρεῖν, couler). Écoulement exagéré du lait, soit pendant la lactation, soit après le sevrage. Souvent les femmes s'épuisent et maigrissent par cette perte incessante, qui produit chez elles de l'anémie, parfois un état d'excitation du système nerveux allant jusqu'aux convulsions, et même la phthisie pulmonaire.

Il se forme aussi quelquefois après le sevrage des engorgements laiteux qui se terminent par des abcès.

Lorsque la galactorrhée est faible, il n'y a rien à faire ; si l'état devient plus grave, il faut :

1° Modérer l'écoulement du lait ou l'arrêter par le sevrage, la diète, les purgatifs drastiques, les cataplasmes de persil ;

2° Rétablir les forces et combattre l'anémie par le fer, le quinquina, le vin, les toniques, etc.

GALANGA, s. m. Nom des rhizomes, de plusieurs plantes de la famille des amomacées. Il y en a de trois sortes : le grand (galanga officinal), le petit (hellénie de Chine), et le léger. Le galanga à feuilles de balisier (maranta arundinacea) cultivé à la Guadeloupe, fournit la fécule connue sous le nom d'*arrow-root* des Antilles.

GALBANUM, s. m. Gomme résine d'une odeur forte et pénétrante sans être fétide, d'une saveur âcre et amère qui était employée souvent autrefois comme stimulant. On s'en sert principalement aujourd'hui dans la composition du diachylon gommé. Elle provient soit du *bubon galbanum* (ombellifère), soit d'une *férule.*

GALE, s. f. (*scabies*, ψῶρα). Affection cutanée contagieuse qui se développe sur tout le corps, excepté au visage, mais principalement entre les doigts et aux plis des articulations. Elle est caractérisée par de petites vésicules et des sillons sous-épider-

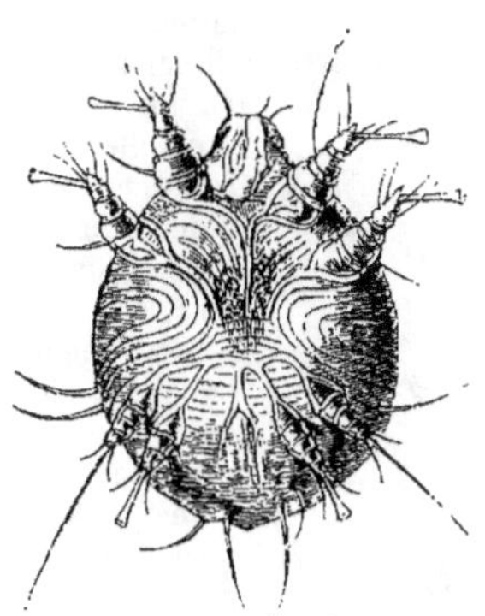

Fig. 255. — *Acarus scabiei* mâle.

miques longs de 5 à 8 millimètres qui viennent y aboutir, et dans lesquels on rencontre un insecte (*acarus scabiei*) *sarcopte de la gale*, globuleux, couvert d'une carapace, pourvu de huit pattes, et que l'on peut distinguer à l'œil nu (fig. 255).

La contagion de la gale s'opère par contact immédiat. Son apparition s'annonce par un prurit léger, le plus souvent à la main, après quatre ou cinq jours d'incubation. Bientôt apparaissent de petites vésicules rosées, qui se multiplient, s'emplissent d'un liquide visqueux, crèvent et se couvrent de croûtes sanguinolentes.

Abandonnée à elle-même, la gale se propage rapidement et cause une vive irritation.

La guérison de cette maladie naguère si rebelle s'obtient maintenant en quelques heures. Le traitement le plus simple, ordinairement très-efficace, consiste :

1° En une friction générale au savon noir pendant une demi-heure ;

2° Un bain simple d'une demi-heure, dans lequel on continue la friction ;

3° Au sortir du bain, friction d'une demi-heure avec une pommade sulfureuse ; ordi-

nairement on emploie la pommade d'Helmerich (soufre, carbonate de potasse et axonge) ;

On augmente la quantité d'axonge pour les enfants afin de la rendre moins irritante.

4° Lavage complet à l'eau tiède, ou mieux, bain sulfureux.

Pendant ce temps, les vêtements doivent être désinfectés complétement et on doit en changer.

On a préconisé les frictions à l'essence de térébenthine, au pétrole, au savon phéniqué ; d'ailleurs, toutes les substances capables de tuer l'acarus amènent la guérison de la maladie.

Dès que le parasite a disparu, la gale est guérie, mais les conséquences de cette maladie ne disparaissent pas entièrement.

Chez les individus prédisposés, scrofuleux, herpétiques, chez ceux qui manient des substances irritantes ou malpropres, les épiciers, etc., elle est l'occasion du développement d'autres maladies de peau (eczéma, impetigo, lichen, ecthyma ou gale des épiciers), et il faut un temps plus ou moins long et un traitement approprié pour les en débarrasser.

Souvent même ces éruptions secondaires masquent la maladie primitive et on n'obtient leur guérison que lorsqu'on a d'abord institué le traitement de la gale.

Lorsqu'on ne connaissait pas la nature parasitaire de cette maladie, on l'attribuait à un vice du sang et on cherchait à la traiter par des moyens internes. Mais ceux-ci n'agissaient que contre les affections secondaires de la peau dont nous venons de parler, et n'amenaient jamais une guérison complète ; aussi cette maladie, une des plus bénigne actuellement, était-elle extrêmement redoutée. On croyait encore qu'elle pouvait rétrocéder, se jeter sur les organes internes ; il n'en est rien, et sa guérison doit être poursuivie dès son apparition.

GALLE, s. f. La *noix de galle* est une excroissance produite sur la feuille du chêne par la piqûre d'un insecte (cynips). On en distingue plusieurs espèces dont les plus employées sont la galle du Levant et celle de Turquie. Ces petites productions qui servent de loge à l'insecte, contiennent de l'acide *gallique*, substance très-astringente et qui précipite en noir les sels de fer.

GALVANISME, s. m. Mode de production de l'ÉLECTRICITÉ découvert par *Galvani.*

L'électricité galvanique est celle qui est fournie par les PILES.

GALVANOCAUSTIQUE, s. f. et adj. Cautérisation faite au moyen de l'ÉLECTRICITÉ. On distingue :

1° La *galvanocaustique-thermique*, qui utilise les effets physiques de l'électricité (fil de platine, couteau en pointe de ce métal porté au rouge par le passage d'un courant électrique de grande intensité et de tension faible (fig. 209);

2° La *galvanocaustique chimique* ou

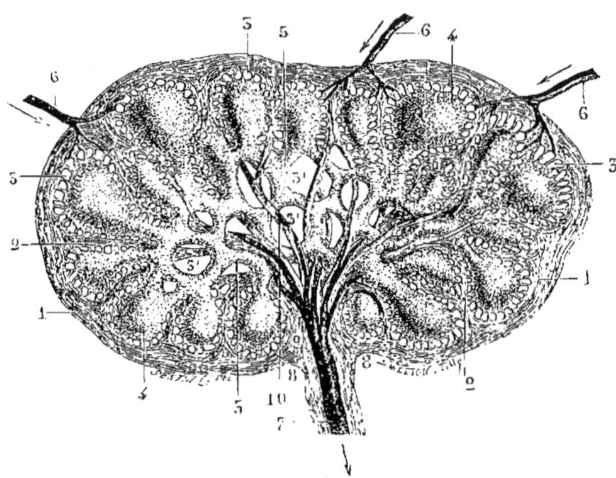

FIG. 256 (empruntée à l'*Histologie* du docteur Fort).
Ganglion lymphatique (coupe demi-schématique).
1, Capsule ou enveloppe du ganglion formée de tissu conjonctif.
2, Prolongements de cette enveloppe à l'intérieur du ganglion, entre les follicules.
3, Lacunes placées au-dessous de la capsule d'enveloppe.
4, Follicules.
5, Substance médullaire.
6, 6, 6, Canaux lymphatiques *afférents* (qui amènent la lymphe).
7, Canal ou vaisseau lymphatique efférent.

électrolyse, qui utilise les effets chimiques qui se passent aux extrémités des *électrodes* d'une pile ou d'une batterie de piles donnant une certaine quantité d'électricité, mais de tension relativement plus forte (voy. ÉLECTRICITÉ) (fig. 210 et 211).

GALVANOMÈTRE, s. m. Instrument destiné à mesurer l'intensité d'un courant électrique ou tout au moins le passage d'un courant. Le plus simple se compose d'une boussole autour de laquelle, et à une certaine distance, est enroulé plusieurs fois un fil de cuivre plus ou moins gros que l'on interpose dans le passage du courant que

l'on veut mesurer ou dont on veut indiquer le passage (G, fig. 210 et 211).

GANGLION, s, m. Nom donné *en anatomie* à de petits corps de natures très-différentes situés sur le trajet des lymphatiques et des nerfs; *en pathologie*, à des hernies des BOURSES MUQUEUSES placées sous les tendons.

1° Les **ganglions lymphatiques** sont des renflements que l'on rencontre sur le trajet des vaisseaux lymphatiques en divers endroits, où le tissu cellulaire est abondant, au pli de l'aine, sous l'aisselle, au cou, dans le voisinage des poumons autour de la trachée, dans le mésentère, etc. Ils sont rougeâtres, mous ou roulant sous les doigts; leur volume est très-variable : depuis celui d'une tête d'épingle jusqu'à celui d'un haricot; dans certains cas ils peuvent s'hypertrophier, s'enflammer et suppurer, c'est ce qui constitue l'ADÉNITE.

La structure des ganglions lymphatiques est très-difficile à étudier; elle n'est pas absolument la même dans toutes les espèces animales, pour les petits ganglions et pour les gros. En général, un ganglion se compose : 1° d'une enveloppe de tissu conjonctif (1, fig. 256, envoyant des prolongements dans l'intérieur; 2° d'une substance corticale formée par des *follicules lymphatiques* d'une grosseur variable, depuis 0^{mm},23 à 1 millimètre et même 2 millimètres; 3° d'une masse médullaire spongieuse, plus foncée que la corticale, formée par les prolongements tubulaires et réticulés des follicules.

Plusieurs vaisseaux lymphatiques (6,6 fig. 256) *afférents* y apportent la lymphe qui s'y élabore et en sort par quelques vaisseaux *efférents* (7, fig. 256) en plus petit nombre que les précédents. Certains corps étrangers ou virus peuvent être déposés dans les ganglions par la circulation lymphatique; c'est ainsi que ceux de la racine des poumons sont noircis par le charbon très-divisé qui colore aussi en noir certaines parties du tissu pulmonaire (ANTHRACOSIS).

2° Les **ganglions nerveux** sont des renflements de couleur grisâtre, de forme variable, ordinairement ellipsoïde, de volume très-variable, situés sur le trajet des nerfs, et formés par des cellules nerveuses munies de prolongements. Tous les nerfs sensitifs sauf trois, de sensibilité spéciale (olfactif, optique, auditif), en possèdent à leur origine; ils sont très-nombreux sur le trajet du grand sympathique. Le cœur, l'estomac, l'intestin en sont pourvus; ceux du cœur, mieux étudiés, paraissent être des *centres moteurs* indépendants du système nerveux central, ce qui lui permet de battre encore alors qu'il est isolé du reste du corps.

Le rôle de ces ganglions nerveux, quoique probablement très-important, est encore mal défini, ils paraissent être des organes de renforcement, des centres nerveux indépendants.

Les ganglions des *nerfs rachidiens* (F, fig. 257) sont situés presque à l'origine et sur le trajet des racines postérieures

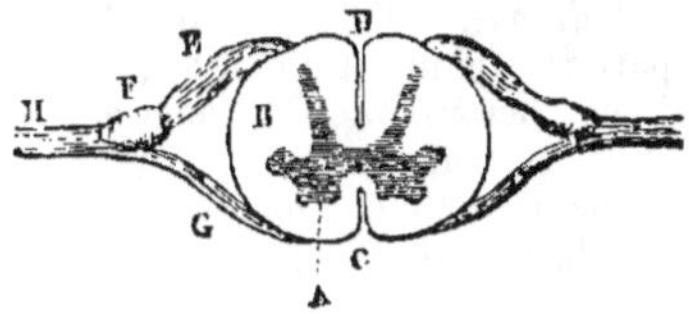

FIG. 257. — Coupe de la moelle épinière avec les racines antérieures et postérieures des nerfs rachidiens.

(sensitives) des nerfs rachidiens, au niveau des trous de conjugaison. Ils sont constitués par une enveloppe, des cellules nerveuses et des fibres nerveuses en communication avec les cellules.

Les autres principaux ganglions nerveux sont ceux : d'Arnold ou ganglion *otique*, de *Gasser* (nerf trijumeau), *géniculé* (nerf facial), de *Meckel* ou sphénopalatin, etc.

3° Les **ganglions séreux**, constitués par les BOURSES MUQUEUSES, forment de petites tumeurs indolores, fluctuantes le long des tendons, et n'occasionnent en général qu'un peu de gêne et de difformité. Lorsqu'on veut les faire disparaître, on les écrase fortement avec les doigts, de façon à rompre leur enveloppe et à déterminer l'épanchement du liquide qu'elles contiennent dans le tissu cellulaire voisin. A la suite on applique un bandage légèrement compressif ou quelques compresses résolutives.

GANGLIONNAIRE, adj. Qui a rapport aux ganglions. Le système nerveux ganglionnaire est celui du GRAND SYMPATHIQUE.

GANGRÈNE, s. m. (de γράω, je consume), synonyme : sphacèle. Mort locale des tissus, d'une partie plus ou moins considérable du corps.

On distingue plusieurs formes de gangrène, d'après la cause qui l'a déterminée, ou suivant l'aspect de la partie détruite ou *eschare*.

La gangrène est *sèche* ou *humide*, suivant que l'eschare, ou partie mortifiée, est desséchée, momifiée (fig. 258), ou au contraire

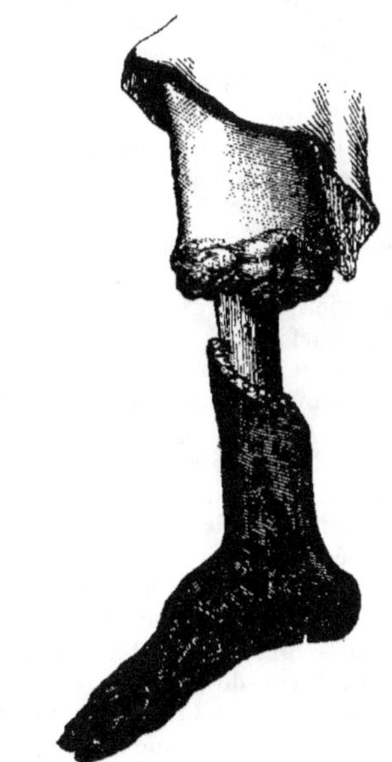

FIG. 258. — Gangrène sèche du pied et de la partie inférieure de la jambe.

humide, engorgée de liquides en putréfaction. Cette eschare dans tous les cas est complétement insensible, privée de toute vie, de toute circulation; c'est un véritable corps étranger dont l'organisme cherche à se débarrasser. Aussi, au voisinage des parties gangrenées, il se développe une inflammation plus ou moins intense qui tend à éliminer, par suppuration, la partie mortifiée qui se détache de la partie saine.

Les causes de la gangrène sont très-diverses. Elle peut être consécutive à une *contusion*, à la *compression* trop longtemps continuée au même endroit, surtout si le malade est atteint d'une maladie infectieuse, la fièvre typhoïde par exemple (eschares gangréneuses au sacrum, suite du DÉCUBITUS DORSAL prolongé). La compression produite par un appareil mal appliqué ou *serré d'une façon irrégulière* peut encore

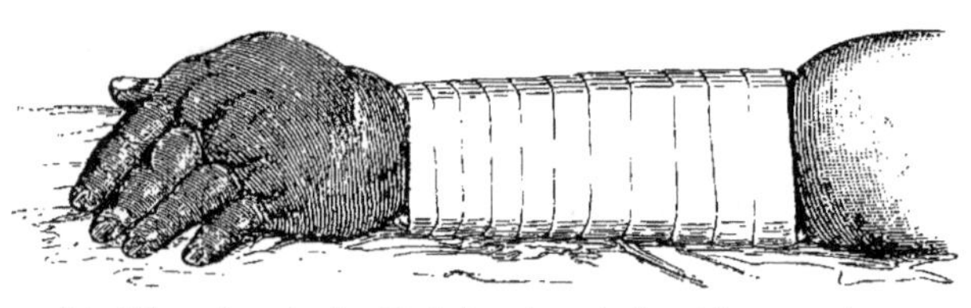

Fig. 259. — Gangrène humide de la main et de l'avant-bras, causée par un appareil mal appliqué, dans un cas de fracture du radius.

produire la gangrène du membre dans les parties qui ne reçoivent plus de sang (fig. 259).

L'oblitération artérielle est une des causes les plus ordinaires de la gangrène. Chez les vieillards, les artères se remplissent quelquefois de *dépôts athéromateux* qui oblitèrent presque toutes les artères et les transforment en cordons durs et rigides. Le plus souvent cette **gangrène sénile** débute par les extrémités inférieures qui s'éliminent morceau par morceau; on lui donne aussi le nom de **gangrène spontanée des extrémités.**

La *ligature* des artères, les *embolies* et les coagulations sanguines peuvent déterminer aussi le sphacèle des parties qui se trouvent privées de sang, si la circulation collatérale ne se rétablit pas promptement. *L'artérite* détermine une forme aiguë de gangrène à marche rapide et provoque la coagulation du sang dans l'artère et son oblitération. Enfin, les *brûlures*, les *caustiques* produisent aussi de véritables *eschares* de gangrène locale.

A l'endroit où va se montrer la gangrène, on ressent pendant quelques jours des fourmillements, de la douleur, un engourdissement qui augmente peu à peu. Les pulsations artérielles sont faibles et disparaissent, il y a un peu d'œdème autour des parties qui se

mortifient, deviennent insensibles et prennent une coloration bleuâtre, puis brune et enfin noire. L'odeur nauséabonde est plus ou moins forte suivant la nature humide ou sèche de la gangrène.

Au bout de quelques jours, la gangrène se limite, et les parties qui sont restées saines se gonflent, rougissent et suppurent au niveau de leur séparation avec celles qui sont mortifiées. Celles-ci tombent plus ou moins vite, les os ou les parties osseuses étant très-longtemps à se détacher. Il y a généralement peu de symptômes généraux s'il s'agit d'une *gangrène sénile* limitée, qui peut durer de longs mois. Dans d'autres cas, les malades succombent épuisés par suite de la suppuration prolongée ou du progrès de la maladie.

Dans la **gangrène des extrémités bronchiques** ou du **poumon**, l'odeur de l'haleine du malade est tellement infecte que l'on a peine à rester quelque temps dans la même chambre que lui.

Le *traitement* diffère suivant les cas et les parties atteintes. On doit :

1° Chercher à limiter la gangrène en favorisant la circulation;

2° Faciliter l'élimination des eschares par les émollients, les lavages, injections, etc., en retranchant au fur et à mesure tout ce qui peut se détacher;

3° Lorsque la gangrène reconnaît une cause locale (ligature, oblitération artérielle par compression d'une artère, appareil mal placé, etc.), il faudra recourir à L'AMPUTATION du membre ou du moins régulariser le moignon;

4° Désinfecter la plaie par les lavages avec l'alcool camphré, l'eau phéniquée, etc.;

5° Calmer les douleurs par les applications narcotiques;

6° Soutenir les forces du malade en donnant une bonne nourriture, du vin, du quinquina.

Il serait complétement inutile et même nuisible d'amputer, dans les cas de gangrène sénile, lorsque toutes les artères sont athéromateuses.

GARGOUILLEMENT, s. m. Bruit produit par le passage de l'air à travers un liquide contenu dans une cavité.

En pathologie, on a donné ce nom au bruit entendu dans les intestins, et caractéristique de la fièvre typhoïde. Quelques auteurs appellent *gargouillement* le *râle caverneux* perçu par l'auscultation dans quelques lésions du poumon.

GARGARISME, s. m. (de γαργαρίζειν, se rincer la bouche). Médicament liquide destiné à agir sur la muqueuse de la bouche et de la partie supérieure du pharynx. On l'emploie en en prenant une gorgée que l'on maintient dans l'arrière-bouche, la tête renversée en arrière, en même temps que, par la sortie incessante de l'air du larynx, on s'oppose à sa pénétration dans les voies respiratoires ; on la rejette au bout d'un certain temps, sans l'avaler. Les gargarismes peuvent être adoucissants, astringents, stimulants ; ils sont employés dans les affections du larynx, des amygdales et du pharynx.

Les principaux sont ceux à l'eau de pavot (au début des amygdalites), au miel rosat, au borax, à l'alun, au chlorate de potasse. On les remplace quelquefois, chez les enfants surtout, par les COLLUTOIRES qui sont appliqués directement par le médecin, par des potions que l'on garde dans la bouche quelque temps avant de les avaler, ou par des pastilles qui, en fondant peu à peu, maintiennent constamment dans la bouche une certaine quantité de médicament (pastilles au chlorate de potasse, au bicarbonate de soude, etc.).

GAROU, s. m. (*Daphne gnidium*). Arbrisseau de la famille des thymélées, dont l'écorce est employée dans la confection des pommades épispastiques (voy. DAPHNÉ).

GARUS, s, m. Élixir nommé encore *alcoolé de safran composé* ou *ratafia de capillaire composé*. On l'obtient par le mélange d'alcoolat de safran et de sirop de capillaire, colorés avec du caramel dissous dans l'eau de fleur d'oranger. C'est une liqueur agréable employée comme digestif et stimulant.

GASTRALGIE. s. f. (γαστήρ, estomac, et ἄλγος, souffrance). Affection nerveuse qui consiste dans une sensation de tiraillements d'estomac, de crampes, de besoin, que les malades éprouvent, soit entre les repas, soit immédiatement après. Quelquefois, mais rarement, la douleur est assez vio-

lente pour arracher des cris au malade et le jeter dans de véritables convulsions. Les crises, de durée variable, se terminent souvent par l'expulsion d'une grande quantité de gaz inodores, une émission abondante d'urines, ou des évacuations alvines répétées.

Le plus souvent la maladie se borne à un état de malaise général, à une surexcitation nerveuse très-intense et qui porte le malade à exagérer ses souffrances, à se croire atteint d'une multitude d'affections. C'est la maladie de notre siècle ; elle attaque particulièrement les personnes adonnées aux travaux intellectuels ; les femmes y sont particulièrement sujettes, ce qui tient au défaut d'exercice, à la *constipation*, aux affections de matrice qui leur donnent des fleurs blanches.

La *chlorose*, l'*anémie*, la *constipation*, les *névralgies* sont les compagnes ordinaires de la gastralgie. Elle se montre aussi comme épiphénomène des autres affections de l'estomac (gastrite, cancer, ulcère). Très-souvent elle est liée aux calculs du foie.

On confond souvent des accès de COLIQUES HÉPATIQUES avec des accès de gastralgie ; mais l'apparition subite d'un *ictère* permet de rectifier le diagnostic.

C'est surtout dans l'âge adulte qu'elle se montre ; toutes les causes débilitantes, pertes de sang, suppurations, et surtout les chagrins, les tracas, les mécomptes peuvent la déterminer et conduire à l'hypochondrie et à un état nerveux des plus graves.

Bien que par elle-même elle ne soit pas grave, la gastralgie fait pourtant le désespoir de cette partie de notre génération qui, par nécessité, devoir ou simplement par ignorance, mène une existence en désaccord avec les règles de l'hygiène, ne donne pas assez de place aux exercices du corps, et fatigue outre mesure les centres nerveux.

Le *traitement* consistera d'abord à revenir aux règles hygiéniques. Combattre la CONSTIPATION par les amers, des quarts de lavements froids, l'aloès même, etc., est la première indication. Calmer la douleur au moment des repas par quelques gouttes de laudanum dans de l'eau sucrée (4 à 6 gouttes) ou une pilule de 1 à 2 centigrammes d'extrait de belladone ; donner des tisanes amères (petite centaurée, houblon), et le fer sous diverses formes suivant qu'il est plus ou moins bien supporté :

> Lactate de fer............ 2 gr.
> Rhubarbe 3
> F. s. a. Diviser en vingt-cinq paquets, un au déjeuner et un au diner dans la soupe ou les confitures.

ou bien :

> *Fer dialysé* (formule de la pharmacie centrale) : six à vingt gouttes aux repas dans le vin.

Faire cesser les *flueurs blanches* en soignant la maladie de matrice qui les provoque et en faisant matin et soir une injection avec de l'eau de feuilles de noyer. Enfin, rompre avec les habitudes casanières, vivre au moins une partie du temps à la campagne, voyager, chasser, faire des promenades.

L'*hydrothérapie* est encore une moyen héroïque contre les gastralgies, elle réussit presque toujours là où les autres médicaments ont échoué. Il faut commencer par de simples lotions, puis donner une douche en pluie sur la région de l'estomac, et dans certains cas la douche en schlague (forte pression) sur la colonne vertébrale, en ayant bien soin de n'aller que progressivement, eu égard aux susceptibilités individuelles.

GASTRIQUE, s. f. (de γαστήρ, estomac). Qui a rapport à l'estomac.

Le **suc gastrique** est un liquide transparent, fluide, à réaction acide. La muqueuse stomacale ne le fournit en certaine quantité qu'au moment du repas, ou lorsqu'on introduit un corps étranger dans l'estomac. La quantité sécrétée en une heure est alors d'environ 500 grammes. Le suc gastrique contient 99 parties d'eau pour 100 de sels, un acide libre; suivant la période plus ou moins avancée de la digestion, c'est *l'acide chlorhydrique* ou *l'acide lactique*, et une substance organique, la *pepsine*, au moyen de laquelle il agit uniquement sur les substances albuminoïdes qu'il transforme en une substance présentant les mêmes éléments de composition que l'albumine; c'est *l'albuminose* ou *peptone* qui pénètre par absorption dans le sang.

Embarras gastrique. — Voy. EMBARRAS.

GASTRITE, s. f. (*gastritis*; γαστήρ, estomac). Inflammation de la muqueuse stomacale.

La **gastrite aiguë** (fig. 260) est caractérisée par une douleur vive dans la région de l'estomac, un sentiment de chaleur, de tension et de plénitude de cet organe, suivi d'efforts pour vomir, d'anxiété, avec soif ardente, dyspnée, pouls petit, fréquent, iné-

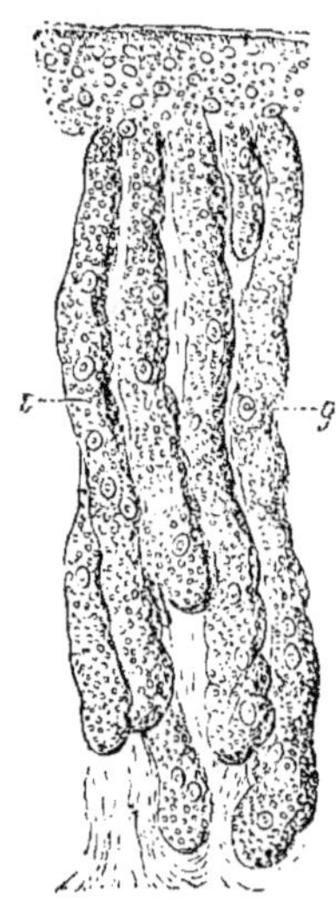

FIG. 260. — Apparence microscopique d'une section de l'estomac dans la *gastrite subaiguë* (dans un cas de scarlatine).

t, Tubes gastriques très-distendus par des cellules, des matières granuleuses et grasses.

g, Des cellules gastriques sont vues çà et là, mais la plupart d'entre elles sont cachées par la matière épanchée de l'inflammation.

gal et abattement considérable. Lorsque la maladie n'est pas causée par l'abus des liqueurs fortes alcooliques, elle est presque toujours symptomatique d'un *empoisonnement*, ou du moins de l'ingestion de substances irritantes ou d'aliments de mauvaise qualité; elle survient quelquefois après l'abus des purgatifs violents (pilules et robs divers), dans les fièvres, etc.

Son *traitement* varie nécessairement avec la cause productrice; il faudra nourrir le malade sans fatiguer son estomac : diète lactée, eau albumineuse, potages légers.

La **gastrite simple** idiopathique est très-rare; elle se montre sous forme d'affection légère produite par l'influence d'un climat chaud, d'un régime mal approprié, de troubles répétés de la digestion. La maladie est de courte durée et cède facilement à la diète modérée. Dans quelques cas rares, elle prend une marche plus grave, et réclame un traitement antiphlogistique très-énergique.

La **gastrite chronique** (fig. 261) comprend toutes les affections anormales qui appartiennent à la GASTRALGIE et aux affections organiques de l'ES-TOMAC.

Une variété de gastrite chronique, la **gastrorrhée**, se développe sous l'influence de la grossesse, des émotions violentes dépressives, chagrins, et dans la convalescence de certaines maladies ; elle accompagne ou précède la gastralgie, le cancer de l'estomac. Elle consiste en vomissements *glaireux*, inodores, filants, souvent acides qui surviennent le matin à jeun (*pituites*). Quelquefois il s'y mêle des matières alimentaires.

Il suffit souvent d'administrer quelques vomitifs, de régler le régime, pour faire disparaître la maladie. Chez les femmes enceintes, on se trouvera bien de faire prendre quelques gouttes de laudanum le matin à jeun, et de faire garder le lit un peu plus longtemps ; quelquefois cependant, les *vomissements incoërcibles* des *femmes enceintes* nécessitent l'avortement provoqué.

GASTRO-ENTÉRITE, s. f. (de γαστήρ, estomac, et ἔντερον, intestin). Inflammation simultanée de l'estomac et de l'intestin (voy. GASTRITE, ENTÉRITE, FIÈVRE TYPHOÏDE).

GASTRO-ÉPIPLOÏQUE, adj. Qui appartient à l'estomac et à l'épiploon, ou qui se rend à ces organes : *artères; nerfs et veines gastro-épiploïques*.

GASTRO-HÉPATIQUE, adj. Qui a rapport à l'estomac et au foie. *Épiploon gastro-hépathique* ou petit épiploon, *artère gastro-hépatique* ou coronaire stomachique (voy. ces mots).

GASTRO-HYSTÉROTOMIE, s. f. Synonyme d'opération CÉSARIENNE, hystérotomie.

GASTROMALACIE, s. f. (de γαστήρ estomac, et μαλακία, mollesse). Ramollissement de la membrane muqueuse de l'estomac, qui s'observe particulièrement chez les enfants nouveau-nés qui succombent dans le marasme. Le plus souvent, si ce n'est toujours, c'est une simple altération cadavérique (*post mortem*) due à la digestion des parois mêmes de l'estomac par le suc gastrique qui y était contenu.

GASTRORRHAGIE, s. f. Hémorrhagie

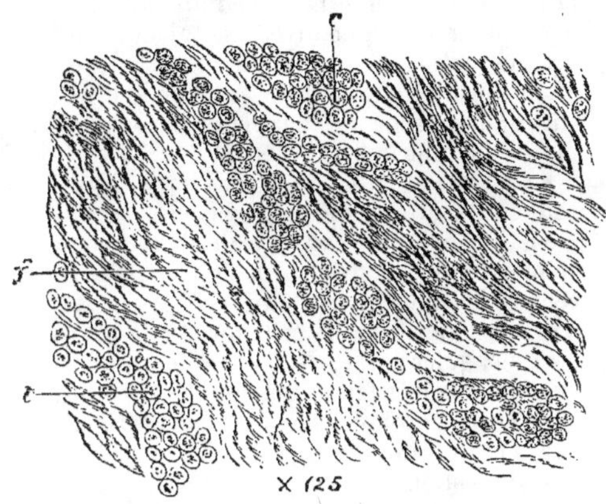

FIG. 261. — Apparence microscopique d'une section de l'estomac dans la *gastrite chronique*.

t, Tubes gastriques altérés.
f, Tissu fibreux situé entre les tubes et au-dessous d'eux.
c, Cellules des tubes gastriques.

qui se fait par l'estomac et qui produit l'HÉMATÉMÈSE.

GASTROTOMIE, s. f. (de γαστήρ, estomac, et τομή, section). Opération qui consiste à ouvrir l'*abdomen* ou l'*estomac*, ou quelquefois la *matrice* (GASTRO-HYSTÉRO-TOMIE ou opération césarienne).

On ouvre l'abdomen pour chercher un étranglement intestinal, réduire une hernie étranglée. On ouvre l'estomac pour en extraire un corps étranger qui ne peut continuer son chemin à travers les voies digestives. C'est une opération rare, très-grave, qui a été faite dernièrement avec succès pour retirer une fourchette de ruolz avalée par un jeune homme. La difficulté est surtout de fixer l'estomac, et d'empêcher l'épanchement d'aucun liquide dans le péritoine, ce qui pourrait amener une péritonite funeste.

GATEUX, s. m. Nom donné dans les hospices d'incurables, de vieillards et d'aliénés, aux malheureux qui sont tellement inconscients d'eux-mêmes, qu'il faut les lever, les coucher, les habiller, les faire manger et les nettoyer constamment, car ils souillent leur lit et leurs vêtements, en laissant échapper au premier appel des fonctions les matières des selles et des urines.

GAZ, s. m. Fluides analogues à l'air. Les gaz de l'intestin déterminent par leur production exagérée la *tympanite* intestinale qui accompagne diverses maladies de gravité très-diverse. Ils sont le signe d'une obstruction intestinale, d'une difficulté au passage des matières, ou d'une digestion difficile.

GÉLATINE, s. f. Substance organique solide à l'état sec, incolore, inodore, soluble dans l'eau, que l'on extrait des tissus animaux et particulièrement des os, qui en renferment plus de la moitié de leur poids. C'est elle qui forme la colle forte et la plupart des gelées. Elle est d'une valeur nulle ou du moins très-faible comme aliment. On prescrivait autrefois des bains gélatineux que l'on croyait susceptibles de nourrir par absorption de la peau.

GENCIVE, s. f. Épaississement de la muqueuse buccale qui revêt les bords des os maxillaires et entoure les dents. Rarement les gencives sont malades primitivement, presque toujours leurs affections (gingivites) sont consécutives à une altération des organes voisins, des dents, de l'os maxillaire, ou à une maladie générale (intoxication saturnine, mercurielle, scorbut).

GÉNÉRAL, adj. On donne ce qualificatif à des maladies qui semblent attaquer d'emblée et à la fois l'économie tout entière, soit par l'intermédiaire du sang, soit par celui du système nerveux; telles sont : la fièvre typhoïde, les fièvres éruptives, la rage, etc. On les appelle *maladies générales* par opposition aux *maladies locales;* non pas seulement parce qu'elles sont généralisées, mais parce que nous ne pouvons localiser leur porte d'entrée, et qu'elles ne débutent pas par l'altération des fonctions d'un seul organe, comme le font par exemple les maladies du *cœur* qui, elles aussi, peuvent plus tard se généraliser.

GÉNÉRATION, s. f. (de γένεσις, genèse). Terme employé comme synonyme de *reproduction;* formation d'un être vivant (animal ou végétal).

Dans les espèces supérieures, la génération s'effectue par le concours de deux sexes qui sont séparés sur deux individus différents. Il en est de même pour certaines plantes.

Dans les espèces inférieures, dans un grand nombre de plantes, les organes de la génération peuvent être réunis sur le même sujet qui est *hermaphrodite*. Le plus souvent, l'individu ou la fleur hermaphrodite peut se féconder lui-même; d'autres fois, comme chez les limaçons, bien qu'à la fois mâle et femelle, il a besoin du concours d'un autre qu'il féconde en même temps qu'il est fécondé.

Enfin, il y a d'autres modes de *reproduction*, ou plutôt de *multiplication* des espèces sans intervention des sexes, auxquels on donne aussi le nom de génération.

Génération dans l'espèce humaine et dans les espèces supérieures. L'homme et tout animal supérieur provient d'un *œuf* produit par la femelle, et fécondé par les *spermatozoïdes* du mâle. Cet œuf est lui-même, à l'origine, une simple cellule à l'intérieur de laquelle se développent, après la *fécondation*, divers éléments anatomiques qui, à la suite d'une série de transformations, forment le corps tout entier. Chez certains animaux, la fécondation n'a lieu qu'après la sortie des œufs, sur lesquels le mâle vient répandre la liqueur fécondante (poissons). Chez d'autres (ovipares, oiseaux), l'œuf est fécondé avant sa sortie, mais il ne commence à se métamorphoser qu'après son expulsion du corps de la mère. Chez les reptiles (ovo-vivipares), cette transformation a lieu à l'intérieur des organes sexuels de la femelle; l'œuf, dès son expulsion, laisse sortir l'animal vivant. Chez les mammifères, enfin, et chez l'homme, l'œuf se transforme complètement à l'intérieur de la matrice, et ce n'est que lorsque le nouvel être a acquis un certain développement que se fait l'ACCOUCHEMENT.

La génération comprend : chez la femelle, la sécrétion d'un œuf (microscopique); chez le mâle, celle du *sperme; l'accouplement, la grossesse, l'accouchement,* enfin *l'allaitement* par lequel le nouvel être continue à recevoir de sa mère la nourriture qui lui était fournie par l'intermédiaire du cordon ombilical lorsqu'il était dans son sein

La **génération** ou **genèse des éléments anatomiques** est le mode de formation de ces éléments dont le principal est la *cellule*. Nous savons que certains êtres inférieurs ne sont composés que d'une seule *cellule*, qu'elle constitue à l'origine tous les êtres vivants, que plus tard le corps tout entier est formé par une multitude d'éléments anatomiques qui, bien que réunis entre eux pour former l'*individu*, n'en ont pas moins jusqu'à un certain point une existence et un développement indépendants.

La plupart des maladies infectieuses, la peste, le choléra, la variole, la fièvre jaune, etc., qui désolent l'humanité, l'infection purulente qui décime les blessés et rend mortelles les opérations et les plaies les plus simples, sont très-probablement produites par des organismes microscopiques, de simples cellules vivantes qui s'introduisent dans le sang et portent leurs ravages dans l'économie tout entière.

Quel est le mode de *génération des cellules*, des éléments anatomiques, de ce monde microscopique si petit et dont les résultats sont si grands? A cet égard, deux opinions partagent la *science* et la partageront probablement encore longtemps, car la question est des plus ardues, des plus difficiles à résoudre, et demande autant d'indépendance dans le jugement et l'interprétation des faits, que de soins et de précautions dans les expériences.

Dans une première opinion, il ne peut naître ni un être ni une cellule (et tous les êtres vivants commencent par une cellule), sans que cette cellule ne soit précédée d'une autre, semblable ou différente.

La seconde opinion admet la **génération spontanée**, c'est-à-dire admet que dans certaines conditions de chaleur, de milieu, etc., il peut se former par le concours seul de matières non organisées, ou au milieu d'elles, des *éléments figurés*, cellules ou êtres microscopiques doués de propriétés vitales.

En réalité, il y a moins de différence entre ces deux opinions qu'il n'y en a en apparence, et il nous est impossible de rapporter ici les causes qui militent en faveur de chacune d'elles. Mais quelle que soit la vérité théorique, il est admis par tous que, *actuellement du moins*, la plupart des êtres ou des cellules dérivent d'autres organismes qui sont leurs parents. L'air paraît être le réceptacle commun d'une multitude de germes qui ne se développent que dans des conditions favorables. Parmi ces germes se trouvent probablement ceux des maladies infectieuses qui se propagent

à distance. Aussi est-il essentiel de purifier l'air des salles d'hôpitaux, de garantir les plaies de l'air vicié (en employant les appareils ouatés ou le pansement de Lister, etc.), de désinfecter, de purifier l'atmosphère par des procédés ou des substances qui ont justement pour but de tuer ces *germes* d'infection et d'en empêcher le développement.

GENÉVRIER, s. m. (*juniperus communis*). Arbrisseau de la famille des Cupressinées, commun en France. Les fruits, nommés *baies de genièvre*, sont de petits cônes globuleux et charnus, noirâtres, gros comme des pois. Leur pulpe est très-succulente et renferme trois noyaux osseux. On en tire une huile volatile limpide. Leur odeur est aromatique et leur saveur amère, résineuse et un peu sucrée. On emploie ces fruits comme toniques et stimulants; l'extrait passe pour un bon stomachique. On les administre en fumigations ou on en prépare une eau distillée, un vin, une infusion aqueuse.

Distillées avec de l'eau-de-vie, ces baies donnent l'*eau-de-vie de genévrier*.

Le *genévrier savinier* est plus connu sous le nom de SABINE.

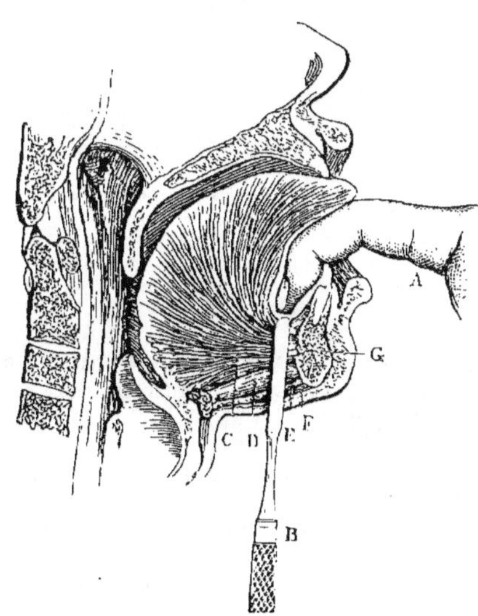

FIG. 262. — Section du muscle génio-glosse.

GÉNIO-GLOSSE, adj. et s. m. Muscle qui va de l'apophyse géni (située à la partie postérieure du milieu du maxillaire inférieur) à la base de la langue. On a fait autrefois la section des muscles génioglosses (fig. 262) pour rémédier au BÉGAYEMENT, dans le cas assez rare ou cette infirmité paraît dépendre de leur raccourcissement ou de leur contraction permanente.

Les parties génitales externes sont la verge et les bourses.

L'appareil génital de la femme comprend l'ovaire, les trompes, la matrice ou utérus, le vagin et la vulve (fig. 264).

Les parties génitales externes de la femme sont représentées figure 80.

GÉNOPLASTIE, s. f. (de *gena*, joue, et

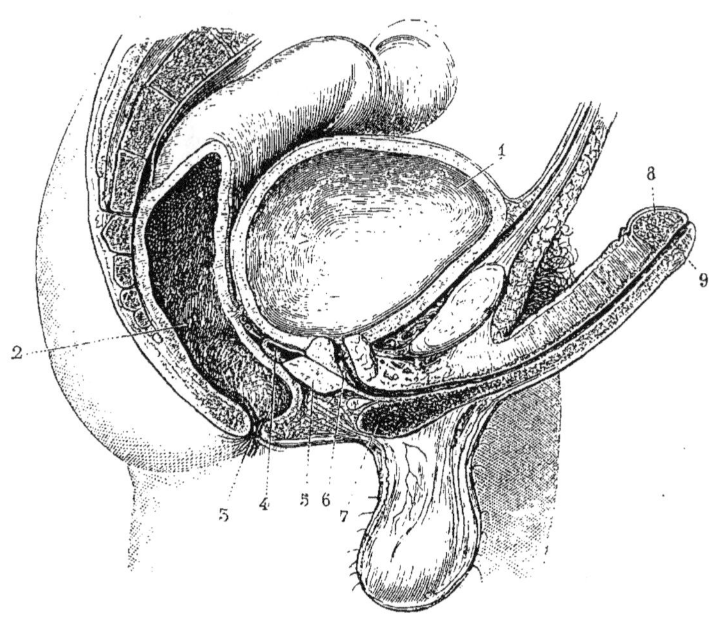

FIG. 263. — Parties génitales de l'homme, coupe antéro-postérieure suivant la ligne médiane.

1, Vessie.
2, Rectum.
3, Anus.
4, Vésicule séminale.
5, Prostate.

6, Portion prostatique de l'urèthre.
7, Bulbe de l'urèthre.
8, Gland.
9, Fosse naviculaire.

GÉNIO-HYOÏDIEN, GÉNIO-PHARYNGIEN, adj. et s. m. Muscles qui vont des apophyses géni à l'os hyoïde, au pharynx.

GÉNIOPLASTIE, s. f. Autoplastie du menton.

GÉNITAL, adj. Qui a rapport à la génération.

L'appareil génital de l'homme se compose des testicules qui sécrètent le sperme, des canaux déférents, de la vésicule séminale, de la prostate, des glandes de Cowper et des canaux éjaculateurs, et de l'urèthre (fig. 263).

πλάσσειν, former). Autoplastie ou restauration des joues, opération qui se fait d'une manière analogue à la CHILOPLASTIE.

GENOU, s. m. Articulation de la cuisse et de la jambe, formée par le *fémur* en haut, le *tibia* en bas, et la partie postérieure de la *rotule* en avant. Il existe en outre deux fibro-cartilages articulaires ou disques semi-lunaires. Huit ligaments maintiennent cette articulation qui est en outre pourvue à la partie antérieure d'un fort prolongement du muscle triceps formant le ligament rotulien. Ses mouvements sont ceux de flexion et d'extension.

La *synoviale* du genou est très-étendue. Elle recouvre la face interne des ligaments et se prolonge au delà des surfaces articu-

A la partie antérieure du genou se trouve la *rotule*, recouverte elle-même par la peau, et une BOURSE SÉREUSE sous-cutanée

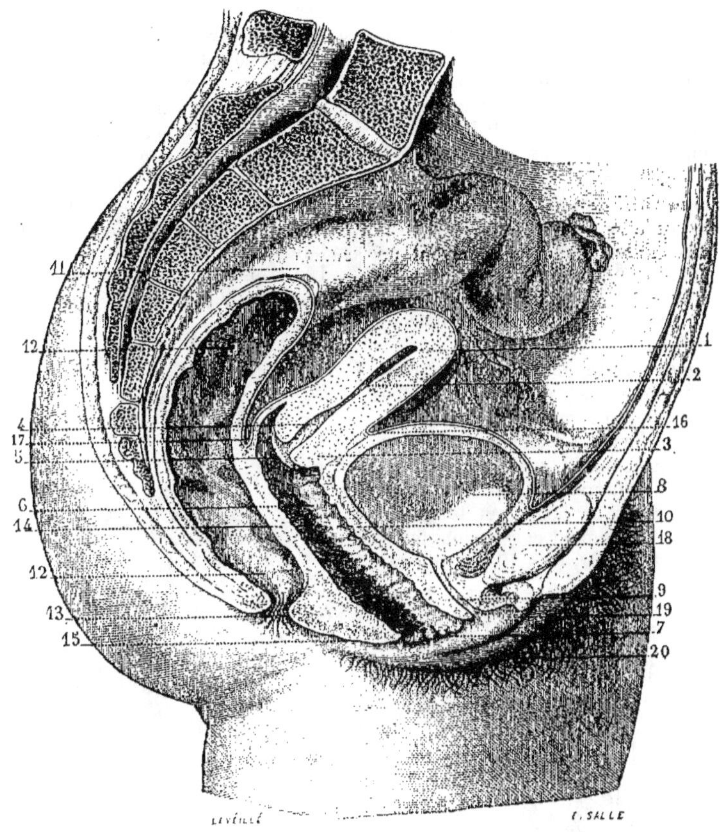

FIG. 261. — Coupe du bassin chez la femme (Sappey, *Anatomie*).

1, Corps de l'utérus ou matrice.
2, Cavité du corps.
3, Col de l'utérus
4, Cavité du col.
5, Partie sous-vaginale du col ou museau de tanche.
6, Cavité du vagin.
7, Entrée ou orifice du vagin.
8, Cavité de la vessie.
9, Canal de l'urèthre.
10, Cloison vésico-vaginale formée par l'adossement du bas-fond de la vessie et de la paroi antérieure du vagin.

11, Rectum.
12, Cavité de cet intestin.
13, Orifice anal.
14, Cloison recto-vaginale constituée par l'union de la paroi antérieure du rectum et de la paroi postérieure du vagin.
15, Périnée.
16, Cul-de-sac vésico-utérin du péritoine.
17, Cul-de-sac formé par le péritoine en passant du vagin sur le rectum.
18, Symphyse du pubis.
19, Petite lèvre.
20, Grande lèvre de l'orifice vulvaire.

laires. Aussi l'HYDARTHROSE du genou (épanchement de sérosité dans la synoviale) peut-elle atteindre des proportions considérables.

(bourse prérotulienne), atteinte fréquemment d'HYGROMA.

A la partie postérieure est le creux POPLITÉ. Du côté externe, le genou est concave, il est convexe en dedans, ce qui tient à ce que l'union de la jambe se fait non en ligne droite, mais à angle obtus. Les deux genoux, surtout chez la femme, ont une tendance à se toucher à cause de l'obliquité de la cuisse en bas et en dedans.

L'ankylose du genou plus ou moins complète est la conséquence d'une arthrite, d'une tumeur blanche, d'une fracture de la rotule qui a nécessité un long repos de l'articulation.

L'arthrite du genou est fort grave, surtout lorsqu'elle suppure.

Les **contusions** produisent souvent un épanchement sanguin dans l'articulation. Il faut laisser le sang se résorber sans faire de ponction, et appliquer des compresses résolutives.

L'hydarthrose du genou est un épanchement du liquide séreux dans la synoviale qui gonfle plus ou moins et se distend surtout par en haut. La cause en est généralement une chute, une contusion du genou, une certaine prédisposition spéciale. Il n'y a pas de fièvre, et le gonflement se fait rapidement et reste longtemps stationnaire (fig. 294) (voy. HYDARTHROSE).

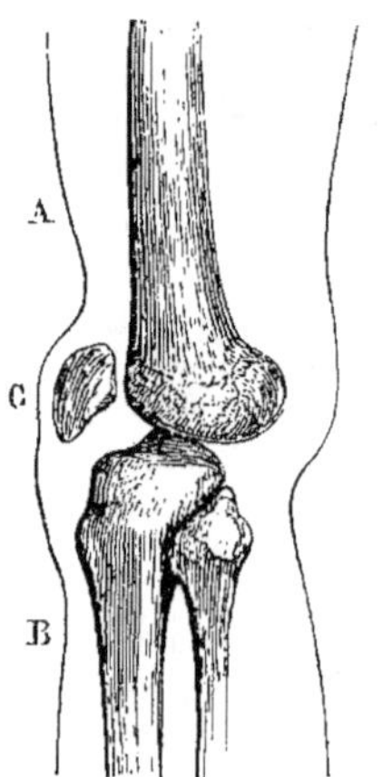

Fig. 265. — Luxation du tibia en avant.

A, Fémur qui s'est porté en arrière.
B, Tibia et péroné qui se sont portés en avant.
C, Rotule projetée en avant par le déplacement en ce sens des os de la jambe.

Le traitement consiste à appliquer des vésicatoires volants, de la teinture d'iode;

à faire la compression de l'articulation tout en l'immobilisant ; enfin, on peut faire la ponction simple ou suivie d'injection iodée.

Les **luxations du genou** sont très-rares et le plus souvent consécutives à un traumatisme violent; on distingue les luxations de la ROTULE et celles du *tibia* en avant, en arrière ou par rotation (fig. 265). Elles ne présentent rien de particulier.

Les **plaies du genou** sont graves lorsque l'articulation s'enflamme, il faut empêcher autant que possible le contact de l'air (appareil ouaté, occlusion), et maintenir l'articulation immobile et étendue.

Les **tumeurs blanches** du genou sont très-graves et fréquentes; elles surviennent

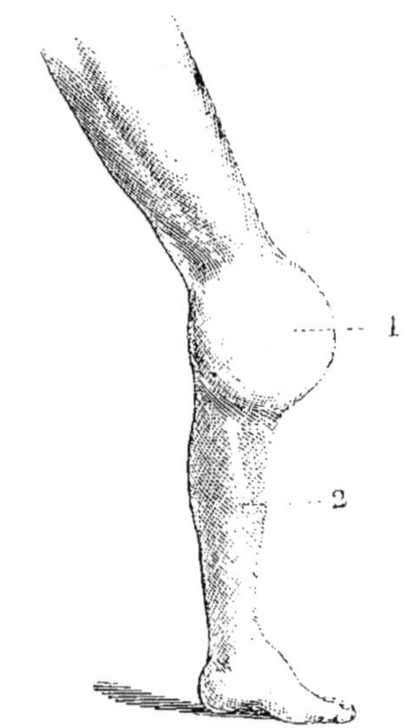

Fig. 266. — Tumeur blanche du genou avant l'établissement des fistules.

1, Genou globuleux, tous ses reliefs osseux se sont effacés, la peau est blanche, lisse, tendue.
2, Jambe atrophiée.

spontanément chez les individus prédisposés ou à la suite d'une contusion (fig. 266). Il faut avoir bien soin de maintenir la jambe dans l'*extension*, car si la guérison de la maladie s'obtient au prix d'une *ankylose* du genou (ce qui est le cas le plus ordinaire), le membre sera bien plus utile dans l'extension que dans la flexion. Ce serait une faute grave que d'oublier ce précepte ou de céder aux sollicitations du malade qui a une grande tendance à ployer son genou (voy. TUMEUR BLANCHE).

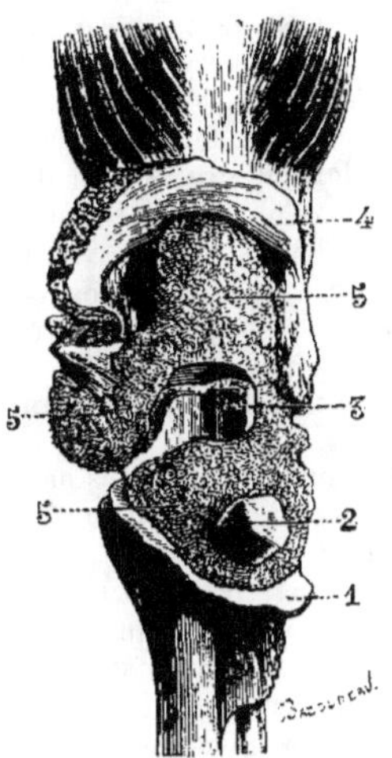

Fig. 267. — Tumeur blanche du genou ouverte pour montrer les désordres articulaires.

1, Tendon du triceps divisé.
2, Rotule renversée.
3, Condyles du fémur.
4, Synoviale ouverte pour montrer les fongosités qui tapissent sa cavité.
5, Fongosités développées sur toute la surface interne de la synoviale.

GENTIANE, s. f. (*gentiana*, γεντιάνη). Genre de plantes qui a donné son nom à la famille des gentianées. La *gentiane jaune*, *grande gentiane* (*gentiana lutea*) croît communément en France dans les prairies des montagnes. La racine, seule partie employée de la plante, est très-longue, grosse comme l'avant-bras, tortueuse. Sa surface brune est rugueuse; l'intérieur est d'un jaune roussâtre, un peu spongieux; elle contient un principe cristallisable très-amer, le *gentianin*. La racine de gentiane a une odeur forte, désagréable et une saveur amère; elle est administrée sous toutes les formes comme tonique et fébrifuge. C'est le plus puissant des toniques indigènes. On se sert aussi de la racine de quelques autres gentianes, telles sont : la *purpurine* (*gentiana purpurea*), la *ponctuée* (*gentiana punctata*) et la *croisette* (*gentiana cruciata*).

On peut préparer un vin de gentiane tonique et apéritif, en faisant macérer pendant vingt-quatre heures 10 grammes de gentiane coupée dans un litre de vin de Bagnols ou de vin de Bordeaux; on peut ajouter à ce dernier un peu de sirop d'écorce d'oranges amères, pour le rendre moins désagréable.

GÉOGRAPHIE, s. f. La *géographie médicale* a pour objet de rechercher quelles sont les influences morbides exercées sur l'homme par les agents météorologiques et par le séjour dans les divers climats, suivant la longitude, la latitude et l'altitude du lieu; elle comprend aussi la connaissance des localités dans lesquelles certaines maladies sont *endémiques* ou au contraire inconnues.

GERÇURE, s. f. Petite excoriation de la peau qui se montre très-fréquemment au SEIN chez les femmes qui allaitent, aux lèvres, à l'orifice de l'ANUS (fissure à l'anus), ou sur la peau de la région dorsale de la main.

Les **gerçures des lèvres et celles de l'anus** peuvent être causées par la SYPHILIS; les premières sont le plus souvent occasionnées par l'action de l'air froid et sec qui fait fendiller la peau. Elles sont très-douloureuses et gênent les mouvements de la bouche.

On lavera les lèvres avec du lait, on les enduira d'un peu de glycérine, de cérat ou de *pommade rosat*.

Les **gerçures des mains** sont fréquentes chez les blanchisseuses, elles compliquent souvent les engelures ou d'autres maladies de la peau. Elles disparaissent facilement si l'on évite les causes qui leur ont donné naissance. On protégera les mains en portant des gants, on fera des onctions de glycérine, de corps gras, etc. (voy. ENGELURES).

GESTA, s. m. Mot latin qui signifie *actions*, employé pour désigner en *hygiène* les fonctions qui s'exercent par le mouvement volontaire des muscles et des organes.

Les gesta sont divisés en quatre ordres : 1° la veille; 2° le sommeil; 3° le mouvement et la locomotion; 4° le repos.

GESTATION, s. f. (*gestare*, porter). Temps qui s'écoule depuis la CONCEPTION d'un être organisé jusqu'à sa naissance, et pendant lequel la mère le porte dans son sein et le nourrit à ses dépens. Le temps de la gestation, qui est de neuf mois chez la femme, varie beaucoup dans la série animale (voy. GROSSESSE).

GIROFLE ou **GÉROFLE**, s. m. Vulgairement *clou de girofle*, fleur non épanouie du *caryophyllus aromaticus* qui se trouve aux îles Moluques, à la Guyane et aux Antilles. Les girofles ont une odeur aromatique, piquante et une saveur âcre, chaude ; ils sont recherchés comme condiments et stimulants. Dans certaines odontalgies, on emploie souvent avec succès une goutte d'essence de girofle en l'introduisant, au moyen d'un peu de coton, dans le trou de la dent cariée. Cette essence entre dans la composition de la plupart des eaux dentifrices.

GLABRE, adj. (μαδαρός). Dépourvu de poils ou de cheveux.

GLACE, s. f. Eau à l'état solide par suite de l'abaissement naturel ou artificiel de la température.

La glace est employée en médecine à l'intérieur, par petits fragments qu'on laisse fondre dans la bouche, pour combattre les vomissements incoërcibles, le hoquet, la soif brûlante dans les fièvres graves ; et en applications externes, contenue dans des vessies ou des sacs en caoutchouc maintenus sur la tête contre les méningites, sur le ventre, contre les péritonites, etc.

GLAIRE, s. f. Matière visqueuse, incolore, ayant la consistance du blanc d'œuf non coagulé, produit pathologique des muqueuses, qui ne diffère des mucosités physiologiques que par une consistance plus grande.

Le rejet de glaires par le vomissement est le symptôme d'une irritation de l'estomac (gastrite); l'expulsion de glaires pendant la défécation indique une entérite ou une dyssenterie.

GLAND, s. m. (βάλανος). En botanique, fruit des diverses espèces de chênes. On utilise dans l'alimentation des enfants le café de *glands doux* qui est tonique et non excitant.

En anatomie, nom de l'extrémité de la verge de l'homme (8, fig. 263). Formé de tissu *érectile*, le gland est recouvert d'une peau très-fine et très-sensible, bien qu'elle ne présente pas de corpuscules du tact. Il est percé à son extrémité par l'orifice du canal de l'urèthre. A sa jonction avec les corps caverneux, il présente en arrière d'un bourrelet (couronne du gland) un

sillon (sillon balano-prépucial) souvent rempli par la sécrétion des glandes de Tyson.

L'inflammation du gland constitue la BALANITE.

On donne aussi le nom de gland à l'extrémité du CLITORIS chez la femme (6, fig. 80).

GLANDE, s. f. Organes des *sécrétions* destinés à extraire du sang certains principes qui doivent être utilisés dans l'organisme (salive, suc gastrique, etc.), ou rejetés au dehors (urines, larmes, etc.). On donne le nom de **glandes vasculaires sanguines** à des organes dont les fonctions sont encore obscures, qui ne sécrètent rien, mais paraissent modifier le sang qui les traverse.

Presque toutes les glandes ont une structure microscopique analogue. Elles sont constituées :

1° Par une *partie sécrétante* formée d'une membrane recouverte d'un *épithélium* ;

2° Par un réseau de *vaisseaux capillaires* qui apportent le sang à l'organe ;

3° Par un ou plusieurs *canaux excréteurs*.

Les parties qui doivent être séparées du sang filtrent à travers la membrane et l'épithélium et se rendent dans le canal excréteur de la glande (urine). Ou bien, le sang subit des modifications à son passage dans la glande qui fabrique avec certains de ses éléments des liquides spéciaux, toujours les mêmes pour une même glande (salive, suc gastrique, pancréatique, bile, etc.).

Suivant leur structure, on a divisé les glandes en :

1° *Glandes en grappe* simples ou composées, formées de petits sacs ou *acinus* disposés à l'extrémité des canaux excréteurs, comme des grains de raisin (glandes salivaires);

2° *Glandes en tubes* formées par des tubes droits ou contournés et fermés à un bout (glandes sudoripares, reins);

3° *Glandes sans conduit excréteur* ou *vasculaires sanguines* (amygdales, rate, plaques de Peyer, follicules clos, ganglions lymphatiques).

On donne vulgairement le nom de glandes aux engorgements des *ganglions lymphatiques* du cou, de l'aine, etc. Le plus souvent, chez les enfants, c'est l'indice d'un eczéma de la tête, de l'impétigo ou d'une constitution scrofuleuse qu'il faut modifier par les toniques, l'huile de foie de morue, les bains salés, etc. (voy. ADÉNITE).

GLANDULAIRE, adj. Qui a rapport aux glandes, ou qui en a la structure. Les hypertrophies ou TUMEURS glandulaires sont causées par l'augmentation de volume de tous les éléments de la glande, ou seulement de l'*épithélium* ou de la paroi. Quelquefois ces tumeurs résultent de l'envahissement de la glande par des masses *épithéliales* ou *colloïdes*.

GLAUBER (SEL DE). Voy. SULFATE DE SOUDE.

GLAUCOME, s. m. (de γλαυκός, vert, glauque). Maladie de l'œil caractérisée par l'augmentation de la pression intra-oculaire et l'excavation du nerf optique (fig. 268).

C'est plutôt un groupe de maladies : *affections glaucomateuses* qui peuvent venir en compliquer d'autres ou se déclarer primitivement.

On en distingue quatre formes : glaucome aigu, chronique, secondaire, hémorrhagique.

La nature du glaucome n'est pas encore complétement fixée, la plupart des oculistes le considèrent comme une variété de CHOROIDITE SÉREUSE.

Les *symptômes communs* sont : la *dureté* de l'œil qui augmente à chaque attaque, la dilatation de la pupille, l'insensibilité de la cornée que l'on peut toucher avec le doigt sans provoquer une douleur vive, ce qui est dû à la compression qu'elle subit. La chambre antérieure est diminuée de volume, les vaisseaux ciliaires antérieurs sont injectés autour de la cornée. La vision diminue d'une façon concentrique, le champ visuel se rétrécissant progressivement et par poussées successives et persistant en dernier lieu du côté externe. En même temps, le malade voit des couleurs irisées autour des flammes et éprouve des névralgies ciliaires intermittentes.

Dans le **glaucome aigu**, il y a des crises douloureuses extrêmement intenses, et, après chacune d'elles, la vision diminue d'une façon notable. Pendant les crises, la pupille se trouble, et l'examen à l'ophthalmoscope est impossible. Dans les périodes

de calme, si l'on examine le fond de l'œil à l'ophthalmoscope, l'aspect en est caractéristique : la *papille* du nerf optique est *excavée* (fig. 269), les *vaisseaux* qui en

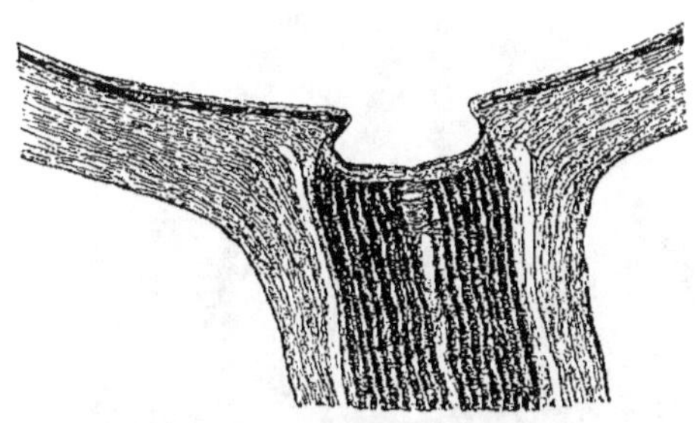

FIG. 268. — Excavation glaucomateuse du nerf optique (coupe).

émergent font un *coude brusque* qui indique ce changement de niveau. Les veines sont larges et aplaties, les artères amincies par la compression qu'elles subissent à leur sortie.

Les figures 268, 269, 270 et 271 montrent

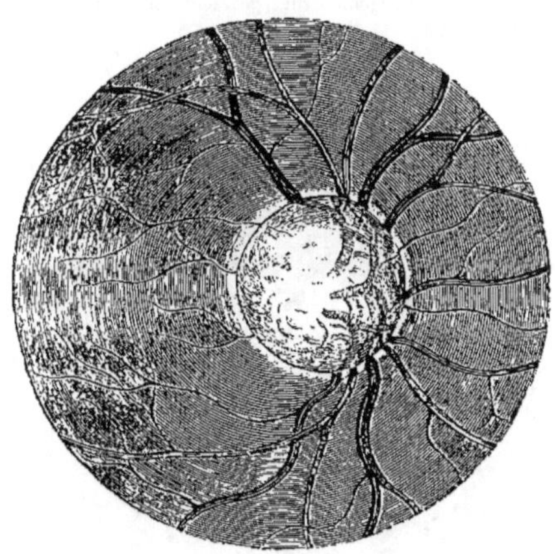

FIG. 269. — Aspect ophthalmoscopique de l'excavation glaucomateuse du nerf optique.
Les vaisseaux forment un coude en sortant de la papille du nerf optique.

les différences existant entre l'excavation glaucomateuse de la papille du nerf optique, l'excavation physiologique qui existe à l'état normal, et l'excavation atrophique.

Dans le **glaucome chronique**, les symptômes sont moins tranchés, les douleurs plus continues persistent après la perte de la vision ou peuvent être presque nulles.

Le **glaucome secondaire** est celui qui est consécutif à une autre affection (iritis, choroïdite) ou à une opération.

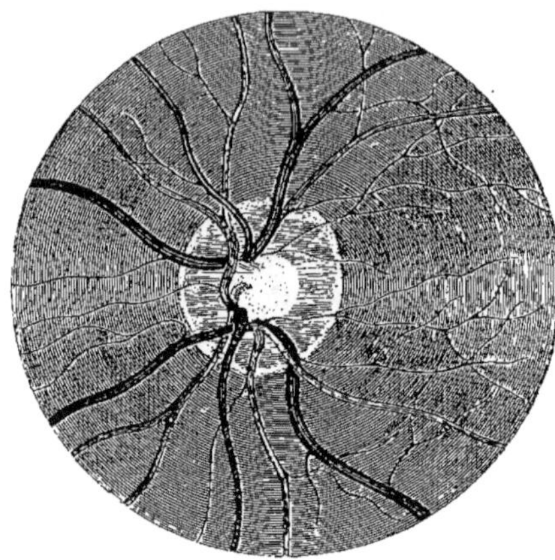

FIG. 270. — Aspect de l'excavation physiologique de la papille du nerf optique.

Il n'y a ni coude de vaisseaux, ni diminution de calibre, ni changement de grosseur et de direction à leur sortie de la papille.

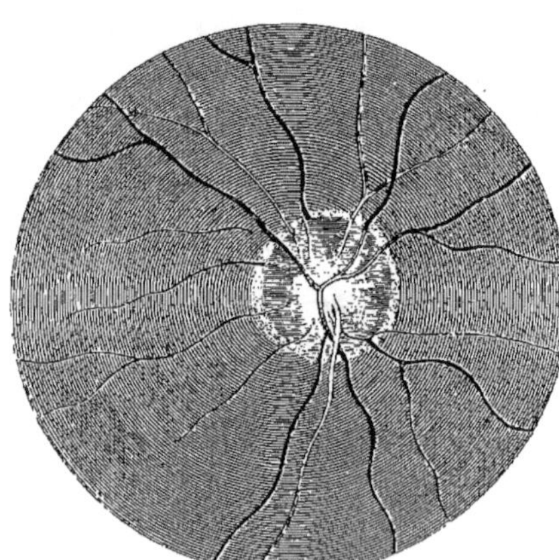

FIG. 271. — Excavation atrophique de la papille du nerf optique.

Les vaisseaux sont amincis, les capillaires ont disparu ; aspect blanc nacré de la papille.

Le **glaucome hémorrhagique** est une forme rare et très-mauvaise, il est caractérisé par une tendance excessive aux hémorrhagies intra-oculaires.

Le *traitement* du glaucome consiste à diminuer la pression intra-oculaire par une IRIDECTOMIE bien complète et bien périphérique.

On ne saurait trop recommander aux personnes atteintes de cette affection de se hâter de se faire opérer. Dans la grande majorité des cas, l'opération arrête la marche progressive de la maladie, mais si la vision est déjà en grande partie perdue, elle ne peut qu'apporter un peu d'amélioration ou faire cesser les douleurs.

GLÉNOIDE, adj. (de γλήνη, cavité, et εἶδος, forme). Nom de plusieurs cavités articulaires qui reçoivent la tête d'un autre os avec lequel elles s'articulent. Exemples : Cavités glénoïdes de l'omoplate, pour recevoir la tête de l'humérus ; de l'os temporal, pour les condyles du maxillaire inférieur, etc.

GLOBULE, s. m. Corpuscules arrondis, sphériques, ellipsoïdes qui forment une partie du SANG, de la LYMPHE, du PUS, etc., et flottent dans ces liquides.

GLOSSITE, s. f. (de γλῶσσα, langue). Inflammation aiguë ou subaiguë de la langue. Elle est le plus souvent causée par un traumatisme, morsure de la langue (chez les épileptiques), blessure de cet organe par une dent cassée, brûlure par suite d'une boisson trop chaude, piqûre d'abeille, etc. Elle peut aussi accompagner la stomatite mercurielle.

La langue est rouge, tuméfiée ; elle se moule sur les arcades dentaires, ses mouvements sont gênés, il s'y forme quelquefois des ulcérations ou une sécrétion exagérée d'épithélium.

Dans les cas les plus simples, il suffit de gargarismes émollients, application de sinapismes au cou. Si le gonflement est plus considérable, il faut faire une saignée générale ou appliquer des sangsues au-dessous du menton, on peut aussi faire des scarifications de l'organe. Enfin, on est quelquefois obligé de pratiquer la TRACHÉOTOMIE.

GLOSSO-PHARYNGIEN, adj. Le *nerf glosso-pharyngien* ou de la neuvième paire est sensitif, il naît du sillon latéral du bulbe (12, fig. 145), sort du crâne par le trou déchiré postérieur et se termine au tiers postérieur de la muqueuse de la langue. Il donne aussi de la sensibilité à certaines parties du pharynx et des amygdales et s'anastomose plusieurs fois avec le nerf facial, le grand sympathique et le pneumogastrique.

GLOSSO-STAPHYLIN, adj. et s. m. (de γλῶσσα, langue, et σταφύλη, luette). Nom de deux muscles qui vont du voile du palais aux deux côtés de la partie postérieure de la langue.

GLOTTE, s. f. Espace ou ouverture comprise entre les deux cordes vocales inférieures. C'est la partie la plus étroite du LARYNX. Elle a la forme linéaire et ses deux côtés ne sont écartés que d'environ 1 millimètre. Aussi, le moindre gonflement de sa muqueuse est-il très-dangereux et son obstruction par de fausses membranes (croup) peut devenir mortelle.

On donne aussi le nom de *glotte supérieure* à la fente large de 5 à 7 millimètres, circonscrite à la partie supérieure du larynx, en avant par le cartilage thyroïde et l'épiglotte, en arrière par les aryténoïdes.

Enfin, on désigne encore quelquefois sous ce nom l'espace compris entre les cordes vocales supérieures et les inférieures (ventricule du larynx).

L'œdème de la glotte est une infiltration séreuse des cordes vocales et des ligaments aryténo-épiglottiques. Lorsque les cordes vocales inférieures (les vraies cordes vocales) sont atteintes, la respiration est gênée au plus haut degré, il se produit de l'enrouement avec inspiration sifflante, difficile, tandis que l'expiration est encore libre. Quelquefois, très-rapidement, surviennent la dyspnée, la cyanose et l'insensibilité de l'asphyxie.

On peut parfois reconnaître l'œdème de la glotte avec le doigt indicateur introduit profondément dans le gosier. On sent deux replis de la fausse glotte, qui sont gonflés comme de petits coussinets (fig. 272).

Dans certains cas, il n'y a de gonflement que d'un seul côté; les parties voisines et surtout l'épiglotte participent à la tuméfaction.

Les ulcérations du larynx, la carie des cartilages, la phthisie laryngée sont les causes ordinaires de l'œdème de la glotte qui peut aussi être occasionnée par la propagation d'une inflammation ordinaire aiguë du larynx.

Dans les cas où la cause est passagère, le traitement consiste à provoquer une rapide évacuation de sang par la saignée, les sangsues. On appliquera aussi des sinapismes ou un vésicatoire au-devant du cou et on purgera au moyen de l'émétique en lavage. Dans les cas graves, il faudra inciser le bourrelet œdémateux, ou faire la *trachéotomie*.

GLUTEN, s. m. Matière azotée qui existe en quantité variable dans les graines des céréales. On l'obtient en faisant une pâte avec la farine de froment et en la malaxant sous un mince filet d'eau; l'amidon est entraîné par l'eau, et le gluten reste dans la main; c'est une substance grisâtre, molle, élastique, insipide. C'est au gluten que le pain doit la propriété de lever; il constitue un aliment plastique assimilable qui peut servir directement à la nutrition du tissu musculaire.

Le *pain de gluten* recommandé dans le traitement du diabète est fait avec la farine débarrassée d'une partie de son amidon par le lavage.

GLYCÉRINE, s. f. (γλυκος, doux). Liquide incolore, inodore, sirupeux, d'une saveur sucrée très-prononcée, soluble dans l'eau, qui forme le principe doux des huiles ($C^6H^7O^5,HO$). On la prépare en saponifiant les corps gras neutres par le protoxyde de plomb en présence de l'eau, ou en les décomposant par la vapeur d'eau surchauffée (glycérine anglaise). Elle conserve les substances animales mieux que l'alcool. Sa dnsité est 1,28.

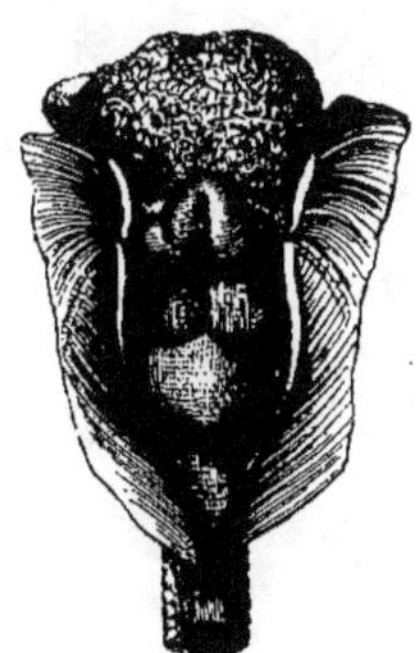

Fig. 272. — Œdème de la glotte et de la muqueuse de l'épiglotte.

La glycérine a reçu depuis quelques années de nombreuses applications en médecine ; on l'emploie avec succès dans le traitement des crevasses, des engelures, des plaies, des brûlures. Elle dissout un grand nombre de corps, et forme avec eux des GLYCÉROLÉS dont le plus employé est le *glycérolé d'amidon*. On administre aussi la glycérine à l'intérieur, soit en potion, soit en lavement.

GLYCÉROLÉ, s. m. Médicament à usage externe dont la glycérine est l'excipient, et dans lequel entrent différents produits actifs.

Les glycérolés sont employés avec succès dans toutes les maladies de la peau ; ils remplacent souvent avec avantage les corps gras, exposés à rancir, et par conséquent à irriter l'épiderme.

Le **glycérolé d'amidon** se prépare en faisant chauffer 10 grammes d'amidon dans 50 de glycérine. On peut y incorporer différentes substances : précipité blanc, calomel, extrait d'opium, de belladone, etc., c'est la base de tous les autres glycérolés comme l'axonge est celle de la plupart des pommades.

GLYCOGÈNE, adj. (γλύκος, doux, et γεννάω, je produis). Qui engendre le sucre.

On donne le nom de *substance glycogène* à un principe immédiat non azoté, blanc, neutre, sans odeur ni saveur, qui se rencontre dans les cellules épithéliales du foie, et auquel cet organe doit la propriété de sécréter du sucre. La matière glycogène existe dans le foie de tous les animaux bien portants, quelle que soit leur alimentation ; elle disparaît quand ils sont en état de maladie.

GLYCOSE ou **GLUCOSE**, s. f. ou s. m. (γλύκος, doux). Sucre qui se rencontre dans la plupart des fruits et des plantes acides. Sa formule est $C^{12}H^{14}O^{14}$. C'est elle qui fournit les efflorescences blanches et sucrées qui recouvrent les pruneaux et les raisins secs ; elle existe en quantité considérable dans le raisin, le vin doux, aussi l'a-t-on appelée *sucre de raisin*. La glucose cristallise difficilement, son pouvoir saccharifiant est beaucoup moindre que celui du sucre de canne.

Par la fermentation, elle se transforme en *alcool*.

On prépare en grand la glucose par l'action de l'acide sulfurique sur la cellulose (amidon, substance ligneuse, coton). On fait agir cet acide sur des chiffons de toile qui sont transformés en *glucose* (sucre de chiffons), on neutralise l'excès d'acide au moyen de la craie.

En physiologie, on sait que la salive agit sur les féculents, en transformant l'amidon en dextrine, puis en glycose, et que celle-ci est absorbée en nature.

La glycose se montre quelquefois dans l'urine ; lorsqu'elle y existe en quantité notable, sa présence est liée à un état morbide désigné sous le nom de DIABÈTE SUCRÉ ou glycosurie.

GOBELET, s. m. On appelait *gobelet émétique* un vase, en forme de gobelet, fait de métal dans la composition duquel entrait de l'antimoine et communiquant une vertu émétique à l'eau qu'on y laissait séjourner. On y a renoncé parce que la quantité dissoute n'était jamais constante.

Le *gobelet amer* est fait de bois de *quassia amara* ; on y laisse séjourner pendant quelques instants ou quelques heures de l'eau ou un liquide quelconque qui dissout une partie des principes actifs du bois ; il est employé avec succès dans le traitement de la dyspepsie.

On a fait de même des *gobelets de gaïac* et de *tamaris* aujourd'hui inusités.

GOITRE, s. m. Hypertrophie du *corps*

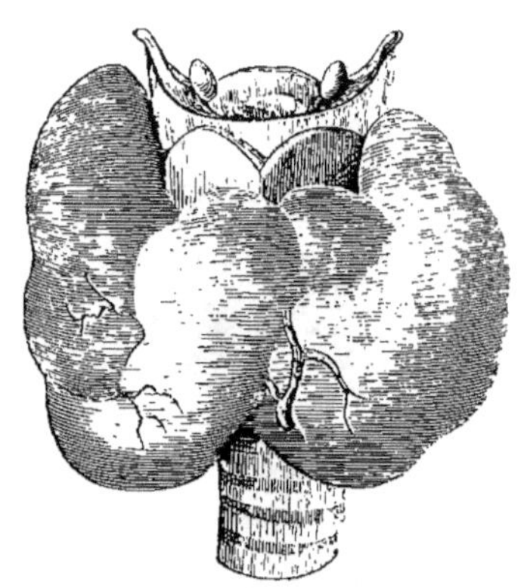

FIG. 273. — Goitre.

thyroïde (fig. 273). Le goitre peut être vésiculaire, vasculaire ou fibro-aréolaire. C'est une affection *endémique* dans certaines vallées des Pyrénées, des Alpes, etc., plus fréquente chez la femme, et qui coïncide souvent avec le *crétinisme*.

La cause intime du goître est inconnue. On voit quelquefois le corps thyroïde augmenter subitement de volume à la suite des efforts de l'accouchement. En général, le goître débute lentement; on constate dans la région antérieure du cou une tumeur indolente, lisse, arrondie, pouvant acquérir un volume considérable, au point de descendre sur la poitrine ou de remonter dans la région parotidienne. Cette tumeur suit l'ascension ou la descente du larynx pendant la déglutition. Le goître peut amener la mort par asphyxie lente; il a une durée fort longue, il s'accroît sans cesse, reste quelquefois stationnaire et rétrograde rarement.

Le pronostic du goître simple est assez satisfaisant : l'iodure de potassium et l'iode en nature *intus et extra*, le bien-être et une bonne hygiène combattent avantageusement cette triste maladie.

Le **goître exophthalmique** (maladie de Graves ou de Basedow) est un goître vasculaire qui coïncide avec la saillie du globe oculaire hors de l'orbite, des accidents nerveux variés, des palpitations et l'hypertrophie du cœur, des symptômes généraux graves.

Cette affection très-rebelle se lie toujours à l'anémie et à la chlorose. Il est de la plus grande importance d'instituer un traitement méthodique dont les ferrugineux, l'hydrothérapie, le grand air et les calmants forment la base.

GOMME, s. f. En *botanique*, nom donné à une foule de produits végétaux dont le caractère commun est de se dissoudre plus ou moins complétement dans l'eau en l'épaississant, de ne pas cristalliser, et d'avoir une cassure vitreuse analogue à celle de la **gomme arabique** qui est la plus employée.

On retire la plupart des gommes, arabique, ADRAGANT, du Sénégal, de Galam, des Indes, etc., de certains arbres de la famille des acacias. Dans nos pays, le cerisier, l'abricotier, le prunier fournissent, lorsqu'ils sont malades, une sorte de gomme dite *nostras*, ou *cérasine*.

On prépare avec la gomme arabique des potions, des sirops et des pâtes adoucissantes.

Les **gommes résines** (asa fœtida, galbanum, gomme ammoniaque, gomme-gutte, etc.) ne se dissolvent qu'incomplétement dans l'eau. Ce sont des produits végétaux qui contiennent de la gomme soluble et de la résine insoluble qui rend l'eau lactescente.

La **gomme ammoniaque** est peu soluble dans l'eau, davantage dans l'alcool à 22 degrés; on l'emploie à l'intérieur à la dose de 0^{gr},25 à 1 gramme en émulsion ou pilules, contre les catarrhes, pour diminuer les sécrétions des muqueuses.

La **gomme-gutte** utilisée dans l'industrie comme matière colorante provient de l'*hebradendron cambogioïdes*, c'est un purgatif drastique très-énergique à la dose de 10 à 20 centigrammes.

En *pathologie*, on donne le nom de **gommes** à des accidents tertiaires de la SYPHILIS.

Ce sont des tumeurs de grosseur variable, ordinairement du volume d'une noisette ou d'une noix, sphériques ou aplaties, qui se développent lentement, presque sans douleur, dans le tissu cellulaire, le périoste, les muscles, les organes splanchniques. Elles paraissent plus fréquentes chez les scrofuleux et se montrent de préférence aux endroits qui sont exposés à des violences extérieures, partie antérieure du tibia, front, etc. Elles restent longtemps stationnaires et présentent peu de tendance à la suppuration. Cependant, au bout d'un certain temps, elles peuvent se ramollir, une eschare se produit sur la peau qui les recouvre, et à sa chute elles se transforment en ulcères sanieux à fond grisâtre, à bords violacés, décollés.

Lorsqu'elles se développent au voisinage d'organes importants, le cerveau par exemple, elles peuvent déterminer des phénomènes graves dus à la compression qu'elles font subir aux parties voisines.

Elles ont peu de tendance à disparaître spontanément, et constituent un état grave si un traitement énergique n'intervient pas. L'iodure de potassium à l'intérieur en est la base; il faudra le donner à doses croissantes depuis 50 centigrammes par jour jusqu'à 2 grammes et quelquefois bien davantage, en facilitant son administration par l'usage de lait et de tisanes amères.

Souvent il sera nécessaire d'avoir recours au préalable pendant un mois ou deux à un traitement mercuriel.

En même temps, on agira localement par

des cataplasmes, *l'emplâtre de Vigo*, des pansements avec une solution d'iodure de potassium si la gomme est ulcérée. Un traitement tonique et une bonne hygiène sont de rigueur.

GONORRHÉE, s. f. (de γόνος, semence, et ῥεῖν, couler). Nom très-impropre de la BLENNORRHAGIE uréthrale. Le véritable écoulement de semence ou de sperme constitue la SPERMATORRHÉE.

GORGERET, s. m. Instrument de métal ou de bois portant une gorge ou rainure pour faciliter le maniement du bistouri et en guider la pointe dans certaines opérations telles que celles de la fistule à l'ANUS, de la taille, etc.

GOUDRON, s. m. Le *goudron végétal* est une matière complexe obtenue par la distillation des arbres résineux épuisés et ormée de résine chargée d'huile et de fumée. Il est demi-liquide, d'un brun noir, et possède une odeur très-forte, caractéristique. On l'emploie dans les affections cutanées et la phthisie. On l'administre en fumigations, sirop et pommades. L'eau ordinaire maintenue en contact avec le goudron et qui se charge de ses principes solubles est d'un usage très-répandu sous le nom d'*eau de goudron*. Pour en faciliter la préparation, il est bon d'ajouter un peu d'eau-de-vie qui permet la dissolution d'une plus grande partie de substance active. On peut encore y ajouter du sable ou du coke pulvérisé qui divise le goudron. Mais l'addition de soude ou potasse caustique qui sert à préparer certaines liqueurs, dites de goudron et fort en vogue, transforme complétement le médicament qui, d'acide qu'il était, devient alcalin.

Le *goudron minéral* ou coaltar est un des résidus de la fabrication du gaz d'éclairage, on s'en est servi mélangé avec du plâtre pour le pansement des plaies. C'est une préparation fort salissante et incommode, avantageusement remplacée par l'alcool camphré, l'acide phénique et l'acide thymique très-dilués.

GOURME, s. f. Maladie de la peau fréquente chez les enfants, consistant en éruptions de vésicules légères mais persistantes sur la face et le cuir chevelu, qui s'ulcèrent et se couvrent de croûtes épaisses (IMPÉTIGO). La gourme est souvent une manifestation de la scrofule; elle se montre surtout à l'époque de la première dentition, et de préférence chez les enfants auxquels on donne à manger de bonne heure ou qui ne sont pas tenus avec toute la propreté désirable.

C'est en général une affection assez bénigne, qui désole pourtant les parents à cause de la répugnance qu'elle inspire. Il ne faut pas s'en inquiéter outre mesure, mais chercher seulement à prévenir les complications d'érysipèle par une propreté minutieuse et l'hygiène. Souvent, il se déclare en même temps des CONJONCTIVITES ou KÉRATITES phlycténulaires qui devront être traitées afin d'éviter les taches de la cornée qui peuvent en être le résultat.

Bien que la question de la *répercussion* des gourmes soit douteuse et qu'il faille se garder d'attribuer les *méningites* des enfants à leur suppression, qui bien souvent est inoffensive, nous pensons qu'on ne doit pas chercher à les faire disparaître brusquement. Il faut les respecter en quelque sorte et se borner à des lavages, cataplasmes de fécule, désobstruer les orifices du nez, de la bouche, soigner les gerçures qui s'y produisent. En même temps, l'enfant sera envoyé à la campagne, purgé de temps en temps, en cas de constipation surtout, soumis à l'usage de quelques gouttes de liqueur de Fowler, des préparations de fer et des amers.

GOUT, s. m. (*gustus*, γεῦσις). Quelquefois synonyme de saveur. Sens qui nous donne la notion des saveurs; c'est la sensation particulière que produisent les corps sapides et solubles sur la muqueuse linguale. Le nerf GLOSSO-PHARYNGIEN qui se rend à la base de la langue est le véritable nerf du goût ; c'est lui qui, seul, nous rend compte des saveurs amères. La pointe et les bords de la langue sont aussi moins sensibles aux saveurs sucrées et salées; d'ailleurs, une grande incertitude règne encore sur la répartition exacte du sens du goût sur les muqueuses buccale, pharyngienne, linguale et palatine (voy. LANGUE).

Beaucoup de substances ne nous paraissent avoir de goût que parce qu'elles ont de l'*odeur*. Ainsi, l'eau de fleurs d'oranger est insipide pour celui qui, étant affecté d'un violent *coryza*, se trouve momentanément privé d'odorat.

GOUTTE, s. f. (*arthritis*, ἀρθρῖτις). DIATHÈSE héréditaire, revenant par attaques, caractérisée par un mouvement inflammatoire sur les articulations des pieds (podagre) ou des mains (chiragre), qui coïncide avec des affections générales et nerveuses ou inflammatoires, surtout la DYSPEPSIE et la GRAVELLE. Elle diffère notablement du *rhumatisme articulaire*, revient par accès accompagnés de fièvre, pendant lesquels une douleur déchirante se fait sentir au gros orteil ou dans toute autre partie du pied. Une ou plusieurs articulations peuvent être atteintes, soit en même temps, soit successivement, mais dans tous les cas l'accès se termine au bout de sept à trente jours au plus : c'est la **goutte inflammatoire** ou **régulière aiguë**.

Pendant les accès, les malades ont perdu l'appétit ; leurs urines, rares, laissent déposer un sédiment contenant une grande quantité d'acide urique cristallisé (fig. 277).

La goutte régulière chronique paraît être une forme de rhumatisme que l'on appelle *rhumatisme goutteux*. D'autres fois, il existe des douleurs articulaires, du gonflement sans rougeur, et ces douleurs augmentent, persistent ou diminuent irrégulièrement et sont quelquefois remplacées par des viscéralgies ou des névralgies (*goutte sciatique*) : c'est la **goutte irrégulière**, *anormale, rétrocédée* ou *goutte vague*. Elle offre une certaine gravité, car souvent aussi elle abandonne brusquement les articulations pour s'emparer de l'estomac, des poumons, du cerveau, du cœur (*goutte remontée*), et peut déterminer la mort subite.

La goutte, soit aiguë, soit chronique, qui a longtemps affecté une articulation donne naissance à des *concrétions tophacées* essentiellement formées d'urate de soude, qui déforment et ankylosent les articulations. La goutte, presque toujours héréditaire, reconnaît pour causes occasionnelles une vie opulente, largement employée aux plaisirs des sens et aux jouissances de la table, les occupations sédentaires, les contentions d'esprit, les passions violentes, la suppression d'un flux habituel. Il n'existe pas de traitement spécifique de la goutte : une existence exempte d'émotions, une nourriture peu succulente, la liberté du ventre, la vie en plein air avec exercice quotidien, les eaux bicarbonatées sodiques en boisson et en bains, sont les moyens le plus utilement employés.

Dans ces derniers temps, on a employé avec un succès très-vanté contre la goutte et les rhumatismes le SALICYLATE DE SOUDE et l'ACIDE SALICYLIQUE que certains médecins portés à l'enthousiasme ont considérés comme des remèdes infaillibles. Ce sont en réalité des préparations extrêmement précieuses, susceptibles de rendre souvent de grands services, et constituant un grand progrès dans le traitement de ces maladies. On doit les employer à doses croissantes et assez fortes, et en prolonger l'usage pendant quelque temps après la disparition des crises. Mais, sans parler des inconvénients connus de ces médicaments (irritation de l'estomac) et de ceux que l'avenir nous montrera plus tard, nous croyons que c'est surtout le genre de vie et l'hygiène qu'il faut surveiller pour modérer ou guérir les accès de la goutte, et la maintenir dans des limites non dangereuses pour l'existence.

GOUTTIÈRE, s. f. Appareil destiné à maintenir les membres dans l'immobilité.

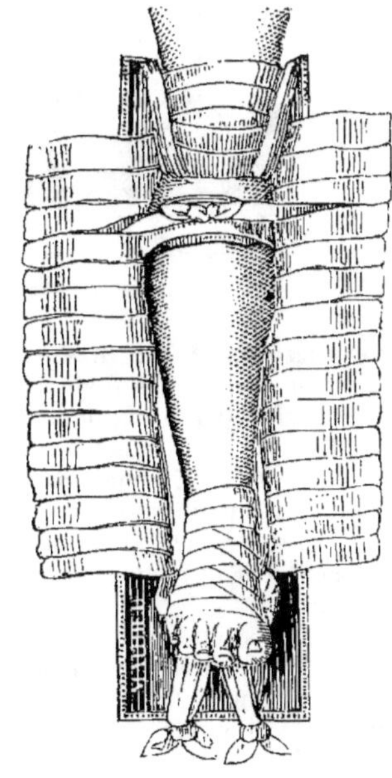

FIG. 274. — Gouttière avec bandelettes disposées pour une fracture de jambe.

On fait généralement les gouttières en fil de fer étamé que l'on garnit de ouate et que l'on recouvre de toile et de taffetas gommé. Souvent aussi le chirurgien confectionne lui-même une sorte de gouttière au moyen de bandelettes de linge trempé dans du plâtre gâché semi-liquide, ce qui lui permet de mouler exactement le membre qu'il veut maintenir. C'est alors un véritable appareil amovo-inamovible.

La *gouttière de Bonnet* (fig. 275) est une grande gouttière employée contre le mal de Pott ou pour immobiliser les cuisses sur le bassin dans la coxalgie.

garique, oléique, butyrique, etc.) uni à de la *glycérine*.

En parlant d'un animal, on dit qu'il est *gras* lorsque, son tissu graisseux ou ADIPEUX étant très-développé, son corps acquiert un volume exagéré.

GRASSEYEMENT, s. m. Vice de prononciation qui consiste à prononcer la lettre

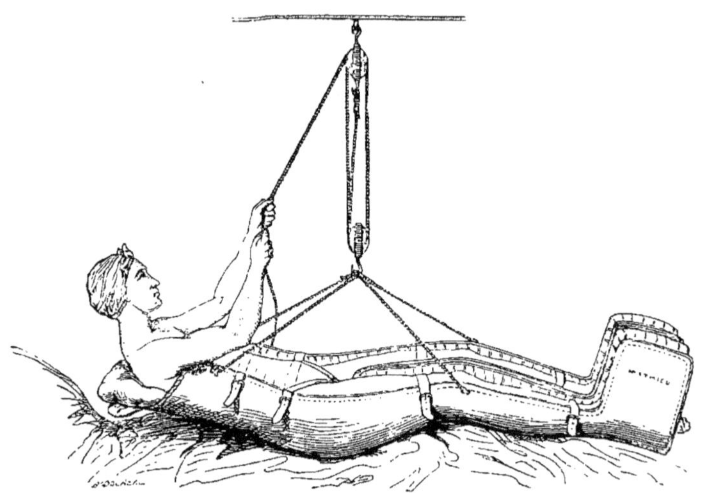

FIG. 275. — Gouttière de Bonnet.

GRANULATION, s. f. Petites productions de nature et de volume divers ayant la forme de grains (voy. CONJONCTIVITE granuleuse, PHTHISIE et TUBERCULOSE).

GRANULE, s. m. En pharmacie, le granule est une très-petite pilule composée de gomme, de sucre, et d'une quantité de médicament actif qui dépasse rarement un milligramme.

Les alcaloïdes, tels que la morphine, la digitaline, la strychnine et généralement toutes les substances très-actives, sont généralement administrés en granules qui sont dosés à un demi-milligramme, 1 ou 2 milligrammes, 1 centigramme.

GRAS, adj. (*crassus*, épais). On appelle *corps gras* un grand nombre de corps organiques qui sont insolubles dans l'eau, solubles dans l'alcool et dans l'éther, plus ou moins fusibles et très-inflammables, et se rapprochant comme aspect des huiles ou des graisses. La plupart des corps gras sont composés d'un acide (stéarique, mar-

R entièrement de la gorge, en la faisant rouler d'une façon particulière sur la face dorsale de la langue maintenue convexe et appliquée contre le palais.

GRAVE, adj. En *physique*, on appelle *corps graves* les corps pesants; on nomme *sons graves* ceux qui répondent aux notes les plus basses de la gamme.

En *pathologie*, on dit d'une maladie ou d'un symptôme qu'ils sont *graves*, lorsqu'ils sont capables d'entraîner la mort, ou tout au moins des accidents sérieux.

GRAVELLE, s. f. LITHIASE rénale, maladie caractérisée par la formation dans les voies urinaires de sable ou graviers. Ces matières se déposent au fond du vase qui contient l'urine, elles occasionnent quelquefois des COLIQUES NÉPHRÉTIQUES au moment de leur passage dans les uretères. D'autres fois, elles ne produisent que des douleurs sourdes dans la région rénale.

Les nouveau-nés ont parfois une **gravelle urique** qui, le plus souvent, se dissipe er quelques jours. Chez les enfants et même chez les adultes, un gravier arrêté dans la vessie est quelquefois l'origine de la PIERRE. La gravelle urique est souvent une des manifestations de la GOUTTE, elle est fréquente chez les personnes qui font usage d'une

urique dans le sang, *stagnation de l'urine* qui est retenue trop longtemps dans la vessie *inflammation de la muqueuse.*

Le volume des graviers varie beaucoup, depuis celui d'un sable très-ténu jusqu'à celui d'une noisette. Leur couleur et leur

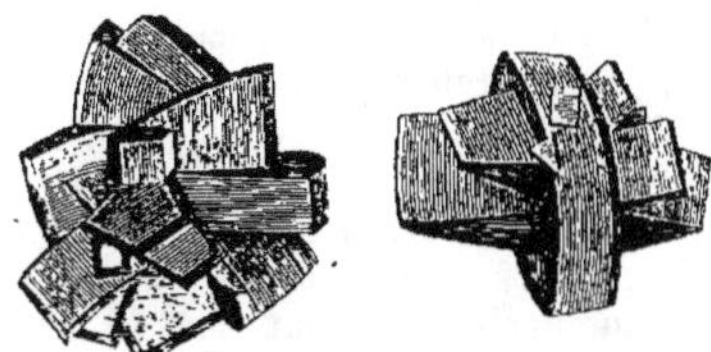

FIG. 276. — Cristaux d'acide urique.

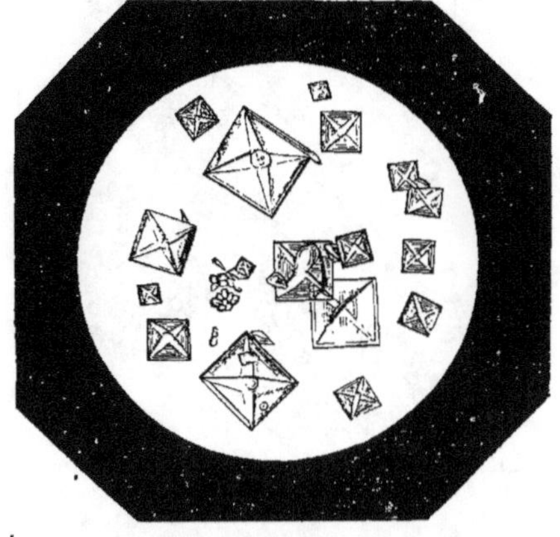

FIG. 278. — Cristaux d'oxalate de chaux.

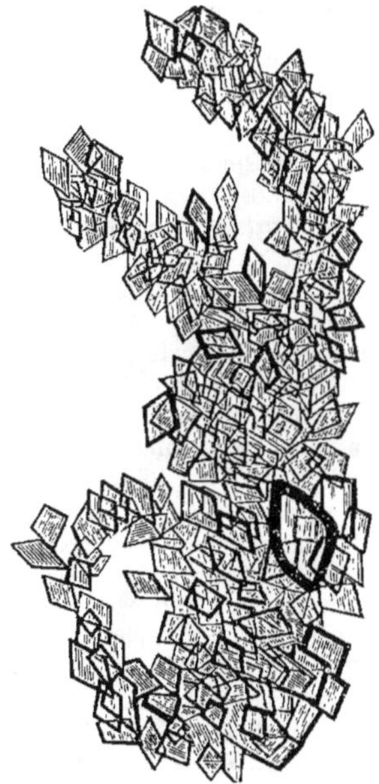

FIG. 277. — Gravelle d'acide urique.

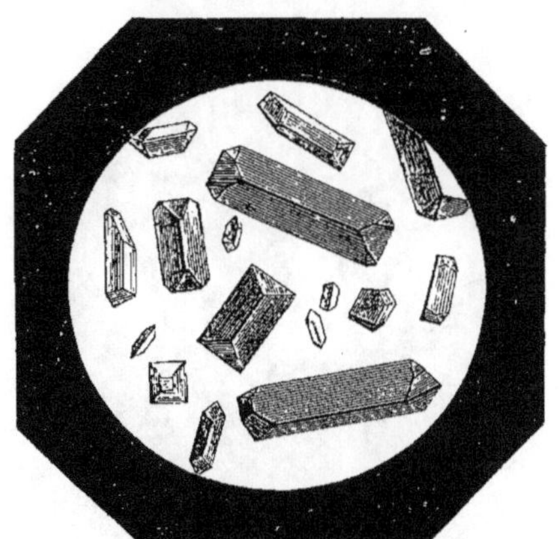

FIG. 279. — Cristaux de phosphate ammoniaco-magnésien.

nourriture succulente, azotée (vin, viandes noires, etc.).

Les concrétions qui forment la gravelle sont de natures diverses. Elles peuvent prendre naissance dans la vessie (gravelle vésicale) ou dans les reins (gravelle rénale). Comme condition de formation de graviers, il y a en général *excès d'acide*

consistance dépendent de leur composition chimique.

Les calculs d'*acide urique* (fig. 276 et 277) sont durs, leur surface est lisse, d'un rouge brun, les urines sont acides; c'est la forme la plus fréquente chez les *goutteux.*

Les calculs d'*oxalate de chaux* (fig. 278) se rencontrent également dans les urines acides, ils sont durs, irréguliers, blanchâtres. On les trouve fréquemment chez

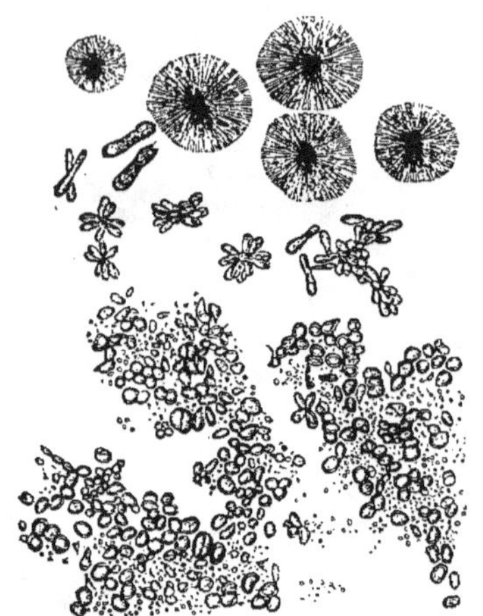

FIG. 280. —Sédiment urinaire formé en majeure partie d'urate de soude qui se dépose après les accès de fièvre.

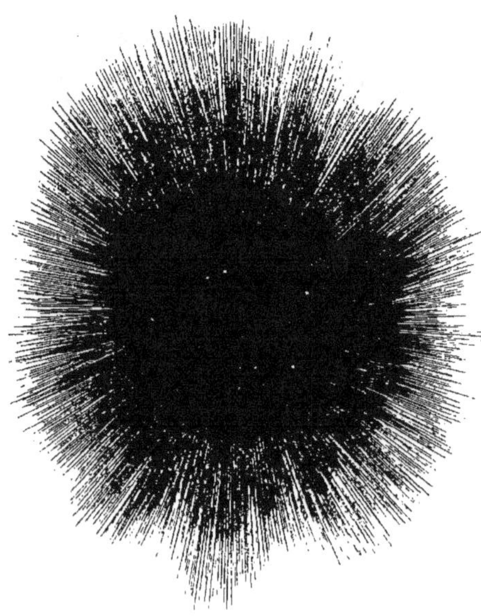

FIG. 281. — Urate d'ammoniaque.

les personnes qui ont mangé de l'oseille, des tomates, des groseilles, etc., chez les personnes affaiblies par les pertes séminales, le diabète, la phthisie, etc.

Les calculs de *phosphate ammoniaco-magnésien* (fig. 279) se trouvent dans les urines alcalines, ils sont blancs, crayeux, friables. Cette forme est très-commune chez les personnes affaiblies. Le dépôt forme une poudre blanche mêlée de mucus qui se dissout dans un peu d'acide acétique. Il faut, par des toniques, relever les forces des malades affectés de cette variété de gravelle.

La gravelle d'*urate de soude* (fig. 280) est très-fréquente; elle forme le dépôt qui existe dans l'urine après un accès de fièvre. Elle est souvent mélangée à la suivante.

La gravelle d'*urate d'ammoniaque* (fig. 281) donne dans l'urine un dépôt blanchâtre que l'on pourrait confondre avec le sperme. L'examen microscopique suffit à lever tous les doutes.

Souvent, enfin, les calculs sont mixtes, le noyau étant, par exemple, formé d'acide urique, et la périphérie de phosphate de chaux ou de phosphate ammoniaco-magnésien (voy. PIERRE).

Le *traitement* de la gravelle varie suivant sa nature. On calmera les COLIQUES NÉPHRÉTIQUES par des embrocations laudanisées et d'autres moyens appropriés, on cherchera à rétablir l'équilibre dans la sécrétion urinaire. Contre la gravelle urique on donnera des alcalins, de l'eau de Vichy, de Vittel, de Karlsbad. Contre la gravelle phosphatique, on emploiera les eaux de Contrexéville, de Seltz, on réparera les forces par des toniques. Dans presque toutes les autres variétés, l'eau de Contrexéville, le bicarbonate de soude, un régime végétal rendront de grands services.

GRENADIER, s. m. Le grenadier commun (*punica granatum*), arbrisseau de la famille des granatées, cultivé en France, produit un beau fruit connu sous le nom de *grenade*. La racine noueuse, pesante, dure et ligneuse, présente une écorce (*malicorium psidium*) épaisse, coriace, ridée, jaunâtre en dedans, cassante; elle contient un principe actif, la *granatine*. L'écorce de *grenadier* a une saveur acerbe, désagréable; on l'a conseillée comme fébrifuge et anthelminthique. On l'emploie surtout contre le tænia et le bothriocéphale, en décoction, poudre, sirop.

GRENOUILLE, s. f. (*rana*, βάτραχος). Reptile de l'ordre des batraciens dépourvu de queue, dont la chair blanche, tendre et gélatineuse comme celle du poulet, constitue une nourriture saine et légère. On en prépare aussi un bouillon fade et émollient analogue au bouillon de veau, d'utilité tout au moins douteuse.

GRENOUILLETTE, s. f. Tumeur liquide et enkystée du plancher de la bouche dont

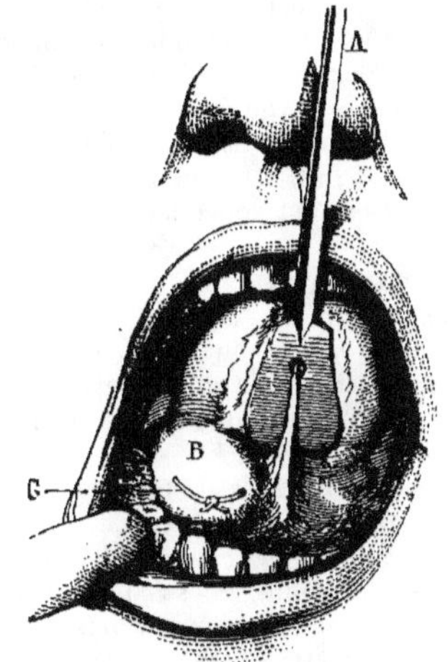

FIG. 282. — Traitement de la grenouillette par l'application d'un *séton*.

A, Spatule relevant la langue.
B, Grenouillette.
C, Séton.

l'aspect rappelle plus ou moins le ventre d'une grenouille. Elle siége au-dessous de la muqueuse de la bouche, le plus souvent d'un seul côté, quelquefois cependant elle empiète de l'autre côté et le frein de la langue semble la diviser en deux et lui donne l'aspect bilobé. Son volume est d'ordinaire celui d'une noix, mais il peut dans des cas particuliers être bien plus considérable. Elle peut alors faire saillie à la région sous-maxillaire ; la paroi de cette tumeur est mince, lisse, quelquefois fibreuse ou cartilagineuse. Le contenu n'est pas de la salive, mais un liquide visqueux parfois mélangé de sang, de pus, de gravier. L'origine de la grenouillette est tantôt

une dilatation du canal de Wharton (fig. 99), tantôt celle de la bourse séreuse de Fleischmann, ou enfin le plus ordinairement celle d'une des glandules salivaires.

Il faut opérer la grenouillette pour en obtenir la guérison, et même alors elle récidive avec facilité.

On peut en faire l'extirpation, la ponction suivie d'une injection iodée, ou y passer un séton qui détermine l'inflammation puis l'accolement des parois (fig. 282).

Un bon procédé consiste à faire l'excision d'une portion de la paroi du kyste, à bien laver l'intérieur et à cautériser tous les deux jours la partie interne avec le nitrate d'argent. Nous avons réussi une fois à nous dispenser de la cautérisation en enlevant une portion de la tumeur au moyen du serre-nœud de Maisonneuve.

GRIPPE, s. f. Synonyme : *fièvre catarrhale épidémique, influenza*. Maladie exclusivement épidémique, non contagieuse, caractérisée le plus ordinairement par un catarrhe bronchique ou une angine, et toujours par des douleurs musculaires et un affaiblissement considérable des forces.

En elle-même, la grippe est une affection bénigne, mais ses complications du côté des voies respiratoires sont fréquentes et entraînent quelquefois la mort. La grippe simple cède facilement à l'emploi des vomitifs et purgatifs au début ; repos au lit, diète, boissons chaudes émollientes et diaphorétiques. La pneumonie qui la complique et les autres symptômes intercurrents réclament des traitements spéciaux.

GROSSESSE, s. f. (*graviditas*, κύησις). État de la femme qui a conçu, et dans laquelle se développe un nouvel être qui vit à ses dépens jusqu'au moment de l'accouchement. Les *signes probables* de la grossesse sont nombreux, mais n'offrent rien d'absolument certain : suppression des règles, gonflement des seins, augmentation du volume de l'abdomen, troubles fonctionnels divers, vomissements, mouvements du fœtus, ramollissement du museau de tanche, etc. Un seul signe est absolument irrécusable, c'est le bruit du cœur fœtal entendu à l'auscultation.

La grossesse est *vraie* toutes les fois que l'utérus contient un ou plusieurs fœtus ; elle est *fausse* lorsque tous les *signes probables* ont fait commettre une erreur de diagnostic ; *fœtale*, quand le produit de la conception est un fœtus; *afœtale*, lorsque ce produit n'est qu'une MOLE; *simple*, quand il n'existe qu'un fœtus; *multiple*, quand il y en a plusieurs.

La grossesse est dite *extra-utérine* lorsque l'ovule fécondé s'est arrêté et développé hors de l'utérus. On connaît les grossesses extra-utérines *ovarienne, tubaire, interstitielle, abdominale*, selon que le produit de la conception occupe l'ovaire, la trompe, l'épaisseur même de l'utérus ou la cavité abdominale.

GRUAU, s. m. Nom donné à différentes graines de céréales dépouillées de leurs enveloppes, ainsi .qu'au premier choix de la farine de froment. On devrait l'appliquer seulement aux grains d'avoine cultivée séparés de leur écorce et de leurs extrémités par un moulin spécial. C'est le *gruau de Bretagne* dont on donne la décoction comme délayant et adoucissant.

GUACO, s. m. Nom donné à l'*eupatorium satureiœfolium* ou *mikania guaco*, plante composée de la Colombie, conseillée en Amérique contre la morsure des serpents venimeux.

GUÉRISON, s. f. (du bas latin *guarire*). Retour à la santé résultant, d'une manière plus ou moins prompte, des efforts de la nature ou des secours de l'art.

GUIMAUVE, s. f. La guimauve officinale (*althœa officinalis*) appartient à la famille des Malvacées; elle croît en France dans les champs cultivés; sa racine pivotante, longue d'environ 30 centimètres, de la grosseur du doigt, cylindrique, simple, est de couleur jaunâtre au dehors; quand elle est dépouillée, elle offre une couleur très-blanche. Son tissu est charnu et rempli d'un mucilage gluant. Son odeur est faible, sa saveur douce et légèrement sucrée; elle est émolliente, adoucissante, béchique. On l'administre en décoction, tablettes, sirop, pâte, poudre et cataplasmes. Les feuilles et les fleurs de guimauve, peu employées, jouissent des mêmes propriétés que la racine.

GUTTURAL, adj. (de *guttur*, gosier). Qui appartient au gosier. On se servait autrefois de ce mot pour désigner, en anatomie, quelques parties qui dépendent ou sont voisines de la gorge (inusité).

Toux gutturale. Sorte de toux occasionnée par une irritation du larynx ou de la trachée et qui est douée d'un timbre particulier.

GYMNASTIQUE, s. f. (de γυμνάζειν, exercer). Partie de l'hygiène qui traite des différents exercices du corps, de leur influence sur l'économie animale et de leur application dans certains cas pathologiques spéciaux.

GYNÉCOLOGIE, s. f. (γυνὴ, femme, et λόγος, discours). Étude spéciale de ce qui concerne la femme, comprenant son anatomie, sa physiologie, ses maladies spéciales et ses aptitudes naturelles dérivées de son organisation particulière.

H

HACHISCH, s. m. Nom donné en Orient aux sommités fleuries du *cannabis indica*. On fume le hachisch pour se procurer une ivresse et un sommeil pendant lequel le monde extérieur disparaît. Torréfié et mélangé avec du miel, il constitue la *confiture de hachisch;* broyé avec du beurre et du sucre, il produit l'*extrait gras de hachisch*. On en fait aussi une teinture alcoolique. Toutes ces préparations sont douées d'une propriété enivrante qui rappelle celle de l'opium. On a voulu utiliser le hachisch en médecine, administré en teinture et en infusion, contre la folie, la chorée et même contre les rhumatismes.

HALEINE, s. f. (*halitus;* πνεῦμα). Air chaud et humide qui est chassé des poumons pendant l'expiration. Cet air contient peu d'oxygène, beaucoup d'acide carbonique et de vapeur d'eau renfermant des matières organiques en dissolution et en suspension. L'haleine devient chaude dans les fièvres, froide dans la période algide du choléra et aux approches de la mort, fétide dans le scorbut, la fièvre typhoïde, la gastrite, la salivation mercurielle et la carie dentaire, etc.

HALLUCINATION, s. f. (de *hallucinari*, se tromper). Trouble du cerveau qui rapporte aux sens et fait prendre pour réelles des sensations que nul objet extérieur n'est venu exciter. L'hallucination, bien que très-voisine de l'ILLUSION, en diffère cependant en ce que celle-ci est l'interprétation erronée d'un fait réel, d'une sensation perçue. C'est donc une sorte de rêve fait par un homme éveillé.

Pour comprendre le mécanisme de l'hallucination, il faut se rendre compte de la façon ordinaire dont nous parviennent les sensations. Lorsqu'un objet éclairé, par exemple, se trouve dans notre champ visuel, il émet des rayons lumineux qui vont impressionner notre *rétine* (fond de l'œil).

Le nerf optique transmet en un certain point des centres nerveux (cerveau) cette excitation de la rétine, et, de la modification particulière qu'éprouve ce centre nerveux, résulte la *sensation*. Nous nous rendons compte, par l'éducation et la comparaison des diverses sensations, que telle modification de tel centre nerveux correspond à la vision de tel objet. Toutes les fois que le centre nerveux sera excité de la même façon, nous aurons la sensation de la vision de cet objet; et cela, quelle que soit la cause qui agisse sur ce centre nerveux (objet réel, souvenir, action mécanique, impression profonde, habitude). C'est ce qui nous permet en fermant les yeux de *revoir* un tableau, une scène émouvante, les traits d'une personne à laquelle nous pensons, etc.

Une disposition naturelle et l'exercice peuvent exagérer cette faculté d'*extérioration*, c'est-à-dire de rapporter à des objets extérieurs les sensations perçues, faculté que doivent posséder les peintres pour reproduire de mémoire les scènes auxquelles ils ont assisté, les paysages qu'ils ont contemplés. Il en est de même pour le sens de l'ouïe, du toucher, de l'odorat, du goût. On éprouve pendant les rêves de véritables hallucinations qui proviennent de l'excitation cérébrale et l'on rapporte involontairement à des objets extérieurs des sensations purement intérieures. Ces sensations sont aussi vives, aussi intenses que celles qui sont réellement perçues pendant la veille, l'impression en persiste même parfois après le réveil.

Dans certaines circonstances, en dehors du sommeil, mais par un mécanisme semblable, les centres nerveux sont excités de manière à produire des sensations que nous *extériorons*, c'est-à-dire que nous rapportons de bonne foi à des objets ou à une action extérieure sans pouvoir les en distinguer ; c'est ce qui constitue l'*halluci-nation*.

Sous l'influence d'une préoccupation intense, d'une émotion vive, de l'anémie, il peut survenir à l'homme relativement le plus sain d'esprit une *hallucination*. Celles de la vue et de l'ouïe sont les plus fréquentes. L'halluciné voit réellement, entend distinctement ce qui résulte de la modification des centres nerveux, et si les autres sens ne le désabusent pas, rien ne saurait lui faire d stinguer le faux de la réalité. De même, qu'un amputé rapporte à son membre absent les impressions qui affectent son moignon ou le nerf qui l'animait, de même l'halluciné rapporte à un objet réel, à l'existence duquel il croit fermement, les visions, les voix qui n'existent que dans son centre de perception.

Jusqu'à un certain point, les hallucinations sont compatibles avec la conservation de l'intelligence. Certaines personnes atteintes d'hallucinations de la vue se rendent parfaitement compte qu'elles sont fausses en les contrôlant par le toucher. Pascal voyait toujours à côté de lui le précipice dans lequel il avait failli tomber, il savait pourtant parfaitement que c'était une vision imaginaire. Socrate entendait distinctement une voix étrangère lui donner des avis, et adoptant les idées de son temps, il attribuait cette voix à un génie, ou démon, aux ordres duquel il déférait toujours ; c'était un halluciné de génie.

Un grand nombre des malheureux hallucinés qui peuplent les asiles d'aliénés sont parfaitement raisonnables sur tous les autres points que leurs *apparitions* ou leurs *voix*. Ils restent souvent longtemps sans hallucinations et peuvent même recouvrer la plénitude de leurs facultés ; mais il arrive aussi que, de plus en plus incapables de distinguer le faux de la réalité, leurs fonctions intellectuelles se pervertissent complétement.

Brière de Boismont cite l'histoire d'un peintre héritier de la clientèle de Josué Renald qui n'avait besoin de considérer son modèle attentivement que pendant une demi-heure et qui plus tard, lorsqu'il le voulait, le voyait sur sa chaise aussi distinctement et même mieux que s'il y eût été réellement. La perfection de ressemblance qu'il donnait à ses portraits lui attira des clients nombreux qui se trou-vaient dispensés de poser longuement, et lui procura une grande fortune. Mais plus tard, cette faculté d'extérioriser s'exaltant, il revoyait continuellement les personnes qu'il avait fait poser et ne pouvait plus distinguer les objets réels de ceux qu'il évoquait inconsciemment, il resta enfermé trente ans dans une maison de fous.

Certaines substances, le café, le hachisch, etc., prédisposent aux hallucinations, mais par contre il n'existe pas de médicament à proprement parler capable de guérir cette affection.

Le traitement sera tout de précaution, d'hygiène, de régime. Il faudra éviter d'abord toute émotion vive et en particulier celles qui sont susceptibles de rappeler les apparitions. Les distractions, les voyages, le travail bien dirigé, un changement d'occupation sont souvent très-utiles. L'explication naturelle de la sensation fausse suffit quelquefois au malade pour s'en débarrasser. Il devra avant tout éviter de la faire revenir. Suivant son intelligence, son instruction, les personnes qui l'entourent devront employer la persuasion et les autres moyens propres à le convaincre sans chercher à le heurter brusquement. Il faut gagner sa confiance et chercher par le concours des autres sens à lui démontrer l'inanité de ses rêves.

HANCHE, s. f. Région qui forme la racine du membre inférieur. On la divise en trois régions secondaires : l'AINE en avant (fig. 17, 51 et 183), la région *fessière* en arrière, la région *ischio-pubienne* à la partie interne.

Son squelette est formé par l'os coxal et par l'articulation COXO-FÉMORALE, ou de la hanche (fig. 283).

La hanche peut être atteinte d'ARTHRITE SÈCHE qui gêne les mouvements du membre et s'accompagne souvent de productions osseuses autour de l'articulation.

Les luxations de la hanche ou de l'articulation coxo-fémorale consistent dans la sortie de la tête du fémur hors de la cavité cotyloïde de l'os iliaque.

La tête du fémur peut sortir par une des trois dépressions qui se trouvent autour du bourrelet cotyloïdien, d'où trois variétés de luxations de la hanche :

1° Luxation *ilio-ischiatique* ou en arrière (fig. 284), la plus fréquente ;

2° Luxation *ilio-pubienne* ou en haut et en avant;

3° Luxation *ischio-pubienne* ou en bas et en avant (fig. 285).

Causes. Les luxations de la hanche sont *traumatiques, congénitales* ou *spontanées.*

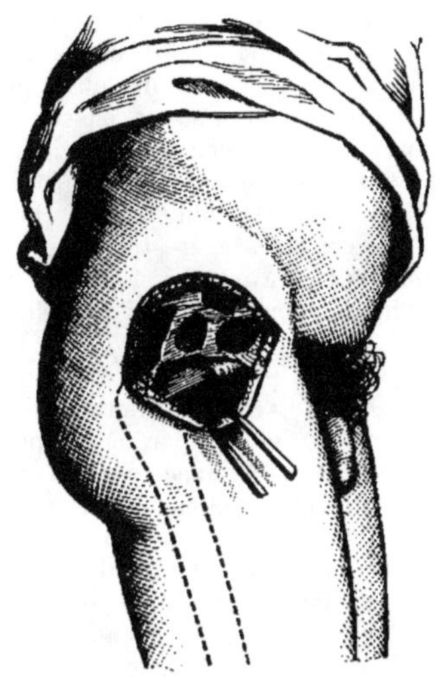

FIG. 283. — Articulation de la hanche ouverte par la partie externe pour montrer le col du fémur.

L'incision indiquée par cette figure est celle que l'on pratique dans un des procédés de résection du col du fémur.

Les luxations traumatiques sont assez rares, car la cavité cotyloïde est profonde, la capsule articulaire forte et les muscles résistants; chez les personnes âgées il se produit plutôt une fracture du col du fémur. Pour les occasionner, il faut une force énorme, agissant sur une grande surface et chez un sujet dont les os sont solides.

Les luxations congénitales sont unilatérales ou doubles, elles se font dans la fosse iliaque externe, s'accompagnent d'autres anomalies et sont dues à l'absence ou à l'arrêt de développement de la cavité cotyloïde.

Les luxations spontanées se produisent dans le cours des tumeurs blanches de la hanche (COXALGIE).

Symptômes. Ce sont d'abord ceux qu'on rencontre dans toutes les luxations, douleur, mouvements spontanés abolis, impossibilité de faire exécuter tous les mouvements de l'articulation, déformation, gonflement.

Dans la luxation *ilio-ischiatique* ou *iliaque*, la fesse est volumineuse, le pli fessier élevé, le grand trochanter est plus saillant et projeté en arrière, on sent la tête du fémur dans la fosse iliaque externe.

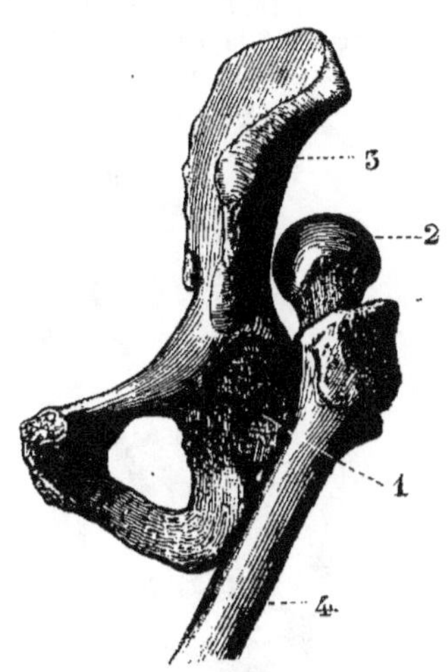

FIG. 284. — Luxation ilio-ischiatique ou iliaque.

Double dénomination : à cause de l'*échancrure ilio-ischiatique* à travers laquelle s'échappe la tête du fémur, et de la *fosse iliaque* dans laquelle elle va se placer.

1, Cavité cotyloïde abandonnée par la tête du fémur.

2, Tête du fémur qui est venue se placer dans la fosse iliaque externe, plus ou moins haut, et même assez bas pour se trouver quelquefois au niveau de la grande échancrure sciatique.

3, Fosse iliaque externe.

4, Fémur qui, par suite de sa luxation, est porté dans la rotation en dedans.

La cuisse est *raccourcie*, portée dans l'*adduction forcée* et dans la *rotation en dedans.*

Le seul mouvement qu'on puisse imprimer à l'article consiste dans l'exagération de l'attitude du membre, rotation en dedans et adduction qu'on peut encore augmenter.

Dans la luxation *ilio-pubienne*, le pli de l'aine est soulevé par la tête du fémur, le pli fessier est effacé, la fesse aplatie, on sent la tête du fémur dans l'aine.

Le membre n'est ni allongé ni raccourci, la cuisse est dans l'*abduction* et la *rotation en dehors* (attitude exactement inverse de la variété précédente).

En cherchant à faire mouvoir l'article,

on ne peut qu'exagérer ce déplacement. Quelquefois, il y a rétention d'urine.

Dans la luxation *ischio-pubienne* ou ovalaire, on retrouve les symptômes de la variété précédente : fesse aplatie, saillie du trochanter, on sent la tête du fémur à la partie interne de la cuisse en dedans de l'artère fémorale. Le membre est allongé, dans l'abduction et la rotation en dehors.

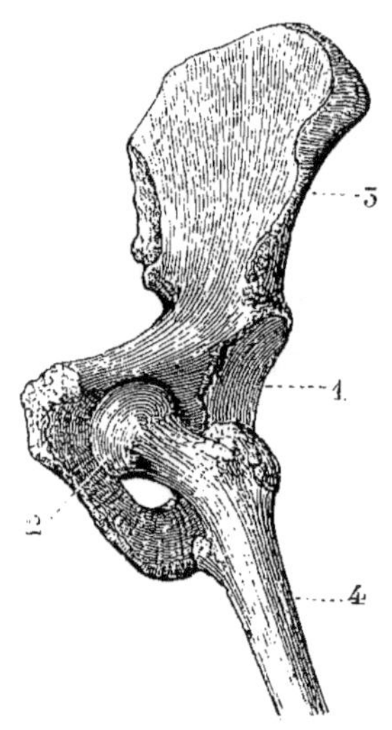

Fig. 285. — Luxation ischio-pubienne ou ovalaire.

Double dénomination due : à l'échancrure *ischio-pubienne* à travers laquelle s'échappe la tête du fémur ; à la *fosse ovalaire* dans laquelle elle vient se placer.

1, Cavité cotyloïde abandonnée par la tête du fémur.

2, Tête du fémur qui est venue se placer dans la fosse ovalaire.

3, Fosse iliaque externe.

4, Fémur qui, par suite de sa luxation, est porté dans la rotation en dehors.

On diagnostiquera une luxation de la hanche en avant, d'une fracture du col du fémur (fréquente chez les vieillards), par l'attitude du membre et la situation de la tête du fémur qui reste à sa place lorsqu'il s'agit d'une fracture.

La gravité des luxations de la hanche résulte : des désordres généralement fort considérables qui les accompagnent, de la difficulté ou de l'impossibilité de leur réduction (surtout pour les luxations iliaques), de la claudication et de la gêne qui en résulte plus tard.

Traitement. Il consiste à réduire la luxation si c'est possible. Tantôt on l'obtient avec la plus grande facilité, tantôt ce n'est qu'au prix des plus grands efforts. On pourra toujours tenter le procédé de Després qui s'exécute de la façon suivante : « Le blessé est couché sur un matelas étendu par terre, le chirurgien saisit la jambe du membre luxé et la fléchit sur la cuisse ; puis, prenant celle-ci au niveau du genou, il la fléchit fortement sur le bassin et lui imprime un mouvement de circumduction et de rotation en dehors pour le ramener dans l'extension et l'adduction. » On peut aussi exercer une légère traction, et si la luxation était en avant, les mouvements de circumduction seraient faits de dehors en dedans.

Lorsqu'on n'a pas réussi avec les procédés de douceur, il faut chloroformiser le malade (on est obligé parfois de pousser l'anesthésie jusqu'à la période de résolution) et faire des tractions énergiques sur la cuisse, pendant qu'on fait la contre-extension au moyen d'une alèze passant entre les cuisses et fixée à un point d'appui solide. Les tractions dégagent la tête du fémur, l'amènent au voisinage de la cavité cotyloïde et on l'y fait rentrer par des pressions convenables, des mouvements de circumduction ou de rotation. On immobilise ensuite l'articulation pendant une quinzaine de jours, en fixant par des lacs la cuisse malade à sa congénère après avoir interposé entre elles un coussin. Il faut toujours se hâter de faire la réduction d'une hanche démise, car après quelques jours (pour la luxation ilio-pubienne) ou quelques semaines pour les autres, elle est impossible.

Les **tumeurs blanches** de la hanche ont reçu le nom de COXALGIE.

HÉBÉTUDE, s. f. État particulier, symptomatique de la COMMOTION CÉRÉBRALE ou de quelques maladies graves (fièvre typhoïde) pendant lequel les malades peuvent à peine user de leurs facultés intellectuelles et ne répondent que par signes ou par quelques mots entrecoupés aux questions qu'on leur fait, et qu'ils semblent ne comprendre qu'avec la plus grande difficulté.

HECTIQUE, adj. (de ἑκτικω, je dissous). Nom donné à une fièvre continue ou rémittente qui peut être idiopathique ou qui se montre le plus souvent à la fin des maladies organiques. L'état hectique ou la *fièvre hectique* sont caractérisés par un amaigrissement progressif, un affaiblissement considérable, la sécheresse de la gorge, la chaleur de la peau, le pouls fréquent et petit, et enfin des sueurs et de la diarrhée dite colliquative.

HELMINTHES, s. m. pl. (de ἕλμινς, ver). Classe de VERS dont quelques-uns sont parasites de l'homme (ENTOZOAIRES). Les helminthes proprement dits ou nématoïdes ont un corps allongé, filiforme, des sexes ordinairement séparés.

HÉMATÉMÈSE, s. f. (de αἷμα, sang, et ἐμεῖν, vomir). Vomissement de sang dû le plus souvent à une GASTRORRHAGIE ou hémorrhagie de l'estomac.

Souvent l'hématémèse est un des symptômes de l'ulcère simple ou du cancer de l'ESTOMAC. Mais elle peut se produire aussi dans une foule d'autres circonstances : chez les femmes au moment des règles (hémorrhagie supplémentaire) ou lorsqu'elles se suppriment, dans la fièvre jaune, l'ictère grave, la fièvre intermittente, le purpura hémorrhagique.

Le sang venant de l'estomac diffère de celui des HÉMOPTYSIES : par l'abondance subite avec laquelle il est rendu sans être précédé de *toux* opiniâtre, par son acidité, sa couleur rouge ou noire; il n'est *pas spumeux* (mélangé avec des vésicules d'air), mais souvent mêlé avec des aliments plus ou moins digérés. En même temps que des hématémèses, il se produit souvent dans les selles du MELÆNA.

Dans la plupart des cas, l'hématémèse débute par une douleur dans l'hypochondre gauche, une faiblesse intense allant quelquefois jusqu'à la syncope, la pâleur du visage; enfin, se montrent tous les autres signes des hémorrhagies internes.

Le *traitement* consiste : 1° à arrêter l'hémorrhagie; 2° soigner l'affection qui lui a donné naissance; 3° relever les forces du malade.

On emploiera l'eau froide et acidulée, la glace par petits morceaux, l'eau de Seltz, le jus de citron, les potions au perchlorure de fer, au tannin. S'il y a lieu de soupçonner une fièvre intermittente, on prescrira le sulfate de quinine. Dans tous les cas on suivra un régime et une hygiène sévère.

HÉMATIE, s. f. Nom donné quelquefois aux globules du SANG.

HÉMATINE, s. f. — Voy. HÉMATOSINE.

HÉMATIQUE, adj. Nom de certains kystes ou tumeurs dans lesquels on rencontre les éléments du sang plus ou moins altérés (kystes hématiques).

HÉMATOCÈLE, s. f. (de αἷμα, sang, et κήλη, tumeur). Nom donné à un épanchement ou à une infiltration de sang qui peuvent se produire :

(*a*) Chez l'homme : dans les enveloppes du testicule ou dans la substance même de cet organe;

(*b*) Chez la femme : dans le bassin, dans le cul-de-sac péritonéal situé entre le rectum et l'utérus.

(*a*) *Chez l'homme :*

Hématocèle des enveloppes du testicule. A la suite d'une contusion du scrotum, chez les cavaliers par exemple, le sang peut s'infiltrer entre les diverses tuniques du testicule, ou s'y épancher en formant un amas.

Dans le premier cas, la résolution se fait en général avec facilité; il suffit d'appliquer quelques compresses résolutives. Mais lorsque le sang forme une véritable collection, le scrotum est tendu en forme de tumeur molle et fluctuante au début, puis crépitante (crépitation sanguine) et dure. Alors la terminaison ordinaire est *l'induration*, la suppuration, ou la gangrène des testicules.

Il faut relever les testicules par une planchette ou un bandage, garder le lit et le repos absolu, appliquer des cataplasmes. Dans quelques cas, il est utile de faire au début l'aspiration du sang épanché.

L'hématocèle de la tunique vaginale peut résulter d'un traumatisme et accompagner la forme précédente, ou se produire spontanément à la suite d'une inflammation de la membrane vaginale. Il se forme une tumeur dans le scrotum et l'on trouve la tunique vaginale doublée d'une *fausse membrane* ou coque plus ou moins épaisse, renfermant un liquide sanguinolent, rouge et limpide au début, poisseux et de couleur chocolat, à une période plus avancée.

Lorsqu'elle n'est pas traumatique, cette hématocèle est précédée d'une HYDROCÈLE, elle a une évolution fort lente et n'incommode le malade que par son volume et son poids. Le testicule est refoulé à la partie supérieure par l'épanchement, il est souvent atrophié et *infécond*.

Le traitement consiste à ponctionner la tumeur au début et à faire l'évacuation du sang épanché. On a conseillé aussi la *décortication* du testicule par laquelle on le débarrasse de la coque fibrineuse qui l'entoure, la *castration*, le *séton*, etc. Toutes ces opérations sont dangereuses et il vaut quelquefois mieux conserver cette infirmité.

L'hématocèle du testicule est formée par une infiltration de sang dans le tissu même de l'organe. Souvent il y a en même temps un épanchement dans la tunique vaginale et le diagnostic en est fort difficile. La cause en est presque toujours une contusion du testicule. Le traitement est celui de l'*orchite traumatique* avec laquelle cette maladie a beaucoup de ressemblance.

(*b*) *Chez la femme* :

L'hématocèle rétro-utérine ou **péri-utérine** est formée par un épanchement de sang en arrière de la matrice ou utérus, dans le cul-de-sac *utéro-rectal* du péritoine. Les causes en sont assez obscures : une chute, l'excès de coït pendant la période menstruelle, le plus souvent une prédisposition de l'organisme qui tient à une altération de structure et s'accompagne de l'irrégularité des règles.

Le début est ordinairement brusque, les règles s'arrêtent tout à coup, au moment où le sang s'épanche dans le péritoine.

Les *symptômes* de cette maladie se rattachent :

1° A l'*hémorrhagie interne*, pâleur, faiblesse, puis anémie consécutive ;

2° A la *péritonite localisée* qui en résulte, fièvre, face grippée, douleur dans le bas-ventre, nausées, vomissements ; ces symptômes se calment au bout de quelques jours ;

3° A la *présence* et aux *effets mécaniques* d'un épanchement sanguin. On sent, en faisant à la fois le toucher vaginal et le toucher rectal, qu'il y a entre ces deux organes une masse liquide. Le rectum est fortement comprimé par l'épanchement, il y a arrêt dans le cours des matières fécales et constipation ; l'utérus est poussé en avant et on peut le sentir aisément au-dessus de la symphyse du pubis.

Les symptômes aigus diminuent peu à peu, la tumeur se résorbe en quelques mois ou s'abcède, et le foyer sanguin s'ouvre un chemin par le rectum ou le vagin.

Le *traitement* consiste à faire garder le repos absolu au lit, dans le décubitus dorsal, administrer des boissons froides et des préparations narcotiques. Vider la vessie par le cathétérisme, évacuer le rectum par des lavements puis par des purgatifs. Il ne faut avoir recours à la ponction de l'épanchement que dans des cas exceptionnels. Plus tard, il faut relever les forces de la malade par un traitement tonique et une bonne alimentation.

HÉMATOÏDE, adj. (de αἷμα, sang, et εἶδος, ressemblance). Nom donné à certaines tumeurs qui saignent facilement (fongus hématoïde). Ce sont en général des CANCERS colloïdes ou des tumeurs fibroplastiques.

HÉMATOÏDINE, s. f. Substance cristallisée qui résulte de la transformation de l'hématosine du sang et que l'on rencontre dans les anciens foyers hémorrhagiques en partie résorbés (apoplexies, épanchements sanguins, ecchymoses, etc.)

HÉMATOME, s. m. Tumeurs formées par du sang épanché (CÉPHALÉMATOME, HÉMATOCÈLE). On rencontre aussi des hématomes dans le corps thyroïde, la rate, les capsules surrénales, au *pavillon de l'oreille*, surtout chez les aliénés.

HÉMATOPOÈSE ou **HÉMOPOÈSE**, s. f. (de αἷμα, sang, et ποιεῖν, faire). Formation du SANG.

HÉMATOSE, s. f. Modification que subit le sang veineux par la respiration, lorsqu'il devient sang artériel.

HÉMATOSINE, s. f. Principe colorant du sang désigné aussi sous d'autres noms, globuline, hématochroïne. C'est un produit du dédoublement de l'*hémoglobine*.

HÉMATOZOAIRE, s. m. (de αἷμα, sang, et ζῶον, animal). Nom des parasites (helminthes) qui vivent dans le sang. Leur existence est contestée chez l'homme, mais reconnue chez certains animaux.

HÉMATURIE, s. f. (de αἷμα, sang, et οὐρεῖν, uriner). Pissement de sang ; c'est un symptôme de différentes affections : *maladies des reins*, néphrite, lithiase rénale ou calculs, gravelle ; *maladies de la vessie*, cystite, pierre, cancer ; *affections générales* (purpura hémorrhagique, scorbut, variole hémorrhagique), etc. Lorsque le sang vient simplement de l'*urèthre*, il n'y a pas réellement hématurie.

Le symptôme hématurie indique en général la présence d'une PIERRE dans la vessie si le sang apparaît après une fatigue (l'action de monter à cheval), s'il y a des arrêts brusques dans le jet de l'urine et de la démangeaison à l'extrémité de la verge.

L'hématurie essentielle des pays chauds est une maladie qu'on ne rencontre guère qu'à l'île de France, l'île Maurice, au Brésil et chez les personnes qui viennent de ces contrées. Elle alterne quelquefois avec la gravelle et les urines chyleuses, et se montre d'une façon continue ou par accès. On doit la respecter dans certains cas, ou la combattre par le repos, les boissons acidules et même l'émigration si les pertes de sang épuisent l'économie. Il faut alors prescrire des toniques, fer et quinquina.

HÉMÉRALOPIE, s. f. (de ἡμέρα, jour, et ὄπτομαι, je vois). Variété d'AMBLYOPIE, symptôme de certaines affections de la rétine (rétinite pigmentaire) ou de la choroïde mais pouvant exister indépendamment de toute autre maladie du fond de l'œil.

Dans **l'héméralopie idiopathique**, la seule qui mérite ce nom, tandis que la vision est à peu près normale pendant le jour (dans un endroit bien éclairé), elle baisse considérablement ou disparaît subitement au crépuscule ou lorsqu'on diminue l'éclairage. On croyait et l'on dit encore dans certains ouvrages que l'héméralope ne voit que pendant que le soleil est au-dessus de l'horizon ; mais la diminution de la vision peut se produire à chaque instant de la journée, s'il entre dans un endroit faiblement éclairé, ou si l'on obscurcit peu à peu celui dans lequel il se trouve.

Cette maladie s'observe assez souvent aux colonies chez les personnes anémiées ou surchargées de fatigue. Nous en avons observé plusieurs cas à bord d'un navire qui ramenait des soldats d'infanterie de marine et des forçats de Cayenne ; elle a été signalée en Roumanie, en Hongrie, chez les personnes dont la pigmentation du fond de l'œil est forte. Enfin, il s'en produit quelquefois de véritables épidémies dans les couvents, les pensionnats, mais surtout dans l'armée. Le nombre des personnes atteintes est encore augmenté en apparence, par ceux qui la simulent dans le but d'être exemptés de service ou de corvée.

Pendant le jour, les héméralopes ont en général la pupille dilatée, leur accommodation est diminuée.

Le plus souvent, l'affection n'a aucune gravité, elle se dissipe dès que les causes qui l'ont occasionnée disparaissent elles-mêmes. Il est souvent important, dans l'armée surtout, de distinguer les véritables héméralopes de ceux qui simulent la maladie. Souvent il suffit de faire entrer l'individu à examiner en plein jour dans une chambre dont on diminue l'éclairage, le faux héméralope ne s'aperçoit de rien et s'il est persuadé que sa vision doit rester bonne tant qu'il fait jour, il se comporte et se conduit comme d'habitude. On arrive au même résultat en le faisant regarder dans un stéréoscope et en diminuant l'éclairage progressivement.

Le *traitement* de l'héméralopie sera en général celui de l'*anémie*. Le fer, le quinquina, et surtout une bonne nourriture. Un remède fort en usage et que ne manquent jamais de réclamer les matelots et les soldats plus ou moins héméralopes, consiste à soumettre les yeux à la vapeur de foie de bœuf grillé que le patient *doit manger ensuite*, ce dont il s'acquitte généralement très-volontiers, ce léger supplément de ration étant fort apprécié. Dans les cas graves d'héméralopie, on s'est bien trouvé du séjour pendant plusieurs jours dans une chambre obscure.

HÉMICHORÉE, s. f. (de ἥμισυ, moitié, et χορεία, danse). Chorée limitée à une moitié du corps, à un membre, à la face. Cette forme, que l'on peut regarder comme symptomatique d'une lésion cérébrale, est considérée comme très-difficile à guérir. Comme pour la CHORÉE, la gymnastique, l'hydrothérapie, les toniques et les ferrugineux font la base du traitement.

Des expériences récentes ont permis de produire à volonté l'hémichorée chez les animaux et, par conséquent, de localiser cette maladie. Elle se montre toutes les fois qu'une lésion a son siège dans le tiers postérieur de la capsule interne des corps striés.

HÉMICRANIE, s. f. (de ἥμισυ, moitié, et κρανίον, crâne). Douleur qui n'affecte que la moitié de la tête (MIGRAINE).

HÉMIOPIE, s. f. (de ἥμισυ, moitié, et ὄπτομαι, je vois). Variété d'amblyopie caractérisée par l'abolition de la vision d'un des côtés de la ligne médiane. La moitié du champ visuel est abolie, tantôt c'est le côté temporal, tantôt le côté nasal, et en fixant avec un œil le centre d'un objet on n'en voit plus que la partie gauche ou la partie droite.

Le plus souvent elle est causée par une affection cérébrale et s'accompagne de maux de tête et d'étourdissements. L'hémiopie latérale droite est bien plus gênante pour les malades que l'hémiopie gauche, surtout s'ils veulent lire ou écrire, ce qui se fait de gauche à droite. En général, ils se rendent compte seulement d'une diminution de leur vision, et c'est au médecin en examinant le champ visuel de découvrir qu'il s'agit d'une hémiopie. Au bout de quelque temps, les malades finissent par mieux utiliser ce qui leur reste de vision, et lors même que la maladie persiste, les symptômes en sont moins incommodes.

Le traitement s'adresse à la cause de la maladie, qui elle-même est fort variable; dans les cas les plus bénins, elle est sous la dépendance de la dyspepsie ou des excès de travail intellectuel et exige un changement de régime.

HÉMIPLÉGIE, s. f. (de ἥμισυ, moitié, et πλήσσειν, frapper). Paralysie d'une moitié latérale du corps symptomatique d'une hémorrhagie cérébrale de l'hémisphère cérébral situé du côté opposé (APOPLEXIE).

L'*hémiplégie alterne* est celle dans laquelle on voit une paralysie faciale d'un côté coïncidant avec une hémiplégie du côté opposé du corps; elle reconnaît pour cause une lésion de la protubérance annulaire.

L'*hémiplégie faciale des nouveau-nés*, qui survient après une application de FORCEPS, est due à la compression du nerf de la septième paire par une des branches de l'instrument. Elle guérit spontanément au bout de quelques jours.

HÉMOGLOBINE, s. f. Un des principes fixes des globules du sang; c'est une substance instable qui se dédouble facilement en *hématosine* (4 pour 100) et en *albumine* (96 pour 100). Elle est capable d'absorber l'oxygène et de le remettre en liberté sous le vide de la machine pneumatique. L'hémoglobine oxygénée est d'un rouge vermeil comme le sang artériel; l'hémoglobine réduite (non oxygénée) est d'un rouge foncé en couche épaisse et verte en couche mince.

HÉMOPHILIE, s. f. (αἷμα, sang, et φίλος ami). Synonyme d'hémorrhaphilie. Prédisposition naturelle héréditaire et généralement congénitale aux HÉMORRHAGIES. Bien plus fréquente chez l'homme que chez la femme, cette *diathèse* ne semble pas troubler la santé, mais l'écorchure ou la plaie la plus insignifiante produit des hémorrhagies difficiles ou impossibles à arrêter. C'est ainsi que les hémophiles peuvent succomber à la suite d'une piqûre de sangsue, de l'avulsion d'une dent, d'une chute sur le nez donnant lieu à une épistaxis, etc. Des hémorrhagies ou des épanchements de sang peuvent aussi se faire spontanément sous la peau, dans les articulations ou dans le tissu cellulaire. Le sang semble avoir perdu la faculté de se coaguler, cependant sa composition ne diffère pas sensiblement de celle qu'il a à l'état normal.

A la suite d'hémorrhagies répétées, il survient une anémie considérable; mais cependant, les hémophiles peuvent atteindre un âge avancé s'ils évitent avec le *plus grand soin* toute cause susceptible de produire une plaie, à plus forte raison, ne doit-on pratiquer sur eux aucune opération chirurgicale.

Le traitement consiste à arrêter immédiatement et par les procédés les plus énergiques toutes les hémorrhagies, et à suivre un régime fortifiant. L'hydrothérapie, les bains de mer, les préparations de fer, de quinquina, l'usage de l'huile de foie de morue en forment la base.

HÉMOPTYIQUE ou **HÉMOPTOÏQUE**, adj. (de αἷμα, sang, et πτύειν, cracher). Synonyme d'hémoptysique. Qui concerne les crachements de sang; se dit des crachats qui contiennent du sang.

HÉMOPTYSIE, s. f. (*hemoptysis*: αἷμα, sang, et πτύσις, crachement). Hémorrhagie de la muqueuse laryngo-bronchique dans laquelle on rend par la bouche une quantité variable d'un sang pur, vermeil, écumeux. Cette évacuation est précédée de toux, de dyspnée, d'un sentiment de chaleur dans la poitrine et de refroidissement des extrémités. On a vu des malades rendre plusieurs kilogrammes de sang en quelques heures. L'hérédité, la jeunesse, la constitution pléthorique, le sexe féminin, prédisposent aux **hémoptysies idiopathiques**.

Les causes occasionnelles sont : l'exercice forcé de la voix, les efforts violents, le coït, la grossesse, certaines professions : celles de tailleur, rémouleur, tourneur, entre autres. Cette affection peu grave en elle-même, se traite par la saignée du bras, le repos et le silence absolu, les boissons froides acidules, l'ipécacuanha et les révulsifs.

Les **hémoptysies symptomatiques** appartiennent le plus souvent au début de la *tuberculose pulmonaire* ou aux périodes ultimes des affections organiques du cœur et des gros vaisseaux; elles se montrent aussi dans certaines maladies des viscères abdominaux, dégénérescences de la rate, fistule rénale, ascite.

Le pronostic du crachement de sang est toujours sérieux. Il faut toujours craindre qu'il ne soit le prélude du développement de la phthisie pulmonaire, et il est nécessaire de placer les personnes qui en sont atteintes dans de bonnes conditions hygiéniques et d'instituer un traitement approprié à la cause présumée.

HÉMORRHAGIE, s. f. (de αἷμα, sang, et ῥέω, je coule). Écoulement de sang hors des vaisseaux (artères, veines ou capillaires) qui le contiennent.

Cet écoulement de sang peut se faire à l'extérieur, à la suite d'une plaie par exemple (*hémorrhagie traumatique*, ou à l'intérieur dans une des cavités splanchniques, dans le tissu cellulaire ou la trame d'un organe (*hémorrhagie cérébrale*), ou sous la peau, les muqueuses (*hémorrhagie spontanée*), etc.

Les **hémorrhagies traumatiques** qui se font à l'extérieur peuvent être divisées en :

(*a*) **Hémorrhagie artérielle**, caractérisée par un jet de sang saccadé, isochrone avec le pouls et les battements du cœur; le sang est rouge vermeil et on l'arrête en comprimant l'artère entre le cœur et l'endroit où se produit l'hémorrhagie.

(*b*) **Hémorrhagie veineuse**, qui se fait en jet continu, moins fort que dans la précédente; le sang est rouge noirâtre, son écoulement augmente si l'on comprime modérément entre le cœur et l'endroit blessé.

(*c*) **Hémorrhagie capillaire**. Elle se fait en nappe et consiste en un mélange de sang artériel et de sang veineux; c'est la forme de beaucoup la plus fréquente, non-seulement après les lésions traumatiques, mais

dans toutes les autres circonstances où le sang s'épanche au milieu des tissus, soit spontanément, soit à la suite d'une contusion.

Pour arrêter les hémorrhahgies traumatiques artérielles, il faut avant l'arrivée du chirurgien comprimer l'artère soit au-dessus de l'endroit lésé, soit dans la plaie, au moyen des doigts, ou par l'intermédiaire d'un tampon. On cherche autant que possible à comprimer l'artère sur un plan résistant, ce qui est toujours possible à la tête. Le chirurgien cherche le bout de l'artère qui donne du sang et en fait la *torsion* ou y pose une LIGATURE. Souvent, il ne peut lier l'artère dans la plaie même, mais est obligé de le faire en un point plus accessible, toujours entre le cœur et l'endroit lésé. Dans certains cas, comme à la paume de la main, il lui faut lier les deux bouts du vaisseau coupé.

Les hémorrhagies veineuses sont bien plus faciles à arrêter en général, il suffit d'appliquer à l'endroit où la veine est coupée un petit morceau d'amadou ou un linge mouillé à l'eau froide que l'on maintient par un bandage, comme cela se fait après la *saignée*.

Les hémorrhagies capillaires qui ont lieu à la suite d'un traumatisme s'arrêtent en général très-facilement lorsqu'on applique de l'eau froide sur la partie vulnérée ou qu'on y fait une légère compression. On peut aussi se servir d'amadou, de toile d'araignée, de charpie sèche. Il faut respecter les caillots qui se forment et ne les enlever que plus tard. Lorsqu'il y a urgence, on peut employer le *perchlorure de fer* en solution à 30 degrés, mais il faut autant que possible éviter d'y avoir recours, surtout pour les plaies du cuir chevelu, car en se combinant avec le sang il agglutine fortement les cheveux et prédispose aux érysipèles.

Les **hémorrhagies spontanées** reconnaissent des causes premières très-diverses. Elles peuvent avoir lieu à l'extérieur, mais le plus souvent c'est à l'intérieur des organes qu'elles se produisent. Tantôt, elles dépendent d'un excès d'énergie des contractions du cœur, d'un état de pléthore générale (hémorrhagies actives ou sthéniques) comme cela arrive chez les jeunes gens qui ont de fréquentes ÉPISTAXIS. Tantôt au contraire, elles sont causées par l'affaiblissement des parois des vaisseaux (chez les vieillards, apoplexies), par une débilité générale , une prédisposition particulière (hémophilie), par la LEUCOCYTHÉMIE.

Certaines hémorrhagies, telles que les règles chez la femme, sont normales, mais peuvent être suppléées par d'autres dites *supplémentaires* telles que l'épistaxis, l'hématémèse, etc. Dans certains cas, les hémorrhagies se montrent au début, dans le cours ou vers la fin d'une maladie; leur signification alors est très-variable.

Suivant leur siége, on a donné aux hémorrhagies des noms divers (ÉPISTAXIS, pour l'hémorrhagie nasale, MÉTRORRHAGIE, pour celle de l'utérus; ENTÉRORRHAGIE, GASTRORRHAGIE, pour celles de l'intestin et de l'estomac, etc.). Les symptômes qui en dépendent varient aussi beaucoup. L'hémorrhagie cérébrale ou méningée produit souvent l'APOPLEXIE, l'hémorrhagie pulmonaire donne lieu à l'HÉMOPTYSIE, celle de l'estomac, de l'intestin à du MELÆNA, etc.

Il n'existe pas de remède applicable à toutes les hémorrhagies dites spontanées. C'est à leur cause qu'il faut remonter, et c'est sur elle qu'il faut agir. Lorsqu'il se produit une *hémorrhagie interne* grave, caractérisée par une pâleur subite, des vomissements, un état de collapsus pouvant aller jusqu'à la syncope, il est important de ranimer la circulation périphérique par des sinapismes, d'administrer à l'intérieur de la glace par petits fragments, d'appliquer des compresses froides sur le ventre, l'estomac, la matrice (suivant le siége de l'hémorrhagie).

Lorsqu'à la suite de pertes de sang répétées, il survient de l'anémie, on fera suivre un traitement tonique et on administrera des ferrugineux.

Enfin, contre quelques cas foudroyants d'hémorrhagie sans lésion organique, comme après un accouchement par exemple, on peut tenter avec succès de faire la transfusion du sang.

HÉMORRHAGIQUE, adj. Qui a rapport aux hémorrhagies ou qui procède par hémorrhagies. Qualificatif donné à certaines maladies qui présentent une tendance particulière aux hémorrhagies (VARIOLE HÉMORRHAGIQUE, PURPURA, etc.).

HÉMORRHOÏDAL, adj. Qui a rapport aux HÉMORRHOÏDES (*Flux hémorrhoïdal, tumeurs hémorrhoïdales*).

Les *artères hémorrhoïdales supérieures*, branches terminales de la mésentérique inférieure, se portent de chaque côté de la partie moyenne du rectum; elles donnent des branches nombreuses qui pénètrent entre les tuniques du rectum pour se terminer à la muqueuse.

Les *hémorrhoïdales inférieures*, branches de la honteuse interne, situées à la face interne de l'ischion, traversent la fosse ischio-rectale et se portent à la partie inférieure du rectum.

Les *hémorrhoïdales moyennes*, branches de l'iliaque interne, se ramifient dans la partie moyenne du rectum et s'anastomosent avec les hémorrhoïdales supérieures et inférieures.

Les *veines hémorrhoïdales* portent les mêmes noms et suivent le même trajet que les artères.

Le *nerf hémorrhoïdal*, venu du plexus sacré, sort du bassin par la grande échancrure sciatique et se termine dans le sphincter externe et la peau de l'anus.

HÉMORRHOÏDES, s. f. pl. (αἱμοῤῥοΐς, de αἷμα, sang, et ῥέω, je coule). Tumeurs sanguines très-sujettes aux hémorrhagies, constituées par la dilatation variqueuse des veines et véinules de l'extrémité inférieure du rectum. Elles font quelquefois saillie hors de l'anus (*hémorrhoïdes externes*) et forment un bourrelet tendu et violacé, mais souvent, elles sont placées au-dessus du sphincter et l'on n'en constate la présence que par le toucher (*hémorrhoïdes internes*).

Les hémorrhoïdes peuvent être accidentelles, mais c'est surtout comme hémorrhagies constitutionnelles qu'elles acquièrent une extrême importance. Plus communes vers l'âge adulte, elles s'observent dans les deux sexes. Elles sont très-souvent héréditaires, mais les circonstances qui peuvent en déterminer l'apparition sont : la vie sédentaire, la nourriture animale et excitante, certains obstacles mécaniques à la circulation abdominale comme les vêtements trop serrés, la *constipation* habituelle, la *grossesse*, l'usage des purgatifs drastiques, etc.

Les hémorrhoïdes doivent être considérées dans bien des cas comme une sorte de dérivation naturelle propre à neutraliser ou à combattre les congestions qui pourraient se faire sur différents organes importants. On a vu l'écoulement de sang par l'anus simuler chez les hommes le flux menstruel de la femme; sa suppression subite entraîne en général des accidents particuliers et notamment des *hémorrhagies supplémentaires*.

Les hémorrhoïdes peuvent, rarement il est vrai, constituer de véritables pertes, par leur abondance plongeant les individus qui en sont atteints dans un état d'anémie. Quelle que soit leur utilité, il est donc fâcheux de voir prendre à cette fluxion trop d'empire, car elle constitue alors une affection incommode et souvent très-pénible.

Les hémorrhoïdes externes sont rarement très-douloureuses lorsqu'elles ne sont ni trop développées ni trop excitées par une vie sédentaire et l'emploi intempestif de drastiques (aloès, pilules de toutes sortes).

Les hémorrhoïdes internes qui sont sorties et étranglées par la contraction de l'anus sont extrêmement douloureuses et c'est souvent à cette occasion que les malades viennent consulter leur médecin.

Au début la tumeur rentre d'elle-même dans le rectum après la défécation; plus tard le malade en fait encore la réduction avec la main, surtout s'il est couché; enfin, la tumeur devient irréductible.

Elle peut alors s'ulcérer, suppurer, se gangréner, donner lieu à des fistules à l'anus.

Les hémorrhoïdes peuvent aussi se flétrir, se dessécher et guérir; elles forment alors des *marisques* autour de l'anus.

Il y a une double indication dans le traitement des hémorrhoïdes :

1° D'une part, modérer, pallier ou guérir celles qui existent;

2° D'autre part, provoquer ou rétablir la fluxion rectale dans un but hygiénique ou thérapeutique.

On remplit la première indication par l'exercice, la marche, la vie en plein air, les bains généraux ou locaux tièdes, émollients, une nourriture végétale, des laxatifs légers, des applications astringentes (onguent populéum), des émissions sanguines générales ou locales; dans les cas d'étranglement, de larges incisions, et en

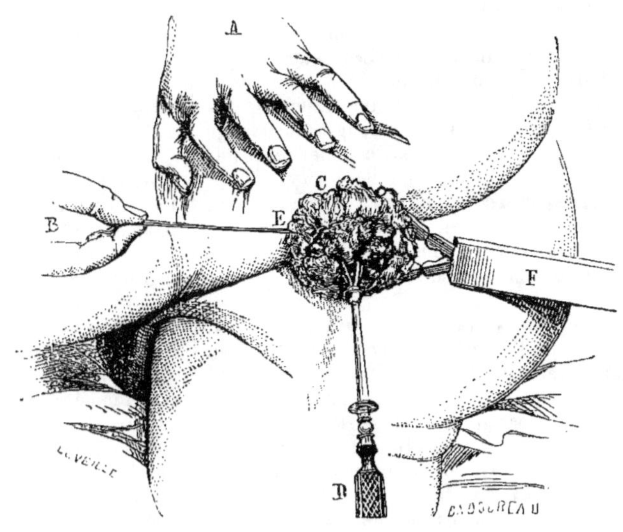

Fig. 286. — Ablation d'un bourrelet hémorrhoïdal au moyen de l'écraseur linéaire.

A, Main d'un aide écartant l'une des fesses.
B, E, Fil passé dans une partie de la tumeur.
C, Tumeur formée par le paquet hémorrhoïdal.
D, Pince-érigne saisissant la tumeur.
F, Écraseur appliqué et sectionnant lentement.

dernier ressort, comme moyen extrême, l'excision des tumeurs par l'écrasement linéaire ou la cautérisation (fig. 286).

La seconde indication, plus difficile à remplir, consiste dans l'application de sangsues en petit nombre et périodiquement à la marge de l'anus, des bains de siége très-chauds, l'usage de l'aloès ou l'emploi des suppositoires irritants.

HÉMOSTASE, s. f. (de αἷμα, sang, et ἵστημι, j'arrête). Arrêt du sang. Procédés employés pour arrêter les hémorrhagies. Dans les AMPUTATIONS, on fait l'*hémostase préventive* en comprimant l'artère principale du membre à amputer.

HÉMOSTATIQUE, adj. Qui est susceptible d’arrêter une hémorrhagie. Il existe un grand nombre de préparations hémostatiques. Les unes s’emploient à l’intérieur, ce sont celles qui agissent sur les mouvements du cœur, les contractions des vaisseaux artériels ou la composition du sang : la digitale s’il y a fièvre, l’essence de térébenthine, les préparations de seigle ergoté, le perchlorure de fer. D’autres s’emploient localement, surtout contre les hémorrhagies capillaires : solutions d’alun, de perchlorure de fer, préparations balsamiques à l’essence de térébenthine (eau de Brocchieri de Pagliari), amadou, charpie sèche, toile d’araignée, poudre de colophane. Enfin, le nitrate d’argent, le fer rougi (au rouge sombre) servent aussi comme hémostatiques.

HÉMOTHORAX, s. m. (de αἷμα, sang, et θώραξ, poitrine). Épanchement de sang dans le thorax, dans la cavité pleurale, le plus souvent à la suite d’une plaie de poitrine.

HÉPATALGIE, s. f. (ἧπαρ, foie, et ἄλγος, douleur). Douleur très-vive, souvent atroce, au niveau de l’hypochondre droit, s’irradiant dans le sein droit, le cou et l’épaule, revenant par accès et causée le plus souvent par des calculs biliaires dont l’expulsion termine l’accès (voy. COLIQUES HÉPATIQUES).

HÉPATIQUE, adj. (ἡπατικὸς, de ἧπαρ, foie). Qui a rapport au foie.

L’**artère hépatique,** branche du tronc cœliaque, se porte à droite et en bas vers le hile du foie ; située dans l’épaisseur de l’épiploon *gastro-hépatique*, elle se place en avant de la veine cave et de la veine porte, à gauche des canaux biliaires, et concourt à former le pédicule du foie ; ses branches terminales, au nombre de deux, se distribuent aux deux lobes. Elle fournit trois branches collatérales, la pylorique, la gastro-épiploïque droite et la cystique.

Le **plexus hépatique** accompagne l’artère hépatique et les divisions de la veine porte dans la capsule de Glisson jusqu’aux lobules du foie, il fournit plusieurs plexus secondaires qui portent le nom de branches collatérales de l’artère hépatique.

Le **canal hépatique** s’étend de la terminaison des conduits biliaires dans le hile du foie au canal cholédoque ; il a environ 3 centimètres de longueur et 4 millimètres de diamètre ; il se place en avant de la branche droite de bifurcation de la veine porte, puis il se réunit à angle aigu au canal cystique.

En *botanique*, on appelle *hépatiques* une classe de plantes acotylédones rangées entre les mousses et les lichens, se reproduisant par sporanges et qui vivent dans les lieux humides. On a encore donné ce nom à quelques plantes dont la couleur se rapproche de celle du foie, ou qui étaient employées dans les affections de cet organe : *hépatique* des marais, des bois, des jardins, linéaire hépatique, anémone hépatique, etc.

En *pharmacie*, ou appelait *remèdes hépatiques* ceux qui passaient pour guérir les maladies du foie.

Coliques hépatiques. — Voy. COLIQUE.

HÉPATISATION, s. f. Dégénérescence du tissu pulmonaire qui devient plus dense et analogue au foie dans le second degré de la PNEUMONIE (*hépatisation rouge*). Dans la troisième période, il prend l’état désigné sous le nom d’*hépatisation grise*.

HÉPATITE, s. f. Inflammation du foie. Elle peut être aiguë ou chronique.

L’**hépatite aiguë** est rare dans les climats tempérés, commune au contraire dans les pays chauds. Elle se développe le plus souvent à la partie convexe et superficielle du foie. Dans nos pays, elle succède ordinairement à un traumatisme de la région. Elle s’annonce par de la fièvre, des frissons, des symptômes violents d’embarras gastrique et une douleur aiguë se propageant dans l’épaule droite, suivie le plus souvent d’*ictère*. Après une durée de quelques jours à un ou deux mois, elle se termine par résolution ou par suppuration. Il se forme des *abcès du foie* qui s’ouvrent soit à l’extérieur, soit dans l’estomac, l’intestin ou le péritoine.

L’**hépatite chronique**, plus commune dans nos climats, est tantôt le premier degré de la *cirrhose* du foie, tantôt le résultat d’une affection du cœur, d’une dysentérie ou de la propagation de l’inflammation d’une partie voisine. Elle se termine rarement par suppuration ou gangrène.

Le *traitement* consiste à éviter les écarts de régime et surtout l’abus des alcooliques et des mets trop épicés.

Dès que les premiers symptômes de gonflement du foie se font sentir, il faut appliquer des sangsues, faire usage d’eaux alcalines, de purgatifs tels que le calomel et garder la diète lactée. Plus tard, les vésicatoires, les badigeonnages de teinture d'iode et les cautères seront appliqués sur la région du foie.

HERBE, s. f. (*herba*, βοτάνη). Toute plante dont la tige, molle et analogue aux feuilles par la consistance, périt tous les hivers. Les herbes sont annuelles, bisannuelles, trisannuelles ou vivaces, selon qu'elles périssent entièrement tous les ans ou qu'elles subsistent par leurs racines pendant deux, trois ou plusieurs années.

Le mot *herbe* entre comme terme générique dans le nom vulgaire d'un très-grand nombre de plantes usuelles ou très-communes. La plupart de ces noms se tirent, soit de la forme de ces plantes, soit de leurs usages, soit de leurs propriétés réelles ou imaginaires, etc. : *herbe aux chantres* ou vélar, employée contre les maux de gorge ; *herbe aux chats* ou valériane officinale, à cause de son odeur ; *herbe aux coupures*, sedum, orpin ; *herbe aux cuillers*, nom vulgaire du cochléaria ; *herbe aux vers*, mousse de Corse, tanaisie et autres plantes vermifuges, etc.

HÉRÉDITAIRE, adj. Se dit des maladies, des prédispositions et des vices de conformation qui sont transmis plus ou moins intégralement des parents aux enfants par l'acte de la génération, tels sont : la syphilis, la goutte, la folie, la tuberculose, le rhumatisme, la scrofule, etc.

Les maladies héréditaires ne sont pas toujours congénitales, car elles ne se déclarent souvent que longtemps après la naissance. Elles ne constituent dans certains cas que des prédispositions qui peuvent ne pas éclater par un régime de vie et des précautions convenables.

HÉRÉDITÉ, s. f. (*hæres*, héritier). Phénomène d'ordre biologique qui se rattache aux fonctions de reproduction et qui fait que les parents transmettent à leurs descendants, non-seulement le type général de l'espèce, mais encore des qualités ou des défauts d'ordre purement physique, signes particuliers, infirmités, maladies constitutionnelles, aussi bien que des vices et des vertus d'ordre purement moral.

L'animal dérive de l'élément anatomique le plus simple, la cellule. Sachant que les éléments anatomiques ont la propriété de donner naissance directement à des éléments semblables à eux, que la matière organisée en état de transformation agit par simple contact sur les matières organisées semblables à elle, de manière à continuer sur celles-ci le même mode de transformation qu'elle a subi et que cette modification a lieu graduellement, de proche en proche et de molécule à molécule. On peut admettre que, dans l'acte de la fécondation, le spermatozoïde de l'homme agit sur l'ovule dans lequel il se fond, qu'il donne naissance à des éléments anatomiques analogues par leurs propriétés aux siennes et à celles de la femme, que ces matières organisées en présence se transforment réciproquement, et que cette transformation se transmet de cellule en cellule depuis l'époque de la segmentation du jaune jusqu'au développement complet.

On comprend aisément qu'une affection pathologique ayant modifié l'organisme jusque dans ses éléments les plus intimes se retrouve dans ces éléments appelés à créer un nouvel être, mais on ne saurait comprendre l'hérédité dans les vices ou les qualités de l'esprit, si l'on n'admet pas en même temps que les fonctions intellectuelles soient sous l'influence de la conformation matérielle de l'encéphale. C'est aussi pourquoi l'éducation, qui est au cerveau ce que la gymnastique est au corps, a souvent raison des infirmités morales, comme celle-ci parvient à redresser les déviations congénitales du squelette.

L'hérédité de la folie n'est donc qu'un cas particulier de l'hérédité générale ; elle est, comme la formation des tissus, sous l'influence de l'élément anatomique fondamental diversement modifié chez les parents.

On a cherché à évaluer la durée des caractères transmis par l'hérédité ; on a pu en retrouver après six générations, malgré la lutte que l'hérédité doit soutenir contre trois forces constantes : l'*innéité* qui ajoute des éléments nouveaux aux éléments producteurs ; la *dualité* des agents reproducteurs qui tend à ramener le produit au type général ; la *diversité* des climats, des temps, des lieux, l'âge, l'état physique et moral des parents au moment de la procréation.

C'est ce qu'ont bien compris tous les grands législateurs lorsqu'ils ont défendu les unions consanguines.

Dans certaines grandes familles dont les membres ne s'allient qu'entre eux, les caractères héréditaires de pureté de race se perpétuent avec leurs qualités, mais aussi avec leurs défauts, qui s'exagèrent de plus en plus; aussi la plupart finissent-elles par s'éteindre, si une mésalliance ne vient renouveler leur sang.

HERMAPHRODITE, s. m. ('Ερμῆς, Mercure, et Ἀφροδίτη, Vénus). Se dit des fleurs qui renferment les organes des deux sexes, c'est-à-dire les étamines et le pistil; se dit aussi d'un animal qui a les deux sexes, surtout lorsqu'il est en état de se féconder lui-même comme quelques entozoaires, annélides ou mollusques. Chez les vertébrés où l'hermaphrodisme n'est pas normal, on appelle *hermaphrodites* les individus qui présentent à la fois les organes externes mâles et femelles plus ou moins développés, mais dans cet ordre, on n'a pas encore trouvé d'hermaphrodite vrai, c'est-à-dire ayant pu se féconder lui-même.

La figure 287 représente un des prétendus cas d'hermaphroditisme, où le dévelop-

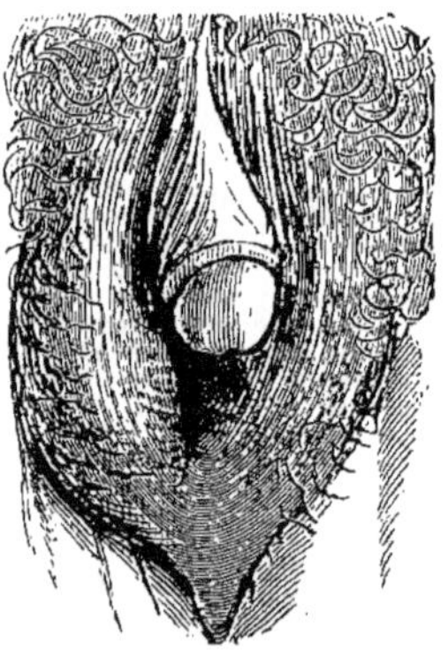

FIG. 287 (empruntée à la *Pathologie* du docteur Fort).

Hypertrophie du clitoris chez une femme, simulant le gland de l'homme et pouvant faire croire à l'hermaphroditisme de l'individu.

pement exagéré du *clitoris* chez la femme simule la présence de la *verge* de l'homme. Mais l'extrémité n'en est pas perforée, les organes internes mâles n'existent pas et tout se réduit à une apparence trompeuse.

HERNIAIRE, adj. Qui concerne les hernies.

Bandage herniaire. — Voy. BRAYER.

HERNIE, s. f. (*ramex*, κήλη, ερνος, de ἑρξαι, repousser, écarter). Vulgairement, ce nom n'est appliqué qu'à l'issue de l'intes-

tin qui vient faire saillie sous la peau au niveau du canal crural, inguinal ou de l'ombilic. Mais il s'applique aussi à toute tumeur formée par un viscère qui, échappé de son siége naturel par une ouverture quelconque, vient faire saillie au dehors.

Les *hernies* ont reçu différents noms suivant l'organe déplacé et l'ouverture par laquelle s'est fait le déplacement tels que : encéphalocèle, la *hernie du cerveau*; gastrocèle, la *hernie de l'estomac*; épiplocèle, la *hernie de l'épiploon*; entérocèle, la *hernie intestinale*; hépatocèle, la *hernie du foie*; cystocèle, la *hernie de la vessie*; bubonocèle, la *hernie inguinale*; et mérocèle, la *hernie crurale*.

On donne le nom de *hernie abdominale* ou plus simplement de *hernie* à toute saillie située sur les parois de l'abdomen et formée par un ou plusieurs viscères sortis de cette cavité. Tous les viscères, excepté le duodénum, le pancréas et les reins peuvent se rencontrer dans les hernies, mais de beaucoup le plus souvent c'est l'*intestin* et l'*épiploon*; les autres hernies sont rares. Les hernies abdominales sont simples ou compliquées; les premières sont *réductibles*, les autres sont souvent *irréductibles* et présentent des accidents plus ou moins graves.

L'anse intestinale ou épiploïque qui constitue toute hernie est recouverte : 1° de la peau, 2° d'une enveloppe membraneuse appelée *sac*. Lorsqu'un viscère sort de la cavité abdominale, il pousse devant lui le péritoine pariétal qui lui forme une enveloppe (*sac*); quand le péritoine manque, la *hernie* est dite *akystique*.

Le *sac* (fig. 288) est une poche située en dehors de l'abdomen et communiquant avec la cavité abdominale par une ouverture plus ou moins étroite appelée *collet*; le reste de l'enveloppe constitue le *corps*. Le collet correspond ordinairement à une ouverture naturelle des parois abdominales; dans les *hernies anciennes* il se produit sur les replis péritonéaux qui le composent une exhalation de lymphe plastique d'où résulte l'adhérence réciproque de ces replis et la formation d'un véritable sphincter doué de *rétractilité* qui lui permet de se fermer complétement si aucune partie ne le traverse plus. Généralement, une *hernie* n'a qu'un collet, mais on observe parfois des *collets multiples* superposés ou adossés.

Dans les *hernies anciennes* la paroi du sac contracte des adhérences avec les organes qu'elle contient ou qui l'environnent, et souvent, elle exhale une quantité plus ou moins considérable de liquide séreux. Dans les *hernies récentes*, le sac rentre dans l'abdomen lorsqu'on réduit la hernie, mais dans les hernies anciennes, les adhérences sont si intimes que les viscères rentrent seuls, et le sac reste en dehors; c'est ce qui constitue l'*irréductibilité du sac*. A moins de complication, l'intestin ou les viscères herniés remplissent leurs fonctions comme s'ils étaient encore dans la cavité abdominale.

Toute hernie se montre de deux manières : ou brusquement, sous l'influence d'un effort considérable, ou lentement, à la suite d'efforts répétés. Dans les premiers jours de la vie, il se produit des hernies dites congénitales; plus tard, de dix à quarante ans, ce sont des hernies par *effort*, contraction musculaire énergique; enfin, dans la vieillesse elles sont dues au relàchement des tissus.

On constate une tumeur de forme et de volume variables, mobile, sans changement de couleur à la peau, ni de température. Sous l'influence de la pression, la tumeur disparaît si elle est réductible, et au moment où elle rentre dans l'abdomen, on entend un *gargouillement* déterminé par les gaz et les liquides contenus dans l'intestin.

Les *hernies simples* sont indolentes et ne déterminent que des troubles peu sensibles de l'appareil digestif; mais d'une manière générale les individus porteurs d'une hernie présentent quelques signes de vieillesse anticipée, ils sont incapables d'aucun effort, sous peine de voir apparaitre des accidents graves.

Les *hernies compliquées* peuvent être *irréductibles* et cet état est un symptôme qui se retrouve dans l'*engouement*, l'*inflammation* et l'*étranglement*.

L'*engouement* est rare; il est constitué par un obstacle au cours des matières intestinales, sous l'influence de la distension de la partie herniée par des gaz, des solides ou des liquides.

L'*inflammation* qui se montre à la suite d'efforts, de frottement d'un mauvais bandage, etc., se rencontre surtout chez les *vieillards porteurs d'anciennes hernies volumineuses;* elle donne lieu aux accidents les plus variés, péritonite locale, douleur intense, troubles profonds des organes digestifs; on la confond d'ailleurs facilement avec l'étranglement.

L'étranglement des hernies est l'accident le plus redoutable qui puisse compliquer cette affection; il constitue ce que l'on appelle vulgairement la *hernie étranglée :* la paroi du sac devient rouge, épaisse, pseudo-membraneuse; la cavité renferme quelquefois une grande quantité de liquide

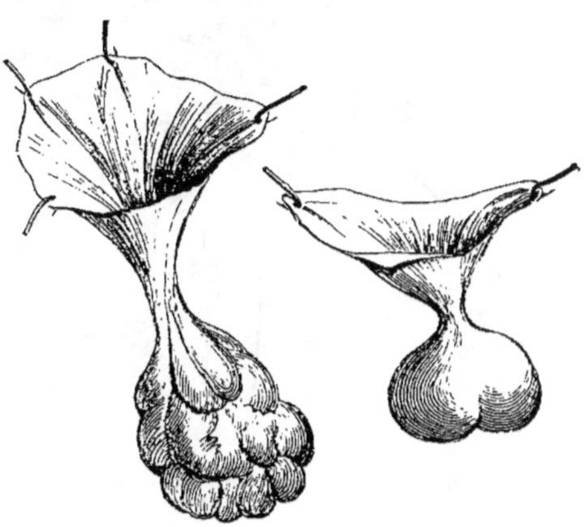

Fig. 288. — Variétés de sacs herniaires.

séreux ou purulent; quand il fait défaut on a la *hernie sèche*, au niveau du collet il existe des adhérences nombreuses, cause de l'étranglement. L'*épiploon* est rouge, violacé, tuméfié, l'intestin offre la même couleur, sa paroi peut être épaissie et œdématiée; il peut porter des taches couleur feuille morte, taches gangréneuses au niveau desquelles la paroi intestinale ramollie se laisse perforer sous la moindre pression, souvent même l'intestin se perfore spontanément et l'on trouve dans le sac des détritus gangréneux et des matières intestinales. La constriction opérée sur l'intestin par le collet du sac peut, dans la plupart des cas, être assez considérable pour former à sa surface une section plus ou moins étendue, plus ou moins profonde, ulcéreuse.

L'étranglement des hernies survient à la suite de violents efforts, d'une indigestion, de l'engouement, mais surtout par l'application d'un mauvais bandage, ou par la négligence du malade qui cesse de porter son bandage. Il peut débuter tout à coup ou survenir graduellement : à un moment donné le malade ressent une vive douleur,

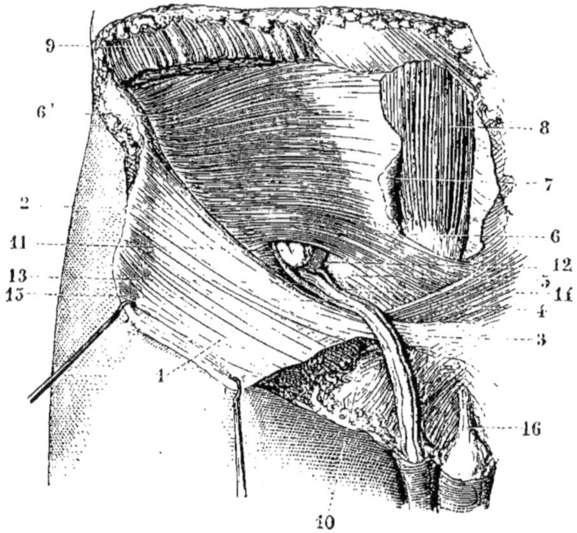

FIG. 289. — Région ilio-inguinale profonde, paroi postérieure du trajet inguinal.

1, Aponévrose d'insertion du grand oblique, disséquée et rabattue.
2, Portion de cette aponévrose se fixant sur l'arcade crurale.
3, Pilier inférieur ou externe de l'orifice externe du canal inguinal.
4, Pilier postérieur ou ligament de Colles.
5, *Fascia transversalis* formant la paroi profonde du trajet inguinal.
6, Fibres du muscle transverse de l'abdomen.
7, Son aponévrose incisée au moment où elle passe en avant du grand droit.
8, Muscle grand droit dans sa gaîne fibreuse ouverte.
9, Muscle grand oblique.
10, Paroi antérieure de l'entonnoir crural.
11, Une anse d'intestin, formant *pointe de hernie;* elle est recouverte par le péritoine et engagée dans l'orifice profond du canal.
12, Artère épigastrique en dedans de la hernie.
13, Artère spermatique.
14, Artère déférentielle qui naît de l'épigastrique.
15, Cordon spermatique logé dans le trajet inguinal qui se trouve formé en avant par l'aponévrose du grand oblique, en arrière par le *fascia transversalis*, en haut par les fibres les plus inférieures des muscles petit oblique et transverse, en bas par l'arcade crurale.
16, Ligament suspenseur de la verge.

suivie du vomissement des matières alimentaires; la peau est froide, le pouls petit, la faiblesse générale; ces phénomènes se calment et sont remplacés par ceux qui caractérisent la rétention des matières fécales.

La tumeur devenue irréductible cause quelques douleurs, les *vomissements* sont d'abord bilieux, puis fécaloïdes; la *constipation* est opiniâtre, le ventre est ballonné, la tumeur herniaire chaude, rouge, et dure. Les symptômes généraux deviennent très-graves; le malade est dans le décubitus dorsal, la face est pâle, grippée, anxieuse, les yeux fixes et sans expression, l'affaissement physique et moral est complet, la peau devient froide, visqueuse, la température s'abaisse, les extrémités sont violacées, le pouls filiforme; vers la fin, le hoquet, symptôme très-grave, remplace le vomissement.

Cet étranglement peut se compliquer de phlegmon, de gangrène, de péritonite. Quelquefois, tous ces symptômes se succèdent lentement, ce n'est qu'au bout de deux ou trois jours qu'on voit apparaître les accidents sérieux, mais le plus souvent ils marchent rapidement, et la mort survient au bout de deux à quelques jours.

Dans les cas rares où la guérison se fait spontanément, elle est due à l'élimination de la portion intestinale gangrenée et à la formation d'un anus contre nature.

L'intervention chirurgicale est absolument nécessaire pour amener la guérison, et le médecin appelé auprès d'un malade affecté de hernie étranglée ne peut s'en aller sans en avoir fait la réduction ou sans l'avoir opéré.

On distingue trois espèces principales de hernies abdominales, suivant l'orifice par lequel s'échappe l'intestin : 1° hernie inguinale, 2° hernie crurale, 3° hernie ombilicale. Chacune d'elles présente en outre plusieurs variétés.

Les **hernies inguinales** sont celles qui se font au niveau du canal inguinal (fig. 289); elles sont nombreuses et très-fréquentes, surtout la *hernie inguinale oblique externe* ou *indirecte;* les moins communes sont : la *hernie inguinale externe* ou *directe* et la *hernie sus-pubienne* ou *oblique interne*.

La hernie oblique externe est *congénitale* ou *accidentelle*. La première reconnaît pour cause la persistance du canal vaginopéritonéal après la naissance. Les sousvariétés de cette hernie sont nombreuses : *hernie vaginale testiculaire, hernie funiculaire, hernie testiculaire, hernie inguinointerstitielle, bubonocèle* et *oschéocèle*. Cette espèce de hernie se fait par toute la longueur du canal inguinal et peut arriver jusqu'au fond du scrotum.

Dans un *premier degré*, l'intestin dilate légèrement l'ouverture péritonéale du canal, *pointe de hernie;* dans le *deuxième degré*, l'intestin s'engage dans le canal et refoule en avant l'aponévrose du grand oblique, et en bas le cordon spermatique; c'est la *hernie inguino-interstitielle*. Cette hernie peut former une tumeur considérable dans l'épaisseur de la paroi abdominale sans sortir par l'orifice cutané.

Dans un *troisième degré*, l'intestin sort par l'orifice cutané; c'est le **bubonocèle**, il est recouvert par quatre couches : la peau, le tissu cellulaire, l'aponévrose du grand oblique et le péritoine qui forme le *sac*.

Dans le *quatrième degré*, l'intestin arrive dans le *scrotum* où il occupe une place distincte au-dessus et au-devant de la tunique vaginale; l'intestin est alors recouvert par la peau, le dartos, la tunique celluleuse et le sac.

Cette hernie se reconnaît à la présence, au-dessus de l'arcade crurale et dans le scrotum, d'une tumeur piriforme, à grosse extrémité inférieure; elle présente tous les symptômes physiques et fonctionnels indiqués déjà pour les hernies en général. Quand elle est encore à l'état de pointe de hernie, on la reconnaît en introduisant le doigt le plus loin possible dans l'anneau, et en faisant tousser le malade. Ses causes sont celles de toutes les hernies; elle est seize fois plus fréquente que toutes les autres, et quatre fois plus chez l'homme que chez la femme.

La *hernie inguinale interne* ou *directe* s'enfonce rarement dans les bourses.

La *hernie sus-pubienne* est très-rare, elle a les mêmes caractères que la précédente, mais elle est plus petite.

Les **hernies crurales** (fig. 290) se produisent au-dessous de l'arcade crurale, à la partie interne du pli de l'aine. On en

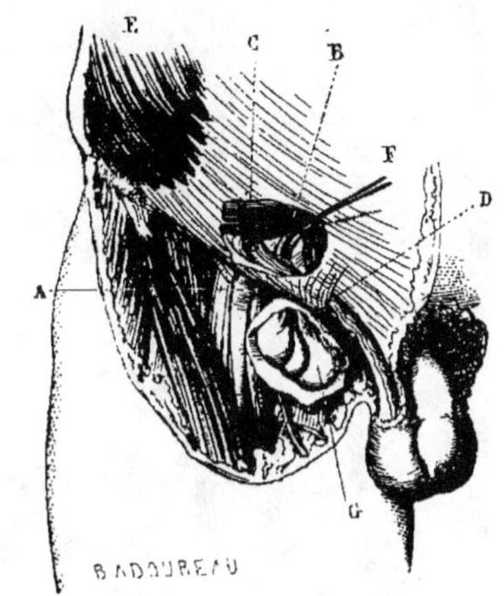

Fig. 290. — Hernie crurale.
(Toute la région a été disséquée afin de montrer les rapports.)

A, Artère fémorale.

B, Artère épigastrique; le cordon spermatique passe à cheval sur elle.

C, Muscles petit oblique et transverse.

D, Cordon spermatique passant dans le trajet inguinal.

E, Muscle grand oblique.

F, Crochet soulevant les muscles petit oblique et transverse.

G, Hernie crurale; on a enlevé la paroi antérieure du sac.

distingue trois variétés : la *hernie crurale externe*, rare, sort de l'abdomen en dehors de l'artère épigastrique et gagne le canal crural; la *hernie crurale interne*, encore plus rare, se forme à travers une éraillure du ligament de Gimbernat; la *hernie crurale moyenne*, la plus commune, se fait par l'anneau crural.

Dans un premier degré, la saillie est appréciable à la vue, seulement lorsque le malade tousse (pointe de hernie).

Dans le deuxième degré, l'intestin s'engage dans le canal, entouré par le pectiné en arrière, la veine crurale en dehors et le fascia cribriformis en avant ; c'est la *hernie crurale interstitielle*.

Dans le troisième degré, un ou plusieurs orifices du fascia ayant cédé, l'intestin se présente sous la peau sous forme de tumeur globuleuse ou bosselée.

Les battements de l'artère fémorale sont

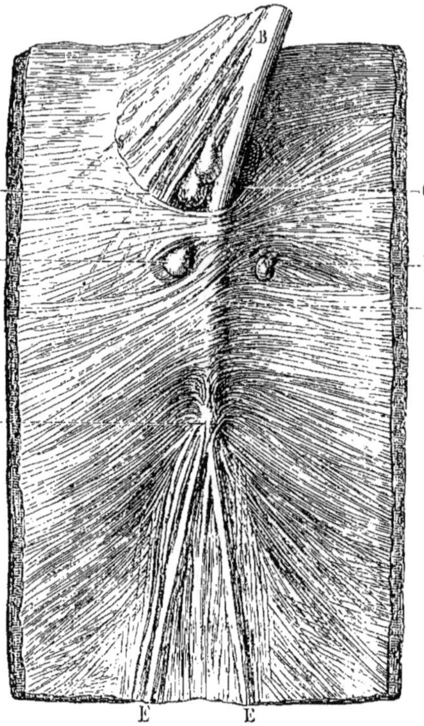

Fig. 291. — Région ombilicale vue par sa face profonde.

A, Ouraque et artères ombilicales soudées à la cicatrice ombilicale.

B, Veine ombilicale.

C, Ouverture par laquelle la veine ombilicale pénètre dans la gouttière crurolo-ombilicale.

E, F, Hernies graisseuses s'échappant à travers les éraillures du *Fascia umbilicalis*.

perçus sur le côté externe de la hernie crurale, elle ne s'enfonce jamais dans le scrotum, elle est ordinairement peu volumineuse et lorsqu'elle augmente de volume elle s'étend au dehors ; elle est molle, sous-cutanée, on sent presque directement l'intestin avec le doigt ; elle n'est pas pédiculée.

Les hernies crurales sont très-rarement congénitales, elles sont plus fréquentes chez la femme que chez l'homme ; mais, en général, elles sont vingt fois moins fréquentes que les hernies inguinales. Le traitement est purement palliatif, il consiste dans l'application d'un bandage (BRAYER) bien fait, dont la pelote est plus petite et doit être placée plus bas que celle du bandage inguinal. Le bandage *crural* est difficile à maintenir en place, il est repoussé dans les divers mouvements et surtout dans la position assise. L'étranglement s'observe souvent dans la hernie crurale.

Les **hernies ombilicales** se divisent en hernies congénitales et hernies ombilicales proprement dites.

La *hernie ombilicale congénitale* tient à un arrêt de développement. Une portion plus ou moins grande des viscères est restée en dehors de l'abdomen, au niveau du CORDON OMBILICAL. Elle *n'est pas recouverte par la peau*, et à la chute du cordon, on voit l'intestin complétement à nu. Son volume est extrêmement variable ; elle peut ne comprendre qu'une très-petite portion d'anse intestinale, ou être formée par le foie et même tous les autres viscères

Son pronostic est très-grave, l'enfant étant presque toujours emporté par une *péritonite*. Il faut autant que possible en faire la réduction et rapprocher les deux lèvres de l'ouverture abdominale par des bandelettes, ou mieux, par une suture.

La *hernie ombilicale non congénitale* se rencontre chez les enfants et les adultes. Comme les hernies inguinale et crurale, elle est recouverte par la peau et se produit dans les mêmes circonstances. Chez l'enfant, c'est souvent à la suite des cris, des quintes de toux, de la coqueluche. Chez l'adulte, après un effort ou une affection qui a distendu l'anneau ombilical (grossesse ou ascite). Elle survient plutôt progressivement que tout d'un coup et présente les symptômes ordinaires des hernies avec prédominance des *troubles digestifs*. L'intestin sort en général par la partie supérieure de l'anneau ombilical (fig. 291), il est presque directement placé sous la peau, car en cet endroit, le péritoine qui forme le sac est très-mince et adhérent.

Chez l'enfant, une petite hernie ombilicale guérit facilement par la simple application d'une bande ou d'un bandage.

Chez l'homme la guérison est bien plus rare. Elle est difficile à contenir par un bandage et se réduit quelquefois avec difficulté. L'étranglement de cette hernie est rare, ce qui est heureux, car l'opération en est plus grave que pour les autres, mais elle s'engoue ou s'enflamme assez fréquemment, surtout sous l'influence d'écarts de régime.

Traitement des hernies. *a. Cure radicale des hernies.* On ne cherche plus à obtenir par des opérations la cure radicale de ces infirmités. Les chances à courir sont trop graves, la réussite trop incertaine. Chez les enfants et les jeunes gens, on obtient souvent la cure radicale d'une hernie par *l'usage constant* d'un bandage bien fait et bien appliqué.

b. Moyens palliatifs. Ils consistent : 1° à réduire la hernie, c'est-à-dire à la faire rentrer dans l'abdomen; 2° à la maintenir réduite au moyen d'un bandage dit BRAYER. Il est de la plus haute importance de s'assurer si le bandage maintient bien réduite la hernie. Car, d'une part, lorsqu'il est bien appliqué, l'affection est à peine incommode; s'il l'est mal, il prédispose à l'étranglement. Pour s'en assurer, il faut faire lever le malade, le faire tousser, lui faire soulever un fardeau, le faire monter à cheval s'il s'agit d'un cavalier, et s'assurer qu'il ne sort rien. On doit recommencer les mêmes épreuves au bout de quelques jours et procéder à un nouvel examen.

c. Traitement des accidents , taxis. Lorsqu'une hernie ne peut être réduite par le malade lui-même, le chirurgien doit chercher à la faire rentrer en lui faisant subir diverses manipulations qui constituent le *taxis.* Il faut d'abord faire coucher le malade horizontalement, ployer les cuisses sur le bassin et relever les genoux, soulever le sacrum par un coussin de manière que le poids de l'intestin tire sur la hernie et tende à la faire rentrer. Par des manœuvres qui ne doivent pas être trop violentes, le chirurgien cherche à faire re-

passer la hernie dans l'abdomen (fig. 292).

Si ce taxis simple ne suffit pas, on fera prendre un grand bain d'une heure au malade, on le remettra dans la même situation et on lui fera respirer du chloroforme. Quelquefois l'anesthésie seule poussée jusqu'à la résolution complète suffit pour que la réduction ait lieu; s'il n'en est pas ainsi, on fera le taxis en s'aidant de la force de compression d'une *bande de caoutchouc* (procédé de Maisonneuve), en ayant bien soin de suivre les indications précises

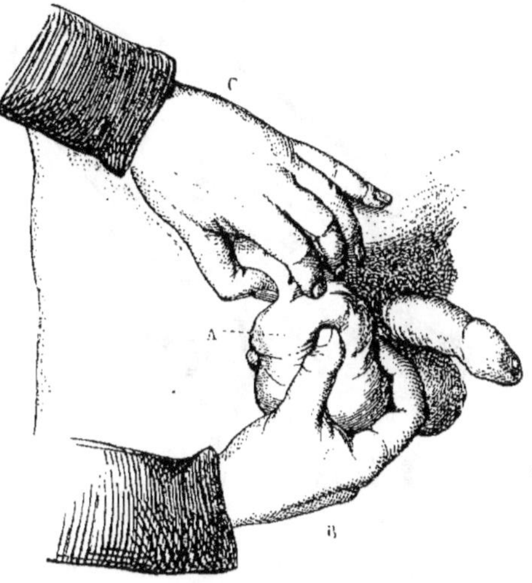

Fig. 292. — Taxis.

A. Hernie inguinale descendue dans le scrotum.
B. Main droite du chirurgien comprimant l'intestin.
C. Main gauche cherchant à le pédiculiser pour le faire rentrer petit à petit.

de ce chirurgien, c'est-à-dire de pédiculiser d'abord la tumeur avant de la comprimer.

Lorsque ces moyens échouent ou sont inapplicables, il faut en venir à l'**opération de la hernie étranglée.** Elle consiste à aller à la recherche de l'agent de l'étranglement et à le *débrider.* On fait à la peau une incision plus longue que la tumeur; on incise toutes les couches qui se présentent en se servant de la sonde cannelée, et on arrive au *sac* (fig. 293). On soulève celui-ci avec une pince, on l'incise, il s'écoule un liquide séro-sanguinolent; on se trouve alors sur l'*intestin*, reconnaissable à sa vascularisation et à son aspect, ou sur l'*épiploon* s'il en existe. On cherche alors avec le doigt le point étranglé, on le débride par plusieurs petites incisions très-peu profondes et on rentre l'intestin dans l'abdomen s'il n'est pas gangrené. On ne doit jamais y rentrer l'épiploon. On peut ensuite réunir les lèvres de la plaie complétement ou en partie par quelques bandes agglutinatives ou des points de suture.

On reconnaît que l'intestin est rentré dans la cavité de l'abdomen, au bruit de gargouillement qui se fait entendre, à la cessation des douleurs, et du ballonnement,

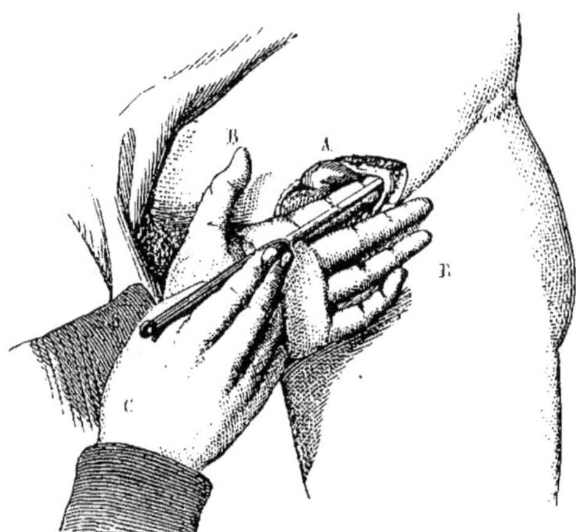

Fig. 293. — Opération de la hernie étranglée.

A, Plaie sur les côtés de laquelle on voit des anses intestinales pressées par le doigt.

B, B, Main gauche de l'opérateur dont l'indicateur, introduit dans la plaie, sert à guider un bistouri boutonné.

C, Main droite tenant le bistouri porté à plat.

à l'évacuation des gaz, puis à la sortie des matières fécales par l'anus.

Après l'opération, le malade doit rester au repos le plus complet, à la diète; on fait bien de lui administrer 5 à 10 centigrammes d'extrait d'opium. Le lendemain, s'il n'a pas été à la selle on lui donne un lavement purgatif.

Lorsque dans l'opération on arrive sur l'intestin, et qu'on le trouve gangrené, il ne faut pas le réduire, mais y pratiquer un ANUS CONTRE NATURE qu'on peut espérer guérir par la suite (voy. ENTÉROTOMIE).

L'opération elle-même a d'autant plus de chances de réussite qu'on la pratique plus tôt et qu'on a moins fatigué l'intestin. Elle

semble moins dangereuse chez les vieillards que chez les adultes.

On peut quelquefois éviter d'opérer en faisant l'aspiration du contenu de la hernie avec l'appareil aspirateur de Dieulafoy; souvent, une hernie d'abord irréductible se réduit facilement lorsqu'elle est vidée.

Il existe encore d'autres variétés de hernies de l'intestin se faisant par d'autres ouvertures de l'abdomen : *hernies de la ligne blanche* (ou raphé médian du ventre); *hernie sous-pubienne ovalaire* ou *obturatrice* (qui se fait par le trou obturateur de l'os coxal); *hernie ischiatique* (par la grande échancrure sciatique); *hernies périnéales; hernies vaginales; hernies diaphragmatiques*.

Lorsqu'on reconnaît chez un malade les signes d'un ÉTRANGLEMENT INTERNE DE L'INTESTIN qui sont les mêmes que ceux d'une hernie étranglée, il faudra visiter avec le plus grand soin toutes les ouvertures de l'abdomen, et surtout les trajets des canaux inguinal et crural, afin de ne pas méconnaître l'existence d'une petite hernie, car c'est surtout celles qui sont peu volumineuses qui s'étranglent le plus facilement et sont les plus dangereuses.

HERNIOTOMIE, s. f. Nom donné à l'opération de la HERNIE étranglée.

HERPÈS, s. m. (de ἕρπης, dartre). Affection cutanée caractérisée par l'éruption, ordinairement aiguë, de vésicules réunies en groupe à base enflammée, se desséchant et se couvrant de croûtes et accompagnées d'une douleur profonde, quelquefois persistante.

L'herpès simple se montre souvent à la suite d'un mouvement fébrile éphémère et occupe de préférence les lèvres, **herpes labialis** : quelquefois sous l'influence d'une irritation locale, la malpropreté, le coït, il occupe les parties génitales, **herpes præputialis**. Sous l'influence de causes générales, l'herpès paraît sur toutes les parties du corps, les vésicules atteignent un grand volume, *herpès phlycténoïde*, ou se disposent en anneaux concentriques d'un rouge de moins en moins foncé du centre à la circonférence, *herpès iris*.

Ces formes d'herpès ne réclament aucun traitement particulier.

L'herpès se montre aussi sous forme de taches circulaires n'offrant de vésicules qu'à leur circonférence, **herpès circiné**; il est alors d'origine parasitaire ainsi que l'**herpès tonsurant**, maladie du cuir chevelu, contagieuse, caractérisée par des plaques arrondies sous lesquelles végète un *achorion*; elles cèdent aux lotions alcalines, soufrées et mercurielles.

L'**herpès zoster** constitue la maladie plus connue sous le nom de ZONA.

HERPÉTISME, s. m. Diathèse non admise par tous les médecins, caractérisée par une prédisposition spéciale aux *dartres*, *eczéma*, *affections de la peau*, aux *angines*, *dyspepsies*, *entérites*, *emphysème*, *bronchite*, *asthme*.

Quand une de ces affections disparaît, il en survient une autre à sa place.

Voisin de l'*arthritisme* et de la *scrofule*, l'herpétisme exige un régime sobre, l'usage des amers, l'exercice au grand air, les bains fréquents, les préparations arsenicales.

HIATUS, s. m. (de *hiare*, bâiller). Nom donné à diverses fentes ou ouvertures.

Hiatus de Fallope. Fente du rocher par laquelle passe le nerf vidien.

HILE, s. m. Terme d'anatomie désignant le pédicule de certains organes où passent les vaisseaux, les canaux excréteurs, etc. (hile du foie, du rein).

HIRUDINÉES, s. f. pl. (*hirudo*, sangsue). Famille d'animaux de la classe des annélides à laquelle appartient la SANG-SUE.

HISTOLOGIE, s. f. (ὕστος, tissu, et λόγος, discours). Partie de la science anatomique dans laquelle on étudie les *tissus* du corps et les éléments qui les composent. Comme ces éléments sont fort petits, ils ne sont visibles qu'au *microscope*, et c'est seulement depuis l'invention de cet instrument et ses perfectionnements que cette science a pu être fondée.

HOMŒOPATHIE, s. f. (ὅμοιος, semblable, et πάθος, maladie). Méthode thérapeutique basée sur cet axiome : *similia similibus curantur* (les semblables guérissent par les semblables), opposé à celui d'Hippocrate : *contraria contrariis curantur*. Les partisans de cette doctrine (si

ce nom peut lui être appliqué) admettent, d'une part :

1° Que la maladie est causée par une *force sans matière;*

2° Que deux maladies semblables ne peuvent exister ensemble dans un organe.

Partant de ces deux principes, ils administrent des médicaments dirigés uniquement contre les *symptômes*, sans s'inquiéter du point de départ de la maladie, de ses causes internes, des lésions qui l'entretiennent, et ces médicaments doivent agir sur un organe déterminé en y faisant naître une affection spéciale, *artificielle*, en tous points semblable à celle qui préexistait d'une façon *spontanée;* cette affection nouvelle doit chasser l'autre et disparaître à son tour lorsqu'on cesse l'administration du médicament.

Pour être logiques avec eux-mêmes, les partisans de l'homœopathie devaient juger pour le moins que la plus faible quantité de médicament, fût-elle encore plus impondérable, devait suffire contre cette chose absolument idéale, la maladie spontanée, et qu'il en resterait même toujours assez pour provoquer la maladie artificielle.

En conséquence, un grain de médicament actif étant mêlé à 99 grains de sucre de lait, on prend un grain de ce mélange que l'on additionne à nouveau de 99 grains de sucre et ainsi jusqu'à 30 fois. On arrive par là à n'administrer qu'un *quintillionième de grain* de matière médicamenteuse ainsi *diluée*, sous forme de globules ou de solution aqueuse. L'action des médicaments administrés ainsi à doses infinitésimales n'a jamais pu être constatée par des expériences sérieuses. Ce qui est incontestable, c'est que des maladies graves traitées par l'homœopathie arrivent à guérison, mais il est bon de savoir que les maladies les plus meurtrières livrées aux seules forces de la nature guérissent spontanément; la fièvre typhoïde, par exemple, abandonnée à elle-même, dans les cas graves, ne se termine par la mort que dans le tiers des cas seulement.

Il est certain aussi que bien des individus se traitent pour des affections qu'ils croient avoir; que d'autres en entretiennent (quand ils ne les font pas éclore) par l'usage intempestif de certains médicaments actifs, et que l'homœopathie peut, dans ces cas nombreux, apporter un soulagement ou une guérison radicale, en supprimant absolument toute médication.

Du reste, un grand nombre de soi-disant homœopathes n'en ont que l'étiquette ; ils agissent au besoin par les procédés ordinaires et réservent les dilutions et les globules inertes pour les malades imaginaires, ou les gastralgiques dont les souffrances si variées en imposent pour toutes les maladies, et auxquels le régime, l'abstinence d'alcool et la persuasion de guérir font tant de bien.

Enfin, la découverte des alcaloïdes végétaux (morphine, atropine, digitaline, etc.) qui agissent à dose extrêmement faible, un demi-milligramme par exemple, a permis à l'homœopathie de profiter de la confusion qui s'est établie dans le vulgaire entre les *globules homœopathiques inertes* et les *granules* formés des substances précédentes que tous les médecins emploient avec succès.

HONTEUX, adj. Qui a rapport aux parties génitales.

L'artère honteuse interne vient de l'épigastrique, donne des branches qui se distribuent au périnée, à la partie inférieure du rectum (artères périnéales, hémorrhoïdale inférieure) et se termine par la *dorsale de la verge* et la caverneuse.

Les artères honteuses externes viennent de la fémorale, se distribuant à la peau du scrotum chez l'homme, à celle des grandes lèvres chez la femme.

Les nerfs honteux, externe ou **suspubien** et **interne** viennent du plexus lombaire et se distribuent aux mêmes parties.

HOPITAL, s. m. (de *hospes*, hôte ; νοσοκομεῖος). Maison de charité fondée dans le but de secourir gratuitement les malades ou les blessés indigents.

Il est aujourd'hui démontré que les petits hôpitaux valent mieux que les grands, que l'accumulation des malades dans un espace restreint est nuisible, que les meilleurs hôpitaux sont ceux qui sont situés à la campagne et ne comprennent qu'un petit nombre de lits.

Dans un *hôpital*, on ne doit soigner que les maladies aiguës, curables ou dont la durée n'est pas illimitée. Dans les *hospices* on reçoit au contraire les infirmes, les incurables, les vieillards impotents ou les personnes atteintes d'affections chroniques de très-longue durée. L'organisation de ces deux genres d'établissements est différente, à cause de la différence de leurs destinations ; les frais moyens d'entretien de chaque lit sont bien plus considérables dans un hôpital que dans un hospice. Ce sont deux termes qui, par conséquent, ne sont pas synonymes et ne doivent pas être confondus.

HOQUET, s. m. (*singultus*, λὐγξ, λυγμός). Contraction convulsive du diaphragme occasionnant son abaissement rapide, une inspiration brusque et la vibration des lèvres de la glotte, d'où provient le bruit rauque particulier auquel on reconnaît de loin le hoquet. Il se montre la plupart du temps chez les individus nerveux, ou chez les jeunes enfants dont l'estomac est rempli outre mesure. Il survient aussi à la fin des maladies graves où il est d'un fâcheux présage.

Le plus souvent, c'est un petit accident qui n'a aucune gravité, mais qui est fort désagréable. Pour le faire passer, on conseille de retenir sa respiration, de boire un demi-verre d'eau pure par petites gorgées, *très-lentement*, en résistant au besoin du hoquet qui se fait sentir, ou de tenir les bras levés pendant quelques minutes en respirant faiblement.

Dans les cas qui se prolongent pendant des heures, des jours et même plusieurs mois, il faut faire la compression du creux épigastrique, administrer des antispasmodiques et avoir recours aux injections sous-cutanées de chlorhydrate de morphine.

HORSE-POX, s. m. Mot anglais passé dans la langue française et signifiant *variole du cheval*. Le horse-pox est plus connu en vétérinaire sous le nom d'*eaux aux jambes*. C'est une maladie cutanée qui a son siège au pied et à la partie inférieure de la jambe chez le cheval, et dont le symptôme caractéristique est le suintement d'une humeur semblable à la sanie à travers les pores de la peau. Le horse-pox a été regardé comme la source du cow-pox.

HOUBLON, s. m. (*humulus lupulus*). Cannabinée indigène qui se rencontre en Europe sur le bord des rivières, dans les haies. On cultive le houblon en France (Alsace). Les fruits du houblon sont des cônes ovoïdes allongés, formés par les bractées et les sépales membraneux. A la base de chaque écaille on trouve deux petits achaines ovoïdes, jaunâtres, entourés d'une poussière granuleuse d'un jaune verdâtre ou d'un jaune d'or, odorante, qui contient le principe actif du cône. Cette poussière est désignée sous le nom de *lupulin :* elle présente une amertume parfumée assez agréable.

Les cônes de houblon servent principalement à la fabrication de la bière ; ils sont toniques, anti-scrofuleux et un peu narcotiques à haute dose. On les emploie dans les maladies cutanées chroniques tenant à l'*herpétisme.* On administre le houblon en tisane et en eau distillée. Les jeunes pousses et les feuilles passent pour antiscorbutiques. La racine, diurétique, est peu employée.

HUILE, s. f. (*oleum,* ἔλαιος). Corps gras qui restent liquides à la température de 15 à 20 degrés. Ils se rencontrent plus particulièrement dans les végétaux, quelquefois chez les animaux.

On les divise en huiles fixes ou huiles proprement dites, qui tachent fortement le papier, et *huiles essentielles* (ou ESPRITS), qui s'évaporent et forment des taches qui disparaissent facilement. Les huiles sont usitées dans l'industrie, dans l'alimentation : huiles de noix, d'olive, d'arachide, d'œillette, etc.; plusieurs sont utilisées en médecine, telles sont : les HUILES DE CADE, d'AMANDES DOUCES, de CROTON, de CAJEPUT, de RICIN, de COPAHU.

L'huile de foie de morue est retirée du foie de plusieurs poissons appartenant au genre *morrhua.* On l'obtient par différents procédés de fabrication qui en fournissent trois espèces : l'huile blanche , l'huile blonde et l'huile brune. Celle-ci possède au plus haut point le goût désagréable du poisson.

L'huile de morue est employée avec avantage dans le traitement de la scrofule et elle doit en partie son efficacité incontestable à la présence de 30 à 40 milligrammes d'iode par litre et d'une certaine quantité de phosphore et de brome.

L'huile blonde est celle qu'on doit conseiller de préférence, quoique l'huile brune soit quelquefois plus facile à digérer. Le meilleur moment pour l'administrer, c'est quelques instants avant le repas. On la donne à la dose de deux à trois cuillerées à bouche par jour chez les adultes et moitié moins chez les enfants en bas âge.

Il est bon d'en interrompre l'administration tous les mois pendant huit jours environ. On doit en cesser l'usage s'il survient de la diarrhée. Pour rendre son absorption plus certaine et son action plus efficace, il faut prendre de l'exercice ou faire de la gymnastique.

Les *huiles médicinales* sont des médicaments liquides résultant de l'action dissolvante d'une huile fixe sur une substance médicamenteuse : telles sont les *huiles de belladone,* de *jusquiame,* de *camomille,* employées comme liniments.

HUITRE, s. f. (*ostrea edulis,* ὄστρεον). Animal de la classe des mollusques acéphales hermaphrodites, renfermé dans une coquille à deux valves réunies par un ligament, dont l'une est plate et l'autre concave.

L'huître est un aliment sain, agréable et de facile digestion, constitué presque entièrement par de l'albumine.

Les écailles, composées de carbonate de chaux, ont été employées en poudre comme absorbantes et comme remède contre la *pierre.*

L'eau qui s'écoule d'une huître ouverte est composée d'eau de mer et du sang de l'animal, elle active les fonctions de l'estomac. On doit conseiller les huîtres dans les convalescences, chez les gastralgiques, les personnes débilitées ou scrofuleuses.

HUMÉRAL, adj. Qui concerne le bras ou qui lui appartient.

Artère humérale. — Voy. BRACHIALE.

HUMÉRO-CUBITAL , adj. Qui appartient à l'humérus et au cubitus. *L'articulation huméro-cubitale* est appelée COUDE.

HUMÉRUS, s. m. Os du BRAS qui s'articule en haut avec l'*omoplate* (articulation de l'épaule) et en bas avec le *cubitus* et le *radius* (articulation du coude). L'extrémité supérieure est arrondie en forme de sphère (tête de l'humérus); l'extrémité inférieure forme une poulie (condyle et trochlée) surmontée de deux tubérosités (l'épicondyle et l'épitrochlée).

HUMEUR , s. f. (*humor,* χυμός). Nom donné aux divers liquides de l'organisme : sang, lymphe, urine, salive, bile, etc. Souvent les humeurs contiennent des particules ou des globules solides, ou ont une consistance semi-liquide.

Toutes les humeurs sont alcalines à l'état normal, excepté quatre : le suc gastrique, le suc intestinal, la sueur et l'urine.

Vulgairement, on dit qu'un enfant a de l'humeur, ou qu'une personne a les humeurs en mouvement, lorsque cet enfant ou cette personne se trouve sous le coup d'une poussée eczémateuse (gourme, impétigo) ou scrofuleuse.

Humeurs froides. Nom des ABCÈS FROIDS ou scrofuleux.

Humeur aqueuse, humeur vitrée. — Voy. ŒIL.

HUMIDITÉ, s. f. (*humiditas*). État d'un corps imbibé d'une certaine quantité d'eau. Les localités ou les habitations humides sont malsaines, elles produisent ou entretiennent les rhumatismes, la scrofule, le goître, le scorbut, etc.

Il faut aérer les maisons, se couvrir de flanelle, éviter de rester dehors après le coucher du soleil ou avant que le brouillard se soit dissipé.

HYALOÏDE, adj. et s. f. (de ὑαλός, verre). Ayant la transparence du verre. Synonyme de *corps vitré* (voy. ŒIL).

HYDARTHROSE, s. f. (de ὕδωρ, eau et ἄρθρον, articulation). Variété d'ARTHRITE CHRONIQUE. Épanchement de sérosité dans l'intérieur d'une articulation, c'est-à-dire dans la *membrane synoviale* qui la revêt intérieurement. Cette sorte d'*hydropisie articulaire* attaque de préférence les grandes articulations, surtout le genou (fig. 294). Ordinairement causée par un choc, une chute, une entorse, elle est plus fréquente chez les rhumatisants et les personnes lymphatiques. Le liquide qui s'épanche dans l'article et en produit le gonflement est semblable à celui de l'*hydrocèle*, d'un jaune clair, transparent, plus ou moins visqueux comme la synovie normale, coagulable par la chaleur.

L'hydarthrose débute sans fièvre, ce qui la distingue déjà du rhumatisme et de l'arthrite aiguë, elle ne s'annonce que par de la gêne dans les mouvements (pendant la marche s'il s'agit du genou); il semble que l'articulation a perdu de sa solidité. Les symptômes physiques consistent dans le gonflement, la déformation de la jointure, la fluctuation.

. On sent le *gonflement* aux endroits où l'articulation n'est pas complétement entourée de parties fibreuses inextensibles, des deux côtés pour le genou et le coude, en avant des malléoles pour le cou-de-pied.

Pour reconnaître la *fluctuation*, il faut refouler le liquide de façon à ce qu'il forme une nappe assez épaisse. Pour le genou par exemple, on placera la jambe dans l'extension, et au moyen des deux mains on fera refluer le liquide au-dessous de la rotule. En frappant sur la rotule un coup

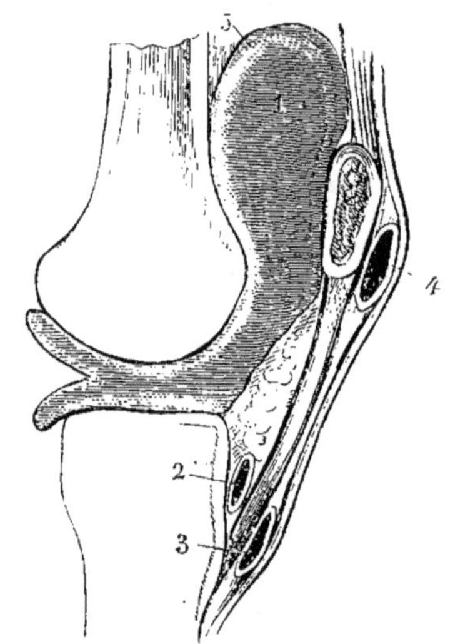

FIG. 294 (empruntée à la *Pathologie* du docteur Fort).
Coupe d'un genou atteint d'hydarthrose.

1, Cavité de la synoviale gonflée par l'épanchement.
2. Bourse séreuse située entre le tendon rotulien et la tubérosité antérieure du tibia.
3, Bourse séreuse sous-cutanée placée au-devant de la tubérosité antérieure du tibia.
4, Bourse séreuse prérotulienne.
5, Cul-de-sac sous-tricipital de la synoviale distendue par l'épanchement.

sec avec l'extrémité de l'index d'une des deux mains, on aura un sentiment de choc et on sentira que cet os a été déplacé dans le sens antéro-postérieur et qu'il ne repose plus sur le fémur.

La *marche* de l'hydarthrose est essentiellement chronique; à mesure que l'épanchement devient plus considérable, les ligaments sont de plus en plus distendus, et la déformation de l'articulation augmente. L'affection peut rester stationnaire, ou dégénérer en TUMEUR BLANCHE chez les individus scrofuleux ou lymphatiques. Il est quelquefois assez difficile de distinguer ces deux affections lorsque l'épanchement est peu considérable, ou lorsque la tumeur blanche est à son début.

Le *traitement* de l'hydarthrose consiste : 1° à instituer un traitement général contre le rhumatisme ou la scrofule ; 2° immobiliser l'articulation ; 3° agir à l'extérieur au moyen de révulsifs : teinture d'iode, vésicatoires, cautérisation au fer rouge ; 4° comprimer l'articulation au moyen de bandelettes de sparadrap de diachylon ; 5° évacuer le liquide contenu au moyen d'un trocart capillaire et de l'aspiration.

Nous employons en général la combinaison de ces divers moyens. Après avoir vidé l'articulation au moyen de l'aspirateur de Dieulafoy, nous l'immobilisons et nous la comprimons pendant quelques semaines ; en même temps, nous faisons appliquer un peu de teinture d'iode ou quelques vésicatoires. On a proposé de faire suivre l'aspiration du liquide, d'une injection de teinture d'iode (comme on le fait dans l'hydrocèle), mais ce moyen est quelquefois dangereux et ne doit être employé qu'exceptionnellement.

HYDATIDE, s. f. Synonyme de *Kyste hydatique* (voy. ACÉPHALOCYSTE, ÉCHINOCOQUE, KYSTE, FOIE).

HYDRAGOGUE, adj. et s. m. (de ὕδωρ, eau, et ἄγειν, chasser). Nom des substances que l'on croyait douées de la propriété spécifique de faire écouler la sérosité épanchée dans diverses parties du corps et constituant les hydropisies, infiltrations du tissu cellulaire, etc. Ce sont des médicaments qui agissent : soit en provoquant de la diarrhée, par suite d'une violente excitation de l'intestin (purgatifs drastiques, scammonée, jalap, coloquinte, gomme-gutte) ; soit en augmentant la tension artérielle et par cela même l'émission des urines (digitale) ; soit en excitant directement la sécrétion urinaire (nitre, chiendent, pariétaire).

HYDRARGYRE, s. m. (de ὕδωρ, eau, et ἄργυρος, argent). Nom donné au MERCURE, parce qu'il est liquide comme de l'eau et blanc comme de l'argent.

HYDRARGYRIE, s. f. Affection cutanée consécutive à l'*intoxication mercurielle*. La peau est chaude, le pouls accéléré, mais mou et déprimé ; on remarque une pâleur livide, avec bouffissure de la face et tous les signes d'un état anémique survenu très-rapidement. En même temps la peau est le siége d'une irritation particulière, et il y a

une *stomatite mercurielle* plus ou moins violente.

L'hydrargyrie survient, soit à la suite de l'usage interne de préparations mercurielles, soit à la suite de frictions ; elle n'est caractérisée quelquefois que par un simple érythème, mais le plus souvent par une affection analogue, tantôt à la roséole, tantôt à l'eczéma, éruption aigüe qui se termine du quatrième au huitième jour par la desquamation de l'épiderme (voy. MERCURE, INTOXICATION MERCURIELLE, STOMATITE).

HYDRATE, s. m. Corps composé formé d'un radical, et d'un certain nombre d'équivalents d'eau.

HYDRÉMIE, s. f. (de ὕδωρ, eau, et αἷμα, sang). Synonyme d'anémie.

HYDROCÈLE, s. f. (de ὕδωρ, eau, et κήλη, tumeur). Tumeur formée par un épanchement de sérosité dans diverses cavités, mais surtout dans celles du *scrotum ;* on en distingue plusieurs variétés :

L'hydrocèle par infiltration, ou œdème des bourses, est causée par une maladie du cœur ou des reins et accompagne l'anasarque et les autres hydropisies. Ce n'est pas une véritable hydrocèle.

L'hydrocèle simple ou *hydrocèle acquise de la tunique vaginale* (forme la plus ordinaire) atteint la séreuse vaginale qui enveloppe le testicule et consiste en un épanchement de liquide jaune clair, transparent, qui distend les bourses. Elle est assez commune chez les cavaliers ; un froissement, une contusion des bourses peut la produire ; on la regarde quelquefois comme une vaginalite chronique.

La *poche* qui la forme est constituée par la tunique vaginale ordinairement fort peu altérée, mais présentant parfois des excroissances ou villosités.

Le *contenu* liquide, clair, transparent, renferme souvent une grande quantité de *cholestérine ;* il y a quelquefois un demi-litre de sérosité épanchée. Le testicule est généralement intact et siége à la partie postérieure. Dans des cas fort rares le liquide n'est pas transparent mais coloré par du sang (voy. HÉMATOCÈLE) ; d'autres fois il est blanc, analogue à du lait ou à du sperme (*galactocèle*).

Le début de l'hydrocèle passe souvent inaperçu, une des bourses gonfle peu à peu sans aucune douleur, et en commençant par en bas. En la pressant, on ne détermine de douleur qu'au niveau du testicule. Le caractère le plus important est la *transparence* de la tumeur, elle est d'autant plus caractéristique que les couches superficielles du scrotum sont distendues et amincies. Afin de bien la juger et de reconnaître exactement la position du testicule, il importe d'examiner la tumeur par transparence. On place une lumière (bougie) derrière la tumeur qu'un aide maintient bien saillante. Avec la main gauche ou le tuyau d'un stéthoscope, le chirurgien forme une sorte de lorgnette au travers de laquelle il regarde la lumière de la bougie située de l'autre côté de la tumeur rendue translucide sauf en un seul point qui est celui occupé par le testicule.

On ne doit pas confondre une *hernie* avec une hydrocèle, l'erreur pourrait être des plus funestes. Indépendamment des symptômes propres à ces deux maladies, on remarquera que la hernie commence de haut en bas, tandis que le liquide de l'hydrocèle s'accumule d'abord dans la partie inférieure des bourses. On peut réduire la hernie dans la plupart des cas, tandis que l'hydrocèle n'est réductible que parfois chez les enfants, lorsque la séreuse vaginale (dépendance du péritoine) communique encore avec la cavité péritonéale, et alors encore il faut se garder d'intervenir par une opération.

L'hydrocèle se montre encore en même temps que d'autres affections du testicule : **Hydrocèle symptomatique** des orchites, du testicule tuberculeux, etc. Ce n'est quelquefois qu'après l'avoir ponctionnée qu'on découvre que le testicule est malade.

On distingue encore plusieurs variétés d'hydrocèle : **L'hydrocèle congénitale des enfants** qui est réductible et qu'on ne doit pas opérer tant qu'elle conserve ce caractère ;

L'hydrocèle du cordon spermatique qui occupe la gaîne séreuse du cordon ;

L'hydrocèle enkystée du testicule située entre l'épididyme et la glande, elle n'atteint jamais un volume considérable ;

L'hydrocèle du sac herniaire ou hernie déshabitée ; elle consiste en un épanchement qui se produit dans le sac d'une ancienne hernie, dont l'intestin est rentré dans l'abdomen.

Enfin on a encore donné le nom d'hydrocèle à des *kystes du cou* développés dans le corps thyroïde ; à un épanchement de sérosité autour du ligament rond dans les grandes lèvres (**hydrocèle de la femme**).

Le *traitement* de l'hydrocèle ordinaire ou *hydrocèle acquise de la tunique vaginale* consiste à ponctionner la tumeur au moyen d'un trocart, afin de la vider, puis à y déterminer une inflammation adhésive au moyen de diverses substances irritantes ou caustiques.

Le malade est couché sur le bord de son lit, un aide se place entre ses jambes, le chirurgien debout à la droite du malade saisit la tumeur à pleine main, et après s'être bien assuré de la situation du testicule (au moyen de l'examen avec une bougie), il prend de la main droite un trocart et le plonge de bas en haut à travers la paroi antérieure de l'hydrocèle. Il a le soin de limiter avec son doigt la profondeur à laquelle il veut faire pénétrer l'instrument.

Dès qu'il est arrivé dans la cavité, le liquide s'écoule, il l'évacue complétement s'il veut se contenter d'une ponction simple. Mais comme celle-ci est rarement suffisante, il est nécessaire d'exciter la tunique vaginale par une injection irritante, et l'on se sert d'habitude de teinture d'iode étendue de trois fois son poids d'eau additionnée d'un peu d'iodure de potassium ; ou de gros vin du Midi, chauffé à 36 degrés. Il est prudent de ne pas attendre que tout le liquide de l'hydrocèle soit complétement évacué, on fait l'injection par la canule du trocart et on la laisse sortir au bout de quelques minutes.

On peut aussi se contenter d'enlever une certaine quantité de liquide et de le remplacer par le même volume d'alcool.

Après l'opération on applique un peu de *collodion* à l'endroit de la piqûre du trocart, et on laisse le malade au repos horizontal, les bourses étant bien relevées. Le lendemain, le liquide se reproduit en presque aussi grande quantité, mais au bout de cinq à sept jours, il diminue progressivement et la guérison s'effectue en trois ou quatre semaines.

Si l'on a employé l'injection d'alcool, le malade n'a pas besoin de garder le repos, il peut vaquer à ses occupations en portant un suspensoir pendant que la guérison s'effectue.

Comme la teinture d'iode ou le vin s'infiltrent quelquefois dans le tissu cellulaire du scrotum, ce qui peut en amener la gangrène, on a remplacé le second temps de l'opération, c'est-à-dire l'injection, par la cautérisation de la tunique vaginale au nitrate d'argent. Pour cela, on garnit l'extrémité d'une sonde cannelée d'un peu de nitrate d'argent fondu que l'on coule dans la cannelure, et par le tube du trocart on introduit cette sonde que l'on promène en différents points de la tunique vaginale. Ce procédé est un peu plus douloureux que les précédents, mais il réussit également bien.

Chez les enfants, avant d'opérer, il est nécessaire de s'assurer s'il n'y a pas communication avec la cavité du péritoine ; au besoin, faire porter un bandage qui, en comprimant le canal inguinal, facilite l'oblitération de la communication et barre ensuite la route aux hernies qui pourraient s'y déclarer. On peut aussi essayer la ponction simple et les applications externes de solutions de chlorhydrate d'ammoniaque (sel ammoniac), qui ont donné quelques succès.

HYDROCÉPHALE ou **HYDROCÉPHALIE**, adj. et s. f. (de ὕδωρ, eau, et κεφαλή, tête). Hydropisie de la tête, ou accumulation de sérosité dans les cavités ventriculaires du cerveau, ou épanchement séreux intra-arachnoïdien.

On dit aussi un **hydrocéphale** en parlant d'un enfant atteint de cette affection.

L'hydrocéphale peut être aiguë ou chronique.

L'hydrocéphale aiguë ou *apoplexie séreuse* s'ajoute le plus souvent comme complication ultérieure à une hydropisie générale. On peut cependant la voir survenir d'emblée chez les vieillards, sans autre affection préalable. Les symptômes les plus constants sont l'obscurcissement des sens et de l'intelligence, *l'assoupissement* et même le collapsus absolu : les *pupilles* sont dilatées et immobiles, la face tantôt pâle, tantôt vultueuse ; le pouls est rare et lent, la respiration stertoreuse, le malade fait entendre des plaintes inarticulées, des

cris particuliers qu'on a appelés *hydrencéphaliques*.

Cette affection est très-grave. Si on a le temps d'agir, on peut commencer par avoir recours à des émissions sanguines modérées, larges vésicatoires sur le crâne préalablement rasé, purgatifs dits hydragogues, lavements purgatifs énergiques.

L'hydrocéphale chronique (fig. 295), presque toujours congénitale, consiste dans l'accumulation lente d'un liquide séreux dans l'un des ventricules latéraux ou dans les deux à la fois. Le liquide, en s'accumulant, refoule la substance cérébrale et déplisse les circonvolutions, en même temps qu'il écarte les os de la voûte crânienne dont les sutures sont disjointes et laissent apercevoir une fluctuation manifeste, surtout

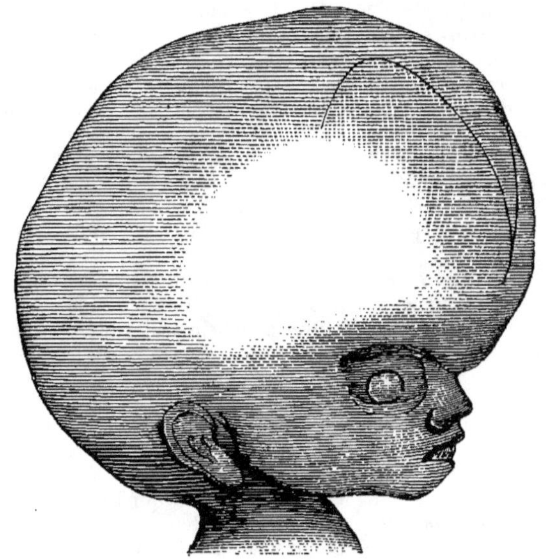

Fig. 295. — Tête d'un nouveau-né hydrocéphale.

au niveau de la fontanelle antérieure. La masse cérébrale entière subit une compression plus ou moins complète, et l'enfant présente par conséquent à un degré variable un affaiblissement de toutes les fonctions nerveuses, facultés intellectuelles, sensibilité et mouvement.

Ce sont ces tristes monstruosités qui sont exhibées dans les foires par certains industriels qui s'en font un gagne-pain. Le plus souvent, les enfants succombent au moment de leur naissance ou en bas âge. Cependant, si l'épanchement se fait petit à petit, ils peuvent parvenir presque à l'âge adulte, mais ils sont dans un état *d'idiotie* plus ou moins complète, et leurs muscles ont souvent de la peine à supporter et à maintenir droite leur tête monstrueusement développée.

Bien que ces cas paraissent faire exception à la loi généralement admise que les facultés intellectuelles sont en raison du développement de la tête, l'exception n'est qu'apparente. Chez les hydrocéphales, en effet, le cerveau est en réalité *atrophié* plus ou moins complétement.

Dans la majeure partie des cas, l'hydrocéphalie est au-dessus des ressources de l'art. Cependant, on a cité quelques exemples de guérison par la *ponction* aspiratrice du liquide qui distend le crâne.

HYDROCHLORATE, s. m. Synonyme de CHLORHYDRATE.

HYDRO-ÉLECTRIQUE, adj. Qualificatif donné aux instruments électriques, chaînes, piles, etc., qui marchent avec le secours de l'eau (piles), par opposition aux appareils qui marchent à sec, se servent de la chaleur (thermo-électrique), ou de l'action des aimants sur les courants (magnéto-électrique), etc.

HYDROFÈRE, s. m. Sorte de bain où quelques litres de liquides pulvérisés remplacent les 200 à 300 litres d'un bain ordinaire.

Les bains à l'hydrofère sont utiles, surtout lorsqu'on veut administrer des substances telles que les composés mercuriaux, iodiques, aromatiques, dont il faudrait autrement de grandes quantités.

On place le patient dans une boîte qui comprend la tête ou la laisse au dehors, et on fait arriver un ou plusieurs jets d'air mélangé des liquides pulvérisés. Ces liquides ne tardent pas à inonder le malade et l'effet est à peu près le même, et dans quelques cas meilleur, que celui qu'on obtient d'un bain ordinaire.

HYDROGÈNE, s. m. (ὕδωρ, eau, et γεννάω, je produis). Représenté dans la nomenclature chimique par la lettre H, l'hydrogène est un corps simple qu'on n'a encore obtenu qu'à l'état gazeux ; ainsi nommé parce que, combiné avec l'oxygène, il forme de l'eau.

Ce gaz est incolore, insipide, inodore quand il est pur ; il n'entretient pas la respiration, mais il n'est pas délétère ; il s'enflamme facilement, et s'il est mélangé à l'oxygène ou seulement à l'air, il détone violemment ; cependant, uni à l'oxygène pur et enflammé avec toutes les précautions voulues dans un appareil spécial, il peut produire une chaleur capable de fondre en quelques instants les métaux les plus réfractaires.

C'est le plus léger de tous les gaz, sa densité est de 0,069, aussi l'emploie-t-on à gonfler les aérostats. On l'obtient en décomposant l'eau ordinaire en présence du zinc et d'un acide énergique. L'hydrogène, avec le carbone, et presque toujours l'azote et l'oxygène, constitue la matière organisée des animaux et des végétaux, il entre dans la composition d'un grand nombre d'autres substances dites hydrogénées.

L'hydrogène antimonié et **l'hydrogène arsenié**, dont le nom indique la composition, sont des gaz incolores, brûlant avec une flamme blanchâtre et donnant un dépôt d'antimoine ou d'arsenic métalliques. On se sert de cette propriété dans les recherches médico-légales sur les composés d'antimoine et d'ARSENIC.

L'hydrogène arsenié est un des plus violents poisons que l'on connaisse, il suffit d'en respirer pendant quelques secondes pour succomber.

On donne le nom d'**hydrogènes carbonés** à de nombreux composés que l'hydrogène forme avec le carbone.

L'hydrogène bicarboné provenant de la décomposition de la houille par la chaleur constitue en grande partie le gaz d'éclairage. Au point de vue de l'hygiène, il est vénéneux, impropre à la respiration ; mélangé à dix fois son volume d'air, il détone violemment à l'approche d'une flamme et cause de graves accidents.

L'hydrogène protocarboné ou *gaz des marais* se dégage du fond du lit des rivières ou des étangs qu'on remue, sous forme de bulles. Mélangé à deux ou trois fois son volume d'oxygène, il détone avec la plus grande violence.

Il se produit dans la décomposition spontanée des matières organiques ; on le trouve aussi dans les mines de sel gemme et de houille où il cause, sous le nom de *feu grisou*, les catastrophes les plus épouvantables lorsqu'il est enflammé par les lampes des mineurs. Le mélange d'hydrogène bicar-

boné et d'hydrogène protocarboné constitue le *gaz d'éclairage* entraînant avec lui
quelques autres produits étrangers (hydrogène sulfuré, ammoniaque, etc.), qui lui
communiquent son odeur. Une trop parfaite
épuration du gaz que nous brûlons aurait
le danger de ne pas nous permettre d'être
avertis des fuites par l'absence de l'odeur
bien connue du gaz d'éclairage.

Hydrogène sulfuré. — Voy. Acide SULF-
HYDRIQUE.

HYDROLAT, s. m. Synonyme d'*eaux
distillées de plantes*. Médicaments liquides
résultant de la distillation de l'eau sur une
ou plusieurs substances, généralement végétales (eau de fleurs d'oranger).

Les hydrolats sont *simples* ou *composés*,
suivant le nombre des substances qui leur
fournissent les principes actifs.

HYDROMÈTRE, s. f. (ὕδωρ, eau, et
μήτρα, matrice). Hydropisie de la matrice ;
affection rare, constituée par la présence
d'un liquide séreux dans la cavité de l'utérus, accompagnée de la suppression des
règles. L'*ascite de l'utérus* ou *hydromètre*
a pu être confondue avec les tumeurs enkystées des différents organes contenus dans
l'abdomen, et avec la *grossesse ;* c'est surtout avec cette dernière qu'il faut se garder
d'établir une confusion.

Lorsqu'on est absolument certain de se
trouver en présence d'une hydromètre, et
le diagnostic en est souvent fort difficile,
on a recours à la ponction du col ou des
parois de l'utérus.

HYDROMPHALE, s. f. (de ὕδωρ, eau,
et ὀμφαλός, nombril). Tumeur contenant de
la sérosité qui forme *hernie* au nombril
dans les cas d'*ascite* avec relâchement de
l'anneau ombilical.

HYDRONÉPHROSE, s. f. (de ὕδωρ, eau,
et νεφρός, rein). Accumulation de l'urine
dans le rein, lorsque par suite de l'obstruction de l'uretère (caillot sanguin, calcul, tumeur), elle ne peut couler dans la
vessie. La substance propre du rein s'atrophie et l'organe se réduit à une coque
fibreuse. La maladie peut n'être pas mortelle si elle n'attaque qu'un seul rein.

HYDRO-PÉRICARDE, s. m. Hydropisie du péricarde ou enveloppe séreuse du
cœur. C'est une forme chronique de la péricardite. On reconnaît l'hydro-péricarde à
la voussure et à l'augmentation de matité

de la région précordiale, à la diminution
des bruits du cœur qui semblent éloignés.
La matité précordiale est plus augmentée
en bas qu'en haut ; elle a la forme d'un
trapèze plus large à la partie inférieure
qu'à la partie supérieure.

La maladie se développe sans fièvre,
sans douleur ; il y a de l'essoufflement, de
l'anxiété précordiale allant jusqu'à la syncope, si elle se développe rapidement.

On appliquera des révulsifs, surtout des
vésicatoires à la région du cœur. On administrera des purgatifs et des diurétiques ;
enfin, on sera dans quelques cas obligé
d'avoir recours à la *paracentèse du péricarde* entre la cinquième et la sixième
côte à gauche du sternum, c'est-à-dire à la
ponction simple ou avec l'aspirateur de
Dieulafoy, pour donner issue à la sérosité
épanchée.

HYDROPHOBIE, s. f. (de ὕδωρ, eau, et
φόβος, crainte). Horreur de l'eau, et en général de tous les liquides.

L'hydrophobie est un symptôme peu
constant de la RAGE ; c'est à tort qu'on en
a fait le synonyme de cette dernière maladie. L'hydrophobie peut se montrer au début ou dans le cours de plusieurs maladies
nerveuses, des affections de l'encéphale,
de l'utérus, des organes digestifs ou respiratoires, angines, etc. ; aussi a-t-on proposé de distinguer l'*hydrophobie rabique*
et l'*hydrophobie non rabique*.

La peur d'être enragé rend quelquefois
hydrophobe (voy. RAGE).

HYDROPHTHALMIE, s. f. (de ὕδωρ,
eau, et ὀφθαλμός, œil). Hydropisie de l'œil,
souvent congénitale ou atteignant de pré-

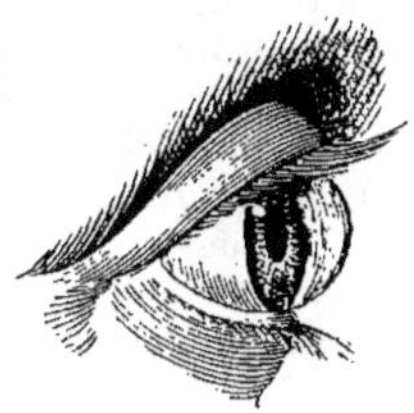

FIG. 296. — Cornée globuleuse.

férence les enfants. La cornée repoussée
en avant devient parfois énorme et perd
sa transparence, l'iris et les autres membranes de l'œil sont désorganisées. Le
volume de l'œil devient de plus en plus

considérable (buphthalmie), comparable à celui d'un bœuf.

Dans certaines variétés (*cornée globuleuse*, kératoglobus, fig. 296) la cornée conserve sa transparence et la vision s'effectue, mais dans la majorité des cas l'œil est complétement perdu. Il peut se produire des hydrophthalmies secondaires dans certaines affections telles que le glaucome, les choroïdites, etc.

HYDROPISIE, s. f. (de ὕδωρ, eau, et ὄψις, apparence). Classe de maladies caractérisées par l'exhalation morbide et l'accumulation d'un liquide d'apparence aqueuse épanché dans une ou plusieurs des cavités séreuses naturelles, ou infiltré dans le tissu cellulaire en l'absence de tout travail inflammatoire.

Outre qu'elles sont *essentielles* ou *symptomatiques; aiguës* ou *chroniques; partielles* ou *générales*, les hydropisies sont surtout *sthéniques* ou *actives*, c'est-à-dire produites par un afflux anormal de sang dans les capillaires de la partie qui est le siége de la maladie, et *asthéniques* ou *passives*, c'est-à-dire produites par un obstacle au cours du sang ou à l'absorption de la sérosité produite.

La plupart des hydropisies reconnaissent pour cause, soit : 1° une affection du cœur; 2° une maladie des reins (ALBUMINURIE); 3° une affection du foie (CIRRHOSE). Dans ce dernier cas, la maladie est limitée à la partie inférieure du corps (voy. ASCITE, ANASARQUE).

Le *traitement* des hydropisies consiste dans l'emploi des agents destinés à provoquer les principales sécrétions et qui sont empruntés aux purgatifs drastiques (*hydragogues*), aux diurétiques et aux sudorifiques, et dont l'action est aidée par des moyens appropriés à chacun des cas particuliers, ponctions, mouchetures, incisions, etc.

Les *hydropisies enkystées* sont des affections spéciales qui consistent dans le développement, au sein des organes, de kystes accidentels remplis de sérosité (voy. KYSTES DE L'OVAIRE).

HYDROPNEUMOTHORAX, s. m. (de ὕδωρ, eau, πνεῦμα, air, et θώραξ, poitrine). Épanchement d'air et de sérosité, ou le plus souvent de matière purulente dans la cavité de la plèvre, à la suite de la perforation de cette membrane et du poumon, reconnaissant pour cause l'ouverture d'un foyer

tuberculeux. La douleur est souvent très-violente, l'oppression considérable ; le côté affecté est fortement dilaté, la percussion donne un son tympanique, excepté à la partie postérieure et inférieure de la poitrine où le son est mat; le pouls devient petit, et dans le plus grand nombre des cas, la mort arrive en deux ou trois jours. La guérison est extrêmement rare.

Le traitement est celui de la pleurésie, aidé des toniques pour soutenir les forces du malade.

HYDRORHACHIS, s. f. (ὕδωρ, eau, et ῥάχις, épine dorsale). On donne ce nom et celui de **spina bifida** à une tumeur congénitale liquide, siégeant en arrière de la colonne vertébrale, le plus souvent dans les régions lombaire et sacrée, augmentant de volume et de tension pendant les efforts, et formée par la hernie des membranes de la moelle et du liquide céphalo-rachidien à travers une ouverture de la paroi postérieure du canal vertébral. Son volume dépasse rarement celui du poing.

On a vu le spina bifida guérir spontanément, mais cette terminaison est fort rare, et le plus souvent l'enfant maigrit, présente une paralysie des membres inférieurs et meurt d'épuisement.

On a traité cette affection par la compression, la ponction, l'incision, le séton, l'excision et les injections iodées, mais les chirurgiens ont rarement eu à se louer de leur intervention.

HYDROSULFATE, s. m. Synonyme de SULFHYDRATE.

HYDRO-SULFURIQUE, adj. Synonyme de SULFHYDRIQUE.

HYDROTHÉRAPIE, s. f. (ὕδωρ, eau et θεραπεία, traitement). Mode de traitement des maladies, spécialement des maladies chroniques, par l'usage de l'eau froide administrée à l'intérieur et surtout à l'extérieur, en bains, douches, etc., suivant des règles fixes et des indications précises.

Mode d'action de l'hydrothérapie ; indication et contre-indications. Bien que quelques médecins la regardent comme une panacée universelle, et voudraient lui voir remplacer toute autre médication, nous pensons que si elle est souveraine dans certains cas, il en est d'autres où elle est nuisible.

Bien plus, dans des cas semblables, mais chez des personnes de tempérament différent, elle peut produire des effets fort dissemblables. Disons tout d'abord que son action physiologique consiste à activer les fonctions de la peau, la nutrition et la vitalité des tissus, favoriser la circulation et l'élimination des principes excrémentitiels, mais à la condition de provoquer une *réaction* suffisante sans laquelle l'effet est nul ou nuisible.

La première condition de l'application de l'hydrothérapie, c'est donc la possibilité d'une réaction consécutive. Elle ne sera pas applicable dans toutes les maladies chroniques où l'organisme est trop débilité, chez les vieillards, dans les cas de prostration complète, chez les personnes atteintes de maladies consomptives, phthisie, cancer.

Il faut ensuite que cette réaction ne puisse avoir aucun effet funeste, que l'excitation qu'elle produit n'augmente pas celle des organes atteints ; elle est contre-indiquée dans les maladies des poumons, des bronches, du cœur, chez les personnes prédisposées aux hémorrhagies et à l'apoplexie.

C'est surtout contre les *névroses*, contre celles qui dépendent de la dyspepsie, de l'anémie, des troubles digestifs qu'elle est, on peut dire, souveraine, et ne peut être remplacée par aucun autre traitement. Certains engorgements, certaines maladies de la peau, certaines déviations d'organes tels que la matrice, certaines paralysies ou atrophies dont la cause ne persiste plus, en sont aussi justiciables.

Mode d'emploi, affusion. De même qu'après s'être frotté les mains dans la neige on y éprouve au bout de quelques instants un sentiment de chaleur très-intense, de même après une affusion d'eau froide à 10 ou 12 degrés faite en pluie sur tout le corps, et ne durant qu'une minute, on éprouve de la chaleur et un sentiment de bien-être particulier. C'est le mode le plus employé de l'hydrothérapie, lorsqu'il n'y a aucune indication d'agir davantage sur un organe ou sur un autre. Il faut avoir la précaution d'être en moiteur au moment où l'on fait l'affusion, ne pas la faire sur la tête, ne pas la prolonger plus d'une minute ; essuyer et s'habiller rapidement, faire une promenade ou se coucher dans un lit bien couvert afin d'activer la circulation du sang et de faciliter la réaction.

Pour pratiquer l'affusion simple, le malade se place nu au milieu d'un bassin plat fort large destiné à recevoir l'eau (fig. 297)

et se fait verser sur le corps le contenu d'un arrosoir muni d'une pomme à trous fins ; s'il possède l'appareil à bain de pluie représenté (fig. 298), il peut se donner lui-même l'affusion en manœuvrant la petite pompe placée à la partie inférieure.

Le *drap mouillé* est aussi un mode usité : il consiste à s'envelopper pendant une ou

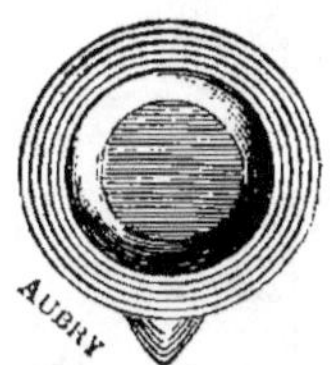

FIG. 297. — Bassin anglais.

deux minutes dans un drap mouillé en se faisant frapper sur tout le corps avec la main. On s'essuie, et on provoque la réaction par une promenade.

Le *maillot humide* consiste à se coucher dans un lit garni d'un drap mouillé. On se fait couvrir de couvertures et d'édredons jusqu'à transpiration. C'est une bonne préparation avant de prendre une douche.

La *douche* est une affusion plus ou moins

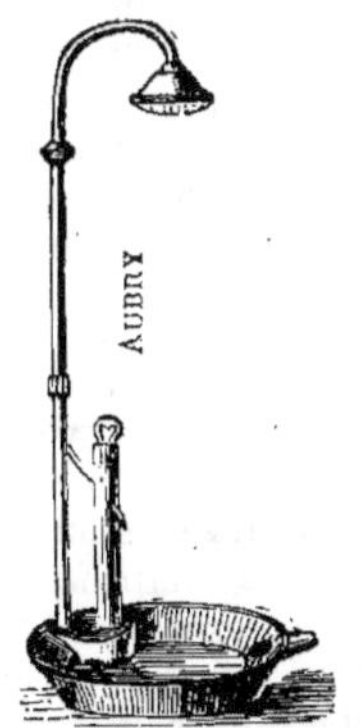

FIG. 298. — Appareil à bain de pluie.

générale faite avec un jet et une *force* plus ou moins grande (douche en pluie, en schlague), ce qui augmente son effet irritant sur la peau. Suivant les cas, on la fait agir plus spécialement sur la colonne vertébrale, sur la région du foie, de la rate, de l'utérus, etc. On peut aussi la donner dans le rectum ou le vagin (douches vaginale ou rectale).

En même temps, on fait boire au malade une certaine quantité d'eau pure, afin de faciliter la production de la sueur et de la réaction.

Lorsqu'on veut combiner l'affusion avec la *douche* en cercle ou en jet, on emploie un appareil plus complet (fig. 299) qui permet

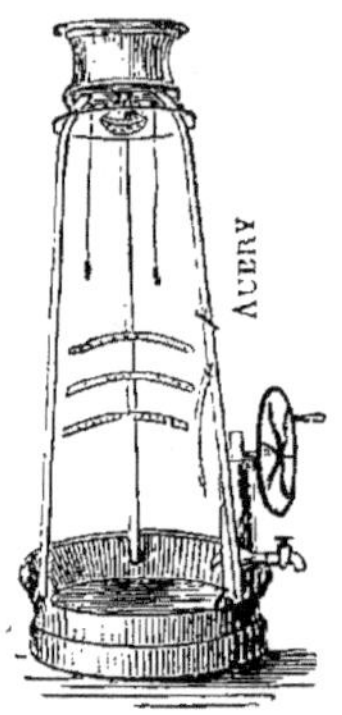

Fig. 299. — Appareil à bains de pluie et douches à trois arcs et volant.

d'utiliser presque toutes les ressources de l'hydrothérapie.

Les pratiques de l'hydrothérapie n'empêchent pas en général de vaquer aux occupations ordinaires ; elles sont aussi secondées utilement par une bonne hygiène, par un traitement ou une médication intérieure toniques : préparations de fer, vin de quinquina, contre l'anémie ; tisanes amères, diurétiques dans certaines maladies de la peau. Il sera toujours indispensable de consulter le médecin avant d'y avoir recours et de suivre ses avis dans le mode d'administration.

HYDROTHORAX, s. m. (*hydrothorax;* ὕδωρ, eau et θώραξ, poitrine). Hydropisie des plèvres ; c'est presque toujours une affection symptomatique des maladies organiques qui déterminent des hydropisies multiples. L'épanchement se reconnaît par l'auscultation et la percussion, comme dans la pleurésie, avec laquelle on fait confusion quelquefois ; cependant, le seul symptôme de l'hydrothorax est la gêne de la respiration. Cette affection est une complication grave qu'il faut combattre énergiquement par un traitement fondé sur les causes de la maladie, et emprunté à la thérapeutique générale des hydropisies. La *thoracentèse* offre de

grandes chances de succès, si la cause qui a produit l'hydrothorax a elle-même disparu.

HYGIÈNE, s. f. (ὑγιεινός, sain). Branche de la médecine qui a pour objet la conservation de la santé ; elle détermine la manière dont l'homme doit user des choses qui lui sont nécessaires, comment il peut modifier ou détruire les influences pernicieuses de certains agents, à l'action desquels il ne saurait se soustraire ; quelle direction il doit donner à ses facultés volontaires, afin d'améliorer sa constitution et de prévenir les maladies. Le sujet de l'hygiène est l'homme sain considéré individuellement, *hygiène privée ;* ou collectivement, et dans ses relations avec le climat où il se trouve, la société dont il fait partie, ses coutumes, ses mœurs, ses lois, *hygiène publique.*

L'étude de l'**hygiène privée** comprend six classes : 1° les choses qui environnent le corps de l'homme, *circumfusa,* c'est-à-dire l'air, les eaux, les saisons, les climats, les phénomènes météoriques, souterrains ou hydrauliques qui modifient, altèrent ou changent la disposition habituelle des lieux; 2° celles qui sont appliquées à son extérieur, *applicata,* qui comprennent les vêtements, les lits, les bains, et en général tous les soins de propreté, les cosmétiques, les parfums, etc.; 3° les choses qui sont introduites dans le canal digestif, *ingesta,* c'est-à-dire les aliments solides ou liquides, simples ou composés, et les médicaments ; 4° les différentes matières hétérogènes qui doivent être éliminées du corps, *excreta,* et qui comprennent les excrétions naturelles, accidentelles ou artificielles ; 5° les actions volontaires des muscles et des organes, *gesta,* à savoir : la veille, le sommeil, le mouvement et le repos ; 6° les sensations, les travaux de l'esprit et les facultés intellectuelles, *percepta.*

L'**hygiène publique**, généralisant l'hygiène privée, comprend l'ensemble des connaissances nécessaires pour maintenir la santé, le bien-être des populations considérées en masse ; elle embrasse la climatologie, la démographie, la statistique médicale, la salubrité, les établissements dangereux, insalubres ou incommodes, les professions, la technologie agricole et industrielle, les épidémies, épizooties et maladies contagieuses, l'assistance publique et la législation sanitaire ; elle comprend l'hygiène navale, l'hygiène militaire, l'hygiène rurale, etc., divisions spéciales à quelques groupes d'individus, qu'elle soumet à des règles particulières en rapport avec le milieu dans lequel ils vivent.

L'hygiène, dont le champ est immense, prend l'homme avant sa naissance, l'accompagne après sa mort, et, pendant toute sa vie, pénètre avec lui dans les détails les plus intimes et les plus vulgaires de son existence, pour s'élever de là à la solution des problèmes les plus graves d'économie sociale et politique : elle prolonge la vie,

grande quantité de vapeur d'eau qu'elle contient, comparée à celle qu'elle pourrait contenir à la même température si elle en était saturée.

On mesure plus ou moins approximativement cet état au moyen d'instruments nommés **hygromètres** dont le plus simple, celui de Saussure, est formé d'un cheveu bien dégraissé qui s'allonge ou se raccourcit suivant l'état plus ou moins humide de l'atmosphère.

HYMEN, s. m. (de ὑμήν, membrane). Diaphragme ou cloison membraneuse in-

PARTIES GÉNITALES D'UNE PETITE FILLE.

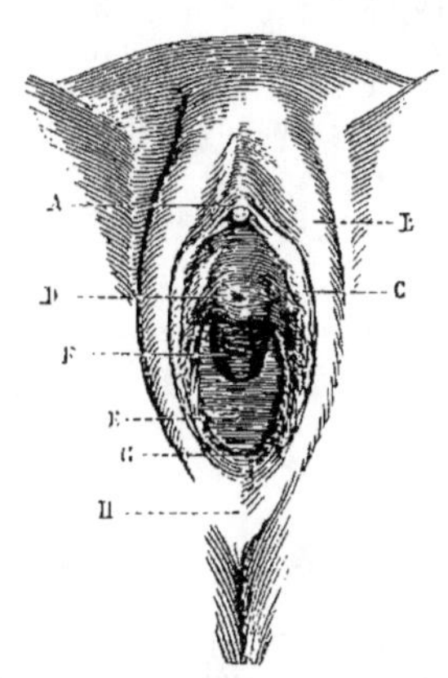

FIG. 300. — Hymen en forme de croissant.

E, Hymen.
B, Grande lèvre.
C, Petite lèvre.
D, Méat urinaire.

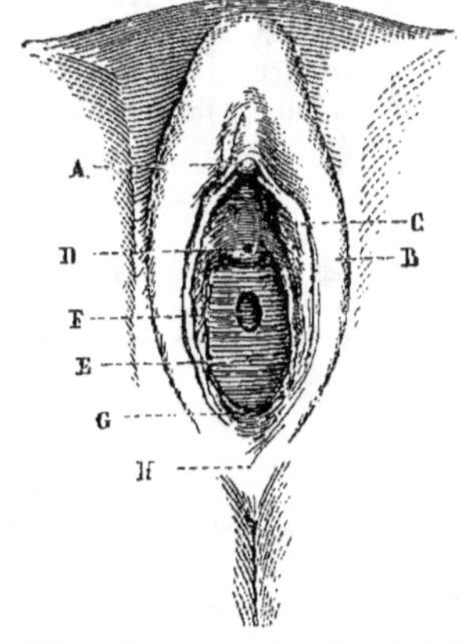

FIG. 301. — Hymen avec ouverture centrale.

F, Ouverture du vagin.
G, Commissure postérieure de la vulve.
A, Clitoris.

elle est la science qui enseigne à éviter et à neutraliser les causes des maladies, qui aide à surmonter les dispositions morbides constitutionnelles, héréditaires ou individuelles, qui met l'homme en état de remplir les devoirs que l'existence lui impose et de jouir des biens qu'elle lui dispense.

HYGROMA, s. m. (de ὑγρός, humide). Inflammation des bourses séreuses ou muqueuses pouvant exister à l'état aigu ou à l'état chronique (voy. BOURSES SÉREUSES).

HYGROMÉTRIQUE, adj. Qui attire l'humidité ou qui est susceptible d'être influencé par elle. L'état **hygrométrique de l'atmosphère** dépend de la plus ou moins

complète qui se trouve dans le vagin à une certaine distance de sa partie antérieure chez les filles **vierges**.

L'hymen a généralement la forme d'un croissant (fig. 300), son bord libre concave est mince et facilement déchiré lors des premières approches sexuelles. Dans d'autres cas il forme une membrane complète ayant une ouverture centrale circulaire (fig. 301) ou plusieurs petites ouvertures. Il peut encore affecter d'autres formes, quelquefois même il peut en exister deux situés l'un au-dessus de l'autre. Enfin il peut n'être pas perforé, et l'**imperforation de l'hymen** est un grave inconvénient lors de l'établissement de la *menstruation*, à cause du sang qui s'accumule au-dessus. Il faut alors avoir recours à une opération.

Ordinairement l'hymen n'est rompu que lors des premiers rapprochements sexuels, mais on conçoit que bien d'autres causes que le coït peuvent en produire prématurément la déchirure. Elle donne généralement lieu à une certaine douleur, et à un écoulement de sang parfois assez abondant. Les débris de l'hymen forment sur les côtés du vagin de petites saillies (*caroncules myrtiformes*) qui s'atrophient généralement plus tard.

La présence de l'hymen n'est pas toujours un signe de virginité, pas plus que son absence ne prouve d'une manière absolue la défloration. Il arrive, en effet, que cette membrane est parfois assez résistante pour ne pas se déchirer, mais se laisser seulement refouler ; la fécondation et la

HYOSCYAMINE, s. f. Principe actif, alcaloïde de la jusquiame noire, analogue par ses propriétés à l'atropine.

HYPERESTHÉSIE, s. f. (ὑπέρ, au delà, et αἴσθησις, sentiment). Névrose de sentiment liée à une lésion de la sensibilité générale ou sensorielle, consistant dans l'*exaltation de la sensibilité*, de la douleur.

HYPERHÉMIE, s. f. (de ὑπέρ, au delà, et αἶμα, sang). Surabondance de sang dans une partie quelconque, premier degré de la congestion et de l'inflammation.

HYPERMÉTROPIE, s. f. (de ὑπέρ, au delà, et μέτρον mesure). État de l'œil dans lequel, lorsqu'il est *au repos absolu* (lorsqu'il ne se sert pas de son ACCOMMODATION), les rayons lumineux venant de l'infini, au lieu de se réunir, comme dans l'œil emmétrope, sur la rétine, se réunissent en arrière de cette membrane (fig. 302). C'est

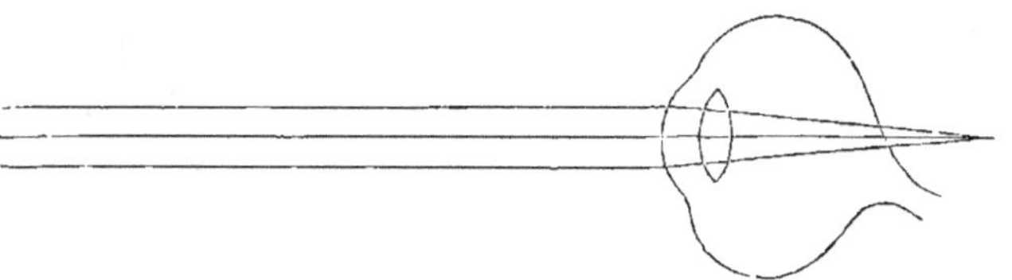

FIG. 302. — Œil hypermétrope.
(Les rayons lumineux venant de l'infini (parallèles) se réunissent en arrière de la rétine.)

grossesse peuvent néanmoins avoir lieu, et la membrane se rompt au moment de l'accouchement. Dans des cas très-rares l'accoucheur est obligé d'en pratiquer la division.

HYO-GLOSSE, adj. et s. m. Nom d'un muscle qui va de la grande corne de l'os hyoïde à la langue et qui, suivant que l'un ou l'autre de ses points d'attache est fixé, élève l'os hyoïde ou abaisse la langue.

HYOÏDE, adj. et s. m. (de Υ, et εἶδος, semblable, qui ressemble à un Υ). Nom d'un petit os de la partie antérieure du cou, entre la base de la langue et le larynx. Il est recouvert en haut par le muscle mylo-hyoïdien (34, fig. 176) et en bas par les muscles sterno et omo-hyoïdien (29, fig. 176), et se compose de cinq pièces : le corps au milieu, les deux grandes cornes en bas, les deux petites cornes au-dessus. Il est complétement isolé du reste du squelette et ne s'articule avec aucun autre os.

l'opposé de la MYOPIE, et il ne faut pas commettre l'erreur grossière de la confondre avec la PRESBYTIE.

L'hypermétropie tient généralement à ce que l'axe antéro-postérieur de l'œil est plus court qu'à l'état normal, ou à ce que les milieux de l'œil possèdent une réfraction trop faible.

Un hypermétrope est déjà obligé de se servir de son accommodation pour voir de loin, à plus forte raison est-il obligé de s'en servir pour voir de près. Lorsque sa faculté d'accommodation diminue, ce qui arrive naturellement vers quarante ou cinquante ans et constitue la presbytie, il est obligé de porter des lunettes avec des verres convexes plus forts que s'il était simplement presbyte (fig. 303).

Dans le jeune âge, les hypermétropes qui ont une bonne accommodation voient bien sans lunettes, mais ils sont obligés de faire des efforts considérables pour voir de près, lire et écrire. Ces efforts s'accompagnent de contractions énergiques des *mus-cles droits internes*, et il en résulte une prédisposition au *strabisme* interne ou loucherie en dedans.

les endormir. Du reste, l'habitude de rechercher le sommeil hypnotique fait qu'on l'obtient plus facilement.

HYPOCHONDRE, s. m. Nom des par-

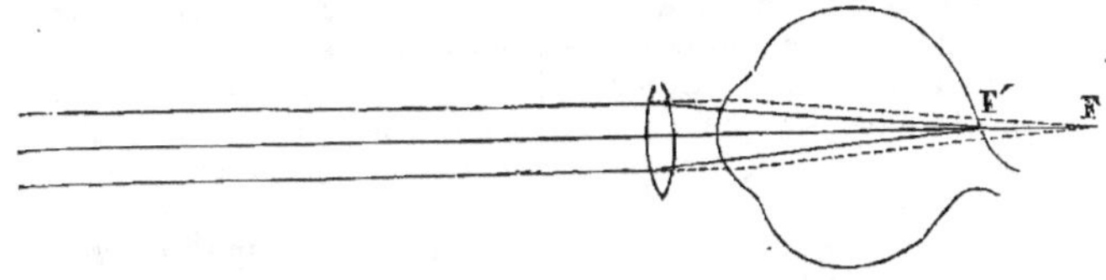

FIG. 303. — Œil hypermétrope.

Modification apportée par un verre convexe convenablement choisi ; les rayons venant de l'infini, qui convergeaient en F, convergent alors en F' sur la rétine.

Les hypermétropes se fatiguent très-vite en lisant, en écrivant ; ils ont les yeux rouges, une douleur semblable à celle que produirait un cercle rigide appliqué sur la tête, des éblouissements, etc., enfin tous les signes d'*asthénopie accommodative*.

L'hypermétropie est souvent méconnue et inquiète quelquefois les malades et les médecins, qui ne savent à quoi attribuer les désordres qu'elle produit. Tous ces symptômes disparaissent facilement et promptement par l'usage de lunettes choisies, condition très-importante, avec le plus grand discernement.

HYPERTROPHIE, s. f. (ὑπέρ, au delà, et τροφή, nutrition). Augmentation de volume générale ou partielle d'un organe ou d'un tissu avec ou sans modification dans sa structure.

Hypertrophie du cœur. — Voy. CŒUR.

HYPNOTISME, s. m. (ὕπνος, sommeil). Phénomène encore incomplétement étudié, ou procédé au moyen duquel on peut faire tomber une personne dans un sommeil somnambulique pendant lequel la sensibilité est abolie, les membres restant frappés de catalepsie ou bien conservant leur souplesse.

On obtient l'hypnotisme en faisant regarder un objet brillant placé au-dessus du front, à trente centimètres des yeux environ, et dans une position telle que les yeux et les paupières se trouvent dans une élévation forcée.

On n'arrive facilement à produire l'hypnotisme que chez certaines personnes faibles, anémiques, les femmes surtout. L'effort d'*accommodation* et d'élévation des yeux qu'elles sont obligées de faire suffit à

ties supérieures gauche et droite de l'ABDOMEN.

HYPOCHONDRIE, s. f. (*hypochondria*). Cachexie essentielle, plus fréquente chez l'homme que chez la femme et caractérisée par des troubles divers des *fonctions digestives* et circulatoires, et tendance à une mélancolie profonde. Aussi a-t-on appelé à tort hypochondrie cet abattement moral lui-même qui se rapporte, comme tous les autres symptômes de cette affection, à des troubles considérables des fonctions de nutrition.

Les aliments fermentent dans l'estomac, mais n'y sont pas digérés ; la constipation est par conséquent opiniâtre et les gaz accumulés dans l'estomac et les intestins donnent lieu à des douleurs violentes ; l'urine est rouge, épaisse, souvent fétide. A ces symptômes s'ajoutent l'oppression, les palpitations, les mouvements désordonnés du cœur et des artères ; la mémoire s'affaiblit ; les malades sont tourmentés par des *craintes* et des *tristesses chimériques*, et il n'est pas très-rare de voir le trouble des fonctions intellectuelles aboutir à la FOLIE.

Les professions sédentaires qui n'exercent que l'intelligence, le manque d'exercice et la bonne chère favorisent au plus haut point le développement de cette affection extrêmement pénible qui compromet gravement la santé. Dans certains cas, les toniques, les stimulants, le fer, peuvent avoir leur utilité ; mais le traitement héroïque de cette maladie est le changement d'habitudes aidé du traitement thermal par les eaux de Vichy, l'hydrothérapie et l'exercice qui agissent à la fois sur la constitution physique et les dispositions morales des hypochondriaques.

HYPODERMIQUE, adj. (ὑπο, sous, et δέρμα, la peau). Qui a son siége sous la peau.

Se dit des injections faites dans le tissu cellulaire sous-cutané au moyen de la seringue de Pravaz. Les injections hypodermiques se font le plus souvent avec la

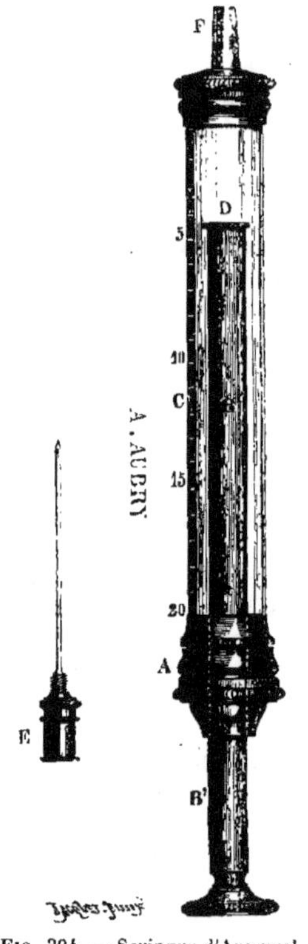

FIG. 304. — Seringue d'Arsonval.

A, Douille serrant au moyen d'une rondelle de caoutchouc la tige pleine qui remplace le piston B.

C, D, Corps de pompe graduée.

E, Aiguille creuse que l'on adapte en F.

solution d'un sel de morphine et sont employées avec succès dans le traitement des névralgies ou des affections dans lesquelles la douleur est violente et superficielle, les coliques hépatiques par exemple.

La *méthode hypodermique* permet en outre de faire absorber facilement et très-rapidement des médicaments actifs qui seraient rejetés par l'estomac ou refusés par le malade à cause de leur saveur insupportable.

La meilleure manière de pratiquer les *injections hypodermiques*, au chlorhydrate de morphine par exemple, consiste à employer une solution au 1/20e de cette substance dans de l'eau distillée. Il est quelquefois nécessaire de la chauffer avec la main pour empêcher la précipitation du sel pendant les froids de l'hiver. On en remplit une *seringue d'Arsonval* (fig. 304), qui est construite de telle sorte que chacune de ses vingt divisions correspond à une goutte. On limite le nombre de gouttes que l'on veut injecter (de 5 à 15 ordinairement) en repoussant plus ou moins la tige pleine qui remplace avec avantage le piston. Cela fait, et vérification faite du bon état de la pointe de l'aiguille creuse, on choisit l'endroit où l'on veut pratiquer l'injection (bras, partie antérieure de la poitrine ou de l'épigastre, cuisse, tempe). On fait un pli à la peau que l'on pince assez fortement afin de diminuer la douleur, et on plonge franchement la pointe de l'aiguille assez profondément pour pénétrer dans le tissu cellulaire sous-cutané. On pousse alors le piston lentement et sans secousses et on maintient le doigt sur la piqûre pendant quelques secondes pour empêcher le liquide de refluer. Cinq à quinze minutes après, les effets de la morphine se font sentir; il est nécessaire que le malade soit à jeun ou du moins n'ait pas mangé depuis trois ou quatre heures, afin d'éviter les vomissements.

HYPOGASTRE, s. m.(de ὑπο, sous, et γαστήρ, ventre). Partie inférieure de l'ABDOMEN.

HYPOGASTRIQUE, adj. Qui appartient à l'hypogastre.

Artère hypogastrique ou ILIAQUE INTERNE.

Ceinture hypogastrique. Elle est destinée à soutenir le bas-ventre chez les femmes enceintes ou atteintes d'une déviation de la matrice.

HYPOGLOSSE, adj. et s. m. (de ὑπο, sous, et γλῶσσα, langue). Le *nerf grand hypoglosse* ou de la douzième paire est un nerf moteur qui sort du crâne par le trou condylien antérieur et se distribue aux muscles du pharynx et de la langue.

HYPOHÉMA, s. m. Épanchement de sang dans la chambre antérieure de l'œil.

Il se résorbe par le repos et un bandage compressif en quelques jours, si la cause qui l'a produit vient à disparaître.

HYPOPHOSPHITE, s. m. Sel formé par l'acide hypophosphoreux et une base, la potasse, la chaux, etc. Ce dernier a été employé comme le phosphate de chaux contre la phthisie au début.

HYPOPYON, s. m. (de ὑπό, sous, et πύον, pus). Collection de pus dans la chambre antérieure de l'œil (fig. 305) consécutive à un abcès ou un ulcère de la cornée (KÉRATITE), à une IRITIS ou une IRIDO-CHO-ROÏDITE.

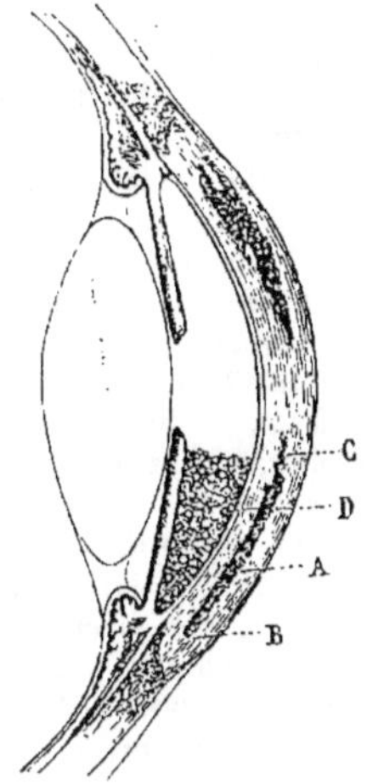

Fig. 305. — Hypopyon.
A, Infiltration de pus dans le tissu cornéen (onyx).
B, C, Limites inférieure et supérieure de l'onyx.
D, Hypopyon.

Si le pus, au lieu d'être rassemblé entre l'iris et la cornée, se trouve infiltré dans les lames de cette dernière, il y a *onyx*.

Le *traitement* de l'hypopyon consiste à favoriser la résorption du pus par la compression de l'œil, l'usage de l'atropine, les applications chaudes. Dans certains cas, il faut l'évacuer en faisant la ponction de la cornée par la partie inférieure.

HYPOSPADIAS, s. m. (de ὑπό, sous, et σπάδιον, espace). Vice de conformation de la verge de l'homme. L'ouverture du méat urinaire, au lieu de se faire à l'extrémité du gland, se fait en un point situé au-dessous, plus ou moins près de la racine de la verge, et quelquefois même au milieu des plis de la peau du scrotum.

On distingue l'*hypospadias balanique* qui n'a que peu d'inconvénients, l'ouverture se faisant à la partie inférieure du gland, près de sa situation normale; l'*hypospadias pénien* à la face inférieure de la verge, avec ou sans conservation du canal. Le pronostic et les inconvénients en sont bien plus graves; l'urine s'écoule difficilement ou mouille et irrite le scrotum, le coït est infécond; l'*hypospadias scrotal* dans lequel la verge n'existe presque plus et ressemble au clitoris de la femme (voy. HERMAPHRODITE).

Le seul traitement à tenter, quand il est applicable, c'est une opération *autoplastique* destinée à reconstituer plus ou moins complétement le canal de l'urèthre.

HYPOSTATIQUE, adj. Qui est produit par la stase du sang dans une partie déclive. Lorsque les vieillards ou les hommes affaiblis restent longtemps dans le décubitus dorsal, les parties inférieures de leurs poumons s'engorgent par suite de la stase sanguine, et il se déclare souvent une *pneumonie hypostatique*.

HYPOTHÉNAR, s. m. (de ὑπό, sous, et θέναρ, paume de la main). Éminence produite par la saillie des muscles (palmaire, adducteur, court fléchisseur, etc.), qui se trouvent à la paume de la main du côté du petit doigt.

HYSOPE ou HYSSOPE, s. f. (*hyssopus officinalis*, ὕσσωπος). Sous-arbrisseau de la famille des Labiées dont les sommités fleuries sont rangées parmi les toniques et les pectoraux stimulants. On les emploie surtout contre le catarrhe pulmonaire hronique. Elles font partie des espèces aromatiques et du vulnéraire suisse.

HYSTÉRIE, s. f. (ὑστέρα, utérus) Maladie propre au sexe féminin, mais dont on constate cependant quelques cas chez les hommes (NERVOSISME), caractérisée par des troubles complexes du système nerveux de la vie de relation et de la vie orgnique, notamment par des spasmes divers, par la sensation d'une boule qui monte de la poitrine à la gorge (*boule hystérique*), par des convulsions cloniques revenant par accès périodiques et par une paralysie plus ou moins étendue du sentiment et du mouvement.

Les formes de l'hystérie étant diverses

et nombreuses, on lui attribue à tort tous les phénomènes nerveux qui se rencontrent chez la femme. Les altérations anatomiques dans l'hystérie ne sont pas constantes, et souvent elles manquent absolument. Soit qu'elle résulte d'une disposition physique constitutionnelle ou qu'elle soit occasionnée par une émotion ou une série d'impressions morales particulières, l'hystérie est annoncée par des prodromes remarquables : changement de caractère, nécessité de déplacement, idées tristes, cauchemars, frissons avec sensation de froid extrême ou de chaleur insupportable ; palpitations, sensation de boule hystérique. C'est par l'*exagération de ces symptômes* que la maladie se confirme.

L'hystérie se montre sous les deux formes *convulsive* et *non convulsive*. La première, que l'on se gardera bien de confondre avec l'épilepsie, procède par attaques.

Leur début est brusque ou précédé d'un peu de malaise, de douleurs violentes dans diverses parties du corps, de la sensation de la boule hystérique, d'un mal de tête intense, fixe, auquel on a donné le nom de *clou hystérique ;* la face est vultueuse, la respiration inégale, irrégulière, la peau est chaude, moite. L'attaque commence et la malade tombe à terre en poussant un cri ; les yeux sont hagards, les jugulaires gonflées, les dents grincent, et les convulsions tordent le corps et contractent le visage de mille manières; les éclats de rire succèdent aux sanglots et aux cris déchirants ; aux convulsions succèdent des paralysies locales avec anesthésie plus ou moins circonscrite. Parfois, au contraire, il y a hypéresthésie. L'abdomen, l'utérus, les reins, les mamelles, sont le siége de douleurs insupportables ; des palpitations violentes, une dyspnée profonde, du météorisme, accompagnent ces symptômes. Souvent, des éructations, l'émission abondante d'urines claires, pâles, ou l'écoulement de mucosités vaginales signalent la fin de l'attaque. Après l'attaque on constate parfois la perte de l'intelligence ou une aphonie complète qui peut durer plus d'une année, ainsi que la diminution ou l'exaltation des fonctions des sens, des facultés morales ou affectives, des névralgies, etc. Les attaques durent généralement un quart d'heure ou une demi-heure; cependant, rien n'est plus

irrégulier que leur durée et que l'époque de leur retour.

Avec une moindre intensité, la forme *non convulsive* présente les mêmes symptômes ; boule hystérique, suffocations ; les convulsions seules font défaut. L'hystérie peut amener un amaigrissement considérable, une sorte de cachexie nerveuse, avec mouvement fébrile intermittent sans gonflement de la rate, et résistant à l'administration de tous médicaments.

On voit qu'il y a loin de cette description à la signification que l'on donne vulgairement au mot hystérie. Il n'y a pas plus d'exaltation dans le désir des rapprochements sexuels qu'il n'y en a dans les autres sentiments.

Après avoir indiqué les principaux symptômes de l'hystérie, il est indispensable de faire remarquer qu'il n'en est, pour ainsi dire, pas un seul qui n'ait été ou ne puisse être simulé ; que l'astuce et le besoin de tromperie de la femme peuvent en imposer au praticien, et que, si rien n'est plus commun que les *vapeurs*, les *maux de nerfs*, les *attaques de nerfs*, c'est que rien n'est plus facile à imiter. Si l'on considère que l'hystérie apparaît chez les femmes de 15 à 30 ans, que ses causes les plus ordinaires sont : un tempérament nerveux, exalté par un amour contrarié, la jalousie, l'influence des conversations et des lectures érotiques, en un mot, tout ce qui tend à stimuler l'appareil générateur, on peut facilement admettre cette maladie comme un ensemble de symptômes résultant de l'état d'excitation et de souffrance de l'utérus réagissant sur le système nerveux.

Quoiqu'elle ne mette pas les malades en danger, à moins de cachexie nerveuse, l'hystérie n'est pas une affection sans importance, parce qu'elle trouble leur existence et les expose à des complications multiples, parmi lesquelles on compte l'épilepsie, la nymphomanie, la folie, les paralysies partielles, etc.

Il n'existe pas de traitement spécifique de l'hystérie ; il consiste dans les moyens hygiéniques et surtout dans l'éducation, car c'est dans la mauvaise direction des goûts et des sentiments de leur enfance et de leur jeunesse que les femmes puisent cette exaltation nerveuse qui dégénère en affection hystérique. Lorsque la maladie reconnaît pour cause une affection des organes génitaux, dysménorrhée, aménorrhée, névralgie utérine, engorgement du col, la guérison est possible et souvent rapide; on a vu l'extraction d'une tumeur vaginale, l'incision du col imperforé ramener la santé. L'union sexuelle, à laquelle on a souvent recours, et la grossesse, peuvent guérir, mais aussi redoubler les attaques d'hystérie.

Les attaques convulsives ne réclament aucun traitement actif; il suffit de placer les malades à terre et veiller à ce qu'elles ne puissent pas se blesser. Contre les douleurs, les spasmes, on a vu la belladone, portée graduellement à de très-fortes doses, réussir parfaitement; l'exercice, le changement de climat, l'*hydrothérapie*, la gymnastique, concourent utilement au soulagement des malades.

HYSTÉROPTOSE, s. f. (de οὐτέρα, utérus, et πτῶσις, chute). Chute de la matrice, prolapsus ou déviation de l'UTÉRUS.

HYSTÉROTOMIE, s. f. (οὐτέρα, utérus, et τομή, section). Synonyme d'OPÉRATION CÉSARIENNE. Elle consiste à aller chercher l'enfant dans la cavité de la matrice en ouvrant l'abdomen, suivant la ligne médiane, ou en incisant l'utérus par le vagin (hystérotomie vaginale). (voy. CÉSARIENNE.)

I

ICHOR, s. m. Mélange de pus, de sang et de sérosité qui s'écoule de certaines plaies ou ulcères de mauvaise nature.

ICHTHYOSE, s. f. (de ἰχθύς, poisson). Maladie de la peau, le plus souvent congénitale et héréditaire, caractérisée par la présence d'écailles grisâtres, rudes, épaisses, adhérentes, imbriquées, qui lui donnent l'apparence de la peau de poisson.

L'ichthyose se développe souvent sur une grande étendue, quelquefois sur les membres seulement. Elle est essentiellement chronique et résiste à la plupart des traitements. On doit se contenter de l'amélioration que donnent les bains émollients et alcalins, et les préparations arsenicales prises à l'intérieur. La santé générale s'en ressent fort peu d'habitude.

ICTÈRE, s. m. (ἴκτερος, jaunisse). Synonyme de jaunisse, affection caractérisée par la teinte jaune de la peau et du blanc de l'œil, par la coloration brune des urines due à la présence de la matière colorante de la bile dans le sang. La teinte jaune se montre d'abord aux conjonctives et envahit successivement toutes les parties du corps ; la peau est sèche, rude, âpre ; les matières fécales deviennent blanchâtres, prennent la teinte de l'argile et sont extrêmement infectes.

L'ictère est souvent *symptomatique* d'une maladie du foie ou des voies biliaires (COLIQUES HÉPATIQUES) ; il est alors précédé ou accompagné de symptômes généraux : douleur dans l'hypochondre droit, nausées, vomissements, fièvre, troubles de l'appareil digestif, dégoût, anorexie ; mais il peut être *essentiel*, et ces symptômes manquent alors.

L'ictère simple ou **essentiel** est le plus souvent déterminé par les excès de table, l'impression vive du froid, une émotion violente, une frayeur, un accès de colère (*ictère spasmodique*). Il dure de deux à trois septénaires, et se termine spontanément par la guérison. Des purgatifs légers, le calomel, les alcalins, surtout dans l'ictère consécutif à l'hépatite, accélèrent la terminaison de cette affection bénigne.

L'ictère grave, *typhoïde*, *malin*, *hémorrhagique*, est essentiellement caractérisé par de l'ictère, des hémorrhagies, des symptômes ataxiques et adynamiques, et s'accompagne le plus souvent, mais non toujours, de l'atrophie du foie. L'ictère grave débute parfois très-rapidement, mais le plus souvent il se présente avec les apparences de l'ictère simple ; peu après surviennent les symptômes typhoïdes, puis ce sont les hémorrhagies multiples pouvant avoir pour siége à la fois la peau (purpura), les muqueuses, (épistaxis, métrorrhagies), les parenchymes, les séreuses ; puis des phénomènes adynamiques ou ataxiques, fuliginosités, douleurs musculaires, crampes, convulsions ; puis le coma précédant la mort, qui a lieu au bout d'une semaine en moyenne. Cette maladie, distincte de la fièvre jaune, parce qu'elle n'est pas épidémique, paraît avoir quelquefois une origine miasmatique.

L'ictère des nouveau-nés se rattache quelquefois à l'ictère grave ; il paraît lié à la présence de calculs, à la trop grande consistance de la bile qui ne coule pas facilement, au défaut de développement ou à l'atrésie des voies biliaires.

L'ictère simple des nouveau-nés se manifeste immédiatement après la naissance ; il reconnaît pour causes : la rétention du méconium et l'impression de l'air. C'est un phénomène physiologique qui n'offre aucune gravité.

Le *traitement* des diverses variétés d'ictère comporte l'emploi des purgatifs, des diurétiques, des eaux minérales alcalines et gazeuses. Quelquefois il est nécessaire en même temps de soutenir les forces du malade par les toniques qu'ils peuvent supporter. La *diète lactée* leur est souvent fort utile. En même temps on emploiera, suivant les cas, les révulsifs (teinture d'iode, vésicatoires), les cataplasmes sur la partie malade et même l'*hydrothérapie*.

IDENTITÉ, s. f. (*idem*, le même). Constatations faites en médecine légale pour savoir si un individu est bien celui qu'il prétend être ou que l'on croit reconnaître; si le cadavre plus ou moins intact que l'on examine est bien celui d'une personne que l'on suppose avoir été victime d'un assassinat ou d'un empoisonnement, etc.

L'identité se déduit, sur le vivant et sur le cadavre, des signes particuliers, des difformités (nævi, cicatrices, tatouages, ou autres), de la couleur des poils, de la taille, des habitudes, des déformations, des BOURSES SÉREUSES acquises dans l'exercice d'un métier quelconque, de l'âge certain ou probable, de l'époque à laquelle semble remonter la mort ou la disparition coïncidant avec la connaissance d'une absence ou d'un crime. Sur le squelette, l'identité s'établit jusqu'à l'adolescence par l'état des dents, les difformités osseuses, traces de fractures anciennes, développement des os, couleur et état des poils qu'on a pu retrouver.

IDIOPATHIE, s. f. (de ἴδιος, propre, et πάθος, maladie). Affection qui existe par elle-même, c'est-à-dire qui n'est pas un simple symptôme d'une autre maladie.

Le terme de *maladie idiopathique* est opposé à celui de *maladie symptomatique*.

IDIOSYNCRASIE, s. f. (ἴδιος, propre, σὺν, avec, et κρᾶσις, tempérament). Disposition particulière et souvent inexplicable du tempérament, qui fait que certains individus jouissent d'une IMMUNITÉ plus ou moins absolue pour certaines maladies, ou y sont au contraire extrêmement prédisposés, ou bien sont affectés d'une façon spéciale et remarquable par un aliment, un médicament.

C'est par *idiosyncrasie* que l'ingestion d'une fraise, d'une huître, d'une pilule résineuse produit constamment l'urticaire chez certaines personnes, douées d'ailleurs d'une excellente constitution.

IDIOTIE, s. f. État pathologique caractérisé par l'absence plus ou moins complète de l'activité intellectuelle, et par le défaut de développement des instincts les plus nécessaires à la conservation de la vie.

Les idiots absolus ne savent ni manger seuls, ni comprendre aucun de leurs besoins. La sensibilité générale est très-obtuse ou nulle. L'aspect de l'individu affecté d'idiotie est repoussant; il est laid, déjeté, laisse écouler ses excrétions et répand autour de lui une odeur infecte.

Mais il existe tous les intermédiaires entre l'idiotie complète et les personnes qui sont simplement faibles d'esprit. Il n'est pas rare de rencontrer des individus qui restent toute leur vie dans un état intellectuel semblable à celui des enfants, et dont l'état est cependant susceptible d'être amélioré par l'éducation.

Les causes de l'idiotie sont très-diverses, elle tient généralement à un développement incomplet de l'encéphale, lorsque, par exemple, la boîte crânienne s'est ossifiée prématurément et est restée petite (MICRO-CÉPHALIE). Dans certains cas, il subsiste quelques-unes des facultés intellectuelles, telles que la mémoire, le goût de la musique, qui peuvent être développées normalement ou même exaltées. Mais ce qui caractérise surtout cet état, c'est l'absence de l'esprit de comparaison, de la notion du temps, des distances, de la grandeur, etc. Les impulsions génitales et affectives sont souvent très-vives.

On doit autant que possible, par l'éducation, chercher à tirer parti de ce qui reste d'intelligence, habituer ces infortunés à la propreté, surveiller leurs actions et leur enseigner, s'il y a lieu, un métier manuel dont ils s'acquittent souvent fort bien.

Dans certains pays, le Valais, par exemple, l'idiotie est endémique et accompagne le goître et le crétinisme. On ne doit pas oublier que les idiots sont irresponsables, qu'ils doivent être interdits et qu'ils ne peuvent pas contracter de mariage qui ne serait pas légalement valable.

ILÉO-CÆCAL, adj. La *valvule iléocæcale* (barrière des apothicaires) sépare le *gros intestin* de l'*iléon* et empêche les matières qui ont pénétré dans le côlon (gros intestin) de revenir dans l'intestin grêle. Les lavements administrés par l'anus ne la dépassent pas, et leur action se borne au gros intestin.

ILÉON, s. m. Dernière portion de l'INTESTIN grêle.

ILÉUS, s. m. Synonyme de passion iliaque, colique de *misérere volvulus* (voy. Occlusion de l'intestin).

au niveau de la quatrième vertèbre lombaire, suit le bord interne du muscle *psoas* et se termine au niveau de la symphyse sacro-

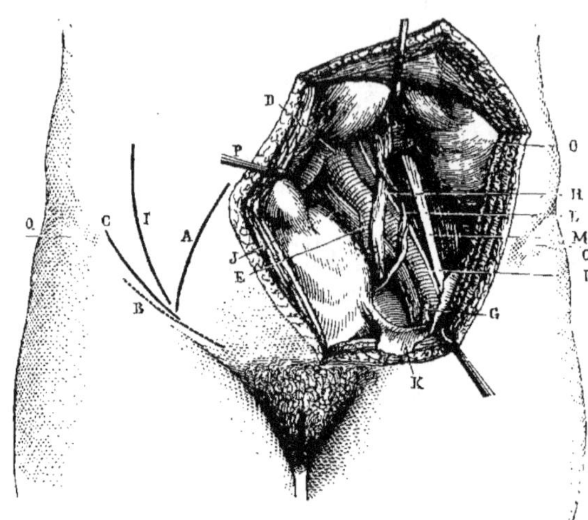

Les trois lignes A, B, C indiquent les incisions à faire pour aller à la recherche de l'artère iliaque externe par les procédés de Abernethy, Bogros et Roux.

D, Artère iliaque primitive.

E, Iliaque interne ou hypogastrique.

F, Iliaque externe.

G, Artère épigastrique.

H, Urétère.

I, Incision ordinairement employée pour faire la ligature de l'iliaque interne.

J, Veine iliaque.

K, *Fascia transversalis* coupé et renversé.

L, Vaisseaux spermatiques ou ovariens.

M, Muscle psoas.

O, Intestins recouverts par le péritoine.

P, Érigne éloignant les lèvres de la plaie.

Q, Épine iliaque antérieure et supérieure.

Fig. 303. — Artère iliaque primitive et ses branches.

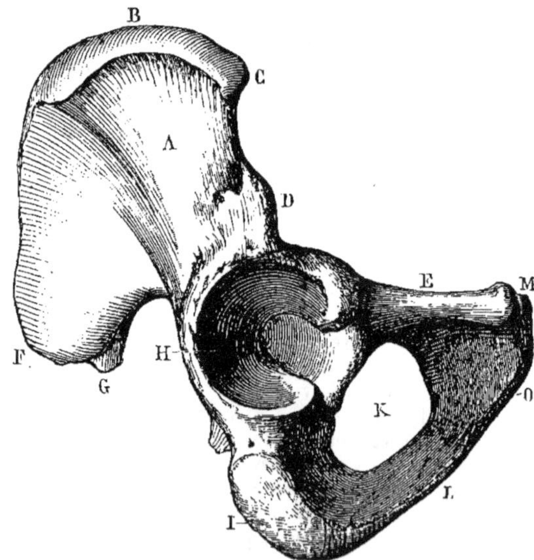

A, Partie antérieure de la fosse iliaque externe.

B, Crête iliaque

C, Épine iliaque antérieure et supérieure.

D, Épine iliaque antérieure et inférieure.

E, Branche horizontale du pubis.

F, Épine iliaque postérieure et supérieure.

G, Épine iliaque postérieure et inférieure.

A, Cavité cotyloïde.

I, Ischion.

K, Trou sous-pubien.

L, Branche ischio-pubienne.

M, Bord supérieur du corps du pubis.

O, Branche descendante du pubis.

Fig. 307. — Face externe de l'os iliaque.

ILIAQUE, adj. L'artère **iliaque primitive** (13, fig. 46 et D. fig. 306), branche de bifurcation de l'aorte abdominale, commence iliaque, où elle se divise en iliaque externe et iliaque interne.

La **veine iliaque primitive** suit le même

trajet que l'artère correspondante au-dessous de laquelle elle est placée.

L'artère iliaque interne ou **hypogastrique** (14, fig. 46), longue de 4 centimètres, plonge dans le bassin et se divise en neuf branches : ombilicale, vésicale inférieure, hémorrhoïdale moyenne (en plus utérine et vaginale chez la femme), iléolombaire, sacrée latérale, obturatrice, fessière, ischiatique et honteuse interne.

L'artère iliaque externe (15, fig. 46) va de l'iliaque primitive à l'arcade crurale où elle se continue sous le nom d'artère fémorale.

Le **muscle iliaque** occupe la fosse iliaque interne et se confond à la cuisse, au-dessous de l'arcade crurale, avec le psoas pour former le *psoas iliaque*.

L'os iliaque (coxal, des îles ou innominé), est l'os de la hanche qui, avec le sacrum, constitue le bassin; par sa face externe (fig. 307), il répond à l'articulation *coxofémorale* qui en occupe le centre. Sa face interne (fig. 308) est divisée en deux parties : la supérieure constitue une large excavation ou fosse iliaque interne, l'inférieure répond à la cavité cotyloïde et au trou obturateur (voy. BASSIN).

Phlegmon ou abcès de la fosse iliaque. — Voy. PHLEGMON.

atmosphériques, comme dans le mirage, ou par la disposition particulière de certains instruments, comme le microscope, le prisme, etc., elle prend alors le nom d'*illusion d'optique*.

IMAGE, s. f. Représentation d'un objet.

On distingue :

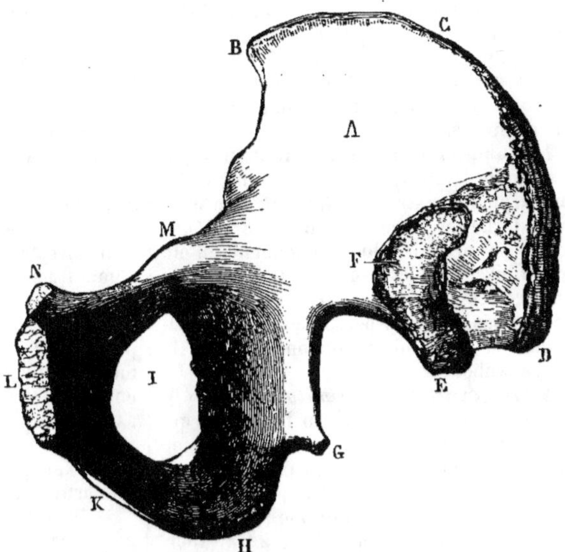

FIG. 308. — Face interne de l'os iliaque.

A, Fosse iliaque interne.
B, Épine iliaque antérieure et supérieure.
C, Crête iliaque.
D, Épine iliaque postérieure et supérieure.
E, Épine iliaque postérieure et inférieure.
F, Facette auriculaire.
G, Épine sciatique.
H, Ischion.
I, Trou sous-pubien.
K, Branche ischio-pubienne.
L, Surface articulaire du bord inférieur de l'os iliaque.
M, Éminence ilio-pectinée.
N, Angle du pubis.

ILIUM, s. m. Synonyme d'os ILIAQUE.

ILLUSION, s. f. Interprétation erronée d'un fait accompli ou d'une sensation perçue (voy. HALLUCINATION); elle peut être *pathologique*, c'est-à-dire que la perception peut être modifiée et altérée par une lésion ou une maladie des organes des sens ou de l'encéphale; elle peut être simplement *physique*, c'est-à-dire occasionnée par un phénomène physique extérieur tel que la réfraction inégale de couches liquides ou

Les *images réelles* obtenues au moyen de lentilles convexes, de miroirs concaves, etc., qui peuvent être reçues sur un écran, une feuille de papier. Ce sont celles qui se produisent au fond de l'œil ou de la chambre noire des photographes.

Les *images virtuelles* que l'on ne peut recueillir sur un écran, mais qui semblent exister virtuellement en un point où s'entrecroiseraient les rayons lumineux s'ils étaient prolongés. Les lentilles concaves, les miroirs convexes ne donnent que des images virtuelles.

IMBÉCILLITÉ, s. f. (*imbecillitas*). Faiblesse d'esprit. État qui tient le milieu entre l'idiotie et l'intelligence moyenne. Les imbéciles se conduisent tant bien que mal dans la pratique de la vie; ils apprennent à lire, à compter, mais ils n'ont aucune suite dans les idées et se laissent facilement entraîner à tous les actes. Leur extérieur est souvent peu différent de celui des hommes sensés.

IMBIBITION, s. f. Pénétration d'un solide ou d'un tissu par un liquide qui s'infiltre entre ses molécules.

L'**imbibition cadavérique de l'œil**, signe certain de la mort, consiste en une tache livide, puis noirâtre, qui apparaît à la partie externe du blanc de l'œil. Ce phénomène se produit plus rapidement en été qu'en hiver sur les cadavres dont les yeux sont restés ouverts que sur ceux où ils ont été fermés, chez les personnes qui ont succombé à la phthisie pulmonaire ou à la fièvre typhoïde.

IMITATION, s. f. (*imitatio*, μίμησις). L'homme se perfectionne par l'imitation qui n'est le plus souvent que la répétition d'abord volontaire, puis instinctive d'une action, d'un mouvement qui passe à l'état d'habitude. C'est par l'imitation que l'homme apprend à parler, à marcher, à travailler.

L'*imitation* peut avoir des conséquences funestes; agissant sur des cerveaux faibles, elle peut s'exercer parfois avec assez de violence pour causer, dans certaines conditions de temps et de lieu, une sorte de *folie épidémique* avec une de ses complications les plus tristes, le SUICIDE, qui est accompli alors successivement, de la même manière par plusieurs personnes, surtout si elles vivent en commun. On cite, entre autres, l'exemple de plusieurs invalides qui se sont successivement pendus à la même porte, et l'épidémie de monomanie suicide par imitation ne cessa que lorsque la porte fut murée.

IMMÉDIAT, adj. Sans intermédiaire. Les *principes immédiats* d'un corps complexe sont les substances qui entrent dans sa composition et qu'on peut en extraire sans le décomposer en ses éléments.

La **réunion immédiate** ou par **première intention** d'une plaie est celle qui se fait sans passer par l'intermédiaire de la sup-

puration. Elle s'effectue en vingt-quatre à quarante-huit heures si les parties divisées sont douées d'une grande vitalité, comme à la face, si elles sont bien exactement affrontées par une suture, une bandelette de diachylon ou de taffetas gommé, enfin si le blessé se trouve dans de bonnes conditions. En effet, tandis que chez certaines personnes des plaies même assez profondes se réunissent facilement par première intention, chez d'autres les plus légères coupures ont beaucoup de difficulté à guérir et donnent facilement lieu à de la suppuration.

IMMOBILISATION, s. f. Action d'immobiliser une partie du corps, un membre fracturé, une articulation atteinte de tumeur blanche, etc. On obtient l'immobilisation de diverses manières, tantôt en agissant directement sur les deux fragments d'une fracture (suture des os, pointe de Malgaigne, ligature des dents dans les cas de fracture du maxillaire); tantôt en employant les bandages ou appareils de Scultet, les bandages inamovibles, les gouttières en fil de fer garnies de coton, etc. (voy. APPAREIL, BANDAGE, FRACTURE).

Deux précautions essentielles sont à observer lorsqu'on immobilise un membre ou une articulation, c'est :

1° De placer la partie immobilisée dans une situation telle, que, s'il en résulte une ankylose, elle ait le moins d'inconvénients possible (le genou dans l'extension, le coude dans la demi-flexion);

2° De veiller constamment à ce que la pression de l'appareil ne porte pas tout entière sur une trop petite surface, ce qui pourrait y déterminer la formation d'une eschare gangréneuse.

L'immobilisation est un moyen extrêmement précieux contre les fractures, les arthrites, certaines inflammations. On la combine souvent avec la compression et les révulsifs.

IMMUNITÉ, s. f. (de *in* privatif, et *munus*, charge). Prédisposition congénitale ou acquise, en vertu de laquelle certains individus sont exempts de certaines maladies et sont incapables de les contracter. L'immunité non congénitale s'acquiert par l'*acclimatement* et quelquefois par suite du contact permanent avec les maladies graves, comme celle dont jouissent les garde-malades ; ou par l'invasion antérieure d'une maladie ne récidivant pas, la *fièvre typhoïde* par exemple ; enfin par l'*inoculation*, comme l'immunité relative des garçons d'amphithéâtre pour les suites redoutables des piqûres anatomiques : immunité que l'on a obtenue pour la variole par l'INOCULATION et l'usage de la VACCINE.

L'immunité acquise ou congénitale est rarement absolue ; elle se perd au bout d'un certain temps variable, mais qu'on peut fixer pour la vaccine à au moins 10 ans. Les maladies graves pendant lesquelles l'économie tout entière se trouve modifiée paraissent aussi faire cesser certaines immunités acquises.

IMPERFORATION, s. f. Occlusion congénitale d'un canal ou d'un orifice naturel (anus, bouche, vagin, urèthre, etc.) On y remédie dans certains cas par une opération (voy. ANUS).

IMPÉTIGO, s. m. Affection pustuleuse très-commune chez les enfants, qui se rapproche de l'eczéma et en est considérée comme une variété ; elle existe souvent sans dérangement de la santé générale. C'est surtout sur les différentes parties de la face, le cuir chevelu, quelquefois sur les membres, plus rarement sur le tronc, que se montre l'impétigo, sous forme de taches rouges de forme régulière, arrondies, larges (*impetigo figurata*) ou irrégulièrement disséminées (*impetigo sparsa*), se transformant en pustules et en croûtes. Ces pustules sont remplies d'une humeur visqueuse qui se dessèche et donne naissance à des *croûtes humides, jaunes* ou verdâtres, qui ne se détachent qu'au bout de plusieurs semaines et même de plusieurs mois. Sous ces croûtes peut se former une ulcération qui laisse une cicatrice ineffaçable (*impétigo rongeant*).

L'*impétigo chronique* se montre chez les enfants, sur le visage (*impétigo larvalis*, ou sur le cuir chevelu (*impétigo granulé* ou *teigne granulée*).

Dans l'impétigo aigu on emploie les cataplasmes de fécule de pomme de terre et les lotions émollientes ; dans la forme chronique, on prescrit les eaux sulfureuses. Il faut surveiller les fonctions digestives de l'enfant, l'empêcher de se gratter et de détacher les croûtes. C'est quelquefois fort difficile et il s'ensuit des saignements légers qui, se mêlant avec l'humeur, donnent à la physionomie un aspect repoussant.

Dans la plupart des cas, il suffit de modérer l'inflammation et il est inutile d'intervenir par des caustiques. Mais lorsqu'il se manifeste une complication du côté des yeux, il faut que les parents en avertissent leur médecin. C'est le plus souvent une conjonctivite phlycténulaire ou une légère kératite qui se déclare.

Il est bon, pendant le cours de l'impétigo, d'administrer quelques légers purgatifs, et en particulier le calomel (voy. GOURME).

IMPONDÉRABLE, adj. (*in* négatif et *pondus*, poids). Qui ne peut être pesé On appelle fluides impondérables les causes qui produisent la chaleur, la lumière, l'électricité, parce qu'elles ne révèlent leur existence matérielle sur aucun de nos instruments capables d'enregistrer le poids des corps.

IMPUISSANCE, s. f. Impossibilité d'opérer un coït fécondant. L'impuissance de la femme est plus exactement appelée **stérilité**.

L'impuissance, souvent synonyme d'*anaphrodisie* de l'homme, reconnaît des causes très-diverses, morales, pathologiques ou purement mécaniques.

Les *causes morales*, plus fréquentes qu'on ne le suppose ordinairement, sont la timidité excessive, une préoccupation intense, l'absence de désir vénérien par suite du peu de sympathie éprouvé. D'autres fois ce sera au contraire l'ardent désir de posséder une femme longtemps convoitée, la crainte d'être impuissant et le manque de confiance en soi-même. Cette dernière cause agit encore avec plus de force lorsqu'elle a déjà empêché un rapprochement désiré et qu'on redoute un nouvel échec. Il arrive parfois qu'un homme est impuissant vis-à-vis d'une femme et retrouve ses facultés pour les autres ; plus souvent il n'est puissant que pour une seule et est incapable vis-à-vis d'une étrangère. Enfin certaines superstitions, la crainte d'un sort jeté, ont pu quelquefois, surtout aux époques de crédulité générale et facile, rendre temporairement impuissantes des personnes parfaitement constituées.

Parmi les *causes pathologiques*, les unes temporaires, d'autres persistantes, signalons : la myélite, le diabète sucré, certains empoisonnements ou intoxications (par le camphre, le nénuphar, le sulfure de carbone, le nitrate de potasse), les travaux excessifs de l'esprit, l'atonie générale résultant des *pertes séminales*, etc. Dans bien des cas, l'onanisme ou la masturbation, la pédérastie, tout en affectant le moral, agissent aussi par la débilitation qui en résulte. Il n'y a pas alors de meilleurs remèdes que la fréquentation habituelle des femmes, l'exercice corporel et l'abstention de pratiques réprouvées à tous les points de vue. Les *causes mécaniques* sont principalement les vices de conformation de la verge : le phimosis qui rend le coït douloureux et excite à la masturbation, les adhérences vicieuses entre le gland et le prépuce. Dans certains cas, le coït a lieu plus ou moins facilement, mais la fécondation ne peut s'ensuivre, à cause d'un HYPOSPADIAS. Certains individus cryptorchides, ou n'ayant que des testicules atrophiés, n'ont qu'un sexe imparfait. Chez eux le système pileux est peu développé, surtout aux parties génitales, leur voix conserve un timbre spécial, elle est claire et perçante comme chez les castrats. Enfin après certaines affections du testicule, orchite, sarcocèle, hydrocèle ou hématocèle, bien que les rapprochements sexuels puissent s'effectuer normalement en apparence, le coït est souvent infécond.

Le *traitement* de l'impuissance chez l'homme est, on le comprend aisément, entièrement subordonné à celui de la cause. Dans bien des cas, une certaine liberté d'allures doit être laissée aux jeunes gens, du moins dans l'état actuel de nos mœurs et de notre éducation.

Lorsqu'il ne s'agit pas d'une impuissance mécanique et qu'aucun état morbide ne s'y oppose, on retire souvent de bons résultats de l'application des courants électriques continus et de l'hydrothérapie. En aucun cas il ne faut recourir aux médicaments aphrodisiaques (phosphore, cantharides, etc.) dont l'effet peut être des plus funestes.

INAMOVIBLE, adj. Qui ne peut se déplacer (voy. BANDAGE et FRACTURE).

INANITION, s. f. (de *inanire*, vider). Épuisement par défaut de nourriture. L'homme périt généralement au bout d'une semaine quand il est soumis à l'abstinence complète et qu'il a perdu environ les 4/10 de son poids initial. L'enfant succombe plus vite et lorsqu'il a perdu les 2/10 seulement.

L'inanition entraîne chez l'homme des désordres nombreux dans les divers systèmes organiques de l'économie : troubles nerveux, absence de sommeil, hallucinations, délire alternant avec l'abattement et la stupeur. Le pouls devient filiforme, le cœur bat à peine, les artères font entendre des bruits de souffle comme dans l'anémie, la proportion des globules du sang diminue peu à peu. La diminution du poids du corps est progressive et se fait aux dépens des tissus adipeux et musculaire, aussi les individus gras peuvent-ils perdre presque la moitié de leur poids avant la mort.

La température du corps s'abaisse graduellement ; elle tombe à + 25 degrés. Les sécrétions sont diminuées, les exhalations pulmonaire et cutanée s'accroissent et entraînent principalement le dessèchement et la perte en poids du corps ; l'estomac se rétracte peu à peu, diminue de volume et devient semblable à une anse du gros intestin. L'alimentation insuffisante entraîne également la mort par *inanition*. Les symptômes sont moins violents et la marche moins rapide, mais la terminaison est la même.

INAPPÉTENCE, s. f. Absence d'appétit (voy. ANOREXIE).

INCISIF, adj. Qui coupe ou qui est destiné à couper. DENTS INCISIVES OU INCISIVES (voy. DENTS).

L'**os incisif** ou **intermaxillaire** n'existe chez l'homme que dans les premières semaines de la vie du fœtus, entre les deux maxillaires supérieurs (voy. BEC-DE-LIÈVRE).

INCISION, s. f. (de *in*, en, et *cædere* couper). Section méthodique de la peau ou des parties molles au moyen d'un couteau ou d'un BISTOURI.

INCOERCIBLE, adj. (*in* privatif, et *coercere*, contenir). Que l'on ne peut retenir. Se dit en physique des *fluides impondérables*, parce qu'on ne peut les enfermer dans aucun vase.

En pathologie, on a donné le nom de *vomissements incoercibles* aux vomissements opiniâtres des femmes enceintes (voy. GASTRITE, GASTRORRHÉE, VOMISSEMENT, GROSSESSE.

INCOMPATIBILITÉ, s. f. Mot employé en pharmacologie et en matière médicale pour désigner l'opposition qui existe entre deux médicaments et qui les rend impropres à figurer ensemble dans une préparation pharmaceutique. Les médicaments sont incompatibles par réaction chimique, comme un acide et une base qui se neutralisent réciproquement, comme le tannin et la quinine, le quinquina et les sels de fer à cause de la formation d'un composé insoluble qui se précipite. Il est un autre genre d'incompatibilité entre les médicaments, qui est moins bien connu : c'est dans le cas où ils ont une action dynamique opposée, comme il arriverait, par exemple, de l'introduction de l'*opium* dans une potion *purgative*.

En *géographie médicale*, on a admis dans certains pays l'*incompatibilité* de certaines maladies : on a affirmé, par exemple, que la fièvre typhoïde, la phthisie, ne se montrent jamais dans les contrées où règnent les fièvres paludéennes. Cette question est loin d'être résolue.

INCONTINENCE, s. f. (*in* privatif, et *continere* retenir.) Écoulement ou émission involontaire des matières excrémentitielles solides ou liquides. L'*incontinence des matières fécales* se rencontre dans les paralysies du sphincter anal, le mal de Pott, certaines affections cérébrales, à la fin de la paralysie générale chez les GATEUX, dans l'IDIOTIE ABSOLUE, le CRÉTINISME.

Incontinence d'urine. — Voy. URINE.

INCUBATION, s. f. Temps qui s'écoule depuis l'inoculation, la contagion ou l'introduction du principe contagieux dans l'économie animale jusqu'à l'invasion de la maladie. Sa durée, qui varie nécessairement avec la nature des affections, est à peu près constante pour chacune d'elles en particulier.

L'incubation est de six à onze jours dans la variole, de trois jours dans la vaccine, de trois à cinq jours dans la scarlatine, de sept à onze jours dans la rougeole, de plusieurs semaines et même de plusieurs mois dans la rage.

INCURABLE, adj. pris quelquefois subst. (*in* privatif, et *curare*, guérir, *insanabilis*). Se dit des maladies que l'on ne peut guérir, soit à cause de leur gravité, soit qu'on n'en connaisse pas encore le remède.

Il existe en réalité un grand nombre de maladies incurables, mais parmi elles il en est aussi beaucoup qui ne sont pour ainsi dire que des infirmités plus ou moins gênantes et qui ne diminuent guère la durée de l'existence. D'autres peuvent être améliorées et sont compatibles avec une prolongation indéterminée de la vie, si on les maintient dans certaines limites. Les véritables maladies incurables sont celles qui entraînent fatalement la mort dans un délai plus ou moins court.

INDEX, s. m. Doigt indicateur ou deuxième doigt.

INDICATION, s. f. Nom donné dans le langage médical aux motifs qui font choisir un genre de traitement ou un procédé opératoire de préférence à un autre.

INDIGESTE, adj. Difficile à digérer. Se dit des aliments qui restent longtemps dans l'estomac sans être attaqués par la salive et le suc gastrique et qui sont plus sujets que d'autres à causer des indigestions.

INDIGESTION, s. f. (*incoctio*). Trouble subit et ordinairement passager des fonctions digestives, causé par l'ingestion d'aliments en trop grande quantité, de mauvaise qualité ou indigestes. Le refroidissement, la trop grande chaleur, un exercice violent après le repas, le début d'une maladie qui va se déclarer en sont quelquefois la cause.

Le plus souvent, les symptômes sont légers : embarras, pesanteur dans la région de l'estomac, ballonnement du ventre (indigestion stomacale); on administre une infusion aromatique chaude, thé, sauge, camomille.

Lorsqu'il s'y joint de la céphalalgie, des nausées, on donne un vomitif; et si les accidents se montrent du côté des intestins (indigestion intestinale), on a recours à un éméto-cathartique qui débarrasse à la fois l'estomac et les intestins.

L'indigestion est une affection très-commune, mais qui ne présente ordinairement aucune gravité. L'indigestion habituelle produit de la diarrhée, de l'ENTÉRITE, c'est une cause fréquente de malaises, surtout chez les enfants. Chacun doit savoir reconnaître les aliments qu'il peut digérer, ne jamais dépasser la mesure, rester un peu sur son appétit, surtout au repas du soir.

INDUCTION, s. f. L'électricité d'induction est celle qui se développe dans un fil bon conducteur situé au voisinage d'un autre fil traversé par un courant électrique.

Faraday qui l'a découverte a posé les trois lois suivantes :

1° Lorsque l'on approche rapidement d'un circuit fermé un fil rhéophore traversé par un courant, il se développe dans ce circuit fermé un *courant* dit *induit* ou *courant d'induction*, de sens contraire au *courant inducteur* qui parcourt le fil rhéophore;

2° Ce courant induit n'a qu'une durée insensible, il disparaît aussitôt qu'il a pris naissance;

3° Si l'on éloigne le courant inducteur, il se manifeste dans le circuit fermé un nouveau courant instantané, mais cette fois de même sens que le courant inducteur.

Les *machines d'induction* employées en médecine (fig. 212) se composent d'une *pile* qui fait passer un courant dans un fil *inducteur* contourné en spirale, d'un second fil aussi enroulé sur une bobine et où se développe le courant *induit* que l'on peut recueillir et faire passer dans l'organisme; d'un interrupteur, le plus souvent automatique et qui interrompt plus ou moins souvent le passage du courant inducteur, de façon à produire des courants induits alternativement dans un sens et dans l'autre.

Le courant induit a une *tension* beaucoup plus considérable que celle de la pile qui l'a fourni et donne des effets physiologiques souvent utilisés (voy. ÉLECTRICITÉ).

INDURATION, s. f. Endurcissement des tissus ou des organes qui se produit quelquefois à la suite d'une inflammation plus ou moins vive. Elle se manifeste aussi autour de certains ulcères (voy. CHANCRE INDURÉ).

L'hépatisation du poumon dans la pneumonie est une sorte d'induration.

INÉE, s. f. Poison extrait du *strophantus hispidus* (fig. 310) et avec lequel les *Pahouins* ou *Fans* du Gabon empoisonnent leurs flèches (fig. 309).

L'inée agit sur la contractilité de la sub-

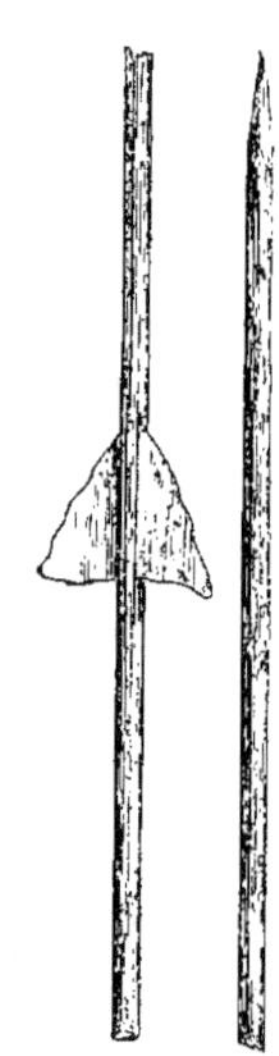

stance musculaire qu'elle paralyse. La mort survient très-rapidement par arrêt du cœur en systole, comme après l'empoisonnement

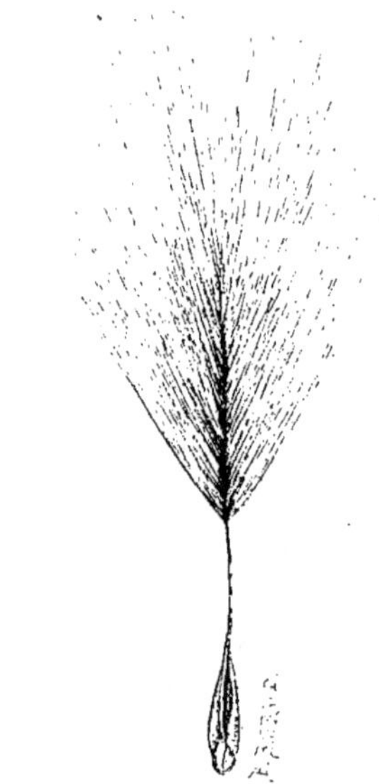

FIG. 310. — Semence de l'inée (grandeur naturelle).

par la digitaline. L'action du poison est moins rapide quand il a été avalé que lorsqu'il a été introduit sous la peau.

INERTIE, s. f. Propriété générale des corps qui ne peuvent modifier par eux-mêmes et sans l'action d'une force extérieure leur état de repos ou de mouvement. Vulgairement, résistance au mouvement (ce qui est une signification impropre).

Dans la pratique des accouchements, on appelle **inertie utérine**, l'arrêt complet des contractions de la matrice. Si elle se produit avant la sortie du fœtus, c'est l'**inertie primitive**; si elle suit immédiatement l'accouchement c'est l'**inertie consécutive**. Celle-ci s'accompagne presque inévitablement d'hémorrhagie abondante et rapide (métrorrhagie). C'est l'accident le plus redoutable qui survienne après le travail, car il peut tuer la femme en quelques minutes.

Dans les cas d'inertie primitive, on cherchera à exciter la matrice par la titillation du col, des frictions sur l'abdomen, une promenade dans la chambre. On emploiera au besoin le forceps ou la version pour terminer l'accouchement.

Contre l'inertie utérine consécutive à l'accouchement, s'il y a hémorrhagie, on décollera le placenta avec la main, on videra l'utérus, on administrera du *seigle ergoté*, et on cherchera à arrêter le sang par du suc de citron. En même temps, on placera la femme dans la position horizontale, la tête le plus bas possible, on appliquera des compresses froides sur le ventre et on fera la compression de l'aorte abdominale. Lorsque la perte sera arrêtée, on soutiendra les forces par du vin de Madère ou de Champagne.

INFANTICIDE, s. m. (*infans*, enfant, et *cædere*, tuer). Les articles 300 et 302 du Code pénal sont ainsi conçus : « Est qualifié d'*infanticide* le meurtre d'un enfant nouveau-né. — Tout coupable d'infanticide sera puni de mort. » Quand un enfant cesse-t-il d'être un nouveau-né? Les uns admettent que c'est au bout des trois jours prescrits comme délai pour la déclaration à la mairie, d'autres que ce n'est qu'après la chute du cordon ombilical. En tous cas, l'infanticide est assimilé à l'assassinat.

On distingue :

L'*infanticide par omission* lorsque la mort de l'enfant résulte du manque de soins : si le cordon ombilical n'est pas lié, si l'enfant est exposé au froid, s'il est privé de nourriture, etc.;

L'*infanticide par commission* a lieu lorsque le nouveau-né succombe à des violences exercées contre lui, strangulation, coups, blessures, submersion, asphyxie, etc.

INFARCTUS, s. m. Mot latin qui désigne certaines productions pathologiques causées : par un épanchement de sang qui ne s'est pas résorbé (infarctus hémorrhagique); par l'envahissement d'un organe par du tissu cellulaire ou par des granulations graisseuses, etc.

INFECTIEUX, adj. (*inficere*, gâter). Se dit des liquides et des solides altérés, des poisons morbides humains qui deviennent capables de produire des maladies générales telles que la fièvre typhoïde, l'*infection purulente* ou *putride*, et auxquelles on a donné le nom de *maladies infectieuses*.

INFECTION, s. f. (*infectio*, *inficere*, gâter). Action exercée sur l'économie par les matières *infectieuses*, substances végétales ou animales en putréfaction.

L'**infection purulente** ou **pyohémie** est caractérisée anatomiquement par la formation dans différents organes, d'ABCÈS multiples dits métastatiques. Elle est causée par l'introduction du pus dans l'appareil circulatoire et peut survenir comme complication de toutes les plaies, depuis la saignée jusqu'aux grandes amputations.

Elle est bien plus fréquente néanmoins dans les plaies osseuses, fractures communiquant avec l'air extérieur, amputations, résections, etc. Souvent elle est causée par une *phlébite* qui part de la plaie.

Les causes générales (les plus puissantes) résident dans l'encombrement et les mauvaises conditions hygiéniques qui entourent certains malades et règnent pour ainsi dire constamment dans les hôpitaux des grandes villes et de Paris en particulier; au point que l'on peut dire avec raison qu'il vaut mieux être opéré par le dernier officier de santé dans un village que par le plus grand chirurgien à l'hôpital.

Les symptômes principaux sont d'abord la suppression de la suppuration de la plaie, qui devient blafarde et dont les bourgeons charnus s'affaissent; puis se déclarent des *frissons* intenses ou légers, se renouvelant plus ou moins fréquemment; la face s'altère, s'amaigrit, la respiration s'accélère, la température s'élève rapidement, mais peut osciller subitement de 37 à 42 degrés et réciproquement; inappétence, soif vive, langue jaune, vomissements, diarrhée, décubitus dorsal, délire et coma. La teinte de la peau devient ictérique, le pouls est petit et la mort survient dans le marasme après un temps variant de deux ou trois jours à deux ou trois semaines.

Le *traitement* prophylactique de l'infection purulente consiste dans l'isolement, le séjour du blessé à la campagne où elle est pour ainsi dire inconnue, la propreté de la plaie, l'usage du *bandage ouaté*, des désinfectants, pansement de Lister, eau phéniquée, l'alimentation convenable des malades.

Le *traitement curatif* est rarement suivi de succès; on conseille le sulfate de quinine à haute dose et l'alcoolature d'aconit.

L'**infection putride** s'observe dans les cas de suppuration fétide avec stagnation du pus, et chez les sujets placés dans de mauvaises conditions hygiéniques. Elle débute ordinairement *sans frissons;* la plaie prend un mauvais aspect et une odeur repoussante. En même temps apparaissent des symptômes généraux comme dans l'infection purulente, et si le chirurgien n'en découvre pas la cause, n'ouvre pas les *clapiers*, ne déterge pas la plaie et ne peut placer son malade dans un milieu plus convenable, la mort arrive dans l'épuisement produit par des sueurs abondantes et une diarrhée rebelle, souvent au bout de deux à trois mois.

A l'autopsie on ne trouve *pas d'abcès métastatiques.*

Quoique d'un pronostic très-grave, l'infection putride est bien moins terrible que l'infection purulente et peut guérir lorsqu'on arrive à supprimer la suppuration par un pansement à l'alcool ou à l'acide phénique étendu.

La plaie doit être saupoudrée de camphre, abstergée avec du citron ou cautérisée au fer rouge si son aspect est mauvais ; en même temps, on doit instituer un traitement tonique énergique.

INFIBULATION, s. f. (de *fibula*, boucle). Opération immorale qui se pratique encore quelquefois sur les animaux dans le but de rendre le coït impossible. Elle consistait à passer un anneau métallique à travers les grandes lèvres chez la femme, chez l'homme à travers le prépuce après l'avoir ramené au-dessus du gland, s'il y avait possibilité

INFILTRATION, s, f. Pénétration de l'urine, du pus, du sang, de la sérosité à travers les mailles du tissu cellulaire entre les lames aponévrotiques.

Infiltration urineuse. Voy. URINE.

INFIRMERIE, s. f. (*infirmus*, malade). Local destiné à recevoir les malades, dans les établissements où se trouvent réunis un certain nombre d'individus : colléges, couvents, casernes et prisons, etc, Dans ces derniers, on ne traite que les maladies légères et de courte durée, et on donne seulement les premiers soins aux malades, en attendant leur transport à l'hôpital.

INFIRMITÉ, s. f. (*in* privatif, et *firmus*, ferme). Suspension ou exécution incomplète d'une ou de plusieurs fonctions de l'organisme, sans qu'il y ait lésion manifeste de la santé générale. La surdité, la cécité, la claudication, sont des infirmités.

INFLAMMATION, s. f. (de *flamma*, flamme, φλεγμασία). Phénomène commun à un grand nombre de maladies et qui est caractérisé ordinairement par les symptômes : *rougeur, douleur, chaleur, gonflement.*

C'est un terme mal défini et qui diffère de sens suivant les cas, suivant le tissu ou l'organe enflammé. Elle peut être aiguë ou chronique, tendre vers la *résolution*, la *suppuration* ou l'*induration*.

L'inflammation consiste surtout en un trouble de la circulation dans les vaisseaux capillaires ; il y a d'abord 1° resserrement des artérioles et des veinules, puis, 2° *congestion* des capillaires qui sont remplis de sang et dilatés. Suivant la marche que doit suivre l'inflammation, la circulation se rétablit (*résolution*) ; ou il y a production de *pus* avec destruction des tissus voisins (*suppuration*) : ou bien il se forme de nouveaux éléments fibreux entre ceux qui préexistaient (*induration*).

On a donné aussi le nom d'*inflammations* aux phlegmasies des divers organes, (bronches, intestins, cerveau, foie, poumon, plèvre, etc.), c'est-à-dire aux maladies caractérisées surtout par l'inflammation de leur tissu, et que nous désignons ordinairement par la terminaison *ite* ou *ie* ajoutée au nom de l'organe affecté : bronchite, entérite, encéphalite, hépatite, pneumonie, pleurésie, etc. ; l'inflammation de l'intestin constitue l'entérite, celle du péritoine la péritonite, etc.

INFLUENZA, s. f. Mot italien employé en français pour caractésiser la fièvre catarrhale épidémique plus connue sous le nom de GRIPPE.

INFUSION, s. f. (*in* dans, et *fundere* verser). Mode de préparation de quelques médicaments et surtout des tisanes, qui consiste à verser sur une ou plusieurs substances solides un liquide bouillant, le plus fréquemment de l'eau, et à le laisser refroidir lentement, en ayant soin de bien clore l'ouverture du vase dans lequel on opère, pour conserver les principes volatils. On fait ainsi l'infusion de thé, de feuilles d'oranger, de tilleul ou autres tisanes ; le produit que l'on boit est une *infusion.*

INGESTA, s. m. pl. (mot latin signifiant *choses introduites.*) C'est ainsi qu'en HYGIÈNE, on distingue toutes les substances alimentaires ou médicamenteuses solides ou liquides introduites dans le canal digestif.

INGUINAL, adj. (de *inguen*, aine). Le CANAL INGUINAL (fig. 289 et 311) est plutôt à l'état normal un simple trajet décrit à la partie inférieure de la région ilio-inguinale par le canal déférent chez l'homme et le ligament rond chez la femme. Il ne devient un véritable canal avec parois distinctes que lorsqu'il a fourni passage à une HERNIE. C'est par lui que se font en effet les *hernies inguinales* de l'intestin et de l'épiploon.

Il est dirigé obliquement en bas, en dedans et en avant.

supérieur et inférieur) qui se rejoignent au-dessous et croisent leurs insertions à la symphyse du pubis. A la partie inférieure, se trouve un ligament nacré (ligament de Colles) sur lequel repose le *cordon*.

Hernie inguinale (voy. HERNIE).

INHALATEUR, s. m. (*inhalare* souffler dedans). Nom donné à des instruments de

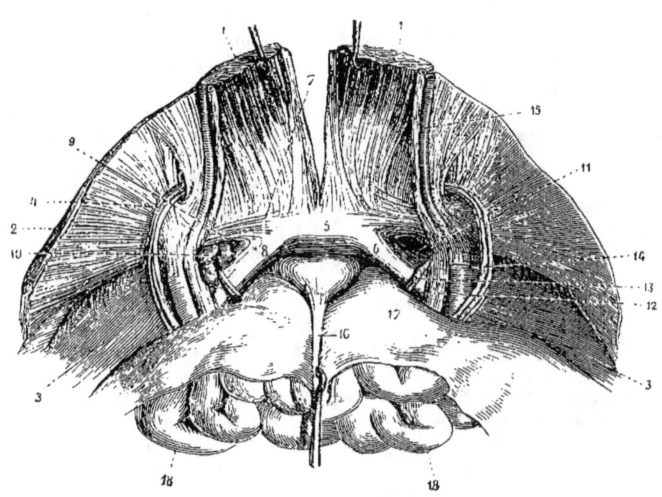

FIG. 311. — Cette figure est destinée à montrer l'orifice profond des trajets inguinal et crural, lorsqu'on a décollé le péritoine qui tapisse leur face abdominale. — 1. 1. Muscles droits. — 2. Muscles transverses de l'abdomen. — 3. Muscle psoas-iliaque s'engageant sous la partie externe de l'arcade crurale. — 4. Le cordon pénétrant dans l'anneau inguinal profond : on a détaché le péritoine qui tapisse normalement cet orifice et le cordon. — 15. Vaisseaux épigastriques, mis à découvert par le décollement du péritoine, on voit la façon dont ils entourent la partie interne de l'anneau inguinal ; par conséquent dans la hernie inguinale ordinaire, les vaisseaux épigastriques seront situés en dedans des viscères, tandis que dans la hernie directe (qui est beaucoup plus rare) ils répondent au côté externe des vaisseaux. — 5-6. Symphyse pubienne et branche du pubis. — 16. L'ouraque s'insérant au sommet de la vessie. — 17. Le péritoine décollé et renversé. Lorsqu'il est appliqué sur la paroi abdominale antérieure, il se moule sur ses saillies et ses dépressions, il en résulte trois fossettes, importantes en ce sens que c'est[1] par elles que s'effectuent les hernies. La première correspond à l'orifice profond du trajet inguinal, elle est limitée en dedans par les vaisseaux épigastriques. La deuxième est située en dedans des vaisseaux épigastriques ; la troisième entre les artères ombilicales oblitérées qui ne sont pas représentées ici, et l'ouraque. — 18. Circonvolutions de l'intestin grêle. — 9. Entrée de l'entonnoir crural. — 10. Ganglion lymphatique obturant cet orifice. — 11. Entrée de l'entonnoir crural débarrassé du ganglion et surtout d'une lame cellulo-fibreuse à perforations nombreuses désignée sous le nom de *septum crurale*. On voit que cet anneau est limité en haut par l'arcade crurale, en dedans (7) par le ligament de Gimbernat, portion réfléchie de cette arcade, en bas, par la branche horizontale du pubis revêtue de quelques faisceaux fibreux désignés sous le nom de ligament de Cooper, en dehors (12) par la veine fémorale. — 12. Veine fémorale. — 13. Veine obturatrice. — 15. Artère fémorale.

Son orifice supérieur abdominal (4 fig. 311) ou anneau abdominal interne situé plus haut que l'orifice superficiel se trouve sur le milieu d'une ligne allant de l'épine iliaque à l'épine pubienne.

Son orifice inférieur ou cutané, elliptique ou losangique, est constitué par l'écartement de deux rubans tendineux (piliers

formes diverses destinés à faire pénétrer dans l'appareil respiratoire, par le jeu des muscles inspirateurs, des vapeurs médicamenteuses ou des liquide pulvérisés.

INHALATION, s. f. (*inhalare*, souffler dedans). Absorption par l'appareil respiratoire, de vapeurs médicamenteuses ou destinées à produire une action soit locale, soit générale ou l'anesthésie. L'inhalation se fait souvent par l'intermédiaire d'instruments dits *inhalateurs*. D'autres fois, comme pour le chloroforme, en se contente de le verser sur une compresse et de le faire respirer au patient.

INJECTION, s. f. (de *injicere*, jeter dedans ; ἔνεμα). Action d'introduire, au moyen d'une seringue ou d'un instrument approprié, un liquide simple ou composé, nommé lui-même injection, soit dans une cavité naturelle (vagin, oreille) soit dans une cavité accidentelle (foyer d'un abcès, fistule).

Injection hypodermique. — Voy. HYPODERMIQUE.

En *pathologie* on appelle *injection* la réplétion des vaisseaux capillaires par le sang dans l'*inflammation*. On rencontre un exemple commun d'injection dans les arborisations rouges qui se manifestent sur le blanc de l'œil, dans les cas de *conjonctivites*.

INNERVATION, s. f. (de *nervus* nerf.) Ensemble des phénomènes nerveux qui résultent de l'action de l'encéphale, de la moëlle et du grand sympathique, et dont les *nerfs* sont les conducteurs.

INOCULABLE, adj. Qui est susceptible d'être inoculé. Les maladies infectieuses ou virulentes, sont *inoculables* en vertu de la propriété que possède la matière organisée en état de transformation, et qui consiste à agir par simple conctact sur les matières organisées de même ou d'autre espèce, de manière à continuer sur celles-ci la transformation qu'elle a subie. La quantité de matière inoculable, pour agir sur l'économie entière, peut être très-minime, parce que la modification a lieu graduellement, de proche en proche et de molécule à molécule.

INOCULATION, s. f. (*inoculatio*, de *inoculare*, greffer). Opération par laquelle s'introduit artificiellement dans l'économie le principe virulent de certaines affections (variole, vaccine, rage, infection purulente, etc.). On a observé ce fait important qu'une maladie contagieuse offre ordinairement moins de danger lorsqu'elle est communiquée par inoculation ; aussi on a inoculé la variole, la rougeole, la peste ; on a essayé même l'innoculation de la syphilis.

Le mot *inoculation*, employé seul, se dit particulièrement du virus variolique que l'on introduisait sous l'épiderme pour prévenir les dangers de la variole contractée naturellement.

C'est une pratique très-efficace, fort ancienne et répandue dans les pays voisins de la Caspienne, en Afrique, dans l'Inde, en Chine, et que l'on a remplacée avec avantage en Europe par la VACCINE.

INSALUBRITÉ, s. f. (de *in* privatif et *saluber*, salutaire). Manière d'être des choses malsaines, nuisibles à la santé ; aliments, habitations, pays marécageux.

INSENSIBILITÉ, s. f. (ἀναισθησία). Perte ou absence de sensibilité. Elle peut être normale, comme dans les os, les cartilages, les cheveux, les ongles, ou accidentelle, et atteindre les différents tissus, les divers organes. L'insensiblilité peut être symptomatique d'une affection cérébrale, d'une lésion de l'innervation, ou provoquée artificiellement dans un but déterminé, au moyen des anesthésiques : éther, chloroforme, glace. Voy. ANESTHÉSIE.

INSERTION, s. f. (de *in*, *serere*, ajuster). Nom donné au mode d'attache des muscles des tendons ou des ligaments sur les os. Les insertions musculaires ou ligamenteuses ont lieu par juxtaposition et sans intermédiaire. Souvent, aux points d'insertions musculaires, les os présentent une *empreinte* plus apparente chez les sujets bien musclés, chez les hommes que chez les femmes.

INSOLATION, s. f. (*insolare*). Exposition prolongée au soleil, moyen employé en thérapeutique, soit pour ranimer la circulation chez les sujets mous, scrofuleux, étiolés, soit pour produire localement une excitation sur la peau. L'insolation cause souvent une affection érysipélateuse, analogue au premier degré de la brûlure, et connue sous le nom de COUP DE SOLEIL.

L'insolation prolongée ou violente peut amener des accidents cérébraux, comme la méningite ou l'apoplexie. Lorsqu'un individu tombe frappé d'insolation, ce qui arrive fréquemment dans les armées en marche, surtout dans les pays chauds, on doit le déshabiller promptement, le transporter à l'ombre, sous le robinet d'une fontaine, sous une pompe, et laisser couler sur sa tête une grande quantité d'eau froide. On peut ainsi rappeler à la vie, après un certain temps, des malheureux considérés comme morts ; la saignée du bras et les sinapismes sont aussi très-utiles. Le plus souvent dans nos climats la mort n'est pas aussi rapide, et les accidents se bornent à ceux d'une forte congestion cérébrale, étourdissements, perte de connaissance, délire.

INSOMNIE, s. f. (*pervigilium, insomnia*; de *in* privatif, et *somnium*, sommeil, ἀγρυπνία). Privation de sommeil causée par quelque affection physique ou morale; elle se montre comme symptôme dans un grand nombre de maladies et peut exister seule dans certains cas; les travaux exagérés de l'esprit, les veilles prolongées, les chagrins, la fatigue corporelle, les passions, peuvent causer l'insomnie; dans ces cas, les bains tièdes, les adoucissants, un régime peu excitant la combattent avec avantage.

La privation de sommeil est extrêmement pénible chez les personnes surmenées par les travaux intellectuels et les préoccupations. Une fois endormies, elles peuvent souvent reposer paisiblement; pour obtenir ce résultat, il leur est quelquefois utile de faire une lecture, tout à la fois assez attrayante pour mettre une trève à leurs préoccupations, et assez peu attachante pour ne pas s'opposer au sommeil. Mais il faut avoir bien soin, sous peine de fatiguer sa vue, de n'employer ce moyen qu'avec réserve. On peut encore, tout à fait exceptionnellement, prendre un peu de chloral (1 à 2 grammes) ou du bromure de potassium, quelques milligrammes de chlorhydrate de morphine, de quatre à dix gouttes de laudanum de Sydenham.

L'exercice musculaire, la natation, la marche ou l'équitation sont certainement préférables de beaucoup, lorsqu'ils peuvent être employés.

INSPIRATEUR, s. m. et adj. On appelle *muscles inspirateurs* ceux qui par leur contraction déterminent l'ampliation du thorax et, par conséquent, l'entrée de l'air dans les poumons. Le diaphragme et les intercostaux externes, les scalènes, le grand dentelé, sont les principaux inspirateurs; le petit dentelé, le grand et le petit pectoral, les intercostaux internes et quelques autres muscles du tronc deviennent inspirateurs dans les inspirations difficiles.

INSPIRATION, s. f. (de *in*, dans, et *spirare*, respirer). Pénétration de l'air dans les poumons sous l'influence des muscles inspirateurs.

L'inspiration alterne avec l'expiration pour composer le phénomène de la respiration. Une inspiration profonde précède certains actes physiologiques comme la toux, l'éternument.

INSTILLATION, s. f. (de *in*, dans, et *stilla*, goutte). Action de verser goutte à goutte un médicament. Instiller un collyre dans l'œil, c'est le verser avec précaution dans le cul-de-sac de la paupière inférieure, le plus ordinairement au moyen d'un COMPTE-GOUTTES.

INSUFFISANCE, s. f. Lésion organique des orifices (aortique, mitral, pulmonaire et tricuspide) du CŒUR, produite par leur occlusion incomplète. Les valvules, en ne se rejoignant pas complétement, permettent au sang de refluer en partie dans les ventricules (voy. CŒUR).

INSUFFLATION, s. f. (*in*, dans, et *sufflare*, souffler). Moyen de ranimer les asphyxiés et surtout les enfants nouveau-nés, qui consiste à leur souffler de l'air dans les poumons, soit de bouche à bouche, soit au moyen d'un *tube laryngien* que l'on fait pénétrer jusqu'au larynx. C'est aussi un très-bon moyen à employer contre l'asphyxie par submersion, la syncope et les accidents du chloroforme.

Il faut la pratiquer très-doucement, d'une façon rhythmique, cinq à six fois par minute seulement.

INTERCOSTAL, adj. Situé entre les côtes.

Les **artères intercostales**, divisées en supérieures et inférieures, sont fournies, les premières par les sous-clavières, les dernières, au nombre de neuf, par l'aorte (*intercostales aortiques*).

Les **muscles intercostaux** sont au nombre de onze, externes ou superficiels et internes ou profonds. La direction de leurs fibres est telle qu'ils se croisent et ferment le thorax, ils sont aussi inspirateurs.

Les **nerfs intercostaux** viennent des douze premières paires dorsales.

La **névralgie intercostale** est caractérisée par une douleur qui siége ordinairement à gauche, au cinquième ou sixième espace intercostal. Elle alterne souvent avec d'autres névralgies et attaque plus particulièrement les femmes et les individus anémiés. Les accès sont exaspérés par la pression, il y a en général trois points douloureux : en avant de la poitrine, sur le côté et le long de la colonne vertébrale. A la suite, il se déclare quelquefois du *zona*.

Elle ne s'accompagne ni de fièvre, ni de modifications dans les bruits respiratoires perçus par l'auscultation.

Mais elle peut compliquer la pleurésie, la pneumonie, la phthisie et les autres affections de la cage thoracique. Souvent, elle simule une maladie du cœur.

Le traitement consiste à appliquer des révulsifs, sinapismes, teinture d'iode, des cataplasmes chauds laudanisés. Contre la douleur, les calmants et les injections hypodermiques de morphine. On traitera l'anémie et la chlorose, et souvent il sera utile d'administrer du sulfate de quinine.

INTERMITTENT, adj. (de *inter*, entre, et *mittere*, envoyer). Qui cesse et reprend par intervalles.

Le *pouls intermittent* est celui dont les battements cessent par intervalles inégaux.

Les maladies à *type intermittent* sont celles dans lesquelles les symptômes s'exaspèrent et diminuent alternativement.

Fièvres intermittentes. — Voy. FIÈVRE.

INTERNE, adj. Situé à l'intérieur ou du côté de l'axe du corps ou du membre ; c'est l'opposé d'externe.

La *pathologie interne* est la partie de l'art de guérir qui s'occupe des maladies intérieures, c'est la médecine proprement dite.

INTEROSSEUX, adj. Entre deux os; qualificatif donné à plusieurs *artères* du bras, du métacarpe, de la jambe et du pied.

Les *ligaments interosseux* servent à maintenir les os et à prévenir leur écartement.

Les *muscles interosseux* du pied et de la main servent à produire l'abduction et l'adduction des doigts et des orteils, à l'exception du pouce.

INTERTRIGO, s. m. (de *inter*, entre, et *terere*, frotter; παράτριμμα). Inflammation cutanée érythémateuse, produite et entretenue chez les personnes grasses et les enfants par le frottement de la peau dans les plis de l'aine, des fesses, des aisselles, du nombril, etc.

L'*intertrigo* s'accompagne de gerçures, de crevasses, et d'un suintement particulier : il cède ordinairement à des soins de propreté, à l'application de corps gras, ou mieux de poudres absorbantes : sousnitrate de bismuth, lycopode, vieux bois, amidon.

INTESTIN, s. m. (ἔντερον). Portion du tube digestif qui s'étend depuis le pylore (ouverture inférieure de l'estomac) jusqu'à l'*anus*. On le divise en *intestin grêle* et en *gros intestin*.

L'**intestin grêle** (Q, fig. 312) fait suite à l'estomac et se termine à la valvule *iléocæcale* où il se continue avec le gros intestin. Il a une longueur de 8 mètres et un diamètre de 3 à 4 centimètres. Chez les carnivores il est plus court, tandis qu'il est plus long chez les herbivores, proportionnellement à la grandeur de l'animal.

Structure. Il est formé de quatre tuniques superposées, une séreuse (le péritoine), une tunique musculeuse, une celluleuse et une muqueuse. Il est parcouru en outre par un grand nombre de vaisseaux sanguins et de lymphatiques.

La *couche musculaire* est formée de deux sortes de fibres, les unes circulaires, les autres longitudinales. Ce sont des fibres lisses qui se contractent indépendamment de la volonté. Tandis que les fibres longitudinales raccourcissent la portion de l'intestin dans laquelle vont passer les aliments, les fibres circulaires les poussent par-derrière. Les contractions sont bien plus fortes chez les animaux carnivores que chez l'homme; elles sont exagérées sous l'influence du froid, de la peur, de certains médicaments purgatifs, et alors les aliments passent sans être digérés, ce qui produit de la *diarrhée*.

Dans d'autres cas, les mouvements sont ralentis, et il en résulte de la *constipation*, c'est ce qui arrive dans certaines maladies cérébrales ou spinales, ou après l'absorption de l'opium, du chloral, etc.

La *couche muqueuse* de l'intestin est hérissée de *saillies* ou *villosités* et de replis plus considérables qui forment les *valvules conniventes*, et servent à augmenter sa surface d'absorption.

Les *glandes* de l'intestin sont fort nombreuses; on en distingue trois espèces : les glandes en tubes ou de *Lieberkühn*; les glandes en grappes ou de *Brunner*; et les | *follicules clos* et les *plaques de Peyer*. Ce sont ces derniers organes, plus nombreux à la fin de l'iléon, dans la fosse iliaque droite, qui sont altérés dans la FIÈVRE TYPHOÏDE.

On divise un peu arbitrairement l'intestin grêle en trois portions :

Le *duodénum* (douze), ainsi nommé parce qu'il a une longueur de douze pouces, qui fait suite à l'estomac;

Le *jejunum* (jeûne), qui comprend à peu près les trois cinquièmes suivants de la longueur de l'intestin et que l'on trouve généralement vide lors des autopsies;

L'*iléon*, qui comprend les deux derniers cinquièmes de l'intestin grêle.

Les *artères* de l'intestin viennent des branches de l'*artère mésentérique supérieure*, qui se ramifient dans le mésentère, et se portent sur les deux faces de l'intestin en s'anastomosant avec les branches voisines.

Le duodénum reçoit en outre quelques rameaux de la *pancréatico-duodénale* et de l'artère *pylorique*.

Les *capillaires*, qui forment de nombreux réseaux, donnent naissance à la *grande veine mésaraïque*, la plus considérable des trois racines de la veine porte.

Les *vaisseaux lymphatiques* (CHYLIFÈRES) suivent dans le mésentère le trajet des vaisseaux sanguins, traversent les ganglions mésentériques, et se jettent dans le réservoir de Pecquet, à l'origine du canal thoracique.

Les *nerfs* viennent du plexus solaire formé par le *grand sympathique* et le *pneumogastrique*. Ils forment le *plexus mésentérique supérieur*.

La sensibilité de l'intestin est très-obtuse à l'état normal; nous n'avons pas, en effet, la sensation des phénomènes qui s'y passent et des aliments qui le traversent. Mais sous l'influence de l'inflammation (entérite), ou de contractions violentes (coliques), la douleur s'y fait sentir énergiquement et produit même un sentiment d'affaissement et de prostation très-rapide.

Le **gros intestin** (U, V, X, Y, fig. 312) commence à la valvule ILÉO-CÆCALE et se termine à l'anus. Il est plus volumineux et beaucoup moins long que l'intestin grêle; et tandis que ce dernier n'a pas de situation fixe pour ses circonvolutions, cha-

organes lymphoïdes qui constituent les

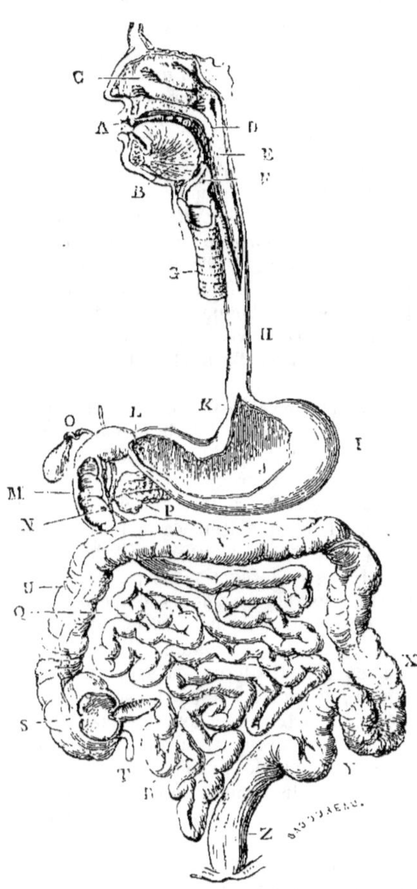

FIG. 312 (empruntée à l'*Anatomie* du docteur Fort). — Appareil digestif de l'homme.

J, Estomac ouvert à sa partie antérieure.
M, Duodénum, deuxième portion.
N, Orifice par lequel la bile et le suc pancréatique coulent dans le duodénum.
O, Vésicule biliaire.
P, Pancréas.
Q, Intestin grêle.
R, Extrémité inférieure de l'intestin grêle.
S, Valvule iléo-cæcale entre l'intestin grêle et le gros intestin.
T, Appendice iléo-cæcal.
U, Côlon ascendant.
V, Côlon transverse.
X, Côlon descendant.
Y, Côlon iliaque.
Z, Rectum.

cune des parties du gros intestin occupe une partie à peu près constante.

On le divise en :

Cæcum, qui est situé dans la fosse iliaque droite (S, fig. 312) à la suite de l'iléon ; à l'extrémité du cul-de-sac du *cæcum* se trouve l'*appendice vermiculaire cæcal* T, sorte de diverticulum de l'intestin, vestige du pédicule de la vésicule ombilicale du fœtus qui n'a aucune utilité, mais qui peut s'enflammer lorsqu'il s'y engage un corps étranger.

Au cæcum, fait suite le *côlon ascendant* (U, fig. 312), qui se termine à la face inférieure du foie. A ce niveau, il prend une direction transversale et forme le *côlon transverse*, et enfin, le *côlon descendant* et l'S iliaque (voy. CÔLON et fig. 170).

A l'extrémité du gros intestin se trouve le RECTUM, à la partie inférieure duquel s'accumulent les FÈCES.

L'absorption est bien moindre dans le gros intestin que dans l'intestin grêle ; cependant elle s'exerce encore assez pour qu'on puisse l'utiliser dans certains cas, soit pour l'administration des médicaments (lavements laudanisés, purgatifs, etc.), soit pour celle des aliments (bouillon, vin, etc.), lorsqu'il n'est pas possible de les administrer par la bouche et l'estomac.

Maladies de l'intestin :

L'**inflammation de l'intestin** constitue l'ENTÉRITE ; celle du gros intestin, lorsqu'elle s'accompagne d'ulcération et de production de fausses membranes, forme la DYSENTÉRIE.

Le **cancer de l'intestin** se caractérise par des alternatives de diarrhée et de constipation, une dyspepsie chronique. Quelquefois il se produit des hémorrhagies intestinales, du *melœna*, et l'on peut sentir une tumeur bosselée dans la fosse iliaque. Il peut aussi rétrécir l'intestin et donner lieu à tous les symptômes de l'OCCLUSION INTESTINALE. Il siège ordinairement dans l'*iléon* et atteint de préférence les vieillards ; celui du RECTUM présente des signes spéciaux.

Les soins hygiéniques, le régime lacté sont la seule médication applicable.

Calculs de l'intestin. — Voy. CALCULS.

L'**étranglement interne de l'intestin, occlusion intestinale, iléus**, est constitué par l'arrêt des matières stercorales qui ne peuvent plus passer à travers l'intestin oblitéré ou rétréci. Les causes qui peuvent amener l'occlusion intestinale sont : un amas de matières dures, calculs, noyaux, vers intestinaux réunis en paquet, le resserrement de l'intestin dans une bride du péritoine, sa compression par une tumeur du foie, de la rate, du rein, le cancer de l'intestin, l'INVAGINATION, l'enroulement ou *volvulus* de l'intestin.

Lorsque l'étranglement se fait par une ouverture de l'abdomen, il y a réellement HERNIE ÉTRANGLÉE ou *étranglement externe*.

Les signes de l'étranglement interne ressemblent absolument à ceux de la hernie étranglée, et lorsqu'ils se manifestent, il faut inspecter avec le plus grand soin tous les orifices par lesquels elle peut se produire.

L'occlusion intestinale peut être précédée des symptômes de la maladie (cancer, tumeur, etc.) qui l'a produite et ne se manifester que progressivement. Dans d'autres cas, elle débute subitement. Il y a d'abord accumulation de matières au-dessus de l'endroit obstrué ou rétréci, des coliques, de la constipation ; puis surviennent des vomissements d'abord bilieux, ayant ensuite l'odeur plus ou moins stercorale. Les gaz dilatent l'abdomen, les anses intestinales se dessinent sous la peau, le pouls est petit, serré, la face grippée et terreuse, tout le corps se couvre d'une sueur froide, il n'y a pas de fièvre.

Les symptômes morbides ont une marche d'autant plus rapide qu'ils apparaissent chez un homme en bonne santé dont l'intestin contient une grande quantité de matières alimentaires. S'ils ne se produisent que progressivement, ils durent de 4 à 10 jours, tandis que la mort survient au bout de 3 à 5 jours si l'obstruction se fait subitement.

Une terminaison funeste est bien moins à redouter, s'il s'agit simplement d'une accumulation de matières durcies ou de l'arrêt d'un corps étranger volumineux avalé par mégarde.

Dans quelques cas d'INVAGINATION, la guérison peut aussi se produire d'elle-même. Mais le plus souvent les malades succombent au développement d'une PÉRITONITE ou à l'asphyxie produite par l'accumulation des gaz dans l'abdomen et à la compression qu'ils exercent sur le diaphragme, en empêchant la respiration.

Le *traitement* de l'occlusion intestinale varie naturellement avec la cause connue ou supposée qui l'a produite. S'il s'agit d'une accumulation de noyaux, de vers, de matières stercorales, le *massage* de l'abdomen, les purgatifs drastiques, les lavements purgatifs énergiques en viennent souvent à bout.

Lorsqu'il n'y a pas de cancer ou autre tumeur et qu'on peut supposer une invagination ou un enroulement de l'intestin sur lui-même, on peut essayer de donner un lavement avec un siphon d'eau de Seltz, ou deux lavements dont l'un contient du bicarbonate de soude et l'autre de

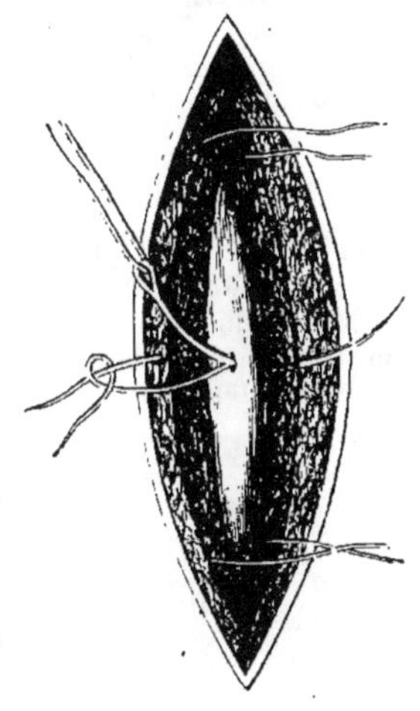

FIG. 313. — Premier temps de l'entérotomie.

Les parois de l'abdomen ayant été incisées, l'intestin vient bomber entre les lèvres de l'incision ; on le fixe par deux points de suture aux deux extrémités de la plaie. Une aiguille, enfoncée dans sa partie moyenne, pénètre dans la cavité de l'intestin et ressort dans l'épaisseur de la lèvre correspondante de la plaie ; l'anse de fil est coupée et l'aiguille, s'engageant dans le même point de l'intestin, va ressortir dans l'autre lèvre de la plaie.

l'acide tartrique, de façon à obtenir un dégagement considérable de gaz dans le bout inférieur, ce qui amène parfois une débâcle.

On a aussi préconisé : l'emploi de la glace sur l'abdomen, ou au contraire celui de la chaleur (marteau de fer trempé dans l'eau bouillante et appliqué sur le ventre), la belladone en pilules et en pommade,

l'électricité destinée à faire contracter l'intestin

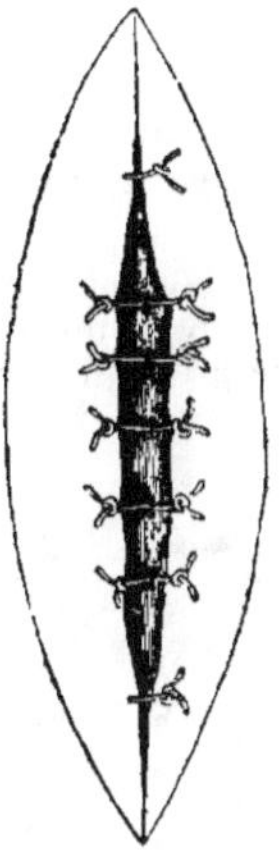

FIG. 314. — Deuxième temps de l'entérotomie.

Les deux points de suture étant placés, on réunit par une incision longitudinale les trous pratiqués par l'aiguille dans l'intestin.

Lorsque le tympanisme menace de produire l'asphyxie, il faut, par une ponction

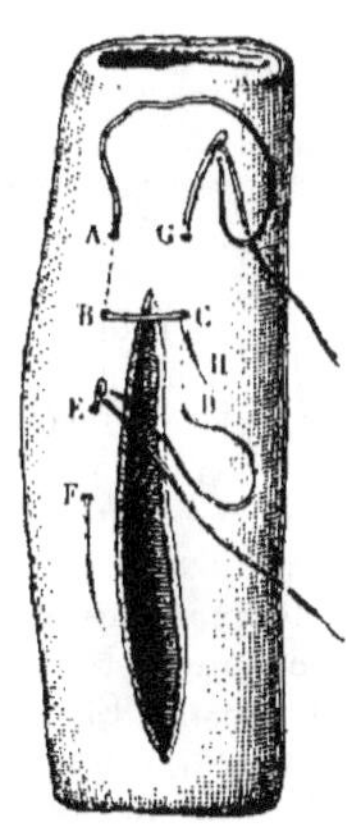

FIG. 315. — Suture de l'intestin au moyen de deux aiguilles.

Une des aiguilles entre en A et sort en B, on la porte par-dessus la plaie et on l'enfonce en C ; elle ressort en D. Elle est portée en E et ressort en F.

La même opération est faite de l'autre côté avec l'autre aiguille, de sorte que les aiguilles piquent alternativement à droite et à gauche.

avec un trocart capillaire, donner issue aux gaz qui distendent le bout supérieur.

Enfin, si tous les autres moyens ont échoué, il faut soit ouvrir l'abdomen et aller à la recherche de l'étranglement, soit pratiquer un ANUS CONTRE NATURE le plus bas possible, au-dessus du point étranglé, point qui se reconnaît aisément, car les anses du bout supérieur sont très-dilatées par les gaz.

Après avoir incisé les téguments, on coupe sur la sonde cannelée les diverses couches qui se présentent avant d'arriver sur l'intestin. L'anse intestinale se pré-

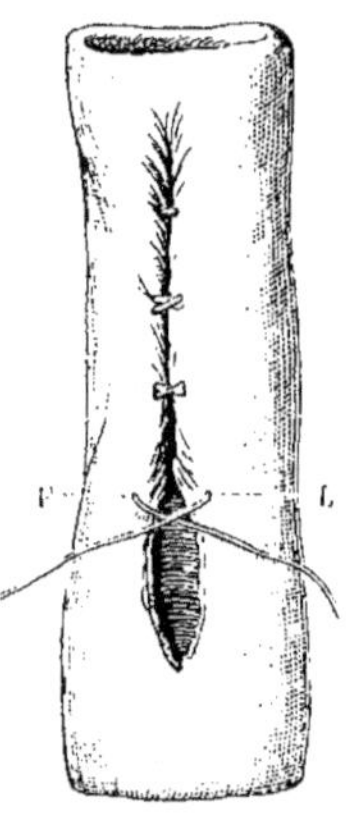

Fig. 316. — Aspect de la suture lorsque les fils sont serrés : les lèvres sont adossées par leur face séreuse.

sente d'elle-même, on ne doit ni la tirer, ni chercher à la faire sortir. On commence par la fixer à la plaie extérieure (fig. 313); puis, dans un deuxième temps, représenté figure 314, on incise l'intestin qui se trouve fixé à l'extérieur et on n'a pas à craindre l'écoulement des matières intestinales dans la cavité du péritoine.

Plaies de l'intestin. Elles sont produites par des instruments piquants, coupants ou contondants et s'accompagnent souvent de désordres graves dans les organes voisins [voy. ABDOMEN (PLAIES DE L')].

Les petites piqûres de l'intestin, telles que celles que l'on fait avec un trocart aspirateur, guérissent seules et facilement, car la tunique muqueuse vient faire hernie à travers et l'oblitère. Les plaies plus étendues sont très-dangereuses, car elles laissent passer à l'extérieur, dans le péritoine, des matières intestinales extrêmement ir-

ritantes, et le blessé succombe à la péritonite. Il faut en faire la suture ou fixer la plaie de l'intestin à la plaie extérieure, ce qui constitue un *anus contre nature*. Tous les soins du chirurgien doivent tendre à éviter la péritonite.

Les plaies par armes à feu ne sont pas toujours mortelles, même quand la balle a perforé l'intestin : il se forme quelquefois une péritonite partielle adhésive qui bouche l'ouverture, et l'on a vu le projectile être rendu avec les excréments. Il faut maintenir les malades à la diète, donner de l'opium pour ralentir les contractions intestinales, au besoin appliquer des sangsues contre la péritonite.

La suture de l'intestin se fait de diverses manières, qui toutes ont pour but, d'abord de ne pas laisser d'issue aux matières intestinales, puis de faire tomber les fils dans le tube digestif, et non dans le péritoine où ils pourraient causer une péritonite.

Les figures 315 et 316 représentent le mode le plus communément adopté pour les sutures longitudinales.

Quant aux plaies transversales de l'intestin, s'il est complétement divisé, il faut

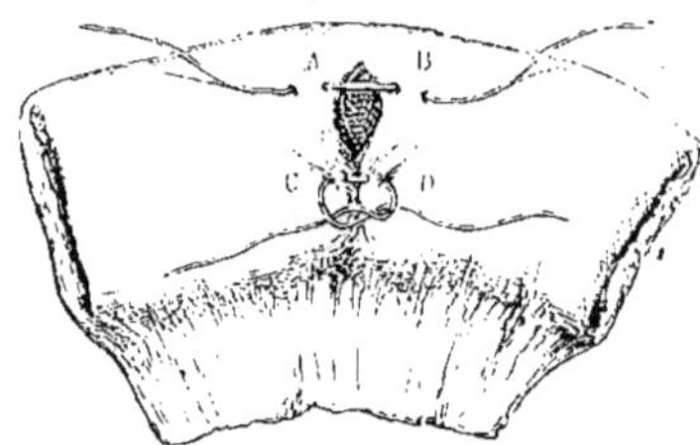

Fig. 317. — Suture de l'intestin par adossement des séreuses.

A, B, Fil passé deux fois à travers les lèvres de la plaie.

C, D, Aspect de la plaie lorsque l'on noue les deux bouts d'un des fils.

faire entrer un des bouts dans l'autre, faire une sorte d'invagination du bout supérieur dans l'inférieur retourné en dedans (Jobert de Lamballe).

Si l'intestin n'est que partiellement divisé, on emploie le procédé représenté figure 317, où les deux surfaces séreuses de l'intestin sont réunies par adossement.

INTOXICATION, s. f. (*in*, dans, et *toxicum*, poison; de τοξικόν, poison). On donne ce nom aux empoisonnements causés par des miasmes ou des substances dont l'absorption ne se fait qu'en petite quantité à la fois et dont les phénomènes ne se laissent observer que lorsque l'économie est saturée par le poison. On ajoute au mot *intoxication* un adjectif qui indique la nature de la substance nuisible.

L'intoxication paludéenne est celle qui est causée par les effluves des marais et dont les phénomènes se traduisent par les FIÈVRES INTERMITTENTES.

L'intoxication saturnine est celle qui dérive de l'absorption lente des préparations plombiques et cause des accidents variés, tels que : coliques de PLOMB, douleurs articulaires, paralysies, épilepsies saturnines.

L'intoxication phosphorée reconnaît pour cause l'absorption lente du PHOSPHORE, dont les symptômes les plus remarquables sont la NÉCROSE DES OS et particulièrement de l'os *maxillaire inférieur*, la dégénérescence du foie.

L'intoxication mercurielle, causée par l'usage prolongé du MERCURE, est caractérisée par la salivation, la STOMATITE, le déchaussement des dents.

Les *infections purulente* et *putride* sont des exemples redoutables *d'intoxication* causée par l'introduction dans l'organisme d'une substance excrémentitielle, le *pus*, chargée de substances *zymotiques* encore indéterminées, mais qui existent pour ainsi dire en permanence dans les salles de chirurgie de nos hôpitaux.

INTRA-UTÉRIN, adj. Qui se produit à l'intérieur de la matrice ou utérus (grossesse intra-utérine ou normale ; vie intra-utérine du fœtus).

INVAGINATION, s. f. Intussusception d'une partie dans une autre, pratiquée quelquefois dans un but thérapeutique (scrotum, plaies des intestins, etc.).

L'invagination de l'intestin ou **volvulus** est la pénétration d'une portion du tube intestinal dans une autre inférieure ou supérieure. L'intestin se replie à la manière d'un doigt de gant qu'on fait rentrer en lui-même et les contractions péristaltiques le font pénétrer dans la partie voisine (fig. 318).

L'invagination intestinale peut se faire sur toutes les portions du tube digestif ; on a vu le cæcum et le côlon renversés venir sortir par l'anus ; mais elle est fréquente sur le rectum (voy. CHUTE DU RECTUM), surtout chez les enfants.

Lorsque l'invagination se fait dans l'abdomen, surtout lorsque c'est le bout inférieur qui rentre dans le supérieur, il se produit tous les symptômes d'un **étranglement interne** de l'INTESTIN.

Les causes les plus ordinaires sont l'entérite chronique, l'abus des purgatifs drastiques et des pilules énergiques proclamées comme remèdes souverains à tous les

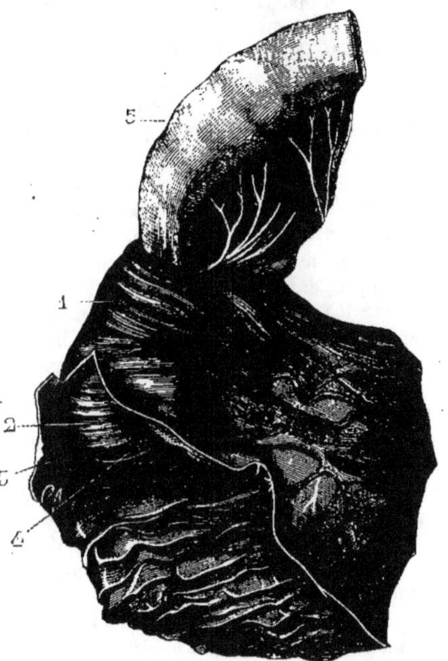

FIG. 318. — Invagination intestinale.

maux à la quatrième page des journaux, la fièvre typhoïde, la dysentérie.

La guérison s'effectue quelquefois par les seuls efforts de la nature ; la portion d'intestin invaginée se gangrène et est expulsée avec les excréments.

On distinguera l'invagination intestinale de la simple accumulation de matières fécales par le massage qui fait ordinairement disparaitre ces dernières.

Le *traitement* est celui de l'OCCLUSION INTESTINALE, surtout l'injection de gaz acide carbonique par l'anus. On a conseillé aussi de faire avaler une balle de plomb, ou 100 à 200 grammes de plomb de chasse n° 5 bien lavé, et administré dans de l'huile.

INVERSION, s. f. Retournement ou renversement d'un organe.

L'*inversion des organes splanchniques* est une disposition congénitale qui consiste dans un déplacement des viscères : cœur, poumons, foie, qui occupent une place anormale.

INVOLONTAIRE, adj. Qui ne dépend pas de la volonté. Certains actes ou mouvements, tels que ceux du cœur, de l'intestin, de l'estomac, de la matrice au moment de l'accouchement, etc., se font indépendamment de la volonté qui n'a sur eux aucun empire. Ils sont provoqués par les nerfs involontaires et les muscles lisses.

D'autres, au contraire, s'effectuent en partie sous l'influence de la volonté, et en partie sans son intervention, tel est l'acte de la respiration (voy. MUSCLE, NERF).

IODE, s. m. (ἰώδης, violet). Métalloïde solide, d'un noir bleuâtre, doué d'un éclat métallique assez vif, que l'on rencontre (à l'état de combinaison) dans les cendres des plantes marines, dans les eaux mères des marais salants, dans les tissus des divers animaux marins, dans quelques sources minérales. Son odeur rappelle un peu celle du chlore ; il fait sur la peau des taches jaune brun qui disparaissent bientôt par suite de son évaporation. Si on le chauffe, il répand de belles vapeurs violettes très-denses. Sa pesanteur spécifique est de 4,946. Il bleuit fortement l'amidon désagrégé par l'eau chaude, aussi s'en sert-on pour reconnaître la falsification des matières alimentaires ou médicamenteuses par l'amidon.

On l'emploie beaucoup en médecine intérieurement et extérieurement, pour combattre les engorgements divers, la scrofule, le goître, les maladies de poitrine, sous forme de pilules, *teinture alcoolique*, pommade. A doses élevées ou par l'usage prolongé il devient nuisible et donne naissance à une cachexie particulière, l'**iodisme**, caractérisée par un coryza intense, une sécrétion exagérée de toutes les muqueuses, l'affaissement des seins et une faiblesse générale.

C'est en partie à sa présence que l'huile de foie de morue, l'éponge calcinée et en général tous les produits de la mer administrés comme médicaments, doivent leur efficacité.

IODOFORME, s. m. Substance jaune, solide, d'une odeur très-pénétrante, analogue comme composition au chloroforme. C'est un composé dans lequel l'oxygène de l'acide formique ($C^2H^2O^4$) est remplacé par l'iode ($C^2HI^3 + HO$).

Lorsqu'on dissout l'iodoforme dans l'éther, l'odeur en est très-affaiblie. On l'emploie en pommade ou en poudre, surtout à l'extérieur contre les chancres phagédéniques, les ulcères scrofuleux ; il agit à la fois comme composé iodique et comme calmant.

IODURE, s. m. Combinaison définie de l'iode avec un autre corps. Quelques iodures jouissant d'une grande efficacité sont employés en médecine.

Iodure de fer. Médicament qui participe à la fois des propriétés des deux corps constituants. Il est employé avec succès dans les engorgements scrofuleux, la syphilis constitutionnelle rebelle au mercure, et l'anémie. Ce corps, très-altérable, est administré en sirop, ou pilules (Blancard).

Iodure de mercure (*proto* et *deuto*). Employés tous deux contre les accidents secondaires de la syphilis.

L'**iodure de plomb** est un corps d'une belle couleur jaune, qui n'est guère employé qu'en pommade contre les adénites ; son efficacité est très-douteuse.

L'**iodure de potassium** est un des plus précieux médicaments connus. C'est un sel blanc, cristallisé en cubes, très-soluble dans l'eau. On l'administre avec le plus grand succès dans les accidents tertiaires et même les accidents secondaires tardifs et rebelles de la SYPHILIS. Il détermine tout d'abord une hypersécrétion des muqueuses nasale et oculaire et un épaississement de la salive. Ces phénomènes disparaissent rapidement.

Ce sel a la propriété de dissoudre une grande quantité d'iode, et dans cet état, sous le nom d'*iodure de potassium ioduré*, il est administré sous forme de pommade pour dissoudre les adénites rebelles et les engorgements du corps thyroïde.

On en retire encore de très-bons effets dans le traitement du rhumatisme, de la goutte, pour faciliter les menstrues, contre le goître, la scrofule, l'*asthme*, etc.

Il ne faut pas l'administrer en même

temps que le *chlorate de potasse*. Il pourrait se produire de l'iodate de potasse, qui est vénéneux.

soufre, de zinc, dont les usages médicaux sont incertains et très-restreints.

IPÉCACUANHA, s. m. Nom brésilien

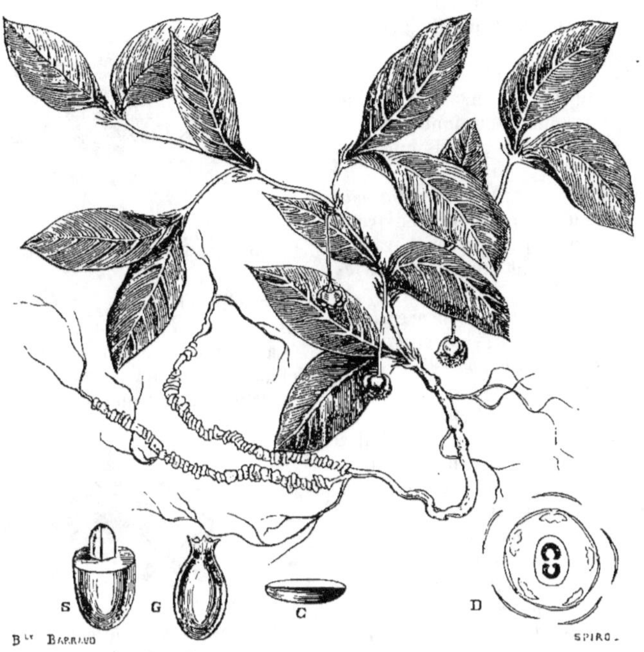

FIG. 319. — *Cephalis ipecacuanha* (au tiers de sa grandeur).

D, Diagramme de la fleur.
G, Fruit.

S, Section de fruit montrant les graines.
C, L'une des deux graines.

On connaît encore quelques composés de l'iode : iodure d'amidon, de sodium, de

servant à désigner plusieurs racines appartenant à des végétaux de genre et même de familles différents, et toutes douées de propriétés émétiques. On dit plus communément *ipéca* (fig. 319 ci-dessus).

Tous les ipécas contiennent une quantité plus ou moins grande d'**émétine** à laquelle ils doivent leur action vomitive. On en distingue trois espèces : l'ipéca strié, l'ondulé, l'annelé.

L'*ipéca annelé* (fig. 320) (*Cephalis ipeca*) est une rubiacée du Brésil, plante herba-

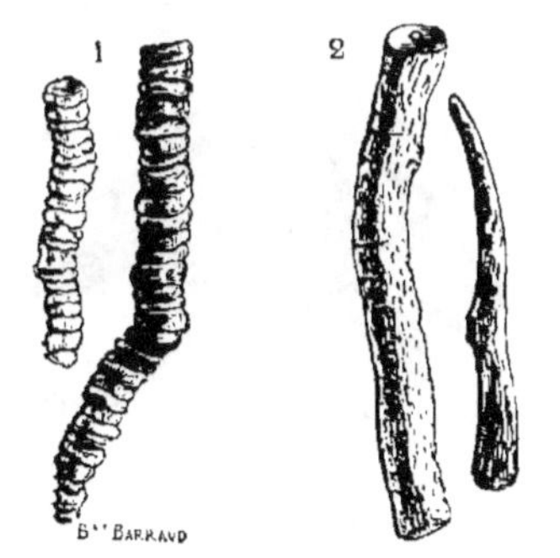

FIG. 320.
Ipécacuanha annelé.

FIG. 321.
Ipécacuanha strié.

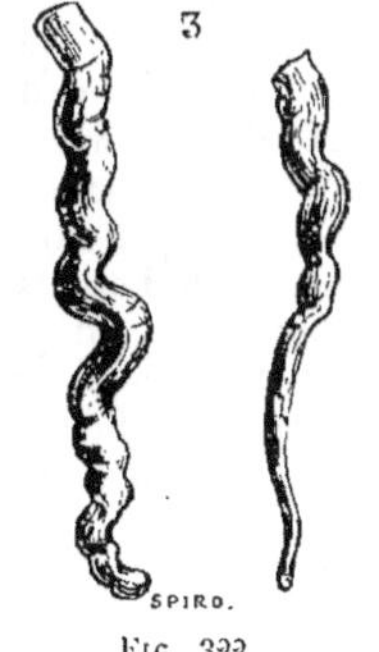

FIG. 322.
Ipécacuanha ondulé.

cée ayant une racine grosse comme une plume à écrire, composée d'un axe grêle enveloppé d'une écorce épaisse formée de petits anneaux saillants très-rapprochés et séparés par des enfoncements étroits; trois variétés : l'annelé brun, le gris, le rouge.

L'*ipéca strié* (fig. 321) (*Psychotria emetica*), rubiacée du Pérou, offre une racine striée longitudinalement et dont les anneaux sont beaucoup plus grands que ceux de l'annelé.

L'*ipéca ondulé* (fig. 322) (*Richardia scabra*), rubiacée ou violacée des environs de Rio-de-Janeiro, présente une racine très-sinueuse, mais sans anneaux ni stries longitudinales.

Les *rubiacées* fournissent encore quelques ipécas peu estimés; les *violariées*, les *asclépiadées*, les *euphorbiacées* donnent de faux ipécas peu employés.

L'ipéca est un remède hyposthénisant, agissant surtout comme émétique; il a une action particulière sur la muqueuse bronchique et sur celle du tube digestif. Les Brésiliens l'emploient avec succès, à haute dose et pendant plusieurs jours contre quelques maladies inflammatoires. On l'administre en poudre (de 50 centigrammes à 2 grammes), souvent mélangé à l'émétique, en sirop (30 grammes par cuillerée à café chez les enfants très-jeunes), en pastilles.

C'est le vomitif auquel on a le plus souvent recours; mais il est aussi souverain dans plusieurs formes d'*entérites* et dans la *dysenterie*.

IRIDECTOMIE, s. f. Opération qui consiste à enlever une portion de l'iris.

On la pratique dans des buts divers :

1° Pour donner passage aux rayons lumineux qui ne peuvent passer au centre de la pupille par suite d'une tache de la cornée, ou de l'occlusion de la pupille normale (iridectomie optique, pupille artificielle).

2° Dans certains cas de *cataractes zonulaires* ou de luxations du cristallin.

3° Pour arrêter les progrès du *glaucome;* il faut alors la faire bien périphérique.

4° Pour rétablir la communication entre la chambre antérieure de l'œil et les parties profondes, lorsque l'iris est venu s'accoler à la partie antérieure du cristallin (synéchie postérieure plus ou moins complète).

5° Enfin dans un but antiphlogistique,

contre certaines formes de *kératites* ou d'*irido-choroïdites*.

On doit toujours choisir le point de la cornée le plus transparent pour y pratiquer

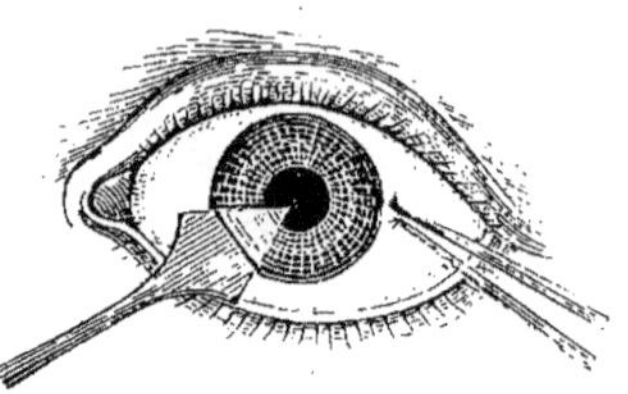

FIG. 323. — Iridectomie.
Premier temps : Incision de la cornée.

une pupille artificielle, et si l'on a le choix, c'est en dedans et en haut qu'il faut opérer.

La grandeur du lambeau d'iris à enlever dépend du but qu'on se propose. Il sera petit s'il ne s'agit que d'ouvrir un passage

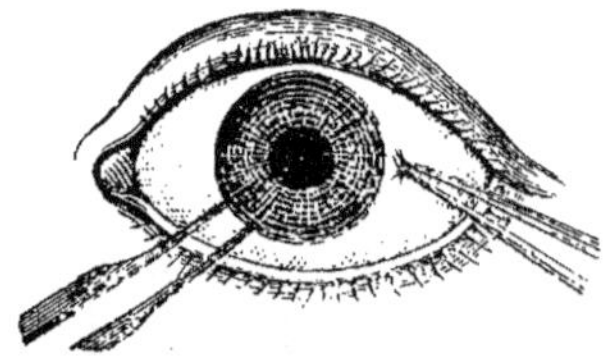

FIG. 324. — Deuxième temps de l'iridectomie.
On saisit avec des pinces une portion de l'iris.

aux rayons lumineux, il faudra au contraire faire une excision à la périphérie de la cornée s'il s'agit de combattre un glaucome.

La figure 323 représente le premier temps, qui consiste à inciser la cornée au

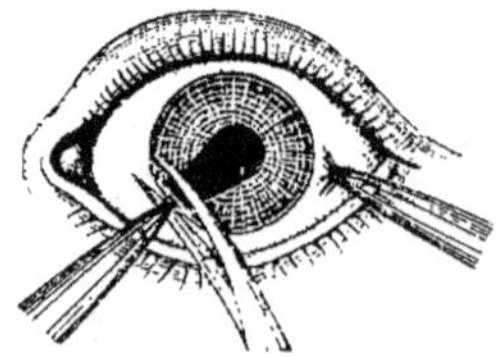

FIG. 325. — Troisième temps de l'iridectomie.
Section du lambeau de l'iris.

moyen d'un couteau lancéolaire; puis au moyen de pinces très-fines on saisit un petit lambeau de l'iris que l'on attire dans la plaie (fig. 324 et 325) que l'on coupe avec des ciseaux (fig. 326). Il ne reste plus qu'à nettoyer la plaie, faire sortir le sang qui a pu s'épancher dans la chambre antérieure, et faire rentrer le sphincter de l'iris par de petites manœuvres faites au

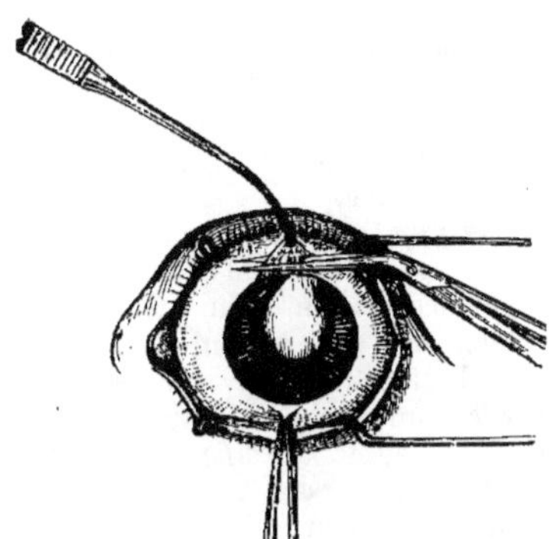

Fig. 326. — Iridectomie faite à la partie supérieure comme opération préalable à celle de la cataracte. Section de l'iris.

moyen d'une curette en écaille ou en caoutchouc (fig. 327).

On appliquera un bandage immobilisateur de l'œil et au bout de trois à quatre

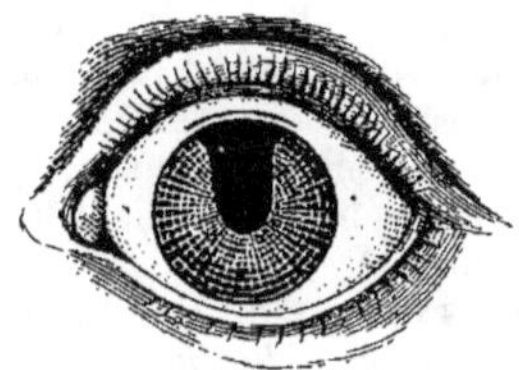

Fig. 327. — Aspect de l'œil immédiatement après une iridectomie faite à la partie supérieure.

jours la plaie est complétement cicatrisée. Il est nécessaire, pendant quelque temps encore, d'instiller dans l'œil quelques gouttes d'un collyre au sulfate d'atropine.

IRIDOTOMIE, s. f. (de ἴρις, iris, et τομή, section). Opération qui consiste à faire la simple section de l'iris dans les cas de cataracte secondaire ou d'obstruction de la pupille.

IRIS, s. m. (de ἴρις). Membrane musculo-vasculaire qui fait suite à la *choroïde* et donne à l'œil sa coloration bleue, brune, verte, etc. C'est un diaphragme percé à son centre d'une ouverture circulaire, la PUPILLE, qui nous paraît noire, et dont la grandeur diminue lorsque nous sommes dans un endroit bien éclairé et augmente dans l'obscurité (23, fig. 173); elle ne laisse passer dans l'œil qu'un certain nombre de rayons lumineux.

L'iris baigne par sa face antérieure dans l'*humeur aqueuse*, par sa face postérieure il repose directement sur le cristallin; il n'y a pas réellement de chambre postérieure.

Deux muscles antagonistes, à fibres lisses président aux mouvements de la pupille :

Le premier, le *sphincter de la pupille*, a ses fibres circulaires, il occupe le petit cercle de l'iris et se contracte sous l'influence de la lumière, des courants électriques, de l'ésérine; il se relâche au contraire pendant l'agonie; il est innervé par le nerf *moteur oculaire commun* (troisième paire).

Le second muscle est le *dilatateur de la pupille*, à fibres radiées; il est sous la dépendance du *nerf grand sympathique*.

Maladies de l'iris. Les **plaies** de l'iris s'accompagnent ordinairement de la blessure du cristallin et de la formation d'une CATARACTE TRAUMATIQUE. Comme l'iris est une membrane fort vasculaire et saigne facilement, elles produisent un épanchement de sang dans la chambre antérieure (hypohéma).

L'absence congénitale ou accidentelle de l'iris (**iridérémie**) produit de l'éblouissement chez les personnes qui en sont atteintes. Il peut aussi y exister des solutions de continuité ou COLOBOMES qui présentent l'aspect d'une pupille artificielle (fig. 327).

L'inflammation de l'iris constitue l'IRITIS.

IRITIS, s. f. Inflammation de l'iris. On en distingue plusieurs variétés : *simple* ou plastique; *séreuse; parenchymateuse; syphilitique* ou gommeuse.

Les *causes* les plus fréquentes sont la propagation de l'inflammation d'un organe voisin, cornée ou corps ciliaire, les plaies, corps étrangers, etc.; la *syphilis* qui est de beaucoup la cause la plus fréquente et peut donner lieu à toutes les variétés; la goutte et le rhumatisme.

Les *symptômes* communs aux diverses variétés sont : une injection vasculaire autour de la cornée (périkératique), le changement de coloration de l'iris, le rétrécissement de la pupille qui se laisse difficilement dilater par l'atropine.

Au bout de quelques jours, la pupille est *déformée* par suite de la production de *synéchies* ou adhérences qui fixent la membrane irienne à la capsule du cristallin ; il se forme des exsudats dans le champ pupillaire. Les douleurs ciliaires et les troubles de la vision qui existent dès le début augmentent avec les progrès de la maladie, et si l'art n'intervient pas, la vue peut se perdre en trois ou quatre semaines.

Souvent, cependant, sous l'influence d'une médication convenable, ou spontanément, la guérison s'effectue et tous les symptômes disparaissent peu à peu, il reste seulement quelques synéchies qui doivent toujours faire craindre le retour de la maladie.

Dans les neuf dixièmes des cas, l'iritis apparaît entre les accidents secondaires et les accidents tertiaires de la *syphilis*. La forme dite syphilitique ou gommeuse est la plus mauvaise. Elle est caractérisée par la production d'un *condylome* jaunâtre au milieu du tissu de l'iris.

Il faut bien se garder de confondre une *iritis* au début avec une *conjonctivite*, et ne jamais employer de collyre irritant qui ne ferait qu'aggraver le mal.

Le *traitement* de l'iritis s'adressera d'abord à la cause qui l'a produite : il faudra reposer l'œil, y instiller tous les jours quelques gouttes de collyre à l'atropine afin d'immobiliser la pupille, appliquer quelques sangsues à la tempe et administrer des purgatifs drastiques (eau-de-vie allemande). On réussit bien aussi par l'emploi du calomel à doses fractionnées, 15 centigrammes en dix paquets à prendre d'heure en heure), ou par les onctions mercurielles. Dans certains cas, il peut se produire un *hypopyon* (fig. 305), ou une obstruction du champ pupillaire qui nécessitent la paracentèse de la chambre antérieure ou l'*iridectomie*.

IRRÉDUCTIBLE, adj. Se dit, en chimie, des oxydes métalliques que l'on ne peut ramener à l'état de métal pur, et en chirurgie, des lésions telles que les *hernies*, les fractures, les luxations que l'on ne peut réduire, c'est-à-dire remettre en place.

IRRIGATION, s. f. (*in*, dans, et *rigare*, arroser ; ἐμβροχή). Procédé thérapeutique employé en chirurgie, et quelquefois avec un très-grand succès, surtout dans les plaies avec écrasement des extrémités supérieures. L'*irrigation continue*, à laquelle on a

le plus souvent recours, consiste à laisser écouler continuellement un filet d'eau froide sur la partie malade.

IRRITABILITÉ, s. f. Propriété spéciale à certains tissus, à certains organes, muscles, nerfs, muqueuses, d'entrer facilement en fonction dès qu'ils y sont sollicités par une cause quelconque. Les phénomènes dus à l'irritabilité peuvent se répéter tant que l'appareil qui en est le siége est vivant et sans lésion grave.

IRRITANT, adj. et s. m. On appelle ainsi tout agent capable d'exciter outre mesure les fonctions d'un organe, tout stimulant assez énergique pour produire la douleur, la tension, la chaleur. Les *irritants* sont *mécaniques*, coupures, piqûres, etc. ; *chimiques*, acides, alcalis, etc.; *spécifiques*, c'est-à-dire doués d'un mode d'action particulier qui ne peut être rapporté à aucune des divisions précédentes : tels sont les virus, les venins animaux, quelques poisons végétaux.

IRRITATION, s. f. (*irritatio*, ἐρεθισμός). Résultat de l'action des irritants ; augmentation de l'action organique des tissus. Cet état donne lieu à une augmentation de chaleur, de tension et de rougeur, plus ou moins vive, qui détermine l'INFLAMMATION.

ISCHÉMIE, s. f. (de ἴσχειν, arrêter, et αἷμα, sang). État d'une partie du corps ou d'un organe dans lequel la circulation ne se fait plus, par suite d'une *embolie*, de la compression du tronc artériel, de l'application d'une bande de caoutchouc (procédé d'Esmarck).

ISCHIATIQUE, adj. Qui a rapport à la hanche. L'*artère ischiatique* est une branche de l'hypogastrique.

ISCHIO-CAVERNEUX, adj. et s. m. Muscle qui va de l'ischion au corps caverneux.

ISCHION, s. m. Partie inférieure de l'os coxal ou ILIAQUE (H, fig. 308).

ISCHURIE, s. f. (ἴσχω, je retiens, et οὖρον, urine). Rétention d'urine complète ; impossibilité d'uriner. Les causes de l'ischurie sont de deux espèces : 1° le corps de la vessie a perdu sa contractilité ; 2° il y a un obstacle à la sortie de l'urine : tumeur de la vessie, caillot sanguin ou calcul appliqué sur le col, corps étrangers, rétrécissement ou compression de l'URÉTHRE, contracture ou tuméfaction inflammatoire des sphincters vésical ou uréthral, etc. Il faut vider la vessie avec une sonde, et si l'entrée en est impossible, si les symptômes sont sérieux, il faut sans plus tarder faire la ponction de la vessie (voy. URINE, VESSIE).

ISTHME, s. m. (de ἰσθμός). Nom donné à certaines parties rétrécies (isthme du gosier, isthme de l'encéphale ou protubérance annulaire).

IVOIRE, s. m. (*ebur*, ἐλέφας). Substance dentaire propre qui constitue la défense de l'éléphant. L'*ivoire* ou *dentine* est, après l'émail, la partie la plus dure de la *dent*. Il représente une masse dure, creusée, au centre, d'une cavité qui contient la pulpe dentaire et qui s'ouvre au sommet des racines. L'ivoire n'est pas visible à l'extérieur, il est caché par le cément et l'émail. Cette substance est homogène; elle n'offre ni fibres ni cellules, elle est traversée par les canalicules dentaires.

IVRESSE, s. f. (*ebrietas*, μέθη). Exaltation passagère des facultés intellectuelles, produite par l'excès du vin et des liqueurs alcooliques, dans laquelle la raison a perdu plus ou moins complétement ses droits. L'ivresse peut amener le délire, un sommeil involontaire et même la mort.

Il faut protéger l'homme ivre contre le froid, l'action directe du soleil; pour la dissiper, le meilleur moyen consiste à faire vomir, puis à faire boire un peu d'eau sucrée contenant 1 gramme d'acétate d'ammoniaque ou quatre ou cinq gouttes d'ammoniaque liquide. Le sel marin, à la dose d'une cuillerée à café paraît aussi jouir de la propriété de la dissiper.

IVROGNERIE, s. f. Habitude de l'ivresse. Ce vice, répandu chez tous les peuples, atteint dans certaines contrées les proportions d'un fléau.

Il est infiniment plus commun dans les contrées du Nord que dans celles où l'on récolte le vin. L'alcoolisme qui en résulte paraît plus facilement provoqué par l'usage de l'eau-de-vie que par celui du vin naturel.

L'ivrognerie est le moyen le plus sûr d'aboutir à l'abrutissement. La dégradation physique et morale la plus complète, la perversion de tous les bons instincts, le dégoût de ses semblables, tel est le résultat final qui arrive plus ou moins vite en passant par des degrés divers. L'appétit se trouble; l'ivrogne mangeant peu, boit de plus en plus; les mains tremblent souvent au point de rendre impossible un travail un peu délicat, les forces diminuent; les idées perdent de leur netteté, la vue s'altère, la parole devient embarrassée et la voix rauque, la sensibilité s'émousse, les vertiges fréquents précèdent un véritable état d'hébétement.

Tout travail intellectuel est désormais impossible, l'ivrognerie enlève l'homme à la société et lui laisse la brute : le besoin de boire augmente en même temps que le dégoût absolu pour les aliments solides. Des terreurs subites, des accès de fureur avec tendance au suicide et au crime rendent l'ivrogne insupportable, dangereux pour lui-même et pour ceux qui l'entourent. Toute faculté affective est éteinte ; la famille, le travail deviennent de lourdes charges, et la misère vient souvent s'ajouter aux symptômes morbides. Des douleurs violentes à l'épigastre, des vomissements acides, bilieux, tourmentent incessamment les malheureux qui se sont adonnés à l'ivrognerie, et qui ne peuvent plus supporter l'ingestion des boissons même les plus douces : l'eau sucrée, le lait, etc.

Le délire devient très-intense, l'agitation extrême, et la plupart des malades devenus fous finissent par succomber à une paralysie générale. L'ivrognerie tend à se généraliser, et elle est d'autant plus redoutable qu'elle paraît dans bien des cas être héréditaire. Il est constant d'ailleurs, que les enfants procréés pendant la période aiguë par les individus adonnés à l'ivrognerie sont doués de facultés intellectuelles peu développées, et sujets à des attaques convulsives et épileptiformes.

J

JALAP, s. m. Racine de l'*erogonium officinale* ou *ipomœa purga*. Plante herbacée du Mexique (croissant surtout aux environs de la ville de *Jalapa*), famille des convolvulacées, à racine fusiforme, lactescente, blanche, qui, telle que la livre le commerce, est en rouelles compactes, pesantes, rugueuses, noirâtres en dehors, brunes à l'intérieur, à cassure résineuse, d'une saveur âcre, d'une odeur légèrement nauséeuse (fig. 328).

Le *jalap* doit ses propriétés à la *résine* qui s'y trouve en abondance; elle est d'un brun noir, devenant jaunâtre lorsqu'elle est pulvérisée; elle offre une odeur vireuse et une saveur d'abord faible, puis âcre et désagréable (la dose est de 20 à 50 centigrammes dans une émulsion, ou associé au sulfate de soude).

Le jalap est un purgatif drastique que l'on administre en poudre (1 gramme), extrait, teinture, sirop, savon; il entre dans toutes les spécialités purgatives, pilules ou élixirs (eau-de-vie allemande), associé à la gomme gutte, à la scammonée et à l'aloès.

JAMBE, s. f. Portion du membre inférieur comprise entre le genou et l'articulation tibio-tarsienne. On donne aussi vulgairement ce nom au membre inférieur tout entier.

Le **squelette de la jambe** se compose de deux os, le TIBIA et le PÉRONÉ, qui ne se touchent que par leurs extrémités (fig. 330). Comme le tibia ne suit pas la direction du fémur, la jambe se trouve oblique en bas et en dehors. Entre les deux os, existe un ligament interosseux très-résistant.

On divise la jambe en trois régions : an-

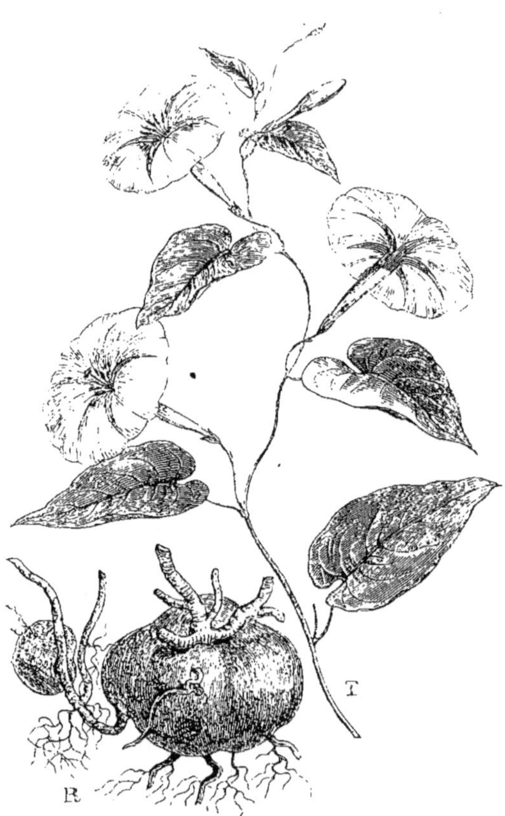

FIG. 328. — *Exogonium officinale* (Jalap).
T, Tige munie de feuilles et de fleurs. R, Racine.

térieure et externe, antérieure et interne, et postérieure.

Dans la région *antérieure* et *externe* se

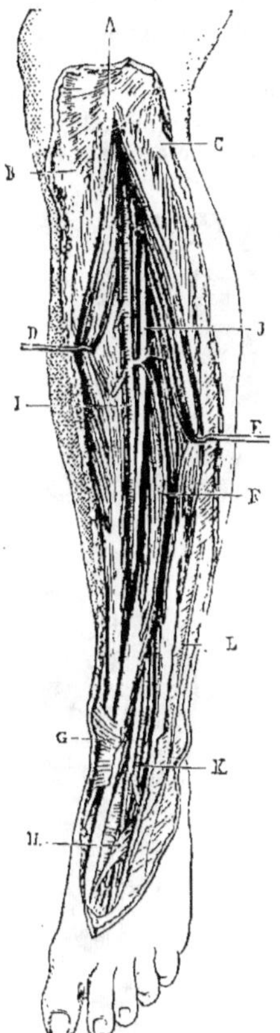

Fig. 329. — Dissection des régions antérieure et externe de la jambe.

A, Tubercule du jambier antérieur.
B, Tubérosité antérieure du tibia.
C, Tête du péroné.
D, Muscle tibial antérieur tiré en dedans par une érigne.
E, Muscle extenseur commun des orteils tiré en dehors.
F, Muscle extenseur propre du gros orteil.
G, Ligament annulaire antérieur du tarse.
H, Muscle pédieux.
I, Artère tibiale antérieure.
J, Nerf satellite de l'artère.
K, Artère pédieuse en dehors et un peu au-dessous du nerf.
L, Nerf musculo-cutané.

trouvent les muscles : *jambier antérieur, extenseur commun des orteils, extenseur*

propre du gros orteil et *péronier antérieur*, qui tous les quatre occupent une loge secondaire du côté interne ; le *long péronier latéral* et le *court péronier latéral* qui sont situés dans une loge externe.

Dans la région *postérieure*, il y a deux couches musculaires, l'une superficielle est constituée par quatre muscles : les *deux jumeaux*, le *soléaire* et le *plantaire grêle* ; l'autre profonde, séparée de la précédente

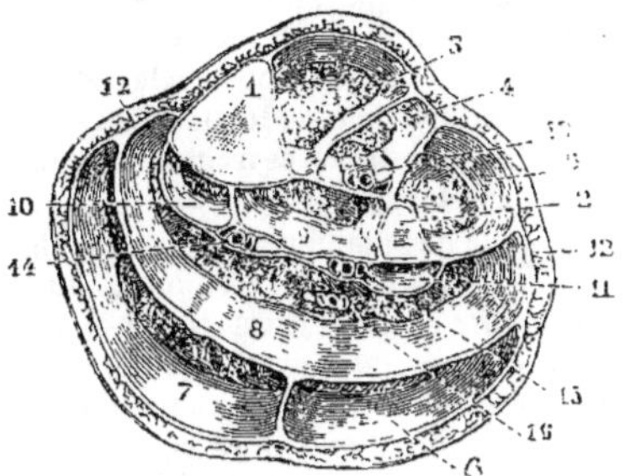

Fig. 330. — Coupe de la jambe gauche à la partie moyenne.

1, Tibia.
2, Péroné.
3, Muscle tibial antérieur.
4, Extenseur commun des orteils.
5, Muscles péroniers latéraux.
6, 7, 8, Masse des muscles jumeaux et soléaires.
9, 10, 11, Couche profonde des muscles de la partie postérieure de la jambe.
12, Aponévrose jambière.
13, Artère tibiale antérieure avec ses veines et son nerf satellites.
14, Artère tibiale postérieure.
15, Artère péronière.

par un plan cellulo-fibreux, comprend : le *long fléchisseur du gros orteil*, le *long fléchisseur commun des orteils* et le *jambier postérieur* ; à la partie supérieure, on y trouve aussi le *poplité*.

La région *antérieure* et *interne* n'a pas de muscle, on n'y rencontre que la peau ; le tissu cellulaire sous-cutané, *l'aponévrose jambière* qui vient se confondre avec le *périoste* de la face antérieure du *tibia*.

Les *artères* de la jambe sont :

1° La *tibiale antérieure* (I, fig. 329), qui se détache du tronc tibio-péronier, se place dans la région antérieure, entre le jambier antérieur et l'extenseur des orteils et devient d'autant plus superficielle que l'on se rapproche du cou-de-pied ;

2° La *tibiale postérieure*, qui se place en

bas, en dedans du tendon d'Achille et se trouve quelquefois blessée chez les faucheurs ;

3° La *péronière*, appliquée sur le ligament interosseux ; elle n'a en général qu'un faible calibre, sauf quand elle supplée les deux autres.

Les *veines* de la jambe forment deux réseaux, l'un superficiel ou sous-cutané, constitué par les *saphène externe* et *saphène interne* et leurs branches fort nombreuses et fréquemment atteintes de VARICES; et l'autre profond, formé par les veines qui accompagnent les artères tibiales et la péronière, au nombre de deux pour chaque artère. Des anastomoses fréquentes unissent les deux réseaux.

Les *nerfs* de la jambe sont : pour la région antérieure, des branches terminales du *sciatique poplité externe* (nerf *tibial antérieur* et *branche musculo-cutanée*), et pour la région postérieure, des rameaux du *crural* et des *sciatiques poplités interne et externe* (le *saphène péronier*, le *saphène tibial*, la *terminaison du saphène interne*).

Les *lymphatiques* se rendent aux ganglions *poplités* et à ceux du pli de l'*aine*.

Fractures de la jambe. Il peut y avoir fracture simultanée du TIBIA et du PÉRONÉ, ou de l'un de ces deux os seulement. Lorsque les deux os sont fracturés, il y a *fracture complète de la jambe*.

Une chute d'un lieu élevé, un choc direct, la jambe étant dans une fausse position, en sont les causes ordinaires. Les deux os peuvent être fracturés à des hauteurs différentes ou au même niveau, le déplacement est en général assez faible. Les signes sont ceux des FRACTURES en général, le fragment supérieur du tibia tend toujours à faire saillie en avant. Il y a en même temps rotation du pied.

Il faut en faire la *réduction* en tirant sur le pied et faisant la contre-extension sur la cuisse et à l'aine, repousser en arrière le fragment supérieur et immobiliser le membre dans une GOUTTIÈRE ou par un BANDAGE de Scultet. Lorsque le gonflement a disparu, on applique un appareil inamovible, et la guérison s'effectue en 30 à 45 jours.

Une variété de fracture de la jambe, la *fracture sus-malléolaire*, qui se fait un peu au-dessus du cou-de-pied, peut aisé-

ment être confondue avec une simple ENTORSE. Mais, dans la fracture, il est possible d'imprimer au pied des mouvements de latéralité; de plus, il est souvent dévié. Cette variété cause souvent une arthrite de l'articulation tibio-tarsienne.

Jambe artificielle. Appareil prothétique destiné à être appliqué après l'amputation de la cuisse (fig. 331) ou celle de la jambe au lieu d'élection. Grâce aux perfec-

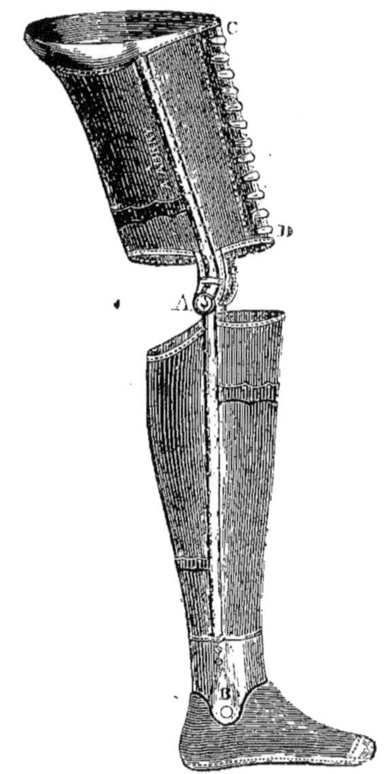

FIG. 331. — Jambe artificielle articulée en A et B, et lacée en C et D, sur la cuisse.

tionnements donnés à ces appareils, on cherche maintenant à faire l'amputation le plus bas possible, la plaie est moins longue à se cicatriser et la gravité en est moindre.

JAMBIER, adj. Qui appartient à la jambe. Le muscle *jambier antérieur* fléchit le pied sur la jambe; il va de la tubérosité externe du tibia (B, fig. 329) à la base du premier os cunéiforme.

Le *jambier postérieur* étend le pied sur

la jambe; il va de la partie postérieure du tibia à l'extrémité inférieure du scaphoïde.

JARRET, s. m. Région située à la partie postérieure du genou.

Le creux du jarret ou **creux poplité** est limité de chaque côté par des tendons musculaires faciles à sentir sous la peau. Du côté interne se trouvent les tendons des muscles : *demi-tendineux*, *demi-membraneux*, le plus fort de tous, et *couturier*. Du côté externe, il n'y a que le *biceps* crural, dont le tendon aplati embrasse la tête du péroné.

À la partie inférieure se trouvent les muscles *jumeaux* soulevés par la convexité des condyles du fémur.

Le creux du jarret renferme une grande quantité de tissu graisseux, au milieu duquel se trouvent des organes importants : *l'artère* et la *veine* POPLITÉES, le *nerf sciatique*, des vaisseaux et des ganglions lymphatiques.

JÉJUNUM, s. m. Portion de l'intestin grêle qui fait suite au duodénum.

JOUE, s. f. (de *gena*, γένυς). Région de la FACE qui forme les parois latérales de la cavité de la bouche. On y trouve de dehors en dedans : la PEAU, pourvue de duvet au niveau de la pommette, et de poils chez l'homme à la partie inférieure ; une couche sous-cutanée contenant quelques fibres musculaires (*risorius* de Santorini), puis des muscles qui servent aux mouvements de la mâchoire, le *buccinateur*, le *masséter*. Entre ces deux derniers et le *ptérygoïdien interne* se trouve la boule graisseuse de Bichat, volumineuse chez les enfants qu'elle rend joufflus.

Le *conduit de Sténon*, qui vient de la glande parotide, croise les fibres du masséter à sa partie supérieure.

Les *artères* de la joue sont : la transversale de la face et la faciale qui viennent de la carotide externe, et quelques rameaux de la sous-orbitaire, de la massétérine, de la buccale (branches de la maxillaire interne).

La seule veine importante est la faciale.

Les *nerfs* de la joue sont fournis par les maxillaires supérieur et inférieur (cinquième paire) ou par le facial.

Les *plaies* de la joue saignent facilement, elles atteignent quelquefois le canal de Sténon, ce qui peut amener la formation d'une fistule salivaire ; les opérations autoplastiques

y sont faciles à cause de la richesse de sa vascularisation et de sa laxité.

JUGULAIRE, adj. et s. f. (de *jugulum*, gorge). Nom de plusieurs veines du cou.

La **jugulaire externe** (7, fig. 332), formée par la réunion des veines superficielles de la face, va du col du maxillaire inférieur à la veine sous-clavière. Dans son trajet, elle est située sur la partie antérieure et latérale du cou. On y pratiquait autrefois la saignée dite de la jugulaire.

La **jugulaire antérieure**, dont l'existence n'est pas constante, est située à la partie antérieure du cou et se réunit à la précédente, au niveau où elle se jette dans la sous-clavière.

La **jugulaire interne** (17, fig. 108) doit son origine aux sinus de la dure-mère et aux veines profondes de la tête ; elle suit le trajet de l'artère carotide et se jette dans la veine sous-clavière.

JUJUBE, s. f. Fruit du *jujubier officinal* (*rhamnus zizyphus*). Arbre de la famille des rhamnées, originaire de la Syrie, cultivé dans le midi de l'Europe. Le fruit lisse, luisant, d'un rouge plus ou moins foncé, est une drupe un peu plus grosse qu'une olive, ovoïde. La pulpe, d'abord ferme et verdâtre, devient molle, jaunâtre, mucilagineuse.

Les jujubes séchées au soleil sont livrées au commerce ; quand leur chair est encore verte, elles sont aigrelettes ; quand la chair est jaune, elles sont très-dures et mucilagineuses.

Les jujubes sont adoucissantes, béchiques et pectorales, elles font partie de la tisane des quatre fruits ; on en fait un sirop et quelquefois de la *pâte de jujubes*, mais le plus souvent cette pâte ne contient que du sucre et de la gomme arabique.

JULEP, s. m. (ζουλάπιον, de l'arabe *golapa*). Ce mot désignait autrefois un mélange formé de deux parties de sucre et de trois parties d'eau distillée aromatique. Aujourd'hui, on donne ce nom à des potions transparentes, d'odeur et de saveur agréables, composées d'hydrolats et de sirops en quantité variable, et du poids de 150 à 200 grammes, à prendre le soir en une ou deux fois pour provoquer le calme.

Le *julep anodin* du Codex est composé de sirop de pavot blanc et d'eaux distillées de fleurs d'oranger et de laitue : le *julep gommeux* contient : gomme arabique, 8 grammes ; sirop de guimauve, 32 grammes ;

32

eau de fleurs d'oranger, 16 grammes; et eau, 96 grammes.

temps; l'aîné est celui qui sort le premier de l'utérus de la femme. Nom donné à des

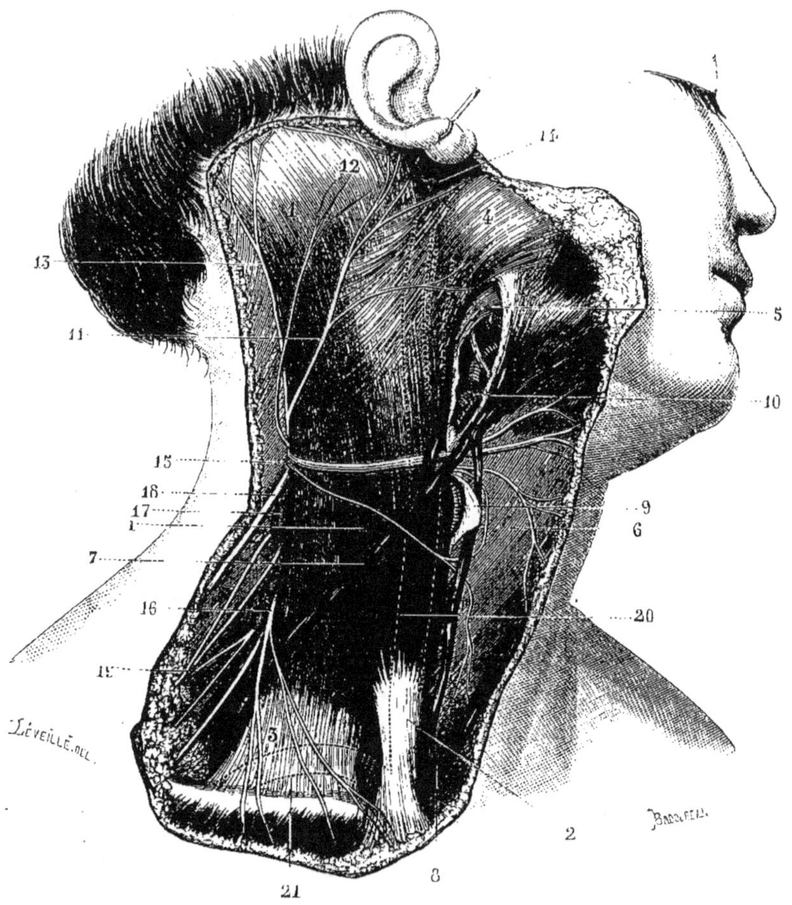

FIG. 332. — Région superficielle et latérale du cou (sterno-mastoïdienne ou carotidienne superficielle).

1, Muscle sterno-mastoïdien recouvert de son aponévrose.
2, Son faisceau claviculaire.
3, Son faisceau sternal.
4, Aponévrose d'insertion parotidienne.
5, Aponévrose d'insertion se rendant au muscle ptérygoïdien interne.
6, Aponévrose cervicale.
7, Veine jugulaire externe.
8, Veine jugulaire antérieure.
9, Artère thyroïdienne supérieure.
10, Tronc commun des artères linguale et faciale. Nerf grand hypoglosse.
11, Branche auriculaire du plexus cervical.
12, Petite mastoïdienne.
13, Grande mastoïdienne.
14, Nerf facial et sa branche auriculaire.
15, Branche cervicale transverse.
16, Branches sus-claviculaires.
17, Ganglions lymphatiques superficiels.
18, Nerf spinal.
19, Branches postérieures du plexus cervical.
20, 21, Lignes ponctuées indiquant les trajets des artères carotides et sous-clavière.

JUMEAU, adj. et s. m. Se dit de deux enfants qui sont venus au monde en même temps muscles de la cuisse (petits jumeaux) et de la jambe (fig. 330).

JUS, s. m. (*jus*, bouillon). Suc tiré d'un fruit, d'une plante, d'un animal, par pression ou par coction, tel que le *jus de citron*, de réglisse, d'herbes, de cresson, de viande.

En matière médicale, il serait préférable de réserver le mot *suc* au liquide obtenu par simple expression, et de dire le *suc* de citron, d'oranges, d'herbes, et d'appeler *jus* le produit obtenu par coction ou autre préparation, *jus* de viande, de réglisse.

JUSQUIAME, s. f. (*hyoscyamus*, ὑοσκύαμος; de ὖς, porc, et κύαμος, fève). Vulgaire-

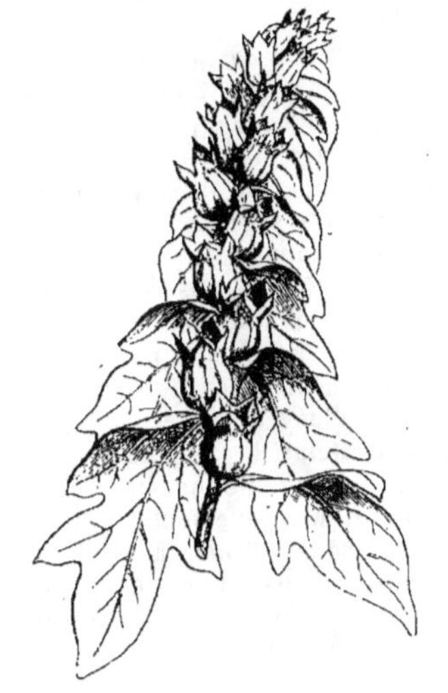

Fig. 333. — Jusquiame noire (*Hyoscyamus niger*).

ment *fève à pourceau*. Solanée indigène qui croît dans les lieux incultes et sur les bords des chemins. C'est une plante annuelle, de 60 à 80 centimètres, robuste, cylindrique, très-velue, à fleurs unilatérales, campaniforme, d'un jaune sale veiné de violet. Cette plante est très-vénéneuse et répand une odeur forte et désagréable ; les porcs s'en nourrissent cependant impunément. Elle doit ses propriétés à l'*hyoscyamine*. Les feuilles sont narcotiques ; on les conseille contre les affections du système nerveux ; on les administre en fumigations, poudre, suc, infusion, huile, sirop, teinture, pommade et emplâtres ; elle entre dans la composition du baume tranquille, des pilules de cynoglosse, de l'onguent populéum, etc.

La racine de certaines jusquiames a été quelquefois confondue avec celle de la chicorée sauvage ou du panais ; les feuilles ont été prises pour celles du pissenlit.

Les symptômes de l'empoisonnement par la jusquiame ont la plus grande analogie avec ceux que produit la BELLADONE. Mais la jusquiame est beaucoup moins dangereuse et la guérison est la règle, surtout si les vomissements font rejeter la majeure partie du poison ingéré. La plante est, du reste, d'une activité fort variable : les racines sont presque inoffensives au printemps, elles sont très-actives en été. Les semences sont la partie la plus toxique, un gramme de ces dernières produit déjà des symptômes violents.

Ce sont des vertiges, des vomissements, un délire bizarre, des coliques et une diarrhée profuse. La pupille est dilatée, les malades ont une tendance à voir les objets agrandis (*mégalopsie*) ; il y a de l'accélération du pouls et de la respiration, quelquefois une éruption scarlatiniforme.

Le *traitement* consiste à faire vomir le plus tôt possible, favoriser le vomissement et les selles spontanées, puis donner des diurétiques, vin blanc, infusion de 20 grammes de baies de genièvre dans un litre d'eau.

K

KARLSBAD (Bohême). Station d'eaux minérales (saison de mai à septembre) dont plusieurs sources sont thermales (30 à 73 degrés), et minéralisées par le sulfate de soude et le chlorure de sodium. On les conseille contre les affections chroniques des voies digestives; à la dose de 5 à 8 verres par jour, elles sont purgatives et employées contre la constipation, l'obstruction intestinale, les coliques hépatiques et néphrétiques, et la goutte.

KÉLOTOMIE, s. f. (de κήλη, tumeur, et τομή, section). Nom donné à deux opérations très-distinctes :

1° Celle de la *hernie étranglée* (voy. HERNIE);

2° Celle de la *cure radicale des hernies*, que l'on a surtout tenté d'obtenir par l'invagination d'une portion du scrotum dans le trajet inguinal, et qui est actuellement presque complétement abandonnée.

KÉRATITE, s. f. (de κέρας, cornée). Nom de plusieurs affections de la CORNÉE qui se rapprochent beaucoup de l'inflammation; mais cette membrane n'ayant pas de vaisseaux ne peut s'enflammer dans le sens absolu du mot.

On divise les *kératites* suivant leur *siège* au centre ou à la périphérie de la cornée, à la *partie superficielle* ou dans l'épaisseur du tissu de la membrane; suivant la *vascularisation* qu'elles peuvent faire développer anormalement dans le tissu cornéen; enfin suivant *l'altération* de ce tissu (abcès, ulcération).

Les *causes* en sont très-diverses; elles sont plus fréquentes chez les enfants, succèdent très-fréquemment aux CONJONCTIVITES qu'elles compliquent, surtout les conjonctivites *granulaire* et *purulente* (ophthalmie purulente).

La scrofule, le lymphatisme, les gourmes, la variole, l'établissement de la menstruation en sont les causes générales; les blessures, les corps étrangers, les *affections des voies lacrymales* et la propagation de l'inflammation des parties voisines sont les causes locales.

Les *symptômes communs* que l'on rencontre dans presque toutes les kératites sont : une opacification plus ou moins limitée de la cornée, la vascularisation et la rougeur du pourtour de cette membrane; dans les formes vasculaires, les vaisseaux dépassent cette limite et se rendent à la partie atteinte. En même temps, il y a ordinairement des douleurs ciliaires et de la *photophobie*. Ce dernier symptôme est très-important, car il annonce presque toujours l'existence d'une kératite. Lorsqu'un enfant, déjà atteint de conjonctivite, a peur du jour, se cache la figure dans les mains et contracte énergiquement ses paupières, on peut presque affirmer à coup sûr qu'il vient de se déclarer une complication sur la cornée. Les diverses formes de kératites présentent en outre des symptômes spéciaux :

Dans la **kératite superficielle circonscrite**, il y a des phlyctènes ou opacités *circonscrites* à la *surface* de la cornée qui se recouvre de vaisseaux nombreux; elle se distingue par son siége superficiel et la limitation de la partie envahie.

La **kératite vésiculeuse** est constituée par une bulle ou des vésicules transparentes à la surface de la cornée; elle est due à un trouble de l'innervation du nerf trijumeau et s'accompagne de douleurs violentes.

La **kératite superficielle vasculaire** succède souvent à la première forme. Elle peut être *aiguë* ou *chronique*; alors elle constitue le PANNUS GRANULEUX. Elle est presque toujours la conséquence de granulations de la conjonctive qui se sont transportées sur la cornée, ou qui l'irritent par leur frottement. La durée en est très-longue dans la forme chronique, et dépend : 1° de la guérison des granulations de la conjonctive; 2° du plus ou moins de frottement que les paupières exercent sur l'œil.

La **kératite parenchymateuse**, interstitielle ou diffuse, peut être vasculaire ou non vasculaire. Elle comprend trois périodes : 1° infiltration interstitielle de la cornée sans phénomènes inflammatoires; 2° vascularisation; 3° résolution de l'opacité. La production des vaisseaux doit être favorisée, ils facilitent l'absorption des matières épanchées. Sa durée est fort longue (3 mois à 2 ans), mais sa terminaison est généralement favorable.

La **kératite suppurative** ou **abcès de la cornée** revêt deux formes : l'une inflammatoire (sthénique), l'autre indolente (asthénique). Il se forme du pus qui peut s'éliminer : 1° au dehors; 2° qui se répand entre les lames de la cornée (*onyx*); ou 3° se réunit dans la chambre antérieure (HYPOPYON). Les abcès de la cornée apparaissent à la suite de traumatismes ou dans les maladies infectieuses (variole, diabète, fièvre typhoïde).

La **kératite ulcéreuse** ou ulcère de la cornée peut affecter les deux types inflammatoire ou torpide de la kératite suppura-

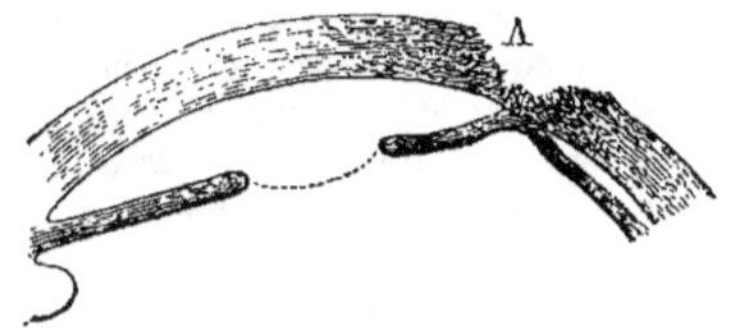

FIG. 334. — Ulcère et perforation de la cornée (A). L'iris fait prolapsus dans l'ouverture de l'ulcère et y reste adhérent (*synéchie antérieure*).

tive. L'*ulcère inflammatoire* s'accompagne de symptômes intenses de kératite; l'*ulcère torpide* débute par le centre de la cornée et donne lieu à un HYPOPION; tous deux produisent facilement la perforation de la cornée et des STAPHYLOMES consécutifs.

Une dernière forme, la **kératite neuroparalytique** est tout à la fois ulcéreuse et suppurative. Elle est causée par une paralysie du trijumeau qui rend la cornée insensible et l'empêche de réagir contre les agents extérieurs. Cette membrane se trouble peu à peu complétement, en commençant par les endroits non recouverts par les paupières.

Toutes les kératites présentent des dangers communs : opacification plus ou moins complète de la cornée, production de taies, leucomes, etc.; puis à la suite de perforations, formation de SYNÉCHIES et de STAPHYLOMES.

Le *traitement* des kératites comprend :

1° Celui de la *cause* qui les a produites, il faut soigner avec soin les conjonctivites et les granulations palpébrales, rétablir le cours des larmes (voy. LARMOIEMENT), enlever les corps étrangers, etc.;

2° Tenir l'*œil au repos* et diminuer la pression intra-oculaire en instillant des collyres à l'*atropine* pour dilater la pupille, et en appliquant un *bandage oculaire* bien régulièrement confectionné;

3° Prévenir autant que possible les perforations centrales, soutenir la cornée par le bandage, l'atropine et en dernier lieu la paracentèse de la chambre antérieure;

4° Soigner l'*état général;* il est en effet essentiel de placer les malades et surtout les enfants dans l'air pur et d'instituer un régime tonique et antiscrofuleux;

5° Favoriser la résorption des opacités et, dans certains cas, activer la vascularisation réparatrice par l'emploi de fomentations chaudes, de pommade au précipité jaune :

```
Oxyde jaune de mercure (préparé par
   voie humide)...................  0,25 centigr.
Axonge, ou glycérolé d'amidon......  5 à 10 gr.
```

Une fois ou deux par semaine entre les paupières.

Il est de la plus grande importance de ne pas irriter la cornée par les collyres au sulfate de zinc, de cuivre, au nitrate d'argent, etc., qui, utiles parfois contre les conjonctivites, sont prescrits si souvent d'une manière banale, mais funeste dans toutes les ophthalmies. Dès qu'une conjonctivite se complique de kératite, on doit en cesser l'usage.

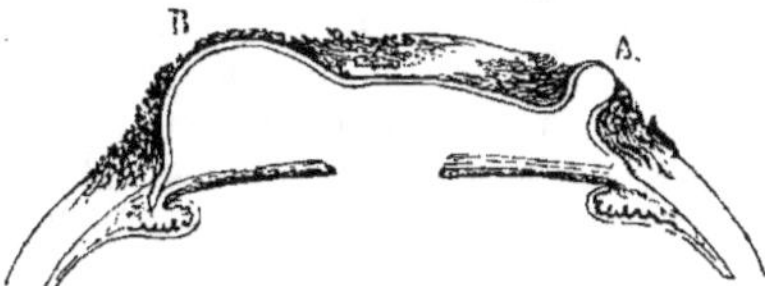

FIG. 335. — Kératocèle à la suite d'ulcères de la cornée qui ont altéré sa structure et sa courbure (*staphylome*).

KÉRATOCÈLE, s. f. (de κέρας, cornée,

et *κήλη*, hernie). Sorte de hernie de la membrane de Descemet qui tapisse la face postérieure de la cornée.

Il se produit une kératocèle (fig. 335) à la suite des ulcères de la cornée, lorsque la partie postérieure de la cornée n'est plus assez résistante pour résister à la pression intra-oculaire qui la pousse en avant.

KÉRATOCONUS ou **KÉRATOCONE**, s. m. (cornée conique) (fig. 336). Saillie

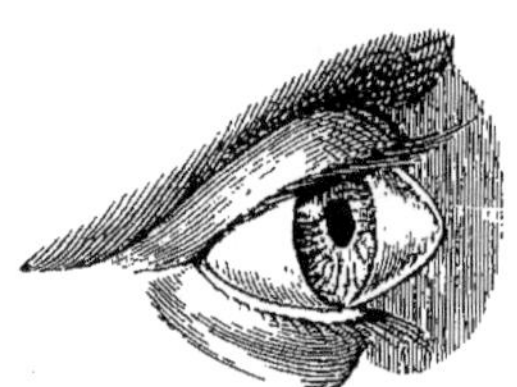

FIG. 336. — Cornée conique ou kératocone.

conique de la cornée qui atteint quelquefois les deux yeux successivement et produit une myopie excessive. C'est une affection rare qui survient vers quinze à vingt ans.

On est parvenu, dans ces derniers temps, à guérir ou à améliorer l'état des malades atteints de kératoconus en enlevant au moyen de l'aiguille (fig. 337) une petite portion de la superficie de la cornée et en y provoquant la formation d'un ulcère artificiel. Ce dernier, en se cicatrisant, produit une rétraction de la membrane.

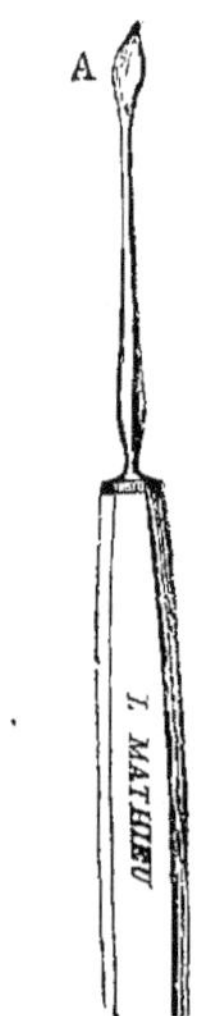

FIG. 337.
Aiguille de Meyer pour l'opération du kératocone.

KÉRATOMALACIE, s. f. (de *κέρας*, cornée, et *μαλακία*, ramollissement). Destruction de la cornée qui jaunit et se ramollit à la suite de plaies de l'œil, de conjonctivite purulente, etc.

KÉRATOTOMIE, s. f. Section de la cornée; c'est un des temps de l'opération de la CATARACTE et de l'IRIDECTOMIE.

KERMÈS ANIMAL, s. m. Insecte hémiptère du genre Cochenille qui vit sur les feuilles du *quercus coccifera*, et dont les œufs fournissent une belle couleur rouge analogue à celle de la cochenille. On ne s'en sert plus en médecine.

KERMÈS MINÉRAL. Oxysulfure d'antimoine hydraté, autrefois appelé *poudre des Chartreux*. Il se présente sous forme d'une poudre fine, cristalline, d'un rouge brun foncé et velouté, inodore, d'une saveur métallique, insoluble dans l'eau et l'alcool.

C'est un médicament expectorant à petites doses, émétique à haute dose, employé dans les affections des voies respiratoires, tantôt mêlé à du sucre en poudre, tantôt suspendu dans une potion, un looch, ou sous forme de pastilles qui en contiennent chacune 10 centigrammes environ.

KINÉSITHÉRAPIE, s. f. (*κίνησις*, mouvement, *θεραπεία*, traitement). Traitement des déviations osseuses, ou de la faiblesse des muscles par des exercices de gymnastique consistant à opposer une résistance calculée et croissante aux contractions musculaires.

KINO, s. m. On donne ce nom à un certain nombre de sucs astringents d'origine différente. Les végétaux producteurs du *kino* varient comme les pays qui les envoient. On connaît le *kino du Sénégal*, le *kino d'Amboine* et le *kino de Gambie*, fournis par des légumineuses; le *kino de Colombie* venant d'une rhysosporée; le *kino d'Australie* produit par une myrtacée, et le *kino de la Jamaïque*, retiré d'une polygonée.

Ces sucs sont d'un aspect résineux, d'un brun noir plus ou moins luisant : leur saveur est très-âpre ; à petite dose, ils augmentent l'appétit, favorisent la digestion; à forte dose ils deviennent des astringents très-énergiques et sont employés contre les catarrhes chroniques, les diarrhées, etc., sous forme de poudre, teinture, pastilles, tisane, sirop, vin, extrait.

KISSINGEN (Bavière). Eaux minérales salées, gazeuses, froides, purgatives, très-courues pendant l'été, employées contre la constipation et l'atonie des voix digestives.

KOUSSO, s. m. — Voy. Cousso.

KREUZNACH (Prusse rhénane). Source d'eaux minérales chloro-bromurées, sodiques, d'une température de 12 à 30 degrés, situées à une altitude de 110 mètres au-dessus du niveau de la mer. On les emploie en boissons (trois ou quatre verres par jour), et en bains contre la scrofule et les affections osseuses.

KYESTÉINE, s. f. (κύησις, grossesse). Lorsqu'on laisse reposer, pendant quatre ou cinq jours, de l'urine dans un verre, à l'air et à la lumière, la kyestéine se présente à la surface du liquide sous l'aspect d'une pellicule crémeuse, blanchâtre, parsemée de petits points brillants et cristallins. C'est le résultat de l'oxydation d'un élément azoté existant toujours dans l'urine, mais en quantité généralement plus grande chez la femme grosse.

La kyestéine est surtout évidente du troisième au septième mois, mais elle n'a quelque valeur au point de vue du diagnostic de la grossesse que si la femme, en dehors de cet état particulier, jouit d'une parfaite santé, car elle existe également d'une manière exagérée dans certains cas pathologiques.

KYSTE, s. m. (de κύστις, vessie). Sous ce nom, on comprend des productions pathologiques de natures très-diverses, dont les seuls caractères sont d'être des *tumeurs* formées par une substance *liquide* ou *semi-liquide* renfermée dans une *poche* qui l'isole des parties voisines.

On appelle tumeurs *enkystées* celles qui s'entourent d'une poche analogue à celle des kystes proprement dits. Même en parlant de kystes à contenu liquide, pour l'ovaire par exemple, on dit quelquefois *hydropisie enkystée de l'ovaire*.

Les causes des kystes sont très-diverses : les uns sont formés par la rétention de la sécrétion de certaines glandes dont le conduit excréteur a été bouché ; d'autres se produisent dans une *bourse séreuse*, ou sont dus au développement d'un *entozoaire* (cysticerque, échinocoque), etc. On peut les classer en kystes à *parois naturelles*, et kystes à *parois accidentelles*. Il peut s'en développer dans tous les tissus, le tissu cellulaire, les parenchymes glandulaires, les os (kystes dentaires), etc.

La plupart des kystes sont peu douloureux, se développent lentement et ne produisent que des désordres dus à la compression des organes voisins. Quelques-uns sont congénitaux, d'autres succèdent à des traumatismes ou à d'autres maladies (adé-

nites, abcès). Ils peuvent parfois acquérir un volume énorme (kystes de l'ovaire).

On distingue les kystes des *abcès* par l'absence de phénomènes inflammatoires et au besoin par une *ponction exploratrice*.

Les kystes ont peu de tendance à guérir spontanément. Souvent on peut les respecter, mais dans d'autres cas il est nécessaire d'intervenir, soit pour empêcher leur développement excessif, soit à cause de la gêne ou de la difformité qu'ils occasionnent.

Le *traitement des kystes* est entièrement chirurgical, les moyens purement médicaux étant absolument impuissants ; il comprend trois méthodes : 1° vider le contenu de la poche au moyen d'un trocart, et empêcher la reproduction du liquide du kyste, en déterminant un certain degré d'inflammation de ses parois, par une injection de teinture d'iode iodurée (voy. HYDROCÈLE).

2° Déterminer l'inflammation adhésive de la paroi du kyste en l'*incisant* et en la faisant suppurer ; en y passant un *séton* ; en *excisant* une partie de la paroi.

3° Faire l'ablation complète de la tumeur.

Chacune de ces trois méthodes a ses indications et ses contre-indications, suivant la nature du kyste et la situation qu'il occupe.

Kystes dermoïdes (kystes pileux, inclusion fœtale). Leur siége habituel est la queue du sourcil, le scrotum, la partie supérieure du sternum, les viscères abdominaux, etc.; ils sont congénitaux et produits le plus souvent par une inclusion fœtale, ou par celle d'un *repli de la peau* qui se trouve englobé et recouvert par les tissus du voisinage, et qui continue néanmoins à sécréter de la matière sébacée et à produire des poils.

Ces kystes ont une paroi complète, adhérente aux parties profondes et dans laquelle on trouve de la matière sébacée, des poils, et parfois des organes plus ou moins entiers, dents, doigts, etc. (fig. 338). Le seul traitement qui leur soit applicable est l'extirpation.

Kystes hématiques. Formés par un épanchement sanguin qui s'est entouré d'une paroi (enkysté), ils constituent des tumeurs superficielles ou profondes, molles, semi-fluctuantes, contenant un liquide brun chocolat ou de la sérosité. Le plus souvent ils se développent aux endroits qui ont été le siége d'une contusion. On les traite par

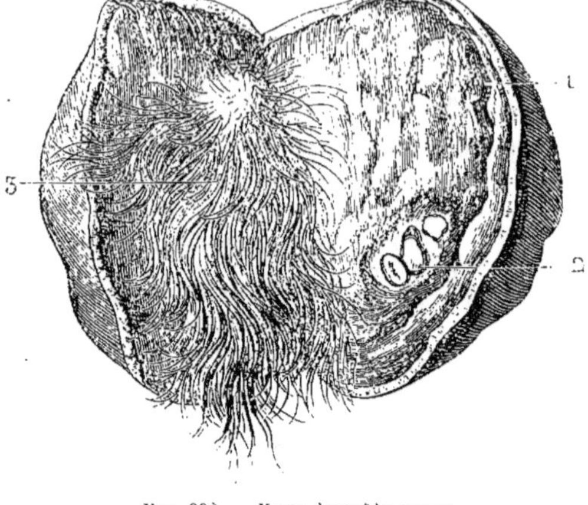

FIG. 338. — Kyste dermoïde ouvert.

1, Matière granuleuse blanchâtre que l'on a enlevée pour montrer :
2, Trois dents et
3, Une touffe de cheveux émanant d'un tubercule.

Les dents et le tubercule chevelu sont implantés sur la paroi du kyste.

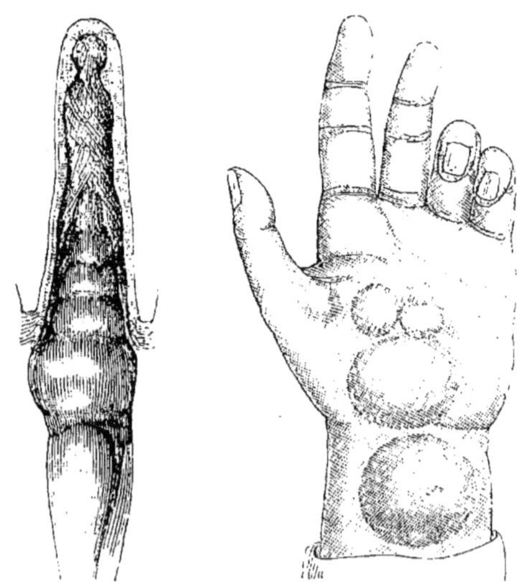

FIG. 339. — Kyste à grains riziformes du doigt médius, après l'ablation de la peau.

FIG. 340. — Kyste en bissac et à grains riziformes des régions palmaire de la main et antérieure de l'avant bras.

le broiement sous-cutané, l'incision et la suppuration.

Kystes hydatiques. — Voy. ÉCHINOCOQUE, FOIE (kystes hydatiques du).

Kystes de l'ovaire. — Voy. OVAIRE.

Kystes synoviaux. Maladies des gaînes tendineuses de la main ou du pied. Il se forme un épanchement liquide accompagné de corps étrangers semblables à des grains de riz (*grains hordéiformes*), soit dans la gaîne des fléchisseurs des doigts, soit dans la paume de la main ou au-devant du poignet (fig. 339 et 340). On en trouve aussi au cou-de-pied, au creux poplité. Il est probable que les grains hordéiformes sont des végétations détachées de la surface interne de la paroi.

Cette affection débute insensiblement, sans douleur, et ce n'est que lorsqu'elle a acquis un certain développement qu'elle occasionne de la gêne dans les mouvements. Il y a du *gonflement* limité à la gaîne atteinte et dont la forme se dessine sous la peau, une *crépitation* analogue à celle que donne l'écrasement de la glace pilée ou de l'amidon en pains, quelquefois de la *douleur* qui s'irradie le long du trajet du nerf médian. La marche de l'affection est fort lente, elle peut rester stationnaire.

Le *traitement* en est fort difficile, il faut essayer la compression et le broiement des grains hordéiformes, ce qui réussit quelquefois. La ponction suivie de l'injection iodée peut donner naissance à des complications inflammatoires. L'incision à ciel ouvert permettant l'évacuation du liquide et de tous les grains hordéiformes est un procédé efficace, mais dangereux.

KYSTITOME, s. m. Instrument en forme de crochet tranchant, destiné à ouvrir la capsule du cristallin dans l'opération de la CATARACTE par extraction. Le plus commode est monté sur une tige en or que l'on peut plier et couder à volonté.

L

LABARRAQUE (LIQUEUR DE). Hypochlorite de soude étendu d'eau, dont on se sert comme excellent désinfectant. On l'emploie en arrosements et en lotions pour laver les matières putrides; on l'utilise encore dans le traitement des plaies de mauvais aspect et en injections dans les foyers purulents.

LABASSÈRE (Hautes-Pyrénées). Eau minérale sulfureuse froide, près de Bagnères-de-Bigorre. Elle est employée contre les affections des voies respiratoires (voy. BAGNÈRES-DE-BIGORRE).

LABIAL, adj. Qui a rapport aux lèvres. Les **glandes labiales** sont de petites glandes en grappes dont le volume varie depuis celui d'une tête d'épingle jusqu'à celui d'une lentille, qui sont placées sous la muqueuse des lèvres et sécrètent un liquide qui se mélange avec la salive.

L'**herpès labial** survient à la suite d'un accès de fièvre éphémère, d'une angine dite herpétique, d'une pneumonie avortée; son apparition est alors généralement de bon augure (voy. HERPÈS).

LABIÉES, s. f. pl. (*labium*, lèvre). L'une des plus nombreuses et des mieux organisées du règne végétal, la *famille des labiées* se compose de végétaux herbacés et quelquefois sous-ligneux, à *tige carrée*, à feuilles simples et opposées.

Les fleurs groupées à l'aisselle des feuilles ont un calice gamosépale, tubuleux, à cinq divisions inégales. La corolle gamopétale est irrégulière et partagée en deux lèvres, dont la supérieure a deux lobes et l'inférieure trois. Les étamines fixées au tube de la corolle sont ordinairement au nombre de quatre dont deux grandes et deux petites, ces dernières, souvent avortées. L'ovaire est quadrilobé et porte à son centre un style simple à stigmate bifide. Le fruit se compose de quatre achaines monospermes au fond du calice persistant.

Toutes les plantes de cette famille contiennent des huiles essentielles qui leur communiquent des propriétés *aromatiques* et *stimulantes*. La plupart sont employées en médecine ou pour préparer des parfums.

Les espèces les plus usitées sont : la sauge officinale, le romarin, la lavande, le lierre terrestre, la mélisse et les diverses espèces de menthe. La sarriette et le thym sont employés fréquemment comme aromates, pour relever la saveur des aliments.

LABYRINTHE, s. m. Partie de l'oreille formant l'**oreille interne**, située dans la partie moyenne du rocher en dedans de la caisse du tympan, et qui renferme les terminaisons du nerf auditif ou acoustique. Elle constitue la partie la plus essentielle de l'organe de l'ouïe. C'est un ensemble flexueux de tubes et de vésicules communiquant entre eux, remplis et entourés du liquide labyrinthique, dans lequel sont, comme en suspension, les expansions terminales du nerf acoustique.

On distingue : le labyrinthe osseux creusé dans le rocher, et le labyrinthe membraneux renfermé dans le précédent et constitué par les membranes diverses qui le tapissent.

Le **labyrinthe osseux** (fig. 341) comprend une cavité centrale : le *vestibule* E; en arrière, les *trois canaux demi-circulaires* F, et le *limaçon* (G, H).

Le *vestibule* est situé en dedans du *promontoire* qui le sépare de l'oreille moyenne ; il présente sept orifices, dont cinq à la partie postérieure pour les canaux demi-circulaires, un pour la *fenêtre ovale* fermée par la base de l'étrier, et un pour l'embouchure de la cavité du limaçon. Il est percé en outre de nombreux pertuis qui donnent passage aux terminaisons du nerf auditif.

Les trois *canaux demi-circulaires* (externe, supérieur et postérieur) ont chacun deux ouvertures dans le vestibule, sauf deux qui ont une ouverture commune; l'externe ou horizontal est le plus court.

Le *limaçon* ou cochlée a la forme d'une coquille d'escargot, et fait deux ou trois tours horizontaux renfermant à leur intérieur un noyau central ou axe osseux autour duquel il s'enroule. Il est situé à la partie antérieure du vestibule et divisé intérieurement en deux parties par la *lame spirale*.

Le **labyrinthe membraneux** comprend : un *vestibule membraneux* formé de deux vésicules superposées, une inférieure ou

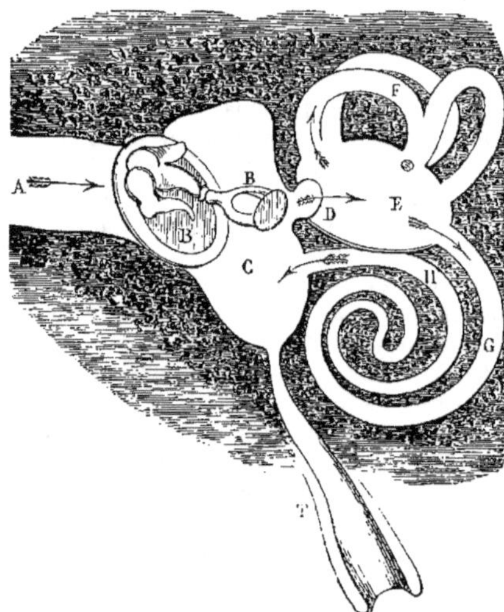

Fig. 341. — Coupe schématique de l'oreille.

A, Conduit auditif externe par lequel entrent les ondes sonores.

B, Membrane du tympan avec le marteau, l'enclume et l'étrier. La chaîne des osselets communique à la fenêtre ovale (D) les oscillations de la membrane du tympan.

C, Caisse du tympan.

D, Fenêtre ovale.

E, Vestibule.

F, Canaux demi-circulaires.

G, H, Limaçon.

T, Trompe d'Eustache.

saccule, une supérieure, l'*utricule*; des *canaux demi-circulaires membraneux* ne remplissant pas complétement les canaux osseux. A l'intérieur du *limaçon* il y a des organes d'une structure fort complexe : lame spirale membraneuse, membrane et *organe de Corti*, constitué par une série d'arcades juxtaposées au nombre de trois

mille, formant une sorte de piano à trois mille cordes dont le rôle est encore obscur.

LACRYMAL, adj. (de *lacryma*, larme; δακρυώδης). Qui a rapport aux larmes.

L'**artère lacrymale** naît de l'artère ophthalmique à son entrée dans la cavité orbitaire et se distribue à la glande lacrymale.

Caroncule lacrymale. — Voy. CARONCULE.

Glande lacrymale. Glande en grappes située à la partie supérieure et externe de l'orbite qui sert à la sécrétion des *larmes*, mais non à la lubréfaction de l'œil. Aussi peut-elle être extirpée sans que la conjonctive soit desséchée. Ses conduits excréteurs, en nombre variable, sont tapissés d'épithélium cylindrique et s'ouvrent dans le cul-de-sac supérieur de la conjonctive.

Le **nerf lacrymal**, branche de l'ophthalmique (trijumeau), se rend à la glande lacrymale.

La **tumeur lacrymale**, de la grosseur d'un pois à celle d'une noisette, est située à la racine du nez, au-dessous de l'angle interne de l'œil; elle est formée par la distension du *sac lacrymal*, rempli de larmes ou de mucosités (mucocèle), qui peut s'enflammer et se rompre (voy. DACRYOCYSTITE).

Il en résulte un véritable abcès qui aboutit ordinairement à la formation d'une **fistule lacrymale**. Cette dernière s'ouvre un peu au-dessous de l'angle interne de l'œil, et laisse échapper par un orifice, parfois imperceptible, des larmes qui enflamment souvent les parties voisines, et constitue une infirmité rebelle.

Presque toujours la tumeur lacrymale est précédée de larmoiement; elle est ordinairement produite par un rétrécissement du *canal nasal* (voy. LARMOIEMENT).

Voies lacrymales. Elles se composent :

1° Du **sac lacrymal**, constitué par la gouttière que forme la paupière inférieure, son cul-de-sac inférieur et la caroncule lacrymale;

2° Des **points lacrymaux** supérieur et inférieur, que l'on aperçoit facilement en renversant un peu les paupières, à l'extrémité de deux petits tubercules des bords des paupières supérieure et inférieure;

3° Des **conduits lacrymaux** qui, partant

des points lacrymaux, vont aboutir au sac lacrymal;

4° Du **sac lacrymal**, situé à l'angle interne de l'œil, formant une petite poche qui se prolonge à la partie inférieure par:

5° Le **canal nasal**, dont les parois sont formées par les os maxillaire supérieur, unguis et cornet inférieur doublés d'une muqueuse qui est le prolongement de celle des fosses nasales et qui s'ouvre à la partie antérieure du méat inférieur (11, fig. 147).

Un des symptômes les plus constants des affections des voies lacrymales est le LARMOIEMENT.

LACTATE, s. m. Sel formé par la combinaison de l'acide lactique et d'une base. Tous les lactates sont solubles dans l'eau et dans l'alcool.

Le **lactate de soude** se rencontre dans la plupart des liquides organiques et dans les muscles des animaux.

Le **lactate de chaux** se trouve en assez grande quantité dans l'urine où il cristallise par l'évaporation.

Le **lactate de fer** ($C^6H^5Fe^6$), employé en médecine comme ferrugineux, soluble et facilement absorbable, se prépare par double décomposition avec le sulfate de fer et le lactate de chaux.

On l'administre en poudre, souvent associé à la rhubarbe, en sirop, en pilules, à la dose de 10 à 25 centigrammes, deux fois par jour, au moment des repas.

LACTATION, s. f. (de *lac*, lait). Fonction organique qui consiste dans la sécrétion et l'excrétion du lait.

LACTÉ, adj. Qui a rapport ou qui ressemble au lait. On appelait autrefois les chylifères *vaisseaux lactés*.

Le *régime lacté* ou la *diète lactée* consiste dans l'emploi du lait pur comme aliment exclusif ou principal. Le régime lacté est indiqué dans quelques affections de l'appareil digestif, contre les hydropisies, la néphrite albumineuse, etc.

Afin de pallier le goût fade du lait, dont le malade finit souvent par se dégoûter, on peut l'aromatiser avec une cuillerée de kirsch, de rhum ou d'eau-de-vie dans une tasse de lait.

LACTIQUE, adj. (*lac*, lait). L'acide lactique ($C^6H^5O^5,HO$), découvert dans le lait aigri, existe en outre dans plusieurs liquides de l'économie animale; il est produit par la *fermentation lactique*. On peut le préparer en dissolvant du sucre de lait dans du petit lait et abandonnant la solution à elle-même à une température de $+30$ degrés environ. Le sucre de lait se transforme en acide lactique. Ce corps, le plus concentré possible, constitue un liquide sirupeux, incolore, incristallisable, d'une densité de 1,315. C'est un acide très-énergique.

D'après certains physiologistes, ce serait l'acide du suc gastrique.

LACTUCARIUM, s. m. (*lactuca*, laitue). Suc épaissi qui se recueille par incisions faites à la tige de la laitue cultivée, ou mieux de la laitue gigantesque.

Il est employé comme calmant dans les catarrhes, les rhumes et toutes les irritations de la gorge et de la poitrine.

On l'administre sous forme de sirop et de pâte, dans lesquels on fait souvent entrer à tort une certaine quantité d'extrait thébaïque. Ses propriétés, sans cette addition, sont très-contestables.

LADRERIE, s. f. Nom qui fut donné dans le moyen âge aux hôpitaux destinés au traitement de la lèpre, parce qu'ils étaient sous l'invocation de saint Lazare, que le peuple, par corruption, appelait saint Ladre. Le nom *ladrerie* a été pendant quelque temps synonyme d'ÉLÉPHANTIASIS DES GRECS.

De nos jours, on a conservé le nom de *ladrerie* à une maladie qui se développe chez le porc et le sanglier. Elle provient des hydatides (*cysticercus cellulosæ*) qui se trouvent dans le lard et forment de petits boutons blancs ou bleuâtres qu'on prenait autrefois pour des glandes. La ladrerie n'est pas absolument incurable; tout remède excitant et fortifiant peut contribuer à la guérir.

La chair d'un animal atteint de ladrerie devient fade, flasque, molle; mais, si elle est soumise à une température élevée d'au moins 100 degrés, elle peut être mangée sans inconvénient. Mais comme la viande de porc est souvent absorbée à moitié cuite, il est prudent d'en proscrire complétement l'emploi.

LAGOPHTHALMIE, s. f., ou Lagophthalmos, s. m. (de λαγώς, lièvre et ὀφθαλμός, œil). Occlusion incomplète de l'œil par les paupières, occasionnée par un ectropion, une tumeur, des cicatrices vicieuses. L'œil continuellement exposé aux influences extérieures, est prédisposé aux inflammations.

LAIT, s. m. (*lac*, γάλα). Liquide blanc, d'une saveur douce et agréable, d'une densité peu supérieure à celle de l'eau, 1,03, sécrété par les mamelles chez les femelles des animaux mammifères. Quand on abandonne le lait à lui-même, il se sépare en trois parties principales : l'une vient à la surface, c'est la *crème;* l'autre, d'abord en dissolution, se concrète et forme le *caseum* (fromage) ; la troisième portion ou *serum* (petit-lait) est un liquide jaunâtre, limpide ou légèrement opalin, constitué par de l'eau tenant en dissolution des sels et une matière particulière, le *sucre de lait*, qui se transforme bientôt spontanément en *acide lactique.*

Vu au microscope, le lait se présente sous forme d'émulsion; on aperçoit des globules blancs en suspension dans le liquide : c'est dans leur intérieur qu'est contenu le *beurre.* Si l'on brise leur enveloppe albumineuse par le battage (quelques auteurs n'admettent pas cette enveloppe), le beurre se réunit en masse, et les globules disparaissent.

Le lait est la première nourriture de l'enfant, et doit être son seul aliment pendant toute la durée du premier âge ; c'est donc un *aliment complet :* en effet, l'aliment azoté est représenté par le caséum ; le beurre et le sucre de lait fournissent l'aliment hydrocarboné, gras ; l'eau et les sels s'y trouvent également.

Le *lait de la femme* contient en moyenne : eau, 88,6 ; caséum et sels insolubles, 3,9 ; beurre, 2,6 ; sucre de lait et sels solubles, 4,9 ; mais le lait sécrété dans les premiers jours qui suivent l'accouchement n'offre pas les caractères chimiques, ni même l'aspect physique qu'il présentera plus tard. On l'appelle alors *colostrum.*

On remplace souvent le lait de femme par le lait de vache, de chèvre ou d'ânesse, dont la composition n'est pas identique. Le *lait de vache* contient plus de beurre (4,0) ; le *lait d'ânesse,* plus d'eau (90,5) et moins de caséum (1,7); le *lait de chèvre,* beaucoup plus de caséum (9,0) et moins d'eau (82,6). Dans les premiers mois de l'allaitement, le caséum et le beurre sont mal digérés par l'enfant ; aussi ces matériaux, d'abord peu abondants chez la femme, n'atteignent le chiffre normal que vers le quatrième mois.

Ce détail est important à noter lorsqu'on veut remplacer dans l'alimentation de l'enfant le lait de la mère par celui d'un animal domestique.

Mais ce qui distingue surtout le lait de vache du lait de femme, c'est la manière dont ils se comportent lorsqu'on en détermine la coagulation. Tandis que le lait de femme coagulé par un acide, comme il l'est dans l'estomac de l'enfant, forme des grumeaux très-ténus et peu compacts; le lait de vache se prend en grumeaux volumineux dont la digestion est bien plus difficile.

Aussi c'est en vain qu'on cherchera par des additions d'eau à rendre ces deux laits comparables. Comme composition chimique, on y arrivera ; mais au point de vue physiologique, au point de vue de l'enfant qui doit le digérer, il y aura une différence énorme, qui est la cause la plus ordinaire de l'insuccès de l'ALLAITEMENT ARTIFICIEL.

Le lait sert de voie d'élimination aux principes volatils de quelques végétaux : à l'absinthe par exemple. Des substances salines variées se retrouvent également dans ce liquide (iodure de potassium, sels mercuriels) ; cette propriété a été mise à profit pour administrer des substances médicamenteuses aux nouveau-nés, en les faisant prendre à la nourrice.

Le lait est quelquefois ordonné comme aliment exclusif aux adultes, dans un but thérapeutique (DIÈTE LACTÉE, RÉGIME LACTÉ).

On donne le nom de *lait* à quelques émulsions médicamenteuses, *lait d'amandes, looch.*

Lait de poule, émulsion d'un jaune d'œuf dans de l'eau chaude sucrée, aromatisée d'eau de fleurs d'orange ; on le donne le soir en se couchant, comme calmant et légèrement diaphorétique.

Lait répandu. On donne vulgairement ce nom à beaucoup de maladies différentes que les préjugés populaires attribuent à de prétendues déviations du lait, parce qu'elles arrivent après les couches chez les femmes qui ne nourrissent pas.

On appelle **lait virginal** des cosmétiques liquides, d'apparence laiteuse ; ils sont composés d'acétate de plomb en solution aqueuse, ou de résines odorantes précipitées par l'eau. Le plus inoffensif est constitué par l'alcoolat de benjoin mélangé à de l'eau de rose.

LAITUE, s. f. Plante dont la plupart des

espèces sont cultivées. Laitue commune (*lactuca sativa*), frisée, romaine, etc. On extrait de plusieurs d'entre elles, laitue gigantesque (*lactuca altissima*), laitue vireuse (*lactuca virosa*), un suc qui, concrété, forme le *lactucarium*. On en a beaucoup exagéré les propriétés ; ces plantes sont rafraîchissantes, émollientes et entrent dans la composition du bouillon aux herbes.

LA MALOU (Hérault). Eaux minérales ferrugineuses, arsenicales et bicarbonatées sodiques. Employées contre la chlorose, l'anémie, le rhumatisme, les paralysies et les paraplégies.

Altitude : 194 mètres.

Itinéraire : Chemin de fer de Paris à Béziers par Agen et Toulouse.

LAMINAIRE, s. f. Plantes de la famille des algues dont on utilise la racine. On emploie surtout celle de la *Laminaria digitata et palmata*. Lorsqu'elle est sèche, cette racine se taille et se polit bien, elle gonfle beaucoup dans l'eau, ou dans un endroit où elle peut absorber l'humidité.

On en a fait des sondes ou plutôt des stylets que l'on insinue secs dans les *trajets fistuleux* qu'on veut dilater. En absorbant l'humidité des parties avec lesquelles elle est en contact, la laminaire gonfle, tout en conservant une certaine résistance.

LAMINEUX, adj. Le tissu lamineux est plus souvent appelé TISSU CELLULAIRE.

LANCETTE, s. f. Petit instrument d'acier, très-mince et très-effilé employé surtout pour l'opération de la saignée ou pour ouvrir les furoncles ou abcès superficiels. On en fait de plusieurs formes plus ou moins aiguës, en grain d'orge, en grain d'avoine, langue de serpent.

LANCINANT, adj. (*lancea*, lance). Qui se fait sentir par élancements. On appelle *douleur lancinante* celle qui consiste dans des élancements comparables à ceux que produirait un instrument acéré introduit dans la partie souffrante. Cette douleur se rencontre dans le panaris, les abcès, le cancer. Dans ce dernier cas surtout, l'existence de douleurs lancinantes est un symptôme important au point de vue du diagnostic.

LANGUE, s. f. (γλῶσσα). Organe situé à la partie inférieure du plancher de la bouche et qui est le siége unique ou du moins principal du sens du goût. La langue est presque complètement formée par des mus-

cles nombreux recouverts d'une membrane muqueuse.

A sa partie postéro-inférieure se trouve l'os *hyoïde*, d'où partent un : *fibro-cartilage* qui occupe la partie centrale de l'organe, et la membrane *hyo-glosse*, qui va du bord supérieur de l'os hyoïde à la base de la langue. L'os hyoïde et ces deux membranes en forment pour ainsi dire le squelette.

Les *muscles* au nombre de dix-sept peuvent être divisés en *intrinsèques*, qui n'ont pas d'autre insertion que sur la langue, et *extrinsèques* (quinze) qui prennent certains points d'attache aux parties voisines.

De chaque côté se trouvent trois muscles qui ont une insertion sur un os : 1° le *génio-glosse* (sur l'apophyse géni du maxillaire inférieur) ; il refoule la langue en arrière de la mâchoire inférieure ; 2° le *stylo-glosse* (apophyse styloïde) porte les bords de la langue en arrière ; 3ª l'*hyo-glosse* (os hyoïde) en déprime les bords. Trois autres muscles s'insèrent sur des parties molles voisines : le *palato-glosse*, le *pharyngo-glosse*, l'*amygdalo-glosse*. En dessous de l'organe et de chaque côté se trouve le *lingual inférieur ;* à la partie supérieure est un muscle impair, le *lingual supérieur*, et dans l'épaisseur même de la langue le *transverse*.

L'action exacte de chacun de ces muscles est encore obscure ; ils entre-croisent leurs faisceaux d'une façon qui en rend l'étude fort difficile. Leurs fibres terminales se rendent à la partie profonde de la muqueuse et pénètrent dans l'épaisseur du derme.

La *muqueuse de la langue* se continue en arrière avec celle du larynx, en avant et sur les bords avec celle de la bouche. A sa partie inférieure on trouve une bourse séreuse (de Fleichmann) qui peut être le point de départ de la *grenouillette*. Sa face supérieure a une couleur et un aspect variable en rapport avec celui des voies digestives. Aussi cet aspect a-t-il une grande importance dans le *diagnostic de certaines maladies*.

La partie antérieure de la langue en est la seule gustative, elle se termine en arrière par une ligne ayant la forme d'un V, formée par des *papilles caliciformes*. Au sommet de ce V, se trouve une papille plus grande que les autres, dont la partie centrale présente une ouverture borgne (*foramen cæcum*). En avant du V lingual se trouvent les *papilles fungiformes* au nombre de 150 environ qui forment des petits boutons rosés. C'est au niveau du V lingual à l'extrémité postérieure de la partie antérieure de la langue que la sensation du goût est le plus développée. On trouve en outre d'innombrables autres espèces de papilles *corolliformes* ou filiformes, *hémisphériques*, etc., dont le rôle est moins évident.

Les *artères* de la langue viennent de *l'artère linguale* que l'on est obligé souvent de lier pour arrêter les hémorrhagies de cet organe, ou pour les prévenir avant d'y tenter une opération.

Les *nerfs* moteurs viennent de la septième paire (facial et corde du tympan) et de la douzième (hypoglosse); les nerfs sensitifs : de la cinquième paire (lingual, du maxillaire inférieur), pour la pointe de la langue; du *glosso-pharyngien* (9me) pour la portion gustative; et du *laryngé supérieur* pour la partie postérieure et postéro-inférieure de la langue.

Le **chancre de la langue** est rare ; lorsqu'il existe, c'est toujours un CHANCRE induré, syphilitique.

L'inflammation de la langue constitue la GLOSSITE.

L'hypertrophie de la langue ou *glossocèle* se développe quelquefois chez les enfants et paraît être favorisée par la succion de cet organe. La langue peut faire saillie hors de la bouche, dévier ou ébranler les dents, et ne pouvoir plus être contenue dans la cavité buccale. Le seul remède efficace dans les cas graves, est l'amputation partielle que l'on doit faire avec l'écraseur de Chassaignac.

Les **plaies de la langue** donnent souvent lieu à des hémorrhagies inquiétantes. Il faut en réunir les lèvres lorsqu'elles sont nettement faites, au moyen de points de suture, arrêter les hémorrhagies avec le perchlorure de fer, le fer rouge, s'assurer qu'il n'y reste pas de corps étrangers dont la présence peut donner lieu à une fistule consécutive.

Les **tumeurs de la langue** sont des *tumeurs érectiles*, ou *variqueuses*, des *fibromes*, des *kystes* ou des *cancers*. On sera obligé de faire quelquefois la ligature partielle de l'organe (fig. 342), ou d'en pratiquer l'ablation partielle au moyen de l'écraseur de Chassaignac. Il faudra procéder très-lentement à cette opération, de crainte d'hé-

morrhagies. On fait aussi dans certains cas la ligature de l'artère linguale qui a nonseulement pour but de diminuer les chances

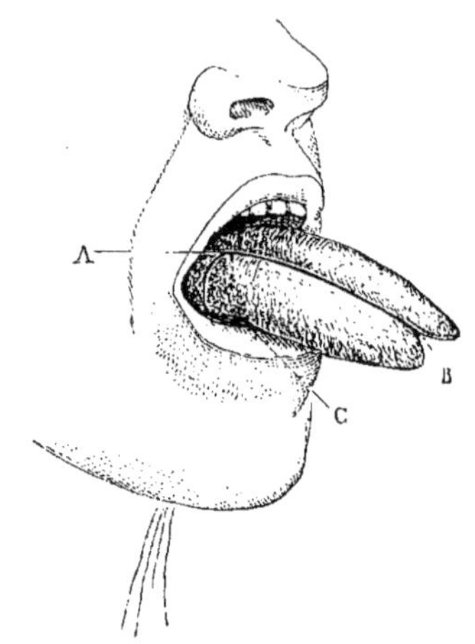

Fig. 342. — Ablation partielle de la langue au moyen de ligatures.
A, Ligature transversale.
B, Ligature serrant la langue d'avant en arrière.
C, Espace entre la langue et l'arcade dentaire.

d'hémorrhagie, mais encore de priver la tumeur de l'arrivée du sang et d'empêcher son développement trop rapide.

Les **affections syphilitiques** sont assez communes sur la langue, surtout les *plaques*

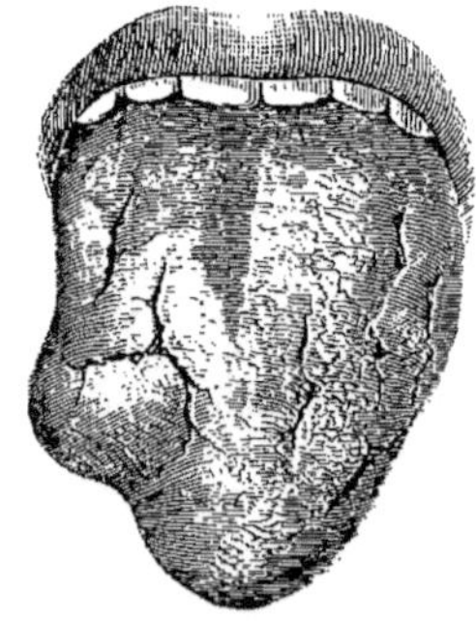

Fig. 343. — Gomme syphilitique de la langue.

muqueuses qui en occupent de préférence les bords, le *psoriasis* qui envahit la surface, les *gommes* (fig. 343) qui se développent dans l'épaisseur. La langue présente alors en même temps des fentes ou fissures profondes, et à leur suite il se forme une rétraction cicatricielle indurée

LARME, s. f. (*lacryma*, δάκρυ). Liquide salé contenant un peu de mucus, constituant une *humeur excrémentitielle* destinée à lubrifier la conjonctive, et à empêcher son dessèchement. Les larmes sont le produit mixte de la sécrétion : 1° des *glandes de la conjonctive*; 2° de la *glande lacrymale*. Cette dernière ne fournit de larmes abondantes que lorsqu'elle est excitée d'une manière anormale par voie réflexe, irritation de l'œil ou de la membrane pituitaire qui tapisse les narines, impression morale douloureuse surtout chez les enfants ou les jeunes gens.

C'est principalement aux glandes de la conjonctive qu'est dévolue la fonction de lubrifaction qui est indispensable au maintien de l'intégrité de l'œil. Si ces glandes disparaissent (à la suite de granulations, de conjonctivite diphthéritique), la conjonctive reste sèche, et l'existence de l'œil est compromise.

LARMOIEMENT, s. m. Synonyme d'**épiphora**. Écoulement involontaire de larmes au dehors de l'œil.

Plusieurs causes d'inégale importance peuvent occasionner le larmoiement. Il est très-rare qu'il dépende d'une hypersécrétion simple des *larmes ;* le plus souvent cette production exagérée est due à une conjonctivite, une *kératite ;* elle s'exaspère surtout par l'action de la lumière et disparaît alors en même temps que la maladie primitive.

Le plus souvent le larmoiement est dû à un obstacle à l'écoulement normal des larmes par le nez en suivant les *voies lacrymales*. Cet obstacle est dû : à la déviation ou à l'oblitération des *points lacrymaux ;* à l'occlusion des *conduits lacrymaux ;* à une inflammation du *sac lacrymal* (dacryocystite), mais le plus souvent à un rétrécissement du *canal nasal*. Les personnes atteintes de larmoiement ont la narine correspondante dans un état habituel de sécheresse relative.

Le rétrécissement du canal nasal est le plus ordinairement causé par un ancien CORYZA. L'inflammation de la membrane pituitaire du nez s'est propagée au canal nasal et y a persisté par un phénomène analogue à ce qui se passe pour *l'urèthre* après la blennorrhagie. La muqueuse du canal, en se cicatrisant, produit un rétrécissement plus ou moins complet, qui augmente encore lorsqu'il survient un nouveau rhume de cerveau, ou lorsque le malade s'expose au vent, au froid, ou à la poussière. Les affections des os du nez, et en particulier les périostites scrofuleuses peuvent amener le même résultat ; la maladie est alors beaucoup plus tenace.

Les larmes qui s'écoulent au dehors déterminent l'irritation des parties voisines; leur stagnation dans l'œil est une cause très-fréquente de *conjonctivites* et de *kératites* qui ne cèdent que lorsqu'on a rétabli le cours des larmes. De plus, le sac lacrymal s'enflamme d'une façon plus ou moins aiguë, le catarrhe chronique qui s'y établit (*dacryo-cysto-blennorrhée*) entretient par lui-même l'irritation de l'œil.

A un degré plus avancé, il se forme une **tumeur lacrymale** à l'angle interne de l'œil. On peut vider cette tumeur en la pressant avec le doigt, et l'on voit alors du mucus ou du pus qui sort par les points lacrymaux et reflue dans l'œil. Lorsque l'inflammation fait des progrès, la tumeur lacrymale s'enflamme (*phlegmon du sac lacrymal*, DACRYO-CYSTITE), il se forme un abcès qui s'ouvre d'habitude à l'extérieur et laisse à sa suite une **fistule lacrymale**.

Le *traitement* du larmoiement est naturellement subordonné à la cause qui l'a produit.

Il comporte deux indications ; 1° rétablir le cours normal des larmes ; 2° combattre l'inflammation de l'œil et de la muqueuse des voies lacrymales.

On vérifiera l'état et le fonctionnement des points et des conduits lacrymaux, on traitera leurs déviations, ainsi que celles des paupières (ectropion).

Dans certains cas, on sera amené à faire *l'incision* du point lacrymal inférieur ou du supérieur.

Enfin il faudra, comme nous allons l'expliquer plus bas, rétablir le calibre normal du canal nasal.

Si l'on ne peut pas ou ne veut pas rétablir les voies lacrymales, on se contente de remplir la seconde indication et de soigner la conjonctivite, ou l'inflammation chronique des voies lacrymales. Comme la suppuration ou le catarrhe du sac lacrymal est une cause continuelle d'inflammation de l'œil et provoque l'hypersécrétion des larmes, ce qui augmente d'autant le larmoiement, on modifie l'état du sac en y pratiquant des injections astringentes ou caustiques, ou en le détruisant par la *cautérisation* ou le *fer rouge*. On oblitère ainsi complétement les voies lacrymales inférieures, mais la conjonctive, n'étant plus constamment excitée par le voisinage de leur inflammation, ne sécrète plus qu'une faible quantité de liquide, enlevé en majeure partie par l'évaporation, et le larmoiement est beaucoup diminué sinon complétement tari. Ce traitement par destruction du sac est surtout applicable dans les pays chauds.

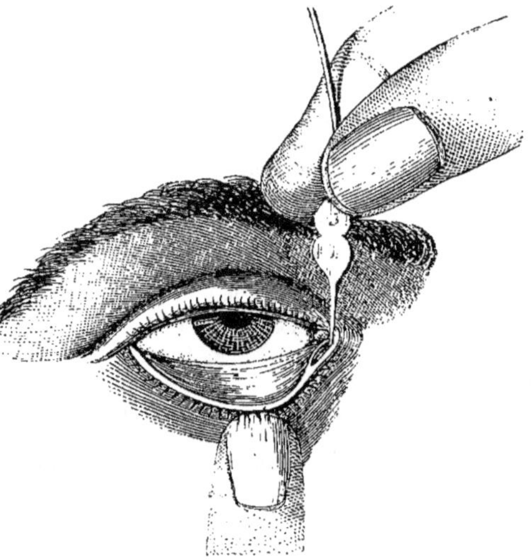

Nous croyons que toutes les fois que c'est possible, il vaut mieux tenter de rétablir le cours normal des larmes et *dilater le canal nasal*. Après avoir incisé le point lacrymal inférieur ou supérieur, on essaye de passer dans le canal nasal des sondes de Bowman en argent pur, très-flexibles. La plupart du temps, le rétrécissement n'est pas assez considérable pour ne pas admettre la sonde la plus fine n° 1. (fig. 344).

On recommence ce *cathétérisme* d'abord tous les jours, puis deux ou trois fois par semaine, en augmentant petit à petit la grosseur de la sonde introduite, et au bout d'un certain temps, le canal a repris des dimensions suffisantes ; le larmoiement est sinon absolument arrêté, du moins beaucoup diminué, et il n'y a plus aucun danger de complications.

La longueur de ce traitement a fait chercher d'autres méthodes plus expéditives, mais toutes plus ou moins barbares. C'est ce qui a conduit dernièrement l'un de nous, le docteur Gorecki, à combiner la méthode de Bowman avec l'emploi de l'*electrolyse* (voy. ÉLECTRICITÉ).

Voici comment il procède : après avoir, comme dans le procédé de Bowman, incisé le conduit lacrymal inférieur et introduit un stylet très-fin dans le canal nasal rétréci, il met ce stylet en communication avec le pôle zinc (négatif) d'une pile formée d'un ou deux éléments de Grenet. Le pôle positif est formé par une CANULE en argent ou en platine, semblable à celle qui sert à la trachéotomie et qu'il introduit dans la *narine correspondante*. Puis il fait passer le courant électrique pendant trois à cinq minutes.

Comme les deux pôles sont appliqués très-près l'un de l'autre, sur des muqueuses parfaitement humides et relativement bonnes conductrices de l'électricité, il n'y a pas besoin que la pile employée ait une *grande tension*, ce que l'on doit éviter lorsque l'on opère sur la tête, dans le voisinage du cerveau.

Dès que le circuit est fermé, on est averti du passage du courant par une *sensation lumineuse* instantanée, perçue par le malade. Pendant tout le temps du passage, il ne ressent absolument rien de particulier ; mais, lorsqu'on l'interrompt, il y a une nouvelle sensation lumineuse.

L'effet chimique du courant produit dans le *canal nasal* une cautérisation analogue à celle que ferait un peu de potasse caustique ; la sonde qui y avait pénétré difficilement n'est plus maintenue serrée par les parois ; dans la plupart des cas, on peut immédiatement remplacer la sonde n° 1 par un n° 5 ou n° 6. Comme contrôle de l'action du courant et de son passage, la canule en

FIG. 344. — Cathétérisme du canal nasal.
Le point lacrymal inférieur ayant été incisé, on passe une sonde dans le canal nasal.

argent, appliquée dans la narine est recouverte d'un dépôt noir dû à l'action chimique qui s'y est développée, et un galvanomètre interposé dans le circuit a son aiguille déviée au moment de son ouverture et de sa fermeture.

En une seule séance, sans exiger l'emploi d'appareils compliqués ou de moyens douloureux, le résultat atteint est le même que celui qu'on obtient après plusieurs semaines ou plusieurs mois du traitement de Bowman. Il est cependant bon d'introduire encore de temps en temps quelques sondes dans le canal nasal.

Comme toutes les cicatrices formées par les *caustiques alcalins*, celle qui se produit alors dans le canal nasal a peu de tendance à la rétraction, et plusieurs mois après l'opération le canal conserve un diamètre assez grand pour admettre une sonde n° 3, ce qui est suffisant dans la plupart des cas.

L'effet obtenu à l'aide de cette nouvelle méthode est le même que par les méthodes anciennement connues, mais il demande bien moins de temps et ne cause que le moins de souffrances possible, ce qui est bien à considérer. Le larmoiement n'est pas toujours absolument guéri, surtout s'il a pour cause une affection des os du nez, mais il est toujours de beaucoup diminué, et ses conséquences fâcheuses pour l'œil sont absolument écartées.

LARYNGÉ, adj. Les *nerfs laryngés supérieur* et *inférieur* (récurrents) sont des rameaux du PNEUMO-GASTRIQUE.

Angine, phthisie laryngée. — Voy. LARYNGITE.

LARYNGIEN, adj. Qui a rapport au larynx. Le *tube laryngien* de Chaussier est un instrument destiné à être introduit à l'orifice du larynx pour insuffler de l'air dans les poumons des enfants nés dans un état asphyxique, des asphyxiés, des noyés, etc.

LARYNGITE, s. f. (λάρυγξ, larynx). Inflammation de la muqueuse du larynx ou du tissu sous-muqueux.

La **laryngite catarrhale** aiguë ou chronique suit ou accompagne le catarrhe des bronches et celui des fosses nasales; elle naît sous l'influence du refroidissement, est caractérisée par l'enrouement, quelquefois l'aphonie, mais sans douleur; la muqueuse laryngée est rouge, gonflée et sécrète un mucus épais, visqueux. Sa terminaison est favorable et son traitement se lie à celui de la BRONCHITE. Cette laryngite peut devenir permanente et s'exaspérer par le moindre refroidissement, la plus légère fatigue chez quelques individus, par suite d'idiosyncrasie se rattachant à la scrofule.

La **laryngite proprement dite** ou *angine laryngée* est produite le plus souvent par le contact de substances irritantes ou l'exercice forcé de la voix; elle peut être aiguë, bénigne ou *grave* et passer à l'état *chronique*. La forme bénigne a pour symptômes : une sensation pénible de chaleur et de picotement dans le larynx; la voix est altérée, rauque, la toux fréquente, sèche, entraînant quelquefois avec peine de petits crachats gélatiniformes. Sa durée est courte et dépasse à peine quelques jours.

Traitement : soustraction des causes, repos absolu du larynx, boissons calmantes, révulsifs au-dessous du cou.

La **laryngite grave** débute par une douleur vive dans la région thyroïdienne, la voix est pénible, puis éteinte, la respiration est difficile, la toux très-douloureuse, le malaise général, l'anxiété extrême; il y a céphalalgie et fièvre intense, formation d'*abcès sous-muqueux* pouvant entraîner la mort par asphyxie, surtout chez les enfants.

Le traitement doit être rapide et énergique : saignées générales et locales (sangsues et ventouses scarifiées), vomitifs, fumigations de belladone et de jusquiame, calomel à haute dose.

Ces deux formes peuvent devenir *chroniques*; les symptômes généraux disparaissent, mais l'affection locale est très-rebelle et s'exaspère souvent pour revenir facilement à l'état aigu. On combat cette disposition par les révulsifs cutanés, la fumée de *Datura stramonium*, les insufflations d'alun, de sous-nitrate de bismuth et l'emploi des eaux minérales sulfureuses.

La **laryngite striduleuse** ou *spasmodique*, vulgairement **faux croup**, est une maladie propre à l'enfance, longtemps confondue avec le croup, parce qu'elle en affecte tous les symptômes, mais qui s'en différencie : 1° par l'absence des *fausses membranes*; 2° le début soudain; ordinairement, c'est au milieu de la nuit que l'enfant est pris de suffocation avec toux *éclatante*. Il n'y a pas d'engorgement des ganglions du cou, la fièvre n'est pas constante, et malgré l'intensité apparente des symptômes qui ne manquent pas d'effrayer les parents, la guérison est la règle.

La nuit suivante, il se produit souvent un autre accès moins fort qui se répète quelquefois encore pendant un septenaire avec plus ou moins d'intensité.

La maladie se termine presque constamment par la guérison au bout d'un septenaire; cependant la violence des spasmes, des convulsions, la suffocation peuvent,

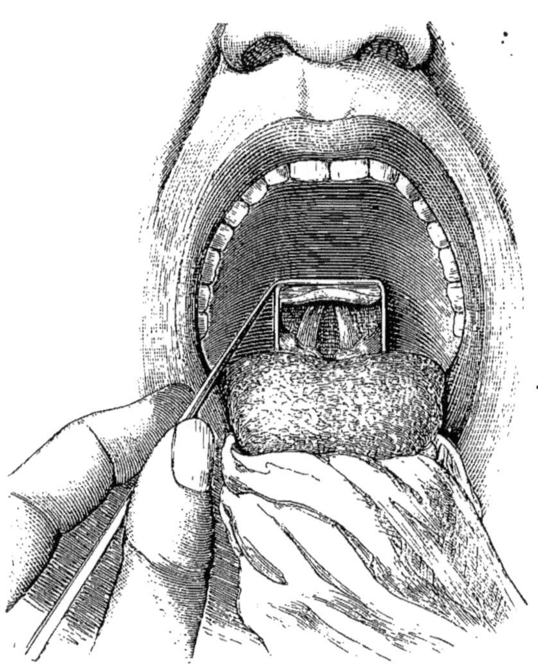

Fig. 345. — Exploration laryngoscopique.

dans des cas fort rares, amener la mort. La médication que l'on oppose à la laryngite spasmodique consiste en vomitifs, calmants et révulsifs autour du cou. Comme il peut y avoir doute dans le diagnostic, quelque bénigne que soit la maladie, le médecin doit toujours en surveiller le cours et se tenir prêt à agir.

La **laryngite œdémateuse** (œdème de la glotte, angine laryngée œdémateuse) se développe sous l'influence des causes ordinaires de la laryngite ou survient dans le cours d'une affection chronique du larynx; elle débute quelquefois soudainement par un accès de suffocation souvent mortel, ou se répétant à des intervalles très-courts et entraînant la mort en quelques heures. Le gonflement œdémateux siége dans le tissu cellulaire sous-muqueux de l'épiglotte, des replis aryténo-épiglottiques, des cordes vocales et du ventricule, il peut en résulter une occlusion complète du larynx [voy. GLOTTE (ŒDÈME DE LA)].

La **laryngite ulcéreuse** ou *phthisie laryngée* est caractérisée par la présence d'ulcérations sur la muqueuse du larynx. Elle est symptomatique de la diathèse tuberculeuse, de la syphilis constitutionnelle, de la morve chronique ou d'une affection cancéreuse. La voix est rauque, l'haleine fétide, la déglutition douloureuse; les crachats deviennent puriformes, striés de sang, contenant parfois des débris cartilagineux ou ossiformes, la respiration est difficile. L'affaiblissement, l'amaigrissement et des accès fébriles s'ajoutent aux symptômes locaux, et la mort termine presque toujours cette maladie. Elle peut survenir brusquement en quelques heures par suite du développement d'un *œdème de la glotte*.

A l'autopsie, on trouve le larynx désorganisé, ramolli, couvert d'ulcérations qui peuvent s'étendre jusqu'à la trachée et aux bronches.

Outre le traitement spécial de la maladie dont elle est une complication, la laryngite ulcéreuse réclame quelquefois l'emploi de la TRACHÉOTOMIE.

La **laryngite diphthéritique**, pseudomembraneuse, ulcéro-membraneuse, constitue le CROUP.

LARYNGOSCOPE, s. m. (de λάρυγξ, larynx, et σκοπεῖν, regarder). Instrument destiné à examiner le larynx. Il y en a de différents modèles. Tous [se composent d'un *foyer lumineux*, lampe ou bec de gaz, dont la lumière est réfléchie ou projetée par un miroir concave ou une lentille convexe sur un autre petit miroir monté à angle sur une tige, et que l'on introduit profondément dans la gorge du patient. L'image du larynx se fait sur ce miroir qui la réfléchit vers l'œil de l'observateur (fig. 345). Il faut avoir soin de chauffer le petit miroir pendant quelques instants à la flamme de la lampe, afin d'éviter le dépôt de vapeurs qui en terniraient l'éclat.

On abaisse la langue ou on la fait tenir par le malade lui-même au moyen d'un mouchoir dont il enveloppe son extrémité. Afin de diminuer la sensibilité de l'arrière-gorge, on peut donner d'avance au malade quelques grammes de bromure de potassium.

LARYNGOTOMIE, s. f. Opération analogue à la trachéotomie, qui consiste à ouvrir le larynx pour extraire un corps étranger, enlever un polype ou une autre tumeur qui arrête la respiration et menace de causer l'asphyxie.

LARYNX, s. m. (λάρυγξ). Organe destiné à la respiration et à la production des sons, situé à la partie supérieure de la trachée, au-dessous de l'os hyoïde (27, fig. 176). Il a la forme d'une pyramide à base supérieure. A sommet inférieur, ses dimensions sont moins considérables chez la femme que chez l'homme, et au moment de la *puberté* il subit chez ce dernier des métamorphoses importantes.

L'orifice supérieur du larynx est fermé pendant la déglutition par un fibro-cartilage, l'ÉPIGLOTTE, qui empêche les corps étrangers d'y pénétrer. A la partie postérieure, il est en rapport avec le *pharynx*; son bord antérieur présente un renflement prononcé chez l'homme, la *pomme d'Adam*, formé par une saillie du cartilage thyroïde.

A l'intérieur, il présente une portion rétrécie, la *glotte*, surmontée d'une partie élargie, *vestibule de la glotte*, et surmontant la portion *sous-glottique* qui se continue avec la *trachée*.

Sur le vivant, la *glotte* ou espace compris entre les deux *cordes vocales inférieures* est triangulaire (fig. 347); elle est ovalaire sur le cadavre lorsque les cordes vocales sont relâchées.

Le larynx se compose d'un squelette cartilagineux formé en *avant* par le *cartilage thyroïde*, qui est le plus volumineux de ceux qui le composent. Il a la forme d'un livre à moitié ouvert. En arrière, ses deux bords

postérieurs limitent une échancrure remplie par l'aponévrose et les muscles constricteurs du pharynx et présentent deux

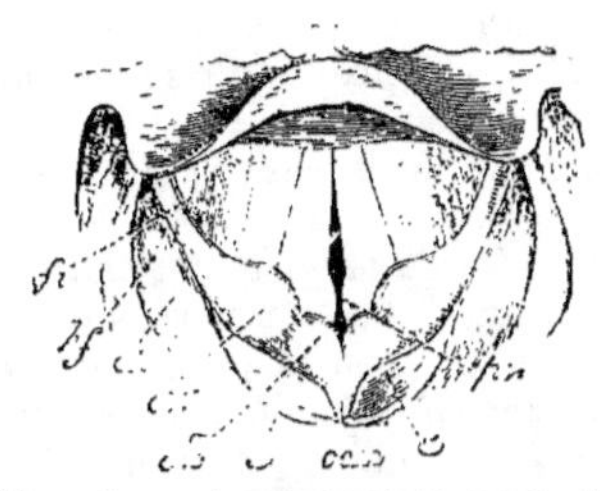

FIG 346. — Image laryngoscopique montrant le rapprochement des cordes vocales pendant le chant.

a, Cartilage aryténoïde.
cW, Cartilage de Wrisberg.
cS, Cartilage de Santorini.
ch, Corne de l'os hyoïde.
hf, Fosse hyoïde.
fi, Fosse innommée.
pv, Processus vocal.
com, Commissure aryténoïdienne.

prolongements supérieurs ou grandes cornes, et deux inférieurs ou petites cornes.

Au-dessous se trouve le *cartilage cricoïde*

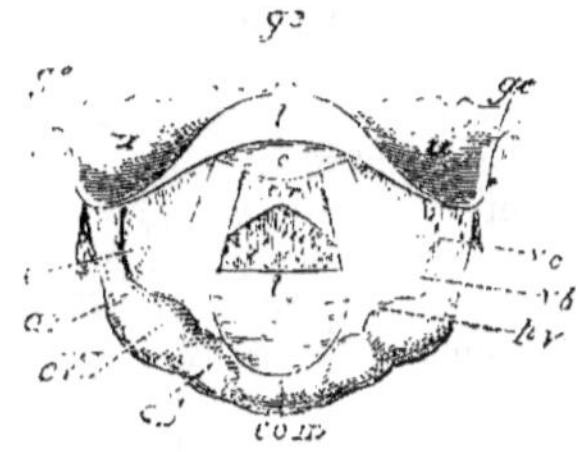

FIG. 347. — Image laryngoscopique montrant les cordes vocales largement écartées, et la position des diverses parties au-dessus et au-dessous de la glotte, durant une respiration calme.

ge, Repli glosso-épiglottique.
u, Surface supérieure de l'épiglotte.
l, Lèvre de l'épiglotte.
v, Ventricule du larynx.
ae, Repli ary-épiglottique.
cW, Cartilage de Wrisberg.
cS, Cartilage de Santorini.
com, Commissure aryténoïdienne.
vc, Corde vocale.
vb, Bande ventriculaire.
pv, Processus vocal.
cr, Cartilage cricoïde.
t, Anneaux de la trachée.

en forme de bague, dont le chaton ou partie renflée se trouve en arrière.

A la partie postérieure du bord supérieur du cricoïde se trouvent les deux **cartilages** *arylénoïdes* qui jouissent d'une très-grande mobilité, et en particulier d'un mouvement de bascule.

On y trouve encore les deux petits *cartilages de Santorini* placés au sommet des aryténoïdes, et ceux de *Wrisberg* dans les replis aryténo-épiglottiques.

Au-dessus du larynx se trouve l'ÉPIGLOTTE.

Les *muscles du larynx* sont extrinsèques et intrinsèques. Ces derniers, au nombre de neuf, sont : quatre pairs : *crico-thyroïdien, crico-aryténoïdien postérieur* (seul dilatateur de la glotte), *crico-aryténoïdien latéral, thyro-aryténoïdien*. Le muscle impair situé en arrière est l'*aryténoïdien*, qui réunit les deux cartilages aryténoïdes.

Les *cordes vocales inférieures*, les seules vraies cordes vocales, sont formées par les ligaments et le muscle *thyro-aryténoïdien* recouverts par la muqueuse. A leurs points d'insertion antérieur et postérieur se trouvent deux taches jaunâtres que l'on voit à travers la muqueuse et qui peuvent servir de points de repère dans l'examen laryngoscopique.

Les *artères du larynx* viennent des laryngées supérieure, inférieure et postérieure.

Les *nerfs* sont : le *laryngé supérieur*, qui vient de la face interne du ganglion plexiforme du *pneumo-gastrique*, et le *laryngé inférieur* ou *récurrent*, qui vient du même nerf à son entrée dans le thorax. La section du nerf récurrent produit la paralysie du muscle crico-aryténoïdien postérieur (seul dilatateur de la glotte), et par suite l'asphyxie chez les jeunes animaux dont les cartilages aryténoïdes ne sont pas encore déformés et anguleux comme chez les vieux.

Les **corps étrangers du larynx** et des *voies aériennes* peuvent être liquides ou solides; ils provoquent une *toux convulsive* qui souvent suffit à les expulser. En auscultant le malade, on entend un bruit de drapeau, et lorsque le corps étranger tombe dans une bronche et l'oblitère, la respiration est suspendue dans une portion de la poitrine. Le grand danger est la *suffocation* ou l'asphyxie immédiate et les suites consécutives, même à son rejet. On doit se hâter de le retirer du larynx avec le doigt ou une pince à polype, sinon il faut tenter de le faire en pratiquant la trachéotomie ou la laryngotomie.

Les **plaies du larynx** sont souvent causées par les tentatives de suicide. On peut les réunir par une suture, tout en se tenant en garde contre l'emphysème du cou qui peut survenir. On aidera leur réunion en maintenant la tête inclinée en avant par un bandage approprié.

Les **polypes du larynx** (fig. 348) sont fibreux ou muqueux, ils produisent de l'enrouement, de la toux et de la dyspnée, avec sensation de corps étranger. On précise le

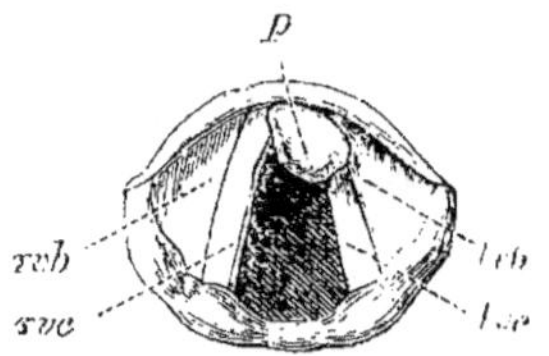

FIG. 318. — Polype du larynx attaché immédiatement au-dessous de l'insertion antérieure de la corde vocale.

rvb, Bande du ventricule droit.
rvc, Corde vocale droite.
lvb, Bande ventriculaire gauche.
lvc, Corde vocale gauche.
p, Polype.

diagnostic au moyen du laryngoscope, on enlève le polype avec des pinces, on le cautérise, on l'arrache. Souvent il est nécessaire de faire au préalable la trachéotomie afin de prévenir la suffocation.

Les autres **tumeurs du larynx**, cancer, épithélioma, nécessitent aussi quelquefois la trachéotomie, lorsqu'ils viennent à gêner le passage de l'air, ou à produire un œdème de la glotte.

LAUDANUM, s. m. Vin d'opium composé. On en connaît deux espèces : le *laudanum de Sydenham*, composé d'*opium*, safran, cannelle et girofles concassés, qu'on laisse macérer pendant quinze jours dans du vin de Malaga; on passe avec expression et on filtre. On estime que vingt gouttes de ce laudanum pèsent 1 gramme et équivalent à 5 centigrammes d'opium; toutefois cette manière d'apprécier les quantités des substances en pharmacologie peut exposer à de fortes erreurs.

Chez les enfants, on ne doit l'administrer que par demi-goutte ou tout au plus une goutte par jour. Ils sont extrêmement sensibles à son action.

Chez les adultes, la dose peut être portée

à 5 ou 12 gouttes et même beaucoup plus lorsqu'il s'établit de l'accoutumance.

Le *laudanum de Rousseau* s'obtient par la fermentation de l'opium dans l'eau additionnée de miel, d'alcool et de levûre de bière. La proportion d'extrait d'opium est ici de 1/7 environ. 20 gouttes pèsent 1^{gr},10; elles contiennent à peu près 15 centigrammes d'extrait, ce qui revient à dire que 7 gouttes de laudanum de Rousseau représentent 20 gouttes de celui de Sydenham.

Le laudanum est un médicament aussi précieux entre des mains exercées que dangereux dans des mains inhabiles. On l'emploie à l'intérieur, versé pur sur du sucre, en potions, dans des tisanes; on en arrose des cataplasmes et on l'administre en lavements contre les coliques, les diarrhées, les crampes d'estomac. On l'emploie quelquefois dans la carie dentaire et généralement il entre dans les liniments et les applications externes destinés à calmer des douleurs vives et où l'emploi de l'opium est indiqué.

LAURIER, s. m. (*laurus nobilis*, δάφνη). Le *laurier franc* est un arbrisseau de la famille des Laurinées, du midi de la France. Ses baies, aromatiques, amères et âcres étaient anciennement usitées comme toniques et carminatives. On en retire une huile et on en prépare un onguent.

Le **laurier-cerise** (*prunus lauro-cerasus*) et le **laurier-amande**, de la famille des Amygdalées, sont des arbrisseaux à feuilles persistantes, qui fournissent à la distillation une huile volatile contenant de l'acide cyanhydrique. Au printemps, ces feuilles n'en donnent presque pas, elles en produisent le maximum au mois de juin: c'est pourquoi, selon l'époque de sa préparation, l'eau distillée de laurier-cerise est un remède variable et infidèle lorsqu'il est mal préparé, mais très-utile cependant dans la médecine des enfants.

Les feuilles exhalent par le froissement l'odeur d'amandes amères; elles sont souvent employées pour donner du goût au lait et aux crèmes, il faut s'en méfier.

Le laurier-cerise est administré en *eau distillée* (dose de 5 gouttes à 2 grammes chez les enfants, et de 5 à 20 grammes chez les adultes): infusion, teinture, cérat, pommade dans les affections nerveuses, le catarrhe pulmonaire, les brûlures, le cancer.

LAVANDE, s. f. (*lavandula*). Plante indigène de la famille des Labiées, amère, aromatique, odorante, stimulante. La *lavande aspic* (*lavandula spica*) du midi de la France, et la *lavande stéchade* (*lavandula stœchas*) des bords de la Méditerranée, fournissent des essences utilisées quelquefois en frictions contre les paralysies. Toute la plante est employée pour faire des teintures alcooliques, acétiques et une eau distillée.

LAVEMENT, s. m. Syn. de CLYSTÈRE. Injection par l'anus d'eau ou de préparations médicamenteuses qui pénètrent dans le gros intestin, sans pouvoir dépasser la valvule *iléo-cœcale*. C'est une des plus précieuses ressources de la thérapeutique, qui permet dans certains cas de faire absorber par le gros intestin des médicaments que l'on ne peut introduire par la voie ordinaire. On peut même, lorsque l'estomac refuse toute nourriture, soutenir les forces du malade en le nourrissant par des lavements qui lui donnent le temps de surmonter une crise passagère, à laquelle sans cela il aurait succombé.

Pour donner un lavement, il faut graisser la canule de la seringue ou de l'irrigateur et l'introduire avec ménagement dans l'anus en en dirigeant la pointe non pas en arrière, mais en avant, comme si l'on voulait atteindre le nombril. Autant que possible le patient doit s'abstenir de pousser, il doit tenir ses muscles dans le relâchement comme s'il bâillait.

Les **lavements d'eau froide** seront pris en très-petite quantité (un demi-verre), comme toniques, contre la constipation; ils doivent être rejetés aussitôt.

Les **lavements émollients**, d'eau tiède, de graine de lin, de guimauve, agissent en désagrégeant les matières fécales durcies; il faudra en être sobre et ne jamais en prendre coup sur coup deux ou trois, comme on le fait trop communément. En agissant ainsi, on dilate outre mesure le gros intestin qui perd la faculté de se contracter et la *constipation* n'est qu'augmentée. Ils sont néanmoins très-utiles dans une foule de circonstances, surtout chez les femmes enceintes.

Les **lavements alimentaires** se donnent en petite quantité afin de pouvoir être *gardés*. Ils consistent en bouillon *non salé* et dégraissé, mélangé avec moitié de vin; en lait et bouillon, jaune d'œuf émulsionné

On y ajoute aussi quelquefois un peu d'extrait de quinquina.

Les **lavements purgatifs** qui rendent de grands services dans les cas urgents, mais qu'il ne faut pas réitérer plusieurs fois, doivent être pris en quantité assez faible pour pouvoir être gardés un quart d'heure à une demi-heure. Les plus usités sont faits avec du gros miel, de l'huile (il est alors utile de se servir d'un irrigateur avec réservoir à médicament). On en prépare de plus énergiques avec : une décoction de *séné* (10 à 30 grammes) additionnée ou non d'égale quantité de sulfate de soude dans 250 à 500 grammes d'eau ; — une solution de 50 grammes de sel marin ; — 60 grammes de miel de mercuriale dans 300 grammes d'eau.

Les **lavements astringents**, utiles contre les dysentéries, se préparent avec le tannin, la décoction d'écorce de chêne, de feuilles de noyer, 2 grammes d'extrait de ratanhia pour 250 grammes d'eau.

Les **lavements calmants antidiarrhéiques** sont faits avec une décoction de 20 grammes de têtes de pavot et 15 grammes d'amidon dans 300 à 500 grammes d'eau.

Les lavements *laudanisés*, très-employés, sont préparés avec de l'eau de riz et quelques gouttes de laudanum de Sydenham. Le laudanum agit au moins aussi énergiquement quand il est pris en lavement que lorsqu'il est absorbé par la bouche.

Chez les enfants, on emploiera pour calmer les diarrhées une décoction d'*ipéca* (1 à 2 grammes dans 200 grammes d'eau) additionnée de 1/4 de goutte à 2 gouttes de laudanum.

Chez les adultes, la dose sera portée à 10 à 15 gouttes.

LAXATIF, adj. et s. m. (*laxare*, relâcher). Se dit des purgatifs légers, tels que les pruneaux, les tamarins, la manne, le miel, etc.

LÉGUMINEUSE, s. f. Famille de plantes caractérisées par une corolle papilionacée, dont le fruit est toujours une gousse, qui fournit un grand nombre d'espèces employées dans l'alimentation, les arts, la médecine et l'économie domestique : Pois, fèves, haricots, lentille, luzerne, trèfle, sainfoin, indigotier, genêt, réglisse, copahu, myroxylon, etc., qui donne aussi les baumes du Pérou et de Tolu.

LÉNITIF, adj. et s. m. (*delenire*, adou-cir). Synonyme d'*adoucissant*) ; employé pour désigner les médicaments à usage externe ou les gargarismes. Le mot laxatif et non *lénitif* doit être réservé aux purgatifs légers.

LÉONTIASIS, s. m. Variété d'ÉLÉPHANTIASIS tuberculeux qui atteint la face et lui donne un aspect qui rappelle celui du lion.

LÈPRE (de λεπίς, écaille). La **lèpre tuberculeuse** ou *lèpre du moyen âge* est une maladie rare dans les climats tempérés, désignée plus communément sous le nom d'ÉLÉPHANTIASIS DES GRECS. Aujourd'hui, le mot *lèpre*, qui pendant des siècles et à diverses époques a été appliqué à des maladies différentes dont plusieurs semblent avoir disparu, désigne une affection chronique de la peau caractérisée par des plaques rougeâtres, proéminentes, couvertes d'écailles sèches et brillantes (PSORIASIS).

La guérison spontanée de la *lèpre vulgaire* est très-longue et incertaine, les agents thérapeutiques propres à faciliter cette terminaison sont, à l'intérieur : les *préparations arsenicales*, l'eau de goudron, un régime doux, la diète lactée ; à l'extérieur : les *bains alcalins* prolongés, les onctions mercurielles, la pommade de goudron.

LEPTOTHRIX, s. f. (de λεπτός, petit, et θρίξ, cheveu). Sorte d'algue microscopique parasitaire en forme de filaments très-fins, qui se produit sur la langue, sur les dents cariées, sur les liquides rejetés par le vomissement et à l'intérieur de l'estomac après la mort.

LÉSION, s. f. Changement de structure ou perturbation apportée à la manière d'être d'un tissu, d'un organe par le fait d'une maladie, d'un traumatisme, d'une irritation, etc. Exemple : Les lésions syphilitiques sont le chancre, les plaques muqueuses, les gommes, etc.; la lésion principale de la fièvre typhoïde se trouve dans les plaques de Peyer de l'intestin grêle : fièvre sans lésion, c'est-à-dire sans modification apparente ni dans les tissus ni dans les organes.

LÉTHARGIE, s. f. (de λήθη, oubli, et ἀργία, paresse). État spécial dans lequel peuvent tomber certaines personnes prédisposées, et qui consiste dans un sommeil profond pouvant durer plusieurs mois, dont il est difficile, mais non impossible, de tirer les malades, et qui peut simuler la mort au point d'avoir donné lieu à des inhumations précipitées.

Les mouvements du cœur et de la respiration sont bien moins fréquents et énergiques qu'à l'état normal, la plupart des fonctions sont réduites à leur minimum, il y a une grande ressemblance avec ce qui se passe chez les animaux hibernants.

La *léthargie* tient le milieu entre le **coma**, pendant lequel on peut réveiller le malade et tirer de lui des réponses sensées, et le **carus**, pendant lequel le malade ne peut être réveillé, ne répond pas, ne voit pas, n'entend pas et est en état de *mort apparente*. La léthargie peut se montrer sans cause apparente, ou à la suite de maladies graves, quelquefois chez les enfants après des convulsions violentes. Souvent les malades sont avertis par une sensation spéciale qu'ils vont tomber en léthargie. Elle cesse spontanément ou sous l'influence d'un traitement stimulant externe énergique et longtemps continué.

LEUCOCYTE, s. m. (de λευϰός, blanc, et ϰυτός, cavité). Nom donné aux *globules blancs du sang* qui sont les mêmes que ceux de la *lymphe*. Ces éléments anatomiques se forment dans une foule de circonstances, à l'état normal et à l'état pathologique; ils coexistent en grande quantité dans le *pus* auquel ils donnent sa teinte jaune et sa consistance crémeuse.

LEUCOCYTHÉMIE, s. f. (de leucocythe, et αἷμα, sang). Synonyme de *leukémie*. Symptôme commun à plusieurs maladies graves qui consiste dans l'exagération du nombre des leucocytes ou globules blancs contenus dans le sang.

Dans les cas de leucémie proprement dite, le nombre des globules blancs forme un quart ou la moitié de celui des globules rouges, la couleur du sang en est modifiée. Le plus souvent, il y a en même temps dégénérescence et hypertrophie de la rate (*leucocythémie splénique*), ou engorgement et hypertrophie généralisée de tous les ganglions lymphatiques (*adénie*). Le sang est profondément altéré dans cette maladie qui se rapproche du scorbut et de l'anémie.

Les symptômes ordinaires sont ceux d'une cachexie profonde, pâleur de la face, essoufflement, hydropisies diverses. Dans certains cas, il y a de la fièvre, de la diarrhée et le malade succombe dans l'épuisement. Mais ce qui est surtout caractéristique, c'est la tendance spéciale aux *hémorrhagies* de toutes sortes, épistaxis, hémoptysies, hémorrhagies cérébrales. Il se forme aussi des foyers hémorrhagiques parfois très-considérables dans le tissu cellulaire.

La fièvre puerpérale, l'infection purulente, la dysentérie peuvent en être la cause. Il se produit des leucocythémies passagères dans les indigestions, la diphtérite, la diarrhée. La leucocythémie chronique dure d'ordinaire plusieurs années, la guérison en est extrêmement rare, et les malades succombent par suite de l'épuisement ou d'une complication (hémorrhagie cérébrale). Le *traitement* sera surtout hygiénique et tonique. Le fer, les préparations arsenicales, l'hydrothérapie, une bonne nourriture et l'exercice en plein air en forment la base.

LEUCOCYTOSE, s. f. Production pathologique des leucocytes ou globules blancs par un mécanisme encore incomplétement connu.

LEUCORRHÉE, s. f. (λευϰός, blanc, et ῥεῖν, couler). Synonyme de **Flueurs blanches**, **Catarrhe utérin**. Écoulement muqueux des organes génitaux de la femme. D'un blanc jaune ou verdâtre, en général peu épais, d'une odeur fade caractéristique; cet écoulement, quelquefois peu abondant, constitue souvent une incommodité insupportable et est l'origine de maux d'estomac et d'une foule d'autres malaises.

La leucorrhée est quelquefois passagère et s'annonce par un sentiment de malaise dans les reins et l'hypogastre; mais dans la majorité des cas elle est continue et des troubles généraux graves en sont la suite.

Le col de l'utérus est mou, gonflé, béant et laisse écouler les flueurs blanches; la constitution s'altère, les langueurs, les tiraillements d'estomac, des douleurs en ceintures, les névralgies épuisent la malade. Dans certains cas, elle est purement symptomatique d'une autre affection, mais dans d'autres cas c'est elle qui en est la cause ou du moins qui l'entretient et l'empêche de guérir.

La leucorrhée est très-fréquente chez les femmes lymphatiques, anémiques, délicates, qui habitent les grandes villes et les lieux humides, se nourrissent de café au lait, de thé, abusent des corsets trop serrés et ne font pas d'exercices corporels.

Le *traitement* de la leucorrhée est celui de la chlorose, ces deux affections coexistant le plus souvent. Les amers, les ferrugineux, les bains de mer, les injections à la décoction de feuilles de noyer et surtout la suppression des causes prédisposantes aidée d'un régime tonique longtemps soutenu peuvent guérir radicalement cette maladie. Les femmes ont souvent trop de tendance à négliger de traiter ces écoulements blancs qui finissent par délabrer complétement leur constitution.

LÈVRE, s. f. (*labium*, χεῖλος). En *anatomie*, nom donné aux deux parties charnues qui forment l'orifice de la BOUCHE, et qui sont constituées par les rebords des muscles orbiculaires recouverts par la peau et par le prolongement de la muqueuse buccale. La lèvre supérieure en se réunissant à l'inférieure forme la *commissure des lèvres*.

La division congénitale ou traumatique des lèvres constitue le BEC-DE-LIÈVRE.

Le **cancer des lèvres**, fréquent chez les fumeurs, est le plus souvent un CANCROÏDE ou épithélioma.

Les **plaies** des lèvres doivent être réunies par une suture entortillée; pour arrêter les hémorrhagies, il faut, ou comprimer la lèvre entre les doigts, ou lier les deux bouts de l'artère qui fournit le sang.

Les **grandes lèvres** de la vulve sont deux replis qui se trouvent de chaque côté des organes génitaux externes de la femme (1, fig. 80), et qui présentent une face externe cutanée recouverte de poils et une face muqueuse du côté interne.

Les **petites lèvres** de la vulve ou *nymphes* (3, fig. 80) sont placées en dedans des précédentes et ont leurs deux faces muqueuses. Elles s'hypertrophient quelquefois au point de causer une difformité gênante qui nécessite leur excision partielle. Cette hypertrophie est fort commune chez les Hottentotes, les Boschimanes et même la plupart des races asiatiques; elles peuvent tomber sur les cuisses et forment ce que l'on a appelé le tablier des Hottentotes.

La **restauration des lèvres** constitue l'opération de la CHILOPLASTIE.

En *pathologie*, on donne le nom de lèvres aux bords d'une plaie.

LICHEN, s. m. (*lichen*, λειχήν). Affection cutanée caractérisée par une éruption ordinairement chronique de papules rougeâtres ou de la couleur de la peau, prurigineuses, le plus souvent disposées en groupes, et se terminant par desquamation. Sans troubles généraux, les papules occupent la face, le cou, le dessus des mains, l'avant-bras, le pli du jarret. Tantôt elles sont d'un rouge obscur (*lichen lividus*), avec démangeaison plus ou moins vive (*lichen simplex*), irrégulièrement disséminées ou réunies en groupes circulaires (*lichen circumscriptus*), ou en bandelettes (*lichen gyratus*), donnant lieu au *lichen pilaris* quand elles se trouvent dans les parties couvertes de poils; elles s'élèvent quelquefois comme des plaques ortiées (*lichen urticatus*).

La guérison spontanée du lichen est fort longue, l'affection durant des mois et des années. Dans une forme plus grave, le *lichen agrius*, les élevures sont saillantes sur une surface enflammée et déterminent un prurit insupportable, surtout pendant la nuit. Les malades absolument privés de sommeil se grattent avec frénésie, s'écorchent, et n'éprouvent de soulagement que lorsqu'ils ont fait saigner la partie malade. Dans les pays chauds, l'éruption papuleuse se complique de très-vives douleurs (*lichen tropicus*).

Cette affection peut reconnaître pour cause l'*arthritisme*, la *scrofule*, la *syphilis*.

Le *traitement* local consiste en émollients, bains alcalins, glycérolé d'amidon.

Le traitement général est plus important, il s'adressera à la cause diathésique reconnue ou soupçonnée, et, suivant les cas, on administrera l'iodure de potassium, les alcalins, les préparations arsenicales ou sulfureuses, les tisanes amères et les diurétiques.

LICHENS, s. m. pl. Plantes acotylédonées, parasites, vivant sur l'écorce des arbres, sur la terre humide, sur les murs, sur les rochers les plus stériles, et qui se présentent sous forme de croûtes sèches ou d'expansions membraneuses ou foliacées de couleur verte, jaune, grise ou blanchâtre. Plusieurs espèces renferment des principes colorants qui se développent sous l'influence de la fermentation en présence de liqueurs alcalines; c'est ainsi qu'on obtient l'*orseille* et le *bleu de tournesol*.

Le **lichen d'Islande**, employé en médecine comme tonique et adoucissant dans les maladies de poitrine, la dysentérie, la diarrhée chronique, se transforme par la cuisson en une gelée dont se nourrissent certains peuples du nord de l'Europe et de l'Amérique. Sa saveur est amère; on l'administre bouilli dans du lait, en décoction.

LIENTÉRIE, s. f. (de λεῖος, poli, et ἔντε-
ρος, intestin). DIARRHÉE dans laquelle les
aliments semblent glisser le long du canal
digestif sans s'y arrêter ni y être digérés,
puisqu'ils sont rendus par l'anus tels qu'ils
ont été absorbés par la bouche. Cette affection atteint surtout les enfants, les individus lymphatiques vivant dans de mauvaises
conditions hygiéniques, guérit rarement par
l'usage des opiacés et des astringents.

Il ne faut donner aux enfants que ce
qu'ils peuvent supporter : bouillon, viande
crue et surtout le lait maternel ou celui
d'une nourrice (voy. DIARRHÉE, ENTÉRITE).

LIERRE, s. m. (*hedera helix*, κισσός).
Le **lierre grimpant**, arbrisseau indigène
de la famille des Hédéracées, fournit la *résine de lierre*, opaque, d'un brun foncé, à
cassure vitreuse, douée d'une odeur désagréable, d'une saveur mucilagineuse et
amère. On l'employait autrefois à l'intérieur
et en fumigations, comme résolutive et
emménagogue. Ses feuilles servent à panser
les vésicatoires et les cautères; ses baies,
purgatives, sont inusitées. Les feuilles du
lierre rampant ont été administrées aussi
en décoction, bains locaux, ainsi que les
fruits mûrs et pulvérisés.

Le **lierre terrestre** ou *terrette à feuilles
réniformes* (*Glechoma hederacea*), labiée
indigène, à saveur un peu amère et âcre,
est administré en infusion et eau distillée
dans le catarrhe pulmonaire chronique, les
bronchites, etc.

LIGAMENT, s. m. (de *ligare*, lier). Parties fibreuses, généralement très-résistantes
et inextensibles, qui servent de moyens
d'union aux *articulations* (ligaments articulaires), ou relient à distance deux os
entre eux pour en prévenir l'écartement
(ligaments interosseux), et parfois même
deux parties d'un même os. On donne aussi
ce nom aux membranes qui entourent et
soutiennent certains organes, ligament
suspenseur du foie, ligaments larges de
l'utérus, etc.

Les *ligaments jaunes* ou élastiques s'insèrent aux lames des vertèbres, et servent
à maintenir les diverses courbures de la colonne vertébrale.

Les *ligaments vertébraux* ou disques
intervertébraux sont des disques fibreux
situés entre les corps des vertèbres.

LIGATURE, s. f. Opération que l'on pratique : sur les *artères*, dans le but d'y interrompre le cours du sang (pour arrêter
une hémorrhagie, guérir un anévrysme);
sur les *os* (suture des os), pour prévenir le
déplacement des fragments et en obtenir la
soudure; sur les *tumeurs*, dont on veut déterminer l'atrophie en y suspendant le cours
du sang; sur le *cordon ombilical* au moment de la naissance, etc.

Ligature des artères. (*a*) Après les *amputations* ou les ablations des tumeurs, ou
lorsqu'une *plaie* donne lieu à une hémorrhagie artérielle, il est nécessaire de faire
la ligature des artères coupées par l'instrument tranchant. On en connaît en général
l'emplacement, et elles dénotent leur présence par un jet de sang saccadé qui jaillit
lorsque l'on cesse la compression (voy. AM-
PUTATION).

Le chirurgien cherche au milieu du tissu
l'orifice béant de l'artère et la saisit au
moyen d'un *tenaculum*
ou d'une pince munie
d'un verrou (fig. 349).
Il attire légèrement le
vaisseau, tandis qu'un
aide passe un fil ciré
et fait un premier
nœud au-dessous des
mors de la pince (qu'il
faut se garder de saisir
en même temps dans la
ligature). En faisant
de ses deux pouces une
sorte de poulie de ren-
voi, il le serre énergi-
quement sans tirailler
sur l'artère. Au-dessus
de ce nœud, il en fait
un second pour empê-
cher le premier de glis-
ser. Il faut que l'aide
ait le soin de placer les
extrémités de ses doigts
destinés à faire poulie
de réflexion plus *en de-
dans des chairs* que la
partie du fil qui doit
former le nœud, afin
que le fil, lorsqu'il est
tiré, ait plutôt une ten-

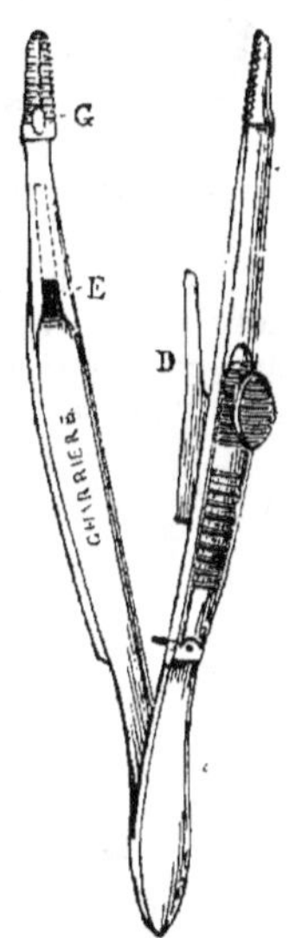

FIG. 349.
Pince à ligature.

G, Mors.
D, Verrou pouvant être
repoussé en E et fermer
la pince fortement.

dance à glisser sur un point plus élevé de
l'artère qu'à ne pas la saisir et se porter
sur la pince.

Il est quelquefois impossible de ne saisir
que l'artère, et l'on comprend quelquefois

en même temps dans la ligature quelques parties voisines. Cela n'a pas d'inconvénient s'il s'agit de veines, mais on doit éviter de lier les *nerfs*, ce qui occasionnerait de fortes douleurs.

conque, on ne peut *lier dans la plaie* elle-même, soit parce qu'elle est trop profondément située, soit parce qu'on ne peut trouver le vaisseau lésé, ou à cause du voisinage d'artères collatérales, etc.

Il y a trois temps dans cette opération :

1° Recherche de l'artère ; 2° dénudation ; 3° ligature proprement dite.

1° *Recherche de l'artère.* Pour trouver le vaisseau dans la région où l'on a décidé de le lier (l'artère radiale au poignet, l'humérale au pli du coude, l'axillaire au creux de l'aisselle, la fémorale dans le triangle de Scarpa, au niveau de l'anneau du troisième adducteur, etc.), il faut avoir présentes les données anatomiques qui nous indiquent son trajet. Certaines parties saillantes ou d'une recherche facile constituent ce que l'on nomme les *points de repère*. De plus, certains muscles accompagnent les artères et en sont les *muscles satellites*. Dans d'autres cas, on se guidera sur les tendons, les nerfs ou d'autres organes dont les rapports avec l'artère cherchée sont connus et constants.

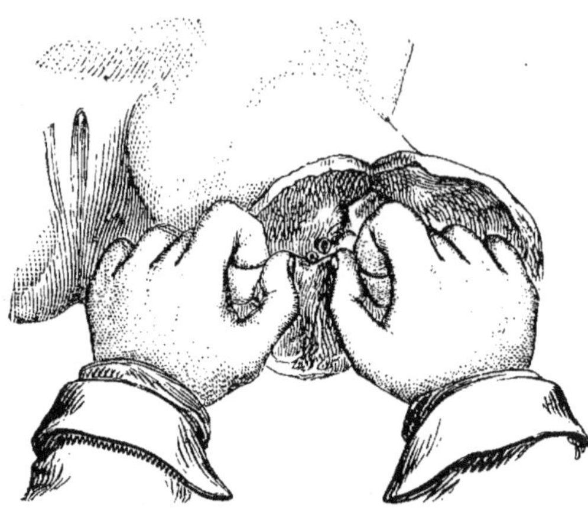

Fig. 350. — Ligature de l'artère après l'amputation de la cuisse. Manière de disposer les pouces pour serrer le premier nœud.

Lorsqu'on se sert du ténaculum, l'aide doit continuer à serrer sur le premier nœud tant que l'instrument n'a pas été enlevé, sans cela ce nœud se desserrerait.

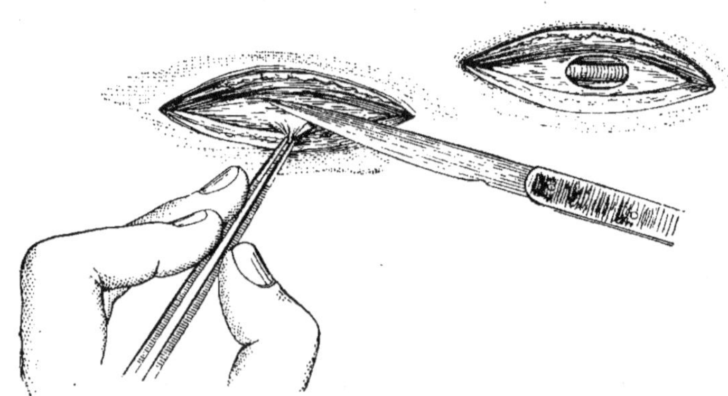

Fig. 351. — Ligature d'une artère (premier temps). Incision de la peau, manière de couper les aponévroses.

(*b*) On fait encore la ligature des artères en certains points déterminés de leur trajet, dans le but d'obtenir la guérison des ANÉVRYSMES, ou pour arrêter une hémorrhagie, lorsque, pour une raison quel-

On fait l'*incision* dans la direction connue des points de repère spéciaux pour chaque variété de ligature. On incise la peau et le tissu cellulaire sous-cutané (fig. 351) ; on fait une boutonnière sur l'aponévrose que l'on saisit avec la pince et que l'on coupe sur une sonde cannelée, pour ne pas léser les parties voisines. On cherche l'artère dans l'interstice musculaire où elle doit se trouver, en s'aidant, suivant les circonstances, de la connaissance de son muscle satellite, des rapports qu'elle affecte avec tel ou tel organe mis à découvert.

2° *Dénudation de l'artère.* On saisit avec la pince le tissu cellulaire qui lui forme un gaîne, et on l'écarte du vaisseau dans une étendue d'un centimètre environ au moyen de la sonde cannelée. On a bien soin de ne pas saisir les nerfs et les veines avec la pince, mais de ne pincer que le tissu cellulaire qui les entoure lorsqu'on veut les éloigner (fig. 352).

3° *Ligature.* On enfile un fil ciré dans un *stylet aiguillé* semblable au passe-lacet des ménagères, et, saisissant avec la pince un des bords de l'ouverture de la gaîne du *vaisseau*, on fait pénétrer le stylet entre l'artère et la gaîne tendue par la pince ; puis, on fait un premier nœud en suivant les préceptes indiqués plus bas (fig. 353), et on le consolide par un second. Le fil exerce une constriction qui a pour effet de rompre les tuniques interne et moyenne du vaisseau qui se replient en dedans. En même temps, il s'épanche une certaine quantité de lymphe plastique, coagulable, qui, à la chute de la ligature, s'opposera au passage du sang.

On peut couper un des fils au ras de la ligature, l'autre est ramené à l'angle de la plaie. Lorsqu'après une amputation ou une ablation de tumeur, il y a plusieurs ligatures, on réunit tous les fils ensemble et on les fixe à un des angles de la plaie.

Après la ligature d'une artère, la circulation collatérale se développe (fig. 354), de façon à alimenter les parties situées au delà de la partie liée. Dans certains cas, il peut se produire une gangrène plus ou moins étendue. Il ne faut pas lier trop près

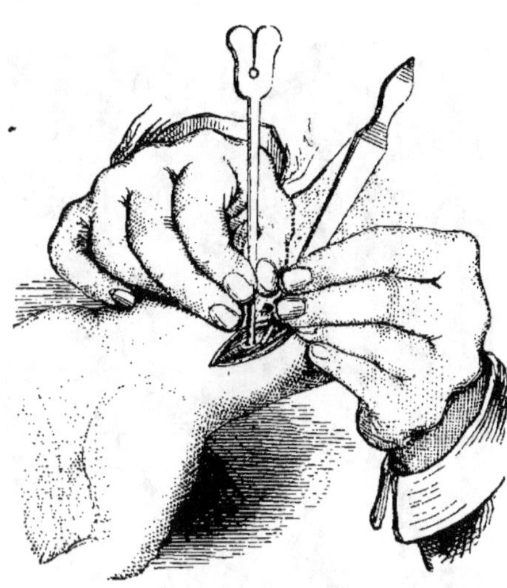

Fig. 352. — Ligature d'une artère (deuxième temps). Dénudation de l'artère au moyen de la sonde cannelée.

d'une collatérale, car le bouchon fibrineux coagulable qui assure l'hémostase lorsque les fils sont tombés pourrait être entraîné

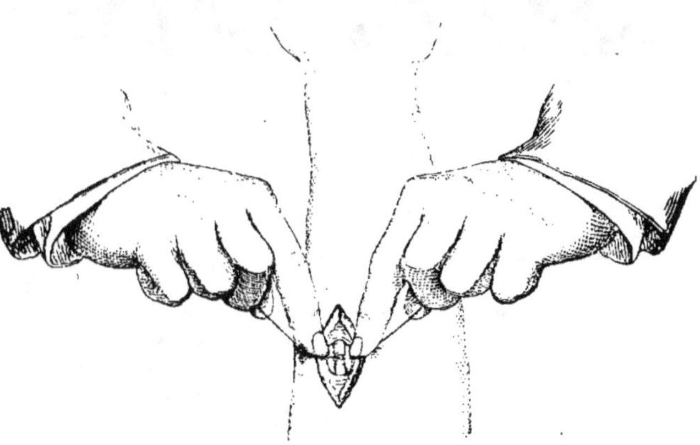

Fig. 353. — Ligature d'une artère (troisième temps). Manière de serrer le premier nœud (ligature proprement dite).

ou gêné dans sa formation par le courant sanguin.

LIGNE, s. f. Terme d'anatomie : *Ligne âpre du fémur*, saillie rugueuse bifurquée de la partie postérieure de cet os où se font les insertions du triceps crural, du biceps et des trois adducteurs.

Ligne blanche de l'abdomen formée par

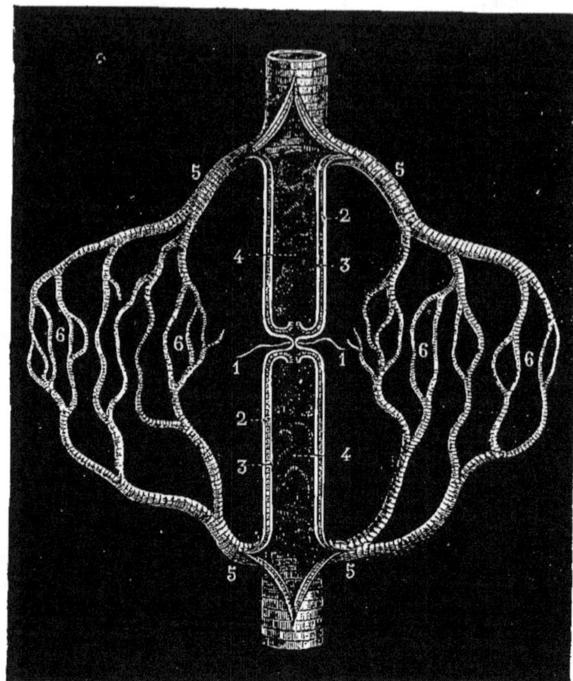

FIG. 354. — Circulation collatérale qui se développe après la ligature d'une artère (figure schématique).

1, Fil à ligature serré sur l'artère.

2, Tunique externe de l'artère non divisée par le fil.

3, Tuniques moyenne et interne, déchirées et recroquevillées au niveau de la ligature.

4, Caillots remontant jusqu'aux premières collatérales.

5, Collatérales qui vont se dilater pour rétablir la circulation.

6, Anastomoses qui servent à ce rétablissement.

l'entre-croisement aponévrotique des muscles de cette région.

Ligne myloïdienne du maxillaire inférieur.

LIMAÇON, s. m. Une des parties du LABYRINTHE ou oreille interne.

LIMONADE, s. f. (*limon*). Boisson rafraîchissante, d'un goût agréable, acidule, que l'on prépare généralement en exprimant le jus d'un *limon* ou *citron* dans un litre d'eau convenablement sucrée. On peut remplacer le citron par un acide quelconque, en variant les doses; on obtient alors

les *limonades sulfurique, chlorhydrique, citrique, acétique, tartrique*, employées dans les maladies fébriles avec soif vive.

La *limonade gazeuse* s'obtient en ajoutant aux précédentes du bicarbonate de soude qui forme de l'acide carbonique aux dépens d'une portion de l'acide employé.

La *limonade purgative* constitue un purgatif doux, agréable, à base de citrate de magnésie, à la dose de 60 grammes environ pour une bouteille.

LIN, s. m. (*linus usitatissimus*). Plante de la famille des Linées, voisine des Malvacées dont on emploie la *graine* entière (pour préparer par infusion ou décoction une tisane mucilagineuse, rafraîchissante, utile dans certaines affections des voies urinaires), et la farine obtenue par le broiement de cette graine.

La *farine de graine de lin* ou la farine de lin est très-usitée pour la confection des *cataplasmes;* elle contient du mucilage et de l'huile qui rancit facilement et devient irritante. Il ne faut l'employer, surtout, que lorsqu'elle est parfaitement fraîche, et renouveler fréquemment les cataplasmes.

LINGUAL, adj. Qui a rapport à la langue.

L'artère linguale, branche de la carotide externe, se termine dans la langue sous le nom d'artère *ranine*, après avoir donné trois branches collatérales : la sus-hyoïdienne, la dorsale de la langue et la sublinguale.

Avant de faire une opération sur la langue, on lie quelquefois l'artère linguale au niveau du triangle formé par les deux ventres du muscle digastrique et le nerf grand hypoglosse, où elle est recouverte par le muscle *hyo-glosse* et la glande sous-maxillaire qu'il faut écarter (2, fig. 355).

Muscle lingual, nerf lingual. — Voy. Langue, Trijumeau.

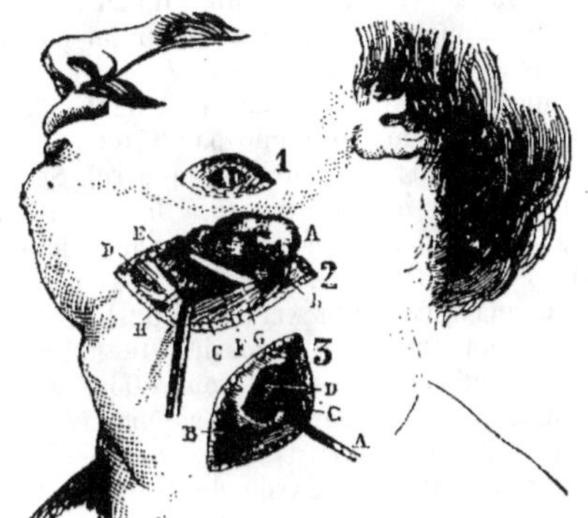

Fig. 355.

1, Procédé pour faire la ligature de l'artère faciale que l'on voit au fond de la plaie avec ses deux veines satellites.

2, Ligature de l'artère linguale.
A, Glande sous-maxillaire.
B, Veine faciale.
C, Ventre postérieur du muscle digastrique.
D, Ventre antérieur du digastrique.
E, Bord postérieur du muscle mylo-hyoïdien.
F, Muscle hyo-glosse divisé.
G, Nerf grand hypoglosse.
H, Artère linguale.

3, Ligature de la carotide primitive.
A, Muscle sterno-mastoïdien écarté par une érigne.
B, Muscle omo-hyoïdien.
C, Veine jugulaire interne.
D, Artère carotide primitive.

LINIMENT, s. m. (*linire*, oindre doucement, ἔγχρισις). Médicament topique, onctueux, de consistance moyenne, entre celle de l'huile et celle de l'axonge, destiné à être employé en frictions. On compose les liniments avec de l'huile, de la graisse, dans lesquelles on incorpore quelque substance active qui donne son nom à la préparation : *liniment camphré, liniment calmant, liniment ammoniacal* ou *volatil camphré*, employé contre les douleurs sciatiques, le lumbago, etc.

LIPOME, s. m. Tumeur graisseuse formée par l'hypertrophie du tissu *adipeux* mélangé quelquefois de tissu fibreux (lipomes fibreux). Le plus souvent, les lipomes sont superficiels ; ils siégent même d'habitude sous la peau et occupent de préférence le dos, la nuque, les membres du côté de l'extension. Mais il existe aussi des lipomes profonds, situés au-dessous des aponévroses, dans les interstices musculaires et même dans les organes splanchniques (sous la muqueuse de l'estomac) ; leur diagnostic est alors beaucoup plus difficile.

Les lipomes se développent lentement, sans douleur, rougeur, ni chaleur à la peau. Ce sont des *tumeurs bénignes* qui ne causent aucun trouble dans la santé générale. Ils ont une forme arrondie ou *étalée*, quelquefois lobulée ou polypeuse, sont mobiles sous la peau avec laquelle ils ne contractent que rarement quelques adhérences ; leur volume peut être très-considérable.

La graisse qu'ils contiennent est liquide, aussi présentent-ils une sorte de *fluctuation* analogue à celle des ABCÈS.

Leur diagnostic est facile à établir lorsqu'ils sont superficiels, mais lorsqu'ils siégent dans les parties profondes, il est souvent nécessaire de faire une *ponction exploratrice* pour être fixé à leur égard et ne pas les confondre avec un abcès ou un ENCÉPHALOÏDE. L'abcès donnera du pus, l'encéphaloïde du sang, comme le fait aussi quelquefois le lipome, mais l'absence de CACHEXIE et l'examen microscopique de la parcelle de la tumeur enlevée par le trocart permettra de porter un diagnostic.

Les lipomes sont le plus souvent isolés ; mais ils peuvent, dans certains cas rares, se montrer en grand nombre, ce que l'on a rattaché, à tort, à une diathèse lipomateuse.

La marche de ces tumeurs est fort lente, ce qui les distingue déjà des cancers ; elles ne tendent jamais spontanément vers la guérison et peuvent persister pendant toute l'existence de l'individu ; mais la difformité et la gêne sont leurs seuls inconvénients.

On ne les opérera que lorsqu'ils seront gênants par leur volume ou trop disgracieux par leur situation. Aucune pommade ou onguent ne peut les guérir, il faut les extirper au moyen du bistouri. Après avoir fait une incision cruciale pour ménager la peau qui la recouvre, on saisit la tumeur avec des pinces à griffes et on la dissèque lobe par lobe en la séparant des parties voisines. Pendant 3 à 5 jours, on fera des applications continuelles de compresses ou de cataplasmes froids changés de quart d'heure en quart d'heure, afin de prévenir l'inflammation, puis on pansera à plat.

LIQUEUR, s. f. En général, toute substance liquide et particulièrement celles qu'on obtient par distillation et dans lesquelles entre une certaine quantité d'alcool.

En pharmacie, on connaît un grand nombre de liqueurs dont les plus usitées sont : la *liqueur de* LABARRAQUE, la *liqueur de Barreswill*, tartrate cupro-potassique, destinée à déceler la présence de la glycose dans les urines ; la *liqueur iodo-tannique*, mélange d'iode et de tannin qu'on applique avec succès sur les plaies blafardes pour ranimer la sécrétion du pus ; la *liqueur de Fowler*, à base d'acide arsénieux, administrée contre les dartres rebelles et quelquefois contre la phthisie à fond herpétique ; il en est de même de la *liqueur de Pearson* à l'arséniate de soude ; la *liqueur anodine d'Hoffmann*, mélange d'alcool et d'éther, jouissant des propriétés de ce dernier liquide ; la *liqueur de Van Swieten*, solution de sublimé dans l'eau alcoolisée, employée contre la syphilis.

LIQUIDE, s. m. et adj. (*liquidus*, ὑγρός). Se dit des substances visibles, dont les molécules peuvent se déplacer avec la plus grande facilité dans tous les sens, les unes par rapport aux autres, et qui prennent toujours la forme du vase qui les contient. L'eau est le type des matières liquides.

On dit : les *liquides* ou les HUMEURS de l'économie, pour désigner le sang, le liquide céphalo-rachidien, l'urine, les larmes, la sueur, etc.

LIT, s. m. (*lectus*, *cubile*, κλίνη). Un lit est l'ensemble des pièces qui composent le plan incliné sur lequel l'homme civilisé se repose. Le *lit* doit se prêter à la forme des parties extérieures et s'y mouler facilement. La paille, le crin, la laine et la plume en sont les matériaux ordinaires. Le crin et la laine sont assez sains ; la paille est trop dure, la plume et surtout l'édredon accumulent la chaleur, exaltent la transpiration, amollissent le corps et l'affaiblissent à la longue.

Le lit doit être muni de couvertures suffisantes, situé dans un endroit sec, bien aéré, et bien éclairé pendant le jour, et être incliné de manière que la tête soit plus élevée que le reste du corps.

On fabrique des *lits à extension* ou *orthopédiques*, plans inclinés, diversement agencés, qui sont destinés à redresser les déviations du squelette.

Le *lit de misère* est ordinairement un lit de fer ou de sangle, étroit, disposé pour l'ACCOUCHEMENT. Il est garni d'un drap, d'une couverture, de quelques oreillers et de deux matelas, dont l'un, étendu tout au long, supporte l'autre replié sur lui-même dans le tiers de sa longueur. Ce lit, autour duquel on doit circuler facilement, n'est appuyé à la muraille que par la tête.

LITHIASE, s. f. (de λίθος, pierre). Sorte de DIATHÈSE qui prédispose à la formation de concrétions pierreuses ou de calculs, dans le foie (COLIQUES HÉPATIQUES), les reins (GRAVELLE, COLIQUES NÉPHRÉTIQUES), les articulations (GOUTTE), la vessie (PIERRE), etc.

Formations de petites concrétions pierreuses sous la peau ou la conjonctive (lithiase de la conjonctive).

LITHINE, s. f. Oxyde de lithium. Par ses propriétés, c'est une substance alcaline, caustique, qui se rapproche de la potasse et de la chaux. Les sels de lithine passent pour faciliter la dissolution des calculs urinaires ; ils existent dans plusieurs eaux minérales.

LITHOTOME, s. m. ou plus justement **Cystotome**. Instrument destiné à faire la section de la vessie dans l'opération de la TAILLE.

LITHOTRITIE, s. f. (de λίθος, pierre, et *terere*, broyer), ou mieux **LITHOTRIPSIE** (τρίψις, action de broyer), ou **LITHOCLASTIE** (κλάειν, écraser). Opération qui consiste à broyer la PIERRE dans la vessie. Inapplicable chez les enfants, dont le canal de l'urèthre est trop étroit et la vessie très-irritable, plus dangereuse que la taille chez les vieillards dont les voies urinaires sont souvent en mauvais état ; elle est surtout employée chez l'adulte. Il faut encore que le calcul ne soit ni trop volumineux (cinq centimètres), ni trop dur. Les calculs d'*oxalate de chaux* sont les plus durs, ils ne peuvent être opérés que par la taille ; ceux d'acide urique résistent quelquefois à la lithotritie qui s'applique surtout aux calculs phosphatiques.

Les instruments employés dans cette opération étaient droits dans le principe. Actuellement on se sert de *lithoclastes* ou *lithotriteurs* courbes, semblables aux sondes métalliques courbes ou coudées. L'extrémité destinée à être introduite dans la vessie est formée de deux parties rentrant l'une dans l'autre, c'est le *mors* avec lequel on doit saisir

et broyer la pierre (fig. 356). A l'autre extrémité se trouve le mécanisme au moyen
duquel on rapproche l'une de l'autre avec
force les deux branches du mors, tantôt par
une simple pression, tantôt par la percussion ou par le moyen d'une vis. Les divers modèles de lithoclastes ou de lithotriteurs ne diffèrent que par la disposition
de ces deux parties (fig. 357 et 358).

Le malade étant couché dans la situation que nous avons indiquée pour pratiquer le CATHÉTÉRISME, et le bassin
élevé afin que la pierre se porte d'elle-
même par son poids dans le fond de la
vessie, on commence par injecter, au
moyen d'une sonde en gomme flexible,
la quantité d'eau tiède (300 à 350 grammes) que la vessie peut recevoir sans se
contracter et qu'on a dû déterminer à
l'avance. Après avoir soigneusement graissé
l'instrument et comblé ses inégalités avec
du suif, on l'introduit à la place de la
sonde.

On recherche la pierre en manœuvrant
l'instrument comme une sonde courbe ordinaire, explorant alternativement les deux
moitiés de la vessie, puis son bas-fond.
Pour faciliter cette recherche et déplacer la
pierre, on imprime quelquefois un mouvement de succussion léger au bassin du patient en frappant un petit coup brusque sur
l'épine iliaque.

Le calcul étant trouvé, ou sa position
étant reconnue, on écarte les deux branches
de l'instrument et on cherche à le faire pénétrer entre elles. En déprimant légèrement le bas-fond de la vessie avec sa partie
courbe, le calcul vient d'ordinaire s'y placer de lui-même.

On s'assure d'abord, en rapprochant les
branches avec précaution, que le calcul est
saisi et qu'on n'a pas
pincé en même temps une
portion de la muqueuse
de la vessie. Puis on procède rapidement au
broiement, en attaquant
de nouveau les fragments
que l'on a produits. On
ne peut que très-excep-
tionnellement broyer complétement le calcul en une seule séance, car on ne doit
jamais la prolonger plus de 2 à 5 minutes.

Au bout de ce temps et même plus tôt si
le malade a une vessie très-susceptible, on
retire l'instrument avec précaution, à cause
des débris de pierre qui peuvent être restés dans ses mors et qui pourraient érailler
la muqueuse du col de la vessie et de l'uré-

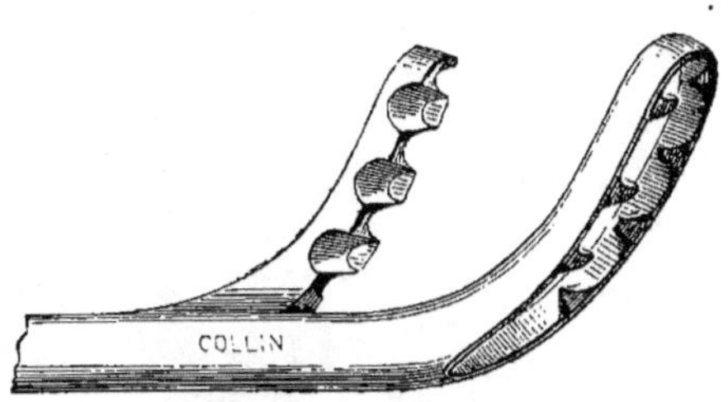

FIG. 356. — Extrémité du lithotriteur formant le *mors*,
et destinée à être introduite dans la vessie et à broyer
la pierre par le rapprochement de ses branches.

thre; puis on introduit une forte sonde
flexible par laquelle sortent les débris
fragmentés en même temps que le liquide
injecté. On fait ensuite plusieurs injections

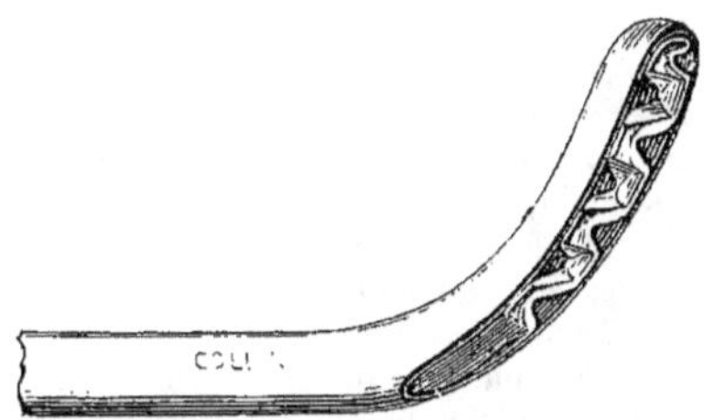

FIG. 357. — Autre disposition de la branche mâle
du mors.

brusques d'eau tiède qui entraîne de nouvelles parcelles.

Pendant les jours suivants, le malade en
urinant rend encore des débris de la pierre.

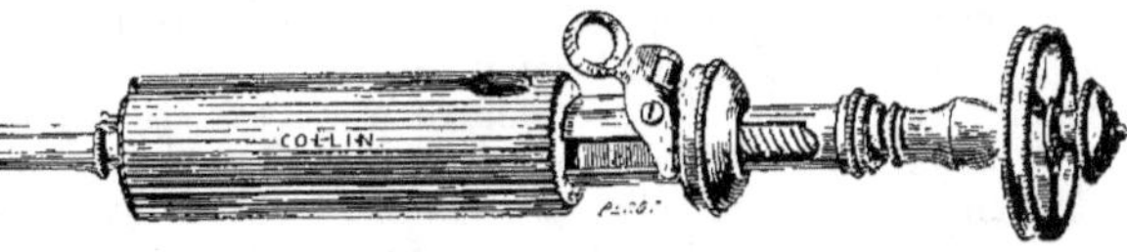

FIG. 358. — Extrémité du lithotriteur que manœuvre le chirurgien et qui
produit le rapprochement des deux mors de l'instrument.

Les séances peuvent se suivre à quelques
jours d'intervalle, suivant la façon dont les
supporte le malade. Entre chacune d'elles
il prendra quelques bains tièdes et restera
au repos.

Les accidents de cette opération sont :

1° L'*impossibilité de broyer le calcul*, présente une trop grande dureté ; il faut retirer l'instrument et cesser toute tentative. On devra avoir recours à la *taille*.

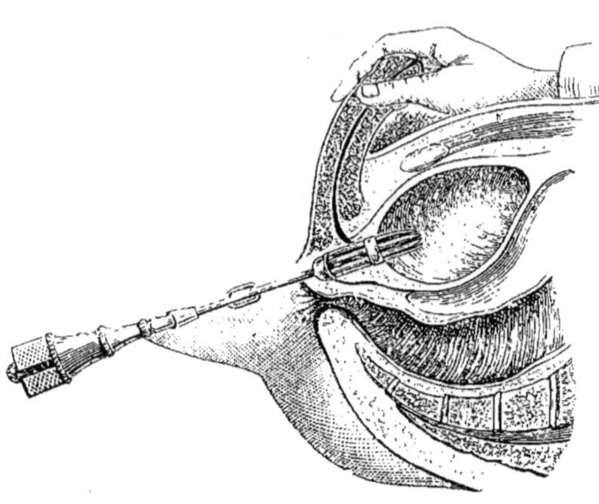

Fig. 359. — Lithotritie périnéale.
Dilatation du col de la vessie.

2° L'*arrêt d'un fragment dans l'urèthre ;* le malade doit garder le repos, prendre un grand bain, et si le débris ne finit pas par être entraîné, on procédera comme pour les corps étrangers de l'URÈTHRE.

3° L'*hémorrhagie vésicale ;* on cherchera à la calmer par une injection froide ou des compresses d'eau froide sur le bas-ventre.

4° Les *spasmes de la vessie et de l'urèthre* qui donnent lieu à des envies continuelles d'uriner ; faire prendre des grands bains et un lavement avec quelques gouttes de laudanum.

5° La *rétention d'urine*, qui cède d'ordinaire à un simple cathétérisme.

6° L'*orchite*, que l'on traitera par le repos et les autres moyens habituels.

7° La *fièvre urineuse*, quelquefois extrêmement grave ; pour la prévenir, il est bon de donner avant l'opération une dose de 50 centigrammes de sulfate de quinine. Si le cathétérisme simple a déjà provoqué un accès, si le malade y paraît très-prédisposé, il vaudra souvent mieux avoir recours à la taille, ou du moins ne faire que de très-courtes séances de lithotritie.

Une fois la fièvre urineuse déclarée, c'est au sulfate de quinine et aux alcooliques que l'on a recours.

Un mauvais état des voies urinaires supérieures, reins et uretères, doit rendre très-prudent dans l'opération de lithotritie. Sans symptômes précurseurs, presque sans fièvre, le malade tombe dans l'abattement et s'éteint. C'est dans ces circonstances qu'a succombé l'ex-empereur Napoléon III, trois jours après une séance de lithotritie qui n'avait présenté rien de particulier. Mais il avait une dégénérescence avancée des reins et des uretères.

La **lithotritie périnéale** est une combinaison de la taille et de la lithotritie. Au lieu d'opérer par l'urèthre, on fait une boutonnière au périnée, à travers laquelle on parvient sur le col de la vessie que l'on dilate (fig. 359) ; puis on va à la recherche du calcul, et on le broie au moyen de fortes *tenettes*. Les fragments sont ensuite entraînés par une injection d'eau tiède. Le malade est ainsi opéré en une seule fois. Cette opération est surtout applicable aux gros calculs que l'on ne pourrait opérer que par la taille.

LIVIDITÉ, s. f. État des tissus qui présentent une teinte pâle, exsangue. La lividité, quelle qu'en soit la cause, indique un arrêt plus ou moins complet dans la circulation de la partie qui en est le siége.

LOBE, s. m. Éminence ou portion arrondie d'un organe, du foie ou du cerveau.

LOBÉLIE, s. f. La *lobélie syphilitique*, vulgairement *cardinale bleue* est une plante lobéliacée de l'Amérique septentrionale. Odeur un peu aromatique, saveur légèrement sucrée, réputée antivénérienne, sudorifique et antiasthmatique ; administrée en décoction et teinture ; remplacée quelquefois par la *lobélie enflée* (*Lobelia inflata*) du même pays, et la *lobélie brûlante* (*Lobelia urens*) indigène.

Une *lobélie* originaire de la Nouvelle-Grenade fournit un caoutchouc estimé (*Lobelia caoutchouc*).

LOCALISATION, s. f. Manifestation locale d'une maladie, exemple : sur les plaques de Peyer de l'intestin dans la *fièvre typhoïde ;* les membranes synoviales, les séreuses, l'endocarde et le péricarde dans le rhumatisme articulaire, etc.

Localisations cérébrales. Les mouvements et les fonctions du corps sont sous la dépendance du cerveau, et à chaque portion du corps, ou à chaque fonction paraît correspondre un centre cérébral ou une zone qui y préside plus particulièrement.

C'est ainsi que M. Broca a déjà depuis longtemps démontré la localisation de la

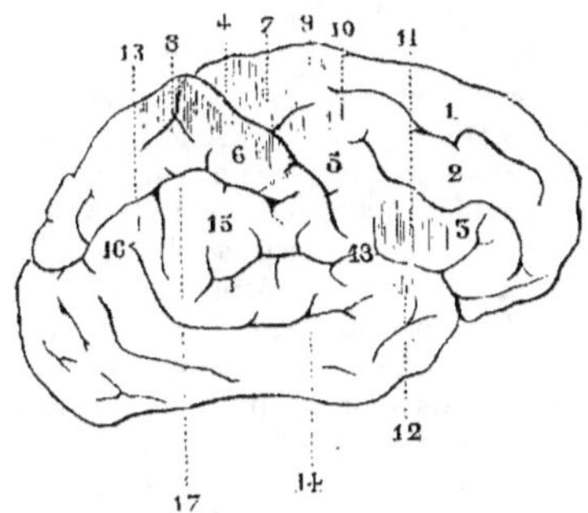

Fig. 360. — Localisations cérébrales.
Centres moteurs de la partie superficielle du cerveau.

1, 2, 3, Première, deuxième, troisième circonvolutions frontales.

4, Scissure de Rolando.

5, Circonvolution frontale ascendante ou pariétale.

6, Circonvolution pariétale ascendante ou pariétale postérieure.

7, Centre moteur du membre supérieur.

8, Centre moteur du membre inférieur.

9, Centre moteur des mouvements de rotation de la tête et du cou.

10, Centre moteur des mouvements de la face.

11, Centre moteur des mouvements de la langue et des mâchoires.

12, Centre moteur des mouvements de l'oreille externe.

13, Centre moteur de certains mouvements des yeux.

14, Scissure parallèle à la scissure de Sylvius.

15, Lobule du pli courbe.

16, Pli courbe.

17, Scissure pariétale.

18, Scissure de Sylvius.

fonction du langage, à la partie postérieure de la troisième circonvolution du lobe frontal gauche (voy. CERVEAU).

Bien qu'il soit très-difficile de localiser exactement le centre cérébral de la plupart des fonctions, il est cependant un certain nombre de *centres moteurs* à peu près certains. Jusqu'à présent, ils sont au nombre de sept, groupés pour la plupart autour du sillon de Rolando.

Les centres moteurs du membre inférieur (8, fig. 360) se trouvent en arrière de la scis-

sure; ceux du membre supérieur (7) à cheval sur sa partie supérieure; ceux qui président à certains mouvements des yeux (13), au niveau du pli courbe; et ceux de l'oreille externe, à la partie antérieure de la première circonvolution temporale (12). On trouve les centres moteurs qui président à la rotation de la tête et du cou en arrière de la première circonvolution frontale (9); ceux des mouvements de la face en arrière de la deuxième circonvolution frontale (10) ceux des mouvements de la langue et des mâchoires, en arrière de la troisième circonvolution frontale (11).

Si on excite au moyen de courants électriques un de ces centres moteurs, il se produit des contractions musculaires du côté opposé du corps, dans la région correspondant au centre excité; mais ces centres ne sont probablement pas les seuls qui existent pour une même région.

LOCHIES, s. f. pl. (de λοχός, femme en couches). Écoulement utérin qui s'établit après la délivrance, dure ordinairement six semaines chez la femme qui n'allaite pas, et moins longtemps chez la femme qui nourrit. Les lochies se composent de sang pur pendant les trois premiers jours, de pus et de sang mêlés pendant les quatre ou cinq jours à la suite, et de pus blanc et crémeux jusqu'au retour de l'utérus à son état normal.

La *suppression complète des lochies* dans les premiers jours qui suivent l'accouchement signale généralement l'apparition d'une inflammation plus ou moins grave.

LOCOMOTION, s. f. Déplacement du corps tout entier au moyen des mouvements des membres inférieurs. Elle s'exécute par la *marche*, la *course* et le *saut*.

LOMBAIRE, adj. Qui a rapport aux lombes.

Les *artères lombaires* naissent de chaque côté de l'aorte abdominale.

Le *plexus lombaire* nerveux comprend les branches antérieures des trois premières paires des nerfs lombaires et une partie de la quatrième.

Il s'insinue dans la même gaîne que le muscle *psoas*, et ses branches se distribuent à la partie inférieure de la paroi abdominale, à l'aine, aux fesses, aux muscles psoas, obturateur et à ceux des régions interne et antérieure de la cuisse, à la peau des mêmes régions de la cuisse, du genou et du pied.

LOMBES, s. f. pl. Région formée par les parties postérieures de l'abdomen, situées de chaque côté de la portion lombaire de la colonne vertébrale. On l'appelle aussi vulgairement les *reins*, à cause de la présence de ces organes.

LOMBO-ABDOMINAL, GÉNITAL, etc., adj. Qui va des lombes à l'abdomen, aux parties génitales ou qui appartient à ces régions.

LOMBRIC, s. m. (*lumbricus*, σκώληξ). *Ver de terre*. Genre d'animaux articulés de la classe des Chétopodes; leur corps est arrondi, allongé, extensible, composé d'anneaux et plus effilé antérieurement. On a donné à tort le nom de lombrics aux *ascarides lombricoïdes* que l'on rencontre fréquemment dans les intestins de l'homme et des animaux.

LOOCH, s. m. Mot arabe qui a passé dans notre langue; nom que l'on donnait autrefois à une préparation mucilagineuse et sucrée, intermédiaire aux électuaires et aux sirops pour la consistance, et que l'on administrait aux malades à l'aide d'une racine de réglisse effilée. De nos jours, il s'applique à des potions sucrées de 120 à 150 grammes, dont le véhicule est toujours une émulsion rendue mucilagineuse, et que l'on administre par cuillerées dans les maladies du poumon, du larynx et de l'arrière-bouche.

Le *looch blanc* ou *amygdalin* est une émulsion d'amandes douces et de quelques amandes amères versée dans une solution de gomme adragante sucrée et aromatisée.

Le *looch jaune* contient un jaune d'œuf.

Dans le *looch huileux*, on remplace les amandes par de l'huile d'amandes douces.

On incorpore dans les loochs des principes actifs : belladone, opium, kermès, oxyde d'antimoine. Ce sont des préparations fort en usage dans la médecine des enfants, à cause de leur goût agréable et de leurs propriétés laxatives dues à l'huile qu'ils contiennent. Il faut les tenir au frais pour les empêcher de fermenter et de tourner.

LOTION, s. f. Pratique de l'*hydrothérapie* qui consiste à imbiber d'un liquide (eau froide, chaude, préparation pharmaceutique) des compresses que l'on passe ensuite sur la peau, soit pour la laver, soit pour provoquer une réaction utile, etc.

On donne aussi ce nom au liquide lui-même qui sert à faire la lotion : *lotion alcaline, lotion mercurielle*.

LOUCHE, adj. Qui est atteint de STRABISME.

LOUPE, s. f. Tumeur formée par l'hypertrophie d'une glande sébacée qui s'est dilatée et remplie d'une matière blanchâtre analogue à du suif (*stéatome*), du miel (*mélicéris*), ou de la bouillie (*athérome*). En réalité, ce contenu est formé par des granulations graisseuses calcaires et de la cholestérine. La poche qui entoure les loupes est facile à séparer des tissus voisins. Le conduit excréteur de la glande sébacée n'a pas participé à l'augmentation de volume de la glande, il est quelquefois oblitéré, mais le plus souvent on le retrouve sous forme d'un point noir au centre de la tumeur. Par une pression assez énergique, on arrive souvent même à la vider plus ou moins complétement de son contenu, mais elle ne tarde pas à se remplir de nouveau ou à entrer en suppuration. Il se forme alors une fistule intarissable qui laisse écouler un liquide dont l'odeur est infecte.

Les loupes ont un volume qui varie depuis celui d'un pois jusqu'à celui d'un œuf. Elles sont plus volumineuses que les *comédons* et les *tannes* qui ont la même origine. Leur siége habituel est le sommet du crâne; elles n'occasionnent que de la gêne et n'ont aucune tendance à guérir d'elles-mêmes.

Il est inutile de chercher à les faire disparaître en les piquant avec une épingle et en pressant pour faire sortir le contenu. la récidive est constante.

Le seul *traitement* qui leur soit applicable est l'extirpation. On fend la peau par une incision simple ou cruciale qui ne va que jusqu'à l'enveloppe de la tumeur sans l'entamer, et on cherche à énucléer celle-ci en détruisant ses adhérences avec les parties voisines au moyen d'une spatule ou de tout autre instrument mousse. Si l'on vide la tumeur, l'énucléation de la paroi est rendue plus difficile. On fait à la suite un pansement simple légèrement compressif.

LOUPE, s. f. Instrument d'optique qui consiste ordinairement en une simple lentille biconvexe ou une combinaison de lentilles convergentes et qui donne une image droite virtuelle et agrandie de l'objet que l'on examine.

Pour se servir d'une loupe, on la place très-près de l'œil, et on en rapproche peu à peu l'objet que l'on veut examiner et qui doit être bien éclairé.

LUBRIFIER, v. a. Oindre, graisser, faciliter le glissement. Certaines humeurs ont surtout pour rôle de lubrifier des organes délicats qui doivent frotter l'un contre l'autre : les larmes lubrifient la conjonctive, le mucus intestinal facilite la progression des matières dans l'intestin, l'enduit sébacé du fœtus lui permet de franchir plus facilement les parties génitales.

LUCHON. — Voy. BAGNÈRES-DE-LUCHON.

LUCILIE, s. f. La *lucilie hominivorax* est une mouche que l'on rencontre surtout à Cayenne, dont les larves introduites dans les fosses nasales, les sinus maxillaire et frontaux, produisent les désordres les plus graves et le plus souvent la mort à la suite d'une suppuration fétide de toutes ces parties et d'un œdème général de la face.

Les injections d'acide phénique dilué, de liqueur de Labarraque, la benzine et la térébenthine sont les moyens que l'on oppose d'habitude à ces terribles insectes.

LUES, s. f. Mot latin employé comme synonyme de miasme, virus : *lues venerea* ou syphilis; *lues divina*, épilepsie.

LUETTE, s. f. (σταφυλή). Sorte de petite languette charnue placée à la partie supérieure du fond de la BOUCHE et à la partie postérieure du voile du palais (1, fig. 85).

Elle est constituée par la muqueuse buccale qui recouvre les muscles qui s'y insèrent et vont de là au voile du palais ou à la base de la langue (palato-staphylin, glosso-staphylin, etc.).

L'allongement de la luette, l'hypertrophie acquise ou congénitale de cet organe, le rendent quelquefois assez long pour qu'il touche la base de la langue et détermine une petite toux sèche continuelle, ou des envies de vomir. Le même résultat est produit par la *procidence* simple de la luette due au relâchement et à l'atonie musculaire simple, ou à celle qui accompagne la *paralysie du voile du palais*. Dans ce dernier cas, il y a *nasonnement* et les aliments liquides ont de la tendance à revenir par le nez.

Le *traitement* consiste à toucher la luette allongée ou procidente avec de l'alun ou du nitrate d'argent, ou à en faire l'excision partielle au moyen de ciseaux ou de l'*amygdalotome*. L'hémorrhagie s'arrête seule ou au moyen du fer rouge (CAUTÈRE Paquelin).

LUMBAGO, s. m. Rhumatisme musculaire occupant la région sacro-lombaire, caractérisé par une douleur tantôt sourde, tantôt très-aiguë, sans chaleur, douleur, ni gonflement; il accompagne souvent le rhumatisme articulaire; il est, la plupart du temps, de courte durée, il peut cependant persister et constituer ce que l'on appelle des *douleurs*. Les bains de vapeur, les sudorifiques, le salicylate de soude, les applications de vésicatoires ou de pommades narcotiques, et quelquefois les injections hypodermiques ont raison de cette affection. Le lumbago chronique exige l'usage continuel des ceintures de flanelle ou de fourrures portées à nu sur la peau.

LUMIÈRE, s. f. (*lumen*). Résultat d'un mouvement vibratoire spécial des corps lumineux. Au point de vue de l'*hygiène*, c'est un des agents les plus indispensables au développement des êtres animés. Les personnes et surtout les enfants privés de lumière s'étiolent et deviennent facilement scrofuleux. La lumière solaire et surtout certaines de ses parties (les rayons violets et ultra-violets) ont une action chimique toute spéciale sur la peau qui fait que même l'homme aveugle a besoin de vivre à la lumière du jour pour conserver sa santé. On a regardé comme une des causes du goitre et du crétinisme la privation de la lumière solaire directe, qui s'observe dans les vallées où règnent ces affections, et qui sont presque continuellement dans l'ombre des hautes montagnes qui les environnent.

LUNETTE, s. f. Instrument d'optique destiné à faciliter la vision. Les lunettes, inventées vers 1300 par Salvino Armato de Florence, rendent d'immenses services, à la condition d'être bien choisies. Mais, par contre, elles peuvent aussi contribuer à la diminution de l'acuité visuelle et même à la perte de la vision, surtout chez les *myopes*, lorsqu'elles sont prises sans discernement et lorsque leur choix est abandonné à la fantaisie ou à l'empirisme.

Avant de faire choix d'une paire de lunettes ou d'un lorgnon, il est nécessaire de s'assurer par un examen complet de la nature du *trouble visuel*. Il faut savoir s'il n'y a aucune autre affection des milieux ou des membranes oculaires qu'un trouble de réfraction ou d'accommodation, affection qui peut contre-indiquer l'usage des lunettes, ou qui fait qu'on ne peut en trouver aucune à la vue.

On emploie les lunettes contre les troubles de la réfraction : MYOPIE, HYPERMÉTROPIE, ASTIGMATISME; contre ceux de l'ACCOMMODATION et en particulier la PRESBYOPIE OU PRESBYTIE; après l'opération de la CATARACTE; pour prévenir ou guérir le STRABISME, surtout chez les enfants; combattre les effets des PARALYSIES MUSCULAIRES DE L'ŒIL; préserver l'œil de l'action trop irritante de la lumière, des corps étrangers, etc.

Voici à cet égard quelques-uns des conseils que l'on peut donner, une étude complète sur les lunettes sortant absolument du cadre de cet ouvrage.

Lunettes ou lorgnons à verres concaves. Pour pallier les inconvénients de la *myopie*, on se sert de lunettes ou de lorgons à verres *biconcaves*.

Les *ménisques* ou verres **périscopiques** concaves, formés par la combinaison d'un verre convexe faible et d'un verre concave plus fort, sont préférables pour la vision de loin, car ils déforment moins les objets situés sur les côtés, à la périphérie du champ visuel.

Un myope devra choisir les verres concaves *les plus faibles*, qui lui permettent de bien voir à une assez grande distance. Avec des verres plus forts, il verrait tout aussi bien, mais il serait obligé de se servir de son accommodation qu'il ne doit jamais fatiguer.

Jamais il ne se servira de ces verres pour voir *de près*, le plus souvent alors il n'aura besoin d'aucun lorgnon, mais s'il est cependant obligé de s'en servir, il ne prendra que des numéros très-faibles, de façon à n'avoir pas besoin de rapprocher le livre à moins de 25 centimètres. Un myope qui a besoin pour voir de l'autre côté d'une rue d'un verre concave 8 ou 10, doit toujours consulter son médecin. Dans certains cas, il sera nécessaire de combiner les verres concaves avec des verres prismatiques.

Faute de suivre ces avis, la myopie peut faire des progrès continuels, amener le strabisme, et même la perte de l'œil par staphylôme postérieur et décollement de la rétine (voy. MYOPIE).

Lunettes et lorgnons à verres convexes. Un *hypermétrope* pourra prendre le verre convexe *le plus fort* qui améliore *le mieux* sa vision *de loin*. De cette manière, il conserve l'usage entier de son *accommodation*, et ce même verre peut lui servir pour la vision de près.

Un *presbyte* qui voit bien de loin, c'est-à-dire qui n'a pas besoin de verre convexe, ou qui, au contraire, est en même temps un peu myope, peut se servir de lunettes convexes dès qu'il en sent le besoin et que la vision de près ne s'effectue plus dans des conditions normales. Mais il ne doit les utiliser que pour la vision rapprochée. Il choisira le verre convexe le *plus faible* qui lui permettra de lire à une distance de 30 centimètres environ, dans de bonnes conditions d'éclairage.

A cinquante ans, un homme dont les yeux étaient, dans sa jeunesse, absolument normaux, a besoin de lunettes avec des verres convexes n° 40; à soixante, il se sert du n° 20 à 16; à soixante-cinq, du n° 13 à 10; et à soixante-dix ans, du n° 10 à 7. — S'il était HYPERMÉTROPE, les verres devraient être encore plus forts; s'il était myope, ils seraient plus faibles ou il ne lui en faudra que plus tard; et si la myopie atteignait 1/8 (ce qui veut dire que le point le *plus éloigné* de sa vision distincte était à 8 pouces), il n'aura jamais besoin de porter de lunettes convexes pour lire. C'est ce qui a fait dire, à tort, que les myopes avaient la meilleure vue.

Après l'*opération de la* CATARACTE, on se sert de lunettes avec des verres convexes dont l'effet doit remplacer celui du cristallin qui a été enlevé. Il en faut trois paires, l'une pour voir de loin (ordinairement n° 5 ou 6), une seconde qui sert à une distance moyenne lorsque l'opéré reste dans sa chambre (n° 3 à 5), une troisième pour lire et pour écrire (n° 2 à 3).

Lunettes avec verres cylindriques, concaves ou convexes. On les emploie contre l'ASTIGMATISME, que l'on peut corriger complétement lorsqu'il est régulier, et améliorer dans la plupart des cas. La cornée étant plus courbée dans un sens que dans l'autre, on conçoit que l'on puisse neutraliser l'effet de cette courbure par un verre cylindrique agissant dans un sens opposé, soit en augmentant la réfraction dans le sens du méridien trop faible, soit en la diminuant dans celui du méridien trop fort. Il n'y a qu'un médecin oculiste exercé qui puisse, après un examen et des recherches minutieuses, déterminer le genre de verres convexes ou concaves cylindriques convenables, la direction de l'axe suivant lequel ils doivent être portés, s'il faut les combiner avec des lentilles sphériques concaves ou convexes, etc.

On utilise l'effet des **lunettes avec verres prismatiques** combinés ou non avec des verres concaves ou convexes dans les cas où il y a un strabisme, une paralysie musculaire, une simple faiblesse musculaire. Suivant les indications, on place les prismes avec la base en dedans ou en dehors. Mais on ne peut employer que ceux d'un faible numéro, de 1 à 8.

C'est surtout chez les myopes qui sont obligés de se rapprocher très-près de leur travail, et dont les muscles droits internes sont constamment contractés outre mesure, que les prismes sont d'un grand secours. Souvent il suffit de placer les verres des lunettes en les éloignant l'un de l'autre, de façon que leur centre ne coïncide plus avec celui de l'œil, c'est-à-dire de les *décentrer*; ils jouent alors un peu le rôle de prismes en même temps que celui de lentilles concaves (fig. 361).

Les **lunettes sténopéiques** consistent en un trou ou une fente étroite percés dans une carte ou une plaque de métal à travers laquelle regarde le malade. Elles améliorent la vue dans les cas d'astigmatisme irrégulier, ou lorsque la cornée est obscurcie dans sa presque totalité par des taies ou des leucomes.

Enfin, dans les cas d'*hyperesthésie rétinienne*, lorsque l'œil est trop sensible à la lumière, lorsqu'un homme du nord doit voyager dans les pays où la lumière est trop vive, etc., on se sert de lunettes avec des verres colorés en bleu, en teinte neutre, ou fumés. Ces derniers sont en général préférables; il faut rejeter ceux qui laissent passer des rayons *violets*, choisir de préférence la forme dite en coquille. Il ne faut pas les prendre trop foncés, ce qui rendrait l'œil d'autant plus sensible ensuite à la lumière.

LUNULE, s. f. Partie de l'ongle située vers sa racine, qui a une forme semi-lunaire et paraît blanche par transparence. Chez les nègres et les mulâtres, elle est plus ou moins brune, couleur qui la fait considérer comme caractéristique du sang mêlé.

LUPULIN, s. m. (*lupulus*, houblon). Poussière granuleuse jaune verdâtre ou jaune d'or qui constitue le principe actif du cône de houblon. Le lupulin présente une amertume parfumée assez agréable qu'il doit à la LUPULINE. On en prépare une teinture, un extrait, un sirop, un saccharure, une gelée, une pommade. Il a passé pour tonique, aromatique et narcotique, et paraît jouir de propriétés ana-

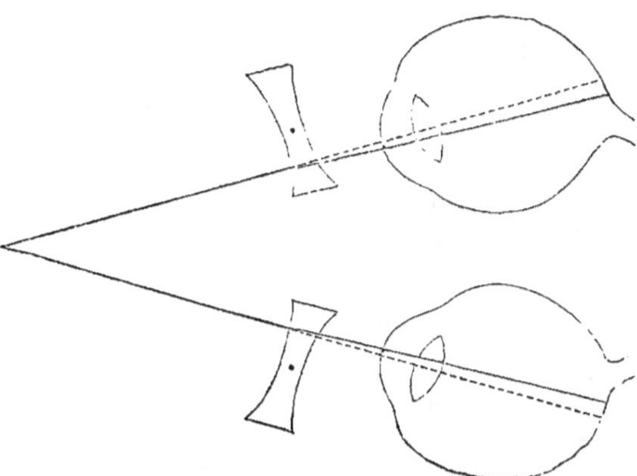

Fig. 361. — Action des verres décentrés sur la projection de l'image au fond de l'œil.

phrodisiaques. On l'emploie contre la spermatorrhée.

LUPUS, s. m. Affection cutanée chronique caractérisée par des tubercules volumineux, solitaires ou réunis en groupes affectant deux formes distinctes : le *lupus exedens* et le *lupus non exedens*. Cette affection souvent liée à la scrofule et à la syphilis (*lupus syphilitique*) peut aussi se montrer simplement sous l'influence de mauvaises conditions hygiéniques.

Le **lupus exedens** (dartre rongeante)

siége constamment à la face, à l'entrée des fosses nasales. Les tubercules se développent lentement, puis une ulcération se montre ; elle s'agrandit, et le nez peut être rongé jusqu'aux cartilages qui peuvent être détruits eux-mêmes, laissant à nu le squelette du nez. On voit ce lupus exceptionnellement sur le bord libre des lèvres et des paupières ; sa marche est lente. Dans le lupus *vorax*, elle est, au contraire, très-rapide. Quelque effrayante que soit cette affection, elle reste locale et n'atteint que bien rarement la santé générale.

Le **lupus non exedens** n'excède pas la formation des tubercules, qui se multiplient sans ulcération, mais s'étendent par leur circonférence (*lupus serpiginosus*). Cette forme de lupus dure indéfiniment ; tous les médicaments administrés pour enrayer les deux formes de la maladie ont échoué. Il faut se borner à en limiter les progrès, les cautérisations profondes avec les pâtes au chlorure de zinc ou arsenicales donnent de bons résultats. Le *lupus non exedens* est beaucoup plus rebelle, et n'a paru jusqu'ici modifié avantageusement que par le développement d'un érysipèle. On a essayé l'huile de foie de morue à doses énormes, et quelques auteurs sont partisans de cette méthode.

LUXATION, s. f. (*luxare*, déborder). Déplacement des extrémités osseuses articulaires qui cessent d'avoir entre elles des rapports normaux. Elles peuvent être *complètes* ou *incomplètes*, suivant que la tête de l'os déplacé conserve ou non encore quelques rapports avec la cavité articulaire. A un autre point de vue, on distingue les luxations *traumatiques* (les plus fréquentes), *spontanées* ou pathologiques (se faisant graduellement à la suite de tumeurs blanches), *congénitales*.

Elles sont plus communes chez les hommes que chez les femmes, chez les vieillards et les adultes que chez les enfants. Les plus fréquentes de toutes sont celles de l'ÉPAULE qui peuvent servir de types à toutes les autres.

Les *symptômes* des luxations en général sont :

1° La *douleur* au niveau de l'articulation ;

2° L'impossibilité de *mouvoir spontanément* (mouvements actifs) le membre luxé ;

3° L'impossibilité de lui *communiquer certains mouvements* (en général on ne peut qu'augmenter le déplacement) ;

4° L'*attitude anormale* dans laquelle il se tient ;

5° La *déformation* de l'articulation qui indique en même temps le genre de déplacement en haut, en avant, en arrière, etc.;

6° L'*allongement* ou le *raccourcissement* du membre.

Au bout d'un certain temps, si l'on ne réduit pas la luxation, il se forme une nouvelle articulation et le membre reprend une partie de ses mouvements. Mais le plus souvent, les muscles sont en partie atrophiés ou rétractés, et il se produit des déformations dans les parties voisines.

Le *traitement* des luxations consiste à les réduire, c'est-à-dire à replacer les surfaces articulaires dans leurs rapports normaux. En général, ce n'est possible que dans les premiers jours ou les premières semaines qui suivent les luxations. Au bout d'un certain temps, il peut être imprudent de l'entreprendre.

Pour réduire une luxation, on emploie les procédés dits de douceur, applicables seulement lorsqu'elle est toute récente, ou les procédés de force auxquels il est presque toujours nécessaire d'avoir recours.

Ils comprennent : l'*extension*, la *contre-extension* et la *coaptation*.

La contraction musculaire est le plus souvent la force contre laquelle on a à lutter. On en triomphe : en employant le chloroforme, au moyen des moufles, de la traction des aides, ou en utilisant l'élasticité du caoutchouc avec laquelle on fatigue pour ainsi dire les muscles qui s'opposent à la réduction [voy. ÉPAULE (LUXATION DE L.')].

Après la réduction, il est nécessaire de maintenir l'article dans l'immobilité pendant quelques jours, et de lui faire ensuite exécuter progressivement quelques mouvements destinés à prévenir l'*ankylose*.

Chacune des luxations présente certaines particularités exposées aux articles ÉPAULE, COUDE, HANCHE, etc.

LUXEUIL (Haute-Saône). Eaux minérales chlorurées sodiques, ferrugineuses et magnésiennes, employées en bains et en boissons contre : l'anémie, la chlorose, l'hystérie, la dyspepsie, la scrofule, les rhumatismes et les paralysies.

Altitude : 417 mètres.

Itinéraire : Chemin de fer de l'Est, par Nancy et Épinal.

LYCOPODE, s. m. (*lycopodium clavatum*, pied de loup; λύκος, loup, et πούς, pied). Plante cryptogame de la famille des mousses, dont les sporanges versent une poussière jaune qui s'enflamme à la lumière d'une bougie (soufre végétal). C'est une poudre inerte que l'on emploie en médecine comme isolante dans les inflammations érythémateuses et dans les excoriations de la peau chez les jeunes enfants. Les pharmaciens s'en servent pour rouler les pilules et les empêcher d'adhérer entre elles.

LYMPHADÉNOME, s. m. Hypertrophie

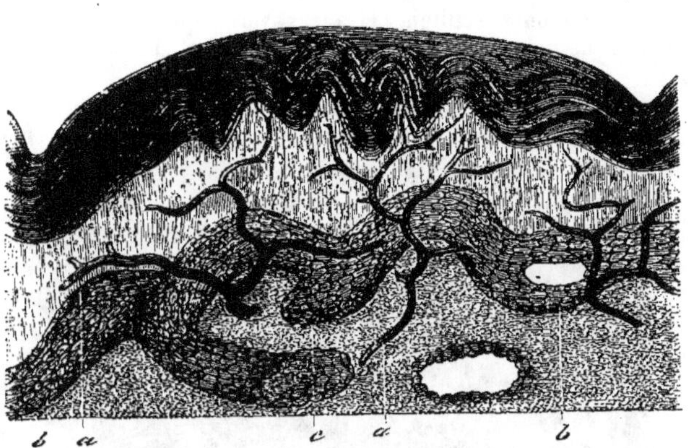

FIG. 362. — Coupe perpendiculaire à la surface du gland chez l'homme.

a, Capillaires sanguins.

b, Conduits lymphatiques du réseau superficiel d'origine, injectés au nitrate d'argent.

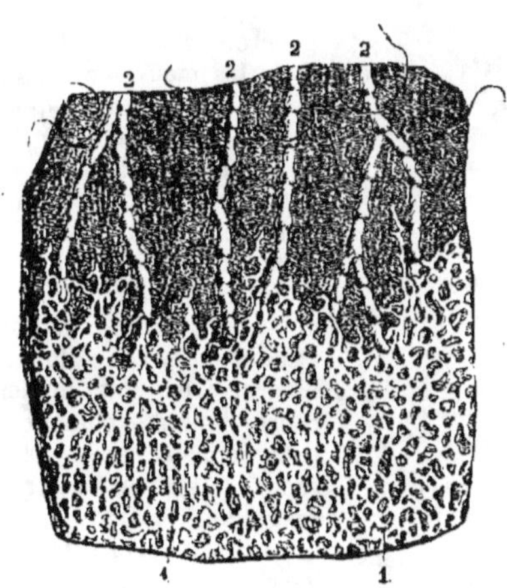

FIG. 363. — Réseaux lymphatiques superficiels et troncs qui en émergent.

1, Réseaux lymphatiques.

2, 2, Troncs lymphatiques.

générale de tous les ganglions lymphatiques se compliquant le plus souvent de LEUCOCYTHÉMIE, hypertrophie du foie et de la rate.

LYMPHANGITE, s. f. Synonyme d'ANGIOLEUCITE.

LYMPHATIQUE, adj. et s. m. Le **système lymphatique** est formé par : 1° les *réseaux lymphatiques;* 2° les *canaux* ou *vaisseaux lymphatiques;* 3° les GANGLIONS *lymphatiques.*

Les **réseaux lymphatiques** (fig. 363) siégent surtout au-dessous de la peau et des muqueuses; ils sont peu abondants dans les muscles, presque inconnus dans les os et le cerveau.

Les capillaires lymphatiques n'ont aucun rapport direct avec les capillaires sanguins et servent de voie d'absorption lente à certaines substances (fig. 362). Il semble qu'ils sont destinés à absorber celles qui, en pénétrant trop rapidement dans l'organisme entier par les veines, pourraient y produire des perturbations graves, tandis qu'introduites dans le réseau lymphatique elles s'arrêtent presque complétement dans les ganglions.

Les **canaux** ou **vaisseaux lymphati-**

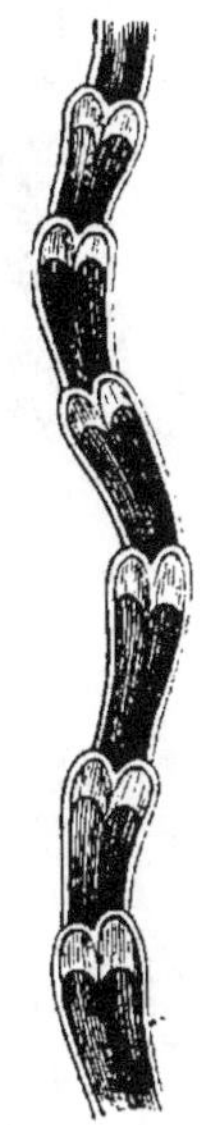

FIG. 364. Coupe longitudinale d'un vaisseau lymphatique.

ques sont constitués par des tubes possédant des valvules au niveau desquelles ils sont rétrécis (fig. 364). Ils ont généralement un parcours rectiligne, et après avoir traversé de nombreux ganglions lympha-

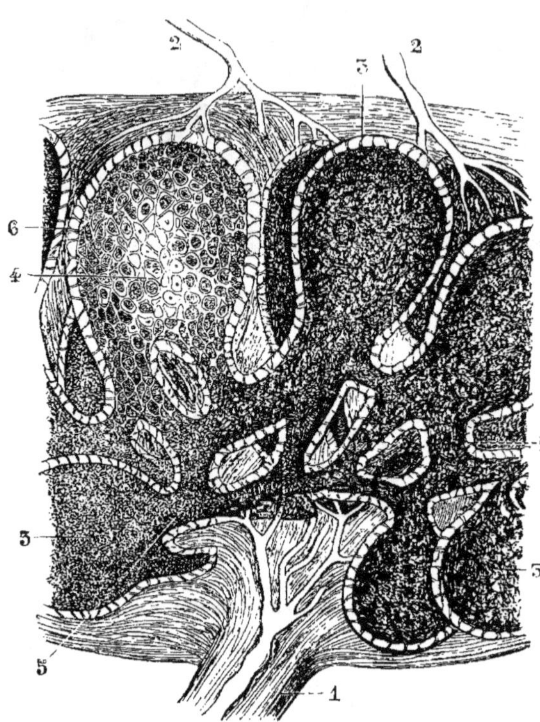

Fig. 365. — Portion de la coupe d'un ganglion lymphatique (demi-schématique).

1, Hile du ganglion contenant les lymphatiques efférents.

2, Lymphatiques afférents.

3, Masses glandulaires du ganglion dans sa partie corticale.

4, Une de ces masses glandulaires lavées au pinceau pour montrer la trame réticulée ; les noyaux qui masquaient cette trame sont presque tous enlevés.

5, Substance médullaire ; les cylindres glandulaires, qui font suite aux masses arrondies de la substance corticale, s'anastomosent les uns avec les autres.

6, Sinus lymphatiques avec leur réticulum ; ces sinus communiquent avec les vaisseaux afférents dans la substance corticale, et avec les vaisseaux efférents dans la substance médullaire.

tiques (fig. 365) ils finissent tous par se réunir et se jeter dans deux troncs :

1° Le **canal thoracique**, auquel aboutissent tous les vaisseaux lymphatiques des membres inférieurs, de l'abdomen et du côté gauche de la poitrine, du cœur, du poumon gauche, du bras gauche et de la partie gauche de la tête et du cou ;

2° La **grande veine lymphatique droite** qui reçoit ceux de la moitié droite du cou et de la tête, du poumon droit, du bras droit et du foie.

Le canal thoracique va se jeter à son tour dans la veine *sous-clavière gauche*, tandis que la grande veine lymphatique s'abouche par un ou quelquefois plusieurs orifices dans la sous-clavière droite.

Ganglions lymphatiques. — Voy. GANGLIONS.

Les CHYLIFÈRES ne sont que les lymphatiques de l'intestin.

On dit qu'une personne a un tempérament, une constitution lymphatique, lorsqu'elle est prédisposée aux engorgements chroniques des ganglions lymphatiques, aux gourmes, qu'elle a les chairs pâles, décolorées, les muqueuses facilement irritables, une certaine paresse générale et de la lenteur dans les mouvements, etc. C'est un terme vague qui se rapproche de celui de constitution scrofuleuse.

LYMPHE, s. f. Liquide qui circule dans le SYSTÈME LYMPHATIQUE. Il est formé d'une partie liquide alcaline, analogue au sérum du sang et de *leucocytes* ou globules blancs. C'est une humeur claire, limpide, d'une couleur jaunâtre qui, par le repos, laisse se former un coagulum fibrineux.

Le CHYLE qui circule dans les chylifères est de la lymphe rendue plus blanche par les nombreux globules graisseux qu'il entraîne. La lymphe qui sort du foie entraîne aussi avec elle certaines parties colorantes de la bile ; celle qui a traversé le poumon charrie des débris charbonneux qui vont se déposer dans les ganglions bronchiques.

Dans les lymphatiques qui avoisinent les *cancers* (les cancers mélanés par exemple), on peut observer des cellules analogues à celles qui constituent la tumeur et qui vont se déposer dans les ganglions voisins.

LYSSES, s. f. pl. Petites tumeurs liquides enkystées qui se développeraient, d'après certains auteurs, du troisième au douzième ou au quarantième jour après la morsure d'un chien enragé, à la partie inférieure de la langue des personnes qui doivent succomber à cette affection. L'existence des lysses de la rage est encore fort problématique.

M

MACHOIRE, s. f. (*maxilla*). Nom de deux régions de la partie inférieure de la face. La *mâchoire supérieure*, complétement fixée au crâne, est constituée par l'os MAXILLAIRE SUPÉRIEUR; la mâchoire inférieure, articulée avec le crâne au moyen de l'articulation *temporo-maxillaire*, est formée par le MAXILLAIRE INFÉRIEUR.

MADAROSE, s. f. (de μαδαρός, glabre). Chute des poils et des cils.

MAGNÉSIE, s. f. La **magnésie calcinée** (MgO) est l'oxyde basique du MAGNÉSIUM. On l'obtient en calcinant la *magnésie blanche* du commerce; elle se présente sous l'aspect d'une poudre blanche très-légère, un peu amère, insoluble dans l'eau, à réaction alcaline, infusible au feu de forge. En la calcinant, elle devient plus compacte et moins absorbante; on la connaît sous le nom de *magnésie anglaise calcinée*.

Cette substance est fréquemment employée en médecine comme absorbante et légèrement purgative; on l'administre contre les aigreurs d'estomac; préconisée comme contre-poison de l'acide arsénieux avec lequel elle forme un sel insoluble, elle est le meilleur antidote dans l'empoisonnement par les acides. Il est préférable qu'elle n'ait pas été fortement calcinée. On emploie encore en médecine le CARBONATE et le SULFATE de magnésie.

MAGNÉSIUM, s. m. Métal blanc qui, uni avec l'oxygène, forme la magnésie. Sa densité est 1,75; il fond vers 500 degrés et se volatilise à la chaleur blanche, il conserve son éclat à l'air sec, et décompose lentement l'eau à froid. Chauffé au contact de l'air, il prend feu et brûle avec une flamme blanche très-éclatante.

La lumière du magnésium est tellement blanche et photogénique qu'elle est utilisée, au moyen de lampes spéciales, pour obtenir des épreuves photographiques pendant la nuit.

Par la combustion du magnésium, il se forme de la *magnésie* qui reste à l'état de poudre blanche volumineuse.

MAGNÉTIQUE, adj. (de *magnes*, aimant). Qui a rapport à l'aimant ou au magnétisme.

MAGNÉTISME, s. m. (*magnes*, aimant). Action directrice des pôles de la terre sur les barreaux aimantés; force en vertu de laquelle: les courants agissent sur les aimants ou sur eux-mêmes, suivant des lois fixes; et deux aimants en présence s'attirent ou se repoussent, selon que leurs pôles de même nom ou de noms contraires sont en présence.

Le *magnétisme animal* est l'ensemble de phénomènes encore mal étudiés, mais dans lesquels le charlatanisme et l'illusion ont la plus grande part, et qui consisteraient dans la production de phénomènes insolites, sommeil lucide, actes extraordinaires, guérison de maladies, éclosion de facultés nouvelles, sous l'influence d'un agent mystérieux, d'un courant établi entre deux individus, et de nature semblable à celui qui régit les aimants. Tout ce qu'il peut y avoir de vrai dans cette théorie se rencontre dans le SOMNAMBULISME et L'HYPNOTISME.

Il ne serait pas tout à fait impossible que de même qu'un courant électrique agit à distance sur un autre courant ou sur un aimant, l'influx nerveux, si analogue aux courants, pût agir à distance et dans *certaines limites*, du magnétiseur sur le magnétisé.

MAGNÉTO-ÉLECTRIQUE, adj. Qui a rapport aux phénomènes du magnétisme et de l'électricité (voy. ÉLECTRO-MAGNÉTIQUE et ÉLECTRICITÉ).

MAIGREUR, s. f. (*macies*). État particulier du corps caractérisé par les formes grêles, des angles osseux saillants, reconnaissant pour cause l'absence de graisse dans le tissu cellulaire sous-cutané.

La *maigreur*, qu'il ne faut pas confondre avec l'*amaigrissement*, accompagne le plus souvent une santé excellente; elle est le signe distinctif du tempérament nerveux. De même que l'*obésité*, elle est héréditaire et se maintient dans certaines familles, quels que soient le genre de vie et le régime de l'individu.

Elle peut atteindre des proportions extraordinaires tout en restant physiologique. Claude Leurat, l'*homme squelette*, qui s'exhibait comme curiosité vers 1827, n'avait pour ainsi dire que la peau et les os; à trente-quatre ans, il ne pesait que quarante-trois livres.

MAIN, s. f. (*manus*, χείρ). Extrémité divisée des membres supérieurs de l'homme et des quatre membres chez le singe. La main sert au toucher et à la préhension; elle n'existe que chez l'homme (bimane), et le singe (quadrumane), et se compose de trois parties : le CARPE, le MÉTACARPE et les DOIGTS. Le caractère essentiel qui la fait différer de la patte et du pied, c'est l'indépendance des mouvements du pouce qui peut être opposé aux autres doigts, condition qui lui permet d'être un véritable organe de préhension.

C'est en partie à la main et à sa perfection que l'homme doit sa supériorité sur tous les animaux.

On distingue encore dans la main le *dos* ou face extérieure (postérieure), et la *paume* ou face antérieure (palmaire), qui comprend elle-même trois divisions : l'*éminence thénar*, située sur le bord radial, à la base du pouce; et l'*éminence hypothénar*, sur le bord cubital, à la base du petit doigt.

Entre ces deux éminences, se trouve la *paume* de la main proprement dite, dans laquelle on remarque trois replis cutanés formant trois lignes courbes en forme d'M, qui ont

exercé l'imagination inventive des *chiro-*

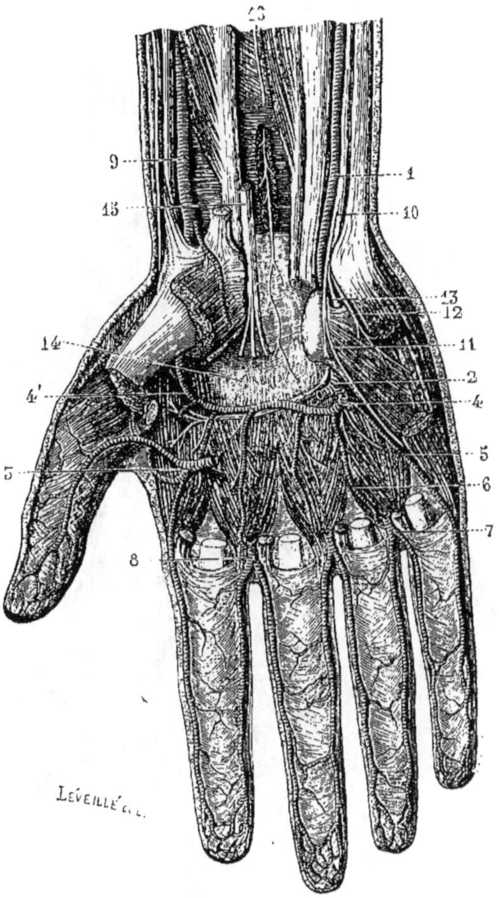

FIG. 366. — Couche profonde de la main.

1, Artère cubitale.
2, Terminaison de la cubitale.
3, Terminaison de l'arcade palmaire superficielle.
4, 4', Arcade palmaire profonde.
5, Collatérale interne du petit doigt.
6, Branches digitales allant s'anastomoser en 7 et 8 avec les terminaisons de l'arcade palmaire superficielle.
9, Artère radiale.
10, Nerf cubital.
11, 12, 13, Filets collatéraux de ce nerf.
14, Origine de l'arcade palmaire superficielle.
15, Rameau palmaire cutané sectionné en haut et en bas afin de montrer ses rapports.
16, Rameau interosseux.

manciens. Le chirurgien doit se rappeler qu'entre le pli moyen et le pli supérieur se trouve dans la profondeur des tissus l'*arcade palmaire superficielle* (8, fig. 367) qu'il

dans : la *peau*, dépourvue de poils et épaissie en certains points où elle forme des durillons caractéristiques de quelques occupations manuelles ; au-dessous, le tissu cellulaire sous-cutané formé d'aréoles renfermant de la graisse ; l'*aponévrose* ou le *ligament* palmaire. Au-dessous encore se trouvent, des deux côtés externe et interne, les muscles des éminences thénar et hypothénar, et au milieu les arcades palmaires artérielles superficielles et profondes, ainsi que les ramifications du nerf médian. On y trouve aussi : les muscles lombricaux, les interosseux et les tendons des muscles fléchisseurs des quatre derniers doigts (fig. 366 et 367).

Dans les gaînes de ces tendons se montrent quelquefois ces KYSTES à grains riziformes qui se rencontrent aussi aux doigts et au poignet (fig. 340).

La région *dorsale* de la main est beaucoup moins épaisse ; au-dessous de la peau et d'un tissu sous-cutané lâche, se trouve une aponévrose qui, dans un de ses dédoublements, enveloppe les tendons des extenseurs des quatre derniers doigts. Au-dessous, on trouve les muscles interosseux dorsaux et le squelette de la région formée par les MÉTACARPIENS.

La main, de même que le pied, est sujette à des déformations congénitales (main botte) analogues à celles du *pied bot ;* elles sont infiniment plus rares cependant.

MAL, s. m. (*malum*). Se dit de toute douleur physique, de tout ce qui est incompatible avec la santé. Presque toutes les maladies ont reçu un nom particulier ; quelques-unes cependant sont restées dans la science, ou sont désignées vulgairement sous le nom générique de *mal*.

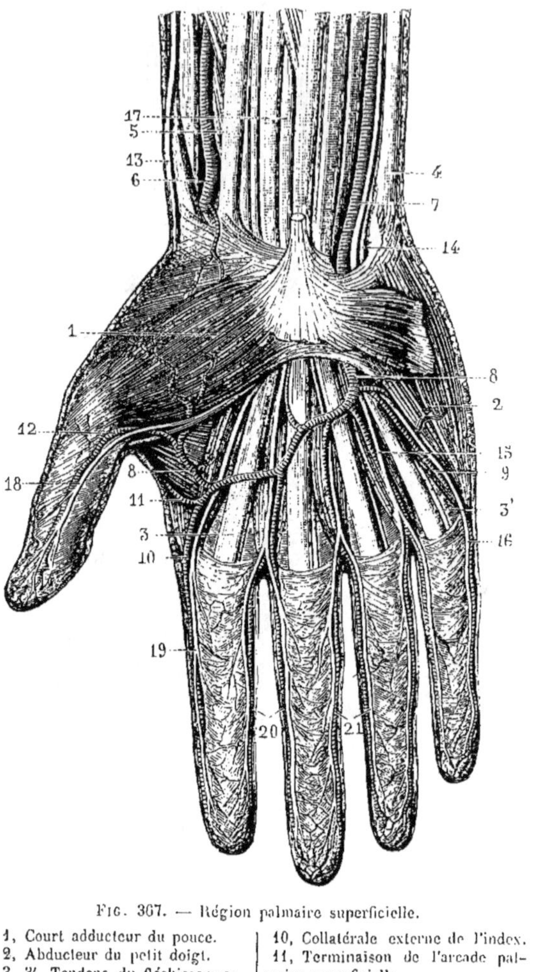

FIG. 367. — Région palmaire superficielle.

1, Court adducteur du pouce.
2, Abducteur du petit doigt.
3, 3', Tendons du fléchisseur sublime.
4, Cubital antérieur.
5. Tendon du grand palmaire.
6, Artère radiale.
7, Artère cubitale.
8, 8, Arcade palmaire superficielle.
9, Première branche digitale formant la collatérale interne du petit doigt.
10, Collatérale externe de l'index.
11, Terminaison de l'arcade palmaire superficielle.
12, Collatérale externe du pouce.
13, Branche cutanée du nerf radial.
14, Nerf cubital.
15, Branches digitales de ce nerf.
16, Nerf collatéral externe du petit doigt, venant du nerf cubital.
17, Nerf médian.
18, 19, 20, 21, Branches digitales et collatérales de ce nerf.

doit se garder de léser en faisant une incision.

On trouve à la main de dehors en de-

Le **mal d'aventure** ou *mal blanc* est un petit abcès qui se développe aux extrémités des doigts de la main, à la suite d'un coup ou d'une piqûre (voy. TOURNIOLE, PANARIS).

On a souvent désigné l'ÉPILEPSIE sous les noms de *mal caduc, haut mal, mal sacré.* Le vulgaire appelle la NAUSÉE *mal de cœur;* la CÉPHALALGIE, *mal de tête;* le *mal de dents* désigne toutes les affections douloureuses des mâchoires (voy. DENT). Le *mal d'enfant* se dit des douleurs qui accompagnent l'ACCOUCHEMENT.

L'origine de la syphilis étant très-douteuse, et cette maladie étant souvent apportée dans un pays par des soldats étrangers, on lui a donné tour à tour les noms de *mal français* et de *mal de Naples, mal des Allemands.*

Le *mal d'estomac* désigne chez le vulgaire toutes les sensations pénibles siégeant dans la région épigastrique, alors même que l'estomac y est tout à fait étranger. Les ANGINES sont connues sous l'expression de *mal de gorge;* le *mal de Siam* signifie quelquefois FIÈVRE JAUNE.

Le **mal de mer** consiste en nausées ou en vomissements qui affectent presque toujours les personnes qui voyagent sur mer pour la première fois, ou ceux qui reprennent la mer après qu'un assez long séjour à terre leur en a fait perdre l'habitude.

Jusqu'à présent, aucune médication ne s'est opposée sérieusement à cette curieuse maladie dont le siége paraît être plutôt dans les centres nerveux que dans l'estomac, et dont la cause est probablement d'ordre physique, provenant de la rupture de l'équilibre entre les mouvements habituels des différentes parties du corps. La position horizontale, une infusion de menthe, la respiration de sels anglais apportent seules quelque soulagement à cet état.

S'il ne s'agit que d'une courte traversée, le *chloral* paraît avoir une action salutaire et procure un sommeil qui n'est pas troublé. Mais si le voyage doit durer, ou s'il faut faire à bord un service actif, il n'y a pas d'autre conduite à tenir que de lutter contre l'influence débilitante des vomissements :

Il faudra s'efforcer de manger, quand même on devrait rendre immédiatement le repas.

Éviter de descendre dans les entreponts où l'odeur fade du goudron et des cordages augmente encore les nausées; se promener en plein air, s'efforcer de faire preuve d'énergie.

Les plus vieux marins ne sont pas exempts de malaise au début des traversées, s'ils sont restés longtemps à terre. Au bout d'un ou deux jours, on s'habitue généralement au mouvement du navire et le mal de mer ne reparaît que si les mouvements de *roulis* et surtout de *tangage* deviennent excessifs.

Le **mal de montagne** est l'ensemble des phénomènes morbides, dus à l'AIR RARÉFIÉ, qui se montrent chez les individus qui gravissent des montagnes élevées; les vertiges, la somnolence, la dyspnée, la transsudation du sang par les muqueuses, les vomissements, les douleurs musculaires, la cyanose, sont les traits les plus saillants de cette affection dont les symptômes se succédant avec rapidité dans les ascensions aérostatiques à de grandes hauteurs peuvent causer la mort.

Mal perforant du pied. On donne ce nom à une destruction spontanée et lente (*ulcère*) du derme, marchant de la face superficielle à la face profonde, et siégeant presque uniquement au niveau des articulations métatarso-phalangiennes. Ce mal paraît occasionné par la pression des chaussures sur les saillies osseuses, jointe au défaut de propreté. La cause prédisposante la plus importante, encore imparfaitement connue, semble être une disposition athéromateuse des artères ou un défaut dans l'innervation.

Le mal perforant débute par un durillon, l'épiderme est soulevé par un liquide séro-sanguinolent qui s'écoule au dehors lorsque la couche superficielle est détruite. Le derme mis à nu s'ulcère à son tour et se trouve limité par un bourrelet épidermique dur, épais, rouge; si on l'explore au moyen d'un stylet, on remonte un trajet fistuleux qui s'enfonce profondément. Les os sont friables et se laissent facilement pénétrer par un instrument pointu, les articulations deviennent fongueuses, l'amputation est alors nécessaire.

Mal du pays. — Voy. NOSTALGIE.

Mal de Pott (*mal cervical, mal vertébral*), ainsi appelé, du nom du chirurgien anglais qui l'a décrit le premier; le mal de Pott est une maladie de la colonne vertébrale caractérisée anatomiquement par des altérations diverses des vertèbres et des liens fibreux qui les unissent, et symptomatiquement par l'incurvation consécutive de la colonne vertébrale et la formation d'ABCÈS PAR CONGESTION (fig. 1). Les altérations siégent sur les vertèbres, les disques intervertébraux, la moelle et ses enveloppes.

Une ou plusieurs vertèbres, le plus ordinairement les dernières dorsales et les premières lombaires, se creusent d'une cavité remplie d'un pus concret, caséeux

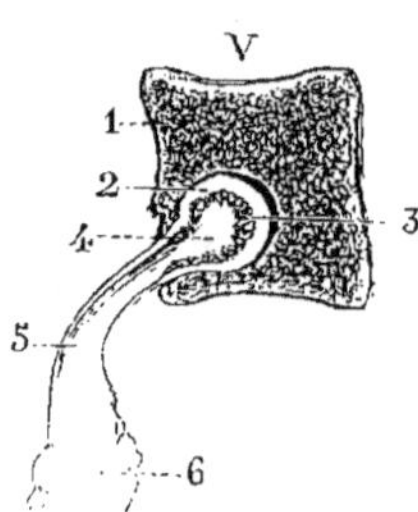

FIG. 368. — Corps d'une vertèbre creusé par des tubercules enkystés qui se sont ramollis et évacués.

1, Corps d'une vertèbre.

2, Cavité très-régulière creusée dans la vertèbre par les tubercules enkystés.

3, Kyste qui entourait les tubercules, les séparant du tissu osseux, et va par son développement combler la cavité.

4, Cavité laissée libre par la fonte des tubercules.

5 et 6, Abcès par congestion.

(*tubercules enkystés* de quelques auteurs), véritables abcès intra-osseux (fig. 368); les corps vertébraux, réduits à une coque mince, ne peuvent plus supporter le poids du tronc et s'écrasent, la vertèbre surmontant le foyer purulent se rapproche de celle qui est au-dessous, et son apophyse épineuse fait saillie dans la région malade en produisant une *gibbosité* anguleuse (fig. 370).

Dans une autre forme, la *forme infiltrée* (fig. 369), les disques se ramollissent, s'affaissent et se détruisent; les vertèbres appliquées les unes sur les autres s'usent peu à peu; le pus exprimé par cette compression suinte sur les côtés des corps vertébraux, la déformation de la colonne se fait insensiblement, elle est régulière et arrondie.

Les ABCÈS par congestion se présentent également sous les deux formes, *enkystée* et *infiltrée;* ils se produisent toujours lentement et le plus souvent sans douleur,

n'altèrent pas la couleur de la peau, présentent de la fluctuation, et s'ils siégent au pli de l'aine, ils sont réductibles comme les hernies. L'incurvation de la colonne vertébrale amène des symptômes du côté de la moelle et des viscères comprimés; la moelle n'est pas toujours altérée, mais sa compression entraîne l'affaiblissement des membres inférieurs, pouvant aller jusqu'à la PARAPLÉGIE, qui peut affecter le rectum et la vessie. La dyspnée, la toux, sont la conséquence de la compression des viscères thoraciques.

Le début du mal de Pott est lent et souvent très-obscur; un peu de douleur au niveau du point malade et quelque difficulté dans les grands mouvements (surtout la

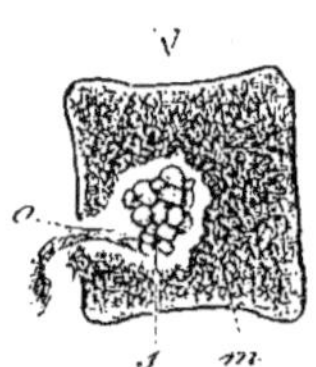

FIG. 369. — Tubercules infiltrés.

o, Orifice fistuleux à travers lequel le sequestre ne peut s'engager.

V, Corps de la vertèbre.

m, Membrane granuleuse semblable à celle qui se développe sur tout os au voisinage d'un sequestre.

s. Sequestre fourni par les tubercules infiltrés.

flexion du tronc), peuvent seuls mettre sur la voie. On peut, dans la plupart des cas, considérer cette maladie comme une expression de la scrofule, le pronostic en est grave; sa durée peut être de plusieurs années, et les malades succombent à des phlegmasies viscérales par propagation de l'inflammation, et à des complications tenant à l'ouverture des abcès, à l'abondance de la suppuration, à l'infection purulente ou putride et aux progrès des tubercules pulmonaires.

Le *traitement* doit être général et dirigé contre la scrofule en même temps qu'il faut instituer un traitement local qui consiste, non-seulement dans les révulsifs et les cautérisations, mais surtout dans l'*immobilisation de la colonne vertébrale* devant amener la formation de l'ankylose.

Les petits malades doivent être fixés complétement à demeure dans une gouttière de Bonnet (fig. 275), et y rester quelquefois un ou deux ans, jusqu'à ce que tout danger ait disparu. Les enfants supportent du reste admirablement bien le séjour au lit, c'est à peine si cela retarde quelquefois leur croissance ; plus tard, ils sont aussi vifs que les autres.

Les abcès doivent être doucement comprimés, et jamais ouverts avant la certitude de la guérison absolue de l'affection osseuse qui les a produits ; car il est très-fréquent d'observer des accidents redoutables à la suite de cette opération. Pendant toute la durée de l'adolescence, on emploiera les bains de mer, une nourriture tonique, et on évitera avec soin toute cause d'affaiblissement.

MALADE, s. m. et adj. Qui éprouve une lésion notable et permanente d'une ou de plusieurs fonctions. Se dit aussi de la partie du corps qui n'est plus dans son état normal : *jambe malade, tête malade, cerveau malade.*

MALADIE, s. f. État plus ou moins grave, plus ou moins durable de l'économie animale, opposé à l'état de santé. Toute perturbation apportée dans l'accomplissement régulier d'un acte physiologique, tout changement accidentel dans l'état anatomique d'une partie quelconque du corps constitue une maladie.

Pour être à même de reconnaître une maladie ou d'affirmer son existence, il faut donc connaître la structure normale (anatomie) et le fonctionnement de l'organisme tout entier (physiologie) ; il faut aussi savoir quelles modifications il peut subir individuellement, sans qu'il en résulte un trouble de la santé.

On divise les maladies en *externes* et *internes*. Les premières affectent les parties du corps accessibles à la vue ou au toucher, et peuvent être traitées par l'intervention chirurgicale ou l'application de médicaments topiques ; les secondes affectent les organes internes, c'est-à-dire inaccessibles aux moyens d'investigation immédiate, et réclament l'intervention médicale proprement dite.

Les maladies sont encore SPORADIQUES, ENDÉMIQUES, ÉPIDÉMIQUES ; AIGUES ou CHRONIQUES ; IDIOPATHIQUES ou SYMPTOMATIQUES.

En général, chaque maladie a reçu un nom particulier ; quelques-unes ont conservé le nom générique de MAL ou *maladie*, jointe à une épithète ou à un nom propre :

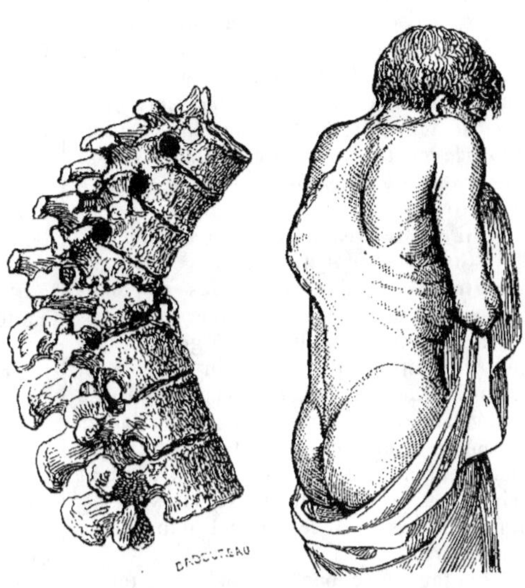

FIG. 370. — Altération du squelette (colonne vertébrale) ayant produit une gibbosité.

Les corps de deux vertèbres sont écrasés surtout à leur partie antérieure.

Maladie d'Addison, dite aussi *maladie bronzée.*

Elle est caractérisée par une forme particulière d'anémie s'accompagnant d'un état de langueur générale, de débilité, d'un remarquable affaiblissement de l'action du cœur, d'irritabilité de l'estomac, et d'une douleur siégeant à la région épigastrique, dans la région lombaire ou dans les hypochondres.

Le plus souvent, cette maladie s'accompagne d'une coloration particulière de la peau qui devient brunâtre, *bronzée*, et n'offre aucun rapport avec la couleur symptomatique des autres cachexies. La marche de cette maladie est lente, progressive, elle dure de un à trois ans, et se termine très-exceptionnellement par la guérison (3 fois sur 100 environ). Les causes de la maladie bronzée sont très-obscures. Addison lui donne pour point de départ l'altération des capsules surrénales, ce qui n'est pas constamment vrai. La nature de la maladie n'étant pas connue, on s'est contenté jusqu'ici, et avec peu de succès, du traitement des symptômes.

Maladie de Bright. Maladie organique caractérisée anatomiquement par diverses lésions des reins, à laquelle se rattachent la présence de l'ALBUMINE dans les urines et le développement d'une hydropisie symptomatique. Cette affection désignée encore sous les noms de *dégénérescence granuleuse des reins, hydropisie rénale, albuminurie* constitue la NÉPHRITE ALBUMINEUSE.

Maladie de Duchenne. — Voy. ATAXIE LOCOMOTRICE.

Maladie de Graves ou de *Basedow.* — Voy. GOITRE EXOPHTHALMIQUE.

Maladies vénériennes. Sous ce nom, on confond toutes les affections qui atteignent primitivement les parties génitales, et se transmettent par l'acte du coït. Il est essentiel de distinguer la BLENNORRHAGIE et le CHANCRE MOU, qui sont des maladies purement locales n'infectant jamais l'organisme entier, et la SYPHILIS, dont l'accident primitif est ordinairement le CHANCRE INDURÉ qui plus tard se répand dans toute l'économie.

Il ne faut donc pas confondre le terme de *maladies vénériennes,* qui est plus général, avec celui de *maladie syphilitique* qui ne comprend que la syphilis. Une personne qui a un chancre mou ou une chaude-pisse a une maladie vénérienne, mais n'a pas une maladie syphilitique.

MALAIRE, adj. (*mala,* joue). L'os malaire (4, fig. 236) est un des os de la face, qui constitue la joue. Plus ou moins proéminent, suivant les sujets et les races, il s'articule en bas avec le maxillaire supérieur, en haut avec l'apophyse orbitaire du frontal.

Le **conduit malaire** est un trou percé dans cet os, qui se divise en deux ou trois canaux destinés à loger des vaisseaux et des nerfs (10, fig. 236).

MALAISE, s. m. (du vieux mot français *male,* mauvais, et *aise*). État de souffrance indéfinissable, assez intense pour constituer un dérangement de la santé, mais dont les symptômes ne peuvent se rapporter à aucune maladie. La plupart du temps, le malaise disparaît de lui-même, sans traitement; quelquefois cependant, il est le prodrome des maladies graves : *fièvre typhoïde, éclampsie, croup,* etc., c'est pourquoi le malaise persistant plus d'une journée doit être signalé par le malade et surveillé attentivement par le médecin.

MALATE, s. m. (de *malum,* fruit). Sel formé par l'acide malique et une base. Les malates de soude, de potasse et de chaux existent en assez grande quantité dans les fruits acides qui contiennent aussi quelquefois de l'*acide malique* libre.

On a employé le *malate de fer* comme ferrugineux.

MALIN, MALIGNE, adj. Qui affecte un caractère de gravité particulière. On a donné cette épithète à quelques maladies telles que : la FIÈVRE *maligne,* la PUSTULE *maligne,* l'ULCÈRE *malin.*

Tumeurs malignes. — Voy. CANCER, TUMEUR.

MALLÉOLE, s. f. Nom des extrémités inférieures du tibia (malléole interne), et du péroné (malléole externe).

La fracture de la malléole externe, variété de la fracture du PÉRONÉ, est plus fréquente que celle de l'interne. Dans les ENTORSES graves, il y a souvent en réalité arrachement de l'extrémité de la malléole externe.

MAMELLE, s. f. (*mamma,* μαστός). Organes glandulaires destinés à la sécrétion du lait; leur importance est si grande qu'elles ont servi à caractériser toute une

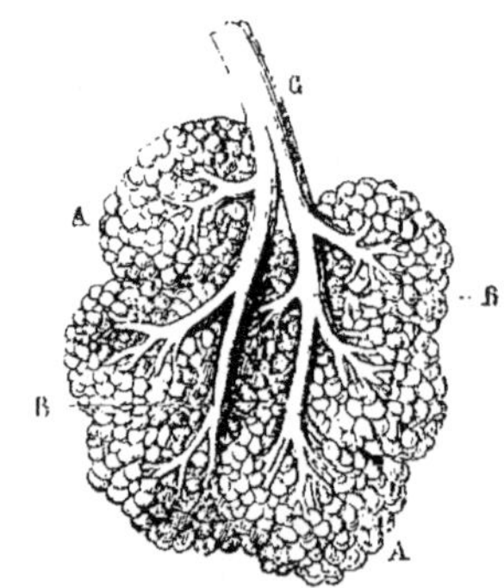

FIG. 371. — Lobe de la glande mammaire.
A. Vésicules glandulaires.
B, Canalicules.
C, Canal formé par plusieurs canalicules.

classe d'animaux, les *mammifères.* Au nombre de deux chez la femme, elles siègent sur la face antérieure et supérieure de la poitrine, de chaque côté du sternum, au-devant du grand pectoral. Le volume, la forme et la consistance des mamelles varient beaucoup. La face antérieure de la mamelle, lisse et mince, recouverte d'une peau fine,

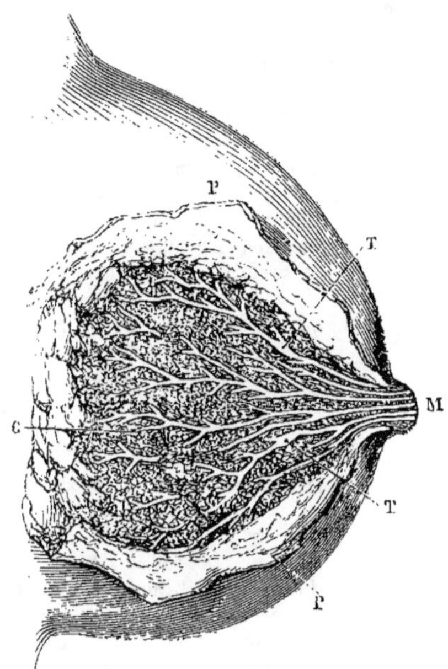

Fig. 372. — Coupe partielle de la mamelle.

P, Peau et couche adipeuse sous-cutanée, divisée pour montrer la glande.
T, Conduits galactophores.
M, Mamelon.
C, Canalicules formant par leur réunion les conduits galactophores.

présente à son centre un gros tubercule ou MAMELON entouré d'un cercle brun, auréole ou *aréole;* la face postérieure de la mamelle repose sur le muscle grand pectoral.

La *glande mammaire* est une glande en grappe possédant de 10 à 15 canaux galactophores qui se portent vers des *lobes* que l'on sent facilement avec les doigts sur une femme un peu maigre. C'est l'hypertrophie de ces lobes qui forme les *tumeurs adénoïdes* du sein.

Le *canal galactophore* se divise en plusieurs branches dans le lobe qui peut être décomposé en *lobules* et ceux-ci en *acini;* chaque acinus forme un petit grain qui peut atteindre 2 millimètres et qui contient des culs-de-sac arrondis, dont la surface interne est tapissée d'*épithélium polyédrique*, dont les cellules (cellules de sécrétion ou glandulaires) se remplissent de granulations graisseuses au moment de la lactation. Le tout est enveloppé de tissu conjonctif qui prend l'aspect de tissu fibreux autour des lobules et des lobes.

Tous les *canaux galactophores* ou *lactifères* formés ainsi d'anastomoses de plus en plus volumineuses convergent vers le mamelon où ils s'ouvrent par autant d'orifices distincts; ils ont alors de 1 à 2 millimètres de diamètre, mais l'orifice lui-même n'a qu'un demi-millimètre.

La glande mammaire, dans le sexe masculin, est rudimentaire et atteint à peine le volume d'une noisette aplatie. Le développement de la mamelle est intimement lié à celui de l'utérus, tous ses éléments sont complets au moment de la première menstruation, et tous les changements physiologiques ou pathologiques de l'utérus retentissent sur elle.

La mamelle est sujette à de nombreuses maladies dans le sexe féminin; on y voit prédominer les maladies inflammatoires (mastite) ou les affections cancéreuses; on constate souvent l'*hypertrophie partielle* ou

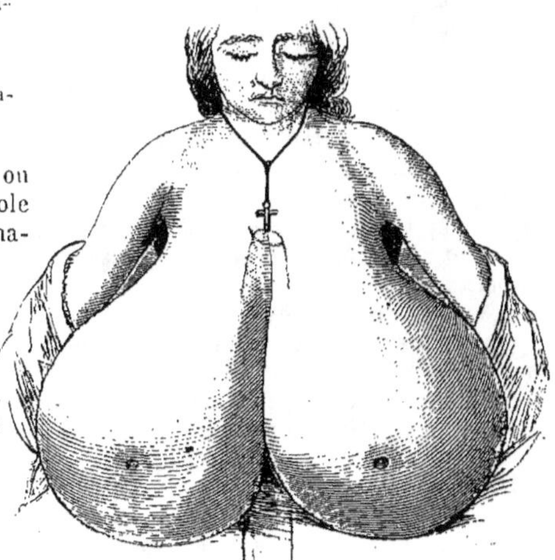

Fig. 373. — Hypertrophie générale des mamelles.

générale de cette glande, et des tumeurs laiteuses (voy. SEIN).

MAMELON, s. m. Saillie de volume et de forme variables qui existe au milieu des seins, présente une coloration rosée chez la femme qui n'a pas eu d'enfant, et brune chez celle qui a été mère; cette coloration est due au pigment qui se développe sous l'épiderme.

D'une consistance molle, le mamelon est susceptible d'érection que l'on peut provo-

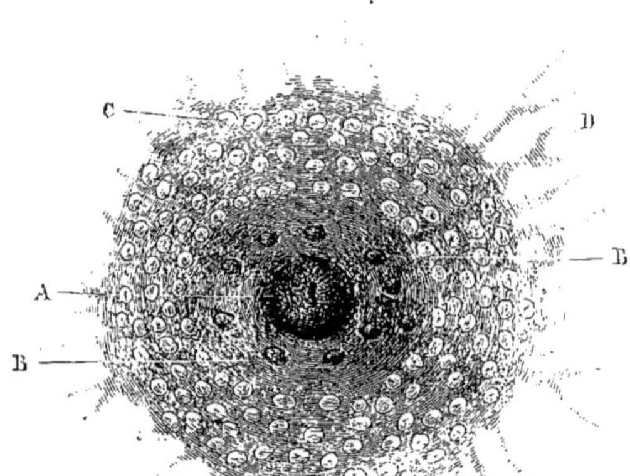

FIG. 374.

A, Mamelon.
B, Tubercules sébacés disséminés à la surface de l'aréole vraie.
C, Taches de l'aréole mouchetée.
D, Vergetures.

quer en le titillant; il présente une surface rugueuse due à la présence de papilles très-développées. Dans son épaisseur il existe une couche de *glandes sébacées* qui versent leur produit onctueux entre les papilles et les *conduits galactophores* qui s'ouvrent sur le mamelon par une quinzaine de petits orifices.

Gerçures du mamelon. — Voy. SEIN.

MAMILLAIRE, adj. (*mamilla*, petite mamelle). Qui a la forme d'un mamelon.

En anatomie, on appelle *éminences mamillaires* les saillies mamelonnées qui tapissent la face interne des os du crâne.

Les **tubercules mamillaires** (19, fig. 145) sont deux éminences blanches très-rapprochées l'une de l'autre et formées au centre de la substance grise : ces tubercules sont situés à la base du CERVEAU, traversés par les piliers antérieurs du *trigone cérébral* et séparent le *tuber cinereum* de

l'espace interpédonculaire; ils concourent à la formation du bord postérieur du *ventricule moyen*.

MAMMAIRE, adj. et s. f. (*mammarius*, de *mamma*, mamelle). Qui a rapport à la mamelle.

Glande mammaire. Voy. MAMELLE.

L'artère mammaire interne, branche de la sous-clavière, est située derrière les cartilages costaux, le long du bord du sternum; elle se bifurque au niveau de l'appendice xiphoïde et donne de nombreuses branches collatérales et terminales. Sa branche interne s'anastomose avec l'*épigastrique*, dans la gaîne du muscle droit de l'abdomen.

La **mammaire externe** naît de l'axillaire et se ramifie à la face externe du grand dentelé.

MANDRAGORE, s. f. (*Atropa mandragora*, μανδραγόρας). On a donné ce nom à deux plantes de la famille des Solanées, originaires de l'Afrique et du midi de l'Europe, dont la racine, blanche, longue, grosse et bifurquée, était employée en applications sur les tumeurs cancéreuses ou scrofuleuses. On connaît la *mandragore mâle* (*mandragora vernalis* ou *mas*) et la *mandragore femelle* (*mandragora officinarum*). Leurs feuilles passaient pour résolutives et entraient dans la composition du baume tranquille et de l'onguent populéum. Elles sont narcotiques. On leur substitue les feuilles de belladone.

MANIE, s. f. Une des formes ordinaires de la FOLIE dont il existe de nombreuses variétés; les deux principales sont :

1° La **manie aiguë**, caractérisée par la perversion de toutes les fonctions de l'entendement, par des actes tumultueux suivis d'accès de violence; les idées et les actes n'ont aucune suite, aucune liaison; la mémoire évoque pêle-mêle tous ses souvenirs, la volonté est abolie.

L'attention étant distraite sans cesse par la nouveauté ou la multitude des impressions extérieures, les rires, les larmes, la gaîté, la colère se succèdent rapidement, mais la tendance à la fureur est constante.

2° La **manie chronique** diffère de la

précédente par l'absence d'agitation musculaire et des paroxysmes de fureur, mais le délire est général et presque continuel. La santé générale est d'ailleurs bonne, l'appétit régulier et le sommeil calme.

Elle peut exister d'une façon passagère (*manie transitoire*), ou présenter des intervalles parfaitement lucides pendant lesquels les malades peuvent agir et parler d'une façon très-raisonnable (*manie raisonnante*).

MANNE, s. f. Matière blanchâtre sucrée, formée par le suc desséché qui s'écoule de deux espèces de frênes : le *fraxinus ornus* et le *fraxinus rotundifolia*, soit naturellement, soit lorsqu'on y pratique des incisions.

On emploie trois qualités de manne : la *manne en larmes*, qui est en morceaux irréguliers, solides et légers, d'une couleur blanche jaunâtre, d'une saveur sucrée; la *manne en sorte*, moins pure, qui se présente en grumeaux mêlés à quelques corps étrangers, moins sucrée et nauséeuse; la *manne grasse*, qui offre des masses gluantes, brunes, d'une saveur rebutante; c'est la plus impure des trois, elle n'est employée qu'en lavements.

La manne est un purgatif doux, administré à la dose de 50 à 100 grammes, surtout aux enfants, dans du lait chaud ou de l'eau pure. On en compose des tablettes, des loochs, etc.

Le principe actif de la manne a été isolé et désigné sous le nom de mannite; elle en contient environ les trois quarts de son poids.

MARAIS, s. m. Étendue de terrain incomplétement recouverte d'eau stagnante dont le sol imperméable, composé d'argile et de débris végétaux et animaux en état de décomposition, fournit à l'air environnant les effluves producteurs de FIÈVRES PALUDÉENNES OU INTERMITTENTES.

C'est le soir, au coucher du soleil, et pendant la nuit que s'élèvent et retombent sur le sol, avec des brouillards, les miasmes des marais, le plus souvent constitués par des *palmelles*. Aussi est-ce le moment où il est le plus dangereux de s'exposer à leur influence, et les ouvriers qui sont obligés de travailler dans leur voisinage pendant le jour doivent chercher à s'en éloigner pendant la nuit.

Les marais dans lesquels l'eau douce et l'eau de mer se trouvent mélangées sont de beaucoup les plus meurtriers; les *marais salants*, disposés pour l'évaporation de l'eau de mer afin d'en recueillir le sel, sont dans ce dernier cas. Les vents peuvent entraîner les effluves marécageux et transmettre les fièvres à de grandes distances.

Les conferves, joncs, carex; les grenouilles, crapauds, salamandres, couleuvres sont à peu près les seuls organismes vivants capables de prospérer dans ce milieu. Les autres plantes ou animaux, les hommes surtout, sont atteints de cachexie paludéenne, leur vie moyenne est courte et leur santé d'une débilité extrême.

Le desséchement des marais et la culture de leur emplacement est le seul remède à cet état de choses, et il possède le double avantage de détruire une cause puissante de dégénérescence physique et intellectuelle, et d'utiliser un sol naturellement infécond qui devient alors extrêmement productif.

MARCHE, s. f. Mode de progression dans lequel chaque jambe se trouve tour à tour portée en avant par un mouvement d'oscillation semblable à celui d'un pendule.

Dans la marche, le tronc est poussé horizontalement en avant par chacune des jambes alternativement, tandis que l'autre accomplit un simple mouvement d'oscillation. Le pas a environ 85 centimètres, la vitesse moyenne de la marche est de 5 kilomètres à l'heure, et sa vitesse maximum de 9 kilomètres.

C'est un des besoins les plus urgents de l'homme, et un des exercices les plus salutaires et les plus indispensables au maintien de sa santé. Les femmes qui marchent moins que les hommes sont bien plus sujettes aux malaises, névralgies et affections de l'estomac. Bien souvent, il suffit de l'exercice de la marche pour faire disparaître les hémorrhoïdes, la *constipation*, qui est la source de tant d'affections diverses.

MARGARINE, s. f. (de *margarita*, perle). Principe gras solide, existant en grande quantité dans le beurre, les graisses et les suifs, cristallisable, fusible à 40 degrés.

La margarine est formée par la combinaison de l'acide margarique et de la glycérine. On a tenté dans ces derniers temps de la substituer au beurre pour les usages culinaires, mais son introduction dans les usages domestiques, bien que ne présentant aucun inconvénient au point de vue sanitaire, a soulevé des répugnances causées par son mode d'extraction.

MARIAGE, s. m. Union de l'homme et de la femme faite conformément à la loi. Il est soumis en France à des formalités nombreuses destinées à assurer le sort irrévocable de la famille. La loi se fondant sur les observations les plus générales, eu égard au climat que nous habitons, a fixé à dix-huit ans révolus pour l'homme, quinze pour la femme, l'âge avant lequel le mariage ne saurait être contracté.

Le *mariage entre* CONSANGUINS est contraire à toutes les lois de l'hygiène, car plusieurs affections ou infirmités graves, la SURDI-MUTITÉ entre autres, sont trop souvent le partage des enfants issus de cette union.

On a souvent conseillé le *mariage* comme devant amener chez les femmes chlorotiques ou hystériques une guérison ou un soulagement. Bien qu'exacte dans certains cas, cette prétention n'est pas toujours suffisamment fondée, car, dans l'HYSTÉRIE surtout, le mariage a, dans bien des circonstances, exaspéré la maladie.

MARIENBAD (Bohême). Station minérale et thermale importante située à 644 mètres d'altitude, où l'on suit divers traitements contre l'obésité, les maladies du foie, la gastralgie, la chlorose, les maladies des voies aériennes. Il y a plusieurs sources, les unes sulfatées sodiques froides, d'autres ferrugineuses, gazeuses et bicarbonatées.

MARISQUE, s. f. Genre de plantes monocotylédones, famille des Cypéracées, à tige presque nue, originaires d'Amérique. Les horticulteurs désignent encore sous ce nom une grosse figue sans saveur, et par extension, en pathologie, on appelle *marisques* des tumeurs hémorrhoïdales devenues charnues, molles, indolentes, ayant grossièrement la forme d'une figue et siégeant autour de l'anus. Lors des fluxions hémorrhoïdales, elles se tuméfient, puis, sous l'influence du flux de sang, elles s'affaissent, se rident et ne laissent que des replis cutanés, flasques et indolents (voy. HÉMORRHOÏDES).

MARLIOZ (Savoie). Station d'eau minérale sulfureuse et iodurée, d'une température de 14 degrés, voisine d'Aix-les-Bains.

MARTEAU, s. m. Un des osselets de l'OREILLE (Cm, fig. 96) Voy. CAISSE.

MARTIAL, adj. (de *mars*, nom que les anciens chimistes donnaient au *fer*). Synonyme de *ferrugineux*.

Les *préparations martiales* ou les *remèdes martiaux* sont des médicaments dans la composition desquels entrent le fer ou ses dérivés.

MASSAGE, s. m. (μάσσειν, pétrir). Pratique hygiénique, originaire des bains orientaux, qui tend à se généraliser chez nous et qui consiste à presser, au sortir du bain, toutes les parties musculaires du corps entre les mains, pour exciter leur vitalité, et à exercer des tractions sur les articulations pour les assouplir.

De même que pour l'HYDROTHÉRAPIE, on a voulu faire du massage une panacée contre toutes les affections. C'est une pratique utile, souveraine dans certains cas, mais à laquelle cependant on ne doit avoir recours qu'après s'être bien éclairé sur la nature et la gravité de la maladie.

C'est surtout contre les ENTORSES simples et les déplacements (luxations) *des tendons* qu'il est employé avec succès, et encore faut-il être bien sûr qu'il n'y a qu'entorse et non fracture des os, et il n'y a qu'un chirurgien exercé qui puisse faire cette distinction, quelquefois même reste-t-il dans le doute. C'est ce qui rend si pernicieux l'usage d'aller chez le REBOUTEUR pour tous les traumatismes articulaires.

Certains de ces industriels apocryphes jouissent d'une habileté manuelle remarquable et obtiennent, dans certains cas, de très-bons résultats du massage, qui constitue presque leur seul moyen de traitement. Mais dans l'impossibilité où ils se trouvent de distinguer les lésions qui en sont justiciables de celles qu'il ne fait qu'aggraver, ils commettent les erreurs les plus funestes. Ne voulant pas avouer leur ignorance, ou confesser leur embarras en présence des cas qui feraient réfléchir les praticiens les plus éclairés, ils estropient sans remords de nombreuses victimes qui n'osent se plaindre, de peur d'attirer sur elles les moqueries, et permettent ainsi à un charlatanisme effronté de braver cyniquement une loi déjà trop indulgente. Aussi ce massage, pourtant si précieux, est-il abandonné presque complétement à une routine aveugle et dédaigné des médecins.

On pratique le massage sur les articulations malades et les hydarthroses, les *entorses récentes*, sur l'*abdomen* (en cas *d'oblitération intestinale*), sur les muscles et les tendons déplacés, etc. Lorsque la partie est douloureuse, on peut faciliter le frottement de la main par une embrocation d'huile d'amandes douces, de baume de Fioraventi, ou augmenter l'effet du massage au moyen de pommades légèrement excitantes, de baume Opodeldoch. On commence par des frictions légères faites avec la paume de la main, en suivant la gaîne des tendons. Petit à petit on augmente la force de la pression et on se sert de la pulpe du pouce ou de la partie de la paume de la main qui correspond au cinquième doigt, avec laquelle on appuie plus fortement, et on écrase les petits caillots sanguins sous-cutanés. Puis on fait mouvoir l'articulation, on la tire dans divers sens en augmentant toujours l'énergie des manœuvres à mesure qu'elles sont mieux supportées.

Au bout de quelques passes, la partie malade, qui ne pouvait supporter la moindre pression sans faire jeter de hauts cris, est devenue beaucoup plus insensible et se laisse pétrir presque sans douleur. Dans certains cas, il est utile de commencer les manœuvres en maintenant la partie atteinte (le cou-de-pied le plus souvent) dans de l'eau froide.

La séance de massage doit rarement dépasser une demi-heure; on la répète à douze ou vingt-quatre heures d'intervalle; tantôt il est nécessaire de faire garder le repos à l'articulation, tantôt, au contraire, il est bon de recommander l'exercice.

Le **massage général du corps** est une bonne pratique contre les affections rhumatismales, névralgiques, les cachexies. C'est un excellent moyen de faire disparaître la fatigue musculaire; on le fait généralement précéder d'un grand bain ou d'une douche. On peut en augmenter les effets ou obtenir certains résultats spéciaux en se servant de brosses, gant de crin, roulette de bois, etc., ou autres instruments qui excitent plus ou moins la peau et en réveillent les fonctions.

MASSÉTER, s. m. Muscle de la face (13, fig. 109), épais, court, presque quadrilatère, qui sert à la mastication. Il s'insère, en haut, au bord inférieur de l'arcade zygomatique, en bas, à l'angle du maxillaire inférieur et à la face externe de sa branche verticale.

⧧**MASTICATION**, s. f. Broiement des *aliments*, opération préparatoire à la digestion et qui est d'autant plus indispensable qu'ils sont d'une digestion plus difficile. Elle s'exécute au moyen des *dents*, et surtout des *molaires*, qui sont moins nombreuses chez les animaux dont la nourriture, exclusivement animale, est facile à digérer. Chez les herbivores, au contraire, elles sont fortement développées, et de plus, chez certains d'entre eux, grâce à la rumination, les aliments sont broyés à deux reprises différentes.

Pendant la mastication, les aliments sont en outre humectés et imprégnés par la salive, dont la sécrétion est excitée par le mouvement de la mâchoire. Aussi les mauvaises digestions, les diarrhées, sont-elles fréquentes chez les personnes qui ont de mauvaises dents, qui mangent vite, ne mastiquent pas suffisamment. L'usage d'un râtelier ou la précaution de mâcher lentement est alors plus utile que tous les médicaments digestifs.

MASTITE, s. f. Inflammation de la mamelle. Voy. SEIN.

MASTOIDE, adj. (μαστὸς, mamelle, εἶδος, forme). L'**apophyse mastoïde** ou mastoïdienne est une éminence de l'os temporal située à sa partie inférieure; elle présente une rainure pour l'insertion du muscle digastrique et un sillon pour l'artère occipitale. On en fait quelquefois la trépanation dans les cas de suppuration des *cellules mastoïdiennes*.

MASTURBATION, s. f. (de *manus*, main, et *stuprare*, polluer). Synonyme d'*onanisme*. Excitation des parties génitales par la main. Elle est très-commune chez les enfants, filles et garçons. Chez les tout petits enfants, elle se réduit à de simples attouchements, occasionnés le plus souvent par une irritation des parties génitales. Les petites filles ont quelquefois de petits vers (*oxyures*) qui vont de l'anus à la vulve et y occasionnent des démangeaisons qui les engagent à y porter la main. Chez les petits garçons, il s'accumule souvent de la matière sébacée entre le prépuce et le gland, ou il reste quelques gouttes d'urine à l'extrémité du prépuce, qui irritent ces parties.

Jusqu'à trois ou quatre ans environ, l'onanisme est toujours dû à une des causes que nous venons d'énumérer, ou à un état d'excitation générale de l'enfant : lorsqu'il a la coqueluche, qu'il fait ses dents, ou que, pour une raison quelconque, il faut le maintenir longtemps au lit. L'enfant ne se cache pas pour se livrer à sa manœuvre, et on obtient en général la cessation de cette mauvaise habitude en remédiant à la cause qui l'a produite.

La plus grande propreté des parties génitales, des lavages fréquents, faire disparaître les oxyures au moyen de lotions salées ou de petits lavements vermifuges, et, dans certains cas rebelles, exciser chez les petits garçons la partie exubérante du prépuce (CIRCONCISION); tels sont les moyens qui donneront les meilleurs résultats. Il faut y joindre une surveillance attentive, l'usage pendant la nuit d'une robe assez longue pour descendre jusqu'aux pieds.

Lorsque les enfants sont un peu plus âgés, ces habitudes s'invétèrent de plus en plus. Si la surveillance les empêche de se servir de leur main, ils trouvent le moyen de se procurer les mêmes sensations par d'autres manœuvres, en serrant les jambes et en frottant les cuisses l'une contre l'autre. Il faut redoubler de vigilance, et lorsqu'ils sont couchés, placer au besoin une pelote entre les genoux, leur faire porter des gants pendant la nuit, veiller auprès d'eux jusqu'à ce qu'ils soient endormis.

Plus tard, ces mauvaises habitudes se compliquent et s'aggravent par la fréquentation d'autres enfants adonnés aux mêmes pratiques et, chose triste à dire, souvent parfois par la débauche infâme des personnes préposées à leur garde. Ce qui n'était qu'une habitude mauvaise devient un vice extrêmement difficile à déraciner et qui peut influer sur la santé et sur le développement intellectuel de celui qui en est atteint.

De sept à onze ans, le système nerveux des enfants adonnés à la masturbation est soumis à une fatigue excessive dont le résultat ne tarde pas à se faire sentir.

L'affaiblissement de l'intelligence, la faiblesse musculaire, la déchéance de l'organisme et la *phthisie pulmonaire*, en sont souvent la conséquence. Heureusement que cette fin déplorable n'atteint que les individus qui y sont déjà prédisposés par d'autres causes, ou qui se livrent à ce vice avec un excès que rien ne peut maîtriser.

Dans la plupart des cas, la surveillance est inefficace, les châtiments corporels (le fouet) n'ont pour résultat que d'obliger les enfants à se cacher un peu mieux, et dégradent leur caractère. Tout au plus, peut-on y avoir recours tant qu'ils sont incapables de raisonnement et qu'il ne s'agit que d'une mauvaise habitude.

Si l'enfant est intelligent, c'est au raisonnement qu'il faudra avoir recours ; c'est en éveillant le sentiment de sa dignité, en lui faisant comprendre les tristes conséquences de son vice et la honte qu'il y aurait pour lui si on le divulguait, qu'on obtiendra toujours, sinon la cessation absolue de ces manœuvres, du moins le désir et la résolution de ne pas recommencer. Si l'on sait s'y prendre, il luttera contre lui-même pour éviter de retomber dans les mêmes fautes ; mais pour obtenir un résultat complet, il faudra occuper son corps et son intelligence, ne le laisser aucun instant dans le désœuvrement. La gymnastique, les longues promenades, l'équitation, la natation, l'escrime, tels sont les vrais moyens à opposer à ce vice dégradant au moral et au physique. Il faut que l'enfant et surtout le jeune homme soit accablé de fatigue au moment où il se couche, qu'il s'endorme immédiatement ; qu'à son réveil il sorte immédiatement du lit et que pas un instant de sa journée ne soit inoccupé.

Les études trop prolongées, les classes mal surveillées, les camarades ou compagnes corrompus eux-mêmes, le manque d'exercices corporels sont les facteurs les plus puissants qui entretiennent l'habitude de la masturbation. Elle est bien moins fréquente chez les enfants élevés à la maison que chez ceux qui sont placés comme internes dans les colléges et les pensions.

Lorsque ce vice persiste chez le jeune homme et chez l'adulte, il est le plus souvent dû à une éducation mal dirigée ou à un défaut de hardiesse qui fait redouter la fréquentation des femmes. Souvent il est une des causes de l'IMPUISSANCE, et ses effets sont alors encore plus pernicieux.

Le caractère devient bizarre et s'assombrit, les goûts les plus ordinaires chez un jeune homme sont pervertis; l'homme adonné à l'onanisme affecte souvent de mépriser les femmes, dont en réalité il n'ose s'approcher. Il aboutit souvent à l'*hypo-chondrie* et à la *folie.*

MATELAS, s. m. Au point de vue hygiénique, les meilleurs sont faits de crins ou de laine. Ils doivent être cardés et nettoyés de temps à autre. Les lits de plume s'imprègnent facilement de miasmes putrides, et dans les endroits humides exhalent une mauvaise odeur. Ils s'échauffent trop facilement et empêchent l'exhalation de la transpiration cutanée.

Les **matelas d'air** et les **matelas d'eau** (fig. 375) sont formés par une enveloppe de caoutchouc remplie d'air ou d'eau à une température convenable. Ces derniers surtout, qui répartissent la pression également sur toutes les parties supportant le corps, sont d'un usage extrêmement précieux toutes les fois qu'un malade, surtout s'il est âgé, doit rester pendant longtemps au lit (fracture de jambe, varices, fièvre typhoïde, etc.). On évite de cette manière les *eschares* du *décubitus*, plus funestes parfois que la maladie elle-même, on soulage les douleurs de reins, on rend en un mot infiniment moins pénible le séjour prolongé du lit.

MATERNITÉ, s. f. Hôpital destiné aux accouchements.

MATICO, s. m. Nom donné à l'*arthante allongée* (*piper elongatum*), pipéracée du Pérou. Les feuilles de matico sont ordonnées dans la *blennorrhagie uréthrale*, la *leucorrhée*, et en général toutes les affections ayant pour cause une atonie des tissus ; on les administre en infusé, eau distillée, opiat, extrait, teinture, pommade et sirop.

MATRICAIRE, s. f. Plante nauséeuse, à odeur forte, de la famille des *Synanthérées*, qui a beaucoup d'analogie avec la camomille et qui sert aux mêmes usages. On l'emploie comme stimulant antispasmodique et vermifuge.

MATRICE, s. f. (de *mater*, mère). Nom vulgaire de l'UTÉRUS.

Matrice de l'ongle. — Voy. ONGLE.

MATURATIF, adj. Qualificatif appliqué à certaines préparations ou onguents auxquels on attribue la propriété de hâter la suppuration des *abcès* et des *panaris*, et

qui font en général plus de mal que de bien.

MAUVE, s. f. (*malva*). Plantes qui appartiennent au genre *malva*, de la famille des *malvacées;* elles sont très-communes en France dans les haies, les chemins et les bois.

Toutes les parties de ces plantes sont adoucissantes, béchiques et sont administrées en infusion, dans les inflammations des organes respiratoires. On emploie indistinctement les feuilles et les fleurs de deux sortes de *mauves :* la *mauve sauvage* (*malva sylvestris*) ou *grande mauve,*

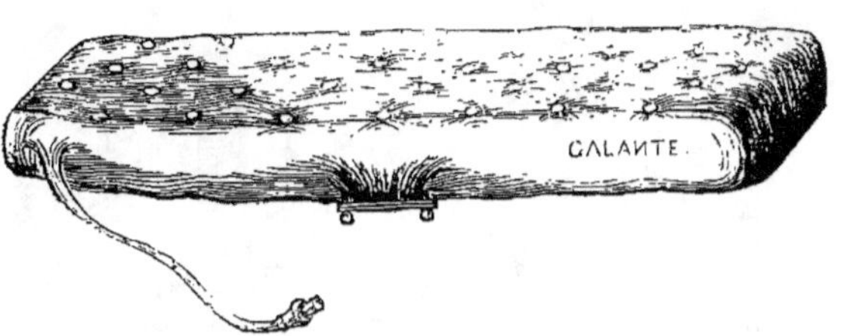

FIG. 375. — Matelas d'eau de Galante.

et la *mauve à feuilles rondes* ou *petite mauve* (*malva rotundifolia*).

MAXILLAIRE, adj. et s. m. (de *maxilla*, mâchoire). Nom donné aux deux os qui constituent les mâchoires supérieure et inférieure.

Le **maxillaire inférieur** (5, 6, 7, et 8, fig. 236) est contourné en fer à cheval, et se compose d'une partie horizontale, et de chaque côté d'une branche montante, terminée par deux saillies : l'une, le *condyle du maxillaire*, qui s'articule avec l'os temporal ; l'autre, l'*apophyse coronoïde*, située en avant et qui donne insertion au muscle temporal.

C'est l'os qui s'ossifie le premier chez le fœtus, son premier point osseux se montre vers le trentième jour de la vie intra-utérine. Chez l'enfant, l'angle que fait la branche montante avec le corps de l'os est plus obtus que chez l'adulte, mais dans la vieillesse il redevient obtus lorsque les dents sont tombées, et que le rebord alvéolaire s'atrophie.

Les **fractures du maxillaire inférieur** sont en général produites par un traumatisme qui a porté directement sur la mâchoire inférieure. Elles peuvent siéger sur les branches ou le corps de l'os et même être doubles; la partie moyenne est alors complétement mobile. Le *déplacement* n'existe pas toujours, surtout si ce sont les branches qui sont atteintes; en général, le fragment postérieur est élevé par les muscles masséter et le ptérygoïdien interne, le fragment antérieur abaissé par les muscles de la région sus-hyoïdienne. On le

aliments liquides ou semi-liquides. Mais il vaut mieux, lorsque c'est possible, faire la ligature de deux dents voisines de la fracture, lorsqu'elles sont suffisamment solides, et immobiliser les deux fragments au moyen de deux petites atelles en gutta-percha ramollie dans l'eau chaude, et placées dans la bouche.

Luxation du maxillaire inférieur ou de la mâchoire inférieure. Elle se produit à la suite d'une chute sur le menton, ou de toute autre violence extérieure, quelquefois après une exagération d'un mouvement physiologique tel que le bâillement, le rire, etc. Le plus souvent, les deux *condyles* du maxillaire inférieur sont luxés à la fois en avant, la bouche reste ouverte sans pouvoir se fermer malgré les efforts du malade, l'articulation des sons est presque complétement impossible, la salive s'écoule par la bouche. On sent que le condyle du maxillaire s'est porté en avant, il existe une dépression à la place qu'il occupait au-devant de l'oreille, la joue est aplatie.

Lorsque la luxation est unilatérale, la bouche paraît tordue, et le déplacement du condyle ne se montre que du côté atteint.

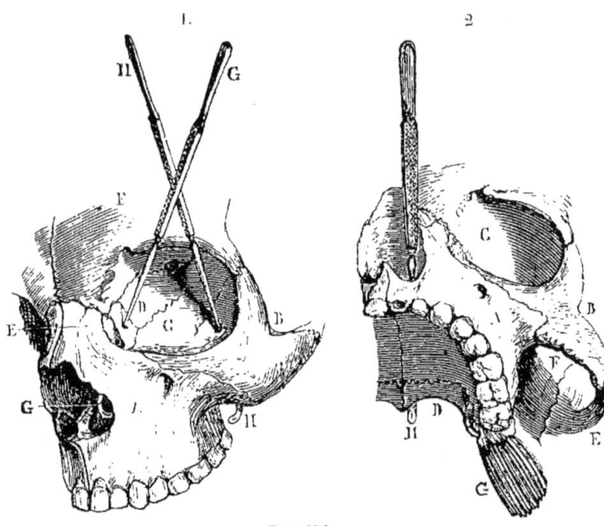

FIG. 376.

1, Maxillaire supérieur et os malaire vus par leurs faces antérieures.

A, Corps du maxillaire supérieur.

B, Os malaire.

C, Portion orbitaire du maxillaire supérieur.

D, Ethmoïde s'articulant avec l'os unguis E, qui est traversé par une aiguille de Cooper GG, comme on le fait lorsqu'on veut pratiquer la résection du maxillaire supérieur.

H, H, Seconde aiguille de Cooper passant par la fente sphéno-maxillaire.

2, Maxillaire supérieur vu par la partie inféro-antérieure.

A, Maxillaire supérieur.

B, Os malaire.

C, Orbite.

D, Portion horizontale de l'os palatin et du maxillaire.

G, Portion du muscle ptérygoïdien interne arrachée avec la partie inférieure de l'apophyse ptérygoïde.

constate en promenant les doigts à l'intérieur de la bouche, on trouve une différence de niveau des dents inférieures.

On doit en faire la *réduction*, ce qui est facile, et la maintenir pendant 30 ou 40 jours, ce qui est beaucoup plus malaisé. Généralement on emploie une sorte de mentonnière appelée *fronde du menton*, qui immobilise complétement la mâchoire inférieure. On nourrit le malade avec des

On n'est pas encore d'accord sur la raison qui empêche le condyle de reprendre sa place et à la luxation de se réduire. Nélaton pense que le bec de l'apophyse coronoïde vient se loger et pour ainsi dire s'accrocher dans une petite fossette creusée sur le bord inférieur de *l'os malaire;* d'autres chirurgiens pensent que l'obstacle vient du fibro-cartilage interarticulaire qui ne suivrait pas le condyle dans son déplacement et s'opposerait à sa rentrée dans la cavité articulaire du temporal.

Le *traitement* consiste à réduire la luxation ; on y procédera le plus tôt possible après l'accident. On cite des exemples de luxations réduites par un fort soufflet appliqué au moment où le malade ne s'y attendait pas, mais c'est un procédé grossier auquel il ne faut jamais avoir recours.

Après avoir fait asseoir le malade devant lui, et fait maintenir solidement sa tête en arrière par un aide, le chirurgien introduit dans la bouche du patient ses deux pouces, préalablement bien garnis de linge afin d'éviter les morsures. Il appuie avec leur pulpe sur les dernières molaires de la mâchoire inférieure, et avec les autres doigts laissés en dehors il maintient la mâchoire inférieure et lui fait décrire un mouvement de bascule qui abaisse sa partie postérieure et relève le menton. Le condyle se remet facilement en place dès qu'il est suffisamment abaissé et poussé en arrière.

Au lieu d'appuyer sur les dents, on peut, à l'exemple de Nélaton, agir sur l'apophyse coronoïde et la décrocher. Dans quelques cas, on remplace l'action des pouces par celle des pinces de Stromeyer.

Les **tumeurs du maxillaire inférieur** sont des kystes dentaires, des tumeurs à myéloplaxes ou fibreuses, ou des cancers. On en fera l'extirpation.

La **nécrose du maxillaire inférieur** est un des accidents du maniement du phosphore dans les fabriques d'allumettes. Il est souvent nécessaire de faire la résection de l'os (voy. NÉCROSE).

Le **maxillaire supérieur** est l'os principal de la mâchoire supérieure ; autour de lui viennent se grouper les os propres du nez, les cornets inférieurs, le vomer ; au dehors, l'os malaire ; en arrière, le palatin ; en haut, l'unguis, le frontal et l'ethmoïde (fig. 236 et 376).

Il présente à sa partie inférieure une arcade alvéolaire pour l'implantation des dents. A l'intérieur il est creusé d'une cavité, le *sinus maxillaire*, dont l'orifice, assez large pour introduire le petit doigt, s'ouvre dans le méat moyen des *fosses na-*

sales, et est tapissé à l'intérieur par la muqueuse pituitaire, prolongement de celle du nez.

Ce sinus n'est séparé de la racine des dents molaires que par une lamelle osseuse très-mince qui se rompt quelquefois pendant leur extraction. Il est quelquefois le siége d'une suppuration fétide qui cause une variété d'OZÈNE ou punaisie (voy. FOSSES NASALES).

Il s'y accumule quelquefois une masse de petits kystes aqueux qui le distendent et

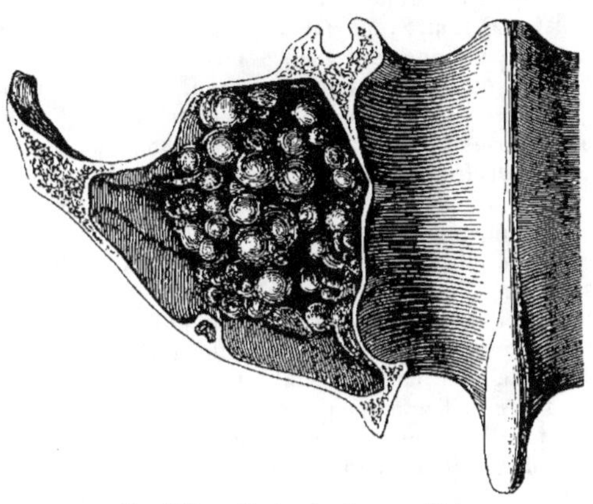

FIG. 377. — Kystes du sinus maxillaire.
On a enlevé la face inférieure du sinus afin de montrer les kystes qui remplissent sa cavité. Ce sont ces kystes qui, par leur développement excessif, constituent ce que l'on croyait être autrefois une hydropisie du sinus maxillaire (Giraldès).

forment ce que l'on appelait l'*hydropisie du sinus* avant que Giraldès n'en eut montré la véritable nature (fig. 377).

Ces **kystes du sinus maxillaire** ne produisent que peu de douleur pendant leur développement, ils se montrent principalement chez les enfants et sont surtout caractérisés par le développement excessif et l'amincissement de la partie de l'os qui correspond à la joue.

On est quelquefois dans la nécessité de faire la résection du maxillaire supérieur dans les cas de cancer de cet os.

La figure 376 montre le procédé généralement employé. Malgré la gravité de l'opération, les suites en sont généralement simples, et l'on obtient une conservation du visage bien meilleure qu'on ne serait porté à le croire au premier abord.

L'**artère maxillaire interne** est la plus

volumineuse des deux branches terminales de la *carotide externe*, elle s'engage immédiatement en dedans du condyle du maxillaire, entre les ptérygoïdiens, et se porte, en décrivant de nombreuses flexuosités, vers le trou sphéno-palatin. Dans son très-court trajet, elle se divise en plus de quinze branches, dont la plus volumineuse est l'artère méningée moyenne ou sphénoépineuse.

Ses branches se distribuent aux parties internes de la face, aux dents et à la partie inférieure du crâne.

MÉAT, s. m. Synonyme de lacune, ouverture ; il indique tout orifice béant : *méat auditif*, ou conduit auditif externe.

Les **méats des fosses nasales**, au nombre de trois : *méat supérieur*, *méat moyen*, *méat inférieur*, sont les entrées des CORNETS du *nez*.

Le **méat urinaire** est l'orifice externe du canal de l'URÉTHRE. Chez l'homme, il représente une fente verticale de 6 à 7 millimètres de long dont les lèvres sont appliquées l'une contre l'autre ; c'est la partie la moins dilatable du canal. Chez la femme, il constitue un orifice arrondi, très-dilatable, de 3 à 4 millimètres de largeur, situé au-dessous du *vestibule* et au-dessus de l'orifice du vagin.

MÈCHE, s. f. En chirurgie, on appelle *mèche* une petite bande de toile très-étroite ou un assemblage de brins de charpie, de fils de coton ou de soie que l'on enduit de cérat ou d'une pommade irritante, et que l'on introduit dans le trajet d'un séton, dans une fistule, dans un foyer purulent, pour en entretenir la suppuration et s'opposer à la cicatrisation de l'orifice.

MÉCONIUM, s. m. (de μήκων, pavot). Produit de la sécrétion biliaire du fœtus qui remplit les intestins au moment de la naissance et que l'enfant nouveau-né expulse dans les premiers jours ; quelquefois cette évacuation se fait en partie pendant la vie intra-utérine, dans les eaux de l'amnios. C'est une matière d'un brun verdâtre qui s'attache fortement aux linges, caractérisée essentiellement par la BILIVERDINE ou BILIFULVINE, matière colorante de la bile.

Dans les premiers jours de l'allaitement maternel, le COLOSTRUM favorise chez le nouveau-né la sortie du méconium. Dans l'allaitement artificiel, il est urgent de suppléer à l'absence de ce premier lait par un purgatif léger (sirop de chicorée composé et huile d'amandes douces).

Pendant l'accouchement, le méconium peut s'échapper dans plusieurs circonstances : la pression exercée sur le ventre du fœtus par l'orifice utérin ou le conduit vulvo-vaginal suffit quelquefois, et, dans ce cas, la sortie de cette matière ne constitue pas un symptôme alarmant. Il n'en est pas de même de l'excrétion d'une grande quantité de matière à travers un anus lâche et comme paralysé ; elle prouve qu'il y a compression du cordon ou trouble notable dans la circulation utérine, et indique qu'il faut se hâter d'extraire l'enfant si l'on veut qu'il ait chance de vivre.

MÉDECINE, s. f. Partie de la biologie qui a pour but d'étudier les maladies, les moyens de les guérir ou d'en pallier les effets. Ensemble des connaissances qui permettent à celui qui les possède de donner un conseil utile à l'homme malade, et de tirer le meilleur parti possible de sa situation.

La médecine ne consiste pas, comme on le croit trop souvent dans le vulgaire, à appliquer, pour ainsi dire mécaniquement, un remède connu à une maladie déterminée. Son rôle est beaucoup plus complexe.

Après avoir reconnu la maladie (diagnostic), déterminé ses causes, son intensité, le degré auquel elle est parvenue, tous les symptômes, toutes les circonstances qui l'accompagnent, le médecin doit encore s'inquiéter du sujet sur lequel elle s'est déclarée, des conditions hygiéniques et autres où il se trouve, du plus ou moins de ressources que présentent la constitution, le tempérament et l'âge de son malade.

De cet examen si complexe, il doit chercher à dégager la meilleure conduite à tenir, en tenant compte de toutes les particularités et de toutes les convenances.

Aussi peut-on dire qu'il n'y a pas réellement de cas absolument semblables : tel médicament, tel procédé souverain chez l'un, ne donne que de mauvais résultats chez un autre.

Lors même que le médecin juge préférable de laisser l'affection suivre sa marche naturelle, il doit la surveiller et se tenir prêt à agir si les circonstances l'exigent (*expectation*). Quand il ne peut se proposer comme but une guérison complète, il intervient encore d'une façon efficace, soit en palliant une infirmité, soit en prolongeant l'existence, en empêchant des complications pénibles, en soulageant, en arrêtant les douleurs.

Il doit quelquefois engager le malade à supporter certains inconvénients plutôt que de risquer de compromettre son existence par l'emploi de moyens violents. Il lui faut peser les chances et les comparer aux résultats ; bien souvent il devra intervenir pour faire préférer les *moyens hygiéniques* à l'emploi des médicaments proprement dits.

Guérir quelquefois, soulager souvent, consoler toujours, tel est le but élevé de la médecine.

On distingue la médecine proprement dite, ou *pathologie interne*, et la chirurgie, ou *pathologie externe*. On l'a encore subdivisée en nombreuses branches ou spécialités : accouchements ; médecine légale ou application des connaissances que fournit la médecine à la recherche des crimes, aux questions qui intéressent le repos de la société ; hygiène privée et publique ; oculistique ; médecine mentale, etc. Un médecin vraiment digne de ce nom ne doit être étranger à aucune de ces branches, et ne peut en pratiquer une seule exclusivement, sans avoir une connaissance suffisante de toutes les autres.

On donne vulgairement le nom de *médecines* à des médicaments en général purgatifs ; c'est dans ce sens que l'on dit : prendre une médecine.

Médecine noire. Mélange de substances purgatives et en particulier de casse et de séné, dont l'usage est à peu près abandonné à cause de sa saveur et de son odeur désagréable que ne rachète aucun avantage.

MÉDIAN, adj. Le **nerf médian** naît du plexus brachial, suit au bras le trajet de l'artère humérale, donne de nombreux rameaux aux muscles, à la couche superficielle et extérieure de l'avant-bras, au rond et au carré pronateur ; il se termine à la main, à l'extrémité de la face palmaire des trois premiers doigts et à la moitié externe du quatrième.

MÉDIASTIN, s. m. Partie de la poitrine située sur la ligne médiane, depuis le sternum jusqu'à la colonne vertébrale. Dans le *médiastin antérieur*, formé par l'adossement de la partie latérale des plèvres, se trouvent : le cœur et l'origine des gros vaisseaux, en haut le thymus. Dans le *médias-*

tin postérieur : la trachée-artère et les bronches, l'aorte, la veine azygos, l'œsophage.

La suppuration des *ganglions bronchiques* peut déterminer les phlegmons et abcès du médiastin.

MÉDIAT, adj. Qui se fait par l'intermédiaire d'un instrument, d'un organe, etc. On fait l'*auscultation médiate* au moyen du stéthoscope, au lieu d'appliquer directement l'oreille sur la poitrine (auscultation immédiate). La *percussion médiate*, faite en frappant sur le doigt ou sur le *plessimètre*, est beaucoup plus sensible que la percussion immédiate.

MÉDICAMENT, s. m. (*medicare*, donner des remèdes ; μῆδος, soin). Nom donné aux substances employées avec mesure, dans le but de rétablir la santé perdue. Le médicament ne diffère du *poison* ou de l'*aliment* que par la *dose ;* en effet, le lait, le vin, le raisin, l'eau, peuvent être administrés comme médicaments, c'est-à-dire donnés avec ordre, symétrie et à des doses déterminées, et il n'est pas de médicament *actif* qui, par sa trop grande quantité ou son administration intempestive, ne puisse produire des accidents toxiques.

On divise les médicaments en *internes* et *externes*, *simples* et *composés*. Selon leur consistance ou leur mode d'emploi, on les range dans des catégories distinctes : *eaux*, *sirops*, *opiats*, *pommades ;* ils sont *digestifs*, *toniques*, *laxatifs*, *astringents*, etc.

L'étude des médicaments, au point de vue de leur action et de leurs doses, fait partie de la médecine sous le nom de THÉRAPEUTIQUE et MATIÈRE MÉDICALE. L'étude des caractères, de la provenance, de la conservation, de la confection des médicaments simples ou composés, constitue la PHARMACOLOGIE et la PHARMACIE.

MÉDICATION, s. f. (*medicare*, soulager ; μῆδος, soin). Effet produit par l'action des médicaments après leur administration. Ce mot signifie encore, avec plus de raison, l'emploi méthodique d'un médicament dans le traitement d'une maladie. On dit dans ce sens : *médication alcaline, iodique, martiale*, etc.

MÉDICO-LÉGALE, adj. L'**expertise médico-légale** et le **rapport médico-légal** sont l'expertise faite par un docteur en médecine, ou le rapport qu'il dresse sur la réquisition d'un juge d'instruction, du juge de paix, du commissaire de police, dans le but d'éclairer la justice par les renseignements que peut fournir la médecine.

Dans tout rapport médico-légal, il doit être fait mention du serment qu'a dû prêter le médecin entre les mains de l'officier judiciaire qui l'a requis. Il comprend trois parties : le préambule, l'exposé des faits, les conclusions.

MÉDIUS, s. m. Nom du troisième doigt de la main.

MÉDULLAIRE, adj. (de *medulla*, moelle). Qui a rapport à la moelle ou qui en a l'aspect.

La **substance médullaire** ou MOELLE des os est cette matière molle qui remplit le *canal médullaire* des os longs et toutes les aréoles de la substance spongieuse ; les *cellules médullaires*, MÉDULLOCELLES et MYÉLOPLAXES sont toutes celles que l'on trouve dans la moelle en dehors des vésicules graisseuses et des corpuscules de tissu conjonctif.

Les **artères médullaires** sont les artères nourricières des os longs, qui pénètrent jusqu'à la moelle qu'elles entourent d'un réseau capillaire extrêmement riche.

En botanique, le *canal médullaire* est la cavité cylindrique et pleine de moelle qui occupe le centre de la tige des DICOTYLÉDONES, et les *rayons médullaires* sont les lames verticales qui se dirigent en tous sens, de la moelle à la circonférence de la tige, et qui se voient sous forme de rayons sur la coupe d'un tronc d'arbre.

MÉDULLITE, s. f. Inflammation aiguë de la moelle des os, variété d'ostéite aiguë (voy. OSTÉITE ÉPIPHYSAIRE).

MÉDULLOCÈLE, s. f. Nom donné par Robin aux cellules ou noyaux de la moelle des os, qui sont nombreux chez le fœtus, rares chez l'adulte et très-rares chez le vieillard. Ces cellules ont beaucoup de ressemblance avec les globules blancs du sang ; par leur prolifération, elles forment quelquefois des tumeurs molles dites *tumeurs à médullocèles*.

MÉGALOCÉPHALE, adj. et s. m. (de μέγας, grand, et κεφαλή, tête). Synonyme de *macrocéphale*, qui a une grosse tête ; c'est l'opposé de *microcéphale*.

MÉGLIN (PILULES DE). Du poids de 15 centigrammes, elles sont composées de parties égales d'extraits de jusquiame, de valériane et d'oxyde de zinc. Elles sont cal-

mantes et employées spécialement contre les névralgies.

MÉLÆNA ou **MÉLÉNA**, s. m. (de μέλας, noir). Variété d'HÉMATÉMÈSE symptomatique d'une lésion organique de l'estomac ou des intestins, caractérisée soit par des vomissements de matières noires, soit par des déjections alvines semblables à du goudron ou à de la poix. Cette coloration, qui donne aux vomissements l'aspect du marc de café ou de la suie, est due à ce que le sang, versé lentement à la surface de la muqueuse gastro-intestinale, a subi un commencement de digestion lorsqu'il est rejeté.

Le mélæna se présente sous forme aiguë ou chronique : dans les affections de l'estomac et principalement dans le cancer et l'ulcère simple de cet organe, dans certaines dégénérescences des viscères abdominaux et notamment de la rate, dans la *cirrhose du foie*, et en général dans les cas d'obstacle au cours du sang dans la *veine porte*. Il est enfin caractéristique de la FIÈVRE JAUNE (*vomito negro*).

Cette hémorrhagie est toujours un signe fâcheux qui hâte la terminaison funeste des maladies qu'elle complique. Les évacuations sont précédées d'une douleur profonde dans l'hypochondre gauche, refroidissement des extrémités, syncopes, vertiges.

Le *traitement* qui dépend d'abord de la cause première du mélæna consiste à éviter tout ce qui peut exciter l'estomac, calmer les douleurs par l'opium, arrêter l'hémorrhagie interne par l'ingestion de petits morceaux de glace, les potions calmantes. L'alimentation devra être bien surveillée ; il sera quelquefois nécessaire d'instituer le régime lacté.

MÉLANCOLIE, s. f. (de μέλας, noir, et χολή, bile). État de tristesse habituelle. La mélancolie ou LYPÉMANIE est la variété la plus commune de la folie partielle ; née sous l'influence d'un grand chagrin, d'une passion contrariée, d'un revers de fortune, elle conserve dans le délire l'empreinte des causes qui l'ont produite.

Les formes de la mélancolie sont extrêmement nombreuses, comme ses causes occasionnelles. Souvent, à un degré plus avancé, elle s'accompagne de craintes chimériques, *délire des persécutions*, hallucinations du goût qui font croire au malade qu'on a mélangé un poison à ses aliments et le déterminent à refuser toute nourriture, hallucinations de l'ouïe qui lui font entendre des menaces, etc.

Les affections du foie et de l'estomac sont capables de produire la mélancolie (HYPOCHONDRIE); c'est pourquoi les anciens, qui ne connaissaient que cette forme, lui ont donné un nom rappelant l'altération de la bile. La mélancolie qui dérive d'une lésion des facultés intellectuelles persiste toujours pendant un temps très-long et peut se terminer par l'apparition de la MANIE ou par l'affaiblissement graduel des facultés.

MÉLANÉ ou **MÉLANIQUE**, adj. — Voy. CANCER et MÉLANOSE.

MÉLANÉMIE, s. f. Coloration brunâtre de la peau due soit à une oxydation incomplète du sang artériel, soit à une certaine quantité de pigment qu'il charrie et dépose dans les tissus. Certaines lésions des capsules surrénales paraissent produire de la mélanémie (MALADIE D'ADDISON).

MÉLANINE, s. f. ($\mu\acute{\epsilon}\lambda\alpha\varsigma$, noir). Matière pigmentaire qui donne leur coloration aux cheveux, à la peau, et que l'on rencontre à l'état normal dans tous les tissus colorés. Elle est plus ou moins abondante, suivant les individus et les races.

MÉLANOSE, s. f. Nom donné à des tumeurs noires dont les unes sont cancéreuses ou malignes (*cancer mélanique*), et les autres bénignes.

La coloration du cancer mélanique est due à une certaine quantité de pigment qui infiltre les éléments de la tumeur; celle-ci peut d'ailleurs affecter les différentes formes de CANCER : épithélioma, encéphaloïde, squirrheux, fibro-plastique, etc.; suivant leur quantité, les granulations pigmentaires ou mélaniques leur communiquent une teinte grise, marbrée ou tout à fait noire. On observe surtout la mélanose dans l'œil et dans la peau.

La **mélanose bénigne** forme aussi des tumeurs colorées dont le développement est fort lent (**mélanome**), ce qui la distingue du cancer. Ce dernier n'est en général coloré que par places, tandis que les mélanomes le sont en entier. S'ils augmentent de volume, il faut en faire l'extirpation.

MÉLICÉRIS, s. m. Variété de LOUPE ou de kyste sébacé dont le contenu a la consistance du miel.

MÉLILOT, s. m. ($\mu\epsilon\lambda\acute{\iota}\lambda\omega\tau\sigma\varsigma$). Légumineuse indigène (*melilotus officinalis*) dont les sommités, réputées adoucissantes,

sont employées en lotions contre les conjonctivites, et en lavements dans les entérites.

MÉLISSE, s. f. (*melissa officinalis*). Plante de la famille des Labiées, assez commune dans les provinces méridionales de la France. On emploie les feuilles qu'on récolte avant la floraison. Ces feuilles ont une odeur de citron pénétrante et agréable (on l'appelle quelquefois citronelle), une saveur amère, aromatique, un peu âcre. Elles sont excitantes, cordiales, sudorifiques et antispasmodiques; on les administre en infusion et en eau distillée; elles entrent dans la composition de l'*alcoolat de mélisse composé*, vulgairement *Eau de mélisse*.

MEMBRANE, s. f. Tissus organisés qui se présentent sous une forme large, aplatie, minces et souples à la fois, comme la *peau*, et destinés soit à absorber ou à sécréter différents liquides de l'économie, soit seulement à envelopper les organes et les viscères. Les membranes sont *fibreuses*, *séreuses* ou *muqueuses*.

Sous une influence morbide, comme dans le CROUP, les membranes peuvent se développer accidentellement (*fausses membranes* ou *pseudo-membranes*).

En obstétrique, on appelle *membranes* les enveloppes du fœtus (*caduque, chorion, amnios*).

MEMBRANEUX, adj. Qui a l'aspect, la forme, la consistance d'une membrane (*muscle demi-membraneux*), ou qui est formé par une membrane, comme les replis membraneux, un sac membraneux.

MEMBRE, s. m. Chez l'homme, les membres, au nombre de quatre, se distinguent en *membres thoraciques* ou *supérieurs* (BRAS), et en *membres abdominaux* ou *inférieurs* (JAMBES). Ils forment des prolongements du corps auquel ils sont réunis par des *articulations*, et sont eux-mêmes divisés en plusieurs pièces articulées.

La VERGE de l'homme est encore désignée sous le nom de membre viril.

MÉMOIRE, s. f. ($\mu\nu\acute{\eta}\mu\eta$). Faculté dont jouissent l'homme et les animaux, de conserver dans l'esprit les impressions et les images des objets dont nos sensations nous ont donné la notion, les faits dont nous avons été témoins, et de rappeler à volonté ces faits, ces impressions et ces images en l'absence des objets qui les ont produites. Sans parler des différentes affections cérébrales entraînant la folie, quelques maladies sont capables de laisser à leur suite une perte plus ou moins complète et durable de la mémoire : tels sont les accès d'épilepsie, d'hystérie, d'éclampsie, la fièvre typhoïde (voy. AMNÉSIE).

MÉNINGES, s. f. pl. (de μῆνιγξ, membrane). Nom sous lequel on désigne collectivement les trois membranes qui enveloppent l'encéphale et la moelle épinière (DURE-MÈRE, ARACHNOIDE, PIE-MÈRE).

Les *méninges rachidiennes* se montrent dans le même ordre de superposition que les *méninges crâniennes* dont elles sont une continuation.

MÉNINGITE, s. f. (*meningitis*, méninge, et la terminaison *ite*, signifiant inflammation). Synonyme : *fièvre cérébrale*. Inflammation des méninges qui entourent les centres nerveux ou de l'une d'entre elles, d'où la division en *méningite cérébrale* et *méningite rachidienne*, deux formes réunies quelquefois en une seule maladie : la méningite *cérébro-spinale*.

La **méningite cérébrale.** Après quelques semaines ou quelques jours de malaise, ou de changement de caractère, elle débute brusquement par une violente céphalalgie occupant le front et les tempes, et que le bruit ou la lumière trop vive exaspèrent. Malgré une fièvre intense, le pouls est petit, serré, et bat rarement plus de 80 fois par minute ; la pupille est contractée ; les malades poussent des cris inarticulés, caractéristiques. Les vomissements bilieux sont fréquents, la constipation opiniâtre, la langue est naturelle ou blanchâtre. A une période plus avancée, il survient du délire, souvent très-violent, alternant avec un assoupissement profond, les pupilles se dilatent, la langue se sèche. Puis le délire diminue, les malades tombent dans le coma et meurent ; quelquefois, au contraire, la mort survient au milieu des convulsions.

On peut distinguer deux périodes dans la méningite : la première, *convulsive*, caractérisée par les convulsions, les cris, une agitation extrême ; la seconde, *comateuse*, dans laquelle la malade est dans un état de prostration absolue.

La maladie peut parcourir ces différentes périodes en trois ou quatre jours, mais parfois la terminaison se fait attendre pendant quinze jours. Il est très-douteux que la méningite confirmée puisse se terminer par la guérison. A l'autopsie, on trouve une sérosité plus ou moins trouble, quelquefois purulente dans la cavité de l'arachnoïde et souvent aussi dans les ventricules.

La méningite cérébrale simple, bien moins fréquente que la méningite tuberculeuse, atteint tous les âges, mais spécialement la première enfance ; elle est causée par une chute sur la tête, une contusion, une fracture du crâne, l'action prolongée ou violente du soleil, un refroidissement brusque, etc. La médication la plus énergique et la plus prompte employée sans hésitation dès le début peut seule être efficace : sangsues en permanence aux apophyses mastoïdes, calomel à hautes doses, fractionnées et continues, bromure de potassium à haute dose, vésicatoires sur la nuque et le cuir chevelu préalablement rasé.

La **méningite rachidienne** se manifeste par une douleur sur le trajet du rachis, sous forme d'élancements et s'exaspérant au moindre mouvement, une raideur très-pénible des muscles postérieurs du tronc avec renversement de la tête en arrière, convulsions partielles et passagères. Les autres symptômes, moins caractéristiques, sont ceux de la méningite cérébrale. La mort survient du cinquième au quinzième jour. Les causes sont une lésion des vertèbres ou une affection primitive des méninges cérébrales, une maladie de la moelle. Les altérations et le traitement sont les mêmes que dans la méningite cérébrale.

La **méningite cérébro-spinale** ou *méningite épidémique* affecte à la fois les enveloppes de la moelle et celles du cerveau. Cette maladie a sévi épidémiquement sur les troupes en garnison et principalement sur les jeunes soldats et les sujets surmenés par les marches et le port du sac trop lourd pour ceux qui ne s'y sont pas habitués progressivement. Ils succombaient quelquefois en vingt ou trente heures, présentant une infiltration purulente de la pie-mère. L'opium à doses élevées et fractionnées a donné quelques bons résultats ; les mesures hygiéniques rigoureuses sont le plus sûr garant contre la propagation de cette terrible maladie.

La **méningite tuberculeuse** ou *granuleuse, hydrocéphale aiguë*, diffère de la *méningite simple* par les symptômes suivants : les sujets atteints de cette dernière maladie sont en général vigoureux, bien développés, n'offrant aucune trace d'affection tuberculeuse ; la méningite tuberculeuse atteint les individus chétifs ou ayant déjà quelques complications du côté des organes respiratoires.

Tous les symptômes sont à peu près les mêmes que dans la méningite simple, mais il n'y a pas aussi souvent de convulsions au début. En outre, dans la méningite simple, les mouvements convulsifs sont plus violents et les symptômes acquièrent rapidement une très-grande intensité avec délire et agitation considérables, ce qui ne s'observe pas dans la méningite tuberculeuse où le délire est plus calme, la céphalalgie moins intense et la terminaison moins rapide. Dans bien des cas, la distinction est impossible à établir pendant la vie, ce qui importe peu, d'ailleurs, le traitement restant le même et la terminaison étant également funeste dans l'une et l'autre affection.

Souvent cependant, l'enfant qui va être pris de méningite tuberculeuse paraît jouir de la santé la plus florissante, il tousse seulement pendant quelques semaines ou quelques jours avant d'être atteint, et à ce moment la toux disparaît. Quelquefois, tous les enfants d'une famille semblent prédisposés à cette terrible affection, ce qui tient soit à la constitution des parents, soit à une mauvaise alimentation première, soit à un séjour malsain.

A l'autopsie, on trouve la pie-mère infiltrée de sérosité, de pus concret et de petites granulations grisâtres ou jaunâtres, demi-transparentes. On les rencontre surtout dans les anfractuosités des circonvolutions, de la scissure de Sylvius ou bien autour de la protubérance et des pédoncules cérébraux ; elles sont isolées ou agglutinées. Le tissu cellulaire sous-arachnoïdien est infiltré de sérosité ; on en trouve aussi dans les ventricules, et la surface des circonvolutions peut participer à l'inflammation.

La méningite rhumatismale ou *rhumatisme cérébral* est une maladie d'une redoutable gravité, se manifestant par le délire, le coma, les convulsions, l'aliénation mentale, survenant dans le cours d'un rhumatisme articulaire aigu. La mort peut en être le résultat rapide.

L'indication la plus urgente est de rap-peler l'affection rhumatismale sur les articulations qu'elle a quittées, au moyen des révulsifs les plus énergiques, en même temps qu'on emploie le sulfate de quinine et les saignées abondantes. Comme il y a dans le rhumatisme cérébral une exagération considérable de la température, on a employé la méthode des bains froids répétés qui ont donné quelques succès dans cette affection toujours si redoutable.

MÉNINGO-ENCÉPHALITE, s. f. Inflammation qui s'étend des membranes cérébrales aux premières couches de la substance nerveuse et y détermine un ramollissement superficiel, diffus, avec adhérence des méninges à la surface du cerveau. Cette maladie à l'état chronique caractérise une espèce particulière de FOLIE : la PARALYSIE GÉNÉRALE.

MÉNISQUE, s. m. (de μήνη, lune). Disques fibro-cartilagineux que l'on rencontre dans certaines articulations, du genou, temporo-maxillaire, etc. Dans la luxation de cette dernière, le ménisque interarticulaire constitue un obstacle à la réduction.

MÉNOPAUSE, s. f. (de μήν, mois, et παῦσις, cessation). *Age critique* des femmes, époque de la disparition des règles qui varie avec les climats. Dans les pays chauds, où les règles apparaissent vers dix à douze ans, elles cessent vers trente-cinq ans ; dans les pays froids, elles ne disparaissent que beaucoup plus tard, vers cinquante-cinq ans. En France, c'est généralement de quarante-cinq à cinquante ans que se produit le phénomène de la ménopause.

Vers cet âge, les règles deviennent irrégulières, elles cessent parfois brusquement ; la femme est alors sujette à des indispositions nombreuses, fleurs blanches, bouffées de chaleur au visage, étourdissements, vomissements de sang, congestions intenses vers les organes génitaux, palpitations, changement de caractère. Quelques-unes prennent un embonpoint considérable et incommode, des affections cutanées se développent, des phlegmasies chroniques ou subaiguës s'exaspèrent, deviennent aiguës, et toutes ces causes peuvent entraîner, sinon la mort, du moins des troubles physiologiques fâcheux et tenaces.

Exercice au grand air, promenades à la campagne, distractions, laxatifs fréquents, quelquefois saignées périodiques, tisanes amères, stimulantes, tels sont les moyens le plus généralement employés pour combattre les complications de la ménopause.

MÉNORRHAGIE, s. f. (de μήν, mois, et ῥήγνυμι, je coule violemment). Synonyme de *métrorrhagie, perte*. Nom donné à tout écoulement de sang qui se fait par les parties génitales de la femme et qui provient en général de l'*utérus*, soit que le sang vienne en trop grande abondance ou trop longtemps au moment de la période menstruelle (*ménorrhagie proprement dite*), soit que l'hémorrhagie se déclare en dehors de cette période ou chez des femmes qui ont cessé de voir (*métrorrhagie*).

Souvent la perte de sang s'accompagne de coliques utérines et de l'expulsion de caillots. Lorsqu'elle se déclare chez de jeunes femmes, surtout au moment des règles, elle est due à un état de chloro-anémie justiciable des ferrugineux. Quelques légers bains de siége froids d'une minute au plus aident beaucoup à faire cesser l'écoulement.

Une violente *perte*, précédée de retard dans la venue des règles, est souvent le symptôme d'un avortement.

Lorsqu'à l'époque de la ménopause il se déclare des ménorrhagies au moment des règles, il y a lieu de rechercher une *tumeur fibreuse* de l'UTÉRUS. Le seigle ergoté agit alors avec plus d'efficacité que dans les autres cas.

Chez les femmes qui ne voient plus, les métrorrhagies fréquentes accompagnent généralement les polypes ou les cancers de l'utérus.

Le *traitement*, variable suivant la cause, consiste en injections astringentes (s'il y a anémie, usage du fer à l'intérieur, mais pas au moment de la perte), applications froides, repos absolu au lit, la tête étant fort bas, potions ou pilules avec seigle ergoté, cautérisation, tamponnement du vagin.

MENSTRUATION, s. f. (*menstruatio*, de *mensis*, mois). Écoulement périodique de sang qui survient chez les femmes par l'orifice externe des organes de la génération, depuis la *puberté* jusqu'à la MÉNOPAUSE. Cet écoulement des MENSTRUES ou *règles*, quoique soumis à des intervalles périodiques, n'est pas toujours très-régulier. Quelques femmes sont réglées tous les quinze jours, d'autres ne le sont guère que toutes les six semaines, cependant on peut fixer à vingt-huit jours la moyenne générale.

L'âge auquel s'établit la menstruation varie dans des limites assez étendues : le climat exerce à cet égard une action accélératrice ou retardatrice qui oscille entre onze et dix-huit ans. Exceptionnellement, il existe des femmes qui ne sont jamais réglées.

La durée de chaque écoulement menstruel est aussi très-variable ; il dure quelquefois deux ou trois jours, ou peut se prolonger pendant une semaine. Les règles sont généralement précédées d'un léger mouvement fébrile et de quelques symptômes généraux : pesanteurs et douleurs dans les reins, dégoût, abattement, altération du visage, gonflement et sensibilité des mamelles et des organes génitaux. Puis on voit s'échapper de la vulve un mucus vaginal légèrement teinté de sang ; il se colore de plus en plus, et au bout de deux ou trois jours il est composé de sang pur. Les mêmes phénomènes se présentent successivement dans l'ordre inverse jusqu'à la fin de l'écoulement.

La quantité de sang perdu varie avec le tempérament de la femme et le régime ; quelques-unes *marquent* à peine, d'autres laissent écouler 500 grammes de sang et plus. Ce sang est presque aussi riche en globules que celui qui circule dans les vaisseaux ; il a peu de tendance à se coaguler.

La menstruation est intimement liée aux modifications qui s'accomplissent dans les organes internes de la génération de la femme ; elle coïncide avec le développement périodique d'une vésicule de Graaf, dont la rupture se produit à la fin de la période menstruelle. Pendant cette période, la muqueuse utérine étant le siége d'une congestion considérable, le sang s'échappe de cette muqueuse par de petites déchirures microscopiques, et non, comme on l'a cru longtemps, par transsudation au travers des tuniques vasculaires.

Dans quelques cas, la menstruation s'effectue par d'autres organes (estomac, muqueuse nasale ou bronchique), au moyen d'*hémorrhagies supplémentaires* ; c'est ainsi qu'on voit la GASTRORRHAGIE, l'ÉPISTAXIS, l'HÉMOPTYSIE, remplacer pendant des années le flux utérin.

Une impression morale vive, un refroidissement, peuvent amener une suppression brusque de la menstruation et causer les accidents divers de l'AMÉNORRHÉE et de la DYSMÉNORRHÉE.

La suppression des règles est un des signes rationnels de la *grossesse;* cependant ce phénomène n'est pas constant, car chez un certain nombre de femmes elles ne disparaissent absolument qu'après le quatrième et même le cinquième mois. Après l'accouchement, les règles ne reparaissent qu'après la sixième semaine environ.

Les fièvres éruptives et intermittentes, la fièvre typhoïde, s'accompagnent de la suppression des règles; dans la période ultime de la phthisie pulmonaire, elles manquent également. Il est, d'ailleurs, peu de maladies graves, affections du cœur, du foie, des reins, de l'utérus et de ses annexes, etc., qui n'entraînent un trouble plus ou moins profond et durable de cet écoulement physiologique.

Au moment de ses *époques,* la femme paraît plus susceptible de contracter certaines affections contagieuses, et dans l'antiquité elle était regardée comme impure et devait s'abstenir de paraître dans les réunions et les endroits publics.

MENSTRUE, s. m. Mot peu employé servant à désigner tout liquide qui sert d'*excipient* pour dissoudre, tenir en suspension, ou entraîner une autre substance que l'on veut administrer comme médicament.

MENSTRUES, s. f. pl. (de *mensis*, mois; καταμήνια). Flux cataménial. Sang qui s'écoule par les parties génitales externes de la femme et dont le retour mensuel périodique constitue la MENSTRUATION. Ce mot n'est pas employé par le vulgaire, qui lui substitue les noms de *règles, sangs, affaires, époques, lunes,* etc.

MENSURATION, s. f. Action de mesurer. On utilise la mensuration pour le diagnostic des luxations des membres (hanche, épaule), pour constater leur allongement ou leur raccourcissement, ainsi que l'hypertrophie ou l'atrophie d'un organe.

La mensuration du BASSIN, faite au moyen du compas de Beaudelocque, permet d'en reconnaître les rétrécissements qui constituent des obstacles graves à l'ACCOUCHEMENT.

La mensuration du *thorax* faite comparativement de chaque côté donne des indications utiles en cas d'épanchement pleurétique, ou indique au contraire sa rétraction unilatérale, lorsqu'un des côtés a cessé de fonctionner depuis longtemps.

MENTAGRE, s. f. (*mentagra,* de *mentum,* menton, et ἄγριος, horrible, d'aspect sauvage). Synonyme : *sycosis.* Maladie contagieuse, caractérisée par l'éruption successive de petites pustules acuminées sur la lèvre supérieure, le menton et généralement sur tous les points où existe la barbe. Quoique la mentagre soit liée quelquefois à une cause interne, syphilis, scrofule et atteigne de préférence les individus vivant dans de mauvaises conditions hygiéniques et négligeant les soins de propreté les plus vulgaires, il est constant que cette maladie est constituée par la présence d'un *trichophyton* (microsporon mentagrophytes), champignon parasitaire semblable à celui de la *teigne tonsurante* du cuir chevelu.

Une exsudation qui ne tarde pas à former des croûtes plus ou moins étendues succède aux pustules; la peau se gonfle et se couvre de bourgeons tuberculeux sur lesquels se développent de nouvelles pustules qui donnent au visage un aspect rouge et croûteux caractéristique et repoussant. La douleur est souvent vive, lancinante; au bout de quelque temps, les bulbes et les follicules pileux participent à l'inflammation; les poils tombent avec la plus grande facilité et ne repoussent jamais. Cet état peut se prolonger des mois et des années avec des alternatives de soulagement et d'exacerbations.

Le *traitement* doit être dirigé, il est vrai, contre les causes internes qui altèrent la constitution de l'individu, mais en même temps, il faudra agir localement. Les poils étant coupés au plus près, non avec un rasoir, mais au moyen de *ciseaux*, les croûtes enlevées, les parties malades seront lavées fréquemment avec de l'eau alcaline. Les pommades, les glycérolés aux iodures d'arsenic et de mercure seront un excellent adjuvant.

MENTAL, ALE, adj. (*mens,* esprit). Qui a rapport à l'esprit. Les *maladies mentales,* l'*aliénation mentale,* sont des affections cérébrales avec trouble de l'entendement, qui caractérisent les différentes formes de la FOLIE.

MENTHE, s. f. La **menthe poivrée** (*mentha piperita*) est une plante herbacée de la famille des Labiées, originaire d'Angleterre, cultivée dans tous les jardins. Les sommités sont courtes et présentent à la fois des feuilles et des fleurs. Elle est douée d'une odeur aromatique et agréable, d'une saveur piquante et vive, laissant dans la bouche une sensation remarquable de fraîcheur. Ses propriétés sont excitantes et carminatives. On l'administre en infusion, eau distillée, pastilles, huile essentielle qui sert à aromatiser un grand nombre de préparations médicamenteuses.

On peut employer comme jouissant de propriétés très-analogues la *menthe élégante* ou *baume des jardins* (*mentha procumbens*), la *menthe verte* (*mentha viridis*), la *menthe aquatique* (*mentha sativa* ou *hirsuta*), la *menthe à feuilles rondes* (*mentha rotundifolia* ou *rugosa*).

L'essence de menthe a des propriétés analgésiques très-remarquables; en la mélangeant avec deux fois son volume d'alcool, on a une mixture qui, introduite au moyen d'une boulette de coton dans la cavité d'une dent cariée, diminue beaucoup la douleur.

MENTON, s. m. (de *mentum*). Région inférieure de la face correspondante à la partie médiane du maxillaire inférieur. Sa forme varie suivant les individus; il est recouvert de barbe chez l'homme adulte.

MENTONNIÈRE, s. f. Bandage formé le plus souvent d'un mouchoir plié en long, passant au-dessous du menton, et que l'on noue au sommet de la tête. Il sert à maintenir les topiques appliqués sur la joue, au niveau de l'oreille, ou à protéger le conduit auditif externe contre les courants d'air.

MENTON (Alpes-Maritimes). Station d'hiver du littoral de la Méditerranée. La moyenne de la température y est de 16°,1; la moyenne de l'hiver est de 9°,4; celle du printemps de 14 degrés; celle de l'été de 25 degrés; celle de l'automne de 16°,9. Le froid et le chaud se trouvent ainsi relativement très-modérés pendant les saisons où ils se font sentir, et c'est ce qui constitue le mérite de la vallée de Menton.

Le mistral y trouble rarement l'atmosphère. On y envoie les malades atteints de maladies des voies respiratoires ceux qui sont débilités avec complications inflammatoires, accompagnées de sécrétions abondantes, les personnes atteintes d'affections chroniques avec exaltation de la sensibilité, enfin les valétudinaires qui ont besoin d'un climat sédatif.

MÉPHITISME, s. m. (*mephitis*, odeur infecte). État spécial d'un milieu contenant un gaz irrespirable, soit à cause de son odeur insupportable, soit en raison de ses propriétés délétères.

On combat par des substances, des procédés divers (chlore, chlorure de chaux, charbon éteint, hyposulfite de soude, etc.), le *méphitisme des fosses d'aisances*, *des marais*, *des égouts*, *des puits*, *des caves*, selon qu'il est causé par l'ammoniaque, l'acide carbonique, l'acide sulfhydrique, les miasmes animaux ou végétaux.

Le méphitisme qui se développe dans la *cale des navires* est avantageusement combattu par les solutions de sulfate de fer.

Le meilleur procédé, applicable à tous les milieux clos, est une ventilation puissante suivie de l'enlèvement des corps qui, par leur décomposition, produisent les gaz méphitiques.

MER, s. f. (*mare*, θάλασσα). **L'eau de mer** contient par litre :

Chlorure de sodium	25 gr.	10
Chlorure de potassium	0	50
Chlorure de magnésium	3	50
Sulfate de magnésie	5	78
Sulfate de chaux	0	15
Carbonate de magnésie	4	18
Carbonate de chaux	0	02
Carbonate de potasse	0	23
Iodures, bromures et matières organiques		traces

indépendamment d'une vingtaine d'autres éléments, tels que : cuivre, argent, plomb, zinc, etc., en quantité insignifiante.

Les bains de mer sont employés avec grand avantage dans le traitement des maladies qui réclament une médication tonique, excitante, dans les cachexies, lorsque toutes les fonctions sont languissantes, dans ces malaises indéfinissables dus à la fatigue des travaux intellectuels. Les bains, par eux-mêmes, occasionnent des mouvements actifs, réveillant les fonctions de la peau par les lames qui cinglent le corps et sont autant de douches froides. L'air chargé de principes salins et iodés qu'on y respire, les distractions, le repos de l'esprit, tout contribue à rétablir rapidement la santé chancelante (voy. EAU, BAIN).

MERCURE, s. m. (*mercurius*). Nommé aussi *hydrargyre* dans le langage pharmaceutique (de ὕδωρ, eau, et ἄργυρος, argent) et désigné par le symbole Hg. Métal liquide à la température ordinaire. Sa surface est brillante et d'un blanc d'argent ; sa densité est de 13,65 ; il se solidifie à — 40 degrés seulement, ce qui permet de l'utiliser à la fabrication des thermomètres. Il se combine avec un grand nombre de métaux et ses alliages portent le nom d'*amalgames*.

On le trouve dans la nature à l'état natif et surtout à l'état de **sulfure de mercure** ou CINABRE, à Idria (Illyrie), à Almaden (Espagne), à San José (Californie). On l'obtient pur par le grillage des minerais dans des espaces clos où les vapeurs se condensent ; on recueille le mercure et on le livre au commerce dans des bouteilles en fer forgé.

Chauffé ou agité avec de l'eau, le mercure se divise et forme une poudre grise autrefois employée en médecine (*æthiops per se*). On peut encore le diviser par l'intermédiaire de corps solides ou mous : c'est ce que l'on appelle le *mercure éteint* dans le corps employé comme intermède. Éteint dans l'axonge, après une longue trituration, il forme l'ONGUENT NAPOLITAIN ou *mercuriel double* et l'ONGUENT GRIS, employés pour l'usage externe.

On administre le mercure à l'intérieur, éteint et divisé dans diverses substances sous forme de tablettes, pilules, etc. Trituré avec de la craie, il constitue le *mercure alcalisé ;* dans la gomme arabique pulvérisée, il devient le *mercure gommeux de Plenck*, préparation antisyphilitique d'une absorption facile.

Tous les sels de mercure : azotate, sulfure, chlorures, iodures, sont administrés contre les accidents secondaires de la syphilis. Son usage prolongé, ou simplement l'absorption de ses vapeurs dans les usines où on le travaille, produit des accidents graves connus sous le nom de *maladie* ou *intoxication* MERCURIELLE, HYDRARGYRIE.

L'eau bouillie avec le mercure, bien que ne retenant en apparence aucune parcelle de ce métal, possède des propriétés vermifuges.

Mercure doux. — Voy. CALOMEL.

MERCURIALE, s. f. La *mercuriale annuelle* (*mercurialis annua*) est une plante herbacée, de la famille des Euphorbiacées, qui se trouve très-communément en France, dans les jardins et dans les champs cultivés. On en connaît deux espèces (mâle et femelle). Elles contiennent toutes deux un principe amer, du mucilage, de l'albumine, une matière grasse, une essence, de la pec-

tine et des sels. Odeur faible, mais peu agréable, saveur herbacée un peu salée, nauséabonde.

La mercuriale est douée de propriétés émollientes et laxatives ; c'est un purgatif populaire. On l'administre en cataplasmes, fomentations, lavements, bains, sirop et miel (miel de mercuriale, dose : 60 grammes en lavement) ; elle entre dans quelques préparations officinales.

La *mercuriale vivace* (*M. perennis*), chou de chien, mercuriale sauvage ou de montagne, est beaucoup plus active.

MERCURIAUX, s. m. pl. Préparations pharmaceutiques dans lesquelles le mercure entre comme principe actif. Les mercuriaux le plus ordinairement employés en médecine sont : le *mercure éteint* dans l'axonge (ONGUENT NAPOLITAIN), le protoxyde et le deutoxyde, le protosulfure noir, le bisulfure, le **protoiodure**, le **protochlorure** (MERCURE DOUX ou CALOMEL) et le **bichlorure** ou SUBLIMÉ CORROSIF, le cyanure, et différents sels : Azotate et sous-azotate de protoxyde, bichloro-iodure, nitrate et sous-nitrate acide, deuto-sulfate, etc. L'action des mercuriaux est puissante comme hyposthénisants lymphatico-glandulaires, mais leur usage demande une grande prudence, car ils occasionnent rapidement tous les accidents de l'INTOXICATION MERCURIELLE. L'eau albumineuse paraît être un bon contrepoison des mercuriaux.

Nombre d'epréparations réputées *dépuratives*, biscuits Ollivier, pilules bleues, etc., et comme telles acceptées sans défiance par le public, n'agissent en réalité que par le mercure qu'elles contiennent, et ne doivent être employées qu'avec prudence et sur l'avis d'un médecin.

MERCURIEL, ELLE, adj. Qui contient du mercure ou qui se développe sous l'influence du mercure. Toutes les pommades, tous les onguents dans lesquels entre le mercure sont qualifiés de mercuriels.

Le **traitement mercuriel** est celui qui est basé sur l'usage externe ou interne des préparations du mercure.

L'intoxication mercurielle aiguë ou lente se développe, soit par l'usage thérapeutique interne ou externe des MERCURIAUX, soit par l'exposition aux *vapeurs mercurielles*. Ç'est sur les ouvriers employés au travail des mines de mercure qu'ils revêtent le plus de gravité. Le premier signe de l'empoisonnement mercuriel est la **sto-matite mercurielle**, caractérisée par le gonflement des gencives qui sont doulou-reuses, recouvertes d'une pellicule blanche, mince ; le malade accuse un goût métalli-que, l'haleine devient fétide. Toute la ca-vité buccale enflammée devient le siége d'une salivation dite *mercurielle* très-abon-dante ; des ulcérations se forment sur la muqueuse et les amygdales.

En même temps que cette STOMATITE *mer-curielle* apparaît, la peau est chaude, le pouls accéléré, mais mou et déprimé ; c'est la *fièvre mercurielle*. Dans quelques cas, la peau est le siége d'une éruption spéciale, l'HYDRARGYRIE, surtout lorsque l'intoxication a été produite par des frictions mercurielles. L'inflammation de la bouche peut prendre assez d'extension pour entraîner la chute des dents et la nécrose des os maxillaires ; les cheveux tombent aussi.

L'INTOXICATION par les vapeurs mercu-rielles s'observe chez les ouvriers qui se trouvent exposés aux émanations du mer-cure qui se volatilise, même à la tempéra-ture ordinaire. Tels sont les mineurs, les étameurs de glaces, les doreurs par voie sèche, les chapeliers, etc. Cette intoxica-tion est lente, la face devient bouffie, le teint livide, toutes les fonctions languis-sent.

Outre les accidents déjà décrits, les ma-lades atteints de *cachexie mercurielle* sont pris de diarrhée intense, l'intelligence dé-croît, les forces musculaires s'affaiblissent et les membres supérieurs, les premiers, sont le siége d'un frémissement qui dégé-nère en **tremblement mercuriel**. Alors la préhension est impossible, la marche elle-même devient bientôt très-difficile, car les membres inférieurs se prennent à leur tour. Des hémorrhagies, palpitations, syncopes, convulsions, paralysies, se montrent tour à tour et la mort survient dans le marasme.

Le *traitement* doit s'adresser à chacun des accidents en particulier : l'usage des mercuriaux ou le travail insalubre étant supprimés, les gencives seront touchées avec l'acide chlorhydrique fumant. Le chlo-rate de potasse, l'opium à haute dose, se-ront donnés à l'intérieur ; des purgatifs souvent répétés seront administrés. En même temps, on cherchera à provoquer l'élimination du mercure par l'usage interne de l'iodure de potassium et l'emploi des

bains de vapeur. Le régime sera reconsti-tuant et les préparations ferrugineuses se-ront longtemps continuées.

MÈRE, s. f. et adj. **Dure-mère**, **pie-mère**. — Voy. MÉNINGES.

Mal de mère. — Voy. HYSTÉRIE.

MÉROCÈLE, s. f. (de μηρός, cuisse, et κήλη, tumeur). — Voy. HERNIE CRURALE.

MÉSARAÏQUE, adj. (de μέσος, milieu, ἀραιά, bas-ventre). Nom de plusieurs artè-res et veines de la partie inférieure de l'ab-domen appelées aussi MÉSENTÉRIQUES.

La *grande veine mésaraïque*, ou mésen-térique supérieure, suit le trajet de l'artère mésentérique supérieure, passe entre la troisième portion du duodénum et le pan-créas, et, en arrière de cette glande, se réu-nit à la veine splénique pour former la veine porte.

La *petite veine mésaraïque*, ou mésenté-rique inférieure, a ses origines dans les pa-rois du gros intestin et les plexus hémor-rhoïdaux, accompagne l'artère mésentérique inférieure et se jette dans la veine splé-nique.

MÉSENTÈRE, s. m. (de μέσος, milieu, ἔντερον, intestin). Nom donné aux replis du PÉRITOINE et principalement à celui qui relie l'intestin grêle à la colonne vertébrale (mésentère proprement dit). Comme les au-tres replis péritonéaux, il est formé de deux lames adossées entre lesquelles che-minent les vaisseaux, nerfs, chylifères, etc., et qui s'écartent pour englober l'intestin.

Il a la forme d'un triangle dont le som-met tronqué s'attache à la partie antérieure du corps des vertèbres, depuis la deuxième vertèbre lombaire jusqu'à l'articulation sa-cro-iliaque droite ; c'est ce qui constitue son pédicule ou la *racine du mésentère*.

Dans son dédoublement, il contient l'in-testin grêle qui correspond à la base du triangle, et le maintient tout en lui laissant une certaine latitude pour ses mouve-ments.

MÉSOCÉPHALE, s. m. (de μέσος, mi-lieu, et κεφαλή, tête). Synonyme de PROTU-BÉRANCE ANNULAIRE ou pont de Varole.

MÉSOCÔLON, s. m. (de μέσος, milieu, et κῶλον, le côlon). Repli du péritoine dans le doublement desquels est compris le cô-lon.

Le *mésocôlon transverse* destiné au côlon transverse se continue avec le MÉSENTÈRE et se rattache au diaphragme.

Le *mésocôlon iliaque* rattache l'S iliaque à la fosse iliaque gauche ; il est très-lâche et permet des déplacements notables de cette partie de l'intestin.

Le mésocôlon du cæcum est appelé *mésocæcum*.

MÉSOLOGIE, s. f. Partie de la biologie qui se rattache à l'hygiène, et qui envisage l'homme par rapport au milieu géogra-

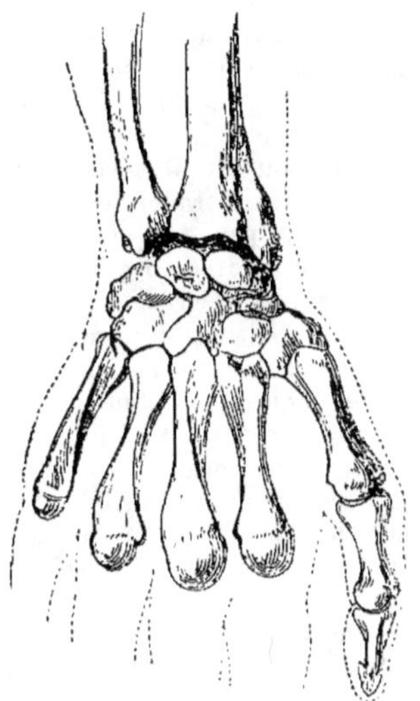

Fig. 378. — Squelette du carpe et du métacarpe.

On a conservé les deux phalanges du pouce et l'extrémité inférieure du radius et du cubitus.

phique, climatérique et social dans lequel il se trouve. Elle comprend l'acclimatation, l'étude des habitudes, des mœurs, etc.

MÉTACARPE, s. f. (de μετά, après, et καρπός, poignet). Partie de la MAIN, comprise entre les doigts et le carpe, dont le squelette est constitué par les MÉTACARPIENS.

MÉTACARPIEN, adj. et s. m. Nom des cinq os qui forment le métacarpe et qui s'articulent en haut avec le carpe, en bas avec les phalanges des doigts (fig. 378).

MÉTAL, s. m. (*metallum*, μέταλλον). La plus nombreuse des deux classes des corps simples. Ils sont doués, pour la plupart, d'un éclat dit métallique. Tous solides, à l'exception du mercure, bons conducteurs de l'électricité, en général pesants, plus ou moins *ductiles*, *malléables* et capables de

s'unir à l'oxygène pour former au moins un composé *basique*. Cette dernière propriété est la seule qui les distingue absolument des *métalloïdes*, en raison de sa généralité.

Il est impossible de donner une définition absolue s'appliquant exactement à tous les métaux, attendu que quelques-uns sont transparents, plus légers que l'eau, mous, liquides, sans éclat, et à première vue ne semblent pas constituer un corps qui rappelle l'idée naturelle que l'on se fait d'un métal.

On connaît aujourd'hui environ 55 métaux, parmi lesquels on comprend quelquefois l'*hydrogène* et un radical AzH^4, composé d'azote et d'hydrogène, l'*ammonium*, qui n'a jamais pu être isolé.

Aluminium.	Mercure.
Ammonium ?	Molybdène.
Antimoine.	Nickel.
Argent.	Niobium
Baryum.	Or.
Bismuth.	Osmium.
Cadmium.	Palladium.
Calcium.	Pelopium.
Cérium.	Platine.
Césium.	Plomb.
Chrome.	Potassium.
Cobalt.	Rhodium.
Columbium.	Rubidium.
Cuivre.	Ruthenium.
Didymium.	Sodium.
Erbium.	Strontium.
Étain.	Tantale.
Fer.	Terbium.
Gallium.	Thallium.
Glycinium.	Thorinium.
Hydrogène ?	Titane.
Ilménium.	Tungstène.
Iridium.	Uranium.
Lanthane.	Vanadium.
Lithium.	Yttrium.
Magnésium.	Zinc.
Manganèse.	Zirconium.

La plupart des métaux sont cristallisables et se trouvent dans la nature à l'état de minerais impurs, c'est-à-dire plus ou moins confondus ou combinés entre eux, mélangés à des corps étrangers, et surtout formant des composés définis avec le soufre, le chlore, l'oxygène, l'arsenic.

Ils sont en grande partie utilisés en matière médicale, rarement à l'état de pureté, mais le plus souvent, on emploie quelqu'une de leurs combinaisons acides, basiques, salines ou neutres.

Le travail de certains métaux, arsenic, plomb, cuivre, mercure, etc., occasionne des maladies graves par *intoxication* hydrargyrique, saturnine, arsenicale, etc.

MÉTALLOÏDE. s. m. (de μέταλλον, métal, et εἶδος, forme). Nom donné à la classe la moins nombreuse des corps simples qui n'ont pas en général l'éclat métallique, sont gazeux, liquides ou solides, et ne se rapprochent des métaux que par un petit nombre de caractères, malgré l'étymologie de leur nom. Ce sont le *fluor*, le *chlore*, l'*iode*, le *brome*, l'*oxygène*, le *soufre*, le *sélénium*, le *tellure*, l'*azote*, le *phosphore*, l'*arsenic*, le *carbone*, le *bore*, le *silicium*, auxquels on ajoute quelquefois l'*hydrogène*, qui, par ses propriétés chimiques, se rapproche plutôt des métaux, bien qu'il soit gazeux.

MÉTALLOSCOPIE ou **MÉTALLOTHÉRAPIE**, s. f. (de μέταλλον, métal, et θεραπεύειν, soigner). Procédé de traitement de certaines névroses par l'application sur la peau de plaques métalliques. Il est fondé sur la remarque du docteur Burq : que si chez certaines personnes hystériques, qui ont des troubles de la sensibilité, on vient à appliquer des plaques d'un métal convenablement choisi, à des endroits de la peau absolument insensibles, il se passe certains phénomènes particuliers quelquefois suivis du retour de la sensibilité. Ces phénomènes consistent en une sensation de fourmillements, de chaleur au niveau de l'application, puis survient de la rougeur, l'ascension de la température mesurée avec le thermomètre, et le retour à la sensibilité.

Le même métal ne convient pas à toutes les personnes, et d'après M. Burq, qui le premier a signalé ces faits et auquel revient l'honneur de cette découverte, chaque personne a pour ainsi dire son métal spécial : tantôt c'est une plaque d'or, une plaque de fer, ailleurs, ce sera le cuivre ou le zinc qui conviendra, les autres métaux restant inactifs.

La véritable explication de ce phénomène n'est pas dans une affinité spéciale du tempérament de telle personne pour tel métal, il n'y faut voir qu'un phénomène dû à la variation d'intensité des courants électriques. En effet, l'application d'une plaque métallique sur la peau détermine la production d'un courant électrique d'intensité variable, suivant le métal en expérience. Ce courant, extrêmement faible, correspond pour l'or à une intensité de 2 à 12 degrés du galvanomètre de Dubois-Reymond, pour le cuivre à 40 ou 45 degrés.

Si l'on répète l'expérience en remplaçant la plaque métallique qui convient à une personne déterminée par le passage d'un courant, on obtient les mêmes résultats, et l'on observe que le retour de la sensibilité n'a lieu que lorsque le courant a une intensité déterminée, correspondante à celle que donne l'application de la plaque sur la peau.

C'est donc parce que l'intensité du courant nécessaire est variable suivant les personnes, qu'elles ne sont sensibles qu'à certains métaux.

Si le courant est plus faible, il ne se produit rien ; s'il est plus fort, la sensibilité ne revient pas non plus ; si on augmente encore la force du courant, on peut trouver d'autres degrés pendant l'intervalle desquels la sensibilité reparaît.

En répétant ces expériences, soit au moyen de plaques métalliques, soit en employant des courants très-faibles *dits physiologiques*, on a constaté :

Que le retour de la sensibilité, qui revenait chez les malades hystériques ou hystéro-épileptiques frappés de *semi-anesthésie* (limitée à un côté du corps), se faisait aux dépens de la sensibilité normale du côté sain. Ainsi, lorsqu'on avait rendu la sensibilité à une région limitée, au bras, à la jambe du côté droit qui étaient insensibles, les régions correspondantes du côté sain, le bras et la jambe gauches avaient perdu leur sensibilité normale. La sensibilité avait passé de gauche à droite.

De même, si l'on fait passer un courant électrique de la tête au pied du côté du corps anesthésique, on voit disparaître la sensibilité du côté sain, au fur et à mesure et dans les directions où la sensibilité apparaît du côté malade. Sous l'influence d'un métal approprié ou des courants continus, les organes des sens, œil, oreille, perdent du côté sain ce qu'ils ont gagné du côté malade.

Les résultats obtenus chez les hystériques ne durent, après une seule application du moins, que 12 à 24 heures.

Lorsqu'on essaye le passage de ces courants très-faibles chez certains *hémi-anesthésiques* (anesthésiés d'un seul côté du corps) par lésion organique cérébrale (apoplexie), même datant de plusieurs années, on leur fait recouvrer dans certains cas la sensibilité générale et spéciale. De plus, ces résultats qui étaient passagers chez les hystériques semblent persistants chez les hémi-anesthésiques par causes organiques.

On voit par ce qui précède, que la métalloscopie, réduite à son côté purement scientifique et débarrassée de toute interprétation fantaisiste, et surtout l'usage des courants électriques d'intensité très-faible, peuvent avoir de sérieuses applications. C'est probablement à des phénomènes du genre de ceux dont nous venons de parler qu'il faut attribuer l'action curative des bagues électriques et des applications de casseroles de cuivre sur la tête, faites pour guérir la migraine, et qui ont eu tant de vogue à un moment donné.

MÉTAMORPHOSE, s. f. (de μετά, qui, en composition, signifie changement, et μορφή, forme). Changements successifs de forme et de structure qui surviennent dans la vie de certains insectes et des batraciens, depuis le moment où ils sortent de l'œuf jusqu'à l'époque à laquelle, ayant une organisation parfaite, ils sont aptes à reproduire leur espèce.

En anatomie générale, on appelle *métamorphose* la transformation de la cellule primitive en éléments et tissus divers ; mode de développement reconnu par quelques auteurs, nié par d'autres, qui admettent la SUBSTITUTION des éléments formés de toutes pièces, aux cellules embryonnaires.

MÉTASTASE, s. f. (de μεθίστημι, je change de place). Manifestation d'une maladie sur un point éloigné de son siége primitif, ou éclosion d'une maladie nouvelle causée par la disparition d'une affection précédente. C'est par métastase que des abcès se montrent dans les poumons, le foie, à la suite de *piqûres anatomiques*, d'INFECTION PURULENTE. C'est encore par métastase que la méningite tuberculeuse et la phthisie pulmonaire paraissent pouvoir se développer, à la suite de la disparition brusque d'un flux ordinaire ou d'une affection cutanée (gourme).

La métastase peut se produire par simple transport de la matière morbide par les vaisseaux, par embolie, ou par une sorte de sympathie entre les organes. A la suite des oreillons, il peut survenir une *orchite* chez l'homme, une *ovarite* chez la femme. Mais il ne faut pas confondre ce mode de production des maladies avec l'inoculation. C'est ainsi que l'*ophthalmie purulente* qui se déclare en même temps que la BLENNORRHAGIE URÉTHRALE n'est nullement *métastasique ;* elle résulte du transport direct, au moyen des doigts, du pus virulent de l'urèthre sur la conjonctive. Aussi est-elle plus fréquente du côté droit, et peut-elle être évitée par des soins de propreté et des précautions.

MÉTATARSE, s. m. (μετά, après, et ταρσός, le tarse). Partie du PIED qui est comprise entre le tarse et les orteils ; il est formé par l'ensemble des cinq métatarsiens ou os du métatarse, disposés parallèlement. Il correspond au métacarpe de la main.

MÉTATARSIEN, s. m. Qui a rapport au métatarse. Les *métatarsiens* sont les os du pied qui composent le MÉTATARSE ; ils sont désignés sous le nom de *premier métatarsien, deuxième métatarsien*, etc., en comptant de dedans en dehors. Par leur extrémité supérieure ou tarsienne, ils s'articulent avec les os du tarse et entre eux (*articulations métatarsiennes*) ; leur extrémité inférieure ou phalangienne s'articule avec la première phalange des orteils correspondants.

MÉTÉORISME, s. m. (*meteorismus*, μετεωρίζομαι, s'enfler). Synonyme de tympanite ou pneumatose. État et aspect particuliers de l'abdomen lorsque le tube intestinal est distendu par une grande quantité de gaz. Le ventre est gros, *ballonné* et résonne comme un tambour sous le plessimètre.

Le météorisme est ordinairement le résultat d'une mauvaise digestion ou d'un état inflammatoire de la muqueuse intestinale ; quelquefois aussi il se développe sous l'influence d'une névrose.

Il cède le plus souvent, sauf dans ce dernier cas, à une alimentation bien entendue, à l'administration de boissons aromatiques chaudes, thé, tilleul, camomille, anis, etc. On emploie encore et souvent avec succès le charbon de bois en poudre, la craie préparée, les purgatifs légers et surtout la magnésie.

Dans certains cas, il est beaucoup plus grave, c'est quand il s'accompagne d'arrêt dans le cours des matières fécales ; il est alors symptomatique de l'*occlusion intestinale* (voy. INTESTIN).

MÉTHODE, s. f. (de μετά, par, et ὁδός, chemin). Ordre que l'on suit pour énoncer une doctrine, faire une opération, ou étudier une science.

On appelle *méthode curative*, le traitement d'une maladie suivant des règles précises, formulées à l'avance et dont on ne s'écarte pas.

Une **méthode opératoire** est la marche à suivre pour exécuter une opération ; les modifications de détail dans une méthode opératoire constituent les procédés opératoires proprement dits.

En histoire naturelle, les *méthodes* sont des classifications d'animaux ou de végétaux fondées sur l'ensemble de leurs organes. Elles ont pour but d'associer les êtres vivants ou les plantes d'après leur degré de ressemblance ; tel est au moins le but des *méthodes naturelles*. Les *méthodes artificielles* ne sont établies que sur quelques caractères particuliers et de convention.

MÉTHYLIQUE, adj. L'alcool **méthylique**, ou esprit-de-bois, est un liquide analogue à l'alcool ordinaire par beaucoup de ses propriétés. On le retire du bois par distillation ; il bout à 66 degrés et brûle à la manière de l'alcool. On s'en sert quelquefois à la place de ce dernier pour brûler dans les lampes à alcool, mais son odeur est désagréable.

MÉTRITE, s. f. (*metritis*, μήτρα, matrice). Inflammation aiguë ou chronique de l'utérus. Dans la *métrite aiguë*, l'inflammation peut affecter isolément le col ou le corps de l'utérus, d'où la division en *métrite du col* et *métrite du corps*. Elle siège sur la muqueuse, *métrite muqueuse* ou *interne*, ou sur le tissu propre de l'utérus, *métrite parenchymateuse*. Cette maladie se montre par suite de l'abus du coït, de l'avortement, de l'accouchement, mais souvent aussi sans qu'on puisse en déterminer la cause. Lorsqu'elle suit l'accouchement, on la nomme *métrite puerpérale*.

La **métrite aiguë** se manifeste par des douleurs plus ou moins vives dans la région du petit bassin et s'irradiant vers les régions lombaires, l'aine, les cuisses, avec irritation de voisinage du côté de la vessie et du rectum. Le palper hypogastrique exaspère la douleur, la malade ne peut se tenir debout ; le toucher rectal et surtout vaginal sont douloureux et permettent de constater que l'utérus est volumineux et chaud.

Au spéculum, on voit le col tuméfié et laissant écouler un liquide purulent ou muco-purulent, qui peut cependant manquer dans la métrite parenchymateuse, si la muqueuse ne participe pas à l'inflammation.

La **métrite chronique** peut siéger aussi sur le col ou sur le corps. Celle du col, très-fréquente, comprend toutes les lésions connues sous les noms de : *érosions*, *ulcérations*, *granulations*, métrite *granuleuse*, *ulcéreuse*, *folliculeuse*, etc.

On est amené à en soupçonner l'existence par des *douleurs spéciales* et un *écoulement* purulent que la femme prend pour des pertes blanches. Ici, le doigt ne suffit plus à observer l'état du col ; le spéculum seul permet de constater la tuméfaction et l'état de la lésion, qui manque rarement (ulcérations, granulations, etc.).

La cautérisation du col au nitrate d'argent, les injections, fomentations, lavements, bains émollients, boissons adoucissantes, le repos et la position horizontale, sont les moyens employés pour combattre ces deux genres de métrite (voy. UTÉRUS).

MIASME, s. m. (*miasma*, μίασμα, de μιαίνειν, souiller). Les miasmes sont des substances volatiles, répandues dans l'air grâce à la vapeur d'eau qu'il contient normalement et qui leur sert de véhicule, ou fixées sur des corps solides, comme les vêtements et les objets de literie. Les miasmes se dégagent des matières végétales ou animales en putréfaction, surtout sous l'influence de la chaleur humide. Ils s'élèvent des marais, des eaux croupissantes, des cimetières, et peuvent se propager par des courants atmosphériques à de grandes distances. Ils se dégagent aussi du corps humain et sont le produit de la respiration, de la sueur et, en général, de toutes les excrétions. Ils naissent dans les rassemblements d'hommes en bonne santé aussi bien que dans les salles qui renferment des malades atteints de *maladies contagieuses*, fièvre typhoïde, choléra, dysentérie.

Certains miasmes reproduisent des maladies semblables à celles qui leur ont donné naissance ; d'autres font éclore d'emblée des accidents particuliers : *fièvres intermittentes*, *cachexie paludéenne*.

La plupart du temps, les miasmes, dont on ne saurait nier l'existence, sont cependant inappréciables à nos sens aussi bien qu'aux instruments et aux réactifs ; ils ne se révèlent à nous que par l'influence pernicieuse qu'ils exercent sur l'économie, influence dont *l'hygiène* a pour mission de nous préserver. Les salles de chirurgie et les maternités des hôpitaux des grandes villes sont autant de foyers d'infection remplis de miasmes qui rendent les opérations qu'on y pratique infiniment plus dangereuses que celles qui sont faites à la campagne.

MICROCÉPHALE, adj. et s. m. (de μικρός, petit, et κεφαλή, tête). Individu dont la tête est anormalement petite, par suite d'anomalie de développement, ou de la soudure anticipée des fontanelles et des sutures du crâne. La plupart des microcéphales sont plus ou moins IDIOTS; leur encéphale a un poids inférieur à 1 kilogramme lorsqu'ils sont adultes.

MICROPHTHALMIE, s. f. (de μικρός, petit, et ὀφθαλμός, œil). Petitesse excessive du globe oculaire qui est resté rudimentaire; la cornée est alors rétrécie dans tous ses diamètres.

MICROSCOPE, s. m. (de μικρός, petit, et σκοπεῖν, voir). Instrument d'optique destiné à faciliter ou à permettre l'examen et l'étude des objets très-petits.

Le **microscope simple** consiste en une loupe ordinaire montée sur un pied et munie d'un porte-objet. Il est surtout utile aux naturalistes et sert à dissocier les préparations que l'on doit examiner avec le suivant.

Le **microscope composé** comporte deux systèmes de lentilles :

1° *L'objectif*, formé par une ou plusieurs petites lentilles, elles-mêmes constituées par deux verres accolés, l'un en *flint*, l'autre en *crown-glass ;* il est situé près de l'objet à examiner, et donne une image réelle renversée et très-amplifiée de l'objet; sa construction est fort minutieuse.

2° *L'oculaire*, formé par un autre système de lentilles plus grandes, qui est rapproché de l'œil de l'observateur; il joue le rôle de loupe et sert à considérer l'image réelle et renversée donnée par l'objectif. Le grossissement est dû à l'action de l'objectif et à celle de l'oculaire; il peut aller jusqu'à 1800 diamètres.

Il y a en outre d'autres pièces accessoires : un système pour éclairer l'objet par transparence ou directement, un porte-objet pour le soutenir, des vis de rappel pour manœuvrer l'objectif, l'éloigner ou le rapprocher de l'objet, et à l'intérieur du tube du microscope, des diaphragmes pour empêcher les rayons périphériques d'être irrégulièrement réfractés (aberration de sphéricité) ou de donner des images irisées (aberration de réfrangibilité). Toutes ces dispositions varient suivant les constructeurs.

MICROSPORON, s. m. (de μικρός, petit, et σπόρος, semence). Champignon parasite

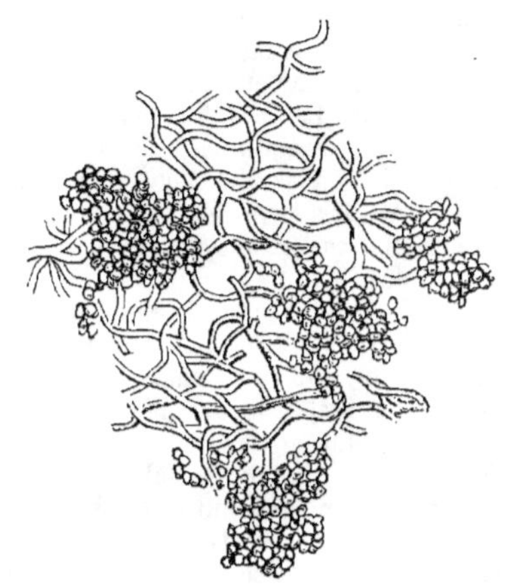

formé par des *tubes* et des *spores* qui adhèrent à la peau et en soulèvent les cellules épithéliales superficielles (fig. 379).

C'est le *microsporon furfur* qui forme la maladie de peau connue sous le nom de *pityriasis versicolor;* et le *microsporon mentagrophytes*, qui est l'origine de la MENTAGRE.

MICROZOAIRES, s. m. pl. (μικρός, petit, et ζῶον, animal). Classe d'animaux infiniment petits, microscopiques et de formes très-variées, appartenant à des genres différents et que l'on trouve dans les eaux où séjournent des matières organiques et dans quelques liquides de l'économie animale. Ce sont d'ailleurs les *monades*, les *vibrions*, les *volvoces*, etc., que l'on a rangés dans la classe des infusoires.

MICTION, s. f. (*mictio, mictus,* οὔρησις). Action d'uriner. La manière dont s'opère la miction est un signe important de diagnostic pour les maladies des organes génito-urinaires. Elle peut être normale, douloureuse, intermittente, lente, impossible, etc. (voy. URÈTHRE, URINE, VESSIE).

MIEL, s. m. (*mel*). Matière sucrée, molle ou liquide, d'un blanc jaunâtre, grenue, soluble dans l'eau, et susceptible de fermentation alcoolique. Elle est recueillie par les abeilles sur la corolle ou sur les nectaires des fleurs ; mais ces insectes lui font subir dans leur estomac une élaboration particulière.

Suivant les espèces de fleurs ou de plantes qui existent aux environs des ruches, le miel a un goût plus ou moins agréable, une couleur, une saveur et des propriétés particulières. Les Labiées lui communiquent des principes aromatiques, le sarrazin le rend noir, les mélèzes (miel de Chamouny) lui donnent des propriétés balsamiques. Dans certains cas même, il paraît pouvoir être toxique.

Le miel le plus estimé en France est celui de Narbonne et des environs ; la seconde qualité vient du Gâtinais, c'est le plus employé. Le miel de Bretagne est quelquefois impur, d'un goût âcre, et se putréfie facilement. Le commerce falsifie le miel commun en le mélangeant avec de la glucose, ou même avec de la fécule ; mais on reconnaît la présence de cette dernière lorsque, ayant dissous une petite quantité du miel suspect dans l'eau froide, on y laisse tomber une goutte de teinture d'iode qui développe la coloration bleue caractéristique de la présence de l'amidon.

Le miel est employé comme adoucissant et laxatif ; il sert quelquefois à sucrer les tisanes et à édulcorer les gargarismes.

En pharmacie, il entre dans la composition de quelques médicaments officinaux : le *miel de* MERCURIALE n'est administré qu'en lavements. Le *miel rosat*, astringent, employé en collutoires dans les stomatites et les laryngites, est préparé avec des pétales de roses rouges infusées dans l'eau bouillante ; on filtre et on fait cuire dans du miel blanc.

MIGRAINE, s. f. (*hemicrania*; ἥμισυς, moitié, et κρανίον, crâne). La migraine ou *hémicrânie* est une affection presque toujours constitutionnelle, caractérisée par une douleur de tête fixée à la région frontale, d'un seul côté du crâne, par des troubles nerveux divers des sens et des fonctions digestives. Elle se manifeste par des attaques passagères et le plus souvent périodiques. La migraine est quelquefois extrêmement douloureuse et peut durer plusieurs jours.

La *migraine accidentelle* reconnaît pour causes : un trouble de la digestion, l'excès de la faim, un écart de régime, la constipation, la fatigue de la vue, l'impression d'une odeur forte, bonne ou mauvaise, la prochaine venue des règles ou menstrues chez la femme, et en résumé tout ce qui peut mettre en jeu la susceptibilité nerveuse.

La *migraine constitutionnelle* est souvent héréditaire et coïncide avec un tempérament nerveux, elle peut être une manifestation de la diathèse goutteuse. Lorsque la migraine reconnaît pour point de départ un trouble de la digestion, un vomitif ou un purgatif peut réussir. Dans les autres cas, on peut essayer, quoique avec moins de chances de succès, les frictions sur le front avec les pommades à la belladone ou au cyanure de potassium, le chloroforme, l'éther. Il faut presque toujours le calme le plus absolu dans un endroit obscur, et des boissons aromatiques chaudes.

Lorsque la migraine se montre sous l'influence d'une diathèse ou d'un état nerveux, les bains de mer, l'hydrothérapie, les eaux minérales de Vichy, Plombières, Néris, etc., peuvent être très-utiles.

MILIAIRE, adj. et s. f. Qui ressemble à un grain de millet.

La **fièvre miliaire** ou la miliaire est une éruption de petits boutons rouges qui apparaissent souvent chez les femmes en couches. Elle se montre aussi après un exercice violent qui a provoqué une abondante transpiration. La peau devient rouge, et il semble qu'elle est piquée par une multitude de pointes d'épingles. En quelques instants l'éruption apparaît et se dissipe en général spontanément au bout de quelques jours.

La *fièvre* n'est pas constante, le plus souvent elle n'existe pas si l'éruption est idiopathique, c'est-à-dire ne se produit pas sous l'influence d'une autre maladie, fièvre typhoïde ou intermittente, rhumatisme. C'est en réalité un effet de la transpiration exagérée qui n'a pas de traitement spécial.

Suette miliaire. — Voy. SUETTE.

MILLEPERTUIS, s. m. Plante de la famille des Hypéricinées, commune sur la lisière des bois.

Le *millepertuis perforé* (*hypericum perforatum*) est ainsi nommé, parce que ses feuilles, regardées par transparence offrent une infinité de petits points translucides dus à des utricules remplies d'une huile volatile.

Il passe pour anthelminthique, excitant et vulnéraire. Les sommités sont employées en décoction et en infusion dans l'huile d'olive (huile de millepertuis); elles entrent dans quelques préparations officinales, entre autres, le *baume du commandeur* de Termes, le petit lait de Weiss.

MITHRIDATE, s. m. (*antidotum mithridaticum*, μιθριδατικόν). Électuaire composé d'une infinité de drogues, que l'on dit inventé par Mithridate, roi de Pont, qui l'employait comme préservatif de tous les empoisonnements. Cette confection, contenant une certaine dose d'opium, agit comme la THÉRIAQUE, et se trouve d'ailleurs aussi abandonnée qu'elle.

MITTE, s. f. Variété de CONJONCTIVITE catarrhale produite chez les vidangeurs et les égoutiers, par les émanations des latrines et des fosses d'aisances. La mitte se complique souvent de *granulations* de la conjonctive.

On a aussi donné ce nom aux gaz méphitiques eux-mêmes, qui sont formés par des composés ammoniacaux et sulfhydriques. Les ouvriers désignent ces émanations plus souvent par le nom de *plomb*, à cause de la rapidité avec laquelle s'évanouissent ceux d'entre eux qui les respirent en trop grande abondance; ils tombent alors lourdement, comme un plomb.

MIXTURE, s. f. Les *mixtures médicamenteuses* sont des mélanges de médicaments liquides, en général très-actifs, du poids de 100 grammes au plus, qui ne sont ni des potions, ni des juleps, ni des liniments. C'est un terme vague dans lequel peuvent rentrer toutes sortes de préparations composées.

On les emploie à l'intérieur à la dose de quelques gouttes; on en imbibe un peu de coton que l'on introduit dans la cavité d'une dent cariée, etc.

MOBILITÉ, s. f. (*mobilitas*). Faculté d'être déplacé, transporté d'un lieu à un autre.

En chirurgie, on appelle mobilité, la possibilité de déplacer les fragments d'un os rompu ou nécrosé. On recherche la mobilité dans les *fractures* comme étant un des meilleurs éléments de diagnostic de ce genre de lésions.

MODIFICATEUR, adj. et s. m. Se dit en médecine de tous les médicaments qui, par leur présence, sont capables de changer l'état actuel d'un tissu. Au résumé, tous les remèdes (toniques, astringents, expectorants, eupeptiques), tant internes qu'externes, étant administrés en vue de modifier, c'est-à-dire de ramener à leur état normal les parties malades, sont des *agents modificateurs*. Mais on conserve plutôt cette expression pour désigner les corps dont on ne sait pas expliquer ou plutôt spécifier l'action, ou qui amènent des effets complexes. Tels sont le mercure, l'iodure de potassium, qui modifient profondément l'économie. De même, l'attouchement d'une plaie de mauvais aspect, de la cavité d'un kyste ou d'une hydrocèle, avec le crayon de nitrate d'argent ou la teinture d'iode, en modifie la nature et la vitalité.

MOELLE, s. f. (*medulla*, μυελός). La **moelle épinière** est cette partie des centres nerveux qui est contenue dans le canal rachidien formé par la *colonne vertébrale*. Elle commence par une partie renflée, le **bulbe**, ou moelle allongée, situé à la partie supérieure, au bord inférieur de la *protubérance annulaire* (9, fig. 147 et 21, fig. 145).

La forme du *bulbe* est celle d'un cône à grosse extrémité supérieure, long de 3 centimètres. Il se continue à la partie inférieure avec la moelle proprement dite par une partie rétrécie, le *collet du bulbe*.

Sa *base*, ou extrémité supérieure, séparée de la protubérance annulaire par un sillon, fait partie du plancher du quatrième ventricule cérébral.

Sa *face postérieure* présente un sillon médian antérieur qui fait suite à celui de la moelle épinière; de chaque côté sont deux cordons blancs, *pyramides antérieures* (17, fig. 145), qui font suite aux cordons antérieurs de la moelle et se croisent sur la partie médiane (*décussation des pyramides*).

Sa *face postérieure* est formée par deux cordons de chaque côté, qui, à la partie inférieure du bulbe, ne sont séparés que par le sillon postérieur et, à la partie supérieure, s'écartent pour constituer le plancher du quatrième ventricule cérébral; de chaque côté existe un petit renflement (*py-ramides postérieures*).

Ses *faces latérales* sont formées en haut par les *olives*, situées immédiatement en dehors des pyramides. Plus en dehors, se trouve le *faisceau intermédiaire du bulbe*, qui continue une partie des fibres du cordon latéral de la moelle, et la ligne d'émergence des nerfs *glosso-pharyngien* et *pneumo-gastrique*, qui fait suite au sillon collatéral postérieur de la moelle.

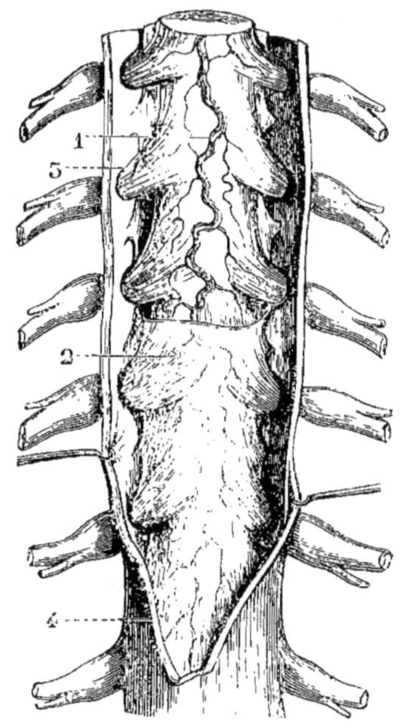

Fig. 380 (empruntée à l'*Anatomie* du docteur Fort).
Tronçon de moelle épinière munie de ses enveloppes et présentant les émergences des nerfs rachidiens.

1, Pie-mère avec ses vaisseaux bien apparents.

2, Feuillet viscéral de l'arachnoïde voilant en partie les vaisseaux de la pie-mère.

3, Racines antérieures des nerfs rachidiens.

4, Bords de la dure-mère incisée, écartés avec deux crochets.

On voit le ligament dentelé sur cette figure.

La **moelle épinière** proprement dite (10, fig. 147) commence au collet du bulbe et se termine à la première vertèbre lombaire. Chez l'enfant nouveau-né, elle descend jusqu'à la base du sacrum ; mais comme elle ne suit pas le développement de la colonne vertébrale, elle semble remonter à mesure que cette dernière s'allonge.

De même que l'encéphale, elle est enveloppée par trois membranes : la dure-mère, la pie-mère et l'arachnoïde, qui constituent les *méninges rachidiennes* (fig. 380).

Sa consistance est plus grande que celle du cerveau, par suite d'une adhérence plus intense de la pie-mère qui la soutient. Les prolongements que la pie-mère envoie à la dure-mère, qui tapisse dans toute son étendue le canal rachidien, forment le *ligament dentelé* qui maintient le cordon médullaire fixe et comme suspendu au milieu de ce canal.

Les nerfs qui émanent de la moelle et qui sont entourés par des prolongements de la dure-mère contribuent aussi à son immobilisation. Elle est en outre protégée contre les contusions qui pourraient lui être transmises par la colonne vertébrale, au moyen du liquide *céphalo-rachidien* dans lequel elle baigne.

Conformation extérieure. La moelle est symétrique de chaque côté, arrondie ou un peu aplatie d'avant en arrière. Sa face *antérieure* présente sur la ligne médiane un sillon qui se prolonge sur toute la longueur de la moelle : c'est le *sillon médian antérieur*. De chaque côté est un faisceau blanc, ou *cordon antérieur*, tout le long duquel se trouvent les insertions antérieures des nerfs rachidiens (fig. 382). En écartant les deux lèvres du sillon antérieur, on trouve une lame blanche qui unit les deux moitiés symétriques de la moelle ; c'est la *commissure blanche antérieure*.

Sa *face postérieure* est divisée sur la ligne médiane par le *sillon médian postérieur*, plus profond que l'antérieur, rempli par une expansion de la pie-mère. En écartant ses lèvres, on trouve la *commissure grise postérieure*.

Entre le sillon médian postérieur et un autre qui se trouve plus en dehors, le sillon *collatéral postérieur*, se trouve le *cordon postérieur*, qui donne insertion aux *racines postérieures* des nerfs rachidiens.

Ses *faces latérales* forment les *cordons latéraux* de la moelle, compris entre le sillon collatéral antérieur et le sillon collatéral postérieur.

La moelle fournit trente et une paires de nerfs : huit cervicales, douze dorsales, cinq lombaires et six sacrées. Ces nerfs naissent par deux sortes de racines : les *racines antérieures*, ou motrices, n'ont point de

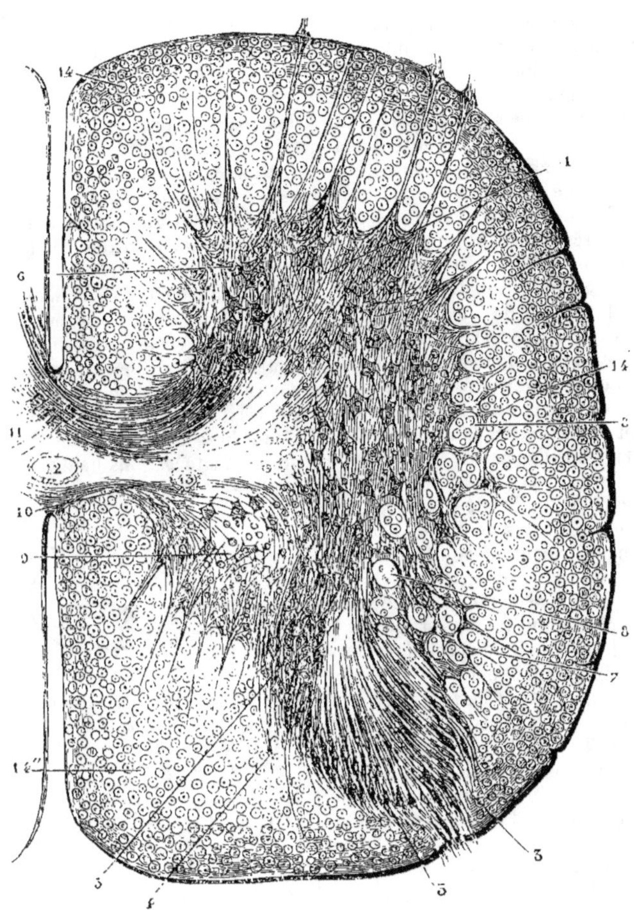

Fig. 381. — Coupe horizontale de la moelle épinière au niveau de la région lombaire
(d'après les recherches de M. Luys).

1, Rapport des fibres des racines antérieures avec les prolongements des grandes cellules de cette région ; ces cellules forment avec leurs prolongements un plexus continu.

2, Fibres obliques des portions inférieures des faisceaux antérieurs de la moelle du côté gauche, immergées au milieu des réseaux des cellules de la portion interne des cornes antérieures du côté droit.

3, 3', Fibres des racines postérieures en continuité avec les cellules gélatineuses ; ces cellules gélatineuses ont leur grand axe dirigé dans le sens antéro-postérieur ; elles se continuent jusque dans les positions centrales de la substance grise de la moelle en 4 et en 5. On en retrouve encore quelques-unes dans les régions les plus antérieures.

Une portion notable des fibres des racines postérieures les plus externes forme, avec les cellules gélatineuses qui leur sont propres, une série de plexus externes, 7, dont la direction est antéro-postérieure. Ces réseaux gélatineux serpentent au mi-

lieu des fibres blanches ascendantes dont ils croisent la direction 8,8'.

9. Noyau de substance grise intermédiaire constitué par des cellules spéciales, et recevant une série de fibrilles venues des portions internes des racines postérieures ; ce noyau de substance grise est conjugué avec son homologue du côté opposé par une série de fibres obliques, 10, qui constituent les fibres les plus postérieures de la commissure postérieure. Les fibres grises de la commissure grise antérieure, 11, paraissent servir à conjuguer entre elles les cellules nerveuses des régions antérieures et moyennes.

12, Canal central de la moelle épinière tapissé d'un épithélium cylindrique.

13, Section transversale d'un gros vaisseau.

14, 14', 14", Section horizontale des tubes nerveux des régions antérieures et internes, postérieures externes et postérieures de la moelle.

ganglions ; les *racines postérieures*, ou sensitives, présentent, presque aussitôt leur émergence, un ganglion formé de cellules nerveuses, et immédiatement après, elles se réunissent aux racines antérieures pour former les nerfs mixtes qui se distribuent au tronc et aux membres (voy. NERFS).

La moelle envoie encore à chaque ganglion du nerf GRAND SYMPATHIQUE des faisceaux radiculaires composés d'une ou plusieurs racines blanches et grises, qui font du système du grand sympathique une véritable dépendance de la moelle destinée aux vaisseaux (*vaso-moteurs*) et aux organes splanchniques, cœur, estomac, intestin, etc.

Structure de la moelle. Au centre de la moelle existe un canal microscopique tapissé d'épithélium ; c'est le canal de l'*épendyme* (12, fig. 381). Dans l'épaisseur de la moelle circulent des vaisseaux (13) et se ramifient des prolongements de la pie-mère qui, en se réunissant aux parois de l'épendyme et des vaisseaux, forment la charpente conjonctive de la moelle (*névroglie*).

La plus grande partie de la moelle, ou du moins la plus importante, est formée : 1° par des *cellules* munies de prolongements (fig. 139), communiquant entre elles et avec les tubes nerveux, et 2° par les *tubes nerveux* eux-mêmes qui se rendent plus ou moins directement à l'encéphale (14, fig. 381)

Sur une coupe, on voit que la moelle est formée, comme le cerveau et le cervelet, par deux substances : l'une grise, l'autre blanche (fig. 382).

La **substance grise** de la moelle est celle qui contient le plus de cellules, qui sont *motrices* à la partie *antérieure*, et *sensitives* à la partie *postérieure*. Les cellules motrices sont, en général, plus petites que les cellules sensitives. Elle est entourée par la substance blanche et présente de chaque côté un croissant dont la concavité est tournée du côté externe. Ces deux croissants sont réunis du côté de leur convexité par la *commissure grise*. L'extrémité antérieure de chacun de ces croissants est un peu renflée et forme la *corne antérieure;* l'extrémité postérieure, plus effilée, est appelée *corne postérieure;* elle se termine vers le sillon collatéral postérieur.

La **substance blanche** de la moelle forme le *cordon postérieur*, qui est limité par les racines sensitives des nerfs, et les *cordons antérieurs* et *latéraux*, ou mieux *antéro-*

latéraux : elle contient beaucoup de névroglie et de tubes nerveux ou fibres nerveuses blanches, dont l'origine se trouve dans les cellules de la moelle et qui se rendent, soit à d'autres cellules de la moelle, soit au cerveau.

Rapports des éléments de la moelle entre eux, avec les nerfs, et avec l'encéphale; fonctions de la moelle : action, mouvements réflexes. La figure schématique (fig. 383) montre que les cellules de la moelle se trouvent en communication avec les fibres nerveuses des racines antérieures et postérieures, c'est-à-dire sensitives et motrices. Elles émettent des prolongements qui se dirigent, sous forme de fibres nerveuses : 1° vers les cellules situées de l'autre côté (fibres commissurales) ; 2° vers celles qui sont situées plus haut ; 3° vers l'encéphale. Ces prolongements aboutissent ainsi

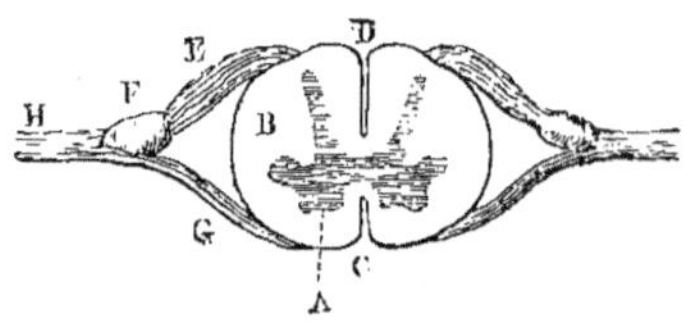

Fig. 382 (empruntée à l'*Anatomie* du docteur Forti).

Coupe transversale de la moelle avec les racines antérieures et postérieures des nerfs rachidiens.

A, Substance grise de la moelle.
B, Substance blanche.
C, Sillon médian antérieur.
D, Sillon médian postérieur.
E, Racines postérieures ou ganglionnaires des nerfs rachidiens.
F, Ganglion.
G, Racines antérieures.
H, Tronc d'un nerf rachidien.

à d'autres cellules, les relient entre elles, et forment un système complexe encore incomplètement élucidé, qui sert à la perception des sensations, à leur élaboration par l'encéphale et à la production du mouvement.

Une sensation étant apportée à une cellule de la moelle par un nerf et par sa racine postérieure, elle est transmise suivant sa nature, soit directement à une ou plusieurs cellules motrices de la moelle, soit au cerveau, par l'intermédiaire des fibres remontantes. Elle parvient à une cellule de l'encéphale qui communique elle-même avec une autre série de cellules où cette sensation est élaborée, appréciée. De l'en-

céphale, la sensation redescend par la substance blanche, sous forme d'ordre précis,
à une cellule motrice qui met en mouvement
l'organe qui a subi la sensation, ou l'em-

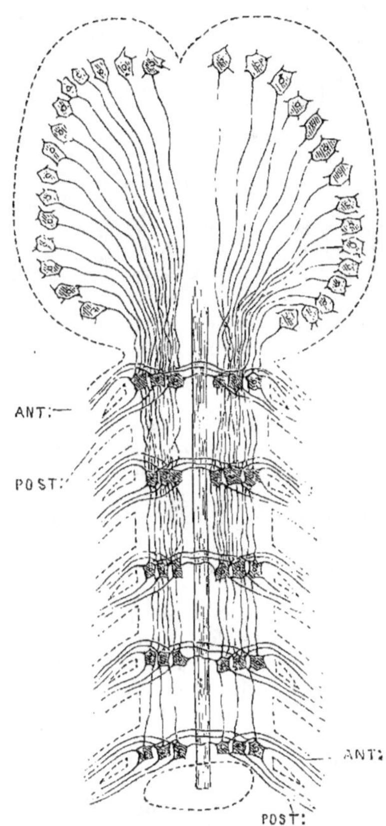

FIG. 383. — Schéma expliquant le trajet des fibres
dans la moelle épinière.

ANT., Racines antérieures (motrices).
POST., Racines postérieures (sensitives).

On voit comment une fibre sensitive et une fibre
motrice concourent dans une *cellule ganglionnaire*
de laquelle partent : une fibre qui monte au cerveau,
et une autre fibre dite *commissurale* qui va à l'autre
moitié de la moelle.

pêche au contraire de se mouvoir (voy. CER-
VEAU, NERF, NERVEUX).

La plupart du temps, les sensations ne
vont pas jusqu'à l'encéphale ; nous n'en
avons pas conscience, et elles se communiquent directement aux cellules motrices

de la moelle qui répondent automatiquement au besoin signalé par la sensation.
C'est ce qu'on désigne par **action réflexe**.

Ce n'est que lorsqu'une vive irritation
(*pathique*) d'un point du corps produit une
forte excitation des cellules ganglionnaires
sensitives de la moelle, que cette excitation
est conduite beaucoup plus loin, provoque
des réflexes irréguliers plus étendus, et
peut même par sa transmission à travers la
substance grise, arriver jusqu'au cerveau
et y causer la *sensation de la douleur*.

L'action du cerveau intervient le plus
souvent comme *modératrice des mouvements réflexes*. Aussi, ces mouvements réflexes sont-ils plus apparents lorsque l'action cérébrale, vient pour une raison
quelconque à être supprimée, après l'action
du chloroforme, etc. Pendant le sommeil
par exemple, un léger chatouillement dont
nous n'avons pas conscience fait que nous
portons la main à l'endroit de la démangeaison.

En enlevant le cerveau, ou en le séparant
par une section de la moelle épinière, on
devrait avoir non-seulement la continuation,
mais encore l'augmentation de l'action réflexe, puisqu'on supprimerait son action
modératrice. C'est ce qui arrive en effet et
ce qu'on peut reconnaître en partie sur les
animaux décapités. Mais l'expérience n'est
pas aussi concluante, car au point de vue
de la *structure* et des *fonctions*, la moelle
n'est pas tout entière comprise dans la
cavité rachidienne, il y a certaines parties du
cerveau qui en ont les fonctions, et la distinction *anatomique* entre l'encéphale et la
moelle ne coïncide pas exactement avec
celle qu'établit la *physiologie*.

L'action réflexe préside aux fonctions de
la vie de nutrition à peu près au même
titre que les mouvement volontaires président à la vie de relation ; si, par exemple,
la conjonctive de l'œil se dessèche, ce desséchement dont nous n'avons pas conscience
provoque une action réflexe sur le muscle
orbiculaire des paupières et en détermine
le *clignement*.

De même, la présence du bol alimentaire
dans le tube digestif impressionne les filets
sensitifs (qui d'habitude ne nous donnent
réellement aucune sensation, puisque nous
ne sentons pas le passage des aliments dans
l'estomac et l'intestin), et cette impression
détermine par action réflexe les mouve-

ments de la couche musculaire sous-jacente qui fait cheminer l'aliment jusqu'au rectum.

Lésions traumatiques de la moelle, contusion, compression. Le plus souvent, c'est à la suite d'une chute d'un lieu élevé ou d'un traumatisme violent qui a fracturé la colonne vertébrale ou déterminé un épanchement sanguin dans le canal rachidien, que la moelle se trouve comprimée plus ou moins complétement. Les tumeurs qui se développent lentement, les abcès par congestion, le mal de Pott peuvent produire les effets de la compression progressive de la moelle et de son inflammation.

Les symptômes consistent en une paralysie plus ou moins complète du mouvement et du sentiment dans toute la partie du corps qui est innervée par la portion de la moelle située plus bas que l'endroit comprimé, contusionné ou rompu. En même temps, la vessie et l'intestin sont paralysés, il y a d'abord rétention d'urine, puis incontinence.

Après les sections incomplètes de la moelle, il peut y avoir paralysie du sentiment ou du mouvement seul. Si la plaie est irrégulière, il y a souvent de *l'hyperesthésie* et des *contractures* par suite de l'excitation des fibres motrices.

Si la compression est produite par une fracture des vertèbres dorsales, le mouvement du bras est encore possible, mais tout le reste du corps est inerte. Si la compression ou la plaie siége dans le bulbe, ou seulement plus haut que la deuxième vertèbre cervicale, la mort est certaine et elle peut être instantanée. A la suite de la contusion ou de la compression exercée par une tumeur, il se développe souvent une *myélite* ou une méningite, et le malade succombe plus ou moins rapidement soit à ces affections, soit à une pneumonie.

L'immobilité, les révulsifs, et si faire se peut, l'éloignement de la cause, sont les seuls traitements à employer.

Inflammation de la moelle épinière. — Voy. MYÉLITE.

Sclérose de la moelle ou myélite chronique. — Voy. SCLÉROSE, ATAXIE LOCOMOTRICE).

MOELLE DES OS. Substance molle qui existe dans le canal médullaire des os longs, et en quantité plus ou moins variable à l'intérieur de tous les autres. Elle est plus rouge chez le fœtus et chez l'enfant que chez l'adulte, à cause de sa plus grande vascularisation et de l'absence de vésicules adipeuses. Elle est formée de médullocelles, myéloplaxes, vaisseaux capillaires trèsnombreux, cellules adipeuses et nerfs.

Son inflammation ou médullite se complique souvent de périostite chez les adolescents (voy. OSTÉO-PÉRIOSTITE ET PÉRIOSTITE).

MOIGNON, s. m. La partie qui reste d'un membre coupé et qui s'étend depuis la plaie jusqu'à l'articulation la plus proche.

Dans les AMPUTATIONS *circulaires*, il arrive que la peau et les muscles se rétractant outre mesure, ou ayant été coupés trop courts, l'os dépasse les tissus et fait saillie au dehors, de sorte que la plaie affecte la forme d'un cône saillant et ne peut se cicatriser convenablement.

C'est pour remédier à cette *conicité du moignon* qui nécessite souvent une deuxième amputation, que l'on a imaginé tous les procédés opératoires dits : *amputations à lambeaux, amputations ovalaires*, etc.

La conicité du moignon n'est quelquefois pas imputable au procédé employé, elle peut résulter en effet de maladies intercurrentes, ulcères, gangrènes partielles qui ont fait rétracter outre mesure les parties molles.

MOLAIRE, s. f. (de *mola*, meule). Nom donné aux DENTS de la partie postérieure des deux mâchoires, qui sont destinées au broiement des aliments.

MÔLE, s. f. (μύλη). La *môle* ou *faux germe* est une production hydatique ou charnue (*môle hydatique, môle charnue*), qui se développe dans l'utérus où elle remplace l'embryon. Pour qu'une môle se forme, il faut qu'il y ait eu fécondation et développement d'un œuf. Au bout de quelques semaines, l'embryon étant mort, s'est trouvé englobé dans le placenta qui a continué à s'accroître en subissant une transformation charnue, ou hydatique si l'hypertrophie porte plus spécialement sur les VILLOSITÉS du CHORION.

Dans la *môle hydatique*, qui a la forme de grains de groseille développés en quantité vraiment extraordinaire, on ne trouve pas trace d'embryon. Dans la plupart des môles charnues, il existe une cavité contenant, soit un embryon entier, soit des vestiges du cordon ombilical, soit fréquemment des poils, des ongles, des dents, etc. Rien n'est plus variable que la forme et le poids de ces faux germes.

Le développement d'une môle dans l'utérus donne lieu aux symptômes de la vraie grossesse ; l'absence des bruits du cœur fœtal peut seule, après le cinquième mois, faire soupçonner la présence de cette monstruosité. L'expulsion a lieu ordinairement avant le neuvième mois et n'entraîne après elle aucun accident particulier.

Les *fausses môles* ne sont pas dues au développement avorté d'un embryon ; ce sont tantôt de simples caillots fibrineux, tantôt des polypes ou des corps fibreux qui deviennent à peu près libres dans la cavité de l'utérus et peuvent se développer chez des jeunes filles vierges.

MOLÉCULE, s. f. (diminutif de *moles*, masse). Nom donné aux parties extrêmement petites qui résultent de la division considérable d'un corps, et qui, par leur réunion, constituent la masse de ce corps. Les molécules des corps simples sont les *molécules intégrantes*. Celles d'un corps composé, qui contiennent chacune les éléments constitutifs de la masse totale dans les mêmes relations, sont les *molécules constituantes*.

MOLLET, s. m. (γαστροκνήμιον, de γαστήρ, ventre, et κνήμη, jambe). Saillie de la partie postérieure de la jambe, très-développée chez les danseurs et, en général, chez les personnes qui exercent beaucoup leurs jambes. Il est constitué par les muscles de cette région, les jumeaux ou gastro-cnémiens, le soléaire, recouverts par la peau et un tissu sous-cutané abondant.

MOLLUSCUM, s. m. Nom de diverses tumeurs molles, dont la consistance ou l'aspect rappelle ceux des mollusques. On en connaît deux espèces :

Le **molluscum contagieux** (acné tuberculoïde) est une affection cutanée qui se montre de préférence dans les premières années de la vie ; elle affecte le dos, la poitrine, le ventre, le cou, la figure, et se montre sous forme de petites tumeurs grosses au plus comme un haricot, sans changement de couleur à la peau, indolores et se développant très-lentement. Ces tumeurs, qui peuvent se transmettre par contagion, disparaissent quelquefois spontanément et ne portent pas atteinte à la santé générale.

Le **molluscum proprement dit**, ou non

contagieux, consiste dans la production sur diverses parties du corps, et surtout à la face, de tubercules nombreux, peu douloureux, se développant lentement et pouvant atteindre le volume d'un œuf de pigeon. Ces tubercules contiennent une matière athéromateuse ; ils sont sessiles ou pédiculés, et leur accroissement n'est lié à aucun dérangement fonctionnel ; ils ne sont disposés ni à s'enflammer ni à s'ulcérer, mais ils subsistent pendant toute la vie, et ne demandent d'autre traitement que leur extirpation dans les cas où ils gênent par leur volume et leur situation.

MONACO (Alpes-Maritimes). Station d'hiver du littoral de la Méditerranée. La moyenne de la température hibernale y est de 9°,42 ; la moyenne de décembre de 9°,6 ; celle de janvier de 9°,8 ; celle de février de 9°,5.

Sur 329 jours, on a compté à Monaco : 76 beaux jours, 150 moyens, 41 couverts, 62 pluvieux.

Il suffira de savoir qu'à Monaco les hivers exceptionnellement rigoureux épargnent les oliviers qu'on y cultive, le citronnier et que les pétunias y fleurissent en plein hiver, pour se faire une idée de la douceur du climat et du bénéfice que peuvent en retirer les malades atteints de maladies des voies respiratoires et en général les convalescents.

MONOCLE, s. m. (de μόνος, seul, et *oculus*, œil). Bandage destiné à couvrir un seul œil.

Lorgnon dont on ne se sert que pour un seul œil et dont l'usage est détestable, à moins que l'autre œil ne soit complètement aveugle.

MONOGRAPHIE, s. f. (de μόνος, seul, et γραφή, description). Se dit, en histoire naturelle, de la description d'un seul genre ou d'une seule espèce d'animaux ou de végétaux. On appelle de même *monographie médicale* un traité écrit sur une seule maladie : *Traité du cancer* ; ou sur une seule classe de maladies : *Traité des fièvres*.

MONOMANIE, s. f (μόνος, seul, et μανία, folie). Variété de la FOLIE COMMUNE ; délire partiel développé sous l'influence d'une affection, d'une passion qui absorbe toutes les facultés du monomaniaque.

Les différentes espèces de monomanies peuvent se réduire aux types suivants : monomanie mélancolique (*lypémanie*); religicuse (*démonomanie*); monomanie de l'*homicide*; incendiaire (*pyromanie*): du vol (*kleptomanie*), et de l'ivresse (*dipsomanie*).

La folie partielle qui constitue une monomanie peut se développer graduellement et être précédée ou non de la MANIE. Les idées sont fixes, sans délire, le monomaniaque a un but, il agit avec conviction et l'intelligence est souvent conservée au point que le malheureux qui a été poussé par une force irrésistible réprouve les actes qu'il vient d'accomplir.

MONORCHIDE, adj. et s. m. (μόνος, seul, et ὄρχις, testicule). Se dit, en botanique, des plantes à racines tuberculeuses qui n'ont qu'un seul tubercule; chez l'homme, on donne ce nom à un individu qui est né avec un seul testicule ou qui en a été privé accidentellement (voy. ANORCHIDE).

MONSTRE, s. m. (*monstrum*, τέρας). Le vulgaire désigne sous le nom de *monstre* tout animal d'aspect horrible ou d'une grandeur démesurée.

Scientifiquement, un *monstre* est un animal doué d'une conformation contre nature dans la totalité, ou seulement dans quelques-unes de ses parties; il y a aussi des monstres dans les fleurs et dans les fruits.

On distingue communément dans les animaux trois espèces de monstres : 1° par excès de parties; exemple : deux têtes pour un seul tronc; 2° par défaut : comme les acéphales ou ceux auxquels il manque un des membres abdominaux ou thoraciques; 3° par déviation de parties : cœur à droite, foie à gauche, etc.

Toutes les monstruosités ont été classées par ordres et par groupes, en :

1° *Monstres simples*, comprenant les *autosites*, susceptibles de se développer plus ou moins et de vivre après leur naissance; les *omphalosites*, qui n'ont que la vie intra-utérine; et les *parasites*, dont les organes peu nombreux ou distincts, les rendent incapables d'une existence propre.

2° *Monstres doubles*, qui sont autositaires lorsque chacun d'eux a une existence propre, ou parasitaires lorsque l'un d'eux ne vit qu'aux dépens de l'autre.

MONT-DORE (Puy-de-Dôme). Eaux minérales bicarbonatées, ferrugineuses, arsenicales. Elles proviennent de huit sources, une froide connue sous le nom de *Fontaine Sainte-Marguerite*, et sept thermales : le *Grand Bain*, la *Source César*, la *Source Caroline*, la *Source Ramond*, la *Source Rigny* et la *Source Berthrand*. La température de ces dernières sources varie entre 38 et 48 degrés centigrades.

On emploie les eaux du Mont Dore en boissons, en bains de piscine et de baignoire, en douches et en inhalations, dans la chloro-anémie, les affections rhumatismales, les névralgies, les affections cutanées, les affections chroniques des voies digestives et principalement de l'intestin, les catarrhes chroniques de l'utérus, les troubles de la menstruation. Mais ce sont surtout les maladies des voies respiratoires : la bronchite chronique, l'asthme, les laryngites, les pharyngites chroniques, l'angine granuleuse, que l'on y traite avec le plus de succès.

Altitude : 1046 mètres.

Itinéraire : Chemin de fer de Paris à Clermont-Ferrand, par Nevers, Moulins et Saint-Germain-des-Fossés.

MORBILLEUX, **EUSE**, adj. (*morbillosus;* de *morbilli*, rougeole). Qui a rapport à la rougeole. On appelle *fièvre morbilleuse* ou *rougeole sans éruption*, une ROUGEOLE anormale dans laquelle tous les symptômes se montrent, à l'exception des petites taches rouges caractéristiques. Cette affection, dont on ne peut affirmer l'existence que lorsqu'on peut la rattacher à une contagion directe, se montre surtout pendant les rougeoles épidémiques.

MORELLE, s. f. (*solanum*). Genre de plantes de la famille des Solanées, dont quelques espèces sont alimentaires : la pomme de terre ou *morelle tubéreuse*, l'aubergine ou *morelle mélongène*, la tomate ou *morelle lycopersique*.

Quelques morelles sont utilisées dans un but thérapeutique; telles sont : la *morelle faux quina*, arbuste brésilien qui fournit le quinquina de Saint-Paul ; la *morelle* DOUCE-AMÈRE; la *morelle noire (solanum nigrum)*, plante indigène dont les feuilles, douées d'une odeur narcotique et virulente, d'une saveur âcre et nauséabonde, sont employées parfois comme narcotiques. On les appliquait autrefois contre les hémorrhoïdes; on en fait une décoction employée en lotions; elles entrent dans la composition du *baume tranquille* et de *l'onguent populeum;* les baies de la morelle noire passent pour être toxiques.

MORNEX. Station médicale. Village suisse de la vallée du Léman. Son altitude est entre 497 et 566 mètres.

Ce qui rend le séjour de Mornex précieux pour les valétudinaires, c'est son exposition à l'est et au midi. Les malades y séjournent d'avril à novembre; on a vu certaines personnes y passer l'hiver et s'en bien trouver. En effet, la température y est souvent plus douce et toujours plus égale que dans la plaine, et la rosée ne s'y fait pas sentir le soir, ce qui permet, dit M. Lombard, un séjour prolongé en plein air, même à des personnes très-délicates.

MORPHINE, s. f. (de *Morpheus*, Morphée, dieu du sommeil). Un des alcaloïdes que l'on retire de l'opium et dont la formule est $C^{34}H^{19}AzO^6 + H^2O^2$. Pour l'obtenir, on laisse macérer l'opium dans 7 ou 8 fois son poids d'eau froide, on le malaxe avec les mains pour bien le diviser; on passe avec expression et on répète plusieurs fois cette opération jusqu'à ce que l'eau ne prenne plus rien. On évapore à consistance sirupeuse, on précipite par le carbonate de soude, et le précipité lavé dans l'eau et l'alcool est épuisé par l'acide acétique très-étendu. La liqueur est ensuite filtrée au charbon animal et sursaturée d'ammoniaque, et la morphine reprise par l'alcool; elle cristallise en prismes rhomboïdaux insolubles dans l'éther, à peine solubles dans l'eau froide et se dissolvant dans 500 d'eau bouillante et 40 d'alcool absolu froid. Quelques-uns de ces sels sont beaucoup plus solubles, ce qui en fait préférer l'usage à celui de l'alcaloïde lui-même.

Le **chlorhydrate de morphine** ($C^{34}H^{19}AzO^5HCl + 3H^2O^2$) cristallise en aiguilles soyeuses, solubles dans une partie d'eau bouillante, dans 16 à 20 d'eau froide, et très-solubles dans l'alcool. La morphine est généralement employée sous cette forme. 100 parties de ce sel correspondent à 80 de morphine cristallisée. Dose de 1 milligramme à 2 centigrammes en granules, potion, sirop, ou par la méthode HYPODERMIQUE.

Le **sulfate de morphine** s'obtient en faisant dissoudre la morphine dans l'acide sulfurique et concentrant la liqueur; il est peu employé.

L'**acétate de morphine** se prépare en triturant 2 parties de morphine avec une d'acide acétique, laissant sécher et réduisant en poudre. Ce composé est peu stable, il perd facilement son acide acétique.

Les **sels de morphine** sont des médicaments précieux. Tous sont doués d'une saveur très-amère; ils agissent sur l'économie de la même manière que l'extrait d'opium, mais avec une plus grande énergie; ils sont sédatifs et calmants. On les administre en potions ou en *injections hypodermiques;* on les fait aussi absorber par le derme dénudé au moyen de petits vésicatoires, soit cantharidiens, soit ammoniacaux. Ce sont des médicaments qui rendent d'immenses services contre toutes les affections douloureuses. Ils modèrent l'action réflexe, agissent efficacement contre la diarrhée, la toux, les douleurs utérines, etc.

À dose élevée, la morphine et ses sels sont des poisons redoutables pour l'homme. La plupart des animaux, et en particulier le chien, les supportent beaucoup mieux.

Un des symptômes les plus saillants de l'administration des préparations de morphine chez l'homme, c'est la démangeaison qu'elles occasionnent. Administrées par la voie hypodermique, elles provoquent aussi quelquefois des vomissements, surtout chez les personnes qui en font usage pour la première fois ou qui ont mangé peu de temps auparavant.

MORSURE, s. f. Plaie accompagnée de contusion ou déchirure que les animaux font avec leurs dents. Les morsures ont une grande analogie avec les plaies contuses; cependant elles sont souvent suivies de l'arrachement des parties et, par leur multiplicité et leur profondeur, elles peuvent causer des *phlegmons diffus*.

Les morsures de cheval produisent une sorte d'attrition des tissus; celles du chien sont bien moins graves, lorsqu'il n'y a aucun virus; celles de l'homme tiennent le milieu entre les deux. Elles peuvent causer des phlegmons très-étendus: il faut donc surveiller de près les morsures un peu considérables.

Une morsure est *simple* quand l'animal qui l'a faite n'y a pas déposé de virus; elle est *compliquée* dans les morsures de serpents venimeux ou de chiens enragés.

Les **morsures de vipères** seront le plus tôt possible cautérisées par l'ammoniaque; les **morsures de chiens enragés** seront cautérisées sur-le-champ et profondément au moyen du fer rougi à blanc, quelle que soit la partie mordue ; plus le fer est chaud, moins il est douloureux. Il faut pratiquer la cautérisation partout : sur les gros vaisseaux, sur l'œil même, sauf à combattre plus tard les accidents qu'elle pourrait entraîner.

MORT, s. f. (*mors*, θάνατος). Cessation absolue et éternelle des fonctions vitales qui, dans l'ordre naturel, doit être suivie de la décomposition des tissus en leurs éléments simples, phénomène qui donne lieu à la *putréfaction*, seul signe qui, en l'absence de tout autre, indique infailliblement la *mort réelle*.

La **mort apparente** est un état d'immobilité et d'insensibilité absolues qui survient à la suite de quelques maladies plus ou moins graves, quelquefois sans cause appréciable. Elle diffère de la mort réelle en ce que les fonctions vitales sont seulement suspendues et non abolies.

Les **signes de la mort** qui ont le plus de valeur après la putréfaction sont : la *rigidité cadavérique* ; quelques indications fournies par l'examen de l'œil : *décoloration de la rétine, tache noire de la sclérotique, affaissement et flaccidité du globe oculaire* ; les altérations histologiques du sang et surtout des globules ; l'*absence des battements du cœur* constatée par l'auscultation pendant plus de cinq minutes, la *perte de la sensibilité* constatée par la brûlure, qui en même temps devient un assez bon signe si elle n'est pas accompagnée de phlyctène séreuse et d'auréole inflammatoire ; enfin l'*abaissement graduel de la température* au-dessous de 27 degrés, constaté avec soin et à plusieurs reprises, en tenant compte de la chaleur ambiante.

Il est bon de remarquer que, si chacun de ces signes ne fournit qu'une somme plus ou moins grande de probabilités, leur ensemble offre une certitude absolue. La constatation de la mort réelle est donc chose facile et infaillible pour un médecin, si l'on a soin de mettre à profit les nombreux travaux qui ont été faits sur cette grave question et de multiplier sur le même sujet l'étude des signes les plus importants.

La **mort naturelle**, qui a lieu à la suite d'une maladie développée spontanément, est ordinairement précédée de symptômes graves déterminés par des troubles profonds de la respiration, de la circulation et de l'innervation, c'est l'AGONIE.

La **mort subite** survient tout à coup, sans agonie ; elle est due le plus souvent : à la rupture d'un anévrysme, à une syncope, à l'apoplexie foudroyante (bulbe), à la congestion pulmonaire et plus rarement à l'apoplexie cérébrale.

La **mort violente** est due à un accident, à une action criminelle ou au suicide ; elle reconnaît pour causes principales les coups violents, les chutes d'un lieu élevé, l'écrasement, l'asphyxie par submersion ou par respiration des gaz oxyde de carbone et acide carbonique, la strangulation et l'empoisonnement ; elle donne le plus souvent lieu à un examen médico-légal.

Depuis Bichat, on sait que la mort survient par le *cœur*, les *poumons*, ou les *centres nerveux*. C'est le trépied sur lequel repose la vie. Toute cessation absolue pendant un temps suffisant de l'action de l'un d'eux arrête les fonctions des deux autres et produit la mort de l'individu. Mais cette mort elle-même est un phénomène complexe, qui ne se produit pas d'une façon aussi instantanée qu'on le croit. Car indépendamment de la vie de l'individu, chaque particule de notre organisme a sa vie propre ; chaque élément anatomique naît, croît, meurt, est remplacé par un autre et a, en un mot, une existence en partie indépendante.

Pendant un temps variable, après l'instant précis de la dernière expiration (qui constitue le dernier soupir et marque *légalement* l'instant précis de la mort), les éléments de l'organisme continuent encore à vivre isolément et chacun d'eux met un temps plus ou moins long à mourir. On pourrait prolonger leur vie, ou la ranimer partiellement, dans un membre par exemple, en lui fournissant du sang et en le maintenant à une température de 37 degrés.

Mais comme la mort de l'individu entraîne l'arrêt de la circulation, elle cause successivement en quelques jours la mort de tous les tissus, de tous les éléments. La rigidité cadavérique elle-même est encore un phénomène de la vie musculaire. Bientôt elle disparaît et, au bout d'un temps variable, le muscle est devenu incapable de se contracter sous l'influence de l'électricité ; le nerf ne conduit plus le fluide électrique et tous les éléments de l'organisme n'obéissent plus qu'aux lois qui régissent la matière organique.

MORTALITÉ, s. f. (*mortalitas, lethalitas*). On entend par ce mot la quantité d'hommes ou d'animaux qui, dans un temps donné, succombent sous l'influence d'une maladie. On appelle encore *mortalité* la quantité moyenne de décès qu'entraîne ordinairement une affection quelconque ; c'est ainsi que la mortalité de la fièvre typhoïde grave est fixée à 30 pour 100.

La *statistique* démographique entend par *mortalité* la quantité à peu près constante d'individus morts en rapport avec le nombre des survivants. En 1876, le *chiffre de la mortalité générale* était de 2,64 pour 100 ; mais si l'on prend chaque âge en particulier, on constate une divergence énorme ; c'est ainsi que la *mortalité des enfants* de 0 à 1 an atteint le chiffre de 16,9 pour 100.

On appelle *tables de mortalité* les tableaux dressés pour faire connaître la quantité de décès relevés dans un temps donné, avec le rapport relatif à chaque âge.

MORT-NÉ, adj. et s. m. C'est-à-dire *né mort*. Littéralement, un enfant *mort-né* est celui qui est mort dans le sein maternel au moment de l'accouchement ; mais la statistique officielle confond les mort-nés proprement dits et les enfants qui ont été présentés morts à l'officier de l'ÉTAT CIVIL, avant que leur naissance eût été déclarée. On estime que les premiers entrent au total pour une proportion de 70 à 80 pour 100. On compte ainsi une moyenne de 4 à 5 mort-nés pour 100 naissances.

Les enfants réellement mort-nés, c'est-à-dire qui n'ont pas respiré, doivent être inscrits à la mairie uniquement sur le registre des *décès*.

Dans tout autre cas, on doit dresser un acte séparé pour la naissance et un autre pour le décès. Il sera ainsi constaté que l'enfant a vécu tant d'heures ou de jours. Autrement un enfant *viable* qui aurait vécu trois jours moins une heure pourrait être compté comme *mort-né* (le père, et à son défaut le médecin accoucheur, ayant trois jours pour déclarer la naissance de son enfant), ce qui ne serait pas conforme au vœu de la loi et pourrait avoir des conséquences graves au point de vue des successions, si la mère, par exemple, venait à décéder dans cet intervalle, mais après l'enfant.

MORVE, s. f. Affection contagieuse transmise des solipèdes à l'homme et appartenant à la diathèse purulente virulente. La morve est aiguë ou chronique.

La **morve aiguë**, chez l'homme, est caractérisée d'une manière spéciale par la présence d'ulcérations dans les fosses nasales, d'où s'écoule une matière jaunâtre, visqueuse, épaisse, semblable à du pus mêlé de sang. La face prend un aspect repoussant caractéristique ; elle se couvre de taches violettes, de phlyctènes remplies de sérosité sanguinolente. Les paupières tuméfiées restent closes et laissent suinter une matière puriforme, en même temps que l'état général est profondément troublé : inappétence, nausées, fièvre, céphalalgie, frissons et douleurs articulaires violentes. Le tout se termine par la mort, qui survient au milieu d'un état adynamique profond, du quinzième au vingtième jour.

La **morve chronique** présente les mêmes symptômes, qui se développent très-lentement ; la cachexie fait des progrès non interrompus, qui, le plus souvent, amènent l'explosion de la *morve aiguë*. Dans la plupart des cas, le *farcin chronique* complique la maladie. La contagion de la morve chez l'homme a lieu par *infection* ou par *inoculation*. Dans le premier cas, l'incubation est quelquefois extrêmement longue ; dans l'inoculation, elle ne dépasse pas quatre ou cinq jours.

Le pronostic de la morve est des plus graves. Les injections créosotées ou phéniquées dans les fosses nasales doivent être essayées ; à l'intérieur, l'iode et le soufre paraissent devoir donner des résultats. Le régime hygiénique demande une grande attention ; l'alimentation doit être la plus substantielle possible. Cependant, il ne faut pas se dissimuler que, presque toujours, ces moyens sont insuffisants.

MOTEUR, adj. et s. m. Qui met en mouvement. Les **centres moteurs** sont les points du système nerveux dont l'excitation produit le mouvement dans certaines parties du corps (voy. CERVEAU, LOCALISATIONS CÉRÉBRALES).

Le **nerf moteur oculaire** commun forme la troisième paire nerveuse crânienne. Il préside aux contractions des *muscles* de l'ŒIL : droit interne, supérieur, inférieur, releveur de la paupière supérieur, petit oblique, ainsi qu'à la contraction de l'iris et à l'accommodation. Sa paralysie produit le strabisme en dehors, la chute de la paupière supérieure, la dilatation de la pupille et la perte de l'ACCOMMODATION.

Le **nerf moteur oculaire externe**, ou de la sixième paire, se distribue au muscle droit externe de l'œil.

MOUCHE, s. f. (*musca*, μυῖα). **Mouche de Milan**, ou simplement mouche, petit vésicatoire cantharidien que l'on applique généralement sur les tempes ou sur le trajet des nerfs superficiels dans les névralgies, et quelquefois dans le but de produire une petite plaie par laquelle on fait absorber un sel de morphine (méthode ENDERMIQUE).

On appelle aussi *mouches*, les douleurs courtes, légères, assez éloignées, qui annoncent le commencement du travail chez les femmes en couches.

On donne le nom de *mouches volantes* à des ombres légères que beaucoup de personnes voient devant leurs yeux en regardant vaguement un ciel pur ou le champ d'un microscope ; elles semblent se mouvoir dans l'espace et affectent les formes les plus variées. Les myopes, les chloro-anémiques y sont particulièrement sujets. Elles sont aussi les symptômes de maladies diverses du fond de l'œil ou d'un état congestif de cet organe. Elles ont le plus souvent la forme de perles transparentes isolées, réunies en chapelet ou groupées en petits nuages et sont causées par des corpuscules extrêmement ténus qui flottent dans le corps vitré, près de la rétine, et projettent leur ombre sur cette membrane.

MOUCHETURE, s. f. Incision ou piqûre analogue à celle d'une mouche dont on fait un certain nombre, au moyen de la pointe d'une lancette, sur les parties œdématiées, dans le but de donner un écoulement à la sérosité qui les gonfle.

On pratique des mouchetures sur les jambes des hydropiques par suite d'affections du cœur ou du foie, lorsque la circulation et la respiration font craindre l'asphyxie. L'écoulement de sérosité mélangée de sang qui en résulte diminue la tension vasculaire et le travail que le cœur doit effectuer. Ces mouchetures n'en sont pas moins une source d'inconvénients pour le malade, mais elles permettent cependant, dans quelques cas, de prolonger son existence.

On fait encore des mouchetures très-superficielles dans les cas d'ORCHITE, de gonflement du prépuce par suite de paraphimosis, etc.

MOULE, s. f. (*mytilus edulis*, μυρίλος). Mollusque acéphale, lamellibranche, dont la chair, contenant une grande quantité d'albumine, est employée communément comme aliment. De même que les *huîtres* et les *crevettes*, les moules occasionnent quelquefois des accidents.

L'empoisonnement par les moules se traduit par des troubles gastro-entériques souvent très-graves, accompagnés d'urticaire, avec bouffissure de la face et démangeaisons insupportables, souvent aussi des convulsions et du délire. Quelques individus, en vertu d'une *idiosyncrasie* particulière, sont très-sujets à ce genre d'empoisonnement ; mais chez les sujets non prédisposés, on a beaucoup de peine à expliquer ce phénomène.

Comme il se montre beaucoup plus fréquemment de mai à septembre, il y a tout lieu de croire que le *frai* de ce mollusque est toxique ; il est donc tout d'abord indiqué de s'abstenir de cet aliment pendant cette période.

Le *traitement* consiste à faire vomir en titillant la luette ou en donnant de l'ipéca ; boissons très-abondantes, chaudes, aromatiques ; quelques gouttes d'éther sur du sucre ou en potion.

MOUSSE, s. f. (*muscus*, βρύον). Nom de la famille des plantes cryptogames acrogènes, à feuilles non fructifères, intermédiaire aux *hépatiques* et aux *fougères*.

La **mousse de Corse** ou *gigartine vermifuge* (*gigartina* ou *fucus helminthocorton*) est une plante marine de la famille des Algues qui croît sur les côtes de la Méditerranée, particulièrement autour de l'île de Corse. Elle présente des touffes très-serrées, d'aspect corné, de couleur variable, contient de la gélatine, des sels de toute nature, de l'iode ; elle est douée d'une odeur marine, désagréable et d'un goût saumâtre. On l'emploie surtout chez les enfants comme vermifuge, administrée en poudre, décoction dans l'eau et le lait, sirop, gelée, saccharolé, tablettes. On la trouve toujours mélangée à une vingtaine d'algues différentes : *varechs, céramions, corallines* ; elle ne forme guère que le tiers du mélange.

La **mousse d'Irlande** ou *mousse marine perlée* (*Carragaheen, fucus crispus*), algue commune dans la mer du Nord, sert à la nourriture des pauvres gens ; on en prépare une gelée et des boissons analeptiques à l'eau et au lait.

MOUTARDE, s. f. Il existe deux crucifères qui portent ce nom : la *moutarde blanche* (*sinapis alba*) et la *moutarde noire* (*brassica nigra*). Les graines de moutarde noire sont petites, d'un rouge brun ; leur amande est d'un jaune vif. On en obtient une farine grisâtre quand on la prépare sans enlever le tégument, ou d'un jaune pur lorsqu'elle est faite seulement avec l'amande. Ces graines contiennent de la *myrosine* qui, sous l'influence de l'eau froide, détermine la formation de l'*huile volatile de moutarde*, principe actif. Les graines de moutarde blanche sont plus grosses et d'un blanc jaunâtre ; elles fournissent la *sinapisine*, principe cristallisable.

La **farine de moutarde noire** est très-âcre et très-irritante. Unie à la farine de lin, elle compose les cataplasmes irritants connus sous le nom de SINAPISMES ; on l'emploie aussi pour rendre plus actifs les pédiluves et certaines fomentations. On en fait une tisane contre l'ascite ; c'est elle qui fait la base du condiment appelé *moutarde*.

Les **graines de moutarde blanche** sont un remède populaire ; on en fait avaler une ou plusieurs cuillerées à bouche par jour pour combattre la constipation et diverses affections du tube digestif. Elles agissent alors uniquement comme corps étrangers ronds qui excitent mécaniquement le tube digestif ; on les rend tout entières avec les selles. Dans les cas de constipation opiniâtre, elles sont plus nuisibles qu'utiles, car elles s'accumulent en grand nombre dans l'intestin et peuvent causer tous les symptômes de l'OBSTRUCTION INTESTINALE. On a vu aussi un grain de moutarde, qui avait pénétré dans l'appendice ILÉO-CÆCAL, déterminer une TYPHLITE.

MOUVEMENT, s. m. (*movere*, mouvoir). Action de se mouvoir. Les *mouvements volontaires* sont ceux que nous exécutons au moyen de l'influx cérébral et dont nous avons conscience. Les *mouvements involontaires* ou *réflexes* sont provoqués par des sensations dont nous n'avons pas toujours conscience et sont sous la dépendance de la MOELLE ÉPINIÈRE.

MOXA, s. m. Mot d'origine portugaise, qui désigne un petit cône ou cylindre de 2 centimètres de hauteur sur 1 de diamètre et formé de quelque matière capable de brûler lentement sans flamme (coton cardé, ou moelle du grand soleil, élianthe annuel). On entretient la combustion des moxas à la surface de la peau, sur une partie quelconque du corps, dans le but d'obtenir une cautérisation douloureuse et lente, excitant fortement le système nerveux ou produisant une dérivation énergique. Ce procédé, autrefois employé chez nous, est resté en très-grande vogue chez les Chinois et les Japonais, qui confectionnent leurs moxas avec le duvet retiré des feuilles sèches de plusieurs espèces d'*armoises*. C'est, en réalité, un mode assez barbare de cautérisation, qui est beaucoup plus douloureux que le fer rouge et donne à peu près les mêmes résultats.

MUCILAGE, s. m. (*mucus*, μύξα). Substance de consistance visqueuse répandue dans tous les végétaux et principalement dans les racines et les semences de quelques-uns. Le mucilage a pour formule : $C^{12} H^{10} O^{10}$; il est coagulable par l'alcool ; il diffère de la gomme en ce qu'il est insoluble dans l'eau froide et très-peu soluble dans l'eau bouillante. Les plantes qui contiennent le plus de mucilage, lin, guimauve, sont employées pour préparer des cataplasmes émollients et la plupart des tisanes adoucissantes. On a donné à tort le nom de *mucilages* aux solutions de gomme arabique et adragant dans l'eau chaude ou froide.

MUCUS, s. m. (*mucus*, μύξα). On donne ce nom au produit complexe de sécrétions qui tapisse les muqueuses. A l'état normal, le mucus est épais, filant, grisâtre, presque transparent, et il est composé de sérum tenant en dissolution et en suspension des sels divers, des substances organiques et des cellules épithéliales. Les mucus sont produits par une sécrétion propre à la muqueuse même ou par les glandes qui lui sont annexées. A l'état pathologique, les mucus subissent des transformations particulières ; ils deviennent épais, opaques, purulents (*muco-pus*) ; ils peuvent manquer absolument et laisser à nu la muqueuse enflammée.

MUGUET, s. m. (millet, stomatite crémeuse ou pultacée). On donne ce nom à une production parasite de la nature des Cryptogames (*oïdium albicans*), qui se développe principalement sur la muqueuse buccale enflammée, les bords et la face supérieure de la langue, sous forme de petites masses blanches disséminées ou réunies par plaques et ressemblant à des grumeaux de lait caillé (fig. 384).

Le muguet ou blanchet s'observe le plus souvent chez les enfants à la mamelle, soit simplement comme affection idiopathique et locale, soit comme complication d'une entéro-colite aiguë, d'un état général grave. On le rencontre aussi chez les vieillards

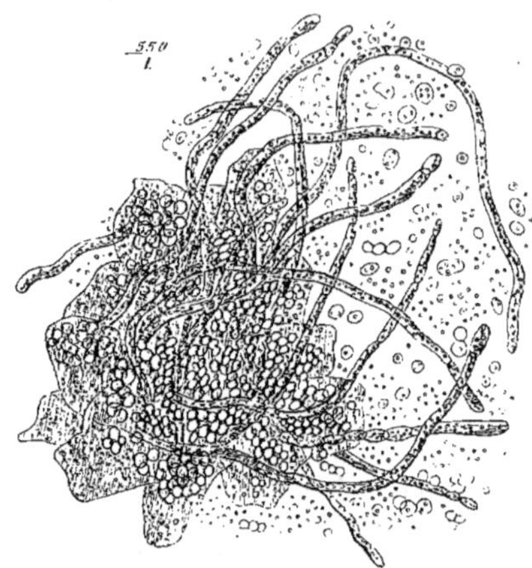

FIG. 384. — *Oïdium albicans* ou Muguet.
(Grossissement 550 fois.)

puisés, ou chez les adultes à la fin de la phthisie tuberculeuse et dans tous les cas où il y a une déchéance profonde des forces de l'organisme.

Le muguet ne se développe que dans un *mucus acide*, et ses causes prédisposantes sont : une alimentation mauvaise ou insuffisante, l'encombrement, l'humidité, le mauvais état de la constitution. L'usage de sucreries, du *nouet* chez les enfants, les maladies des gencives et des dents entretiennent dans la bouche des fermentations favorables à la production du parasite.

L'indication la plus importante à remplir est d'attaquer la cause qui a produit le muguet : *diarrhée infantile*, vomissements, etc., et d'appliquer les mesures hygiéniques les plus capables d'en éviter le retour. Contre l'affection elle-même, on emploie communément le miel rosat et les autres collutoires dont il forme la base. C'est quelquefois un tort ; car le miel, par le sucre qu'il contient, est souvent nuisible. Il vaut mieux se servir de collutoires alcalins non sucrés,

au *borate de soude*, au bicarbonate de soude, au chlorate de potasse. Il est bon aussi de nettoyer fréquemment la bouche avec de l'eau de Vichy et d'en prendre un peu à l'intérieur.

En botanique, on connaît deux plantes de ce nom : le *muguet des bois* (*asperula odorata*), stimulant et antispasmodique, et le *muguet* (*convallaria maialis*), asparaginée indigène, dont les feuilles, réduites en poudre, sont employées comme sternutatoires.

MUQUEUSE, s. f. Nom donné aux membranes qui tapissent la bouche, le tube digestif, l'intérieur de la trachée et des bronches, etc., et jouent vis-à-vis des cavités intérieures du corps un rôle analogue à celui que remplit la peau pour sa surface extérieure.

Elles constituent une sorte de tégument interne et ont des fonctions de sécrétion et d'absorption de la plus haute importance.

Les muqueuses sont habituellement humectées par le *mucus*; leur structure est plus délicate que celle de la peau, leur coloration est rosée, leur transparence et leur sensibilité variables suivant les régions. Près des orifices de la bouche, du vagin, de l'anus, de l'urèthre, de la conjonctive, etc., la sensibilité est exquise, le plus petit attouchement produit une sensation ou une douleur vive. Dans les parties profondes la sensibilité est obtuse et nous n'avons guère conscience des aliments qui cheminent à travers le tube digestif, des corps étrangers qui peuvent séjourner dans les bronches, au fond du vagin, etc.

Mais ces parties n'en sont pas moins sensibles à leur manière et elles réagissent par action réflexe due à la MOELLE ; c'est ainsi qu'un corps étranger de la trachée provoque de la toux, que le bol alimentaire excite les contractions de l'intestin.

Les muqueuses sont tantôt épaisses et adhérentes aux tissus sous-jacents (gencives, voile du palais); d'autres fois, elles ne forment qu'une couche extrêmement mince et se déchirent très-facilement.

Leur *structure* est analogue à celle de la peau; elles sont constituées par une trame cellulo-fibreuse qui rappelle le *derme*, recouverte d'un *épithélium* plus délicat que celui qui forme l'épiderme de la peau. On y rencontre des vaisseaux sanguins et lymphatiques très-nombreux et des nerfs, ainsi que diverses sortes de glandes servant aux sécrétions.

Certaines muqueuses sont surtout des surfaces d'absorption, telles sont les muqueuses intestinale et pulmonaire. Sur cette dernière, l'absorption du chloroforme, des gaz acide sulfhydrique, acide prussique, oxyde de carbone, est extrêmement rapide, et ces substances produisent des effets infiniments plus prompts lorsqu'ils sont respirés, que lorsqu'on cherche à les introduire par la peau ou par la voie gastro-intestinale.

Les surfaces des muqueuses sont empêchées de s'accoler et de se souder l'une à l'autre par la présence de l'épithélium qui les recouvre. Mais dans les cas ou cet épithélium est enlevé, il peut se produire des adhérences anormales, c'est ce que l'on remarque sur la conjonctive (symblépharon et ankyloblépharon), au col de l'utérus qui peut être oblitéré, à l'intérieur de l'intestin et de l'urèthre (brides de l'intestin et de l'urèthre), etc.

MUQUEUX, adj. Qui a rapport aux muqueuses.

Bourses muqueuses. — Voy. BOURSES.

Fièvre muqueuse. Synonyme de fièvre typhoïde légère. — Voy. FIÈVRE.

Plaques muqueuses. — Voy. SYPHILIS.

MURAL, adj. Qui a l'aspect d'une mûre. Les *calculs mûraux* (voy. PIERRE) sont ordinairement formés d'oxalate de chaux et très-durs.

MUSC, s. m. (*moschus*). Substance onctueuse, grumeleuse, d'un brun noirâtre, d'une saveur âcre, légèrement amère, d'une odeur spéciale, forte et extrêmement diffusible. Cette matière, que l'on rencontre chez un grand nombre d'animaux et de végétaux, se trouve en plus grande quantité et de meilleure qualité dans une poche membraneuse située entre l'ombilic et les parties génitales du *chevrotin porte-musc* (*moschus moschiferus*), ruminant sans cornes.

Le musc est employé en médecine à la dose de 10 centigrammes à 1 gramme et sous forme de teinture comme antispasmodique et stimulant diffusible, dans les affections nerveuses, ataxiques ou adynamiques. On le remplace quelquefois par le *musc végétal*, huile essentielle de quelques plantes douées de l'odeur et des propriétés du musc animal.

MUSCLE, s. m. (de μῦς, muscle, μύειν, mouvoir). Nom des organes contractiles qui servent à produire les mouvements de l'organisme. On distingue deux sortes de muscles d'après leur structure histologique :

1° Les *muscles striés* ou muscles de la vie animale, qui forment la *chair* des animaux que nous mangeons et sont en général volumineux et situés à l'*extérieur;*

2° Les *muscles lisses* (muscles de la vie organique), qui ont un volume beaucoup plus faible et servent aux mouvements des organes intérieurs, à la contraction des artères, de l'intestin, etc.

Les **muscles striés** ou de la vie animale sont symétriquement placés de chaque côté de l'axe du corps, ils servent à mouvoir les os au niveau de leurs articulations et présentent dans ce but deux points d'attache sur le squelette. L'un d'eux est considéré comme fixe, l'autre comme mobile ; par leur contraction, ils rapprochent leur insertion mobile de celle qui est fixe. Certains d'entre eux ont une de leurs insertions ou même les deux à la peau, ce sont les *muscles peaussiers* que l'on rencontre à la face et au cou.

Les muscles sont groupés autour du squelette osseux. Les uns sont superficiels (fig. 387 et 388) et déterminent sous la peau des saillies qui augmentent au moment de leur contraction et que doivent connaître les peintres et les sculpteurs. Les autres sont plus ou moins profondément situés.

On distingue dans chaque muscle le corps ou *ventre*, qui forme une masse charnue, partie active du muscle, et les *tendons* situés aux extrémités qui en forment la partie passive et s'attachent soit directement aux os sans l'intermédiaire d'aucune substance, soit par l'intermédiaire du périoste. Tout muscle a en général deux tendons, un à chacune de ses extrémités (fig. 385) ; mais certains d'entre eux s'insèrent pour ainsi dire directement au périoste et n'en ont qu'un seul. D'autres, au contraire, en ont plusieurs à une de leurs extrémités qui est bifurquée ou trifurquée, ce sont les muscles à plusieurs têtes ou chefs (biceps, triceps, etc.).

Les tendons ont une structure fibreuse analogue à celle des ligaments; ils ne sont pas susceptibles de contraction et n'augmentent en rien l'action des muscles.

On doit étudier dans chaque muscle : sa *situation*, sa *forme*, son *volume*, ses *inser-*

tions, son *action*, et les *rapports* qu'il contracte avec les parties voisines.

Les muscles ont reçu des noms tirés d'origines très-différentes : les uns ont été désignés d'après les os ou les organes auxquels ils s'insèrent. C'est ainsi que le

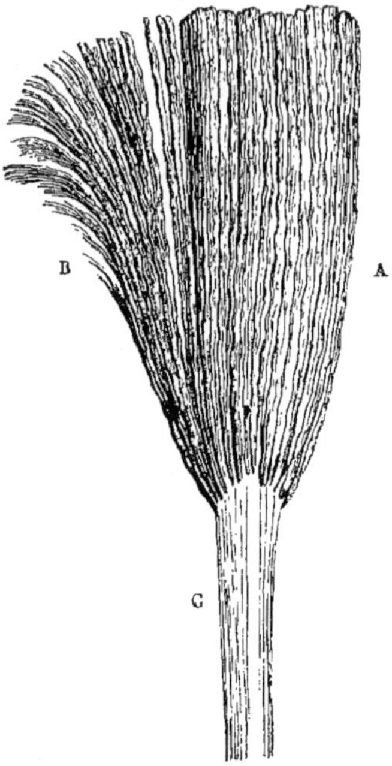

Leurs fibres ont tantôt une direction parallèle, tantôt plus ou moins rayonnée. Plus les fibres d'un muscle auront de longueur, plus le raccourcissement pourra être considérable. Si les fibres musculaires sont courtes mais nombreuses, le muscle sera

Fig. 385. — Extrémité d'un muscle.

A, B, Fibres musculaires.
C, Tendon.

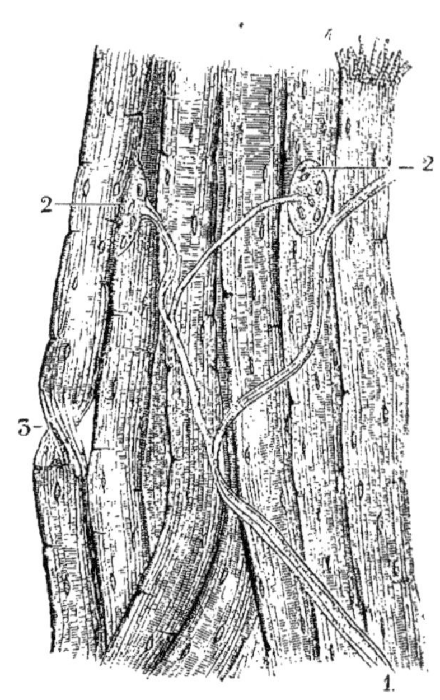

Fig. 386. — Terminaison des nerfs dans les muscles striés.

1, Tube nerveux avec ses bifurcations terminales.
2, 2, Plaques terminales.
3. Dans ce point, les fibrilles musculaires se sont rompues pendant la préparation et la gaine formée par le *myolemme* devient très-apparente.
4. A l'extrémité d'un faisceau primitif, les fibrilles musculaires ne sont plus recouvertes par le myolemme et s'isolent les unes des autres.

sterno-cléido-mastoïdien tire son nom du sternum, de la clavicule et de l'apophyse mastoïde du temporal; le génio-glosse, des apophyses *géni* du maxillaire inférieur, et de la langue (γλῶσσα), etc. D'autres sont désignés d'après leur forme : deltoïde, biceps, triceps, carré du menton; ou d'après leurs fonctions : long supinateur, fléchisseurs, extenseurs des doigts, etc.

Les muscles destinés à fermer l'orifice d'un conduit sont les *sphincters* (anus), ou les *orbiculaires* (bouche, paupières).

Certains d'entre eux présentent deux ventres séparés par un tendon (digastrique, omo-hyoïdien).

Le volume des muscles est en rapport avec le travail qu'ils doivent effectuer.

très-puissant, mais ne fera exécuter que des mouvements de faible étendue.

Les muscles sont maintenus en place par des *aponévroses* ou *fascia* qui envoient ordinairement des expansions entre eux, et les séparent en plusieurs couches, comme à la CUISSE, à la JAMBE, au COU, etc. Dans certains cas, ces aponévroses reçoivent elles-mêmes quelques faisceaux musculaires des muscles *tenseurs des aponévroses* (palmaire grêle, tenseur du *fascia lata*). Lorsque, soit le muscle, soit son tendon doit glisser ou frotter sur une surface dure, il y a en général interposition d'une BOURSE SÉREUSE ou muqueuse qui facilite le glissement.

Certains muscles ont des rapports constants avec des artères et des nerfs qu'ils accompagnent dans leur trajet : ce sont les *muscles satellites* de ces artères et ils en facilitent la recherche lorsqu'on doit en pratiquer la *ligature*.

Les **muscles lisses** ne forment point des masses charnues comme les précédents ; ils sont répartis ordinairement en couches minces dans tous les organes qui se contractent. Leur contraction est indépendante de l'influence de la volonté, elle ne se fait pas brusquement comme celle des muscles striés, mais progressivement. Ce sont eux qui président aux mouvements de contraction de l'intestin, de la vessie, des artères. On les trouve aussi dans l'iris, sous la peau ; c'est à eux qu'est dû le phénomène de la chair de poule qui hérisse les bulbes pileux.

Structure des muscles. Les *muscles striés* ou volontaires sont susceptibles de se diviser en *faisceaux primitifs*, visibles seulement au microscope, dont le caractère pathognomonique est d'être striés transversalement, c'est-à-dire perpendiculairement à leur longueur.

Les faisceaux primitifs sont enveloppés dans une membrane amorphe spéciale, le *sarcolemme* ou *myolemme* (3, fig. 386). Ils se laissent décomposer en outre, suivant la manière dont on procède, de deux manières : 1° en *fibrilles*, dans le sens de leur longueur ; et 2° en *disques transversaux*, correspondants aux stries apparentes du faisceau primitif. Si on divise les faisceaux primitifs des deux manières, il en résulte une multitude de petits corpuscules ou *sarcous elements* qui, rattachés transversalement, forment des disques (Bowman) et, réunis longitudinalement, constituent des fibrilles.

Les *muscles lisses* ne sont pas, comme les muscles striés, divisibles en faisceaux primitifs renfermés dans une enveloppe ; ils sont formés de fibres sans striation, moins rouges que les précédentes, présentant une succession régulière d'étranglements et de renflements. Dans les artérioles, les villosités intestinales, ils sont constitués par de simples *fibres cellules* contractiles (cellule musculaire lisse), qui composent presque

à elles seules tout le système musculaire lisse des animaux invertébrés.

La **contractilité musculaire** est une propriété inhérente aux muscles. Pour entrer en jeu elle a besoin d'un excitant, qui est tantôt une irritation directe, tantôt l'excitant nerveux et en particulier la volonté. Le *galvanisme* (ÉLECTRICITÉ) est encore un excitant fréquemment employé dans les recherches de physiologie et utilisé dans la thérapeutique.

Ce qui caractérise la contractilité du muscle, c'est l'intermittence. Un muscle ne peut rester longtemps contracté d'une manière constante (tétanisé), il éprouve des alternatives de contraction et de relâchement. Les muscles se contractent non-seulement sur l'animal vivant, mais cette propriété persiste encore un certain temps après la mort de l'individu ; alors ils sont encore susceptibles de se contracter soit par une excitation directe, soit lorsqu'on irrite le nerf qui les anime.

La contractilité musculaire persiste pendant un temps variable dans un muscle séparé du corps d'un animal ou dans son système musculaire entier après sa mort. Cette propriété peut être retrouvée sur les muscles de la grenouille plusieurs jours après qu'on a sacrifié l'animal. Chez l'homme (le supplicié par exemple), elle dure jusqu'à l'établissement de la rigidité cadavérique, c'est-à-dire pendant dix à douze heures, et encore ce phénomène peut-il alors être considéré comme d'ordre vital.

Tous les muscles ne perdent pas leur contractilité en même temps ; c'est le *ventricule gauche* du cœur qui semble le premier perdre la sienne ; mais *l'oreillette droite* continue à battre d'une façon rhythmique et spontanément pendant quelques heures après la mort, c'est-à-dire la dernière expiration. Chez un pendu, on a pu constater qu'une heure et demie après le décès l'oreillette droite battait encore 80 fois par minute ; au bout de deux heures, il y avait 40 pulsations plus faibles, qui étaient réduites à 5 au bout de trois heures et quarante-cinq minutes, et ne cessaient complétement qu'une heure après.

De même que sur la RIGIDITÉ CADAVÉRIQUE, la température du milieu ambiant a une grande influence sur la persistance de la contractilité. Elle se conserve mieux si le corps se refroidit lentement ; une chaleur trop élevée cependant (40 degrés) la fait cesser, comme le fait une trop basse température.

Les *nerfs* qui servent ordinairement

ils se terminent dans les muscles striés. Au niveau des plaques terminales, le *névrilemme* du nerf se continue avec le *myolemme* du muscle.

Indépendamment de la contractilité qui

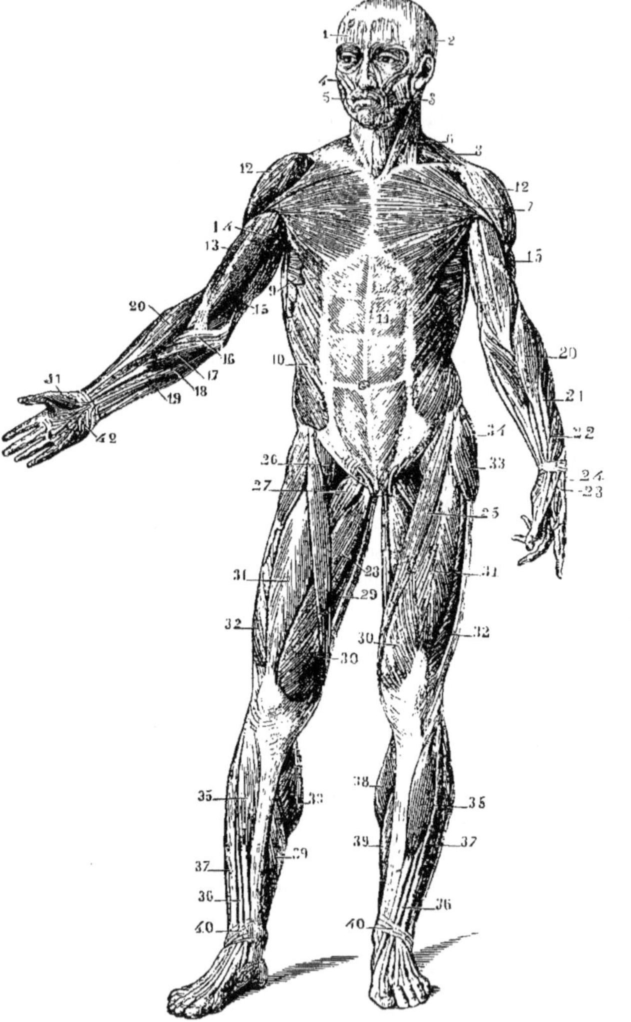

Fig. 387 (empruntée à l'*Anatomie* du docteur Fort). — Muscles superficiels de la partie antérieure du corps de l'homme.

1, Frontal.
2, Auriculaire supérieur.
3, Masséter.
4, Zygomatique.
5, Orbiculaire des lèvres.
6, Sterno-mastoïdien.
7, Grand pectoral.
8, Trapèze.
9, Grand dentelé.
10, Grand oblique.
11, Droit de l'abdomen.
12, Deltoïde.
13, Brachial antérieur.
14, Biceps.
15, Triceps.
16, Rond pronateur.
17, Grand palmaire.
18, Petit palmaire.
19, Cubital antérieur.
20, Long supinateur.
21, Premier radial externe.
22, Long abducteur du pouce.
23, Court extenseur du pouce.
24, Extenseur de l'index.
25, Droit antérieur.
26, Tenseur du *fascia lata*.
27, Couturier.
28, Premier adducteur.
29, Droit interne.
30, Vaste interne.
31, Droit antérieur de la cuisse.
32, Vaste externe.
33, Moyen fessier.
34, Tenseur du *fascia lata*.
35, Jambier antérieur.
36, Extenseur propre du gros orteil.
37, Extenseur commun des orteils.
38, Jumeau interne.
39, Soléaire.
40, Ligament annulaire antérieur du tarse.
41, Éminence thénar.
42, Éminence hypothénar.

d'excitant aux muscles se terminent différemment dans les muscles striés et dans les fibres lisses. Dans ces dernières, leur mode de terminaison n'est pas encore bien élucidé. La fig. 386 indique la manière dont

n'entre en jeu que d'une manière intermittente, les muscles sont doués d'une **tonicité** ou tendance continuelle à se raccourcir quand ils ne sont plus fixés à leur point d'attache. C'est ce qui fait qu'après une section musculaire, les deux bouts s'écartent jusqu'à ce qu'il se soit établi des adhérences qui s'opposent à une rétraction plus grande, et ce qui rend nécessaire l'immobilisation absolue dans les fractures.

Contracture des muscles. Elle n'est quelquefois qu'une rétraction de certains muscles qui ne sont plus tenus en équilibre par ceux dont l'action est opposée. Ainsi, dans la paralysie des extenseurs des doigts

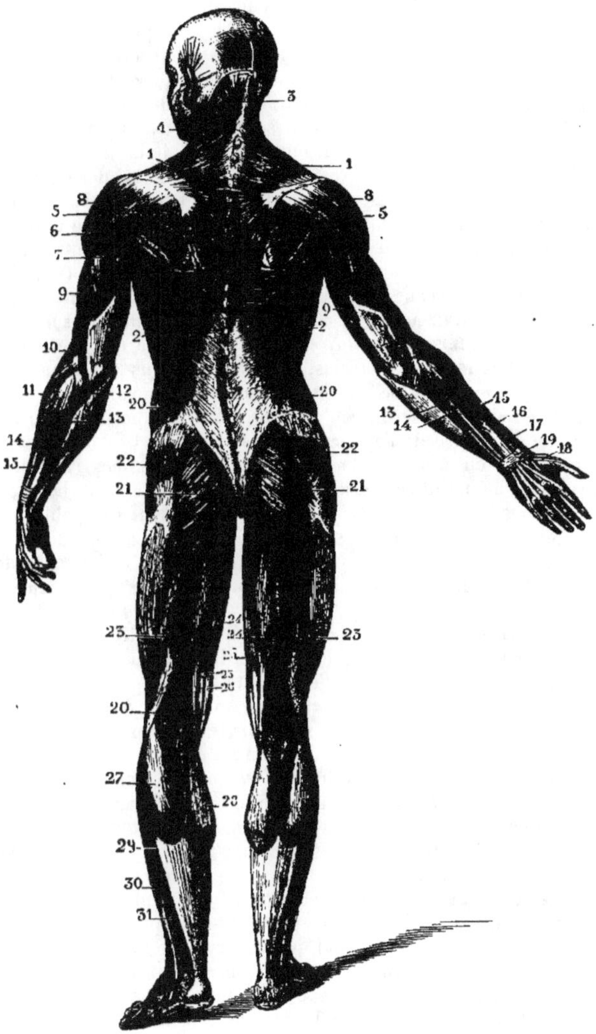

Fig. 388 (empruntée à l'*Anatomie* du docteur Fort). — Système musculaire vu par la partie postérieure.

1, Trapèze.
2, Grand dorsal.
3, Splénius.
4, Sterno-mastoïdien.
5, Sous-épineux.
6, Petit rond.
7, Grand rond.
8, Deltoïde.
9, Triceps brachial.
10, Long supinateur.
11, Premier radial externe.
12, Anconé.
13, Cubital postérieur.
14, Extenseur propre du petit doigt.
15, Extenseur commun des doigts.
16, Long abducteur du pouce.
17, Court extenseur du pouce.
18, Long extenseur du pouce.
19, Ligament annulaire postérieur du carpe.
20, Grand oblique de l'abdomen.
21, Grand fessier.
22, Moyen fessier.
23, Biceps.
24, Demi-tendineux.
25, Demi-membraneux.
26, Droit interne.
27, Jumeau externe.
28, Jumeau interne.
29, Soléaire.
30, Long péronier latéral.
31, Court péronier latéral.

Sans l'application d'un appareil contentif, les deux fragments osseux se déplaceraient de plus en plus, sous l'influence de la tonicité ou de la contractilité spontanée des muscles qui s'attachent aux os fracturés.

(paralysie par intoxication saturnine), les muscles fléchisseurs sont rétractés (voy. CONTRACTURE).

Plaies et ruptures des muscles. Il peut y avoir des ruptures musculaires analogues à celles des tendons, dans le lumbago traumatique ou *tour de rein*, qui est dû à la rupture de filets musculaires qui existent dans les gouttières sacrées. Le *coup de fouet* est la rupture du muscle *plantaire grêle*, elle se fait au mollet. Après les ruptures musculaires, il y a du gonflement, de la douleur, un épanchement sanguin ; les mouvements sont impossibles ou gênés. Au bout de quelques jours, le muscle peut reprendre partiellement ses fonctions, non que son tissu se régénère, mais il se forme entre les parties rompues des tractus fibreux dus à la prolifération du sarcolemme.

Les *plaies contuses* des muscles s'accompagnent d'une inflammation plus ou moins violente, le tissu suppure et se détruit. Les simples contusions sont quelquefois l'origine de dégénérescence musculaire.

MUSCULAIRE, adj. Qui a rapport à un muscle. Les *artères musculaires* sont celles qui se distribuent aux muscles.

Atrophie musculaire. — Voy. ATROPHIE.

Les **hernies musculaires** sont formées par une déchirure de l'aponévrose destinée à maintenir ou à brider le muscle, et au travers de laquelle ce dernier vient faire saillie sous la peau.

Elles forment des tumeurs molles réductibles, qui doivent être au besoin maintenues par une bande, une ceinture ou un bas élastique.

Les **paralysies musculaires** proprement dites, c'est-à-dire celles ou la contractilité musculaire est abolie et où l'électricité ne peut plus produire de contraction ne sont pas occasionnées par les lésions *cérébrales*. Elles résultent d'une affection propre du muscle. Ce sont les lésions de la *moelle* ou celles des nerfs qui entraînent l'abolition de la contractilité musculaire propre. Il faut les traiter par l'électricité localisée et par le massage (voy. PARALYSIE).

MUSCULO-CUTANÉ, adj. et s. m. Qui a rapport aux muscles et à la peau. Nom d'un nerf du plexus brachial qui innerve les muscles biceps, coraco-brachial, brachial antérieur, par ses rameaux moteurs et se distribue à la peau de la face antérieure de l'avant-bras par ses rameaux sensitifs.

MYDRIASE, s. f. (μυδρίασις). Dilatation de la *pupille* de l'*iris* qui est due, soit à une paralysie du nerf moteur oculaire commun, soit à l'action de l'*atropine* et de ses composés. On l'observe aussi dans les irritations du *grand sympathique*, certaines formes d'hystérie, d'hypochondrie, dans la première phase de la paralysie générale caractérisée par la manie des grandeurs.

Enfin la pupille est dilatée dans les cas de *glaucome* ou d'atrophie des nerfs optiques ayant causé une AMAUROSE ou cécité absolue.

MYÉLITE, s. f. (de μυελός, moelle). Inflammation de la moelle épinière. Elle peut exister sous deux formes très-différentes : 1° La *myélite aiguë* et la *myélite chronique*. Cette dernière est plus souvent désignée par le nom de *sclérose* ou de ramollissement ; elle a des symptômes et une marche absolument distincts de la myélite proprement dite (voy. SCLÉROSE).

La **myélite aiguë** résulte ordinairement d'une blessure de la moelle, d'une altération des vertèbres (mal de Pott), beaucoup plus rarement d'un refroidissement, de la convalescence d'une fièvre typhoïde, d'un empoisonnement par le phosphore, etc. Les parties atteintes de la moelle sont congestionnées, ramollies, les éléments essentiels subissent la dégénérescence graisseuse et sont incapables de remplir leurs fonctions.

La maladie peut se borner aux cordons antéro-latéraux de la MOELLE ou aux cordons postérieurs, et les symptômes sont alors différents.

Elle est, en général, limitée à une certaine région, et suivant que c'est le bulbe, la portion cervicale, dorsale ou lombaire qui est atteinte, les désordres se font sentir dans tout le corps ou sont limités à la partie inférieure.

Les principaux symptômes de la myélite aiguë sont : la fièvre, la douleur, la PARAPLÉGIE.

La *douleur* est vive au niveau du rachis ou siége la myélite ; on l'augmente en exerçant une compression sur les apophyses épineuses des vertèbres.

La *paraplégie* n'atteint que les portions situées plus bas que le siége de la myélite. Ainsi elle est limitée, aux membres inférieurs, à la vessie (rétention d'urine), au rectum (constipation), aux muscles abdominaux (sensation d'une barre qui serre le ventre), si la maladie siége à la région dorsale ou lombaire. Si elle atteint la moelle entre la cinquième cervicale et la sixième dorsale, les membres supérieurs sont paralysés, et comme cette région de la moelle est un centre (cilio-spinal) pour des filets nerveux qui vont à l'œil et au cœur, il y a en même temps un rétrécissement de la *pupille* (myosis) et des palpitations. Si des parties situées plus haut sont atteintes, la respiration et la déglutition sont elles-mêmes entravées.

Il peut y avoir des contractions, des sensations de fourmillement, dans certains cas une sorte d'exagération de sensibilité douloureuse (*hyperesthésie*), ou des douleurs même dans les parties réellement insensibles aux excitations directes (*anesthesie douloureuse*).

Quelle que soit la hauteur à laquelle siége la maladie, si la myélite est bornée aux *cordons antéro-latéraux* de la MOELLE qui sont destinés à la motilité, il y a paralysie du mouvement dans toute la région située en dessous, mais la sensibilité reste intacte. Si, au contraire, ce sont les *cordons postérieurs* qui sont altérés, le mouvement est conservé, mais il n'y a plus ni sensibilité, ni coordination du mouvement (voy. SCLÉROSE, ATAXIE LOCOMOTRICE).

Les *mouvements réflexes* sont intacts et même très-exagérés dans la partie du corps qui correspond à celles de la moelle situées plus bas que la lésion. Mais lorsqu'ils commencent à être abolis à leur tour, c'est l'indice que la myélite augmente d'étendue et descend progressivement.

Dans certains cas, c'est l'inverse qui se produit et la myélite suit une marche ascendante (*myelite centrale ou ascendante de Charcot*) ; la paralysie fait des progrès rapides, elle envahit les fonctions de la respiration et amène une issue funeste.

En général, la myélite aiguë n'a qu'une durée très-courte ; au bout de quelques jours, le malade succombe aux progrès de la paralysie. Dans quelques cas, la maladie reste stationnaire, la paraplégie persiste, et la mort survient après un temps plus ou moins long, déterminée par la formation d'*eschares gangréneuses*, par une pneumonie ou toute autre maladie intercurrente.

Le *traitement* consiste à remédier autant que possible à la maladie du rachis qui en est la cause (immobilisation dans le mal de Pott), appliquer des sangsues au début, plus tard des cautères. L'iodure de potassium, l'iodure de fer à l'intérieur, les douches chaudes et les révulsifs (ventouses sèches le long de la colonne vertébrale, sinapismes), lorsque la maladie reste stationnaire. Le repos absolu au lit est de rigueur ; il faudra veiller à la liberté du ventre, au cours des urines et s'opposer à la formation d'eschares par l'usage d'un MATELAS D'EAU.

MYÉLOPLAXE, s. m. (de μυελός, moelle, et πλάξ, plaque). Nom donné par Robin à des éléments de la moelle des os formés par une plaque renfermant des corpuscules ovoïdes. Ces éléments peuvent, dans certains cas, proliférer outre mesure et former des tumeurs désignées sous le nom d'*épulis* à la mâchoire, d'*ostéosarcomes* sur les autres os.

MYLO-GLOSSE, **MYLO-HYOÏDIEN**, adj. et s. m. Noms des muscles qui vont de la ligne myloïdienne de l'os maxillaire inférieur, à la *langue* et à l'os *hyoïde*.

MYOCARDITE, s. f. Inflammation de la substance musculaire du cœur (voy. CARDITE).

MYODYNIE, s. f. Douleur musculaire ou *rhumatisme musculaire*. On l'observe après de violentes fatigues, et chez les femmes en couches.

MYOGRAPHE, s. m. Instrument destiné à étudier les mouvements des muscles et le mécanisme de leur contraction.

MYOLEMME, s. m. (de μῦς, muscle, et λέμμα, enveloppe). Substance amorphe transparente, appelée aussi sarcolemme, qui enveloppe les faisceaux primitifs des MUSCLES striés.

MYOLOGIE, s. f. Partie de l'anatomie qui s'occupe de l'étude des *muscles*.

MYOME, s. m. — Voy. UTÉRUS (Corps fibreux de l').

MYOPIE, s. f. (de μύειν, cligner, et ὤψ, œil, à cause du clignement des yeux fréquent chez les myopes). Anomalie de la *réfraction* qui fait qu'un œil voit bien de près, mais est incapable de voir de loin. Le plus souvent ce résultat est dû à ce que l'axe antéro-postérieur de l'œil est trop long et que les images des objets éloignés, au lieu de se faire sur la rétine, se font en avant de cette membrane (fig. 389). C'est l'opposé de l'HYPERMÉTROPIE, mais nullement de la PRESBYOPIE, ainsi qu'on le dit communément.

Les lunettes avec verres concaves améliorent la vision de l'œil myope en reportant le point de convergence des rayons lumineux sur la rétine (fig. 390).

Le *degré* de la myopie est indiqué par le numéro du verre concave le *plus faible*, qui améliore le plus la vision de *loin*. Ainsi, s'il faut placer devant l'œil un verre concave n° 30 pour lui permettre de distinguer au loin les mêmes objets que peut voir sans verre un œil *emmétrope* (normal), cela voudra dire que la myopie est 1/30. Avec un

de lire à un mauvais éclairage ou dans son lit, se garder de tout ce qui peut porter le sang à la tête : la constipation, le froid aux pieds, un travail trop assidu.

Les myopes ont souvent des congestions du côté des yeux, leurs paupières et leur conjonctive sont enflammées, il y a souvent au fond de leur œil une atrophie partielle de la choroïde et un *staphylôme postérieur*.

Si la myopie dépasse 1/12, il y a atro-

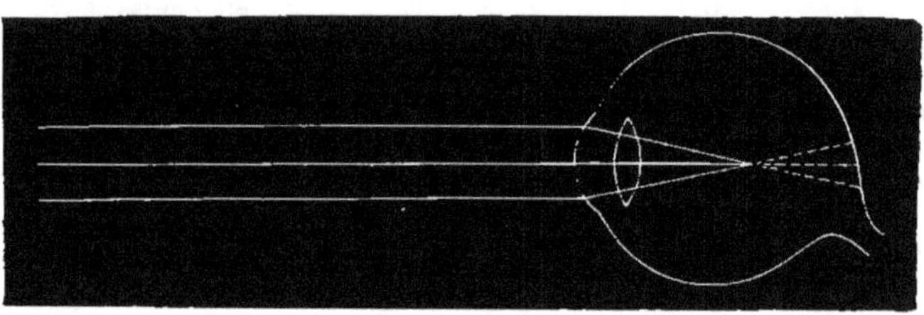

FIG. 389. — Œil myope. Les rayons lumineux venant de l'infini se réunissent en avant de la rétine.

verre n° 24 ou 20, le même myope verrait encore très-bien, mais il ferait alors usage de son ACCOMMODATION. Les myopes jeunes ont une tendance fâcheuse à choisir des verres d'un numéro trop fort, ce qui présente plusieurs dangers (voy. LUNETTES).

Souvent des lunettes convenablement choisies rendent la vue du myope parfaitement normale, mais souvent aussi la maladie se complique d'un certain degré d'affai-

phie de la choroïde autour du nerf optique ; lorsqu'elle atteint 1/5, il y a un véritable staphylôme postérieur avec dilatation scléroticale.

La myopie est une affection héréditaire, qui se rencontre très-souvent chez les personnes de la même famille. Mais elle est surtout une maladie acquise qui est l'apanage des personnes qui travaillent de près à des ouvrages minutieux. Il y a infiniment

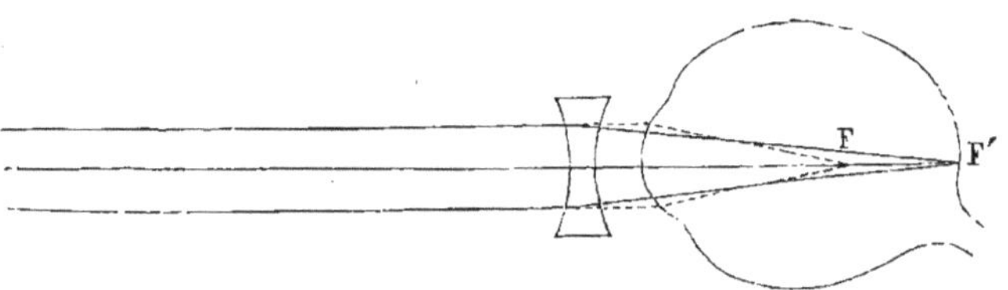

FIG. 390. — Foyer F d'un œil myope ramené en F' sur la rétine par l'effet d'un verre concave.

blissement de la fonction visuelle qu'elles sont incapables de corriger complétement.

La myopie commence à être forte lorsqu'elle nécessite des verres plus forts que le n° 8. Dans ce cas, le point le plus *éloigné* de la vision distincte est 10 pouces ou 33 centimètres, et l'affection devient réellement dangereuse si l'on ne se soumet aux prescriptions de **l'hygiène des myopes**.

Un myope ne doit jamais se servir de ses lunettes pour voir de près, il doit éviter

plus de myopes dans les nations civilisées que chez les sauvages, chez les hommes d'étude que chez ceux qui vivent au grand air et s'occupent de travaux grossiers. Trop souvent, elle se développe chez des jeunes gens adonnés aux travaux scolaires, et quelquefois elle suit une marche progressive.

La myopie stationnaire n'offre pas de dangers réels, mais la **myopie progressive** expose l'œil à se perdre complétement par suite des épanchements qui se font dans son corps vitré, et du *décollement de la rétine*. Aussi ne saurait-on apporter trop de surveillance chez les jeunes écoliers sous le rapport de leurs fonctions visuelles.

La *myopie scolaire*, ainsi que l'appelle Foussagrives, a été mise en évidence par les recherches de Cohn et d'Erismann de Saint-Pétersbourg. D'après ce dernier observateur, il y aurait 34,2 pour 100 d'enfants myopes dans les écoles russes, et 24,7 dans les écoles allemandes. De plus, il paraît démontré que la fréquence de la myopie augmente avec le nombre d'heures consacrées à l'étude, la prolongation du travail intellectuel et l'âge de l'écolier.

L'habitude de n'avoir qu'un horizon restreint, le travail de près dans de mauvaises conditions d'éclairage, la lecture des caractères trop fins, contribuent puissamment au développement de la myopie.

Les congestions oculaires sont habituelles chez les myopes, aussi sont-ils souvent obligés de cligner leurs paupières, afin de répartir le liquide lacrymal sur la surface de l'œil, et d'aider à l'expulsion des larmes par le canal nasal. C'est à ce clignement fréquent qu'est due l'origine du mot *myope*.

La myopie progressive est tantôt *périodiquement progressive*, tantôt *constamment progressive*. Elle s'annonce par des douleurs ciliaires et une sensibilité de l'œil exagérée sous l'influence du travail et de la lumière.

Une autre complication de la myopie, c'est la faiblesse des muscles droits internes qui ne peuvent plus se contracter suffisamment pour faire converger les axes optiques vers le point fixé. Le myope est en effet obligé de rapprocher très-près de ses yeux les objets qu'il veut examiner. Cette *asthénopie musculaire* est une des origines du *strabisme divergent*.

De plus, cette nécessité de faire converger les yeux outre mesure est elle-même une des causes les plus puissantes des progrès de la myopie, par suite de la compression exercée par les muscles obliques sur le globe oculaire (Giraud-Teulon), et des tiraillements de la sclérotique.

Le *traitement* de la myopie consistera dans l'observation exacte de l'hygiène des myopes, et dans le choix de LUNETTES concaves convenables. Le travail ne devra jamais être absolument continu; tous les

quarts d'heure il faudra reposer les yeux pendant une ou deux minutes. Dans les cas de myopie forte, le médecin oculiste est seul apte à déterminer les verres qu'il sera permis de porter, tant pour la vision éloignée que pour celle de près lorsqu'ils sont indispensables. S'il y a myopie progressive, il faudra le plus souvent absolument changer d'occupation et en prendre une qui ne fatigue pas la vue.

MYOSIS, s. m. Mot latin employé par les ophthalmologistes pour désigner le resserrement de la pupille. C'est un symptôme commun à plusieurs maladies générales ou locales. On rencontre le myosis chez les vieillards ou les hypermétropes, chez les personnes atteintes d'*ataxie locomotrice* ou de myélite dans la région des premières vertèbres dorsales. La pupille se rétrécit toutes les fois que l'œil est simplement irrité par une conjonctivite, une kératite, ou sous l'influence de certains médicaments, ésérine, opium, morphine.

MYOTOMIE, s. f. (de μῦς, muscle, et τέμνειν, couper). Section des muscles, opération que l'on exécute sur les muscles de l'œil pour remédier au strabisme (strabotomie) et sur d'autres muscles ou tendons rétractés.

MYRINGITE, s. f. Inflammation de la membrane du tympan. La **myringite aiguë** survient généralement après un refroidissement ou un bain froid pendant lequel un peu d'eau a pénétré dans l'oreille. Elle débute brusquement par une violente douleur au fond de l'oreille accompagnée de bourdonnements. En examinant le tympan, on voit qu'il est injecté, terne et dépoli. Au bout de deux ou trois jours, il y a résolution, et tous les symptômes se calment, ou il y a suppuration, et alors il s'écoule un peu de pus par le conduit auditif externe.

La **myringite chronique** succède en général à une otite chronique; ses symptômes consistent : en un écoulement purulent, à odeur fétide, qui se fait par le conduit de l'oreille, une couleur rouge ou opaque du tympan qui a perdu son brillant, et en une surdité plus ou moins prononcée accompagnée de bourdonnements d'oreille.

Il n'y a guère de perforation du tympan que lorsqu'il y a une inflammation de la caisse.

L'ouïe est assez souvent compromise

dans la myringite aiguë, presque toujours elle est notablement affaiblie dans la forme chronique.

Le *traitement* consiste, au début, en une application de sangsues derrière l'oreille, injections tièdes, purgatifs drastiques, pédiluves sinapisés.

MYRTIFORME, adj. (de *myrtus* et *forma*). Qui a la forme d'une feuille de myrte. Le **muscle myrtiforme** ou constricteur des narines s'insère, en bas, dans la *fossette myrtiforme* de l'os maxillaire supérieur et à la saillie que forme la canine; en haut, à la sous-cloison et à la partie postérieure de l'aile du nez.

Les **caroncules myrtiformes** sont situées à l'entrée du vagin, ce sont les débris de la membrane HYMEN.

MYXOME, s. m. Nom des tumeurs COLLOÏDES, ou formées de tissu muqueux qui se remplit quelquefois de graisse. Les *polypes des fosses nasales* sont des myxomes papillaires. Ces tumeurs n'ont pas toujours la même gravité ; certains myxomes restent à l'état d'affection purement locale, d'autres se généralisent comme le CANCER.

N

NÆVUS, s. m. Mot latin conservé en français, désignant les taches ou tumeurs cutanées congénitales ou survenant dans les premières années de la vie, que l'on appelle vulgairement *envies, taches de vin,* et scientifiquement *tumeurs érectiles.*

Suivant leur structure et leur tendance à rester stationnaires ou à s'accroître, on les respectera ou on en fera l'ablation (voy. ÉRECTILE).

NAISSANCE, s. f. (*nativitas*, γενέθλη). En anatomie, ce mot signifie le lieu d'origine d'une partie quelconque; c'est ainsi que l'on dit : la *naissance d'un nerf, d'une artère.*

En physiologie, on emploie ce mot pour désigner l'apparition d'un corps organisé qui n'existait pas. On a étendu cette acception à la sortie du fœtus au moment de l'accouchement, quoiqu'il existât bien antérieurement dans l'utérus.

La *naissance d'un enfant* doit être déclarée et inscrite à l'ÉTAT CIVIL.

NARCÉINE, s. f. Un des alcaloïdes de l'opium; sa formule est $C^{23}H^{29}AzO^9$. Elle est hypnotique, analgésique et anexosmotique, mais ses propriétés soporifiques sont beaucoup moins marquées chez l'homme que chez les animaux. On l'administre à l'intérieur à la dose de 10 à 25 centigrammes, ou à doses beaucoup moindres en injections hypodermiques, dans les mêmes cas que la morphine; elle a l'avantage de ne pas laisser comme cette dernière de l'abattement et de l'anorexie.

NARCOTINE, s. f. Le premier des alcaloïdes retiré de l'opium en 1809 par Derosne. Malgré son nom, la narcotine est très-peu soporifique et très-peu toxique, on a pu en prendre jusqu'à 3 grammes en 24 heures sans obtenir d'effets bien sensibles.

NARCOTIQUE, adj. et s. m. (de νάρκη, sommeil). Nom des médicaments ou des préparations destinées à procurer du sommeil (hypnotiques), à calmer les douleurs (calmants). La plupart sont des préparations d'opium, de morphine, de codéine, de belladone, de jusquiame, de chloral hydraté.

NARINE, s. f. Nom des deux ouvertures extérieures des *fosses nasales*, elles sont séparées l'une de l'autre par la cloison. Souvent on donne ce nom aux fosses nasales elles-mêmes.

NASAL, adj. Qui a rapport au nez. L'artère **nasale** est la branche terminale la

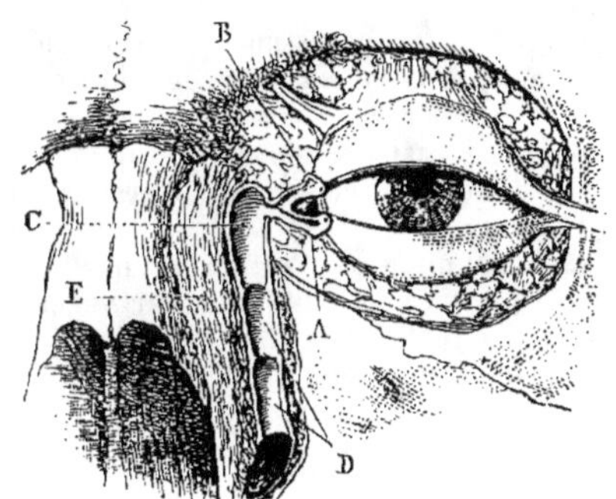

Fig. 391. — Canal nasal et voies lacrymales.

A, Point et conduit lacrymal inférieur.
B, Conduit lacrymal supérieur.
C, Sac lacrymal.
D, Canal nasal divisé en deux par une valvule.
E, Branche montante du maxillaire supérieur.

plus volumineuse de l'*ophthalmique*. Les **cartilages nasaux** forment la cloison médiane des fosses nasales et les parties souples latérales et inférieures du nez.

Le **canal nasal** est cette partie des voies LACRYMALES qui commence au sac lacrymal et se termine au méat inférieur (fig. 391) (voy. FOSSES NASALES).

Le **nerf nasal** est le rameau inférieur du nerf OPHTHALMIQUE; il pénètre dans l'orbite par la fente sphénoïdale. Après avoir cheminé entre les muscles oblique supérieur et droit interne de l'œil, il se divise au niveau du trou orbitaire interne en : nasal *interne* et nasal *externe*, qui se distribuent au nez, aux voies lacrymales, à la conjonctive et aux paupières.

Les **os nasaux** sont les os propres du NEZ.

Les **fosses nasales** forment deux cavités situées au-dessus de la bouche et limitées : en haut, par le tiers antérieur de la base du crâne (voûte); en bas, par la paroi supérieure de la bouche ; de chaque côté externe, par les orbites, les sinus maxillaires et les fosses zygomatiques ; en avant, par le nez (fig. 147).

Elles sont divisées en deux par une cloison médiane, et en arrière elles répondent au pharynx qui les fait communiquer indirectement avec la bouche. Lorsque le nez est détruit par un cancer ou par une plaie, on peut facilement se rendre compte de leur disposition et apercevoir le fond du pharynx.

La *voûte* des fosses nasales est formée : en avant par la lame criblée de l'ethmoïde, en arrière par le corps du sphénoïde et l'apophyse basilaire de l'os occipital, où s'insèrent ordinairement les POLYPES NASO-PHARYNGIENS.

La *paroi antérieure* est formée par les os propres du nez en haut, et les cartilages et les parties molles à la partie inférieure.

Le *plancher*, en forme de gouttière, répond en avant au palais de la bouche (os maxillaire supérieur et palatin), et au voile du palais en arrière.

Les *parois latérales* sont irrégulières et anfractueuses; elles présentent des replis osseux et muqueux, nommés CORNETS, au nombre de trois (fig. 392). Au-dessous de chacun des trois cornets se trouvent les MÉATS supérieur, moyen et inférieur.

Au-dessus du *cornet supérieur* viennent s'ouvrir les *sinus sphénoïdaux*. Dans le *méat supérieur* s'ouvrent les *cellules ethmoïdales postérieures*. A la partie antérieure du *méat moyen* sont les ouvertures des *cellules ethmoïdales* antérieures et du *sinus frontal;* plus en arrière s'ouvre le *sinus maxillaire*.

A la partie antérieure du *méat inférieur* vient s'ouvrir le **canal nasal**, qui est la voie suivie par les larmes et le mucus con-

jonctival qui passent de l'œil dans le nez par les voies LACRYMALES.

Les inflammations des fosses nasales se propagent facilement à ce canal et l'obstruent plus ou moins complétement, ce qui détermine la stagnation des larmes dans l'œil et le LARMOIEMENT.

A l'extrémité du méat inférieur, on voit l'orifice de la *trompe d'Eustache* (12, fig. 147, et G, fig. 392), ce qui permet d'en faire le cathétérisme par le nez.

La *paroi interne* des fosses nasales est

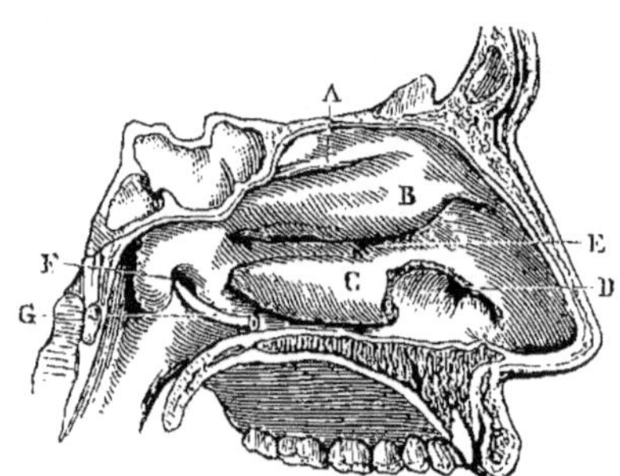

FIG. 392 — Paroi externe de la fosse nasale gauche.

A, Cornet supérieur.
B, Cornet moyen.
C, Cornet inférieur.
D, Rebord de la branche montante du maxillaire supérieur.
F, Orifice de la trompe d'Eustache ; un bout de sonde G y est engagé.

formée par la *cloison* moitié osseuse et moitié cartilagineuse, souvent déviée, surtout du côté gauche.

Tout l'intérieur des fosses nasales est tapissé par une membrane muqueuse d'une nature spéciale, composée de deux feuillets, l'un muqueux et superficiel, l'autre fibreux ou profond. Elle est très-vasculaire et s'injecte facilement de sang qui peut même, dans nombre de circonstances, s'extravaser au dehors et produire l'ÉPISTAXIS. Un grand nombre de *glandules* y sont disséminées, elles sécrètent un mucus plus ou moins épais qui devient plus abondant dans le *coryza*.

Les *artères* des fosses nasales viennent de la faciale, de la maxillaire interne et de l'ophthalmique; les veines y sont très-nombreuses. Certaines d'entre elles se rendent dans le sinus longitudinal supérieur et le sinus coronaire, de sorte que les affections de la muqueuse du nez, les *épistaxis*, ont une certaine influence sur la circulation cérébrale, et que l'excitation que produit le tabac à priser peut, dans quelques cas, diminuer certaines migraines ou céphalalgies.

Les *nerfs* viennent de la cinquième paire, (*trijumeau*), qui préside à la sensibilité générale, et de la première paire (*olfactif*), qui est spécialement destinée à la perception des odeurs (OLFACTION, ODORAT).

La sensibilité de la muqueuse pituitaire est très-grande et son excitation provoque de violents éternuments, mais lorsqu'on l'a excitée plusieurs fois de suite, ceux-ci deviennent moins violents et elle s'habitue plus facilement au contact des corps étrangers. En l'excitant au moyen du tabac, de la poudre de camphre, ou en aspirant de l'eau-de-vie faible, on y provoque un effet révulsif qui peut avoir son utilité contre les névralgies, les céphalalgies et les maux de dents.

Les fosses nasales sont le siége de diverses inflammations que l'on rattache le plus souvent à la scrofule. Ce sont des *coryzas* avec ulcération ou épaississement de la muqueuse, nécrose et affaissement des os du nez, suppuration fétide (OZÈNE).

Le **sinus maxillaire** peut s'enflammer et déterminer des symptômes graves qui se terminent, soit par résolution, soit par la formation d'un *abcès*. L'ouverture de l'abcès peut se faire à l'extérieur, ou dans la cavité buccale, près du bord alvéolaire du maxillaire supérieur. Il reste quelquefois à la suite une fistule rebelle et une suppuration fétide (OZÈNE DU SINUS MAXILLAIRE). Il faut pratiquer une contre-ouverture et y faire des injections détersives.

Les **corps étrangers des fosses nasales** sont ordinairement des pois ou des noyaux que les enfants s'introduisent dans les narines. Si, à la suite d'efforts pour se moucher ou d'un éternument, ils ne sont pas expulsés, il faut les extraire au moyen d'une pince, en facilitant leur extraction par une injection d'eau faite dans l'autre narine. Le liquide reflue un peu par la première et agit sur le corps étranger d'arrière en avant. On est quelquefois obligé de dilater les narines au moyen de l'éponge préparée ou de la *laminaria*.

Les **tumeurs des fosses nasales** sont les cancers (épithélioma cylindrique), les ostéomes et surtout les POLYPES que l'on divise en mous (myxomes) et fibreux.

NASO-PHARYNGIEN, adj. Qui appartient au nez et au pharynx (voy. POLYPE).

NAUSÉE, s. f. (ναυτία, envie de vomir, de ναῦς, vaisseau). Nom donné, à l'origine, à l'envie de vomir symptomatique du MAL DE MER; il est employé maintenant pour désigner l'envie de vomir causée par le balancement de l'escarpolette, le dégoût de certains aliments ou la vue d'objets repoussants. La nausée se montre dans un grand nombre de maladies; elle n'est pas toujours suivie de VOMISSEMENT.

Le grand air et la marche suffisent quelquefois à dissiper les nausées. D'autres fois, on se trouvera mieux du repos et de la tranquillité absolue.

NAVICULAIRE, adj. (de *navicula*, nacelle). La fosse naviculaire est une petite dilatation de l'extrémité antérieure de l'URÈTHRE de l'homme.

NAVIGATION, s. f. (*navigare*). Au point de vue de l'hygiène et de la thérapeutique, il faut distinguer l'action propre aux mouvements du navire et à l'atmosphère maritime.

Le *tangage* et le *roulis* ont sur les viscères digestifs, les poumons, le cœur, les gros vaisseaux, la moelle épinière, le cerveau, une influence que l'on ne peut nier. Cette influence se manifeste principalement sur les engorgements viscéraux. L'action du mal de mer et des vomissements qui en sont la suite a été préconisée contre certaines affections, entre autres la dysentérie.

L'influence de l'atmosphère maritime sur la consomption pulmonaire, vantée si longtemps (Laennec), a été niée de nos jours et avec une grande autorité par M. Jules Rochard, qui la croit plutôt préjudiciable qu'avantageuse aux phthisiques.

NÉCROPSIE, s. f. (*necropsis*, de νεκρός, cadavre, et ὄψις, vue). Examen des cadavres, dans lesquels on recherche toutes les altérations pathologiques qui siégent dans les différents liquides ou tissus, tant internes qu'externes, de l'économie. Ce mot est synonyme d'AUTOPSIE et doit lui être préféré.

NÉCROSE, s. f. (*nécrosis*, νέκρωσις, de νεκρός, mort). Mortification du tissu osseux. Sorte de gangrène de l'os qui prive de nutrition une partie plus ou moins considérable de sa surface (nécrose superficielle), ou de toute son épaisseur. On appelle SÉQUESTRE la portion d'os nécrosé.

Les causes de la nécrose sont diverses, on peut les rapporter :

1° A des *troubles de la vascularisation du périoste* ou des artères nourricières, à un décollement du périoste ou à la propagation de son inflammation à l'os;

2° A une *destruction immédiate du tissu osseux* par brûlure, cautérisation, résection;

3° A une *affection générale* de nature scrofuleuse, scorbutique, syphilitique, aux suites de l'empoisonnement chronique par le phosphore, ou de la fièvre typhoïde, etc.

Au début, on constate une douleur sourde s'exaspérant par la pression, et un peu de tuméfaction déterminée par le gonflement du périoste et des tissus voisins. Puis se montrent les symptômes locaux qui consistent : dans la production d'un abcès plus ou moins éloigné du point malade, et dans l'ouverture de cet abcès qui reste fistuleux jusqu'à l'élimination de la partie nécrosée.

Il y a plusieurs périodes dans la marche de la nécrose :

1° *Début;* il consiste dans la mortification de l'os ;

2° *Séparation du séquestre* et *tendance à son expulsion;* ce dernier est devenu un corps étranger dont l'économie cherche à se débarrasser. Tout autour il se forme une *ostéite* avec suppuration dont l'effet est de faciliter l'expulsion de la partie nécrosée, et de l'entraîner si elle est assez petite ;

3° *Réparation des parties nécrosées;* sous l'influence de l'*ostéo-périostite* du voisinage, la perte de substance se comble, ou l'os même se régénère en entier (lorsque le périoste a été conservé).

Si les parties nécrosées peuvent être facilement éliminées en même temps que la suppuration, la guérison s'obtient presque d'elle-même lorsque le malade est mis dans de bonnes conditions hygiéniques. Mais si le séquestre occupe le centre de l'os (fig. 393), il se forme du tissu osseux à tout son pourtour, et il se trouve pour ainsi dire emprisonné. Il n'y a au travers de ce nouvel os que quelques trous ou *cloaques* qui permettent le passage de la suppuration développée autour du séquestre invaginé. La longueur de la suppuration entraîne l'amaigrissement, la diarrhée, les sueurs abondantes, le malade succombe quelquefois à la fièvre hectique, à l'infection purulente ou putride.

Contre les séquestres invaginés l'art doit intervenir pour en faire l'extraction, sans cela, il y a des fistules intarissables qui amènent à la longue une dégénérescence amyloïde des reins, ou les autres accidents dont nous venons de parler. C'est par l'exploration avec un stylet que l'on reconnaît la présence des séquestres et leur plus

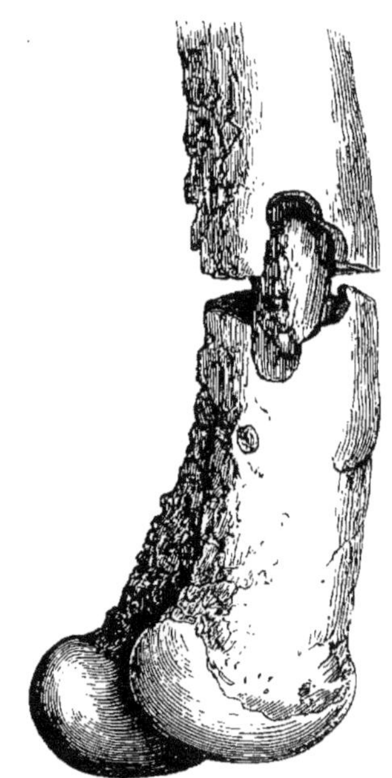

Fig. 393. — Séquestre invaginé de la partie inférieure du fémur, avec production osseuse sous-périostique considérable (d'après Nélaton).

ou moins de mobilité. Comme il y a presque toujours plusieurs fistules, cette exploration est en général facile. Si les fistules se ferment, la douleur augmente et il se forme un nouvel abcès.

La nécrose est toujours une maladie sérieuse qui indique presque constamment une mauvaise constitution.

Les indications du *traitement* sont les suivantes : 1° Prévenir la nécrose s'il est possible par les saignées locale et générale, les révulsifs, les onctions avec la pommade mercurielle. 2° Faciliter l'élimination du séquestre par des injections détersives qui peuvent entraîner les parties nécrosées, mobiliser les séquestres et les extraire. 3° Favoriser la cicatrisation. 4° Traiter l'état général (huile de foie de morue, iodures de fer et de potassium, phosphate de chaux, toniques).

La **nécrose du maxillaire inférieur** ou *nécrose phosphorée* s'observe chez les ouvriers employés à la fabrication des allumettes chimiques. Les premiers symptômes sont : douleur au niveau d'une dent, tuméfaction et coloration violacée de la gencive à ce niveau. Puis viennent les abcès qui s'ouvrent entre le collet et la gencive, d'autres occupent la joue et la région sous-maxillaire. Le pus mal lié, grumeleux, s'écoule par les orifices fistuleux au fond desquels on sent, avec un stylet, que l'os est dénudé, quelquefois mobile. Les orifices s'agrandissent, leurs bords se détruisent et l'os malade peut être complétement mis à nu. L'haleine est fétide, il y a une gêne considérable de la déglutition et de la phonation, la santé générale est le plus souvent altérée.

Cette affection est lente et n'est douloureuse qu'au début, il faut souvent plus d'un an pour que le séquestre soit éliminé. Elle détermine fréquemment la mort, et quand la guérison a lieu, les malades conservent toujours des difformités incurables. Le traitement consiste à enlever le séquestre le plus tôt possible.

NÉNUPHAR, s. m. Nymphéacée indigène dont les deux espèces, *nénuphar blanc* (*nymphœa alba*) et *nénuphar jaune* (*nymphœa lutea*) portent des fleurs considérées comme anaphrodisiaques, rafraîchissantes et hypnotiques, ainsi que ses racines mucilagineuses et féculentes. Inusitées.

NÉO-MEMBRANE, s. f. Nom donné à des membranes de nouvelle formation, qui se produisent dans les pleurésies, les péritonites, etc.; établissent des adhérences entre les viscères, se vascularisent et s'organisent plus ou moins complétement.

NÉOPLASME, s. m. (de νέος, nouveau, et πλάσσειν, former). Dénomination appliquée à toutes les *tumeurs* et autres productions de formation nouvelle.

NÉPHÉLION, s. m. (de νεφέλη, nuage). Légère *taie* de la cornée, ordinairement consécutive à une KÉRATITE superficielle.

NÉPHRALGIE, s. f. (de νεφρός, rein, et ἄλγος, douleur Douleur). siégeant dans la région *lombaire*, ordinairement causée par des COLIQUES NÉPHRÉTIQUES.

NÉPHRÉTIQUE, adj. (de νεφρός, rein). Qui a son siége dans la région du rein ou qui agit sur le rein.

On appelle *douleur néphrétique*, **colique néphrétique**, une douleur violente qui occupe une des régions lombaires, se propage le long des uretères et s'accompagne souvent de la rétraction de l'un des testicules. On reconnaît en même temps que les urines sont chargées d'acide urique ou de petits graviers (voy. COLIQUE).

C'est une manifestation de la NÉPHRITE ou simplement de la GRAVELLE; dans ce dernier cas, l'usage des alcalins est indiqué.

Le *bois néphrétique* est le bois d'une légumineuse, le *coatli*, que l'on employait contre les affections des reins et de la vessie. Il n'est plus usité.

NÉPHRITE, s. f. (*nephritis*, de νεφρός, rein). Inflammation des REINS dans laquelle les substances corticale ou tubuleuse sont intéressées. On réserve le nom de PYÉLITE ou PYÉLO-NÉPHRITE à l'inflammation du bassinet et des calices.

La *néphrite* peut être idiopathique ou symptomatique; celle-ci est liée à une affection secondaire, goutte, gravelle, diathèse purulente, fièvres graves, rhumatismes, et devient la *néphrite arthritique, calculeuse, par poisons morbides, rhumatismale*, etc.

La *néphrite* proprement dite est aiguë ou chronique.

La **néphrite aiguë** s'annonce par le frisson, la soif, l'agitation, une douleur dans la région lombaire, d'un seul côté ou des deux, selon qu'un des reins ou les deux sont atteints (COLIQUES NÉPHRÉTIQUES). La vessie peut être le siége de la douleur la plus vive, surtout au moment de l'excrétion de l'urine qui, au début, est rare et pénible. L'urine peut contenir une certaine quantité d'albumine ou de sang. On constate en même temps des nausées, des vomissements et de la constipation.

Dans les cas graves, la fièvre augmente, il survient du délire, des frissons répétés. La langue est sèche, la douleur persistante, le rein enflammé va suppurer, mais rarement le pus passe dans l'urine. Cet état, qui peut se terminer par la mort, peut également se finir par la guérison, soit à la suite d'une résolution complète, soit par l'induration partielle ou générale du rein.

Le *traitement* consiste en application de sangsues ou de ventouses scarifiées à la

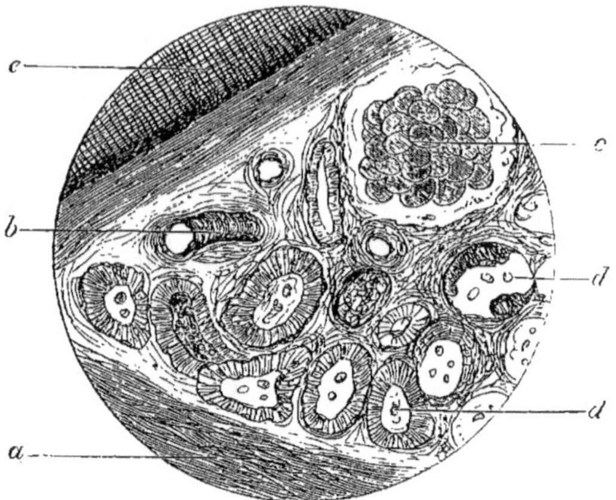

Fig. 394. — Section d'un rein affecté d'une néphrite intertubulaire (*rein granuleux*), tel qu'on le voit au microscope.

a, Capsule très-épaissie.
b, Petite artère avec tunique épaissie.
c, Corpuscule de Malpighi.
d, Tubes entièrement ou en partie couverts d'épithélium.
e, Grosse artère épaissie.

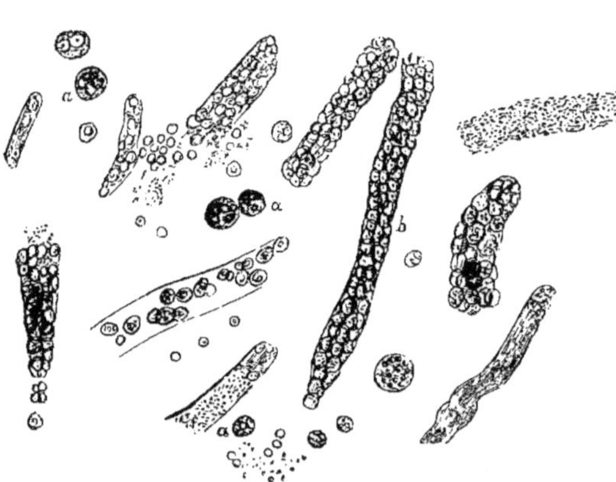

Fig. 395. — Dépôt rouge de l'urine dans la néphrite tubulaire aiguë (*maladie de Bright*). Desquamation de l'épithélium rénal recouvrant des tubes fibrineux.

région lombaire, cataplasmes et bains émollients, lavements au miel, calomel à l'intérieur.

La **néphrite chronique** a pour caractères essentiels une douleur habituelle dans une des régions rénales ou les deux à la fois, avec diminution de l'acidité de l'urine et faiblesse marquée dans les membres inférieurs. L'urine est trouble, sédimenteuse; il y a peu de fièvre, mais amaigrissement et dépérissement graduel.

Les causes les plus ordinaires des néphrites sont : les contusions, les plaies du rein, la rétention d'urine dans ses canaux excréteurs par obstacle mécanique ou paraplégie, l'abus des diurétiques ou des excitants (tisane de chiendent, nitrate de potasse, etc.), la propagation d'une inflammation de l'urèthre.

Le *traitement* consiste dans l'emploi soutenu des antiphlogistiques de toute nature; et dans les cas de rétention, l'évacuation artificielle de la vessie est un soin capital.

Les sudorifiques, les frictions sur la peau, et surtout la *diète lactée* ont donné de bons résultats.

La **néphrite albumineuse**, *maladie de Bright* ou ALBUMINURIE, est (au point de vue anatomo-pathologique) tantôt produite par une **néphrite parenchymateuse** ou *tubulaire chronique* (forme ordinaire), tantôt par une **dégénérescence amyloïde** ou une **sclérose** (néphrite interlobulaire) du rein.

Elle est occasionnée par toutes les causes ordinaires de la néphrite, mais le plus souvent par la *scarlatine*, un refroidissement, les *excès alcooliques* et les *maladies du cœur*. La dégénérescence amyloïde est fréquente après les suppurations osseuses prolongées.

La maladie de Bright peut affecter : 1° une marche *aiguë*, et alors elle subit son cours en quatre ou cinq semaines et est susceptible de guérison, bien que le malade soit fréquemment exposé aux rechutes; 2° une marche *chronique* beaucoup plus grave qui présente quelquefois des alternatives de rémission, mais se termine le plus souvent d'une manière fatale.

Le rein présente diverses altérations pathologiques et divers aspects, suivant la forme et la marche aiguë ou chronique de la maladie; il est ordinairement augmenté de volume, lourd, volumineux, présente à la coupe des petits grains rouges produits par la congestion des glomérules de Malpighi (fig. 394).

Dans certains cas, il a un aspect blanc dû à la complication de la néphrite paren-

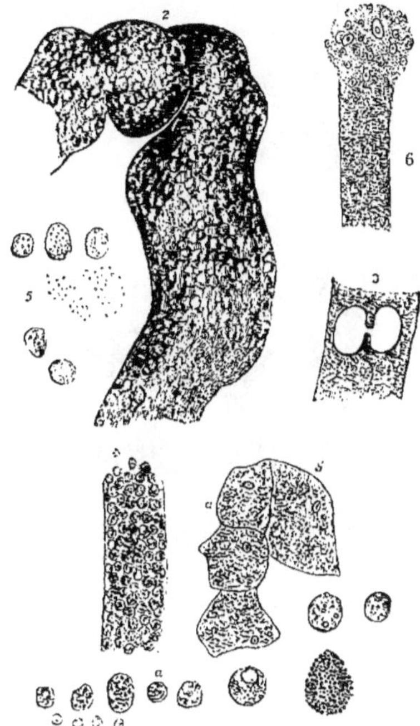

Fig. 396. — Vue au microscope des tubes du rein dans la néphrite chronique.

2, Tube cortical distendu, élargi par l'épithélium et bombé dans une grande partie de son étendue.

3, Tube cortical renfermant un cristal d'oxalate de chaux en forme d'haltère.

4, Tube cortical rempli d'épithélium; en *a* quelques cellules isolées, plus agrandies.

5, Épithélium en masse, provenant d'un tube cortical; le groupe *a* est remarquablement élargi; ceux d'en dessous sont plus ou moins gras.

6, Tube de la portion médullaire très-élargi, dont le contenu s'échappe par la partie postérieure.

chymateuse par une sclérose; il peut être aussi infiltré de matière amyloïde. Dans d'autres cas, au contraire, il est rétracté

par l'effet de la sclérose qui a respecté au début les éléments glandulaires, il est diminué, atrophié, *granuleux* (*néphrite intertubulaire*).

La néphrite albumineuse peut débuter brusquement avec tous les symptômes inflammatoires de la néphrite simple, parfois son début est insidieux. Les symptômes sont d'abord ceux de l'albuminurie, avec les conséquences qui en résultent, hydropisies, œdèmes, rétinite, etc. (voy. ALBUMINURIE).

L'urine, indépendamment de l'albumine qu'elle contient, présente des caractères variables suivant les degrés de la maladie. Au moment de la période congestive, elle est rouge, colorée par le sang, contient des cylindres fibrineux et des cellules épithéliales (fig. 395).

Dans la période exsudative, elle est moins colorée et contient des cylindres garnis de leur épithélium et provenant des *tubuli des reins*. Dans la période d'atrophie, elle est pâle, décolorée, contient beaucoup moins d'urée et de phosphates, et renferme des cylindres granulo-graisseux et hyalins, qui indiquent une altération profonde et irréparable des reins (fig. 396).

La forme chronique engendre ordinairement des désordres généraux dans la circulation (affection du cœur), et le tube intestinal, auxquels le malade finit presque toujours par succomber.

Le *traitement* de la forme aiguë consiste au début, en saignée locale ou générale, ventouses sur la région lombaire, purgatifs drastiques ou huileux; plus tard, des diurétiques et le régime lacté. Dans la forme chronique, le lait pur ou salé rendra encore de grands services. On combinera avec son emploi l'usage de l'iodure de potassium, du sulfate de quinine, les frictions sèches, le massage et un régime tonique; au besoin, on ponctionnera l'ascite ou l'hydrothorax qui peuvent survenir.

NÉPHROTOMIE, s. f. (de νεφρός, rein, et τομή, section). Opération extrêmement grave qui consiste soit à faire l'ablation d'un rein dégénéré, soit à pénétrer jusqu'à cet organe pour ouvrir un abcès, enlever un calcul.

NERF, s. m. (*nervus*, νεῦρον). Les nerfs sont des cordons blancs qui prennent naissance dans les *centres nerveux* ou dans des renflements appelés *ganglions*, et qui se terminent dans les divers points de l'économie (peau, muscles, glandes, parois des vaisseaux, etc.).

Les uns président à la *sensibilité* et au *mouvement*, ils sont fermes, d'un blanc brillant et se rendent aux muscles et à la peau : ce sont les *nerfs cérébro-spinaux ;* ils n'offrent de ganglions qu'à leur origine.

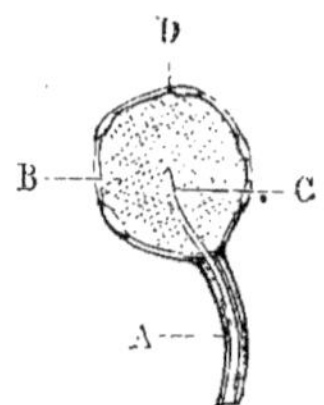

Fig. 397. — Corpuscule de Krause.
A, Nerf.
B, Corpuscule.
C, Cylindre-axe.
D, Enveloppe du corpuscule.

Les autres sont gris, mous, présentent des ganglions sur tout leur parcours, ils tiennent sous leur dépendance les *fonctions végétatives* et accompagnent partout les vaisseaux sanguins; leur ensemble constitue le *nerf grand* SYMPATHIQUE.

Parmi les nerfs cérébro-spinaux, on

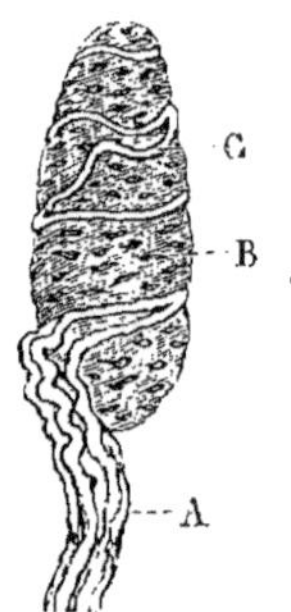

Fig. 398. — Corpuscules de Meissner.
A, Deux tubes nerveux se rendant au corpuscule.
B, Noyaux.
C, Enroulement des tubes nerveux.

trouve des *nerfs moteurs*, des *nerfs sensitifs* (sensibilité ordinaire), des *nerfs sensoriaux* (sens spéciaux), des *nerfs mixtes.* Ils sont divisés en *nerfs crâniens* et *nerfs rachidiens*, selon qu'ils prennent naissance au niveau du crâne ou du rachis; il en existe 43 paires : 12 crâniennes et 31 rachidiennes.

Les douzes paires crâniennes ou **nerfs crâniens** portent les noms suivants :

Première paire : nerf olfactif, sensoriel (odorat).

Deuxième paire : nerf optique, sensoriel (vue).

Troisième paire : nerf moteur oculaire commun; moteur.

Quatrième paire : nerf pathétique; moteur.

Cinquième paire : nerf trijumeau; mixte (moteur et sensitif).

Sixième paire : nerf moteur oculaire externe; moteur.

Septième paire : nerf facial; moteur.

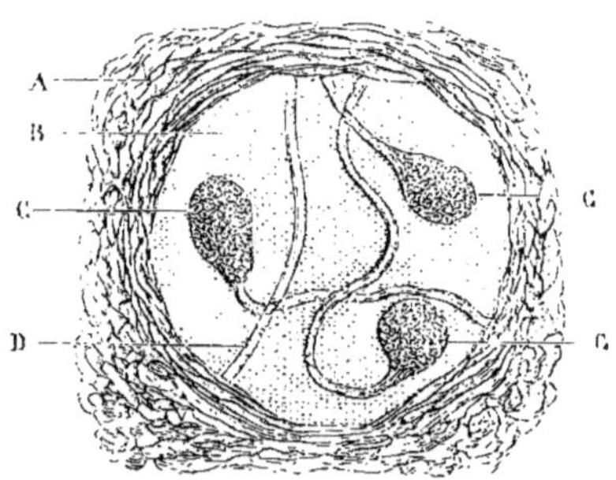

Fig. 399. — Terminaison des nerfs dans le corpuscule de Meissner.
A, Enveloppe du corpuscule.
B, Masse centrale.
C, C, Renflements terminaux.
D, Cylindre-axe.

Huitième paire : nerf auditif; sensoriel (ouïe).

Neuvième paire : nerf glosso-pharyngien; mixte (moteur et sensoriel).

Dixième paire : nerf pneumo-gastrique ; mixte (moteur et sensitif).

Onzième paire : nerf spinal; moteur.

Douzième paire : nerf grand hypoglosse; moteur.

Tous ces nerfs naissent de divers points de l'*encéphale*, et sortent par les trous de la base du crâne.

Les **nerfs rachidiens**, au nombre de 31 paires, sont divisés en : *nerfs cervicaux*, 8 paires; *nerfs dorsaux*, 12 paires; *nerfs lombaires*, 5 paires; *nerfs sacrés*, 6 paires.

Ils prennent tous naissance sur la MOELLE ÉPINIÈRE par des racines antérieures motrices, et des racines postérieures sensitives, qui présentent sur leur trajet, peu après leur origine, un GANGLION dans lequel se confondent les deux racines, de manière à former un *nerf mixte* qui donnera à la fois la sensibilité et le mouvement aux organes qu'il animera.

Les *nerfs* sont formés de longues fibres

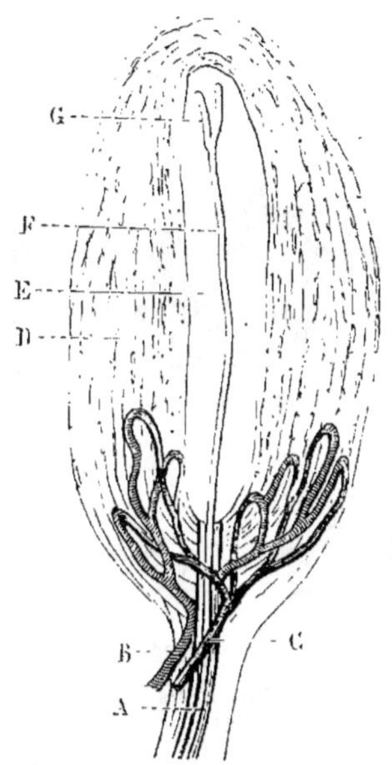

Fig. 400. — Corpuscule de Pacini.
A, Nerf avec sa gaîne de myéline.
B, Artériole.
C, Veinule.
D, Couches du périnèvre avec les noyaux.
E, Bulbe central.
F, Cylindre-axe.
G, Terminaison bifurquée.

blanches disposées parallèlement, qui ne se divisent point dans leur trajet, et s'étendent depuis l'origine jusqu'à la terminaison du nerf. L'ensemble de l'organe est entouré par une couche de tissu conjonctif connu sous les noms de PÉRINÈVRE et NÉVRILÈME.

Tous les nerfs, sans exception, se dépouillent de leur moelle et se transforment en *fibres pâles* au niveau de leur terminaison, qui se fait : 1° par de petits corpuscules particuliers, sortes de petites massues situées à l'extrémité de la fibre : *corpuscules de Krause, de Meissner* (fig. 397, 398 et 399), et *de Pacini* (fig. 400); 2° par des extrémités effilées; et 3° par des réseaux.

Lorsque plusieurs nerfs s'anastomosent de manière à former un tronc commun, cette réunion constitue un PLEXUS NERVEUX.

NÉRIS (Allier). Eaux minérales bicarbonatées sodiques dont la température varie entre 50 et 53 degrés. Elles sont surtout employées à l'extérieur. On les prend peu en boisson. Elles sont prescrites dans les névralgies, la sciatique, la danse de Saint-Guy, les paralysies, l'hystérie, les affections rhumatismales et goutteuses, les tumeurs blanches, les affections de l'utérus, les maladies de la peau, etc.

Altitude : 260 mètres.

Itinéraire : Chemin de fer d'Orléans, et ligne de Bourges.

NERPRUN, s. m. (*rhamnus*, ῥάμνος). Genre de plantes de la famille des Rhamnées, dont plusieurs espèces sont employées en médecine.

Le *nerprun purgatif* (*Rhamnus catharticus*) croît dans les bois, les haies, les lieux incultes; c'est un arbrisseau de deux à quatre mètres, qui fournit des baies globuleuses, luisantes, vertes, puis noires, contenant un suc d'un rouge violet très-foncé, qui rougit par les acides et verdit par les alcalis. Ces baies ont une odeur désagréable, nauséabonde, une saveur amère, âcre. Elles sont purgatives, hydragogues, on les administre en poudre, en sirop (sirop de nerprun), en rob et extrait.

Les feuilles de *l'alaterne* (*Rhamnus alaternus*) sont légèrement purgatives.

Le *nerprun bourgène* ou *bourdaine* (*Rhamnus frangula*) est conseillé dans a goutte et la constipation opiniâtre. C'est un purgatif employé par les paysans.

NERVEUX, adj. (*nervosus*, νευρώδης). Qui appartient aux nerfs, qui a rapport aux nerfs, qui est rempli de nerfs.

Les **maladies nerveuses** sont celles qui ont leur siége dans le système nerveux. C'est souvent une dénomination vague que l'on applique aux affections qui ne présentent pas de lésion organique bien déterminée, qui peuvent disparaître sans laisser de traces, et reparaître facilement sous l'influence d'une cause occasionnelle, telle qu'une émotion, une frayeur, une contrariété.

Le **système nerveux** est l'ensemble des masses centrales et des prolongements périphériques répandus dans toute l'économie. C'est le siége de la sensibilité, des perceptions sensoriales, des facultés intellectuelles, des mouvements volontaires ou involontaires et des fonctions de nutrition. On le divise en deux grandes parties :

1° Le *système nerveux de la vie animale*, formé par l'axe cérébro-spinal (encéphale et moelle épinière) et les nerfs qui en dépendent ;

2° Le *système nerveux de la vie organique*, formé par un seul nerf, le grand SYMPATHIQUE. Cependant, le grand sympathique a de telles connexions avec la moelle

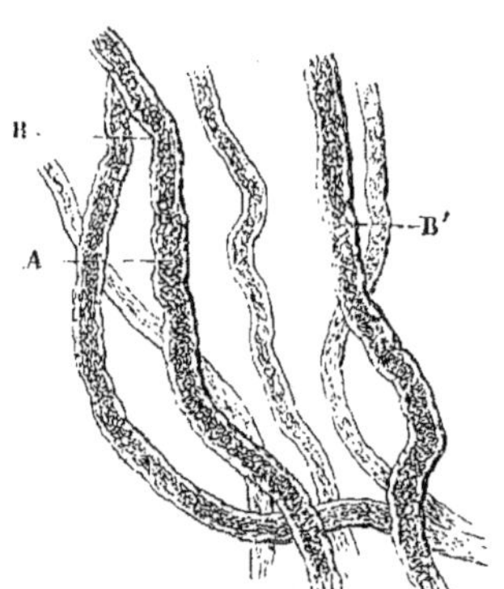

FIG. 401. — Fibres nerveuses prises dans le grand nerf sciatique (grossissement de 500 diamètres).

A, Contenu granuleux de la fibre (*cylinder axis*).

B, Parois des tubes nerveux ; en B' on distingue un double contour.

épinière, qu'il n'en est réellement qu'une sorte de dépendance, ce qui fait que cette division du système nerveux en deux parties distinctes, n'est pas aussi absolue qu'on le croyait il y a encore peu de temps.

Le système nerveux de la vie animale se divise à son tour en deux parties :

1° Les *centres nerveux* ou axe cérébro-spinal qui comprend l'ENCÉPHALE, contenu dans la cavité crânienne, et la MOELLE ÉPINIÈRE, contenue dans le canal rachidien ;

2° Les *nerfs* ou *système nerveux périphérique*.

Le **tissu nerveux** qui compose ces diverses parties comprend deux éléments anatomiques fondamentaux, qui lui donnent ses propriétés : le *tube nerveux* et la *cellule nerveuse ;* des éléments anatomiques accessoires concourent aussi à sa constitution.

Le **tube nerveux** est un tube plein, à paroi homogène, transparente et extrêmement mince, finement plissée ou striée ; on la nomme *gaîne de Schwann*. Le tube nerveux contient un filament central, le *cylinder axis* ou *cylindre-axe*, et la *moelle nerveuse* qui enveloppe ce filament et le sépare de la paroi du tube (fig. 401). Le cylindre-axe est solide, flexible, il commence dans les cellules du système nerveux central et se termine dans l'épaisseur des tissus ;

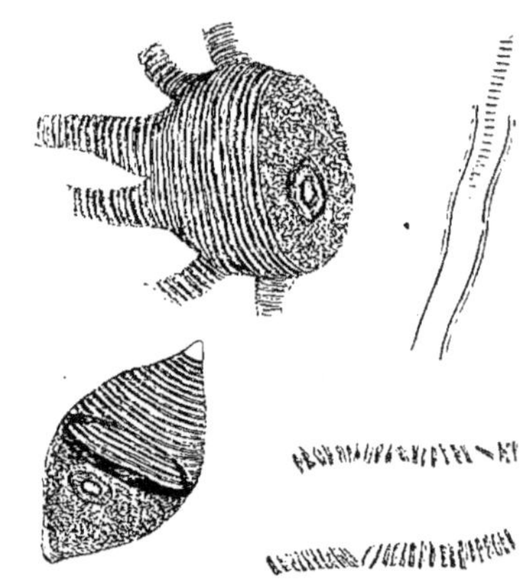

FIG. 402. — Striation des *cylinder axis* et des cellules nerveuses.

c'est l'élément essentiel de la transmission nerveuse. La moelle nerveuse est liquide, visqueuse, elle forme dans toute la longueur du tube qu'elle remplit exactement une couche régulière, nulle part interrompue.

Les *tubes nerveux* sont divisés d'après leur diamètre en tubes larges, ou de la vie animale, et en tubes minces, ou de la vie organique ; les premiers ont un diamètre de 10 à 15 millièmes de millimètre, les autres ont de 5 à 8 millièmes seulement. Les tubes nerveux se réunissent par groupes pour former les *faisceaux primitifs* qui sont entourés par le PÉRINÈVRE ; plusieurs faisceaux réunis forment un *nerf* et sont entourés par le NÉVRILÈME.

Les **cellules nerveuses** concourent à former la *substance grise* de l'axe cérébro-spinal et les *ganglions nerveux*. Dans les ganglions nerveux, elles sont en rapport avec un ou plusieurs tubes nerveux qui les traversent, et elles portent le nom de *cellules bipolaires* ou *multipolaires*, selon qu'elles présentent deux ou plusieurs points de leur surface en continuité avec les tubes rendre le cylindre-axe visible, on fait apparaître sur ces éléments une striation trans-

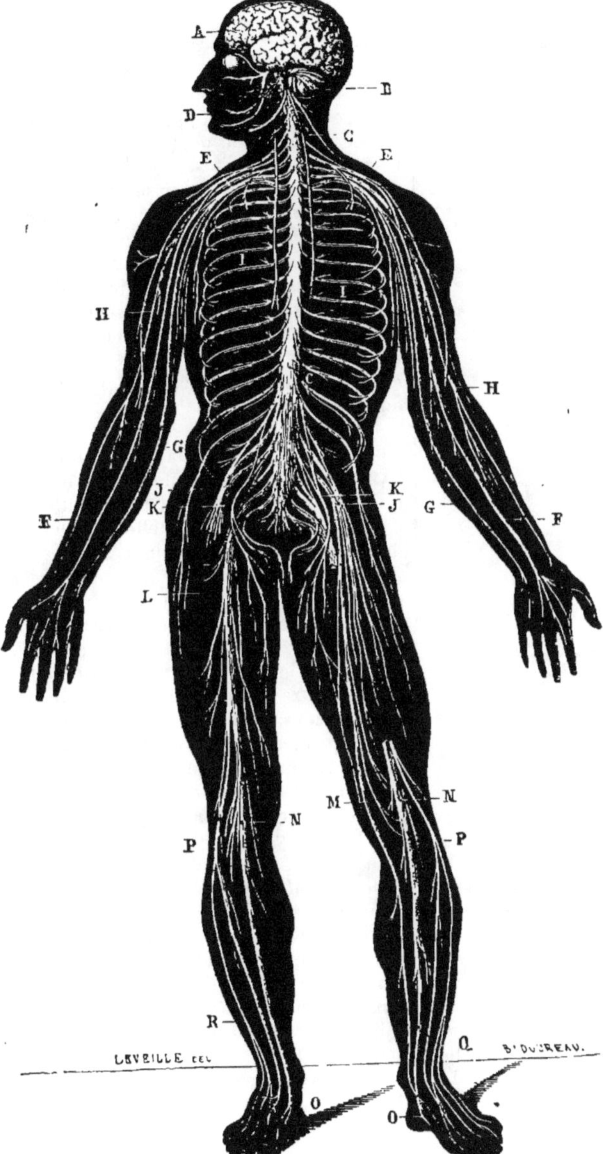

Fig. 403.

Ensemble du
système nerveux
de l'homme.

A, Cerveau.
B, Cervelet.
C, C, Moelle épinière
D, Nerfs de la face
E, E, Nerfs du plexus brachial.
F, F, Nerf médian.
G, G, Nerf cubital.
H, H, Nerfs radial et musculo-cutané.
I, I, Nerfs intercostaux.
J, J, Nerf crural.
K, K, Branches collatérales
L, Nerf sciatique.
M, Nerf saphène interne.
N, Nerf sciatique poplité interne.
O, Nerf plantaire.
P, Nerf sciatique poplité externe.
Q, Nerf péronier antérieur.
R, Nerf musculo-cutané de la jambe.
De chaque côté de la moelle on voit deux cordons nerveux appartenant au grand sympathique.

nerveux. En traitant les tubes nerveux et les cellules par le *nitrate d'argent*, pour versale et une longitudinale (moins forte), qui sont l'indice d'une disposition normale invisible avant l'emploi du réactif (fig. 402).

Dans le *système nerveux central*, les cellules sont dépourvues de paroi propre, leur forme est très-variable ; leurs pôles, au nombre de 4 ou 5 ordinairement, sont très-délicats et donnent chacun naissance à un prolongement qui se jette dans une cellule voisine et s'anastomose pour former ainsi un réseau de cellules (fig. 404). Un autre élément en forme de filament ou fibre

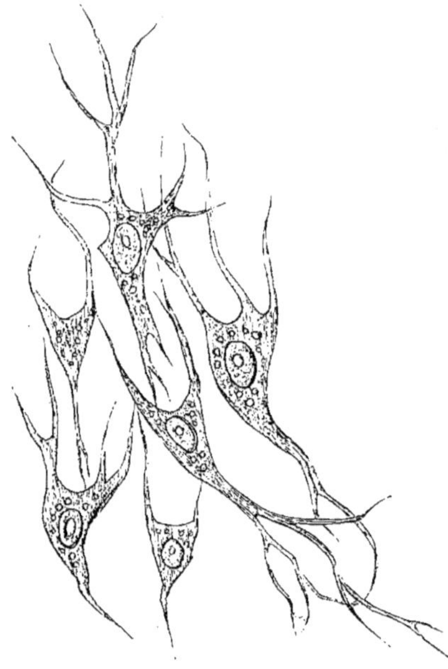

Fig. 404. — Cellules motrices des cornes antérieures de la moelle à la région lombaire.

aplatie se rencontre dans les nerfs, c'est la *fibre de Remak*, qui présente sur son trajet des cellules nerveuses ganglionnaires ; ses bords sont nets, réguliers, pâles et grisâtres ; ce sont des tubes nerveux dont l'évolution n'a pas été complète.

Les **centres nerveux** sont formés de substance grise et de substance blanche. La substance blanche est constituée par des faisceaux de tubes nerveux de 1 à 2 millièmes de millimètre réunis entre eux par une substance homogène, granuleuse, dans laquelle rampent les vaisseaux capillaires. La substance grise est composée en grande quantité de *cellules nerveuses* unipolaires,

bipolaires ou multipolaire dont les prolongements constituent les *cylinder axis*. Il y a en outre dans les deux substances des capillaires et des *myélocytes* (voy. MOELLE, CERVEAU, CERVELET, GANGLION, NERF).

NERVOSISME, s. m. Prédisposition naturelle ou acquise appelée encore *état nerveux*, ou *névropathie protéiforme*. Sorte de diathèse en vertu de laquelle toutes les transformations d'ordre physiologique ou pathologique de l'individu se traduisent par des troubles nerveux des fonctions intellectuelles (*étourdissements, scotomes, bourdonnements d'oreille*), de la sensibilité ou du mouvement, des névralgies multiples, des convulsions. Elle se présente tantôt à l'état aigu, avec lésions et mouvement fébrile, tantôt à l'état chronique, sans lésions et sans fièvre, constituant la *névropathie* ou les *névroses*.

Le plus souvent les symptômes du nervosisme sont ceux de la GASTRALGIE et de l'ANÉMIE. Très-inquiétants pour les malades qui peuvent se croire affectés réellement de maladies organiques, telles qu'affections du cœur, de l'estomac, du cerveau, etc., parfois même dangereux à cause de leur intensité et de leur marche croissante, ils disparaissent souvent par l'hydrothérapie, les préparations ferrugineuses, la vie à la campagne, la *substitution d'un travail manuel* à un travail intellectuel trop intense.

NEUTRALISATION, s. f. On neutralise les propriétés d'un *acide* en y ajoutant en quantité suffisante une *base* susceptible de se combiner avec lui et de former un sel neutre. Et réciproquement on neutralise une base en y ajoutant un acide. Les effets d'un poison sont neutralisés lorsque, par l'administration d'un ANTIDOTE, on est arrivé à le rendre insoluble.

NEUTRE, adj. Qui n'est ni acide ni basique ; se dit de certains sels, par opposition aux termes de *sels acides* ou *sels basiques* qui contiennent plus ou moins d'équivalents d'acide ou de base que les sels neutres.

NÉVRALGIE, s. f. (*nevralgia*, νευραλγία, de νεῦρον, nerf, et ἄλγος, douleur). Affection douloureuse des *nerfs sensitifs* sans lésion appréciable. Le caractère essentiel de la névralgie est la *douleur* ; celle-ci apparaît presque toujours brusquement, sans prodromes. Très-violente au début, elle offre des intermittences et revient par accès qui arrachent des cris au malade. Elle n'occupe généralement que des points circonscrits que l'on peut déterminer à l'avance, connaissant le trajet du nerf, son point d'émergence, et les régions où il devient superficiel.

Quelquefois la pression exaspère la douleur ; dans d'autres cas, elle la fait cesser. Il est fréquent de voir des troubles secondaires survenir dans les fonctions de la partie affectée ou même dans l'état général. Les accès névralgiques peuvent se terminer brusquement à la suite d'un flux, d'un vomissement, d'une hémorrhagie constitutionnelle, et revenir périodiquement.

La durée des névralgies est quelquefois très-longue et peut amener la *cachexie nerveuse*. Les névralgies, à part les prédispositions qui résultent du tempérament (*nervosisme*), reconnaissent presque toujours pour cause l'influence du froid humide, *névralgies rhumatismales*. Dans certains cas, un corps étranger, la carie d'une dent, une cicatrice, la syphilis, un névrome, peuvent en être le point de départ. Elles sont bien souvent liées à un état particulier du sang : *chloro-anémie*.

Le *traitement* des névralgies comprend avant tout l'éloignement de la cause qui l'a produite (avulsion de la dent malade, extirpation d'une tumeur, extraction d'un corps étranger implanté dans le nerf, etc.). Il faut, dans certains cas, instituer un traitement général, en même temps qu'on doit agir localement sur la douleur.

Le *traitement général* consiste dans l'administration du sulfate de quinine ; ou de l'acide arsénieux (granules de 1 milligramme, de quatre à douze par jour), dans les névralgies périodiques et dépendantes des *fièvres larvées*. Les ferrugineux, les toniques, l'*hydrothérapie*, lorsqu'elles sont liées à une altération du sang, parviennent à les faire disparaître sans retour. Si l'on a lieu de soupçonner une cause *syphilitique*, c'est aux mercuriaux et à l'iodure de potassium qu'il faut avoir recours.

Le *traitement local* consiste en révulsifs, vésicatoires simples ou morphinés, sinapismes, acupuncture, cautérisation transcurrente, *injections hypodermiques de morphine*, *électrisation*, et enfin, au besoin, névrotomie.

Il n'est pas de région recevant des nerfs sensitifs superficiels qui ne soit apte à devenir le siége d'une névralgie. Quelques-unes seulement sont importantes.

Névralgie de la face, *prosopalgie, névralgie faciale, tic douloureux* (voy. FACIAL).

La **névralgie intercostale** reconnaît trois points douloureux : le vertébral, le sternal et un intermédiaire situé sur le côté de la poitrine. Plus fréquente chez la femme, elle paraît liée plus que toute autre à l'état du sang et cède quelquefois à un traitement tonique et analeptique et localement à l'emploi de la morphine (voy. INTERCOSTALE).

La **névralgie sciatique**, *névralgie fémoro-poplitée, goutte sciatique*, ou plus simplement SCIATIQUE, occupe les nerfs de la région postérieure de la hanche et de la cuisse et de toutes les régions de la jambe et du pied.

La **névralgie plantaire** est bornée à la région parcourue par les nerfs plantaires.

Les névralgies les plus communes sont encore la *névralgie cutanée* ou *dermalgie*, la *névralgie cervico-brachiale* qui, le plus souvent, se rencontre dans le nerf cubital ; la *névralgie lombo-abdominale* qui fournit chez l'homme un point douloureux remarquable dans le testicule (*névralgie du testicule, iléo-scrotale, irritabilis testis*); enfin la *névralgie crurale* ou *fémoro-tibiale*, analogue à la sciatique, mais occupant la partie antérieure du membre inférieur.

NÉVRILÈME, s. m. (νεῦρον, nerf, εἴλημα, enveloppe). Nom du tissu conjonctif qui forme autour de chaque nerf une gaîne qui s'accentue au niveau des points où les nerfs traversent la dure-mère et les accompagne jusqu'à leur terminaison. De la face interne du *névrilème* partent de minces cloisons qui divisent le nerf en deux gros faisceaux, et celles-ci envoient d'autres prolongements qui entourent les *faisceaux primitifs*, mais le névrilème, qui était résistant autour des principaux faisceaux, perd son caractère fibreux dans les petits cloisonnements et prend le nom de PÉRINÈVRE. Les vaisseaux pénètrent dans le névrilème et ses cloisons.

NÉVRITE, s. m. (νεῦρον, nerf, et la terminaison *ite*). Inflammation propre du nerf ou plutôt de son névrilème.

Dans beaucoup de *névralgies*, il y a

réellement une névrite, aussi, lorsque cette affection envahit un nerf sensible, les symptômes sont-ils les mêmes que ceux de la névralgie.

La **névrite optique** est l'inflammation du nerf OPTIQUE, le plus souvent compliquant celle de son enveloppe (périnévrite) et de la rétine (névro-rétinite). Elle est causée par : l'extension d'une MÉNINGITE de la base du cerveau, les tumeurs et les abcès du cerveau, les affections de l'orbite, la *syphilis*, la diathèse rhumatismale.

Les symptômes que l'on trouve au fond de l'œil au moyen de l'ophthalmoscope sont au début : une exagération de la vascularisation du fond de l'œil, des exsudats le long des vaisseaux, des taches rouges semblables à des hémorrhagies, un contour moins net de la papille du nerf optique qui est striée d'un gris violet. Puis, vient la période de résolution et d'ATROPHIE DU NERF OPTIQUE : la papille optique se décolore lentement et devient blanche, les capillaires ont disparu.

La vue est atteinte dès le début, surtout pour la perception des couleurs : le rouge est confondu avec le jaune ou le vert ; le champ visuel se rétrécit, et quelquefois, avant même que l'atrophie soit complète, le malade est aveugle. C'est, avec l'*atrophie essentielle* du nerf OPTIQUE, une des formes les plus fréquentes de l'AMAUROSE.

Le *traitement* doit être basé sur les indications générales : saignées quelquefois au début, rappeler les hémorrhoïdes si celles-ci avaient disparu, administrer l'*iodure de potassium* et les préparations hydrargyriques, si l'on peut rattacher la maladie à la syphilis. Employer les ferrugineux, les mercuriaux, l'hydrothérapie, les médicaments sudorifiques suivant les cas.

NÉVROGLIE, s. f. (de νεῦρον, nerf, et γλία, glu). Nom donné par Virchow au tissu cellulaire qui existe dans la substance nerveuse du *cerveau* et de la *moelle* et en forme, pour ainsi dire, la charpente.

NÉVROLOGIE, s. f. (νεῦρον, nerf, et λόγος, discours). Partie de l'anatomie qui s'occupe de la description et de la structure des nerfs et des centres nerveux.

NÉVROME, s. m. (*neuroma*, νεῦρον, nerf). Tumeurs fibreuses développées sur le trajet des nerfs. On distingue le *névrome périphérique* qui siège sur le névrilème, le *névrome interfibrillaire* développé dans les cloisons, le *névrome mixte* qui participe des deux précédents, et le *névrome plexiforme, vermiculaire* ou *toruleux*, qui siège surtout aux extrémités des nerfs où il simule un plexus. On distingue en outre les *névromes isolés* et les *névromes généralisés*. Leur vo-

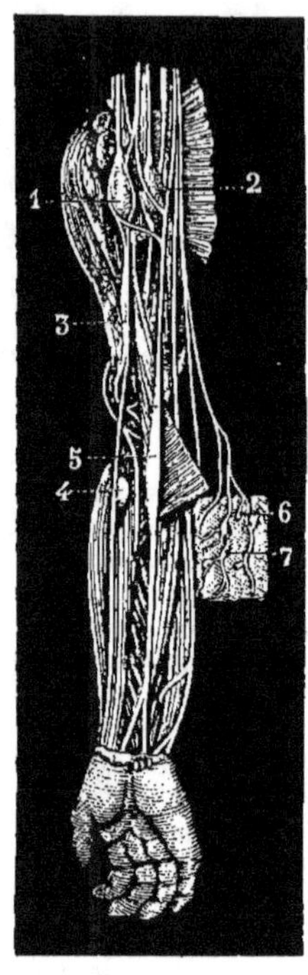

Fig. 405. — Névromes multiples développés sur les nerfs du plexus brachial.

lume varie depuis celui d'un grain de millet jusqu'à celui du poing ; ils se développent à la suite de contusions ou spontanément. Au point de vue des symptômes, ils sont douloureux ou indolores.

Le *névrome douloureux* n'est accompagné d'aucun trouble de la santé ; il siège sur le trajet d'un nerf et forme une tumeur mobile et roulante sous la peau (fig. 405). Le symptôme important est la douleur qui revient à chaque contact et quelquefois spontanément, assez intense parfois pour déterminer des syncopes.

Les *névromes indolores* siègent sur les nerfs de l'intérieur du thorax et de l'abdomen ; ce sont ordinairement des névromes généralisés ; pour ceux-ci, il n'existe aucun traitement possible, l'*extirpation* étant le seul traitement applicable aux névromes.

NÉVROSE, s. f. (*neurosis*, de νεῦρον, nerf). Maladies ordinairement intermittentes qui ont leur siége dans un point quelconque du système nerveux, sont caractérisées par un trouble d'une ou de plusieurs fonctions de ce système, et peuvent exister sans aucune lésion appréciable par nos moyens actuels d'investigation. Les causes diverses qui les produisent sont le plus souvent dominées par une prédisposition particulière appelée tempérament nerveux, NERVOSISME.

Le sexe féminin, l'hérédité, la jeunesse, les influences morales, les époques critiques, le développement physique, contribuent à faire naître les maladies nerveuses. Les *névroses* ont une grande tendance à s'étendre, à devenir chroniques ; elles sont difficilement curables, tant à cause de leur nature même que par la multiplicité des circonstances dans lesquelles on les voit se produire. Il n'est pas rare qu'elles déterminent à la longue une *cachexie* que l'on a appelée *nerveuse*.

Les *névroses* peuvent être *essentielles* ou *symptomatiques*, et elles peuvent se diviser en quatre groupes : 1° les *névroses de la sensibilité générale* ou *du sentiment*, qui comprennent toutes les NÉVRALGIES, la MIGRAINE, la SCIATIQUE, etc. ; 2° les *névroses du mouvement*, qui sont convulsives ou paralytiques, dans lesquelles on range divers états de gravité variable, depuis le simple *tremblement nerveux* jusqu'à la PARAPLÉGIE, l'ÉCLAMPSIE, la CHORÉE, le TÉTANOS, l'ÉPILEPSIE ; 3° les *névroses des fonctions de nutrition et de reproduction*, qui comprennent toutes les maladies caractérisées essentiellement par le trouble, la perversion, l'exaltation ou l'abolition des fonctions qui s'exercent dans les appareils digestif, respiratoire, circulatoire et génital, tels sont : la GASTRALGIE, la DYSPEPSIE, l'ASTHME, le SATYRIASIS, l'HYSTÉRIE, etc. ; 4° les *névroses des fonctions intellectuelles*, comprenant la FOLIE et ses nombreuses divisions.

On fait rentrer souvent, mais à tort, dans la classe des *névroses*, des phénomènes nerveux purement symptomatiques, tels que la DYSPNÉE, le HOQUET, le DÉLIRE, etc.

A mesure que nos procédés d'investigation se multiplient et se perfectionnent, que l'on ne se contente plus d'examiner les organes et les centres nerveux à l'œil nu, mais que l'on en scrute la texture au microscope, le champ des névroses essentielles tend à se rétrécir. On découvre que telle d'entre elles se rapporte à telle lésion, soit de la moelle, soit du cerveau, qui jusqu'alors avait passé inaperçu.

NÉVROTOMIE, s. f. (νεῦρον, nerf, et τέμνειν, couper). Partie de l'anatomie qui traite de la dissection des nerfs ; ou opération chirurgicale qui consiste à sectionner un nerf pour obtenir la guérison de certaines névralgies rebelles. Dès que le nerf est sectionné, la douleur cesse, mais elle reparaît quelquefois et exige alors la *résection* d'une longueur plus ou moins considérable du nerf malade.

NEZ, s. m. (*nasus*). Organe de l'*olfaction* qui forme la paroi antérieure des FOSSES NASALES. Il est constitué à la partie supérieure par les os propres du nez ou os nasaux, et à la partie inférieure par divers fibro-cartilages. Sa forme varie beaucoup suivant les individus et suivant les races ; son absence amène une déformation considérable du visage. Aussi, lorsqu'il est détruit par un traumatisme ou par un *lupus*, il est souvent nécessaire de recourir, soit à une pièce artificielle, soit à une opération autoplastique (RHINOPLASTIE).

Le nez est le siége fréquent de l'ACNE ROSACEA, de l'ÉLÉPHANTIASIS ; ce dernier amène une augmentation considérable de l'épaisseur et de la vascularisation de la peau qui le recouvre et lui donne un aspect difforme. On y observe aussi des *cancroïdes* ou *épithéliomas*, et des *lupus*.

Les PLAIES qui ont atteint une partie plus ou moins considérable du nez doivent être réunies par première intention au moyen de sutures ou de bandelettes agglutinatives. Lors même qu'une portion de cet organe ne tiendrait plus que par un petit lambeau cutané, il faudrait en tenter la réapplication.

Les **os du nez** sont au nombre de deux ; ils s'articulent en haut avec l'os frontal ; sur les côtés externes, avec l'apophyse montante de l'os maxillaire supérieur ; en bas, avec les fibro-cartilages qui concourent à la formation du nez ; du côté interne, ils se réunissent entre eux sur la ligne médiane. Sous l'influence de la *scrofule* ou de la *syphilis*, ces os peuvent être altérés, ainsi que les cartilages voisins, et la racine du nez paraît enfoncée dans la face. Il y a souvent alors une oblitération plus ou moins complète du *canal nasal*, avec du LARMOIE-MENT et quelquefois un OZENE rebelle.

NICE (Alpes-Maritimes). Station d'hiver. La température moyenne de l'année est de 15°,27; celle de l'hiver, de 8°,33; de l'été, de 22°,7; de l'automne, de 16°,17.

Le changement dans la direction des vents imprime à la température de Nice des oscillations diurnes assez brusques. Elle est variable le matin et le soir, et assez constante de onze heures du matin à quatre heures du soir. Le mistral y est assez fréquent.

On envoie à Nice les malades atteints de chlorose et d'anémie, les goutteux, les rhumatisants. Le climat de Nice est surtout favorable aux personnes lymphatiques atteintes d'affections des poumons à marche lente et aux convalescents.

Les valétudinaires qui s'établissent à Nice doivent choisir avec soin les heures de promenade, en se guidant sur la direction des vents et prendre de grandes précautions contre les variations de la température.

NICOTINE, s. f. Alcaloïde qui existe dans le tabac (*nicotiana tabacum*). Pour l'obtenir, on épuise le tabac par l'eau bouillante, on évapore à consistance sirupeuse, on mêle avec le double d'alcool en volume, on distille l'alcool. Cette opération étant répétée plusieurs fois, on ajoute de la potasse caustique et de l'éther; celui-ci est distillé au bain-marie.

La nicotine ($C^{20} H^{14} Az^2$) est un liquide incolore, d'une densité de 1,027, doué d'une odeur vireuse très-pénétrante, rappelant celle du tabac, soluble en toutes proportions dans l'eau, l'alcool et l'éther.

L'odeur de la nicotine est tellement pénétrante, que c'est grâce à elle que Stas put, en 1851, découvrir cet alcaloïde dans les entrailles de Gustave Fougnies, empoisonné par son beau-frère, le comte de Bocarmé. Il fut frappé, en entrant dans la salle d'autopsie, de l'odeur du tabac qui y régnait et demanda aux assistants quel était celui qui fumait. Or c'était du cadavre que s'exhalait cette odeur, et pour la première fois il appliqua à la nicotine le procédé de recherche des alcaloïdes qui porte son nom (méthode de Stas).

La nicotine est très-alcaline et neutralise tous les acides. C'est un des poisons les plus terribles que l'on connaisse; elle détruit les tissus sur lesquels on la dépose à l'état de pureté.

L'action de la nicotine se porte surtout sur le système nerveux du *grand sympathique*. Il y a d'abord accélération des battements du cœur et des mouvements respiratoires, l'*iris* est complétement dilaté, le globe oculaire rentré dans l'orbite d'une manière effrayante. On observe en outre : de la céphalalgie, des coliques intenses, des nausées, rarement des vomissements, souvent de la diarrhée, des vertiges. Puis, les mouvements du cœur se ralentissent, le corps et le front surtout se recouvrent d'une sueur froide et la mort survient dans les convulsions ou par asphyxie.

Ce sont, fortement exagérés, les symptômes que ressent un novice qui se hasarde pour la première fois à fumer un cigare ou une pipe de tabac.

Si le poison est rapidement absorbé, la mort peut survenir en quelques minutes, en quelques secondes même ; dans l'affaire Bocarmé, le poison opéra en cinq minutes. Mais si la vie se prolonge au delà de quelques heures, la guérison est la règle, car la nicotine est rapidement éliminée par la respiration. Aussi peut-on, sans inconvénient immédiat, subir des semi-intoxications par la fumée de tabac, en fumant par exemple. Au bout de quelques heures de respiration au grand air les symptômes disparaissent.

La dose de nicotine qui peut occasionner la mort est de 15 à 30 centigrammes, ou de 15 à 30 grammes environ de tabac à fumer ou 1gr,50 de tabac à priser.

Le *traitement* consiste à faire vomir *immédiatement* et laver l'estomac au moyen de la pompe stomacale, puis à administrer de l'iodure de potassium ioduré, ou une infusion de café vert ou d'écorce de chêne, que l'on ferait rendre par le vomissement afin de débarrasser l'estomac.

En même temps, on fera des affusions froides; on administrera des boissons alcooliques, du vin blanc, dans le but de faire uriner. On pratiquera la respiration artificielle en cas de menace de syncope.

NIDOREUX, adj. (de *nidor*, odeur de chair brûlée). Se dit des gaz qui, dans les affections de l'estomac ou simplement les digestions difficiles, remontent jusque dans la bouche avec un goût désagréable de brûlé ou d'œufs pourris. Ce symptôme est désigné sous le nom de *rapports nidoreux*.

NITRATE. s. m. Synonyme d'AZOTATE.

NITRE, s. m. Synonyme de nitrate ou d'AZOTATE DE POTASSE ou salpêtre. On l'emploie comme diurétique à la dose de 1 à 4 grammes dans un litre de tisane d'orge ou de chiendent. Mais il ne faut pas y avoir recours toutes les fois que l'on a à craindre une diminution dans l'énergie de l'action du cœur, car de même que tous les sels de potasse, il a une tendance à paralyser la fibre musculaire.

NITROGLYCÉRINE, s. f. Liquide facilement explosif, huileux, qui paraît être toxique; sa formule est $C^5H^5O^73(AzO^4)$. En la mélangeant avec du sable fin, du peroxyde de manganèse ou toute autre poudre inerte, on a le produit connu sous le nom de *dynamite* dont on peut graduer le pouvoir explosif.

NŒUD, s. m. (*nodus*). **Nœud vital**. Nom donné par Flourens à cette partie du *bulbe* qui se trouve au niveau de l'émergence du nerf pneumogastrique et un peu au-dessous (13, fig. 145). Une lésion du nœud vital entraîne la mort instantanée par arrêt des mouvements respiratoires.

NOIR, adj. et s. m. (*niger*). Tout corps qui ne renvoie à l'œil aucun rayon lumineux paraît noir; c'est donc l'absence de lumière qui produit le noir, qui n'est réellement pas une couleur.

Noir animal. — Voy. CHARBON ANIMAL.

NOIX, s. f. (*nux*). Fruit du noyer. On donne aussi ce nom à d'autres fruits analogues ayant une amande huileuse et une partie charnue peu abondante (brou).

Noix de galle. — Voy. GALLE.

NOLI ME TANGERE, s. m. Expression latine signifiant « *ne me touche pas* », et désignant le CANCROÏDE ou ÉPITHÉLIOMA.

NOMA, s. m. (de νέμειν, ronger). Nom donné à la STOMATITE ULCÉREUSE, qui atteint spécialement les enfants.

NOMBRIL, s. m. Nom vulgaire de l'OMBILIC.

NON-VIABLE, adj. Qui n'est pas susceptible de vivre et de se développer (voy. VIABLE).

NOSOCOMIAL, adj. (*nosocomialis*, de *nosocomium*, hôpital; de νόσος, maladie, et κομεῖν, soigner). Indique tout ce qui a rapport à l'hôpital, et en particulier les maladies telles que le *typhus nosocomial*, la *fièvre nosocomiale*, qui se montrent spécialement dans les hôpitaux, par suite de l'encombrement et de la contagion.

L'influence nosocomiale rend dangereuses les opérations les plus simples et fait obstacle à leur réussite, alors qu'elles auraient toutes chances de succès si elles étaient pratiquées à la campagne, ou même en ville, en dehors de l'atmosphère miasmatique (voy. HÔPITAL, INFECTION PURULENTE).

NOSOLOGIE, s. f. (*nosologia*, νόσος, maladie, et λόγος, discours). Partie de la médecine qui a pour objet la description et la classification des maladies. Un grand nombre de classifications ont été proposées. Une de celles qui ont été le plus suivies est celle qui distribue les maladies de la manière suivante : FIÈVRES ou *pyrexies*, *maladies pestilentielles*, PHLEGMASIES, HÉMORRHAGIES, FLUX, HYDROPISIES, NÉVROSES, *maladies constitutionnelles*, *maladies organiques*, *maladies accidentelles*.

Mais on classe aussi les maladies suivant la région ou l'organe qu'elles atteignent : affections du poumon, du cœur, du cerveau, etc.

Quant aux affections chirurgicales, on les divise en : plaies, ulcères, tumeurs, fractures et luxations, et on fait rentrer dans chacune des classes les différents tissus sur lesquels l'affection peut se montrer (peau, tissu cellulaire, système osseux); puis, enfin, on considère chaque région ou chaque organe en particulier (maladies de la tête, du thorax, de l'abdomen, etc.).

NOSTALGIE, s. f. (νόστος, retour, ἄλγος, douleur). Genre de mélancolie causée par l'éloignement du pays natal et le désir fixe de le revoir. On l'appelle vulgairement *mal du pays*. Cet état, qui se traduit tout d'abord par une tristesse invincible, entraîne souvent les désordres les plus graves de toutes les fonctions, et la mort comme terminaison d'une fièvre hectique, au milieu du délire pendant lequel revient sans cesse le souvenir de la patrie absente. La nécropsie, en outre des lésions de l'appareil digestif, montre les méninges congestionnées et le plus souvent épaissies.

La satisfaction des désirs du malade, c'est-à-dire le retour au foyer paternel, est le seul traitement à opposer à cette singulière maladie, qui devient même le plus souvent incurable lorsqu'elle a dépassé la première phase.

Les jeunes conscrits que la loi de préservation sociale entraîne malgré eux loin de leurs foyers comme soldats ou comme marins, sont les plus prédisposés à la nostalgie. Souvent ils ignorent la nature du mal dont ils sont atteints; mais qu'un souvenir leur rappelle leur pays, leurs anciennes habitudes, ils semblent sortir de la langueur qui les accable.

La nostalgie atteint les meilleurs sujets et même les plus patriotes, de préférence à ceux qui, comme on le dit vulgairement, emportent leur pays avec la semelle de leurs souliers. Elle est beaucoup plus rare pendant les campagnes actives, lorsqu'existe le sentiment de la patrie en danger, que pendant le repos forcé des garnisons. Il serait à désirer que les médecins militaires eussent droit à un peu plus d'initiative qu'ils n'en ont, pour proposer des congés qui sauveraient la vie aux malheureux nostalgiques, qui dans l'état de débilité où ils se trouvent, sont plus prédisposés que les autres à contracter des affections pernicieuses, la phthisie pulmonaire, la fièvre typhoïde, etc.

NOTOCORDE, s. f. (de νῶτος, dos). Corde dorsale, premier rudiment de la colonne vertébrale de l'*embryon*.

NOTONECTE, s. f. (de νῶτος, dos, et νηκτός, nageur). Insecte hémiptère de la grosseur d'une araignée, qui nage dans les eaux marécageuses et les mares, et produit avec sa trompe des piqûres douloureuses, mais non envenimées.

NOUET, s. m. Petit sachet formé d'une pièce de toile dans laquelle on noue un peu de biscuit ou de biscote pilée, et qu'on donne à sucer aux enfants nouveau-nés. On arrive ainsi à tromper leur faim et à procurer quelques instants de repos à leur mère ou à leur nourrice. Mais c'est en général un mauvais procédé, le nouet s'aigrit rapidement, fermente et détermine facilement le *muguet* ou une autre *stomatite*.

NOURRICE, s. f. (*nutrix*, τιθήνη). Femme qui allaite son enfant. Ce nom se donne plus spécialement à celle qui allaite l'enfant d'une autre. Le choix d'une bonne nourrice est extrêmement important et réclame un jugement éclairé et de nombreuses précautions.

Voici le type dont on doit chercher à se rapprocher, lorsque les circonstances le permettent.

La nourrice devra être âgée de vingt à trente-cinq ans, bien conformée, d'un embonpoint modéré, ayant autant que possible les dents en bon état, car, s'il en est autrement, elle mâchera mal ses aliments, aura des digestions pénibles, et l'enfant en souffrira sans cesse. Les seins devront être d'une grosseur moyenne, et l'on s'attachera à reconnaître par le palper le volume exact de la *glande mammaire;* car il importe de ne pas s'en laisser imposer par le tissu cellulaire ou graisseux, inutile pour l'allaitement.

Le *mamelon* (bout de sein) doit être suffisamment long, et, lorsqu'on le presse, le lait doit sortir par une grande quantité d'orifices; s'il n'en a que quatre ou cinq, la nourrice est en général mauvaise.

On doit rechercher attentivement sur le corps de la nourrice toutes les traces, toutes les cicatrices laissées par la scrofule, la syphilis, les dartres. La poitrine sera auscultée avec grand soin, et il faudra nécessairement refuser toute femme présentant des signes de tuberculisation. On pourra s'assurer, à plusieurs reprises, de la quantité de lait excrétée pendant la pression des canaux galactophores avec les doigts, et de sa qualité par l'analyse.

Une nourrice qui a déjà élevé un enfant est préférable, à cause des soins généraux qu'elle saura mieux donner au nourrisson. Mais, une chose importante à noter, c'est qu'il faut éviter de confier l'enfant *nouveau-né* à une femme qui est accouchée depuis longtemps, et qui donne à teter depuis plus de cinq mois, comme on le fait trop fréquemment, le *lait* étant complet, est trop fort à cette époque pour un nourrisson si jeune, et n'est supporté que très-difficilement par les organes trop faibles de l'enfant naissant. De plus on peut craindre que la lactation ne cesse au moment précis où l'enfant en a le plus besoin, à cause de l'évolution dentaire.

Un préjugé trop répandu et qu'entretiennent avec soin les nourrices, c'est qu'il est absolument nécessaire de ne pas changer l'enfant de lait. Il n'en est absolument rien, et un même enfant peut parfaitement s'alimenter successivement à plusieurs seins, si le lait qu'on lui fournit est bon. La seule précaution à prendre lorsqu'on veut renvoyer une nourrice qui, enflée de son importance, s'est rendue insupportable par son arrogance, c'est de ne la prévenir qu'au moment ou l'on en a trouvé une autre immédiatement disponible et de ne plus lui laisser l'enfant une seule minute. Quelques heures après son *éloignement absolu*, l'enfant qui avait fait d'abord quelques difficultés pour accepter un nouveau sein, le prend en général avec autant de facilité que le précédent, si le bout est bien formé, et le lait de bonne qualité (voy. ALLAITEMENT).

NOURRISSON, s. m. On appelle ainsi le jeune enfant tant qu'il est élevé par sa mère ou par une nourrice, même lorsqu'il est soumis à l'allaitement artificiel.

NOUVEAU-NÉ, s. m. (*recens natus, infans*). Se dit de l'enfant qui vient de naître. Pour le médecin, l'enfant est considéré comme nouveau-né pendant la première semaine, car, ce n'est qu'au bout de ce temps que l'enfant, ayant perdu en poids pendant les quatre premiers jours de la vie extra-utérine a repris son poids initial. Ce n'est aussi qu'à cette époque que sa température qui, jusque-là avait une grande tendance à baisser est redevenue normale.

Le *nouveau-né* exige donc quelques soins spéciaux tendant surtout à lutter contre l'abaissement de la température ; la négligence de ce point essentiel peut entraîner l'affection fréquente dans les hôpitaux, d'enfants nouveau-nés, et connue sous le nom d'œdème des nouveau-nés,

Le **sclérème** ou l'**œdème algide des nouveau-nés** survient du premier au huitième jour après la naissance, sous l'influence du froid, et n'atteint, en général, que les enfants chétifs, nés avant terme. L'œdème commence par les pieds, les mains et la face, et envahit rapidement tout le corps ; la température descend de 37 degrés, moyenne normale, à 31 et même 22 degrés. Les petits malades engourdis poussent quelques cris faibles ; la peau devient violacée, puis jaunâtre, et dans un espace qui varie de 2 à 6 jours, l'enfant succombe, le plus souvent par suite de congestion pulmonaire et de pneumonie. La guérison est très-rare.

Pour le *traitement* : envelopper les enfants dans des langes de laine, après des frictions à l'eau glacée ou ammoniacale, les soutenir avec des cordiaux à l'intérieur : allaitement par une bonne nourrice ; appli-

cation de sangsues derrière les oreilles et à la base de la poitrine.

NOYAU, s. m. (*nucleus*). Dans les fruits, on appelle *noyau* la partie dure, ordinairement centrale, qui renferme la semence ou l'amande.

En histologie, toute CELLULE est pourvue de un ou de plusieurs *noyaux*, quelques-unes en présentent de 10 à 20 comme on le voit dans les cellules de l'épendyme et dans celles de la moelle fœtale des os.

Quand le noyau n'existe pas, on peut affirmer qu'il a disparu, car il est la partie fondamentale de la cellule, son centre de formation.

Le *noyau* est sphérique ou un peu aplati ; ordinairement transparent ; il présente quelquefois une teinte jaunâtre ; ses dimensions ordinaires varient de 1 à 10 millièmes de millimètre de diamètre, il peut atteindre jusqu'à 1 millimètre.

Il est admis que tous les noyaux sont des vésicules dont la structure rappelle celle d'une cellule complète. Le noyau est en effet pourvu d'une paroi mince, à simple contour ; son contenu est limpide, visqueux, de nature albuminoïde : c'est le plasma nucléaire au milieu duquel on trouve un ou plusieurs NUCLÉOLES.

NOYÉ, s. m. (Ναυαγέω, faire naufrage). Se dit d'un animal, et surtout d'une personne ayant subi l'asphyxie par submersion. On a proposé et mis en pratique plusieurs méthodes de secours aux noyés.

La *méthode de Sylvester* n'exige aucun appareil, peut être exécutée par tout le monde et fait arriver dans la poitrine une quantité d'air considérable. Voici les règles de ce traitement :

1° Placer le corps sur le dos, les épaules soulevées et soutenues par une couverture ou un vêtement replié, et appuyer les pieds contre une partie fixe ;

2° Nettoyer la bouche et les narines, mettre la langue entre les dents et la maintenir en dehors des lèvres ;

3° Imiter les mouvements d'une respiration profonde. Pour cela, les deux bras du patient seront employés par l'opérateur pour agrandir et rétrécir la poitrine : élever les bras du noyé des deux côtés de la tête et les maintenir fermement ainsi pendant deux secondes ; ce mouvement élève les côtes, élargit la poitrine et produit une inspiration. Abaisser ensuite les bras et les presser fermement ainsi pendant deux secondes contre les côtés de la poitrine ; ce mouvement en diminue la cavité en abaissant les côtes, et produit une expiration forcée.

Répéter ces mouvements alternativement et avec persévérance 10 à 15 fois par minute (pas davantage), et pendant ce temps, faire frictionner les membres, remplacer les vêtements mouillés par une couverture chaude et sèche, continuer les frictions pardessus la couverture, rappeler la chaleur avec des bouteilles d'eau ou des briques chaudes aux aisselles, entre les cuisses, à la plante des pieds.

Si l'opération se fait dans un endroit clos, ouvrez portes, fenêtres, laissez circuler l'air dans la salle. Lorsque la vie sera rétablie, une cuiller à café d'eau chaude, et si le malade avale librement, donnez en petite quantité vin, eau et eau-de-vie chaudes ou café, laissez dormir dans un lit bien chaud.

Il y a deux conditions capitales pour le succès du traitement :

1° L'instantanéité d'administration des secours dès la sortie de l'eau ;

2° La persévérance.

Il faut se rappeler que des noyés n'ont été rappelés à la vie qu'après plusieurs heures seulement de soins non interrompus. Il est bien entendu qu'il faut s'opposer bien formellement à la suspension du noyé par les pieds, sous prétexte de lui faire rendre l'eau qu'il a avalée, cette pratique étant en général plus dangereuse qu'utile. Elle n'aurait sa raison d'être que s'il s'agissait d'une SYNCOPE.

Même lorsqu'ils sont revenus à la vie, les asphyxiés par submersion sont sujets à des congestions cérébrales et pulmonaires, et doivent être surveillés par le médecin.

NOYER, s. m. (*juglans regia*). Arbre de la famille des Thérébinthacées, dont toutes les parties, principalement l'écorce, les feuilles et le brou des fruits sont employées en extrait, sirop, lotions, tisane, pommades, collyres, contre l'ictère, les exanthèmes, la pustule maligne et toutes les manifestations de la scrofule.

L'eau de feuilles de noyer obtenue par la décoction d'une poignée de feuilles dans un litre d'eau est un remède excellent, employé en *injections vaginales* contre les flueurs blanches (leucorrhée).

NUCLÉOLE, s. m. Nom des corpuscules brillants, sphériques, qui existent dans la plupart des *noyaux* des *cellules*.

NUTRITION, s. f. (*nutritio*, de *nutrire*, nourrir ; θρέψις). Série de transformations successives qu'éprouvent les substances dites nutritives introduites dans l'appareil digestif, depuis le moment de leur entrée dans l'organisme jusqu'à celui de leur sortie. La *nutrition* se fait donc avec le concours de fonctions diverses que l'on a appelées **fonctions de nutrition**.

Les unes : DIGESTION, ABSORPTION, CIRCULATION et RESPIRATION, ont pour but final de transformer et de fixer dans nos tissus les substances du dehors introduites dans l'organisme ; elles constituent l'ASSIMILATION.

Les autres ont pour but de rejeter au dehors les matériaux nuisibles ou inutiles ; ce sont les *exhalations* et les *sécrétions* ; elles sont donc les agents du phénomène connu sous le nom de DÉSASSIMILATION.

Au résumé, c'est le sang qui est le milieu de tous les phénomènes de nutrition ; c'est lui qui reçoit les substances assimilables élaborées par les différentes fonctions de nutrition, qui les transporte dans tous les tissus et qui reprend, pour les déposer dans les organes d'expulsion, les matériaux usés par les fonctions vitales.

NYCTALOPIE, s. f. (de νύξ, nuit, et ὤψ, œil). Variété d'AMBLYOPIE qui est l'opposé de l'HÉMÉRALOPIE. Les personnes atteintes de nyctalopie ont, en général, une *hyperesthésie de la rétine* qui rend cette membrane trop sensible à l'action du jour. Elles voient bien dans une demi-obscurité, au crépuscule, et ne voient pas au grand jour. Il est bon de leur faire porter des lunettes avec des verres bleus ou fumés dont on diminuera la nuance à mesure que l'état s'améliorera.

NYMPHES, s. f. pl. Nom donné aux petites LÈVRES des parties GÉNITALES de la femme, qui, comme les Nymphes de la fable, semblaient servir à guider le jet de l'urine (3, fig. 80).

NYMPHOMANIE, s. f. Exaltation des désirs vénériens chez la femme. Elle peut varier depuis la simple exagération d'un désir naturel jusqu'à la véritable folie. Il est rare alors que le coït, même répété, suffise à la calmer. Les causes les plus fréquentes sont : la masturbation, les lectures érotiques, ou, au contraire, la continence absolue. Le *traitement* consiste en bains tièdes, exercice, vie régulière. C'est seulement alors que les accès sont calmés que le mariage peut être efficacement conseillé.

NYSTAGMUS, s. m. (νυσταγμός). Maladie convulsive des muscles de l'œil dans laquelle cet organe se porte continuellement et avec rapidité de gauche à droite, ou de haut en bas, par saccades ou oscillations. C'est ordinairement une affection congénitale qui accompagne la CATARACTE ZONULAIRE, l'absence de l'*iris* (iridérémie) ou une affection cérébrale.

Elle est quelquefois acquise et dépend, soit d'un trouble dans la vision causé par un ulcère de la cornée ou par un staphylôme, soit d'une insertion vicieuse des muscles droits ou obliques de l'œil. Le nystagmus guérit alors ordinairement par l'usage de LUNETTES STÉNOPÉIQUES, ou par la ténotomie d'un des muscles de l'œil. Il suffit même quelquefois de rétablir la vision par un traitement convenable pour voir disparaître le nystagmus.

Dans d'autres cas, il atteint des yeux qui sont complétement perdus ; la ténotomie des muscles est alors le plus souvent inutile.

O

OBÉSITÉ, s. f. (de *obesus*, gras). Exagération de l'embonpoint. Le tissu graisseux, anormalement développé, s'accumule sous la peau, à la partie supérieure du dos, sur les hanches, les seins, etc. Il se montre aussi à l'intérieur du corps et y entrave le jeu des organes splanchniques, larynx, poumon, foie. Dans certains cas, l'obésité peut donner au corps un volume et un poids excessifs. A cet égard, on cite Marius, le rival de Sylla, Guillaume le Conquérant; puis, dans des temps plus modernes, Louis XVIII, le duc Frédéric de Wurtemberg, pour lequel on dut entailler la table de l'hôtel de ville de Paris, afin de lui permettre de loger son ventre, lorsqu'il vint assister au mariage de Marie-Louise d'Autriche et de Napoléon Ier.

C'est une des infirmités les plus désagréables et souvent les plus difficiles à faire disparaître. Presque tous les obèses sont de gros mangeurs et dorment beaucoup. Ils sont aussi anémiques et prédisposés aux syncopes, aux hémorrhagies cérébrales, au diabète, etc. Les maladies chez eux ont un caractère de gravité qu'elles n'ont pas chez les hommes maigres.

L'asthme, l'emphysème pulmonaire, la goutte, ainsi qu'une grande faiblesse musculaire sont les compagnes de l'obésité.

C'est vers trente à quarante ans que l'homme a une tendance à prendre un certain degré d'embonpoint compatible avec la meilleure santé. Mais il est certaines familles dont les membres sont prédisposés à une obésité précoce, qui survient au sortir de l'enfance.

Le *traitement* de l'obésité comporte : 1° l'emploi de certains médicaments destinés à favoriser les éliminations naturelles, et 2° un régime spécial. Pour avoir des chances de succès, il faut une persévérance et une patience à toute épreuve de la part des malades; aussi, bien peu réussissent.

Les *médicaments* les plus efficaces sont : l'iodure de potassium, les alcalins (bicarbonate de soude), les purgatifs salins (eau de Birmensdorf, Marienbad, Kissingen).

Le *régime* consiste dans un genre de nourriture et des exercices :

La nourriture des obèses doit être parfaitement réglée, elle consiste surtout en viandes roties, salade, légumes verts non farineux, vin blanc ou de bordeaux sec, ou légèrement étendu d'eau; peu de pain, de lait, de beurre, abstention complète de tout ce qui est sucré. Il est très-important que la boisson soit réduite au minimum, abstinence de bière et d'alcools.

En même temps que ce jeûne, qui doit être rigoureusement observé, celui qui veut maigrir doit se soumettre à divers exercices destinés à provoquer la transpiration, et surtout à des *marches* de plus en plus considérables. La plus légère infraction au régime en retarde l'effet de plusieurs jours, et annihile tout le résultat qu'on avait obtenu.

OBLIQUE, adj. et s. m. Qualificatif qui a servi à désigner plusieurs muscles.

Le **muscle grand oblique** de l'œil, ou *oblique supérieur*, détermine le mouvement du globe oculaire en bas et en dehors, et fait tourner son méridien vertical en dedans. Il est innervé par le *nerf pathétique* (quatrième paire).

Le **muscle petit oblique**, ou oblique inférieur de l'œil, situé à la partie inférieure du globe oculaire, le fait tourner en haut et en dehors, et incline le méridien vertical en dehors.

Le **muscle grand oblique de l'abdomen** ou externe, va du bord inférieur de la face externe des sept ou huit dernières côtes, au tiers antérieur de la crête de l'os iliaque, et à la ligne blanche de l'abdomen. Il sert à maintenir les parois du ventre, concurremment avec le **muscle petit oblique de l'abdomen** qui est situé au-dessous.

Le muscle **grand oblique de la tête** ou oblique inférieur, va de l'apophyse épineuse de l'*axis* à l'apophyse transverse de l'atlas.

Le **petit oblique de la tête** ou oblique supérieur, va de l'apophyse transverse de l'atlas à l'os temporal (dans la région mastoïdienne), ou à une ligne courbe de la partie inférieure de l'os occipital.

OBLITÉRATION, s. f. Action de boucher un conduit normal ou anormal, tel qu'une fistule. Le plus souvent, ce terme est synonyme d'*occlusion*.

OBSTÉTRIQUE, s. f. (*ars obstetrica, ob-stare*). Art et pratique des ACCOUCHEMENTS.

OBSTRUCTION, s. f. (*obstruere*, boucher). Mot très-employé autrefois pour désigner tout engorgement, tout obstacle mécanique à la circulation abdominale, et particulièrement à celle de la veine porte.

Obstruction intestinale. — Voy. INTESTIN.

OBTURATEUR, adj. et s. m. Nom de deux muscles du bassin : l'*obturateur externe* et l'*obturateur interne*.

Le **trou obturateur**, trou sous-pubien ou trou ovale de l'os iliaque (K, fig. 307, et I, fig. 308) est situé au-dessous du pubis (voy. BASSIN).

Le **nerf obturateur**, branche du plexus lombaire, se distribue aux muscles obturateur externe, adducteurs et droit interne, ainsi qu'à la partie interne de la peau de la cuisse et du genou.

L'**artère obturatrice** est une branche de l'artère hypogastrique.

OBTURATION, s. f. Action de boucher ou d'obstruer la cavité d'une *dent* cariée, après avoir enlevé toutes les parties malades. On emploie dans ce but, soit des feuilles d'or recuit que l'on tasse au moyen d'un instrument, ou divers alliages ou amalgames. On peut aussi avoir recours au ciment formé d'oxychlorure de zinc ou à la gutta-percha (voy. DENT).

OCCIPITAL, adj. et s. m. L'**os occipital** est situé à la partie inférieure et postérieure du *crâne*. Il est impair, symétrique, concave en haut, convexe en bas, percé d'un trou (*trou occipital*) qui donne passage au bulbe rachidien, à l'artère vertébrale et au nerf spinal.

Sa *face antérieure* ou *supérieure* offre en avant la gouttière basilaire, et en arrière d'elle une surface présentant les quatre fosses occipitales séparées par des crêtes. Sa *face inférieure* ou *postérieure* présente en avant du trou occipital, la surface basilaire qui correspond à la paroi supérieure du pharynx et, de chaque côté, deux saillies ou *condyles* qui s'articulent avec la cavité glénoïde de l'atlas. En avant, l'occipital est articulé ou plutôt soudé avec l'os sphénoïde et avec les os temporaux ; de chaque côté, il s'articule avec les pariétaux.

L'**artère occipitale** est une branche de la carotide externe, qui se distribue à la partie postérieure de la tête.

OCCIPUT, s. m. Nom de la partie postérieure et inférieure de la tête qui correspond à l'os occipital.

OCCLUSION, s. f. Oblitération ou fermeture momentanée ou persistante d'un conduit, d'un canal ou d'une ouverture naturelle ou artificielle.

Occlusion intestinale. — Voy. INTESTIN.

L'*occlusion normale des paupières* se fait par le relâchement du muscle releveur des paupières et la tonicité du muscle orbiculaire. L'*occlusion de la vessie*, de l'*anus* ont lieu normalement par l'action du sphincter du col de la vessie ou de l'anus.

Il y a *occlusion de la glotte* dans le phénomène de l'effort, etc.

On a pratiqué quelquefois l'occlusion partielle ou locale du vagin pour remédier à un prolapsus utérin ou à une fistule. On fait l'occlusion des PAUPIÈRES (tarsorrhaphie) dans le but d'éviter un ECTROPION qui va se produire, ou de le guérir lorsqu'il s'est produit.

OCULAIRE, adj. (de *oculus*, œil). Qui a rapport à l'ŒIL.

Le **bandage oculaire** le plus commode consiste en un tampon de charpie que l'on applique sur l'œil, préalablement fermé et recouvert d'un petit rond de toile. On dispose cette charpie par petites pelotes aplaties, de manière à combler bien exactement l'espace compris entre le globe oculaire, la racine du nez et la saillie de l'arcade sourcilière, et à obtenir une surface plane. Pour la maintenir, et exercer même une certaine pression modérée et uniforme sur l'œil, on se sert d'une bande de flanelle de 3 mètres de long, de 5 centimètres de large que l'on enroule autour de la tête du malade.

On passe d'abord un tour de bande en diagonale en partant du dessous de l'oreille (du côté de l'œil malade) et se dirigeant vers le milieu du front, de manière à maintenir la charpie appliquée sur l'œil. Puis, arrivé au milieu du front, on fait un circulaire autour de toute la tête, et en arrivant à sa partie postérieure, on incline de nouveau la bande vers la partie inférieure de l'oreille. On continue ainsi en faisant alternativement une diagonale et un tour circulaire, et lorsque la bande est épuisée, on en fixe l'extrémité avec une épingle, et on assujettit de même les endroits où elle se croise, au milieu du front et à la partie inférieure de la tête.

ODEUR, s. f. (*odor*, ὀσμή). Sensation particulière que la présence des corps fait éprouver au sens de l'odorat. On appelle quelquefois *odeurs* les corps odorants eux-mêmes. Pour les uns, l'odeur est déterminée par un mouvement vibratoire transmis du corps odorant au nerf olfactif, de la même manière que le son est transmis à l'oreille. Pour d'autres, et cette opinion parait mieux fondée, les odeurs sont le résultat du transport de particules impalpables, de vapeurs émanées du corps odorant. La diminution du poids de ces corps exposés à l'air tend à le démontrer.

La séméiologie se base souvent sur l'*odeur* du pus, de l'urine, des vomissements, pour établir le diagnostic d'une maladie, quelques excrétions physiologiques étant douées d'une *odeur caractéristique* ou *sui generis* qu'il importe de connaître.

Un grand nombre de corps, et en particulier de médicaments, sont aussi remarquables par leur *odeur* particulière qui permet de déceler leur présence, même dans un mélange parfait avec plusieurs autres corps.

ODONTALGIE, s. f. (de ὀδούς, dent, et ἄλγος, douleur). Névralgie dentaire, mal de dents [voy. DENTS (douleur de)].

ODONTOÏDE, adj. (de ὀδούς, dent, et εἶδος, semblable). **L'apophyse odontoïde** de l'*axis* sert de pivot pour les mouvements de la tête, elle s'articule avec une facette articulaire placée à la partie postérieure de l'arc antérieur de l'*atlas*.

ODONTOME, s. m. Nom donné : 1° à des tumeurs formées par l'ivoire recouvert de l'émail, siégeant en général à la surface d'une dent (exostose dentaire); c'est alors une simple hypertrophie des éléments normaux de la dent ; 2° à des tumeurs fibreuses ou à des *kystes dentaires* qui se développent d'abord dans l'intérieur des os maxillaires et les distendent. Ces tumeurs, qui résultent le plus souvent de l'existence de follicules dentaires surnuméraires, finissent par perforer l'os, et se souder avec une des dents normales.

ODORAT, s. m. (de *odor*, odeur). Le **sens de l'odorat** est celui qui nous donne la notion des odeurs. C'est une sorte de toucher perfectionné qui s'applique aux molécules imperceptibles des corps odorants.

L'*organe de l'odorat* siége dans la membrane muqueuse pituitaire qui tapisse les FOSSES NASALES, et est doué d'un grand nombre de filets nerveux fournis par le nerf OLFACTIF, qui se distribue surtout aux parties supérieures de cette muqueuse.

ŒDÈME, s. m. (*œdema*, οἴδημα, de οἰδεῖν, grossir, se gonfler). Infiltration séreuse du tissu cellulaire sous-cutané, et plus rarement, du parenchyme des organes. Lorsque l'œdème est *partiel*, il prend le nom de la partie qu'il affecte (*œdème des poumons*, des PAUPIÈRES, des *membres*, *du scrotum*, de la GLOTTE, etc.); lorsqu'il est général, il constitue l'ANASARQUE.

Le plus souvent symptomatique d'une autre affection (cœur, rein, inflammation voisine, etc.), l'œdème peut constituer une maladie essentielle. Le gonflement œdémateux se montre sans rougeur ni douleur, ce qui le distingue du phlegmon. La pression du doigt imprime dans les tissus œdématiés une trace profonde et caractéristique; la dépression qu'elle détermine ne s'efface qu'avec lenteur.

La sérosité s'accumule dans les points les plus déclives du corps ou de la partie affectée, aussi est-il surtout fréquent et considérable aux membres inférieurs.

L'œdème symptomatique dépend, en général, d'une altération organique constante, affection du cœur, oblitération veineuse. dégénérescence des reins (albuminurie), fièvre éruptive, refroidissement (*œdème des* NOUVEAU-NÉS).

L'œdème du poumon coïncide le plus souvent avec une HYDROPISIE GÉNÉRALE; cependant on a observé des cas d'œdème pulmonaire essentiel, survenant rapidement et amenant la mort presque subite.

La sérosité envahit le tissu cellulaire intra-vésiculaire; il survient de la dyspnée, une toux sèche et pénible. A la percussion, on trouve de l'obscurité du son dans les parties déclives du poumon. A l'auscultation, on constate une diminution du bruit respiratoire, des râles sous-crépitants à bulles grosses et humides. On peut confondre l'œdème pulmonaire avec la PNEUMONIE au début, ou la PLEURÉSIE.

La gravité de cette maladie est relative; elle n'est souvent qu'une complication ultime de la vieillesse ou d'une hydropisie générale.

Le *traitement* de l'œdème pulmonaire doit être énergique et rapidement appliqué, afin de s'opposer à l'asphyxie qui en est la conséquence. On aura recours aux ventouses sèches ou scarifiées, aux expectorants, et surtout aux toniques qui activent la circulation. En même temps, on emploiera les diurétiques ou les purgatifs drastiques usités dans les autres hydropisies.

ŒIL, s. m. (*oculus*, ὠψ, ὀφθαλμός). Organe du sens de la vue. L'œil proprement dit est constitué par un globe sphérique logé dans *l'orbite*, présentant à sa partie antérieure une partie transparente, la CORNÉE, et à sa partie postérieure, le NERF OPTIQUE, par lequel il se rattache au cerveau et à ses enveloppes.

Enveloppes et membranes du globe oculaire. Il est formé dans ses 4/5 postérieurs par la SCLÉROTIQUE (blanc de l'œil), qui enchâsse à sa partie antérieure la CORNÉE transparente, est en partie recouverte par la CONJONCTIVE, et se continue en arrière avec la gaîne du nerf optique. Dans son cinquième antérieur, la paroi oculaire n'est formée que par la cornée transparente, mais, dans sa postérieure, elle com-prend, outre la sclérotique, deux autres membranes : la choroïde et la rétine.

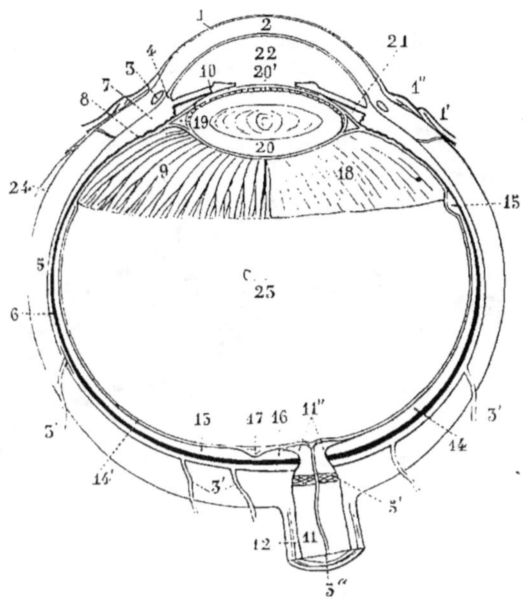

FIG. 406. — Coupe schématique antéro-postérieure du globe de l'œil.

1, Lame hyaline antérieure de la cornée.
1', Union de la conjonctive scléroticale avec celle de la cornée.
2, Cornée transparente.
3, Coupe du canal de Schlemm.
3', Artères ciliaires postérieures.
3*a*, Artère centrale de la rétine.
4, Ligament pectiné de l'iris.
5, Sclérotique.
5', Trou cribriforme de la sclérotique.
6, Choroïde.
7, Corps ciliaire.
8, Muscle ciliaire.
9, Procès ciliaires.
10, Iris.
11, Nerf optique.
11', Papille du nerf optique (on voit son étranglement normal).
12, Gaine névrilématique du nerf optique.
13, 14, Rétine.
15, Limites de la rétine et de la zone de Zinn (*ora serrata*).
16, Tache jaune de la rétine.
17, *Forea centralis* de la rétine.
18, Zone de Zinn.
19, Canal godronné de Petit.
20, Cristallin, couche corticale et couches centrales.
20', Capsule du cristallin.
21, Chambre postérieure, dont la section est triangulaire.
22, Chambre antérieure.
23, Corps vitré.
24, Insertion du muscle droit inférieur.

En dedans de la sclérotique se trouve la CHOROÏDE, qui se continue en avant avec le corps CILIAIRE et l'IRIS, et se termine en arrière autour de l'entrée du nerf optique (PAPILLE OPTIQUE). Plus en dedans encore est la RÉTINE, organe le plus important de l'œil, destiné à recevoir les impressions lumineuses et à les transmettre

Le globe oculaire est divisé en deux parties inégales par un diaphragme, l'IRIS (10, fig. 406), qui donne à l'œil sa couleur bleue, grise, brune, etc. C'est au niveau où la cornée s'enchâsse dans la sclérotique, que se fait l'insertion de l'iris. Cette membrane se continue en arrière avec le CORPS CILIAIRE (fig. 407) (formé du *muscle ciliaire* et des *procès ciliaires*), et plus loin avec la *choroïde*.

L'iris est percé d'un trou qui forme la PUPILLE DE L'ŒIL et paraît noir à l'état normal. Cette pupille est plus ou moins grande et dilatée lorsqu'on se trouve dans le demi-jour ou dans l'obscurité ; elle est au contraire rétrécie, si l'on se transporte dans un endroit suffisamment éclairé.

Liquides et milieux transparents de l'œil. Ils comprennent :

1° La CHAMBRE ANTÉRIEURE, formée par la cornée en avant, l'iris et le cristallin en arrière. Elle est remplie par l'HUMEUR AQUEUSE, liquide limpide et transparent dont la quantité à l'état normal est de 8 à 10 gouttes. Quelquefois cette limpidité, à la suite de traumatisme, est troublée par du sang (hypohéma), ou par du pus (hypphyon). Si on en fait l'évacution, elle se renouvelle facilement en quelques minutes.

2° Le CRISTALLIN, situé immédiatement

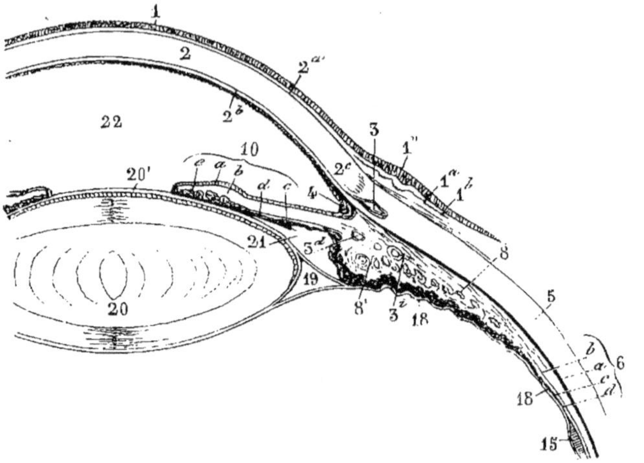

FIG. 407. — Coupe schématique partielle du globe oculaire, destinée à montrer les rapports de la région ciliaire avec la cornée, l'iris, le cristallin et la sclérotique.

1, Surface conjonctivale de la cornée.
1*a*, Conjonctive scléroticale.
1*b*, Tissu cellulaire sous-conjonctival.
2, Cornée.
2*a*, Membrane de Bowmann ?
2*b*, Membrane de Descemet.
2*c*, Union de la sclérotique et de la cornée.
3, Canal de Schlemm.
3*i*, Portion circulaire du muscle ciliaire.
3*d*, Coupe du cercle artériel de l'iris.
4, Ligament pectiné de l'iris.
5, Sclérotique.
6, Choroïde : *a*, Couche externe ; *b*, choroïde proprement dite (membrane vasculaire de Haller) ; *c*, tunique interne ; *d*, épithélium pigmentaire.
8, Muscle ciliaire.
10, Iris : *a*, Épithélium ; *b*, tissu conjonctif ; *c*, fibres rayonnées de l'iris ; *d*, pigment de la face interne ; *e*, coupe transversale de ses fibres circulaires (sphincter de l'iris).
15, Limites de la rétine (*ora serrata*).
18, 18, Zone de Zinn.
19, Canal godronné de Petit.
20, Cristallin.
21, Espace circulaire, dont la section est triangulaire, qui forme la chambre postérieure.
22, Chambre antérieure.

au nerf optique et au cerveau. Sa partie antérieure commence un peu en arrière du corps ciliaire, à l'*ora serrata* ; de là, elle s'étend à l'intérieur de toute la partie postérieure de l'œil jusqu'au nerf optique dont elle semble constituer l'épanouissement.

en arrière de l'iris et accolé à cette membrane. Il est renfermé dans une capsule hyaline (la cristalloïde), et maintenu suspendu par la *zonule de Zinn*.

3° L'HUMEUR VITRÉE ou le CORPS VITRÉ, dont la consistance gélatineuse est analogue à celle du blanc d'œuf cru. Elle occupe les deux tiers postérieurs de la cavité oculaire et est renfermée dans une membrane spéciale extrêmement fine, la *membrane hyaloïde*.

A l'intérieur du corps vitré semblent exister des filaments très-déliés qui, partant de la membrane hyaloïde, forment une trame extrêmement fine dans laquelle l'humeur vitrée est emprisonnée comme dans une éponge.

Fonctions de l'œil. Le rôle de cet organe est analogue à celui de la chambre noire des photographes. Il consite à faire converger sur la *rétine* les rayons lumineux qui proviennent des corps lumineux que l'on examine, de manière à former sur cette membrane une image nette de ces objets. Les milieux réfringents de l'œil : cornée, humeur aqueuse, cristallin, corps vitré, forment un système dioptrique analogue à celui d'une lentille biconvexe.

Dans un œil normal, les rayons lumineux parallèles, c'est-à-dire venant de l'infini, ou d'un objet très-éloigné, vont former sur la rétine une image nette et renversée de cet objet. La sensation de cette image est transmise ensuite au cerveau par l'intermédiaire du nerf optique. Bien que l'image soit renversée, nous voyons les objets droits, à cause de l'éducation instinctive de notre œil, qui nous a appris que ce qui est projeté à la partie supérieure de notre rétine se trouve à la partie inférieure de l'espace et réciproquement.

Un aveugle de naissance, intelligent, et d'un certain âge, auquel on rendrait subitement la lumière (comme cela arrive quelquefois dans des cas de *cataracte* congénitale), n'aurait d'abord qu'une perception vague des objets qui l'entourent. Il ne saurait s'expliquer la nature d'une sensation nouvelle pour lui. Ce n'est qu'en comparant les notions fournies par sa vue avec celles que lui donnerait le toucher, qu'il arriverait petit à petit à faire l'éducation de ses yeux.

L'enfant en bas âge ne fixe son attention que sur les objets brillants, et, bien que dès sa naissance les images se fassent exactement sur sa rétine, pour de là se transmettre à son cerveau, elles n'y éveillent cependant aucune idée, et ce n'est que plus tard qu'il acquiert la faculté de juger par la vue, la grandeur, l'éloignement des objets, etc.

Mais il ne suffit pas qu'à l'état normal les rayons lumineux *parallèles* puissent se réunir exactement sur la rétine, il faut encore qu'il en soit ainsi pour des rayons

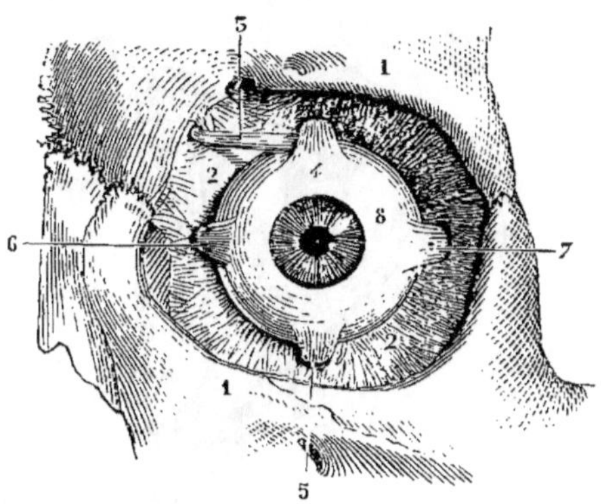

Fig. 408. — Insertions des muscles de l'œil autour de la cornée, et aponévrose orbito-palpébrale (capsule de Ténon).

1. Pourtour osseux de l'orbite.
2. 2. Portion palpébro-oculaire de l'aponévrose, vue par sa face antérieure.
3. Muscle grand oblique.
4. Muscle droit supérieur.
5. Muscle droit inférieur.
6. Muscle droit interne.
7. Muscle droit externe.
8. Globe oculaire.

divergents venant de points plus rapprochés. C'est alors qu'intervient le *cristallin* qui se bombe plus ou moins, afin de ramener l'image toujours exactement sur la rétine, et cela pour toutes les distances comprises depuis l'infini jusqu'à une limite variable *(punctum proximum)*, point le plus rapproché de la vision distincte (voy. ACCOMMODATION).

Si le globe de l'œil est trop long, les rayons venant des objets un peu trop éloignés se réuniront en avant de la rétine, même lorsque le cristallin sera le plus aplati, c'est ce qui constitue la MYOPIE. Si, au contraire, le globe de l'œil est trop court, les rayons parallèles se réuniront en arrière de la rétine, et le cristallin devra se bomber (l'œil devra faire des efforts d'accommodation) pour ramener l'image sur la rétine : c'est ce qui constitue l'HYPERMÉTROPIE. Tant que l'homme est jeune, cette faculté d'accommodation persiste dans d'assez grandes limites; mais à partir de quarante ans, elle s'affaiblit progressivement, le cristallin est moins élastique, le point le plus rapproché où l'on peut lire (*punctum proximum*) s'éloigne de plus en

les deux muscles obliques, l'oblique supérieur ou grand oblique et l'oblique inférieur ou petit oblique (fig. 408 et 409).

Les quatre muscles droits et l'oblique supérieur s'insèrent au fond de l'orbite autour du nerf optique, et en partie à sa gaîne. A la partie antérieure du globe oculaire, le muscle *droit interne*, le plus fort, s'insère à la partie interne de la cornée, à 5 millimètres de son bord. Les muscles, *droit externe*, le plus long, et le *droit supérieur*, s'insèrent obliquement à une dis-

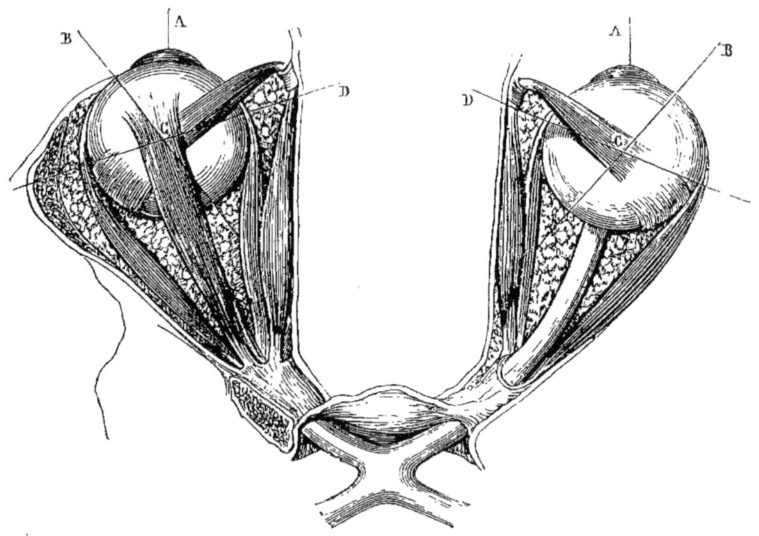

FIG. 409. — Muscles de l'œil et chiasma des nerfs optiques.

C, Centre de rotation du globe oculaire.
A, Axe antéro-postérieur.
B, Axe de rotation des muscles obliques.

D, Axe de rotation des muscles droits supérieur et inférieur.

plus, et lorsqu'il est plus loin que 25 à 30 centimètres, l'œil est dit PRESBYOPE ou PRESBYTE.

Annexes de l'œil. Le globe oculaire est entouré :

1° D'organes de *protection* contre les agents et les violences extérieurs, ce sont : l'ORBITE ou cavité orbitaire dans lequel il est contenu, les SOURCILS, les PAUPIÈRES;

2° D'organes de *lubréfaction*, CONJONCTIVE, glande LACRYMALE, *points* et *conduits lacrymaux*, canal NASAL;

3° De muscles destinés à le mouvoir; ce sont les quatre muscles droits (droit interne, externe, supérieur et inférieur), et

tance de 6 à 7 millimètres de la cornée. Le muscle *droit inférieur* s'insère aussi obliquement à 5 millimètres du bord cornéal.

Le muscle *oblique supérieur*, après s'être réfléchi sur une partie cartilagineuse placée à la partie interne et supérieure de l'orbite (fig. 409), va s'insérer au côté temporal de la sclérotique, à la partie postérieure de l'œil, par un tendon large de 6 centimètres, dont l'extrémité est oblique, la partie interne étant à 8 millimètres du nerf optique, et la partie externe à 14 millimètres.

Le muscle *oblique inférieur* ou petit

oblique s'insère à la partie interne et antérieure du plancher de l'orbite, en dehors du sac lacrymal, et contourne l'œil en dehors, pour s'insérer près de l'insertion du précédent par un tendon large de 10 millimètres.

Ces muscles sont innervés par le *nerf moteur oculaire commun* (troisième paire), pour les trois muscles droits interne, supérieur, inférieur et le muscle oblique inférieur; par le *nerf moteur oculaire externe*, pour le muscle droit externe; et le *nerf pathétique* pour le muscle oblique supérieur. Ils communiquent aux yeux des mouvements synergiques dans tous les sens, destinés à permettre la vision dans diverses directions, ainsi que la VISION binoculaire.

Les **maladies des yeux** consistent dans une altération de quelques-unes des parties qui constituent ces organes. Ce sont des CONJONCTIVITES, KÉRATITES, IRITIS, CATARACTES, CHOROÏDITES, GLAUCOME, RÉTINITES, affections du NERF OPTIQUE, etc. Tantôt elles restent localisées aux parties primitivement atteintes, tantôt elles se propagent plus ou moins loin aux parties voisines, et peuvent même envahir et désorganiser le globe tout entier. C'est ce qui arrive pour la conjonctivite purulente ou diphthéritique, la choroïdite suppurative ou PHLEGMON DE L'ŒIL. On a souvent désigné les affections oculaires par le terme d'OPHTHALMIES, que l'on divisait en externes et internes.

Les **contusions de l'œil** ont lieu surtout directement d'avant en arrière, ou du coté externe, seul point où le globe oculaire soit inefficacement protégé. Même lorsque la contusion est légère, il peut y avoir perte plus ou moins passagère de la vision. Si elle est plus forte, il peut se produire un épanchement de sang dans la chambre antérieure (HYPOHÉMA), une déchirure de l'IRIS, une luxation du CRISTALLIN, une rupture de la CHOROÏDE, un épanchement de sang dans le corps vitré, ou un décollement plus ou moins important de la RÉTINE, etc.

La marche, le pronostic et le traitement dépendent absolument de la nature de la lésion, qui peut aussi avoir atteint les parties voisines ou les annexes de l'œil.

Les **plaies du globe oculaire** ont une importance variable, suivant leur siége, les organes qu'elles ont lésés, et la manière plus ou moins nette dont elles sont faites.

Les plaies de la CONJONCTIVE guérissent rapidement, elles peuvent néanmoins laisser à leur suite des brides cicatricielles ou des adhérences anormales fâcheuses, s'il y a eu perte de substance.

Les plaies non pénétrantes de la *sclérotique* produisent un amincissement de cette membrane et prédisposent à un STAPHYLOME. Celles de la cornée sont les moins dangereuses si elles sont nettement faites, et si les bords sont bien affrontés.

Les plaies de l'*iris* déterminent l'*hypohéma*, l'*iritis*, et s'accompagnent souvent de la lésion du cristallin. Alors il se produit presque à coup sûr une CATARACTE TRAUMATIQUE.

Les plaies du *corps ciliaire* sont extrêmement dangereuses à cause de la *cyclite* qui en résulte, et des dangers d'OPHTHALMIE SYMPATHIQUE. Les simples piqûres qui atteignent la partie postérieure de l'œil n'ont d'importance qu'en raison de l'irritation et des épanchements sanguins qu'elles peuvent déterminer.

Lorsque les plaies oculaires se compliquent de la présence d'un **corps étranger dans l'œil**, le pronostic est beaucoup plus grave.

S'il est d'un petit volume et siége dans la chambre antérieure, on devra l'extraire en enlevant par une IRIDECTOMIE la portion d'iris sur laquelle il repose. S'il a pénétré dans le corps vitré ou entre les membranes oculaires, il peut quelquefois s'y *enkyster*, mais le plus ordinairement il détermine une inflammation violente (irido-choroïdite), et souvent même une ophthalmie SYMPATHIQUE dans l'autre œil.

Le **cancer de l'œil** affecte souvent la forme *mélanique;* il débute ordinairement par la choroïde, et présente les symptômes d'une tumeur qui se développe et fait saillie à l'intérieur du globe oculaire. Peu à peu, la rétine se décolle, la sclérotique prend une forme bosselée, pendant que la vision diminue et se perd progressivement.

L'ÉNUCLÉATION du globe oculaire (fig. 220) est la seule opération à tenter contre cette maladie.

ŒNOLÉ, s. m. (de οἶνος, vin). Nom donné à des médicaments dont le véhicule est le *vin*.

ŒSOPHAGE, s. m. (de οἴσω, futur de

φέρω, je porte, et φαγεῖν, manger). Conduit étendu du *pharynx* à l'*estomac*, destiné au passage des aliments. Il est situé dans le médiastin postérieur, aplati d'avant en arrière dans sa moitié supérieure, cylindrique dans sa moitié inférieure. L'œsophage commence au niveau de la sixième vertèbre cervicale, se porte immédiatement à gauche et en arrière de la trachée, traverse le diaphragme au-devant de l'aorte et se termine au-devant de la onzième dorsale; sa longueur est de 22 à 25 centimètres. Les *nerfs pneumogastriques* l'enlacent de leurs ramifications; il est formé de trois tuniques : muqueuse, celluleuse, musculaire.

Les **corps étrangers** de l'œsophage viennent de l'estomac par le vomissement, ou plus souvent du dehors. Leur nature varie à l'infini, et ils se fixent sur trois points principaux : 1° à l'orifice supérieur; 2° au point le plus étroit correspondant à la troisième dorsale; et 3° au niveau du diaphragme. Leur présence peut déterminer l'ulcération et la rupture de l'œsophage ou son occlusion complète.

Dès qu'un corps étranger est arrêté dans l'œsophage, le malade est pris d'un sentiment d'anxiété plus ou moins grave, qu'il rapporte toujours au gosier, quel que soit l'endroit auquel se soit arrêté le corps étranger. Quelquefois il se fixe ou s'implante dans la paroi de ce conduit, ou en détermine l'ulcération et dans certains cas la suppuration. Le pus qui en résulte est rejeté par la bouche ou fuse dans les organes voisins. Fréquemment aussi il y a des hémorrhagies.

L'intensité et la gravité des symptômes varient avec le volume de l'obstacle que l'on constate, en même temps que son siége, au moyen du palper et de la sonde œsophagienne.

Le pronostic est plus ou moins grave, suivant la nature, le volume du corps étranger.

Le *traitement* consiste, soit à extraire le corps étranger au moyen de pinces ou d'instruments spéciaux, tels que le *panier métallique*, qui se trouve ordinairement au bout de la sonde destinée au cathétérisme de l'œsophage, ou d'un autre instrument fort ingénieux qui se compose d'une sonde en gomme au bout de laquelle est un petit sac de baudruche replié. Quand il est vide, ce sac n'occupe pas plus de volume que la sonde. On l'introduit en cet état au delà du corps étranger, puis on insuffle le sac en soufflant dans la sonde, il se dilate, remplit complétement le canal œsophagien et permet de ramener avec lui le corps étranger. On peut aussi *repousser* ce dernier dans l'estomac au moyen d'une tige de baleine munie d'une éponge; ou enfin, en dernier lieu, pratiquer l'œsophagotomie.

Les **rétrécissements de l'œsophage** peuvent être occasionnés par inflammation de la muqueuse (*rétrécissement inflammatoire*), par contraction convulsive des fibres musculaires (*rétrécissement spasmodique*, ŒSOPHAGISME), par des tumeurs voisines qui aplatissent le conduit (*rétrécissements par compression*), par altération de ses parois (*rétrécissements organiques*).

Ces deux derniers sont permanents, les autres sont temporaires.

Souvent, les rétrécissements de l'œsophage sont la conséquence tardive des tentatives d'empoisonnement par les acides concentrés ou les alcalis caustiques. Lorsqu'ils sont dus à l'action de ces derniers, les rétrécissements sont en général plus dilatables et moins funestes.

Tout rétrécissement organique se reconnaît par le cathétérisme opéré avec une tige de baleine terminée par une boule d'ivoire; il peut être dû à des cicatrices, à l'hypertrophie de la paroi, ou le plus souvent à la formation d'un cancer. Lorsqu'on l'abandonne à lui-même, le rétrécissement de l'œsophage amène la mort par inanition, hémorrhagie, rupture, etc.

Le *traitement* palliatif consiste dans la *dilatation;* le traitement curatif a recours à la cautérisation combinée à la dilatation; on est aussi quelquefois obligé d'avoir recours à l'*œsophagotomie*.

Le **cancer de l'œsophage**, ordinairement squirrheux, est infiltré entre les tuniques, comme le *cancer de l'estomac;* le calibre de l'œsophage est rétréci, et quelquefois absolument oblitéré. Au-dessus du cancer, on observe souvent une dilatation considérable dans laquelle séjournent les aliments.

Au début, les symptômes sont très-obscurs; plus tard, le cathétérisme permet de reconnaître le rétrécissement, et la cachexie cancéreuse fait des progrès rapides. Il n'est pas rare de voir survenir la *rupture* de l'œsophage qui peut alors communiquer avec les poumons, et donner lieu à une pneumonie suppurée qui ne tarde pas à entraîner la mort.

Le seul traitement à opposer à cette triste maladie est l'alimentation par tous les moyens possibles, sondes œsophagiennes, tant que le rétrécissement en permet l'introduction; plus tard, lavements alimentaires. On pourrait, dans les cas extrêmes, avoir recours à la GASTROTOMIE, opération qui a plusieurs fois été effectuée avec succès.

ŒSOPHAGISME, s. m. Rétrécissement spasmodique de l'œsophage. Spasme de l'œsophage, constriction plus ou moins complète et durable du canal œsophagien pouvant produire une dysphagie absolue. Il se rencontre fréquemment dans l'*hypochondrie* et l'*hystérie*, ou même chez les individus affectés simplement de *nervosisme*. Les causes de l'œsophagisme sont nombreuses; il n'est pour ainsi dire pas d'accident, tant interne qu'externe, qui n'ait été signalé comme le produisant parfois. L'*œsophagisme* n'a pas de durée fixe. On l'a vu disparaître au bout de vingt-quatre heures, on l'a vu durer cinq ans.

On emploie contre l'œsophagisme : à l'extérieur, les cataplasmes de ciguë et de jusquiame, les frictions avec divers narcotiques, les injections hypodermiques de morphine; à l'intérieur, les sirops d'éther et de belladone, et le *cathétérisme*. Mais il ne faut pas se dissimuler que c'est une affection rebelle qui demande une grande persévérance dans le traitement.

Comme malgré la meilleure volonté et la faim la plus vive, les malheureux hystériques atteints d'œsophagisme ne peuvent avaler aucun aliment, il est absolument nécessaire de pourvoir à leur nourriture en employant avec persévérance la sonde œsophagienne. En même temps qu'au moyen d'une seringue on leur fera ingurgiter par la sonde les aliments indispensables à leur existence, il faudra leur administrer par la même voie le fer, le vin de quinquina, l'huile de foie de morue, etc., qui concourent puissamment à leur guérison.

L'un d'entre nous a soigné avec succès une malheureuse personne affectée pour la seconde fois de rétrécissement spasmodique de l'œsophage. Il y avait vingt ans qu'elle en avait éprouvé la première attaque, et pendant tout cet intervalle, sa santé avait

été parfaite. La seconde attaque disparut au bout de six mois. La malade en était arrivée au bout de quelques mois à s'introduire elle-même la sonde œsophagienne et à se nourrir par ce moyen. Bien que les aliments n'eussent pour elle aucun goût, elle ressentait au plus haut point leur influence restauratrice et calorifique, et pouvait parfaitement faire la distinction entre ceux qui la soutenaient réellement et ceux qui ne faisaient que remplir son estomac.

ŒSOPHAGITE, s. f. Inflammation propre de la muqueuse œsophagienne. Cette affection rare peut se développer sous l'influence de l'ingestion de substances âcres, irritantes, de substances ou liquides corrosifs, d'un corps étranger fixé dans ce conduit, etc. Elle offre les symptômes généraux de l'inflammation des muqueuses.

Le traitement antiphlogistique, les tisanes adoucissantes, huileuses, mucilagineuses, la diète lactée, sont spécialement indiqués.

ŒSOPHAGOTOMIE, s. f. (de οἰσοφάγος, œsophage, et τομή, incision). Opération que l'on pratique sur l'œsophage lorsque les corps étrangers ne peuvent être ni extraits ni repoussés dans l'estomac, ou en cas de rétrécissement infranchissable.

Le malade étant couché sur le dos, la tête soulevée et tournée à droite, l'opérateur placé à gauche, et se basant sur la connaissance parfaite de l'anatomie de la région, incise lentement jusqu'à la trachée. Il porte le doigt entre elle et la colonne vertébrale, et peut alors sentir, soit le corps étranger, soit une sonde préalablement introduite dans l'œsophage, et sur laquelle il pratique à ce conduit une incision longitudinale proportionnée au volume de l'obstacle. À l'aide de pinces ou avec les doigts, il extrait le corps étranger s'il y a lieu, rapproche les lèvres de la plaie sans sutures, et fait un pansement simple.

Si le malade ne peut supporter l'abstinence pendant quelques jours, on laisse à demeure une sonde œsophagienne descendant plus bas que la plaie, jusqu'à ce que la cicatrisation soit assez avancée pour s'opposer au passage des liquides dans les organes voisins, résultat obtenu au bout de quatre à cinq jours.

ŒUF, s. m. (*ovum*, ᾠόν). Dans toute la série animale, on donne le nom d'*œuf* ou d'*ovule* (fig. 410) à un corps contenu dansles ovaires ou dans les oviductes de la femelle, et qui, après la FÉCONDATION, contient le germe d'un animal nouveau en même temps que les matériaux destinés à

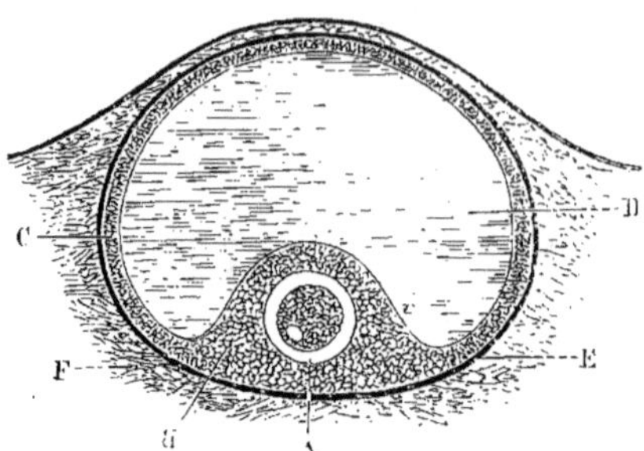

FIG. 410. — Œuf dans la vésicule de Graaf.
A, Œuf.
B, Cumulus proligère.
C, Membrane granuleuse.
D, Cavité de la vésicule de Graaf.
E, Membrane propre à l'ovisac.
F, Stroma de l'ovaire.

le nourrir pendant un certain temps. C'est dans l'œuf que se développe d'abord l'EM-BRYON, et plus tard le FŒTUS.

L'œuf des différentes espèces animales dont l'homme fait usage dans son alimentation est un aliment complet constitué par le *jaune*, formé de matières grasses émulsionnées par la vitelline ; et par le *blanc* qui forme les deux tiers de l'œuf, et contient de 12 à 14 pour 100 d'albumine ; le reste est constitué par de l'eau et des sels.

OIGNON ou **OGNON**, s. m. (*cepa*, κρόμυον). Nom vulgaire des *bulbes* de diverses plantes ; on dit *oignon de lis, oignon de jacinthe.*

On donne plus particulièrement ce nom au bulbe de l'*allium cepa*, dont toutes les parties répandent une odeur forte, pénétrante, due à une huile volatile qui irrite les yeux et même rubéfie la peau. La cuisson donne à l'oignon une saveur douceâtre et sucrée, il devient alors un aliment sain, et peut servir à composer des cataplasmes émollients.

On donne encore le nom d'**ognons** à des tumeurs dures, très-douloureuses, osseuses, qui sont dues à une irritation chronique du périoste et siègent au voisinage des articulations des os du pied. Ils sont occasionnés par une conformation vicieuse des orteils et par le frottement de chaussures mal faites sur les saillies articulaires.

Le seul traitement qui leur soit applicable consiste dans le choix raisonné de chaussures, l'application de cataplasmes émollients, et le repos lorsqu'il y a de l'inflammation.

OLÉCRANE, s. m. (de ὠλένη, coude, et κρανίον, tête). Extrémité renflée de l'os CU-BITUS qui forme la saillie du COUDE.

OLÉINE, s. f. Matière grasse qui forme la majeure partie des huiles, et qui est constituée chimiquement par l'acide oléique uni à la glycérine. Elle ne se solidifie qu'à 7 degrés au-dessous de zéro.

OLFACTIF, adj. Qui sert à l'odorat. Le **nerf olfactif** ou nerf de la première paire crânienne forme à la base du lobe frontal du cerveau une bandelette grise qui se porte en avant et un peu en dedans vers la face supérieure de la lame criblée de l'ethmoïde. A cet endroit, il présente un renflement, *bulbe du nerf olfactif* (15, fig. 145).

Ce nerf est formé par trois racines, deux blanches, externe et interne, et une grise située entre les deux précédentes. Le bulbe olfactif est constitué par des cellules nerveuses et des fibres. Sa face inférieure donne naissance à quinze ou vingt rameaux déliés qui se distribuent à la muqueuse pituitaire qui tapisse les fosses nasales.

Le nerf olfactif est le nerf de l'*odorat ;* il est très-développé chez les animaux qui ont ce sens très-subtil, comme le chien par exemple. La perception des odeurs est limitée à la partie supérieure des fosses nasales, c'est-à-dire à sa voûte, au cornet et au méat supérieurs et à la partie supérieure de la cloison et du cornet moyen.

OLFACTION, s. f. Sens qui nous avertit des odeurs. Pour que l'olfaction puisse avoir lieu, il faut que des particules très-ténues des corps odorants parviennent à la partie supérieure de la muqueuse pituitaire où se trouvent les ramifications du nerf olfactif. Là, elles sont arrêtées par le mucus qui y est sécrété, et qui est indispensable à l'exercice de ce sens. Si les fosses nasales sont trop sèches, ou au contraire engorgées comme dans le coryza, l'olfaction est défectueuse ou absolument nulle.

OMBELLIFÈRES, s. f. pl. (*ombella* et *fero*, je porte). Famille importante de plantes dicotylédones, qui comprend des plantes herbacées, à tige souvent fistuleuse, à feuilles alternes, ordinairement découpées et décomposées en folioles étroites. Les fleurs, très-petites, blanches ou jaunes, sont disposées en *ombelles*, caractère saillant de la famille (fig. 155 à 158).

Chaque fleur se compose d'un calice adhérent à l'ovaire et dont le limbe est entier ou à cinq dents très-petites, d'une corolle à cinq pétales insérées sur un disque qui surmonte l'ovaire; cinq étamines épigynes alternant avec les pétales. Le pistil est formé d'un ovaire à deux loges monospermes, avec deux styles et deux stigmates simples divergents.

Le fruit se compose de deux akènes qui se séparent à la maturité. La graine contient un périsperme volumineux et un très-petit embryon axile, fixé à sa partie supérieure.

Cette famille contient des plantes alimentaires : *céleri, carotte, panais, angélique;* des aromates : *persil, cerfeuil, coriandre;* des plantes médicinales : *anis, fenouil, assa fœtida, grande* et *petite ciguë.*

OMBILIC, s. m. (de *umbo*, bosse, ὀμφαλός). Vulgairement : nombril. Cicatrice arrondie, déprimée ou saillante, située sur la ligne blanche de l'abdomen, à l'union du tiers inférieur et des deux tiers supérieurs. Chez le fœtus, l'ombilic est large et arrondi; la veine, les artères ombilicales et l'OURAQUE le traversent et le ferment complétement. A la naissance, ces vaisseaux s'atrophient et se transforment en cordons fibreux.

L'*ombilic* est le siége de *fistules* et de HERNIES OMBILICALES. Les *fistules séreuses* sont rares et proviennent du péritoine; les *fistules urinaires* s'observent plus souvent, l'urine suinte par l'ombilic, elle passe par l'ouraque qui est resté perméable.

OMBILICAL, adj. (*umbilicalis*). Qui a rapport à l'ombilic ou nombril.

L'anneau ombilical est une ouverture fibreuse recouverte par la peau, et qui est ordinairement complétement obturée après la chute du cordon ombilical. Cependant, dans certains cas, il se laisse distendre et donne alors quelquefois passage à la HERNIE OMBILICALE.

Cordon ombilical. — Voy. CORDON.

Hernie ombilicale. — Voy. HERNIE.

Vésicule ombilicale. — Voy. ALLANTOÏDE, EMBRYON, FŒTUS.

OMOPLATE, s. f. (de ὦμος, épaule, et πλάτη, plateau). Os *scapulaire* (de *scapulum*, épaule) qui constitue la partie postérieure de l'épaule. C'est un os pair aplati, de forme triangulaire, deux fois plus long que large, qui s'articule avec l'*humérus* et avec la *clavicule*. Sa face antérieure est concave, en rapport avec la partie postérieure du thorax; sa face postérieure est divisée en deux parties inégales par l'*épine de l'omoplate*, située à la réunion de ses trois quarts inférieurs et de son quart supérieur. Au-dessus de l'épine se trouve la fosse *sus-épineuse;* au-dessous, la fosse *sous-épineuse.*

L'épine de l'omoplate présente un prolongement externe et supérieur, l'*acromion*. Le bord supérieur de l'omoplate se prolonge en dehors et en avant par l'*apophyse coracoïde* (de κοραξ, corbeau). A l'angle externe de l'os, entre l'acromion et l'apophyse coracoïde, et au-dessous d'eux, se trouve la *cavité glénoïde* de l'omoplate, articulée avec la tête de l'humérus, mais qui n'en emboîte qu'une très-faible partie.

OMOPLAT-HYOÏDIEN ou **OMO-HYOÏDIEN**, adj. et s. m. Nom d'un muscle qui va du bord supérieur de l'omoplate à l'os hyoïde. Il est situé à la partie latérale du cou (3, fig. 176) et est *digastrique*, c'est-à-dire formé de deux ventres musculaires réunis par un tendon situé au milieu.

OMPHALOCÈLE, s. f. (de ὀμφαλός, ombilic, et κήλη, hernie). Hernie ombilicale (voy. HERNIE).

OMPHALO-MÉSENTÉRIQUE, adj. Qui appartient à l'ombilic et au mésentère. Qualificatif donné en embryologie au *canal* qui fait communiquer la vésicule ombilicale avec l'intestin, et aux vaisseaux (deux artères et une veine) qui vont de l'embryon à la vésicule ombilicale.

ONANISME, s. m. Habitude pernicieuse des enfants et des adultes qui se procurent des jouissances vénériennes à l'aide de la main, plus connue sous le nom de MASTURBATION.

ONCTION, s. f. Action d'étendre sur la peau des matières grasses et onctueuses, dans le but de calmer les douleurs, ranimer la sensibilité, assouplir une articulation, etc., ou pour faire pénétrer certains médicaments par la peau (onction mercurielle).

ONGLE, s. m. (de *unguis*, ὄνυξ). Lame cornée en forme d'écaille blanche, élastique, transparente, enchâssée dans le *derme* de la face dorsale des extrémités des doigts et des orteils. Les ongles sont formés d'un tissu épidermique analogue à celui qui constitue les poils. Ils servent à soutenir la partie charnue du bout des doigts et à lui donner un point d'appui.

On distingue dans l'ongle trois parties :

1° La *racine*, mince, molle, flexible, adhérente par ses deux faces au derme sus et sous-unguéal et enchâssée dans la portion moyenne ou supérieure de la gouttière de l'ongle ;

l'on a de la couper de temps en temps. C'est la partie la plus ancienne de l'ongle. Lorsqu'on la laisse croître indéfiniment, elle a une tendance à se recourber vers la pulpe des doigts.

Les rapports de l'ongle avec le derme et l'épiderme sont indiqués dans la fig. 411. Au-dessous du corps de l'ongle, le derme sous-unguéal présente un lacis vasculaire très-développé : c'est ce qui donne à l'ongle sa couleur rosée habituelle, et le fait bleuir pendant l'*asphyxie*.

Les ongles sont le siége de diverses maladies. A la suite de certaines affections de la peau (herpès tonsurant), ou tout simplement du froid, ils deviennent *friables* et cassants. On y remédie en faisant des onctions avec de la glycérine, et en mettant des gants. Les corps étrangers qui s'introduisent sous l'ongle, les blessures de l'extrémité des doigts produisent l'ONYXIS TRAUMATIQUE.

On observe diverses sortes d'**hypertrophie des ongles**, le plus souvent à la suite d'*onyzis* simple ou syphilitique. Quelquefois, il se montre en même temps une *exostose sous-unguéale*. Dans certains cas, l'ongle prend un aspect qui rappelle celui de la corne ou des griffes des animaux.

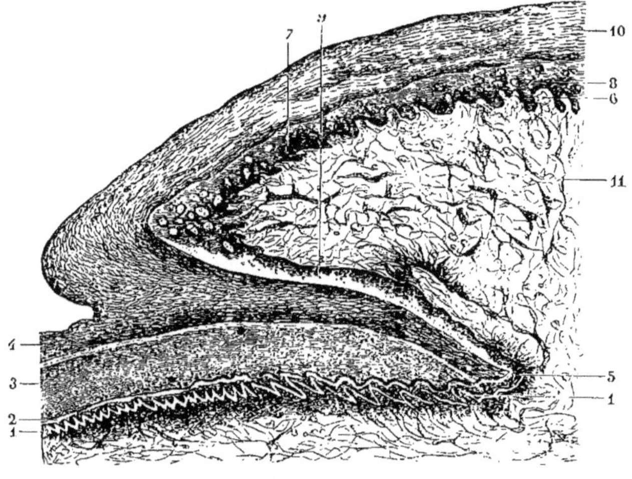

FIG. 411. — Coupe de la matrice et de la racine de l'ongle (figure extraite de l'*Anatomie* de M. Forto. (Grossissement, 25.)

1, Papilles sous-unguéales.
2, Corps muqueux.
3, Corps de l'ongle.
4, Épiderme sus-unguéal.
5, Fusion des deux couches précédentes.
6, Papilles.
7, Corps muqueux.
9, 11, Tissu du derme.
10, Épiderme.

2° Le *corps de l'ongle*, dont la surface supérieure est libre, convexe et munie de stries longitudinales. Il adhère au derme sous-jacent par sa face concave, qui est creusée par des sillons au fond desquels sont de petites excavations destinées à loger les papilles du derme. Le corps de l'ongle présente à sa partie supérieure une partie blanche ou LUNULE plus ou moins apparente, surtout au pouce.

3° La *partie libre* est plus ou moins longue, suivant les doigts et l'habitude que

L'**ongle incarné** ou *rentré dans les chairs* est désigné scientifiquement par le nom d'**onyxis latéral**; c'est la forme la plus fréquente. Elle est due à une conformation vicieuse des chaussures trop étroites du bout, à l'habitude de couper les ongles en rond, de sorte que pendant la marche, la pulpe des orteils tend à former un bourrelet de peau au-dessus des deux bords de l'ongle.

Mais il peut survenir des onyxis même chez des personnes alitées, ainsi que cela est arrivé à feu le professeur Dolbeau, à la suite de la guérison d'une pleurésie purulente extrêmement grave qui l'avait retenu longtemps au lit.

Au début, il n'y a qu'un peu de rougeur et de gonflement à l'extrémité du gros orteil, et du côté où l'ongle va s'incarner. Le repos, des chaussures bien faites et quelques précautions suffisent alors à arrêter la maladie. Si l'on continue à marcher et à être soumis aux mêmes mauvaises influences, le bourrelet voisin de l'ongle se transforme en bourgeons charnus qui s'ulcèrent et sécrètent une sanie plus ou moins considérable. Les douleurs sont vives, les fonctions du membre gênées, il survient quelquefois une périostite ou une *angioleucite*.

Au début, et chez des personnes soigneuses, un *traitement* bien exactement suivi permet d'éviter l'*opération*. Il consiste :

1° A couper l'ongle, non en rond, mais en carré ;

2° A protéger la peau des parties latérales de l'ongle contre l'action de son rebord coupant ;

3° A cautériser et soigner les fongosités ;

4° A garder le repos.

On interpose entre l'ongle et les chairs un peu de charpie graissée avec du cérat. Au moyen de petites bandelettes de diachylon, on renverse en dehors le bourrelet qui a une tendance à revenir au-dessus de l'ongle, et on cautérise au nitrate d'argent les chairs fongueuses. Ce traitement palliatif suffit lorsque la maladie n'est pas invétérée, et lorsque le malade peut garder le repos : ce qui est indispensable pendant un temps assez long.

Diverses opérations ont été imaginées pour remédier à l'ongle incarné. On agit sur l'ongle, sur les fongosités, ou sur les tissus voisins. L'opération de Dupuytren est une des plus radicales et des plus sûres. Elle peut se faire sans que le malade s'en aperçoive (nous l'avons constaté plusieurs fois nous-mêmes), en ayant soin d'engourdir au préalable l'extrémité de l'orteil au moyen d'un mélange de glace pilée et de sel. Une fois que cette partie ainsi refroidie est devenue blanche, on insinue hardiment une pointe de ciseau au milieu de l'ongle, entre celui-ci et la chair (derme sous-unguéal), et on coupe l'ongle en deux, longitudinalement. On saisit chacune des moitiés avec une pince, et on la dissèque avec un bistouri, en enlevant en même temps les chairs fongueuses. On panse ensuite à plat, et quinze jours à trois semaines après, l'opéré peut se lever. L'ongle qui se reforme alors est généralement incomplet.

ONGUENT, s. m. (*unguentum*, de *ungere*, oindre). Les onguents sont des médicaments à usage externe, de consistance molle, assez analogues aux pommades, se liquéfiant à la chaleur de la peau, le plus souvent composés de substances actives, et destinés au traitement des ulcères, clous, panaris, etc. Certains onguents qui ont joui d'une grande réputation sont aujourd'hui inusités ou à peu près, tels sont : les *onguents basilicum, digestif, égyptiac, populeum, styrax.*

L'*onguent de la mère*, employé encore souvent comme suppuratif, est composé d'axonge, suif et cire jaune, auxquels on ajoute de la litharge et de la poix.

Il ne faut avoir dans les effets curatifs de ces onguents qu'une confiance des plus modérées, et ne pas les employer d'une manière banale, sans la surveillance d'un médecin (voy. PANARIS).

L'*onguent napolitain* ou *mercuriel double* est employé très-fréquemment en frictions dans le traitement des péritonites, des angines, des panaris, etc. On le prépare en triturant du mercure pur dans parties égales d'axonge, jusqu'à extinction complète du métal.

L'*onguent gris*, usité contre les poux des trois espèces, et particulièrement contre les *pediculi pubis*, est un mélange de une partie d'onguent napolitain et de trois parties d'axonge.

Ces deux derniers onguents sont extrêmement utiles ; ils agissent souvent avec beaucoup d'énergie, et leur emploi exige une surveillance attentive.

ONYXIS, s. m. (de ὄνυξ, ongle). Maladie de l'ongle et de la partie voisine du derme.

Il y en a deux formes :

1° **L'onyxis latéral** ou ONGLE INCARNÉ, le plus fréquent;

2° **L'onyxis sous-unguéal** ou *onglade*, qui peut être spontané, syphilitique, dû à un affaiblissement général, ou traumatique.

L'introduction d'un corps étranger sous l'ongle détermine la formation d'un onyxis. Il se produit du pus qui décolle l'ongle et cause des douleurs fort vives. Si l'on reconnaît sa présence par transparence, il faut amincir l'ongle en le grattant, et retirer le corps étranger au plus vite. On peut utiliser pour cette petite opération l'*anesthésie locale* produite par le mélange de sel et de glace pilée.

OPÉRATION, s. f. (de *opus*, ouvrage). Nom donné à l'*intervention chirurgicale* proprement dite dans le traitement des maladies. Les opérations consistent en incisions, ouvertures d'abcès, ablations de tumeurs, amputations, etc. Le but à atteindre est très-différent suivant les cas.

Les *opérations d'urgence* sont celles qui ne peuvent être différées. C'est ainsi qu'une plaie artérielle exige immédiatement la LIGATURE ou la *torsion* de l'artère qui donne du sang, lorsque les autres moyens (compression, froid, styptiques, etc.), sont inefficaces ou inapplicables. De même pour certaines AMPUTATIONS dites d'urgence: l'opération de la HERNIE étranglée, le CATHÉTÉRISME en cas de rétention d'urine, etc.

D'autres, au contraire, peuvent être plus ou moins reculées; on peut choisir dans une certaine mesure son temps, un lieu et un moment favorable, telles sont la plupart des ablations de tumeurs, l'opération de la CATARACTE, du STRABISME, etc.

Pour toute opération importante, on doit prendre les soins et les précautions que nous avons indiqués à propos des AMPUTATIONS. Suivant les cas, on aura recours à l'anesthésie générale par le chloroforme, et lorsqu'on pourra s'en contenter, à l'anesthésie locale.

OPHTHALMIE, s. f. (de ὀφθαλμός, œil). Nom générique donné à toutes les inflammations des yeux. Le plus souvent, ce terme s'applique aux *conjonctivites* qui peuvent se compliquer d'affections de la cornée (*kératites*), des paupières (*blépharites*), etc. C'est dans ce sens que l'on dit : ophthalmie purulente, ophthalmie granuleuse, etc.,

(voy. CONJONCTIVITE PURULENTE, CONJONCTIVITE GRANULAIRE).

Le nom d'*ophthalmie purulente profonde* a été donné à la CHOROÏDITE PURULENTE, qui provoque d'ordinaire la suppuration générale de l'œil (*phlegmon de l'œil*).

OPHTHALMIQUE, adj. Qui a rapport à l'œil.

L'**artère ophthalmique**, branche de la *carotide interne*, est d'abord située au côté externe et inférieur du nerf optique, et passe avec lui par le trou optique; puis elle le croise de bas en haut et de dehors en dedans, en passant entre ce nerf et le muscle droit supérieur. Au niveau de la poulie du muscle grand oblique, elle se divise en deux branches terminales, l'*artère nasale* et la *frontale interne*. Ses branches collatérales principales sont : l'artère lacrymale, centrale de la rétine, sus-orbitaire, ciliaires courtes et longues, musculaires, palpébrales.

Le **nerf ophthalmique** est la première branche du nerf TRIJUMEAU.

La **veine ophthalmique** suit le même trajet que l'artère, sort de l'orbite par la fente sphénoïdale, et se jette dans le sinus caverneux.

OPHTHALMOLOGIE, s. f. (de ὀφθαλμός, œil, et λόγος, discours), ou *oculistique*. Partie de la médecine qui s'occupe des yeux et de leurs maladies. Dans ces derniers temps, elle a fait de grands progrès, grâce surtout à la découverte de l'OPHTHALMOSCOPE et à l'impulsion qui en est résultée pour l'étude des affections oculaires.

OPHTHALMOSCOPE, s. m. (de ὀφθαλμός, œil, et σκοπεῖν, regarder). Instrument destiné à examiner le fond de l'œil. Inventé par Helmoltz en 1851 ; il a subi depuis diverses modifications.

Jusqu'au moment de son invention, on n'avait jamais songé à expliquer pourquoi la pupille de l'œil était noire, et restait obscure, même lorsqu'on plaçait devant elle une lumière destinée à éclairer le fond de l'œil. C'est en se posant cette question, et en cherchant à la résoudre qu'Helmoltz fit cette découverte qui fut une véritable révolution dans l'*ophthalmologie*.

La pupille reste noire parce que les rayons lumineux qui vont éclairer le fond de l'œil reprennent, à leur sortie, le même chemin qu'ils ont suivi pour entrer. Pour pouvoir donner une image éclairée à l'observateur, il faudrait donc que l'œil de ce dernier fût lui-même un foyer lumineux.

Comme cette condition était irréalisable, Helmoltz parvint à tourner cette difficulté en employant un artifice consistant à éclairer l'œil qu'il voulait observer, non plus directement, mais au moyen de la lumière réfléchie par une plaque de verre placée au-devant de son œil.

Une lampe étant placée à une certaine distance de l'œil à observer, il envoyait dans la pupille de cet œil, au moyen de cette plaque de verre, une certaine quantité de lumière qui semblait provenir de son propre œil placé derrière la plaque. Ces rayons lumineux revenaient du fond de l'œil sur la plaque de verre; une partie d'entre eux était réfléchie de nouveau, mais une autre partie traversant la plaque, pénétrait dans son œil. De cette manière, il arrivait tout à la fois à éclairer l'œil observé, et à pouvoir, dans une certaine limite, apercevoir cette partie éclairée. Il perfectionna beaucoup ce mode d'exploration, en ajoutant entre l'œil observé et la plaque de verre une lentille convexe dont le rôle est de faire converger les rayons lumineux venus de l'œil observé, et de rendre réellement possible son examen.

Actuellement, tous les ophthalmoscopes se composent essentiellement :

1° D'un miroir quelquefois *plan*, le plus souvent *concave*, fait de verre étamé ou d'acier poli, percé d'un trou à son centre, au moyen duquel on envoie dans l'œil du patient les rayons lumineux provenant d'une lampe placée à côté de lui;

2° D'une lentille convergente de 1 à 2 ou 3 pouces de foyer, que l'on place près de l'œil observé. L'observateur tient à la main le miroir et regarde par son ouverture

centrale (fig. 412), tout en éclairant convenablement l'œil qu'il veut examiner.

On se sert ordinairement d'ophthalmoscopes à main (fig. 413), mais on fait aussi d'autres instruments plus compliqués, *ophthalmoscopes fixes*, qui n'ont d'utilité que pour les démonstrations dans les cliniques et les écoles.

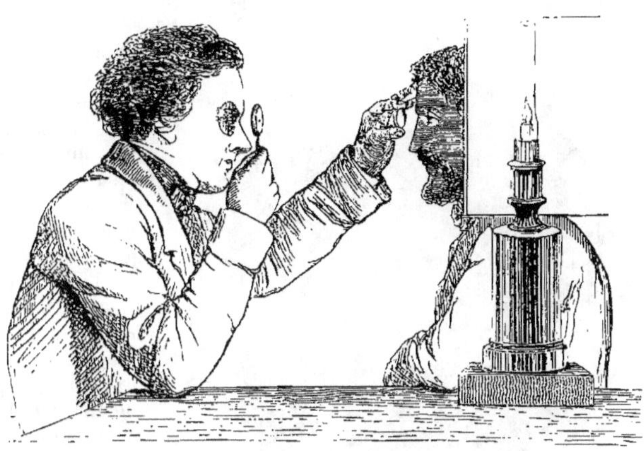

Fig. 412. — Examen du fond de l'œil, à l'image renversée, au moyen d'un ophthalmoscope simple, à main.

Pour pouvoir se servir de l'ophthalmoscope, diverses précautions sont indispensables.

Il faut se placer dans une chambre obscure, éclairée uniquement par la lampe qui doit servir à l'examen. On peut remplacer cette lampe par un faisceau de lumière naturelle (pas trop vive), mais il est

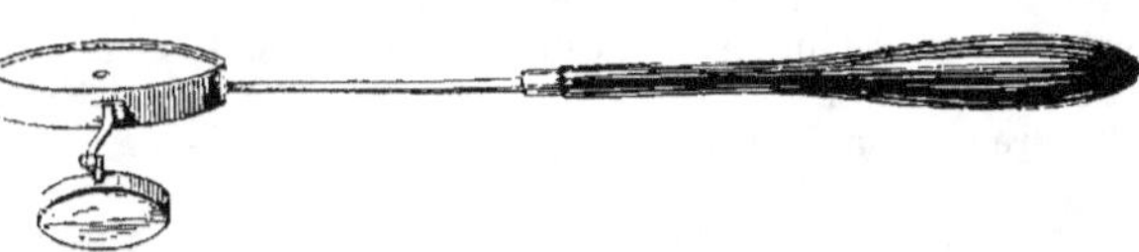

Fig. 413. — Ophthalmoscope à main.

nécessaire d'avoir une installation spéciale. De plus, l'examen à la lumière solaire donne au fond de l'œil un aspect absolument différent de celui que l'on voit à la lumière artificielle.

La lumière de la lampe, l'œil de l'observateur et celui de l'observé doivent être à la même hauteur. La figure du patient doit être maintenue dans l'ombre au moyen d'un écran.

Dans certains cas, surtout pour les commençants, il est nécessaire de dilater la pupille de l'œil du patient au moyen d'une faible solution d'atropine. Cette pratique est aussi nécessaire toutes les fois que l'on veut faire un examen complet de tout le fond de l'œil.

On doit d'abord chercher à voir la *papille du nerf optique* (fig. 414), qui est le point le plus important du fond de l'œil, et comme

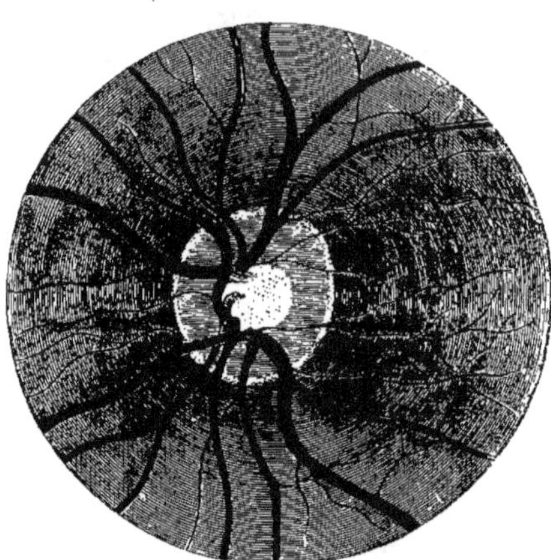

FIG. 414. — Aspect normal du fond de l'œil, à l'examen ophthalmoscopique.

Au centre, la papille du nerf optique avec son excavation physiologique, et les vaisseaux de la rétine, qui sont seuls représentés. Les veines sont plus volumineuses et plus flexueuses que les artères.

l'entrée du nerf optique n'est pas exactement au pôle postérieur de l'œil, il faut engager le malade à regarder en dedans ; c'est-à-dire qu'on lui fera regarder l'oreille gauche du médecin, si c'est l'œil gauche qui doit être examiné, et l'oreille droite s'il s'agit de l'œil droit.

Il est nécessaire d'avoir une certaine pratique de l'instrument pour pouvoir bien éclairer la pupille, et maintenir cet éclairage sans oscillation fatigante pour la personne soumise à cet examen. Enfin, comme l'image du fond de l'œil examiné par le procédé ci-dessus se fait en avant de la lentille, entre celle-ci et le miroir ophthalmoscopique, il faut que l'observateur ait acquis par une grande habitude la faculté de faire agir son ACCOMMODATION, de manière à pouvoir disposer son œil pour la vision d'une image aérienne. C'est cette

dernière difficulté qui fait que peu de médecins arrivent à se servir de cet instrument si précieux, qu'il est presque indispensable. Cette difficulté disparaît en grande partie avec les ophthalmoscopes, fixes ou non, renfermés dans un tube semblable à celui des lorgnettes.

Le procédé que nous venons de décrire et qui est le plus usité donne une *image renversée* du fond de l'œil (fig. 415) ; elle est d'autant plus petite, plus distincte et plus éclairée, que l'on se sert d'une lentille convexe plus convergente. Mais on peut aussi examiner le fond de l'œil avec un grossissement considérable en faisant l'examen à *l'image droite* (fig. 416). On remplace alors la lentille biconvexe par une lentille biconcave qui, avec le cristallin de l'œil opposé, fait l'effet d'une sorte de lunette de Galilée. On peut aussi, en se rapprochant beaucoup de l'œil examiné, avoir une image droite et très-amplifiée du fond de l'œil, sans avoir besoin d'interposer aucune lentille, et en se servant du cristallin comme d'une loupe.

Lorsqu'on veut avoir le sentiment du relief du fond de l'œil, on se sert de *l'ophthalmoscope binoculaire* de Giraud Teulon, instrument fort ingénieux, qui permet de voir l'image du fond de l'œil avec les deux yeux, grâce aux prismes dont il est muni.

Exploration ophthalmoscopique du fond de l'œil. La *papille du nerf optique* est la première partie que doit chercher à apercevoir l'observateur. Elle se présente à l'état physiologique sous la forme d'un cercle blanc rosé à peu près circulaire, où l'on voit l'émergence des artères et des veines de la rétine (fig. 414). Ses bords doivent être nets ; quelquefois ils sont entourés en partie d'un cercle blanchâtre avec quelques granulations de pigment. L'aspect du reste du fond de l'œil est variable suivant les individus. A la lumière artificielle, il a une couleur rouge uniforme sur laquelle les vaisseaux de la rétine et ceux de la choroïde se distinguent plus ou moins facilement.

Chez les personnes brunes, le fond de l'œil est rouge sombre, les vaisseaux de la rétine sont ordinairement seuls visibles, la couche pigmentaire de la choroïde s'opposant à ce que l'on puisse voir ses vaisseaux. Chez les personnes brunes mais dont l'iris est bleu, les vaisseaux de la choroïde forment un dessin rouge clair qui se détache sur un fond pigmenté. C'est chez les blonds que le fond de l'œil est le plus facile à examiner dans tous ses détails, à cause de la faible quantité de pigment qu'il possède. Il est d'un rouge vif sur lequel se détachent nettement les vaisseaux de la rétine, au-dessous desquels on voit distinctement ceux, bien plus nombreux, de la choroïde.

Lorsque le médecin procède à l'examen ophthalmoscopique dans le but de diagnostiquer une maladie de la vision, son attention doit se porter successivement sur toutes les parties du fond de l'œil, la papille du nerf optique, sa coloration, ses contours plus ou moins nets, la direction des vaisseaux et les coudes brusques qu'ils peuvent présenter, les battements dont ils peuvent être le siége. Après avoir examiné la région de la pupille, il explorera celle de la *tache jaune*, il suivra le cours des vaisseaux de la rétine pour découvrir les hémorrhagies ou les exsudats qui ont pu se faire dans leur voisinage. Enfin, en faisant regarder successivement le malade en haut, en bas, à gauche, à droite, il s'assurera de l'intégrité de toutes les parties périphériques du fond de l'œil.

Mais, même après un examen ophthalmoscopique approfondi, il ne se hâtera pas de prononcer sur la nature de la lésion, avant d'avoir contrôlé le résultat de son examen par les autres signes rationnels, les commémoratifs, l'exploration du *champ visuel*, etc.

Ce n'est pas seulement au point de vue des yeux que l'examen ophthalmoscopique est utile ; il donne encore des renseignements précieux dans un certain nombre d'affections du cerveau, des méninges, de la moelle épinière, dans les maladies du cœur, des reins, le diabète, l'intoxication saturnine, etc.

OPIAT, s. m. (*opium*). Variété d'*électuaire* dans la composition duquel entre

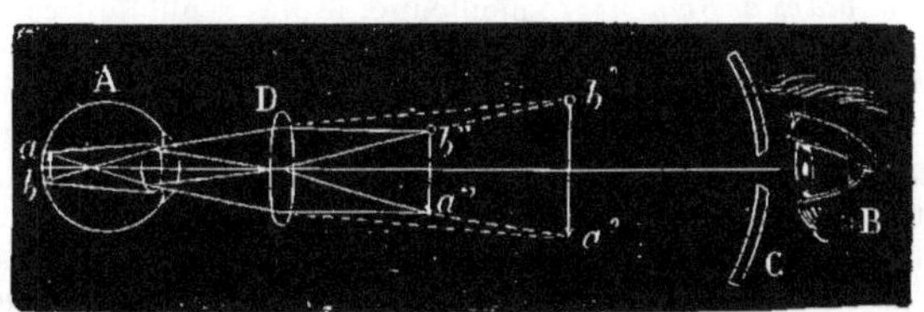

FIG. 415. — Figure schématique montrant le trajet des rayons lumineux dans l'examen ophthalmoscopique à l'image renversée.
A, Œil observé.
B, Œil de l'observateur.
C, Miroir concave.
D, Lentille convexe.
a, b, Portion du fond de l'œil éclairée.
a″, b″, Image renversée de cette portion telle qu'elle est vue par l'observateur.
a′, b′, Point où elle se ferait s'il n'y avait pas interposition de la lentille D.

d'habitude une certaine proportion d'opium.

OPISTHOTONOS, s. m. (de ὄπισθεν, en arrière, et τόνος, tension). Contraction tétanique des muscles extérieurs, pendant laquelle le corps est renversé en arrière, la tête entre les épaules, la gorge saillante, la

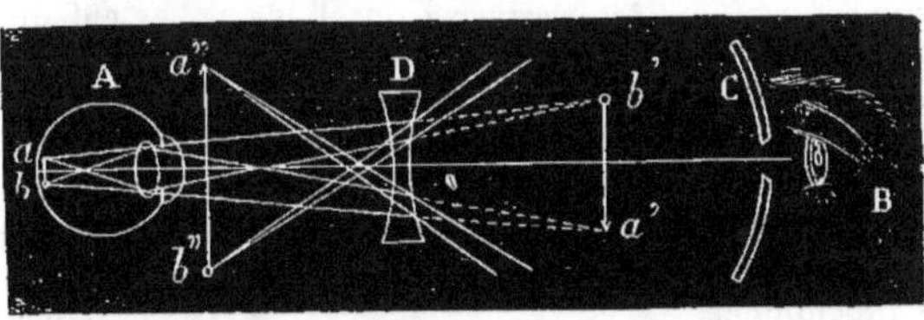

FIG. 416. — Examen ophthalmoscopique à l'image droite.
A, Œil observé.
B, Œil de l'observateur.
C, Miroir concave.
D, Lentille divergente placée en avant de l'œil observé.
a, b, Portion de la rétine éclairée.
a″, b″, Image qu'elle formerait sans l'interposition de la lentille biconcave.
a″, b″, Image virtuelle, droite et agrandie du fond de l'œil telle que la voit l'observateur.

bouche béante, sans que les mâchoires puissent se rapprocher, le ventre et la poitrine bombés. La respiration est stertoreuse, les membres sont dans l'extension forcée. L'opisthotonos est la forme la plus fréquente du TÉTANOS dans nos climats.

OPIUM, s. m. (*opium*, ὄπιον, de ὀπός, suc ; μηκώνιον, de μήκων, pavot). L'opium est le suc épaissi du *pavot somnifère* (*Papaver somniferum*), papavéracée originaire de l'Orient, cultivé avec succès en France, où il fournit l'*opium indigène*. Dans le commerce, on en trouve encore trois sortes : 1° l'*opium de Smyrne*, le meilleur et le plus estimé ; 2° l'*opium de Constantinople;* 3° l'*opium d'Égypte*.

On obtient l'opium en incisant les capsules encore vertes de la plante et l'on recueille ses larmes (*opium en larmes*), dont on fait une masse assez volumineuse enveloppée dans des feuilles de pavot, de tabac ou de rumex ; on l'obtient encore en soumettant à la coction toutes les parties de la plante et en évaporant lentement le suc obtenu. On appelle celui-ci *opium thébaïque*.

L'*opium* est une matière solide, un peu cassante, résineuse, d'un brun clair ou noir, doué d'une odeur vireuse caractéristique et d'une saveur très-amère ; il se ramollit entre les doigts ; il est en partie soluble dans l'eau et l'alcool. Les principes constituants de l'opium sont : 1° des alcaloïdes : la MORPHINE, la CODÉINE, la THÉBAÏNE, la PAPAVÉRINE, la NARCOTINE, la NARCÉINE ; 2° une substance neutre cristallisable, la *méconine;* 3° de 4 à 8 pour 100 d'acide méconique, plus une matière gommeuse, soluble dans l'eau, et une matière résineuse insoluble, accompagnées de quelques principes peu importants. L'eau enlève à l'opium environ 50 pour 100 de matériaux solubles.

C'est de sa richesse en *morphine* que dépend la valeur de l'opium ; de tous ses alcaloïdes, c'est elle qui est le principal agent thérapeutique.

L'*opium* est un des médicaments les plus importants, les plus étudiés et les plus précieux. Les Orientaux mangent et fument l'opium pour se procurer une ivresse voluptueuse, une excitation factice, ou un sommeil rempli de rêves agréables.

A petites doses, l'opium commence par occasionner une excitation générale, la chaleur animale augmente, les facultés cérébrales s'exaltent, les sécrétions sont plus abondantes. Pendant cette période d'ivresse modérée il peut apaiser la douleur et procurer un sommeil paisible, mais le plus souvent agité par des rêves et des hallucinations.

A dose élevée, l'opium est un poison narcotique : il provoque des vertiges, des pesanteurs de tête. La dépression des forces, des vomissements bilieux ; la sécrétion urinaire est supprimée, la stupeur, la prostration, la perte de la sensibilité et de la volonté précèdent un assoupissement profond. La pupille est contractée, la face violacée, la peau froide, le pouls devient insensible, le refroidissement considérable, et, si la dose donnée d'emblée est trop forte, le malade succombe dans un coma profond, sept ou huit heures après l'ingestion du poison.

L'usage habituel de l'opium à la mode orientale amène un empoisonnement chronique, caractérisé par la dyspepsie, l'amaigrissement, le tremblement des membres et l'abrutissement complet.

L'opium doit être manié par des mains habiles et administré avec prudence ; on le donne en poudre, extrait, sirop, teinture, vin, vinaigre, liniments, collyres. Son extrait est connu sous le nom d'*extrait thébaïque*, il entre dans la confection d'un grand nombre de pilules.

L'opium forme la base des LAUDANUMS de Sydenham et de Rousseau ; il entre dans la composition de tous les électuaires et d'une quantité considérable de préparations calmantes.

La dose d'extrait d'opium est de 5 à 10 centigrammes par jour, pour un adulte. Les enfants supportent très-mal les opiacés et la dose qu'on leur en administre doit être extrêmement faible (de une demi-goutte à deux gouttes de laudanum de Sydenham).

OPODELDOCH, s. m. Le **baume opodeldoch** est une préparation pharmaceutique, demi-solide, d'une transparence opaline, d'une odeur ammoniacale, que l'on emploie en frictions contre les entorses et les douleurs rhumatismales. Il est composé de savon animal, camphre et ammoniaque.

OPOPANAX, et non pas *opoponax*, s. m. (ὀπός, suc qui découle d'un arbre, et πᾶν ἀκίομαι, je guéris tout). Le **panais opopanax** (*pastinaca opopanax*) est une plante ombellifère de l'Orient, naturalisée dans le midi de la France, fournissant une *gomme-résine* qu'on trouve dans le commerce en larmes opaques jaunes et rouges, à odeur forte, à saveur âcre et amère, à laquelle on attribuait des propriétés antispasmodiques, expectorantes et sédatives.

OPPOSANT, adj. et s. m. Nom de deux

muscles de la main : *l'opposant du pouce*, et *l'opposant du petit doigt*.

OPPRESSION, s. f. (*oppressio*). Difficulté de respirer pendant laquelle le malade éprouve la sensation d'un poids qui lui comprime la poitrine. L'oppression, qui peut être simplement causée par la plénitude de l'estomac, se rencontre dans un grand nombre de maladies du poumon, du cœur et des gros vaisseaux, dans le cauchemar. Ce mot est synonyme de *dyspnée*.

OPTIQUE, adj. et s. f. (de ὄπτομαι, je vois). L'**optique** est cette partie de la physique qui s'occupe de la lumière.

L'**axe optique** de l'œil est la ligne droite qui passe par le centre de la cornée, celui du cristallin et le pôle postérieur de l'œil, à l'endroit de la tache jaune de la rétine (*macula lutea*).

Les **couches optiques** sont une région du *cerveau*, composée de substance grise (cellules) et de substance blanche (fibres nerveuses) entremêlées, formant une masse ganglionnaire à peu près ovoïde, adhérente en bas et en dehors avec le pédoncule cérébral, en avant avec le corps strié, et répondant en arrière et en dedans aux *tubercules quadrijumeaux*.

Le **nerf optique** ou nerf de la vision a son origine réelle dans la substance grise des tubercules quadrijumeaux. Son origine apparente se fait par trois racines, deux blanches et une grise. La racine blanche interne vient du tubercule quadrijumeau postérieur, en passant par le corps genouillé interne ; la racine blanche externe, venant du tubercule quadrijumeau antérieur, passe par le corps genouillé externe. Elles se réunissent pour former le *chiasma* des nerfs optiques (6, fig. 145), qui reçoit par sa partie supérieure la racine grise dépendante de la substance grise de la face interne des *couches optiques*, prolongement de la colonne grise centrale de l'axe cérébro-spinal.

Dans le chiasma, les fibres du nerf optique s'entre-croisent en partie, et forment aux deux angles antérieurs deux cordons arrondis (*nerfs optiques*) qui gagnent les trous optiques, et pénètrent dans l'*orbite* jusqu'à la sclérotique qu'ils traversent. Ils sont entourés d'une gaine interne fournie par la pie-mère et d'une gaine externe résistante qui ne commence qu'au trou optique, et provient de la dure-mère du cerveau ; entre les deux existe un canal vaginal,

qu'on peut voir dans la figure 268 et qui ne devient réellement apparent que dans les cas où il s'y forme un épanchement.

Au moment où le nerf optique pénètre dans l'œil, il subit, à l'état normal, un étranglement qui augmente dans certaines maladies.

Ce n'est pas directement au pôle postérieur de l'œil que se trouve l'entrée du nerf optique ou la *papille optique*, c'est à 3 millimètres en dedans, et un peu au-dessous. La papille optique est insensible à la lumière ; elle forme le *punctum cæcum* de l'œil (voy. RÉTINE et VISION).

Le nerf optique est uniquement destiné à la conduction au cerveau de l'impression lumineuse reçue par la RÉTINE. Il est insensible, et son excitation ne détermine que des apparitions lumineuses. S'il est sectionné, atrophié ou suffisamment comprimé, il s'ensuit la perte de la VISION.

L'inflammation du nerf optique et de son enveloppe constitue la **névrite optique** (voy. NÉVRITE).

L'atrophie essentielle des nerfs optiques est la forme la plus commune de l'AMAUROSE. À l'examen ophthalmoscopique, on trouve la papille blanche, nacrée ; les capillaires en ont disparu, les contours en sont nets, sans changement de forme. L'atrophie peut n'avoir envahi qu'une portion de la papille, la moitié par exemple, l'autre restant intacte. En même temps, il y a une excavation spéciale, excavation atrophique (fig. 271).

La vision baisse peu à peu, sans douleur le plus souvent. Dans un grand nombre de cas, elle est même abolie avant qu'on ait pu reconnaître aucun changement au fond de l'œil, et ce n'est que plusieurs mois ou plusieurs années après la cécité absolue que se montre l'atrophie.

Les causes les plus ordinaires sont les affections spinales, la *sclérose des cordons postérieurs de la moelle épinière* (ATAXIE LOCOMOTRICE, les tumeurs cérébrales qui peuvent produire aussi la névrite optique et l'atrophie consécutive, l'hydrocéphalie, certaines fièvres intermittentes ; enfin *l'embolie de l'artère centrale de la rétine*.

Lorsqu'on constate une atrophie du nerf optique, il faut se demander si elle est essentielle, symptomatique d'une affection du cerveau, consécutive à une NÉVRITE OPTIQUE ou à une autre affection (rétinite parenchymateuse, pigmentaire, etc.).

Le *traitement* a plus ou moins de chances de succès, suivant la cause et le degré de la maladie. Il repose entièrement sur les indications générales. Mais, si l'affection primitive s'est arrêtée, on peut souvent stimuler les fonctions du nerf optique par les applications du courant électrique continu (voy. ÉLECTRICITÉ), quelques embrocations stimulantes, un régime tonique, des injections sous-cutanées de strychnine à très-faibles doses.

OPTOMÈTRE, s. m. (de οπτομαι, je vois; et μέτρον, mesure). Nom donné à divers instruments composés d'une série de verres convexes ou concaves, et destinés à mesurer l'état de la réfraction et de l'accommodation de l'œil.

OR, s. m. (*aurum*, χρυσός). Un des métaux les plus anciennement connus. On le rencontre à l'état natif dans les filons ou dans les sables d'un grand nombre de rivières. L'or pur est d'un beau jaune, sa densité est 19,5; c'est le plus malléable et le plus ductile de tous les métaux; on peut le réduire en feuilles d'un dix-millième de millimètre, et une masse de 1 gramme d'or peut être étirée en fil long de 3000 mètres. Il fond à 1200 degrés du thermomètre à air, il est inaltérable à l'air sous toutes les températures, inattaquable par presque tous les corps, mais soluble dans l'eau régale.

L'introduction des préparations auriques en médecine n'a donné aucun résultat satisfaisant. Sans compter l'*or potable* (solution d'or dans l'eau régale), on a employé sans avantage le chlorure et le proto-iodure d'or contre les scrofules et la syphilis.

L'*or en feuilles* sert à l'obturation des dents cariées.

ORANGER, s. m. (*citrus aurantiacum*). Arbre de la famille des Aurantiacées, originaire de la Chine et cultivé aujourd'hui dans les contrées chaudes de l'Europe. Les *feuilles d'oranger* contiennent dans leurs vésicules une huile essentielle d'une saveur amère et chaude; elles passent pour antispasmodiques et diaphorétiques; on les administre fraîches ou sèches, en infusion.

Les *fleurs d'oranger*, d'une odeur des plus suaves, contiennent en abondance une huile volatile (*essence de Néroli*), et donnent à la distillation l'*eau de fleurs d'oranger* (*aqua naphæ*), d'un usage très-ré-

pandu comme calmant et pour aromatiser quelques potions.

ORBICULAIRE, adj. et s. m. Nom de deux muscles : l'**orbiculaire des lèvres** ou labial, qui entoure la bouche, et l'**orbiculaire des paupières**, placé autour de l'orbite, au-dessous de la peau des paupières (fig. 237). Tous deux, par leur contraction, déterminent la fermeture des orifices qu'ils entourent. En se contractant, l'orbiculaire des paupières a encore pour but de faciliter le passage des larmes dans le canal nasal.

ORBITAIRE, adj. Qui a rapport ou qui appartient à la **cavité orbitaire** ou *orbite*.

L'**arcade orbitaire** est une saillie de l'os frontal située à la partie supérieure de l'orbite qui s'articule en dedans (apophyse orbitaire interne) avec l'os unguis, et en dehors (apophyse orbitaire externe) (11, fig. 236) avec l'os malaire.

Les **trous orbitaires internes**, antérieur et postérieur, sont des trous de la base du crâne situés à la jonction du frontal et de l'ethmoïde. Le **trou orbitaire supérieur** ou *sus-orbitaire* est situé à la partie supérieure de l'arcade orbitaire (12, fig. 236) et sert au passage du nerf frontal. Le **trou sous-orbitaire** (9, fig. 236) est situé au-dessous de l'orbite, à la face externe de l'os maxillaire supérieur ; il donne passage au nerf maxillaire supérieur et à l'artère sous-orbitaire.

ORBITE, s. f. Cavité osseuse qui renferme le globe oculaire, située à la partie supérieure et antérieure de la face. La forme de la *cavité orbitaire* est celle d'une pyramide quadrangulaire dont le sommet est en arrière, la base en avant et un peu en dehors.

Au *sommet* de cette pyramide se trouve la *fente sphénoïdale* et le *trou optique* (à l'angle supérieur et du côté interne).

La *paroi supérieure* de l'orbite est formée par la voûte orbitaire de l'os frontal en avant, et la petite aile de l'os sphénoïde en arrière. A sa partie interne se trouve, à l'état frais, la poulie cartilagineuse du muscle grand oblique ; au milieu, le trou sus-orbitaire, et à la partie externe une fossette pour la glande lacrymale.

La *paroi interne* est constituée en avant par l'apophyse montante de l'os maxillaire supérieur et la gouttière lacrymo-nasale, orifice supérieur du canal NASAL; plus en arrière, par l'os unguis, l'os planum de l'ethmoïde et le corps du sphénoïde; à sa partie supérieure sont les trous ethmoïdaux ou orbitaires internes.

La *paroi inférieure* de l'orbite est formée presque en entier par le maxillaire supérieur ; en arrière se trouve une facette triangulaire formée par l'os palatin ; et en avant et en dehors, elle comprend la face supérieure de l'os malaire.

La *paroi externe*, en avant, est formée par la face orbitaire de l'os malaire, et en arrière par la grande aile du sphénoïde. À l'angle inférieur et externe et à la partie postérieure se trouve la fente *sphéno-maxillaire*. À l'angle supérieur et externe commence la fente *sphénoïdale* qui se prolonge vers le sommet de l'orbite.

La *cavité orbitaire* (fig. 417) renferme, outre le globe oculaire, les six muscles de l'œil et le releveur de la paupière supérieure, l'aponévrose orbito-oculaire ou capsule de Ténon, des vaisseaux, des nerfs, et une certaine quantité de tissu graisseux placé à la partie postérieure et qui sert à l'œil de coussinet élastique. Elle est disposée de telle sorte que, malgré une mobilité presque parfaite, l'œil se trouve presque complétement protégé contre les violences extérieures. Ce n'est que directement en avant et du côté externe qu'il est en partie exposé. C'est aussi par ce côté externe qu'on introduit de préférence les instruments (couteau à cataracte, à iridectomie, etc.) destinés à agir sur le globe oculaire.

Abcès ou phlegmon de l'orbite. Consécutifs aux *blessures*, *contusions* ou *corps étrangers* de l'orbite, ils ont, en général, une marche rapide. Au bout du troisième jour, il y a déjà formation de pus. Si la maladie a débuté par une *périostite* ou une *ostéite*, sa marche est plus lente et peut être parfois chronique. La *phlébite de la veine ophthalmique* ne donne lieu d'abord qu'à des symptômes œdémateux sans suppuration. Plus tard, elle peut causer un véritable phlegmon.

Les symptômes principaux sont : l'*exophthalmie*, l'œil est immobile, poussé en avant

et comme chassé de la cavité orbitaire. Les paupières ne peuvent plus recouvrir la cornée qui s'altère et se sphacèle quelquefois. L'*œdème* ou *chémosis* de la conjonctive, qui est boursouflée, à un degré très-considérable. En même temps se produisent des douleurs vives, de la fièvre, des frissons et parfois du délire.

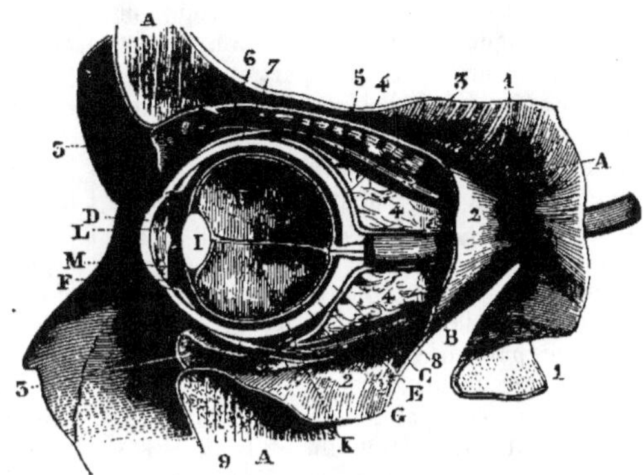

FIG. 417. — Coupe perpendiculaire de l'orbite et du globe oculaire.

1, 1, Dure-mère.
2, 2, Portion orbitaire de la capsule de Ténon (ou aponévrose orbito-oculaire) qui forme le périoste de l'orbite et se continue sans interruption avec la dure-mère.
3, 3, 3, Portions palpébrale et oculaire de l'aponévrose.
4, 4, Cavité de l'aponévrose orbito-palpébro-oculaire occupée par le tissu cellulaire intra-oculaire.
5, Muscle droit supérieur.
6, Son tendon orbitaire.
7, Son tendon oculaire sortant de l'aponévrose.
8, Muscle droit inférieur.
9, Son tendon oculaire.
A, A, A, Parois osseuses de l'orbite.
B, Nerf optique.
C, Sclérotique.
D, Cornée.
E, Choroïde.
F, Iris.
G, Rétine.
H, Corps vitré.
I, Cristallin.
K, Canal hyaloïdien (qui n'existe que chez le fœtus).
L, Chambre antérieure.
M, Anneau à section triangulaire qui constitue la chambre postérieure.

Rarement la maladie se termine par résolution ; le plus souvent, il faut se hâter d'ouvrir une voie à la suppuration, pour empêcher les fusées purulentes dans la fosse temporale ou à l'intérieur du crâne.

Il ne faudra pas, malgré la dureté de l'œil et l'exophthalmie, confondre le phlegmon de l'orbite avec une tumeur cancéreuse. Il sera nécessaire de bien se renseigner au sujet des blessures dont l'orbite a pu être atteint, et si on en découvre la trace, c'est à cet endroit, de préférence, qu'il faudra plonger le bistouri pour donner issue au pus et placer une mèche ou un séton.

Le *traitement* consiste, en outre, à employer dès le début et avec énergie les antiphlogistiques, les sangsues à la tempe, purgatifs drastiques, le calomel, les onctions hydrargyriques belladonées. En même temps, il faudra protéger par un bandage la cornée qui reste à découvert, y faire des lotions de lait, ou d'eau et de glycérine. Dans certains cas, si l'art intervient vigoureusement à temps, la vision peut être préservée, même après avoir temporairement, presque complétement disparu.

ORCHIS, s. m. (ὄρχις, testicule). Genre de plantes de la famille des Orchidées, ainsi nommées parce que leur racine tuberculeuse ressemble à un testicule.

L'espèce principale, l'*orchis mâle* (*Orchis mascula*), est très-commune en France. Les tubercules des orchis servent à préparer le *salep*, fécule alimentaire très-employée. On peut substituer à l'orchis mâle plusieurs orchidées de nos pays, tels sont : l'*orchis brun*, l'*orchis militaire*, l'*orchis bouffon*, l'*orchis taché* et l'*orchis à larges feuilles*.

ORCHITE, s. f. (de ὄρχις, testicule). Inflammation du *testicule* dans laquelle la glande est injectée et augmentée de volume, ainsi que l'*épididyme*. Dans un grand nombre de cas même, l'affection que l'on désigne sous le nom d'orchite n'est en réalité qu'une **épididymite**. La tunique vaginale participe à l'irritation et contient le plus souvent dans sa cavité une petite quantité de liquide séreux (HYDROCÈLE, VAGINALITE).

La maladie débute par une tuméfaction bientôt suivie de douleur qui, au bout de deux jours environ, devient insupportable et force à prendre le lit. Elle est quelquefois tellement violente, que le malade ne peut supporter le poids des cataplasmes. La région du testicule est rouge et chaude, la tuméfaction est considérable, le testicule peut acquérir le volume du poing.

L'*orchite* reconnaît pour causes les excès vénériens, une violence extérieure (orchite traumatique) quelconque, et surtout la BLENNORRHAGIE. Dans ce dernier cas, l'écoulement cesse pendant la durée de l'orchite, qui peut s'accompagner d'un mouvement fébrile. C'est surtout dans la dernière période de l'inflammation uréthrale que se déclare l'orchite, alors que la maladie s'est localisée dans les parties profondes du canal, d'où elle a plus de tendance à se porter sur le cordon.

Au bout de cinq ou six jours, les douleurs sont moins vives, la tuméfaction diminue pour se terminer au bout de trois ou quatre semaines. Il est exceptionnel de voir l'*orchite blennorrhagique* se terminer par suppuration ou par gangrène ; l'*orchite traumatique* suppure quelquefois.

L'orchite n'est pas une affection très-grave, cependant elle entraîne la *stérilité* lorsqu'elle est double. Les fonctions génitales s'accomplissent en apparence d'une façon normale, mais le liquide sécrété n'est plus fécondant.

Voici le *traitement* qui réussit le mieux : les testicules étant soutenus par un coussinet, on rase la région du côté malade et on applique quelques sangsues sur le trajet du cordon. Lorsqu'elles sont tombées, on met le malade dans un bain chaud pendant une heure, puis on le remet au lit et on arrête le sang.

Le plus souvent alors la douleur a disparu. Dans certains cas très-douloureux, on se trouve bien de faire quelques petites mouchetures avec la pointe d'une lancette pour faire écouler quelques gouttes de la sérosité contenue dans l'enveloppe vaginale, et il se produit rapidement une détente utile. On fait soutenir avec soin les testicules en les relevant avec une planchette et l'on y applique ensuite pendant huit jours des cataplasmes chauds et minces. Le repos le plus absolu au lit est nécessaire, et la guérison est complète en quinze jours ou trois semaines.

L'orchite métastatique, qui survient à la suite de la disparition des OREILLONS, est souvent une simple *vaginalite* ou inflammation de la tunique vaginale. La même complication se montre aussi dans le cours de la variole, *orchite varioleuse*. La guérison en est facilement obtenue par le simple repos.

L'orchite chronique est très-rare ; elle paraît être le plus souvent une *orchite tuberculeuse*. On observe une variété particulière d'orchite qu'on décrit sous le nom d'*orchite à répétition;* c'est une inflammation peu intense de la glande qui se renouvelle fréquemment à certaines époques.

Cette variété paraît liée aussi à la *diathèse tuberculeuse*.

Orchite tuberculeuse. — Voy. TESTICULE TUBERCULEUX.

moyenne ou caisse du tympan ; 3° *l'oreille interne* ou labyrinthe.

L'oreille externe se compose du *pavillon* et du *conduit auditif externe*. Le pavillon

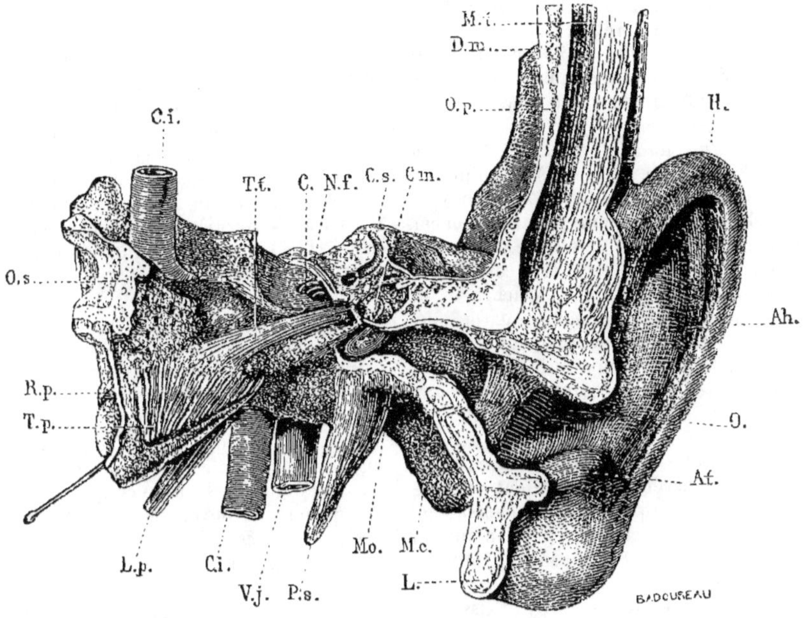

FIG. 418. — Ensemble de l'oreille.

Pavillon de l'oreille :
H, Hélix.
Ah, Anthélix qui passe en At, antitragus.
L, Lobule de l'oreille.
O, Ouverture extérieure du conduit auditif externe dont la paroi antérieure a été enlevée avec le *tragus*.

Mc, Section de la portion cartilagineuse du conduit auditif.
Mo, Section de la portion osseuse. A l'extrémité de cette dernière, on voit la surface extérieure de la membrane du *tympan*.
Ps, Apophyse styloïde.
Vj, Veine jugulaire.
Ci, Artère carotide interne avant et après son passage à travers le rocher.
Lp, Muscle élévateur du voile du palais (péristaphylin interne).
Tp, Muscle tenseur du voile du palais (péristaphylin externe), qui est aussi abducteur de la portion membraneuse de la trompe d'Eustache, dont on aperçoit une partie entre les deux muscles coupés.

Rp, Fossette de Rosenmüller, entre celle-ci et la sonde introduite dans le commencement de la portion cartilagineuse de la trompe d'Eustache, on voit la saillie de la lèvre postérieure du pavillon.
Os, Section du corps de l'os sphénoïde.
Tt, Muscle tenseur du tympan, situé le long et au-dessus de la portion osseuse de la trompe qui a été ouverte ; en haut, on voit le tendon de ce muscle traversant la caisse du tympan.
C, Limaçon ouvert en partie.
Nf, Nerf facial.
Cs, Canal demi-circulaire supérieur, ouvert en partie, et une de ses extrémités aboutissant dans le vestibule.
Cm, Tête du marteau, en arrière et à côté de lui, le corps de l'enclume ; au-dessus, la paroi supérieure de la caisse du tympan, remplie d'espaces creux et recouverte par la dure-mère.
Op, Portion écailleuse de l'os temporal.
Dm, Dure-mère recouvrant la face interne de l'os temporal.
Mt, Muscle temporal.

OREILLE, s. f. (*auris, auricula*). Ensemble des organes destinée au sens de l'OUïE. L'oreille se compose de trois parties : 1° *l'oreille externe* ; 2° *l'oreille* de l'oreille est formé par un fibro-cartilage anfractueux recouvert par la peau et diversement contourné. On y distingue l'*hélix* (H, fig. 418), située au centre de la conque, au-dessus du conduit auditif ; *l'anthélix*, (Ah) ; le *tragus*, petite saillie triangulaire placée en avant du conduit auditif et pouvant le boucher lorsqu'on l'applique contre la tête avec le doigt ; *l'antitragus* (At), situé en face le tragus et beaucoup plus petit que lui ; le *lobule* de l'oreille, situé à la partie inférieure ; la *conque*, qui forme la cavité du pavillon, est partagée en deux par l'hélix et se confond peu à peu avec le conduit auditif externe.

Le *conduit auditif externe* est moitié osseux (à la partie intérieure) et moitié cartilagineux (dans sa partie externe). Il s'étend depuis la conque jusqu'à la membrane du tympan qui le sépare de l'oreille moyenne. Sa longueur est de 2 centimètres et demi pour sa paroi supérieure et de 3 centimètres environ pour sa paroi inférieure, à cause de l'obliquité du tympan. La partie la plus étroite est la moyenne ; il est à peu près circulaire, mais son diamètre vertical est plus grand que l'horizontal.

La peau qui le tapisse est d'une extrême sensibilité ; elle contient des glandes sudoripares et sébacées qui sécrètent une humeur jaunâtre visqueuse ; le *cerumen*, qui s'accumule quelquefois dans ce conduit, s'y dessèche et produit une surdité plus ou moins grande.

Oreille moyenne. — Voy. CAISSE DU TYMPAN.

Oreille interne. — Voy. LABYRINTHE.

Bourdonnements d'oreille. — Voy. BOURDONNEMENT.

Les corps étrangers de l'oreille sont le plus souvent introduits dans le conduit auditif externe par des enfants, en jouant. Ce sont ordinairement des noyaux de cerise, des pepins, des perles ou de petits cailloux. Rarement, il s'agit de forficules (perce-oreille) ou de vers ; mais souvent le corps étranger consiste en un simple bouchon de cérumen.

Il ne faut pas qu'une personne inhabile cherche par des manœuvres directes à extraire le corps étranger, s'il a dépassé le bord du conduit auditif, et surtout sa partie moyenne. Le plus souvent, le résultat serait de le repousser plus profondément. De préférence, on fait incliner fortement la tête de l'enfant, afin que par l'action de la pesanteur, le corps étranger ait une tendance à tomber au dehors ; on dirige un jet d'eau tiède au moyen d'un irrigateur dans le tuyau de l'oreille, et on répète plusieurs fois cette manœuvre. Le chirurgien pourra aussi employer avec avantage de petites pinces à griffes, analogues à celles dont on se sert pour faire l'iridectomie. S'il s'agit d'un corps soluble, ou simplement susceptible de se désagréger, c'est toujours uniquement à l'injection que l'on aura recours.

Les hématomes du pavillon de l'oreille sont des épanchements sanguins qui surviennent, soit spontanément (quelquefois en même temps qu'une apoplexie cérébrale), soit à la suite d'un traumatisme. C'est à cette dernière cause que l'on rattache ceux qui se produisent fréquemment chez les aliénés. Il suffit d'appliquer quelques compresses résolutives.

L'oreille externe peut être le siége de *plaies*, *déchirures*, que l'on doit réunir par une suture et que l'on pansera à l'eau froide. La *congélation de l'oreille*, sa compression longtemps prolongée, peuvent en déterminer la gangrène. La *perforation du lobule* de l'oreille est souvent le point de départ de gourmes ou d'érysipèle. On voit quelquefois s'y développer des *kystes sébacés* ou *tannes*, qui en rétrécissant le conduit auditif, rendent l'ouïe plus ou moins obtuse.

Les affections du conduit auditif externe constituent l'OTITE EXTERNE et l'OTORRHÉE.

OREILLETTE, s. f. Cavités du cœur situées à la base des ventricules (3 et 4, fig. 162) (voy. CŒUR).

OREILLON, s. m. Maladie qui a une certaine ressemblance avec les fièvres éruptives et qui consiste dans l'inflammation du tissu cellulaire qui entoure la glande PAROTIDE. Lorsque le tissu de la glande lui-même est atteint, on lui donne le nom impropre de *parotide*, et mieux *parotidite*.

Les *oreillons* existent le plus souvent chez les enfants, quelquefois épidémiquement, surtout dans les saisons froides et humides. Ils sont caractérisés par du gonflement dans la région parotidienne, la gêne de la mastication et de la déglutition, et quelques symptômes généraux. Lorsque des abcès se montrent dans le tissu cellulaire sous-cutané, ce qui arrive rarement, il faut les ouvrir au plus vite.

Les *oreillons* sont quelquefois *symptomatiques*, et surviennent dans le cours du typhus et dans la période ultime des fièvres graves typhoïdes (parotidites critiques).

Les *oreillons idiopathiques* constituent une affection bénigne qui se termine par résolution au bout de sept à huit jours. Le repos, l'entretien d'une chaleur douce sur les parties affectées et quelquefois les frictions iodées ou mercurielles suffisent dans tous les cas.

OREZZA (Corse). Eaux ferrugineuses et gazeuses froides, employées contre la chlorose, l'anémie, la gastralgie, la diarrhée chronique, etc.

La proportion considérable de gaz acide carbonique qu'elles contiennent les rend d'un usage agréable comme eaux de table, en même temps qu'elles sont très-efficaces comme ferrugineux. Mais leur usage doit être continué longtemps, et c'est un médicament de luxe que l'on peut remplacer par d'autres préparations *ferrugineuses* facilement assimilables.

ORGANE, s. m. (ὄργανον, *organum*). Partie d'un être organisé destinée à exercer une fonction quelconque. Les artères, les veines, les muscles, sont des *organes primaires* ou fondamentaux ; le foie, les reins, les bras, sont des *organes secondaires* composés de plusieurs organes primaires, au moyen desquels l'animal exerce une fonction complexe.

ORGANIQUE, adj. Qui a rapport ou qui appartient aux organes. On appelle *éléments organiques* les principes immédiats ou les éléments anatomiques qui composent les différents tissus.

Les *fonctions organiques* sont celles qui sont communes à tous les êtres organisés, comme la nutrition et la respiration ; leur ensemble constitue la *vie organique*.

En pathologie, on appelle *lésion organique*, celle qui attaque la texture de l'un des organes essentiels à la vie.

Les **substances organiques** sont celles qui entrent dans la composition des êtres *organisés*, comme l'albumine, la fibrine, le sucre de lait, les graisses, etc. Elles n'ont pas de forme précise, ni de structure, et ce n'est qu'en devenant *matières organisées* qu'elles acquièrent une configuration propre et une texture spéciale.

La **chimie organique** est cette partie de la chimie qui s'occupe des substances organiques, qui sont toutes des composés

plus ou moins complexes du carbone et de l'hydrogène.

ORGANISATION, s. f. Ce mot signifie tantôt l'ensemble des parties qui composent un être organisé et qui sont soumises à des lois particulières ; c'est dans ce sens que l'on dit : *l'organisation de l'homme* ; tantôt il indique seulement la structure propre à une partie quelconque du corps organisé : *organisation du cœur, organisation du foie*.

ORGANISÉ, adj. Les *matières organisées* ou les *corps organisés* sont ceux qui ont une forme, une structure définie. Les éléments qui les composent sont les matières organiques.

ORGANISME, s. m. Ensemble des *organes* qui constituent un *être organisé*. Par extension, on a donné quelquefois le nom d'*organismes* aux êtres organisés eux-mêmes ; surtout à ceux qui occupent le rang le moins élevé dans la série des corps vivants. Ainsi, l'on dira dans le premier sens : *l'organisme du corps humain* ; et dans l'autre, on pourra dire que les *infusoires* sont des *organismes* dont la structure est très-simple.

ORGE, s. f. (*hordeum vulgare*). Céréale riche en amidon et pauvre en gluten, dont les variétés principales, orge carrée ou escourgeon et orge de mars ou orge plate, sont cultivées et employées à la confection d'un pain de médiocre qualité ou mélangées avec la farine de froment. L'orge germée sert dans la fabrication de la bière, et contient un ferment, la diastase, qui transforme l'amidon en glucose.

L'orge mondée ou perlée, c'est-à-dire dépouillée de la pellicule qui l'enveloppe, forme le gruau d'orge, utilisé pour l'alimentation.

La *tisane d'orge* obtenue par décoction est rafraîchissante et légèrement nutritive ; elle est employée dans un grand nombre de cas ; on la sucre quelquefois avec du miel.

ORGEAT, s. m. Le sirop d'orgeat était préparé autrefois avec une décoction d'orge, d'où lui vient son nom. Il consiste en un sirop auquel on a ajouté une certaine quantité d'émulsion d'amandes douces et d'amandes amères. On s'en sert étendu d'eau, comme boisson adoucissante, ou pour remplacer les LOOCHS.

ORGELET ou **ORGEOLET**, s. m. (*hor-*

deolum). Petite inflammation furonculeuse du bord ciliaire de la paupière. C'est à la racine des cils qu'il apparaît sous forme d'un bouton douloureux, d'abord rouge, puis jaunâtre, occasionnant une certaine tuméfaction de la paupière et un sentiment de gêne et de pesanteur qui peut même se compliquer d'un peu de fièvre. Au bout de quelques jours, il s'ouvre, et donne issue à un peu de pus et à un bourbillon.

L'orgeolet récidive fréquemment chez les personnes qui vont à la poussière, sont atteintes de *blépharites*, ou travaillent d'une façon excessive à la lumière artificielle.

Le *traitement* consiste en lavages avec eau de guimauve tiède, avec une solution très-légère d'acétate de plomb et application de cataplasmes de mie de pain. On ouvrira le petit bouton dès que la suppuration sera manifeste.

ORIFICE, s. m. (de *os*, bouche, et *facere*, faire). Nom donné aux ouvertures naturelles : bouche, anus, vagin, etc., à celles qui se produisent accidentellement (orifice d'une fistule), ou que fait le chirurgien dans un but thérapeutique.

Les orifices peuvent faire communiquer le trajet ou la cavité dont ils sont l'ouverture, soit avec l'extérieur, soit avec une autre cavité ou un autre conduit (orifices du cœur, etc).

ORONGE, s. f. Champignon du genre *amanite* qui comprend l'**oronge vraie** (*amanita aurantiaca*), comestible d'une saveur délicieuse. Il est caractérisé par un chapeau charnu et très-convexe, d'une belle couleur jaune-orangé. Au moment où l'oronge commence à paraître, elle est entièrement couverte d'un volva blanc, qui lui donne l'aspect d'un œuf.

Lorsqu'il se déchire, ses débris restent attachés sous forme de collier autour du stipe et ne laissent aucune trace sur le chapeau.

La **fausse oronge** (*amanita muscaria*) offre une couleur rouge sang; les débris de son volva laissent sur le chapeau de petites verrues blanches. C'est le plus beau champignon de France, mais aussi un des plus vénéneux. C'est la fausse oronge et un autre individu de la même espèce, l'*oronge ciguë* ou *amanite bulbeuse*, qui occasionnent le plus grand nombre d'empoisonnements par les champignons.

Le *traitement* consiste à faire vomir le malade par des moyens mécaniques : eau tiède et titillation de la luette, et à lui administrer en grande quantité du thé et du café noir très-forts, de l'ammoniaque et de l'éther; du laudanum à petites doses répétées et des liqueurs alcooliques.

ORTEIL, s. m. Nom donné aux doigts du PIED. Il y a quelquefois des orteils surnuméraires qui gênent plus ou moins la marche.

ORTHOPÉDIE, s. f. (ὀρθός, droit, et παῖς, enfant). Art de corriger ou de prévenir les difformités corporelles, surtout chez les enfants, qu'elles soient congénitales ou acquises.

L'*orthopédie* emploie, pour arriver à son but, ou la *gymnastique*, ou des moyens mécaniques appropriés à chaque espèce de déviation. Elle comprend, en outre, un certain nombre d'opérations chirurgicales qui consistent dans la section sous-cutanée des tendons des muscles rétractés.

ORTHOPNÉE, s. f. (de ὀρθός, droit, et πνεῖν, respirer). Dyspnée extrême dans laquelle le malade est obligé de se lever ou de s'asseoir sur son séant. C'est le degré le plus élevé de l'asthme ; elle se montre dans certaines périodes de l'emphysème pulmonaire et des maladies du cœur.

ORVIÉTAN, s. m. Électuaire d'une composition très-compliquée qui fut inventé à Orvieto, en Italie ; il a quelque analogie avec la thériaque et il est absolument inusité.

OS, s. m. (os, ὀστέον). Organes blancs, durs, qui forment la charpente, le SQUELETTE du corps de l'homme et des animaux qui s'en rapprochent. On divise les os en trois espèces : 1° les *os longs*, qui ont en réalité une longueur très-variable, mais présentent un corps (*diaphyse*) allongé ou aminci, muni d'un *canal médullaire*, et deux extrémités (*épiphyses*) plus ou moins renflées. Tels sont : le fémur, l'humérus, les phalanges des doigts, etc. ; 2° les *os plats* ou larges, formés de deux lames compactes (*tables externe et interne*), séparées par de la substance spongieuse (*diploé*) ordinairement peu abondante, tels sont les os du crâne ; 3° les *os courts*, de petite dimension, formés de substance spongieuse revêtue de toutes parts par du tissu compacte, tels sont le calcanéum, l'astragale, etc.

On distingue encore : les *os sésamoïdes*,

qui sont petits, placés sur le trajet des tendons et n'ont pas d'existence fixe, ni de position absolue. On les trouve au pied et à la main ; leur structure est celle des os courts ; ils sont de très-petite dimension. La *rotule* est en réalité un os sésamoïde, mais son volume et son existence constante en ont fait un os à part qui compte dans le squelette. Les *os wormiens* sont des os irréguliers que l'on rencontre au crâne au niveau des sutures.

Les os ont des dimensions extrêmement variables ; ils sont plus grands et plus forts chez l'homme que chez la femme. Certains d'entre eux sont *impairs*, ils sont situés sur la ligne médiane ; d'autres sont *pairs*, placés d'une façon symétrique de chaque côté de l'axe du corps.

Chez les vieillards, ils présentent une résistance moins grande que chez les adultes et les jeunes gens. Ils sont aussi beaucoup moins élastiques.

Tous les os sont entourés sur toute leur longueur par une membrane fibro-vasculaire, le PÉRIOSTE, qui joue un grand rôle dans la nutrition et le développement des os.

A la surface des os, on trouve des *empreintes* plus ou moins nettes et profondes qui sont dues aux insertions des muscles. Elles sont plus apparentes chez les hommes vigoureux que chez les femmes et les sujets débiles. On remarque aussi, sur certains os, des *épines*, des *apophyses*, saillies plus considérables que les épines, des *dépressions* destinées à loger la tête articulaire d'un os voisin (cavité articulaire), ou d'autres organes (fosses, sinus, gouttières, rainures).

Les *vaisseaux nourriciers* des os pénètrent par des trous ou des orifices de dimensions variables, dont quelques-uns sont visibles à l'œil nu et une multitude d'autres sont microscopiques. L'un d'entre eux est en général de beaucoup plus considérable que les autres, c'est lui qui est le *trou nourricier* proprement dit.

Les **affections des os** les plus communes sont les FRACTURES, les inflammations (voy. CARIE, NÉCROSE, OSTÉITE, OSTÉO-PÉRIOSTITE), les ABCÈS par congestion, les tubercules des os (voy. MAL DE POTT, EXOSTOSES), les GOMMES SYPHILITIQUES, les TUMEURS ÉRECTILES vasculaires, les KYSTES, les CANCERS.

OSCHÉOCÈLE, s. f. (de ὄσχεον, scrotum, et κήλη, hernie). Nom donné à la hernie inguinale chez l'homme lorsqu'elle est descendue dans les bourses (voy. HERNIE).

OSEILLE, s. f. Plante de la famille des Polygonées, genre Patience, dont on connaît trois espèces : *l'oseille ordinaire (Rumex acetosa)*, *l'oseille à feuilles rondes (Rumex scutata)*. Les feuilles de ces deux espèces, douées d'une saveur acide agréable, sont alimentaires et entrent dans la composition du BOUILLON AUX HERBES.

La *racine d'oseille* ou *Patience à feuilles aiguës (Rumex acutus)* est employée comme dépuratif et antiscorbutique. Ces plantes doivent leur saveur à l'oxalate acide de potasse, vulgairement appelé *sel d'oseille*.

OSSELET, s. m. Petit os. Dénomination réservée aux petits os qui se trouvent dans la *caisse du tympan*. Les osselets de l'ouïe sont : le *marteau*, l'*enclume*, l'*étrier* et l'*os lenticulaire* (B, fig. 341).

OSSEUX, adj. Qui a l'aspect ou la consistance de l'os. On entend par **système osseux** l'ensemble des os qui composent le SQUELETTE d'un animal.

Le **tissu osseux** est formé, au point de vue chimique, de 33 pour 100 environ de matière animale ou organique et de 66 pour 100 de matière inorganique, composée en majeure partie de phosphate et de carbonate de chaux. Le tissu osseux se compose : 1° d'une substance compacte qui offre une grande résistance et recouvre la substance spongieuse ; 2° de substance spongieuse aréolaire qui ne présente ni la densité, ni la résistance de la précédente et se laisse parfois écraser sous le doigt.

Il y a une communication facile entre toutes les aréoles de la substance spongieuse, et si l'on pratique deux ouvertures aux deux extrémités d'un os long et qu'on y verse du mercure par la partie supérieure, on voit au bout de peu de temps ce métal sortir par l'orifice inférieur. Il a cheminé à travers la substance spongieuse qui remplit la cavité médullaire.

Au point de vue microscopique, l'os sec est composé d'une substance fondamentale, la *substance osseuse* qui est creusée de petites cavités appelées *ostéoplastes* et de canaux, *canalicules osseux* ou canaux de Havers. Dure et rigide, la substance osseuse est disposée par couches séparées par les *lamelles osseuses* qui sont différentes dans les os courts et dans les os longs. A l'état frais, chaque ostéoplaste contient, d'après certains auteurs, une *cellule osseuse* de forme étoilée, dont les prolongements pénètrent dans les canalicules osseux.

OSSIFICATION, s. f. (de *os*, et *facere*, faire). Passage du cartilage à l'*état osseux*. Ce phénomène ne se produit pas dans toute

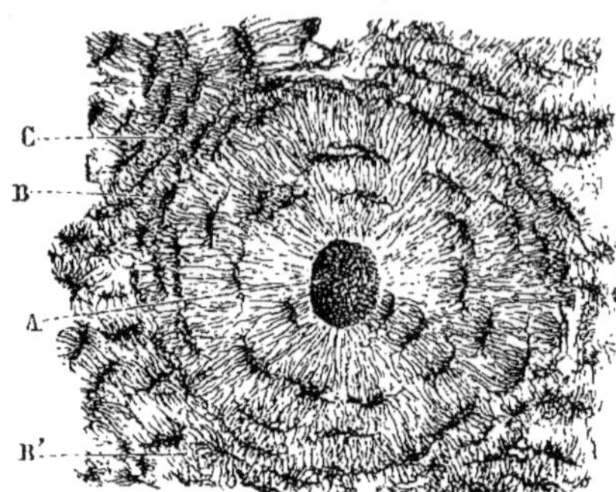

Fig. 419. — Structure du tissu osseux.
Coupe transversale prise sur l'os radius.
(Grossissement de 350 diamètres.)

A, Coupe d'un canalicule vasculaire ou canalicule de Havers.

B, B', Ostéoplastes ou corpuscules osseux d'où irradient les canalicules calcaires qui s'anastomosent en C.

On distingue les anastomoses des canalicules calcaires appartenant au système du canalicule vasculaire A (qui est au centre de la figure), des canalicules calcaires qui appartiennent aux systèmes d'autres canalicules vasculaires voisins et rayonnant autour d'eux.

la substance cartilagineuse en même temps, mais, en premier lieu, dans des points appelés *points d'ossification*. Ceux-ci se montrent tout d'abord sous forme de taches sombres dans le cartilage. Une fois formés, ils s'étendent insensiblement et finissent par se souder entre eux.

En *pathologie*, on appelle *ossification* le passage des tissus fibreux ou élastique à une consistance osseuse, par suite de dépôt de substance calcaire entre les fibres élémentaires de ces tissus ou à leur place.

Il n'y a pas réellement formation de tissu osseux, la substance calcaire incrustante étant dépourvue de l'élément caractéristique de ce tissu, les ostéoplastes.

Dans les affections organiques du cœur et des grosses artères, on rencontre fréquemment l'*ossification des valvules* sigmoïdes et auriculo-ventriculaires.

OSTÉITE, s. f. (*osteitis*, de ὀστέον, os). Inflammation du tissu propre de l'os accompagnant souvent la PÉRIOSTITE. Ses causes sont *internes* : scrofule, syphilis, scorbut; ou *externes* : violences extérieures, corps étrangers dans les os, etc. Elle peut siéger sur tous les os, être superficielle ou profonde, locale ou générale pour l'os affecté. Les vaisseaux augmentent de nombre et de volume; la substance osseuse est résorbée et cependant l'os ne diminue pas de consistance. Après la guérison, il peut rester poreux, *ostéite raréfiante*; quelquefois, au contraire, il est plus compacte, *ostéite condensante*.

On décrit encore l'*ostéite végétante*, qui laisse après elle une grande quantité de bourgeons osseux ; l'*ostéite érodante*, qui laisse un certain nombre d'érosions à la surface de l'os, et l'*ostéite bulleuse*, dans laquelle l'os paraît boursouflé.

Les symptômes locaux de l'ostéite sont : la douleur variable, souvent plus intense la nuit ; la tuméfaction, rarement due au gonflement de l'os lui-même, mais causée soit par la congestion des tissus voisins, soit par la *périostite* qui la complique ; il y a peu de chaleur et peu de rougeur des tissus. Les symptômes généraux se montrent seulement dans les ostéites étendues ; ils consistent surtout dans un mouvement fébrile plus ou moins intense.

La durée de cette maladie varie de plusieurs semaines à plusieurs années ; elle se termine par résolution, suppuration, CARIE ou NÉCROSE, et parfois par la mort, qui est souvent le résultat des INFECTIONS PURULENTE ou putride.

Le *traitement* consiste à combattre la cause générale, s'il en existe, et, en même temps, à employer contre l'état local, au début, les sangsues, ventouses, cataplasmes, frictions d'onguent napolitain ; à faire ensuite l'ouverture des *abcès* dès qu'ils seront formés.

Ostéite épiphysaire. — Voy. OSTÉO-PÉRIOSTITE ÉPIPHYSAIRE.

OSTÉOCOPE, adj. (de ὀστέον, os, et κόπτειν, briser). Qualificatif donné aux douleurs aiguës qui ont leur siège dans les os et se font sentir principalement pendant la nuit. Elles sont dues à l'*ostéite*, à la *périostite* chronique et aux *exostoses*, surtout d'origine syphilitique. Dans ce derniers cas, on obtient la guérison rapide de ces douleurs par un traitement spécifique, surtout par l'iodure de potassium.

OSTÉOLOGIE, s. f. (ὀστέον, os, et λόγος, discours). Partie de l'anatomie qui s'occupe de la description et de l'étude des os.

OSTÉOMALACIE, s. f. (ὀστέον, os, et μαλακός, mou). Maladie du système osseux caractérisée par un ramollissement des os et des déformations considérables du squelette. L'os devient mou, flexible, spongieux, il perd jusqu'aux 7/8 de ses sels, sa surface

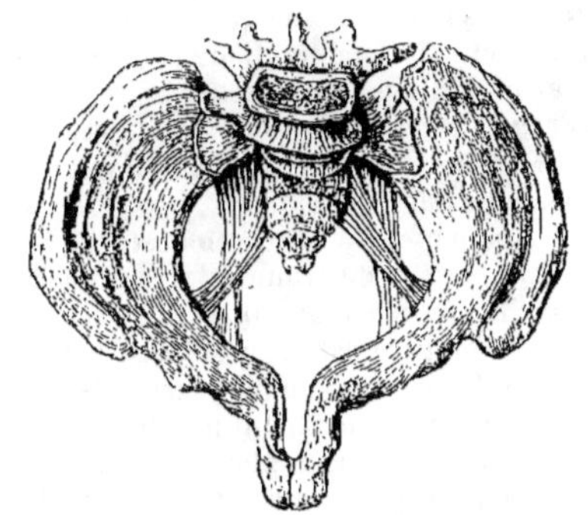

FIG. 420. — Bassin déformé par l'ostéomalacie.

est criblée de pores, et la moelle est transformée en bouillie d'une couleur lie de vin.

Cette maladie est rare et fort dangereuse. Elle débute en général par le bassin qu'elle déforme (fig. 420), en rendant tous ses diamètres plus petits, augmentant la concavité de l'os sacrum, rapprochant les tubérosités sciatiques et rétrécissant l'angle formé par l'arcade pubienne. On observe l'ostéomalacie chez l'adulte et en particulier chez la femme, pendant ou après une grossesse.

On ne possède aucun autre traitement efficace contre cette maladie qu'une nourriture tonique, les préparations de phosphate de chaux. Le repos absolu dans la position horizontale est la seule situation possible pour les malades atteints de ramollissement des os.

OSTÉOME, s. m. Nom donné aux tumeurs osseuses bénignes à marche lente, ne déterminant pas de symptômes généraux, susceptibles de guérir sous l'influence d'un traitement médical, et ne récidivant pas lorsqu'on en fait l'ablation (voy. EXOSTOSE).

OSTÉO-MYÉLITE, s. f. — Voy. OSTÉO-PÉRIOSTITE ÉPIPHYSAIRE.

OSTÉO-PÉRIOSTITE, s. f. Nom donné à la PÉRIOSTITE aiguë qui s'accompagne toujours d'OSTÉITE, au moins superficielle.

L'ostéo-périostite phlegmoneuse ou **ostéite épiphysaire** des adolescents, appelée aussi souvent : *ostéo-myélite, décollement des épiphyses, nécrose aiguë* ou *typhus des membres*, est une variété d'ostéite à marche rapide, dont les symptômes généraux rappellent ceux de la fièvre typhoïde, avec laquelle elle peut être confondue si l'on néglige d'examiner le malade à nu et de rechercher le gonflement de l'os.

Elle est plus fréquente de dix à vingt ans, au moment où la circulation du périoste est dans sa plus grande activité, chez les garçons que chez les filles. Les causes occasionnelles sont l'action du froid, une fatigue excessive, un traumatisme, et tout ce qui peut diminuer l'énergie vitale et affaiblir la constitution.

C'est au niveau des cartilages de l'extrémité des os longs, du tibia surtout, quelquefois du fémur et de l'humérus, que débute l'affection, ordinairement par une *périostite*. Dans quelques cas, c'est la moelle des os qui est primitivement atteinte (*médullite*). Mais, au bout d'un temps fort court, la maladie a envahi toutes les parties voisines, os, périoste, moelle, cartilages de conjugaison, articulations, parties molles.

Le périoste est décollé par le pus, il produit une sécrétion osseuse exagérée (stalactites osseuses); l'os s'enflamme et se nécrose (nécrose aiguë), les épiphyses enflammées se détachent, les cartilages ramollis et détruits facilitent ce décollement de l'épiphyse; enfin, il y a suppuration rapide de l'articulation (arthrite), de la moelle de l'os et des parties molles.

Les *symptômes locaux* sont ceux des phlegmons. La *douleur* est sourde, térébrante, extrêmement vive. Le *gonflement* est diffus, sans changement de coloration à la peau; plus tard, celle-ci devient rouge. La *fluctuation* n'est facile à reconnaître que lorsque le pus s'est frayé un passage jusque sous la peau. Les plus petits mouvements du membre exaspèrent la douleur et deviennent impossibles.

Les *symptômes généraux* : fièvre, frissons, délire, et plus tard convulsions, sont extrêmement graves, ils ne se modèrent que lorsque la maladie étant reconnue, on a donné issue au pus. Sa marche est très-rapide, elle atteint en quelques jours son summum d'intensité. Lorsque le pus est évacué, la fièvre diminue, et il s'élimine quelquefois des portions d'os nécrosé, dont le chirurgien doit faciliter la sortie. Tant que dure la suppuration, le malade reste exposé à l'infection purulente et aux complications ordinaires des plaies graves.

Dès que le diagnostic pourra être sûrement établi, ce qui présente parfois une grande difficulté, il faudra faire de larges incisions allant jusqu'à l'os malade. Souvent, on devra même recourir à l'amputation (lorsqu'il y a ostéo-myélite), ou à la trépanation de l'os, si ce dernier est superficiel. Lorsque la période aiguë sera passée, on emploiera le traitement ordinaire de l'OSTÉITE et de la NÉCROSE.

OSTÉOPHYTE, s. m. (ὀστέον, os, et φύειν, croître). Nom donné à des couches osseuses de nouvelle formation plus ou moins épaisses, qui se développent au-dessous du périoste pendant la PÉRIOSTITE. Les ostéophytes persistent presque toujours après la guérison, et constituent les tumeurs osseuses connues sous le nom de *périostoses*.

OSTÉOPLASTE, s. m. Élément fondamental du TISSU OSSEUX. Les ostéoplastes sont considérés par certains micrographes comme de simples cavités, par d'autres comme des cellules ramifiées remplissant ces cavités et communiquant entre elles par leurs prolongements.

OSTÉOPLASTIE, s. f. (ὀστέον, os, et πλάσσειν, former). Opération par laquelle on se propose d'augmenter la longueur d'un membre raccourci par suite de perte de substance osseuse, ou de régénérer un os qui a été détruit plus ou moins complétement. Si, après avoir fait l'extraction d'un os nécrosé, on conserve le périoste, ce dernier régénère l'os nouveau, qui peut dans certains cas remplacer l'ancien.

D'après certains histologistes très-compétents, ce ne serait pas le périoste lui-même qui régénérerait l'os, mais une mince pellicule osseuse (*ostéogène*) de quelques centièmes de millimètre, qui resterait adhérente au périoste.

Quoi qu'il en soit, lorsqu'on veut obtenir une régénération de l'os, ce qui est possible chez les personnes jeunes, on doit respecter le périoste. C'est ainsi que notre maître, le docteur Maisonneuve, a pu présenter un individu porteur de trois tibias, dont un, que le chirurgien lui avait enlevé, était dans sa poche ; il s'était reproduit grâce au périoste conservé.

OTALGIE, s. f. (οὖς, oreille, et ἄλγος, douleur). Douleur névralgique de l'oreille. Son traitement est analogue à celui des autres névralgies : vésicatoires morphinés autour de l'oreille, pédiluves sinapisés, injections mucilagineuses ou d'huile camphrée dans l'oreille, quelquefois sulfate de quinine et, si l'otalgie tient à une carie dentaire, avulsion de la dent.

OTIQUE, adj. On appelle **médicaments otiques** tous ceux qui sont employés dans les maladies de l'oreille.

En anatomie, le **ganglion otique** est situé au-dessous du trou ovale, en dedans du maxillaire inférieur ; il a trois racines : sa racine motrice est le nerf petit pétreux superficiel, qui vient du nerf facial ; sa racine sensitive, le nerf petit pétreux profond externe, venu du nerf glosso-pharyngien ; et sa racine végétative vient des branches du *grand sympathique*, qui entoure l'artère méningée moyenne. Il reçoit en outre une seconde racine sensitive ou nerf *auriculo-temporal*. Ce ganglion émet deux nerfs : l'un qui va au muscle interne du marteau et à la muqueuse de la caisse du tympan, l'autre se rend au péristaphylin externe.

OTITE, s. f. (de οὖς, ὠτός, oreille). Nom générique des affections aiguës de l'oreille. La maladie peut affecter le conduit auditif externe (otite externe) ou l'oreille moyenne (otite interne).

1° *Maladies de l'oreille externe.* Parmi les premières, l'**otite glanduleuse** s'observe chez les adultes sous l'influence du froid ou à la suite de l'introduction de corps étrangers, après les fièvres graves ou quelquefois sans cause connue. Les symptômes sont : la sécheresse, les démangeaisons de l'oreille suivies d'une douleur plus vive, de bourdonnements et d'état fébrile assez marqué ; le conduit auditif est rouge, la suppuration a lieu très-souvent ; cependant la maladie peut se terminer par résolution au bout de cinq à six jours.

L'**otite furonculeuse** est une éruption d'un ou de plusieurs furoncles dans la moitié externe du conduit auditif ; elle s'accompagne de violentes douleurs.

L'**otite phlegmoneuse** est l'inflammation du tissu cellulaire sous-cutané du conduit auditif externe ; tous les symptômes habituels du phlegmon sont compliqués de douleurs très-vives et de l'écoulement d'un liquide sanguinolent accompagné de la formation d'abcès qui s'ouvrent au bout de quatre à six jours.

L'**otite périostique** se voit à la suite de la précédente ou des fièvres graves ; elle reconnaît encore pour causes fréquentes la scrofule et la syphilis. On rencontre dans cette affection des lésions anatomiques plus profondes ; le périoste est injecté, décollé, le tissu osseux, en contact avec des collections purulentes, peut se carier et se nécroser ; les douleurs sont violentes et la surdité presque constante. C'est une maladie grave qui peut se propager à l'oreille moyenne et même entraîner la *carie du rocher* et la MÉNINGITE.

Le *traitement* général des otites externes doit d'abord s'occuper de calmer la douleur, puis être dirigé contre la diathèse à laquelle on peut rattacher le développement de l'affection.

C'est surtout contre les formes chroniques (otorrhée) qu'il sera très-important. Il faudra faire cesser la constipation en administrant un purgatif drastique ou salin s'il s'agit d'un adulte, et du calomel si l'on a affaire à un enfant.

Le traitement local consiste au début, en sangsues appliquées derrière l'oreille. On réussit par ce moyen à calmer les crises douloureuses qu'occasionne souvent le début d'une otite externe. Plus tard, il se composera de vésicatoires, cautères et d'injections abondantes, d'eau de guimauve et de pavot additionnée de glycérine, dans le conduit auditif externe.

L'**otite interne** a son siége dans la caisse du tympan et dans la trompe d'Eustache ; elle est *aiguë* ou *chronique, idiopathique* ou *symptomatique, simple* ou *spécifique*. Elle donne lieu dans tous les cas aux mêmes symptômes que l'otite externe, mais beaucoup plus graves. Elle peut être confondue avec la méningite, qui l'accompagne d'ailleurs souvent ; son pronostic est donc très-grave. La surdité qu'elle entraîne est souvent incurable, lorsqu'elle est due à l'ankylose ou à la chute des osselets. Le traitement doit être très-énergique. Dès le début, saignées, révulsifs, purgatifs drastiques ; perforation, avec un stylet, de la membrane du tympan dès que le pus paraît formé, suivie de l'injection abondante d'un liquide émollient.

OTORRHÉE, s. f. (de οὖς, ὠτός, oreille, et ῥεῖν, couler). Écoulement chronique purulent de l'oreille. L'otorrhée reconnaît pour causes une affection primitive de l'oreille (idiopathique) ou une maladie voisine, abcès du cuir chevelu, carie des os, etc. Ses symptômes varient avec les causes qui l'ont produite, et l'écoulement, dont la quantité est variable, est purulent, muqueux ou muco-purulent et toujours fétide. Quand il cesse, des symptômes généraux graves peuvent se montrer, surtout du côté de l'encéphale. L'ouïe est plus ou moins diminuée dans toutes les formes d'otites. Elle est abolie presque complétement dans les otites et otorrhées internes (voy. SURDITÉ).

L'otorrhée apparaît souvent d'emblée ; quelquefois elle succède à une otite aiguë. Bien plus souvent que cette dernière, elle dépend d'un vice constitutionnel, scrofule ou syphilis.

Elle peut se compliquer de *polypes* du conduit auditif, et dans certains cas faire des progrès du côté de la caisse du tympan et des os du crâne.

Les indications tirées de l'état général et de la constitution sont les plus importantes pour le *traitement* des otorrhées chroniques. Si l'on a lieu de soupçonner la syphilis, il faudra employer à l'intérieur les préparations hydrargyriques et souvent des fumigations ou des lotions avec une solution légère de sublimé, 10 centigrammes par 500 grammes d'eau tiède.

Le plus souvent, l'otorrhée est liée à un eczéma ou à la scrofule ; c'est alors qu'on retire de bons effets de l'huile de foie de morue, de l'arséniate de soude (liqueurs de Fowler ou de Pearson), de l'iodure de potassium et des amers : gentiane, petite centaurée. En même temps, on fera dans le conduit auditif des injections tièdes d'eau de guimauve, de feuilles de noyer, d'eau de goudron unie avec un peu de glycérine. On pourra aussi appliquer de petits vésicatoires derrière l'oreille, et, en cas de tendance à une complication cérébrale, on se hâterait d'administrer du calomel par doses fractionnées.

OUATE, s. f. Coton cardé réuni en feuilles de 1 à 3 centimètres d'épaisseur, élastiques, susceptibles de se déchirer dans le sens de leur longueur et recouvertes sur une de leurs surfaces par un empois gommeux. On fait un grand usage de la ouate en chirurgie, pour appliquer autour des jointures atteintes de rhumatisme articulaire, protéger certaines parties, appliquer sur un membre au-dessous d'une bande roulée, etc.

La ouate constitue un excellent moyen de préserver les plaies et surtout les brûlures du contact de l'air. Les brûlures au second degré sont particulièrement justiciables du traitement par la ouate ; il faut en appliquer une couche assez épaisse et s'abstenir de la renouveler trop souvent, à moins qu'il ne se déclare de la suppuration fétide.

Depuis que le docteur Alphonse Guérin a mis en lumière les propriétés de la ouate en couche épaisse et son efficacité pour soustraire les plaies au contact de l'air ou du moins pour empêcher les miasmes de pénétrer jusqu'à elles, on a beaucoup employé le **pansement ouaté** (voy. PANSEMENT).

OUÏE, s. f. Sens qui nous donne la notion du son. Bien que nous puissions, dans certains cas, percevoir autrement que par l'oreille les ondulations qui accompagnent le son, lorsqu'il est suffisamment intense, ce n'est que lorsque ces ondulations sont transmises au *nerf acoustique* ou *auditif* que nous avons la notion de bruit. En général, le son est transmis au nerf auditif par l'OREILLE et les diverses parties dont elle se compose. Cependant il peut être transmis aussi plus ou moins parfaitement par toutes les autres parties voisines, pourvu qu'il arrive au nerf auditif.

C'est ce qui nous explique : 1° pourquoi l'on n'est pas absolument sourd lorsqu'une des parties constituantes de l'oreille est détruite (sauf le nerf auditif), ou qu'elle n'existe pas, comme chez certains animaux; lorsqu'il y a perforation ou destruction de la membrane du tympan, suppuration de la caisse (otite interne), etc. ; 2° comment on peut précisément rechercher l'intégrité du nerf auditif en faisant passer le son par les os du crâne ou les maxillaires. Par exemple, on place une montre au sommet du crâne ou entre les dents, et si un homme sourd entend le tic-tac de l'instrument, c'est que son nerf auditif n'est pas atteint et que sa surdité relative n'est probablement pas d'origine centrale.

Mais le rôle de l'oreille est de perfectionner et de réunir les sons.

Le *conduit auditif externe* et la *conque* de l'oreille semblent avoir pour but de collecter les sons et de diriger les vibrations de l'air au fond de ce conduit. La conque est surtout utile pour tous les sons qui nous arrivent dans une direction oblique à celle du conduit auditif. Lorsqu'elle manque, nous ne percevons bien que les sons qui arrivent directement à l'oreille, en suivant la direction même du conduit auditif.

La *membrane du tympan* reçoit les vibrations qui ont passé par le conduit auditif externe, et comme elle peut être plus ou moins tendue au moyen du muscle interne du marteau, elle proportionne sa tension à la hauteur du son et se met à l'unisson de celui-ci. Elle *s'accommode* ainsi d'une manière analogue à celle de l'œil; de façon à mieux percevoir les sons. De plus, elle empêche aussi par cette tension certains bruits trop intenses d'impressionner trop vivement le nerf auditif. Aussi lorsque le *tympan* n'existe plus, ou lorsque le nerf facial est paralysé au-dessus de la naissance du filet nerveux qui se distribue à son muscle tenseur, l'ouïe est-elle moins fine et les sons intenses plus irritants et douloureux.

Le tympan communique ses vibrations aux *osselets* de la caisse, qui les transmettent à la *fenêtre ovale*, tandis que les vibrations de l'air de la caisse sont transmises à la *fenêtre ronde* (voy. LABYRINTHE).

La *fenêtre ovale* s'ouvre dans le *vestibule*, la *fenêtre ronde* dans le *limaçon*, et toutes les deux communiquent les vibrations sonores au liquide de l'oreille interne et au nerf auditif, dont les expansions tapissent les parois du LABYRINTHE.

Le rôle de la *trompe d'Eustache*, qui fait communiquer le pharynx avec la caisse du tympan, est de maintenir l'air de cette caisse à une pression égale à celle qu'il a à l'extérieur. Sans cela, le jeu des osselets serait gêné, la membrane du tympan ne se trouverait plus dans d'aussi bonnes conditions pour vibrer, et il en résulterait une certaine dureté de l'ouïe. Comme l'orifice pharyngien de la trompe d'Eustache est assez étroit (12, fig 147), cet équilibre ne s'établit pas toujours instantanément et se trouve quelquefois rompu. C'est ce qui arrive lorsque nous descendons sous l'eau dans une cloche à plongeur, que nous entrons dans une chambre où l'air est comprimé, etc. C'est aussi ce qui explique la fréquence de la diminution de l'ouïe dans les angines et l'utilité des injections d'air dans la TROMPE d'Eustache.

Le rôle de chacune des parties de l'oreille interne ou labyrinthe est encore incomplétement déterminé. Dans ces derniers temps on a même envisagé le nerf auditif comme un nerf double qui se composerait : 1° d'un nerf auditif ordinaire, destiné à nous prévenir de l'existence des sons, et 2° d'un *nerf* dit de *l'espace*, qui nous renseignerait sur leur éloignement et leur direction. Les trois canaux demi-circulaires seraient destinés respectivement à recueillir les impressions de chacune des trois dimensions de l'espace.

OURAQUE, s. m. Canal qui, pendant les premiers temps de la vie fœtale, va de la vessie à la vésicule allantoïde. Il s'atrophie ensuite et devient un simple cordon fibreux perméable encore quelquefois jusqu'à la naissance, entre la vessie et l'ombilic, et qui disparaît complétement dans le cordon ombilical.

OVAIRE, s. m. Nom des organes pairs, destinés à la sécrétion de *l'œuf humain*, symétriquement placés de chaque côté de *l'utérus*, qui sont, chez la femme, les analogues des testicules de l'homme. Ils ont la forme d'un ovoïde un peu aplati d'avant en arrière, de couleur blanchâtre, et sont compris dans la portion du ligament large qui forme l'aileron postérieur (fig. 421).

Ils sont en outre maintenus dans leur situation par un ligament spécial, le ligament de l'ovaire. Chez le fœtus, les ovaires sont proportionnellement plus grands qu'après la naissance ; au moment de la puberté, ils augmentent de volume, surtout à l'époque des règles, pendant la grossesse, ou après l'accouchement ; ils s'atrophient après la ménopause.

L'ovaire est entouré par deux enveloppes, l'une *séreuse*, formée par le péritoine et qui en recouvre toute la surface, à l'exception du bord inférieur ; et l'autre *fibreuse*, placée au-dessous, se confondant en grande partie avec le tissu propre de la glande.

Le tissu propre de l'ovaire est formé par l'entre-croisement de fibres musculaires entremêlées de tissu conjonctif, dans les intervalles desquelles rampent des vaisseaux flexueux enroulés en spirales, de manière à constituer un organe érectile.

Au milieu de ce tissu, mais seulement dans la partie périphérique de l'organe, se trouvent les *vésicules* ou *follicules de Graaf* ou *ovisacs*, constitués par de petites cavités de la grosseur d'un grain de millet

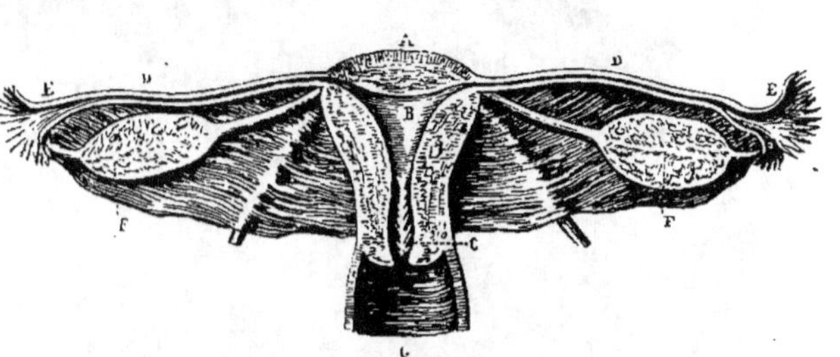

FIG. 421. — Coupe des organes génitaux internes de la femme.
A, Bord supérieur ou fond de l'utérus.
B, Cavité de l'utérus ou matrice.
C, Cavité du col de l'utérus.
D, D, Canal de la trompe de Fallope.
E, E, Pavillon de la trompe ouvert à sa partie antérieure.
F, F, Ovaire dont on a enlevé la moitié antérieure.
G, Cavité du vagin.

à leur état de développement complet (fig. 422).

Ces follicules de Graaf sont extrêmement nombreux dans la couche superficielle, leur nombre atteint près de trois cent mille pour chaque ovaire. Mais il s'en faut qu'ils soient tous également développés, il n'y en a guère qu'une vingtaine de visibles à l'œil nu au moment de la puberté, les autres ont environ 2/100 de millimètre de diamètre.

Chaque follicule de Graaf est formé d'une capsule d'enveloppe mince, résistante et rétractile, et d'un contenu ou *noyau* (fig. 410).

Ce noyau à son tour comprend : 1° une membrane granuleuse ; 2° un liquide non homogène ; 3° l'OVULE au milieu de ce liquide.

Les vésicules de Graaf sont l'élément essentiel de l'ovaire ; leur but est la nutrition et l'expulsion de l'ovule. Au moment de la période menstruelle, l'ovaire se trouve turgescent et en état d'érection, les parois de la vésicule se déchirent et l'ovule s'en échappe en entraînant avec lui une petite masse ou *cumulus proliger* qui l'entoure. En même temps, la *trompe de Fallope*, et surtout le pavillon, qui sont d'habitude placés à une petite distance de l'ovaire, subissent, ainsi que cet organe, les effets de turgescence de la période menstruelle. Le

la cavité péritonéale, il y a une grossesse extra-utérine. Dans certains cas, il peut s'arrêter et se développer dans la trompe, et donner lieu à la grossesse tubaire.

L'**inflammation de l'ovaire** constitue l'OVARITE.

Kystes de l'ovaire. Ce sont des tumeurs liquides entourées d'une paroi, qui se développent aux dépens d'une ou de plusieurs vésicules de Graaf (*kystes ovariques*), ou dans les parties voisines de l'ovaire (*kystes*

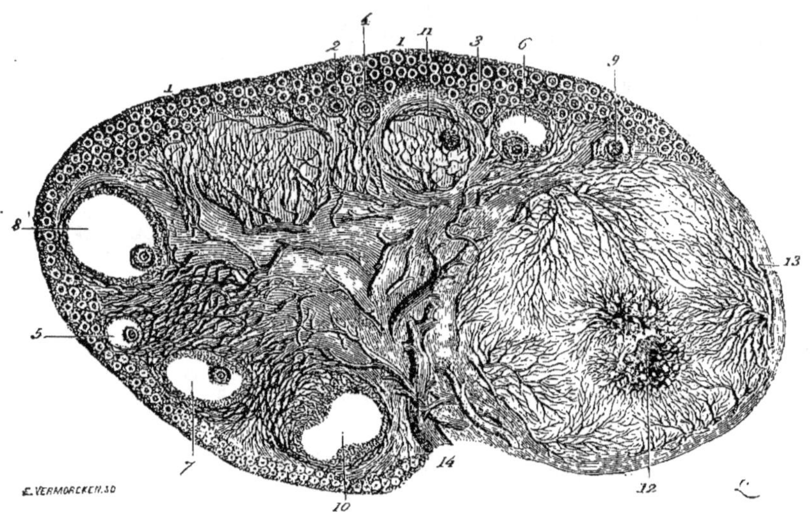

FIG. 422. — Section verticale de l'ovaire d'une chatte en gestation (grossissement de 60 diamètres).

1, Follicules de Graaf à l'état rudimentaire.

2, Follicule commençant à être entouré d'un cercle vasculaire.

3, 4, 5, 6, 7, 8, Follicules à diverses périodes de développement. On y voit la membrane granuleuse et le disque proligère. Dans 5, 6, 7 et 8, on constate que l'*ovule* occupe le point de l'ovisac opposé à la surface de l'ovaire.

9, Petit follicule sur lequel la section n'a enlevé qu'un disque de la membrane vitelline.

10, Follicule demi-ouvert dont l'œuf s'est échappé par la section.

11, Portion intacte de la paroi folliculaire à travers laquelle on voit par transparence la membrane vitelline.

12, Veine centrale d'un corps jaune.

13, Artère périphérique du même corps jaune.

14, Gros vaisseaux du stroma de l'ovaire.

pavillon vient s'appliquer sur l'ovaire et y recevoir l'ovule qui s'engage dans le canal de la trompe et y chemine assez lentement vers l'utérus ou matrice. Si la fécondation a eu lieu, c'est dans l'intérieur de la matrice qu'il se développe et devient *fœtus* (grossesse intra-utérine ou normale); sinon, il est entraîné au dehors.

Lorsque l'œuf fécondé reste dans l'ovaire, on a la grossesse ovarienne; si, au lieu d'être aspiré par la trompe, il tombe dans

extra-ovariques), telles que la trompe, les vestiges du corps de Wolf (organe transitoire du fœtus), etc.

Les kystes peuvent être *uniloculaires* ou *multiloculaires*, suivant qu'ils sont formés par une ou par plusieurs poches.

Leurs parois se composent :

1° Du péritoine;

2° D'une couche fibro-musculeuse renfermant des veines considérablement dilatées;

Et 3° d'une couche muqueuse.

Ils contiennent un liquide tantôt séreux et limpide, tantôt albumineux ou gélatineux, coulant difficilement, quelquefois séro-purulent, ou de couleur plus ou moins brune, chocolat. Dans certains cas, on y trouve des productions organiques telles que des dents, des poils, de la graisse.

Il est rare que le début des kystes de l'ovaire présente quelque particularité notable ; on ne s'aperçoit de leur existence que lorsque leur volume est déjà considérable. L'ovaire est entraîné d'abord dans le bassin par le poids du kyste et ce n'est que plus tard que le ventre se tuméfie. Il augmente de volume d'abord du côté occupé par la tumeur ; plus tard, la tuméfaction devient plus générale et bilatérale, l'abdomen prend un aspect ovoïde.

La *palpation* et la *percussion* font reconnaître une tumeur liquide, fluctuante, donnant un son mat, occupant la partie médiane et inférieure du ventre, les intestins étant repoussés en haut et sur les côtés.

La santé générale est longtemps conservée, la marche de la maladie est fort lente. Au bout de quelques années, il se produit des phénomènes dus à la pression des organes voisins. La vessie ne pouvant se dilater, les envies d'uriner sont fréquentes ; le plexus lombaire comprimé produit de la douleur et de l'engourdissement des membres inférieurs. Dans certains cas, en général à une période plus avancée, la compression de la veine cave détermine la production d'une *ascite*, et le refoulement du diaphragme occasionne de la dyspepsie.

Par suite de la prolongation de cet état, de l'augmentation de volume de la tumeur, les fonctions digestives et la circulation sont affectées. L'organisme s'affaiblit peu à peu ; il se déclare des complications, de la fièvre, et la malade succombe au bout de cinq à huit ans, soit à un catarrhe bronchique, à une pneumonie, une affection du rein, à la consomption, etc. Rarement la terminaison de la maladie se fait par guérison spontanée, par résolution ou par ouverture du kyste dans la cavité du péritoine (ce qui détermine ordinairement une péritonite), dans l'intestin ou au dehors.

Il faut bien se garder de confondre cette affection avec une GROSSESSE, l'erreur pourrait être des plus graves, ou avec une simple ASCITE, une rétention d'URINE.

Le *traitement palliatif*, le seul souvent applicable, consiste en ponctions successives, maintien de l'abdomen par une ceinture convenable. On obtient quelquefois la guérison de kystes uniloculaires à liquide séreux et peu épais, en combinant la ponction à l'injection iodée.

Dans les cas ou ces opérations ne sont pas suffisantes, il reste la ressource de l'extirpation de la tumeur (OVARIOTOMIE), qui constitue le véritable traitement curatif des kystes et autres tumeurs de l'ovaire.

OVALE, adj. **Fenêtre ovale.** — Voy. OREILLE, CAISSE, LABYRINTHE.

Trou ovale. — Voy. OBTURATEUR.

OVARIOTOMIE, s. f. Opération qui consiste dans l'extirpation complète des tumeurs de l'ovaire et surtout des KYSTES de cet organe. On l'applique surtout aux *kystes multiloculaires*, qui ne peuvent être traités par la ponction et l'injection iodée. Si l'on prévoit des adhérences trop nombreuses, s'il y a menace de diathèse tuberculeuse ou cancéreuse, l'opération est contre-indiquée.

Après avoir placé la malade dans les meilleures conditions opératoires, à la campagne, dans une chambre claire, bien aérée, chauffée à 20 degrés environ, à l'abri du bruit et loin de tout foyer morbide, le chirurgien procède à la chloroformisation avec l'aide de confrères exercés, et dont au moins un pourrait le suppléer en cas de besoin.

On fait en général l'incision sur la ligne blanche de l'abdomen, on procède couche par couche, en liant les vaisseaux au fur et à mesure qu'ils sont découverts. Dès que le kyste se présente à l'ouverture abdominale, on en fait la ponction avec un trocart de fort calibre, et les aides doivent veiller à ce que le liquide coule bien en dehors, et non dans la cavité abdominale.

Lorsqu'un premier kyste est vidé, un autre se présente et est attiré par le chirurgien, qui procède ainsi successivement pour toutes les loges de la tumeur. Le temps le plus délicat de l'opération est celui où il détache le kyste de toutes ses adhérences. Afin d'éviter les hémorrhagies abondantes en nappes, ou celles qui sont formées par les vaisseaux du kyste énormément dilatés, il ne fera de section qu'entre deux ligatures, ou en arrêtant le sang avec un fer rouge (galvano ou thermo-cautère).

Il faudra éponger complétement la plaie, et veiller à ce qu'il ne reste rien dans la cavité du péritoine.

Certains chirurgiens se contentent de lier le pédicule du kyste au moyens de fils de nature animale, susceptibles d'être résorbés. Mais le meilleur parti à prendre est de fixer le pédicule à l'extérieur au moyen

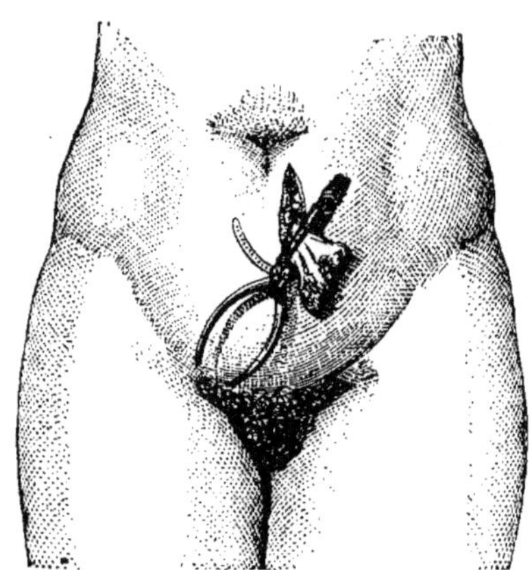

FIG. 423. — Application du clamp, après une opération d'ovariotomie.

d'une pince spéciale, le *clamp*, qui fait l'office de ligature et détermine par sa pression, la mortification du tissu (fig. 423).

Après l'opération, on fait une double suture de la plaie, l'une profonde et l'autre superficielle, on couvre le ventre d'un vaste cataplasme; le repos doit être absolu. Au bout d'un temps variant de trois à six semaines, et quelquefois plus tôt, la guérison a lieu dans un assez grand nombre de cas pour que cette opération ait pris un rang définitif dans la pratique chirurgiçale.

OVARIQUE, adj. Qui a rapport à l'ovaire. Les *artères ovariques* (utéro-ovariques) sont des branches de l'aorte qui se logent dans le ligament large et se distribuent à l'ovaire et à l'utérus.

OVARITE, s. f. Inflammation de l'ovaire, analogue à l'ORCHITE de l'homme. Elle paraît survenir à la suite de la BLENNORRHAGIE ou de la métrite qui en est la suite ; après l'accouchement (ovarite puerpérale) ; comme métastase des OREILLONS ; par suite de tuberculose locale ou générale, comme complication de la variole, du rhumatisme, de la syphilis.

Il y a une douleur spontanée dans la fosse iliaque ; on sent, en faisant à la fois le toucher vaginal et le palper abdominal, une tumeur du volume d'une amande très-douloureuse. L'ovaire gauche est atteint de préférence. A la période aiguë, il y a de la fièvre, de l'abattement ; mais dans l'ovarite chronique, la plus fréquente, les symptômes généraux se manifestent surtout par des troubles de la menstruation, des hémorrhagies.

Le traitement consiste en saignées, sangsues, vésicatoires, repos au lit, et onctions sur le ventre avec la pommade belladonée et hydrargyrique, par-dessus laquelle on appliquera des cataplasmes. On fera aussi prendre de grands bains.

OVULATION, s. f. Arrivée d'un ovule à maturité et expulsion de l'œuf qui chemine par la trompe (voy. OVAIRE).

OVULE, s. m. Nom de l'œuf humain (fig. 410 et 422) pendant qu'il est contenu dans la vésicule de Graaf de l'OVAIRE.

OXALATE, s. m. Sel formé par l'acide oxalique et une base. On rencontre les oxalates dans la nature contenus dans certains légumes ou fruits acides, l'oseille par exemple

Le **bioxalate de potasse** constitue le sel d'oseille, poison irritant violent, employé cependant comme rafraîchissant à la dose de 1 gramme par litre.

L'**oxalate d'ammoniaque** sert en chimie pour reconnaître dans l'eau la présence des sels de chaux, il les précipite à l'état d'oxalate de chaux insoluble.

L'**oxalate de chaux** est souvent rencontré dans les urines à la suite d'accès de goutte, ou simplement de l'ingestion d'aliments qui en contiennent. Il forme des *calculs* très-durs, mamelonnés, mûraux.

L'**oxalate de fer** a été vanté, comme ferrugineux ne devant pas déterminer de constipation (inusité).

OXALIQUE, adj. L'**acide oxalique**, $C^2O^3, 2HO$ est un corps solide blanc, cristallisé, doué d'une saveur amère métallique et de propriétés très-acides, soluble dans l'eau. C'est un poison irritant extrêmement dangereux qui a été pris quelquefois par mégarde à la place du sulfate de soude. Une dose de 2 grammes a fait succomber un jeune homme de seize ans; la dose toxique ordinaire est de 10 à 15 grammes.

Les symptômes de l'empoisonnement par l'acide oxalique sont : la saveur nauséeuse, une douleur dans la gorge et dans l'estomac, le plus souvent des vomissements opiniâtres. Les matières vomies sont acides, colorées ordinairement en jaune ou en brun.

Au bout de peu de temps la faiblesse envahit les malades et les empêche de se soutenir. La pupille est dilatée, le pouls lent, petit, imperceptible, la peau froide, les extrémités des doigts se cyanosent, et la mort arrive soit après des convulsions, soit dans la stupeur. En général la terminaison est rapidement fatale, en quelques heures, même en quelques minutes.

Le *traitement* consiste à faire vomir et à laver l'estomac au moyen de la pompe stomacale, à faire prendre de l'huile, de l'eau de chaux ou de la craie délayée dans de l'eau ou une solution de chlorure de calcium ou de magnésium étendu d'eau. Cette dernière aura l'avantage par ses effets purgatifs, de faciliter l'élimination du poison.

OXY-AZOTIQUE, adj. Nom donné aux composés de l'azote et de l'oxygène. L'eau oxyazotique est de l'eau gazeuse chargée de gaz protoxyde d'azote.

OXY-BROMURE, **OXY-CHLORURE**, s. m. Nom des composés en général métalliques qui résultent de la combinaison d'un oxyde avec un chlorure ou un bromure. L'oxychlorure de zinc sert de ciment pour le plombage des dents.

OXYDE. s. m. Nom générique des corps composés formés : 1° d'un *radical* ; 2° d'un ou plusieurs équivalents d'oxygène, et qui ne sont pas doués de propriétés ACIDES. Le plus souvent, les oxydes sont formés par un métalloïde ou un métal uni à l'oxygène. S'il n'y a qu'un seul équivalent de ce dernier corps, on a un *protoxyde* ; s'il y en a deux, le composé qui en résulte est un *bioxyde*, etc. Beaucoup d'oxydes formés par les *métaux* sont doués de propriétés *basiques*, comme l'oxyde de potassium (potasse), de sodium (soude), de calcium (chaux), etc.

Un grand nombre d'oxydes portent des noms spéciaux, POTASSE, SOUDE, ALUMINE, BARYTE, etc.; d'autres sont désignés en ajoutant au mot oxyde le nom du métal ou autre radical qui entre dans leur composition (oxyde de fer, de zinc, etc.).

Le **protoxyde d'azote** ou gaz hilariant AzO, est doué de propriétés anesthésiques lorsqu'on le respire : il a été employé dans le but de faire disparaître la douleur pendant les très-courtes opérations chirurgicales telles que l'avulsion d'une dent, l'ouverture d'un abcès superficiel. Il agit surtout comme asphyxiant, et son usage doit être subordonné à toutes les précautions indiquées pour l'emploi des autres anesthésiques. Il a causé plusieurs accidents mortels survenus chez des dentistes qui, n'ayant aucune connaissance médicale, ne s'assuraient pas auparavant de l'intégrité des fonctions du cœur et du poumon des personnes qu'ils engourdissaient par son administration.

L'oxyde d'aluminium constitue l'ALUMINE.

Oxyde d'antimoine. — Voy. ANTIMOINE.

Oxyde de Baryum. — Voy. BARYTE.

Oxyde de calcium. — Voy. CHAUX.

Oxyde de carbone, gaz incolore, inodore, brûlant à l'air avec une couleur bleue que l'on peut distinguer à la partie inférieure de la flamme d'une bougie ou du gaz. Il se produit en certaine quantité pendant la combustion *incomplète* du charbon. C'est un composé très-toxique qui tue, non par asphyxie comme l'acide carbonique, mais en se substituant à l'oxygène dans les globules du sang. C'est en grande partie à son action qu'est due la mort dans l'asphyxie *dite* par les vapeurs de charbon (le charbon ne se vaporise jamais).

Les **oxydes de fer** employés en médecine sont : le *sexquioxyde de fer* anhydre (rouge d'Angleterre (Fe^2O^3) ou hydraté (rouille), de couleur rouge, insoluble dans l'eau, quelquefois l'*oxyde magnétique*. Ce sont des FERRUGINEUX insolubles employés contre la chlorose et l'anémie.

Le **bioxyde de manganèse** (MnO^2) sert en chimie à la préparation de l'oxygène et du chlore.

Oxyde de magnésium. — Voy. MAGNÉSIE.

Le **bioxyde de mercure** est une poudre rouge jaunâtre lorsqu'il est anhydre et préparé, soit par la calcination de l'azotate de mercure, soit par l'oxydation directe de ce métal.

Si on précipite un sel de bioxyde de mercure (le bichlorure par exemple) par la potasse, on obtient un *oxyde jaune hydraté*, qui est d'une activité extrême. On l'emploie en pommade contre les KÉRATITES et les taies de la cornée.

Oxyde de potassium, de sodium. — Voy. POTASSE, SOUDE.

L'oxyde de zinc (ZnO) est une poudre blanche formée par la combustion du zinc à l'air libre; on l'emploi en médecine, à l'extérieur en pommade astringente, et à l'intérieur à la dose de 10 à 50 centigrammes comme antispasmodique. Il entre dans la composition des pilules de MÉGLIN. Dans l'industrie, il remplace le blanc de plomb ou *céruse* (carbonate de plomb) pour la préparation des couleurs, au grand avantage de la santé des ouvriers.

OXYGÈNE, s. m. (de ὀξύς, acide, et γεννάω, j'engendre). Corps simple, gazeux, dont le symbole est O, l'équivalent 8, qui entre pour 1/5 dans la composition de l'AIR atmosphérique et en constitue la partie la plus importante. C'est grâce à lui que s'accomplissent les combustions (qui ne sont que des oxydations) et la respiration des animaux. Récemment, et sous une pression de plus de 500 atmosphères, il a pu être liquéfié, ainsi que l'air et tous les autres gaz dits permanents, y compris l'hydrogène (expériences de MM. Cailletet, à Paris, et Pictet, à Genève).

Dans l'acte de la respiration, il est absorbé par les globules du sang et porté dans les profondeurs de l'organisme où il est brûlé. On a essayé d'employer en médecine les inspirations de ce gaz contre l'asthme, l'asphyxie. Les résultats n'ont pas toujours été probants; cependant, cette médication peut être tentée avec profit, surtout s'il s'agit d'un malade ayant absorbé une certaine quantité d'oxyde de carbone ou de gaz acide sulfhydrique.

OXYMEL, s. m. (de ὀξύς, acide, et μέλι, miel). Mélange de miel et de vinaigre. On connaît, en pharmacie, l'*oxymel simple*, employé le plus souvent en gargarismes, l'*oxymel scillitique*, composé de scille et de polygala, employé comme expectorant et diurétique (à la dose de 20 à 40 grammes par jour dans une potion), et l'*oxymel colchique*, dans la composition duquel entre le bulbe de la plante de ce nom et qui est employé aux mêmes usages que le précédent.

OXYURE, s. m. (de ὀξύς, aigu, et οὐρά, queue). L'**ascaride vermiculaire** ou oxyure est un ver dont le corps blanc, filiforme, cylindrique, est terminé en arrière, chez les femelles, par une queue longue et aiguë. Cet helminthe atteint 8 à 10 millimètres de longueur, le mâle est long de 4 à 5 seulement.

Les oxyures attaquent les enfants plus souvent que les adultes; ils occupent ordinairement le rectum, dans lequel ils se développent en quantités prodigieuses.

Chez la femme et la petite fille surtout, ils peuvent atteindre la vulve et pénétrer dans le vagin. Ils occasionnent souvent une démangeaison autour de l'anus assez vive pour troubler le sommeil. Par leur présence à la vulve, ils provoquent parfois les petites filles ou les femmes à porter leurs mains aux parties génitales et les excitent à la masturbation.

Les moyens topiques sont les seuls qui puissent être utilement employés contre les *oxyures*. Ce sont les frictions mercurielles,

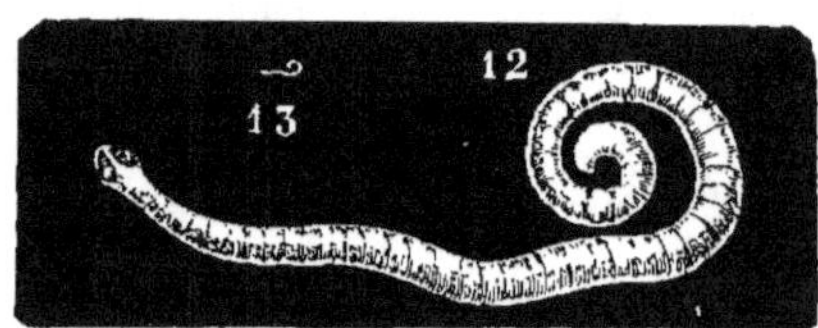

Fig. 424. — Ascaride vermiculaire.
En 12 il est représenté considérablement grossi; en 13, il est de grandeur naturelle.

les suppositoires au calomel et les lavements préparés avec de fortes décoctions d'absinthe, de tanaisie ou de fougère mâle, ou plus simplement les injections d'eau salée poussées très-peu profondément dans le rectum et à l'orifice du vagin.

On devra y avoir recours plusieurs fois de suite. Les bains sulfureux sont aussi quelquefois utiles.

OZÈNE, s. m. (de ὄζω, sentir mauvais). Maladie des fosses nasales ou du sinus maxillaire qui donne lieu à une odeur infecte, comparable à celle de la punaise écrasée, et provenant du nez, d'où le nom de **punaisie** donné quelquefois à cette affection. Le plus souvent, la cause de l'ozène est l'inflammation ulcéreuse de la membrane pituitaire.

La carie de l'*ethmoïde* et du vomer vient ajouter souvent à la fétidité du liquide fourni par les ulcérations.

Cette infirmité, fréquente chez les individus dont le nez est naturellement écrasé et rétréci, chez les scrofuleux, se montre aussi très-souvent chez les syphilitiques. Lorsque l'ozène est de nature spécifique, il réclame un traitement général approprié; dans les autres cas, l'inspiration de poudres mercurielles, de chlorate de potasse, des injections au sublimé, au permanganate de potasse et au nitrate d'argent, sont efficacement employées.

Une variété d'ozène a son siége dans le *sinus maxillaire*, et nécessite souvent une intervention chirurgicale qui consiste à perforer ce sinus en arrachant une dent molaire, et à y pratiquer des injections modificatrices, détersives et désinfectantes.

OZONE, s. m. (de ὄζειν, sentir mauvais). État spécial ou allotropique de l'*oxygène*, dans lequel ce gaz semble être plus condensé et est doué d'une odeur caractéristique et d'une puissance d'oxydation bien supérieure à celle qu'il possède à l'état normal. L'ozone prend naissance toutes les fois que l'oxygène se dégage à une basse température (décomposition de l'eau par la pile, du bioxyde de baryum, de l'eau oxygénée), pendant l'oxydation du phosphore, etc., ou par l'électrisation de l'oxygène ordinaire.

Il se produit de l'ozone dans l'air après les orages et par l'effet de la foudre. Aussi, peut-on dans ces cas, sentir une odeur spéciale. Par l'effet d'une température de 250 à 300 degrés, l'ozone se transforme en oxygène ordinaire, et alors il augmente légèrement de volume.

Pour reconnaître la présence de l'ozone dans l'air, on se sert de *papier ozonoscopique*, préparé avec une solution d'iodure de potassium et de l'empois d'amidon. L'ozone décompose à froid l'iodure de potassium et met l'iode en liberté. Ce dernier agit sur l'amidon et le colore en bleu.

Le caractère spécial de l'ozone étant d'oxyder *à froid* certaines substances, et principalement de détruire quelques matières organiques sur lesquelles l'oxygène n'agit pas, on a pensé qu'il pouvait exister un rapport entre la production de certaines épidémies et la présence ou l'absence de l'ozone.

P

PACHYMÉNINGITE, s. f. (de παχύς, épais, et μήνιγξ, membrane). Inflammation de la dure-mère, caractérisée par un épaississement de cette membrane dû à la génération de néo-membranes vasculaires qui fournissent des *hémorrhagies* multiples.

C'est une maladie des enfants et des vieillards; on la rencontre souvent chez les aliénés, surtout les alcooliques. La mort subite chez ces derniers est fréquemment causée par une *hémorrhagie méningée* (APOPLEXIE), qui se déclare dans une des *néo-membranes* de la dure-mère.

Chez les enfants, la pachyméningite donne de la fièvre, des convulsions, des contractures, et d'autres symptômes qui peuvent la faire confondre avec la MÉNINGITE TUBERCULEUSE. Chez les vieillards, il n'y a pas de fièvre, mais des vertiges, tintements d'oreille, céphalalgie habituelle.

Lorsqu'il se produit une hémorrhagie méningée, il s'y ajoute les symptômes de l'*apoplexie*, qui se dissipent si l'hémorrhagie n'est pas très-considérable. Dans le cas contraire, elle entraîne rapidement la mort, ou un affaiblissement graduel des facultés avec engourdissement, tendance au sommeil, incontinence d'urine. Parfois, il y a comme dans l'apoplexie cérébrale, soit une paralysie limitée, soit une hémiplégie.

Le traitement est celui des MÉNINGITES et des APOPLEXIES.

PAIN, s. m. (*panis*, ἄρτος). Le pain forme la base de la nourriture des peuples de l'Occident; il est fabriqué avec la farine des céréales. Toutes les substances végétales contenant du gluten et de la fécule peuvent être employées à sa fabrication. Le plus généralement, le pain est fait avec la farine de blé, de seigle, d'orge, de sarrasin et d'avoine.

Pour fabriquer le pain, on ajoute à la farine environ moitié de son poids d'eau, et l'on forme ainsi une pâte dans laquelle on introduit 250 grammes de levûre de bière par 100 kilos, afin de déterminer la fermentation, de faire *lever* la pâte, ce qui la rend légère et de digestion facile. Ce phénomène transforme une partie de la fécule en dextrine et en glucose, et celle-ci donne naissance à une petite quantité d'alcool et d'acide carbonique.

Lorsque la pâte est suffisamment boursoufflée, on la divise en *pains* de formes et de dimensions variées, que l'on introduit dans un four chauffé à 250 degrés environ. La surface est caramélisée et forme la *croûte*, qui permet à la partie interne de cuire en conservant une partie de son humidité. Cette partie constitue la *mie*.

Le *pain* est un aliment complet qui contient 30 grammes de carbone et 1 gramme d'azote par 100 grammes; mais son usage exclusif nécessiterait pour l'entretien de la vie, chez l'adulte, l'ingestion de 2 kilogrammes par jour, et l'on a coutume d'ajouter au pain un aliment plus azoté : viande, œufs, fromage, qui permet de diminuer considérablement cette dose.

PALAIS, s. m. (*palatum*). Partie antérieure de la paroi supérieure ou voûte de la bouche. Il est formé par un squelette osseux constitué par les os maxillaires supérieurs et les palatins, recouverts par la muqueuse buccale, qui se continue en arrière avec le *voile du palais*.

A la suite de traumatismes, et plus souvent de gommes syphilitiques des os qui le constituent, il se forme une **perforation du palais**. Les aliments reviennent par le nez, la voix a un timbre nasillard et, pour éviter ces inconvénients, il est nécessaire d'avoir recours soit à l'*uranoplastie* (de οὐρανόν, palais), soit à l'usage d'un obturateur ou palais artificiel en or, argent ou gutta-percha.

PALATIN, adj. et s. m. Qui a rapport au palais.

Les **os palatins** (D, fig. 376 [2]) sont situés à la partie postérieure du palais, leur partie horizontale concourt à en former la voûte, leur partie verticale appartient à la paroi interne des fosses nasales. Ils s'articulent avec l'os sphénoïde et le maxillaire supérieur.

Les **artères palatines** supérieure et inférieure sont des branches de l'artère maxillaire interne.

Les trois **nerfs palatins** (grand, moyen et petit), branche du nerf maxillaire supérieur, émanent du ganglion *sphéno-palatin* et se distribuent à la partie postérieure de la bouche, luette, amygdale, voile du palais.

PALATO-PHARYNGIEN, **STAPHY-LIN**, s. m. Nom des muscles qui vont du palais au pharynx et à la luette (σταφυλή).

PALETTE, s. f. Petit vase plat destiné à recevoir et à mesurer le sang que l'on extrait par la saignée ; chaque palette correspond à 125 grammes environ.

PALLIATIF, adj. et s. m. (de *palliare*, masquer). Qui ne guérit qu'en apparence.

Le *traitement palliatif* a pour but d'empêcher les progrès d'une maladie, et lorsqu'on ne peut espérer la guérir, de prolonger les jours du malade et diminuer ses souffrances.

Trouver des palliatifs appropriés à chacun des symptômes pénibles constitue une étude difficile et délicate qui exige de la part du médecin des connaissances variées et beaucoup d'esprit d'observation, de patience et de commisération pour ses malades. Sans se laisser rebuter par l'insuccès fatal des moyens qu'il emploie successivement, et qui sont le plus souvent condamnés d'avance à n'avoir qu'un effet temporaire, par les reproches injustes et les impatiences du malade qui ne connaît pas son état, il doit s'ingénier tous les jours à veiller au plus pressé, à tirer le meilleur parti de la situation de celui qui est confié à ses soins.

PALMAIRE, adj. et s. m. (de *palma*, paume de la main). Qui a rapport à la paume de la main : aponévrose palmaire, région palmaire, arcades artérielles palmaires (profonde et superficielle) (voy. MAIN, fig. 366 et 367).

Les muscles **grand palmaire** et **petit palmaire** de l'avant-bras s'insèrent en haut à l'humérus, en bas à l'aponévrose palmaire dont ils sont les tenseurs.

PALPATION, s. f. Action de *palper*. Moyen de diagnostic très-employé qui consiste à explorer les régions et les organes au moyen de la main. La palpation ou le *palper* abdominal permet de reconnaître les tumeurs du ventre, la grossesse, les mouvements actifs du fœtus. Lorsqu'on insinue le doigt ou la main dans une cavité close, cette variété de palpation prend le nom de TOUCHER (toucher vaginal, anal, etc.).

PALPÉBRAL, adj. (de *palpebra*, paupière). Qui a rapport à la PAUPIÈRE. La *conjonctive palpébrale* est cette portion de la conjonctive qui tapisse la face interne des paupières ; on lui donne ce qualificatif pour la distinguer de la *conjonctive bulbaire*, qui est appliquée sur le globe oculaire.

L'orbiculaire des paupières est quelquefois appelé *muscle palpebral*.

PALPITATION, s. f. Lorsque les battements du cœur sont plus forts, plus fréquents qu'à l'état normal, on dit que le malade est atteint de *palpitations*. On les observe dans les maladies avec altération du sang, CHLOROSE, ANÉMIE, dans certaines cachexies, ainsi que dans la pléthore sanguine. On les rencontre encore dans les maladies avec désordre dans l'action nerveuse qui préside au jeu du cœur. Ce sont, tantôt des affections générales comme l'hypochondrie, l'hystérie ; tantôt des lésions locales désignées sous le nom de *névroses du cœur* ou *palpitations nerveuses*. Elles coïncident le plus souvent avec un bruit de souffle. Le traitement doit être dirigé contre la cause qui la produit (GASTRALGIE, NERVOSISME, ANÉMIE).

Il consistera en toniques amers, ferrugineux ; souvent on y associera un peu de teinture de digitale, ou on appliquera sur la région précordiale un vésicatoire volant qu'on remplacera au bout de trois ou quatre heures par un cataplasme.

Les palpitations existent le plus souvent sans qu'il y ait affection organique du cœur. Cependant il y en a aussi dans l'aortite, le rétrécissement aortique et quelques autres maladies du cœur, surtout lorsqu'elles atteignent les jeunes gens.

Quelquefois on constate dans l'aorte abdominale des battements énergiques se reproduisant d'une manière intermittente ou passagère, sans cause appréciable. On a donné à ce phénomène le nom de *palpitations de l'aorte*.

PALUDÉEN, adj. (*palus*, marais). Qui a l'aspect d'un marais ou qui s'y rapporte. Les *terrains paludéens*, généralement très-fertiles, sont formés du sol d'anciens marais desséchés, composés de tourbe, de terreau, résultat de la décomposition des végétaux. Les *miasmes* qui s'élèvent de ces terrains, aussi bien que ceux des marécages, produisent les *fièvres paludéennes ;* ces FIÈVRES peuvent être intermittentes, rémittentes ou continues. Elles déterminent la cachexie palustre.

PANARIS, s. m. (*panaritium*, παρωνυχία). Inflammation des parties molles des doigts ou des orteils. Selon les parties affectées, on divise cette affection en *panaris superficiel, panaris sous-cutané* et *panaris profond*. Ces deux derniers ne sont en réalité que les phases successives de la même maladie.

Vulgairement appelé *tourniole*, le **panaris superficiel** consiste en une inflammation de la surface du derme avec production de pus ; celui-ci soulève l'épiderme et tend à faire le tour du doigt. Il peut envahir la matrice de l'ongle et en déterminer la chute.

Le **panaris anthracoïde** est une variété du *panaris sous-cutané* qui siége de préférence à la face dorsale de la première phalange ; c'est un véritable FURONCLE.

Le vrai **panaris sous-cutané** siége à la face palmaire du doigt. La terminaison, si l'on n'intervient pas, est la suppuration. Les complications sont graves : le plus ordinairement, s'il s'agit de la troisième phalange, l'inflammation gagne le périoste et l'os, il en résulte une nécrose de la phalangette qui entretient une longue suppuration jusqu'à l'élimination de l'os, à la suite de laquelle le doigt est raccourci et déformé.

Si le panaris siége à la première ou à la deuxième phalange, l'inflammation se propage à la gaîne tendineuse et aux articulations ; c'est le **panaris profond**. Il peut en résulter un phlegmon diffus et consécutivement, si le malade guérit, une rétraction permanente des doigts. Lorsqu'il se termine par la gangrène, la mort du malade en est souvent la suite.

Quelquefois, le panaris se développe sans cause appréciable, c'est pourquoi on l'appelle encore *mal d'aventure*. D'autres fois il est causé par les petites plaies connues sous le nom d'*envies*, que présentent les téguments autour de l'ongle. Les plaies par instruments piquants chargés de substances délétères, les contusions, les plaies compliquées de la présence de corps étrangers, échardes, fragments de verre, en sont les causes les plus ordinaires. Plus fréquent chez l'homme, le panaris affecte plus souvent la main droite et surtout le pouce et l'index.

Au début, les malades accusent une douleur extrêmement violente avec chaleur et rougeur de la partie malade ; le sommeil devient impossible, l'appétit nul et quelquefois, dans le panaris profond, on voit se produire le délire et un état adynamique très-grave. Le panaris du pouce et celui du petit doigt présentent un plus grand danger, en rapport avec la disposition des gaines tendineuses qui arrivent jusqu'au poignet, ce qui leur permet d'envahir rapidement la paume de la main.

Au début du panaris, le *traitement abortif* doit être employé avec persévérance : sangsues nombreuses à la base du doigt malade, onguent napolitain en permanence sur la partie enflammée, et si ce traitement est insuffisant, il faut recourir à une *large incision*. Malheureusement, il est assez rare que le malade pusillanime se décide à une opération qui, tout en sauvant ordinairement son doigt, arrête en même temps les douleurs intolérables qu'il endure. Le plus souvent, il s'adresse à des rebouteurs ou autres guérisseurs renommés pour la guérison du panaris sans incisions. Nous ne saurions donc, dans l'intérêt du malade, le mettre assez en garde contre ces *onguents* dont l'effet le plus clair et le plus certain est de faire perdre un temps précieux, et de rendre irrémédiables des lésions qui auraient pu être réparées, si on s'y était pris à temps.

Lorsque le chirurgien est appelé trop tard, il ne lui reste plus qu'à donner au pus une large issue, extraire les os nécrosés et entourer le doigt de cataplasmes émollients.

La guérison des panaris est plus ou moins rapide suivant les cas et les variétés ; elle demande quelquefois plus de deux mois, et lorsqu'on n'a pas opéré à temps, le doigt reste raide, difforme, incapable de se plier. Il arrive même que l'amputation devient le seul remède à la mauvaise disposition d'un doigt *autre que le pouce* dont le moignon est plus nuisible qu'utile.

PANCRÉAS, s. m. (de πᾶς, tout, et κρέας, chair). Glande en grappe pesant en moyenne 65 grammes, ayant 15 centimètres de long, 4 de hauteur et 2 d'épaisseur, d'une couleur blanc grisâtre, destinée à la sécrétion du *suc pancréatique*, placée transversalement au-devant de la colonne vertébrale, entre les régions épigastrique et ombilicale. Sa forme allongée et le renflement d'une de ses extrémités l'ont fait diviser en partie moyenne ou *corps*, extrémité droite ou *tête*, extrémité gauche ou *queue du pancréas*. Il est maintenu en position par le duodénum et le péritoine.

Le pancréas se compose d'un tissu propre analogue à celui des glandes salivaires d'où naît le *canal pancréatique* excréteur, de vaisseaux et de nerfs.

PANCRÉATINE, s. f. (*pancreas*). Substance organique liquide, de nature albuminoïde, coagulable par l'alcool et la chaleur, qui existe dans le SUC PANCRÉATIQUE et qui lui donne ses propriétés physiologiques.

On a employé la pancréatine pour faciliter la digestion des corps gras ; on l'administre en élixir, pilules ou poudre.

PANCRÉATIQUE, adj. (*pancreaticus*). Qui a rapport au pancréas.

Les **artères pancréatiques** sont nombreuses et peu volumineuses, elles naissent de l'artère splénique ; la principale est fournie par la gastro-épiploïque droite.

Les **veines pancréatiques** sont dépourvues de valvules et se rendent dans les veines spléniques, mésaraïques et dans le tronc de la veine porte.

Le **suc pancréatique** n'est sécrété que pendant la digestion ou à peu près ; c'est un liquide incolore, filant, sirupeux, qui doit ses propriétés à la *pancréatine*. Coagulable par la chaleur, il offre une réaction alcaline ; il a la propriété d'émulsionner les corps gras et il joue un rôle essentiel dans la digestion des féculents.

Au moment où le chyme passe de l'estomac dans l'intestin, il y a encore une grande quantité de fécule non modifiée, le suc pancréatique agit sur elle à la manière de la salive. Ce suc est versé dans l'intestin par deux **canaux pancréatiques**, l'un s'appelle encore *canal de Wirsung*. Il est placé dans l'épaisseur de la glande, à égale distance des bords supérieur et inférieur, et s'ouvre dans *l'ampoule de Vater* avec le canal cholédoque, à la partie postérieure et inférieure de la deuxième portion du duodénum. On trouve presque toujours un *canal pancréatique accessoire* au niveau de la tête du pancréas, il part du *canal de Wirsung* pour déboucher dans le duodénum par une ouverture particulière, au-dessus de l'ampoule de Vater.

PANNUS, s. m. Variété de KÉRATITE VASCULAIRE, caractérisée par la production sur la *cornée* d'un réseau de vaisseaux considérable et persistant. Entre les mailles de ce réseau, il y a formation d'un exsudat et toute la surface de la cornée se trouve complétement masquée.

Le plus souvent le pannus de la cornée est produit par des GRANULATIONS DE LA CONJONCTIVE, qui peuvent se communiquer à la cornée ou qui l'irritent par leur frottement. La maladie, fréquente chez les enfants, peut exister à l'état aigu : il se déclare brusquement du larmoiement, une injection périkératique, en même temps qu'il y a une poussée de granulations dans le cul de sac de la paupière supérieure. Au bout de fort peu de temps (un ou deux jours), la cornée elle-même se recouvre plus ou moins complétement de vaisseaux.

La maladie, prise à temps, guérit rapidement. Mais il n'en est pas de même de la forme chronique, qui peut durer des années, pendant lesquelles les enfants ne peuvent se servir de leurs yeux. Souvent alors il y a complication d'ulcères et de perforation de la cornée.

Le *traitement* consiste avant tout à cautériser légèrement les granulations du cul-de-sac de la conjonctive, de manière à les faire disparaître. En même temps on instille dans l'œil quelques gouttes d'un collyre au sulfate d'atropine et on donne à l'enfant de l'huile de foie de morue, des amers, du quinquina, de temps en temps de petites doses de calomel. Il doit éviter la fumée, la poussière et autant que possible être placé à la campagne.

Lorsque les granulations sont guéries, on se sert de pommade à l'oxyde jaune de mercure (page 501). Dans les cas rebelles, on peut faire la section des vaisseaux qui vont de la conjonctive à la cornée, ou enlever même une petite lisière du tissu conjonctival tout autour de la cornée (*syndectomie*). On a aussi employé avec succès le moyen dangereux qui consiste à inoculer dans l'œil du pus blennorrhagique, de manière à y provoquer une *ophthalmie purulente*, à la suite de laquelle les vaisseaux disparaissent plus ou moins complétement.

PANSEMENT, s. m. Nom générique des moyens thérapeutiques consistant en applications externes de topiques, appareils, linges, etc., destinés à favoriser la cicatrisation des PLAIES, à les protéger contre les influences extérieures, à maintenir les parties malades dans les meilleures conditions possibles de guérison.

Selon le but à atteindre, les méthodes de pansement sont extrêmement diverses. Certains d'entre eux doivent en effet remplir plusieurs buts : immobiliser le membre ou la partie atteinte, la comprimer régulièrement, y entretenir la chaleur, l'humidité ou la désinfecter, etc.

Les **pansements rares** sont ceux que l'on ne change pas souvent, et qui, une fois appliqués doivent être maintenus pendant longtemps, quelquefois jusqu'à la guérison. On fait des pansements rares au moyen de bandelettes de diachylon ou de taffetas gommé, pour les plaies des doigts, les coupures, les sections nettes. On se sert quelquefois de *collodion* ou de ouate. Ils conviennent aussi dans tous les cas où il n'est pas bon de déranger les parties atteintes, ou pour obtenir la cicatrisation d'*ulcères variqueux*, etc.

Lorsqu'ils sont applicables, les pansements rares ont l'avantage de permettre une guérison rapide et d'épargner des souffrances au malade. Mais ils prédisposent à l'érysipèle, aux phlegmons, à la résorption purulente, etc.

Le **pansement ouaté**, préconisé par Alph. Guérin, est un pansement rare extrêmement précieux, qui donne d'excellents résultats après les grandes opérations (amputations, résections, désarticulations) pratiquées sur les membres. C'est certainement un de ceux auxquels on doit avoir recours le plus souvent pour le pansement des blessés sur le champ de bataille. Non-seulement on peut l'employer consécutivement à une opération, mais il est encore indiqué dans une foule de lésions graves, lorsqu'on veut conserver le membre, et qu'il est nécessaire d'en soutenir les parties en même temps que de soustraire la plaie au contact de l'air, ou du moins de la mettre à l'abri des principes miasmatiques contenus dans l'atmosphère.

Après avoir lavé la plaie à l'eau tiède pour enlever les caillots sanguins, on fait un second lavage avec de l'eau-de-vie camphrée très-étendue d'eau, ou de l'eau phéniquée; puis, on dispose les bords de la plaie selon les circonstances et selon le résultat et le mode de réunion que l'on veut obtenir (par première ou par seconde intention).

On entoure alors de ouate molle et non serrée toutes les parties lésées, afin de les protéger uniformément. Au-dessus, on met successivement plusieurs couches de ouate, de manière à pouvoir exercer plus tard, et sans crainte, une pression suffisante. Il faut ainsi en empiler une grande quantité (plus du double de l'épaisseur du membre) et dépasser de beaucoup les limites de la plaie. Alors, au moyen de plusieurs bandes de toile résistante, longues de 10 à 12 mètres, on serre la ouate en exerçant une compression de plus en plus forte, et on entoure toute la partie qui en est garnie. A la fin de l'application du pansement, le chirurgien peut employer toutes ses forces à serrer la bande. Il faut qu'alors l'appareil rende, à la percussion du doigt, un son aérien qui indique qu'il est suffisamment ferme et serré.

Pendant que le chirurgien applique la bande, les aides doivent redoubler de surveillance, afin de prévenir tout mouvement de torsion et de bien maintenir les parties dans leur situation primitive.

Le rôle de la ouate est de tamiser l'air, et d'empêcher ainsi les miasmes de pénétrer jusqu'à la plaie. Il faut par conséquent que l'appareil remonte jusqu'à la racine du membre.

L'appareil reste en place de quinze jours à trois ou cinq semaines, selon que l'on a disposé la plaie pour obtenir la réunion par première intention ou par seconde intention. S'il y a de l'odeur, c'est qu'on n'a pas employé assez de ouate, ou que l'appareil est mal appliqué. Il faut alors le défaire et, soit le remettre dans de meilleures conditions, soit employer un autre mode de pansement.

Le **pansement simple** se compose d'une pièce de linge ou de charpie enduite de cérat simple, de pommade camphrée, ou imbibée simplement d'eau pure, d'eau al-coolisée, phéniquée ou de glycérine, que l'on applique sur la plaie, et que l'on maintient par une bande. On emploie quelquefois une compresse trouée enduite de cérat, par-dessus laquelle on applique de la charpie. La compresse cératée sert à empêcher la charpie de s'accoler à la plaie, et permet de soulever le pansement d'une seule pièce, la charpie absorbe les humeurs qui s'écoulent de la plaie.

On peut aussi panser les plaies avec des *cataplasmes* ou y faire couler constamment un filet d'eau (irrigation continue). Ce dernier procédé est surtout applicable aux PLAIES qui ont atteint les parties voisines des articulations.

Presque tous les pansements renouvelés sont des pansements humides ; cependant, il y a des *pansements secs* qui peuvent se faire chaque jour; on emploie alors soit la charpie sèche, soit les poudres *absorbantes*, amidon, sous-nitrate de bismuth, etc.

Il est essentiel d'observer la plus grande propreté dans les pansements. Tous les linges doivent être changés chaque fois et passés à la lessive avant d'être utilisés de nouveau. Il faut avoir soin de modérer la compression et de l'exercer dans un sens favorable à la circulation du sang.

On évitera d'employer pour le pansement des plaies, la foule d'onguents ou de pommades dont sont encombrées toutes les officines et auxquels on attribue des vertus aussi merveilleuses qu'elles sont erronées. On n'aboutit dans la plupart des cas qu'à irriter inutilement ou fâcheusement la plaie, loin de hâter sa cicatrisation. Il faut bien se pénétrer de l'idée que la guérison d'une plaie est l'œuvre de l'organisme seul, et que la médecine ne doit intervenir que pour placer les parties malades dans les meilleures conditions de guérison naturelle.

PANSPERMIE, s. f. (de πᾶς, tout, et σπέρμα, graine). Système des naturalistes qui prétendent que les germes de tous les corps organisés sont disséminés partout, et n'attendent que les circonstances favorables pour se développer.

PAPIER, s. m. (πάπυρος, *papyrus*). Les **papiers médicamenteux** sont des remèdes officinaux ou magistraux consistant en bandes de papier uniformément recouvertes d'une couche médicamenteuse mince et lisse, de nature et de consistance emplastique. On fait ainsi des *papiers* dits *chimiques*, *épispastiques* ou *résicants*, *papiers à cautères*, chargés de cantharides ou de garou. Le **papier** ou le **carton nitrés** (bouillis dans une solution concentrée de nitrate de potasse) sont utilisés contre les attaques d'asthme ; on en fait brûler quelques feuilles dans la chambre des malades au moment des accès.

PAPILLAIRE, adj. Qui a rapport aux papilles. Le *corps papillaire* de la PEAU est cette partie du tégument qui contient les papilles.

PAPILLE, s. f. Les **papilles de la peau** forment de petites éminences simples ou composées, contenant des corpuscules du tact (*papilles nerveuses*) [voy. NERFS (terminaison des)], ou des anses vasculaires (*papilles vasculaires*) ; ces dernières sont les plus nombreuses.

La **papille optique** est l'épanouissement du nerf OPTIQUE dans le globe de l'œil. Son aspect, à l'examen ophthalmoscopique, est extrêmement important au point de vue des affections profondes de l'œil.

PAPILLOME, s. m. Nom d'une variété de CANCROÏDE ou ÉPITHÉLIOMA constituée par une prolifération et une exagération de volume des papilles. On rencontre les papillomes surtout à la face et au pénis.

PAPULE, s. f. Variété de boutons sans pus, qui constitue un ordre de maladies cutanées caractérisées par de petits engorgements inflammatoires à forme conique et pyramidale dans quelques cas, arrondie dans d'autres, mais qui n'ont ni vésicules séreuses ni purulentes. Le *lichen*, le *prurigo*, le *strophulus* et quelques *syphilides papuleuses* rentrent dans cette classe de maladies.

PARACENTÈSE, s. f. (de παρά, à travers, et κεντεῖν, perforer). Opération chirurgicale qui consiste à faire une ouverture dans une des cavités naturelles, pour donner issue au liquide qui y est contenu.

La **paracentèse de l'abdomen** se fait pour évacuer le liquide contenu dans la cavité péritonéale (ASCITE). Rarement elle est un moyen curatif; le plus souvent, c'est un palliatif destiné à diminuer la dyspnée qui menace de suffoquer les malades. On retire ordinairement plusieurs litres d'eau de la cavité abdominale.

Cette opération se fait le plus souvent

au moyen d'un *trocart* que l'on enfonce au milieu d'une ligne qui joint l'ombilic à l'épine iliaque antérieure et supérieure. Il est du reste essentiel de se bien renseigner au moyen de la percussion, sur la situation réelle occupée par l'intestin et les autres organes de la cavité abdominale. Il est prudent de ne pas vider le liquide trop rapidement, afin de ne pas déterminer une faiblesse chez le malade.

Dans la plupart des cas, le liquide se reproduit, si l'ascite est due à une affection du foie, du cœur, des reins, etc., et il est nécessaire de renouveler plusieurs fois l'opération à des intervalles plus ou moins grands. Quelquefois, il est utile de faire suivre l'évacuation du liquide par une injection de teinture d'iode iodurée et étendue de beaucoup d'eau. C'est surtout lorsqu'il y a lieu de modifier l'état de la membrane péritonéale que cette pratique a sa raison d'être.

La **paracentèse du crâne** a été pratiquée et a même donné d'assez bons résultats dans quelques cas d'HYDROCÉPHALIE.

La **paracentèse de l'œil**, ou plutôt la paracentèse de la *chambre antérieure*, se pratique toutes les fois que l'on veut donner issue à l'humeur aqueuse. On la fait au moyen d'un petit couteau triangulaire, muni d'un léger talon à sa base pour empêcher l'opérateur de pénétrer trop profondément et de blesser le cristallin ou l'iris.

C'est surtout dans les cas d'ulcères de la cornée (*kératite ulcéreuse*) qu'elle donne de bons résultats en diminuant momentanément la pression intra-oculaire. Elle ne présente généralement aucun inconvénient ni aucune difficulté, mais il est bon de la faire suivre de l'application d'un bandage légèrement compressif.

La **paracentèse du péricarde** ne se fait que lorsqu'un épanchement considérable menace de causer l'arrêt du cœur. Lorsque le diagnostic est bien établi, l'opération ne semble pas aussi dangereuse qu'on pourrait le supposer.

La **paracentèse de la poitrine** a pour but de donner issue aux liquides contenus dans la cavité des plèvres ; elle est désignée d'habitude sous le nom de *thoracentèse*, et mieux THORACOCENTÈSE.

On fait encore la paracentèse des articulations atteintes d'HYDARTHROSE, celle de l'HYDROCÈLE, de la vessie dans les cas de rétention d'urine et d'impossibilité de pratiquer le cathétérisme, etc. Ce sont en réalité de simples *ponctions* que l'on fait avec un trocart plus ou moins gros. Elles sont d'autant moins dangereuses que l'instrument à un diamètre moindre, et les trocarts capillaires sont presque inoffensifs. Souvent on facilite la sortie du liquide au moyen de l'aspiration (appareils de Dieulafoy, de Potain) (voy. PLEURÉSIE, PONCTION, THORACOCENTÈSE).

PARALYSIE, s. f. (de παράλυειν, relâcher). Abolition complète ou suspension momentanée de la contractilité musculaire. Le plus souvent, ce terme de paralysie est appliqué à l'impossibilité de faire mouvoir un membre ou une région du corps, qui ainsi ne se trouve plus soumise à l'influx de la volonté. On dit aussi qu'il y a *paralysie du sentiment* lorsque cette région est devenue insensible, mais alors il vaut mieux se servir du terme d'ANESTHÉSIE.

Il est très-rare que la paralysie soit une maladie du *muscle lui-même*, cela ne se voit guère qu'après les contusions, ou par suite du défaut absolu d'exercice ayant amené la dégénérescence, puis l'atrophie musculaire.

La paralysie est le plus souvent une affection des nerfs ou des centres nerveux. Il y peu de temps, on croyait qu'il existait une *paralysie essentielle*, indépendante de toute lésion des centres nerveux. Mais il est démontré actuellement que cette affection, décrite sous le nom de **paralysie essentielle de l'enfance** est causée en réalité par une *myélite* de la substance grise antérieure, circonscrite à une région de la *moelle épinière* et compliquée d'une sclérose de la substance blanche qui forme les cordons antéro-latéraux.

On donne encore le nom de paralysies essentielles à celles qui paraissent dépendre d'un trouble dynamique (fonctionnel) de l'*innervation*, sans qu'on ait pu trouver jusqu'à présent de lésion appréciable dans les centres nerveux. De ce genre sont les *paralysies hystériques*, celles qui sont dues à certaines intoxications par les composés du plomb, de l'arsenic, par le tabac, le phosphore, la quinine. On y range encore les paralysies périphériques *a frigore* (rhumatismales), celles qui naissent dans la convalescence de la *diphthérie*, des angines, de la fièvre typhoïde, par suite des émotions morales ou d'une action réflexe produite par les vers intestinaux, etc.

En résumé, les muscles sont inactifs parce que les nerfs qui les animent ne sont plus susceptibles de les exciter, tantôt parce que ces nerfs sont malades eux-mêmes, tantôt parce que les centres nerveux (encéphale ou moelle) dont ils dépendent sont détruits, comprimés, altérés d'une façon quelconque. De telle sorte que la paralysie musculaire est SYMPTOMATIQUE d'une maladie plus ou moins localisée du système nerveux.

Les paralysies d'*origine centrale* qui sont dues à une maladie des centres nerveux sont plus ou moins étendues et embrassent une région assez considérable du corps humain.

Si la paralysie occupe tout un côté (ce qui est très-fréquent après les APOPLEXIES cérébrales), elle est appelée HÉMIPLÉGIE.

C'est dans ce sens que l'on dit ordinairement d'une personne qu'elle est tombée en paralysie.

Lorsque l'affection, au lieu d'occuper la moitié gauche ou droite du corps, en occupe la partie inférieure et reste limitée, par exemple, aux membres abdominaux qui deviennent incapables de porter le poids du corps ou de le mouvoir, il y a PARAPLÉGIE.

Elle est alors causée par une maladie de la moelle épinière siégeant plus ou moins haut (voy. MOELLE, MAL DE POTT).

Enfin, si la maladie n'est ni sous la dépendance d'une lésion de l'encéphale, ni sous celle d'une lésion de la moelle épinière, mais simplement causée par une affection d'un nerf, elle est alors d'*origine périphérique* et reste localisée à la région innervée par cette branche nerveuse. Si ce nerf est un *nerf moteur* comme le *nerf facial*, par exemple, il y aura paralysie dans tous les muscles de la face qui sont sous sa dépendance (voy. FACIALE [paralysie]). Si ce nerf est *sensoriel*, il y aura abolition du sens auquel il préside, et si c'est le *nerf optique*, par exemple, l'œil auquel il se distribue deviendra inapte à la vision (amaurose, névrite optique). Plus rarement, la paralysie périphérique s'attaque *isolément* à un *nerf sensitif*, mais dans ce cas, il y a perte de la sensibilité (anesthésie) dans la région à laquelle se distribue le nerf.

Au bout d'un certain temps après le début d'une paralysie, les muscles qui restent dans l'inaction peuvent dégénérer et s'atrophier. Leurs antagonistes se contractent et déterminent des déviations plus ou moins considérables. Mais tant que le muscle a sa texture normale, il conserve sa contractilité sous l'influence d'une excitation directe, le passage d'un courant électrique par exemple.

La **paralysie essentielle des enfants**, qui n'est réellement pas une paralysie *essentielle*, ainsi que nous l'avons dit plus haut, s'observe surtout chez les nouveau-nés et dans les deux premières années de la vie.

Elle débute brusquement comme une MYÉLITE par une *phase de paralysie* dans laquelle une région (jambe, bras) ou un muscle, (deltoïde, triceps) ne peuvent plus se remuer.

Au bout de quelques jours, sans douleur, la paralysie diminue ou se localise dans un ou plusieurs muscles qui restent souvent définitivement paralysés et *s'atrophient* ensuite. Les muscles antagonistes en se rétractant, entraînent souvent la formation de difformités, ou sont l'origine d'attitudes vicieuses qui constituent le *pied bot*, les déviations des membres, etc.

Le *traitement* consiste à stimuler la contractilité musculaire, surtout au moyen des courants électriques continus, plus tard, on s'opposera par des moyens mécaniques aux attitudes vicieuses, et on sera quelquefois obligé d'avoir recours à la TÉNOTOMIE des tendons des muscles rétractés.

La **paralysie agitante**, *paralysie tremblante*, est caractérisée par un tremblement qui commence par les parties supérieures du corps, puis se généralise et envahit successivement tous les muscles de l'économie. Ce tremblement consiste en oscillations régulières à peine interrompues par le sommeil. Les fonctions de la locomotion et de la préhension sont profondément altérées, la marche est chancelante avec *tendance à la propulsion* en avant, quelquefois *tendance au recul*, qui font courir le malade irrésistiblement soit en avant soit en arrière, jusqu'à ce qu'un obstacle l'arrête. A la fin, le tremblement est tellement violent, que les malades ne peuvent plus quitter leur lit. Des douleurs spontanées se font sentir dans toutes les parties atteintes ou non de tremblement, en même temps que l'on observe une diminution très-prononcée dans la sensibilité au froid ou à la douleur (anesthésie douloureuse); l'intelligence reste intacte.

Cette maladie offre la plus grande gravité. Deux ordres de causes paraissent avoir une certaine influence sur son développement; ce sont les émotions morales, surtout la terreur, et le froid humide. La nécropsie ne montre souvent aucune lésion. Lorsqu'on en trouve, elle consiste dans la sclérose de la partie supérieure de la moëlle, du bulbe rachidien et du pont de Varole.

On a obtenu des améliorations dans cette maladie par le fer à haute dose, des bains chauds avec affusions froides sur la nuque, l'iodure de potassium, la strychnine, le seigle ergoté, les courants électriques continus et les bains sulfureux.

Les **paralysies locales** sont extrêmement nombreuses, puisque tous les nerfs moteurs crâniens ou rachidiens peuvent être frappés de paralysie, par suite de lésions traumatiques, par compression, affection rhumatismale, névrose. Elles peuvent être dues aussi à l'action de certains poisons, notamment les préparations d'arsenic, le sulfure de carbone, le plomb (*paralysie saturnine*). Cependant, certains muscles sont affectés plus souvent que d'autres : tels sont les muscles de l'œil et de la face, (*paralysie de la troisième paire, de la sixième paire, de la septième paire,* etc.), le sterno-mastoïdien, le grand pectoral, le grand dentelé, le deltoïde, les muscles extenseurs de l'avant-bras, le droit antérieur de la cuisse et les péroniers latéraux.

Le défaut d'action des muscles paralysés donne lieu à la contracture de leurs antagonistes, et les principaux symptômes de ces affections consistent dans des difformités et les déviations qui en résultent. Leur traitement, considéré d'une manière générale, consiste dans l'excitation directe de l'action nerveuse suspendue, par les révulsifs et par l'électricité. Il faudra y adjoindre un traitement général destiné à éliminer le poison si l'affection résulte d'une *intoxication*. S'il s'agit du plomb, on donnera l'iodure de potassium à l'intérieur et des bains sulfurenx.

Paralysie faciale. — Voy. FACIAL.

Paralysie de la troisième paire. — Voy. MOTEUR OCULAIRE COMMUN.

PARAPHIMOSIS, s. m. (de παρά, au delà, et φιμόω, je serre). Étranglement du gland par le prépuce, lorsque le prépuce rétréci est passé en arrière du gland et qu'il ne peut plus être ramené en avant.

Le plus souvent le paraphimosis succède au PHIMOSIS, il se produit dans les efforts que fait la personne pour découvrir le gland, ou pendant l'acte du coït, (quelquefois la masturbation) lorsque le gland

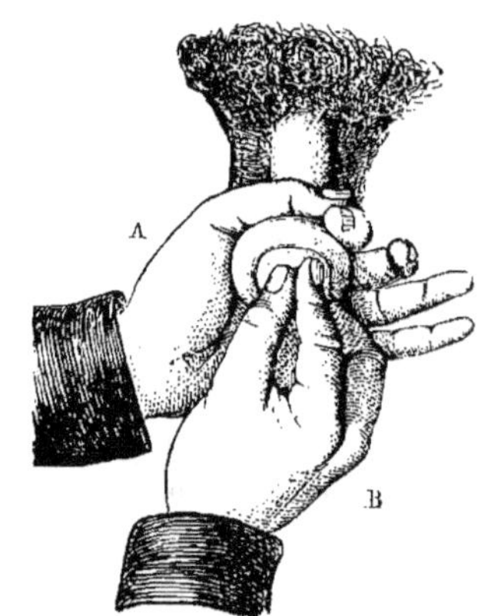

FIG. 425. — Procédé ordinaire de réduction du paraphimosis.

A, Main gauche du chirurgien.
B, Sa main droite.

se trouve tout d'un coup découvert; mais comme l'ouverture préputiale est trop étroite, elle l'étrangle à sa base (fig. 425).

Jamais il n'y a sphacèle du gland étranglé, mais les douleurs sont très-vives, le prépuce forme un bourrelet œdémateux autour du gland, et souvent la peau se crevasse et s'ulcère. C'est ce qui constitue le débridement naturel.

Dès que le paraphimosis s'est produit, il faut chercher à le réduire le plus tôt possible, car vingt-quatre heures après il s'est déjà quelquefois produit des adhérences vicieuses. Pour cela, après avoir malaxé le gland pour le faire dégonfler et l'avoir graissé de cérat, on entoure la verge d'une compresse mouillée ou on la prend directement de la main gauche, sans la serrer outre mesure, et on cherche à ramener le prépuce en avant, pendant que le pouce de la main droite refoule le gland dans la cavité du prépuce (fig. 425).

Lorsque la réduction est impossible, on fait le *débridement*, c'est-à-dire une incision sur le dos de la verge et parallèlement à son axe. Après ce débridement, la réduction est quelquefois facile.

Mais dans d'autre cas, plus fréquents, il s'est établi des adhérences entre le bourrelet préputial et les tissus sous-jacents, et le débridement n'a d'autre utilité que de faire cesser la douleur et de favoriser la résolution de l'inflammation.

M. A. Guérin préconise le procédé suivant qui permettrait de toujours obtenir la réduction sans avoir besoin d'opérer. Au lieu d'agir sur le prépuce, il exerce des tractions sur la peau qui est située en arrière de l'étranglement. Il saisit d'une main toute la verge jusqu'auprès de sa racine (fig. 426) sans exercer de pression, et il s'efforce de ramener sur le gland, la peau qui fait suite au prépuce. En agissant ainsi, en poussant la peau, au lieu de l'attirer, il évite les déchirures qui se produisent d'habitude, et la réduction est beaucoup plus aisément obtenue que par le procédé ordinaire.

A la suite de la réduction du paraphimosis, il faut entourer la verge de compresses d'eau blanche, faire prendre un bain, et plus tard, opérer le PHIMOSIS.

PARAPLÉGIE, s. f. (de παρὰ, au delà, πλήσσειν, frapper). Variété de paralysie qui n'atteint qu'une portion plus ou moins étendue de la partie inférieure du corps. Elle peut être plus ou moins absolue et se réduit quelquefois à une grande faiblesse dans les jambes et à quelques troubles du côté des viscères abdominaux.

Les causes des paraplégies sont très-variables. Lorsqu'on ne trouve aucune lésion appréciable dans la *moelle* ou les nerfs, on dit qu'il y a **paraplégie essentielle**. Elle est alors due le plus souvent à l'action prolongée du froid humide (paraplégie rhumatismale), à certaines intoxications : par le sulfure de carbone, l'arsenic, le phosphore. Souvent, elle se produit par action réflexe, consécutivement à une affec-

tion de la vessie, des reins, ou du tube intestinal. Parmi les causes générales, il faut citer la *syphilis*, qui produit la **paraplégie syphilitique** plus ou moins complète, l'*hystérie*, les altérations du sang dans les maladies graves.

La paraplégie est souvent SYMPTOMATIQUE d'une maladie de la moelle épinière, (*myélite, sclérose, mal de Pott*). Lorsque toute l'épaisseur de la moelle est envahie, la paraplégie porte à la fois sur le mouvement et sur le sentiment. Suivant la hauteur de la partie de la moelle qui est atteinte, il y a impossibilité de remuer les

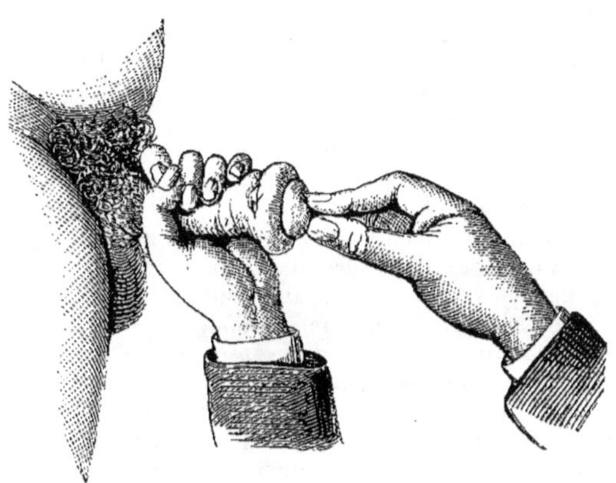

Fig. 426. — Procédé d'A. Guérin pour la réduction du paraphimosis.

membres inférieurs, constipation, incontinence ou rétention d'urine, ou d'autres troubles remontant à une hauteur variable. Dans certains cas, tout en ayant perdu la sensibilité, le malade éprouve des douleurs spontanées dans les membres inférieurs (*anesthésie douloureuse*).

Lorsque l'affection se complique de tremblement, il y a alors PARALYSIE AGITANTE ; s'il y a incoordination du mouvement, douleurs fulgurantes, conservation partielle de la contractilité musculaire et du mouvement, on a affaire à l'ATAXIE LOCOMOTRICE.

Le *traitement* de la paraplégie sera dirigé d'abord contre la cause de l'affection. S'il s'agit d'une paralysie essentielle syphilitique, on administrera l'iodure de potassium a hautes doses ; contre la paralysie rhumatismale, on emploiera les révulsifs, les frictions excitantes. Dans les cas d'affection de la moelle, l'application de vésicatoires ou de cautères, le nitrate d'argent à l'intérieur, le salicylate de soude à la dose de 6 à 10 grammes par jour pourront être utiles.

Souvent un traitement tonique, les bains sulfureux, térébenthinés, les douches, donneront de bons résultats dans les cas de paraplégie hystérique. Enfin, lorsque la cause primitive n'existera plus, on aura recours aux courants électriques pour stimuler les fonctions musculaires. Il faudra aussi veiller attentivement à la régularité des selles et de l'excrétion urinaire.

PARASITE, adj. et s. m. (de παρὰ, auprès, et σῖτος, nourriture). On désigne sous ce nom des êtres doués d'une existence et d'une organisation propres et qui se développent pendant la vie sur différentes parties et dans quelques organes de l'homme ou des animaux, en dehors desquels ils ne peuvent ni se nourrir ni se propager.

Les uns se montrent à la suite d'une altération organique des tissus ou des liquides, les autres sont au contraire la cause première de certaines maladies.

On distingue les *parasites végétaux* et les *parasites animaux*.

Les **animaux parasites** appartiennent aux classes inférieures ; insectes, arachnoïdes, vers ; ils sont *épizoaires*, c'est-à-dire siégeant sur la peau, au dehors, (acarus, pou) ; ou *entozoaires*, habitant l'intérieur des cavités (intestin) ou des organes (muscles, tissu cellulaire, foie, etc.) tels sont les *lombrics*, les *oxyures*, le *trichocéphale*, le *ténia*, le *cysticerque*, l'*échinocoque*, les *trichines*.

Les **végétaux parasites**, tous d'un ordre très-inférieur, *algues* ou *champignons*, donnent lieu à un état morbide particulier. On les rencontre principalement dans la *teigne*, l'*herpès tonsurant*, la *pelade*, la *plique polonaise*, la *mentagre*, le *muguet*, etc.

PARASITICIDE, adj. et s. m. (de parasite, et *cædere*, tuer). Qui tue les parasites. On donne ce nom à un grand nombre de préparations pharmaceutiques, pommades, lotions, poudres, etc., destinées à guérir les maladies parasitaires.

Les *agents parasiticides* principaux sont les préparations de mercure, d'arsenic, de soufre, etc.

On emploie les parasiticides tantôt à l'extérieur : contre la gale (pommade soufrée), les poux (poudre de staphisaigre), les poux du pubis ou morpions (onguent mercuriel), etc.; et tantôt à l'intérieur : contre le muguet (gargarismes et collutoires alcalins), les vers intestinaux (vermifuges, santonine, semen contra), etc.

PARENCHYME, s. m. (de παρὰ, entre, et ἔγχυμα, effusion). Nom donné à la substance propre constituante de certains organes. On dit qu'une inflammation est *parenchymateuse*, lorsqu'elle atteint la profondeur du tissu et ses éléments intimes (kératite, iritis parenchymateuses, etc.).

On connaît deux sortes de *parenchymes*:

1° Les **parenchymes glandulaires** fabriquent de toutes pièces les principes immédiats qui n'existent pas dans le sang et qui se forment dans la paroi même de l'élément glandulaire. Dans ce groupe rentrent presque toutes les glandes du corps ; c'est ainsi que la ptyaline prend naissance dans les glandes salivaires, la pepsine dans les glandes de l'estomac.

2° Les **parenchymes non glandulaires** prennent dans le sang des principes tout formés qu'ils rejettent au dehors. Le rein appartient à ce groupe.

En botanique, on appelle *parenchyme* le tissu cellulaire tendre et spongieux qui remplit, dans les feuilles, les jeunes tiges ou les fruits, les interstices des faisceaux fibreux.

PARÉSIE, s. f. Paralysie incomplète qui, au lieu d'abolir complétement le mouvement ou la sensibilité, ne fait que les diminuer. Les causes sont les mêmes que celles des *paralysies* en général ; souvent à la suite d'une paralysie absolue, il reste une paresse ou parésie du membre ou de l'organe primitivement atteint.

PARIÉTAIRE, s. f. (*paries*, muraille). La **pariétaire officinale** (*parietaria officinalis*), vulgairement *perce-muraille*, est une plante herbacée de la famille des Urticées. On la trouve ordinairement au pied et dans les fentes des vieux murs. Elle est douée d'une saveur herbacée, nitreuse, qu'elle doit à l'azotate de potasse qu'elle contient ; elle est diurétique et rafraîchissante ; c'est un remède populaire. On l'administre en tisane, eau distillée ; on en fait un suc, des lavements, des cataplasmes, etc.

PARIÉTAL, adj. et s. m. (de *paries*, muraille). L'**os pariétal** ou le pariétal est un os pair, plat, quadrilatère, situé au sommet et de chaque côté du crâne. Il est articulé en avant avec l'os frontal, en arrière avec l'os occipital, en haut avec le pariétal du côté opposé, en bas avec la portion écailleuse de l'os temporal et la grande aile du sphénoïde (à son angle antéro-antérieur). Sa face interne est concave, sillonnée par les gouttières qui renferment les branches de l'*artère méningée moyenne*. Sa face externe est convexe; elle répond au sommet et aux côtés du crâne.

PAROLE, s. f. Voix articulée dans les organes situés le long du tube vocal, c'est-à-dire le pharynx, les fosses nasales, le voile du palais, la langue, les joues, les dents et les lèvres. Quoique les mammifères et la plupart des animaux possèdent tous ces organes d'articulation, ils ne sont réellement capables que de pousser des cris. C'est à peine si par une éducation difficile et prolongée, on peut arriver à faire articuler à certains d'entre eux quelques sons qui se rapprochent plus ou moins de la parole humaine qui reste l'apanage à peu près exclusif de l'homme.

Quelque importante que soit la *langue* dans l'articulation des sons, on a vu cependant l'absence congénitale ou acquise de cet organe ne pas entraîner l'abolition absolue de la parole. Par un exercice prolongé, le jeu des lèvres peut presque suppléer à cette infirmité.

Les sourds-muets ne sont privés de la parole que d'une façon relative. N'entendant pas les sons, ils ne cherchent pas à les reproduire, mais on peut arriver par une éducation spéciale à leur faire recouvrer l'usage de la parole, seulement ils ne s'entendent pas parler.

PAROTIDE, s. f. (de παρά, autour, et οὖς, ὠτός, oreille). Glande salivaire située en avant du conduit auditif externe, en arrière de la branche montante de la mâchoire inférieure, et remplissant tout le *creux* dit *parotidien*.

Elle a un poids de 25 grammes environ et une forme légèrement pyramidale.

Du côté externe, elle est recouverte par la peau et l'aponévrose; en arrière, elle répond au conduit auditif externe, au bord antérieur de l'apophyse mastoïde de l'os temporal et aux muscles digastrique et sterno-cléido-mastoïdien; en avant, elle est en rapport avec le muscle masséter et la branche montante de la mâchoire; en dedans, elle correspond à l'artère carotide externe qui se creuse une gouttière dans le tissu même de la glande et y donne quelques branches. Le nerf facial la traverse aussi dans son épaisseur, ainsi que le nerf temporal superficiel, branche du nerf maxillaire inférieur.

La glande parotide a un canal excréteur, le *canal de Sténon*, qui va de son bord antérieur à l'intérieur de la bouche. Ce canal a une paroi épaisse de 1 millimètre et un diamètre de 3 millimètres environ; il chemine d'abord au-dessous de l'arcade zygomatique à la face externe du muscle masséter, puis lorsqu'il a dépassé le bord antérieur de ce muscle, il traverse le tissu adipeux de la joue et le muscle buccinateur, et s'ouvre à l'intérieur de la bouche, au niveau de la troisième molaire supérieure.

La consistance de la glande parotide est toujours assez considérable à cause de la capsule résistante qui l'enveloppe, et qui envoie des prolongements entre les grains glanduleux.

Il y a souvent des lobules accessoires situés sur les côtés du canal de Sténon.

Le rôle de la parotide est de former et d'excréter de la SALIVE qui est la plus fluide que fournissent les glandes salivaires; c'est au moment du repas que cette sécrétion est la plus abondante.

Les artères de la parotide viennent des ramifications de la carotide externe; ses nerfs sont fournis par le nerf auriculaire postérieur (plexus cervical), quelques rameaux du nerf facial et du grand sympathique.

PAROTIDIEN, adj. Qui a rapport à la parotide.

La **région parotidienne** ou creux parotidien (fig. 427) est importante en anatomie à cause des organes nombreux qui traversent la glande parotide ou qui l'avoisinent.

PAROTIDITE, s. f. Inflammation de la glande parotide ou du tissu cellulaire qui l'environne. Dans ce dernier cas, la maladie est plus connue sous le nom d'OREILLONS, ou plus inexactement de *parotide*.

L'inflammation de la région parotidienne, à part les cas d'oreillons, se manifeste quelquefois à la suite ou dans le déclin de la fièvre typhoïde. Il se forme un *abcès* qui suppure rapidement et s'ouvre à l'extérieur.

A part les accidents ordinaires aux abcès, l'affection ne présente pas une gravité considérable.

Le traitement consiste en cataplasmes,

sent périodiquement; mais il vaut mieux le réserver pour l'appliquer à l'augmentation des symptômes fébriles qu'on observe dans les fièvres continues, et, dans un sens général, au point le plus élevé comme gravité auquel puisse arriver une

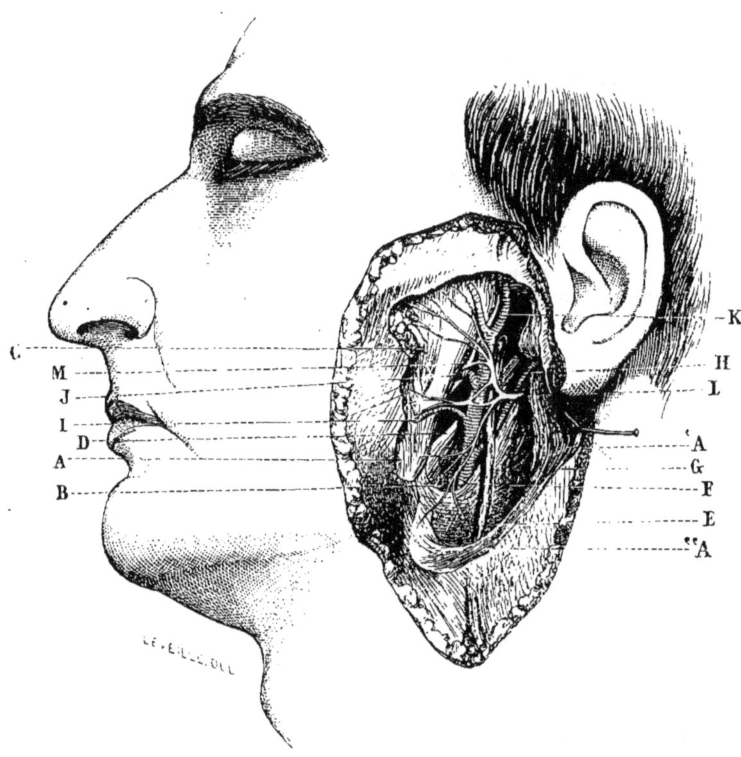

FIG. 427. — Creux parotidien dont on a enlevé la glande parotide en conservant les artères, veines et nerfs qui la traversent ainsi que l'aponévrose.

A, A', A″, Aponévrose parotidienne.

B, Repli de l'aponévrose formé par les attaches fibreuses qu'elle envoie à l'angle du maxillaire inférieur.

C, Conduit de Sténon divisé au moment où il pénètre dans la glande accessoire.

D, Ligament stylo-maxillaire.

E, Veine jugulaire externe.

F, Carotide externe.

G, Artère et veine occipitales. L'aponévrose a été

entamée pour les montrer au moment où elles s'enfoncent dans les masses musculaires de la paroi postérieure du cou.

H, Artère auriculaire.

I, Artère transversale de la face.

J, Artère maxillaire interne.

K, Artères temporales.

L, Nerf facial.

M, Nerf auriculo-temporal au moment où il envoie sa branche anastomotique avec le facial.

onctions avec la pommade mercurielle belladonée.

PAROXYSME, s. m. (de παροξύνω, j'irrite). Ce mot est employé comme synonyme d'accès, c'est-à-dire pour désigner un ensemble de symptômes qui reparais-

maladie quelconque C'est dans ce sens que l'on dit : paroxysme de la douleur, de la fièvre, etc.

PASSIF, adj. Dans le langage médical, on donne cette épithète aux affections déterminées par une faiblesse organique, par opposition à celles qui dépendent d'un excès d'action organique et qu'on appelle *actives*. Par exemple, une *hémorrhagie passive* est celle qui dépend d'une débilité, soit locale, soit générale, soit d'un obstacle dans le cours du sang dans les veines. On donne le nom d'*anévrysme passif* à la dilatation des cavités du cœur avec amincissement de ses parois.

PASTILLE, s. f. Médicaments solides, de forme aplatie, ovale ou hémisphérique, préparés à l'aide de la chaleur, avec du sucre chargé de principes aromatiques et associé à des substances actives. On les confond quelquefois avec les *tablettes* préparées avec des adjonctions de gomme *adragant ; les véritables* pastilles n'ont comme véhicule uniquement que le sucre.

On forme ainsi des *pastilles* ou *tablettes de calomel*, de *soufre*, de *kermès*, d'*ipéca*, etc. Les pastilles constituent une forme commode d'administration des médicaments, surtout chez les enfants.

PASSY (Seine). Eaux minérales ferrugineuses sulfatées. Les eaux de Passy sont recommandées dans toutes les affections qui réclament une médication ferrugineuse.

PATE, s. f. (pasta). En pharmacie, les pâtes sont des préparations alimentaires ou médicamenteuses formées principalement de sucre et de gomme dissous, soit dans l'eau, soit dans un liquide chargé de principes actifs et solidifié peu à peu par évaporation. Elles se présentent sous forme de masses de consistance molle, tenace, élastique, n'adhérant pas aux doigts. C'est ainsi que l'on forme les *pâtes de guimauve*, de *jujube*, de *lichen*, de *réglisse*, employées comme adoucissantes dans les bronchites et les inflammations légères des premières voies aériennes.

On désigne aussi sous le nom de *pâtes*, des composés qui ne contiennent ni sucre ni gomme, mais ont une consistance épaisse, pâteuse. La plupart de ces pâtes sont destinées à l'usage externe, afin d'obtenir la cautérisation des tissus cancéreux ou la formation d'un cautère : telles sont les **pâtes arsenicales** (pâtes de frère *Come* ou de *Rousselot*), formées de sulfure rouge de mercure et d'acide arsénieux ; la **pâte de Canquoin**, formée de farine de froment et de chlorure de zinc ; et la **pâte caustique de Vienne** formée de chaux vive et de potasse caustique, (voy. CAUSTIQUE).

PATHÉTIQUE, adj. (de παθεῖν, compatir). Le **nerf pathétique** ou de la quatrième paire crânienne anime le muscle *grand* OBLIQUE de l'œil, dont l'action donne à cet organe une expression passionnée.

PATHOLOGIE, s. f. (de πάθος, maladie, et λόγος, discours). Étude et science des maladies. La distinction de cette science en **pathologie médicale** ou **interne** (qui s'occupe des affections des organes internes), et **pathologie chirurgicale** ou **externe** répond à une division des maladies, qui n'est nullement scientifique, mais qui présente certaines commodités qui l'ont fait adopter (voy. MÉDECINE).

La **pathologie générale** renferme les fondements de l'art médical, réunit les maladies dans des classes distinctes, en même temps qu'elle les étudie dans ce qu'elles ont de commun, NOSOLOGIE.

La **pathologie spéciale** étudie chaque maladie en particulier ; et la **pathologie comparée** étudie les échanges de maladies qui se font entre l'homme et les animaux, telles que la *vaccine*, la *rage*, la *morve*, ainsi que les aspects divers d'une même maladie, suivant qu'elle atteint tel ou tel animal.

PATIENCE, s. f. (*Rumex patientia*). La patience officinale est une plante de la famille des Polygonées dont on utilise la racine dans le traitement de quelques affections de la peau. On l'administre en sirop, en vin, en décoction ou en infusion à la dose de 20 grammes par litre d'eau.

PAU (Basses-Pyrénées). Station d'hiver à une altitude de 205 mètres. Les vents dominants sont ceux de l'ouest et de l'est. Le froid s'y fait à peine sentir, à moins que les hivers ne soient rigoureux. Le climat n'y est pourtant pas aussi doux qu'à Hyères et à Cannes, mais l'absence de toute grande agitation dans l'air, rend les variations atmosphériques beaucoup moins sensibles et irritantes pour les tempéraments délicats.

L'action thérapeutique du climat de Pau se manifeste d'une manière très-salutaire sur les états morbides qui résultent d'un surcroît d'irritation nerveuse, sur les affections nerveuses qui attaquent les tempéraments nervoso-sanguins, sur les affections chroniques de la poitrine.

Les malades qui ont à redouter les variations atmosphériques ne doivent résider à Pau qu'à partir de novembre jusqu'à la fin de février. Pour ceux qui n'ont pas les mêmes craintes, avril et mai sont les deux mois les plus favorables.

PAUPIÈRE, s. f. (de *palpebra*). Au nombre de deux pour chaque œil, les paupières sont des voiles musculo-membraneux destinés à protéger l'organe de la vision, contre le contact de l'air et des corps extérieurs, et à étendre sur la cornée le liquide lacrymal secrété par les glandes de la conjonctive pour la lubrifaction de l'œil. De là, la nécessité du *clignement* qui devient d'autant plus fréquent, que l'œil se trouve plus exposé à se dessécher, ou fonctionne davantage.

Les paupières sont adossées au globe oculaire contre lequel leur face interne frotte plus ou moins fortement, suivant les dispositions individuelles. Elles présentent un bord adhérent par lequel elles se continuent avec la peau du front et de la joue, et un bord libre qui avec celui de l'autre paupière forme la fente palpébrale.

Le bord libre des paupières présente : une lèvre antérieure le long de laquelle sont implantés les cils, et une lèvre postérieure où se trouvent les ouvertures des glandes de Meibomius. Près de l'angle interne (du côté du nez), on y trouve encore deux petits tubercules au sommet desquels sont les *points lacrymaux* inférieur et supérieur.

Divers tissus concourent à la formation des paupières; on trouve de dehors en dedans :

1° La *peau*, qui est extrèmement fine et élastique.

2° Le *tissu cellulaire sous-cutané*, peu abondant mais fort lâche, se laissant facilement distendre par l'*œdème* et les autres infiltrations liquides ou gazeuses.

3° Le *muscle orbiculaire des paupières* qui entoure à la façon d'un sphincter toute l'ouverture palpébrale: 1° Il a une insertion fixe sur la crête lacrymale de l'os *unguis*, et 2° une autre insertion sur le ligament palpébral interne et la paroi du *sac lacrymal*. Il sert ainsi non-seulement à l'occlusion des paupières, mais encore à la progression des larmes dans le sac lacrymal.

4° Un *tissu cellulaire*, qui ne devient abondant qu'au niveau des bords ciliaires, et dans lequel prennent naissance les cils

dont les racines se trouvent tout près des cartilages tarses.

5° Les *fibro-cartilages tarses*, qui occupent la partie des paupières la plus voisine du bord palpébral, et en forment pour ainsi dire la charpente. Dans leur épaisseur se trouvent logées les *glandes de Meibomius*, glandes sébacées qui déversent leur produit onctueux et gras au bord de la paupière, de manière à les empêcher d'être mouillés. C'est ce qui fait que les yeux peuvent se gonfler de larmes qui restent par un effet de capillarité comme accolées au globe oculaire et ne dépassent le bord de la paupière pour couler au dehors que lorsqu'elles sont trop abondantes.

A la paupière supérieure, le cartilage tarse se continue avec le **muscle releveur de la paupière supérieure** qui a son insertion fixe au fond de l'orbite et est innervé par le nerf de la troisième paire ou moteur oculaire commun.

6° La *conjonctive*, qui se trouve à la face interne des paupières et se continue avec celle qui tapisse les culs-de-sac et le globe oculaire lui-même (voy. CONJONCTIVE).

Les artères des paupières sont les palpébrales, branches de l'artère ophthalmique ; les nerfs viennent du *trijumeau* (sensibilité), du *facial* (pour le muscle orbiculaire), du moteur oculaire commun (pour le muscle releveur).

Les **plaies des paupières** doivent être réunies par première intention, au moyen de sutures. Si la paupière est complétement divisée, la cicatrice qui se forme naturellement a une tendance à faire réunir la peau directement à la muqueuse (conjonctive) et à maintenir par conséquent la division. On l'évitera en réunissant par une suture les deux lambeaux cutanés.

Les **maladies des paupières** sont nombreuses; elles peuvent affecter la paupière tout entière ou seulement son bord ciliaire.

Celles qui atteignent la totalité de la paupière sont :

L'**érythème des paupières**, qui est souvent la conséquence d'une insolation ou d'une affection de la conjonctive; l'**érysipèle** des paupières; le **phlegmon des paupières** (voy. BLÉPHARITE).

Les **ecchymoses des paupières** ou épanchement de sang dans le tissu cellulaire sous-cutané reconnaissent pour causes:

les contusions de la région, les plaies de la conjonctive, les opérations pratiquées sur cette membrane ou dans l'orbite. Elles sont quelquefois symptomatiques de l'apoplexie cérébrale ou d'une fracture du crâne.

Sauf dans ces deux derniers cas, elles n'ont que peu d'importance, et n'exigent que l'application de compresses résolutives.

L'emphysème des paupières est la pénétration de l'air dans le tissu cellulaire des paupières. Il y a un gonflement parfois considérable et une crépitation caractéristique. Il est causé, soit par une fracture des os du nez ou des parois des sinus frontaux, soit par une déchirure des conduits lacrymaux. C'est alors au moment d'une expiration violente, d'un éternument, ou de l'action de se moucher, qu'il se manifeste subitement.

L'œdème des paupières est très-fréquent, à cause de la laxité du tissu cellulaire sous-cutané. On le rencontre, tantôt dans des affections générales (maladies du cœur, albuminurie), il occupe alors ordinairement les paupières des deux yeux. Tantôt l'œdème est symptomatique d'une affection locale de l'œil (conjonctivite intense, kératite, choroïdite), etc., ou d'une maladie de l'orbite. Il disparaît en même temps que la maladie dont il est le symptôme et n'exige aucun autre traitement que celui de l'affection primitive.

Les affections qui atteignent le bord ciliaire des paupières forment le groupe des BLÉPHARITES CILIAIRES. Les dispositions vicieuses dans l'implantation des cils constituent le DISTICHIASIS et le TRICHIASIS.

Chute de la paupière supérieure. — Voy. BLÉPHAROPTOSE.

Occlusion spasmodique des paupières. — Voy. BLÉPHAROSPASME.

La pustule maligne siège quelquefois sur les paupières et détermine (outre les phénomènes généraux qui peuvent causer la mort) une destruction plus ou moins étendue de ces organes, et à la suite une difformité (ectropion) plus ou moins considérable. Il faut se hâter d'arrêter la marche de la maladie, et nous donnons la préférence à l'ablation de la partie atteinte au moyen du *thermo-cautère* du docteur Paquelin (voy. CAUTÉRISATION, fig. 133). Nous avons pu par son emploi enlever complétement et rapidement la partie malade, *tout en ménageant le bord ciliaire*, de façon

à n'avoir qu'une difformité consécutive facile à réparer.

Après certaines *plaies des paupières* ou de leur voisinage, avec perte de substance, lorsqu'on a à craindre la formation consécutive d'un ECTROPION cicatriciel, il est nécessaire de le prévenir en faisant la suture des paupières, dont on maintient l'occlusion pendant plusieurs mois et même un an, suivant les cas.

Restauration des paupières. — Voy. BLÉPHAROPLASTIE.

Le renversement du bord des paupières est appelé ENTROPION, si la paupière est renversée en dedans, et ECTROPION si elle l'est en dehors.

PAVILLON, s. m. **Pavillon de l'oreille.** — Voy. OREILLE.

Le pavillon de la TROMPE *de Fallope* est l'extrémité libre évasée, frangée de ce conduit, qui vient s'appliquer sur *l'ovaire* pour recevoir l'ovule et le conduire dans l'utérus.

Le pavillon d'une sonde est l'extrémité évasée de cet instrument.

PAVOT, s. m. (*papaver*, μήκων). Plante de la famille des Papavéracées. L'espèce qui intéresse le plus la médecine est le *pavot somnifère* (*papaver somniferum*) qui fournit l'OPIUM. Elle présente deux races : le *pavot blanc* (*papaver album*), ainsi appelé parce que les graines sont blanches ; et le *pavot noir* (*papaver nigrum*), dont les graines sont noires.

Le fruit de cette plante, appelé *tête de pavot*, est une capsule ovoïde, plus ou moins déprimée, ayant environ 10 centimètres de diamètre et contenant des graines très-nombreuses, petites, réniformes. Linné en a compté 32 000 dans une grosse capsule.

Les têtes de pavot sont très-employées en médecine, comme calmantes, et on les administre en hydrolés, sirops, extrait, fomentations, lavements. Elles forment la base du *sirop diacode*. On doit être très-réservé dans leur usage chez les enfants.

L'huile d'œillette est fournie par les graines de pavot; 100 kilos de graines donnent environ 60 kilos d'huile qui n'est nullement narcotique, ainsi que quelques auteurs l'ont cru.

PEAU, s. f. (*pellis*, *cutis*, δέρμα). La peau ou tégument externe est le siége du toucher; c'est une membrane molle, sensible, très-élastique, qui limite de toutes parts la surface du corps et qui se continue au niveau des orifices avec les muqueuses. Sa couleur est rosée chez l'enfant ; chez l'adulte,

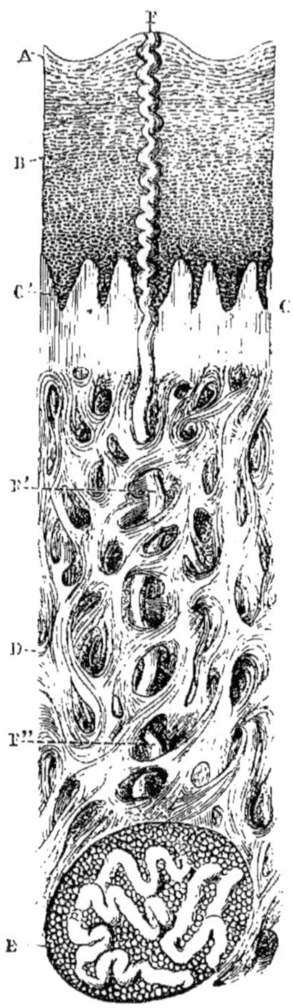

FIG. 428. — Section de la peau vue au microscope.

A, Couche épidermique.

B, Corps muqueux de Malpighi.

C, Papille du derme.

D, Le derme et ses aréoles, à travers lesquelles chemine le conduit excréteur d'une glande sudoripare.

E, Glande sudoripare.

F, F, Son conduit excréteur.

elle varie selon les individus, les races, les régions du corps, les saisons et les maladies. Elle est épaisse de 2 à 3 millimètres en moyenne. Très-fine sur les paupières, elle prend à la paume des mains et surtout

à la plante des pieds une épaisseur beaucoup plus considérable.

La face profonde de la peau, toujours humide, est en rapport avec les parties sous-jacentes ; la face superficielle présente des productions cornées, ongles et poils, des saillies permanentes qui ont reçu le nom de *papilles*, et de nombreux orifices par lesquels s'ouvrent les glandes sébacées et les glandes sudoripares. Elle est en outre couverte de petits sillons bien marqués, surtout à la paume des mains et à la plante des pieds, séparés par des crêtes couvertes de papilles.

La peau est formée de deux couches bien distinctes, l'une superficielle ou ÉPIDERME, l'autre profonde ou DERME ; ces couches se subdivisent encore elles-mêmes (fig. 428). Ses vaisseaux lymphatiques sont très-nombreux, ainsi que les nerfs qui pénètrent dans le derme pour former un réseau au voisinage des papilles. La peau est le siége d'une évaporation lente et continue appelée *perspiration ;* elle absorbe aussi les liquides et les gaz, *respiration cutanée.*

Les **maladies de la peau** sont extrêmement variées ; leur étude constitue à elle seule une branche importante de la médecine, la *dermatologie*, qui comprend toutes les affections cutanées. Une classification spéciale est adoptée pour les maladies de la peau ; elle est basée tout entière sur les formes anatomiques élémentaires des différentes lésions. De là leur division naturelle en sept ordres : EXANTHÈMES, VÉSICULES, BULLES, PUSTULES, PAPULES, SQUAMES et TUBERCULES.

Les affections de la peau ou dermatoses peuvent avoir des origines très-variées. Les unes dépendent uniquement d'un état général et ne sont pour ainsi dire que le retentissement de cet état sur la peau, telles sont les syphilides, les scrofulides, etc. Elles doivent être avant tout et, pour ainsi dire, uniquement traitées par des moyens internes qui s'attaquent à la maladie constitutionnelle primitive.

D'autres reconnaissent pour causes une prédisposition due à un état général et une irritation locale. Il faudra leur appliquer à la fois un traitement interne et un traitement externe.

Souvent, enfin, certaines d'entre elles ne sont que des affections purement locales, quelquefois *parasitaires*, comme la gale. Il faudra les traiter uniquement par des remèdes externes qui s'attacheront à faire disparaître la cause première de l'affection, à détruire le parasite.

Mais il ne faut pas oublier qu'il est rare que les affections de la peau restent à l'état de type simple. La plupart se compliquent les unes les autres. Ainsi, la gale, affection parasitaire simple au début, détermine, par suite des frottements, des irritations eczémateuses chez les sujets prédisposés, et ces affections secondaires persistent encore assez longtemps après que l'affection primitive convenablement traitée a disparu.

PEAUCIER, adj. et s. m. Qui a rapport à la peau. On appelle **peaucier**, un muscle large très-mince, situé sur les parties latérales et antérieures du cou; il s'insère à la face profonde de la peau, et s'étend du muscle *masséter* à la partie supérieure du muscle *grand pectoral*.

On appelle encore **muscles peauciers** les vingt muscles qui occupent la voûte du crâne et la face. Animés par le *nerf facial*, tous ces muscles sont sujets à la paralysie et aux convulsions. Le jeu de la physionomie est placé sous leur dépendance.

PECTORAL, adj. et s. m. (de *pectus*, poitrine). Qui a rapport à la poitrine.

Les **médicaments pectoraux** sont ceux auxquels on attribue une influence heureuse dans les bronchites ou autres affections de la poitrine. Ce sont les *espèces pectorales :* feuilles de capillaire, hyssope, lierre terrestre, véronique, par parties égales.

Les *fleurs pectorales* ou quatre fleurs : fleurs de mauve, guimauve, coquelicot (pétales), molène ou bouillon blanc, par parties égales.

Les *fruits pectoraux* ou quatre fruits : dattes, jujubes, figues, raisins secs. On en prépare des tisanes par infusion.

Le **muscle grand pectoral** (7, fig. 387), placé en avant de la poitrine, va du sternum, de la clavicule et des six premières côtes, à l'os humérus (gouttière bicipitale).

Le **muscle petit pectoral**, situé en dessous du précédent, va du bord supérieur des deuxième, troisième et quatrième côtes, à l'apophyse coracoïde de l'os *omoplate*.

PECTORILOQUIE, s. f. Timbre spécial de la voix des personnes atteintes de ca-

vernes pulmonaires (voy. PHTHISIE), que l'on perçoit en auscultant leur poitrine au moyen du stéthoscope, et en les faisant parler. Leur voix semble sortir de l'intérieur du thorax; elle a quelquefois aussi un caractère chevrotant (ÉGOPHONIE), lorsque la caverne contient du liquide.

PÉDIEUX, adj. et s. m. (de *pes, pedis*, pied). L'**artère pédieuse** (K, fig. 329) occupe la face dorsale du pied; c'est la branche terminale de l'artère tibiale antérieure. Elle a pour satellite le muscle pédieux et est recouverte par son bord interne.

Le **muscle pédieux** (ou court extenseur des orteils), étendu à la face dorsale du *pied*, s'insère en arrière à la face externe du calcanéum; en avant, il se divise en plusieurs tendons qui vont s'insérer aux phalanges des premiers orteils. Son faisceau interne étend la première phalange du gros orteil.

PÉDILUVE, s. m. (de *pes, pedis*, pied, et *luere*, laver). De même que les bains généraux, les *pédiluves* ou *bains de pieds* produisent différents effets suivant la température du liquide employé.

Les *pédiluves tièdes* dilatent les vaisseaux des extrémités, ne produisent qu'une dérivation légère et sont peu employés comme moyen thérapeutique. Les *pédiluves froids* sont très-utiles pour éviter l'inflammation locale à la suite d'une contusion, d'une entorse, d'une brûlure, mais à la condition que le pied soit maintenu pendant plusieurs heures dans l'eau très-froide et même glacée, fréquemment renouvelée. La transpiration habituelle des pieds, l'écoulement menstruel et une affection grave des organes thoraciques sont autant de contre-indications formelles à l'usage de ces pédiluves.

Les *pédiluves chauds*, auxquels on ajoute souvent du sel de cuisine ou de la farine de moutarde, sont très-employés dans les cas de céphalalgie, d'angine, etc., c'est-à-dire dans tous les cas où il est urgent d'obtenir une dérivation rapide qui doit diminuer l'irritation d'organes plus ou moins éloignés. Les *pédiluves sinapisés* ne doivent guère durer plus de dix minutes, et leur température sera la plus chaude que pourra supporter le malade; après leur administration, éviter tout refroidissement.

PELADE, s. f. Variété de TEIGNE (teigne

décalvante) causée par un parasite, le *microsporon furfur*.

PELLAGRE, s. f. (de *pellis*, peau, et *œgra*, malade). Maladie cachectique, quelquefois épidémique, caractérisée par un *érythème* particulier accompagné d'un dérangement des fonctions digestives, d'un trouble profond du système nerveux particulièrement des fonctions intellectuelles, et d'une dépression considérable des forces. La *pellagre*, qui n'a paru en Europe qu'à la fin du XVIIIᵉ siècle, avait déjà été observée dans les Asturies sous le nom de *mal de la rosa;* dans le Piémont et le Milanais sous le nom de *scorbut alpin*, lorsqu'elle se propagea dans le midi de la France sous le nom de *mal de la Teste*. On a pensé qu'elle était due à une altération du maïs consistant dans le développement d'un parasite fongoïde, le *sporisorium maïdis*, et qu'on pouvait ranger la pellagre dans la classe des *maladies céréales*.

Cette affection atteint de préférence les individus épuisés par la misère, les fatigues excessives et les mauvaises conditions de toute nature. Elle débute le plus souvent par l'apparition d'un érythème qui se développe sous l'influence de l'insolation, sur toutes les parties exposées au soleil. En même temps, les fonctions digestives s'accomplissent mal, une diarrhée rebelle s'établit et se complique fréquemment d'une stomatite d'aspect scorbutique. Les forces décroissent rapidement, il survient des vertiges, des bourdonnements d'oreille, une grande tendance à la tristesse et souvent la pensée du suicide.

Plus tard, la peau se couvre de croûtes noirâtres, quelquefois d'ulcérations ; dans les contrées basses et humides, on voit apparaître l'*anasarque* et des *hydropisies* (*pellagre humide*). La tendance au suicide s'accentue, et, chose remarquable, c'est toujours vers l'eau qu'elle est dirigée. Enfin, chez quelques sujets vigoureux, le délire va jusqu'à la *méningite* qui entraîne la mort.

La *pellagre* peut parcourir toutes ses phases en trois ou quatre années, mais elle reste parfois stationnaire pendant dix ou vingt ans. On a vu des pellagreux vivre soixante ans au milieu des tourments physiques et moraux qu'entraîne une semblable affection.

Le *traitement* de cette maladie consiste dans le changement d'alimentation, un régime simple, doux au début, et plus tard dans l'emploi des toniques associés à une nourriture succulente et en petite quantité. L'usage interne et externe des eaux sulfureuses a en même temps une grande importance.

PELVIEN, adj. Qui a rapport au pelvis ou BASSIN. On désigne aussi sous le nom de *membres pelviens*, les membres inférieurs comprenant la cuisse, la jambe proprement dite et le pied.

PELVIMÈTRE, s. m. Instrument analogue à un compas d'épaisseur, destiné à mesurer les dimensions du bassin.

PELVI-PÉRITONITE, s. f. (de *pelvis*, bassin, et péritonite). Inflammation du péritoine qui tapisse les organes renfermés dans la cavité du bassin. C'est une variété de péritonite déterminée le plus ordinairement par la propagation au péritoine de l'inflammation qui attaque l'utérus, les ovaires, la vessie, etc. La variété de pelvi-péritonite la plus fréquente est celle qui se déclare après l'accouchement, *pelvi-péritonite puerpérale* (voy. PÉRITONITE, MÉTRITE).

PELVIS, s. m. Mot latin conservé en français pour désigner le BASSIN.

PEMPHIGUS, s. m. (πέμφιξ, bulbe). Maladie cachectique grave de la peau, caractérisée par la présence de bulles solitaires ou confluentes dont le volume varie depuis celui d'une lentille jusqu'à l'ampoule la plus large que puisse produire un vésicatoire. Chaque bulle est remplie de sérosité citrine. Le *pemphigus* peut être aigu ou *chronique, solitaire* ou *confluent*.

Le **pemphigus solitaire** attaque surtout les vieillards, il affecte principalement les jambes, il est assez rare.

Le **pemphigus aigu** se montre surtout au printemps ; il est précédé de lassitude générale, courbature, frissons, fièvre avec soif, insomnie, agitation. Au bout de deux ou trois jours, quelques taches se montrent au cou et sur la poitrine. A leur suite se développent des bulles pouvant devenir fort larges ; elles sont accompagnées de douleurs lancinantes, se crèvent, se dessèchent, d'autres se montrent à leur place, et elles peuvent ainsi envahir toute la surface du corps.

Peu à peu la fièvre se calme et l'éruption cède. Ce pemphigus est très-grave quand il affecte les enfants dans les premiers mois ou les premières années de la vie, surtout lorsque l'éruption s'arrête brusquement et se trouve remplacée par une diarrhée abondante d'une matière séreuse. L'observation exacte des règles de l'hygiène de la première enfance, un traitement tonique sont les seuls remèdes à employer.

Le **pemphigus chronique** affecte les vieillards qui se trouvent dans de mauvaises conditions hygiéniques. Il est quelquefois discret et guérit rapidement ; d'autres fois, il suit une marche progressive (*pemphigus diutinus*). Cette forme est la plus grave ; elle affecte les deux âges extrêmes de la vie, l'éruption est abondante, les bulles se succèdent à des intervalles rapprochés, envahissent même l'intérieur de la bouche. L'inflammation du tube digestif vient compliquer celle de la peau, la constitution s'altère, et surtout chez les nouveau-nés, la mort vient le plus souvent terminer cette maladie qui, dans tous les cas, est très-longue et très-rebelle.

Quelquefois l'enfant apporte les bulles de pemphigus en naissant, elles siègent à la face palmaire des mains, à la face plantaire des pieds ou même sur toutes les parties du corps. Généralement cette affection congénitale est due à la syphilis constitutionnelle ou à un état cachectique extrême.

Le *traitement* local de toutes les formes de pemphigus est le repos au lit, le changement d'une mauvaise habitation contre un logement salubre, aéré, si c'est possible, exposé au midi à la campagne. Localement on emploiera l'amidon en poudre sur les bulles. Lorsque toute sécrétion aura cédé, quelques grands bains seront utiles.

La forme chronique réclame en outre un régime très-sévère et la diète lactée au début ; des lavements au laudanum, au ratanhia, et plus tard un bon régime alimentaire, viandes rôties, etc., ainsi que l'usage des ferrugineux et des amers.

PENDAISON, s. f. Strangulation opérée à l'aide d'un lien fixe, le corps étant suspendu par le cou. Rarement criminelle, elle est presque toujours le résultat d'un suicide. En Angleterre et dans quelques autres pays, c'est le supplice infligé aux condamnés à mort.

La *pendaison* est possible dans toutes les positions du corps ; un très-grand nombre de pendus reposent sur le sol sur lequel ils sont en partie couchés ou agenouillés.

La pendaison peut déterminer deux ordres de phénomènes très-différents, selon la manière dont la corde a été placée, à savoir : l'*apoplexie* ou l'*asphyxie*. En effet, le lien peut être fixé au-dessus ou au-dessous du larynx ou sur cet organe lui-même. Dans le premier cas, la mort est beaucoup plus rapide. La nécropsie montre les poumons, le cerveau et le cœur congestionnés.

La *pendaison* n'est pas nécessairement mortelle ; il faut donc s'empresser de couper le lien d'un individu que l'on trouve suspendu par le cou, *sans attendre l'arrivée de l'autorité*, et le traiter rapidement comme on le fait pour l'ASPHYXIÉ ou le NOYÉ.

PÉNIL, s. m., ou *mont de Vénus*. Partie du bas-ventre de la femme qui se trouve placée en avant de la symphyse pubienne, au-dessus des organes génitaux externes. Il est recouvert de poils plus ou moins abondants.

PÉNIS, s. m. Mot latin sous lequel on désigne quelquefois la VERGE de l'homme.

+ **PEPSINE**, s. f. (de πέψις, coction). Substance organique azotée qui se trouve dans le *suc gastrique* et qui joue un rôle capital dans la digestion stomacale. Elle est sécrétée dans l'ESTOMAC par des glandes tubuleuses contenant des *cellules à pepsine*; elle agit à la manière d'un ferment.

On l'obtient en traitant le suc gastrique lui-même ou la membrane stomacale des animaux (du mouton en particulier), par l'alcool qui la précipite, et en la faisant dessécher à une température de 40 degrés.

La *pepsine officinale* est plus ou moins acidifiée par l'acide tartrique, et mélangée d'amidon en quantité telle, qu'un gramme de pepsine doit en dissoudre 6 de fibrine.

On l'emploie avec avantage dans les DYSPEPSIES, certaines périodes du cancer de l'estomac, des coliques hépatiques. Il faut la faire prendre au moment des repas, surtout ceux où l'on mange de la viande. On l'administre à la dose de 5 à 15 centigrammes en poudre, en vin ou élixir.

+ **PEPTONE**, s. f (πέσσειν, digérer). Synonyme d'*albuminose*. Produit de la digestion des matières albuminoïdes sous l'influence de la *pepsine*. C'est sous cette forme que la digestion les fait pénétrer dans le sang.

PERCHLORURE, s. m. Nom des combinaisons d'un métal avec le chlore, dans lesquelles ce dernier corps se trouve dans la plus grande proportion possible. Le plus important est le *perchlorure de fer* ou *sesquichlorure* (Fe²Cl³) (voy. CHLORURE).

PERCUSSION, s. f. (de *percutere*, frapper). Méthode d'exploration dans laquelle on se propose de reconnaître les lésions profondes des différentes parties du corps, par le son que rend la région percutée sous le choc du doigt.

La **percussion immédiate** est celle qui est pratiquée directement sur les parties dont on veut apprécier le degré de sonorité. Mais cette méthode offre de nombreux inconvénients et n'est employée que très-rarement.

Au contraire, la **percussion médiate** constitue un procédé remarquablement utile qui, avec l'auscultation, fournit les moyens d'apprécier les organes malades et d'en limiter les formes. Elle consiste à interposer un corps de nature variable entre la main qui frappe et la partie frappée. Tantôt c'est l'index ou le médium de la main gauche sur lequel on percute avec la pulpe des doigts de la main droite, tantôt c'est une plaque d'ivoire nommée PLESSIMÈTRE. La percussion est employée surtout pour la poitrine et l'abdomen ; elle l'est par exception à la tête, au cou et aux membres.

PERFORATION, s. f. (de *perforare*, percer). Ouverture accidentelle qui se produit par une lésion interne ou externe dans un organe ou dans un viscère.

La **perforation intestinale** se montre fréquemment dans le cours de la FIÈVRE TYPHOÏDE ; elle amène quelquefois la mort rapidement ; mais on voit aussi les signes de cet accident formidable s'arrêter pendant quelques jours, et la guérison n'en est pas absolument rare. Elle est due à l'ulcération des plaques de Peyer, et détermine une péritonite suraiguë.

La **perforation du poumon**, qui dépend de la rupture dans la plèvre d'un foyer tuberculeux superficiel, peut aussi amener la mort en moins de deux ou trois jours (voy. PNEUMOTHORAX, PLEURÉSIE, PHTHISIE).

Dans l'*ulcère simple* et le *cancer de l'estomac* et dans le *cancer de l'œsophage*, on voit survenir quelquefois des perforations qui entraînent des désordres graves, hémorrhagies, péritonite, et peuvent en imposer pour un empoisonnement.

PÉRICARDE, s, m. (de περί, autour, et καρδία, cœur). Poche membraneuse qui entoure le cœur de toutes parts, à la façon des *séreuses*, sans le contenir dans sa cavité.

Cette poche est formée de deux feuillets : le premier, *fibreux*, placé extérieurement, a la forme d'un cône. A son *sommet supérieur*, il est adhérent aux parois des gros vaisseaux qui sortent de la base du cœur ; à sa partie inférieure, la base de ce cône repose sur le centre phrénique du *diaphragme*.

Le second feuillet, *séreux*, est beaucoup plus mince, il adhère à la substance musculaire du cœur, sauf au niveau des sillons des vaisseaux propres de cet organe.

Le rôle du péricarde est celui de toutes les séreuses ; il facilite les mouvements du cœur. Il peut être le siége d'épanchements (*hydro-péricarde*) et d'inflammation (*péricardite*).

PÉRICARDITE, s. f. Inflammation du péricarde et surtout de son feuillet séreux. Plus fréquente chez l'homme que chez la femme, elle reconnaît pour cause la plus fréquente le *rhumatisme articulaire*, l'action du froid humide. Mais elle peut aussi se produire par propagation de voisinage (pleurésie, pneumonie, phthisie), à la suite de coups ou contusions de la région précordiale, dans les affections générales graves (*variole*, fièvre puerpérale).

On en distingue deux formes : la *péricardite aiguë*, et la *péricardite chronique*.

Les lésions anatomiques de la première sont :

1° Les altérations du feuillet séreux du péricarde qui est râpeux, filandreux, *dépoli* ;

2° Un épanchement fibrineux, séreux, ou quelquefois purulent (dans les péricardites de cause puerpérale ou survenant dans le cours des fièvres éruptives graves). Quelquefois même, l'épanchement est sanguinolent, hémorrhagique (cancer, traumatismes).

Dans la péricardite chronique, les dépôts fibrineux se transforment en plaques laiteuses, plus ou moins résistantes, cartilagineuses, osseuses. Il se forme quelquefois des adhérences entre les deux feuillets.

Les symptômes généraux sont extrêmement variables. Souvent le début et même la maladie tout entière passent inaperçus, et ne se révèlent que par l'*auscultation* et la *percussion*. Dans d'autres cas, au contraire, il y a une douleur extrêmement vive

stances que succomba Mirabeau, qui souffrit des douleurs excessives jusqu'au jour de sa mort ; il est vrai qu'il avait une péri-

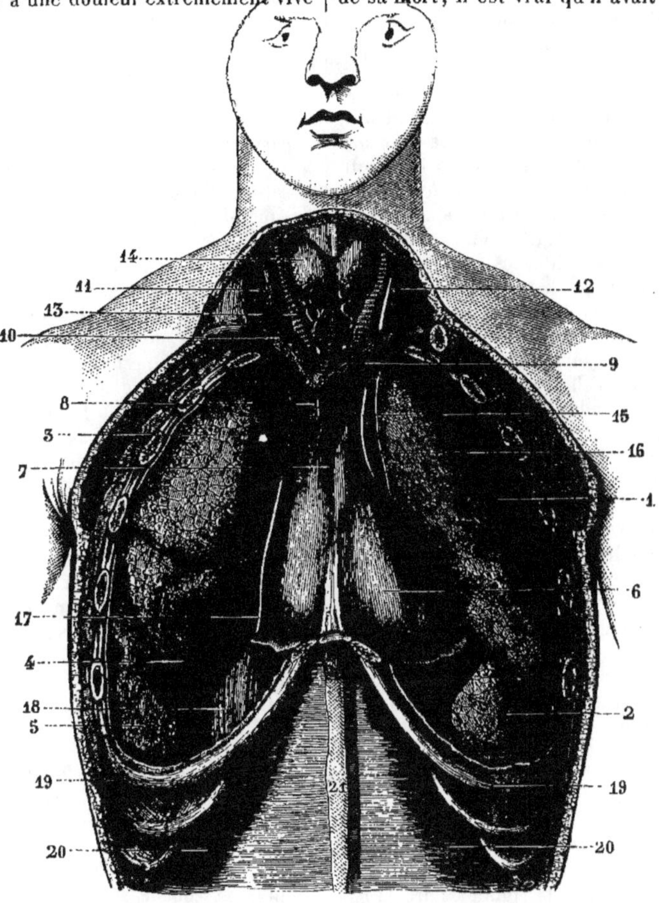

FIG. 429. — Coupe de la région pectorale, destinée à montrer la disposition des deux poumons, des plèvres et du péricarde.

1, Poumon gauche, lobe supérieur.
2, Poumon gauche, lobe inférieur.
3, Poumon droit, lobe supérieur.
4, Poumon droit, lobe moyen.
5, Poumon droit, lobe inférieur.
6, Péricarde.
7, Adossement des plèvres, médiastin antérieur.
8, Veine cave supérieure.
9, Veine sous-clavière gauche.
10, Veine sous-clavière droite.
11, Veine jugulaire interne droite.
12, Veine jugulaire interne gauche.
13, Carotide primitive droite.
14, Corps thyroïde.
15, Nerf diaphragmatique.
16, Coupe du feuillet pleural gauche.
17, Coupe du feuillet pleural droit.
18, Diaphragme.
19, Septième côte.
20, Muscle transverse de l'abdomen.
21, Ligne blanche.

s'irradiant vers l'épigastre et le sein, de la dyspnée, des palpitations et des lypothymies ou syncopes. C'est dans ces circon-

cardite purulente compliquée de pleurésie.

A la *palpation*, on sent souvent une sensation spéciale, le *frémissement péricar-*

dique; en même temps le choc de la pointe du cœur n'est plus perçu. A la *percussion,* on reconnaît la présence d'un épanchement, à la matité considérable de la région, matité plus large en bas qu'à la partie supérieure (6, fig. 429).

A l'*auscultation,* on entend d'abord un bruit de frottement (cuir neuf, parchemin) lorsque l'épanchement n'est pas encore formé. En se combinant avec les bruits du cœur, il forme le *bruit de galop;* plus tard, il n'y a plus de bruit spécial, mais ceux du cœur deviennent sourds, éloignés, ce qui est dû à l'interposition du liquide péricardique.

Le pouls, d'abord normal, devient petit, irrégulier, intermittent. Le cœur peut s'altérer lui-même, subir une dégénérescence, et le malade s'affaiblit, se cyanose, en même temps que la circulation s'altère dans les poumons, les reins et le foie, par suite de la compression des veines caves par l'épanchement.

La péricardite aiguë qui survient à un degré modéré dans le cours d'un rhumatisme articulaire guérit généralement bien. Le pronostic est beaucoup plus grave s'il y a d'autres complications du côté du cœur, des plèvres, ou lorsque l'épanchement est purulent.

Le *traitement* consiste en saignées, sangsues, ventouses sèches et scarifiées sur la région précordiale; plus tard, les vésicatoires sont très-utiles pour faciliter la résorption de l'épanchement. On emploie aussi la digitale à petites doses (si le cœur bat fortement et souvent), la vératrine (5 milligrammes à 1 centigramme) alliée à l'opium. Dans les cas d'épanchement considérable, on peut à la rigueur faire la *paracentèse du péricarde.* Si la maladie devient chronique, on peut établir un *cautère* à la région précordiale.

PÉRICARPE, s. m. Terme de botanique qui s'applique à toute la partie du *fruit* qui enveloppe la graine. Il comprend l'*épicarpe,* le *sarcocarpe* et l'*endocarpe.* C'est le *sarcocarpe ou mésocarpe* qui constitue, dans les fruits charnus, la partie comestible.

PÉRICRANE, s. m. Membrane périostique qui revêt la face externe du crâne.

PÉRIENCÉPHALITE, s. f. (de περὶ, autour, et κεφαλὴ, tête). Variété d'*encéphalite* qui complique le plus souvent la mé-ningite, et qui attaque la substance grise du cerveau, située à la périphérie de cet organe. La **périencéphalite diffuse** est la cause la plus ordinaire de la *paralysie générale progressive des aliénés.*

PÉRIKÉRATIQUE adj. (de περὶ, autour de; κέρας, cornée). Qui est situé autour de la cornée. Une *injection vasculaire périkératique* (fig. 172) (dont le siège est dans le tissu sous-conjonctival) est le signe d'une kératite, d'une iritis, ou d'une affection des membranes profondes de l'œil (cyclite, choroïdite).

PÉRINÉE, s. m. (de περὶ, autour, et νεός, temple). Région formée par toutes les parties molles qui ferment le détroit inférieur du BASSIN. On le divise en deux parties au moyen d'une ligne fictive allant d'une tubérosité ischiatique à l'autre. La partie située en avant forme le périnée proprement dit, ou région *périnéale antérieure;* la partie située en arrière est la région *périnéale postérieure* ou *anale.*

a. La région *périnéale antérieure* livre passage chez l'homme et chez la femme aux organes génito-urinaires. Elle présente plusieurs couches et se divise en trois plans superposés, inférieur, moyen et supérieur. Chez l'homme, lorsque les cuisses sont rapprochées, elle ne forme qu'un simple sillon qui s'élargit par leur écartement. On y trouve de dehors en dedans :

1° La *peau* et le relief du bulbe de l'urèthre.

2° Une *couche sous-cutanée* qui se continue sur les côtés et en arrière avec celle des régions fessière et périnéale postérieure.

3° L'*aponévrose inférieure* unie intimement à la couche sous-cutanée dont elle est un simple épaississement.

4° Une couche dans laquelle on trouve, en arrière sur la ligne médiane : le muscle transverse du périnée, l'extrémité postérieure de la région spongieuse de l'urèthre (bulbe uréthral); sur les côtés, les racines du corps caverneux accolées aux branches de l'ischion et du pubis, et recouvertes par les fibres du muscle ischio-caverneux.

5° L'*aponévrose moyenne* ou ligament de Carcassonne, perforée à son centre pour le passage de l'urèthre et qui se divise en deux feuillets. L'inférieur, parvenu audevant du rectum se recourbe pour former l'aponévrose superficielle; le supérieur s'unit sur les côtés avec le premier, s'en éloigne dans la portion médiane pour renfermer dans ce dédoublement des organes musculaires et des vaisseaux.

6° Au-dessus se trouve un plan supérieur limité par l'aponévrose moyenne et l'aponévrose supérieure, et renfermant : le muscle releveur de l'anus, le muscle de Wilson, la prostate, et les portions musculeuses et prostatiques de *l'urèthre*.

7° L'*aponévrose supérieure* (recto-vésicale) forme la limite entre le bassin et le périnée ; sur la ligne médiane, reposent la vessie en avant et le rectum en arrière.

Les *artères* de la région périnéale antérieure sont fournies par les *vésicales* pour l'étage supérieur, et par les branches de l'artère *honteuse* interne pour les étages inférieurs. Les *veines*, très-nombreuses, n'y suivent nullement la direction des artères ; elles sont rassemblées autour de l'urèthre et de la prostate. Chez le vieillard, surtout s'il a des hémorrhoïdes, elles peuvent acquérir un très-grand développement.

Lorsque des *collections purulentes* s'établissent au périnée (à la suite de contusions, plaies, infiltration d'urine lente, etc.), elles peuvent occuper des hauteurs ou des plans différents. Selon les cas, la marche qu'elles suivent et les parties qu'elles envahissent sont différentes.

Les plus fréquentes occupent le plan inférieur (au-dessous de l'aponévrose inférieure) ; elles s'étendent facilement en avant vers le scrotum, rarement en arrière dans la région anale.

Les fusées purulentes du plan moyen restent longtemps emprisonnées entre l'aponévrose inférieure et l'aponévrose moyenne très-résistante. On les voit fuser du côté de la verge en suivant l'aponévrose inférieure qui s'y rend. Mais le plus souvent elles se portent en arrière au périnée.

Enfin les abcès de la loge supérieure du périnée, c'est-à-dire ceux qui se sont développés entre l'aponévrose moyenne et l'a-

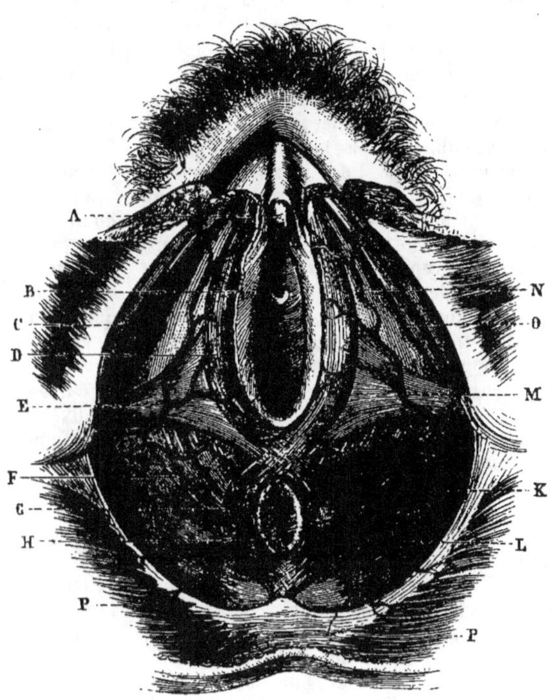

Fig. 430. — Muscles du périnée chez la femme.

A, Clitoris.
B, Méat urinaire.
C, Muscle ischio-caverneux.
D, Muscle constricteur du vagin.
E, Muscle transverse du périnée.
F, Muscle releveur de l'anus.
G, Sphincter anal.
H, Anus.
K, Artère honteuse interne.
L, Branches hémorrhoïdales.
M, Artère superficielle du périnée.
N, Artère bulbeuse du vagin.
O, Artère caverneuse ou clitoridienne.
P, P, Muscles grands fessiers.

ponévrose supérieure, n'ont aucune tendance à fuser en dessous, arrêtés qu'ils sont par la résistance de l'aponévrose moyenne. Leur point de départ est ordinairement une inflammation ou une plaie de la prostate. Ils envahissent le tissu cellulaire sous-péritonéal du bassin, se frayent une voie autour de l'intestin, de la vessie, du canal de l'urèthre et s'y ouvrent quelquefois. Ou bien ils glissent le long de l'anus et apparaissent sur ses côtés.

Chez la femme, la région périnéale antétérieure comprend les mêmes couches que chez l'homme, mais les muscles et les autres éléments n'y sont représentés que plus faiblement. A cause de l'absence de la prostate, du bulbe, etc., les aponévroses supérieure et moyenne ne sont séparées que très-faiblement par les fibres du muscle releveur de l'anus et des plexus veineux.

b. La région *périnéale postérieure* ou *anale* a la forme d'un triangle dont la base est en avant. Elle présente l'orifice de l'ANUS entouré de replis de la peau dans lesquels on trouve les orifices de glandes sudoripares analogues à celles de l'aisselle.

On y trouve de dehors en dedans : la peau, une première couche graisseuse sous-cutanée, puis une seconde dont le tissu est plus serré, le muscle releveur de l'anus, une aponévrose. Entre cette dernière et le péritoine qui tapisse le bassin, on voit du tissu graisseux plus épais en arrière qu'en avant. C'est ce dernier plan qui constitue l'espace *pelvi-rectal* supérieur compris entre les parois du bassin, le péritoine en haut, l'aponévrose supérieure du releveur de l'anus en bas et le rectum.

Cet espace n'existe pas chez la femme, où le rectum est accolé au vagin ; chez l'homme, il est séparé de la prostate, des vésicules séminales et du bas-fond de la vessie par l'*aponévrose prostato-péritonéale.*

La **déchirure de la partie antérieure du périnée** se produit d'une façon plus ou moins complète chez la femme dans certains accouchements. Le plus souvent, c'est à cause d'un excès de volume de la tête de l'enfant, du manque d'extensibilité des parties, d'une surveillance inattentive. L'accoucheur la préviendra en soutenant attentivement le périnée avec sa main. Quelquefois il n'y a qu'une simple fissure de un ou deux centimètres qui se répare seule, en ayant soin de maintenir les cuisses rapprochées. Dans d'autres cas, la déchirure est plus complète, elle peut atteindre l'anus et le rectum, et exige l'application de sutures, ou PÉRINÉORRHAPHIE.

PÉRINÉORRHAPHIE, s. f. (de περίνεος, périnée, et ῥαφή, suture). Opération qui consiste à restaurer le périnée plus ou moins détruit pendant l'accouchement. On la pratique souvent au bout d'une douzaine de jours après l'accouchement, ou bien l'on attend la première venue des règles. Lorsque la cloison recto-vaginale est rompue, il faut aviver les bords de la rupture et en faire la suture.

PÉRINÉPHRÉTIQUE ou **PÉRINÉPHRITIQUE**, adj. (de περί, autour, et νεφρός, rein). Les *abcès périnéphrétiques* se développent dans le tissu cellulaire qui enveloppe les reins. Ils présentent des symptômes fort graves, avec fièvre et douleur intense dans la région lombaire. Lorsque leur diagnostic est absolument certain, on peut en faire l'ouverture.

PÉRINÈVRE, s. m. Enveloppe des nerfs qui entoure les ramuscules nerveux (voy. NERF et NÉVRILÈME).

PÉRIOSTE, s. m. (de περί, autour, et ὀστέον, os). Membrane fibro-vasculaire immédiatement appliquée sur tous les os. Il est composé d'un tissu propre qui est chargé d'exhaler un liquide particulier, au sein duquel doit se développer la substance osseuse. Les artères et les veines du périoste sont nombreuses.

C'est sur la propriété du périoste de régénérer le tissu osseux qu'est basée la pratique chirurgicale de la RÉSECTION ou celle de l'OSTÉOPLASTIE. Cette propriété de régénération de l'os est due, d'après certains auteurs, à une mince couche de tissu osseux qui resterait adhérente au périoste.

PÉRIOSTITE, s. f. (*périoste*, et la terminaison *ite*). Inflammation du périoste. Elle présente des phénomènes variables selon qu'elle est *diffuse* ou *circonscrite*, *aiguë* ou *chronique*. Elle s'accompagne toujours d'OSTÉITE et souvent d'OSTÉOMYÉLITE.

La **périostite aiguë** s'observe surtout chez les adolescents ; elle consiste le plus souvent en une ostéite épiphysaire (voy. OSTÉO-PÉRIOSTITE).

La **périostite circonscrite aiguë** se termine souvent par résolution. Dans les autres cas, elle détermine une ostéite superficielle et la formation d'un abcès. Le pus de l'abcès entraîne au dehors de petites esquilles détachées de l'os malade.

La **périostite chronique** donne lieu à des abcès circonvoisins, à une nécrose plus ou moins étendue; c'est une affection lente qui donne souvent naissance aux *exostoses*, surtout si elle est *syphilitique*. Elle occasionne alors des douleurs nocturnes (*ostéocopes*). Tantôt elle revêt la *forme gommeuse* et se termine par résolution; tantôt la *forme inflammatoire*, et elle suppure.

Le traitement consiste en sangsues, applications résolutives, compression, vésicatoires volants. Dans la forme syphilitique, c'est au traitement mixte avec le mercure et l'iodure de potassium qu'il faut avoir recours.

Les abcès osseux seront ouverts et lavés, drainés; on extraira les séquestres s'il y a lieu (voy. OSTÉITE, NÉCROSE).

PÉRISCOPIQUE, adj. (de περί, autour, et σκοπεῖν, regarder). Qualificatif donné à certains verres de LUNETTES, qui sont préférables aux verres ordinaires pour promener ses regards autour de soi. Ils sont concaves du côté qui doit être tourné vers l'œil, et convexes du côté externe. S'ils doivent être portés par un myope (ce qui est le cas le plus fréquent), le côté concave aura un rayon de courbure plus petit que le côté convexe (ils joueront alors le rôle de verres concaves). Le contraire aura lieu si l'on doit les donner à un *presbyte* ou un *hypermétrope*.

PÉRIPNEUMONIE, s. f. (de περί, autour, et πνεύμον, poumon). Ce mot qui, littéralement, signifie l'inflammation des parties environnantes du poumon, a toujours été employé pour désigner la PNEUMONIE, c'est-à-dire l'inflammation du tissu propre du poumon.

On donne quelquefois le nom de *fausse péripneumonie* à la BRONCHITE CAPILLAIRE.

PÉRISTALTIQUE, adj. (de περί, autour, et στέλλειν, resserrer). Les **contractions péristaltiques** sont les mouvements ondulatoires du tube intestinal qui favorisent la digestion en faisant progresser dans l'intestin, de haut en bas, le chyme sorti de l'estomac. Ce mouvement est dû à la contraction successive des fibres circulaires de la membrane musculeuse de l'INTESTIN.

PÉRISTAPHYLIN, adj. et s. m. (de περί, autour, et σταφυλή, luette). Nom de deux muscles qui entourent la luette et concourent à la formation du voile du palais, le péristaphylin externe ou inférieur, et le péristaphylin interne ou supérieur.

PÉRITOINE, s. m. (de περί, autour et τείνειν, étendre). Membrane séreuse située dans l'abdomen et qui, comme toutes les séreuses, présente deux feuillets. Son feuillet *pariétal* tapisse la paroi abdominale, les fosses iliaques, les parois du petit bassin et le diaphragme. Son feuillet *viscéral* recouvre tous les organes abdominaux, intestin grêle, gros intestin, face supérieure du foie, estomac, vessie, etc., sur lesquels il est adhérent. Les points de réunion des deux feuillets du péritoine s'appellent *ligament*, *méso* ou *épiploon*. Les *ligaments* sont les replis séreux étendus du feuillet viscéral au feuillet pariétal et qui servent de soutien aux organes; les *méso* sont des replis qui recouvrent les intestins (MÉSO-CÔLON, MÉSO-CÆCUM, MÉSENTÈRE). Quand un repli séreux se porte d'un viscère à un autre, on le nomme ÉPIPLOON.

Le péritoine peut devenir le siége d'hydropisies, d'inflammation ou PÉRITONITE, et de productions morbides tuberculeuses ou cancéreuses. La facilité avec laquelle s'enflamme cette membrane est la cause de la gravité des opérations qui se pratiquent sur les viscères de l'abdomen et dans lesquelles elle est intéressée.

PÉRITONITE, s. f. Inflammation du *péritoine*. La *péritonite* se présente sous trois formes principales : 1° la *péritonite aiguë* et ses variétés, *péritonite partielle*, *péritonite par perforation* et par *étranglement*; 2° la *péritonite chronique simple* ou *tuberculeuse*; 3° la *péritonite puerpérale*.

Considérée dans ses caractères anatomiques, la *péritonite aiguë* a de grandes ressemblances avec la pleurésie. De fausses membranes floconneuses nagent dans un liquide séro-purulent qui se collectionne dans le petit bassin, ou relient entre eux par des adhérences lâches les divers viscères abdominaux. On y rencontre quelquefois du sang, des matières alimentaires, de l'urine, etc., lorsqu'elle est due à une perforation viscérale. Dans la forme chronique, le plus souvent il n'existe pas de liquide épanché dans le péritoine, mais de petites granulations formées par du pus concrété sur la membrane séreuse.

La **péritonite aiguë** est annoncée par un frisson violent et prolongé coïncidant avec une douleur très-vive occupant un point de l'abdomen et s'étendant avec rapidité. Dès le début surviennent des hoquets, des nausées ou des vomissements répétés. Le pouls est fréquent, la face est contractée par la douleur, le moindre contact sur le ventre est intolérable, il est tendu, tuméfié et parfois l'oreille peut y percevoir un bruit de frottement. Le pouls devient petit et dur, la respiration anxieuse, la constipation opiniâtre, l'urine rare. Les vomissements continuent, ils sont caractéristiques, *verts porracés*, les extrémités se refroidissent ; si la maladie n'est pas promptement jugulée, la mort survient en quatre à sept jours.

Dans une forme moins grave, la péritonite guérit, mais en laissant après elle une douleur fixe et limitée à un point de l'abdomen due à la formation d'adhérences qui empêchent les contractions péristaltiques de l'intestin. Elles peuvent encore donner lieu par la suite à un étranglement interne (voy. INTESTIN), ou se terminer par la perforation de la paroi abdominale, avec issue du liquide épanché au voisinage de l'ombilic ; enfin, dans quelques cas, la péritonite peut passer à l'état chronique.

La **péritonite partielle** n'envahit qu'une partie du péritoine, au voisinage d'un organe primitivement enflammé ; elle se termine par la formation d'adhérences, ou par la suppuration qui se fait jour soit à l'extérieur, soit dans l'intestin. Ils sort alors une quantité variable de pus avec les selles, et le malade éprouve à ce moment un soulagement immédiat.

La **péritonite par perforation** est annoncée par une douleur déchirante. Elle parcourt toutes ses phases avec une incroyable rapidité ; elle est pour ainsi dire foudroyante et parfois tue en quelques heures. Le plus souvent elle est causée par l'ouverture accidentelle d'un kyste, par la perforation de l'intestin dans la fièvre TYPHOÏDE, ou de l'ESTOMAC dans l'ulcère simple ou le CANCER de cet organe.

La guérison de cette forme de péritonite est rare ; mais elle est possible par la formation d'adhérences préalables, qui limitent l'inflammation dans un petit espace.

La **péritonite par étranglement** se développe lentement et reste longtemps bornée à la partie étranglée ; mais si celle-ci vient à se gangrener en même temps que la portion de péritoine qui l'enveloppe, la maladie marche rapidement vers une terminaison funeste.

La **péritonite chronique** peut être consécutive à la péritonite aiguë ; mais elle est le plus souvent liée à la diathèse *tuberculeuse*. Elle est caractérisée par une douleur sourde, profonde, des alternatives de constipation et de diarrhée, un amaigrissement croissant et des vomissements de matière verte. Cette affection marche avec une extrême lenteur ; puis à un moment donné la diarrhée augmente, la faiblesse devient extrême et le malade succombe.

La péritonite reconnaît pour causes les plus fréquentes l'inflammation antérieure de quelque organe abdominal; plus rarement elle est due à une violence extérieure (**péritonite traumatique**), à l'action du froid, à la suppression des règles. Elle est fréquente chez les femmes à la suite de tentatives d'AVORTEMENT.

La **péritonite des nouveau-nés** se montre à la suite d'une phlébite du cordon ombilical ; on l'a même vue sur le fœtus pendant la vie intra-utérine. C'est toujours une affection grave, mortelle lorsqu'elle est très-aiguë et générale, ou lorsqu'elle est produite par perforation. La péritonite circonscrite est au contraire une affection beaucoup moins dangereuse.

Le *traitement* doit être énergique : saignées générales et locales très-abondantes, vingt à quarante sangsues sur l'abdomen, frictions mercurielles à haute dose, large vésicatoire sur l'abdomen, quelquefois glace à demeure, en même temps qu'à l'intérieur contre les vomissements, boissons acidules, gazeuses ; plus tard, purgatifs légers. Quelquefois les bains tièdes prolongés et la paracentèse de l'abdomen sont encore utiles. S'il y a perforation, il faudra chercher à y remédier dans la mesure du possible, par des moyens divers en rapport avec l'organe affecté (intestin, vessie, etc.), abstinence des boissons, applications de glace, compression, sonde à demeure dans la vessie et, dans tous les cas, repos absolu, et narcotiques à haute dose.

La **péritonite puerpérale**, qu'il faut distinguer de la FIÈVRE PUERPÉRALE, est une affection que l'on rencontre chez les nouvelles accouchées. Elle est tantôt le résultat de quelque imprudence, d'un refroidissement, de manœuvres obstétricales violentes, tantôt d'une prédisposition inexplicable. Les lochies diminuent ou s'arrêtent tout à fait, la sécrétion du lait ne s'établit pas ou se suspend, le ventre se météorise, l'agitation va souvent jusqu'au délire. Le pouls est irrégulier et filiforme, la langue fuligineuse, la peau baignée d'une sueur visqueuse.

La marche de cette maladie est en général rapide ; elle peut se localiser si elle ne dépend pas d'un principe septique. Si l'accouchement a été difficile ou a nécessité l'intervention chirurgicale, on l'évitera par des précautions minutieuses. Son traitement ne diffère pas de celui de la *péritonite aiguë*.

PÉRI-UTÉRIN, adj. Dont le siége est au voisinage de l'utérus ou matrice. Les *abcès péri-utérins* se développent en général à la partie postérieure de la matrice (rétro-utérins). Ils sont quelquefois consécutifs à l'hématocèle rétro-utérine (voy. HÉMATOCÈLE, UTÉRUS).

PÉRONÉ, s. m. (de περόνη, épingle). Os mince, flexible, situé à la jambe, sur le côté externe du tibia. Il est prismatique et triangulaire. Sa face interne donne insertion aux ligaments interosseux, son bord interne,

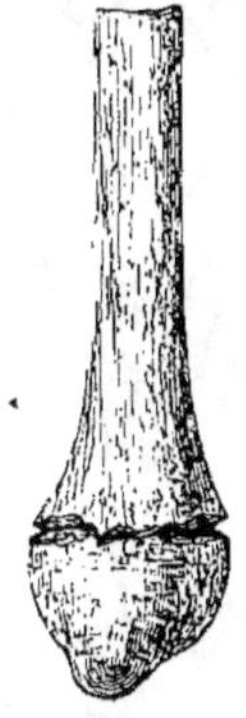

au muscle jambier postérieur, sa face postérieure, aux muscles soléaire et fléchisseur propre du gros orteil. Son extrémité supérieure, volumineuse et renflée, présente une surface articulaire pour le tibia, trois tubercules où s'insèrent les muscles : long péronier latéral, l'extenseur commun des orteils et le soléaire, et une saillie, l'*apophyse styloïde*, pour le muscle biceps et le ligament latéral externe de l'articulation du genou. Son extrémité inférieure a la forme d'une pyramide triangulaire à sommet inférieur : c'est la *malléole externe* qui donne insertion aux ligaments péronéocalcanéens et s'articule par sa face interne avec l'astragale.

Les fractures du péroné sont fréquentes, mais en général peu graves, elles sont *directes* ou *indirectes ;* celles-ci consistent en des mouvements anormaux ou normaux exagérés de l'articulation tibio-tarsienne. La fracture peut avoir lieu *par arrachement :* la malléole est arrachée par suite du renversement du pied en dedans. Dans la *fracture par diastasis*, le pied renversé en dehors repousse la malléole qu'il brise, et disjoint l'articulation tibio-péronéale inférieure ; la douleur est très-vive, et l'on constate une vaste ecchymose. Dans la *fracture par divulsion*, produite par l'abduction de la pointe du pied, c'est l'astragale qui repousse les deux malléoles en

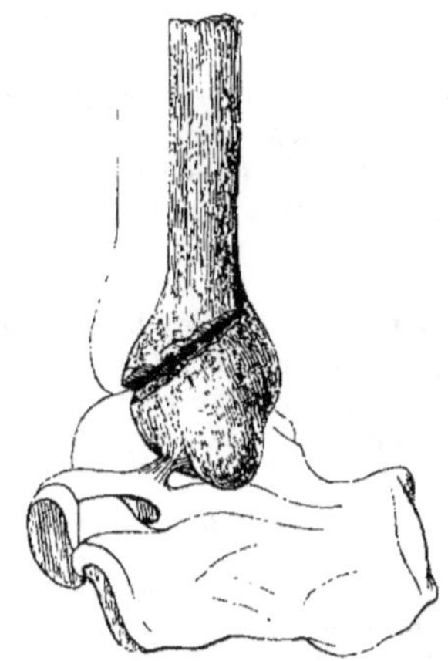

sens inverse ; ordinairement, il existe une dépression que l'on nomme *coup de hache*.

Dans la plupart des cas, il y a complication d'ENTORSE, qui peut entraîner une inflammation lente ou une tumeur blanche chez les sujets prédisposés. Il faut traiter tout d'abord les complications, puis, la fracture étant réduite, on applique un appareil inamovible. Au bout de trois à quatre semaines, la consolidation est généralement obtenue.

PÉRONIER, adj. et s. m. Qui appartient au péroné.

L'artère péronière, née du tronc *tibio-péronier*, se porte verticalement vers la partie inférieure de la *jambe* en suivant la face postérieure du péroné; en bas, elle se bifurque en *péronière antérieure* et *péronière postérieure*, qui se perdent au voisinage de l'articulation en s'anastomosant avec les artères voisines.

Le muscle **péronier antérieur** est le faisceau externe de l'extenseur commun des orteils, qui fléchit le pied sur la jambe.

Le muscle **long péronier latéral**, le plus long des muscles de la jambe, s'insère en haut sur le péroné et en bas au-dessous de l'extrémité postérieure du premier métatarsien, après avoir glissé derrière la malléole externe, en même temps que le **court péronier latéral**, situé au-dessous de lui.

La **contracture du long péronier latéral** détermine la production d'un *pied bot valgus;* sa *paralysie* détermine l'infirmité connue sous le nom de *pied plat*.

PEROXYDE, s. m. (*peroxydum*). Nom générique des corps combinés avec l'oxygène, dans lesquels ce dernier entre pour la plus grande quantité possible : *peroxyde de fer, peroxyde de manganèse*, etc. (voy. OXYDE).

PERSIL, s. m. (*petroselinum sativum, apium petroselinum*). Plante indigène cultivée, de la famille des *Ombellifères*, employée comme aromate dans la préparation des aliments (fig. 433).

La *racine du persil officinal* est une des cinq racines apéritives. Toutes les parties de la plante, et surtout les graines, contiennent un principe particulier nommé *apiol*, recommandé contre les fièvres intermittentes et pour modérer la sécrétion du lait chez les nourrices au moment du sevrage.

Il importe de ne pas confondre le persil avec la CIGUË des jardins, *petite ciguë* (*Æthusa cynapium*), vulgairement *faux persil, persil des fous*.

PERTE, s. f. Nom vulgaire de toute *hémorrhagie* qui se fait par les parties génitales de la femme (voy. MÉNORRHAGIE).

Pertes blanches. — Voy. LEUCORRHÉE.

Pertes séminales. — Voy. SPERMATORRHÉE.

Les **pertes de substance** sont dues : soit à un traumatisme qui a enlevé une partie de la substance d'un organe, soit à un abcès, un cancer, une gangrène, un lupus, etc., ou toute autre affection qui en a provoqué la destruction.

Suivant les cas, on y remédiera, tantôt en se contentant de rapprocher les lèvres de la partie détruite, et de les fixer par des bandelettes agglutinatives ou des points de suture; soit en pratiquant une AUTOPLASTIE.

PERVENCHE, s. f. Genre de plantes de la famille des Apocynées, dont les deux espèces, la *pervenche couchée, pervenche mineure* (*Vinca minor*), et la *pervenche à grandes fleurs* (*Vinca major*) sont faiblement purgatives et diaphorétiques.

Les feuilles de ces plantes sont employées par les femmes pour *faire passer leur lait*, quoiqu'elles ne soient douées d'aucune propriété active. On les a conseillées aussi

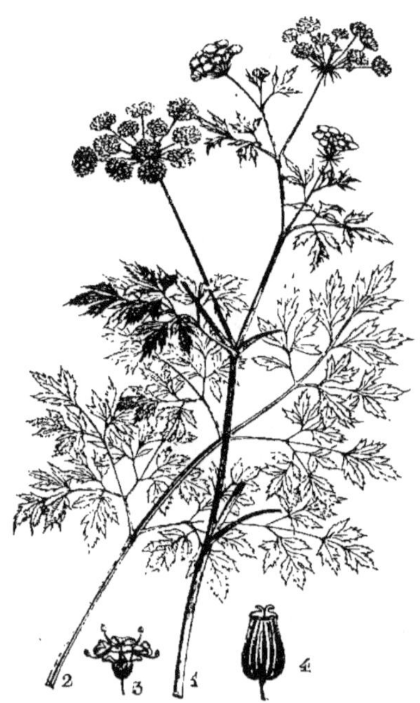

FIG. 433. — Persil (*Petroselinum sativum*).

dans le catarrhe pulmonaire. Il est bon d'avoir recours à des préparations plus énergiques si l'intervention médicale est réellement nécessaire.

PESSAIRE, s. m. (*pessarium*, πεσσός).

Instrument en forme de cône, d'ovale, de bilboquet, etc., fait en ivoire, en métal, en caoutchouc, et destiné à être introduit dans le vagin pour soutenir l'utérus dans les cas de chute ou de relâchement de cet organe. L'usage du pessaire cause toujours une

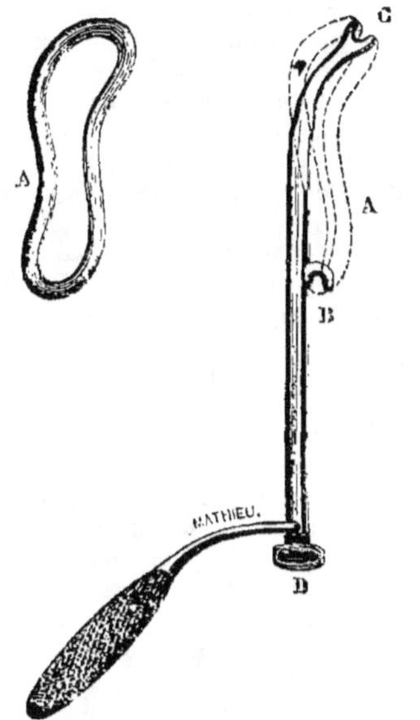

FIG. 434. — Pessaire de Hogg's, en aluminium, et manche porte-pessaire (C, D).

certaine gêne et un écoulement muqueux; c'est un instrument qu'il faut retirer et nettoyer fréquemment, sous peine de voir la négligence de ce soin entraîner les désordres organiques les plus graves.

PESTE, s. f. (*pestis*, λοιμός). Maladie épidémique originaire du Levant, et caractérisée à l'extérieur par le développement de *bubons* et de tumeurs charbonneuses. L'invasion de la maladie s'annonce par un frisson, une céphalalgie violente, un grand abattement, des douleurs dans les aines, des vertiges, une soif vive, une coloration livide du visage; le pouls est petit, lent et régulier. Les bubons paraissent alors; ils siègent à l'arcade crurale, au cou, aux aisselles, et forment des tumeurs dures, de volume variable, prenant une teinte livide. Leur développement est accompagné de tumeurs gangréneuses apparaissant sur tous les points où le tissu cellulaire est abondant,

à la face, sur les joues, au cou, au dos, déterminant une sensation de douleur, de chaleur, de démangeaison; c'est le *charbon de la peste*, quelquefois remplacé par des anthrax.

Le corps perd sa chaleur, le pouls se ralentit, le regard s'éteint, la langue se sèche; des vomissements, des déjections fétides et sanglantes, le délire, des convulsions pré-

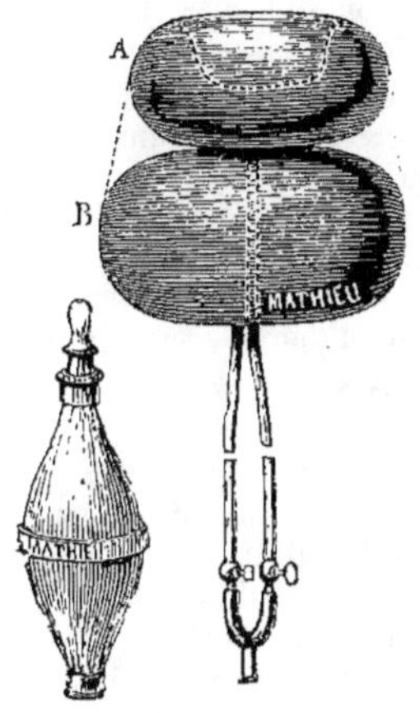

FIG. 435. — Pessaire à élévateurs doubles du docteur Gariel, avec insufflateur pour gonfler les pelotes.

cèdent la mort qui arrive généralement dans la première semaine. Quelquefois, elle est subite et survient en quelques heures avant même l'apparition des bubons.

Quoique la peste soit une maladie extrêmement grave, elle peut cependant se terminer par la guérison. Les moyens généraux employés contre la peste qui ont donné les meilleurs résultats sont : un émétocathartique au début, l'immersion dans l'eau glacée, la cautérisation sur l'épine dorsale, qui produit dans ce cas une révulsion extrêmement puissante.

Le *traitement* local des bubons consiste à les ouvrir avec le bistouri lorsqu'on y sent la fluctuation. Les tumeurs charbonneuses peuvent être cautérisées au fer rouge; les soins hygiéniques doivent être scrupuleusement observés, l'isolement est une condition importante du traitement.

La *peste* s'est montrée endémique en Égypte, en Syrie, en Turquie. Vers le milieu du mois de mai, sous l'influence de la chaleur humide et du brouillard, on y observait des cas sporadiques très-graves, et vers le mois de juillet, l'épidémie se prononçait et durait de quatre à cinq mois. Il est à remarquer que la peste n'a plus fait son apparition dans ces pays depuis vingt-cinq ans environ et qu'elle paraît presque éteinte désormais.

On a aussi donné autrefois le nom de peste à plusieurs maladies endémiques, qui n'avaient de commun avec la véritable peste actuelle que le caractère de gravité et l'épidémicité.

PÉTÉCHIE, s. f. Suffusions sanguines rouges ou noirâtres qui apparaissent sous la peau dans certaines affections : le typhus, la fièvre typhoïde, le scorbut, etc. Elles sont toujours l'indice d'une modification importante, d'une altération grave du sang.

PÉTREUX, adj. Qui a rapport au rocher. Les *nerfs pétreux* sont les racines du ganglion OTIQUE.

PÉTROLE, s. m. (de *petra*, pierre, et *oleum*, huile). Bitume liquide ou naphte provenant de l'asphalte. Son nom de *pétrole* ou *huile de pierre* lui vient de ce qu'il est recueilli le plus souvent à des sources filtrant entre les rochers. Il se présente sous l'aspect d'un liquide plus léger que l'eau, très-inflammable, doué d'une odeur bitumineuse très-pénétrante. Lorsqu'il est distillé, il sert à l'éclairage sous le nom d'*huile de pétrole*. Il a été employé en médecine comme vermifuge; et plusieurs praticiens le recommandent en frictions contre la gale. Il agit énergiquement sur la peau et doit être manié avec précaution.

PHAGÉDÉNISME, s. m. (de φαγεῖν, manger). État spécial de certaines plaies ou plutôt de certains ulcères qui ont une tendance à s'étendre constamment en détruisant les parties voisines. On rencontre le phagédénisme surtout dans certains CHANCRES dits *phagédéniques*.

Les chancres phagédéniques peuvent aussi bien être simples (mous) que syphilitiques (indurés) ; mais plus souvent le phagédénisme se rencontre sur le CHANCRE MOU. La constitution lymphatique du sujet atteint de chancre prédispose le chancre au phagédénisme qui atteint aussi les BUBONS qui en résultent.

Le *traitement* consiste : 1° à relever la constitution par les toniques, le quinquina et surtout les ferrugineux ; 2° il faudra essayer de laver et panser les chancres avec une solution de *tartrate ferrico-potassique* et, si cela ne suffit pas, avec de l'*iodoforme*, ou les cautériser au fer rouge (thermo-cautère ou galvano-cautère).

PHALANGE, s. f. Nom des petits os qui forment les divisions des doigts ou des orteils. Chaque orteil ou chaque doigt en a trois, sauf le pouce ou le gros orteil qui n'en ont que deux. En commençant par la plus grande, articulée avec l'os métacarpien ou métatarsien correspondant, on leur donne les noms de : *phalange, phalangine* et *phalangette*.

PHARMACIE, s. f. (de φάρμακον, médicament, poison). Science qui s'occupe de l'étude des médicaments et des drogues simples, et art qui apprend à les préparer pour les usages médicaux.

On appelle aussi *pharmacie* l'officine où sont préparés et débités les médicaments sous la surveillance d'un *pharmacien*.

L'article 25 de la loi qui régit la police de la pharmacie dit que nul ne pourra ouvrir une officine de pharmacie, préparer, débiter aucun médicament, s'il n'est reçu dans une des écoles de pharmacie suivant les formes établies par la loi.

L'article 3 de l'ordonnance du 29 octobre 1846 ordonne que tout achat ou vente de substances vénéneuses sera inscrit sur un livre spécial légalement coté et paraphé, avec les noms, profession et domicile des vendeurs et acheteurs, et l'article 6 dit que le pharmacien doit se conformer pour la préparation des remèdes magistraux aux formules insérées dans le *Codex*. Il est universellement admis aujourd'hui que le propriétaire d'une pharmacie est un commerçant et qu'il est soumis, par conséquent, à toutes les dispositions du Code de commerce.

PHARYNGITE, s. f. Variété d'angine qui s'attaque au pharynx. Le plus souvent, c'est une angine tonsillaire ou amygdalite ou une angine granuleuse (voy. ANGINE).

PHARYNX, s. m. (φάρυγξ). Vulgairement appelé gosier, le pharynx est cette portion du tube digestif qui surmonte l'*œsophage* et fait suite à la *bouche* (E, fig. 198).

Ce conduit est formé d'une charpente musculaire, recouverte par une membrane muqueuse qui se continue avec celle de la bouche et de l'œsophage. Il a la forme d'un prisme triangulaire à sa partie supérieure, aplati en bas d'arrière en avant.

La *cavité pharyngienne* (24, fig. 147) présente à considérer : 1° une *voûte* à sa partie supérieure où s'implantent parfois les *polypes naso-pharyngiens* ; 2° une *paroi postérieure*, lisse en dedans, formant le fond de la gouttière ou du canal pharyngien et séparée de la colonne vertébrale par du tissu cellulaire lamelleux contenant des ganglions lymphatiques ; 3° des *parois latérales*. au sommet desquelles s'ouvre l'orifice de la trompe d'Eustache (12, fig. 147), plus bas se trouvent l'*amygdale* et son excavation (20, fig. 147) et le repli *pharyngo-épiglottique* ; 4° une *face antérieure* presque complétement ouverte, ce qui transforme le canal pharyngien en une véritable gouttière. On y voit, à la partie supérieure, l'ouverture postérieure des *fosses nasales* (fig. 392), l'*isthme du gosier*, compris entre le voile du palais, ses piliers antérieurs et la base de la *langue* reliée à l'*épiglotte* (25, fig. 147) par les replis *glosso-épiglottiques*. Plus bas enfin se trouve l'ouverture du *larynx*, qui est bouchée par l'épiglotte pendant la déglutition.

Les muscles du pharynx sont : les trois muscles constricteurs, *supérieur*, *moyen* et *inférieur*, qui entourent le pharynx de leurs fibres entre-croisées et se recouvrent les uns les autres, et les deux élévateurs, le muscle *stylo-pharyngien* et le *pharyngo-staphylin*.

Les *artères* du pharynx viennent de la pharyngienne inférieure ; les *veines* se jettent dans la veine jugulaire ; les *lymphatiques* se rendent aux ganglions rétro-pharyngiens ou à ceux qui se trouvent le long de l'artère carotide. Les premiers en s'abcédant peuvent former des *abcès rétro-pharyngiens*, qui reconnaissent aussi pour cause le MAL DE POTT cervical.

PHÉNIQUE, adj. L'**acide phénique** ou **carbolique** ($C^{12} H^6 O^2$) (alcool phénylique) a été découvert dans le goudron de houille, d'où on l'extrait par distillation entre 150 et 200 degrés. Il est solide et cristallise en longues aiguilles incolores, fusibles à 35 degrés ; il possède une odeur particulière très-pénétrante et une saveur âcre et brûlante. Très-peu soluble dans l'eau, il se dissout facilement dans l'alcool et l'acide acétique.

Appliqué pur sur les tissus vivants, il les désorganise immédiatement et produit des taches blanches. Aussi ne faut-il jamais s'en servir qu'à l'état de dilution très-étendue. Il possède des propriétés antiseptiques énergiques, détruit l'action des ferments et s'oppose à la putréfaction. On l'emploie aujourd'hui beaucoup en chirurgie dans le pansement des plaies suppurantes. On l'a même administré (sans aucun succès réel) à l'intérieur, en solutions étendues, en lavements ; à dose élevée il est toxique.

On le remplace souvent comme antiseptique par sa solution dans la soude, phénate de soude ou phénol.

Pour les usages chirurgicaux, on peut se servir d'une solution au centième, ou même au millième, dans de l'eau alcoolisée à laquelle on ajoute parfois de la glycérine.

PHIMOSIS, s. m. (de φιμός, cordon). Rétrécissement de l'ouverture antérieure du *prépuce* qui empêche de découvrir le gland. Il est *congénital* ou accidentel ; ce

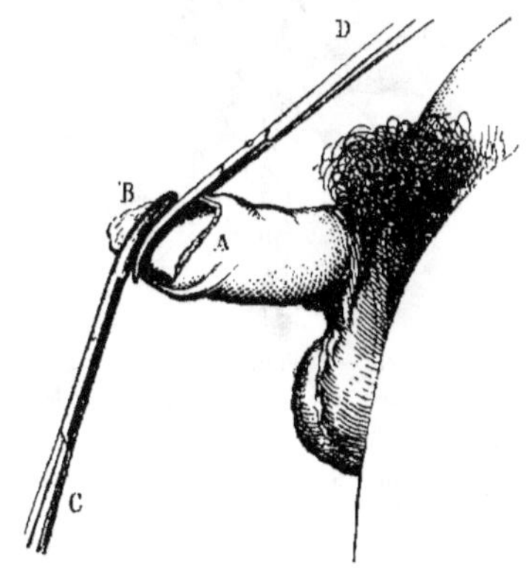

FIG. 436. — Opération du phimosis.

A, Section oblique du côté gauche du prépuce.
B, Bord droit du prépuce saisi par la pince.
C, Pince courbe.
D, Ciseaux coupant au-dessus et le long de la peau.

dernier est causé par une inflammation (*balanite*) ou par des *chancres*. Les inconvénients du phimosis sont nombreux : le coït est plus ou moins douloureux et s'accompagne de déchirures qui sont une voie ouverte à l'introduction du virus *syphilitique*. Une matière caséeuse abondante, source de malpropreté, de mauvaise odeur et de douleur s'accumule entre le prépuce et le gland et enflamme les parties. Quelquefois l'orifice est si petit que l'urine s'arrête dans le prépuce, qui forme une poche et où se dépose un sédiment calculeux.

L'irritation causée par le contact de toutes ces matières peut causer une BALANO-POSTHITE considérable.

L'existence du phimosis chez les enfants est une cause fréquente de l'habitude vicieuse de la masturbation.

Si avec un phimosis très-étroit, le gland vient à être découvert brusquement d'une façon violente, il peut se produire un PARAPHIMOSIS.

C'est ce qui a conduit les législateurs de l'antiquité à adopter la mesure très-sage de la CIRCONCISION que l'on pratique d'une fa-

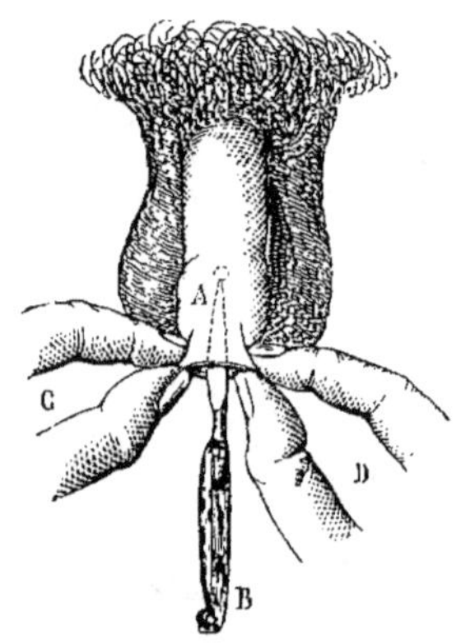

FIG. 437. — Opération du phimosis.

A, Lame du bistouri introduit à plat entre le prépuce et le gland.
B, Manche du bistouri.
C, Main gauche du chirurgien.
D, Main d'un aide.

çon générale et préventive à tous les enfants mâles nouveau-nés.

Les inconvénients trop réels du phimosis obligent quelquefois à la pratiquer aussi chez le jeune homme et chez l'adulte.

On peut souvent se contenter de faire une simple incision du prépuce dans toute sa hauteur, en glissant entre le prépuce et le gland un bistouri, dont la pointe est munie d'une boulette de cire (fig. 437).

Dans d'autres cas, il faut en outre exciser les deux bords du lambeau ainsi obtenu (fig. 436), et réunir la peau avec la muqueuse au moyen de serres-fines.

Dans certains cas, où il n'est pas trop prononcé, et tout à fait exempt de compli-

cations, on peut traiter le phimosis par la simple dilatation et des lavages fréquents. En général, il ne faut pas opérer s'il existe un chancre qui pourrait s'inoculer à la plaie; on attendra sa guérison, à moins que celle-ci ne soit rendue plus difficile par l'existence même du phimosis.

PHLÉBITE, s. f. (de φλάψ, veine). Inflammation des VEINES. La maladie débute le plus souvent par la tunique externe qui s'épaissit, ses *vasa vasorum* augmentent de volume. En même temps, la tunique moyenne s'infiltre de lymphe plastique, il s'y forme de petits abcès; la tunique interne se dépolit, devient rugueuse ou se détruit.

Le sang renfermé dans la veine s'y coagule au niveau du point enflammé, le caillot augmente de volume et oblitère complétement ou en partie ce vaisseau jusqu'à la collatérale voisine. Plus tard, ou bien ce caillot s'organise, se rétracte, et la veine est transformée en tissu fibreux (*phlébite adhésive*); ou bien il se désagrége, le sang en entraîne quelques parcelles qui remontent vers le cœur, passent dans la circulation générale et forment en des endroits fort éloignés des EMBOLIES dont les conséquences sont des plus graves.

Dans d'autres cas, enfin, le caillot suppure (*phlébite purulente*), et le pus qui en résulte forme un abcès local, ou peut devenir, en se mélangeant au sang, le point de départ de l'*infection purulente* ou pyohémie.

Les causes de la phlébite sont nombreuses; elle succède aux *plaies des veines*, quelquefois à la saignée. Les *plaies* même les plus minimes qui sont produites par des instruments souillés de *matières septiques* produisent souvent une phlébite à laquelle sont exposés les anatomistes médecins, chirurgiens, garçons d'amphithéâtres.

Toutes les opérations chirurgicales peuvent être l'origine d'une phlébite; il en est de même des abcès, furoncles, des varices, des hémorrhoïdes. On l'observe aussi après l'accouchement (qui, en réalité, laisse une plaie béante à l'intérieur de la matrice). Dans certains cas, la phlébite paraît être spontanée.

Les symptômes locaux sont : une douleur le long du trajet de la veine atteinte, qui est transformée en cordon dur faisant sous la peau une traînée rouge si la veine est superficielle. En même temps, le membre ou la région gonflent par suite de l'*œdème* qui s'y développe, il y a de la lourdeur et de l'engourdissement qui, avec la fièvre, sont souvent les seuls symptômes de la phlébite des *veines profondes*.

Les symptômes généraux sont en rapport avec l'importance de la veine enflammée et le plus ou moins de généralisation de la maladie. Il y a de la fièvre, et surtout des frissons répétés; plus tard, l'affection peut se compliquer de tous les symptômes d'un abcès, ou de l'INFECTION PURULENTE.

La maladie se termine, tantôt par *résolution*, au bout de quelques jours, (soit que la veine reste perméable, soit qu'elle s'oblitère et se transforme en cordon fibreux), tantôt par *suppuration* et formation d'un phlegmon qui reste localisé, ou par infection purulente générale. La terminaison par gangrène est très-rare.

La phlébite se distingue de l'*angioleucite* par le volume de la veine atteinte, qui forme un cordon plus volumineux que les traînées rougeâtres et très-superficielles, constituées par les lymphatiques enflammés. Elle diffère du *phlegmon*, qui occupe une étendue plus considérable, et dont la rougeur et l'empâtement sont plus diffus.

Le *traitement* consiste au début en applications de topiques résolutifs, onguent napolitain belladoné, cataplasmes, bains tièdes. On placera le membre ou la partie atteinte dans une position convenable, pour faciliter le cours du sang dans les veines, on donnera un purgatif doux. Plus tard, il faudra donner issue au pus s'il est collecté, et administrer des toniques, du quinquina, du sulfate de quinine.

PHLÉBOTOMIE, s. f. (de φλέψ, veine, et τομή, section). Synonyme de SAIGNÉE pratiquée sur une veine (saignée ordinaire).

PHLEGMASIE, s. f. (de φλέγω, je brûle). Nom générique des maladies fébriles, caractérisées par l'inflammation d'un organe ou d'un tissu sur lequel se développent les symptômes dominants de l'affection. Elles se divisent en *phlegmasies cutanées* (eczéma, érysipèle, etc.), *phlegmasies des membranes séreuses* (pleurésie, péritonite, etc.), des *muqueuses* (bronchite, conjonctivite), des *glandes* (hépatite, néphrite), et des *viscères* (gastrite, cystite, etc.).

PHLEGMATIA ALBA DOLENS, s. f. Variété de *phlébite adhésive*, caractérisée par un gonflement œdémateux douloureux avec *pâleur de la peau*, qui survient à la

suite des couches chez certaines femmes, et dont le siége se trouve particulièrement sur les membres abdominaux.

On rencontre aussi fréquemment cette affection chez les sujets cachectiques (cancer, tuberculose).

Après avoir envahi un membre, la phlegmatia peut le quitter pour se porter successivement sur les autres. Elle se termine ordinairement par résolution, mais elle est d'un fâcheux pronostic au point de vue de l'affection primitive qui l'a occasionnée.

Le traitement est celui de la PHLÉBITE. Il consiste surtout dans le repos au lit et la position du membre atteint.

PHLEGMON, s. m. (de φλέγω, je brûle). Inflammation du tissu cellulaire qui précède la formation d'un ABCÈS.

On en distingue deux sortes, le phlegmon circonscrit et le phlegmon diffus.

Le **phlegmon circonscrit** reconnaît pour causes toutes celles que nous avons énumérées à propos des ABCÈS. Ses symptômes sont : la *tuméfaction*, la *rougeur*, la *chaleur*, la *douleur*. Avant l'apparition du pus, les tissus sont infiltrés d'un exsudat fibrineux, jaunâtre et gélatiniforme. La douleur est surtout vive lorsque le phlegmon siége dans un endroit où le tissu cellulaire est bridé par des aponévroses, et ne se laisse pas facilement distendre par cette infiltration; c'est ce qui arrive aux doigts (PANARIS).

Il n'y a généralement de symptômes généraux que si le phlegmon est étendu, ou chez les enfants.

Quelquefois le phlegmon se termine par *résolution*, et tous les symptômes disparaissent peu à peu en cinq ou dix jours. Plus rarement, la terminaison se fait par *induration* ou *gangrène*. C'est la *suppuration* qui est la règle ordinaire; il se forme un *abcès* avec tous ses caractères et sa *fluctuation*.

Le *traitement* aura d'abord pour but d'éviter la formation d'un abcès. Il consistera en sangsues, ventouses scarifiées, bains tièdes prolongés, cataplasmes, onctions hydrargyriques. Quelquefois, on fera des incisions préventives comme dans le phlegmon diffus; plus tard, on évacuera le pus, on introduira un darin, on fera des pansements antiputrides etc. (voy ABCÈS CHAUD).

Le **phlegmon diffus** est une affection

beaucoup plus grave, qui semble consister en une sorte de *nécrose* du tissu cellulaire qui est frappé d'emblée de mortification par places, pendant que celui qui l'avoisine s'enflamme et suppure. Il est caractérisé par une rapidité excessive dans sa marche, une tendance à se généraliser à à tout un membre, à envahir les parties voisines et des symptômes généraux fort graves.

Ses causes sont : les violences extérieures, les fatigues excessives, la lésion de certaines *bourses* séreuses, l'introduction sous la peau de principes septiques. De même que la PHLÉBITE, il est fréquent chez les médecins, chirurgiens et naturalistes, chez tous ceux qui manient des cadavres (surtout ceux des personnes qui ont succombé à une infection purulente, putride, à une fièvre puerpérale), etc.

Le début du phlegmon diffus est rapide, les symptômes généraux, fièvre, frissons, apparaissent en même temps qu'un empâtement étendu à une région plus ou moins considérable. Dans cette première période, il y a inflammation du tissu cellulaire et *suppuration*. La peau devient œdémateuse, tendue, luisante, elle conserve l'impression des doigts ; bientôt elle se recouvre de phlyctènes séreuses ou sanguinolentes, de plaques ou marbrures irrégulières. Tout le tissu cellulaire sous-cutané est infiltré d'un liquide gélatineux qui devient rapidement purulent, les capillaires sont turgescents et laissent couler une grande quantité de sang lorsqu'on y fait des incisions. La fièvre augmente d'intensité, il s'y joint parfois du délire, surtout chez les alcooliques, ou bien une prostration extrême, des nausées, des vomissements. La douleur est considérable, elle est pulsative, et la partie qui en est le siége est comme engourdie.

Dans la seconde période, qui commence vers le sixième jour environ, il y a *mortification* des portions de tissu cellulaire envahi. La tension, la douleur et les autres symptômes inflammatoires semblent se calmer, il y a production d'un nouvel œdème dit de retour, et bientôt formation de plusieurs abcès.

La troisième période comprend l'ouverture de ces abcès et l'*élimination* des parties mortifiées, qui sortent par les ouvertures des abcès et donnent lieu à une suppuration plus ou moins longue.

Enfin, dans les cas favorables, vient une période de *réparation* et de cicatrisation ordinairement fort longue, à la suite de laquelle il reste quelquefois des difformités et une gêne plus ou moins grande dans les fonctions du membre.

Souvent aussi, le malade succombe par suite de l'intensité des symptômes généraux, de l'apparition d'une complication du côté des os, des articulations, ou de l'*infection purulente* ou *putride*. Il y a quelquefois en même temps phlegmon et érysipèle (*érysipèle phlegmoneux*). Les ganglions lymphatiques voisins participent aussi à l'inflammation et forment des *adénites*.

Le *traitement* du phlegmon diffus doit être très-énergique. Il consiste en larges et nombreuses incisions faites dès le début, dans le but de débrider le tissu cellulaire et d'empêcher le développement de sa mortification. Ces incisions devront être faites dans le sens de la longueur du membre ou de la direction des muscles, on évitera les régions où se trouvent les artères ou les veines principales, mais on ne s'effrayera pas trop de la quantité de sang qui sort des tissus engorgés.

Toute la partie atteinte sera ensuite recouverte de cataplasmes ou maintenue dans un bain tiède.

En même temps, on administrera à l'intérieur des toniques, des potions alcooliques, de l'extrait de quinquina et du sulfate de quinine.

PHLYCTÈNE, s. f. (de φλύζειν, bouillir). Nom donné à des élevures de l'épiderme rendues transparentes par la présence de quelques gouttes de sérosité. Elles se montrent dans quelques affections cutanées et après les brûlures. Le liquide qu'elles contiennent peut être, dans certains cas, plus ou moins sanguinolent.

On produit des *phlyctènes artificielles* par l'application de l'eau bouillante, de l'ammoniaque, de vésicatoires ; ces dernières contiennent un liquide fibrineux coagulable.

Lorsque les phlyctènes sont petites, on leur donne le nom de *vésicules*, et on les nomme *bulles* lorsqu'elles acquièrent un volume considérable.

PHOSPHATE, s. m. (*phosphas*, phosphore). Nom générique des sels formés par la combinaison d'une base avec l'acide phosphorique. La chimie en prépare un grand nombre ; quelques-uns seulement importent à la médecine.

Le **phosphate ammoniaco-magnésien**, $2AzH^3, HO, MgO, PhO^5 + 12 HO$, se rencontre dans les excréments dysentériques et du typhus, dans les affections graves de la vessie ; on le rencontre souvent dans les calculs vésicaux ou rénaux, dans la gravelle, soit pur, soit combiné au phosphate de chaux.

Le **phosphate de chaux tribasique**, $3CaO, PhO^5$, existe dans les os. Insoluble dans l'eau froide, il se dissout dans les acides, même (en petite quantité) dans l'eau chargée d'acide carbonique.

Le **phosphate neutre de chaux**, $2CaO, HO, PhO^5$, se trouve souvent dans les concrétions et les sédiments urinaires ; il est quelquefois employé en médecine comme antidiarrhéique.

Le **phosphate acide de chaux**, $PhO^5, CaO + 2 HO$, existe dans tous les liquides de l'économie animale qui offrent une réaction acide ; il est soluble dans l'eau ; on l'obtient en traitant la cendre d'os par l'acide sulfurique ; il sert à la préparation du phosphore.

Le **phosphate de soude**, $PhO^5, 2NaO, HO + 24$ aq, existe en solution dans l'urine et dans tous les liquides de l'économie.

C'est à lui que, chez l'homme, le sang et la plupart des *humeurs* de l'économie doivent leur alcalinité.

On a employé en médecine le *phosphate de fer* comme ferrugineux, et les solutions de phosphate de chaux dans l'eau acidifiée par l'acide chlorhydrique (*chlorhydro-phosphate de chaux*), ou l'acide lactique (*lacto-phosphate de chaux*).

PHOSPHÈNE, s. m. (de φῶς, lumière, et φαίνειν, briller). Nom donné aux apparitions lumineuses que l'on provoque en agissant sur la *rétine*, au moyen d'une pression exercée sur l'*œil* par l'extrémité du doigt ou de tout autre corps dur. Pour constater plus facilement les phosphènes, on fera regarder du côté opposé à la pression. Il sera ainsi possible de produire partout où l'on appuiera le doigt une sensation lumineuse qui semblera provenir d'un point éclairé situé du côté opposé.

C'est ainsi qu'en appuyant sur le globe oculaire du côté temporal, on verra la lueur du côté du nez ; en appuyant du côté du front, le phosphène paraîtra en bas, etc. On a donné aux quatre phosphènes principaux

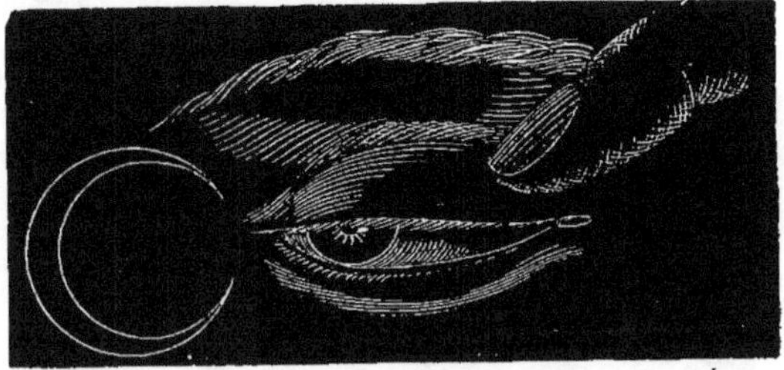

FIG. 438. — Phosphène nasal.

que l'on peut produire ainsi, les noms des os voisins. C'est ainsi que l'on a : le phosphène *temporal*, *nasal*, *frontal*, *jugal* (os malaire) (fig. 438 et 439).

La recherche des phosphènes peut être utile pour faire savoir au chirurgien si la rétine est encore sensible, alors qu'il y a opacité de la cornée ou du cristallin. Mais

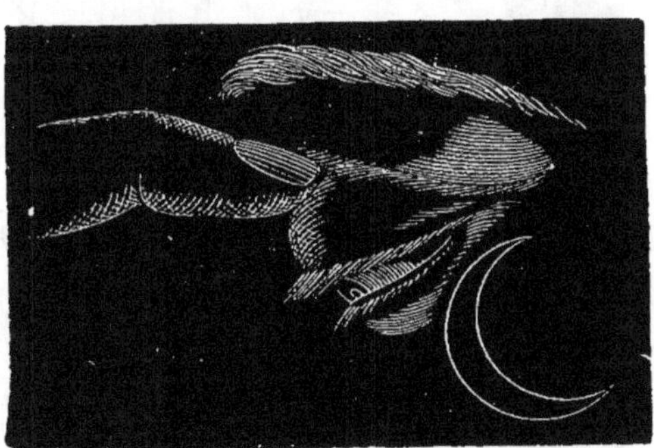

FIG. 439. — Phosphène frontal.

l'examen de la fonction visuelle, telle que nous l'avons décrit à l'article CATARACTE, en dispense presque toujours.

PHOSPHITE, s. m. Sels formés par la combinaison de l'acide phosphoreux avec une base.

PHOSPHORE, s. m. (de φῶς, lumière, et φορός, qui porte). Corps simple, solide à la température ordinaire, doué d'une odeur d'ail très-prononcée. Il est incolore, transparent, sa densité est de 1,83, il s'enflamme spontanément vers 70 degrés, et à la température ordinaire il répand dans l'obscurité des *lueurs phosphorescentes*.

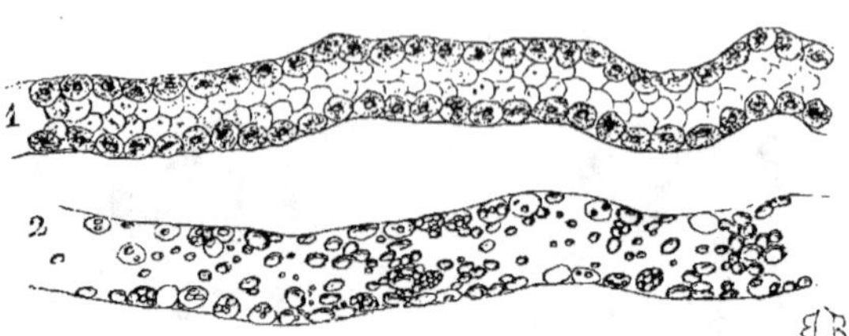

FIG. 440 (empruntée à la *Toxicologie* du docteur Rabuteau).
Lésions des reins dans l'empoisonnement par le phosphore.

1, Tube urinifère normal.

2, Tube desquamé et dont l'épithélium a subi la dégénérescence graisseuse.

On l'obtient en traitant les cendres d'os par l'acide sulfurique, puis par le charbon, et en distillant dans des appareils spéciaux. Insoluble dans l'eau, le phosphore est soluble dans l'alcool, un peu dans l'éther, les essences et les huiles fixes, très-

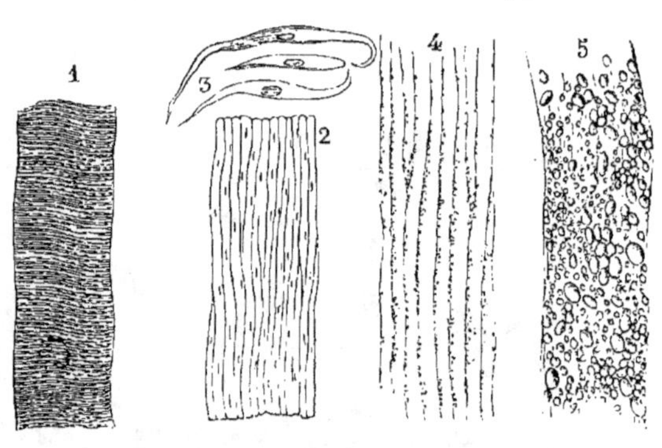

FIG. 441 (empruntée à la *Toxicologie* du docteur Rabuteau).
Dégénérescence de la fibre musculaire dans l'empoisonnement par le phosphore.

1, Fibre musculaire striée normale.

2, Faisceau de fibres musculaires lisses normales.

3, Fibres cellules.

4, Granulations graisseuses interstitielles.

5, Fibre musculaire graisseuse.

soluble dans le sulfure de carbone. A l'état de dissolution, il a été employé en médecine comme un puissant stimulant, mais son usage est complétement abandonné ; il exige la plus grande prudence.

L'empoisonnement par le phosphore, suicide ou criminel, est actuellement un des plus fréquents, à cause de la facilité que l'on a de se procurer cette substance en grattant l'extrémité des allumettes qui en sont garnies. Une cinquantaine fournissent une dose plus que suffisante pour causer la mort. Des symptômes déjà fort graves peuvent être produits par deux ou trois.

Immédiatement après l'administration de la préparation phosphorée, il y a des éructations fétides dont l'odeur d'ail est caractéristique. L'estomac et l'abdomen deviennent très-sensibles au toucher, ils sont distendus par les gaz. En même temps se produisent des vomissements dont l'odeur alliacée est la même que celle des renvois et qui peuvent paraître lumineux dans l'obscurité. On y retrouve quelquefois des parcelles de la substance ingérée, ou de petits débris rouges ou bleus formés par le vermillon ou le bleu de Prusse qui servent à colorer la pâte qui garnit l'extrémité des allumettes.

Si des secours sont portés à temps, si l'estomac est immédiatement débarrassé de la matière vénéneuse, les accidents primitifs peuvent s'arrêter là. Mais dans le cas contraire, le phosphore pénètre dans l'intestin, se dissout dans les matières grasses du chyle et se répand dans la masse du sang et dans toute l'économie.

Il survient alors de la diarrhée, des selles sanguinolentes, parfois des vomissements de même nature. Toutes les excrétions, haleine, sueur, urine, prennent l'odeur alliacée caractéristique et luisent dans l'obscurité. Dès la fin du premier jour, ou du second au quatrième, les urines deviennent *albumineuses*, le corps se couvre d'une teinte jaune *ictérique*. Quelquefois, il se déclare une brusque syncope ou quelques convulsions suivies de la mort. On n'observe pas d'excitation du système génital, ainsi qu'on le croit vulgairement.

L'organisme, d'abord excité, subit une dépression considérable ; le pouls, d'accéléré, fort et fréquent, devient petit, dépressible, irrégulier. Les muscles, saisis de tremblement, s'affaiblissent peu à peu, les sphincters sont paralysés, il en résulte des selles involontaires.

Si le malade résiste à ces premières atteintes, il a à subir pendant longtemps des accidents variés dus : 1° à la *dégénérescence des reins*, dont les tubuli desquamés sont privés de leur épithélium transformé en granulations graisseuses (fig. 440) (d'où l'*albuminurie*) ; 2° aux *altérations de la fibre musculaire du cœur*, qui a perdu sa striation normale, est devenue granuleuse, ou s'est infiltrée de gouttelettes graisseuses (fig. 441) (ce qui est la cause des syncopes); 3° à la *dégénérescence graisseuse du foie* (à laquelle est due l'ictère).

Ces diverses lésions produisent des *hémorrhagies* qui se manifestent sous forme de pétéchies, d'épistaxis, métrorrhagies, hématémèse, melæna. A leur suite, viennent une anémie et des accidents graves. Le cœur ne bat plus qu'avec peine, il se déclare des désordres nerveux qui, au bout d'un temps variable, parfois de quelques mois, se terminent par la mort.

Suivant la marche plus ou moins aiguë de l'empoisonnement et l'époque à laquelle on procède à l'examen du cadavre, on le trouve avec sa teinte ictérique, ses pétéchies, ou une teinte livide. A l'autopsie, on constate la *stéatose* ou dégénérescence graisseuse des divers organes (foie, cœur, muscles), pour peu que le malade ait survécu environ trois jours après le début des accidents.

Le *traitement* de l'empoisonnement aigu par le phosphore consiste à vider le plus tôt possible l'estomac, au moyen de la pompe stomacale. Il faut administrer un vomi-purgatif, mais pas d'*huile* ni de matières grasses, qui faciliteraient la dissolution et l'absorption du poison. On a aussi vanté la magnésie hydratée, l'*essence de térébenthine*, les inhalations d'oxygène, l'absorption d'une grande quantité de farine, de bouillie, etc. Une fois les premiers accidents conjurés, on se guidera sur les symptômes particuliers et on cherchera à remplir les indications motivées par l'état du malade, médication lactée, toniques, etc.

L'intoxication phosphorée chronique est surtout fréquente chez les personnes employées à la fabrication des allumettes. Cette intoxication ne se produit pas par la mani-

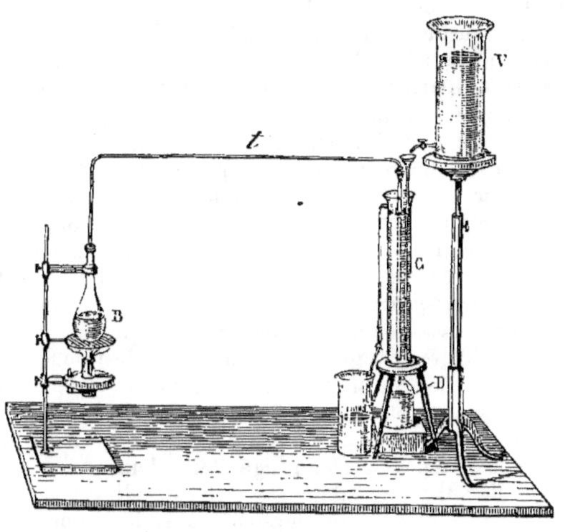

Fig. 442 (empruntée à la *Toxicologie* du docteur Rabuteau).
Appareil destiné à la recherche du phosphore dans les cas d'empoisonnement.

pulation du *phosphore rouge* ou amorphe.

Les accidents les plus ordinaires sont : une anémie extrême, des tremblements musculaires, des fourmillements et la paralysie. Souvent aussi, il y a *nécrose* des os et surtout du *maxillaire inférieur*.

Lorsqu'on maintient le phosphore pendant plusieurs heures à 200 degrés dans une atmosphère d'acide carbonique, d'hydrogène ou d'azote, il se transforme en *phosphore rouge* ou *amorphe*; il devient insoluble dans le sulfure de carbone, ne répand plus de lueurs dans l'obscurité, peut être chauffé à l'air libre au-dessus de 200 degrés sans qu'il s'enflamme et reste sans action sur l'économie animale.

La *recherche du phosphore* dans les cas d'empoisonnement est basée sur sa propriété de luire dans l'obscurité. L'appareil consiste en un ballon B, d'où part un tube qui se rend dans une fiole entourée d'un manchon de verre dans lequel passe un courant d'eau froide C. On chauffe le ballon dans lequel on avait introduit les matières suspectes, avec de l'eau aiguisée d'acide sulfurique. Il se dégage de la vapeur d'eau qui entraîne avec elle le *phosphore* et vient se condenser dans le tube *t* entouré d'eau froide C (fig. 442). Si l'on opère dans l'obscurité, les vapeurs de phosphore produisent des lueurs très-visibles, alors même que le phosphore ne forme que la millionième partie des matières contenues dans le ballon.

PHOSPHOREUX, adj. Qui appartient au phosphore. L'*acide phosphoreux* PhO³, 3HO s'obtient par l'oxydation lente du phosphore à l'air humide ; c'est un liquide très-acide que l'on a essayé d'introduire dans la matière médicale, et qui paraît devoir rendre quelques services dans le traitement des fièvres graves.

PHOSPHORIQUE, adj. (phosphore). L'**acide phosphorique** PhO⁵ se forme a l'état anhydre lorsque le phosphore brûle à l'air libre ; il se présente sous forme de flocons blancs, très-avides d'eau avec laquelle il se combine en faisant entendre un bruit semblable à un fer rouge éteint dans un liquide. Il est doué d'une saveur très-acide et forme avec l'eau plusieurs composés définis (acides pyro-phosphorique, métaphosphorique et phosphorique ordinaire), que l'on a employés quelquefois en médecine. Ce sont simplement des caustiques qui ne jouissent pas des propriétés toxiques du phosphore.

PHOTOPHOBIE, s. f. (de φῶς, lumière, et φόβος, crainte). Sensibilité exagérée de l'œil à la lumière. C'est un symptôme qui indique le plus souvent une KÉRATITE, surtout superficielle, une hyperesthésie de la RÉTINE ou quelques autres affections des parties profondes de l'œil. On la rencontre rarement dans les *conjonctivites* simples sans complication du côté de la cornée.

Les personnes et surtout les enfants atteints de photophobie, redoutent le jour, ferment énergiquement leurs yeux, tiennent la tête baissée quelquefois pendant plusieurs mois. Il faut avant tout soigner la maladie primitive ; il n'est pas toujours bon de les priver complétement de lumière

et de leur maintenir l'œil sous un bandeau.

PHOTOPSIE, s. f. (de φῶς, lumière, et ὄψις, vue). Apparitions lumineuses spontanées qui sont dues à une irritation de la rétine, du nerf optique ou des centres nerveux. Les photopsies se produisent souvent chez les amaurotiques et sont un symptôme fort pénible, que l'on combat par l'iodure et le bromure de potassium, l'application d'un vésicatoire ou d'un séton à la nuque.

PHRÉNIQUE, adj. (de φρένες, diaphragme). Qui a rapport au diaphragme ou qui lui appartient.

Centre phrénique. Voy. DIAPHRAGME.

PHRÉNOLOGIE, s. f. (de φρήν, esprit, et λόγος, discours). Nom donné au système fondé par Gall sur les fonctions du cerveau. La phrénologie reconnaît trente-sept dispositions primitives de l'esprit qui auraient chacune leur siége dans une partie distincte du cerveau et dont on pourrait reconnaître le développement plus ou moins complet par la *crâniologie* ou *crânioscopie*, c'est-à-dire en examinant les bosses extérieures du crâne. Or, il suffit, d'une part, d'avoir examiné le crâne d'un squelette pour reconnaître que les bosses extérieures répondent très-rarement aux dépressions internes de la boîte osseuse, et réciproquement. D'autre part, l'étude savante, expérimentale et récente des LOCALISATIONS CÉRÉBRALES prouve que la phrénologie est une conception qui repose sur des données inexactes ou tout à fait exagérées.

PHTHISIE, s. f. (*phthisis*, de φθίνομαι, je me consume). Maladie cachectique, consomptive (appelée aussi *consomption*) due le plus souvent au développement de tubercules dans les poumons, ou **phthisie pulmonaire**. Quelques auteurs reconnaissent la phthisie de quelques autres organes, *phthisie hépatique, phthisie mésentérique*, etc., mais la présence de tubercules dans les poumons étant la forme la plus commune de la diathèse tuberculeuse, il vaut mieux réserver ce mot pour l'affection tuberculeuse du poumon.

Au point de vue anatomo-pathologique, et même à celui de la clinique, il y a deux variétés de phthisie pulmonaire : 1° la **phthisie tuberculeuse**, caractérisée par la présence à son origine d'un élément spécial, le **tubercule cru** ou **granulation grise** miliaire ; 2° la **pneumonie caséeuse** ou tuberculose infiltrée. Pour bien des médecins, ces deux espèces de phthisie n'en font en réalité qu'une seule, et ils ne leur reconnaissent point de symptômes distincts.

Il est probable que les caractères qu'on a assignés à chacune d'elles ne sont pas aussi tranchés (comme nous l'indiquerons plus loin) et que les tubercules miliaires et les dépôts caséeux ne sont que des manifestations différentes d'une même maladie, manifestations qui affectent des formes diverses suivant les sujets et les circonstances dans lesquelles elle se produisent.

Le **tubercule** est-il un produit étranger, une sorte de parasite comme on a cru que l'était le cancer ? C'était l'opinion de Laennec qui actuellement n'est plus admise. C'est le produit d'une inflammation avortée, qui ne présente (d'après la plupart des auteurs actuels) rien de spécifique. Il est l'indice d'une profonde déchéance vitale et se développe dans toutes les circonstances où l'organisme se trouve débilité. Bien qu'il puisse exister dans tous les organes, le poumon est son tissu de prédilection.

L'évolution du tubercule présente plusieurs périodes : 1° *tubercule cru* formant une granulation, d'abord grise, transparente, au centre de laquelle apparaît un point jaune qui finit par l'envahir complétement ; c'est, 2° sa *dégénérescence graisseuse* à laquelle succède : 3° son *ramollissement* et son élimination sous forme de crachat ; d'où résulte une 4ᵉ période caractérisée par la formation de *cavernes ;* et, dans certains cas, une 5ᵉ de *cicatrisation* des cavernes.

Il est rare que le tubercule parcoure ainsi toutes ses périodes. Quelquefois le malade succombe pendant la première par suite d'une véritable explosion de tubercules (tuberculose aiguë, phthisie galopante), le plus souvent le processus va jusqu'à la formation des CAVERNES PULMONAIRES.

La *pneumonie caséeuse* se distingue anatomo-pathologiquement de la phthisie tuberculeuse parce que les *dépôts caséeux* sont diffus au lieu d'être arrondis comme le tubercule ; par l'origine de ces dépôts, qui viennent de l'épithélium pulmonaire, tandis que le tubercule viendrait de la paroi des vaisseaux. Mais on trouve souvent chez le même individu des lésions qui appartiennent à ces deux variétés de phthisie.

La pneumonie caséeuse est aussi plus curable que la phthisie tuberculeuse. Quoi qu'il en soit, nous décrirons ensemble les symptômes de ces deux variétés.

C'est principalement aux sommets des poumons que se développent les tubercules, et lorsqu'il se sont étendus à d'autres parties, c'est là que leur développement se rencontre encore dans sa période la plus avancée. On trouve alors des cavernes tuberculeuses au sommet et de l'infiltration tuberculeuse aux autres endroits. La trachée peut se trouvée ulcérée et les ganglions bronchiques contiennent des TUBERCULES crus ou ramollis.

La *phthisie pulmonaire* dans sa forme commune est une affection à marche lente et de longue durée. On l'a divisée en plusieurs périodes dont le nombre varie suivant les auteurs. Dans la *première période* le tubercule n'est pas ramolli, dans la *deuxième* il se ramollit et s'élimine.

L'époque du début est quelquefois difficile à préciser ; à un âge variable, souvent vers la puberté et fréquemment chez la femme au moment de la ménopause, surviennent une petite toux sèche, un léger essoufflement et quelques sueurs nocturnes. D'autres fois, le premier signe de la maladies est un crachement de sang qui n'est suivi d'aucun accident, mais qui se reproduit au bout d'un certain temps La toux devient alors fréquente, sèche ou suivie de crachats mousseux ; elle apparaît surtout le soir ou la nuit et s'accompagne d'une dyspnée pénible qui persiste, s'accroît en même temps que les malades se plaignent de douleurs fixes ou vagues et lancinantes, siégeant ordinairement entre les deux épaules.

C'est surtout la phthisie tuberculeuse qui débute sourdement par une toux sèche à laquelle on n'attache que peu de gravité. La pneumonie caséeuse a un début plus apparent, car elle succède à des bronchites répétées, à une pneumonie aiguë, etc. Souvent le début de la phthisie est pris pour de l'asthme ou pour une chloro-anémie.

Pendant cette *première période*, la percussion fait entendre sous la clavicule, plus fréquemment à gauche qu'à droite, un son plus obscur qu'à l'état normal. A l'auscultation, on constate le phénomène connu sous le nom d'*expiration prolongée* ; quelquefois seulement un affaiblissement du murmure vésiculaire. La respiration devient dure, râpeuse, la voix retentit dans les parois thoraciques, les deux premières côtes sont moins mobiles, la dyspnée et la toux augmentent, on entend des *craquements secs* qui se transforment ultérieurement en *craquements humides*. Le malade maigrit, la peau se décolore excepté aux pommettes qui restent rouges. La voix est enrouée, les sueurs nocturnes sont constantes, chaque jour le malade ressent, vers trois ou quatre heures du soir, un mouvement fébrile qui se prolonge plus ou moins dans la nuit, et quelquefois la diarrhée apparaît. Chez les femmes, les règles sont diminuées ou suspendues.

Au bout d'un temps plus ou moins long, qui peut dépasser un an, la maladie entre dans sa *seconde période*. Des crachats opaques, verdâtres, nummulaires, suivent une toux plus fréquente et plus grasse ; la matité est presque complète au sommet, la fièvre intense se montre régulièrement surtout le soir, l'appétit se perd, l'affaiblissement fait des progrès rapides, la respiration s'accompagne de râle caverneux avec bronchophonie ou gargouillements. Les tubercules, qui étaient à l'état sec dans la première période, se ramollissent et suppurent ; les excavations se forment, on entend la respiration amphorique, le tintement métallique et, à la percussion, le bruit de pot fêlé.

Si les cavernes sont très-étendues, une dépression plus ou moins apparente se manifeste dans la région sous-claviculaire. Les crachats sont constitués par une bouillie épaisse d'un blanc jaunâtre mêlée de sang ; la diarrhée, les sueurs, la fièvre augmentent encore et les malades succombent dans le marasme généralement avec toute leur intelligence. Cette terminaison est souvent amenée plus rapidement par le développement d'une autre affection tuberculeuse, (méningite, péritonite) par une hémoptysie foudroyante, une perforation du poumon ou une laryngite ulcéreuse (LARYNGITE ULCÉREUSE).

La **phthisie galopante** est une variété de la maladie qui débute brusquement et parcourt toutes ses phases avec une effrayante rapidité. La mort peut arriver dans l'espace de trois à six semaines, et la nécropsie démontre la présence de tubercules miliaires dans tous les viscères. Lorsque la tuberculisation des ganglions bronchiques constitue la forme prédominante de la diathèse tu-

berculeuse, on l'appelle *phthisie bronchique ganglionnaire*.

La **phthisie mésentérique**, maladie spéciale aux enfants, est plus connue sous le nom de CARREAU.

Quelques professions entraînent trop souvent le développement de la phthisie, par suite de l'accumulation de poussières insolubles dans les vésicules pulmonaires : telle est la *phthisie des aiguiseurs*, qui se rencontre chez les rhabilleurs de meules, tailleurs de pierres, tourneurs sur métaux, armuriers, boulangers, peigneurs de chanvre, ouvriers des filatures, etc.

L'hérédité est une des causes les plus puissantes du développement de la phthisie.

La durée de la phthisie ne saurait être déterminée d'une manière fixe. Si, dans sa forme aiguë, elle se termine en quelques semaines, elle peut, dans sa forme lente, durer de trente à quarante ans. Mais, entre ces deux extrêmes, on observe dans la forme commune une durée moyenne de deux à trois ans. La phthisie est un fléau meurtrier, mais sa guérison n'est pas au-dessus des forces de la nature, ni des ressources de l'art ; il n'est pas pour ainsi dire de vieillard chez lequel on ne trouve à la nécropsie, une quantité plus ou moins grande de tubercules parvenus à l'état crétacé ou de cavernes anciennes parfaitement cicatrisées.

Les *causes* du développement de la phthisie sont multiples ; l'*hérédité* joue un très-grand rôle dans sa production. Non-seulement elle se développe chez des enfants dont les parents sont tuberculeux, mais chez tous ceux qui ont été débilités pour une cause quelconque, syphilis, alcoolisme, scrofule, cancer, etc. La *phthisie tuberculeuse* est la forme qui se développe de préférence dans ces conditions. Au contraire, la *pneumonie caséeuse* est plutôt due aux causes occasionnelles. Ce sont les bronchites, les pneumonies, la rougeole, la coqueluche, les suppurations et les diarrhées prolongées.

Certaines professions où l'on respire de la poussière, le séjour dans l'air des villes toujours plus chargé de particules invisibles que celui de la campagne, sont encore des causes très-communes de la phthisie pulmonaire. Elle paraît moins fréquente dans les pays chauds ou froids que dans les régions tempérées. Dans les pays froids, les tuberculeux résistent peu, succombent rapidement. Dans les pays chauds, au contraire, la tuberculose peut faire d'immenses ravages sans causer la mort de l'individu.

Enfin, certains auteurs admettent qu'elle peut être contagieuse par cohabitation constante (mari et femme), mais le fait est au moins douteux.

Dans le *traitement* de la phthisie pulmonaire, il y a un triple but se à proposer :

1° Préserver du développement de cette affection les personnes qui y sont prédisposées ;

2° Lorsque la maladie s'est déclarée, mettre les malades dans les conditions hygiéniques les plus favorables à leur guérison, ou les plus capables de prolonger la durée de leur existence. Instituer une médication destinée à obtenir la réparation du tissu pulmonaire, la transformation crétacée des foyers tuberculeux, la cicatrisation des cavernes ;

3° Dans les cas où la guérison n'est pas à espérer, tâcher d'augmenter la durée de l'existence par des soins hygiéniques et médicaux, parer aux accidents et prévenir les complications qui peuvent hâter une terminaison funeste, pallier les symptômes les plus pénibles, et rendre aux malheureux poitrinaires la vie la plus douce que comporte leur état.

1° Les enfants chétifs, délicats, issus de parents tuberculeux, devront absolument être élevés à la campagne, au sein. On leur choisira une bonne nourrice si la tuberculose vient de la mère ; leur alimentation sera bien surveillée. Plus tard, on leur fera faire des exercices, de la gymnastique, de l'escrime. Il faudra les surveiller de très-près pour empêcher les mauvaises habitudes, la masturbation. Leurs études ne seront jamais prolongées outre mesure, car, en outre de la phthisie pulmonaire, ils sont prédisposés aux *méningites tuberculeuses*. Autant que possible, il faudra les endurcir, faciliter le développement de leur thorax et se tenir en garde au moment de l'établissement de la menstruation chez la jeune fille, et de la puberté chez le jeune homme.

2° S'il s'est déclaré quelques hémoptysies, de la toux sèche, des sueurs nocturnes, on fera porter de la flanelle ; les hivers seront passés dans un pays dont le climat est doux, l'air pur, les variations de température moins brusques ou peu fréquentes.

Suivant les cas, la forme *torpide* ou *éréthique* de l'affection, il faudra choisir telle ou telle station hivernale. Souvent le voisinage de la mer aura des avantages, si le malade a eu d'autres manifestations scrofuleuses. Certains médecins considèrent la tuberculose comme une manifestation de la scrofule dans les poumons.

Dans d'autres cas, il faudra surtout une atmosphère pure, exempte de toute poussière, même avec une température froide, comme on la rencontre dans quelques vallées de la Suisse fréquentées par les phthisiques. Certaines stations hivernales sont trop excitantes pour quelques sujets, et on doit leur préférer des climats plus humides, où la température, tout en étant quelquefois moins élevée, est plus régulière. Rien n'est aussi difficile que le choix du climat pour les phthisiques.

Tant que l'affection n'a pas dépassé le premier degré, surtout s'il n'y a pas de prédisposition héréditaire, s'il s'agit d'une *pneumonie caséeuse*, les chances de guérison sont grandes, si le malade peut s'entourer de tout le confort voulu et s'il suit résolûment les avis d'un médecin éclairé.

Il faudra en premier lieu chercher à combattre la cause à laquelle se rattache le développement de la phthisie, changer de profession (cardeur de matelas, remouleur, etc.), modifier les habitudes vicieuses, cesser de fumer, etc., être extrêmement réservé sous le rapport du coït.

Si l'on peut rattacher le développement des tubercules à la disparition des gourmes, si le malade y a été sujet dans son enfance, s'il a eu des manifestations *herpétiques* ou *arthritiques*, on emploiera les préparations sulfureuses (Eaux-Bonnes, de Cauterets), les eaux arsenicales (la Bourboule, Mont-Dore), ou les liqueurs de Fowler (6 gouttes par jour), de Pearson, l'arséniate de soude (de 3 à 10 milligrammes dans la journée). En même temps, on agira sur la surface cutanée au moyen de l'huile de croton, des emplâtres de thapsia, des badigeonnages de teinture d'iode.

Dans le cas où le malade serait sujet aux hémoptysies, on sera réservé dans l'emploi des eaux sulfureuses. Le fer et les ferrugineux ne seront prescrits qu'avec la plus extrême prudence.

On retire aussi de très-bons résultats de

petites doses d'iodure de potassium, de l'huile de foie de morue (2 à 3 cuillerées à bouche par jour avant les repas), du phosphate de chaux et de ses dérivés, chlorhydro et lacto-phosphate, qui semblent favoriser la transformation crétacée des tubercules. On a remarqué que les chiens qui mangent beaucoup d'os, très-riches en sels de chaux, ne deviennent jamais phthisiques.

Le lait de vache ou d'ânesse est encore un des médicaments des plus précieux, et qui contribue beaucoup à la guérison de la phthisie au premier degré. On a aussi employé le *koumys* qui, en Russie, est préparé avec le lait aigri de jument. Il faudra veiller au bon état des voies digestives, surveiller l'alimentation, qui devra comprendre des aliments facilement digestibles et suffisamment réparateurs. Dans quelques cas) il faudra prescrire des toniques (quinquina, des alcooliques, des huîtres, de la viande crue hachée. Cette dernière sera une ressource précieuse lorsque les autres aliments ne seront plus facilement supportés.

En même temps, le médecin soignera immédiatement dès leur début, toutes les bronchites, diarrhées qui se déclareront. Par ces moyens, on arrive souvent à la guérison de personnes manifestement tuberculeuses. Chez quelques-unes, tout symptôme finit par disparaître et l'auscultation ne permet plus de rien retrouver dans leur poitrine. D'autres, au contraire, conservent pendant de nombreuses années les signes stéthoscopiques de leur maladie, quelquefois arrivée au second degré ou ayant même déterminé la formation de *cavernes*. Elles sont obligées de s'astreindre à une hygiène et à un régime sévères, le moindre écart pouvant leur être fatal.

3° Lorsque les progrès de la maladie ont rendu inéluctable sa terminaison fatale, l'application soutenue des principes exposés plus haut en retarde encore souvent l'issue.

Indépendamment du traitement proprement dit (arsenical, sulfureux, tonique, phosphaté, etc.), auquel le médecin croira devoir recourir, il s'attachera à combattre chacun des symptômes et des accidents.

Les *révulsifs*, vésicatoires, teinture d'iode seront fréquemment employés, soit pour retarder les progrès de la maladie, soit pour faciliter la résorption des pleurésies locales fréquentes chez les phthisiques.

Contre la *diarrhée* on administrera la *décoction blanche de Sydenham*, le laudanum, le diascordium, les opiacés, utiles aussi contre la toux.

Contre les *sueurs nocturnes*, si pénibles parfois, on a vanté l'agaric blanc, le tannin, et surtout les pilules de *sulfate d'atropine*, à la dose d'un demi-milligramme à un milligramme, le soir en se couchant.

La *toux* devra être calmée par les potions à l'eau de laurier-cerise; si elle est fréquente la nuit, on emploiera les opiacés.

Lorsque l'*expectoration* est très-abondante et fatigue d'une manière excessive les malades, on la diminuera par l'usage des balsamiques, tolu, goudron. Si, au contraire, elle est difficile, si les crachats épais ont de la peine à se détacher et occasionnent des accès d'asthme et de suffocation, on aura recours à l'ipéca, aux combinaisons antimoniales (tartre stibié, kermès), à de petites doses d'iodure de potassium.

Dans certains cas, on paraît même s'être parfois bien trouvé du traitement par les antimoniaux, suivant une méthode imitée de celle de Rasori.

Contre les *hémoptysies*, surtout s'il y a fièvre, on emploiera la digitale, l'essence de térébenthine en capsules. On recommandera de ne pas parler, de se soustraire à toute cause d'excitation. Il faudra à tout prix calmer la *toux* dont les quintes peuvent faire recommencer les crachements de sang; pour cela, on donnera des préparations opiacées, en même temps qu'on appliquera des révulsifs sur la peau et qu'on fera prendre des bains de pieds sinapisés.

La *fièvre* cèdera quelquefois à de petites doses de sulfate de quinine. Dans d'autres cas, elle indique une poussée nouvelle de tubercules ou de pneumonie caséeuse; on la diminuera par les antimoniaux, la digitale.

Les *tisanes* que l'on emploie dans le cours du traitement de la phthisie ont pour but de calmer la toux, de faciliter l'expulsion des crachats, ou de diminuer leur quantité. Ce sont la mauve, les fleurs pectorales, le lichen, le lierre terrestre, les bourgeons de sapin. Il n'est pas utile d'en faire une grande consommation, et souvent même il y a avantage à les remplacer par des breuvages doués en même temps de qualités nutritives ou toniques, comme le lait, le petit lait, la bière.

Les *opiacés* et autres calmants jouent un

grand rôle dans le traitement *palliatif* de la phthisie. Grâce à eux, on peut du moins adoucir la pénible existence et les souffrances des derniers moments des phthisiques. Aussi faut-il les ménager au début, l'organisme s'habituant vite à leur action. De plus, l'opium diminue l'appétit, et quelquefois gêne l'expulsion des crachats. On débutera donc par de faibles doses (de 2 centigrammes d'extrait thébaïque à 5 et plus tard même 10 centigrammes, en pilules, avec ou sans addition de 1 centigramme d'extrait de belladone ou de jusquiame, ou une cuillerée à bouche de sirop diacode le soir en se couchant). Si le malade est aisé, on donnera quelquefois la préférence à la *codéine.*

Le *régime* d'un phthisique, le genre de vie qui lui convient devront être déterminés par le médecin, d'après les circonstances et la condition sociale du malade. Autant que possible, il ne devra s'aliter qu'en cas de faiblesse extrême, mais, au contraire, faciliter les fonctions de nutrition et de réparation par de petites sorties si le temps est sec, la température suffisamment élevée et l'air pur.

Enfin, loin de toujours considérer la phthisie pulmonaire comme une affection absolument au-dessus des ressources de la thérapeutique et de l'hygiène bien comprises, loin d'abandonner à leur sort fatal les infortunés atteints de cette terrible affection, le médecin doit élever son rôle à la hauteur de la difficulté qui se dresse devant lui. Le soin qu'il doit mettre à observer tous les symptômes, à saisir toutes les indications morbides, sa patience, son dévouement doivent grandir en proportion de la tâche qui lui incombe, malgré ses difficultés, malgré l'insuccès final auquel bien trop souvent doivent aboutir ses efforts.

PHYMATOÏDE, adj. (de φῦμα, tubercules, et εἶδος, ressemblance). Qualificatif donné à la dégénérescence de certains organes envahis par la matière tuberculeuse.

PHYMATOSE, s. f. Synonyme de TU-BERCULOSE.

PHYMIE, s. f. Synonyme de PHTHISIE.

PHYSIOLOGIE, s. f. (de φύσις, nature, et λόγος, discours). Étude des phénomènes biologiques qui s'accomplissent dans un être organisé, depuis le moment de sa naissance jusqu'à celui de sa mort, et qui ont pour double but la conservation de l'individu et la propagation de l'espèce.

Tandis que l'*anatomie* s'occupe de décrire les organes, leur configuration extérieure, leur structure, la *physiologie* en recherche les *fonctions.*

C'est cette partie de la science de la vie qui étudie :

1º Les fonctions *normales* de la vie organique ou de *nutrition* (digestion, absorption, circulation, respiration, sécrétions), et en recherche le siége, le mode d'action, les rapports, le but;

2º Les fonctions de relation, c'est-à-dire les *sensations* qui comprennent la vue, l'ouïe, l'odorat, le goût, le toucher, ainsi que les *mouvements* : locomotion, voix, station et attitudes diverses;

3º L'*innervation,* ou l'ensemble des phénomènes de l'action nerveuse envisagée en elle-même et dans ses rapports avec les autres fonctions de l'économie, tant animale que végétale;

4º Les fonctions relatives à la vie de l'espèce ou de *reproduction*, qui comprennent la fécondation et la lactation.

Après avoir parcouru le champ immense de toutes les fonctions normales, la *physiologie pathologique* rend compte des changements divers que les lésions entraînent dans le jeu de tous les organes, dans les sécrétions de toutes les glandes, dans l'usage de tous les tissus. Tout cet ensemble de connaissances constitue la *physiologie générale*, qui devient la *physiologie spéciale* quand elle s'attache exclusivement à l'étude d'une espèce vivante distincte; elle s'appelle alors *physiologie de l'homme, physiologie du cheval,* etc., et *physiologie comparée* quand elle recherche les rapports qui existent entre deux espèces plus ou moins voisines.

PHYSIQUE, s. f. (de φύσις, nature). Science qui a pour objet l'étude des *propriétés générales* des corps solides, liquides et gazeux. Elle étudie les actions mécaniques que ces corps exercent les uns sur les autres par leur influence réciproque ou par l'action de certaines causes particulières, telles que la *pesanteur,* la *chaleur,* la *lumière,* l'*électricité.*

Elle se borne à étudier les lois du mouvement, l'action moléculaire des corps sous leurs trois états, le mode de propagation du son, de la lumière, sans s'occuper de l'arrangement moléculaire, de la *constitution intime* des différents corps dont l'étude rentre dans le domaine de la CHIMIE.

On appelle *physique médicale* l'étude de cette science dans ses applications aux différentes fonctions de l'économie animale, telles que : les lois de la pesanteur par rapport à la marche et à la station, les lois de l'hydrostatique par rapport à l'équilibre des liquides de l'économie, les lois de la transmission du son et de la lumière par rapport à l'OPTIQUE et à l'acoustique ; celles de l'ÉLECTRICITÉ dans ses rapports avec les différents phénomènes de l'innervation.

PHYSOMÈTRE ou **PHYSOMÉTRIE**, s. f. (de φῦσα, vent, et μήτρα, matrice). Accumulation de gaz dans la cavité de l'*utérus*. Le plus souvent, ils proviennent de la décomposition d'un caillot du sang des règles ou d'un débris du *placenta* après un accouchement normal.

Les symptômes de la physométrie consistent dans le développement de l'abdomen, la sensation d'un corps étranger et de mouvements dans l'utérus qui peuvent en imposer très-facilement pour une véritable grossesse. L'erreur est d'autant plus facile à commettre, que cette affection se développe souvent chez des hystériques et des femmes qui désirent vivement avoir un enfant. Rarement, cependant, les règles sont complétement supprimées. Parfois il semble s'établir un commencement de travail analogue à celui de l'accouchement normal ; souvent la tuméfaction abdominale disparaît subitement, à la suite de l'évacuation d'une certaine quantité de gaz expulsés par les voies génitales.

PHYTOLAQUE, s. m. Plante de la famille des phytolacacées, vulgairement appelée *raisin d'Amérique* ou *épinard des Indes*. Sa racine est purgative, ses jeunes pousses sont quelquefois employées en guise d'épinards, ses fruits contiennent une substance colorante rouge très-intense, qui sert à falsifier les vins et augmenter leur couleur.

PIAN, s. m. Affection cutanée caractérisée par des productions tuberculeuses et écailleuses, qui prennent quelquefois une forme que l'on a comparée à une framboise, d'où le nom de *frambœsia* qu'on leur a donné. A la suite des tubercules, viennent des ulcérations plus ou moins étendues, qui gagnent en surface et en profondeur et produisent des périostites et ostéites rebelles.

Presque inconnue en Europe, on rencontre cette maladie aux Antilles, à Cayenne, sur les côtes de Guinée, de Mozambique (ulcère de Mozambique), particulièrement chez les nègres. Elle s'accompagne d'un état fébrile général parfois assez grave. Son traitement consiste en pansements désinfectants avec la poudre de quinquina, de charbon, cautérisation des ulcères, régime tonique, vin de quinquina et préparations arsenicales à l'intérieur.

PICA, s. m. (*pica*, pie). Perversion du goût. Névrose des fonctions digestives qui consiste à avaler les corps les plus grossiers, tels que du charbon, du plâtre, du papier, même des matières fécales, sans que d'ailleurs l'économie semble troublée par l'ingestion de ces différents corps. Cette affection se rencontre le plus souvent chez les femmes, dans l'*hystérie* et surtout au début de la *grossesse*.

C'est un état nerveux contre lequel les remèdes proprement dits échouent généralement et qui, chez les femmes enceintes, disparaît de lui-même ; il suffit de veiller attentivement à ce que nulle matière nuisible ne reste à la portée de la femme. Lorsque le *pica* se développe sous l'influence de la chloro-anémie, l'usage des amers et des ferrugineux pourra donner d'excellents résultats.

PICRIQUE, s. m. (πικρός, amer). L'*acide picrique*, $C^{12}H^3(AzO^4)^3O^2$, se forme par l'action de l'acide azotique sur un grand nombre de corps, tels que l'indigo, l'acide phénique, l'aloès, le benjoin, la soie, etc. Il s'en forme par l'action de l'acide nitrique sur la peau, aussi cet acide y produit-il des taches jaunes.

Il se présente sous forme de lames brillantes d'un jaune citron, d'une saveur très-amère, d'où son nom ancien de *jaune amer de Welter*. Très-soluble dans l'alcool et l'éther, il forme avec les bases des sels cristallisables jaunes qui détonnent avec violence (*picrate de potasse*).

Sa solution dans l'eau est un bon liquide conservateur des matières animales, en même temps elle les durcit, et on utilise cette propriété pour les préparations anatomiques et surtout histologiques.

PICROTOXINE, s. f. (πικρός, amer, et τοξικόν, poison). Principe particulier qui existe dans la *coque du Levant* ou *ménisperme subéreux*, arbre des Indes Orientales; elle a pour formule $C^{12}H^7O^5$. C'est à la présence de ce principe, d'une saveur très-amère, que la plante doit ses propriétés. On l'a conseillée contre les vers, les poux et quelquefois dans l'épilepsie. C'est d'ailleurs un médicament très-dangereux et peu usité.

PIED, s. m. (*pes*, πούς). Extrémité du

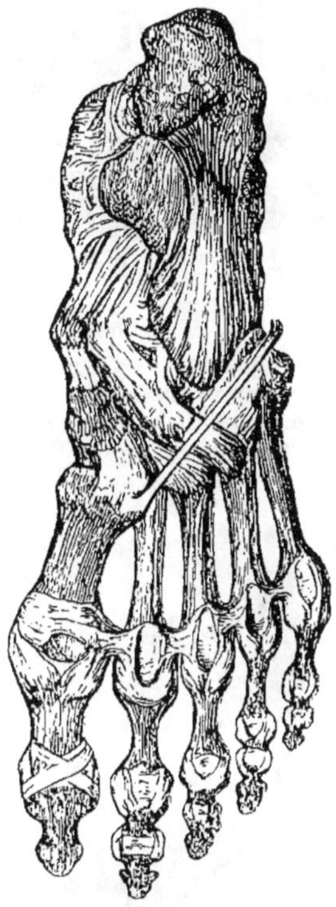

FIG. 443. — Squelette et ligaments interosseux du pied.

membre inférieur. C'est l'analogue de la main, dont il diffère en ce que le pouce ou gros orteil n'est pas opposable aux autres doigts. Son rôle est de supporter le poids du corps et son squelette, composé de *vingt-sept os* (sans compter les os sésamoïdes), est disposé de façon à former une voûte constituée en arrière par l'os *calcanéum* et en avant par la tête des *métatarsiens*.

Comme à la main, on y distingue une

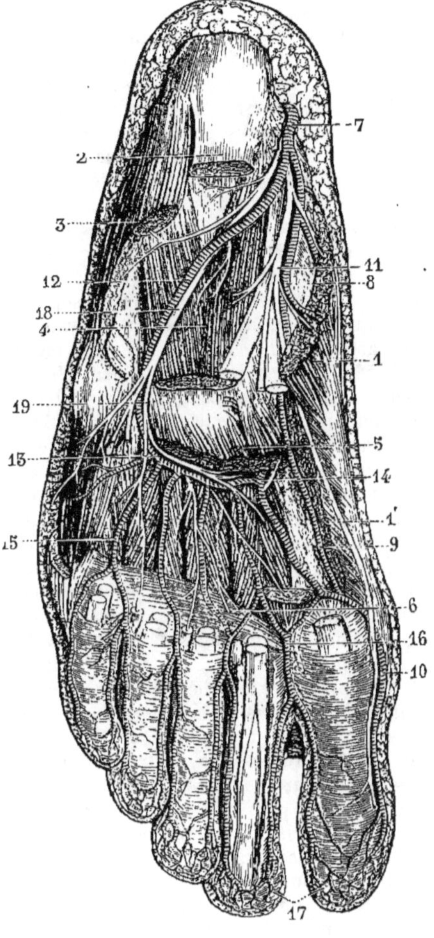

FIG. 444. — Région plantaire profonde.

1, 1', Surface de section du muscle adducteur du gros orteil.
2, Tendon du court fléchisseur commun.
3, Surface de section de l'abducteur du petit orteil.
4, Muscle fléchisseur profond.
5, Abducteur oblique du gros orteil.
6, Abducteur transverse du gros orteil.
7, Terminaison de l'artère tibiale postérieure
8, Artère plantaire interne.
9, 10, Artère collatérale interne du pouce.
11, Nerf plantaire interne.
12, Artère plantaire externe.
13, 14, Arcade plantaire.
15, 16, 17, Artère collatérale des doigts.
18, 19, Nerf plantaire externe et ses ramifications dans les muscles interosseux.

région *dorsale* et une région *plantaire*. Son squelette est formé par les os du TARSE (analogue du carpe de la main), du MÉTA-TARSE (qui correspond au métacarpe) et les ORTEILS (qui sont les analogues des doigts).

A la région dorsale, on rencontre succes-sivement de dehors en dedans : la *peau*, doublée d'une couche mince sous-cutanée, plus abondante chez la femme que chez l'homme. Au-dessous, une *aponévrose*, les tendons des muscles extenseurs des orteils, du jambier antérieur, du péronier anté-rieur, le muscle pédieux et l'artère pé-dieuse. Sur le côté latéral externe sont les tendons des muscles péroniers latéraux ; à la partie interne latérale et postérieure, ceux du jambier postérieur, des fléchis-seurs et les vaisseaux tibiaux postérieurs. Au-dessous se trouve le squelette (fig. 443).

A la région plantaire, la *peau* présente une épaisseur plus grande que partout ail-leurs, surtout chez les personnes habituées à aller pieds nus. Dans les endroits où elle est moins épaisse, elle conserve une grande sensibilité et le chatouillement y produit une excitation violente. La peau est dou-blée d'un *tissu graisseux* abondant qui forme une sorte de coussinet élastique. On y rencontre aussi des bourses séreuses : 1° au-dessous de la tubérosité inférieure du calcanéum ; 2° vis-à-vis la tête du premier métatarsien ; 3° au-dessous de la tête du cinquième. Au-dessous, se trouve l'*aponé-vrose plantaire* qui sert à maintenir la voûte formée par les os du pied et qui se divise en trois loges renfermant les mus-cles, les vaisseaux, les nerfs (fig. 444), qui se trouvent ainsi protégés pendant la mar-che et la station verticale.

PIED-BOT. Nom donné aux déviations du pied, le plus souvent *congénitales*, et quelquefois consécutives à un traumatisme, une luxation ou une rétraction musculaire.

On en distingue quatre variétés princi-pales :

1° Le **pied-bot varus**, de beaucoup le plus fréquent, dans lequel le pied est dé-vié en dedans. La marche se fait sur le bord externe du pied (fig. 445). Il peut exister à divers degrés, et il a une tendance à augmenter par suite de l'action du poids du corps pendant la marche et la station debout. Souvent il se combine avec l'*équin ;* au bout d'un certain temps, le pied ne peut plus se fléchir à son articulation avec la

jambe, la marche est aussi fatigante que disgracieuse.

2° Le **pied-bot équin** consiste dans l'extension forcée du pied qui ne repose sur le sol que par le moyen des orteils ou de l'extrémité des métatarsiens (fig. 446).

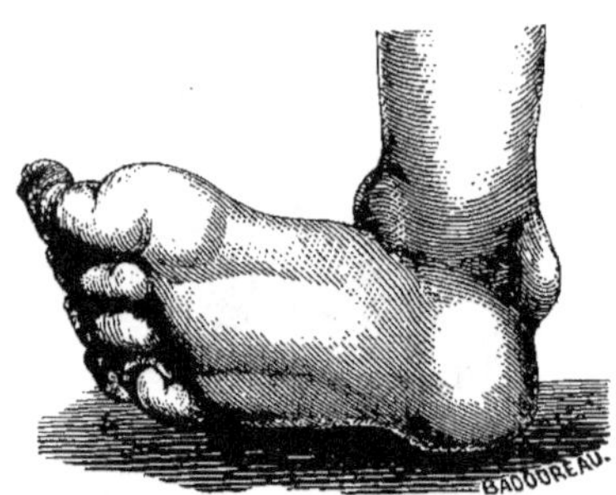

FIG. 445. — Pied-bot varus.

Le *tendon d'Achille* est fortement rétracté, la cuisse est fléchie.

3° Le **pied-bot valgus**, dans lequel le pied est dévié en dehors. C'est l'opposé du varus, mais il est beaucoup moins fréquent. La

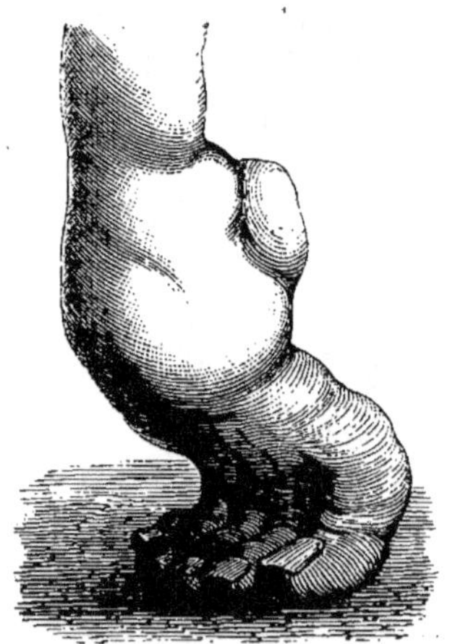

FIG. 446. — Pied-bot équin.

marche s'effectue sur le côté interne, sou-vent il y a en même temps pied plat (**val-gus pied plat**) et de la douleur par suite de la pression du sol sur les parties molles.

4° Le **pied-bot talus**, lorsque le pied re-pose uniquement sur le talon, est l'opposé de l'équin. Lorsqu'il y a **pied plat**, l'aponévrose plantaire qui maintenait la voûte du pied est atrophiée, l'avant-pied s'est relevé, la marche s'effectue dans de mauvaises conditions, la malléole interne touche le sol.

Ces diverses variétés peuvent du reste se combiner entre elles de toutes les manières, surtout le varus avec l'équin, le valgus avec le talus.

Les causes du pied bot congénital sont très-obscures : il serait dû à une luxation congénitale, à une mauvaise attitude du fœtus dans l'utérus, surtout à une altération nerveuse qui produirait consécutivement une rétraction musculaire. Toujours, en effet, on trouve des modifications importantes dans la longueur des muscles. Dans le valgus et l'équin c'est le triceps de la jambe qui est raccourci, tandis que dans le valgus pied plat ou talus, ce sont les muscles de la région antérieure de la jambe, le jambier antérieur et l'extenseur commun des orteils.

Le *traitement* du pied bot devra être institué le plus tôt possible, avant l'âge de douze à quinze ans, car plus tard cette infirmité est presque incurable. Le valgus pied plat douloureux est celui qui devra être le plus soigneusement traité, car il empêche la marche par la douleur qu'il produit.

Il y a trois indications à remplir : 1° faire la TÉNOTOMIE des muscles rétractés, au moyen de la méthode sous-cutanée ; 2° réduire la difformité, combattre les déviations du système osseux ; 3° maintenir la réduction au moyen de machines, favoriser la nutrition des muscles atrophiés par l'électricité, les exercices gymnastiques, etc. Si l'enfant est traité dès sa naissance, on pourra avoir recours aux machines avant de pratiquer la ténotomie ; mais il faudra en surveiller attentivement l'emploi, bien rembourrer les parties sur lesquelles porte le pied, se tenir en garde contre la formation des *eschares* et leurs conséquences.

PIE-MÈRE, s. f. Nom de celle des trois MÉNINGES qui est immédiatement appliquée à la surface des centres nerveux, encéphale et moelle épinière. On la divise en *pie-mère cérébrale*, et *pie-mère rachidienne* (1, fig. 380).

C'est une membrane très-mince, formée de tissu conjonctif, extrêmement vasculaire, dont le caractère propre est de rester constamment accolée à la substance nerveuse, et de pénétrer dans tous ses replis et anfractuosités. Elle pénètre dans la cavité des ventricules latéraux du *cerveau* et y forme les plexus choroïdes. Dans la *moelle épinière* la surface interne donne naissance à des prolongements très-fins qui pénètrent à l'intérieur de la moelle et concourent à la formation de la charpente cellulaire. Elle se termine à la partie inférieure du canal rachidien par un prolongement fort mince, le *filum terminale* ou ligament coccygien.

PIERRE, s. f. Dénomination sous laquelle on comprend les *calculs de la vessie*. Plus fréquente aux deux extrémités de la vie, chez les enfants et chez les vieillards, chez l'homme que chez la femme, la pierre reconnaît des causes diverses. En premier lieu, la GRAVELLE qui peut laisser dans la vessie une ou plusieurs parcelles d'acide urique ou d'oxalate de chaux, qui deviennent les points de départ et le centre de formation d'un calcul. On observe la pierre chez les enfants mal nourris placés dans de mauvaises conditions de confortable, et au contraire chez les vieillards goutteux et adonnés aux plaisirs de la table.

Le volume, la forme et la consistance des calculs sont très-variables. Le plus souvent il n'y en a qu'un seul ; s'il y en a plusieurs, il existe d'habitude sur chacun d'eux des facettes planes produites par leur frottement les uns contre les autres. Le volume de la pierre varie depuis 1 ou 2 grammes jusqu'à 50, 100 grammes et même beaucoup plus. On cite des pierres qui pesaient plus d'un kilogramme et demi, mais ce sont là des cas absolument exceptionnels. Le plus souvent les calculs sont plus ou moins polis extérieurement, d'une couleur et d'une dureté en rapport avec leur composition chimique ; ils ont en général une forme ovoïde, plus ou moins mamelonnée (fig. 447).

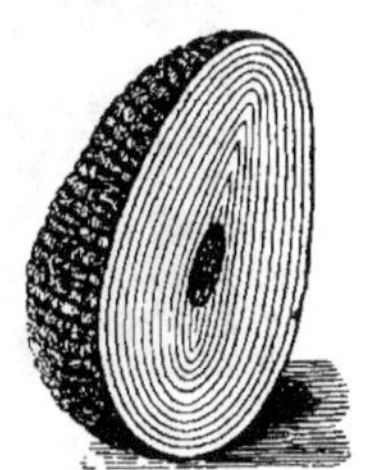

Fig. 447. — Calcul de la vessie formé par un noyau central et plusieurs couches stratifiées.

Dans la plupart des cas, les calculs sont formés d'un *noyau* constitué soit par un corps étranger, soit par un gravier venu du rein, soit par un cristal d'acide urique autour duquel se sont déposées peu à peu des couches concentriques calcaires.

Suivant leur composition chimique on distingue :

1° Les calculs d'*acide urique* ou d'*urates* de chaux, de soude (fig. 448 et 449), de magnésie, d'ammoniaque, etc. Ils appar-

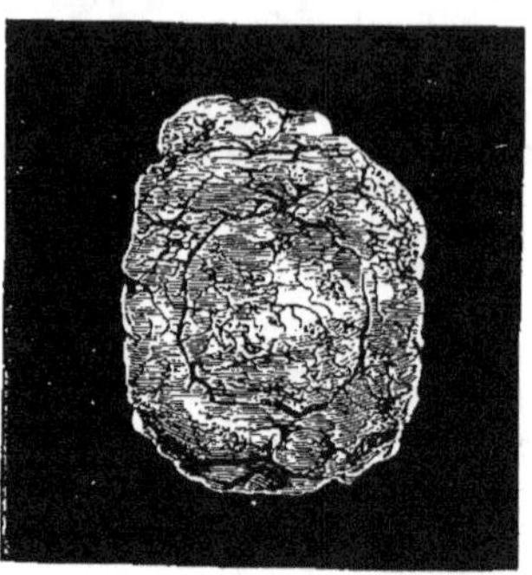

Fig. 448. — Calcul d'urate de soude enchatonné dans la muqueuse vésicale et extrait par la taille prérectale (docteur Moynac).
Le cercle noir indique les points jusqu'où s'avançait la muqueuse.

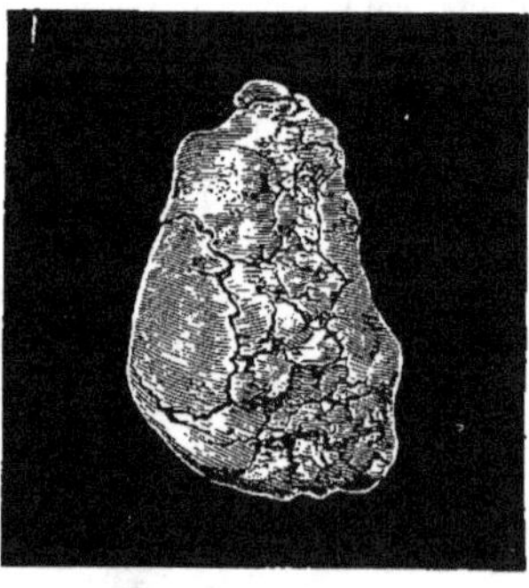

Fig. 449. — Vue de profil du calcul précédent.

tiennent aux goutteux, sont habituellement durs, la vessie paraît mieux les supporter que les autres.

2° Les calculs d'*oxalate de chaux* les plus durs ne peuvent être extraits que par la *taille;* ils ont souvent une surface mamelonnée (calculs mûraux).

3° Les *calculs phosphatés*, formés de phosphate de chaux, de phosphates ammoniacaux-magnésiens.

Les calculs contiennent encore diverses matières organiques, de la cystine, de l'acide xanthique. Tantôt ils sont libres, tantôt enchatonnés ou enkystés dans une loge de la paroi vésicale (fig. 448). Ils occupent souvent le bas-fond du réservoir urinaire ; c'est là qu'il faut les chercher.

Les symptômes de la pierre dans la vessie sont assez variables. La *douleur* presque nulle chez quelques calculeux est chez d'autres extrêmement vive. Souvent elle siége à l'extrémité de la verge, symptôme ordinaire de toutes les affections qui irritent le col de la vessie ; elle s'irradie du bas-ventre vers les lombes ou au périnée. Elle augmente *après la miction* ou après une course, une fatigue, un voyage dans une voiture mal suspendue ou sur un chemin mal pavé.

C'est aussi dans ces circonstances qu'apparaissent les *hématuries* ou pissements de sang. Les envies d'uriner sont fréquentes, de préférence pendant le jour (à cause des mouvements du malade), tandis que les personnes atteintes d'*hypertrophie de la prostate* ont surtout besoin d'uriner la nuit. Le *jet* de l'urine peut être *brusquement interrompu* par suite de l'occlusion momentanée du col de la vessie par le calcul qui s'est déplacé ; c'est ce qui force les malades à prendre pour uriner des postures bizarres, qui rendent leur miction plus facile.

Chez les enfants, il y a souvent une *incontinence nocturne* d'urine, parfois expulsion spontanée des graviers. La douleur de l'extrémité de la verge les engage à tirailler cet organe, ce qui lui fait prendre des dimensions exagérées. Chez eux, les hématuries sont rares, mais les douleurs sont vives pendant et après la miction, et le méat urinaire est enflammé.

Le séjour d'une pierre dans la vessie détermine généralement une inflammation chronique de cet organe (CYSTITE). Quelquefois cette inflammation gagne la prostate et l'urèthre, il se forme des *rétrécissements de l'urèthre*, des *calcules prostatiques*, une *hypertrophie* de cette glande. L'urine claire pendant un certain temps devient trouble, visqueuse, blanchâtre, par suite du catarrhe vésical. Si le calcul est considérable et occupe une grande partie de la vessie, l'urine ne pouvant plus séjourner dans cette cavité, reflu dans les uretères qui se dilatent ainsi que les bassinets des reins; il se forme une *pyélite* ou une *pyélo-néphrite*.

Bien que certains individus soient quelquefois peu incommodés par la présence d'une pierre dans leur vessie, le plus souvent, cependant, les symptômes s'aggravent plus ou moins vite, avec des intervalles de mieux entre chaque paroxysme. S'ils ne sont pas opérés, ils finissent par succomber à une complication, tandis qu'une fois débarrassés de leur pierre il recouvrent la santé la plus parfaite.

Mais les symptômes fonctionnels, quelque caractéristiques qu'ils soient, ne suffisent pas pour affirmer la présence d'un calcul, il faut le reconnaître directement au moyen de la *sonde*, et même déterminer son volume, sa consistance, l'endroit où il est logé.

On choisira pour faire cette exploration le moment ou la vessie n'est pas enflammée et où il y a un certain répit dans la maladie. On s'assurera d'abord, au moyen d'une bougie flexible, qu'il n'y a pas de rétrécissement de l'urèthre. Si la vessie est susceptible, irritable, on fera prendre quelques petits lavements laudanisés.

Le malade étant couché dans son lit, le bassin un peu relevé, le chirurgien se place à sa droite et, après avoir injecté dans la vessie une certaine quantité d'eau tiède, variable suivant la tolérance de cet organe, il introduit une sonde à courbure brusque dans le canal (sonde de Mercier, de Leroy d'Étiolles, de Tolet) (voy. CATHÉTÉRISME) et la fait pénétrer dans la vessie.

En faisant mouvoir dans divers sens le bec de la sonde, on arrive à percevoir un choc accompagné d'un son d'autant plus fort, sec, métallique, que la pierre est plus dure. En se servant pour cette exploration, d'un petit *brise-pierre* (fig. 93) on peut saisir la pierre entre les mors et s'assurer de ses dimensions. Pour en reconnaître aussi plus exactement la consistance, on pourra donner un tour de vis au brise-pierre. Si l'on a affaire à un calcul phosphatique tendre, il cédera facilement. Après avoir saisi la pierre, on explore de nouveau la vessie en se servant du brise-pierre (tenant toujours le calcul entre ses mors) comme d'une sonde, et si l'on perçoit un nouveau choc, c'est qu'il y a plusieurs calculs, au moins deux.

Quelquefois des erreurs ont été commises

à propos de l'existence même de la pierre. Dans certains cas, on n'a pas reconnu la présence d'un calcul qui existait réellement. Dans d'autres, au contraire, on a cru à l'existence d'un calcul qui n'existait pas. Chose bizarre, la taille qu'ont pratiquée les chirurgiens pour extraire une pierre absente de la vessie n'en a pas moins guéri leurs malades. Il y avait probablement une hypertrophie prostatique sur laquelle l'opération a eu une heureuse influence.

Le *traitement* de la pierre comprend d'abord un ensemble de précautions destinées à prévenir son développement chez les personnes atteintes de gravelle. Elles devront faire usage d'eaux alcalines, prendre de l'exercice, modifier leur régime et surtout supprimer les alcools.

Vainement on a cherché de tout temps les moyens de faire dissoudre les pierres dans la vessie. Par l'administration de certains composés alcalins, calciques, lithinés, on arrive à masquer les symptômes les plus saillants de la pierre. Le gouvernement anglais acheta la recette de Mⁱˢ Stephens (consistant en coquilles d'huîtres pulvérisées), sur le rapport de commissaires qui affirmèrent la guérison de quatre calculeux soumis à l'expérience. Or, il fut démontré par l'*autopsie* que ces quatre personnes avaient encore en mourant leur pierre dans la vessie. Dans ces derniers temps on a cherché à employer l'*électrolyse* à la dissolution des calculs vésicaux, mais le succès n'a pas encore répondu aux espérances que l'on avait conçues.

Le seul mode de traitement radical et certain, c'est d'enlever le corps étranger, et pour cela on emploie, suivant les cas, le broiement de la pierre et l'extraction des fragments par les voies naturelles (voy. LITHOTRITIE), ou son extraction en entier par une voie artificielle (voy. TAILLE).

La *taille* sera surtout applicable chez les enfants (dont l'urèthre est très-étroit), chez les personnes dont les voies urinaires sont irritables ou enflammées, les vieillards surtout, ou lorsqu'il s'agira de calculs *durs*.

La *lithotritie* est indiquée chez les adultes, si les voies urinaires sont en bon état et la vessie peu irritable, et lorsqu'il s'agit d'un calcul tendre, phosphatique.

Pierre à cautère. Potasse caustique destinée à l'application des cautères. Elle a l'inconvénient d'être d'une conservation et d'un emploi difficiles, de fuser (s'étendre en largeur au delà de la partie à cautériser), et on la remplace d'habitude par la *pâte de Vienne* (voy. CAUTÈRE).

Pierre divine. Mélange obtenu par fusion de sulfate de cuivre, d'alumine et de nitrate de potasse additionnés de camphre. C'est un caustique léger qui ne présente aucun avantage sur le sulfate de cuivre ou de zinc.

Pierre lunaire ou **pierre infernale**. — Voy. AZOTATE D'ARGENT.

PIERREFONDS (Oise). Eaux minérales sulfurées calciques, froides et ferrugineuses. On les emploie à l'intérieur et à l'extérieur. On les prescrit contre les laryngites, les catarrhes bronchiques et pulmonaires, l'asthme, la phthisie, la chlorose, l'anémie, l'aménorrhée, la dysménorrhée, les rhumatismes et quelques maladies de la peau.

Itinéraire : Chemin de fer du Nord, de Paris à Compiègne.

PIGMENT, s. m. Matière qui colore la peau en brun ; il existe chez tous les hommes sous forme de granulations brunes qui infiltrent les cellules profondes de l'ÉPIDERME.

Lorsqu'on dépouille la peau d'un nègre de son épiderme, on voit que le derme dénudé offre la même couleur que chez le blanc ; la différence de coloration tient donc uniquement à la quantité plus ou moins grande de pigment contenue dans les cellules épidermiques profondes. Chez le blanc, le pigment se montre en plus grande quantité dans certaines régions, *scrotum*, *pénis*, *mamelon*. On en trouve aussi dans l'iris, la choroïde, le corps ciliaire, etc.

L'absence congénitale de pigment dans la couche sous-épidermique constitue chez l'homme et les animaux l'anomalie connue sous le nom d'ALBINISME.

Des causes pathologiques peuvent faire que le pigment se développe en masse compacte dans le parenchyme des organes, pour constituer les tumeurs connues sous le nom de MÉLANOSE.

PILE, s. f. (souvent synonyme de *couple*, *élément*). Instrument de physique destiné à la production de l'*électricité dynamique*. Inventée par Volta, la pile a subi depuis, de nombreuses et importantes modifications ; mais le principe sur lequel elle repose est resté le même, quelles que soient les dispositions adoptées.

La plupart des piles se composent : 1° d'un *métal attaquable*, ordinairement le zinc ; 2° d'un *liquide* ou d'une substance susceptible de dissoudre ou d'attaquer ce métal (de l'eau aiguisée d'acide sulfurique, une solution de sel marin, de sel ammoniac, de sulfate de cuivre, de sulfate de mercure, etc.) ; 3° d'un corps *bon conducteur*, non attaquable par le liquide ou la substance précédente (c'est tantôt une lame de platine, de cuivre, un morceau de charbon de cornue).

La pile la plus simple se compose donc : 1° d'une lame de zinc ; 2° d'une lame de cuivre ; 3° d'eau chargée d'un peu d'acide sulfurique, dans laquelle plongent les deux lames précédentes maintenues à une certaine distance l'une de l'autre. C'est la pile primitive de Volta ; on lui a donné diverses dispositions : à colonnes, à auges, de Wollaston, etc.

Lorsque ces trois corps sont en présence, il se développe : 1° une *action chimique* (le zinc est attaqué, l'oxygène de l'eau l'oxyde et il se dissout dans l'acide sulfurique en formant du sulfate de zinc, tandis que l'hydrogène se porte vers le cuivre) ; et 2° une *action électrique* qui fait porter l'électricité négative sur le zinc et l'électricité positive sur le corps non attaqué, le cuivre ou la plaque de charbon, par exemple.

Un des principaux inconvénients de la pile que nous venons de décrire consiste dans le peu de durée de son action, l'action chimique diminuant rapidement. On l'a beaucoup perfectionnée en ajoutant un liquide (l'acide azotique) qui absorbe (par oxydation) l'hydrogène qui se dégage au pôle positif, et en remplaçant le cuivre par le charbon de cornue. On a alors la **pile de Bunsen** à *deux liquides*, qui est une des plus adoptées (fig. 450), ainsi que la *pile de Daniell*, qui a l'avantage de ne pas donner d'odeur nitreuse comme la précédente, mais donne un courant d'une intensité moindre.

Pour les usages médicaux, on emploie surtout des piles qui peuvent donner un courant constant d'une assez longue durée et qui sont d'un maniement facile. Ce sont :

La **pile de Grenet** (fig. 451) se compose d'une lame de zinc, d'une de charbon de cornue plongées dans un liquide formé d'acide sulfurique étendu d'eau et de bichromate de potasse (dont le rôle est d'absorber l'hydrogène). Elle donne un courant de faible *tension*, mais d'une grande force *électro-motrice*.

Lorsqu'on lui donne de grandes dimensions, elle peut être employée pour utiliser les effets *physiques* de l'ÉLECTRICITÉ, rougir un fil de platine, une anse galvano-caustique. Elle donnera aussi des effets chimiques intenses en agissant sur des milieux bons conducteurs, n'offrant qu'une faible résistance au passage de l'électricité.

On peut aussi l'employer comme pile extérieure pour les appareils d'induction.

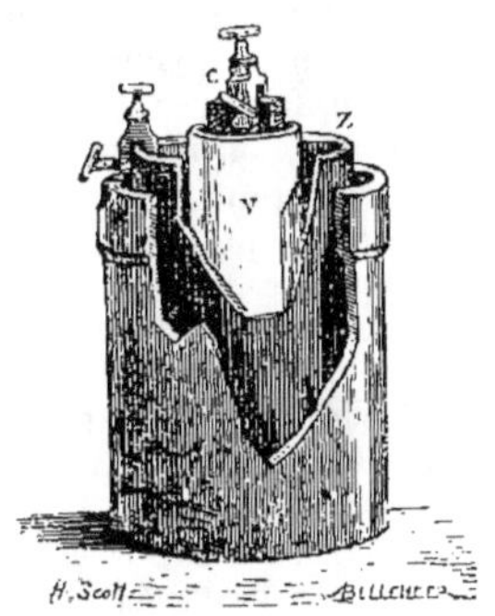

Fig. 450. — Pile de Bunsen.

C, Charbon de cornue (formant le pôle positif) plongeant dans de l'acide azotique contenu dans un vase poreux V.

V, Vase poreux en porcelaine dégourdie.

Z, Zinc amalgamé (formant le pôle négatif) plongeant dans de l'eau acidulée par 10 ou 15 pour 100 d'acide sulfurique, le tout étant contenu dans un vase extérieur en grès.

Elle est surtout commode parce qu'elle ne dépense que lorsqu'on s'en sert (le zinc pouvant être relevé et sorti du liquide au moyen d'une tige placée au milieu de l'instrument) et elle ne donne lieu à aucun dégagement gazeux.

La **pile de Marié Davy** se compose de deux plaques, l'une de zinc, l'autre de charbon, et d'un agent excitateur, qui est le *protosulfate de mercure* ou le *sulfate de bioxyde de mercure*. On s'en sert fréquemment pour faire fonctionner les appareils d'induction, ou pour l'*électrolyse* (lorsqu'elle est montée en série).

La **pile de Leclanché**, formée d'un bâton de zinc, d'un prisme de charbon entouré

d'un mélange de bioxyde de manganèse et de coke, et d'un liquide excitateur qui est une solution de sel ammoniac. Elle a l'avan-

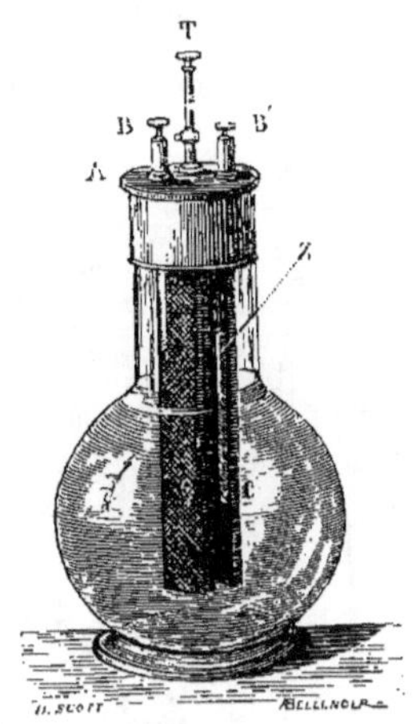

Fig. 451. — Pile de Grenet (modèle dit : *pile à bouteille*).

A, Plaque de caoutchouc durci formant couvercle.

B, Pôle positif en communication avec les deux lames de graphite de cornue C.

B', Pôle négatif en communication avec le zinc Z.

T, Tige qui permet de relever le zinc ou de le plonger plus ou moins dans le liquide.

Z, Lame de zinc amalgamé mobile, placée entre les deux lames de charbon de cornue. Elle est en communication avec la borne B' qui forme le pôle négatif.

tage de fournir un courant constant qui n'use que lorsque le circuit est fermé.

La **pile de Clamond et Gaïffe** est tout à fait analogue à la précédente, mais le

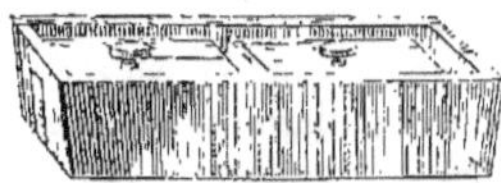

Fig. 452. — Pile de Marié Davy au sulfate de bioxyde de mercure, modifiée par Gaïffe.

Petite batterie formée de deux petits couples constitués par une plaque de zinc, et une cuvette de gutta-percha dans laquelle sont deux plaques de charbon de cornue.

bioxyde de manganèse y est remplacé par du sesquioxyde de fer.

Ce sont ces deux piles que l'on doit préférer (fig. 211) dans un cabinet médical.

Elles n'ont que le défaut d'être peu transportables.

La pile au chlorure d'argent (fig. 453) se compose d'une lame de zinc et d'une plaque de chlorure d'argent ; le liquide excitateur est de l'eau contenant une très-faible quantité de chlorure de zinc. Souvent

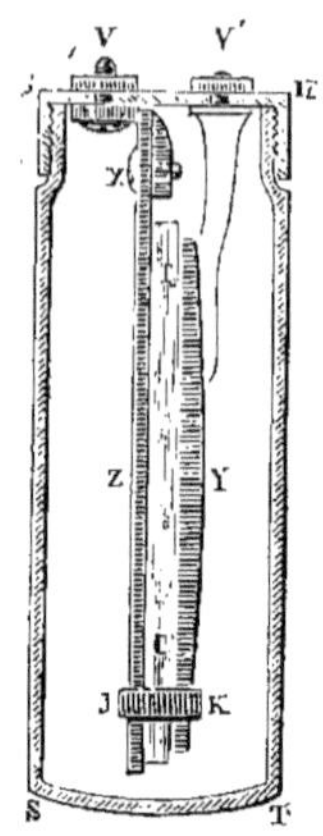

Fig. 453. — Pile au chlorure d'argent.

Z, Lame de zinc amalgamé.

Y, Lame de chlorure d'argent fondu contenue dans une cuvette en argent.

GHST. Flacon en caoutchouc durci.

GH, Bouchon à vis qui le ferme hermétiquement.

VV', Crampons communiquant avec les lames Z et Y.

II, Coussin formé de feuilles de papier buvard imbibées d'un liquide excitateur formé d'une solution de 3 pour 100 de chlorure de zinc.

JK, Lien en caoutchouc qui serre la lame de zinc, la cuvette en argent et le papier interposé.

on se contente d'imbiber de ce liquide plusieurs doubles de papier buvard que l'on interpose entre le zinc et la lame de chlorure d'argent. Le courant fourni par cette pile est constant, elle n'use que lorsqu'on s'en sert, (lorsque le circuit est fermé) elle est facilement transportable. On l'emploie fréquemment, soit pour faire marcher les appareils d'induction, soit pour utiliser les actions chimiques ou physiologiques de l'ÉLECTRICITÉ (fig. 210).

Il est rare qu'on se serve d'une seule pile ; il est nécessaire le plus souvent d'avoir recours à l'action de plusieurs couples, et, suivant le but qu'on se propose, il y a deux manières de les réunir :

1° Si l'on veut augmenter la *tension* d'une pile, c'est-à-dire si l'on doit faire traverser au courant électrique un milieu peu conducteur (comme l'est le corps humain), il faudra assembler les éléments en réunissant le pôle positif de l'une avec le pôle négatif de l'autre et ainsi de suite ; c'est ce qui s'appelle associer les *couples* en **tension** ou en **série**. De cette manière, la tension que l'on aura à l'extrémité de cette pile composée sera égale à celle qui est fournie par un seul couple multipliée par le nombre des *éléments* employés. Si l'on a

ainsi assemblé cinq éléments de Bunsen, on aura une *tension* cinq fois plus forte qu'avec un seul. Mais l'*effet chimique* sera le même que si l'on n'en employait qu'un seul.

C'est ainsi qu'on assemble les couples pour obtenir les effets *physiologiques* de l'ÉLECTRICITÉ, car le corps humain présente une grande résistance au passage des courants électriques et il est nécessaire, pour que ce passage puisse s'effectuer, que la résistance intérieure de la pile soit égale à celle que rencontre le courant à l'extérieur. On emploiera donc, en général, plusieurs petits éléments donnant peu d'action chimique, mais ayant par leur réunion une tension suffisante.

2° Si l'on veut obtenir des effets *physiques*, augmenter la quantité d'électricité dont on dispose, faire rougir un fil de platine par exemple, on réunira les couples en **surface** ou **quantité**, c'est-à-dire d'un côté tous les pôles positifs ensemble et de l'autre tous les pôles négatifs. On obtiendra ainsi le même effet que si on s'était servi d'une pile de dimensions deux, trois, quatre, cinq fois plus considérable, suivant qu'on aura réuni deux, trois, quatre ou cinq couples.

En médecine, les piles servent à obtenir directement : 1° des *effets calorifiques;* 2° des *effets chimiques;* 3° des *effets physiologiques* (voy. ÉLECTRICITÉ, effets physiques, chimiques et physiologiques). On s'en sert en outre pour faire marcher des *appareils d'induction*. La plupart d'entre elles peuvent servir à ce dernier usage, on utilise le plus souvent celles de Grenet; de Marié Davy, de Léclanché, Clamond et Gaïffe, au chlorure d'argent, qui sont les plus faciles à manier.

PILULE, s. f. (de *pila*, bulle). Médicaments de consistance de pâte ferme, non adhérents aux doigts, de forme sphérique, du poids de quelques centigrammes. Lorsque les pilules sont d'un volume un peu considérable, elles prennent le nom de *bols*. En général le poids d'une pilule ne doit pas dépasser 20 centigrammes.

Toutes les substances médicamenteuses peuvent entrer dans leur composition. Lorsque la pâte qui doit former les pilules, (masse pilulaire) est arrivée à la consistance voulue, on la divise en parties égales au moyen d'un instrument spécial, *pilulier*, et on les arrondit dans les doigts.

Le nom et la composition des pilules varient à l'infini. Les plus employées sont : les *pilules asiatiques*, qui contiennent chacune environ 4 milligrammes d'acide arsénieux ; les *pilules de cynoglosse*, qui sont très-calmantes et agissent par l'opium et la poudre de jusquiame qu'elles contiennent. Les *pilules écossaises* ou *purgatives*, composées d'aloès, jalap et gomme-gutte, les *pilules de* MÉGLIN, les pilules d'iodure ou de carbonate de fer, etc. Souvent on enrobe les pilules au moyen d'une légère couche de sucre, ou on les recouvre d'une mince feuille d'argent qui les préserve d'une trop rapide altération.

PINCE, s. f. Instrument de chirurgie destiné à saisir les objets que l'on ne peut prendre avec la main. Selon l'usage auquel elles sont destinées, les pinces ont une forme et une disposition très-variables : pinces à disséquer, pinces à pansement, à polype, à ligature, etc.

PINÉAL, adj. (de *pinea*, pomme de pin). La **glande pinéale** est un petit organe du cerveau, de la grosseur d'un pois, de forme conique analogue à celle d'une pomme de pin, que l'on trouve entre les deux feuillets de la toile choroïdienne et dont la face inférieure répond à l'intervalle qui sépare les deux tubercules quadrijumeaux antérieurs.

PINGUICULA, et par corruption *Pinguecula*, s. f. (de *pinguis*, gras). Petite tumeur jaunâtre de la grosseur d'un grain de blé, formée par du tissu cellulaire condensé (et nullement par de la graisse), qui se développe quelquefois sur la conjonctive. Ordinairement elle est située au niveau du méridien horizontal de l'œil, du côté de la tempe. Elle ne cause que fort peu de gêne et peut être respectée. Dans le cas où elle prendrait trop de développement, le seul traitement qui lui soit applicable c'est l'*extirpation*, qui ne présente aucune difficulté.

PIQURE, s. f. Nom donné aux PLAIES par instruments piquants.

Les **piqûres anatomiques**, les piqûres d'abeilles, de scorpion et autres insectes sont des PLAIES ENVENIMÉES.

Les **piqûres de sangsues** ont une forme spéciale : elles ressemblent à une étoile à trois branches, due à la conformation de la bouche de l'animal. Lorsqu'elles saignent outre mesure, on y applique de petites rondelles d'amadou, de l'eau froide, ou si cela ne suffit pas, un peu de charpie imbibée de perchlorure de fer.

Quelquefois l'hémorrhagie tient soit à ce qu'une veine a été ouverte, soit à ce que quelques dents de l'animal sont restées dans la plaie. On préviendra ce dernier accident en n'enlevant pas brusquement la sangsue, mais en la faisant tomber d'elle-même au moyen d'un peu de sel.

PISIFORME, s. m. Petit os du *carpe*, compris dans l'épaisseur du tendon du muscle cubital antérieur, il s'articule en arrière avec l'*os pyramidal*.

PISSENLIT, s. m. (*taraxacum leontodon* ou dent de lion). Plante de la famille des composées, indigène, amère, dont les feuilles et les racines ont des propriétés diurétiques et apéritives analogues à celles de la chicorée. On l'administre sous toutes les formes contre la jaunisse, les fièvres, les affections dartreuses, et on en mange en salade les feuilles, les racines et surtout les jeunes pousses.

PITUITAIRE, adj. et s. f. (*pituita*, mucosité). Le **corps pituitaire** (20, fig. 145 (ou *glande pituitaire* est un petit organe du cerveau, ovoïde, très-vasculaire, qui est situé dans la selle turcique ou *fosse pituitaire*. Il y est maintenu par la *tige du corps pituitaire* située entre les tubercules mamillaires et le nerf optique. Cette tige est longue de 5 à 6 millimètres, elle a la forme d'un canal dont la cavité communique avec celle du ventricule moyen.

La **membrane pituitaire** ou *membrane de Schneider* tapisse toute la paroi des fosses NASALES et des cellules ethmoïdales. C'est dans l'épaisseur de cette membrane muqueuse que se ramifie le *nerf olfactif*.

PITUITE, s. f. (*pituita*, φλέγμα). Nom vulgaire que l'on donne à un liquide filant, aqueux, rejeté par vomissement ou régurgitation dans le cours des catarrhes chroniques de l'estomac. C'est surtout le matin à jeun, que sont sujets aux pituites les individus atteints de GASTRITE, ou dont l'estomac est simplement fatigué par les excès de nourriture et de boisson. Le traitement consiste dans l'abstention de toute liqueur forte : eau de Vichy aux repas, magnésie anglaise le soir à la dose d'une cuillerée à café dans un verre d'eau sucrée.

PITYRIASIS, s. m. (de πίτυρον, son). Inflammation chronique et contagieuse de

la *peau* qui s'annonce par des tâches rouges, sur lesquelles s'établit une desquamation farineuse de l'épiderme. Le prurit
est très-marqué et les complications viscé-

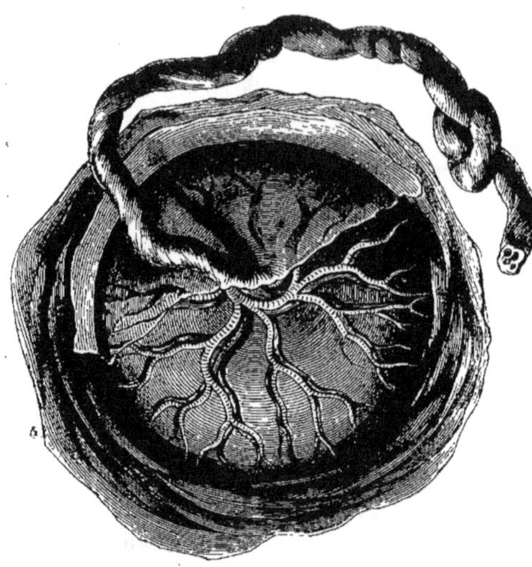

Fig. 454. — Face fœtale du placenta.

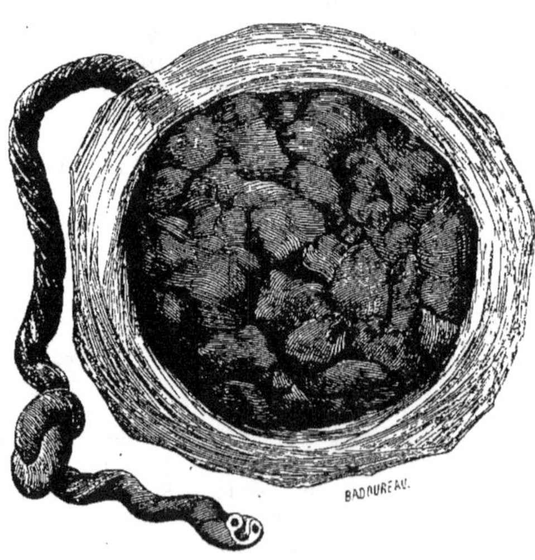

Fig. 455. — Face utérine ou externe du placenta.

rales graves ne sont pas très-rares lorsqu'il envahit une grande surface de la
peau.

Plus ordinairement, le pityriasis est lo-

cal, il attaque le cuir chevelu, les paupières, les lèvres, la paume des mains, la
plante des pieds.

Le **pityriasis de la tête**, *porrigo furfurans* est fréquent chez les nouveau-
nés, sur lesquels il se montre sous
forme d'écailles imbriquées couvrant la peau de la tête, qui est
rouge et légèrement enflammée.

Le **pityriasis alba** et le **pityriasis versicolor** sont dus à la présence
d'un parasite végétal MICROSPORON
FURFUR. Il faut le traiter par la
pommade soufrée d'Helmérich et
calmer ensuite l'irritation cutanée
par la poudre de riz, le cold-
cream, etc.

Le *traitement* du pityriasis consiste en lotions et pommades alcalines qui suffisent dans la majorité
des cas légers. On fait une légère
onction avec du cold-cream et on
saupoudre de poudre de riz.

Si le pityriasis est chronique, s'il
siége au cuir chevelu, il est généralement très-rebelle. Après avoir
coupé les cheveux très-courts, on
stimulera les fonctions du cuir
chevelu au moyen de douches, frictions avec une pommade au chloroforme, ou des liqueurs alcooli-
sées. Les démangeaisons seront
calmées par des lotions vinaigrées ;
à l'intérieur on prescrira quelques
gouttes de liqueur de Fowler (de
trois à cinq par jour).

PLACENTA, s. m. Organe intermédiaire au *fœtus* et à *l'utérus* de
la mère, formant une sorte de *gâ-
teau vasculaire* du poids de 5 à
600 grammes que l'on retire après
l'accouchement ; on l'appelle aussi
arrière-faix ou *délivre*. Son expulsion spontanée ou provoquée par
l'accoucheur constitue la DÉLI-
VRANCE.

Le rôle du placenta est de puiser
dans le système vasculaire de la
matrice les éléments de nutrition
du fœtus. Mais il n'y a pas, comme
on l'a cru longtemps, abouchement
direct de ses vaisseaux avec ceux de l'utérus. Ils ne sont qu'accolés, et c'est par un
simple phénomène d'endosmose que s'opère
l'échange des éléments.

C'est du milieu du placenta que part le *cordon ombilical* qui se rend au fœtus (fig. 454 et 455).

La face *interne* ou *fœtale* du placenta, recouverte par le *chorion* et l'*amnios* est lisse et sillonnée par les ramifications des artères et de la veine ombilicale.

La *face externe* ou *utérine* n'est pas lisse, polie et uniforme comme la précédente, mais recouverte d'une substance gluante, à travers laquelle on distingue plusieurs divisions de l'organe : ce sont les lobes ou cotylédons qui sont rougeâtres, sanguinolents.

Dans les grossesses simples, il n'y a qu'un seul placenta. Dans les grossesses gémellaires, il y en a ordinairement deux qui peuvent quelquefois communiquer l'un avec l'autre.

L'insertion du placenta se fait normalement au fond de l'utérus entre les orifices des deux trompes.

L'insertion vicieuse du placenta consiste dans le siége anormal de cet organe qui, au lieu d'être fixé au fond de la matrice, s'insère plus ou moins près de son col.

Au début de la grossesse, aucun signe ne peut faire reconnaître cette anomalie, mais vers le sixième et le septième mois, il se déclare des *hémorrhagies* dont le résultat ordinaire est la mort du fœtus et l'avortement. Le tamponnement du vagin arrête quelquefois la perte, mais l'accouchement n'en a pas moins lieu dans la plupart des cas. Suivant les cas, l'accoucheur devra pratiquer la version ou extraire le fœtus au moyen du forceps. Le seigle ergoté ne donne, dans ces cas, que de mauvais résultats.

PLAIE, s. f. Nom donné aux solutions de continuité des tissus, produites par un traumatisme, et qui ont une tendance spontanée vers la guérison. C'est cette dernière condition qui la distingue des ULCÈRES. Selon le point de vue auquel on se place, on a adopté diverses classifications des plaies, en se basant sur leur état de simplicité ou de complication, leur siége, la nature du corps vulnérant, etc.

Nous les diviserons en :

1° *Plaies simples*, faites par un instrument tranchant ou piquant, longitudinales ou transversales, superficielles ou profondes, pénétrantes ou non pénétrantes ;

2° *Plaies contuses*, par instrument contondant, par instrument tranchant et contondant, morsure, arrachement, par armes à feu ;

3° *Plaies compliquées* de la présence d'un corps étranger ;

4° *Plaies empoisonnées*, piqûres d'abeilles, piqûres anatomiques, morsures de serpents, d'animaux enragés, plaies virulentes ;

5° *Plaies sous-cutanées*.

1° Plaies simples par instruments tranchants ou coupures. Leurs symptômes sont :

(*a*) L'*écartement des lèvres de la plaie* dû à l'élasticité des tissus, à la position de la partie blessée, à la contraction des muscles.

L'écartement sera bien plus considérable dans les plaies *transversales* (perpendiculaires à la direction du membre ou à celle des fibres musculaires de la région), que dans les plaies *longitudinales*.

(*b*) Un écoulement de sang plus ou moins abondant, par les capillaires ou les vaisseaux, artères ou veines, qui ont été divisés (voy. HÉMORRHAGIE).

(*c*) Une *douleur*, variable suivant la région. Il ne faut pas croire que plus une plaie est profonde, plus elle est douloureuse, au contraire, à l'exception des gros nerfs sensitifs, ce sont les parties les plus superficielles qui sont les plus sensibles.

Suivant les prédispositions individuelles, la grandeur de la plaie, sa profondeur, les tissus nettement divisés qui la forment ont une tendance plus ou moins grande à se réunir spontanément, et à se ressouder si on met en contact les deux lèvres de la solution de continuité. Si cette réparation s'effectue immédiatement, il n'y a pas de suppuration proprement dite, et la réunion a lieu par *première intention*. C'est le résultat que l'on obtient par les *sutures*, les bandes *agglutinatives*, les bandages unissants.

Cette *réunion immédiate* ne se fait que si les parties divisées sont maintenues en contact intime peu de temps après la blessure. Même lorsque la partie a été complétement détachée, cette réunion a encore des chances de s'effectuer, et l'on a réussi à recoller des parties de nez, d'oreille ou de doigt complétement séparées du reste du corps, même après un temps variant de quelques minutes à une heure.

Si les parties lésées ne se réunissent pas par première intention, il y a suppuration, production de bourgeons charnus qui s'accolent et réparent la lésion au bout d'un temps fort variable.

Le *traitement* des plaies simples consiste à les laver, et à en rapprocher les bords que l'on fixera par des sutures, ou tout autre moyen (agglutinatifs, collodion, diachylon, bandage, etc.), si l'on veut les réunir par première intention, ce qui est la règle ordinaire. On modérera l'inflammation par un pansement à l'eau froide, l'irrigation continue. Ces moyens calment aussi la douleur ; on pourra encore appliquer des cataplasmes, des compresses trempées dans diverses solutions, alcool ou alcool camphré étendu d'eau, glycérine, eau phéniquée, etc. Souvent on retirera de bons effets des pansements rares avec bandelettes de diachylon, ou du PANSEMENT OUATÉ.

Les **piqûres simples** se réunissent d'ordinaire par première intention et ne réclament aucun soin quand l'instrument qui les a faites était propre et de faible volume. Celles qui sont effectuées avec des corps d'un volume considérable (baïonnettes, lances, etc.), participent de toutes les propriétés des *plaies contuses*.

Les **plaies pénétrantes** sont celles ou l'instrument vulnérant a pénétré dans une des cavités splanchniques, thorax, abdomen, à l'intérieur d'une articulation, etc. Nous les avons envisagées à propos de chaque organe en particulier, elles présentent une gravité toute spéciale.

Les **plaies non pénétrantes** sont celles dont l'action s'est bornée aux parties superficielles, peau, aponévroses, muscles.

2° Les **plaies contuses** s'accompagnent d'un certain degré d'attrition des tissus. Lorsqu'il n'y a pas de solution de continuité extérieure, elles forment les simples CONTUSIONS.

La gravité de la contusion est très-variable, elle peut aller du simple froissement jusqu'au broiement et la désorganisation absolue des parties atteintes.

Quoi qu'il en soit, ces plaies ne se réunissent plus par première intention, et donnent lieu à une *suppuration* plus ou moins abondante. Il faudra se garder d'appliquer des sutures, mais, au contraire, favoriser l'élimination des parties mortifiées par des lavages à l'eau tiède, des cataplasmes, des pansements désinfectants. Dans certains cas, et pour prévenir une inflammation trop vive, on instituera pendant les premiers jours, l'irrigation continue, qui est surtout utile pour les plaies qui avoisinent les articulations. Quelquefois, lorsque les désordres sont trop graves, il faut recourir à une AMPUTATION.

Lorsqu'il y a en même temps, et à côté l'une de l'autre, plaie simple et plaie contuse, la partie où les tissus sont simplement divisés peut se réunir par première intention, tandis que l'autre suppure.

Les **morsures** simples sont des plaies contuses qui tiennent des piqûres, lorsqu'elles sont produites par les carnassiers (chien, chat), et des broiements lorsqu'elles sont dues aux solipèdes (chevaux, mulets, etc.). Ces dernières sont de beaucoup les plus graves ; elles peuvent donner lieu aux désordres les plus variés et en particulier au PHLEGMON DIFFUS.

Les **plaies par arrachement** sont fréquentes aux doigts et à la main chez les ouvriers des usines. Elles saignent peu en général, mais sont fort irrégulières et très-disposées à suppurer. Les infirmités qu'elles causent sont des plus graves, elles nécessitent souvent l'amputation, ou du moins la régularisation de la blessure, si les os sont saillants ou la plaie irrégulière.

Les **plaies par armes à feu** sont une variété de plaies contuses qui s'accompagnent de phénomènes particuliers dus 1° aux brûlures causées par la poudre ; 2° à l'action des projectiles qui produisent des désordres divers, et peuvent rester dans les tissus. Suivant la distance à laquelle a été tiré le coup de feu, il peut y avoir une brûlure plus ou moins intense de la peau et des incrustations de grains de poudre qui pénètrent plus ou moins. C'est ce qui permet souvent de distinguer un suicide par arme à feu, d'un assassinat. Si la décharge se fait dans la bouche, les parois de la cavité buccale peuvent éclater en lambeaux.

Les projectiles les plus ordinaires sont les balles et les éclats d'obus. Dans certains cas, l'élasticité de la peau lui permet de se conserver intacte, tandis que les parties sous-jacentes sont contusionnées et même broyées. Ce sont ces contusions que l'on attribuait autrefois au *vent du boulet*.

Tantôt le projectile est resté dans le corps, et alors la plaie est *compliquée de corps étrangers*, tantôt il en est sorti par une autre ouverture.

L'orifice d'entrée d'une balle de chassepot est petit, régulier, rond si la balle a frappé perpendiculairement, ovale, si la direction était oblique. Les bords en sont repliés en dedans, la plaie paraît noirâtre, sèche, comme cautérisée. *L'orifice de sortie* est plus large que celui d'entrée, il est irrégulier et ses bords saignants sont renversés en dehors.

Avec les anciennes armes, le trajet des balles à l'intérieur du corps était souvent sinueux, elles contournaient les os, le crâne, les côtes. Les nouveaux engins, doués d'une force expansive beaucoup plus grande, font plus souvent des plaies dont le trajet est direct : tout ce qui se trouve sur le passage du projectile est absolument broyé.

Un autre caractère spécial aux plaies par armes à feu, c'est la *commotion* violente qui les accompagne, la *stupeur* et l'*engourdissement* qui les suivent rapidement en partant de l'endroit atteint.

Les plaies faites par les balles saignent peu ; les éclats d'obus font des plaies qui sont bien plus souvent accompagnées d'hémorrhagies immédiates. Ils causent en outre des désordres affreux, ouverture du ventre, du crâne, de la poitrine, arrachement d'un membre. Avec ses affreuses mutilations le blessé conserve pendant un temps plus ou moins long toute sa connaissance, et c'est un spectacle des plus horribles à voir.

Au bout de quelques jours, il s'établit dans les plaies par armes à feu, une réaction généralement fort vive, accompagnée de douleur et de gonflement inflammatoire. Au bout d'un temps plus ou moins long, la suppuration élimine les parties mortifiées et la cicatrisation s'effectue. Mais le malade est exposé pendant tout ce temps à divers accidents ou complications : le *tétanos* ; les *hémorrhagies secondaires* vers le dixième jour, au moment de la chute des eschares ; l'*infection purulente* ou *putride* ; l'*érysipèle* ; les *phlegmons* ; la *pourriture d'hôpital*. Il peut aussi succomber à une *suppuration prolongée*, conséquence de fistules intarissables, surtout s'il y a des corps étrangers dans la plaie.

Le *traitement* comporte des indications multiples : 1° l'*extraction des corps étrangers* (qu'il ne faut cependant faire qu'avec prudence), si le corps étranger, le projectile par exemple, est facilement accessible, si

l'on est sûr de sa présence, ce que l'on peut constater au moyen de divers instruments. On se sert en particulier du stylet de Nélaton, en biscuit de porcelaine, sur lequel le *plomb* laisse une empreinte noirâtre. (C'est grâce à lui que notre illustre chirurgien put affirmer la présence d'une balle dans la blessure de Garibaldi.)

2° Souvent pour pratiquer l'extraction des corps étrangers, il sera nécessaire de faire une *contre-ouverture*. Mais il faut ne pas s'acharner à leur extraction, et surtout les respecter s'ils sont logés dans le poumon (où ils peuvent s'enkyster), ou dans d'autres organes où les manœuvres seraient dangereuses.

Le pansement des plaies par armes à feu se fait comme celui des plaies contuses. Souvent l'amputation est nécessaire : pour régulariser la plaie faite par un gros projectile, lorsqu'il y a de vastes délabrements et une attrition considérable des tissus ; lorsqu'il y a plaie articulaire ou fracture comminutive avec lésion des gros vaisseaux. Cependant dans ce dernier cas, le PANSEMENT OUATÉ directement appliqué a donné quelques bons résultats.

3° Les **plaies compliquées par la présence d'un corps étranger** sont généralement contuses, lorsqu'elles sont simples ; elles peuvent se fermer et le corps étranger s'enkyster, souvent alors il ne manifeste sa présence que longtemps après. Mais le plus fréquemment, les corps étrangers sont la cause qui entretient des suppurations intarissables, et il faut en faire l'extraction. Tantôt ce sont des projectiles (après les plaies par armes à feu), la pointe d'un couteau, des morceaux d'étoffe, souvent de simples esquilles d'un os brisé par le traumatisme.

4° Les **plaies empoisonnées**, quelque peu importantes qu'elles soient comme plaies, tirent leur gravité de la nature de la matière septique, du poison, virus ou venin qu'elles contiennent.

Les **plaies envenimées** *piqûres d'abeilles*, de guêpes, etc. occasionnent un œdème local et une douleur assez vive. Elles ne sont dangereuses que par leur nombre, ou lorsqu'elles siègent dans la gorge, elles peuvent alors amener l'asphyxie. Il suffit d'enlever le dard de l'animal et d'appliquer quelques compresses résolutives.

Les **morsures de serpents**, extrêmement dangereuses dans les pays chauds (crotale, fer de lance, aspic, etc.), le sont moins dans nos pays. Le venin est plus vite absorbé chez l'homme à jeun que chez celui qui est en pleine digestion. La douleur locale est vive, la partie atteinte se tuméfie, et peu après surviennent des frissons, des nausées, de la stupeur, de la prostration, un ictère, des taches livides et gangréneuses.

Il faut au plus vite faire sucer la plaie ou la sucer soi-même si c'est possible (avoir soin de ne pas le faire faire par une personne ayant une écorchure à la bouche); appliquer une ventouse à l'endroit de la morsure ; pratiquer une ligature entre l'endroit mordu et le cœur (si la blessure siège à un membre); bien laver la plaie, la presser, la faire saigner et la cautériser au moyen de l'ammoniaque liquide ou du fer rouge. En même temps, il est bon de prendre quelques toniques ou alcooliques.

Les **piqûres anatomiques** sont des blessures, le plus souvent insignifiantes en apparence, mais qui servent de porte d'entrée à la matière septique des cadavres. Ce sont surtout ceux des personnes qui ont succombé à l'*infection purulente*, la *fièvre puerpérale*, aux angines, etc., qui sont dangereux. Les cadavres frais et récents le sont plus que ceux qui sont déjà en partie décomposés ou qui ont été injectés à l'hyposulfite de soude ou au chlorure de zinc.

Tous les ans, plusieurs étudiants ou médecins succombent aux accidents déterminés par des piqûres anatomiques. Ce sont des PHLEGMONS, des ADÉNITES, des PHLÉBITES, qui peuvent revêtir en quelques heures la plus haute gravité.

Dès qu'on s'est aperçu d'un semblable accident, il faut faire immédiatement la succion de la plaie (toute répugnance doit être surmontée), laver la partie atteinte sous un filet d'eau froide pendant quelques minutes, faire couler le sang en pressant sur la plaie et la panser avec un peu de collodion ou de taffetas gommé. On fera bien aussi d'absorber immédiatement quelques boissons stimulantes, du thé au rhum, des vins généreux, voire même faire un bon repas.

Dès que les accidents se sont montrés, il faut instituer un traitement énergique en rapport avec leur nature.

Dans certains cas et peut-être sous l'influence de l'habitude, les piqûres anato-miques ne déterminent que la formation de quelques *tubercules* qui restent localisés, ou d'*angioleucites* qui ne remontent que jusqu'aux premiers ganglions (ganglions épitrochléens du bras) et en déterminent la suppuration.

Les **morsures d'animaux enragés** devront être traitées immédiatement, ainsi qu'il est exposé à l'article RAGE.

Les **plaies virulentes** sont celles qui servent de porte d'entrée à une maladie contagieuse et transmissible par inoculation, telle que la *syphilis*, la *pustule maligne*. Elles sont les premiers accidents de ces affections (voy. CHANCRE, MORVE, PUSTULE MALIGNE).

5° Les **plaies sous-cutanées** sont celles qui coexistent avec l'intégrité de la peau et sont soustraites à l'influence de l'air. Elles sont infiniment moins dangereuses que les autres et se réparent beaucoup plus facilement et beaucoup plus vite. C'est pourquoi les chirurgiens cherchent à opérer, lorsque c'est possible, par la méthode *sous-cutanée*. On l'a appliquée à la *ténotomie*, à l'extraction des *corps mobiles articulaires*, au *broiement* de certaines tumeurs, etc.

En résumé, on voit que le traitement des plaies de quelque nature qu'elles soient consiste à favoriser les efforts spontanés de la nature et à préserver les malades des accidents et des complications. De tous les topiques employés, aucun n'entre directement dans l'organisme et ne contribue à la guérison de la plaie. Aussi a-t-on abandonné la foule de recettes, d'eaux ou de liqueurs plus ou moins merveilleuses si prônées dans l'ancien temps. L'eau simple, la glycérine, les solutions désinfectantes et le pansement ouaté suffisent presque dans tous les cas.

PLANTAIRE, adj. Qui appartient à la plante du pied : aponévrose, artères, ligaments, nerfs plantaires.

Le muscle **plantaire grêle** va de la partie inférieure du fémur au calcanéum, en accompagnant le tendon d'Achille à son côté interne. Sa rupture, dans un effort musculaire de la jambe, constitue le *coup de fouet*.

PLAQUE, s. f. Nom sous lequel on désigne certaines taches plus ou moins saillantes (plaques cartilagineuses dans la PÉRICARDITE), ou des ulcérations siégeant sur une partie légèrement saillante (*plaques muqueuses* de la SYPHILIS).

PLASMA, s. m. (de πλάσσειν, former). Matière amorphe liquide que l'on rencontre dans les vaisseaux sanguins et lymphatiques et qui tient en suspension les globules.

PLASTICITÉ, s. f. La **plasticité du sang** est la propriété qu'il possède de fournir à la nutrition, au développement et à la reproduction des organes.

Quelques auteurs, considérant que cette propriété est en rapport avec la quantité de *fibrine* contenue dans le liquide nourricier, entendent par *plasticité du sang* la facilité plus ou moins grande avec laquelle il se coagule.

PLATINE, s. m. Métal blanc grisâtre, d'une densité égale à 21,15. Il est inaltérable et n'est attaqué que par *l'eau régale* qui le dissout. C'est le moins fusible de tous les métaux et on en fait des vases capables de résister aux plus hautes températures de nos fourneaux, et des appareils prothétiques inaltérables.

Le platine que l'on obtient par la calcination de son chlorure double est terne, spongieux ; il forme *l'éponge de platine*, qui a la propriété de condenser les gaz. Plongée dans un mélange d'hydrogène et d'oxygène, elle en détermine à l'instant la combinaison. Lorsqu'on y fait arriver de la vapeur d'une substance hydro-carbonée suffisamment chauffée, elle en provoque la combustion. C'est sur ce principe qu'est construit le *thermo-cautère* du docteur Paquelin (voy. CAUTÈRE).

PLESSIMÈTRE, s. m. (πλήσσειν, frapper, et μέτρον, mesure). Instrument employé pour pratiquer la PERCUSSION MÉDIATE. C'est une plaque d'ivoire mince, plane sur ses deux faces et garnie aux deux extrémités de son grand axe de lames verticales ou *auricules*, destinées à la maintenir entre les doigts ; en outre, le plessimètre présente sur une de ses tranches des divisions graduées en centimètres et millimètres qui permettent de montrer l'étendue des lésions découvertes par la percussion. On remplace très-souvent le plessimètre par un des doigts de la main gauche que l'on applique sur l'endroit à examiner et que l'on percute avec les doigts de la main droite.

PLÉTHORE, s. f. (de πλήθειν, être plein). Surabondance locale ou générale de sang dans les vaisseaux sanguins.

La pléthore générale est caractérisée par la rougeur de la peau, surtout à la face, l'injection des vaisseaux sanguins superficiels, l'augmentation de la chaleur animale, la tendance aux hémorrhagies, les vertiges, la somnolence, la dureté du pouls, le battement violent des carotides et le gonflement des veines du cou. Cet état, qui prédispose aux congestions cérébrales, doit être traité par un régime doux et sévère, des laxatifs employés avec persévérance et des saignées périodiques.

La *pléthore locale* varie avec l'organe qui en est le siége ; elle exige un traitement approprié à chaque cas.

PLEURÉSIE, s. f. (de πλευρά, plèvre). Synonyme de *pleurite*. C'est l'inflammation de la PLÈVRE ; elle est aiguë ou chronique, peut affecter les deux plèvres à la fois : *pleurésie double*, ou un point limité de l'une d'elles : *pleurésie partielle, circonscrite, diaphragmatique ;* elle peut être la suite d'accidents internes ou de diathèse : *pleurésie par perforation, pleurésie tuberculeuse*

La maladie est caractérisée anatomiquement par l'injection de la membrane séreuse, la présence d'un épanchement liquide et de fausses membranes dans sa cavité. Lorsque l'inflammation est aiguë, l'épanchement peut atteindre en quelques heures un développement considérable qui refoule le poumon de bas en haut et empêche ainsi l'accès de l'air dans les vésicules.

Le liquide consiste généralement en une sérosité citrine trouble accompagnée de la formation de fausses membranes qui occupent diverses régions de la plèvre. Dans quelques cas, l'épanchement liquide n'a pas lieu, la matière plastique est seule sécrétée ; on a alors la **pleurésie sèche**. Quelquefois encore le liquide devient puriforme, son odeur est altérée, **pleurésie purulente**. Il peut encore se former des gaz dans la cavité pleurale, même en l'absence de toute perforation, *hydropneumothorax*.

La pleurésie détermine des changements plus ou moins profonds et durables dans la conformation du thorax. Lorsque l'épanchement est considérable, le côté correspondant de la poitrine se dilate ; le cœur et le foie peuvent être déplacés dans des limites très-étendues. On a vu le cœur refoulé complètement à droite et, dans ce cas, la mort subite par syncope peut être le résultat de la torsion des gros vaisseaux.

Aussi la THORACOCENTÈSE, qui enlève rapidement le liquide épanché, est-elle surtout indiquée dans les pleurésies du côté gauche, avec déplacement du cœur.

La **pleurésie aiguë** débute, en général, brusquement par un *point de côté* fixé aux environs du mamelon. La respiration est gênée, une toux petite, sèche et peu fréquente l'accompagne, et si le malade rejette quelques crachats, ceux-ci sont blancs et aérés. Généralement, ce n'est qu'au bout de quelques heures ou plusieurs jours qu'apparaît une fièvre légère. Dans la *pleurésie latente*, qui se montre surtout chez les vieillards, tous ces symptômes manquent. La maladie n'est annoncée que par une sécheresse particulière de la langue et un peu de délire.

La *percussion* et l'*auscultation* permettent de suivre le développement de la pleurésie avec une exactitude remarquable. Au début, la matité se montre à la partie inférieure de la poitrine quand le malade est debout. Le poumon étant refoulé en haut se trouve condensé et l'on trouve, en percutant sous la clavicule, une sonorité exagérée, *son tympanique, bruit skodique*. Lorsque la plèvre est remplie de liquide, la matité est absolue et s'accompagne d'une résistance au doigt assez marquée.

A l'*auscultation*, on observe au début une diminution notable du bruit respiratoire, et si l'épanchement a été rapide, une absence complète de ce bruit dans tous les points où existe la matité. On trouve quelquefois, à la place, du *souffle tubaire* caverneux et même amphorique ; la voix s'entend rarement, ressemble à un bourdonnement lointain et prend, sur les limites de l'épanchement, un timbre particulier comparable au bêlement d'une chèvre, auquel on donne le nom de *voix chevrotante* ou ÉGOPHONIE. En même temps, on peut constater par la mensuration l'élargissement du côté affecté.

Tous ces symptômes et tous ces signes physiques restent, en général, stationnaires pendant un temps plus ou moins long et se terminent rarement par la mort à cette époque, si ce n'est lorsqu'elle est subite par suite du déplacement du cœur. C'est encore par l'auscultation et la percussion combinées que l'on constate la rétrocession de la maladie.

La matité descend et l'ægophonie qui avait disparu reparaît sur sa limite, en même temps que le bruit respiratoire et un bruit particulier, *frottement pleural*, consistant en un murmure continu ascendant et descendant, dû au contact des deux feuillets de la plèvre, hérissés de fausses membranes. Ce bruit est d'autant plus sec que l'on ausculte plus près de la clavicule.

La durée de la pleurésie est très-variable, la guérison est quelquefois complète en quinze jours, mais elle peut se faire attendre plusieurs mois. Le développement de la *pleurésie purulente* n'est pas accessible aux moyens physiques d'investigation ; c'est surtout l'état général qui doit guider dans le diagnostic de cette complication. Ce qui caractérise la purulence, ce sont les *frissons* et la *fièvre*, joints aux autres signes de l'épanchement.

La **pleurésie chronique** peut être un mode de transformation de la pleurésie aiguë, mais souvent aussi elle affecte une marche chronique dès le début. Tous les symptômes se montrent lentement, et elle devient souvent purulente ; dans tous les cas, on doit regarder comme très-rare l'inflammation intense simultanée des deux plèvres.

Parmi les pleurésies partielles, la **pleurésie diaphragmatique** est la plus importante. Elle est indiquée par la gêne extrême de la respiration qui se fait exclusivement par les côtes, par le siége de l'acuïté de la douleur qui s'étend à la base de la poitrine, le hoquet, le vomissement, le rire sardonique. Le point le plus douloureux se trouve à deux travers de doigts de la ligne blanche, s'irradiant sur tout le trajet du nerf phrénique. Les malades se tiennent sur leur séant, pliés en avant, le moindre mouvement leur est insupportable, et la mort termine parfois cette variété de pleurésie.

La **pleurésie par perforation** résulte de l'ouverture d'un foyer purulent ou tuberculeux du poumon. Elle est caractérisée par une douleur subite très-vive, une oppression extrême ; elle se termine souvent avec une grande rapidité par la mort.

La **pleuropneumonie**, qui complique souvent la pneumonie, est limitée à la partie de la plèvre qui recouvre le poumon malade, l'épanchement est peu abondant, et sa guérison se lie à celle de la pneumonie.

La cause la plus ordinaire de la pleurésie

est l'action du froid. Elle est très-fréquente dans certaines professions exposant les ouvriers au refroidissement : marchands de vins, bateliers, etc.; elle se développe aussi souvent sans cause appréciable chez les individus affaiblis ou atteints de maladies graves, après la fièvre scarlatine par exemple.

La pleurésie. au début, peut exiger l'emploi des ventouses scarifiées appliquées à l'endroit douloureux. Ce moyen fait en général disparaître rapidement le point de côté. Plus tard, on emploiera de larges vésicatoires volants appliqués sur la poitrine et renouvelés à des intervalles convenables.

On cherchera à provoquer la résorption de l'épanchement par l'usage des diurétiques, de la scille, de la digitale, et s'il est considérable, par la THORACOCENTÈSE, que l'on peut répéter plusieurs fois, et qui doit être faite d'urgence dans les cas de suffocation imminente ou lorsqu'on a à craindre une syncope.

La pleurésie purulente, beaucoup plus grave, exige l'emploi des injections iodées et des lavages désinfectants de la cavité pleurale. En même temps, on donnera des toniques, on soutiendra les forces des malades, et on les entourera de toutes les précautions hygiéniques désirables.

Les pleurésies partielles qui surviennent au voisinage des cavernes des tuberculeux seront traitées par les badigeonnages de teinture d'iode et les vésicatoires volants, en même temps qu'on instituera le traitement de la maladie principale (voy. PHTHISIE).

PLEURODYNIE, s. f. (de πλευρὰ, côté, et ὀδύνη, douleur). On donne ce nom à une douleur INTERCOSTALE, au rhumatisme des muscles pectoraux. La *pleurodynie* est une douleur tantôt sourde, tantôt très-aiguë, fixe ou mobile, qui ne s'accompagne ni de chaleur, ni de rougeur, ni de fièvre. Elle est plus superficielle que dans la pleurésie. On la différencie d'ailleurs facilement, au bout de quelques jours, par l'auscultation et la percussion qui donnent des signes négatifs.

Les frictions, les douches, les vésicatoires volants simples ou morphinés, les sinapismes, les ventouses scarifiées doivent être employés, ainsi que les autres médicaments que nous avons indiqués contre la NÉVRALGIE INTERCOSTALE.

PLEUROPNEUMONIE, s. f. PNEUMONIE compliquée de PLEURÉSIE, par action de voisinage.

PLEUROTHOTONOS, s. m. (de πλευρόθεν, latéralement, et τόνος, tension). Forme rare du TÉTANOS, dans lequel la tête s'incline à droite ou à gauche, l'oreille pressée sur l'épaule, et la hanche relevée dans le même sens, en sorte que le corps se plie en arc sur une de ses parties latérales.

PLÈVRE, s. f. (*pleura*, πλευρά). Nom des membranes séreuses situées dans la cavité thoracique, indépendantes l'une de l'autre, et destinées à faciliter le glissement des poumons dans cette cavité. Chaque *plèvre* représente un sac sans ouverture qui recouvre le poumon, se réfléchit sur le pédicule pulmonaire, *feuillet viscéral*, et qui tapisse ensuite la surface interne du thorax, *feuillet pariétal*.

La *plèvre diaphragmatique* tapisse la face supérieure du diaphragme, auquel elle adhère intimement.

Les *maladies de la plèvre* sont très-nombreuses; les plus importantes et en même temps les plus communes sont : les épanchements gazeux dans la cavité pleurale, *pneumothorax*, les épanchements liquides (de beaucoup les plus fréquents), PLEURÉSIE, et les épanchements liquides et gazeux tout à la fois, HYDROPNEUMOTHORAX, etc.

PLEXUS, s. m. Nom donné aux faisceaux nerveux, formés par l'entre-croisement des nerfs d'une région : plexus cervical, plexus brachial, lombaire, sacré, etc. On désigne sous le nom de plexus, certains réseaux veineux : plexus de la prostate, de Santorini, etc.

PLI, s. m. (*plicare*, plier). Nom donné à des lignes saillantes, droites ou sinueuses, que l'on rencontre dans certaines régions du corps humain. Tels sont les *plis radiés de l'anus*, déterminés par la contraction du sphincter externe, et entre lesquels se montrent les excoriations connues sous le nom de *fissures à l'*ANUS. On dit encore : le *pli du bras*, le *pli de l'aine*, pour désigner la dépression formée dans ces articulations dans le sens de la flexion.

PLIQUE, s. f. (*plica*, trichoma). Maladie du cuir chevelu commune dans les contrées marécageuses du Nord, et particulièrement en Pologne (*plique polonaise*). Elle est due à la présence de parasites végétaux qui se développent surtout autour des poils. Elle est caractérisée par l'agglomération des cheveux, leur accolement par une sueur visqueuse, fétide. Lorsqu'on presse cette masse agglutinée, il s'en écoule la même humeur fétide ; mais la constitution même du tube capillaire ne semble pas altérée.

Elle s'accompagne généralement de symptômes fébriles, de douleurs de tête, et si on l'abandonne à elle-même, elle s'éloigne de la peau par la croissance du poil, qui l'entraîne avec lui. C'est alors qu'on peut couper les cheveux et guérir la maladie, qui résiste à tout autre traitement. Il paraîtrait que si l'on coupe les cheveux trop tôt, il peut se produire une *métastase* du côté du globe oculaire, susceptible d'entraîner la perte de la vue par iritis, iridochoroïdite ou irido-cyclite.

PLOMB, s. m. (*plumbum*, μόλυβδος). Métal gris bleuâtre, doué d'un grand éclat quand sa surface vient d'être mise à nu, mais qui se ternit rapidement par oxydation au contact de l'air. C'est le plus mou et le moins tenace des métaux usuels ; on peut le couper au couteau et le rayer avec l'ongle, il tache le papier en gris. Sa densité égale 11,4 ; il fond vers 300 degrés. Les *minerais de plomb* que l'on exploite sont le carbonate, et surtout le sulfure connu sous le nom de *galène*.

Le plomb forme une grande quantité de sels, oxydes, sulfures, chlorures, iodures, sulfates, carbonates, chromates et acétates de plomb, dont quelques-uns sont employés en médecine. Tous ses composés sont vénéneux ; ils agissent d'autant plus vite qu'ils sont plus solubles ou plus facilement absorbés (intoxication saturnine).

De tous les métaux, le plomb est celui qui produit le plus souvent des accidents toxiques. Pris à petites doses répétées, il altère profondément la nutrition et agit sur le système nerveux ; on a souvent l'occasion de constater les effets pernicieux de ce métal, contenu dans les aliments ou les boissons : les personnes les plus exposées à cet empoisonnement chronique sont les ouvriers des fabriques de *céruse* et de *minium*, les peintres, fondeurs de caractères, plombiers, étameurs, etc.

L'intoxication chronique par le plomb se manifeste par un amaigrissement plus ou moins rapide, la décoloration de la peau, qui devient jaune-pâle, la diminution des globules du sang ; les gencives s'entourent d'un liséré bleuâtre, et au bout de peu de temps apparaissent les *maladies saturnines*, causées par l'intoxication lente, et qui sont connues sous le nom de : *coliques de plomb* ou *coliques des peintres*, arthralgie, paralysie saturnine, et des accidents cérébraux divers : *folie, épilepsie saturnine.*

Le plomb est éliminé par la peau, les urines et le foie ; il se retrouve en assez grande quantité dans la substance cérébrale ; on peut hâter son élimination par l'éloignement des causes qui l'ont amené dans l'économie, par l'iodure de potassium à l'intérieur et les bains sulfureux.

On donne vulgairement le nom de *plomb* ou *mitte* au gaz qui s'exhale des fosses d'aisances pendant la vidange, et qui peut donner lieu à des asphyxies très-graves. Les symptômes les plus ordinaires sont : une douleur excessive à l'estomac et aux articulations ; des nausées, des défaillances, des cris, du délire ; quelquefois la mort survient subitement sans aucun signe précurseur. Transporter le malade dans un air pur, aspersions d'eau froide sur le corps, frictions énergiques, puis, quand le malade revient à lui, émétique et purgatif et quelques spiritueux. On évite facilement le dégagement de *l'hydrogène sulfuré* en jetant dans les fosses une certaine quantité de chlorure de chaux.

PLOMBAGE, s. m. Opération qui consiste à obturer la cavité d'une dent cariée avec un corps malléable, insoluble et inaltérable dans les liquides buccaux. Autrefois, on employait exclusivement le plomb pour faire cette obstruction ; plus tard, on a employé l'amalgame de cuivre, d'argent et de cadmium. Aujourd'hui, on préfère l'usage des feuilles d'or, *aurification*, ou un mastic composé d'oxyde et de chlorure de zinc.

Quel que soit l'agent obturateur employé, il est indispensable de nettoyer préalablement la cavité de la dent et de cautériser le nerf dentaire jusqu'à ce qu'on ait obtenu son insensibilité absolue.

PLOMBIÈRES (Vosges). Eaux minérales sulfatées sodiques, dont la température varie entre 15 et 71 degrés centigrades. On les emploie à l'intérieur et à l'extérieur. Elles sont légèrement excitantes, diurétiques, apéritives, toniques et reconstituantes. On les prescrit dans les affections chroniques de l'appareil digestif, les gastralgies, les entérites, les paralysies, les affections de l'utérus et certaines maladies de la peau.

Altitude : 450 mètres.

Itinéraire : Chemin de fer de l'Est. De Paris à Vesoul, par Nancy.

PNEUMATOSE, s. f. (πνεῦμα, vent). Nom donné aux accumulations de gaz développés anormalement, soit dans la trame même des tissus (EMPHYSÈME), soit dans les cavités splanchniques (estomac, plèvre, intestin, utérus, etc.).

La **pneumatose du thorax** forme le PNEUMOTHORAX.

La **pneumatose du tube digestif** (estomac, intestin) est plus généralement désignée sous le nom de TYMPANITE.

La **pneumatose de l'utérus** constitue la PHYSOMÉTRIE.

La **pneumatose du vagin** est causée par la chute de l'*utérus* dans ce conduit, et ses mouvements de va-et-vient qui lui font aspirer de l'air et le rejeter avec bruit pendant les mouvements que fait la femme pour se baisser ou se relever (*rot vaginal*). Le traitement applicable à cette infirmité est celui de la chute de la matrice ou UTÉRUS, et surtout l'hydrothérapie et les injections astringentes.

PNEUMOGASTRIQUE, adj. et s. m. (de πνεύμων, poumon, et γαστήρ, estomac). Le **nerf pneumogastrique**, ou de la dixième paire crânienne, appelé aussi *nerf vague*, est un nerf mixte, moteur et sensitif, extrêmement important, qui se distribue au larynx, au pharynx, à l'œsophage, aux organes contenus dans la cavité thoracique et à ceux qui sont renfermés dans la partie supérieure de l'abdomen, et principalement à l'estomac.

Le pneumogastrique a son origine apparente au-dessous de celle du nerf glosso-pharyngien, dans le sillon latéral du *bulbe rachidien*. Son origine réelle est sur les parois latérales du plancher du quatrième ventricule cérébral. Il sort du crâne par le *trou déchiré postérieur* et présente immédiatement après un renflement, le *ganglion jugulaire*, où se rendent des filets nerveux du *nerf facial*, du *ganglion d'Andersch* et du *nerf spinal*. Au-dessous se trouve un second renflement, le *ganglion plexiforme*,

qui reçoit : la branche interne du *nerf spinal*, des filets du *nerf grand hypoglosse* et d'autres venant des deux premières paires *cervicales* et du *ganglion cervical supérieur* (grand sympathique). Ces anastomoses, ainsi que celles qu'il reçoit dans son trajet ultérieur, expliquent le rôle complexe de ce nerf comme sensitif, moteur, modérateur.

On lui considère trois portions : *cervicale, thoracique, abdominale*.

Dans sa *portion cervicale*, il donne : 1° des rameaux *pharyngiens*, qui vont, avec le nerf glosso-pharyngien, former le *plexus pharyngien*, qui se termine dans les muscles et la muqueuse du pharynx; 2° le *nerf laryngé supérieur*, et 3° le *nerf laryngé inférieur* ou *récurrent*, qui se distribuent à la muqueuse et aux muscles du LARYNX; ce dernier préside à la dilatation de la glotte, celui du côté gauche fournit des rameaux cardiaques qui se rendent plus bas, au plexus cardiaque.

La *partie thoracique* du pneumogastrique est différente à droite et à gauche, à cause de la disposition des gros vaisseaux. Le pneumogastrique droit se place entre la trachée et l'œsophage, gagne la face postérieure de ce canal et passe à travers l'ouverture œsophagienne du muscle diaphragme.

Le pneumogastrique gauche croise la face antérieure de la crosse de l'aorte, passe en arrière de la bronche gauche, s'accole à la partie antérieure du diaphragme et passe dans l'abdomen par la même ouverture que le précédent.

Ces deux nerfs fournissent : 1° des *rameaux cardiaques*, dont une partie provient de la région cervicale; ils vont en partie dans le ganglion de Wrisberg (grand sympathique); 2° des *rameaux pulmonaires* très-nombreux, qui sont antérieurs ou postérieurs et forment le *plexus pulmonaire*, d'où partent des filets pour la partie inférieure de la trachée, l'œsophage, le péricarde, les ramifications des bronches et l'intérieur du poumon; 3° d'autres *rameaux œsophagiens* qui embrassent ce conduit et forment le *plexus œsophagien*.

La *portion abdominale* comprend : 1° le *pneumogastrique droit* ou *postérieur*, qui envoie ses fibres à la paroi postérieure de l'estomac, va en grande partie aboutir au côté droit du *ganglion semi-lunaire droit*, tandis que le pneumogastrique gauche s'y réunit du côté gauche et forme avec le précédent et le ganglion l'*anse mémorable de Wrisberg;* d'autres rameaux très-ténus se rendent au pancréas, à la rate, au plexus rénal; 2° le *pneumogastrique gauche* ou *antérieur* forme, à la face antérieure du *cardia* (estomac), le *plexus cardiaque,* donne des *branches stomacales* à la partie antérieure de l'estomac et des *branches hépatiques* au foie. Il rejoint le précédent au ganglion semi-lunaire.

Les *fonctions* et le *rôle* du nerf pneumogastrique sont fort complexes. Par suite des anastomoses du nerf spinal, il est *moteur* (muscles du larynx et du pharynx). Son action la plus caractéristique s'exerce sur le cœur; elle peut être comparée à celle du frein d'une locomotive. Si on irrite le nerf, le cœur se ralentit, tandis que ses battements deviennent désordonnés si on en fait la section complète. C'est un nerf modérateur de l'impulsion du cœur, un nerf d'arrêt. Son rôle dans le poumon paraît être de transmettre une sorte de sensation inconsciente qui, par action réflexe, provoque les mouvements respiratoires. Du côté de la cavité abdominale, sa section arrête la sécrétion du suc gastrique; les aliments non digérés subissent la décomposition et la fermentation lactique. Il y a en même temps paralysie de l'œsophage et difficulté pour les aliments de pénétrer dans l'estomac, où ils ne sont poussés que par l'action de la pesanteur.

PNEUMONIE, s. f. (*pneumonia,* περι-πνευμονία). Vulgairement appelée **fluxion de poitrine**, la pneumonie est l'inflammation du parenchyme pulmonaire; elle est généralement *aiguë,* très-rarement *chronique.* Bornée au poumon, c'est la **pneumonie simple**; compliquée d'inflammation de la plèvre, c'est la **pleuropneumonie.**

Elle peut occuper un seul poumon (cas ordinaire) ou les deux à la fois, *pneumonie double;* tantôt le sommet ou le centre de l'organe, *pneumonie centrale,* ou différents points du parenchyme, *pneumonie mamelonnée, disséminée* ou *lobulaire.* Elle se montre comme complication fréquente dans un grand nombre de maladies : *variole, fièvre typhoïde, scorbut, phthisie pulmonaire* surtout, dans le cours de certaines fièvres intermittentes, etc.

La **pneumonie franche** présente trois degrés dans son évolution : dans le *premier degré* ou *engouement,* la surface du poumon est livide, infiltrée de sérosité rougeâtre, gorgée de liquides. Dans le *second degré, hépatisation rouge,* le poumon offre une teinte rouge foncé, il a augmenté de volume, ne crépite plus, est imperméable à l'air. Sa densité est telle, que plongé dans l'eau, il tombe au fond; il a un aspect granuleux. La *troisième période,* ou *hépatisation grise,* consiste dans l'infiltration purulente, qui succède à l'infiltration sanguine. Le tissu prend une teinte jaunâtre mêlée à des points gris et noirs; il devient friable, et la pression des doigts le réduit en un détritus grisâtre, d'où suinte une matière visqueuse, purulente; quelquefois le pus forme de véritables abcès. Ces trois degrés se trouvent souvent réunis dans l'organe affecté lorsque l'affection n'a pas rétrocédé rapidement.

L'inflammation occupe le plus souvent la partie inférieure et postérieure du poumon, surtout dans la pneumonie qui survient à la suite du *décubitus dorsal* prolongé, et qui se rencontre à la fin des fièvres graves, et de préférence chez les vieillards, **pneumonie hypostatique.**

Elle envahit quelquefois, sans ordre régulier, un plus ou moins grand nombre de lobules du parenchyme pulmonaire et survient comme complication des affections catarrhales et de la coqueluche, **pneumonie lobulaire.** Celle-ci, qui se rencontre presque exclusivement chez les enfants, est constituée par des noyaux d'hépatisation disséminés en nombre variable au milieu d'un tissu sain, et d'un volume qui varie depuis un grain de chènevis jusqu'à celui d'un œuf de pigeon.

La **pneumonie catarrhale,** qui se montre dans tous les âges et souvent en même temps que la grippe, la rougeole, la scarlatine, occupe en général les deux poumons. Elle se complique d'une inflammation des bronches; le poumon est ramolli, mais n'est pas absolument friable, et les vésicules pulmonaires, quoique fortement congestionnées, se laissent encore distendre par l'insufflation.

La **pneumonie chronique** est rare; le tissu pulmonaire devient dur, très-dense, à surface sèche; il est complétement imperméable, et sa structure prend un aspect analogue à celle du cœur et de l'utérus.

On appelle cet état *carnification du poumon.*

La **pneumonie franche**, ou *fluxion de poitrine commune*, débute en général au milieu d'une santé florissante par un *frisson intense*, de la fièvre, de l'oppression et de la toux. Chez les vieillards, les symptômes sont moins violents et peuvent même rester longtemps inaperçus, *pneumonie latente des vieillards*. Chez les enfants, une agitation violente est le plus souvent le seul symptôme. La fièvre augmente rapidement, le pouls s'élève à plus de 120 pulsations; une céphalalgie intense se montre. L'oppression devient considérable et s'accompagne d'un point de côté fixé au niveau du mamelon, qui s'exaspère par la respiration et la toux. Celle-ci est fréquente, pénible; elle est suivie, dès le premier ou le second jour, de l'expulsion de *crachats rouillés, visqueux*, fortement adhérents au vase que l'on peut renverser sans les répandre. Cette expectoration est un des meilleurs signes de la pneumonie, mais elle manque toujours chez les jeunes enfants, qui ne savent pas cracher et avalent leurs crachats.

La *percussion* permet de constater au niveau de la partie malade le bruit respiratoire d'abord diminué, remplacé par le *râle crépitant*, fin, sec, nombreux, qui accompagne chaque inspiration (premier degré). Du troisième au sixième jour, lorsque l'*hépatisation* (deuxième degré) a succédé à l'engouement, le râle crépitant est remplacé par le *souffle bronchique* et la *bronchophonie*, les parois thoraciques vibrent avec une grande intensité, lorsque le malade parle, dans les points du thorax correspondant à la pneumonie.

L'état général s'aggrave, la fièvre est forte, la dyspnée intense, la constipation opiniâtre, puis la prostration augmente, le pouls s'affaiblit, la langue noircit et se dessèche, les crachats prennent une teinte grise ou jaunâtre, analogue au jus de réglisse. Cette expectoration annonce le passage au troisième degré; le souffle se mélange d'un râle humide à larges bulles, le pus peut se réunir en foyers et donner lieu à des excavations pulmonaires. Quelquefois des crachats deviennent bruns, verdâtres, et exhalent une odeur fétide qui annonce la *gangrène du poumon*. L'intelligence s'obscurcit, la respiration devient impossible et la circulation s'arrête par la formation de caillots fibrineux dans le cœur. Il arrive, dans des cas très-rares, que la terminaison est moins rapide, c'est alors que la *pneumonie* devient *chronique*.

Mais lorsque, comme c'est le cas ordinaire, la terminaison doit être favorable, on voit au bout de quelques jours la fièvre tomber, et l'on peut entendre dans la poitrine un *râle crépitant de retour*, qui remplace le souffle de l'hépatisation et annonce la résolution de l'inflammation.

La convalescence de la pneumonie est rapide, mais il faut savoir que cette maladie favorise le développement ou l'évolution des *tubercules*. Lorsque la pneumonie ne survient pas comme complication des maladies dans lesquelles nous l'avons signalée, elle reconnaît l'impression du froid sur le corps en sueur comme cause presque unique.

La *pneumonie* est une maladie dont le diagnostic se pose en général avec la plus grande précision, et l'on peut dire en même temps que son pronostic, à moins de complications, est assez bénin.

Bien que la pratique des homœopathes (qui, scrupuleusement suivie, se réduit en somme à l'EXPECTORATION) ait démontré que la pneumonie franche a une tendance naturelle à la guérison qui est obtenue, dans bien des cas, sans remèdes proprement dits, on s'accorde en général à reconnaître les bons effets de la saignée du bras, lorsqu'il s'agit d'une personne robuste et prise subitement. On peut la répéter au besoin, ou y substituer la médication *stibiée*, par l'émétique ou le kermès.

Chez les enfants, et même chez les adultes, on pourra appliquer sur le côté de la poitrine quelques sangsues ou ventouses scarifiées, dont l'effet est d'abord de faire disparaître le point de côté. Mais il faut, en général, être sobre d'émissions sanguines (beaucoup trop facilement acceptées autrefois) aux deux âges extrêmes de la vie.

Dans certains cas, la pneumonie peut revêtir une forme bilieuse qui exige avant tout un *éméto-cathartique*. Si le pouls est fréquent et serré, la digitale peut rendre de grands services (60 centigrammes de poudre infusée dans un litre d'eau, à prendre en vingt-quatre heures). Dans d'autres cas, c'est aux toniques et surtout aux alcooliques (potion de Todd) qu'il faudra avoir recours, particulièrement chez les vieillards, lorsqu'il y a une grande dépression de forces.

PNEUMOTHORAX, s. m. (πνεύμων, poumon et θώραξ poitrine). Épanchement d'air ou de tout autre fluide aériforme dans la cavité des plèvres, ordinairement accompagné d'épanchement de liquide (**hydro-pneumo-thorax**). Le plus souvent, l'air pénètre dans le sac pleural par une perforation du poumon, provenant d'un ramollissement des tubercules (phthisie pulmonaire), quelquefois il résulte du développement spontané de gaz dans la cavité des plèvres, par suite de la décomposition d'un liquide épanché (*pleurésie, hydro-thorax*). On reconnaît la présence du pneumothorax à l'auscultation, par la voix et la toux amphoriques, et le tintement métallique ; à la percussion, par le son tympanique ou résonnance exagérée de la paroi thoracique.

POCHE, s. f. La **poche des eaux** est formée par les membranes de l'œuf ; elles sont remplies de liquide dans lequel flotte le fœtus ou l'enfant. Elle se rompt spontanément peu de temps avant l'ACCOUCHEMENT ou doit être ouverte par l'accoucheur au moyen de son ongle ou d'un cure-dent.

PODOPHYLLE, adj. et s. m. (πούς, pied, et φύλλον, feuille). Qui a les pieds comprimés en forme de feuille.

En botanique, genre de plantes dicotylédones polypétales ayant pour type une plante originaire de l'Amérique septentrionale, le *podophylle pellé*.

La **podophylline** ou le **podophyllin** est une résine extraite du *podophyllum pellatum* qui paraît être un alcaloïde végétal. C'est un médicament drastique beaucoup trop vanté, mais qui donne d'assez bons résultats à faibles doses (3 centigrammes en pilules). On l'associe souvent avec 1 centigramme d'extrait de belladone ou de datura, pour combattre la *constipation*.

POIL, s. m. (*pilus*). Filaments de longueur et de couleur diverses, répandus sur toute la surface du corps de certains animaux, et sur quelques parties seulement du corps de l'homme où ils ont reçu des noms différents suivant la région qu'ils occupent, *cheveux, cils, sourcils, barbe*.

Les poils sont composés : 1° d'un canal central rempli d'une substance, dite *tissu médullaire;* 2° du *tissu cortical*, qui constitue la paroi du canal; 3° d'une couche épithéliale ou *cuticule*, recouvrant la surface du tissu cortical, et 4° d'un renflement terminal du côté du follicule, appelé bulbe du poil.

Les poils se développent chez l'embryon vers le quatrième mois ; ce sont des *poils follets* qui tombent après la naissance, et sont remplacés par d'autres plus tenaces. L'apparition des poils sur certaines parties du corps coïncide avec le développement des organes génitaux ; leur couleur est, en général, en rapport avec le développement du pigment dans d'autres parties, l'iris par exemple.

On donne vulgairement le nom de **poil** à la mastite ou engorgement inflammatoire du SEIN qui précède les abcès de cet organe.

POINT, s. m. Le **point de côté** consiste dans une douleur vive siégeant sur le côté de la poitrine au niveau et un peu au-dessous du mamelon. C'est un symptôme que l'on rencontre dans les névralgies INTERCOSTALES, la PLEURÉSIE, la PNEUMONIE.

Points lacrymaux. — Voy. LACRYMAL.

POINTE, s. f. **Pointe du cœur**, c'est le sommet de cet organe qui vient battre entre la cinquième et la sixième côte. Un bruit de souffle à la pointe du cœur, indique une affection des valvules mitrale ou tricuspide (voy. CŒUR).

Pointe de feu. Cautérisation pratiquée au moyen du fer rouge, dans le but de faire une révulsion, d'obtenir la résolution d'un engorgement, etc.

POIREAU, s. m. Nom de petites verrues ou tumeurs de la peau formées par une hypertrophie des papilles recouvertes d'épiderme.

Ces petites productions peuvent apparaître en nombre plus ou moins considérable surtout aux mains. Elles disparaissent quelquefois spontanément.

On peut les traiter par la ligature, l'excision, les frictions répétées avec le suc du réveille-matin (*euphorbium*), le blanc de poireau, etc. L'acide acétique concentré finit par les dissoudre. Mais le meilleur moyen consiste à les cautériser souvent avec le nitrate d'argent ou l'acide nitrique fumant.

En botanique, on appelle *poireau* un espèce d'ail, *allium porrum*, très-usité comme aliment et que l'on emploie quelquefois en médecine pour composer des cataplasmes ou des lavements.

POIS, s. m. Plante légumineuse alimentaire, dont les graines sont très-nutritives ; elles contiennent 23 pour 100 d'albumine, 37 pour 100 de fécule.

On appelle **pois à cautère** et *pois suppuratifs*, de petites boules faites avec une substance stimulante et pouvant se gonfler par l'humidité, tels que : pois ordinaires, racine d'iris de Florence, orangettes arrondies au tour, etc., que l'on place à la surface des cautères, pour en entretenir la suppuration.

POISON, s. m. Nom donné à toutes les substances qui, introduites en *petite quantité* dans l'économie par une voie quelconque, causent des accidents variés, entraînent des lésions diverses et sont capables d'amener la mort au bout d'un temps plus ou moins long.

On a divisé les poisons de diverses manières suivant le point de vue auquel on s'est placé. D'après Tardieu ils comportent cinq classes : 1° Les *poisons irritants* ou *corrosifs*, parmi lesquels se rangent les acides et les alcalis concentrés, certains métalloïdes, (phosphore, chlore, iode, brome), certains sels, (alun, nitrate d'argent) et quelques produits végétaux connus sous le nom de drastiques ; 2° les *poisons hyposthénisants*, préparations arsenicales, émétique, mercuriaux, cuivre ; 3° les *poisons stupéfiants* tels que : les préparations de plomb, les gaz acide carbonique, oxyde de carbone, hydrogène carboné et sulfuré, l'éther, le chloroforme, les solanées vireuses (belladone, tabac, ciguë, digitale), les champignons ; 4° les *poisons narcotiques*, qui ne comprennent guère que l'opium et ses dérivés ; 5° les *poisons névrosthéniques*, strychnine, acide prussique, aconit, cantharides, camphre, alcool.

Si l'on cherche à classer les poisons suivant leur action spéciale sur telle ou telle partie de l'organisme, on pourra adopter la classification suivante, proposée par le docteur Rabuteau :

1° *Poisons hématiques*, agissant sur les globules ou le plasma du sang (oxyde de carbone, phosphore, arsenic, alcool ; nitrites, sels métalliques) ;

2° *Neurotiques*, subdivisés en : *a*. Abolissant les fonctions des nerfs moteurs (*paralyso-moteurs*, comme le curare, l aconitine) ;

b. Exagérant le pouvoir réflexe (*spinaux*, strychnine, cantharides) ;

c. Agissant sur les éléments du cerveau et de la moelle épinière (*cérébro-spinaux*, chloroforme, éther, opium) ;

3° *Névro-musculaires* (solanées vireuses, digitale) ;

4° *Musculaires* (vératrine, sels de potasse, plomb) ;

5° *Irritants ou corrosifs* (acides concentrés, potasse, ammoniaque, chlore).

L'action de ces différents poisons est très-complexe et diffère pour chacun d'eux ; elle est connue sous le nom d'EMPOISONNEMENTS. Ils exigent nécessairement un traitement variable.

La *recherche des poisons* constitue une des branches les plus utiles, les plus remarquables et les plus sûres de la médecine légale.

Les *venins* des animaux, les virus, les miasmes excrémentitiels non éliminés, constituent autant de substances nuisibles qui agissent sur l'économie à la manière des poisons les plus redoutables.

POITRINAIRE, adj. et s. m. Se dit d'un malade atteint d'une affection de poitrine, surtout de la PHTHISIE. C'est un terme vulgaire qui est synonyme de l'expression médicale *phthisique*.

POITRINE, s. f. (*pectus*, θώραξ). Région comprise entre la base du cou et le diaphragme ; on l'appelle encore *thorax* ou *cage thoracique*. Elle est limitée en haut par la clavicule, l'omoplate ; en arrière par la colonne vertébrale et les articulations des côtes ; sur les régions latérales par les côtes proprement dites et les muscles intercostaux ; en avant par le sternum, en bas par le diaphragme. Recouverte extérieurement par les muscles et la peau, elle est tapissée intérieurement par la plèvre, et renferme les organes importants de la respiration et de la circulation, c'est-à-dire les *poumons* et le *cœur* ou organes intra-thoraciques.

Les *maladies de poitrine* ne comprennent que les affections de la plèvre et des poumons (pleurésie, pneumonie, phthisie, bronchite, etc.).

Les **plaies de poitrine** sont : *pénétrantes* lorsque le feuillet pariétal de la plèvre est atteint, et *non pénétrantes* si la blessure se borne aux parties superficielles.

Les premiers ne présentent aucun sympptôme spécial, mais dans le doute on doit s'abstenir de les sonder.

Dans les plaies pénétrantes, il peut y avoir :

a. — Simple *ouverture de la plèvre* (emphysème, hémothorax, pneumothorax);

b. — *Blessure ou hernie du poumon;*

c. — *Blessure du cœur* ou des gros vaisseaux;

d. — *Blessure du diaphragme,* et à la fois plaie thoracique et abdominale;

e. — Complication de *corps étrangers* qui peuvent s'enkyster dans le poumon, y développer une pneumonie, etc. (voy. PLAIE, POUMON).

POIVRE, s. m. (*piper,* πέπερι). Fruit des poivriers, de la famille des Pipéracées, arbustes aromatiques étrangers. Les poivres les plus employés sont :

Le *poivre noir* (*piper nigrum*) qui, lorsqu'il est décortiqué, devient le *poivre blanc* (*leucopiper*).

Le *poivre,* fruit du poivrier aromatique, contient du *pipérin,* principe azoté, neutre, cristallisable.

Le *poivre cubèbe* ou *poivre à queue* est le fruit desséché du *piper cubeba.*

Le *poivre long* (*macropiper*) dont les baies sont soudées sous forme de petits cylindres ressemblant à des chatons.

Le *poivre de Roxburgh* a des baies pyramidales convexes au sommet.

Les *poivres* ont une odeur et une saveur connues, le noir est plus âcre que le blanc. Pris modérément, le poivre est un bon stimulant qui facilite la digestion et ranime les forces. L'usage du poivre comme condiment et comme aromate est très-ancien; il fait partie de quelques préparations pharmaceutiques, pilules asiatiques, thériaque, etc. On en fait une teinture et une pommade; il entre dans la composition du poison javanais *upas antiar.*

Le *cubèbe* sert à combattre les blennorrhagies, on l'administre en poudre, bols, injections, lavements, opiat.

Le *poivre kawa* est une pipéracée des îles de la Société, dont la racine est douée d'une odeur aromatique, d'une saveur âcre, astringente. C'est un sialagogue et un sudorifique puissant.

POIX, s. f. (*pix,* πίσσα). La **poix de Bourgogne,** *poix blanche, poix des Vosges,* est une résine que l'on récolte en pratiquant des incisions aux troncs des conifères. Elle est solide et cassante à froid et se ramollit par la chaleur; elle est douée d'une odeur balsamique, d'une saveur douce et parfumée; on en fait des emplâtres rubéfiants.

La *poix* proprement dite, ou *poix noire,* est solide, lisse, d'un beau noir, très-odorante, d'une saveur piquante, c'est un stimulant employé seulement pour l'usage externe. On l'obtient en brûlant les filtres de paille qui ont servi à la purification de la térébenthine et les éclats de bois de sapin.

POLLUTION, s. f. (de *polluere,* polluer). Nom donné à la perte du sperme en dehors du temps du coït. Lorsque ce phénomène se présente pendant la nuit, à la suite de rêves lascifs, involontairement, on lui donne le nom de *pollution nocturne,* pertes séminales, SPERMATORRHÉE.

POLYGALA, s. m. (*polygala*). Le *polygala Senega,* vulgairement *polygala de Virginie,* plante de l'Amérique septentrionale, appartient à la famille des Polygalées; sa racine, vivace, un peu moins grosse que le petit doigt, est très-irrégulièrement contournée, un peu rameuse, et se reconnaît à la présence d'une côte unilatérale saillante. Elle a une écorce épaisse, d'un gris jaunâtre; l'intérieur est blanc; elle contient deux principes acides qui lui donnent ses propriétés : *l'acide polygalique* et *l'acide virginéique.*

La *racine de polygala* a une odeur faible et nauséeuse, une saveur douceâtre, puis âcre et amère; elle excite la sécrétion salivaire, et sa poudre provoque l'éternument. Ses propriétés sont toniques, diurétiques. A faible dose, elle augmente la respiration pulmonaire et la perspiration cutanée; à dose plus élevée, elle est émétique et purgative. On l'administre en infusion, macération, teinture, sirop, extrait, poudre, dans l'asthme, le croup et le rhumatisme chronique, l'aménorrhée, les hydropisies.

Le *polygala vénéneux de Java* occasionne des éternuments et des vomissements, même lorsqu'on le touche avec beaucoup de précautions.

POLYPE, s. m. (de πολύς, beaucoup, et πούς, pied). Tumeurs fibreuses, muqueuses ou fongueuses, pédiculées ou non, qui se développent sur toutes les muqueuses, principalement dans les fosses nasales, le larynx, l'oreille et l'utérus.

Les **polypes muqueux** des fosses nasales sont mous, peu vasculaires; ils paraissent pouvoir être causés par le froid, l'humidité, les coryzas chroniques. Ils se développent lentement et sans douleur, mais l'odorat diminue ou se perd, la respiration est gênée et la voix altérée. Les polypes muqueux guérissent rarement spontanément. On doit les traiter par l'*arrachement*, qui consiste à saisir avec une pince le polype près de son pédicule et à l'extirper en le tordant.

Les **polypes fibreux** des fosses nasales prennent naissance dans les couches profondes de la muqueuse qui tapisse les fosses nasales, le pharynx, le larynx et les sinus. Ils se développent aux dépens du périoste sous-muqueux; ils sont vasculaires et peuvent se ramollir et s'ulcérer.

Les causes des polypes fibreux sont inconnues. Dès qu'ils ont pris naissance, ils font des progrès incessants, obstruent les conduits naturels, déforment les parois osseuses, compriment les organes voisins et finissent par amener la mort du malade. On les a divisés en **polypes nasaux, polypes naso-maxillaires, naso-frontaux** et **naso-pharyngiens**.

Aucune médication ne saurait les faire disparaître. Il faut aller en chercher le pédicule, en se créant une voie souvent fort difficile, et le détruire par l'extirpation, l'écrasement ou la galvano-caustique.

Les polypes naso-pharyngiens implantés sur l'apophyse basilaire de l'occipital sont impossibles à atteindre, ou du moins difficiles à extirper complétement par les voies naturelles. Il faut se frayer une voie artificielle, soit en divisant le voile du palais, soit en faisant au préalable la résection de l'os MAXILLAIRE SUPÉRIEUR.

Les **polypes de l'oreille** sont assez fréquents; ils se développent sur les muqueuses qui tapissent le conduit auditif et la caisse. Leur aspect et leur traitement sont les mêmes que ceux des polypes des fosses nasales.

Les **polypes de l'utérus** se développent à la face interne de cet organe; ils sont muqueux ou fibreux, augmentent de volume en s'insinuant dans la cavité du col et deviennent libres dans le vagin. On les observe chez les femmes de trente à quarante ans. Dès qu'on en constate la présence, il faut procéder à leur arrachement en ayant soin de tordre leur pédicule.

POLYSARCIE, s. f. — Voy. OBÉSITÉ.

POLYURIE, s. f. (πολύς, beaucoup, οὖρον, urine). Sécrétion immodérée de l'urine sans lésion organique, que l'on appelle aussi DIABÈTE NON SUCRÉ (DIABÈTE INSIPIDE). C'est un simple phénomène morbide que l'on observe dans quelques névroses, spécialement l'hystérie, et après certaines émotions capables d'agir sur le système nerveux. La polyurie peut persister pendant de longues années sans accident, sans dépérissement et quelquefois sans soif; l'urine est claire, limpide et n'offre rien de remarquable qu'une diminution relative de l'urée, *anazoturie*.

Les malades affectés de polyurie ont en même temps de la POLYDIPSIE, ou soif exagérée. Ils sont le plus souvent tourmentés par une soif inextinguible qui les porte à boire tous les liquides qu'ils peuvent se procurer sans être arrêtés par leur nature répugnante. Lorsque la maladie dure un certain temps, elle peut se transformer en diabète ordinaire, déterminer la formation de tubercules pulmonaires (phthisie) ou amener un marasme mortel.

Le traitement est analogue à celui du diabète. L'hydrothérapie, les toniques, les ferrugineux en forment la base.

POMMADE, s. f. Médicament de consistance molle préparé par simple mélange de substances médicamenteuses avec une quantité variable d'*axonge* ou de tout autre corps onctueux (glycérolé d'amidon, cérat, cold-cream).

Les *pommades* ne sont employées qu'à l'extérieur; elles sont quelquefois colorées et aromatisées. Les substances qu'on y incorpore le plus souvent sont : les extraits de belladone, jusquiame, opium, le soufre, le mercure, l'iodure de potassium, l'émétique, les cantharides.

PONCTION, s. f. (de *pungere*, piquer). Opération qui consiste en une piqûre faite au moyen d'un *trocart* ou d'un bistouri dans les parois naturelles ou artificielles pour évacuer un liquide épanché. La *ponction* est employée dans la pleurésie sous le nom de *thoracocentèse*, dans les hydropisies du péritoine, les kystes de l'ovaire, dans l'hydrocèle; souvent on la fait suivre de l'injection d'un liquide irritant (teinture d'iode, vin chaud, etc.).

La *ponction abdominale* ou *intestinale* est employée dans les cas de tympanite considérable.

On appelle **ponction exploratrice** celle que l'on fait au moyen de trocarts très-fins,

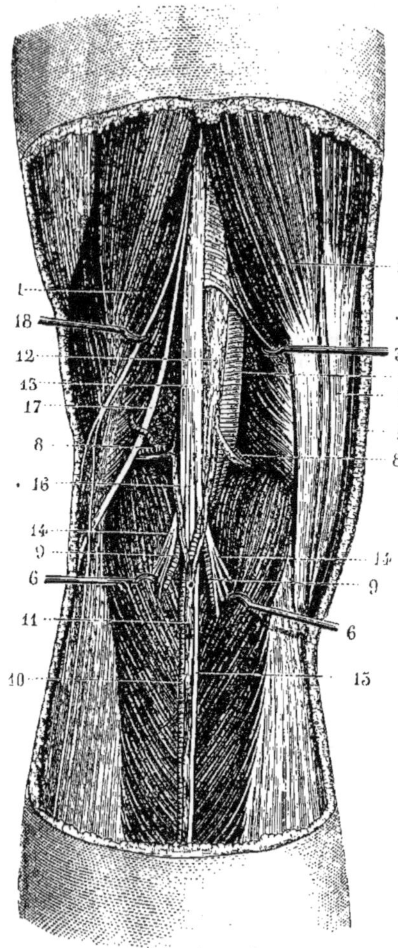

FIG. 456. — Creux poplité ou du jarret.

1, Muscle biceps.
2, Muscle demi-tendineux.
3, Muscle demi-membraneux.
4, Muscle droit interne.
5, Muscle couturier.
6, 6, Muscles jumeaux externe et interne.
7, Artère poplitée.
8, 8, Artères articulaires supérieures.
9, 9, Artères jumelles.
10, Artère très-petite accompagnant le nerf saphène tibial et la veine saphène externe.
11, Veine saphène externe.
12, Veine poplitée
13, Nerf sciatique poplité interne.
14, Nerfs des muscles jumeaux.
15, Nerf saphène tibial.
16, Division du nerf sciatique poplité interne.
17, Nerf sciatique poplité externe.
18, Nerf saphène péronier.

trocarts explorateurs, et qui ont pour but de reconnaître la nature du produit morbide qui forme un épanchement ou qui est contenu dans un kyste, une tumeur.

PONT, s m. **Pont de Varole**. — Voy. PROTUBÉRANCE ANNULAIRE.

POPLITÉ, adj. et s. m. **Creux poplité**. — Voy. JARRET (fig. 456).

L'artère poplitée fait suite à l'artère fémorale ou crurale ; elle est souvent le siége d'anévrysmes du creux poplité. Elle se divise, à la partie supérieure de la jambe, en artère péronière et en artère tibiale postérieure.

Le muscle poplité va du condyle externe du fémur au bord interne et à la ligne oblique du tibia ; il est enveloppé d'une bourse séreuse qui communique souvent avec la synoviale articulaire du genou.

POPULEUM, s. m. (*populus*, peuplier). Pommade ou onguent de couleur verdâtre, composé de bourgeons de peuplier, de feuilles de belladone, de jusquiame, de pavot, de morelle noire, triturés dans l'axonge, employé comme calmant sur les hémorrhoïdes et les gerçures du sein.

PORRIGO, s. m. (*porrigere*, étendre). Affection cutanée chronique et contagieuse que beaucoup d'auteurs confondent avec le *pityriasis*.

Le **porrigo scutulata** consiste au début dans un petit cercle linéaire jaunâtre, à la base de chaque cheveu, qui devient un bourrelet circulaire constituant une petite cupule connue sous le nom de *mycoderme*: elle est remplie d'une poussière globuleuse appelée granule. Cette maladie entraîne la chute des cheveux et laisse des places plus ou moins circulaires complétement nues. On connaît les *porrigo decalvans*, *furfurans*, *lupinosa*, toutes maladies parasitaires dues au développement du *trichophyton*. Le **porrigo favosa** est dû à la présence du *favus* (voy. TEIGNE FAVEUSE).

Le *traitement* de tous ces *porrigo* consiste à raser la tête sur laquelle on fait de fréquentes onctions et ablutions avec les pommades et les solutions de sulfate de zinc et d'acétate de plomb.

Le **porrigo larvalis** ou *croûtes de lait* est exclusivement une affection de l'enfance. On la guérit par des solutions alcalines, quelques laxatifs, calomel, et quelquefois les pommades soufrées et mercurielles.

PORTE, s. f. La **veine porte** fait partie du système porte, distinct du système veineux général. Elle commence aux capillaires de tout le tube intestinal (y compris la rate, le pancréas) et se rend au foie, où elle se ramifie et se divise de nouveau en capillaires, qui se continuent avec les rameaux d'origine des *veines sus-hépatiques*. Ces dernières vont à leur tour aboutir à la veine cave inférieure.

Les vaisseaux qui concourent à la formation de la veine porte sont : la *grande veine mésaraïque* ou *mésentérique supérieure*, la *petite veine mésaraïque* ou *mésentérique inférieure* (qui vient des plexus hémorrhoïdaux), la *veine splénique* ou *liénale*.

Le tronc de la veine porte reçoit en outre la *veine pylorique* et la *veine cystique*. Il croise à angle aigu la veine cave inférieure et est en rapport, en arrière, avec l'hiatus de Winslow, en avant, avec la tête du pancréas, la deuxième portion du duodénum, le canal cholédoque et l'artère hépatique. Arrivé au sillon transverse du foie, il se divise en deux branches qui s'éloignent l'une de l'autre et forment le *sinus de la veine porte*.

La circulation dans la veine porte est assez peu active, ce qui tient, d'une part, à ce que l'impulsion du cœur (*vis a tergo*) s'y fait peu sentir, et, d'autre part, à sa double division en capillaires dans le tube intestinal et dans le foie. Au moment du repas, elle est plus gonflée qu'à jeun, la circulation y est encore ralentie. Lorsque, par suite d'une affection du foie, la circulation y est encore plus difficile, les capillaires intestinaux s'engorgent, les veines hémorrhoïdales, qui sont une des origines du *système porte*, deviennent turgescentes, et le malade est affecté d'HÉMORRHOÏDES.

PORTE-CAUSTIQUE, s. m. Nom de divers instruments destinés à porter des CAUSTIQUES dans la profondeur des cavités ou des conduits (vagin, urèthre, larynx, etc.).

POSITIF, adj. Dans l'hypothèse de l'existence de deux fluides électriques, on appelle *fluide positif*, *électricité positive* ou *vitrée*, l'électricité qui se développe sur une baguette de verre lorsqu'on la frotte avec de la laine ou une peau de chat, par opposition au fluide négatif ou résineux,

qui se produit dans les mêmes circonstances, si l'on se sert d'un bâton de résine au lieu de verre.

Dans les PILES (Bunsen, Grenet, Marié-Davy, etc.), le *pôle positif* est formé par une plaque de charbon compacte, bon conducteur de l'électricité que l'on trouve comme résidu dans les cornues qui ont servi à la fabrication du gaz d'éclairage. Le pôle négatif est constitué par une lame de zinc amalgamé.

POTASSE, s. f. Protoxyde de potassium hydraté.

La potasse (pierre à cautère, potasse caustique à la chaux ou à l'alcool) est une substance extrêmement caustique et alcaline ; c'est un des poisons corrosifs les plus énergiques que l'on connaisse. Mise en contact avec la peau, elle la ramollit et la détruit. C'est sur cette propriété qu'on se fonde en chirurgie pour établir des CAUTÈRES.

Son action sur les muqueuses est encore plus rapide. Introduite dans la bouche, elle en détruit immédiatement l'épithélium et produit des ulcérations profondes de la muqueuse. Introduite dans l'estomac, la potasse perfore rapidement cet organe.

Elle se présente en général sous forme de plaques blanches concassées, extrêmement solubles et avides d'eau, qui, lorsqu'on les touche, rendent le bout des doigts savonneux. On en emploie deux qualités : la potasse à la chaux (impure) et la potasse à l'alcool, qui contient moins d'impuretés que la précédente.

On donne aussi vulgairement le nom de potasse au **carbonate de potasse**. Ce dernier est moins caustique que la potasse elle-même ; il est déliquescent et très-alcalin comme la potasse. Mais on l'en distingue facilement par son insolubilité dans l'alcool, qui dissout la potasse caustique, et par le dégagement d'acide carbonique auquel il donne lieu lorsqu'on le traite par un acide.

Tous les sels de potasse ou de potassium sont solubles dans l'eau. Un grand nombre d'entre eux sont employés en médecine : CARBONATES, CHLORATE, AZOTATE, ARSÉNIATE, etc.

POTASSIUM, s. m. Métal d'un blanc d'argent, mou à la température ordinaire, très-oxydable, plus léger que l'eau, qu'il décompose en dégageant de l'hydrogène avec une énergie telle, que le métal tournoyant à la surface de l'eau, devient incandescent et enflamme ce gaz; quant au potassium, il se convertit en *hydrate de* POTASSE qui se dissout dans l'eau.

On emploie en médecine un grand nombre de composés contenant du potassium : ce sont tantôt des sels de POTASSE, tantôt des composés binaires : SULFURE (foie de soufre), CHLORURE, BROMURE et IODURE de potassium.

POTENTIEL, adj. Les *cautères potentiels* sont ceux que l'on établit au moyen des alcalis caustiques, soude, potasse, chaux, pâte de Vienne, par opposition aux *cautères actuels*, produits par le fer rouge (voy. CAUTÈRE).

POTION, s. f. (de *potare*, boire). Mode d'administration des médicaments sous forme d'un liquide, du poids de 120 à 200 grammes, qui se prend en général par cuillerées et résulte du mélange d'infusés, d'hydrolats, de sirops, etc., dans lequel on introduit souvent des substances actives solides, qu'elles aient ou non la propriété de se dissoudre dans l'excipient. Sous le nom de *potion*, on comprend les loochs, les juleps, les mixtures et les médecines ou potions purgatives, etc.

On peut varier à l'infini le nombre des potions, mais certaines d'entre elles sont spécialement désignées sous un nom spécial rappelant celui de leur inventeur ou l'usage auquel on les destine : potion calmante, diurétique, éthérée, etc.

La **potion de Rivière**, ou potion gazeuse, se fait en dissolvant dans une fiole du bicarbonate de soude, et de l'acide tartrique ou du suc de citron dans une autre. On fait avaler le contenu de ces deux fioles l'un après l'autre pour produire le dégagement d'acide carbonique dans l'estomac lui-même; on l'appelle encore potion *antiémétique*, parce qu'on l'emploie contre les vomissements.

La **potion de Choppart**, ou *antiblennorrhagique*, est composée de copahu, d'alcool nitrique, de sirop de Tolu, eau de menthe, etc.; on y ajoute souvent de la poudre de cubèbe.

POTT. Nom d'un chirurgien anglais qui, le premier, décrivit l'affection connue sous le nom de MAL DE POTT (voy. MAL).

POU, s. m. (*pediculus*). Insecte parasite dont trois variétés se développent sur le corps de l'homme : Les *poux de tête* (*pediculi capitis*), les *poux de corps* (*pediculi corporis*), et les *poux du pubis*, vulgairement *morpions* (*pediculi pubis*).

Les poux sont ovipares et se reproduisent avec une extrême rapidité; ils déposent leurs œufs, nommés *lentes*, sur les poils et les habits (fig. 458); six jours après, les petits en sortent, changent plusieurs fois de peau, et dix-huit jours après peuvent se reproduire.

Les **poux de tête** (fig. 457) se rencontrent surtout chez les enfants, ils se transmettent d'un individu à un autre. Mais même chez les adultes, on les voit se produire avec une rapidité et une abondance extraordinaires dans le cours ou à la suite de maladies graves. Un prurit incessant est le résultat ordinaire de leur présence dans les cheveux. Souvent il suffit de faire usage d'une pommade quelconque pour les faire disparaître. La graisse, en entourant leur corps, supprime la respiration cutanée qu'ils possèdent et les fait périr. Dans d'autres cas, pour s'en débarrasser, il faut joindre aux soins de propreté l'emploi des poudres de *staphisaigre, de noix de galle*, des lotions d'eau de tabac, des frictions d'*onguent gris*.

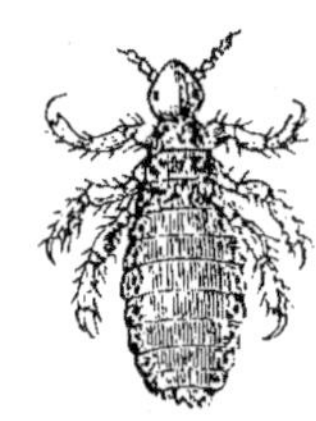

FIG. 457.
Pou de tête.

Il est un préjugé absurde, mais qui n'en est que plus répandu, qui fait considérer la présence des poux chez les enfants comme un signe de santé. Bien plus, nous avons vu très-souvent des mères, plus tendres qu'intelligentes, chercher à acclimater ce dégoûtant insecte sur la tête de leurs enfants malades, espérant les guérir par ce moyen !

Les **poux de corps**, rares chez les enfants, se montrent de préférence chez les adultes et les vieillards, chez lesquels ils se montrent le plus souvent par suite de la misère et de la saleté. Quand ils se développent d'une façon excessive, ils donnent lieu à une maladie spéciale, la *phthiriase* ou *maladie pédiculaire*, qui atteint aussi parfois les animaux (les chevaux particulièrement), et à laquelle auraient succombé Hérode, Philippe II, roi d'Espagne, etc. La peau se couvre de papules saillantes, rouges (prurigo pédiculaire). Quelques bains tièdes alcalins ou sulfureux et des soins de propreté suffisent dans les cas simples. Le plus souvent, il faut en même temps surveiller l'état général du malade épuisé par le prurit, l'insomnie et les privations.

Les **poux du pubis** (morpions) (fig. 458), plus petits que les autres, ne se propagent aussi que par contagion. Ils occupent habituellement la base des poils des parties géni-

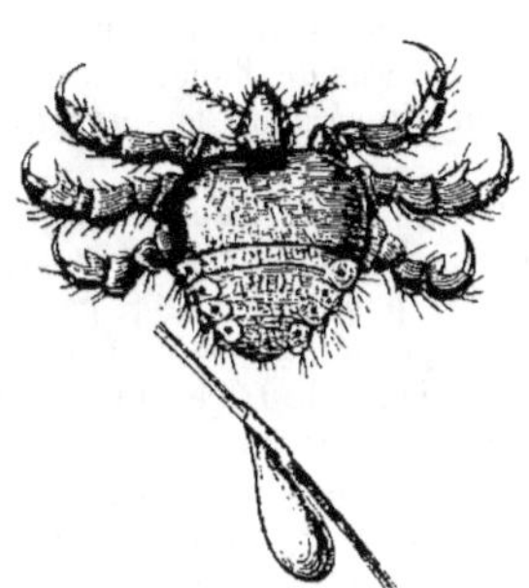

Au-dessous on voit une *lente* ou œuf de pou attachée à un cheveu.

tales; on peut aussi les rencontrer sous les aisselles et sur la poitrine. Fortement attachés à la peau, ils occasionnent un prurit insupportable. Quelques frictions d'onguent mercuriel ou d'huile de pétrole, suivies de bains et de lotions savonneuses, suffisent pour les faire disparaître rapidement.

POUCE, s. m. Nom du premier des doigts de la main et des orteils du pied.

A la main, il est opposable aux autres doigts, faculté précieuse qui différencie la main du pied. Il n'a que deux phalanges, mais son métacarpien est beaucoup plus mobile que les autres.

Luxation du pouce. Beaucoup plus commune en arrière qu'en avant, elle peut être complète ou incomplète. C'est ordinairement à la suite d'une chute sur la face antérieure du pouce ou d'une autre violence, que la phalange du pouce vient se placer à la partie dorsale du métacarpien. Le plus souvent, il y a déchirure du ligament antérieur et déplacement des muscles et des tendons (fig. 459).

La déformation consiste dans l'apparition : 1° à la *face palmaire*, d'une saillie formée par la tête du métacarpien; 2° à la

face dorsale, d'une autre saillie moindre, due à la tête de la phalange luxée. Les mouvements volontaires du pouce sont douloureux et très-limités. Tantôt il est replié en forme de Z, tantôt il conserve à peu près sa direction naturelle, mais il est raccourci : c'est ce qui a lieu dans la luxation incomplète.

La *réduction* de cette luxation est assez difficile à obtenir, ce qui tient, soit à ce

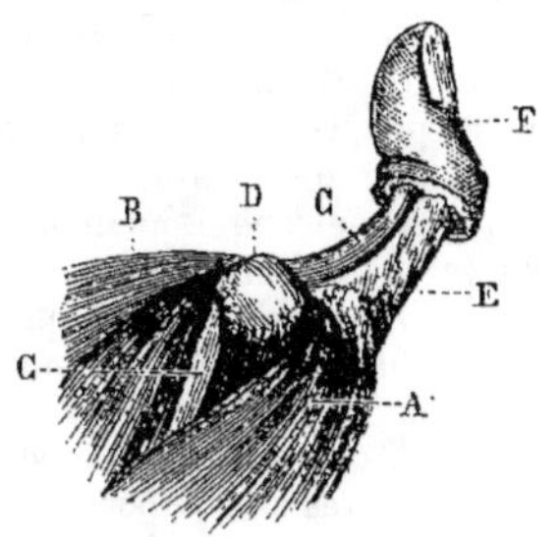

FIG. 459. — Luxation du pouce.
Variété la plus ordinaire, dans laquelle la première phalange se porte en arrière.

A, Muscles externes de l'éminence thénar.
B, Muscles internes de l'éminence thénar.
C, Tendon du long fléchisseur du pouce.
D, Tête du métacarpien. Elle vient faire hernie entre les muscles A et B, qui lui forment une boutonnière d'autant plus serrée qu'on tirera davantage sur le pouce.
E, Première phalange.
F, Deuxième phalange.

que le ligament antérieur (contenant un cartilage), arraché du métacarpien, vient s'interposer entre les surfaces articulaires, soit à la boutonnière formée par les muscles externes et internes de l'éminence Thénar.

Au bout de fort peu de jours, elle devient absolument irréductible. Il faut donc se hâter de la réduire; dans ce but, on a employé divers procédés : 1° l'*impulsion directe*, en pressant directement sur la phalange luxée; 2° l'*extension forcée*, dans laquelle on exagère la déviation anormale du pouce pendant qu'on le repousse en avant par la tête de la phalange; 3° la *rotation* et la flexion brusque. On a aussi employé des pinces ou divers instruments pour arriver au même résultat. Après la réduction, il faut immobiliser le pouce pendant quelques jours.

POUDRE, s. f. Préparations solides médicinales pulvérisées. On les administre quelquefois en *solution*, et alors la pulvérisation n'a d'autre but que de faciliter l'action dissolvante. Le plus souvent, c'est en *suspension* dans un liquide (potion au kermès, au sous-nitrate de bismuth, etc.); en *pilules* ou en petites doses (paquets) que l'on introduit (pour en masquer la saveur) entre deux tranches de pain dans la soupe, ou dans de la confiture, du miel, au milieu d'un pruneau, etc.

Un procédé d'administration fort commode consiste à englober les poudres dans du *pain azyme* trempé dans l'eau. On peut aussi faire cette préparation à l'avance et renfermer les poudres dans des *cachets* de grosseur variable qu'il suffit de tremper dans un liquide quelconque au moment de s'en servir (procédé Limousin).

Un grand nombre de drogues simples (kermès, digitale, magnésie, ipécacuanha, etc.) ne sont utilisées qu'en poudre. C'est aussi sous cette forme que l'on emploie des médicaments complexes ou composés : *Poudre de Dower* (sulfate et nitrate de potasse additionnés d'extrait d'opium sec, d'ipécacuanha et de réglisse); *poudres arsenicales*, escharotiques, de Dupuytren, de frère Côme, de Rousselot (voy. CAUSTIQUE); *poudre gazogène* ou *soda-powder* (mélange de 16 d'acide tartrique et de 24 de bicarbonate de soude), susceptible de dégager de l'acide carbonique lorsqu'elle se trouve en contact avec un liquide; *poudre de Vienne* (voy. CAUSTIQUE), etc.

POUGUES (Nièvre). Eaux minérales bicarbonatées, calciques, froides. On les emploie à l'intérieur et à l'extérieur. On les prescrit contre la dyspepsie, la gravelle, la goutte, le diabète, le catarrhe de la vessie, la chlorose, l'anémie, etc.

Itinéraire : Chemin de fer de Lyon, de Paris à Pougues.

POULS, s. m. (*pulsus*, σφυγμός). Soulèvement alternatif que l'on ressent lorsqu'on applique la pulpe du doigt sur une artère superficielle qui repose sur un plan résistant. C'est principalement au poignet, sur l'artère radiale, que l'on perçoit le pouls.

On peut l'apprécier autrement que par le toucher et en étudier exactement toutes les modifications au moyen de l'appareil appelé SPHYGMOGRAPHE. Les signes tirés du pouls éclairent beaucoup le diagnostic des maladies; ils sont relatifs au *nombre* des pulsations observées dans un temps donné, à leur degré de vitesse, de durée, de force, à l'égalité ou l'inégalité des pulsations ou de leurs intervalles, à la consistance de l'artère elle-même, et à diverses impressions qu'elle produit sur le doigt qui la touche.

On donne à chaque variété du pouls une épithète qui indique son caractère : il est fréquent, précipité, rare, lent, serré, dur, mou, plein, concentré, filiforme, et, quand il est plus grand qu'à l'ordinaire, il est développé, fort, vif, bondissant. Le pouls inégal est redoublé, capricant, intermittent, selon les caractères de l'affection générale. Il est surtout altéré dans les *affections du cœur*.

Lorsqu'on applique le doigt sur le trajet d'une veine, celle-ci ne transmet rien qui ressemble au pouls artériel; cependant, dans des conditions exceptionnelles, on peut apercevoir sur le trajet des jugulaires des battements anormaux. On donne à ce phénomène le nom de *pouls veineux*; il est l'indice d'une lésion quelconque, soit du cœur droit, soit des poumons.

A l'état normal, le nombre des pulsations dans un temps donné est variable suivant les âges et diminue progressivement jusqu'à la vieillesse. Pendant le 1er et le 2e mois de la vie, on en compte 140 par minute, 128 au 6e mois, 120 au 12e mois, 110 à la 2e année, de 90 à 95 vers 7 ans, 70 à 80 dans l'âge adulte (en moyenne 72), 60 vers 60 ans, et dans une vieillesse plus avancée, 50 et au-dessous. Ces chiffres doivent être un peu forcés, en général, chez les femmes ou les hommes d'un tempérament irritable.

Le pouls est du reste influencé *temporairement* par une foule de circonstances; il est accéléré et plus fort après un exercice violent ou après les repas. Il est au contraire ralenti pendant le sommeil. Ses modifications, extrêmement importantes, forment une partie notable de la science des symptômes et appartiennent à la description spéciale de chaque maladie.

POUMON, s. m. (*pulmo*, de πνεῖν, respirer). Organes pairs contenus dans la cavité thoracique; les poumons sont destinés à l'exercice de la respiration.

Situés de chaque côté du cœur (fig. 460), ils se moulent pour ainsi dire sur la partie intérieure du thorax. Chacun d'eux est enveloppé par une membrane séreuse, la *plèvre*, qui leur permet de glisser sans frottement pendant les mouvements d'inspiration et d'expiration.

Le poumon droit (11, fig. 460) est divisé en trois lobes, le gauche en deux seulement. Le premier est un peu plus volumineux (1/10e en plus) que le second. Leur poids est de 950 à 1200 grammes, leur capacité absolue de 4400 centimètres cubes, et la quantité d'air qu'ils peuvent contenir (capacité vitale) est de 3200 centimètres cubes. Aussi surnagent-ils au-dessus de l'eau. Mais cette légèreté ne leur est ac-

une couleur brunâtre, beaucoup plus prononcée chez les personnes qui manient le charbon, ou sont souvent exposées à respirer des poussières, etc.; elle est due aux particules charbonneuses fixées dans la trame du tissu pulmonaire (ANTHRACOSIS).

A la partie supérieure, le *sommet des poumons* dépasse la hauteur de la première côte. C'est la partie de l'organe qui fonctionne le moins activement, aussi est-elle plus spécialement prédisposée à se laisser envahir par la *tuberculose* (PHTHISIE). La

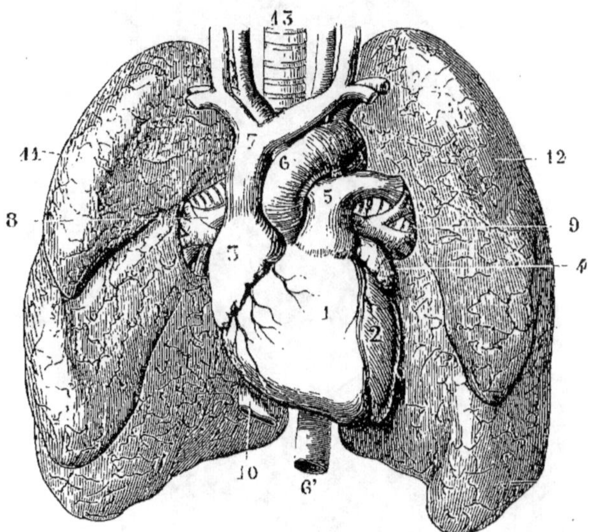

FIG. 460 (empruntée à l'*Anatomie* du docteur Fort).

Organes contenus dans la cavité thoracique : cœur, gros vaisseau et poumons.

1, Ventricule droit du cœur.
2, Ventricule gauche.
3, Oreillette droite.
4, Oreillette gauche.
5, Artère pulmonaire.
6 et 6', Artère aorte.
7, Veine cave supérieure.
8, Branche droite de l'artère pulmonaire.
9, Branche gauche.
10, Veine cave inférieure.
11, Poumon droit, divisé en 3 lobes.
12, Poumon gauche, en 2 lobes.
13, Trachée artère.

quise que lorsqu'ils sont remplis d'air, qu'ils ont déjà fonctionné. Chez l'enfant qui n'a pas encore respiré, leur densité est beaucoup plus grande, et cette observation est d'une grande utilité au point de vue de la médecine légale (voy. DOCIMASIE PULMONAIRE).

Les poumons sont fort élastiques, leur tissu mou cède sous la pression du doigt, mais ils reviennent bientôt à leur forme primitive. Aussi, lorsque le thorax se dilate sous l'influence des muscles inspirateurs, ils en suivent tous les mouvements. A leur surface, on trouve les divisions plus ou moins bien marquées des lobules pulmonaires.

Chez l'enfant ou le jeune homme, leur couleur est rosée; plus tard, ils prennent

face externe des poumons est séparée des côtes et des intervalles intercostaux par l'épaisseur des deux feuillets de la plèvre.

Leur *face interne* est en rapport avec le cœur, le péricarde et l'origine des gros vaisseaux. Elle est divisée en deux parties par le **hile du poumon**, qui constitue pour ainsi dire la racine de ces organes et le point par lequel ils sont rattachés au reste du corps. On y trouve : en avant, les *bronches*; au-dessous, les *veines pulmonaires* gauche et droite; antérieurement, les deux branches de l'*artère pulmonaire*.

La *base* ou *face inférieure* du poumon repose sur le diaphragme et descend, comme ce muscle, beaucoup plus bas en arrière qu'en avant.

Structure des poumons. Les bronches

aroite et gauche se divisent dichotomiquement en canaux de plus en plus fins, d'abord toujours à angles aigus, puis à angles droits. A mesure que ces canaux diminuent de volume, ils deviennent plus adhé-

nières sont constituées : 1° par une enveloppe propre; 2° un réseau de capillaires; 3° une couche d'épithélium; 4° des fibres musculaires et élastiques qui vont d'une vésicule à l'autre

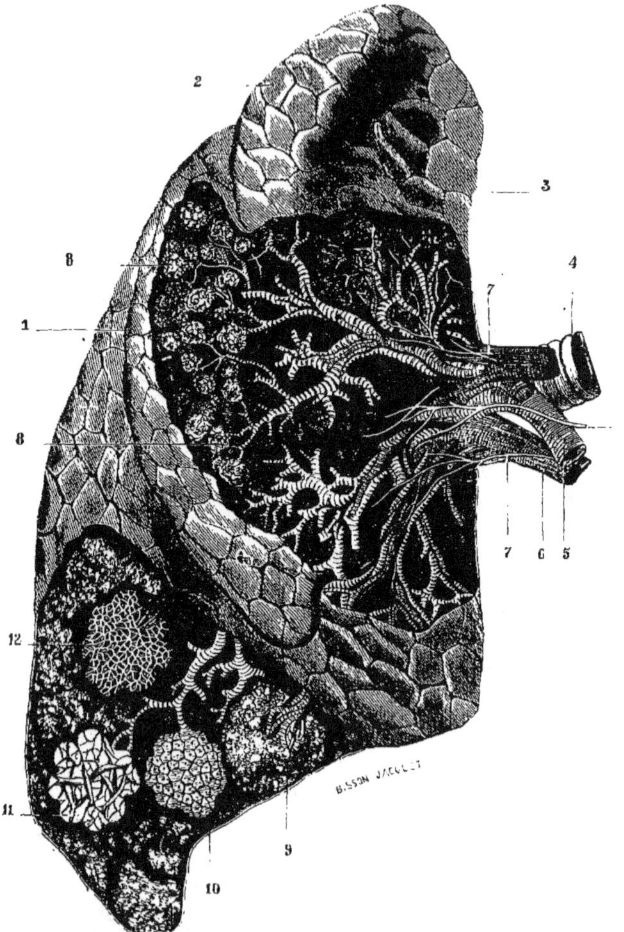

Fig. 461.
(empruntée à l'*Anatomie* du docteur Fort).

Conformation extérieure organisation intérieure et rtsucture du poumon (figure demi-schématique).

1, Scissure inférieure du poumon.
2, Surface extérieure, lignes polygonales limitant les lobules secondaires.
3, Face médiastine du poumon.
4, Bronche.
5, Artère pulmonaire.
6, L'une des veines pulmonaires.
7, Nerfs pulmonaires.
8, Lobules secondaires aux extrémités des divisions bronchiques.
9, Surface extérieure de deux lobules primitifs considérablement grossis.
10, Autre lobule grossi pour montrer les cellules épithéliales.
11, Autre lobule grossi pour montrer les cloisons et les vésicules pulmonaires qu'elles séparent.
12, Autre lobule grossi pour montrer le réseau capillaire supposé vu au microscope. Entre ces lobules grossis, on voit des mamelons formés par des lobules de dimensions normales

rents au tissu pulmonaire ; ils sont entourés des branches des artères et veines pulmonaires et bronchiques.

Les extrémités bronchiques aboutissent **aux lobules pulmonaires** (fig. 462 et 463), formés par l'agglomération de plusieurs alvéoles ou vésicules pulmonaires. Ces der-

C'est à l'intérieur des poumons que s'accomplit un des actes les plus importants de l'existence : la *respiration* ou l'échange du gaz acide carbonique contenu dans le sang, contre du gaz oxygène qui vient revivifier les globules. Mais ce n'est pas (comme le croyait Lavoisier) uniquement dans le tissu pulmonaire que se fait l'oxydation des matières oxydables. C'est surtout à la périphérie du corps, dans les capillaires, que s'effectue cette transformation.

Les **maladies des poumons** sont nombreuses, ce sont les *pneumonies*, la *phthi-*

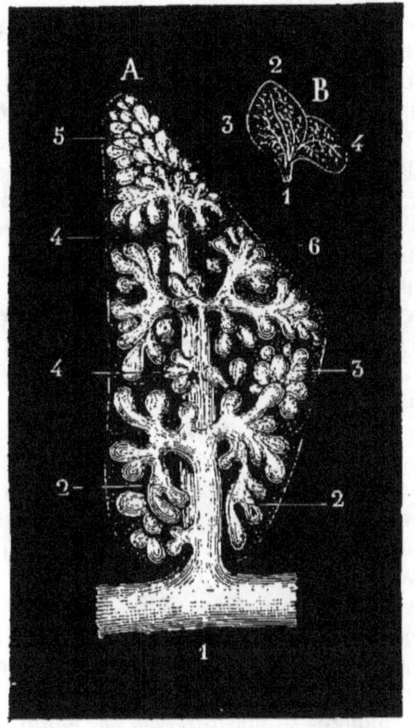

Fig. 462. — Structure du lobule pulmonaire.

A, Lobule considérablement grossi (18 fois).

1, Petite bronche ayant son épithélium prismatique à cils vibratiles et son cartilage. A angle droit se détache une bronche lobulaire qui est dépourvue de ces deux éléments et se continue avec les canalicules pulmonaires qui se terminent par des groupes de culs-de-sac ou alvéoles (2, 3, 4) qui sont situées sur les côtés ou à l'extrémité des lobules (5, 6).

4, Vésicules pulmonaires latérales.

B, Lobules pulmonaires (grandeur naturelle).

sie pulmonaire, l'*apoplexie*, l'*œdème*, l'*emphysème pulmonaires*, etc. On y rencontre des *calculs*, des *kystes*, des *abcès* (le plus souvent consécutifs à l'INFECTION PURULENTE).

La **gangrène du poumon** peut revêtir deux formes : l'une, qui est à proprement parler la *gangrène des extrémités bronchiques*, est susceptible de guérison après élimination des parties modifiées; l'autre est une gangrène beaucoup plus grave, consé-

cutive à une pneumonie, une plaie, une intoxication, surtout par des gaz toxiques, etc.

Le symptôme absolument caractéristique est l'odeur épouvantable qui s'exhale de l'haleine du malade et qui est dans quelques cas si forte, que l'on ne peut séjourner dans sa chambre. L'expectoration entraîne des débris muco-purulents, grisâtres, souvent ensanglantés, contenant des particules de tissu pulmonaire.

Le *traitement* comporte : 1° la *désinfection* de l'*atmosphère* et de l'*haleine* au moyen des préparations chlorurées que

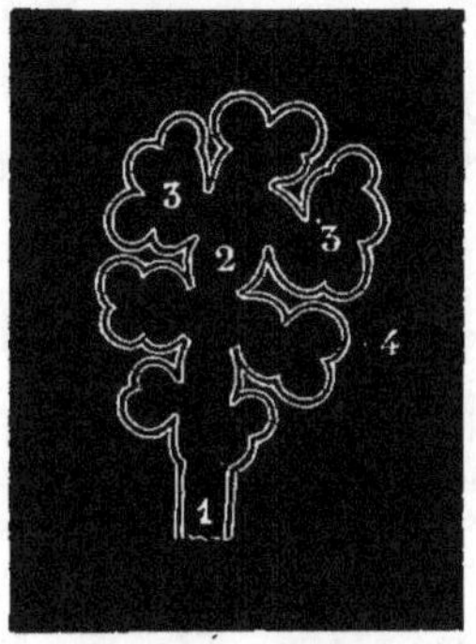

Fig. 463. — Terminaison des subdivisions des canalicules respiratoires (1) dans les culs-de-sac arrondis ou alvéoles (2, 3).

4, Parois de ces alvéoles.

l'on répand dans la chambre du malade, qu'on lui fait respirer ou même absorber par petites portions ; 2° une *médication tonique* destinée à soutenir les forces du malade. Ce sera le vin de quinquina, de gentiane, les préparations stimulantes.

Les **plaies du poumon** ont une gravité très-différente, suivant les organes qui sont lésés en même temps. Lorsque ce sont de simples piqûres (fleuret, épée), si aucun gros vaisseau n'est atteint, s'il ne se forme pas d'épanchement sanguin dans la plèvre (*hémothorax*), elles peuvent guérir rapidement et sans complication.

Elles donnent lieu à un crachement de sang plus ou moins abondant, qu'il faut combattre par des boissons fraîches, la glace, le repos et les opiacés.

Dans certains cas, elles produisent une *pneumonie* localisée ou étendue à une portion plus ou moins grande du parenchyme pulmonaire.

Les plaies du poumon par *armes à feu* sont généralement très-dangereuses et ne devront pas être sondées, à moins de cas très-spéciaux. Il n'est pas rare de rencontrer des personnes qui portent une et même plusieurs *balles* enkystées dans leurs poumons sans en être autrement incommodées.

POURRITURE, s. f. (*putredo*). Phénomène complexe qui consiste principalement dans la transformation des *matières organiques* en produits plus simples (ammoniaque, hydrogène sulfuré, carbonates, etc.). Elle résulte de l'action de l'air, de l'humidité, des ferments, etc., et présente des variétés nombreuses en rapport avec les diverses réactions chimiques qui se produisent.

La **pourriture d'hôpital** ou *gangrène des plaies* était une maladie autrefois fort commune, alors que les plaies étaient pansées avec les topiques irritants et de composition bizarre de l'ancienne médecine. Actuellement, elle est beaucoup plus rare. Elle consiste en un ramollissement gangréneux des bords de la plaie, qui se recouvre d'exsudats plastiques et gagne rapidement en surface et en profondeur.

Lorsqu'elle se présente sous la forme *pultacée*, la plaie prend une teinte blafarde, ne suppure plus, se recouvre d'une couenne grise, au-dessous de laquelle sont des bourgeons charnus saignants ou infiltrés de sang.

Dans la forme *ulcéreuse*, il y a au-dessous et autour de la plaie des ulcérations sanieuses et fétides.

En même temps, le malade est pris de fièvre, frissons, sueurs, diarrhée, abattement, en un mot, de symptômes *typhiques* très-prononcés.

La pourriture d'hôpital est épidémique, certaines formes sont contagieuses (au moyen des instruments, de linges, etc.), d'autres ne sont pas inoculables. Lorsqu'on n'en arrête pas les progrès, elle fait succomber les malades par les progrès de la fièvre hectique et de l'abattement.

On préviendra son développement en opérant à la campagne, loin des foyers d'infection et de l'encombrement. Il faudra isoler des autres malades ceux qui en seront atteints.

Dès qu'on s'apercevra de son existence,

il faudra absterger la plaie avec du citron, la cautériser au nitrate d'argent, la saupoudrer de camphre, au besoin la cautériser complétement avec le *fer rouge* (c'est le moyen le plus sûr). On instituera une médication tonique, vin, quinquina, viande saignante, en même temps qu'on veillera à la plus grande propreté dans les pansements.

POUSSÉE, s. f. Nom donné à des manifestations du côté de la peau qui se produisent de temps à autre, soit spontanément, dans le cours de certaines maladies, soit à la suite d'un traitement spécial (poussée syphilitique, urticaire, eczéma). On dit que l'on a une *poussée aiguë* d'une maladie lorsqu'elle augmente brusquement d'intensité; c'est surtout aux maladies de la peau que ce terme est applicable.

PRÉCORDIAL, adj. (de *præ*, en avant, et *cor*, cœur). Qui siége en avant du cœur : *voussure précordiale, choc précordial*, etc.

PRÉDISPOSITION, s. f. (de *præ*, d'avance, et *disponere*, disposer). État particulier de l'économie qui fait que certains individus sont plus aptes que d'autres à contracter certaines maladies (voy. Idiosyncrasie).

PRÉMONITOIRE, adj. (*præ*, avant; *monere*, avertir). L'expérience de plusieurs épidémies de choléra dans tous les pays, a montré l'existence plus ou moins constante et prolongée d'une *diarrhée prémonitoire*, qui apparaît avant l'explosion de l'épidémie. C'est l'existence de cette diarrhée qui a donné lieu en Angleterre aux *visites médicales préventives*, ayant pour objet de rechercher et de traiter dès l'origine ces premiers troubles. Cette mesure a donné d'excellents résultats (voy. Choléra).

PRÉPUCE, s. m. Extrémité de la peau de la verge de l'homme. Lorsque le gland est recouvert par le prépuce, on considère à ce dernier deux faces : l'une externe, cutanée, l'autre interne, qui participe de certains caractères des muqueuses. Entre les deux se trouve un tissu cellulaire lâche qui permet aux deux feuillets de glisser et de s'étendre lorsque la verge entre en érection.

La face interne du prépuce, en se réunissant au gland, forme un sillon ou une rainure dans laquelle s'accumulent quelquefois les produits des glandes sébacées de Tyson. Si le prépuce est trop étroit, il donne lieu à certains accidents qui constituent le PHIMOSIS et le PARAPHIMOSIS. L'opération qui consiste à exciser une portion exubérante du prépuce est appelée CIRCONCISION lorsqu'elle est appliquée sur des enfants nouveau-nés.

PRÉPUTIAL, adj. Qui a rapport au prépuce. L'**herpès préputial** est une variété d'herpès qui apparaît autour du gland et sur le prépuce, en même temps quelquefois que sur le fourreau de la verge, après le coït pratiqué pendant la période menstruelle ou lorsqu'on a négligé les soins de propreté.

Il débute par une éruption de *vésicules d'*HERPÈS qui se font *successivement*, se transforment en ulcérations enflammées sur leurs bords, rondes, régulières, durant de un à trois septénaires.

Il faut se garder de le confondre avec le CHANCRE MOU. De simples lotions de propreté ou légèrement astringentes (alun, sous-acétate de plomb très-étendu) suffisent pour en amener la guérison. S'il a une tendance à récidiver fréquemment, ce qui arrive chez les personnes douées d'un tempérament herpétique ou dartreux, on fera suivre une cure par les eaux sulfureuses ou arsenicales (Uriage, la Bourboule, le Mont-Dore).

PRÉRECTAL, adj. Qui est situé en avant du RECTUM.

Taille prérectale. — Voy. TAILLE.

PRÉROTULIEN, adj. La **bourse séreuse prérotulienne** est située en avant de la rotule. Elle est plus développée chez les personnes qui exercent certaines professions ou s'agenouillent souvent, et très-sujette à s'enflammer et à se remplir de sérosité (*hygroma*) (voy. BOURSE MUQUEUSE).

PRESBYOPIE ou **PRESBYTIE**, s. f. (de πρεσϐύς, vieillard). Nom donné à un affaiblissement physiologique de l'ACCOMODATION de l'œil qui survient avec les progrès de l'âge, lorsque cet affaiblissement est assez considérable pour que le point le plus rapproché de la vision distincte (*punctum proximum*) soit plus éloigné que *huit pouces* (25 centimètres).

Les presbytes ont en général les pupilles rétrécies ; le plus souvent, leur vision est bonne pour les objets lointains, mais lorsqu'ils veulent lire, ils éloignent leur livre de leurs yeux, recherchent de préférence les gros caractères, tournent le dos au jour afin de bien éclairer ce qu'ils veulent lire. C'est pour remédier à la presbytie que les personnes dont les yeux sont du reste complétement normaux sont obligées de porter des lunettes vers l'âge de cinquante ans environ.

A mesure qu'elles vieillissent, elles devront progressivement en augmenter la force (voy. ACCOMMODATION, LUNETTES).

La presbytie n'est pas l'opposé de la MYOPIE (ainsi qu'on le croit vulgairement). Elle peut exister : en même temps que cette dernière (si toutefois la myopie est inférieure à 1/8), ou en même temps que l'HYPERMÉTROPIE, ou dans un œil dont la RÉFRACTION est normale.

PRÉSENTATION, s. f. Nom donné à la partie du fœtus qui se présente pour sortir la première (tête, face, siége, épaule, etc.) (voy. ACCOUCHEMENT).

PRÉSYSTOLIQUE, adj. Qualificatif donné à certains souffles ou bruits du CŒUR qui s'entendent un peu avant la *systole*.

PRÉVENTIF, adj. (de *præ*, avant, et *venire*, arriver). On donne ce nom au traitement et aux moyens qui ont pour but de s'opposer à l'invasion d'une maladie. C'est ainsi que la vaccine a été imaginée comme *moyen préventif* de la variole.

PRIAPISME, s. m. (de Πρίαπος, Priape, membre viril). Érection continue et douloureuse non accompagnée de désir vénérien et symptomatique de diverses affections : BLENNORRHAGIE (*chaude-pisse cordée*), *calcul vésical*, maladie de la moelle épinière, etc.

Le traitement de la cause prédisposante sera aidé par les bains prolongés, la saignée, l'usage du bromure de potassium, du camphre, du bromure de camphre, etc.

PRIMAIRE, adj. Qui apparaît en premier.

Les **accidents primaires** ou primitifs de la SYPHILIS sont ceux du début de la maladie (chancre).

PRIMIPARE, adj. (de *primus*, premier, et *parere*, enfanter). Qui enfante pour la première fois. La consistance, la forme, etc., du col de l'utérus varient chez les femmes primipares et chez les multipares. Le travail de l'accouchement est toujours beaucoup plus long chez les primipares que chez les femmes qui ont déjà eu des enfants.

PROCESSUS, s. m. Progrès, marche

des lésions. Évolution d'une maladie ou d'un état morbide considéré surtout au point de vue *anatomo-pathologique*.

PROCIDENCE, s. f. (de *procidere*, tomber). Chute ou abaissement de certains organes.

Il y a **procidence du cordon ombilical** pendant l'accouchement, lorsque le cordon pend en dehors de l'utérus avant la sortie de l'enfant. Il est ordinairement comprimé entre la tête fœtale et le bassin de la femme, la circulation y est interrompue, et l'enfant succombe rapidement si l'accoucheur ne se hâte pas de terminer l'ACCOUCHEMENT.

Procidence du rectum, de l'utérus. — Voy. RECTUM, UTÉRUS.

PROCTITE, s. f. (de πρωκτός, anus). Inflammation des parties voisines de l'anus. Elle consiste généralement en une éruption eczémateuse du pourtour de l'anus, accompagnée de douleur, chaleur, démangeaison.

C'est surtout pendant l'été, par suite de sueurs excessives, après des marches forcées ou des exercices d'équitation qu'on l'observe le plus souvent.

Les diarrhées pendant lesquelles le liquide intestinal baigne souvent les parties voisines, et toutes les autres causes d'irritation en peuvent être la cause.

Le traitement consiste en lotions astringentes avec de l'eau mélangée d'eau blanche ; on peut aussi graisser les parties enflammées, les saupoudrer avec de l'amidon ; il faut autant que possible garder le repos pendant quelques jours.

PRODROME, s. m. (de πρὸ, en avant, et δρόμος, course). État particulier de malaise indéfinissable ou quelquefois symptômes bien déterminés qui précèdent de plusieurs jours certaines maladies, spécialement les fièvres éruptives.

PROLAPSUS, s. m. Synonyme de CHUTE, PROCIDENCE.

PRONATEUR, adj. et s. m. Qui détermine la pronation de l'avant-bras, c'est-à-dire ramène en avant la partie postérieure de l'avant-bras et dorsale de la main.

Le **muscle rond pronateur** est situé à la partie supérieure et interne de l'avant-bras, il va de l'*épitrochlée* (humérus) à la face externe du radius

PRONOSTIC, s. m. (de πρὸ, en avant, et γινώσκειν, connaître). Jugement que le médecin porte sur la marche, la durée, la terminaison des maladies, et qu'il base sur l'ob-

servation attentive et la connaissance acquise des phénomènes qu'il a étudiés en faisant le *diagnostic* de la maladie.

PROPHYLAXIE, s. f. (προφυλάσσειν, garantir). Traitement préventif ou préservatif des maladies. La prophylaxie du plus grand nombre des maladies a pour base l'*hygiène*.

PROPYLAMINE, s. f. (C⁶H⁵Az). Substance liquide, fortement odorante, obtenue primitivement en distillant la narcotine avec la potasse, que l'on extrait aussi de la saumure des poissons (harengs salés) et qui a été employée pendant quelque temps avec un succès contestable contre les douleurs rhumatismales.

PROSOPALGIE, s. f. (de πρόσωπον, visage, et ἄλγος, douleur). — Voy. FACIALE (NÉVRALGIE).

PROSTATE, s. f. (de πρὸ, devant, et στάω, je pose). Glande en grappe composée d'un tissu ferme, rougeâtre, dont la forme

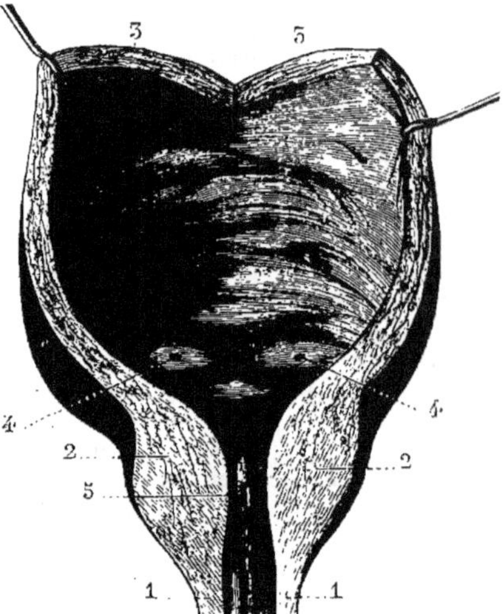

FIG. 464. — Hypertrophie de la prostate et hypertrophie consécutive des parois de la vessie.

1, Section de la portion membraneuse de l'urèthre.
2, Lobes de la prostate régulièrement hypertrophiée.
3, Parois vésicales hypertrophiées.
4, Orifices des uretères.
5, Vérumontanum.

a été comparée à celle d'une châtaigne qui entoure le canal de l'urèthre au voisinage du col de la vessie (5, fig. 464).

Elle est formée d'un lobe médian et de

deux lobes latéraux, et traversée obliquement par les deux *conduits éjaculateurs*.
Le canal de l'URÈTHRE est complétement entouré par cette glande (*région prostatique de l'urèthre*), mais la majeure partie du tissu glandulaire est à la partie postérieure du canal. En avant, elle ne forme pour ainsi dire qu'un pont très-mince, qui est même quelquefois remplacé par une sorte de gouttière formée par l'urèthre.

En avant, la prostate répond aux plexus veineux de Santorini ; en arrière, elle est en rapport avec le *rectum*, de telle sorte qu'on peut facilement l'explorer par le *toucher rectal*. Elle est entourée d'une coque fibro-musculaire par l'intermédiaire de laquelle elle est reliée au pubis et à l'ischion.

Le volume de la prostate est extrêmement variable suivant les âges. Elle est à peu près rudimentaire chez l'enfant, tandis qu'elle atteint un volume considérable chez le vieillard (longueur 16 millimètres, largeur 40 environ, et hauteur 25 à 30 millimètres).

Le rôle de la prostate, qui n'existe pas chez la femme, est de sécréter un liquide blanc, filant et visqueux, plus fluide que le sperme (dont il diminue la viscosité), avec lequel il se mélange au moment de l'éjaculation. Ce liquide est expulsé au moment du coït par une douzaine de petits canaux qui viennent s'ouvrir dans l'*urèthre*, autour du *verumontanum*.

Les maladies de la prostate sont nombreuses, surtout dans la vieillesse.

Les **abcès de la prostate** sont consécutifs à la *prostatite aiguë*, ou causés par la présence d'un corps étranger (calcul). On les reconnaît par le *toucher rectal* qui permet de percevoir une tumeur molle et fluctuante à la partie antérieure du rectum. Ils s'ouvrent ordinairement dans l'urèthre et donnent lieu au passage d'une quantité de pus plus ou moins grande ; après cette expulsion, le malade est généralement très-soulagé. Dans certains cas, il y a cicatrisation complète ; dans d'autres, il se forme une *caverne prostatique* dans laquelle pénètrent l'urine ou les matières fécales, et il subsiste un trajet fistuleux.

Les **calculs de la prostate** sont formés par du carbonate ou des phosphates de chaux. Ils peuvent : 1° prendre naissance dans les *acini* de la glande, ou 2° venir de la vessie (après la lithotritie ou la taille, etc.).

On peut quelquefois les sentir par le toucher rectal, lorsqu'ils font saillie en arrière.

Dans certains cas, ils peuvent être éliminés par l'urèthre, mais lorsque les troubles de la miction deviendront trop graves, on devra les extraire, soit par la *taille*, soit

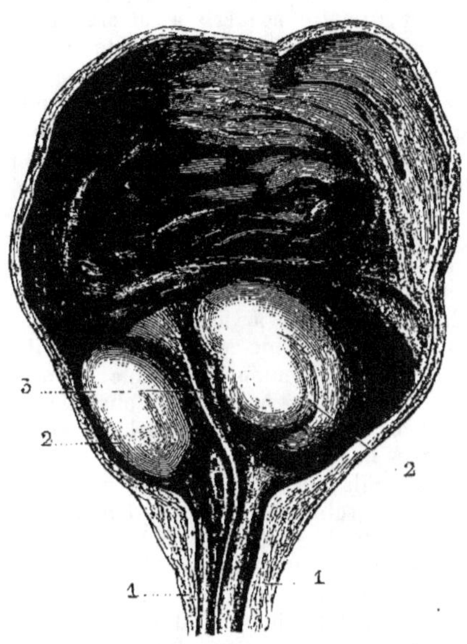

FIG. 465. — Hypertrophie de la prostate, déterminant une stagnation d'urine, mais non une rétention complète.

1, Section pratiquée sur la portion membraneuse de l'urèthre.

2, 2, Lobes hypertrophiés de la prostate. L'hypertrophie du lobe gauche, beaucoup plus considérable que celle du lobe droit, a déterminé une déviation du canal (3).

même par la *lithotritie*, s'il s'agit d'un calcul à la fois vésical et prostatique (calcul prostatique faisant saillie dans la vessie).

Le **cancer de la prostate** est souvent le résultat de la propagation à cette glande de celui du col de la vessie ou du rectum. Il n'exige que le traitement palliatif des autres tumeurs de ce genre, et une surveillance attentive au point de vue de la propreté et des fonctions urinaires.

L'**hypertrophie de la prostate** (fig. 465) est d'autant plus fréquente que l'on avance en âge. Elle ne s'observe guère qu'à partir de cinquante ans, et paraît causée, soit par la stagnation du sang dans les veines inférieures du bassin (consécutivement à des habitudes sédentaires, à la goutte, aux hémorrhoïdes), soit par suite de prostatites subaiguës ou chroniques (dues aux excès vénériens, aux érections prolongées, rétrécissements de l'urèthre, calculs de la vessie, etc.).

L'augmentation de volume (fig. 464 et 465) peut faire acquérir à cet organe un poids de 200 grammes; elle atteint plus généralement de 30 à 40 grammes au lieu de 10 à l'état normal. Le symptôme le plus saillant est l'obstacle apporté à la miction. Le jet de l'urine est lancé avec beaucoup moins de force, de temps à autre il y a même RÉTENTION D'URINE plus ou moins complète, et les envies d'uriner sont plus fréquentes surtout pendant la nuit. Il y a peu de souffrance, et elle cesse en tout cas dès que le malade a vidé sa vessie. Mais il est rare qu'il la vide complétement, et il y reste généralement une certaine quantité de liquide qui n'a pu franchir l'obstacle apporté par la prostate hypertrophiée. Aussi, lorsque l'on sonde ces malades aussitôt après qu'ils ont uriné, on est fort étonné parfois de retrouver encore de l'urine.

Par suite de son séjour prolongé dans la vessie, l'urine qui était d'abord restée pure et claire, ne tarde pas à se troubler. Il se déclare un catarrhe vésical chronique qui produit à la longue *l'hypertrophie des parois* de la vessie, et peut avoir des conséquences fâcheuses.

On reconnaît facilement l'hypertrophie de la prostate au moyen du *toucher rectal*, et par le *cathétérisme*. Avant de pénétrer dans la vessie, le cathéter est dévié dans un sens ou dans un autre, et parfois éprouve même une certaine difficulté à s'introduire dans le réservoir urinaire.

Bien que l'hypertrophie de la prostate ne soit pas dangereuse par elle-même, elle le devient à cause des accidents de rétention d'urine auxquels est sujet le malade.

Le *traitement* consiste surtout à pallier les inconvénients de cette affection :

1° On évacuera complétement l'urine contenue dans la vessie. On se servira avec avantage de sondes flexibles en caoutchouc d'un calibre suffisant, et qui auront l'avantage de ne pas léser l'urèthre et le col de la vessie.

2° On cherchera à modifier le catarrhe vésical par des injections astringentes (50 grammes d'eau chargée de 1 ou 2 cen-

tigrammes de nitrate d'argent ou de sousacétate de plomb), ou balsamiques (eau de goudron). On prescrira de l'eau de Vichy, des tisanes rafraîchissantes, lait, eau d'orge miellée, etc. L'irritabilité de la vessie sera calmée par des suppositoires belladonés ou laudanisés. On veillera à la régularité des selles.

3° Contre l'hypertrophie même de la prostate on a peu de prise. Cependant, l'iodure de potassium, les suppositoires de ciguë peuvent avoir leur utilité. La compression de la prostate est restée inefficace. Mais l'application de l'ÉLECTRICITÉ sous forme de courants continus paraît avoir donné quelques résultats favorables contre cette affection rebelle.

Les **plaies de la prostate** sont consécutives aux fausses routes faites pendant le *cathétérisme* du canal de l'urèthre, ou dues à la pénétration de corps étrangers venus du dehors par le *rectum* (taille). Elles se réunissent tantôt par première intention, ce qui arrive souvent après la *taille*, ou peuvent suppurer et laisser après elles des fistules urinaires.

Elles sont en outre sujettes aux complications ordinaires des plaies (phlébite et infection purulente). Cependant, elles sont bien moins dangereuses que celles que l'on fait dans son voisinage, qui sont bien plus fréquemment suivies d'accidents graves (voy. TAILLE).

PROSTATITE, s. f. Inflammation de la prostate. Elle affecte tantôt une forme aiguë, tantôt, le plus souvent, une forme subaiguë ou chronique.

La **prostatite aiguë** se déclare généralement dans le cours d'une BLENNORRHAGIE, elle s'annonce par un sentiment de tension et de pesanteur à l'anus, avec des envies fréquentes d'uriner. Bientôt apparaissent une *douleur* gravative, anxieuse, insupportable dans toutes les positions, une *dysurie* avec *ténesme rectal* (le malade ne peut uriner et il a constamment de fausses envies d'aller à la selle). On peut reconnaître en ce moment, au moyen du toucher rectal, l'augmentation de volume de la prostate.

La maladie se termine généralement par *résolution, passage à l'état chronique*, ou formation d'un *abcès* (suppuration).

La **prostatite chronique** reconnaît pour causes les excès vénériens, la présence d'une pierre dans la vessie, ou bien elle est consécutive à la forme aiguë. Les envies d'uriner sont fréquentes ; il y a parfois par l'urèthre un écoulement muqueux qui s'échappe avec les premières portions d'urine. La douleur consiste dans une sensation de poids et de pesanteur au périnée.

Le *traitement* de la forme aiguë, variable suivant l'intensité des symptômes, consiste en sangsues au périnée, onctions avec la pommade belladonée, suppositoires calmants, repos et purgatifs salins. Tous les jours on prendra un bain tiède prolongé.

Contre la forme chronique, on appliquera un vésicatoire au périnée, on pourra aussi cautériser la région prostatique de l'urèthre avec une solution légère de nitrate d'argent. A l'intérieur, on administrera de l'iodure de potassium, des purgatifs, et on veillera à la régularité des selles.

PROSTATORRHÉE, s. f. Écoulement de mucosités par l'urèthre dans le cours d'une *prostatite chronique*. Elle diffère de la SPERMATORRHÉE par l'absence de spermatozoïdes reconnaissables au microscope.

PROSTRATION, s. f. (de *prosternere*, renverser). Anéantissement des forces musculaires, suivi nécessairement de la lenteur, quelquefois de l'impossibilité des mouvements. Elle est accompagnée de la déformation des traits, du décubitus dorsal, et se montre dans le cours de quelques affections cérébrales, et surtout dans la FIÈVRE TYPHOÏDE.

PROTHÈSE, s. f. (de πρὸ, au lieu de, et τίθημι, je pose). Partie de la chirurgie qui s'occupe de remplacer par des appareils de forme et de nature variables les parties du corps qui ont été plus ou moins complétement détruites : membres, dents, nez, etc., soit par suite d'une opération chirurgicale, soit par un vice congénital.

Pour pouvoir confectionner de bons appareils prothétiques, il est nécessaire, dans la plupart des cas, de prendre le moule ou l'empreinte de la partie du corps sur laquelle ils doivent être appliqués.

PROTUBÉRANCE, s. f. (de *pro*, en avant, et *tuber*, saillie). Dénomination appliquée en anatomie à certaines bosses ou saillies : *protubérances occipitales* interne et externe.

La **protubérance annulaire** ou **pont de Varole**, appelée encore *isthme de l'encéphale* ou *mesocéphale* (21, fig. 145, et 9, fig. 147), est une saillie des centres nerveux, située entre les pédoncules cérébraux et le bulbe ; son nom de *pont de Varole* lui a été donné parce qu'elle recouvre l'*aqueduc de Sylvius*, qui établit une communication directe entre le troisième et le quatrième ventricule.

Sa *face antérieure*, convexe, est divisée sur la ligne médiane par une rainure dans laquelle se loge l'artère basilaire ; elle repose sur la gouttière basilaire de l'os occipital.

Sa *face supérieure* se continue avec la face supérieure du *bulbe rachidien ;* elle fait partie du plancher du quatrième ventricule cérébral.

Son *bord supérieur* répond, par sa partie moyenne, à l'espace interpédonculaire ; il a une épaisseur considérable et est séparé par un sillon profond, de l'origine des pédoncules cérébraux qu'il entoure.

De chaque côté, la protubérance se continue avec les *pédoncules cérébelleux moyens*, qui établissent une commissure entre les deux hémisphères cérébelleux.

La structure du pont de Varole est complexe. A sa partie superficielle, on trouve une couche de fibres nerveuses transversales qui font partie des pédoncules cérébelleux moyens.

Au-dessous se trouvent des fibres longitudinales qui appartiennent aux pyramides antérieures, puis une série de couches transversales et longitudinales entre lesquelles sont accumulés des îlots de cellules nerveuses.

Les fonctions de la protubérance sont complexes, comme sa structure, et encore mal élucidées. Indépendamment des connexions qu'elle établit entre les deux parties de l'encéphale, elle paraît contenir des centres sensitifs, et un centre excitateur des mouvements de locomotion : une grenouille privée de cerveau cesse de nager dès qu'on blesse la protubérance ; un animal qui en est privé devient insensible.

PRURIGO, s. m. Maladie de la peau qui a tiré son nom du prurit très-violent qui l'accompagne. Elle attaque les femmes à l'époque de leur âge critique, les vieillards et les enfants.

Le prurigo se montre sur les épaules, à la nuque, aux parties génitales, sous forme de papules, quelquefois peu saillantes et peu douloureuses (*prurigo mitis*). D'autres fois elles sont larges, nombreuses, déterminant une démangeaison atroce, surtout pendant la nuit, privant de sommeil les personnes qui en sont atteintes, *prurigo formicans*. Les malades se grattent avec fureur, s'arrachent la peau; la violence de l'irritation peut déterminer la fièvre, et la douleur peut être telle qu'ils demandent au suicide la fin de leurs souffrances.

Le *prurigo des vieillards* est presque toujours une affection grave, difficile à guérir, fréquemment compliquée du *prurigo pedicularis*. Le *prurigo mitis* cède facilement aux bains alcalins prolongés, mais la forme grave du *prurigo général*, et certaines espèces de *prurigo partiel*, celui des parties génitales entre autres, résistent quelquefois aux moyens les plus énergiques. Il faut à la fois instituer un traitement interne rafraîchissant (amers, alcalins, boissons délayées), et agir extérieurement par les grands bains, les poudres d'amidon, de bismuth, les lotions astringentes, etc.

PRURIT, s. m. Démangeaison vive et insupportable qui porte irrésistiblement à se gratter. Le prurit est l'état intermédiaire entre la simple démangeaison et la cuisson ardente.

PRUSSIQUE, adj. **Acide prussique** (voy. CYANHYDRIQUE), ainsi nommé parce qu'on le retirait primitivement du bleu de Prusse.

PSEUDARTHROSE, s. f. (de ψευδής, faux, et ἄρθρον, articulation). Fausse articulation, résultat de la non-consolidation des FRACTURES. Les causes qui empêchent une fracture de se consolider tiennent tantôt à une affection locale, tantôt au malade lui-même, à une insuffisance de vitalité due à l'âge avancé, à une autre maladie débilitante (cancer), à la grossesse, la syphilis, l'alcoolisme. Plus souvent, il s'agit d'une cause locale : écartement des fragments, interposition entre eux de parties molles ou d'un épanchement sanguin, maladies de l'os (surtout s'il y a eu fracture sans cause notable).

Il se forme alors entre les deux fragments non consolidés une articulation plus ou moins parfaite. L'un des fragments se creuse en cavité articulaire et reçoit l'autre, qui s'arrondit et se polit. Il s'établit aussi des brides fibreuses jouant le rôle de ligaments, parfois même (quoique très-rarement) il semble se constituer une véri-table synoviale et de véritables ligaments autour de cette fausse articulation.

Comme la non-consolidation des fractures entraîne le plus souvent l'inertie du membre, on doit employer tous les moyens possibles pour obtenir la soudure des fragments. Il faudra de nouveau immobiliser complètement le membre fracturé : employer à cet effet un appareil inamovible, après avoir remis autant que possible les fragments dans leurs rapports normaux. On instituera en même temps un traitement tonique. Si au bout de deux ou trois mois la fracture n'est pas encore consolidée, il faudra irriter les surfaces fracturées en les frottant l'une contre l'autre et tenter de nouveau l'immobilisation. Dans ce but, on a employé aussi le séton et l'acupuncture.

Enfin, il reste la ressource : 1° d'une résection des deux extrémités des fragments (mais alors le malade est exposé à tous les dangers d'une fracture osseuse communiquant avec l'atmosphère); 2° de l'emploi d'un appareil prothétique, contentif des fragments, qui pallie seulement les inconvénients de la pseudarthrose.

PSEUDO-CROUP, s. m. — Voy. FAUX CROUP, LARYNGITE STRIDULEUSE.

PSEUDO-MEMBRANE, s. f. — Voy. FAUSSE MEMBRANE.

PSEUDO-PLASME, s. m. Production morbide anormale. Tumeur formée par des éléments différents de ceux de l'organisme normal. C'est un terme qui ne répond plus à l'état actuel de la science et a été abandonné.

PSOAS, s. m. (de ψόαι, les lombes). Le muscle **psoas-iliaque** ou le *grand psoas* (6, fig. 466) s'insère, à la partie supérieure, sur les parties latérales des disques intervertébraux, et dans l'intervalle de ces disques, depuis la douzième vertèbre dorsale jusqu'au sacrum, ainsi qu'au bord inférieur des apophyses transverses des vertèbres lombaires. Il se réunit ensuite avec l'*iliaque*, qui occupe toute la fosse iliaque et va s'attacher en bas au petit trochanter du fémur. Il est fléchisseur de la cuisse sur le bassin, et rotateur de la cuisse en dehors.

PSOÏTE ou **PSOÏTIS**, s. f. Inflammation du tissu cellulaire de la gaîne du *muscle psoas* qui ne tarde pas à envahir et à détruire le muscle lui-même. Elle se déclare à la suite des couches, à l'occasion d'un violent effort, de la marche forcée, ou secondairement par suite de la propagation | de la région des reins jusqu'à la partie supérieure de la cuisse, la gêne ou l'impossi-

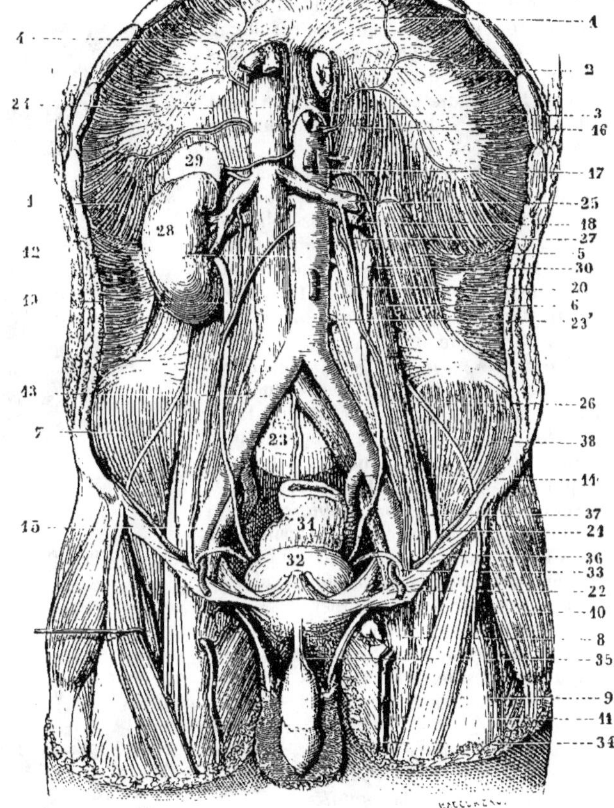

FIG. 466. — Cavité abdominale ouverte et débarrassée des intestins et d'une partie des autres organes qu'elle contient afin de laisser voir sa *région postérieure*, sous-péritonéale ou extra-péritonéale. (Le feuillet profond du péritoine a été enlevé.)

1, Diaphragme.

2, Son ouverture œsophagienne.

3, Son ouverture aortique.

4, Ouverture de la veine cave inférieure dans ce muscle.

5, Muscle carré des lombes. (On voit l'arcade fibreuse du diaphragme sous laquelle il s'engage.

6, Muscle *psoas*. (On voit l'arcade sous laquelle il s'engage, comme le précédent.)

7, Muscle *iliaque* s'unissant au *psoas* à la cuisse, au-dessous de l'arcade crurale.

8, Muscle transverse de l'abdomen.

9, Muscle couturier.

10, Muscle tenseur du *fascia lata*.

11, Muscle droit antérieur.

12, Artère aorte.

13, Artère iliaque primitive.

14, Artère hypogastrique ou iliaque interne.

15, Artère iliaque externe.

16, Origine du tronc cœliaque.

17, Origine de l'artère mésentérique supérieure.

18, Artère rénale.

19, Artère spermatique.

20, Origine de l'artère mésentérique inférieure

21, Artère circonflexe iliaque.

22, Artère épigastrique.

23, Artère et veine sacrées moyennes.

23', Artères lombaires.

24, Veine cave inférieure.

25, Veine rénale.

26, Veine iliaque.

27, Veine spermatique.

28, Rein.

29, Capsule surrénale.

30, Uretère.

31, Rectum.

32, Vessie.

33, Cordon spermatique.

34, Veine saphène se rendant dans l'infundibulum crural.

35, Ligament suspenseur de la verge.

36, Arcade crurale.

37, Nerf crural

38, Nerf génito-crural.

39, Angle sacro-vertébral ou promontoire des accoucheurs.

de l'inflammation d'une partie voisine ou d'un MAL DE POTT.

Les symptômes de la psoïte sont des frissons, de la fièvre, une *douleur* s'étendant | bilité de marcher. La cuisse est fléchie sur le bassin et portée dans la rotation en dehors, de manière à relâcher le muscle, le membre inférieur est plus ou moins œdématié, la palpation de la fosse iliaque et de l'aine sont douloureuses ; la distension de la vessie occasionne aussi de vives douleurs soulagées par la miction. Chez la femme en couches, c'est souvent par la fosse iliaque que débute l'affection.

Au bout d'un certain temps, il se forme un abcès qui vient généralement s'ouvrir au pli de l'aine et laisse écouler un pus fétide. Souvent le malade ne peut supporter l'abondante suppuration qui en résulte, il s'épuise et succombe aux complications (infection purulente ou putride). Dans d'autres cas, la maladie peut être arrêtée avant la formation de l'abcès, ou la suppuration se tarit et l'abcès se referme.

Le traitement consiste au début à appliquer de 10 à 30 sangsues à la région lombaire ou sur les côtés de la fosse iliaque. On fera prendre de grands bains tièdes prolongés, et on administrera un purgatif salin. Plus tard, on instituera le traitement ordinaire des abcès, et on soutiendra l'état général du malade.

PSORIASIS, s. m. (de ψώρα, gale). Affection cutanée de nature squameuse, dont une variété (*psoriasis guttata*) constitue la *lèpre vulgaire*, qui diffère de la lèpre antique uniquement par la bénignité relative des symptômes. C'est une affection fréquente, souvent héréditaire, *non contagieuse*, qui se montre au commencement du printemps ou de l'automne, tantôt sous forme de plaques lenticulaires blanches, noires, plus ou moins saillantes, disséminées (*psoriasis guttata*), tantôt étendue sur de grandes surfaces en plaques irrégulières entourées d'un liséré rougeâtre (*psoriasis diffusa*).

On reconnaît quatre causes générales au psoriasis : l'*herpétisme* (psoriasis dartreux), la *syphilis*, l'*arthritisme* et la *scrofule*.

Le **psoriasis partiel** est borné généralement à la paume des mains, à la plante des pieds, au prépuce et au scrotum. Lorsque la maladie a duré longtemps (*psoriasis inveterata*), la peau se durcit, se fend et forme des écailles imbriquées d'une grande épaisseur. Suivant la diathèse à laquelle on croit pouvoir rattacher le psoriasis, on le traitera par des moyens divers : à l'intérieur, on

emploiera les préparations hydrargyriques (psoriasis syphilitique), les arsenicales (psoriasis dartreux), les teintures de cantharides, l'eau de goudron, la diète lactée ; à l'extérieur, les bains alcalins prolongés et la pommade de goudron. Il est parfois extrêmement rebelle.

PTÉRYGION, s. m. (de πτερύγιον, dra=

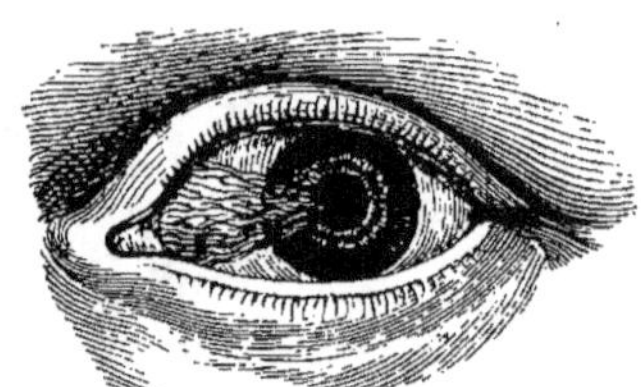

FIG. 467. — Ptérygion.

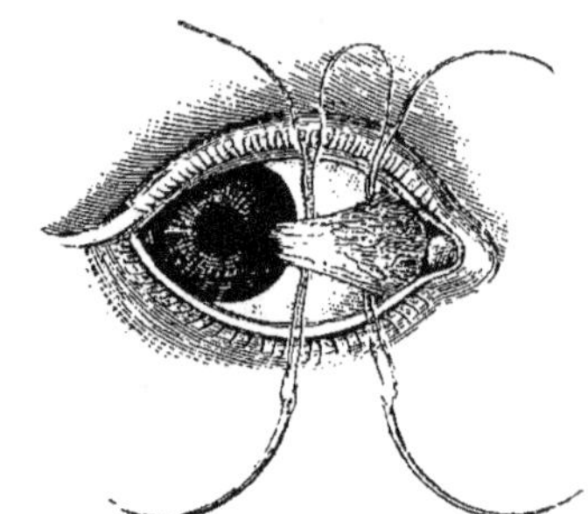

FIG. 468. — Ligature du ptérygion.
(Procédé de Szokalski.)

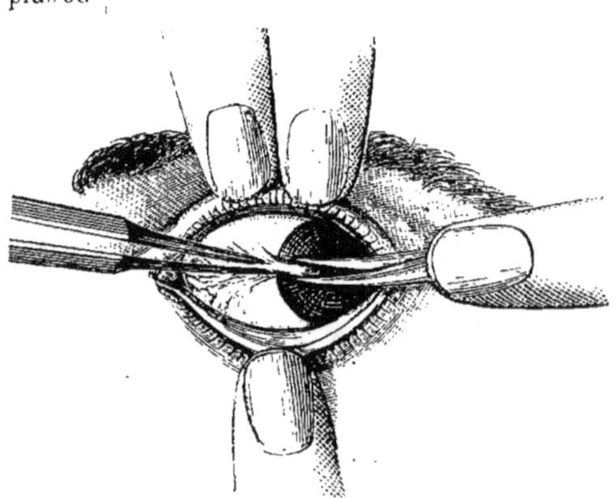

FIG. 469. — Excision du ptérygion.

peau). Excroissance du tissu de la conjonctive qui recouvre le globe oculaire ; elle affecte la forme d'un triangle dont le sommet empiète sur la cornée, ordinairement dans la direction du muscle droit interne (fig. 467).

Il est plus ou moins volumineux, charnu ou membraneux, disgracieux, mais indolore. Dans certains cas, il est stationnaire, plus souvent il fait des progrès incessants

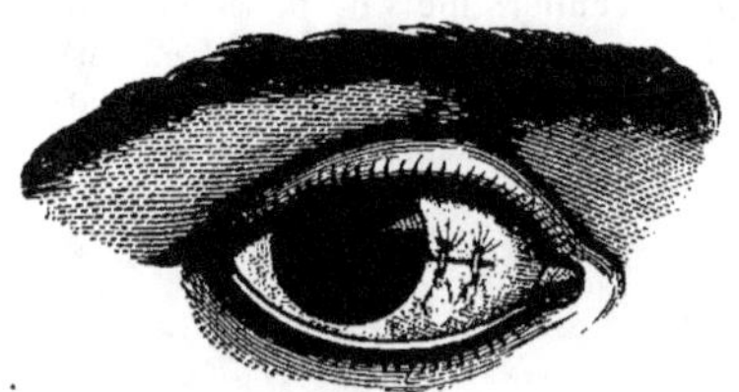

Fig. 470. — Suture de la conjonctive après l'excision du ptérygion.

et s'avance vers le centre de la cornée. Il peut atteindre les deux yeux. On pense qu'il est dû à une série de petits ulcères de la cornée qui se cicatrisent et se reproduisent successivement à une place voisine de leur siége primitif et plus rapprochée du centre de la cornée.

Tout autre moyen qu'une opération est impuissant contre le ptérygion. On peut en faire la ligature par le procédé de Szokalski (fig. 468) ou l'excision suivie de la suture de la conjonctive (fig. 469 et 470).

PTÉRYGOÏDIEN, adj. et s. m. Le **muscle ptérygoïdien interne** va de la fosse ptérygoïde (formée par les apophyses ptérygoïdes de l'os sphénoïde) à la face interne de la branche montante de l'os maxillaire inférieur.

Le **muscle ptérygoïdien interne** va de la fosse ptérygoïde au col du condyle du maxillaire inférieur.

PTOSE ou **PTOSIS**, s. f. — Voy. BLÉPHAROPTOSE.

PTYALINE, s. f. Matière organique qui a quelque analogie avec l'albumine et la caséine, et que l'on trouve dans la *salive parotidienne*.

PTYALISME, s. f. (de πτύαλον, salive). Synonyme de *salivation*. Écoulement abondant et *symptomatique* de la salive qui accompagne soit les *stomatites mercurielles* ou *idiopathiques*, soit quelques affections nerveuses comme la folie, l'hystérie, la rage, et quelquefois la grossesse.

PUBERTÉ, s. f. Époque de la vie qui commence vers quinze ans chez l'homme, et vers quatorze ans chez la femme, et est caractérisée par d'importantes modifications du côté des organes génitaux.

Chez l'homme, les testicules deviennent plus volumineux, les spermatozoïdes apparaissent dans le sperme, les parties génitales se couvrent de poils.

Chez la femme, les ovaires et l'utérus augmentent de volume, les vésicules de Graaf commencent leur évolution, et les *règles* ou *menstrues* apparaissent.

Les différences extérieures des sexes se prononcent, le visage de l'homme se couvre de barbe, les seins de la femme se dessinent; les cartilages du larynx, chez l'homme, augmentent rapidement de volume, et le timbre de la voix se modifie. C'est aussi le moment de l'éclosion de certaines diathèses, et il est alors nécessaire de bien surveiller la santé et l'hygiène des personnes qui sont sous le coup d'une semblable invasion (voy. PHTHISIE).

PUBIEN, adj. Qui a rapport au pubis. La **symphyse pubienne** est formée par la réunion des deux os pubis à la partie antérieure du bassin. Elle est complétement fixe à l'état normal, mais peut se relâcher dans certains cas pathologiques.

PUBIS, s. m. Partie antérieure de l'*os coxal* ou *iliaque* (voy. BASSIN).

PUERPÉRAL, adj. Qui a rapport aux *femmes en couches*.

L'**état puerpéral** est celui dans lequel se trouve une femme pendant les quelques jours qui suivent l'accouchement. Elle est alors plus exposée qu'en tout autre moment à certaines influences morbides, et particulièrement à la *fièvre puerpérale* qui sévit souvent d'une façon épidémique dans les services d'accouchements des hôpitaux des grandes villes.

Fièvre puerpérale. — Voy. FIÈVRE.

PULLNA (Bohême). Eau minérale purgative très-employée à la dose de deux ou trois verres le matin à jeun, comme purgatif, et d'un seul verre comme laxatif. Elle est minéralisée par les sulfates de soude et de magnésie.

PULMONAIRE, adj. Qui a rapport au poumon : phthisie, tuberculose pulmonaire, gangrène pulmonaire, etc.

PULMONIE. — Voy. PNEUMONIE.

PULPE, s. f. Dénomination appliquée aux substances végétales ou animales qui ne se pulvérisent pas par la contusion, mais se réduisent en pâtes molles : pulpe de pomme de terre, de pruneaux, de tamarin, de viande crue.

PULSATIF, adj. Qui se produit par secousses comme le pouls.

PULSATION, s. f. (de *pulsare*, battre). Battement rhythmique du cœur et des artères (pouls).

PULTACÉ, adj. Qui ressemble à de la bouillie.

Stomatite pultacée. — Voy MUGUET.

refroidir une partie superficielle que l'on veut anesthésier; pour faire respirer ou du moins faire parvenir dans le larynx des liquides médicamenteux, etc.

PUNAISIE, s. f. — Voy. OZÈNE.

PUPILLAIRE, adj. La **membrane pupillaire** est une fine membrane vasculaire qui remplit la pupille de l'iris pendant les sept premiers mois de la vie intra-utérine. Elle persiste quelquefois (très-rarement) après la naissance, et si elle ne s'atrophie pas dans les premiers mois de la vie, il est

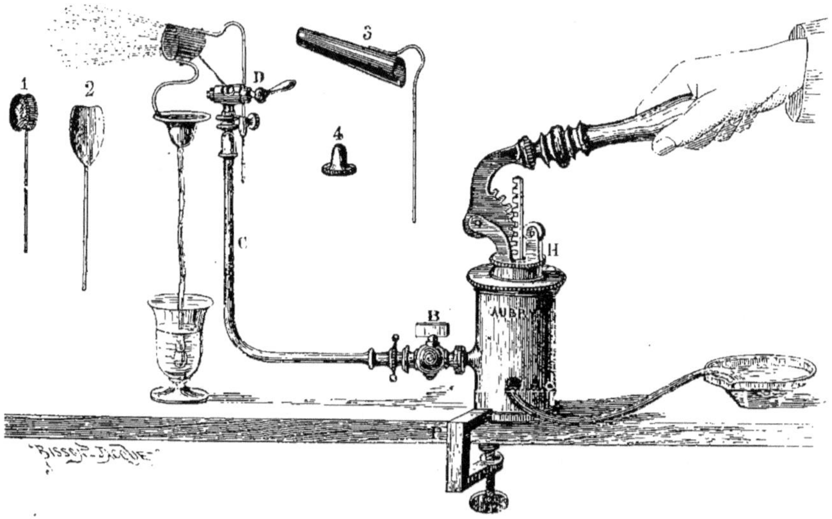

Fig. 471. — Pulvérisateur d'Aubry.

A, Tube aspirateur en caoutchouc.
B, Robinet.
C, Tube en étain.
D, Robinet à rainure.
H, Couvercle du réservoir (pompe).

P, Presse pour fixer l'appareil.
1, 2, Ajutages destinés à la pulvérisation (tamis métallique et palette).
3, Spéculum pour le nez.
4, Bouton percé se vissant à la place du robinet D.

PULVÉRISATEUR, s. f. (de *pulvis*, poussière). Nom donné en général à divers instruments destinés à diviser en poussière fine des liquides tels que l'eau pure, l'éther, les eaux minérales, etc.

La plupart consistent en un appareil de projection qui envoie un mince filet d'eau se briser contre un obstacle fixe, ou en un jet d'air comprimé qui entraîne des particules aqueuses pulvérisées (fig. 471 et 472).

On se sert des pulvérisateurs : pour donner des douches oculaires d'eau pure rafraîchissantes après les cautérisations de la conjonctive; pour pulvériser de l'éther et

nécessaire de faire une IRIDECTOMIE pour rendre la vue à l'enfant.

PUPILLE, s. f. Ouverture circulaire que présente l'iris à la partie centrale, elle forme le noir de l'œil, et à l'état normal, se rétrécit sous l'influence de la lumière et se dilate dans l'obscurité (voy. IRIS).

La pupille est encore dilatée sous l'influence de l'*atropine*, de la paralysie de la troisième paire nerveuse, pendant l'agonie, dans les yeux amaurotiques, dans le glaucome, etc. Elle se rétrécit sous l'influence de l'opium, de l'ésérine, de l'ataxie locomotrice, etc. (MYOSIS).

La pupille est *irrégulière* lorsqu'à la suite d'une IRITIS, il s'est établi des adhérences entre le bord de l'iris et la capsule antérieure du cristallin (SYNÉCHIES POSTÉRIEURES). Dans les mêmes circonstances, elle peut être obstruée par des exsudats dus à l'iris enflammé (obstruction de la pupille, fausse cataracte).

On nomme **pupille artificielle** l'ouverture que l'on établit en faisant l'ablation d'un segment d'iris (IRIDECTOMIE, fig. 327). On pratique une pupille artificielle dans di-

Les *laxatifs* comprennent : la manne, le tamarin, le miel, les pruneaux cuits, etc.

Les *cathartiques* : l'émétique en lavage, les sulfates de soude et de magnésie, la rhubarbe, le séné, l'huile de ricin, etc.

Les *drastiques* : l'huile de croton, la coloquinte, la gomme-gutte, l'aloès, le jalap, la scammonée, l'ellébore noir, le calomel, etc.

Mais une autre division plus physiologique est celle qui divise les purgatifs en : 1° *dialytiques*, 2° *mécaniques*, 3° *drastiques*.

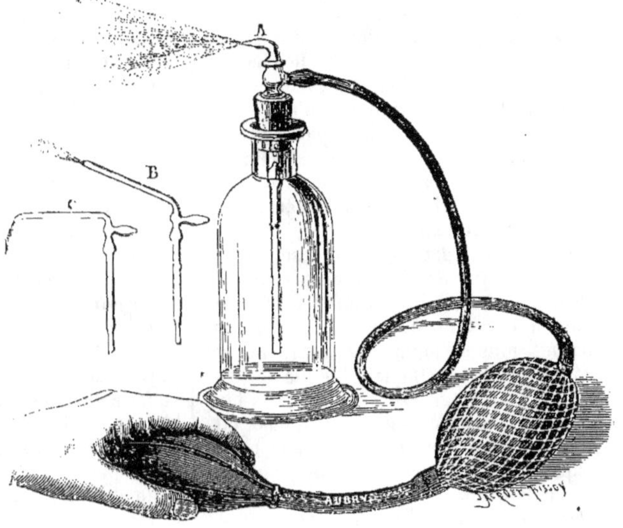

FIG. 472. — Pulvérisateur de Richardson.

Il se compose :

D'une soufflerie, formée de deux poires en caoutchouc manœuvrées à la main ;

D'un flacon rempli à moitié du liquide à pulvériser ;

Des ajutages A, B, C, qui peuvent lancer la poussière liquide dans diverses directions.

verses circonstances, et en particulier pour donner un passage aux rayons lumineux lorsqu'ils ne peuvent plus passer par la pupille naturelle, soit parce que celle-ci est obstruée, soit parcequ'elle se trouve masquée par des taies de la cornée.

PURGATIF, adj. et s. m. (de *purgare*, purger). Nom donné aux médicaments dont l'effet principal est de provoquer des évacuations alvines. Beaucoup de substances, toxiques ou non, jouissent de cette propriété, mais le terme de purgatif ne doit être appliqué qu'à celles dont l'action se porte presque uniquement sur l'intestin grêle ou le gros intestin.

On divise généralement les purgatifs en : 1° laxatifs, 2° cathartiques, 3° drastiques.

Les *purgatifs dialytiques* sont ceux qui, introduits en certaine quantité dans le tube intestinal, augmentent le pouvoir *endosmotique* qui s'exerce dans l'intestin. Ce sont la plupart des laxatifs et des cathartiques de la classification précédente : sulfates, chlorures, sulfovinate de soude, citrates, tartrates, manne, tamarin.

Lorsqu'une *anse intestinale* contient une solution de *sulfate de soude*, par exemple, le sang qui circule dans les vaisseaux de cette portion d'intestin y déverse une partie de son contenu liquide, qui entraîne avec lui les principes *cristalloïdes*, tandis que les matières *colloïdes* du sang restent dans les vaisseaux. De telle sorte que cette anse intestinale se gonfle de plus en plus et que l'intestin se remplit aux dépens de la partie liquide du sang. Cette réplétion détermine l'expulsion du contenu intestinal, d'où la diarrhée, c'est-à-dire la purgation.

Mais en même temps, il passe aussi dans le sang une certaine quantité de liquide intestinal chargé de sulfate de soude (en quantité bien moindre que celle que reçoit l'intestin). Cependant, elle suffit pour que, une fois la purgation obtenue, il se produise un effet en sens inverse, le liquide intestinal passant plus facilement dans le sang que le liquide sanguin dans l'intestin. C'est ce qui explique pourquoi *l'effet secondaire* des purgatifs salins est de produire de la *constipation*.

Les *purgatifs mécaniques* sont : la graine de moutarde blanche ou de lin, le charbon végétal, l'huile végétale à hautes doses, etc. Ils agissent par l'irritation qu'ils déterminent sur le tube intestinal par suite de leur contact. La sécrétion intestinale est augmentée et les matières fécales ont plus de facilité pour cheminer à l'intérieur de l'intestin et être expulsées.

Les *purgatifs drastiques*, qui sont communs aux deux classifications, agissent par suite de l'excitation des fibres musculaires de l'intestin, excitation qui détermine des contractions plus ou moins violentes, souvent accompagnées de coliques. L'*huile de croton*, qui est un purgatif drastique des plus énergiques, agit non-seulement quand elle est administrée par l'estomac, mais même lorsqu'on s'en est servi pour faire une *friction* sur la peau.

Presque tous les purgatifs drastiques ont une action irritante très-intense qui se porte sur le *gros intestin*. Ils prédisposent aux hémorrhoïdes ou en provoquent l'apparition. Leur abus (trop fréquent à cause des innombrables réclames des journaux qui vantent les pilules soi-disant dépuratives guérissant tous les maux) occasionne souvent des inflammations intestinales rebelles et une constipation consécutive dont il est impossible de triompher.

Les purgatifs drastiques forment la base de toutes les préparations purgatives agissant sous un petit volume, comme une pilule ou un bonbon. Autant ils peuvent rendre de services entre des mains honnêtes sachant les manier, autant ils sont nuisibles lorsqu'ils sont abandonnés à la routine inintelligente et rapace des marchands de drogues secrètes.

PURGATION, s. f. Nom donné à l'absorption d'un purgatif. Toutes les purgations ne se valent pas, et un *drastique* (dont l'administration est généralement plus facile à cause de son faible volume) ne pourra, dans la plupart des cas, remplacer un purgatif dialytique. C'est donc au médecin seul qu'appartient le choix et l'appréciation du degré d'opportunité d'une purgation. Il faut se garder d'en faire un abus.

PURIFORME, adj. Qui ressemble au pus ou qui en contient; crachat, humeurs puriformes.

PURPURA, s. m. Affection générale analogue au scorbut, paraissant causée par une altération primitive du sang, qui a perdu de sa plasticité et est singulièrement prédisposé à s'épancher dans la trame des tissus.

Le **purpura simplex** ou bénin peut se borner à l'apparition d'ecchymoses ou de pétéchies à la surface de la peau ou des muqueuses. Il forme des taches rouges qui durent un à deux septenaires et disparaissent facilement.

Le **purpura hemorrhagica** ou grave a une durée très-variable : tantôt il fait rapidement succomber le malade, tantôt il dure plusieurs années. Des hémorrhagies se forment dans tous les tissus de l'économie, épistaxis, hématémèses, pétéchies, etc.

Le plus souvent, c'est une maladie cachectique secondaire, qui survient à la suite d'épuisement, de privations morales et matérielles. Il peut faire périr le malade par suite de pertes de sang, passer à l'état chronique, ou se terminer par la guérison.

Le traitement consiste à soigner l'état général, prescrire des toniques, donner des substances susceptibles d'arrêter les hémorrhagies, telles que le suc de citron, la limonade sulfurique, etc.

PURULENT, adj. Qui contient du pus. Un des meilleurs signes de la transformation purulente d'un épanchement, de la formation d'une pleurésie purulente par exemple, c'est l'apparition de frissons et d'un mouvement fébrile quotidien plus ou moins intense.

Infection purulente (pyohémie). — Voy. INFECTION.

PUS, s. m. (πύον). Liquide épais, onctueux, blanc jaunâtre, qui s'écoule des plaies en suppuration, existe dans la cavité des abcès, etc. On lui donne le nom vulgaire d'*humeur*.

Le pus se compose d'une partie liquide ou *sérum*, et de *globules* analogues ou identiques aux globules blancs du sang, ou LEUCOCYTES. Du reste, il revêt des aspects divers, suivant la nature de l'organe qui suppure. Il est plus ou moins épais (phlegmoneux), ou fluide (séreux), mêlé à du mucus ou à du sang. Le pus des abcès froids est verdâtre, celui de certaines plaies tache le linge en bleu (suppuration bleue).

Lorsqu'il s'est formé du pus dans un organe, il a toujours une tendance à se faire jour au dehors, en suivant les interstices remplis par le tissu cellulaire, rarement il se résorbe (voy. ABCÈS).

Dans certains cas, il peut se charger de principes spécifiques contagieux qui se développent spontanément : c'est ce qui a lieu pour le pus de la *blennorrhagie*, de l'*ophthalmie purulente*, etc.

PUSTULE, s. f. Petite élevure dont le sommet suppure comme la pustule de la VARIOLE.

Pustule maligne. Maladie virulente qui résulte de la transmission à l'homme du CHARBON des animaux herbivores (bœuf, mouton, cheval, etc.). Elle est toujours due à l'inoculation du virus charbonneux et ne se développe jamais spontanément *sur l'homme*, tandis qu'au contraire, le charbon des animaux prend naissance chez ceux qui sont surmenés par la fatigue, mal nourris, ou avec des fourrages humides, abreuvés dans des eaux stagnantes.

La pustule maligne est plus fréquente dans certaines contrées de plaines : la Beauce, la Brie, la Champagne, la Provence. Elle se transmet par le sang, les peaux ou cuirs des animaux morts du charbon (sang de rate des moutons, fièvre charbonneuse du cheval, maladie de sang du bœuf). Ce sont surtout les parties découvertes du visage et du bras qui sont primitivement atteintes, chez les personnes qui sont en fréquente communication avec les bestiaux, ou qui en manient les cadavres ou les peaux (bergers, maquignons, bouchers, tanneurs).

Dans le charbon, le sang contient (du moins lorsque la maladie a déjà duré un certain temps) des quantités considérables d'organismes inférieurs, des *bactéridies;* il a une fluidité et un manque de plasticité remarquables, qui lui donnent une grande

tendance à s'épancher au dehors des vaisseaux. Les cadavres des animaux morts du charbon se putréfient rapidement.

La *pustule maligne* chez l'homme présente trois périodes : 1° *Incubation;* 2° *éruption;* 3° *infection générale.*

La première période, ou d'*incubation*, dure de trois à cinq jours, entre le moment de l'inoculation du virus (qui passe souvent inaperçu) et l'apparition des symptômes. Sa longueur dépend de l'endroit atteint (suivant que la peau y est plus ou moins épaisse) et de la température extérieure (été ou hiver).

La seconde période, ou d'*éruption*, est caractérisée par la présence d'une *vésicule*

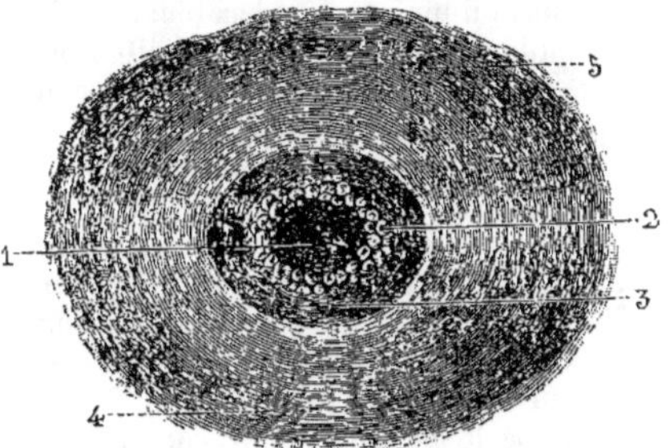

FIG. 473. — Pustule maligne.

1, Eschare noire de 1 millimètre à 1 centimètre.
2, Couronne de vésicules d'un jaune transparent disposées autour de l'eschare.
3, Noyau induré et élastique.
4, 5, Zone rouge enflammée et tuméfiée.

pleine de sérosité, qui apparaît en un endroit découvert et qui excite le malade à se gratter. Il enlève ainsi la pellicule superficielle de cette vésicule, et au-dessous apparaît une *eschare* ou *tache noire* de 1 millimètre à 1 centimètre de diamètre, entourée d'une *couronne de petites vésicules* transparentes (comme celles de l'herpès) (fig. 473). Tout autour se trouve une *zone rouge, enflammée*, dont la rougeur se confond peu à peu avec les parties voisines ; au-dessous de la *pustule* est une *partie indurée*, élastique, sur laquelle est implantée l'eschare.

La maladie fait de rapides progrès, l'eschare gangréneuse s'agrandit, la rougeur circonvoisine augmente, il y a un sentiment de pesanteur, d'étranglement, qui accompagne un œdème très-considérable des parties voisines.

Au bout de trois ou quatre jours apparaissent les phénomènes *d'intoxication générale* qui caractérisent la troisième période. La fièvre s'allume et la température monte considérablement ; le pouls est fréquent, mais faible et dépressible ; il y a de la céphalalgie, ou seulement de la prostration générale et la perte absolue d'appétit.

Si l'art n'intervient pas rapidement, il se produit des syncopes, des douleurs vives à l'épigastre, et, par suite du progrès de l'abattement général, le malade succombe en quelques jours avec le délire. Dans quelques cas rares, la pustule maligne s'élimine d'elle-même, et le malade guérit avec une perte de substance et une cicatrice plus ou moins considérables.

Il est important, dans les localités où le *charbon* est endémique, d'enfouir profondément les corps des animaux qui y ont succombé, ainsi que leur litière et tout ce qui les a touchés. On surveillera tous les *furoncles* ou boutons qui surviendront dans ces circonstances chez les personnes qui ont été en contact avec les animaux malsains, et surtout s'il se manifeste chez elles un état fébrile général.

Dès que la pustule sera reconnue, on la cautérisera au moyen de la *potasse caustique*, ou mieux de la *pâte de Vienne* (voy. CAUTÈRE). On pourra aussi inciser l'eschare en croix, et la remplir de sublimé corrosif (bichlorure de mercure).

Nous donnons la préférence à l'ablation complète de la pustule au moyen du couteau du thermo-cautère du docteur Paquelin, qui agit à la fois par l'extirpation du mal et par la cautérisation des parties voisines, et permet bien mieux de limiter la perte de substance que ne le font les caustiques potentiels.

A la suite de l'une ou l'autre de ces opérations, on pansera la plaie avec des compresses imbibées d'*eau de feuilles de noyer*, et on administrera à l'intérieur du sulfate de quinine, des préparations toniques, du quinquina. On prendra aussi des précautions contre la formation de cicatrices vicieuses, surtout au niveau des ouvertures, du nez, de la bouche, et des *paupières* (ECTROPION).

PUTRÉFACTION, s. f. (de *putrescere*, pourrir). Synonyme de POURRITURE. On la regarde comme le meilleur signe de la mort réelle de l'individu. Il ne faut pas oublier néanmoins qu'il peut se produire des putréfactions locales (GANGRÈNE).

PUTRIDE, adj. Les **émanations putrides** sont celles qui se dégagent pendant la putréfaction. Elles sont généralement infectes, d'une composition complexe et variable, comme l'est la pourriture elle-même. De même que les matières putrides, elles ont une influence nocive bien évidente dans certaines circonstances et provoquent de véritables symptômes d'empoisonnement aigu ou d'intoxication lente. Dans d'autres cas, au contraire, elles ne paraissent pas agir sur la santé et ne sont que désagréables à l'odorat.

Les **matières putrides** introduites dans les veines empoisonnent rapidement l'animal soumis à l'expérience, il succombe avec des symptômes *typhiques*. Si l'on fait pénétrer ces matières sous la peau, il y a d'abord des phénomènes locaux d'inflammation, puis un empoisonnement général.

Les *antiputrides* sont les substances ou agents qui s'opposent à la fermentation et à la putréfaction ; ils agissent de diverses manières : en privant les corps organiques de leur humidité (desséchement, alcool, sel marin) ; en les maintenant à une température voisine de 0 degré (glace, conservation par le froid) ; en tuant les organismes inférieurs, qui sont des agents actifs de la putréfaction (antiseptiques proprement dits. camphre, acides phénique, thymique) ; en privant les matières organiques du contact de l'air, en absorbant les gaz nécessaires à la production de la putréfaction, en les privant d'oxygène ou d'hydrogène, etc. (coction et fermeture hermétique des vases contenant les matières à conserver, charbon en poudre, chlorures de chaux, de potasse, etc.).

Infection putride. — Voy. INFECTION.

PYÉLITE, s. f. (πύελος, bassin). Inflammation de la membrane muqueuse qui forme le revêtement intérieur des *bassinets* et des *calices* du REIN. Elle accompagne le plus souvent la NÉPHRITE et forme la *pyelonéphrite*.

Ses causes sont : l'irritation produite par le passage des graviers et des calculs, la propagation d'une blennorrhagie, d'une cystite (cystite calculeuse qui accompagne la pierre dans la vessie), la stagnation de l'urine dans la vessie.

Les symptômes de la pyélite sont ceux des COLIQUES NÉPHRÉTIQUES, mais à la suite de l'accès proprement dit, il reste une douleur gravative dans la région lombaire. La toux, le plus léger effort, le moindre mouvement l'exagère, l'urine se charge de *pus*, puis surviennent les divers symptômes de la *néphrite aiguë*. Quelquefois il se forme un abcès périnéphrétique. C'est à cette affection que succombent les personnes atteintes de PIERRE dans la vessie, lorsque le séjour de ce corps étranger a déterminé l'inflammation générale des voies urinaires.

Le *traitement* est celui des COLIQUES NÉPHRÉTIQUES, de la GRAVELLE, de la PIERRE. Il est basé sur les alcalins, les balsamiques (eau de goudron, térébenthine, etc.). Contre les symptômes violents d'inflammation, on appliquera des sangsues, et dans le cas où il y aurait des signes certains d'abcès périnéphrétique, on pourrait avoir recours à la NÉPHROTOMIE.

PYÉLO-NÉPHRITE, s. f. Nom donné à la PYÉLITE compliquée de NÉPHRITE, ce qui est le cas le plus ordinaire.

PYLORE, s. m. (de πυλωρός, portier). Orifice inférieur de l'estomac qui donne issue aux aliments qui ont subi la digestion stomacale, et les laisse passer dans l'intestin. Il est placé du côté droit, au-dessous du foie et en avant du pancréas. Il correspond à *l'épigastre*, et c'est à cette région qu'on peut sentir une tuméfaction rénitente, médiocrement douloureuse, dans le cas de cancer de l'ESTOMAC localisé à la région du pylore, comme cela arrive souvent.

PYOHÉMIE, s. f. (de πῦον, pus, et αἷμα, sang). — Voy. INFECTION PURULENTE.

PYOTHORAX, s. m. (de πῦον, pus, et θώραξ, poitrine). Synonyme d'épanchement de pus dans la cavité des plèvres, PLEURÉSIE PURULENTE.

PYRAMIDAL, adj. et s. m. Nom d'un petit os du *carpe*, d'un muscle de l'abdomen, d'un muscle de la cuisse, et d'un petit muscle qui va du front au nez.

PYRAMIDE, s. f. Nom appliqué à divers organes ou parties d'organes ayant une forme qui rappelle celle d'une pyramide : pyramide de Ferrein, de Malpighi, dans le REIN, pyramide du tympan, etc.

PYRÈTHRE, s. m. Plante de la famille des Synanthérées, dont une espèce fournit la camomille. La plupart des variétés de pyrèthre sont excitantes, sialagogues, sternutatoires ; elles entrent dans la composition des eaux et poudres dentifrices. On en emploie quelques-unes, pulvérisées, pour la destruction des punaises (poudre insecticide, du Caucase, etc.).

PYREXIE, s. f. (de πῦρ, chaleur, et ἔχειν, avoir). Dénomination sous laquelle on comprend les maladies fébriles ou FIÈVRES proprement dites, dont le caractère est l'augmentation de la chaleur du corps.

PYRMONT (Allemagne). Eaux minérales ferrugineuses froides employées à l'intérieur et à l'extérieur. On les prescrit dans la chlorose, l'anémie, certaines paralysies, dans l'hystérie, dans les cachexies qui surviennent à la suite de fièvres graves, etc.

Altitude : 112 mètres.

Itinéraire : chemin de fer de l'Est, par Strasbourg, Francfort-sur-le-Mein, Cassel et Paderborn.

PYROGÉNÉ, adj. (de πῦρ, feu, et γεννάω, j'engendre). Qui est produit par l'action du feu. Terme générique appliqué aux corps et surtout aux acides organiques obtenus en en calcinant d'autres. C'est ainsi que l'acide *pyrogallique* résulte de la calcination de l'acide gallique, que la *pyrodextrine* est obtenue en chauffant à 210 degrés l'amidon (qui sert aussi à préparer la dextrine), etc.

PYROPHOSPHATE, s. m. Sel formé par l'acide *pyrophosphorique* (acide phosphorique avec deux équivalents d'eau) et une base. On emploie en médecine les pyrophosphates de fer et celui de soude.

PYROSIS, s. m. (quelques auteurs le font féminin) (de πυρόω, brûler). Variété de DYSPEPSIE OU GASTRALGIE qui s'accompagne d'une sensation de brûlure le long de l'œsophage et dans l'estomac. Le plus souvent il y a en même temps production abondante de gaz, dilatation et gonflement stomacal, nausées, salivation, et surtout constipation.

Le *traitement* est celui de l'espèce de dyspepsie ou de gastralgie qui produit le pyrosis ; il consiste surtout à restreindre les aliments, à adopter au besoin le régime lacté, faire usage d'alcalins, de poudres *absorbantes* ; avant tout, il faut combattre la CONSTIPATION. Contre la douleur, on prescrira une à quatre gouttes de laudanum de Sydenham.

Q

QUADRIJUMEAU, adj. Les **tubercules quadrijumeaux** sont quatre éminences de substance nerveuse, situées symétriquement, deux de chaque côté de la ligne médiane de l'encéphale, au-dessus des *pédoncules cérébraux*, et en arrière du *ventricule moyen*, au-dessous de la *glande pinéale*.

Les *tubercules quadrijumeaux antérieurs*, ou *nates*, sont plus volumineux que les postérieurs, ou *testes*. A l'extérieur, les quatre tubercules sont formés de fibres blanches ; à l'intérieur, on trouve des cellules nerveuses de volume variable. Ils sont reliés aux *corps genouillés* externe et interne et paraissent être un des centres principaux des origines du *nerf optique*.

QUARTE, adj. Se dit de la FIÈVRE INTERMITTENTE, dont les accès égaux reviennent après deux jours d'intervalle. Elle est remarquable par la durée du frisson, plus longue que dans les autres formes, et par l'engorgement plus considérable de la *rate*. On l'observe surtout chez les vieillards et les individus affaiblis ; elle persiste longtemps et résiste plus que toute autre au traitement.

On l'appelle *fièvre double-quarte* lorsqu'elle présente des accès inégaux deux jours de suite, repos le troisième jour et retour de l'accès le quatrième. La *fièvre triple-quarte* offre des accès inégaux trois jours de suite, se reproduisant dans le même ordre.

QUASSIA, s. m. Le **quassier amer** (*quassia amara*) est un arbre exotique de la famille des Simaroubées qui fournit le bois de quassia, que l'on retire de la racine et des tiges. On le trouve dans le commerce sous forme de bûches et de copeaux très-légers, d'un blanc jaunâtre, mélangés à ceux d'une autre espèce, le *quassia excelsa*.

Le bois de quassia contient un principe particulier cristallisable, qui lui donne une amertume franche très-prononcée, sans astringence ni âcreté. C'est un tonique apéritif qu'on emploie sous forme de décoction, d'infusion dans le vin, de teinture, d'extrait, ou, ce qui est préférable, de macération dans l'eau froide.

On fabrique aussi des *gobelets de quassia*, taillés à même dans une bûche de ce bois, et dans lesquels on laisse séjourner pendant quelques minutes ou quelques heures de l'eau froide, qui se charge du principe actif de la plante ; ces gobelets peuvent servir ainsi pendant plusieurs semaines, mais à la fin, il faut laisser l'eau y séjourner plus longtemps.

QUEUE, s. f. (*cauda*). Extrémi effilée qui prolonge le corps d'un grand nombre d'animaux et qui n'est que rudimentaire chez l'homme (COCCYX).

Le nerfs de la **queue de cheval** sont formés par l'épanouissement des derniers rameaux nerveux des plexus lombaire et sacré.

La **queue du sourcil** est l'extrémité externe du sourcil ; elle est quelquefois le siége de KYSTES DERMOÏDES.

QUINA, s. m. Nom sous lequel on désigne quelquefois le *quinquina*.

QUININE, s. f. (*chinium*). Alcaloïde découvert dans le quinquina. Sa formule est $C^{40}H^{24}Az^2O^4$. On l'obtient en traitant le sulfate de quinine par l'ammoniaque ; elle est très-amère, cristallisée, peu soluble dans l'eau froide, très-soluble dans l'alcool.

Le **sulfate de quinine** se présente sous deux formes : un sulfate acide, et un sulfate basique le plus employé en médecine.

Le *sulfate de quinine basique* ($2C^{40}H^{24}Az^2O^4H^2S^2O^8 + 7H^2O^2$) s'obtient en faisant bouillir l'écorce de quinquina pulvérisée dans 10 parties d'eau additionnées de

10 pour 100 d'acide sulfurique. On passe la décoction et on recommence deux ou trois fois l'opération; puis on neutralise les liqueurs obtenues au moyen d'un lait de chaux qui précipite en même temps la quinine. Le précipité formé par la quinine brute est desséché et lavé à l'alcool bouillant, ou mieux dans l'huile de pétrole. On agite le tout avec de l'acide sulfurique, et le sulfate de quinine cristallise. Il se présente sous forme d'aiguilles minces, longues, soyeuses, très-légères, d'une saveur franche très-amère, solubles dans l'eau légèrement aiguisée d'acide sulfurique.

Le sulfate de quinine est un fébrifuge précieux; on l'emploie de préférence à la poudre de quinquina, dans les maladies qui offrent un type intermittent, surtout les fièvres palustres, dont il est pour ainsi dire le spécifique, dans le rhumatisme articulaire, la goutte, les névralgies, la fièvre typhoïde. On le fait prendre d'habitude dans du pain azyme, à la dose de 10 centigrammes à 1 et même plusieurs grammes. Son amertume considérable fait qu'on l'administre quelquefois en lavements.

A petite dose, la quinine et ses préparations activent la circulation et la respiration; quand la dose est plus élevée, il se manifeste de la céphalalgie, de l'agitation, un état d'ivresse, des troubles marqués de la vue, et surtout des bourdonnements d'oreilles, qui, dans certains cas, peuvent persister après la cessation du médicament. A un degré plus avancé, il survient des mouvements convulsifs, de la paralysie et des signes de congestion pulmonaire. Quand la dose est portée encore plus loin, elle peut entraîner la mort, et, le plus souvent, ceux qui échappent à l'empoisonnement par la quinine se rétablissent très-lentement, en restant plus ou moins aveugles et sourds.

Cependant nous avons pu donner, dans des cas graves, jusqu'à 4 grammes de sulfate de quinine sans produire d'effet réellement toxique.

On a rapproché l'action des fortes doses de quinine de celle de l'alcool. Il existe en effet une *ivresse quinique*, où les vertiges, les troubles cérébraux, le délire, se montrent comme dans l'ivresse alcoolique. Ces effets peuvent se produire à la suite de la pénétration de la quinine par les voies respiratoires; c'est ce qu'on observe chez les ouvriers qui sont employés à la préparation du sulfate de quinine ou à la pulvérisation des écorces. Dans certains cas, il se déclare aussi chez eux des affections de la peau qui les forcent à suspendre ou à arrêter leurs travaux.

On emploie quelquefois comme succédanés du sulfate de quinine les *nitrate, acétate, valérianate* et *lactate de quinine*.

A côté de la quinine se place la *cinchonine*, qui accompagne la première dans la plupart des quinquinas. Elle jouit des mêmes propriétés fébrifuges, mais il faut l'employer à doses doubles. D'après M. Weddel, le gouvernement anglais ayant fait des expériences comparatives sur les propriétés de la *quinine*, de la *cinchonine* et de la *cinchonidine* (cette dernière existe dans le quinquina maracaïbo et peut s'extraire de la quinoïdine des résidus de fabrication de la quinine); on a trouvé que, sur 1145 fiévreux, on avait eu 365 guérisons sur 376 personnes traitées par la quinine; 346 guérisons sur 359 ayant pris de la cinchonidine, et 400 guérisons sur 410 personnes traitées par la cinchonine. Comme les prix de la cinchonine et surtout de la cinchonidine sont bien inférieurs à celui de la quinine, il peut y avoir intérêt à chercher à propager leur emploi.

QUINIQUE, adj. Qui a rapport au quinquina.

L'acide quinique, $C^{14}H^{12}O^{12}$, est un produit accessoire de la préparation des alcaloïdes du quinquina; il est très-acide et forme, avec les bases, des sels solubles dans l'eau et cristallisables; tels sont les *quinate de chaux, quinate de baryte*, etc.

QUINIUM, s. m. Nom d'un extrait alcoolique de quinquina qui permet d'obtenir à la fois tous les principes actifs de la plante et qui peut remplacer dans quelques cas le sulfate de quinine; on en prépare les *pilules* et le *vin de quinium*.

QUINQUINA, s. m. (*cinchona*). On donne ce nom à l'*écorce* de plusieurs arbres ou arbrisseaux du genre *quinquina*, de la famille des Rubiacées. On en connaît un grand nombre d'espèces, qui se présentent sous trois couleurs : le *quinquina gris*, le *quinquina jaune* et le *quinquina rouge*, que l'on peut d'ailleurs récolter tous les trois sur le même arbre, suivant l'âge des branches. En général, les quinquinas jaune et rouge contiennent surtout de la quinine, les gris de la cinchonine, et les quinquinas blancs de l'*aricine*. Ces derniers (peu usités) sont d'une très-faible valeur thérapeutique et commerciale.

Les espèces les plus employées sont : le *quinquina calisaya*, supérieur à tous les autres ; le *quinquina La Condamine*, plus connu sous le nom de *quinquina gris* (*cinchona officinalis*) ; le *quinquina à petites fleurs* (*cinchona micrantha*), et le *quinquina ovale*, qui se récoltent tous dans le Pérou et la Bolivie.

L'écorce de quinquina détachée de l'arbre est mise à sécher au soleil ; lorsqu'elle est mince, elle se roule sur elle-même ; si elle est plus épaisse, elle ne fait que s'incurver légèrement. L'odeur des quinquinas est peu prononcée, leurs propriétés fébrifuges sont dues à la *quinine* et à la *cinchonine* qu'ils contiennent ; ils sont en outre toniques et astringents.

Le **vin de quinquina** est une préparation tonique des plus usitées ; il s'obtient, d'après le Codex, en faisant macérer 64 grammes de quinquina pulvérisé dans 128 grammes d'alcool, et en ajoutant, vingt-quatre heures après, 1 litre de vin rouge ou blanc à la macération. Au bout de huit jours, on filtre, et la préparation est bonne pour l'usage. On supprime l'alcool lorsqu'on emploie les vins liquoreux de Madère ou de Malaga. On a préconisé comme succédanés du quinquina plusieurs écorces indigènes n'agissant guère que par leurs principes *amers* et leur tannin, et inefficaces contre les fièvres intermittentes (chêne, orme, frêne, sureau, saule, etc.). On connaît encore une vingtaine de végétaux exotiques qui fournissent de *faux quinquinas* assez répandus dans le commerce et doués d'une valeur thérapeutique variable, souvent complétement nulle.

La culture raisonnée du quinquina augmente beaucoup sa richesse en alcaloïdes, et devant l'appauvrissement progressif des forêts de l'Amérique du Sud, l'Angleterre et la Hollande ont cherché à acclimater les quinquinas (surtout ceux de Pitayo, les plus riches en quinine), d'abord à Java, puis au nord de l'Himalaya, à Ceylan, à Sainte-Hélène. Les alternatives d'une saison humide et d'une de sécheresse semblent particulièrement convenir à cet arbre. La France, après des essais infructueux en Algérie, est arrivée à acclimater un certain nombre de plantes à Madagascar et à la Réunion.

Il n'y a guère que deux siècles que le quinquina et ses propriétés précieuses sont connues en Europe. Il était employé contre les fièvres bien auparavant dans l'Amérique du Sud. Ce serait vers 1636 qu'un corrégidor de la province de Loxa, ayant été guéri d'une fièvre intermittente par un Indien, envoya à son tour des écorces de quinquina à la comtesse del Cinchon, femme du vice-roi, atteinte elle aussi de fièvre intermittente. Auparavant, le corrégidor dut traiter les fiévreux de l'hôpital de Lima, qui tous guérirent, ainsi que la comtesse elle-même. Puis les Jésuites apportèrent le quinquina à Rome, tandis que le comte de Cinchon le propageait en Espagne. Aussi, à cette époque on ne le connaissait que sous le nom de poudre de la comtesse ou poudre des Jésuites. Inutile d'ajouter qu'il était vendu au poids de l'or.

C'est un peu plus tard, en 1680, que le Dauphin fut à son tour guéri d'une fièvre intermittente par un Anglais nommé Talbot, qui lui administra de la poudre de quinquina et reçut comme récompense des lettres de noblesse et une forte somme en échange de la divulgation de son secret. Dès ce moment, la vogue du quinquina fut immense ; il fut louangé, chanté en vers (par La Fontaine) et porté aux nues.

Actuellement, la consommation du quinquina est extrêmement importante, ainsi que celle du sulfate de quinine. C'est grâce à ces précieux médicaments que les Européens peuvent se hasarder dans les pays à fièvres intermittentes endémiques. Aucun des nombreux essais de fabrication artificielle de la quinine n'a encore abouti, c'est ce qui explique l'intérêt immense qui s'attache à la culture des quinquinas et à la possibilité de s'en approvisionner.

QUINTE, s. f. Nom donné aux accès de *toux* qui durent un temps assez long, comme, par exemple, dans la *coqueluche*.

R

RACAHOUT, s. m. On donne le nom de *racahout des Arabes* à un mélange analeptique composé de cacao torréfié, mêlé à de la farine de riz, au salep ou à de la fécule de pomme de terre, sucré et aromatisé avec un peu de vanille.

RACHIALGIE, s. f. (de ῥάχις, rachis, et ἄλγος, douleur). Névralgie, douleur, siégeant le long de la colonne vertébrale. Le plus souvent elle est symptomatique d'une affection des vertèbres, de la moelle épinière, survient simplement au début de certaines fièvres, surtout de la *variole*, ou à la suite d'un refroidissement ou d'un effort violent. Le traitement doit d'abord être dirigé contre la cause dont elle dépend; il consiste en outre en frictions stimulantes, embrocations avec alcool camphré, application de révulsifs, sinapismes, vésicatoires, etc.

RACHIDIEN, adj. Qui appartient au rachis ou colonne vertébrale : *canal rachidien*, *nerfs rachidiens* (qui naissent de la moelle), *trous rachidiens* ou de conjugaison de la colonne vertébrale.

RACHIS ou **RHACHIS** (ῥάχις). Synonyme de COLONNE VERTÉBRALE. Les déviations du rachis sont le plus souvent produites par le *rachitisme*, l'*ostéomalacie*; les principales sont la CYPHOSE et la SCOLIOSE.

RACHITISME, s. m. (de ῥάχις, colonne vertébrale). Ramollissement des os qui arrête leur développement et produit leur incurvation. C'est une maladie de l'enfance qui survient surtout au moment de la première dentition. Mais il existe aussi un rachitisme de la seconde dentition, beaucoup moins fréquent que le premier. Lorsque le ramollissement atteint les os déjà formés d'un adulte, il prend le nom d'OSTÉOMALACIE.

C'est vers la fin de la première année que se montre d'ordinaire le rachitisme des enfants. La cause de beaucoup la plus fréquente est une *mauvaise alimentation*, peu en rapport avec les forces de l'enfant. On peut, pour ainsi dire, le produire à volonté, en donnant à l'enfant des aliments qu'il ne peut digérer et assimiler. S'il survient de la *diarrhée*, le rachitisme se montre bien plus facilement. Il est plus fréquent en Angleterre et en Hollande que dans nos pays, aussi l'appelle-t-on quelquefois *mal des Anglais*

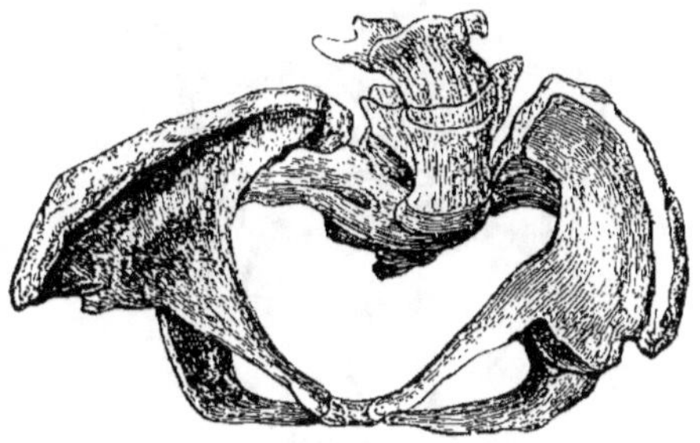

mais en France, on dit que l'enfant est *noué*.

Au point de vue anatomo-pathologique, on peut lui considérer trois périodes :

Dans la première, il y a *épanchement* d'une substance analogue à de la gelée de groseilles qui envahit le *tissu spongieux de l'os* et même le périoste.

Dans la deuxième période, on trouve le *gonflement des épiphyses* (extrémités) *osseuses* (nouure), l'*incurvation* du corps des os, leur *ramollissement*, qui ne leur permet pas d'opposer de résistance au poids du corps ou aux efforts musculaires.

La troisième période varie suivant qu'il y a aggravation des symptômes (*consomption*) ou, au contraire, *réorganisation* du

48

tissu osseux, qui se solidifie, mais reste incurvé. Dans ce dernier cas, l'os devient compacte et prend la dureté de l'ivoire.

Le rachitisme peut envahir tout le squelette ou se borner à une seule partie du corps, à la tête, au bassin, aux membres.

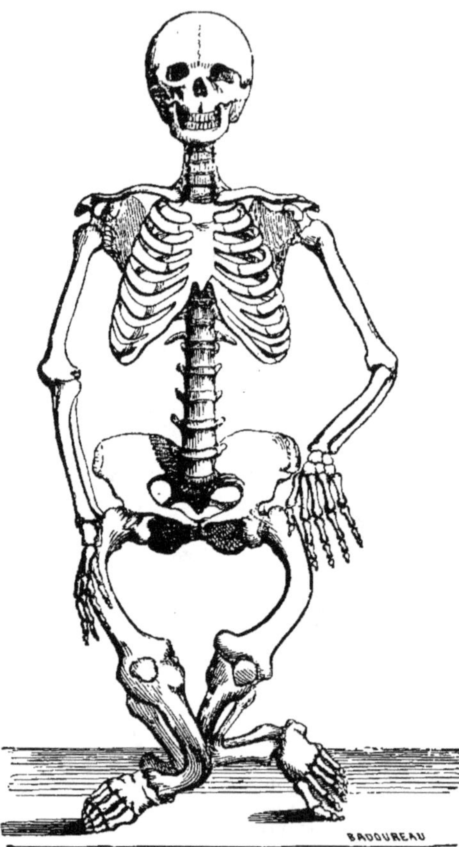

Fig. 475. — Squelette déformé par le rachitisme.
L'abaissement de la taille tient à l'incurvation des membres inférieurs. Le bassin est vicié, l'accouchement difficile ou impossible.

S'il est borné à la tête, le crâne, qui n'est plus résistant, gonfle outre mesure par suite du développement exagéré du cerveau. C'est ce qui explique l'intelligence précoce des enfants rachitiques.

Lorsqu'il est borné au rachis, l'enfant est bossu ; il y a SCOLIOSE ou CYPHOSE.

Si ce sont les membres inférieurs qui sont atteints, les genoux se rapprochent, par suite de l'incurvation des fémurs : l'enfant est cagneux. Souvent le bassin est déformé en même temps que les membres inférieurs, et cette déformation, chez une fille, peut avoir plus tard une importance capitale au moment de l'*accouchement* (fig. 475).

Les *symptômes* du rachitisme varient naturellement un peu, suivant l'âge auquel se produit la maladie. L'enfant est triste, abattu, il a souvent la fièvre, son urine se charge de sédiments de phosphate de chaux et d'acide urique, qui déposent par le refroidissement. Souvent il est atteint de diarrhée et de sueurs profuses ; il ne tarde pas à prendre l'aspect cachectique d'un petit vieillard. S'il avait commencé à marcher, il cesse bientôt de se tenir sur ses jambes trop faibles pour supporter le poids de son corps. L'abdomen est gonflé, par suite de l'hypertrophie du foie, de la rate, du développement de gaz dans l'intestin.

Bientôt surviennent les déformations du squelette. Si l'enfant a déjà marché ou s'il s'agit d'un adulte, ce sont les membres inférieurs, chargés de supporter le poids du corps, qui se déforment les premiers, et cette déformation en indique presque toujours une concomitante du bassin (fig. 474 et 475). Chez l'enfant en bas âge, c'est généralement le thorax qui est pris le premier, la poitrine est aplatie latéralement en forme de carène, l'extrémité sternale des côtes est gonflée et forme le *chapelet rachitique*, caractéristique de cette affection.

Puis c'est la tête qui augmente de volume, ses fontanelles s'écartent et ne s'ossifient que tardivement, les *dents* noircissent ou tombent.

On peut remarquer, du reste, que toutes les fois qu'un enfant traverse une maladie débilitante ou grave (coqueluche, choléra infantile, pneumonie), ses dents sont plus ou moins attaquées et présentent des rainures noires transversales.

Les membres supérieurs sont d'habitude moins atteints que les inférieurs, mais l'avant-bras est généralement incurvé vers sa face palmaire. Souvent, en outre, les os, devenus fragiles, se rompent sous la moindre influence. Dans certains cas, à cause de l'épaisseur du périoste, les *frac-*

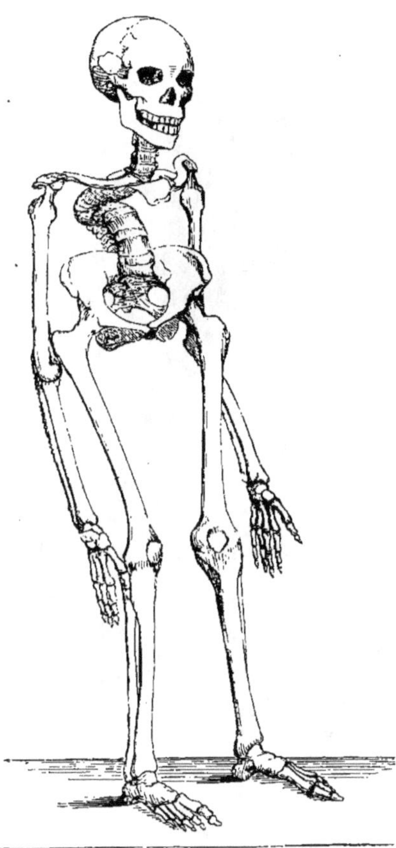

FIG. 476. — Squelette déformé par le rachitisme qui a infléchi la colonne vertébrale.

L'abaissement de la taille tient à l'incurvation du rachis. Les membres inférieurs sont réguliers, ils paraissent très-longs, le bassin est normalement conformé, l'accouchement possible dans les conditions ordinaires, malgré des apparences défavorables.

tures sont incomplètes ou les fragments peu déplacés.

Dans un grand nombre de cas, la maladie fait des progrès incessants, et l'enfant finit par succomber, soit dans le marasme, soit par suite d'une affection intercurrente des organes thoraciques. Souvent aussi la maladie s'arrête, les os se consolident, et leur développement normal se poursuit, mais malheureusement avec des déviations, la plupart du temps irrémédiables (fig. 475 et 476).

Le *traitement* devra être avant tout préventif. Il faudra bien se pénétrer de cette idée, qu'il n'y a que les aliments digérés qui profitent à l'enfant, que ceux qu'il n'assimile pas ne font qu'irriter son intestin et produisent de la *diarrhée*. Celle-ci, à son tour, est une cause puissante de débilitation. C'est donc en proportionnant bien l'alimentation aux forces de l'enfant que l'on préviendra le développement de cette affection. Surtout au moment du sevrage, il faudra redoubler de surveillance, placer l'enfant en bon air, à la campagne, dans les meilleures conditions hygiéniques possibles.

En même temps, on cherchera à fournir à l'économie la quantité de phosphates et de chaux dont elle a besoin pour le développement des os. Dans ce but, on fera prendre des préparations de *chlorhydro-* ou de *lacto-phosphate de chaux*, de la poudre de phosphate de chaux. Aux adultes, on conseillera les écrevisses, qui contiennent du carbonate de chaux, les os tendres, qui fournissent un phosphate animalisé, etc. On pourra avoir aussi recours, comme analeptique (s'il n'y a pas de diarrhée), à l'huile de foie de morue.

A l'extérieur, on prescrira les bains de mer chauds, l'habitation au bord de la mer, les lotions et les bains salés. Il faudra éviter de se fatiguer, au besoin porter des corsets ou autres appareils contentifs. Si les déviations sont récentes et la maladie arrêtée, on obtiendra, dans certains cas, de bons résultats en faisant usage d'appareils orthopédiques, qui peuvent jusqu'à un certain point corriger la déviation osseuse.

RACINE, s. f. (*radix*, ῥίζα). Nom donné à la partie inférieure des plantes, qui plonge dans la terre et qui sert à la fixation de l'individu et à sa nutrition; elle fuit la lumière et n'est pas colorée en vert. Les racines sont annuelles, bisannuelles, vivaces, etc.; elles s'hypertrophient quelquefois et deviennent fusiformes, tubéreuses, etc.; elles sont *simples* ou *composées*.

Un très-grand nombre de racines sont alimentaires : carottes, navets, radis ; d'autres sont usitées en grand nombre pour l'usage thérapeutique : *racines de valériane*, *d'ipéca*, de *rhubarbe*, de *réglisse*, etc., etc.

Les *cinq racines* apéritives sont celles d'*ache*, de *persil*, de *fenouil*, d'*asperges* et de *petit houx ;* on en confectionne un sirop diurétique : **sirop des cinq racines.**

En anatomie, on a donné, par extension, le nom de *racines* à un grand nombre de parties qui s'enfoncent dans un tissu quelconque, ou au point d'émergence de certains organes, telles que les racines des dents, des *corps caverneux, racines grises et blanches des nerfs*, etc.

RADIAL, adj. Qui a rapport au *radius*. L'**artère radiale** est celle sur laquelle on tâte ordinairement le *pouls*. Elle est située superficiellement à la face palmaire de l'avant-bras, du côté du pouce. C'est une des branches de bifurcation de l'*artère humérale* ou brachiale.

Son trajet est indiqué par une ligne qui part du pli du coude et va aboutir à la racine du pouce, entre le tendon du muscle grand palmaire et celui du *long supinateur* (fig. 477). Elle est placée en bas, au-dessous de l'*aponévrose antibrachiale ;* en arrière d'elle se trouve le muscle long fléchisseur du pouce. Le *nerf radial* est placé à son côté externe ; il s'en éloigne à la partie inférieure ; deux veines satellites l'accompagnent. Elle fournit les artères : *récurrentes radiales antérieure* et *postérieure, transverse antérieure du carpe, radio-palmaire*. En arrivant à la paume de la MAIN (9, fig. 366), elle forme l'arcade palmaire profonde (4, fig. 366).

Les **muscles radiaux** appartiennent à l'avant-bras, ce sont : le *radial antérieur*, le *court radial externe*, le *long radial externe*.

Le **nerf radial** est une branche du plexus radial ; il traverse le triceps brachial, se place derrière l'humérus, puis entre les muscles long supinateur et brachial antérieur, et se divise en deux branches, l'une antérieure, l'autre postérieure, qui prennent naissance au niveau de l'extrémité supérieure du radius. Il fournit des *rameaux sensitifs* à la peau de la partie externe et postérieure du

bras, des *rameaux moteurs* au muscle triceps. A l'avant-bras, il anime les muscles des régions postérieure et externe ; à la

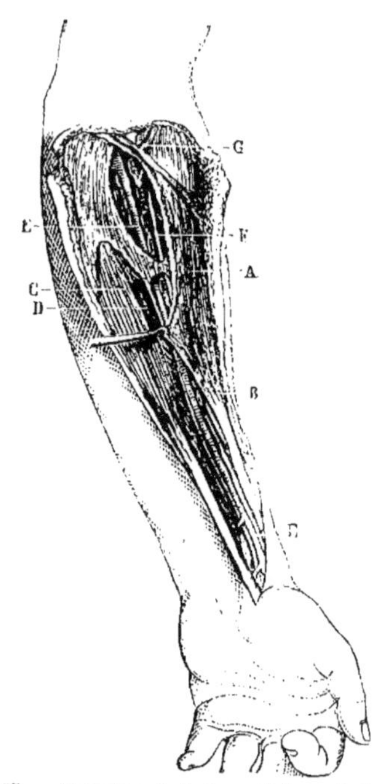

FIG. 477. — Dissection de la face antérieure de l'avant-bras pour montrer le trajet de l'artère radiale.

A, Aponévrose anti-brachiale.
B, Muscle long supinateur.
C, Muscle grand palmaire.
D, Muscle rond pronateur recouvert en partie par les lambeaux de l'aponévrose.
E, Artère radiale.
F, Nerf radial.
G, Veine superficielle du pli du coude.

main, il se distribue aux muscles collatéraux dorsaux du pouce, de l'index, et au collatéral externe du médius.

RADICAL, adj. Qui appartient à la racine ou qui la constitue. On donne en chimie le nom de *radicaux* aux corps *simples* ou *composés* qui forment la partie principale, dominante, caractéristique d'un corps composé. Dans les sels, c'est le métal qu'ils contiennent qui forme le radical. Certains corps composés, comme l'ammonium (AzH^4), peuvent jouer le même rôle. Les **radicaux composés** sont donc des substances composées elles-mêmes, mais qui, dans les combinaisons, peuvent, soit se substituer à un corps simple, soit y jouer le même rôle.

RADIUS, s. m. Os de l'*avant-bras* situé du côté externe, tandis que le cubitus se trouve du côté interne. Il s'articule, à la partie supérieure, avec l'humérus et avec le cubitus; en bas, avec le scaphoïde et le semi-lunaire. C'est lui qui est l'os principal de l'articulation du *poignet*, tandis que le cubitus est plus important au coude.

On considère au radius trois faces : l'antérieure et la postérieure sont légèrement concaves, l'externe est convexe. Son *extrémité supérieure* se compose : d'une *tête* excavée par la *cupule* du radius (qui roule sur le condyle de l'humérus), et du *col* du radius, qui joint la tête au corps de l'os. A son niveau se trouve la *tubérosité bicipitale*, donnant attache au muscle biceps.

Son *extrémité inférieure* est renflée, quadrilatère; sa *base* est excavée, pour s'articuler en dehors avec l'os *scaphoïde*, en dedans avec le *semi-lunaire*. A sa face postérieure, convexe, se voient les gouttières des muscles radiaux et des extenseurs. Sa face interne s'articule avec le cubitus; sa face externe présente l'*apophyse styloïde;* sa face antérieure, concave et lisse, se continue avec la face antérieure de l'os.

Les **fractures du radius** se font de beaucoup le plus souvent à la partie inférieure, celles du corps et de l'extrémité supérieure sont très-rares. Bien au contraire, les *fractures de l'extrémité inférieure du radius* sont presque aussi communes que toutes les autres fractures réunies, ce qui tient à la fréquence des *chutes sur la paume de la main*, qui font porter tout le poids du corps sur le radius seul, le cubitus n'ayant presque rien à supporter à cause de la faiblesse de son articulation au poignet.

Jusqu'à Couteau et Dupuytren, on méconnaissait les fractures de l'extrémité inférieure du radius, et on les prenait pour des luxations du poignet. Or, ces luxations sont extrêmement rares; à peine a-t-on pu en réunir quelques exemples authentiques.

Le plus souvent la fracture est *transversale*, située à 1 ou 2 centimètres au-dessus de l'articulation radio-carpienne. La partie fracturée du corps de l'os (diaphyse) pénètre dans l'extrémité inférieure (épiphyse), qui est formée de tissu spongieux; elle s'enfonce davantage en arrière qu'en avant, de telle sorte que la *convexité dorsale du radius* se trouve transformée en *concavité*.

En même temps, le *fragment inférieur* du radius est élevé, et l'*apophyse styloïde du radius*, qui descendait plus bas que celle du cubitus, se trouve sur le même plan. La main se trouve déjetée en dehors, la tête du cubitus forme un relief considérable, le poignet est devenu cylindrique, par suite du gonflement.

Il n'y a généralement pas de *crépitation osseuse*, à cause de l'engrènement des fragments; les mouvements du poignet, quoique limités, sont possibles; il y a une forte douleur, à la pression, au-dessus de l'articulation.

L'attitude de la main est caractéristique; outre la déviation en dehors, la face dorsale de la partie inférieure de l'avant-bras présente une concavité suivie un peu plus bas d'une convexité qui lui donne l'aspect d'un dos de fourchette.

Tous ces symptômes peuvent se montrer à divers degrés, suivant le déplacement et le plus ou moins de pénétration des deux fragments l'un dans l'autre. C'est ce qui fait qu'on méconnaît quelquefois la fracture et qu'on croit n'avoir affaire qu'à une simple entorse du poignet.

Le *traitement* est celui de toutes les fractures. Il faut d'abord rectifier la position de la main en l'attirant en dedans, du côté de son bord cubital. En même temps qu'il exerce des tractions sur la main, le chirurgien dégage les deux fragments engrenés, au moyen de ses deux pouces qui agissent en sens inverse pour repousser le fragment supérieur en arrière et le fragment inférieur en avant.

La *réduction* est en général facile, mais il est important de la maintenir, tout en ayant bien la précaution de *ne pas trop serrer l'appareil* contentif, à cause de la position superficielle des artères radiale et cubitale, qui sont faciles à comprimer sur le plancher osseux. Il y a danger d'interruption de la circulation sanguine et de gangrène consécutive (fig. 259), c'est ce qui arrive souvent avec les appareils qu'appliquent les rebouteurs.

On peut se contenter de mettre une attelle dorsale, à laquelle on fixe l'avant-bras et la main; ou bien on emploie deux attelles, l'une dorsale, plus longue que la palmaire, qui ne doit pas dépasser le poignet. On peut aussi, à l'exemple de Nélaton, disposer sur la face dorsale du poignet des compresses graduées qui refoulent la voussure. Mais un des meilleurs appareils, lorsqu'il n'y a pas de gonflement, ce sont deux attelles plâtrées, l'une dorsale et l'autre palmaire, que l'on fixe avec deux bandes de diachylon.

Quel qu'il soit, l'appareil devra être attentivement surveillé; on ne le laissera en place que trois semaines environ, et on fera exécuter le plus tôt possible quelques mouvements à l'articulation du poignet, afin d'en prévenir la raideur consécutive.

RAFRAICHISSANT, adj. et s. m. Se dit des médicaments propres à calmer la soif et à diminuer la chaleur du corps (limonades acides, tisanes délayantes de graine de lin, d'orge). Terme employé quelquefois par le vulgaire comme synonyme de *laxatif* ou *purgatif* léger.

RAGE, s. f. (*rabies*, λύσσα). Appelée aussi *hydrophobie* en raison de son principal symptôme chez l'homme. Maladie contagieuse transmise du chien et de quelques autres animaux, tels que le chat, à l'homme, par des morsures qui se compliquent de l'inoculation d'un virus particulier contenu dans la bave des animaux enragés (*virus rabique*). La rage est caractérisée par un désordre général et profond des fonctions nerveuses, des accès de fureur, des angoisses augmentées encore soit par l'action d'un courant d'air sur la figure (*aérophobie*), soit par l'horreur des liquides (*hydrophobie rabique*).

Aucune expérience absolument concluante n'a pu établir la spontanéité ou la non-spontanéité de la rage chez les animaux. Quoi qu'il en soit, l'apparition de la rage chez le chien se manifeste par un besoin anormal de lécher, de la tristesse, le regard est vague, brillant. L'animal est assiégé par des hallucinations de la vue, de l'ouïe, du goût; l'ouïe est surexcitée par le moindre bruit, l'oreille paraît le siége d'une douleur ou d'une démangeaison insupportable, quelquefois le nez paraît atteint de la même manière, le chien renifle fréquemment et se gratte énergiquement avec ses pattes comme s'il était gêné par un corps étranger. Il flaire le sol avec persistance, l'appétit est perverti (hallucination du goût), et l'animal, dédaignant sa nourriture, ingère des corps étrangers, bois, plâtre, paille, tapis, etc.

Une des manies les plus ordinaires et les plus fâcheuses du chien enragé est l'envie, d'abord de mordiller les meubles, puis de mordre les personnes et les animaux. Il devient sournois, se rend souvent d'abord à l'appel de son maître et se jette sur lui sans provocation. Le timbre de la voix est altéré, et c'est ici le meilleur signe de la rage : l'émission entrecoupée est faite en deux temps composés l'un d'une note grave, l'autre d'une note aiguë imitant le cri du chien courant enroué et fatigué.

La plupart des chiens enragés deviennent querelleurs, perdent le sentiment de la crainte, et c'est une des plus graves erreurs que de croire à l'attitude de *la queue entre les jambes*, signalée comme un signe infaillible de la rage. Au début, le chien porte la *queue relevée*, elle ne s'abaisse que par suite de la fatigue et de la paralysie. L'animal enragé quitte le plus souvent le logis, il est tourmenté par des désirs génésiques, et c'est à cette époque qu'il s'en va courant et mordant tout ce qu'il trouve sur son passage.

On a même pensé (et apporté quelques preuves à l'appui) que c'était par suite de l'impossibilité d'assouvir les désirs génésiques que le chien devenait spontanément enragé.

Le chien enragé n'a pas horreur de l'eau comme on le croit à tort, il cherche à boire, il lèche ses urines, mais la paralysie de la gorge fait que les boissons retombent au fur et à mesure qu'il les a lappées. Les vomissements sont fréquents. La salivation est un fait peu constant; bien des chiens enragés ont la gueule sèche, seuls ceux qui ont la gueule béante bavent ordinairement.

Aucune lésion cadavérique n'est absolument distinctive de la rage chez le chien ; la présence dans l'estomac de corps étrangers de toute nature peut seule faire présumer la maladie à laquelle l'animal a succombé.

La *rage mue* ou *muette* est une variété de la maladie qui se manifeste dans la moitié des cas. L'animal a la gueule entr'ouverte, il bave, porte la langue pendante et placée sur le bord de l'arcade dentaire, l'expression du regard est douce, triste, vague, la gueule ne peut pas se refermer et, par conséquent, l'animal est assez inoffensif puisqu'il ne peut presque pas mordre.

Dans la *rage mixte*, les chiens aboient peu et mordent rarement ; dans la *rage furieuse* qui est de beaucoup la plus rare, les chiens mordent. Mais il est à remarquer que la transmission de la rage nécessite l'introduction du virus dans une plaie saignante, et que sur cent morsures, des statistiques faites avec le plus grand soin ont démontré que cinq environ sont suivies du développement de la maladie.

L'abatage des chiens enragés ou mordus par des rabiques est la première mesure prophylactique au point de vue général.

Quant à la personne mordue, il faut lui cautériser profondément au *fer rouge* ou au *beurre d'antimoine* toutes les parties atteintes, et cela le plus tôt possible. Les autres caustiques et en particulier le nitrate d'argent et l'ammoniaque sont insuffisants. Cette cautérisation bien faite, et assez tôt, prévient à coup sûr le développement de cette maladie terrible à la vérité, mais relativement une des plus rares qu'il soit donné de constater. Les morsures faites à travers les vêtements (qui ont pu arrêter la salive virulente) sont bien moins dangereuses que celles qui ont été faites dans des endroits découverts.

Chez l'homme, la rage se développe tantôt dans les premiers jours, tantôt après une incubation assez longue qui se prolonge en général de un à trois mois ; on cite des cas d'incubation ayant duré douze, dix-huit mois, et même deux ans et demi. Mais ils doivent être regardés comme exceptionnels ou appartenant à l'*hydrophobie* non rabique, névrose qui se développe par la crainte d'être enragé.

L'invasion de la maladie est caractérisée par des douleurs sourdes et lancinantes au niveau des points d'inoculation, il n'y a pas de fièvre au début, mais de la tristesse, de l'insomnie, puis l'apparition de l'*hydrophobie*. Un spasme laryngo-pharyngien se produit à la vue des objets brillants, à la seule idée du liquide, de l'action de boire, à la simple agitation de l'air devant la figure (*aérophobie*), à l'approche d'un flacon d'éther. L'intelligence et la mémoire sont conservées, mais pendant les spasmes, la terreur est profonde ; elle se traduit par l'agitation, le besoin de changer de place,

et en même temps, le désir de repos, de sommeil, d'obscurité. Bientôt se montre la *sputation* ou crachotement caractéristique ; avec elle apparaissent les crises de fureur et d'*hallucinations* qui vont en augmentant de fréquence et d'intensité.

Très-rarement le malade a une tendance à mordre, et en tout cas, ses morsures ne sont pas susceptibles de transmettre la rage à l'homme, bien que l'inoculation de la salive puisse déterminer la rage chez le chien.

Puis le malade tombe dans une sorte de coma paralytique, et meurt vers le troisième ou quatrième jour après le début des premiers accidents.

Quoique la contagion soit la seule cause réelle de la rage chez l'homme, il est constant que l'imagination peut jouer un rôle important dans le développement de cette maladie, et l'on devra persuader à un individu porteur de morsures que l'animal qui les lui a faites était sain et que d'ailleurs la cautérisation suffit pour éloigner tout danger, ce qui est vrai d'ailleurs si elle a été pratiquée aussitôt après l'accident, et assez profondément.

Lorsqu'on a laissé la rage se développer malgré tous les moyens prophylactiques employés, il ne reste aucun espoir de la voir se terminer autrement que par la mort.

On a a essayé jusqu'à présent de tous les moyens rationnels et on les a vus échouer contre l'intoxication rabique. Cependant, on ne doit jamais abandonner les malheureux atteints de la rage ; il faut leur laisser au moins jusqu'au dernier moment le spectacle de la pitié et du dévouement.

Bien que la thérapeutique soit désarmée contre l'issue finale, il faut chercher à calmer les spasmes, et pour cela user largement des injections hypodermiques de chlorhydrate de morphine, administrer des lavements au bromure de potassium, au chloral, faire respirer du chloroforme, etc. La plupart des rabiques sentent les approches de leurs crises et conseillent à leurs parents de s'éloigner ; il faut les mettre dans l'impossibilité de nuire aux autres et à eux-mêmes, mais redoubler de douceur, de commisération à leur égard. Toute tentative thérapeutique au moyen de substances nouvelles est permise du reste, pourvu qu'elle ne soit pas évidemment absurde ou dangereuse. Il y a loin, on le voit, entre ce que nous conseillons, et le stupide préjugé populaire, qui fait croire à certaines personnes arriérées que l'on étouffe les malheureux enragés entre deux matelas.

RAISIN, s. m. (*uva*). Fruit (baie) de diverses variétés de *vignes* (*vitis vinifera*), de la famille des Ampélidées. On en connaît une très-grande variété que l'on range en deux classes : les *raisins noirs* et les *raisins blancs*. Ces baies renferment une pulpe plus ou moins parfumée qui contient une certaine quantité de glycose ou *sucre de raisin*. La glycose ou sucre de raisin se montre sous forme de petites masses blanches et mamelonnées à la surface des raisins secs, et, après la fermentation, elle se transforme en alcool.

On distingue trois formes principales de *raisins secs* : ceux *de Malaga*, gros, d'une couleur violacée, recouverts d'une grande quantité de glycose ; ceux *de Provence* ou *raisins de caisse*, moins gros, de couleur roussâtre ; les *raisins de Corinthe*, très-petits, rougeâtres, et presque dépourvus de pepins. L'odeur des raisins est faible, mais agréable ; parvenus à leur parfaite maturité, ils constituent un des meilleurs fruits de nos climats ; ils sont rafraîchissants, mais, pris en grande quantité, ils sont laxatifs.

Les *raisins secs*, usités en pharmacie, sont béchiques et pectoraux.

La **cure de raisin** jouit d'une réputation méritée, surtout en Suisse et en Allemagne. Dans diverses localités, à Vevey par exemple, sur le bord du lac Léman, la cure de raisin se fait en absorbant chaque jour une certaine quantité de ce fruit que le malade cueille lui-même à la vigne. Il est juste de tenir compte de l'exercice et du séjour à la campagne. Quelques affections des voies digestives guérissent par l'usage exclusif ou du moins prolongé et abondant de ce fruit, mais il est à remarquer que la qualité des raisins employés offre une certaine importance. C'est ainsi que les raisins appelés *chasselas* sont adoucissants et pectoraux, que les raisins aromatiques tels que les *muscats* sont excitants, que les raisins très-colorés contenant du fer et du tannin sont astringents. Ils sont diurétiques ou laxatifs, selon qu'ils renferment une quantité plus ou moins grande de tartrate, de nitrate ou de sulfate de potasse, etc.

On appelle **raisin d'ours** (*uva ursi*) la busserole, éricinée dont les feuilles, diurétiques, sont employées dans les maladies des reins et des voies urinaires.

RÂLE, s. m. (*rhonchus*, ῥέγχος). Nom donné *vulgairement* au bruit que la respiration des mourants fait entendre à distance, et que produit le passage de l'air à travers les mucosités accumulées dans les voies aériennes. Mais cette signification lugubre n'est nullement celle qui est donnée à ce terme en médecine.

En *auscultation*, on appelle *râles* ou rhonchus, des bruits anormaux qui se font entendre dans l'acte de la respiration et qui obscurcissent ou remplacent complétement le *murmure respiratoire*.

On a divisé les râles en deux groupes, les *râles secs* ou vibrants, et les *râles humides* ou *bulleux*.

Les râles vibrants comprennent deux variétés : le **râle sibilant** (ou sifflant) et le **râle ronflant** (plus sourd) que l'on entend dans un grand nombre de maladies telles que l'emphysème pulmonaire, l'asthme, la bronchite, le catarrhe des bronches, etc.

Les *râles bulleux* comprennent :

1° Le **râle crépitant** (semblable à la crépitation que fait entendre une mèche de cheveux froissée près de l'oreille) qui se montre principalement dans la PNEUMONIE, dont il est le signe pathognomonique à la première période. Il ne s'entend que pendant l'inspiration.

On appelle *râle crépitant de retour*, celui que l'on entend pendant la période de guérison de la pneumonie dans les points hépatisés du poumon, et qui indique que l'air parvient de nouveau dans les vésicules pulmonaires.

2° Le **râle sous-crépitant** (*râle muqueux, râle bronchique humide*), que l'on distingue en sous-crépitant fin, gros et moyen, et qui se rencontre dans la bronchite et les tubercules à l'état de ramollissement ;

3° Les **râles caverneux** (gargouillement) qui annoncent l'existence d'une *caverne* ou excavation pulmonaire, ou d'une dilatation des bronches.

RAMOLLISSEMENT, s. m. Diminution de consistance d'un organe (cerveau, moelle, poumon, etc.), sous l'influence d'un vice de nutrition.

Le **ramollissement du cerveau** est une sorte de *gangrène* ou mortification partielle de cet organe, due à ce que les petites artères cérébrales sont plus ou moins oblitérées. C'est une affection assez commune chez les vieillards, qui produit des symptômes analogues à ceux de l'APOPLEXIE *cérébrale* par hémorrhagie.

Le ramollissement cérébral diffère de l'hémorrhagie :

1° Par l'existence de *symptômes précurseurs de longue durée*, tels que douleurs de tête, étourdissements, engourdissements et fourmillements dans les membres, tendance au sommeil ;

2° Par la moindre instantanéité de l'*attaque aiguë* qui, bien que simulant l'*apoplexie*, coïncide avec la pâleur du visage.

Cette attaque aiguë produit une *paralysie* plus ou moins étendue et absolue, souvent une *hémiplégie;*

3° Par les progrès constants que fait la paralysie, tandis que dans l'hémorrhagie cérébrale, elle tend à se limiter et à diminuer. En outre, dans le ramollissement cérébral, il y a quelquefois des oscillations de mieux et d'aggravation du matin au soir, qui ne se rencontrent pas dans l'hémorrhagie cérébrale (voy. CERVEAU [RAMOLLISSEMENT CÉRÉBRAL], APOPLEXIE).

RANIN, adj. (de *rana*, grenouille). Les vaisseaux ranins (artères et veines ranines) sont ceux qui se distribuent à la *langue.*

L'*artère ranine* est la terminaison de la *linguale;* la *veine ranine* se jette dans la veine *jugulaire interne* ou dans la *thyroïdienne supérieure.*

RAPHÉ, s. m. de ῥάπτειν, coudre). Le *raphé médian du périnée* est la ligne légèrement saillante qui forme une sorte de bourrelet ou de suture au milieu de cette région.

RAPPORT, s. m. En *anatomie*, les rapports d'un organe sont les connexions qu'il a avec ceux du voisinage. La description des rapports d'un muscle, d'un nerf, d'une artère, etc., comprend donc l'exposé des relations qu'affectent ce muscle, ce nerf, cette artère avec les autres parties qui les touchent immédiatement. C'est ainsi qu'on dira qu'un nerf est en rapport en avant avec telle artère ou tel muscle, lorsque cette artère ou ce muscle seront situés à sa partie antérieure, etc. On conçoit que l'étude des rapports des organes entre eux est de la plus haute importance en anatomie descriptive.

En *pathologie*, on donne le nom de *rapports* aux *renvois* ou *éructations* de gaz qui sont en général le signe d'une mauvaise digestion (voy. DYSPEPSIE, GASTRALGIE).

En *médecine légale*, un *rapport médico-légal* est une pièce destinée à éclairer la justice dans les questions qui touchent la médecine.

Il comprend :

1° Un *protocole* indiquant les circonstances dans lesquelles le rapport est fait, la mention du serment prêté, les nom et adresse du docteur chargé de la rédaction du rapport, des personnes en cause, etc. ;

2° L'*exposé des faits;*

3° La *discussion* ou l'*examen* des questions soulevées par les faits ;

4° La *conclusion* affirmative, négative ou dubitative.

Il est essentiel, dans tout rapport, que le médecin n'affirme qu'à coup sûr. La justice peut lui demander de conclure formellement, il peut très-bien, dans les cas douteux, après avoir exposé les raisons pour et contre, déclarer qu'il lui est impossible d'affirmer. Il est du reste bien entendu qu'aucune considération étrangère à la *médecine* ne doit influencer son rapport qui doit être non un jugement personnel, absolu, mais une simple pièce à laquelle on doit attribuer l'importance qui lui appartient, mais qui ne doit pas constituer le plus souvent la preuve unique du fait allégué.

RASH, s. m. (*éruption*). Mot anglais qui, en français, a reçu diverses acceptions. Il indique surtout une éruption analogue à la *rougeole* ou la *scarlatine* qui se produit dans diverses circonstances avant ou pendant une autre maladie (rhumatisme, fièvre typhoïde, et surtout la *variole*).

La **variole rash** est précédée de l'apparition d'une rougeur vive, écarlate, plus abondante dans certaines parties du corps, du côté de la flexion des membres, au pli de l'aine, du cou, du bras, qui dure trois ou quatre jours. Elle n'est pas plus grave que la variole ordinaire, ce qui la différencie de la *variole hémorrhagique* qui, elle, est extrêmement grave ; son aspect est aussi complètement différent.

Le *rash* produit sur la peau un piqueté fin de tâches écarlates, tandis que la rougeur de la variole hémorrhagique a une nuance bleuâtre, livide. Cette dernière se produit entre les pustules et s'accompagne d'hémorrhagies multiples (voy. VARIOLE).

RATANHIA, s. m. Racine du *Krameria triandra*, de la famille des Polygalées, arbuste du Pérou. Elle est rameuse, cylindrique, un peu moins grosse que le petit doigt, son écorce est d'un brun rougeâtre foncé; c'est la seule partie employée.

L'*écorce de Ratanhia* est extrêmement astringente, sans amertume, on l'emploie contre les hémorrhagies passives et les diarrhées chroniques. On l'administre en poudre, décoction, sirop, extrait, lavements, etc.

La *pommade à l'extrait de ratanhia* est utile contre les gerçures des lèvres, du sein, et les fissures à l'anus.

RATE, s. f. (σπλήν). Glande vasculaire sanguine de forme ovoïde ou quadrangulaire, d'un poids d'environ 200 grammes, très-variable ainsi que son volume, située dans l'*hypochondre gauche*, entre le diaphragme, le rein gauche et le grand cul-de-sac de l'estomac. Des replis du péritoine la relient à l'estomac et au diaphragme (épiploons gastro-splénique et phrénico-splénique). Dans certains cas, la rate est divisée en lobules; il peut même y avoir des rates surnuméraires.

C'est un organe *érectile*, dont le volume est très-variable, suivant l'afflux du sang qui s'y fait, et d'autres conditions pathologiques (fièvre intermittente, etc.).

A l'extérieur, sa surface est lisse et brillante, mais en la coupant, on lui trouve une couleur *lie de vin foncée;* sa consistance diminue rapidement après la mort, et son tissu se transforme en une pulpe rougeâtre nommée *boue splénique.*

Le sang parvient à la rate par l'*artère splénique,* qui envoie de cinq à dix branches dans l'intérieur de l'organe, au niveau de son *hile* situé sur sa face interne. Il en sort par la *veine splénique,* qui constitue une des branches d'origine de la *veine porte* qui se rend au foie.

La *structure* de la rate n'est pas encore complétement élucidée; elle paraît être constituée par :

1° Un *réseau de trabécules* formant une sorte d'éponge à mailles de plus en plus fines, dans lesquelles viennent se ramifier :

2° De *nombreux vaisseaux capillaires* artériels et veineux. Ces deux variétés de capillaires ne communiquent pas directement entre eux comme dans les autres tissus de l'économie, mais s'ouvrent dans les lacunes du tissu propre de la rate;

3° De nombreux *éléments cellulaires* formant la *pulpe splénique* remplissant ces lacunes et constitués par : des *noyaux libres,* des *globules* analogues aux *globules blancs* de la lymphe (leucocytes), des *cellules à noyaux,* des *globules rouges,* des *granulations pigmentaires.*

On trouve aussi dans la rate des *globules de Malpighi,* sortes de granulations blanches, arrondies, dispersées sur le trajet des artères et visibles à l'œil nu. Ces globules disparaissent rapidement après la mort, on ne peut les voir que sur les animaux, ou sur les cadavres des suppliciés.

Les *fonctions de la rate* sont aussi fort obscures. Cette glande n'a pas de canal excréteur et ne fabrique aucune humeur particulière. Elle reçoit du sang par l'artère splénique, et rend du sang par la veine. Mais en passant dans cet organe, ce liquide y a subi une transformation. D'après certains physiologistes, le sang qui sortirait de la rate contiendrait moins de globules et plus de fibrine que le sang qui y est entré. La rate serait donc un des foyers de destruction des globules rouges.

Quoi qu'il en soit, la rate paraît être un organe d'une importance secondaire, dont les fonctions peuvent, dans de certaines limites, être suppléées par d'autres, et en particulier par les *ganglions lymphatiques.* On a pu enlever en effet avec succès la rate chez les animaux et même chez l'homme, sans que la santé générale parût s'en ressentir.

Chez quelques animaux (rat et grenouille), elle peut même, après extirpation totale, se reproduire avec ses dimensions normales. Chez d'autres, les ganglions voisins abdominaux, pectoraux, céphaliques, s'hypertrophient. On a observé également l'hypertrophie des ganglions axillaires chez une femme à laquelle on avait extirpé la rate (SPLÉNOTOMIE).

Les **contusions et les déchirures de la rate** dues à une cause traumatique dont l'action a porté sur l'hypochondre gauche, donnent lieu à une douleur profonde de cette région. Quelquefois il se forme une HÉMORRHAGIE INTERNE, avec tous ses symptômes, qui peuvent se déclarer soit au moment même du traumatisme, soit secondairement quelques jours ou quelques semaines plus tard. Il se montre aussi quelquefois une ecchymose du côté droit, ou il se produit une péritonite plus ou moins violente.

Le traitement consiste en applications de sangsues, et dans le repos au lit, qui doit être longtemps prolongé si l'on peut craindre une rupture du viscère.

L'hypertrophie de la rate se manifeste par l'augmentation de matité à la percussion de la région splénique. C'est surtout à la suite de fièvres intermittentes ou du séjour dans un endroit marécageux qu'elle se produit. Dans certains cas, cet organe peut acquérir des dimensions énormes, refouler le poumon à la partie supérieure et envahir une portion de l'abdomen.

En même temps, le malade est pris de malaises fréquents, ses forces s'affaiblissent, il se déclare des œdèmes, de la bouffissure du visage, de l'ascite. Dans certains cas, c'est une véritable LEUCOCYTHÉMIE qui se produit.

Le *traitement* consiste à administrer le *sulfate de quinine* (10 centigrammes à 1 gramme par jour), à appliquer des vésicatoires sur la région. Le régime devra être très-doux, composé de viandes blanches, poissons, végétaux, asperges, fruits, racines. Le malade ira habiter la campagne dans un endroit très-sain, élevé; il se mettra à l'usage des eaux alcalines ou arsenicales de la Bourboule, Mont-Dore, Vichy, Carlsbad, et fera aussi de l'*hydrotherapie* (douche en jet sur la région splénique).

RATION, s. f. La **ration alimentaire** ou *ration d'entretien* est la quantité des aliments et de boissons nécessaire à l'homme bien portant dans une période de vingt-quatre heures.

Elle doit contenir au minimum 20 grammes d'azote et 300 grammes de carbone assimilables. Ces quantités sont représentées assez exactement dans la *ration journalière du cavalier*, en France : viande fraîche 125 grammes, pain blanc 516 grammes, pain de munition 750 grammes, légumineux 200 grammes, et boisson en quantité variable.

RÉACTIF, s. m. et adj. On donne ce nom, en chimie, à des corps spécialement employés dans les *analyses*, pour reconnaître la présence de certaines substances dans des préparations dont on recherche la composition. Les réactifs sont en grand nombre, puisque l'on peut donner ce nom à tous les corps qui, ayant une affinité plus ou moins grande pour un autre corps, forment en présence de celui-ci un composé nouveau qui se traduit instantanément, soit par l'apparition d'un *précipité*, soit par une coloration nouvelle, ou par le dégagement de gaz d'une odeur caractéristique, etc.

Quelques substances colorantes, *indigo*, *tournesol*, *sirop de violettes*, *curcuma*, sont particulièrement sensibles à l'action des acides et des bases, et servent à imbiber des bandes de papier désigné sous le nom de *papier réactif*.

La liqueur ou le réactif de Fehling, de Tromherz ou de Barreswil est une solution de tartrate cupro-potassique, qui sert à déceler la présence du sucre dans l'urine (voy. DIABÈTE).

RÉACTION, s. f. (de *reagere*, agir à l'inverse). En *chimie*, on appelle *réaction* le phénomène nouveau qui se développe lorsque deux corps doués d'une certaine affinité sont mis en présence.

En *physiologie* et en *pathologie*, ce terme a deux sens très-différents. On appelle *réaction*, tantôt l'action produite sur un organe plus ou moins éloigné par l'altération pathologique d'un autre organe ; et tantôt l'action d'un organe ou d'un tissu qui tend à s'opposer de toutes ses forces, soit à une action chimique, soit à l'influence d'un agent morbifique ou thérapeutique.

Le phénomène de la réaction est souvent utilisé et doit être pris en considération toutes les fois qu'on emploie un médicament quelconque. C'est ainsi, par exemple, que l'application temporaire de la glace ou les affusions froides, faites rapidement sur une partie du corps, déterminent une augmentation de la circulation capillaire et produit une augmentation locale de température.

L'organisme répond ainsi en sens inverse à l'action primitive exercée sur lui par l'agent extérieur, il réagit contre cette influence. Mais pour que, dans l'exemple cité plus haut, la réaction puisse se produire, il faut que le sujet sur lequel on opère soit dans des conditions voulues de vitalité et de force (voy. HYDROTHÉRAPIE).

RECHUTE, s. f. Réapparition d'une maladie dont la guérison semblait obtenue, à une époque plus ou moins avancée de la *convalescence*. Certaines affections, et en particulier la *fièvre typhoïde*, sont sujettes aux rechutes lorsque la convalescence n'est pas bien dirigée. Elles acquièrent alors une gravité exceptionnelle et peuvent se terminer par la mort.

D'autres maladies, au contraire, ne sont jamais sujettes aux rechutes, telle est, par exemple, la variole. Il ne faut pas confondre une rechute, qui se produit à une époque voisine de la maladie elle-même, avec une *récidive*, qui peut se faire plus ou moins longtemps après la guérison complète. C'est ainsi que la fièvre typhoïde, très-sujette aux rechutes, ne récidive que très-rarement.

RÉCIDIVE, s. f. (de *re*, de nouveau, *cadere*, tomber). Réapparition d'une maladie à une époque plus ou moins éloignée, souvent plusieurs années après la guérison de la première attaque. La récidive tient, non à une imprudence du malade, qui est la cause la plus fréquente de la rechute, mais bien à une altération constitutionnelle qui le prédispose à l'état morbide auquel il a échappé tout d'abord. La récidive, ou la faculté de récidiver, est un caractère bien tranché qui accompagne certaines affections, telles que les névralgies, les coliques hépatiques et néphrétiques, la goutte, le rhumatisme articulaire, certaines tumeurs.

RECONSTITUANT, adj. et s. m. Les *médicaments reconstituants* sont ceux qui sont employés à réparer la reconstitution ou régénération du sang appauvri par les maladies ordinaires ou par les cachexies. Ils sont pris dans la classe des amers, des toniques ou des ferrugineux. Les aliments complets contenant de l'azote et du carbone en quantité suffisante, aidés de l'usage des amers, qui facilitent les fonctions de nutrition, sont des reconstituants de premier ordre.

RECTAL, adj. Qui appartient au *rectum*. Le **toucher rectal** est l'exploration faite avec le doigt indicateur introduit dans le rectum. Il est extrêmement utile dans la plupart des affections de cette région, telles que celles de la vessie, de la prostate chez l'homme, de l'utérus chez la femme.

RECTO-URÉTHRAL, adj. Qui appartient au rectum et à l'URÈTHRE. En anatomie, on donne le nom de triangle recto-uréthral à l'espace situé entre le rectum et l'urèthre, dans lequel on fait l'incision des-

tinée à permettre d'aller à la recherche d'une PIERRE dans la vessie.

RECTO-VAGINAL, VÉSICAL, adj. Qui va du rectum au vagin ou à la vessie : cloison, fistule recto-vaginale, recto-vésicale.

RECTUM, s. m. Mot latin conservé en français, qui veut dire droit, et sous lequel on désigne la dernière portion du GROS INTESTIN, qui est cependant courbe. Le rectum commence au niveau de l'articulation *sacro-vertébrale*, et se termine à l'*anus*. Il présente deux courbures : la première (la plus élevée) a sa concavité dirigée en avant, la seconde est concave en arrière. La connaissance de cette dernière courbure est utile à connaître pour administrer un LAVEMENT, afin de diriger convenablement la canule, de façon à ne pas blesser le rectum, et y faire pénétrer le liquide sans le laisser refluer au dehors.

On lui considère, chez l'homme, trois portions :

La première, *ano-prostatique*, allant de l'anus à la prostate, est séparée de l'urèthre par le triangle *recto-uréthral*. C'est dans l'aire de ce triangle que manœuvre le chirurgien lorsqu'il pratique l'opération de la taille bilatérale ou prérectale.

La seconde, ou *prostato-péritonéale*, s'étend de la prostate jusqu'au cul-de-sac du péritoine. En avant, le rectum est en rapport avec la prostate, les vésicules séminales et la face postérieure de la vessie.

La troisième portion, ou *sus-péritonéale*, est la plus longue. En avant, le rectum est en rapport avec la vessie, dont il est plus ou moins séparé par quelques anses intestinales.

Chez la femme, on ne lui considère que deux portions : l'inférieure, étendue de l'anus au cul-de-sac péritonéal, l'autre située au-dessus. En avant, il est en rapport avec le *vagin*, dont il est séparé inférieurement par 2 ou 3 centimètres de parties molles, qui sont beaucoup plus minces à la partie supérieure. A 4 centimètres au-dessus de l'anus, il n'y a entre le vagin et le rectum qu'une simple cloison *recto-vaginale*.

En arrière, le cul-de-sac péritonéal est beaucoup plus élevé. Aussi peut-on hardiment opérer ou débrider, à la partie postérieure du rectum, ce que l'on ne peut faire sans danger à la partie antérieure.

Le rectum sert de réservoir aux FÈCES,

qui s'accumulent d'abord dans l'S iliaque, mais séjournent quelque temps dans le rectum, surtout chez les femmes qu'une vie sédentaire prédispose à la *constipation*. Aussi, au moyen du toucher vaginal, est-il facile de constater la présence des matières fécales dans le rectum. Elles s'y accumulent parfois au point de gêner l'introduction du spéculum dans le vagin. La prolongation de la constipation, l'habitude de prendre des lavements surtout coup sur coup, finit par amener une dilatation du rectum qui rend la constipation de plus en plus difficile à guérir.

La muqueuse du rectum est épaisse et lâchement unie au tissu sous-jacent formé par la tunique musculeuse. Aussi, chez les enfants, elle glisse facilement après les efforts de défécation, et vient faire saillie au dehors. Ce prolapsus de la muqueuse ne doit pas être confondu avec la véritable *chute du rectum* ou *invagination*.

Les *affections du rectum* sont nombreuses et importantes; certaines d'entre elles sont décrites à l'article ANUS, parce qu'elles se localisent plus ordinairement à son ouverture inférieure ou anale.

Le **cancer du rectum** est le plus souvent un *épithélioma*, un *encéphaloïde*, ou un *squirrhe*. Son symptôme le plus constant est le rétrécissement du rectum qu'il occasionne. Au début, il y a de la diarrhée, une sensation de pesanteur au fondement, puis de la constipation et des hémorrhagies. Lorsque le cancer s'ulcère, il y a écoulement de sanie infecte en même temps qu'une constipation opiniâtre alternant avec de véritables débâcles de matières fécales. Ce n'est que plus tard que surviennent les symptômes généraux des CANCERS, l'anémie, les œdèmes, la cachexie. En même temps, le doigt introduit par l'anus peut constater directement la présence de tumeurs mamelonnées, dures, qui ne s'ulcèrent que six mois au moins après leur début.

Il ne faudra pas confondre le cancer du rectum avec des *chancres phagédéniques*, un rétrécissement consécutif à des ulcérations dysentériques ou à la cicatrisation d'ulcères vénériens. L'écoulement fétide est presque caractéristique du cancer.

Le seul traitement radical à tenter est l'**extirpation du rectum** (fig. 478 et 479), qui n'est possible que si le mal ne remonte pas plus haut que 8 centimètres. On a pu, dans certains cas, en enlever ainsi près de dix centimètres; au bout d'un certain temps, l'opéré parvenait, malgré l'absence de

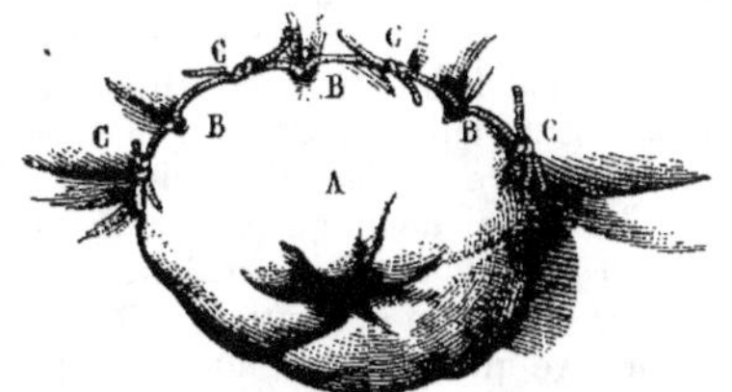

FIG. 478. — Extirpation de la partie inférieure du rectum par la méthode de ligature de Récamier.

A, Anus.
B, B, Points où les deux chefs d'un même fil traversent l'intestin pour venir se nouer ensemble aux points C, C.

sphincters, à conserver quelque temps ses matières fécales accumulées dans l'S iliaque. Dans la plupart des cas, c'est à un simple traitement palliatif de la constipation,

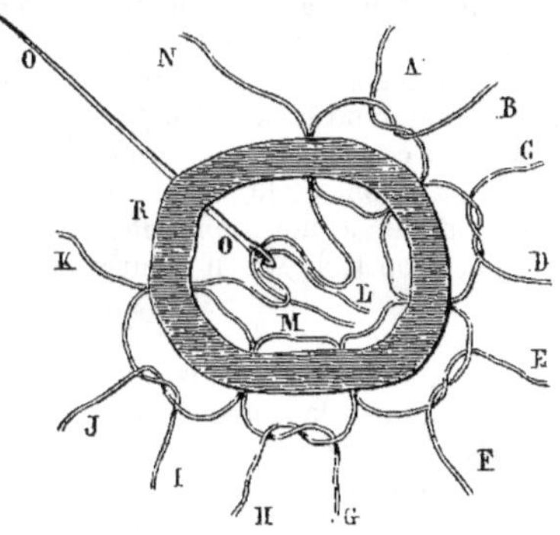

FIG. 479. — Ligature de la partie inférieure du rectum.

B et N sont les deux fils de la première ligature.
A, Extrémité anale du fil dont B est l'extrémité externe.
A et B sont noués ensemble.
En même temps que A a traversé l'intestin pour venir se nouer avec B, on a passé avec lui un fil C D, dont l'extrémité anale C traverse ensuite l'intestin de dedans en dehors avec le fil E F; C et D sont noués ensemble, et ainsi de suite.

de l'anémie et de la douleur que l'on pourra avoir recours.

Sous le nom de **chute du rectum**, on décrit tantôt le simple prolapsus de la muqueuse rectale, tantôt une véritable *invagination de l'*INTESTIN.

C'est chez les enfants que l'on rencontre le plus souvent la chute de la *muqueuse rectale*, surtout lorsqu'ils sont affaiblis ou anémiés par une cause quelconque. On voit alors leur anus présenter à la place de l'enfoncement habituel, une saillie plus ou moins considérable, rouge, saignant facilement, du centre de laquelle suinte du liquide intestinal mélangé de matières fécales. Ordinairement, cet accident survient après les efforts de défécation, il n'y a de douleur vive qu'au bout de quelques jours, lorsque la maladie abandonnée à elle-même s'est aggravée, qu'une plus grande portion de la muqueuse a fait *procidence*, et qu'il est survenu de l'inflammation.

Le *traitement* consiste à réduire immédiatement la tumeur au moyen du doigt enduit de cérat, ou d'un petit linge graissé avec de l'onguent populéum. On devra surveiller l'enfant chaque fois qu'il ira à la selle, appliquer au besoin un petit tampon serré par un bandage, afin de maintenir la réduction. On cherchera par une nourriture tonique et reconstituante à relever ses forces. Localement, on fera usage de pommades astringentes au ratanhia, de lotions d'alun ou d'eau blanche.

Souvent ces moyens suffisent pour amener la guérison. Si la maladie persiste, ou si elle est due à une atonie des sphincters qui sont trop lâches, on pourra employer *l'électricité*, les injections sous-cutanées de *strychnine* (à très-faible dose), ou des mouchetures faites sur la muqueuse avec la pointe d'une lancette trempée dans une solution de strychine. Enfin, on sera quelquefois obligé de cautériser au fer rouge, ou de faire des excisions partielles de la muqueuse, afin de provoquer un travail de *cicatrisation* susceptible de la resserrer.

Les **corps étrangers du rectum** ne sont pas rares, ils résultent souvent d'habitudes de dépravation inavouables, ou d'une plaie par armes à feu. Leur extraction ne présente rien de particulier, mais il faut avoir bien présents à l'esprit les rapports de sa partie antérieure, et la présence du cul-de-sac du péritoine afin d'éviter de le blesser.

La **paralysie du rectum** est fréquente, surtout chez les femmes, après la constipation prolongée ou l'abus des lavements. On la combat par la noix vomique à l'intérieur, les bains de siége froids, l'application des courants électriques, l'hydrothérapie.

Les **plaies du rectum** se compliquent souvent de celles des parties voisines et peuvent amener consécutivement la formation de *fistules* difficiles à guérir. Celles qui n'intéressent que l'intestin ont peu de gravité.

Les **polypes du rectum** se remarquent surtout chez les enfants. Ils se présentent sous la forme de tumeurs lisses, arrondies, *pediculées*, s'implantant sur la muqueuse du rectum plus ou moins près de l'anus.

Leur marche est fort lente, leurs symptômes consistent en de fréquentes *hémorrhagies anales* lorsque le malade va à la selle. En même temps il a de fausses envies de défécation et un sentiment de pesanteur au perinée. Après de violents efforts, le polype fait saillie à l'extérieur où l'on peut constater sa présence.

Le traitement consiste à en faire l'ablation au moyen de la ligature, de l'écraseur linéaire, ou du serre-nœud de Maisonneuve.

Les **rétrécissements du rectum** consistent dans une diminution du calibre normal de cette portion d'intestin; ils sont dus à des causes diverses 1° au *cancer du rectum*; 2° à *la présence d'une tumeur*, telle que hémorroïdes, ou polypes; 3° à *l'inflammation du rectum*, dysentérie, *blennorrhagie rectale*; 4° à la *rétraction cicatricielle* qui survient après les ulcérations syphilitiques, les plaies contuses, les corps étrangers ayant séjourné longtemps dans cette partie de l'intestin etc. Au-dessus du rétrécissement l'intestin est très-dilaté par suite de l'accumulation habituelle des matières fécales qui s'y produit.

Le début en est, en général peu sensible; ce n'est que peu à peu que l'on reconnaît la présence d'un obstacle qui s'oppose au passage des matières. La *constipation* est le symptôme dominant, elle est interrompue par quelques débâcles qui amènent un certain soulagement. Le diagnostic s'en établit sûrement au moyen du toucher rectal, si toutefois le rétrécissement ne siége pas à un niveau trop élevé.

Lorsque le rétrécissement fait des progrès constants, il peut déterminer une véritable *occlusion intestinale*, mais la marche est généralement fort longue et l'art a beaucoup plus de ressources pour intervenir que lorsque l'occlusion siége sur une autre portion de l'intestin.

Le *traitement* consiste d'abord à agir sur la cause du rétrécissement, lorsque c'est possible. On préviendra les accidents les plus pénibles en combattant la constipation par les purgatifs, les lavements, les préparations de belladone, etc. Mais lorsque ces moyens restent impuissants on aura recours à la *dilatation progressive* ou à *l'incision des parties rétrécies*.

La dilatation progressive doit être employée avec une grande persévérance, on

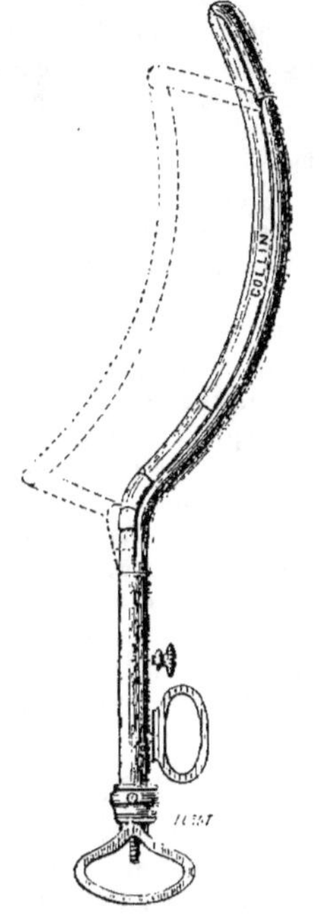

Fig. 480. — Dilatateur du rectum.

pourra se servir tantôt d'instruments (fig. 480), tantôt de mèches enduites de cérat, ou de *bougies* rectales de plus en plus épaisses. La *dilatation forcée* qui se fait en une seule séance est beaucoup plus dangereuse.

L'incision du rétrécissement ou RECTOTOMIE doit être faite à la parties postérieure où l'on n'a pas de crainte de blesser le péritoine. On peut la faire soit au moyen d'un bistouri boutonné, soit en se servant de l'écraseur, ou du couteau galvano-caustique.

RÉCURRENT, adj. Dénomination appliquée à certaines *artères* qui semblent revenir en arrière, du côté du cœur : recurrentes radiale, cubitale, tibiales.

Nerf récurrent. — V. LARYNGÉ INFÉRIEUR, branche du PNEUMOGASTRIQUE.

REDRESSEMENT, s. m. Action de redresser un organe, de le replacer dans sa situation normale dont il avait dévié. C'est ainsi qu'on redresse la colonne vertébrale incurvée au moyen de corsets *ad hoc*. En employant de petits appareils à pression continue on peut redresser des *dents* qui font saillie en avant ou en arrière. Le redressement des PIEDS BOTS se fait par une opération (*ténotomie*) aidée de l'emploi de machines spéciales.

On a pensé à obtenir le redressement des déviations de la matrice au moyen de pessaires et de redresseurs spéciaux. Les résultats obtenus n'ont été la plupart du temps que très-peu concluants ou tout à fait temporaires.

RÉDUCTIBLE, adj. (*reducere*, ramener). En pathologie chirurgicale, on appelle *réductibles* les HERNIES, les FRACTURES et les LUXATIONS que l'on peut *réduire*, c'est-à-dire toutes les lésions de ce genre où l'on peut remettre les parties lésées à la place qu'elles doivent occuper normalement. Au bout d'un temps variable les luxations deviennent irréductibles : les unes au bout de quelques jours (pouce), d'autres au bout de quelques semaines ou de quelques mois.

RÉDUCTION, s. f. Opération chirurgicale qui a pour but de ramener dans leur position normale les pièces osseuses déplacées par une FRACTURE, les articulations disjointes par une LUXATION, de faire rentrer dans la cavité abdominale une anse d'intestin qui en est sortie (voy. HERNIE).

La réduction des fractures et des luxations s'obtient par *l'extension*, la *contre-extension* et la *coaptation*; celle des hernies, par la situation et le *taxis*.

En chimie, on appelle *réduction* le passage des oxydes ou des sulfures métalliques à l'état de métal.

RÉFLEXE, adj. Nom donné aux mouvements pour la production desquels le cerveau et la volonté n'interviennent pas. Ils sont sous la dépendance de la *moelle épinière*. Le clignement des yeux, l'action volontaire de se gratter pendant le sommeil, la dilatation et la contraction de la pupile, etc., sont des actes réflexes (voy. MOELLE ÉPINIÈRE).

RÉFRACTION, s. f. (de *refringere*, briser). Partie de l'optique qui s'occupe des changements de direction qu'éprouvent les rayons lumineux lorsqu'ils passent d'un milieu transparent dans un autre. L'œil contient des milieux réfringents qui réfractent les rayons lumineux qui les traversent, de telle sorte qu'à l'état normal, ils vont tous se réunir pour former une image nette sur la *rétine*.

La **réfraction normale de l'œil** a donc pour effet de faire converger sur la rétine les rayons lumineux venant de l'infini. Si l'axe de l'œil est trop allongé, les rayons venant de l'infini (ou d'objets éloignés) se réuniront en avant de la rétine, il n'y aura que ceux venant d'un point rapproché qui s'y réuniront exactement c'est-à-dire qui seront vus distinctement, l'œil sera dit MYOPE.

Si au contraire l'œil est trop court, ou les milieux pas assez réfringents, les rayons lumineux venant des objets éloignés se réuniront en arrière de la rétine, l'œil sera HYPERMÉTROPE. Il lui faudra, dans ce dernier cas, faire un effort d'ACCOMMODATION (augmenter sa réfringence), pour ramener cette image sur la rétine, et cet effort devra être d'autant plus fort que l'objet considéré se rapprochera davantage.

Dans certains cas, l'œil n'a pas la même force de réfraction dans tous ses diamètres; il ne se produit au fond de l'œil que des images déformées, et la vue en est altérée, c'est ce qui constitue l'ASTIGMATISME qui peut être régulier ou irrégulier. Les anomalies de la *réfraction de l'œil* sont donc : la MYOPIE, l'HYPERMÉTROPIE et l'ASTIGMATISME.

RÉFRIGÉRANT, adj. et s. m. (de *re* et *frigus*, froid). Nom donné aux agents, aux mélanges, etc., capables d'abaisser notablement la température. Tantôt ces corps sont employés seuls, *neige*, *glace*, tantôt sous le nom de **mélanges réfrigérants**, ils sont mêlés à une certaine quantité de sels ou d'acides, et produisent un froid beaucoup plus intense. Les principaux mélanges réfrigérants employés sont : le mélange de sel marin avec de la neige ou de la glace pilée. Le *chlorure de cal-*

cium hydraté dissous dans l'eau. La solution de sulfate de soude dans l'acide chlorhydrique étendu d'eau, celle de l'azotate d'ammoniaque mélangé d'un peu de chlorhydrate, dans l'eau etc.

RÉFRINGENCE, s. f. Propriété qu'ont les corps transparents de dévier plus ou moins les rayons lumineux qui les frappent obliquement.

REFROIDISSEMENT, s. m. Abaissement de la température d'un corps. Le refroidissement local ou général du corps humain a lieu le plus souvent lorsqu'étant couvert de sueur, il se trouve mouillé ou exposé à un courant d'air froid. Le refroidissement est l'accident auquel l'homme civilisé est le plus exposé et contre lequel il doit lutter avec le plus de soin en se couvrant de vêtements chauds, en chauffant sa demeure, en évitant, lorsque le corps est en sueur, l'usage des boissons glacées, le voisinage des portes et des fenêtres ouvertes, le contact de la pluie, etc.

Les accidents du refroidissement sont beaucoup moins fréquents chez les personnes habituées au grand air et aux changements brusques de température, que chez ceux qui mènent une vie sédentaire.

Chez le nouveau-né, le refroidissement produit l'œdème général, rapidement mortel; chez l'adulte il occasionne un grand nombre de maladies dites *a frigore* : bronchite, pleurésie, pneumonie, péritonite, ictère, névralgies, paralysie locales, etc. Un refroidissement, ou comme on le dit vulgairement un **chaud et froid** n'est pas une maladie spéciale, mais la cause, l'origine des affections les plus diverses. De trois personnes exposées en sueur à un courant d'air, l'une aura une angine, la seconde une pneumonie, la troisième un rhumatisme, ou rien du tout, suivant les prédispositions individuelles.

Le refroidissement doit être combattu le plus rapidement possible par le repos dans un lit bien chaud où l'on favorise la transpiration par des boissons chaudes, aromatiques, stimulantes, diaphorétiques, par des frictions et des révulsifs cutanés.

RÉGÉNÉRATION, s. f. ou *palingenèse* (de *re*, de nouveau, et *generare*, engendrer πάλιν, de nouveau et γένεσις, naissance). Reproduction d'un organe ou d'un tissu enlevé ou détruit. Dans la plupart des cas, la reproduction ne se fait pas chez l'homme d'une manière parfaite et complète. Mais chez certains animaux d'une structure simple, toutes les portions du corps peuvent pour ainsi dire se régénérer à volonté.

Les divers tissus de l'économie ont une faculté de régénération très-différente. Les *muscles striés* ne se régénèrent pas, mais se soudent par des liens fibreux. Les *nerfs* se régénèrent lorsque la partie enlevée ne dépasse pas un ou deux centimètres. Il faut plusieurs mois pour que cette régénération se produise, et les fonctions ne sont quelquefois rétablies qu'au bout de six mois ou un an. Si l'on en a enlevé plus de trois centimètres, la régénération n'a pas lieu. Le bout périphérique reste indépendant du bout central ou ne se réunit à lui que par de la substance fibreuse, les fonctions du nerfs sont abolies définitivement. La régénération des *os* s'effectue lorsqu'on a eu soin de conserver le PÉRIOSTE (voy. Os).

RÉGIME, s. m. (de *regire* gouverner). On entend par *régime* l'ensemble des règles à observer dans l'usage des aliments en particulier, et en général de toutes les choses nécessaires à la vie, dans l'état de santé ou de maladie. L'observation continuelle d'un bon régime constitue l'HYGIÈNE.

Dans certaines affections du cœur, des reins, de l'estomac, etc., il est utile de se soumettre à un régime spécial dont la base est formée soit par le lait (régime lacté), soit exclusivement par des végétaux (régime végétal), ou par des aliments et boissons reconstituants (régime tonique), etc.

RÉGION, s. f. En anatomie, terme sous lequel on désigne une portion plus ou moins grande du corps, souvent limitée naturellement (région naturelle), comme la région *orbitaire*, *axillaire*, *poplitée*, et dont on étudie ensemble toutes les parties constituantes ainsi que les rapports qu'elles affectent entre elles.

RÈGLES, s. f. pl. Nom vulgaire donné à l'écoulement des MENSTRUES.

RÉGLISSE, s. f. La **réglisse glabre** (*glycyrrhiza glabra*) appartient à la famille des Légumineuses. On la cultive dans le midi de l'Europe, particulièrement en Calabre. La partie employée de la plante est le rhizome, qui contient de l'amidon, de la *glycyrrhizine*, du sucre, du mucilage. Son odeur est faible, sa saveur est douce, sucrée, un peu âcre. On emploie le *bois de réglisse* pour faire des tisanes (tisane commune des hôpitaux de Paris), et quand il est pulvérisé, il est usité dans un grand nombre de préparations pharmaceutiques, pour la confection des pilules et pour les empêcher d'adhérer entre elles.

Le *suc de réglisse*, *jus de réglisse*, s'obtient en faisant bouillir les rhizomes dans une chaudière de cuivre, et faisant évaporer jusqu'à consistance d'extrait que l'on roule ensuite en bâtons de couleur noire, un peu luisants, à cassure brillante, résineuse. Ce suc est adoucissant et d'un usage vulgaire dans les bronchites, soit pur, soit aromatisé par de l'anis ou tout autre parfum, sous forme de *pâte de réglisse*, de *pastilles de réglisse*, etc.

RÉGURGITATION, s. f. (*regurgitare*, regorger). Vomissement sans efforts, par lequel les matières solides ou liquides sont ramenées de l'estomac au dehors, comme dans l'acte de la *rumination*. Ce phénomène s'observe fréquemment chez les enfants à la mamelle. Chez quelques personnes, la volonté a une grande influence sur la production de la régurgitation.

C'est par régurgitation, plutôt que par vomissement proprement dit, que les matières ingérées sont rejetées par la bouche dans les cas de volvulus, hernie étranglée, cancer pylorique, cancer de l'œsophage.

REIN, s. m. (*ren*, νεφρός). Organe de la sécrétion urinaire. On désigne vulgairement les reins des animaux sous le nom de *rognons*. Les reins sont situés symétriquement de chaque côté de la colonne vertébrale, à la hauteur de la première ou de la deuxième vertèbre lombaire (28, fig. 466). Leur forme est celle d'un haricot dont le *hile* est tourné en dedans; chaque rein pèse environ 90 grammes.

En avant, le rein est en rapport avec l'angle du côlon, avec le foie à droite, et la rate à gauche; en haut, sa face postérieure répond au diaphragme, à la dernière côte et au muscle carré des lombes. La *capsule surrénale* le coiffe à sa partie supérieure et antérieure. Il est entouré d'une atmosphère graisseuse ou capsule adipeuse, et n'est recouvert qu'à sa partie antérieure par le *péritoine*, de telle sorte qu'on peut parvenir à cet organe par la partie postérieure sans lésion de cette séreuse.

La surface du rein est lisse, mais présente quelques bosselures qui indiquent son ancienne division en lobules ; il est recouvert par une tunique mince qui n'adhère

l'une corticale, l'autre médullaire (fig. 181).

La *substance corticale* est grenue, parsemée de points rouges formés par les *corpuscules de Malpighi* (contenus dans

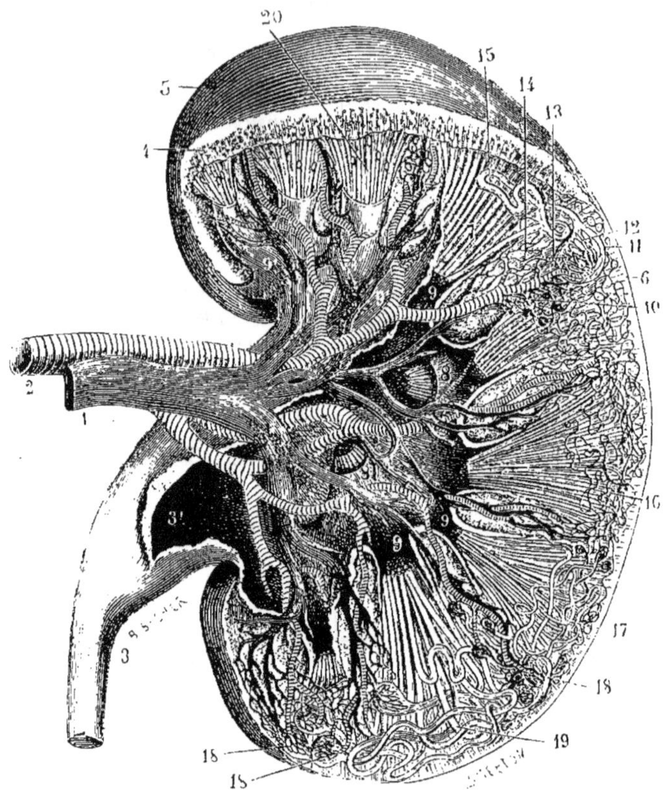

FIG. 181 (empruntée à l'*Anatomie* du docteur Fort). — Coupe du rein (figure demi-schématique).

1, Veine rénale.
2, Artère rénale.
3, Uretère se continuant avec le *bassinet* ouvert.
4, Surface coupée.
5, Surface du rein.
6, Surface corticale.
7, Une pyramide de Malpighi avec ses artères.
8, Mamelons de pyramides qui n'ont pas été divisées.
9, Calice divisé embrassant un mamelon ; les lignes blanches indiquent la section des calices et des bassinets.
10, Branche de l'artère rénale entre deux pyramides.
11, Un glomérule de Malpighi grossi 10 fois.
12, Vaisseaux du centre du glomérule.
13, Vaisseau efférent du glomérule.
14, Réseau capillaire.
15, Tube tortueux de la substance corticale grossi 20 fois.
16, Flexuosités des tubes tortueux.
17, Quelques tubes tortueux grossis 10 fois.
18, Plusieurs glomérules grossis de 10 à 20 fois.
19, Tubes tortueux grossis de 20 à 25 fois.
20, Quelques tubes coupés.

intimement au parenchyme rénal qu'au niveau du hile.

En faisant une section de cet organe, on reconnaît qu'il est formé de deux couches,

les capsules de Bowmann), entourés d'un faisceau de substance striée, qui forment les *pyramides de Ferrein*, très-petites et très-nombreuses.

La *substance médullaire* est plus pâle; elle a un aspect fibreux dû à des stries qui forment les *pyramides de Malpighi*, au nombre de sept à quinze pour chaque rein. Chaque pyramide de Malpighi est environnée d'un prolongement de la substance corticale (*colonne de Bertin*) et représente un *lobule rénal* : il y en a dix ou douze environ. Tous ces *lobules* ont une structure identique et viennent aboutir à ce hile du rein où se trouve la cavité des calices (9, fig. 481), qui se continuent avec le *bassinet* (3') et l'*uretère* (3).

La *structure du rein* est moins différente en réalité qu'en apparence dans la substance corticale et dans la substance médullaire. Chaque lobule se compose de : *tubes urinifères, glomérules de Malpighi, vaisseaux sanguins artériels et veineux, lymphatiques, nerfs*, et *tissu cellulaire interstitiel*.

Les **tubes urinifères** sont droits dans la substance médullaire, tortueux dans la partie corticale, où ils se dilatent. Ces tubes sont formés d'une *substance hyaline* et tapissés d'un *épithélium pavimenteux* ou quelquefois nucléaire qui s'infiltre de graisse et se desquame dans certaines formes de NÉPHRITES.

Ils vont du *glomérule de Malpighi* (fig. 481 et 482), où ils sont terminés en cul-de-sac, aux lacunes papillaires, qui, en se réunissant, forment les *calices*. Leur trajet est assez compliqué : alternativement rectilignes et contournés, ils se réunissent entre eux à angles aigus et forment successivement, depuis le *corpuscule de Malpighi* : les *canaux contournés*, les *canaux en anse de Henle*, les *canaux d'union*, les *canaux droits* et les *canaux excréteurs communs* ou *papillaires*.

La figure 482 permet de se rendre compte des rapports qu'affectent entre eux les artérioles, les veines et les tubes urinifères.

Les *fonctions* du rein ont la plus haute importance : il débarrasse le sang d'une quantité de liquide, chargé de divers principes, qu'on peut évaluer en moyenne à 1250 grammes par jour. La sécrétion de l'urine est continue et elle tombe goutte à goutte dans la vessie, qui l'emmagasine pendant un temps plus ou moins long. L'*urée* est la principale substance excrémentitielle qui est séparée du sang par le rein. Le sang de la veine rénale en contient à peu près moitié moins que celui de l'artère rénale. Mais le rein ne fabrique aucun principe spécial : c'est un *parenchyme glandulaire* qui joue le rôle d'un simple

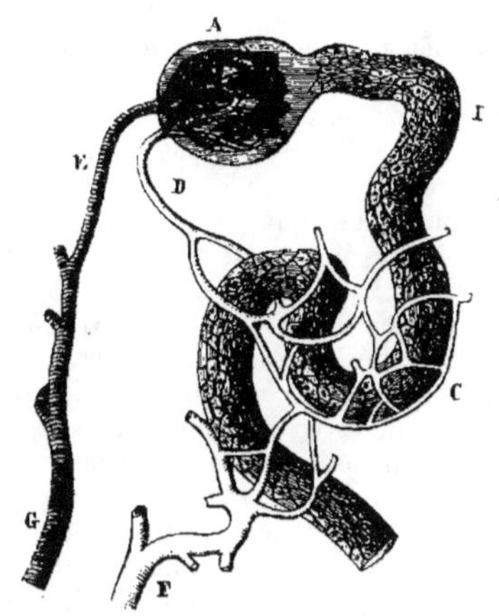

FIG. 482 (schématique) montrant la manière dont se fait la sécrétion rénale.

A, Capsule de Bowmann contenant un lacis de petites artérioles qui, après s'être divisées et subdivisées, se reconstituent en un tronc unique.

Ce tronc D perfore la capsule au voisinage de l'orifice d'entrée de l'artère; il contient du sang artériel (comme l'artère E), mais *débarrassé des matériaux de l'urine*, et va servir à la nutrition du *tube urinifère* BC. Plus loin encore, ses diverses branches se réunissent en un tronc veineux F.

B, Tube urinifère tapissé d'épithélium. C'est dans ce tube que chemine l'urine qui a transsudé au niveau du peloton d'artérioles formant le *glomérule de Malpighi*, renfermé dans la capsule de Bowmann.

G, Réseau d'artérioles venant du tronc D et contenant du sang débarrassé des principes de l'urine. Ce sang sert à la nutrition du tube urinifère B.

E, Artériole, branche de l'artère rénale C se rendant à la capsule de Bowmann pour s'y débarrasser des principes qui doivent passer dans l'urine.

F, Branche de la veine rénale qui ramasse le sang dans la circulation générale.

filtre pour laisser passer au dehors et éliminer certains principes contenus déjà dans le sang. — Voy. URINE.

Les *maladies du rein* sont nombreuses et importantes. Les diverses inflammations dont il est le siége portent le nom de NÉPHRITES; sa dégénérescence graisseuse, ou MALADIE DE BRIGHT, donne lieu comme symptôme principal à l'ALBUMINURIE.

Le **cancer du rein** est plus fréquent chez l'homme que chez la femme; il provoque des douleurs lancinantes dans la région atteinte. En même temps il y a des *hématu-ries répétées* et un état cachectique général commun à tous les CANCERS.

La **congestion du rein** se traduit par une albuminurie qui peut être passagère, ou se transformer en maladie de Bright. Elle se montre dans les affections du cœur ou en même temps que la *scarlatine*, l'*angine couenneuse*, le *choléra*. On la traitera par les émissions sanguines et un régime adoucissant. Il ne faut pas employer de diurétiques.

La GRAVELLE qui se produit dans les reins donne lieu aux COLIQUES NÉPHRÉTIQUES.

Les **kystes hydatiques du rein** se développent lentement sans présenter de symptômes spéciaux. Lorsqu'ils ont atteint un développement considérable, il se manifeste des phénomènes dus à la compression des parties voisines. Plus tard ils peuvent s'ouvrir, soit au dehors, soit dans les voies urinaires, l'estomac ou l'intestin. Ils peuvent aussi déterminer la formation d'un *phlegmon périnéphrétique* ou d'une péritonite plus ou moins généralisée. Leur traitement est purement palliatif ; si le diagnostic est bien établi et si la tumeur fait saillie du côté de la peau, on pourra en faire la ponction.

RELATION, s. f. Synonyme de RAPPORT. **Fonctions de relation.** — Voy. FONCTION.

RELEVEUR, adj. et s. m. Noms de divers muscles chargés de relever les parties sur lesquelles ils agissent : releveur de l'anus, de l'aile du nez, de la paupière supérieure, de la lèvre inférieure, etc.

REMÈDE, s. m. Nom appliqué à toutes les substances simples ou composées dont on fait usage pour guérir ou soulager une maladie quelconque. En pharmacie, on appelle **remèdes officinaux** ceux qui sont préparés d'avance, tels que les teintures, électuaires, sirops, et **remèdes magistraux** ceux que l'on prépare sur-le-champ, suivant une formule donnée par un médecin.

On a conservé le nom de *remède* à certains médicaments plus ou moins composés dont les auteurs avaient gardé le secret, et qui sont d'ailleurs à peu près inusités aujourd'hui ou désignés par leur véritable composition : *remède d'Aubrée*, contre l'asthme (iodure de potassium); de *Durande*, contre les coliques hépatiques (éther et térébenthine); de *Mlle Stephen*, contre la PIERRE; *remède Leroy* (drastique violent); de *Pradier*, contre la goutte; de *Mlle Mouffer*, contre le tænia, etc.

Le vulgaire donne souvent le nom de *remèdes* aux LAVEMENTS simples ou composés.

La loi défend la vente des **remèdes secrets**, c'est-à-dire qui ne figurent pas dans le codex pharmaceutique, qui ne sont pas exécutés d'après une ordonnance de médecin, ou qui n'ont pas été approuvés par le gouvernement, sur l'avis de l'Académie de médecine. La plupart des *spécialités pharmaceutiques* sont en réalité des remèdes secrets qui tournent la loi (trop élastique et trop peu observée) de diverses manières, tantôt en mettant dans un petit coin de la boîte ou du flacon le numéro du Codex auquel est censé correspondre le remède vendu, tantôt en déguisant sous un nom ronflant une préparation officinale quelconque.

RÉMISSION, s. f. (*remittere*, relâcher). Diminution temporaire et d'une durée variable qui s'opère dans le cours d'une fièvre ou dans les symptômes d'une maladie aiguë ou chronique. On dit que la *rémission* est *franche*, lorsqu'elle n'est pas suivie du retour des accès et que la maladie marche constamment vers la guérison.

RÉNAL, adj. Qui appartient au rein. L'**artère rénale** ou *émulgente* est une branche de l'aorte abdominale (18, fig. 166) dont le calibre est considérable, mais dont le trajet est fort court. Elle pénètre dans le rein par le hile de cet organe et y amène du sang qui s'y dépouille d'une partie de son contenu liquide et salin.

Les **veines rénales** se rendent dans la veine cave inférieure.

Le **plexus rénal** appartient au système nerveux du grand SYMPATHIQUE; il vient en partie des plexus solaire et cœliaque et se distribue au rein et aux capsules surrénales.

RÉNITENT, adj. Se dit des tumeurs qui tout en n'étant pas d'une dureté absolue présentent une certaine élasticité ou résistance à la palpation. Les *tumeurs rénitentes* sont solides, tandis que les *tumeurs fluctuantes* contiennent du liquide (voy. FLUCTUATION, ABCÈS).

RENONCULE, s. f. Genre de plantes de la famille des Renonculacées qui comprend un grand nombre d'espèces, dont la plupart contiennent un principe âcre et vénéneux.

La racine de *renoncule bulbeuse* a été conseillée dans les névralgies et les irritations chroniques des muqueuses bronchiques. Les feuilles de *renoncule âcre* ou *bouton d'or* sont employées comme vésicantes, ainsi que celles de la *renoncule scélérate* ou *renoncule des marais*. Le suc de toutes ces plantes possède une âcreté considérable, et, à petite dose, agit comme un violent drastique. On se sert quelquefois du bouton d'or des prés pour augmenter la couleur jaune du lait; cet emploi peut présenter quelques inconvénients.

RENVERSEMENT, s. m. Déplacement ou déviation d'un organe qui s'effectue de telle manière que ce qui était externe devient interne (voy. UTÉRUS, INVAGINATION INTESTINALE).

RÉPERCUSSION, s. f. Réapparition d'une maladie (surtout d'une affection de la peau) en un point éloigné de celui où elle s'était montrée pour la première fois et d'où elle avait disparu brusquement, soit spontanément, soit sous l'influence d'un traitement. Il peut y avoir aussi, dans certains cas, des répercussions sur les organes internes.

REPRODUCTION, s. f. Production de nouveaux êtres semblables à ceux qui leur ont donné naissance. Les **fonctions de reproduction** ont pour but suprême la propagation de l'espèce. Chez l'homme et les animaux supérieurs, elles exigent l'intervention des deux sexes et comprennent : l'*ovulation*, et accessoirement la *menstruation* chez la femme; la sécrétion du *sperme* chez l'homme; la *copulation*, *coït* ou rapprochement des sexes; la *fécondation* de l'ovule; le développement de l'œuf dans l'utérus ou *grossesse; l'accouchement;* la *lactation*, et chez l'homme, l'*éducation* et les soins prolongés sans lesquels l'enfant, abandonné à lui-même, ne saurait maintenir son existence (voy. GÉNÉRATION).

RÉSEAU, s. m. (de *rete*, filet). Nom donné à certains entrelacements de nerfs ou de vaisseaux qui se relient entre eux comme les mailles d'un filet.

RÉSECTION, s. f. (de *resecare*, retrancher). Opération qui consiste à retrancher la totalité ou une certaine longueur d'un ou plusieurs os, tout en conservant le segment de membre qui leur fait suite. On enlève quelquefois une portion d'os située au milieu de la diaphyse sans toucher à ses extrémités articulaires (épiphyses). D'autres fois, au contraire, on réséque les parties osseuses qui concourent à la formation d'une articulation. Ces deux opérations, bien différentes, portent néanmoins toutes deux le nom de résection.

C'est ainsi que l'on pourra enlever une portion de l'os humérus longue de 5 ou 6 centimètres, par exemple, sans toucher au coude ou à l'épaule; ou que, dans d'autres cas, on réséquera toutes les extrémités osseuses qui forment l'articulation du *coude*, par exemple, c'est-à-dire l'extrémité inférieure de l'*humérus* et les extrémités supérieures du *radius* et du *cubitus*.

On fait des résections dans la continuité d'un os lorsqu'il s'agit d'enlever une portion *nécrosée*, *cariée*, envahie par une tumeur, vicieusement consolidée après une fracture, etc. On pratique la résection d'une articulation dans les cas de *tumeurs blanches*, de plaie articulaire avec fracture des os par armes à feu, de difformité articulaire, etc.

On doit en général préférer la résection à l'amputation s'il s'agit du membre supérieur, qui, même lorsqu'il reste plus faible, raccourci ou ankylosé, rend encore de très-grands services. Au contraire, l'amputation est souvent préférable pour le membre inférieur, qui doit conserver une solidité suffisante pour être utile.

Une résection dans la continuité d'un os est d'autant moins dangereuse que l'on s'approche moins des extrémités articulaires. Il est important de ne pas produire de plaie pénétrant dans les articulations et, chez les jeunes sujets, de bien conserver les *épiphyses* osseuses. Si, au contraire, on fait la résection d'une articulation, il faut avoir bien soin de l'enlever en entier et de ne pas laisser de membrane *synoviale*, dont l'inflammation et la suppuration constituent la gravité des résections.

Il est très-avantageux de ménager le *périoste* des os que l'on veut réséquer. Dans la plupart des cas, s'il s'agit d'une nécrose, l'os se laisse énucléer facilement de son enveloppe périostique; mais si l'on veut laisser à l'os nouveau sa longueur primitive, il faut non-seulement conserver les parties du périoste qui se détachent sans difficulté, mais encore le décoller de l'os au moyen de la rugine dans les endroits où se trouvent des insertions tendineuses et où il est ordinairement adhérent.

Les précautions à prendre avant une résection sont les mêmes que celles que comportent les AMPUTATIONS.

Le *premier temps* consiste dans *l'incision des parties molles*, qui doit être faite du côté opposé aux vaisseaux et aux nerfs les plus importants, afin de ne pas les blesser. On cherchera naturellement l'endroit de l'os le plus superficiel, afin d'avoir moins de délabrement et de profondeur de plaie.

Dans la plupart des cas on pourra se contenter d'une simple incision longitudinale. Si les parties à enlever sont plus volumineuses, il faudra y joindre une incision transversale, comme pour la résection du *coude*, par exemple.

Après l'incision, le second temps consiste à *dénuder l'os* de son périoste et écarter les parties molles. Dans ce but, on se sert de la rugine et de la sonde cannelée de Blandin, que l'on introduit entre l'os et les parties molles.

Le troisième temps, ou *section de l'os*, s'exécute au moyen de la scie ordinaire, et lorsque ce n'est pas possible, de la scie à chaîne, qui doit être placée de façon à correspondre à la rainure de la sonde. Il est important d'ébranler le moins possible les articulations voisines, afin de ne pas provoquer leur inflammation.

Après avoir nettoyé la plaie, lié les artères, arrêté l'hémorrhagie, on immobilise le membre dans une gouttière, ou mieux au moyen du PANSEMENT OUATÉ, en ayant bien soin de le mettre dans la position la plus utile à l'accomplissement de ses fonctions s'il se produisait une ANKYLOSE, comme c'est le cas ordinaire.

RÉSINE, s. f. Principes solides, secs à la température ordinaire, facilement fusibles, insolubles dans l'eau, solubles dans l'alcool, d'où ils sont précipités par l'eau froide sous un aspect laiteux. Les résines sont généralement produites par le suc des arbres auxquels on fait des incisions. La plupart sont stimulantes, balsamiques, irritantes et purgatives; elles sont mauvaises conductrices de l'électricité et développent, quand on les frotte, l'*électricité négative* ou *résineuse*.

Les principales résines employées en médecine sont les *résines des Conifères*, sapins, mélèzes, pins, les *résines des Térébinthacées*, lentisques, balsamiers, et les résines des différentes plantes, ALOÈS, JALAP, GOMME-GUTTE, SCAMMONÉE. On leur donne aussi le nom de baume : baume de copahu, de Tolu, du Pérou, goudron, etc. La *résine du commerce* proprement dite s'obtient comme produit accessoire dans la fabrication de la *colophane*.

RÉSOLUTIF, adj. et s. m. (*resolvens*) On donne ce terme un peu vague aux médicaments et aux agents qui sont employés pour obtenir la fonte ou résolution des engorgements, des épanchements de sang ou de sérosité, etc. Les *résolutifs* sont pris quelquefois dans les émollients; les plus employées sont : la saignée, les pommades à l'iodure de potassium, l'onguent mercuriel, le sous-acétate de plomb, les alcalins, la ciguë, etc.

L'électricité, le massage, l'hydrothérapie agissent aussi comme agents résolutifs.

RÉSOLUTION, s. f. Mode de terminaison des maladies, qui consiste en une sorte de rétrocession caractérisée par la diminution des symptômes, l'affaissement des tumeurs et de tous les engorgements, sans que la suppuration se soit établie. La résolution s'obtient, soit par l'action des remèdes dits *résolutifs*, soit par les seules forces de la nature.

On appelle *résolution des forces* l'affaiblissement qui apparaît comme complication d'un grand nombre de maladies; et *résolution des membres*, l'état de faiblesse dans lequel ils se trouvent, surtout au cours des affections cérébrales, et qui fait qu'étant soulevés par une personne étrangère, ils retombent par leur propre poids sans que le malade puisse opposer aucune résistance.

RÉSORPTION, s. f, (de *re*, de nouveau, et *sorbere* boire). Presque synonyme *d'absorption*. Phénomène par lequel des gaz, des liquides développés dans les cavités closes de l'économie, et même quelquefois des solides, disparaissent par suite d'un travail d'endosmose, d'assimilation ou de désassimilation et sont portés au dehors par la voie des excrétions. La résorption des solides, tissu osseux ou tissu musculaire, prend le nom d'*atrophie*. Elle peut porter sur les tissus normaux, ou sur les productions pathologiques.

RESPIRATION, s. f. Fonction de l'économie qui a pour but la transformation du sang veineux en sang artériel au moyen de l'air atmosphérique. A cet effet, l'air extérieur est introduit dans le poumon, entre en contact avec le sang veineux auquel il cède de l'oxygène en même temps qu'il se charge d'acide carbonique. La respiration n'est donc pas une combustion, elle n'est qu'un simple échange de gaz déjà formés.

La *respiration* est une des fonctions dont l'arrêt produit le plus rapidement la mort. Cependant elle peut rester suspendue pendant un temps assez long chez le fœtus ou le nouveau-né qui peuvent être néanmoins, par des soins prolongés, rappelés souvent à la vie. L'acte régulier de la respiration ne peut s'accomplir qu'à la condition que l'air altéré par son contact avec le sang à l'intérieur du poumon soit remplacé par une nouvelle quantité d'air pur ; c'est pourquoi la respiration se compose de deux temps, l'*inspiration* et l'*expiration*.

Un homme adulte respire environ 18 fois par minute, l'expiration est un peu plus longue que l'inspiration. L'inspiration est le premier acte des phénomènes respiratoires ; c'est par lui que débute l'enfant qui vient au monde ; c'est par l'expiration que finit un mourant, c'est-à-dire que c'est le moment de la dernière respiration que l'on considère légalement et vulgairement comme étant le moment de la MORT réelle. Ces deux mouvements sont déterminés, l'un par l'agrandissement, l'autre par l'affaissement de la poitrine, et sont amenés par le déplacement des pièces osseuses qui composent la cage thoracique, mue elle-même par les muscles inspirateurs et expirateurs.

Les muscles qui président à l'inspiration sont : le *diaphragme*, qui est de beaucoup le plus important, les *intercostaux externes*, le grand et le petit *pectoral*. Tous les muscles de l'abdomen sont expirateurs.

La quantité d'air mise en circulation dans le poumon pendant chaque mouvement respiratoire normal est de un litre et demi environ, dans les mouvements exagérés, cette quantité peut atteindre jusqu'à trois ou quatre litres.

L'air que nous expirons est moins riche en oxygène que l'air que nous avons inspiré ; et il contient une quantité beaucoup plus considérable d'acide carbonique. Des expériences bien faites prouvent que l'air expiré ne contient plus que 16,03 d'oxygène où lieu de 20,09, soit 4,87 qui ont disparu dans le poumon. L'acide carbonique expiré est en moyenne de 4,30 pour 100. Il y a en même temps de la vapeur d'eau à l'état de saturation ; on peut en évaluer la quantité dans les 24 heures de 500 à 1000 grammes environ. C'est cette vapeur d'eau que l'on voit s'échapper sous forme de nuage de la bouche d'une personne qui respire, lorsque la température extérieure est basse.

Les gaz de l'expiration contiennent en même temps des *matières organiques* qui contribuent à vicier l'air dans les espaces clos, et il est probable que dans un certain nombre de maladies infectieuses ou contagieuses, cette vapeur suspendue dans l'air constitue l'une des voies de transmission du mal. Quelques substances volatiles sont encores éliminées par la respiration, telles que l'*aldéhyde* (provenant de l'alcool), l'éther, le chloroforme, le camphre, l'ammoniaque, le principe volatil de l'ail, etc.

Le sang veineux qui arrive au poumon est d'une couleur rouge-brun, il se transforme en quelques secondes en sang artériel, et il retourne au cœur avec une couleur rouge vermeil (voy. CIRCULATION). Ce phénomène connu sous le nom d'*hématose*, dû à l'échange des gaz, a lieu par *endosmose gazeuse*, c'est-à-dire par transsudation au travers d'une membrane.

La *respiration* est une fonction mixte, c'est-à-dire soumise à la volonté, mais qui, dans certains cas, lui est soustraite, comme pendant le sommeil où elle devient un acte réflexe instinctif lié à la conservation de l'individu. D'après la quantité d'air absorbée à chaque inspiration et la quantité d'acide carbonique expirée, on peut établir qu'il faut en moyenne 10 mètres cubes d'air pur par heure et par individu, soit 240 mètres cubes dans les 24 heures pour éloigner toutes chances de malaise ou de maladies. Il faut donc que l'espace complétement clos dans lequel un homme doit passer 24 heures consécutives ait plus de 6 mètres en tous sens ; il est vrai qu'il s'opère toujours une ventilation efficace par les joints des portes et des fenêtres et par les cheminées, ce qui permet à une chambre de 2^m50 d'élévation et de 4^m50 en longeur et en largeur d'être encore assez salubre.

La *respiration* dans la série animale a lieu, soit par les poumons, comme chez les mammifères et les oiseaux (*respiration pulmonaire*), soit par les branchies, comme chez les poissons (*respiration branchiale*), soit par la peau, comme chez les mollusques et les zoophytes (*respiration cutanée*), soit encore par des canaux particuliers comme chez les insectes (*respiration trachéale*).

Les modifications que subit la respiration sous le rapport de sa fréquence, de son amplitude, de son mode spécial (respiration puérile, superficielle, etc.) ont une importance considérable dans l'étude des affections pulmonaires. La *percussion* et l'*auscultation* permettent de s'en rendre compte d'une manière très-exacte.

RESSERREMENT, s. m. Constriction ou rétraction de certains organes. Le **resserrement des mâchoires** est tantôt causé par une affection nerveuse, telle que le tétanos, ou par suite d'une irritation locale : arthrite temporo-maxillaire, éruption difficile d'une dent de sagesse, etc. Il faut dans certains cas, prévenir l'ankylose en dilatant l'ouverture buccale au moyen du dilatateur représenté fig. 200.

RÉTENTION, s. f. (de *retinere*, retenir). Impossibilité plus ou moins absolue de s'échapper ou d'être expulsé au dehors, soit de l'urine, du placenta, ou de toute autre sécrétion.

La **rétention du placenta** après un AC-COUCHEMENT est due : soit à ce qu'il est anormalement *adhérent* à l'utérus, soit à ce que le col de la matrice s'est contracté et resserré avant son expulsion. Le principal symptôme est l'*hémorrhagie* qui en est la conséquence.

Il ne faut pas tirer outre mesure sur le cordon ; tout ce qu'on obtiendrait serait de le rompre. Mais en s'en servant comme conducteur, on introduit la main dans les partie génitales, et on va décoller le placenta. Il est dangereux de donner du *seigle ergoté* avant que le placenta ne soit expulsé ou du moins bien engagé dans le col utérin. Mais dès qu'il est sorti, le seigle sera

utile pour arrêter l'hémorrhagie si elle n'a déjà cessé d'elle-même.

Rétention d'urine. V. URINE.

RÉTINE, s. f. Membrane grisâtre la plus interne de l'œil, et aussi la plus importante eu égard à ses fonctions, qui s'étend entre le corps vitré et la choroïde (voy. ŒIL).

Elle n'adhère que fort peu à la choroïde et, dans certains cas, elle s'en sépare (*décollement de la rétine*) sous l'influence d'un traumatisme, d'un épanchement séreux ou sanguin.

Au pourtour du nerf optique, où elle commence, elle a 3 à 4 dixièmes de millimètres d'épaisseur, et diminue progressivement jusqu'à l'*ora serrata*, partie dentelée de cette membrane où commence la *zonule de Zinn* qui se continue avec le ligament suspenseur du cristallin (27 fig. 173).

De la papille du nerf optique jusqu'à la *tache jaune* (*macula lutea*) située exactement au pôle postérieur de l'œil, s'étend un pli de la rétine où elle présente sa plus grande épaisseur (0^{mm},4).

La *structure* de la rétine est fort complexe ; c'est dans cette membrane qu'aboutissent et s'épanouissent les plus fines ramifications du nerf optique. Elle est formée de sept couches (fig. 483), auxquelles on peut ajouter une couche pigmentaire formée de cellules hexagonales que l'on rattache d'habitude à la *choroïde*, mais qui fait réellement partie de la rétine. Les fibres nerveuses du nerf optique qui s'épanouissent sur la rétine perdent leur enveloppe celluleuse (qui forme la membrane criblée de la papille), et deviennent transparentes à partir de l'entrée du nerf optique.

De dehors en dedans on trouve successivement les couches suivantes :

1° Les *bâtonnets* et les *cônes* (c, fig. 483) organes les plus importants, seuls éléments sensibles à la lumière ; ils sont très-nombreux au pôle postérieur où la vision est la plus parfaite. La *tache jaune* (qui n'existe que chez l'homme et le singe) n'a que des cônes ; puis vient une *couche granuleuse* subdivisée en trois autres :

2° *Couche granuleuse externe* ou *noyaux* (c') ;

3° *Couche intermédiaire* (d) ;

4° *Couche granuleuse interne* (f) ; puis une *couche celluleuse* ou de substance grise subdivisée elle-même en deux autres :

5° *Couche moléculaire* (granuleuse grise) ou des *fibrilles* (g);

6° *Couche ganglionnaire* (h);

7° *Couche des fibres nerveuses* (i). Une charpente de tissu cellulaire sert de squelette à tous ces éléments dans lesquels se

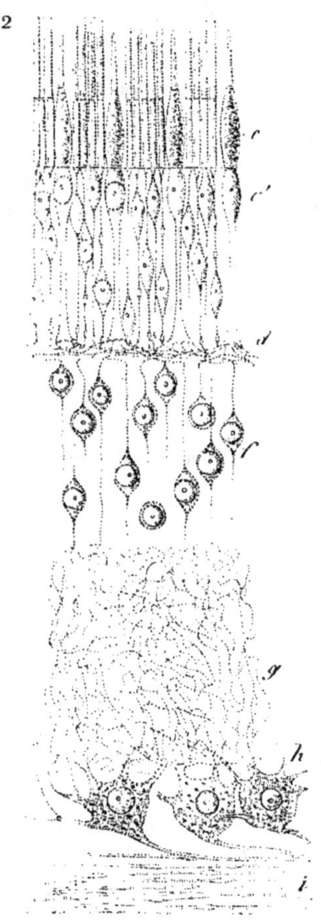

Fig. 483 (schématique).
Coupe de la rétine, montrant sa structure.

ramifient de nombreux vaisseaux, branches de l'*artère* et de la *veine centrale* de la rétine.

Les fonctions de la rétine sont d'être sensible à la lumière et de transmettre au nerf optique, et consécutivement aux centres nerveux, les impressions lumineuses. Aussi les affections de cette membrane retentissent-elles beaucoup sur la fonction visuelle. La partie la plus sensible est la tache jaune : c'est là que la sensation des couleurs est le plus facilement perçue. La périphérie de la rétine est beaucoup moins impressionnable aux couleurs, il faut que leur intensité soit considérable pour qu'elles soient perçues. L'entrée du nerf optique ou la *papille optique* est insensible à la lumière.

Les affections de la rétine les plus communes sont les *rétinites* à tous les degrés, surtout la congestion ou l'hyperhémie de la rétine, et le *décollement de la rétine*.

Le décollement de la rétine est causé par l'interposition d'un liquide séreux ou d'une hémorrhagie (très-rare) entre la rétine et la choroïde. À *l'examen ophthalmoscopique*, on constate un repli grisâtre, constitué par la rétine décollée sur laquelle on distingue les vaisseaux rétiniens, dont on ne peut suivre que difficilement le trajet, car ils paraissent entrecoupés, ou du moins coudés et infléchis dans divers sens.

Le plus souvent, le décollement rétinien siége à la partie inférieure, de telle sorte qu'à l'image ophthalmoscopique renversée (exploration ordinaire) il paraît occuper la partie supérieure. Aussi la vision, qui ne s'exerce plus dans la portion du champ visuel correspondant à la rétine décollée, manque-t-elle complétement à la partie supérieure : le malade ne voit de l'œil atteint que la moitié inférieure des objets.

En même temps surgissent d'autres symptômes moins spéciaux au décollement de la rétine ; ce sont des opacités du corps vitré, des apparitions lumineuses spontanées (photopsies), le *ramollissement* et la diminution de tension du globe oculaire. La maladie a généralement une marche progressive, elle finit par amener la perte de la vision de l'œil, il se déclare d'autre troubles dans les milieux transparents et en particulier des *cataractes* d'un aspect spécial, crétacé, qu'il ne faut jamais opérer qu'après un examen attentif (voy. CATARACTE).

Les causes les plus ordinaires du décollement rétinien sont : la MYOPIE PROGRESSIVE, les traumatismes, les iritis et iridochoroïdites ayant amené la formation de SYNÉCHIES POSTÉRIEURES, enfin les tumeurs intra-oculaires.

Le *traitement* s'adressera d'abord à la cause première de la maladie. De petits décollements chez les MYOPES nécessiteront l'application extrêmement rigoureuse de leur hygiène spéciale. Contre l'épanchement lui-même on emploie les dérivatifs, purgatifs drastiques, vésicatoires, sangsues; on peut quelquefois essayer d'intervenir directement par une ponction destinée à donner issue au liquide soit extérieurement, soit dans le corps vitré.

RÉTINITE, s. f. Nom donné à plusieurs affections de la rétine se rapprochant par certains de leurs caractères de l'inflammation.

La simple **hyperhémie** ou **congestion de la rétine** s'observe dans la plupart des maladies inflammatoires de l'œil; conjonctivites, kératites, iritis. Elle est aussi le résultat d'un travail à un mauvais éclairage ou de l'action d'une lumière trop intense, ou la conséquence d'affections du cœur, du cerveau, de troubles de la menstruation, de la suppression des hémorrhoïdes, etc. Elle se traduit par une sensibilité exagérée de l'œil à la lumière, la difficulté de fixer longtemps un objet.

Le *traitement* est basé sur les indications générales, saignées, révulsifs, frictions sèches, et avant tout, repos de l'œil, usage de LUNETTES avec verres foncés, etc.

La **rétinite séreuse** ou œdème de la rétine est un degré plus avancé de la maladie. A l'*ophthalmoscope*, il y a perte de transparence de la rétine, teinte grisâtre par places, la papille du nerf optique est rouge, finement striée à la périphérie.

Les *symptômes fonctionnels* consistent dans un brouillard qui cache les objets éloignés, la diminution du champ visuel, la vision est parfois réduite à la distinction du jour et de la nuit. Sous l'influence d'un traitement approprié la maladie peut rétrocéder, ou se transformer en la suivante.

Dans une forme spéciale (**rétinite nyctalopique**), la vision reste bonne pendant le jour, et ne baisse que pendant la nuit.

Rétinite parenchymateuse. Précédée le plus souvent de l'hyperhémie de la rétine et de rétinite séreuse, cette affection présente trois phases; 1° Hypertrophie des éléments cellulaires de la rétine; 2° Atrophie de ses éléments nerveux les plus importants; 3° Dégénérescence et atrophie totale de la rétine.

Aux signes ophthalmoscopiques de la rétinite séreuse, il faut ajouter : des opacités finement striées en bandelettes qui recouvrent souvent les vaisseaux rétiniens; des hémorrhagies ou apoplexies le long des vaisseaux.

Sa marche est généralement fort lente, et le malade est sujet à de nombreuses rechutes. L'état de la vision est fort variable suivant les cas, le plus souvent il y a de l'HÉMÉRALOPIE. Quelquefois la maladie se localise au voisinage de la macula (tache jaune) et la vision centrale est abolie.

Dans les affections du cœur, les dégénérescences artérielles, en même temps que les hémorrhagies cérébrales, etc., il se forme des épanchements sanguins le long des vaisseaux de la rétine, **rétinite apoplectique**. Lorsqu'ils se résorbent, il reste à leur place des opacités blanchâtres.

La **rétinite pigmentaire** présente deux formes : 1° la forme congénitale; 2° la forme acquise, qui toutes deux ont des symptômes ophthalmoscopiques à peu près semblables : amas pigmentaires le long des vaisseaux de la rétine, taches irrégulières dentelées ou étoilées, décoloration de la choroïde par places, infiltration de pigment de la choroïde dans la rétine, ce qui donne au fond de l'œil un *aspect tigré* (rétinite tigrée).

La *rétinite pigmentaire congénitale* s'accompagne presque toujours d'HÉMÉRALOPIE persistante, souvent de nystagmus, quelquefois d'opacités dans le corps vitré et de cataracte qui est rarement complète.

Les troubles du fond de l'œil débutent par la périphérie, ce n'est que peu à peu qu'ils envahissent le pôle postérieur de l'œil.

Sa marche est très-longue, ce n'est guère que vers l'âge de trente ans que les malades perdent complètement la vue; petit à petit *leur champ visuel se rétrécit* et finit par disparaître complètement.

On a remarqué qu'elle était héréditaire et résultait souvent de mariages consanguins, comme l'idiotie et la surdi-mutité.

La *rétinite pigmentaire syphilitique* ou acquise est une chorio-rétinite qui a aussi une marche fort longue (trois à cinq ans). L'aspect du fond de l'œil est tigré, moucheté, à peu près le même que dans la forme précédente, mais l'affection peut débuter par le pôle postérieur. Il y a souvent des troubles du corps vitré et des attaques d'IRITIS. Dans la plupart des cas, l'affection commence par la choroïde et n'envahit que peu à peu la rétine.

Le *traitement spécifique* de la syphilis doit être institué dès le début avec vigueur, afin de conjurer la perte de la vision. C'est le plus souvent aux onctions hydrargyriques que l'on aura recours; on les fera suivre de l'usage de l'iodure de potassium.

La **rétinite albuminurique** est une des complications de la MALADIE DE BRIGHT. Elle ne se montre guère cependant que sur 5 malades pour 100 atteints de *néphrite chronique*. Il se forme le long des vaisseaux de la rétine des apoplexies et des taches blanches qui les recouvrent par places. La vision est plus ou moins atteinte; dans certains cas, elle se perd complétement, par suite du *décollement de la rétine*.

Dans le DIABÈTE sucré, on a signalé aussi la complication de **rétinite glycosurique**, caractérisée par des hémorrhagies rétiniennes, l'*atrophie de la papille du nerf* OPTIQUE. Souvent il y a en même temps cataracte plus ou moins complète.

Le *traitement* de la plupart des rétinites est surtout basé sur les indications générales fournies par la cause à laquelle on pourra rapporter la maladie. Dans la plupart des cas, où la rétinite résulte d'une congestion active, il faudra employer la saignée, les sangsues appliquées à la tempe ou dans les fosses nasales, ou la ventouse de Heurteloup.

Ces derniers moyens ne seront pas applicables à la rétinite glycosurique; car, dans le diabète, il y a une prédisposition fâcheuse à la gangrène autour des piqûres de la peau. Les ventouses sèches, les frictions, les purgatifs salins seront parfois très-utiles. Souvent aussi on provoquera avec avantage une réaction sur la partie inférieure du tube intestinal en employant les drastiques, surtout si la maladie peut être rattachée à la suppression des hémorrhoïdes ou du flux menstruel.

Enfin l'hygiène générale, la promenade et même la *marche forcée au grand air* feront quelquefois plus que les médicaments proprement dits, et seront plus utiles que de rester enfermé dans une chambre obscure, moyen que préconisent trop souvent les Allemands.

RÉTRACTILE, adj. Qualificatif appliqué aux organes et aux tissus qui, après avoir été étendus ou distendus, reprennent leur dimension primitive. La rétractilité est une propriété passive, analogue à l'élasticité, bien différente de la *contractilité*, qui est le propre de la substance musculaire.

RÉTRACTION, s. f. Propriété de certains tissus, et en particulier du *tissu cicatriciel*, qui leur permet de se resserrer plus ou moins. Il est très-important de tenir compte de la rétraction des tissus qui avoisinent les orifices naturels (bouche, fente des paupières, etc.), lorsqu'on fait dans ces régions l'ablation d'une tumeur, une cautérisation destructive, ou toute autre opération entraînant une perte de substance et la formation d'une cicatrice rétractile.

RÉTRÉCISSEMENT, s. m. Resserrement, coarctation d'un canal, d'une cavité, soit congénitale, soit à la suite d'une inflammation, d'une rétraction cicatricielle, etc., etc.

Les **rétrécissements du bassin** sont une des causes les plus fréquentes de DYSTOCIE. Ils sont dus le plus souvent au RACHITISME, à l'OSTÉOMALACIE, etc.

Les **rétrécissements du larynx** sont souvent causés d'une façon aiguë par l'ŒDÈME DE LA GLOTTE ou par la rétraction cicatricielle consécutive aux ulcères syphilitiques. Ils nécessitent quelquefois la TRACHÉOTOMIE.

Rétrécissement de l'œsophage. — Voy. ŒSOPHAGE.

Rétrécissement de l'urèthre. — Voy. URÈTHRE.

RÉTRO-UTÉRIN, adj. Qui siége derrière l'utérus, à sa partie postérieure.

Abcès rétro-utérin. — Voy. UTÉRUS.

Hématocèle rétro-utérine. — Voy. HÉMATOCÈLE.

RÉTRO-VERSION, s. f. Déviation de *l'utérus*, dans laquelle le fond de cet organe se porte en arrière et le col en avant. Elle diffère de la **rétro-flexion** en ce que, dans cette dernière, l'utérus est infléchi sur le col, tandis que dans la *rétro-version* le col et le corps de la matrice sont dans le prolongement l'un de l'autre. Le poids du corps de l'utérus comprime le rectum et produit de la constipation, tandis que le col de cet organe est porté en avant et s'appuie sur la vessie (voy. UTÉRUS).

RÉUNION, s. f. Accolement des tissus séparés par une *plaie* :

On distingue : 1° la *réunion par première intention* ou *immédiate*, et 2° la *réunion par seconde intention*, *médiate*, ou par bourgeonnement et régénération des tissus.

La **réunion immédiate** est celle qui se fait entre les deux lèvres d'une plaie sans interposition d'aucun tissu cicatriciel, et par simple accolement des tissus divisés dont les fonctions ne sont pas troublées. Elle doit être en général préférée lorsqu'elle est possible, mais elle n'est applicable qu'à un certain nombre de PLAIES.

La **réunion par seconde intention** consiste dans la production entre les tissus divisés d'autres tissus semblables à ceux qu'ils doivent réunir (régénération lente qui demande un certain temps pour se reproduire). Elle consiste en une production de tissu cellulaire qui s'interpose entre les parties divisées lorsqu'elles ne sont pas susceptibles de se régénérer. Il y a plus ou moins de suppuration si la plaie communique avec l'air extérieur, et le rétablissement des fonctions est plus lent que lorsqu'on peut obtenir la réunion immédiate. Mais dans certains cas spéciaux, cependant, elle doit être préférée (même lorsqu'on a le choix), comme prédisposant moins à certains accidents graves.

REVACCINATION, s. f. Seconde vaccination. La vaccination n'étant pas un préservatif absolu de la variole, on a pensé que le *virus vaccin* perdait ses propriétés préservatrices au bout d'un certain temps, que l'on a même fixé à une dizaine d'années, au bout desquelles il est prudent de se faire vacciner de nouveau. C'est cette inoculation nouvelle qui a reçu le nom de revaccination.

Nous avons pu constater, pendant l'épidémie de variole qui a sévi à Paris en 1869 et 1870, qui s'est répandue en province et a décimé nos populations et nos armées, que la plupart des personnes jeunes atteintes de variole grave n'avaient jamais été vaccinées. La varioloïde dont étaient atteintes celles qui avaient été vaccinées était d'autant plus grave que l'on s'éloignait davantage de l'époque de la vaccination. Le peu de personnes qui avaient été revaccinées avec succès n'avaient qu'une varioloïde extrêmement bénigne. Aussi considérons nous comme absolument prudente la pratique de la revaccination vers l'âge de 14 ou 15 ans, et plus tard, tous les dix ans environ, surtout si l'on a été atteint dans l'intervalle d'une maladie grave, d'une fièvre typhoïde par exemple. Si une première revaccination ne réussit pas, il est bon de l'essayer de nouveau d'année en année, et d'employer le vaccin humain.

RÊVE, s. m. Combinaison involontaire d'images ou d'idées, souvent confuses, quelquefois très-nettes et très-suivies, qui se présentent à l'esprit pendant le sommeil *partiel*, puisque, pour que cette illusion se produise, il faut que la mémoire, l'imagination, le jugement, c'est-à-dire une portion plus ou moins considérable du cerveau échappe à la torpeur générale. La position du corps dans le lit, la gravité des choses qui nous ont frappé pendant la veille, les préoccupations diverses, ont une influence très-marquée sur la production des rêves, et l'on sait que chez un grand nombre de personnes, le décubitus latéral gauche, et surtout le décubitus dorsal, produisent infailliblement le *cauchemar*.

Le temps pendant lequel s'effectue un rêve n'est nullement en rapport avec la longueur qu'il semble avoir. Le rêve le plus long, qui paraît durer des années, s'accomplit parfois dans l'espace de quelques secondes. Pendant le sommeil, les actions RÉFLEXES s'accomplissent normalement et sont souvent le point de départ du rêve (voy. HALLUCINATION).

RÉVULSEUR, s. m. (*revellere*, ôter avec effort). Nom donné à un instrument à ressort muni d'un plateau sur lequel sont fixées, par leur côté mousse, quarante ou cinquante aiguilles. L'extrémité pointue de ces aiguilles est libre et sert à produire instantanément sur la peau autant de piqûres qu'il y a d'aiguilles. Si l'on frotte cette partie piquée avec une substance irritante, du tartre stibié, de l'huile de croton par exemple, on obtient une rubéfaction et une irritation intense, dont l'effet a été utilisé contre les névralgies, le rhumatisme musculaire, etc.

RÉVULSIF, adj. et s. m. Nom donné

aux médicaments irritants qui agissent sur la peau en la congestionnant et en y provoquant une inflammation plus ou moins intense. Les révulsifs les plus employés sont les *sinapismes, cataplasmes sinapisés, vésicatoires volants*, les *onctions avec l'huile de croton*, la *pommade stibiée*, les *emplâtres de thapsia*, de *poix de Bourgogne*, l'*eau sédative* (ou ammoniaque diluée), la *teinture d'iode*. Leur emploi est très-fréquent ; ils sont indiqués dans de nombreuses circonstances, soit pour décongestionner les organes centraux, soit pour faire disparaître une douleur, produire une dérivation salutaire, etc.

RÉVULSION, s. f. Action locale produite par les révulsifs, suivie de l'action générale sur l'affection que l'on a en vue de combattre. C'est par l'intermédiaire de la circulation et de l'action du grand sympathique que la révulsion agit contre les maladies. Suivant qu'on veut obtenir une révulsion légère, de courte durée, ou au contraire profonde et prolongée, on emploiera des révulsifs différents, dont l'énergie sera en rapport avec l'effet désiré.

RHAGADE, s. f. (de ῥαγάς, fissure). Gerçure ou excoriation légère siégeant surtout à l'ANUS, quelquefois au sein, à la figure et aux mains (sous l'influence du froid).

RHÉOPHORE, s. m. (de ῥεῖν, couler, et φέρειν, porter). Nom donné : 1° aux conducteurs métalliques qui servent à la transmission de l'électricité, et qui sont généralement formés par un ou plusieurs fils de cuivre, flexibles, recouverts de coton ou de soie ; 2° aux diverses pièces (cylindres métalliques, boutons métalliques, plaques, boutons de charbon de cornue recouverts de peau de chamois, etc.) qui terminent ces fils et servent d'intermédiaire pour faire pénétrer l'électricité à l'endroit du corps où on les applique.

La nature de ces derniers rhéophores est très-importante, eu égard aux effets que l'on veut obtenir. S'ils sont secs, de faible surface, tels que le bouton métallique olivaire, ou le balai formé de fils de laiton, par exemple, on obtient des effets locaux, surtout révulsifs, par leur application sur la peau. Au contraire, s'ils sont humides, l'électricité passe facilement du rhéophore à la peau, les effets locaux sont presque nuls, et on obtient les effets plus profonds ou plus généraux du passage du courant électrique.

RHINITE, s. f. Inflammation du nez (voy. CORYZA).

RHINOPLASTIE, s. f. (de ῥίν, nez, et πλάσσειν, faire). *Anaplastie* ou restauration du nez que l'on pratique lorsque cet organe a été enlevé par un traumatisme ou détruit par une ulcération (*lupus, cancroïde*, etc.).

De même que dans les autres AUTOPLASTIES, on peut employer une des trois méthodes : *française, indienne* ou *italienne*.

La **méthode française**, à laquelle on doit donner la préférence, n'est malheureusement pas toujours applicable. C'est une autoplastie par glissement qui consiste à emprunter aux régions voisines la peau nécessaire pour la confection du nez. On dissèque en conséquence des lambeaux dans les deux joues et, après les avoir régularisés, on les affronte bien exactement et on en fait la suture, afin d'avoir une *réunion par première intention*. Il faut veiller non-seulement à ne pas avoir une conformation disgracieuse, mais surtout à conserver l'*ouverture des narines* et à s'opposer à leur rétrécissement.

La **méthode indienne** (fig. 484) consiste à tailler un lambeau dans la peau du front, et à le renverser à la partie inférieure en tordant son pédicule, de manière à combler la perte de substance. On doit avoir au préalable dessiné, au moyen d'une feuille de papier, les dimensions et la forme du nez que l'on veut restaurer, et avivé convenablement les bords de la plaie. On les réunit aux surfaces saignantes bien exactement par des sutures ; on maintient les ouvertures des narines au moyen de deux petits tuyaux EE, et l'on panse à l'eau froide, comme pour les autres autoplasties.

Dès que le lambeau a contracté des adhérences suffisantes avec les lèvres de la plaie, on en excise le pédicule, afin de faire disparaître la difformité qu'il produit généralement à la racine du nez. A ce moment, le lambeau (qui avait jusque-là reçu du sang par son pédicule) n'est plus nourri que par ses nouvelles adhérences. On peut du reste rapprocher par des bandelettes ou des sutures les bords de la plaie du front. de façon à en hâter la cicatrisation.

Cette méthode, inférieure à la française, est cependant plus facile à appliquer que la méthode italienne. Il faut avoir grand soin de ne pas exposer le lambeau frontal à une trop forte torsion, de façon à n'y pas interrompre la circulation.

La **méthode italienne** (fig. 485) emprunte un lambeau tégumentaire à la peau du bras ou de l'avant-bras. Une condition préalable à son application, c'est que le malade se soit d'abord accoutumé à tenir le bras appliqué contre le nez.

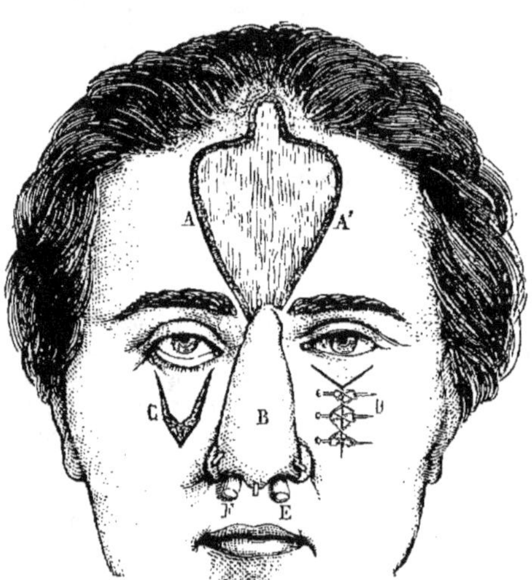

Fig. 484. — Rhinoplastie par la méthode indienne.

A, A, Tracé du lambeau frontal.

B, Lambeau adapté aux bords du trou qui remplaçait le nez.

E, F, Petits cylindres introduits dans les narines.

(C et D sont des incisions qui sont destinées à la blépharoplastie ou restauration des paupières.)

Lorsque cette position a cessé d'être gênante, on taille un lambeau convenable, qu'on laisse adhérent au bras et qu'on réunit avec soin aux lèvres de la perte de substance, que l'on a eu le soin d'aviver soigneusement. Cette position est maintenue au moyen de courroies et de bandelettes fixées à un bonnet de coton que porte le malade. Au bout de vingt à trente jours, lorsque l'union est obtenue entre le lambeau brachial et la plaie de la figure, on peut détacher le pédicule.

Pour obtenir un résultat plus satisfaisant, on peut, après avoir taillé le lambeau du bras, en laisser se cicatriser les bords isolément, pendant qu'il revient sur lui-même, et ne l'adapter au visage qu'après plusieurs mois. On conçoit combien cette opération demande de courage et de patience de la part du malade, et de persévérance du côté du chirurgien.

RHIZOME, s. m. (de ῥίζα, racine). Terme de botanique sous lequel on désigne les tiges souterraines, ordinairement renflées, de diverses plantes de la famille des iridées ou des fougères.

RHONCHUS, s. m. (de ῥέγχω, je ronfle,

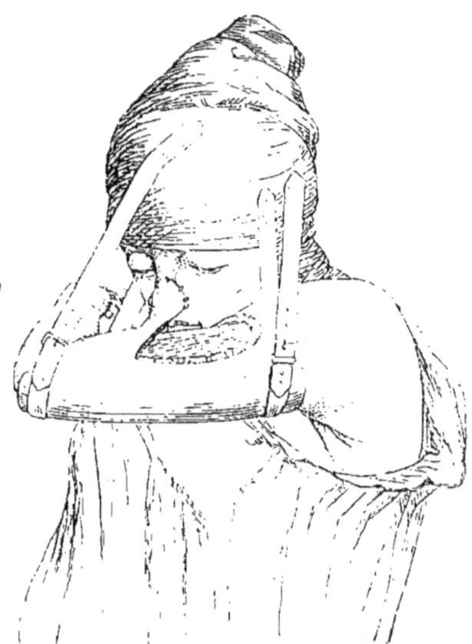

Fig. 485. — Rhinoplastie par la méthode italienne.

Mot latin souvent employé comme synonyme de RALE.

RHUBARBE, s. f. Plante de la famille des Polygonées, originaire de la Tartarie, dont la racine est très-employée; elle est verticale, épaisse, de la grosseur du bras, d'un jaune plus ou moins foncé, compacte; elle colore la salive en jaune. C'est la *rhubarbe palmée* (*rheum palmatum*) qui en produit la plus grande quantité.

On trouve dans le commerce la *rhubarbe de Chine*, qui se présente en morceaux arrondis, percés d'un petit trou; la *rhubarbe de Moscovie*, en morceaux irréguliers, d'un jaune pur, percés d'un grand trou et présentant des veines rouges et blanches très-apparentes; elle est très-estimée ; la *rhubarbe de Perse*, qui est la meilleure, est en morceaux cylindriques d'un jaune sale, à marbrures peu marquées.

On a essayé de cultiver en France la rhubarbe palmée. L'odeur de la rhubarbe est désagréable, ainsi que sa saveur, qui est à la fois amère et astringente. Elle est tonique à petite dose, et purgative à dose plus élevée ; on l'administre en poudre (10 centigrammes comme tonique, 30 centigrammes à 1 gramme comme purgatif), tablettes, infusion, sirop, vin, décoction, extrait ; elle fait partie du *sirop de chicorée composé*.

D'autres espèces du même genre peuvent être employées aux mêmes usages, telles sont : le *rhapontic*, ou *rhubarbe anglaise*, la *rhubarbe ondulée* et la *rhubarbe compacte*.

RHUMATISMAL, adj. Qui appartient au rhumatisme. On confond sous le nom de *douleurs rhumatismales*, tantôt les véritables douleurs du rhumatisme articulaire, tantôt le rhumatisme musculaire ou certaines *névralgies*.

Quelques auteurs donnent le nom de *péliose rhumatismale* à l'ÉRYTHÈME NOUEUX.

RHUMATISME, s. m. (*rheumatismus*, ρευματισμός). Affection caractérisée par l'inflammation du tissu séro-fibreux qui entre dans la composition des articulations ou des muscles : *Rhumatisme articulaire, rhumatisme musculaire*.

Le **rhumatisme articulaire** est aigu ou chronique et se présente sous trois formes qui constituent plutôt trois degrés de l'affection. 1° *Rhumatisme articulaire subaigu*. Le malade n'a pas de fièvre, il éprouve des douleurs d'une intensité médiocre s'exaspérant pendant la nuit et se déplaçant avec une grande rapidité. On ne constate pas de symptômes généraux, il cède généralement aux préparations narcotiques et aux frictions stimulantes sur les articulations.

2° Lorsque le *rhumatisme est suraigu*, il débute par une fièvre intense, *fièvre rhumatismale*. Bientôt une des grandes articulations, quelquefois plusieurs, deviennent le siège d'une douleur très-aiguë, parfois atroce. Les parties malades sont gonflées, rouges, les artères voisines battent avec violence ; si l'on fait mouvoir les articulations, elles font entendre des craquements assez rudes ; le pouls est large, plein, fort et fréquent, la soif est vive, les mouvements sont impossibles ou extrêmement douloureux. Le malade est privé de sommeil, quelquefois toutes les articulations, grandes et petites sont envahies, et il survient même une angine ou *mal de gorge rhumatismal*. La sueur est abondante, la constipation opiniâtre, l'urine rare, laissant déposer une grande quantité de sédiment constitué par des urates.

Dans cette maladie, il apparaît assez souvent vers le troisième ou quatrième jour ou plus tard, les signes d'une ENDOCARDITE et quelquefois d'une PÉRICARDITE, qui suit toutes les phases de la maladie articulaire. Des accidents cérébraux, consistant dans le délire, des convulsions, une sorte d'aliénation mentale rangés sous le nom de *rhumatisme cérébral*, peuvent survenir avec une redoutable gravité et la mort peut en être la conséquence immédiate. Le plus ordinairement après s'être portés sur les diverses articulations et les avoir envahies tour à tour, les accidents aigus se calment, les articulations reprennent peu à peu leurs mouvements, les sueurs cessent, le sommeil revient, et la maladie guérit après un temps qui varie d'une semaine à trois mois. Malheureusement elle laisse souvent à sa suite des affections organiques du cœur, ayant une grande tendance à récidiver.

3° Le *rhumatisme articulaire aigu* peut se fixer sur une seule articulation à la fois, *rhumatisme mono-articulaire;* il amène une désorganisation profonde qui se traduit par la suppuration, l'adhérence des surfaces articulaires et d'autres symptômes qui le rapprochent des tumeurs blanches à marche aiguë.

Le **rhumatisme articulaire chronique** peut se montrer d'emblée ou à la suite du rhumatisme aigu ; c'est une maladie constitutionnelle qui occupe une ou plusieurs articulations, dont les mouvements s'accompagnent d'un craquement assez rude. Ce rhumatisme est très-rebelle et peut être généralisé au point de rendre tout mouvement impossible et de faire succomber le malade après de longues souffrances.

La cause déterminante la plus ordinaire du rhumatisme est l'impression du froid et de l'humidité, mais il reconnaît une prédisposition active dans l'hérédité.

Le *traitement* consiste en émissions sanguines qui semblent très-puissantes contre les complications et particulièrement contre l'*endocardite*. On doit leur associer les préparations narcotiques à petite dose, le sulfate quinine, le nitrate de potasse, les alcalins, l'*iodure de potassium*. On emploie aussi quelques sudorifiques, les frictions sèches et chaudes, les *purgatifs répétés*, les bains de vapeur, et l'on doit attendre de très-grands succès de l'emploi bien dirigé et persévérant de l'hydrothérapie avec sudation. Dans ces derniers temps on a vanté et porté aux nues avec toute l'exagération de la mode, l'emploi de l'acide SALICYLIQUE et du SALICYLATE DE SOUDE.

Ce dernier médicament agit en effet de la façon la plus heureuse contre le rhumatisme articulaire aigu, il en est pour ainsi dire le véritable spécifique. Il est beaucoup moins efficace contre les autres formes, et ne doit du reste être employé qu'avec prudence, et toujours sous la surveillance attentive du médecin.

Le **rhumatisme musculaire** est caractérisé par une douleur fixe, tantôt sourde et tantôt très-aiguë et occupant un ou plusieurs muscles sans rougeur, chaleur ni gonflement, tels que le sterno-mastoïdien (TORTICOLIS); les pectoraux (PLEURODYNIE); le sacro-lombaire (LUMBAGO). Il reconnaît pour cause ordinaire les refroidissements, surtout si le corps est en sueur. Son *traitement* à l'*état aigu* consiste en frictions, douches, vésicatoires, injections narcotiques, ventouses scarifiées, etc. A l'*état chronique*, on emploie les révulsifs, vésicatoires, la teinture d'iode, le massage, l'hydrothérapie, les bains térébenthinés et thermo-résineux.

Le *rhumatisme goutteux* est une forme d'affection articulaire qui se rapproche de la *goutte*, mais paraît être plus fréquente chez les femmes et les personnes débilitées ; il est moins sujet aux crises aiguës douloureuses que ne l'est la goutte.

Le **rhumatisme noueux** est une maladie essentiellement chronique, caractérisée au début par des douleurs sourdes envahissant petit à petit les articulations qui augmentent considérablement de volume. La palpation permet de reconnaître un empâtement superficiel dû au gonflement de l'os et des parties molles. La main et le poignet sont les parties le plus souvent affectées; les doigts sont quelque-fois fléchis dans la paume de la main et présentent des saillies articulaires considérables, la main tout entière est déformée. Dans d'autres cas, les doigts sont dans l'extension, et la saillie se montre du côté de la face palmaire, ce qui leur donne l'apparence de griffes.

Les douleurs articulaires offrent des paroxysmes fréquents, les malades deviennent cachectiques et succombent aux accidents cérébraux ou cardiaques, et souvent à la *phthisie pulmonaire*.

Très-rare chez l'homme, le *rhumatisme noueux* est plus fréquent chez les femmes surtout dans les classes pauvres. On a tiré de bons effets de la teinture d'iode à l'intérieur, de l'acide arsénieux, des bains de sublimé et d'arséniate de soude, joints à une alimentation tonique, aux ferrugineux et au quinquina.

RHUMATOIDE, adj. Douleurs vagues qui ne sont accompagnées d'aucun symptôme général et qui ont l'apparence des *douleurs rhumatismales*.

RHUME, s. m. (de ῥεῦμα, écoulement). On donne vulgairement ce nom à toutes les affections de poitrine qui sont caractérisées par la toux. Les gens du monde appellent *rhume* de poitrine, les bronchites et les laryngites légères ; *gros rhume* le catarrhe bronchique et *rhume négligé* les différentes phases de la phthisie.

Vulgairement, on donne au CORYZA le nom de *rhume de cerveau*.

RICIN, s. m. (*Ricinus communis*). Plante de la famille des Euphorbiacées qui croît dans l'Inde, l'Afrique et l'Amérique, et que l'on cultive en Europe sous le nom de *Palma-Christi* à cause de ses feuilles grandes, palmées, d'un beau vert, à sept ou neuf divisions.

Les *graines de ricin* produisent l'*huile de ricin*. L'ancien procédé d'extraction consistait à piler les graines et à les faire bouillir dans l'eau ; l'huile qu'on fabriquait ainsi était colorée et nauséabonde. Aujourd'hui elle est obtenue par simple expression : c'est l'huile de ricin préparée à froid ; elle est épaisse, filante, transparente, presque incolore, et se dissout en toutes proportions dans l'alcool ; elle présente une odeur et une saveur faible, mais extrêmement répugnante. C'est un purgatif doux employé dans un grand nombre de maladies. Lorsqu'on le répète souvent, il agit cependant à la façon des *drastiques*. On l'administre à la dose de 15 à 50 grammes dans du bouillon aux herbes, du café noir, du bouillon de viande dégraissé.

Un procédé commode d'administration, surtout pour les enfants, consiste a en émulsionner 10 à 15 grammes dans un jaune d'œuf. Ce mélange est délayé dans une tasse de lait chaud, sucré et aromatisé par de l'eau de fleurs d'oranger ou de la vanille. On prend ce lait de poule le matin à jeun, et les personnes non prévenues l'acceptent en général sans répugnance. On peut encore faire absorber l'huile de ricin en la mélangeant avec du sirop de Tolu qui en masque bien l'odeur et la saveur. Mêlée au collodion, elle forme le *collodion riciné* ou COLLODION ÉLASTIQUE.

RIGIDITÉ, s. f. Contraction, dureté d'un organe qui ne se laisse pas distendre.

La **rigidité du col de l'utérus** pendant l'ACCOUCHEMENT, est un obstacle à son accomplissement qui est dû : tantôt à la *constriction active* de ses fibres musculaires anormalement contractées (on la traite alors par l'application directe sur le col d'extrait de belladone), tantôt, à une véritable inextensibilité du col de la matrice, qui exige que l'on pratique des débridements avec les ciseaux. Ces incisions peu étendues paraissent d'ailleurs assez inoffensives chez la femme. Lorsqu'on fait la même opération sur la vache, elle est au contraire très-souvent suivie de la mort de l'animal.

La **rigidité cadavérique** est due à la coagulation d'un certain nombre de principes demi-solides (géline, musculine, etc.) qui existent dans les muscles. Elle se montre sur les cadavres de l'homme et des animaux, de quelques minutes à sept ou dix heures après la dernière expiration. La rigidité cadavérique, une fois vaincue, ne revient plus ; dès qu'on a triomphé de la résistance d'une articulation maintenue par la rigidité cadavérique, elle se laisse manœuvrer à volonté.

Les muscles ne sont atteints que successivement par la rigidité : ce sont d'abord ceux de la *mâchoire inférieure* qui, en devenant rigides, la rapprochent de la supérieure, puis les muscles du cou et de l'abdomen, ensuite ceux des bras et enfin ceux des jambes. Les muscles qui sont

devenus rigides les premiers sont aussi les derniers à reprendre leur souplesse.

Les circonstances qui influent sur la rapidité d'apparition, la durée, et l'intensité de la rigidité cadavérique sont :

La *mort violente* ou *subite*, la rigidité ne se montre que très-tard, mais dure longtemps.

Les *maladies épuisantes*, l'*extinction des forces* (comme chez les animaux surmenés ou chassés pendant longtemps), la font apparaître rapidement, mais elle dure peu.

La *chaleur et surtout la chaleur humide* abrègent beaucoup la durée pendant laquelle persiste la rigidité cadavérique. Elle cesse dès que la putréfaction commence. Elle peut du reste se montrer avant même que le cadavre soit refroidi, ou manquer complétement lorsque la putréfaction survenant rapidement ne lui laisse pas le temps de se développer.

RIRE, s. m. (*risus*). Phénomène physiologique caractérisé par des expirations sonores et saccadées qui se succèdent avec rapidité, en même temps que les muscles du visage prennent une expression gaie. Il traduit ordinairement la joie, dépend en grande partie des contractions involontaires du diaphragme et résulte d'un ensemble d'actions réflexes plus ou moins faciles à influencer par la volonté.

Le *rire sardonique* est un spasme des lèvres et des joues qui donne à la figure une expression grimaçante de rire moqueur. Il est symptomatique de la douleur, de quelques fièvres ataxiques, mais principalement des affections du diaphragme, la *pleurésie diaphragmatique* en particulier qui est extrêmement douloureuse.

RIZ, s. m. (ὄρυζα). Plante de la famille des graminées (*Oriza sativa*), que l'on cultive dans les rizières ou terrains marécageux extrêmement malsains. Les grains de riz sont la base de la nourriture de nombreuses populations ; ils sont moins nourrissants et contiennent une moindre proportion de principes azotés que ceux des autres céréales.

L'amidon qu'on extrait du riz est très-fin et très-blanc ; on le désigne dans le commerce de la parfumerie sous le nom de **poudre de riz**. C'est un absorbant externe fort employé.

La décoction de riz est utilisée en boissons ou en lavements contre les diarrhées.

On en prépare une tisane à la dose de 10 grammes de riz sec pour un litre d'eau. Il faut que le riz soit bien gonflé (crevé), et que l'eau soit réduite par l'ébullition.

ROB, s. m. (du mot persan *roob*, vin cuit). Nom donné aux extraits obtenus avec le suc des fruits exprimé à la presse, clarifié, filtré, évaporé au bain-marie à consistance de miel épais. On prépare, de cette façon le *rob de baies de nerprun*, de *belladone*, de *sureau* et des *robs composés ;* la plupart de ces médicaments, reste de l'ancienne pharmacopée, sont de nulle valeur et ne sont plus employés que par le charlatanisme.

RONFLEMENT, s. m. Bruit très-sonore que font entendre pendant le sommeil quelques personnes qui dorment la bouche ouverte. Il est produit par les vibrations du voile du palais, particulièrement pendant l'inspiration, lorsque l'air traverse l'arrière-bouche. C'est une infirmité souvent fort désagréable pour les autres. On peut interrompre momentanément le ronflement par un bruit soudain fait auprès du ronfleur. Par suite d'une action réflexe dont la porte d'entrée est l'oreille, la respiration se modère. La plupart des personnes ne ronflent que lorsqu'elles sont couchées sur le dos ou qu'elles sont atteintes de coryza.

ROSE, s. f. (*rosa*, ῥόδον). Fleur des diverses espèces de rosiers de la famille des *rosacées*, dont la variété employée en médecine est encore sous le nom de *rose de Provins* ou *rose pourpre*.

Les *pétales de roses* ont des propriétés toniques et astringentes. On les prescrit dans les leucorrhées et la blennorrhée chroniques, ainsi que dans les inflammations légères du larynx. On les administre en infusion, en poudre ; ils entrent dans la composition du *vin*, du *vinaigre* et du *miel rosat*. On en prépare aussi une *conserve de roses*, une eau distillée, un sirop, et on en extrait une essence aromatique très-suave et très-précieuse, *essence de roses*. C'est spécialement avec les pétales de la *rose à cent feuilles* (*Rosa centifolia*) que l'on compose *l'eau de roses* obtenue par distillation et employée en collyres et injections.

ROSÉOLE, s. f. Éruption cutanée formée par des taches rouges plus ou moins rapprochées les unes des autres, qui se montre dans diverses circonstances. Elle est fréquente chez les enfants, chez lesquels elle est souvent confondue avec la *rougeole*. Mais elle n'est accompagnée ni de la bronchite, ni du coryza ni du larmoiement qui caractérisent cette dernière affection.

Elle survient aussi comme une manifestation de la *syphilis*, ou à la suite de l'ingestion de substances telles que le sulfate de quinine, le cubèbe, l'iodure de potassium, le bromure de potassium, etc.

C'est une affection qui ne présente aucune gravité. Après quatre ou cinq jours de fièvre légère et d'éruption, tout rentre dans l'ordre sans autre complication, à moins qu'il ne s'agisse de roséole syphilitique qui exige un traitement spécial.

ROTULE, s. f. Os court, triangulaire, situé au-devant du genou sur lequel il est mobile. On considère la rotule tantôt comme un os *sésamoïde* développé dans le tendon du muscle triceps, tantôt comme devant être rattaché au tibia et former l'analogue de l'*olécrâne* du coude.

Sa *face antérieure* donne insertion à quelques fibres du muscle triceps ; elle est en rapport avec la bourse muqueuse prérotulienne. Sa *face postérieure* est divisée verticalement par une crête et articulée avec les condyles du fémur. En haut, elle donne insertion au tendon du muscle triceps ; à sa partie inférieure, s'insère le *tendon rotulien* qui va au tibia ; sur les côtés elle donne insertion aux ligaments rotuliens, (voy. GENOU).

Les **fractures de la rotule** sont quelquefois produites par un choc direct ; elles peuvent être alors longitudinales ou transversales. Mais beaucoup plus souvent elles sont dues à une cause indirecte et produites par la contraction violente et rapide du muscle triceps. Elles sont alors toujours transversales. Dans un mouvement exagéré, soit pour s'opposer à une chute en arrière, soit pour donner un coup de pied, la rotule se trouve placée entre la résistance du tendon rotulien et la puissance du muscle triceps qui se contracte. Aussi se brise-t-elle transversalement, surtout si le genou est légèrement fléchi, et les *fragments s'écartent* l'un de l'autre d'une façon considérable. Il est à remarquer que ces fractures se produisent souvent sur des rotules déjà malades et chez des personnes qui ont souffert de leur genou quelque temps avant l'accident.

Les symptômes des fractures de la

rotule sont : 1° La *déformation* ; il y a à la partie antérieure du genou une dépression correspondante à l'écartement des fragments de la rotule fracturée. Cette dépression est rapidement comblée par l'épanchement de sang ou de synovie qui ne tarde pas faire gonfler l'articulation du genou.

2° La *mobilité anormale* des deux fragments de la rotule, que l'on peut faire mouvoir l'un sur l'autre dans le sens transversal.

3° L'*ecchymose* ou épanchement de sang parfois très-considérable, qui envahit le genou et les parties voisines, et s'oppose le plus souvent à ce qu'on sente 4° la *crépitation* qui n'est guère apparente que dans les fractures directes.

Les mouvements spontanés du genou sont impossibles ainsi que la station debout et la marche, les mouvements communiqués sont douloureux. Ce sont des fractures fort graves au point de vue du rétablissement des fonctions du membre. Il est en effet très-difficile, sinon tout à fait impossible, d'obtenir une *consolidation osseuse*. Ce n'est guère qu'une consolidation par un cal fibreux qui se produit dans la plupart des cas. La raison en est dans la structure même de la rotule qui n'est qu'imparfaitement recouverte de *périoste*, et dans la difficulté de maintenir en place les fragments.

Le *traitement* consiste, comme pour toutes les fractures, à la réduire, à mettre les fragments en contact et à les y maintenir un temps suffisant. Comme ils sont en général fort écartés, qu'il y a du gonflement ecchymotique, il faut souvent se contenter, dans les premiers jours de maintenir la jambe dans une position horizontale et d'appliquer des compresses résolutives. Dès que le gonflement à disparu, on rapproche l'une de l'autre les deux portions rotuliennes, et on les maintient en contact aussi bien que possible.

La plupart des bandages ou bandelettes donnent des résultats fort imparfaits. On se sert avec avantage de la *griffe de Malgaigne* ; on enfonce les pointes (dorées ou huilées pour éviter l'oxydation) dans l'os lui-même, à travers les parties molles, on serre ensuite la vis (fig. 486) et les fragments sont ramenés au contact. Cette opération est un peu douloureuse, mais elle est généralement bien supportée et donne d'assez bons résultats.

On peut aussi se contenter de mouler bien exactement le genou à sa partie supérieure et à sa partie inférieure avec deux plaques de *gutta-percha* ramollie dans l'eau chaude, et d'y implanter les griffes de Malgaigne au lieu de les mettre directement

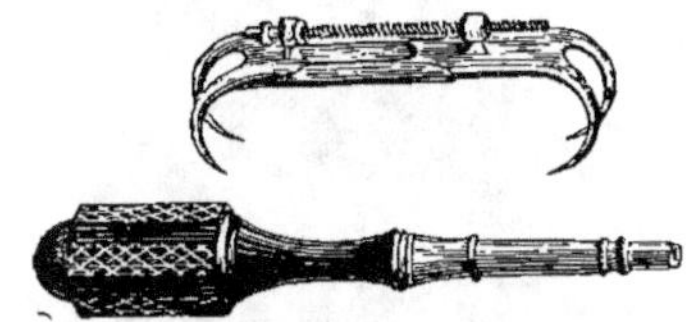

Fig. 486. — Griffe de Malgaigne et sa clef pour le traitement et l'immobilisation des fractures de la rotule.

dans la peau. On maintient du reste tout l'appareil au moyen de bandes convenablement disposées. C'est le procédé auquel nous donnons la préférence, il est en outre bien plus facilement accepté par les malades.

Ce n'est guère que vers la cinquième semaine que l'on peut commencer à imprimer quelques mouvements à l'articulation, pour en prévenir autant que possible la raideur. Mais il faut procéder avec la plus grande prudence, afin de ne pas rompre le cal. On doit s'estimer satisfait si l'écartement du fragment ne dépasse pas un centimètre et si le genou n'est pas absolument raide. Ce n'est généralement qu'après plusieurs mois que la marche redevient possible, mais la jambe reste bien plus longtemps affaiblie, et la rotule est prédisposée à de nouvelles fractures ; aussi faut-il éviter avec le plus grand soin tout effort violent. S'il existe un engorgement articulaire, il faut le traiter par des moyens appropriés, vésicatoires, teinture d'iode, électricité (courants continus).

Luxation de la rotule. Les diverses variétés en sont assez rares ; on en distingue quatre : 1° luxation en *dehors;* 2° en *dedans;* 3° *verticale* ou *de champ;* 4° par *renversement.*

La *luxation en dehors* est la plus commune. La rotule se déplace sur la face externe du condyle externe du fémur, de manière que son diamètre transversal devient antéro-postérieur et son bord interne antérieur. Elle entraîne avec elle le muscle triceps et le ligament rotulien (fig. 487).

Au moment de l'accident, le blessé

ressent une douleur vive, un craquement se fait entendre, la rotule se porte en dehors du genou. La *réduction* en est facile, et

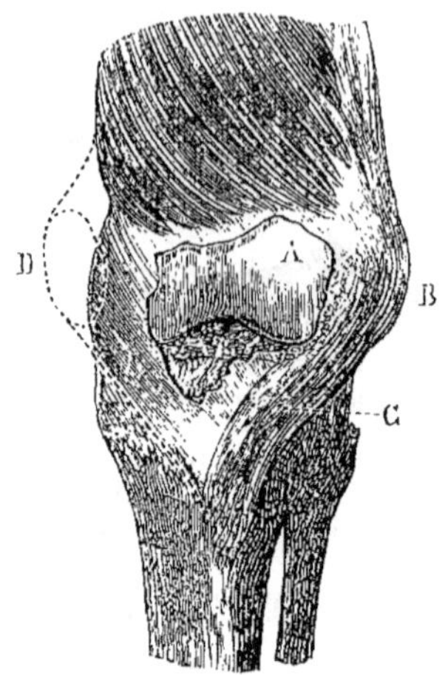

Fig. 487. — Luxation de la rotule en dehors.

A, Condyle inférieur mis à découvert par le déplacement de la rotule.

B, Rotule luxée ayant entraîné avec elle le muscle triceps et le ligament rotulien C.

C, Ligament rotulien dévié en dehors.

D, Ligne ponctuée indiquant la situation qu'occuperait la rotule si elle était luxée en dedans.

même lorsque la luxation n'est pas réduite les troubles fonctionnels sont peu importants.

ROUGEOLE, s. f. Fièvre éruptive appelée aussi *fièvre morbilleuse* caractérisée par : 1° une *éruption générale* de taches rouges, irrégulières, ne disparaissant pas par la pression du doigt; 2° par une *fièvre intense;* 3° du *coryza ;* 4° de la *conjonctivite* avec *larmoiement;* 5° une *bronchite* avec toux intense à timbre rauque (toux férine).

Elle est épidémique et contagieuse, se montre plus particulièrement chez les enfants, mais peut atteindre aussi les adultes et même les personnes âgées. Une convulsion (chez les enfants), de la fièvre et des éternuments répétés sont les préludes de la rougeole qui apparaît quelquefois après cinq à quinze jours de prodromes pendant lesquels on ne peut que soupçonner son apparition future.

L'éruption dure de deux à six jours, et

elle est suivie d'une période de *desquamation* peu intense, qui dure environ un septenaire.

Dans la plupart des cas, l'éruption se fait normalement; il suffit de maintenir l'enfant dans son lit pendant une huitaine de jours, et à la chambre pendant trois semaines ou un mois. Mais quelquefois le catarrhe bronchique prend un développement exagéré, il se déclare même des *pneumonies lobulaires*, dont l'issue peut être immédiatement funeste, ou qui favorisent l'éclosion de tubercules pulmonaires (voy. PHTHISIE PULMONAIRE). C'est à ce point de vue une des maladies les plus importantes à surveiller, surtout après l'éruption et pendant la convalescence.

A la suite de la rougeole, il se déclare aussi souvent chez les enfants une éruption de GOURMES, des OTITES ou otorrhées rebelles, des BLÉPHARITES CILIAIRES, etc.

Le *traitement*, réduit à des prescriptions hygiéniques dans les cas simples, est surtout dirigé contre les complications qui se produisent du côté des organes respiratoires. On traite trop souvent légèrement les rougeoles des enfants, on les expose surtout trop vite au froid, auquel ils deviennent très-impressionnables.

L'éruption sera facilitée par des tisanes diaphorétiques de bourrache, fleurs pectorales, violettes, potion à l'acétate de soude, etc. L'ipécacuanha, le kermès, les alcalins seront employés au début du catarrhe bronchique, si l'expectoration est difficile ; plus tard, on aura recours aux balsamiques (goudron, tolu, etc.), si la sécrétion est trop abondante. Les complications seront traitées par des moyens appropriés.

ROUILLE, s. f. Oxyde de fer hydraté mélangé de carbonate. On utilise quelquefois l'eau rouillée (dans laquelle on a laissé rouiller des clous ou pointes de Paris) comme *ferrugineux* économique et peu actif.

RUBÉFACTION, s. f. Action des rubéfiants (frictions, flagellation, douches, sinapismes, etc.), qui détermine localement une congestion sanguine donnant une coloration rouge à la peau de la région.

RUBÉFIANT, adj. et s. m. Classe de médicaments qui agissent sur le réseau capillaire sous-épidermique, et que l'on emploie comme dérivatifs pour attirer sur une partie saine et peu importante de l'économie l'inflammation qui siége sur un organe important et plus ou moins éloigné. Les principaux *rubéfiants* sont la moutarde, le poivre, les orties, l'eau chaude, le sel de cuisine, etc. Les *rubéfiants*, par un contact prolongé avec la peau, peuvent agir avec plus de violence et devenir *vésicants*.

RUE, s. f. (*ruta*, ῥυτή). Plante de la famille des rutacées, dont l'espèce *ruta graveolens* est employée le plus souvent dans le but (rarement atteint) de provoquer les avortements criminels. Cette plante, comme tous ses congénères, n'est pas douée de propriétés spécialement abortives; elle agit quelquefois dans ce sens, à la faveur d'une *intoxication générale*, en jetant dans l'économie un trouble profond qui peut aller jusqu'à causer la mort.

Toutes les parties de la plante sont douées d'une odeur forte, désagréable, d'une saveur âcre, amère, très-chaude. On l'emploie quelquefois en thérapeutique, sous forme d'infusion, d'essence ou de teinture, contre le scorbut ou les vers intestinaux; mais l'usage de ce médicament exige une très-grande prudence, puisque, ainsi que nous l'avons vu, il peut déterminer des empoisonnements ou, pour le moins, des accidents très-fâcheux.

RUGINE, s. f. Instrument de chirurgie en acier trempé, de formes diverses, dont on se sert pour gratter les os, en enlever les parties cariées, en détacher le périoste, etc. (voy. RÉSECTION).

RUPIA, s. m. (de ῥύπος, ordure). Affection de la peau causée par la SYPHILIS, la *scrofule* ou la *misère physiologique* (rupia cachectique). Il se présente sous forme de *bulles*, entourées d'une petite aréole inflammatoire, se couvrant aussitôt d'une croûte plus ou moins épaisse et étendue. Dans certains cas de syphilis grave, le rupia se complique de PHAGÉDÉNISME. Il se montre de préférence aux membres, et particulièrement à la jambe.

Le *traitement* consiste, avant tout, à relever l'état général, combattre la syphilis, la scrofule, l'appauvrissement du sang par des moyens appropriés, et surtout par des toniques : quinquina, viande grillée, ferrugineux, etc. Localement on pansera les ulcérations avec du vin aromatique, on les saupoudrera de poudres absorbantes : amidon, sous-nitrate de bismuth. La plus grande propreté, les bains fréquents aident puissamment à la guérison.

RUPTURE, s. f. Déchirure ou solution de continuité des parties molles, et particulièrement des muscles et des tendons. Elles surviennent ordinairement à l'occasion d'un effort violent ou d'un mouvement brusque. La rupture du muscle plantaire grêle de la jambe a reçu le nom de *coup de fouet*, celle de certaines fibres musculaires de la région lombaire est appelée *tour de rein*.

Il y a au moment de ces ruptures une douleur vive, du gonflement et un épanchement de sang parfois considérable. La guérison en est facilement obtenue en maintenant les parties atteintes dans le repos absolu et placées de telle façon que les extrémités rompues se trouvent en contact l'une avec l'autre et puissent se réunir, soit directement, soit par l'intermédiaire de tissu fibreux interposé entre elles.

S

SABINE, s. f. Le *genévrier savinier* (*juniperus sabina*), vulgairement *sabine*, est une cupressinée cultivée en France. On en connaît deux variétés : 1° la *sabine à feuilles de cyprès*, ou *sabine mâle*; 2° la *sabine à feuilles de tamaris*, ou *femelle*, *sabine commune*, *sabine stérile*, dont on emploie surtout les sommités.

L'odeur de la sabine est très-forte, aromatique, nauséabonde ; sa saveur âcre, amère et résineuse. Elle contient beaucoup de résine et une huile volatile : *essence de sabine*. C'est une plante qui est employée fréquemment pour provoquer les avortements criminels. Pour l'usage médical, elle est considérée comme détersive, vermifuge ; elle excite les contractions de l'utérus et paraît utile contre la goutte, le rhumatisme. On l'administre en poudre (25 centigrammes), en infusion (5 à 6 grammes par litre d'eau); son essence se prescrit à la dose de deux à dix gouttes dans une potion.

SABURRAL, adj. (*saburre*). L'état saburral des premières voies est caractérisé par un aspect particulier, comme granuleux, de la surface de la langue (langue chargée). Les *fièvres* ou les *maladies saburrales* de quelques auteurs sont les affections dans lesquelles on rencontre cet état saburral, comme l'embarras gastrique. Il existe au début et dans le cours de la plupart des maladies qui donnent lieu à une sécrétion muqueuse exagérée de l'estomac (*saburres*).

SACCHARURE, s. f. (*saccharum*, sucre). Médicaments solides, granuleux ou pulvérulents, résultant de l'union du sucre avec un ou plusieurs médicaments. On les prépare, soit avec des teintures alcooliques, soit avec des huiles volatiles (oléosaccharum).

SACRÉ, adj. Qui a rapport au sacrum ou qui occupe la région de cet os. L'**artère sacrée antérieure** vient de l'aorte abdominale, les **artères sacrées latérales** viennent de l'artère ilio-lombaire ou de l'hypogastrique, quelquefois de la fessière.

Les **nerfs sacrés**, au nombre de cinq ou six, forment le **plexus sacré** en se joignant au lombo-sacré. Il est situé sur les parties latérales de l'os sacrum, donne des branches collatérales, au nombre de dix pour les muscles du périnée et de la partie interne du petit bassin, et la sensibilité de la peau des fesses, des bourses, du périnée et de la cuisse à sa partie supéro-postérieure. Sa branche terminale est le nerf SCIATIQUE.

SACRO-ILIAQUE, adj. Articulation du sacrum avec l'os iliaque.

SACRUM, s. m. Os qui forme la partie postérieure du bassin et fait suite à la colonne vertébrale (voy. BASSIN).

SAFRAN, s. m. Le **safran cultivé** (*Crocus sativa*) est une plante de la famille des iridées, originaire d'Asie, cultivée en France surtout dans le Gâtinais, l'Orléanais, la Normandie et aux environs d'Avignon. La seule partie employée est le *stigmate*. Le pistil du safran se dilate à la partie supérieure en trois lanières assez longues, pendantes hors du tube de la fleur, un peu roulées en cornet et terminées chacune par un stigmate crénelé d'un jaune foncé un peu rougeâtre, c'est cette partie supérieure du pistil qui est connue sous le nom de *safran*.

On le rencontre dans le commerce sous forme de longs filaments durs, un peu crispés, qui colorent la salive en jaune, sont doués d'une saveur amère et piquante, d'une odeur forte et pénétrante.

Le safran est très-employé pour colorer en jaune des potions, des liqueurs, des sirops, il entre dans la composition d'un grand nombre de médicaments, entre autres le *laudanum de Sydenham* et l'élixir de Garus. Il passe pour stimulant et emménagogue ; pris en grande quantité il détermine des accidents analogues à ceux de l'ivresse et des congestions cérébrales. On l'administre en poudre, teinture, infusion, extrait, sirop, etc.

Safran bâtard, *safran des prés*, nom vulgaire du COLCHIQUE.

SAGOU, s. m. Fécule fournie par plusieurs espèces de palmiers, principalement par les *sagouiers*, dont les plus connus sont : le *sagouier roufia* (*Sagus vinifera*), le *sagouier pédonculé* (*Sagus pedunculata*) et le *sagouier de Rumph* (*Sagus Rumphii*).

On extrait le *sagou* de la partie médullaire de l'arbre que l'on fend dans toute sa longueur, elle est tendre et présente la consistance pulpeuse d'une pomme. On écrase cette pulpe, on la tamise, et on la délaye dans l'eau qui laisse précipiter la fécule sous forme de petits grains irréguliers blanchâtres ou légèrement colorés.

SAIGNÉE, s. m. (*venæ sectio*, φλεβοτομία). Évacuation d'une certaine quantité de sang provoquée par le chirurgien au moyen de la lancette ou d'autres instruments spéciaux On distingue la *saignée artérielle* ou artériotomie, la *saignée veineuse* ou phlébotomie et la *saignée capillaire* ou *locale*.

La saignée artérielle ou artériotomie ne se pratique que très-rarement et sur l'artère temporale seulement, elle peut être suivie d'accidents graves.

La saignée veineuse ou phlébotomie se pratique au pli du coude et rarement au pied sur les veines superficielles. Au bras, on tire le sang de la veine *céphalique*, de la *basilique*, des *médianes céphalique et basilique*, de la *cubitale antérieure*. C'est surtout la médiane céphalique (6, fig. 58) qui est généralement choisie, à cause de son volume, de sa position externe et de son éloignement de l'artère humérale. On faisait autrefois aussi la saignée de la *jugulaire externe* à la région du cou ; et celle d'une des veines de la face dorsale de la main si la difficulté d'opérer sur les veines du bras était trop grande.

Pour faire une saignée, on commence par pratiquer une ligature médiocrement serrée au moyen d'une bande ou d'un mouchoir au-dessus du point de la veine que l'on veut ouvrir. Il faut interrompre la circulation veineuse superficielle, mais laisser persister la circulation artérielle. Lorsque la veine est gonflée par le sang, après s'être minu-

tieusement assuré par le palper qu'aucune artère ne se trouve au voisinage, l'opérateur, tenant le bras du sujet dans l'extension et tendant la peau de la région de la main gauche, enfonce dans la veine la pointe d'une lancette qu'il relève ensuite rapidement de façon à obtenir une incision bien nette de deux à trois millimètres de long.

Dès que le sang jaillit, on le recueille dans un vase quelconque, ou mieux dans une sorte de plat gradué, en étain, qui permet de doser exactement la quantité de liquide épanché. Ce vase s'appelle la *palette*. On a soin pendant toute la durée de l'écoulement sanguin de maintenir exactement le parallélisme de la plaie en maintenant ses deux lèvres écartées par une tension suffisante de la peau, et l'on donne au sujet un objet quelconque à rouler entre les doigts de la main du côté où l'on opère la saignée, de manière à exciter par le mouvement la circulation dans le bras ligaturé.

Lorsqu'on juge suffisante la quantité de sang répandu, on fait cesser le mouvement, on lâche la peau de la partie opérée, on enlève la ligature, et la petite plaie étant lavée à l'eau fraîche on la panse avec une petite compresse pliée en plusieurs doubles et mouillée d'eau froide que l'on maintient au moyen d'une bande appliquée en huit de chiffre.

La saignée du pied se fait en ouvrant la veine *saphène interne* au-devant de la malléole. Le bandage constricteur ne s'applique qu'après avoir fait gonfler les vaisseaux sanguins au moyen d'un bain de pied très-chaud dans lequel on replonge le pied quand la veine est ouverte. Le pansement se fait avec le *bandage en étrier*.

La saignée locale ou **capillaire** s'opère par l'application de SANGSUES ou de VENTOUSES scarifiées.

La saignée générale est employée dans un grand nombre de maladies qui reconnaissent toutes un fond inflammatoire. Dans quelques-unes elle constitue ce que l'on appelle un traitement héroïque. Elle est beaucoup moins employée actuellement qu'il y a seulement vingt-cinq ou trente ans. Nous subissons, d'une part, la réaction naturelle à l'abus qu'on en faisait et, d'autre part, il est certain que le genre de vie actuel est bien différent de celui qui était généralement adopté autrefois. Loin d'être pléthorique, la génération actuelle, par suite surtout du travail intellectuel exagéré et du défaut de tout exercice corporel, a une grande tendance a l'*anémie*.

SAINT-AMAND (Nord). Eaux minérales employées uniquement pour l'usage externe contre les rhumatismes chroniques, les paralysies ou les atrophies musculaires. Elles sont minéralisées par les sulfates de chaux et l'acide sulfhydrique, et laissent déposer des boues semi-liquides dans lesquelles se prennent les bains.

SAINT-CHRISTAU (Basses-Pyrénées). Eaux ferrugineuses, sulfatées, froides, contenant une certaine quantité de sels de cuivre. On les emploie contre la chlorose, les affections cutanées, gastralgiques, etc.

SAINT-GALMIER (Loire). Eaux minérales acidules gazeuses très-usitées comme eau de table. L'eau de Saint-Galmier est agréable à boire, mousseuse, piquante, rafraîchissante, elle remplace l'eau de seltz avec avantage et facilite la digestion.

SAINT-GERVAIS (Haute-Savoie). Station d'eaux minérales sulfureuses située dans un vallon ravissant à proximité de Chamouny, par 850 mètres d'altitude. Les eaux sulfureuses sont employées en boisson et en bains contre les affections de la peau. Il y a aussi une source ferrugineuse utile contre la chlorose.

SAINT-HONORÉ (Nièvre). Eaux minérales sulfurées sodiques d'une température de 26 à 31°, employées comme toutes les eaux sulfureuses contre les affections de la peau, les rhumatismes, la phthisie au début.

SALEP, s. m. Fécule que l'on extrait des tubercules des différentes Orchidées. Le *salep* se présente sous forme de morceaux ovoïdes très-durs, demi-transparents, d'une couleur jaunâtre ; on en distingue deux sortes. Le *salep de Perse* et le *salep indigène*. Il ne se dissout pas dans l'eau, mais il y gonfle beaucoup ; on y trouve une substance azotée, du phosphate de chaux et du chlorure de sodium : il est inodore, et sa saveur est comme gommeuse et un peu salée. Cette préparation est employée comme analeptique, on l'administre dans du bouillon, du lait, du chocolat, ou bien en tisane et en gelée.

SALICAIRE, s. f. Genre de plantes de la mille des Salicariées, dont l'espèce *Lythrum salicaria* est astringente, mais inusitée.

SALICYLATE, s. m. Sel formé par l'acide salicylique et une base. On n'emploie guère en médecine que le *salicylate de soude*, on a essayé cependant ceux de lithine et de quinine.

Le **salicylate de soude** est formé par l'*acide salicylique* qui y entre pour les quatre cinquièmes, et la *soude* pour un cinquième. C'est un sel blanc, cristallin, très-soluble dans l'eau, dépourvu de toute saveur caustique, plutôt légèrement sucré. C'est la préparation salicylique à laquelle on doit le plus souvent avoir recours et que l'on doit préférer à l'acide salicylique dont il a toutes les propriétés, mais atténuées, sans avoir autant d'inconvénients.

On l'administre à la dose de 6 à 10 grammes en 24 heures chez les adultes, dissous dans l'eau pure à laquelle il est prudent d'ajouter un peu de lait, d'eau-de-vie ou d'eau de Vichy. Deux précautions doivent surtout être observées dans son emploi. Il faut : 1° le donner très-étendu d'eau ; 2° répartir la dose dans le courant de la journée, afin qu'il ne s'en trouve jamais une dose massive dans l'estomac, ce qui est souvent une des causes qui l'empêchent d'être toléré. On peut, par exemple, faire dissoudre 6 à 10 grammes dans 150 grammes d'eau, et faire prendre une cuillerée à bouche de cette solution d'heure en heure, dans un demi-verre d'eau pure ou additionnée d'eau de Vichy ou d'un peu d'eau-de-vie.

C'est un médicament nouveau, et qui par conséquent a été d'une part porté aux nues par ses enthousiastes, d'autres part dénigré par ceux qui, s'attendant à des merveilles, ont éprouvé des déceptions dans son emploi.

La vérité est que c'est certainement un de ceux qui peuvent rendre le plus de services, mais à la condition, d'abord de l'employer scientifiquement, et de ne pas en laisser le maniement à des personnes incompétentes ou peu scrupuleuses, qui ne sont guidées que par un intérêt commercial, ensuite, de ne lui demander que les services qu'il peut réellement rendre et de ne pas en faire une panacée universelle.

L'avenir nous apprendra, comme il l'a fait pour les autres médicaments, quelles sont ses véritables indications et contre-indications. Nous pouvons dire dès maintenant : le salicylate de soude est très-utile contre le *rhumatisme articulaire aigu*, franc, fébrile, douloureux. Il agit rapidement, surtout contre l'élément douleur, et en débutant par une dose de 6 à 10 grammes par jour (24 heures), fractionnée comme il a été dit plus haut, on obtient souvent la cessation des douleurs en deux ou trois jours, et la maladie semble rétrocéder. Les accès de *goutte aiguë*, la *gravelle*, paraissent aussi pouvoir être très-avantageusement traitées par les salicylates. Il modère aussi quelquefois les élancements douloureux de l'ataxie locomotrice progressive. Mais il est beaucoup moins utile dans les cas moins aigus, et ne donne presque aucun résultat contre ces affections à l'état chronique.

Ses inconvénients sont : des douleurs d'estomac (surtout si l'on en prend de grandes quantité dans peu de liquide), des bourdonnements d'oreilles (comme après le sulfate de quinine). Dans certains cas, il y a aussi des vertiges, du collapsus, quoique moins souvent qu'avec l'acide salicylique. Parmi les accidents toxiques qui ont été signalés, nous citerons ceux de métastase de l'affection primitive sur les organes internes ; ils paraissent dus, à une administration irrationnelle du médicament, ou doivent être attribués à la marche de la maladie elle-même.

SALICYLIQUE, adj. L'**acide salicylique** d'abord retiré par *Cahours* de l'essence de *Gaulteria procumbens* ou de *Wintergreen*, s'obtient actuellement au moyen de l'*acide phénique*. On dirige un courant de gaz acide carbonique dans l'acide phénique, en même temps qu'on y fait dissoudre du *sodium*. Il se produit un dégagement considérable d'hydrogène, ainsi que du salicylate de soude impur qui reste dans la liqueur. En traitant ce dernier sel par l'acide chlorhydrique, on obtient l'acide salicylique du commerce qui se précipite en retenant un peu d'acide phénique.

C'est un corps solide, blanc, cristallin, soluble seulement dans mille fois son poids d'eau froide, et dans cent trente fois son poids d'eau bouillante, très-soluble dans l'alcool, l'éther et la glycérine. La solution se colore en violet avec les sels ferriques qui permettent dedéceler des traces d'acide salicylique dans une liqueur quelconque ou dans l'urine qui en contient très-peu de temps après son absorption. Cet acide a une saveur âcre, irritante ; il peutproduire des érosions en adhérant aux muqueuses du gosier et de l'œsophage, parfois même de petites hémorrhagies et des ulcérations de l'estomac.

On l'a néanmoins employé à la dose de 5 à 6 grammes par jour contre le rhumatisme articulaire, la goutte, la gravelle. Il est en effet doué d'une grande efficacité contre ces maladies, mais son peu de solubilité, joint aux autres inconvénients qu'il présente, lui font préférer le **salicylate de soude** d'une manière absolue pour les usages de la médecine.

L'acide salicylique jouit en outre de propriétés antiseptiques analogues à celles de l'acide phénique, auquel il est supérieur, à cause de son peu d'odeur, surtout s'il s'agit de conserver des substances alimentaires. Mais son emploi pour cet usage est encore fort restreint. On l'a utilisé comme antiseptique dans le pansement des plaies.

SALICINE, s. f. (*salix*, saule). Principe immédiat, blanc, cristallisable, découvert par Leroux pharmacien à Vitry-le-Français dans l'écorce des saules et de quelques peupliers. Elle serait douée de propriétés fébrifuges qui l'ont fait proposer comme succédanée de la quinine, mais ses effets sont bien moins certains. La *salicine* ($C^{26}H^{18}O^{14}$) est très-amère, elle est soluble dans l'eau et l'alcool. On la trouve aussi dans les fleurs de l'*ulmaire* ou reine des prés, elle est douée de propriétés antiseptiques moins prononcées cependant que celles de l'acide SALICYLIQUE.

SALIES DE BÉARN (Basses-Pyrénées). Eau minérale saline, contenant des iodures et des bromures, employée contre la scrofule.

SALINS (Jura). Eaux salées froides (12°,5) contenant de 10 à 25 pour 1000 de sel marin.

SALINS (Savoie). Eaux salées chaudes (38 degrés). Moins riches que les précédentes, employées toutes deux contre les accidents de nature scrofuleuse.

SALIVAIRE, adj. Qui a rapport à la SALIVE.

Les **calculs salivaires** sont ceux qui se forment soit dans les culs-de-sac des glandes salivaires, soit dans leurs canaux excréteurs. Ils sont presque toujours formés de carbonate de chaux (fig. 98 et 99). Tantôt ils s'échappent par le conduit naturel de la glande, tantôt ils déterminent un abcès qu'il faut ouvrir et qui peut donner lieu à une fistule consécutive (voy. CALCUL).

Les **fistules salivaires** sont dues le plus souvent à une plaie qui a intéressé le conduit excréteur d'une glande salivaire. Le plus souvent, il s'agit du canal de Sténon qui vient de la *parotide*. La salive suit un chemin anormal et s'écoule au dehors. On les traite par la cautérisation avec le nitrate d'argent, ou mieux en ouvrant à la salive une voie à travers la joue, pour la faire s'écouler dans la bouche, tandis qu'on avive les lèvres de l'ouverture extérieure de la fistule et qu'on en fait la suture.

Les **glandes salivaires** sont au nombre de trois de chaque côté ; elles sont destinées à la sécrétion de la salive, qu'elles versent dans la cavité buccale. Ce sont : la PAROTIDE, la glande SOUS-MAXILLAIRE et la glande SUBLINGUALE.

SALIVATION, s. f. Sécrétion exagérée de la salive. On la rencontre dans plusieurs affections, et en particulier dans la *stomatite mercurielle*.

SALIVE, s. f. (*saliva*, σίαλον, πτύαλον). Liquide incolore, visqueux, moussant par le battage, à réaction normalement alcaline, qui humecte la cavité buccale et qui est fourni par les *glandes salivaires*.

Le liquide provenant de ces différentes sources est appelé *salive mixte*, et on admet qu'il est formé de trois salives différentes : la *salive parotidienne*, la *salive sous-maxillaire* et la *salive sublinguale*, dont l'action, envisagée isolément, est bien différente. On a calculé que l'homme sécrète environ un kilogramme de salive en vingt-quatre heures.

La salive contient une grande quantité d'eau, 99 pour 100. Lorsqu'on l'évapore, la partie solide qui reste est constituée par des sels : chlorure de sodium et de potassium, phosphates de soude, de chaux et de magnésie, carbonate de soude et sulfo-cyanure de potassium. La salive contient encore une matière organique azotée connue sous le nom de *ptyaline* ou *diastase salivaire*, qui en constitue la partie active.

La salive agit sur les *aliments féculents* et les transforme d'abord en *dextrine* et ensuite en *glycose*. Certaines conditions influent d'une manière notable sur la sécrétion de la salive. Elle est augmentée par la présence des aliments dans la bouche, par les substances excitantes, la

fumée de tabac et l'action des médicaments spéciaux appelés *sialagogues*, par le chatouillement de la luette ; le souvenir seul d'une substance agréable ou désagréable au palais peut agir dans le même sens. Le travail de la dentition et l'usage des mercuriaux produisent le même effet (**salivation mercurielle**). L'augmentation pathologique et souvent très-considérable de la sécrétion salivaire est connue sous le nom de *sialorrhée*.

Dans les maladies fébriles, les émotions vives, et après l'exercice prolongé de la parole, la sécrétion de la salive est presque toujours diminuée, d'où sécheresse de la bouche et désir des boissons, phénomène qui se produit d'ailleurs à la suite de l'élévation de la température, d'une sueur plus ou moins abondante, de l'ingestion de substances salées ou sucrées, et en général sous l'influence de toutes les causes qui entraînent la diminution de l'eau dans la masse du sang.

SALSEPAREILLE, s. f. La *salsepareille rouge de la Jamaïque* (*Smilax salsaparilla*) est une plante de la famille des Smilacées, voisine des asparaginées, que l'on trouve à peu près dans toute l'Amérique méridionale. C'est un arbuste sarmenteux et grimpant, dont la *racine*, très-large, très-grêle, flexible, entortillée, possède une écorce d'un roux cendré, à centre blanc, à tissu tendre et farineux, que l'on rencontre en pharmacie sous forme de petits morceaux fendus en deux. Elle doit ses propriétés à la *salseparine* cristallisable, qui lui donne la faculté de mousser dans l'eau.

La *racine de salsepareille* provoque les sueurs et la sécrétion urinaire ; elle fait partie des quatre bois sudorifiques ; elle est employée particulièrement dans le traitement du rhumatisme, de la syphilis et généralement dans toutes les affections où il convient d'activer les sécrétions cutanée et urinaire.

On l'administre surtout en infusion, en sirop : *sirop de salsepareille*, simple ou ioduré, *sirop de Cuisinier*, etc. On en fait un vin, une teinture et un extrait.

SANG, s. m. (*sanguis*, αἷμα). Liquide de beaucoup le plus important de l'économie, légèrement alcalin, d'une couleur rouge plus ou moins foncée, d'une saveur salée, d'une odeur spéciale qui rappelle celle de l'animal dont il est tiré. Le sang est constitué par deux parties différentes, une piques ou *globules* qui nagent dans le plasma. Celui-ci contient, en outre, une

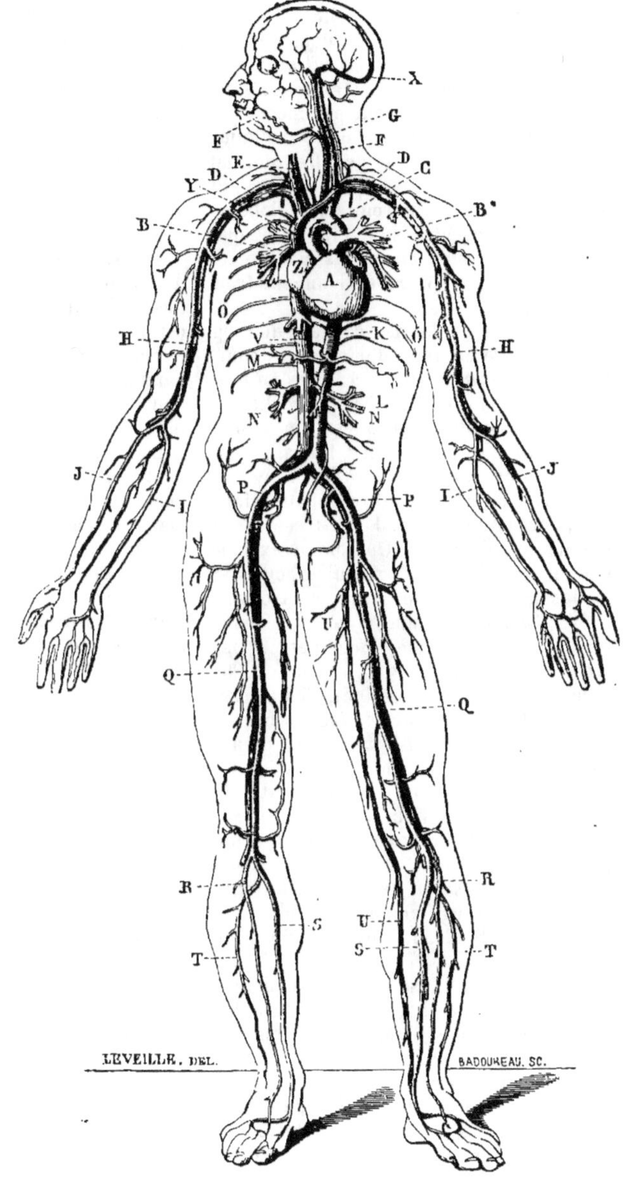

Fig. 488

Circulation du sang.

A, Cœur.
B, Artère pulmonaire.
C, Crosse de l'aorte.
D, Artère sous-clavière.
E, Artère carotide.
F, Artère faciale.
G, Artère vertébrale.
H, Artère brachiale.
I, Artère cubitale.
J, Artère radiale.
K, Aorte thoracique.
L, Aorte abdominale.
M, Artère cœliaque.
N, Artère rénale.
O, Artères intercostales.
P, Artère iliaque.
Q, Artère crurale.
R, Artère poplitée.
S, Artère tibiale.
T, Artère péronière.
U, Veine saphène interne.
V, Veine cave inférieure.
X, Veine cérébrale du sinus.
Y, Veine cave supérieure.
Z, Oreillette droite.

liquide ou *plasma*, l'autre consiste dans une multitude de petits corps microscopiques matière incolore dissoute à l'état normal; c'est la *fibrine*, qui se coagule spontanément dès que le sang est extrait des vaisseaux, et qui, emprisonnant les globules dans son coagulum, constitue la masse solide appelée *caillot*, tandis que la partie liquide non coagulable s'appelle le *sérum*. Les *globules* du sang sont de deux sortes : les *globules rouges* et les *globules blancs*.

Les **globules rouges** ou globules sanguins proprement dits n'ont pas encore été comptés d'une manière certaine ; quelques auteurs donnent comme chiffre normal 4 300 000 par millimètre cube de sang, et d'autres 5 000 000 environ. Les globules blancs ou *leucocytes* sont plus gros que les rouges et sont bien moins nombreux ; on en rencontre en général un sur trois cents rouges.

L'évaluation de la masse totale du sang n'a pas encore été faite d'une façon définitive ; elle paraît facile à réaliser au premier abord, mais elle offre en réalité de grandes difficultés pratiques. On admet aujourd'hui que l'organisme humain renferme en moyenne 5 à 6 litres de sang.

L'analyse du sang a fait reconnaître dans ce liquide la présence d'une très-grande quantité de substances. On compte exactement en poids 446 de globules pour 554 de plasma, et dans le sérum on trouve : 1° les *albumines* du sang : sérine, fibrine dissoute, paraglobuline, peptones ; 2° les *matières grasses*, de 2 à 4 pour 1000 ; 3° les *alcools* (cholestérine), les *sucres* (glycose), les dérivés azotés (acide urique, urée, etc.) ; 4° les *sels minéraux* (6 à 8 pour 1000), qui sont : le chlorure de sodium, le carbonate et le phosphate de soude. Le sang contient, en outre, en volume 45 pour 100 de gaz oxygène ou acide carbonique, qui sont en proportions inverses dans le *sang artériel* et le *sang veineux*. Le sang renferme enfin une grande quantité d'eau, environ 790 pour 1000.

Les altérations du sang sont fréquentes et se rencontrent en général dans toutes les maladies, même légères. Les plus importantes sont le passage de l'état alcalin à l'état acide, l'augmentation de la fibrine et en même temps la diminution de l'albumine (dans toutes les maladies fébriles, la pneumonie, par exemple), l'augmentation de nombre des globules blancs (leucocythémie), etc. Certaines affections sont dues à l'introduction dans le sang de poisons morbides humains (variole, rougeole, fièvre typhoïde, etc.) ou de matières septiques (charbon), de matières virulentes (syphilis, rage, etc.). Dans quelques cas, on constate la présence de bactéries et de bactéridies (CHARBON, TYPHUS, etc.).

Le sang est constamment en mouvement et parcourt successivement toutes les parties du corps, c'est ce qui constitue la CIRCULATION.

La figure 488 donne l'idée de l'ensemble des vaisseaux *artériels* et *veineux* qui servent à cette importante fonction de l'organisme.

SANGSUES, s. f. (*hirudo*, βδέλλα). Genre d'*annélides hirudinés*, dont le corps composé de quatre-vingt-quinze anneaux égaux est allongé, très-contractile, élargi aux deux extrémités en forme de disque charnu dont l'animal se sert comme de ventouse. Sa bouche est triangulaire, pourvue de dentelures très-fines et aiguës.

La sangsue se nourrit du sang des animaux, elle le suce après avoir fait à leur peau, au moyen des lamelles cornées de sa bouche, une incision étoilée, triangulaire.

Il en existe plusieurs espèces, la *sangsue médicinale* (*hirudo medicinalis*) ; la *sangsue verte* (*hirudo officinalis*) ; la *sangsue noire* (*hirudo obscura*) ; la *sangsue ponctuée* (*hirudo punctata*) et plusieurs autres peu employées.

On croit vulgairement qu'il existe des sangsues venimeuses, c'est une erreur qu'il est important de ne pas laisser répandre. Si les piqûres de sangsues causent parfois des phlegmons ou de petits abcès, il faut en accuser ou l'état actuel du malade, ou l'empressement que l'on a eu de tirer sur la sangsue, ce qui a pu laisser dans la plaie quelques dents de l'animal, et non pas le pharmacien qui ne peut en aucun cas avoir fourni de sangsue malfaisante. La sangsue est employée en médecine pour opérer des saignées locales ; en moyenne, une sangsue vigoureuse absorbe un peu plus de 15 grammes de sang.

On a imaginé un grand nombre de méthodes pour faire *prendre les sangsues* ; la meilleure est la suivante : un verre étant mouillé sur les bords avec du vin ou du vinaigre, on le recouvre d'un linge que l'on enfonce par le milieu dans le vase ; lorsque cette petite poche est faite, on y place les sangsues, on renverse tout l'appareil sur la partie où doit s'opérer la saignée, et l'on tire successivement les quatre coins du linge, de manière à sangler les sangsues contre la peau du malade ; de cette manière on est certain d'obtenir immédiatement les piqûres.

On fait lâcher prise aux sangsues en laissant tomber sur elles du vin, du vinaigre ou du sel. Lorsque par accident une sangsue s'est introduite dans une ouverture naturelle, bouche, œsophage, estomac, vagin, anus, etc., il faut donner immédiatement et en grande quantité des boissons, des lavements, des injections avec de l'eau fortement salée. Si la sangsue est dans l'appareil digestif on termine le traitement par un vomitif.

SANGUIN, adj. Tout ce qui a rapport au sang, qui en contient, qui en a la chaleur.

On appelle **système sanguin** l'ensemble des vaisseaux, artères, veines, capillaires qui sous le nom de *vaisseaux sanguins* transportent le sang dans toute l'économie (fig. 488). Le **tempérament sanguin** est celui qui dépend de la prédominance du système sanguin sur le lymphatique. Chez les sujets de ce tempérament, la circulation est active, la calorification puissante, les formes sont rudes, les muscles prononcés, la charpente forte, la coloration de la peau foncée, les cheveux noirs, les yeux brillants, la physionomie ouverte et hardie. Les maladies propres au tempérament sanguin sont aiguës : fièvres bilieuses, hémorrhagies, apoplexies, etc.

SANIEUX, adj. Se dit du *pus* de mauvaise nature qui recouvre les ulcères à cicatrisation difficile, atteints de *pourriture d'hôpital, d'infection putride* ou *purulente*, ou simplement atonique et ne marchant pas vers la guérison. Les *ulcères sanieux* ont un aspect séro-sanguinolent et une odeur fétide.

SANTAL, s. m. Le *bois de santal* est surtout fourni par le *santalin blanc*, arbre semblable à un noyer, de la famille des Santalacées ; on l'exploite particulièrement dans l'île de Timor. On en distingue trois espèces : le *santal blanc*, le *santal citrin* et le *santal rouge ;* celui-ci est fourni par une légumineuse, le *ptérocarpe santalin*.

Le bois de santal frais n'a aucune odeur, mais quand il est sec il est comparable à la rose et au musc mêlés ensemble ; sa saveur est amère.

Ce bois est recherché plutôt pour la parfumerie que pour la thérapeutique. Dans l'orient on le brûle pour jouir de son odeur. Il passait autrefois pour astringent et cordial, on l'administrait en décoction dans de l'eau ou dans du vin comme sudorifique.

SANTÉ, s. f. État de fonctionnement normal de l'organisme, dont le trouble cause la maladie.

L'art de conserver la santé constitue l'hygiène privée, c'est une des parties les plus importantes de la médecine.

SANTONINE, s. f. Alcaloïde organique dont la formule est $C^{30}H^{18}O^6$, et qui a été découvert dans le *semen contra* (bourgeons floraux de diverses plantes du genre *Artemisia*). Elle se montre en cristaux allongés brillants, incolores, insolubles dans l'eau, solubles dans l'alcool et l'éther, elle est inodore et insipide, mais sa dissolution est très-amère. On en prépare des dragées et des pilules que l'on administre comme *anthelminthique*. C'est un des meilleurs vermifuges connus, il est surtout d'un usage commode à cause de son manque de saveur. A hautes doses, la santonine peut causer des accidents et ne doit être maniée qu'avec précaution. Il est quelquefois bon, après avoir donné aux enfants quelques pastilles de santonine, de leur en administrer une de calomel qui complète l'effet voulu.

SAPHÈNE, adj. s. f. (de σαφής, manifeste). Nom de deux veines superficielles de la jambe : La *saphène interne* qui se jette dans la veine fémorale près de l'arcade crurale ; la *saphène externe* qui se rend à la veine poplitée au creux du jarret.

SAPIN, s. m. Genre de plantes de la famille des conifères dont toutes les espèces sont des arbres à feuilles distiques pectinées et qui portent des cônes à écailles minces non épaisses au sommet, larges, caduques, et donnent de la résine lorsqu'on fait des incisions à leur tronc. Les espèces les plus connues sont le *sapin élevé* (*Abies excelsa*) qui croît sur les hautes montagnes, le *sapin en peigne* (*Abies pectinata*) dont les cônes sont dirigés vers le ciel, et qui produit la térébenthine connue sous le nom de *térébenthine d'Alsace*, le *sapin baumier* qui produit les térébenthines du Canada.

Les bourgeons de sapin proviennent du *sapin élevé* qui croît dans les montagnes du Dauphiné, des Pyrénées, des Vosges, arbre haut de plus de vingt mètres, droit, cylindrique, nu. Les bourgeons sont réunis en faisceaux de trois ou quatre, lisses, rougeâtres, bordés de cils longs, membraneux. Ils sont doués d'une odeur aromatique, d'une saveur résineuse, on les prescrit comme balsamiques dans les maladies de la vessie et des voies urinaires et dans les affections bronchiques avec sécrétion abondante, etc. (Tisane de bourgeons de sapin). On peut les administrer aussi infusés dans du vin ou de la bière : *bière sapinette* ou *antiscorbutique*.

SAPONAIRE, s. f. De la famille des caryophyllées indigènes, la *saponaire officinale* (*Lychnis* ou *Saponaria officinalis*) possède une racine qui contient un principe immédiat, la **saponine** douée de propriétés émulsives pour les graisses, les goudrons, etc.

Elle a une saveur mucilagineuse, puis très-âcre. Elle est fondante, dépurative, diurétique. On l'administre en tisane et en extrait. Les *feuilles*, stimulantes des fonctions de la peau, vantées dans la goutte, les affections cutanées, la jaunisse, la syphilis constitutionnelle, sont données en infusion.

La *saponaire d'Orient* ou *gypsophylle frutiqueuse* est employée, feuilles et racines, au dégraissage des laines.

SARCINE, s. f. La *sarcine stomacale*, ou *mérismopédie stomacale*, est une plante

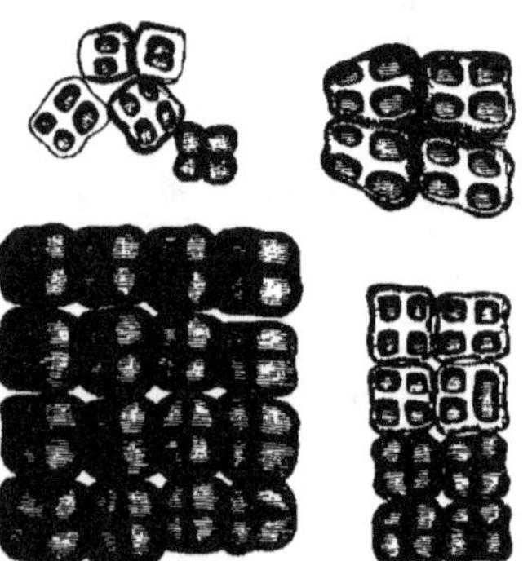

FIG. 489. — Sarcines de l'estomac.

singulière qui se présente en masses cubiques, coriaces, transparentes, longues de 30 à 40 millièmes de millimètre, larges de 16 à 20, et composées ordinairement de **huit**, seize et soixante-quatre cellules cu-

biques, présentant sur chaque face quatre saillies séparées par des sillons (fig. **489**).

Cette *algue* se développe dans l'estomac de l'homme, atteint d'affections chroniques ; on l'a trouvée aussi dans les urines, les déjections diarrhéiques, et les abcès gangréneux du poumon.

SARCOCÈLE, s. m. (de σὰρξ, chair, et κηλή, tumeur). Nom générique de plusieurs espèces de tumeurs du testicule, dont le caractère commun est d'être solides et plus ou moins fermes à la palpation. Le sarcocèle est tantôt une localisation de la *syphilis* sur le testicule (testicule syphilitique) ou une dégénérescence *cancéreuse* (encéphaloïde ou colloïde) de cet organe (voy. TESTICULE).

SARCOME, s. m. (de σὰρξ, chair). Dénomination sous laquelle on comprend des tumeurs cancéreuses non *pédiculées* ayant la consistance de la chair. C'est un variété de CANCER appelé aussi **fibroplastique**, qui se développe lentement et constitue des tumeurs arrondies, quelquefois lobées.

SARCOPTE, s. m. (de σὰρξ, chair, et κόπτειν, couper). Nom de l'*acarus parasite*, qui est la cause de la GALE (fig. 255).

SATURATION, s. f. (de *satis*, assez). On dit qu'une substance soluble est contenue à saturation dans un dissolvant, lorsque ce dernier en contient la plus grande quantité possible. Il y a saturation de l'eau par un sel, lorsque l'eau en a dissous la plus grande quantité possible et qu'on peut en ajouter impunément une nouvelle quantité qui ne s'y dissoudra plus. Le degré de saturation change avec la température du dissolvant.

On dit aussi que l'air ou tout autre gaz est *saturé* de vapeur d'eau (ou de toute autre vapeur), lorsqu'il en contient la plus grande quantité possible, eu égard à la température. S'il survient une diminution de chaleur, la vapeur se condense alors en partie et revient à l'état liquide. Le même phénomène se produit sur les corps froids (une carafe d'eau glacée, les vitres d'une fenêtre, etc.), qui se recouvrent d'une buée de gouttelettes liquides.

SATURNIN, adj. (de *saturnus*, nom du plomb). Qui a rapport au *plomb* et à ses dérivés.

On entend par *maladies saturnines*, coliques saturnines, paralysie saturnine, encéphalopathie saturnine, tous les accidents divers qui résultent de l'INTOXICATION *saturnine*, ou empoisonnement aigu ou chronique par le PLOMB.

SATYRIASIS, s. m. (de σάτυροι, satyres, êtres mythologiques considérés comme très-lubriques). On donne quelquefois ce nom à une déformation particulière des traits qui se montre dans l'ÉLÉPHANTIASIS DES GRECS.

Le **satyriasis** est une affection propre au sexe masculin, caractérisée par une ardeur érotique excessive, avec PRIAPISME et éjaculations répétées. Elle s'accompagne souvent d'hallucinations et de délire. Le sommeil est troublé par des rêves érotiques et des pollutions qui n'amènent qu'un soulagement momentané. Toutes les facultés sont profondément troublées, seule la puissance vénérienne est considérablement exagérée, mais s'exerce dans des conditions anormales ; on a vu des malades accomplir l'acte vénérien, sans être assouvis, quarante fois dans une nuit.

Cette singulière maladie accompagne quelquefois certaines variétés de monomanies dans lesquelles il parait y avoir lésion du cervelet. Dans d'autres cas, le satyriasis est le résultat de certains empoisonnements (cantharides), ou tout simplement de l'irritation due à un eczéma ou *intertrigo* des parties génitales, de la blennorrhagie, etc. Il est alors beaucoup plus bénin.

La terminaison est généralement funeste lorsqu'il s'agit d'une affection du système nerveux ; cependant, si le sujet est vigoureux, le traitement antiphlogistique le plus énergique peut le faire rétrocéder. On emploiera les grands bains, la saignée, le bromure de camphre ; on saupoudrera de camphre le lit du malade, etc. Si la maladie est entretenue par une affection cutanée et prurigineuse des parties génitales, les lotions sulfureuses et mercurielles sont indiquées.

SAUGE, s. f. La *sauge officinale* (*Salvia officinalis*) est une plante de la famille des Labiées cultivée en France. Les *sommités* sont longues et terminées par des épis floraux. Leur odeur est aromatique, forte, agréable (qui déplait cependant à certaines personnes). Leur saveur est chaude, piquante, très-prononcée ; elles sont toniques, excitantes, cordiales. On les a beaucoup employées en infusion. On en préparait aussi une eau distillée, un vinaigre et une huile.

La sauge contient une huile essentielle, qui jaunit avec le temps et laisse déposer une certaine quantité de camphre. On assure que les Chinois sont aussi gourmands de notre sauge que les Anglais de leur thé, et l'école de Salerne en faisait un très-grand cas. *L'eau d'arquebusade*, qui a joui d'une si grande vogue, n'est autre chose qu'une préparation de sauge.

SAVON, s. m. (*sapo*). Corps composés d'un *acide gras* (acide stéarique, margarique, oléique) et d'une base, le plus souvent la potasse (savons mous) ou la soude (savons durs).

Pour préparer les savons, on fait agir un de ces alcalis caustiques sur un corps gras ; ces derniers, composés d'un acide gras et de glycérine, sont décomposés par l'alcali, qui s'unit à l'acide gras, tandis que la glycérine est mise en liberté.

Les savons à base alcaline sont solubles. Ceux qui, au lieu de potasse ou de soude, contiennent de la chaux, de l'oxyde de plomb, sont insolubles.

Les corps gras ne sont pas les seuls capables de former des savons, on en prépare aussi avec les résines et les huiles essentielles. Quelques savons sont employés en médecine, tels que : le *savon d'huile d'amandes douces, savon amygdalin, savon médicinal*, formé par l'action de la soude caustique sur l'huile d'amandes. Il est employé comme résolutif dans les engorgements des organes abdominaux ; on l'administre sous forme de *pilules de savon*. Le *savon d'huile de croton tiglium* ; le *savon de moelle de bœuf*, ou *savon animal*, qui entre dans la composition du baume opodeldoch ; le *savon médicinal*, ou *purgatif, à la résine de jalap*, ou composé avec d'autres résines purgatives.

Le *savon blanc* et le *savon marbré de Marseille*, dont on fait des *emplâtres résolutifs de savon*, des suppositoires, et dont la dissolution, plus ou moins épaissie, sert à composer des lavements et des pédiluves. Il faut citer encore le *savon de Starkey*, composé, suivant le Codex, de carbonate de potasse, d'essence de térébenthine et de térébenthine de Venise, préconisé comme fondant et résolutif.

SCALÈNE, adj. et s. m. Nom de trois muscles du cou :

Le **scalène antérieur**, qui s'insère en haut, au bord inférieur des racines antérieures des apophyses transverses des *vertèbres cervicales*, depuis la troisième jusqu'à la sixième, et en bas, à un tubercule (tubercule du scalène antérieur) situé à la face interne de la *première côte*.

Le **scalène postérieur** va du bord supérieur de la *seconde côte* à la partie postérieure des apophyses transverses des *trois vertèbres cervicales* inférieures.

Le **scalène moyen** est situé entre les deux précédents; il va de la *première côte*, et quelquefois de la seconde, aux apophyses transverses des *vertèbres cervicales*.

SCAMMONÉE, s. f. Gomme-résine produite par le *liseron scammonée* (*Convolvulus scammonia*), qui se trouve dans la Syrie, l'Anatolie, les îles de Grèce et l'Archipel.

La *scammonée*, ou *diagrède*, s'obtient en pratiquant des incisions à la partie supérieure des racines, d'où découle un suc blanc laiteux que l'on reçoit dans des vases, où il se dessèche. Elle est connue sous le nom de *scammonée d'Alep* et se trouve en morceaux peu volumineux, à cassure nette, brillante, d'un blanc brunâtre. Elle a une odeur *sui generis* de pain grillé, parfois peu agréable. C'est un *purgatif drastique* énergique, souvent employé en poudre, électuaire, potions, lavements. Elle fait partie d'un très-grand nombre de préparations médicinales purgatives.

La *scammonée de Smyrne*, bien moins, estimée, provient d'une asclépiadée, le *sécamone égyptien*.

SCAPHOÏDE, adj. et s. m. (de σκαφή, barque, et εἶδος, ressemblance). Nom de deux os courts: l'un situé au *carpe* (main) articulé en haut avec le *radius*, et en bas avec le *trapèze*; l'autre situé au *tarse* (pied) en rapport avec l'*astragale* en arrière, les trois os *cunéiformes* en avant.

SCAPULAIRE, adj. et s. m. (de *scapulæ*, épaules) qui a rapport à l'omoplate ou aux épaules. Les **artères scapulaires** sont la *scapulaire antérieure*, branche de l'artère axillaire, la *scapulaire inférieure* et la *scapulaire postérieure* qui viennent de la *thyroïdienne inférieure*.

Le **bandage scapulaire** a la forme de *bretelles*, il sert à soutenir un bandage de corps et à l'empêcher de descendre.

Os scapulaire. — Voy. OMOPLATE.

SCARIFICATION, s. f. (de σκαριφεύειν, inciser). Petites incisions peu profondes et assez rapprochées faites, soit avant l'application des ventouses au moyen d'un instrument appelé **scarificateur**, soit avec un bistouri, une lancette, un rasoir, etc.

Les scarifications de petite dimension, employées généralement sur les membres inférieurs infiltrés (anasarque) pour laisser écouler la sérosité, prennent plus particulièrement le nom de *mouchetures*.

SCARLATINE, s. f. (*scarlatina*, écarlate). Fièvre éruptive caractérisée par une *rougeur écarlate* pointillée de toute la surface de la peau qui lui a fait donner son nom, et constamment accompagnée d'une *angine spéciale*.

Lorsque la scarlatine se développe normalement, on lui considère *trois périodes*: dans la première, on observe un mal de gorge violent, de la céphalalgie quelquefois précédée de frisson, de fièvre, de vomissements, de constipation. Le caractère devient maussade, un malaise général annonce l'imminence d'une affection prochaine. Souvent une chaleur âcre, accompagnée d'une teinte rouge de toute la peau, des douleurs dans les reins et les membres, des épistaxis, sont les premiers symptômes. Rarement l'éruption débute brusquement et sans prodromes, mais cette période peut être fort courte.

Dans la seconde période, qui peut commencer dès la fin du premier jour, la peau se couvre d'une rougeur générale formée de points très-rapprochés, ou de taches irrégulières. La couleur en est très-foncée, la peau est brûlante, douloureuse, le mal de gorge augmente, la langue devient rouge et sèche, quelquefois les amygdales sont assez gonflées pour faire craindre la suffocation. La muqueuse pharyngienne est très-rouge, la voix enrouée, les muscles du cou raides et douloureux, les ganglions cervicaux et sous-maxillaires engorgés. Rarement on constate la toux qui n'est jamais considérable en aucun cas. La fièvre peut être très-intense, et il survient fréquemment du délire. La sécrétion urinaire est diminuée, souvent même momentanément tout à fait abolie. La face, les pieds et les mains sont parfois plus ou moins tuméfiés.

La troisième période commence vers le cinquième jour: la peau devient pâle, et la desquamation qui est constante commence par le cou, la face et la poitrine, où l'épiderme se détache par larges plaques très-minces et sèches. La langue se dépouille également et prend une teinte d'un rouge vif, la fièvre diminue et le mal de gorge, quoique moins violent, persiste encore assez longtemps.

Quelquefois, à cette époque apparaissent des douleurs articulaires qui peuvent s'étendre jusque dans les muscles, sans changement de couleur à la peau, mais qui rendent les mouvements toujours très-douloureux, souvent impossibles, et durent autant que la desquamation, c'est-à-dire pendant plusieurs jours ou plusieurs semaines. Des épistaxis et une diarrhée critique annoncent fréquemment la guérison. On a vu dans certaines épidémies l'éruption manquer absolument : la maladie est alors caractérisée par l'angine (angine pultacée, scarlatineuse).

La scarlatine maligne est une maladie extrêmement grave qui n'offre pas de marche régulière. Elle débute par un frisson prolongé, de la fièvre, du délire, des vomissements, de la diarrhée, un mal de gorge extrême, des douleurs articulaires et musculaires violentes, des spasmes, des contractures. Tous ces symptômes précèdent de plusieurs jours une éruption qui se fait mal, qui reste pâle, livide, ou qui disparaît sur une région pour reparaître dans une autre. Le tissu cellulaire sous-cutané est gonflé, la langue est noire, croûteuse, les selles sont souvent sanguinolentes, et presque toujours la mort termine la maladie.

Si la scarlatine normale n'est pas une affection grave par elle-même, elle est dans bien des cas accompagnée de complications extrêmement sérieuses qui impriment à cette maladie un cachet redoutable. Elle marche parfois simultanément avec la rougeole.

L'angine spéciale de la scarlatine peut se transformer en angine couenneuse ou gangréneuse, complication de la plus haute gravité. La pneumonie, la gangrène du poumon, l'entérite se montrent quelquefois.

Les *pleurésies* avec tendance à la purulence sont plus fréquentes, les péricardites, quoique possibles, sont rares, mais de toutes les complications de la scarlatine, aucune n'est plus fréquente et plus grave que l'HYDROPISIE qui apparaît pendant la convalescence, généralement sous l'influence du froid. Elle envahit la face, les extrémités, les plèvres (pleurésie), le péritoine (ascite), le poumon (œdème), la glotte. Les urines deviennent *albumineuses* et des convulsions épileptiformes peuvent encore hâter la mort. La nécropsie démontre l'altération des reins qui est celle de la néphrite albumineuse.

La scarlatine se développe sous l'influence de la contagion ; elle est fréquemment épidémique, attaque plus spécialement les enfants, et offre une gravité relative plus grande quand elle atteint les adultes et surtout les vieillards. Elle est beaucoup plus dangereuse dans certains pays que dans d'autres : à Londres elle est quinze à vingt fois plus souvent mortelle qu'à Paris.

Le *traitement* consiste à favoriser la marche de l'éruption par une température convenable. L'*angine*, dans les cas simples, réclame les gargarismes légèrement acides, adoucissants, au miel rosat, borate de soude, chlorate de potasse, les sinapismes et les bains de pieds. Quand elle est intense, on a recours à la saignée ou aux sangsues. Des lotions froides et vinaigrées, ou même des affusions sur toute la surface du corps, *rapidement faites*, sont suivies d'une réaction considérable qui amène la sueur et procure un grand calme, dans les cas ou la peau devient d'une sensibilité extrême. Quelques purgatifs légers sur le déclin de la maladie sont d'une grande utilité. La convalescence sera surveillée avec le plus grand soin. Il ne faudra permettre de sortir qu'avec les plus grandes précautions, et seulement plusieurs semaines après la desquamation, en ayant égard à la saison et à la température. Le refroidissement amène presque toujours une hydropisie très-grave que l'on doit combattre dans tous les cas par les diurétiques, les bains de vapeur et les purgatifs drastiques.

SCIATIQUE, adj. et s. f. Qui a rapport à la hanche ou à la région supérieure de la cuisse.

Le **nerf** *grand* **sciatique** (4 fig. 403) est la branche terminale du plexus *sacré* ou sciatique. C'est le plus gros nerf de l'économie ; sa forme es taplatie en haut, il s'arrondit en se rapprochant du *creux poplité*. Il sort du bassin, en arrière, par la grande *échancrure sciatique* de l'os coxal, descend verticalement entre la tubérosité de l'*ischion* et le grand *trochanter* du fémur, et se place à la face postérieure d'abord du muscle grand adducteur, et plus bas, de la courte portion du biceps.

Le nerf sciatique est d'autant plus rapproché de la peau qu'on l'examine plus bas ; à la partie supérieure il est recouvert par le muscle *grand fessier*, plus bas par la longue portion du biceps, plus bas encore par du tissu cellulaire et la peau.

A la cuisse, il envoie des rameaux moteurs aux muscles de la partie postérieure (biceps, demi-tendineux, demi-membraneux, grand adducteur). Au creux poplité, il se divise en deux branches :

1° Le **sciatique poplité interne**, plus volumineux que l'externe, donne des branches collatérales pour la peau et les muscles de la jambe : le nerf *saphène externe* ou *saphène tibial*, des branches *musculaires*, une branche *articulaire*, et une branche terminale, le nerf *tibial postérieur*.

2° Le **sciatique poplité externe** se porte en dedans et en dehors, il donne des branches collatérales : le nerf *saphène péronier*, une branche *musculo-cutanée péronière* et des rameaux *musculaires* ; et deux branches terminales : le nerf *musculo-cutané* de la jambe et le nerf *tibial antérieur*.

Le **nerf petit sciatique** ou fessier inférieur est une branche collatérale du plexus sacré qui descend le long du nerf grand sciatique, il est situé plus superficiellement que lui ; il donne une branche *génitale* (pli de l'aine et scrotum ou grandes lèvres), et une branche *fémorale*.

La **névralgie sciatique**, ou goutte sciatique, ou simplement la **sciatique**, est une névralgie de ce nerf, qui peut l'occuper en entier, se limiter à quelques-unes de ses portions, ou même affecter d'autres branches du plexus sacré. Elle est tantôt *intrinsèque*, ou *idiopathique*, et alors elle est due à l'action du froid humide, d'une compression prolongée par suite d'un voyage en voiture sur des bancs mal rembourrés, etc. Dans d'autres cas, elle est secondaire, consécutive à une tumeur du bassin, du sacrum, souvent à un cancer de ces régions, ou à la constipation, aux déviations utérines. La compression de la tête du fœtus, chez la femme enceinte ou pendant le travail de l'*accouchement*, est aussi une cause de névralgies ou de *crampes* dans toutes les parties innervées par les branches du plexus sciatique. Enfin, on rattache aussi cette affection, comme toutes les autres névralgies, à des diathèses, goutte, syphilis, rhumatisme.

Les symptômes débutent souvent par un engourdissement général de la jambe, puis vient une douleur sourde, s'exagérant par instants. Quelquefois l'accès débute brusquement par des douleurs violentes, dont le siége est très-exactement situé sur le trajet du nerf. Certains points sont plus spécialement affectés : au milieu de la fesse, derrière le grand trochanter, le long de la cuisse en arrière, au creux poplité, au niveau de la malléole externe, etc.

Lorsque la maladie est intrinsèque et qu'on évite les causes qui l'ont produite, elle guérit en quelques jours ou quelques semaines. Mais elle peut passer à l'état chronique, amener une nutrition défectueuse des muscles, occasionner de la boiterie et des douleurs plus ou moins vives. Le plus souvent, il y a alors non plus une simple névralgie, mais une véritable *névrite sciatique*.

Le *traitement* est analogue à celui des autres névralgies. Bien remonter à la cause première et y remédier est le point principal. Souvent il suffit de faire porter des caleçons de flanelle ou de faire quelques frictions irritantes (baume Opodeldoch, liniment chloroformé). On appliquera des vésicatoires simples ou morphinés ; on fera des cautérisations superficielles au fer rouge, des injections hypodermiques ; on maintiendra un cautère, pansé avec des pois médicamenteux calmants. L'hydrothérapie, l'électricité (courants continus) seront d'un grand secours. A l'intérieur, on prescrira les préparations de térébenthine, tous les calmants (chloral, opiacés), l'iodure de potassium, etc.

SCIE, s. f. Instrument employé à faire la section des os, dans les *amputations* et les résections osseuses. On en emploie de différents modèles, en rapport avec l'os que l'on doit scier. Pour les *résections*, il est souvent nécessaire d'employer la scie à chaîne.

SCILLE, s. f. (scille maritime, oignon marin d'Espagne et d'Italie). Plante de la famille des liliacées, dont on utilise l'*oignon* ou *bulbe*. Sa grosseur varie de celle du poing à celle d'une tête de fœtus. On n'emploie que les écailles rouges ou rosées de la partie intermédiaire de cet oignon, en rejetant les pellicules superficielles et celles du centre, trop mucilagineuses.

C'est un diurétique et un expectorant puissant, que l'on prescrit dans les affections du cœur, contre l'hydropisie, et dans les bronchites. A faible dose, la sécrétion bronchique se détache plus facilement; les urines sont augmentées. A plus hautes doses, il y a des vomissements, des effets purgatifs, de la prostration.

Les préparations de scille les plus usitées sont : la poudre (dose, 25 centigrammes à 1 gramme), la teinture alcoolique (1 à 4 grammes dans une potion), l'*oxymel scillitique* (20 à 40 grammes par jour dans une potion).

SCISSURE, s. f. Nom donné à des fentes ou fissures normales du *cerveau* (scissure inter-hémisphérique ou médiane, scissure de Sylvius), du *foie*, de certains os, etc.

SCLÉRÈME, s. m. (de σκληρός, dur). Œdème algide des nouveau-nés (voy. Nouveau-né).

Chez les adultes, on observe aussi quelquefois le sclérème, il consiste en une induration de la peau, qui devient blanche et rétractée. C'est une maladie qui se développe le plus souvent autour des ulcères ou des éruptions dartreuses. Elle est voisine de l'éléphantiasis, dont elle diffère en ce qu'il n'y a pas d'hypertrophie cutanée. Le plus souvent, la maladie reste stationnaire et résiste au traitement, qui est le même que celui de l'ÉLÉPHANTIASIS.

SCLÉRO-CHOROIDITE, s. f. Maladie du globe de l'œil qui atteint à la fois la *sclérotique* et la *choroïde*. On en distingue deux variétés bien distinctes :

1° La **scléro-choroïdite antérieure** est caractérisée par des ectasies ou boursouflures de forme variable, situées à quelques millimètres des bords de la cornée, qui déterminent la saillie progressive des parties antérieures de l'œil (**staphylôme antérieur**). Il y a une forme inflammatoire douloureuse, dont la marche est rapide, et une forme chronique, plus commune, presque indolente. Tout autour de la cornée, ou en quelques points seulement, le blanc de l'œil devient d'un gris bleuâtre ardoisé, l'*iris* se contracte difficilement, change de couleur, la pupille est irrégulièrement dilatée. Il y a une injection vasculaire péri-

kératique (autour de la cornée) plus ou moins intense.

En même temps, la vision baisse progressivement, la *myopie* devient progressive, elle augmente de jour en jour, le corps vitré se trouble et, si un traitement énergique n'intervient pas, il se produit des désordres de plus en plus graves (luxation du cristallin, rupture du staphylôme, etc.), qui amènent la perte de l'œil.

Il est nécessaire de prendre toutes les précautions indiquées contre la MYOPIE, soutenir la partie antérieure du globe oculaire au moyen de l'application régulière d'un bandage compressif, et si les progrès continuent, faire une IRIDECTOMIE.

2° La **scléro-choroïdite postérieure** envahit le pôle postérieur de l'œil et y détermine la formation d'un **staphylôme posté-**

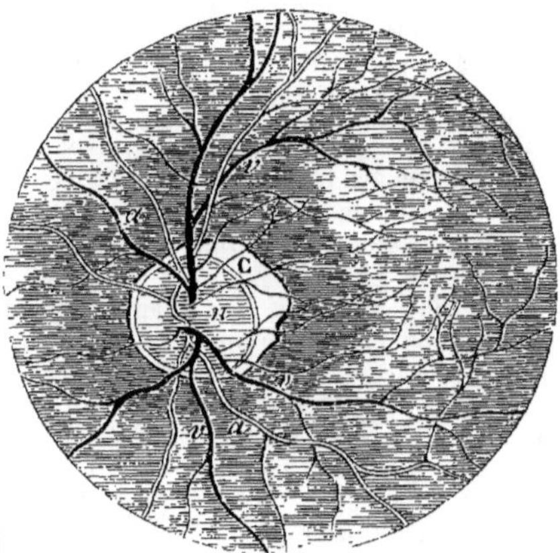

FIG. 490. — Scléro-choroïdite postérieure ayant déterminé la formation d'un *staphylôme postérieur.* (Vue du fond de l'œil à l'examen ophthalmoscopique.)

n, Papille du nerf optique.

a, a, Artères de la rétine.

v, v, Veines de la rétine.

C, Atrophie de la choroïde au voisinage du nerf optique, à l'endroit correspondant au staphylôme.

rieur. Elle est constamment liée à l'existence d'une myopie forte. A l'*examen ophthalmoscopique*, on voit au fond de l'œil, autour de la papille du nerf optique, une tache blanche, de forme irrégulière ou en croissant, due à l'atrophie de la choroïde, qui laisse voir la sclérotique à travers son tissu aminci ou disparu. Elle siége d'ordinaire du côté externe; au-dessus passent les vaisseaux de la *rétine*, qui se détachent nettement sur cette partie blanche. Tout autour, le pigment du fond de l'œil est disposé par îlots irréguliers (macération de pigment). Cette tache blanche est plus ou moins étendue, suivant le degré de myopie et les progrès de la maladie.

Si la scléro-choroïdite postérieure reste stationnaire, il y a un simple *staphylôme postérieur*, dont le pronostic n'a rien d'in-

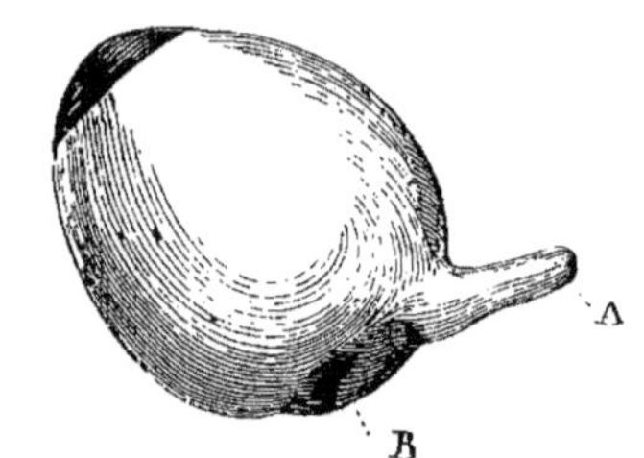

Fig. 491. — Globe oculaire allongé à la suite d'une scléro-choroïdite postérieure.

A, Nerf optique.

B, Staphylôme postérieur.

quiétant. Si l'affection est progressive, elle peut amener des troubles dans le corps vitré, un décollement de la rétine et tous les accidents signalés au sujet de la MYOPIE PROGRESSIVE.

C'est une affection des enfants et des jeunes gens jusqu'à trente ans, beaucoup plus rare à l'âge adulte. Le traitement est celui de la myopie progressive; il faut corriger les anomalies de la réfraction au moyen de *lunettes, supprimer le travail de près*, soigner l'état général, activer les fonctions de la peau.

SCLÉROSE, s. f. (de σκληρός, dur). Induration, durcissement des tissus, et en particulier du tissu nerveux, du cerveau ou de la moelle, dont la consistance se modifie par suite de l'atrophie de ses éléments et de leur remplacement par une prolifération du tissu conjonctif.

La sclérose peut envahir la moelle épinière seule (*myélite chronique*) ou se montrer en même temps dans le cerveau et le cervelet. Ses symptômes sont alors distincts, et même, lorsqu'elle se borne à la moelle, il faut en distinguer deux formes, suivant qu'elle se localise dans les *cordons antéro-latéraux* (qui président aux mouvements) ou dans les *cordons postérieurs*, dont dépend la sensibilité.

Sclérose cérébro-spinale. On trouve dans le cerveau et la moelle, débarrassés de la pie-mère, des plaques irrégulières, grisâtres, plus dures que le tissu avoisinant. Une solution de carmin les colore en rouge, tandis qu'elle ne se fixe pas sur la substance nerveuse. Les plaques n'occupent pas la superficie du cerveau et du cervelet, mais se trouvent dans la substance blanche, à sa limite avec la substance grise, et sur les parois des ventricules latéraux. On en trouve placées parfois d'une façon symétrique, à la surface de la moelle ou des nerfs crâniens.

L'affection débute tantôt lentement, par des engourdissements et de la faiblesse des membres inférieurs, tantôt brusquement, par une attaque d'apoplexie, à la suite de laquelle il reste de la faiblesse musculaire, des tremblements, une paralysie incomplète qui va en s'aggravant, des vertiges, des troubles des sens, et en particulier de la vue, qui peut se perdre complétement. La sensibilité générale est souvent intacte (ce qui la distingue de l'*ataxie locomotrice*), mais la force musculaire est beaucoup diminuée. La parole s'embarrasse de plus en plus, les mouvements deviennent de plus en plus difficiles à exécuter, il survient des contractures, des convulsions parfois semblables à celles de l'épilepsie. Le malade succombe généralement au bout de plusieurs années, par suite de l'amaigrissement, de la tuberculose, des eschares qui se font au sacrum, ou de l'affaiblissement général.

La **sclérose des cordons antéro-latéraux** de la moelle est surtout caractérisée par une *paralysie* (PARAPLÉGIE) qui envahit la partie inférieure du corps et remonte plus ou moins haut. Tantôt elle est limitée à une petite région, tantôt enfin elle est disposée par plaques disséminées (sclérose en plaques) et alors elle se complique souvent de sclérose cérébrale et les symptômes, au lieu de rester localisés, frappent tour à tour les divers points du corps.

La marche de cette affection est généralement assez lente. Il y a d'abord faiblesse des membres inférieurs, difficulté de lever les pieds, de marcher, la pointe du pied quitte à peine le sol, puis la station verticale est absolument impossible, le séjour au lit est nécessaire, les muscles s'atrophient. Au début, les mouvements réflexes sont exagérés. Il peut y avoir excitation des fonctions génitales (satyriasis), puis ces symptômes diminuent à leur tour. Il y a *constipation*, rétention ou incontinence d'urine, perte plus ou moins complète de la sensibilité, *anesthésie plantaire* qui fait que le malade ne sent pas la résistance du sol sur lequel il marche, il lui semble que c'est du coton (ce symptôme se retrouve dans l'ataxie locomotrice).

La maladie suit une marche progressive, mais ne présente que très-rarement des symptômes douloureux, ce qui la différencie de l'ataxie. Il n'y a pas non plus de troubles du côté de la vue et de paralysie des muscles moteurs de l'œil. Sa durée varie de deux à six ans. La paraplégie envahit un segment du corps de plus en plus étendu, et le malade succombe à une complication du côté du poumon, de la vessie, à une eschare au sacrum (DÉCUBITUS) ou à la paralysie des muscles inspirateurs.

La **sclérose des cordons postérieurs** (ou **tabes dorsualis**) est caractérisée surtout par l'ensemble des symptômes décrits à propos de l'ATAXIE LOCOMOTRICE. Mais l'ataxie peut aussi exister sans sclérose et dépendre d'un ramollissement, ou même d'une altération moins profonde due à une diathèse, telle que la SYPHILIS. C'est dans ce dernier cas surtout qu'elle est curable, si elle est prise à temps. La sclérose n'est pas disposée par plaques comme lorsqu'elle frappe les cordons antéro-latéraux : elle envahit tout le cordon postérieur de la moelle, sa partie blanche aussi bien que les cornes grises qui y sont logées, et les racines postérieures des nerfs rachidiens qui s'en détachent.

Elle se distingue de la précédente par la conservation de la force musculaire, les muscles étant simplement dans l'impossibilité de coordonner leurs mouvements sans le secours de la vue et de la volonté ; par les troubles fréquents dans les organes des sens, dus à des complications cérébrales ; par les *douleurs fulgurantes;* par une durée encore plus longue, pouvant aller jusqu'à quinze ans. Indépendamment des moyens indiqués à l'article ATAXIE LOCOMOTRICE, nous avons obtenu la diminution des élancements douloureux si pénibles pour les *tabescents,* en prescrivant le *salicylate de soude* avec toutes les précautions que comporte l'emploi de ce médicament.

SCLÉROTIQUE, s. f. (σκληρός, dur). Membrane fibreuse (1, fig. 173, et 5, fig. 406) appelée aussi *cornée opaque,* qui se continue en avant avec la cornée transparente (ou cornée proprement dite) et forme la principale enveloppe des quatre cinquièmes postérieurs du globe de l'œil. C'est elle qui constitue le **blanc de l'œil** ; car la conjonctive, dont elle est recouverte à la partie antérieure, est fort mince et transparente.

Elle est constituée par des fibres entre-croisées de tissu conjonctif formant des faisceaux séparés par des fibres élastiques. A la partie postérieure, un de ses faisceaux internes concourt à former la *membrane criblée,* au travers de laquelle passent les fibres du nerf optique ; son faisceau externe se continue avec l'enveloppe de ce nerf. Elle est en rapport en dedans avec la *choroïde* qui la sépare de la rétine, et à la partie antérieure du globe de l'œil avec le corps ciliaire (fig. 173 et 406).

Les maladies de la sclérotique sont assez rares ; les plus communes sont : les SCLÉRO-CHOROÏDITES, dans lesquelles la choroïde est atteinte en même temps.

SCLÉROTITE, s. f. Inflammation de la sclérotique accompagnée toujours d'**épisclérite** ou inflammation du tissu situé au-dessus (épisclérotical). Il se montre, en un endroit limité du blanc de l'œil, une tache lie de vin formée par de nombreux vaisseaux sanguins entre-croisés. La cornée s'opacifie souvent au voisinage.

Cette affection peut se montrer sous une forme aiguë, mais elle est moins rarement chronique. Elle est souvent sous la dépendance de la *goutte,* du *rhumatisme noueux,* de la *syphilis.* Sa durée est assez longue.

Le traitement consiste dans l'application de compresses chaudes, en instillations d'atropine, insufflation de poudre de calomel. Il faudra en même temps instituer un traitement général en rapport avec la diathèse à laquelle on peut rattacher la maladie.

SCOLEX, s. m. (de σκώληξ, ver). État transitoire de certains vers cestoïdes dont le caractère propre est de pouvoir, par gemmation, donner naissance à des animaux sexués. Le scolex lui-même vient tantôt de l'embryon ou œuf, tantôt d'un proto-scolex qui l'a précédé. Dans le *Cysticerque* du tissu cellulaire, le scolex représente une tête de *tænia* avec sa trompe et ses crochets.

SCOLIOSE, s. f. (σκολιός, tortueux). Déviation de la colonne vertébrale, dans le sens latéral (fig. 492). Elle est causée le plus souvent par le RACHITISME. Quelque-

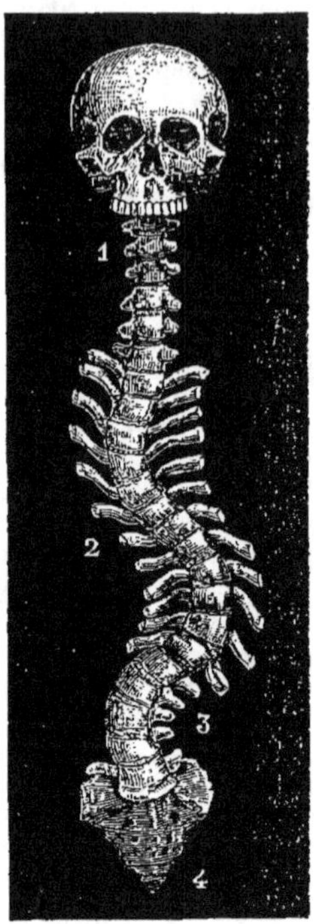

FIG. 492. — Scoliose.
La colonne vertébrale a la forme d'une S ; ses courbures sont au nombre de trois.
1, Région cervicale à convexité dirigée à droite.
2, Région dorsale à convexité dirigée à gauche.
3, Région lombaire à convexité dirigée à droite.
4, Sacrum.

fois cependant elle peut être déterminée par l'habitude d'une fausse position, la rétraction du thorax à la suite d'une pleurésie guérie. On la traite par les moyens ordinaires de l'ORTHOPÉDIE.

SCORBUT, s. m. Maladie cachectique caractérisée par des hémorrhagies multiples, un gonflement avec ramollissement particulier des gencives et un affaiblissement général. Il est annoncé presque toujours par des signes précurseurs caractéristiques : le visage offre de la bouffissure,

et sa peau prend une teinte jaunâtre particulière, en même temps que se font sentir une lassitude extrême, une tristesse, un abattement considérables qui augmentent jusqu'à l'invasion de la maladie. Alors les jambes ne supportent plus le poids du corps, le moindre effort détermine des étouffements, des palpitations, les malades accusent des douleurs vagues dans les membres inférieurs, et presque à la même époque une saveur désagréable dans la bouche.

Les gencives deviennent livides, molles, spongieuses, *saignant au moindre contact au collet de chaque dent*, et l'on voit parfois apparaître sur leur tissu des végétations fongueuses d'une couleur violacée. La mastication est difficile, douloureuse ou impossible, et la cavité buccale exhale une odeur fétide. A cette époque de la maladie, on voit souvent se former sur différentes parties du corps de petites taches hémorrhagiques. Les malléoles sont le siége d'un œdème qui va en augmentant chaque jour ; plus tard, les taches ecchymotiques se transforment en larges plaques bleuâtres ou en tumeurs plus ou moins saillantes qui dépassent quelquefois le volume d'un œuf. La peau est sèche, rude, et très-sensible au toucher. Les douleurs deviennent générales et se font sentir dans tous les os, les mouvements sont absolument impossibles.

Des hémorrhagies, quelquefois mortelles, ont lieu par les muqueuses et par la peau (*purpura hémorrhagique*), le pouls est naturel, parfois accéléré. La constipation, d'abord opiniâtre, fait place à une diarrhée sanguinolente, les gencives s'ulcèrent et répandent une odeur insupportable, les dents tombent, les maxillaires se carient, et une salivation abondante épuise le malade. S'il a d'anciennes plaies ou des ulcères cicatrisés, ils se rouvrent, les fractures récemment consolidées se dissocient par la désagrégation du cal, les fractures récentes ne se consolident pas, les os se carient, et la mort emporte les malades, qui ont conservé jusque-là toute leur intelligence.

Cependant la terminaison du scorbut n'est pas nécessairement funeste, surtout si l'on peut remédier à la cause qui l'a produit. Dans ce cas, on voit tous les symptômes s'amender, les accidents se calmer, la santé revenir lentement, car, en général, la guérison n'est obtenue qu'au bout de plusieurs mois. Les rechutes sont très-communes, les complications (pneumonie, pleurésie, cardite) ont été souvent notées, et lorsque la scrofule ou la syphilis sont réunies au scorbut, le pronostic en est aggravé. La putréfaction marche avec une remarquable rapidité chez les sujets scorbutiques, le sang a perdu sa plasticité, il est extrêmement alcalin.

Les causes du scorbut sont multiples. En premier lieu, le froid humide, la mauvaise qualité ou l'insuffisance des aliments, et surtout la *privation de végétaux frais*. Toutes ces conditions se rencontrent trop souvent réunies sur les navires, parmi les matelots et les soldats, surtout dans les longues traversées, dans les villes assiégées, les cellules des prisons, les cabanons de certains hospices. Le chagrin, le découragement, concourent puissamment à développer et à entretenir la maladie.

Le *traitement* du scorbut consiste avant tout dans les modifications hygiéniques indiquées par les circonstances dans lesquelles la maladie s'est développée : aération, température douce et sèche, usage de viande fraîche et surtout de *végétaux frais*, principalement de plantes réputées antiscorbutiques, telles que : cresson, cochléaria, raifort, moutarde, et en général toutes les crucifères. L'orange, le jus de citron (lemon juice) passent pour d'excellents antiscorbutiques, l'usage en est répandu dans la marine. On en fait aussi des applications locales sur les gencives et les ulcères scorbutiques, et cette pratique donne de très-bons résultats.

Enfin, lorsque les indications les plus pressantes seront remplies, l'usage du quinquina et du fer pourra être indiqué pour reconstituer l'organisme toujours profondément atteint par cette redoutable affection.

Le *scorbut aigu* est le nom sous lequel on désigne quelquefois le PURPURA.

La PELLAGRE est appelée encore *scorbut alpin*.

SCOTOME, s. m. (de σκότος, *ténèbres*). Nom donné aux interruptions plus ou moins étendues du CHAMP VISUEL de l'œil. Il semble qu'il y ait devant l'œil une tache plus ou moins étendue qui empêche de voir les objets qu'elle paraît recouvrir. Si cette tache est placée au milieu du champ visuel (*scotome central*), l'œil ne peut voir l'objet qu'il regarde directement, il ne voit que ce qui se trouve à côté.

Il se produit des scotomes centraux ou périphériques dans un grand nombre d'affections de l'œil (rétinite, choroïdite, décollement de la rétine, névrite optique, etc.) ou du cerveau. Lorsque le scotome est persistant, il a en général une signification assez grave, il est en outre parfois fort gênant. Le plus souvent, les scotomes ne durent que quelques minutes (*scotomes passagers*) et sont souvent produits par de légères congestions cérébrales, et plus fréquemment par de l'*anémie;* ils s'accompagnent alors souvent de VERTIGES.

SCROFULE, s. f. Écrouelles ou humeurs froides, maladie constitutionnelle, le plus souvent héréditaire, caractérisée par une prédisposition organique (DIATHÈSE) donnant lieu à des affections très-diverses, et en particulier à des *engorgements lymphatiques ganglionnaires*, le plus souvent fixés aux régions parotidienne et sous-maxillaire (glandes au cou).

Le début de la maladie est souvent difficile à saisir, et les accidents qui la constituent n'ont rien de régulier. Les signes les plus manifestes dans le premier âge sont l'aspect chétif et souffreteux, l'accroissement lent, le développement tardif, la tête grosse, le ventre volumineux, dur (CARREAU). Plus tard, l'appétit irrégulier de l'enfant, tantôt nul, tantôt exagéré, la tristesse, la disposition à la solitude, l'éloignement pour les jeux de son âge, une difficulté extraordinaire pour apprendre les choses les plus simples, ou au contraire une précocité étonnante peuvent faire soupçonner la diathèse scrofuleuse.

Les accidents morbides viennent le plus souvent en aide au diagnostic : dès l'enfance, les *gourmes*, les éruptions légères mais persistantes du cuir chevelu, l'engorgement ganglionnaire de la région sous-maxillaire, les écoulements purulents qui siégent derrière les oreilles, des conjonctivites ou kératites phlycténulaires fréquentes, des angines ou des laryngites alternant ou coïncidant avec des *coryzas*, affectant une marche chronique, ne laissent aucun doute sur l'existence de la maladie.

Plus tard des plaques de rupia, des éruptions pustuleuses, des croûtes tenaces à l'entrée des narines, le gonflement caractéristique de la lèvre supérieure, l'apparition au moindre froid d'engelures avec tendance à l'ulcération, des *ophthalmies* rebelles entretenues par le LARMOIEMENT et la persistance du coryza, les *taies* de la cornée qui en sont la conséquence, constituent des symptômes fort graves. Cependant, ils ont ceci de très-remarquable qu'ils se développent pendant que les sujets jouissent en apparence d'une santé excellente.

A ces affections, dont la gravité augmente de plus en plus, s'ajoute l'engorgement des ganglions lymphatiques du cou, tout à fait caractéristique de la scrofule (*écrouelles*), et quelquefois même il atteint les régions axillaire et inguinale. Ces tumeurs peuvent rester stationnaires pendant un temps variable, diminuer, augmenter de volume et finalement suppurer et s'ulcérer. Les ulcérations se cicatrisent difficilement et laissent en dernier lieu des traces indélébiles, très-connues, qui font reconnaître les sujets scrofuleux, même guéris depuis de longues années. Des ABCÈS FROIDS peuvent se former dans toutes les régions du corps, sans fièvre, sans altération de la santé générale.

Les os peuvent être atteints dans leur substance et devenir le siége de carie, de nécrose, de dégénérescence (*spina ventosa*). A cette époque de la maladie, on voit survenir une foule d'affections qui portent le cachet scrofuleux. Les affections cutanées les plus diverses, eczéma, lupus, acné tuberculeuse, se développent concurremment avec des caries des os du nez (donnant lieu à l'*ozène scrofuleux*), des ulcérations du pharynx. Dans certains cas enfin, il se rencontre des tumeurs scrofuleuses qui sont envahies par des tubercules, se développent dans les testicules, la prostate, les poumons, le cerveau, etc., et deviennent la complication la plus grave de la scrofule.

Pendant la marche plus ou moins rapide de ces symptômes, les scrofuleux maigrissent rarement, ils offrent plutôt un aspect de bouffissure caractéristique. Leur appétit est conservé, leurs facultés intellectuelles restent intactes, mais leur peau, dans les régions où elle n'est pas atteinte par une affection quelconque, offre une teinte terreuse ou blafarde.

Ces différentes phases de la scrofule ne se succèdent pas toujours avec une régularité aussi parfaite. La maladie peut s'arrêter et guérir à l'époque de la puberté principalement. Mais à cette période même, et quelquefois seulement beaucoup plus tard, à l'âge critique, il peut survenir, et cela dans un grand nombre de cas, le développement de la phthisie, de dartres étendues et incurables, d'affections organiques, tuberculeuses ou cancéreuses, que rien ne faisait prévoir, de *tumeurs blanches* dans les articulations, etc.

Dès le principe, la scrofule peut revêtir une forme beaucoup plus simple, *scrofule fugace* ou *bénigne;* elle se manifeste par quelques accidents du côté de la peau ou des ganglions, mais qui guérissent spontanément et n'entraînent aucune infirmité.

Quelle que soit la forme de la scrofule, sa marche est essentiellement chronique; elle suit le développement des âges, avec des périodes de rémission. Les saisons humides et froides exaspèrent la maladie, une température chaude et sèche lui est au contraire favorable. On a remarqué aussi que les maladies intercurrentes, la syphilis surtout, affectent chez les scrofuleux une gravité exceptionnelle.

L'hérédité joue un grand rôle dans le développement de la scrofule, et non-seulement les parents scrofuleux engendrent des enfants scrofuleux, mais des parents affligés d'un tempérament faible, et dont les excès, l'âge trop avancé ou trop précoce, la syphilis, ont pu altérer les forces, léguent à leurs enfants une prédisposition scrofuleuse. Qu'une alimentation de mauvaise nature ou insuffisante, que l'habitation dans un endroit humide, peu éclairé, mal aéré, que le défaut d'exercice viennent encore apporter leur contingent aux prédispositions morbides de l'enfant, et la scrofule se développera chez lui à une époque plus ou moins reculée, souvent à la suite de la première dentition, elle se confirmera de trois à sept ans, rarement après l'âge de la puberté. Enfin, il est certaines causes pathologiques qui peuvent en favoriser l'apparition; telles sont : la variole, la rougeole, la fièvre typhoïde, la syphilis, une contusion, une entorse, etc.

Une quantité innombrable de médicaments, dits antiscrofuleux, ont été préconisés contre la scrofule; on a même prêté aux rois de France, et à saint Louis entre autres, la propriété de guérir les écrouelles par la simple imposition des mains sur le sujet malade.

Le *traitement* qui donne le plus de succès contre la scrofule et toutes ses manifestations est l'emploi des moyens hygiéniques les mieux entendus : le régime, l'exercice, l'habitation dans les endroits secs, sous un climat chaud, la *gymnastique*, les *bains* de rivière et de *mer*. Les prescriptions pharmaceutiques se réduisent aux préparations iodées et ferrugineuses ; iodure de fer, de potassium, *huile de foie de morue*, phosphates de chaux.

Quelquefois le traitement chirurgical vient en aide au traitement médical, mais il est à remarquer que les affections récidivent à distance dans la plupart des cas, lorsque la diathèse elle-même n'est pas attaquée vigoureusement dans son essence.

SCROFULIDE, s. f. Nom donné aux affections qui se développent sous l'influence de la diathèse scrofuleuse, telles que le *lupus* et le *rupia*.

SCROTUM, s. m. Mot latin conservé en français et désignant la peau des *bourses*. Le scrotum se continue avec la peau du pénis en avant, celle du périnée en arrière et celle des cuisses sur les côtés ; il est remarquable par son peu d'épaisseur, par la grande quantité de pigment qu'il renferme, le développement énorme de ses follicules pileux, la rareté des poils qui y sont implantés et les rides nombreuses qu'il forme lorsqu'il se rétracte.

Le scrotum présente en outre sur la ligne médiane une côte saillante ou *raphé*. Sa face profonde adhère au *dartos* dans toute son étendue.

Les *maladies du scrotum* sont assez nombreuses : ce sont : l'*hématocèle*, l'*hydrocèle*, l'*éléphantiasis*, les *divers eczémas* et l'*intertrigo*.

SÉBACÉ, adj. (de *sebum*, suif). Les **glandes sébacées** se trouvent dans l'épaisseur du *derme ;* elles sécrètent une matière grasse, onctueuse, qui se répand insensiblement à la surface de la peau qu'elle lubrifie et des poils qu'elle rend luisants : c'est la *matière sébacée*. On les rencontre sur toute la surface du corps, excepté à la paume des mains et à la plante des pieds, en un mot partout où il y a des poils développés ou follets, attendu que les follicules pileux et les glandes sébacées ont une ouverture commune sur la peau, par laquelle sort à la fois le poil et la matière sébacée (fig. 493). On trouve dans la matière sébacée des glandes de la face un parasite que l'on rencontre presque constamment chez les personnes affectées d'ACNÉ *sébacée :* c'est l'*Acarus folliculorum* ou *Demodex*.

L'inflammation du follicule pilo-sébacé donne lieu au FURONCLE. Lorsque l'ouver-

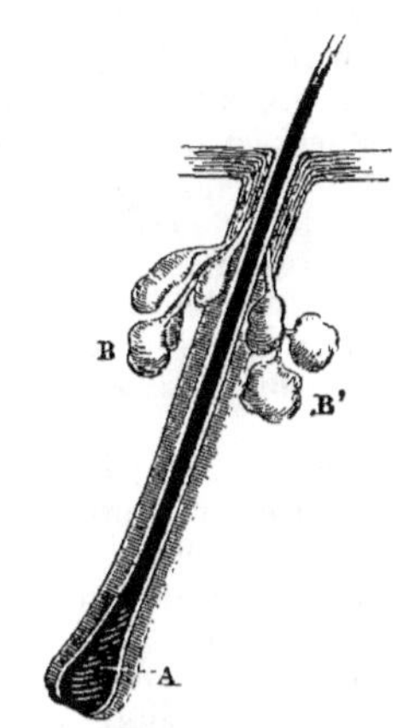

FIG. 493. — Poil (A) et glandes sébacées (B, B').

ture du follicule s'oblitère, la matière continuant à être sécrétée distend les parois de la cavité, qui peut acquérir un volume considérable.

Les TANNES, les *kystes sébacés*, les LOUPES sont des tumeurs formées par le développement des glandes sébacées.

SECONDAIRE, adj. Les accidents secondaires d'une maladie sont ceux qui se produisent à la seconde période (voy. SYPHILIS).

SÉCRÉTION, s. f. (de *secernere*, séparer). Fonction élaboratrice dévolue à certains organes se rapprochant plus ou moins de la structure glandulaire, par laquelle ils tirent du sang lui-même différentes matières qui s'y trouvaient déjà en dissolution, ou élaborent dans leur sein des principes nouveaux dont les matériaux leur sont fournis par le sang.

Les *sécrétions* sont divisées en deux grandes classes : les *sécrétions excrémentitielles*, ou mieux excrétions, dont les produits sont destinés à être éliminés définitivement sans aucun profit pour l'organisme, et les sécrétions *récrémentitielles* ou *sécrétions* proprement dites, dont les produits sont utilisés dans l'organisme même ou hors de lui. Dans la première classe, on trouve la *sueur* et l'*urine*, et dans la deuxième on rencontre la salive, le suc gastrique, le suc pancréatique, le suc intestinal qui rentrent dans l'économie après avoir être utilisés. Certaines sécrétions sont dites *excrémento-récrémentitielles*, comme la bile, les larmes, les mucus ; elles sont en partie résorbées, et en partie éliminées lorsque leur sécrétion a été produite outre mesure.

SÉDATIF, adj. et s. m. (de *sedare*, calmer). Dénomination appliquée aux médicaments qui modèrent l'action d'un organe ou de tout l'organisme, à un degré plus haut que les simples *calmants*. L'*eau sédative* agit comme révulsif et irritant local et secondairement comme calmant (voy. EAU).

SÉDIMENT, s. m. (de *sedere*, tomber au fond). Dépôt formé par la précipitation des matières solides contenues en dissolution ou en suspension dans un liquide, et particulièrement dans l'urine.

Les **sédiments urinaires** sont souvent très-abondants et de nature très-variable. Les principaux sont : le *mucus vésical* produit naturellement par la vessie ; des *cellules épithéliales* venant de la vessie et de l'urèthre ; quelques *globules de pus* très-petits.

Lorsque la quantité de ces corps contenue normalement dans l'urine devient abondante, leur dépôt donne lieu à des *sédiments muqueux* ou *purulents* qui se rencontrent dans le catarrhe de la vessie et les pyélites. On trouve encore dans les sédiments des *globules sanguins* ou de la *fibrine en caillots*.

Ordinairement, les sédiments urinaires sont fournis par des particules salines ou uriques très-fines, déposées par suite du refroidissement de l'urine et constituant, lorsqu'elles sont plus grosses, des graviers et des calculs.

SEIGLE, s. m. Plante alimentaire de la famille des Graminées.

Seigle ergoté. — Voy. ERGOT.

SEIN, s. m. Ensemble de la glande mammaire, des parties molles qui l'entourent et de la peau qui la recouvre (voy. MAMELLE).

Les **abcès du sein** se montrent fréquemment chez les femmes qui allaitent. Ils sont surtout fréquents chez celles qui, ayant commencé à donner le sein, cessent de nourrir leur enfant sans que la sécrétion du lait soit tarie. Les *gerçures* et les *fissures* du mamelon y prédisposent beaucoup.

Suivant la profondeur à laquelle ils se produisent, on en distingue quatre variétés : 1º Les *abcès du mamelon*. 2º Ceux du *tissu cellulaire sous-cutané*. Dans ces deux variétés, ils sont superficiels, limités et précèdent souvent les suivants. 3º Les *abcès de la glande mammaire* ou abcès du sein proprement dits (**mastite**) qui occupent toute l'épaisseur de la glande. Ils sont toujours précédés de l'**engorgement laiteux**, qui se montre par suite de l'impossibilité où se trouve le lait de s'écouler par les conduits galactophores. Le sein devient le siége d'une tension ou d'un malaise très-pénible, il se tuméfie, et le gonflement s'étend jusqu'à l'aisselle.

Le début de la suppuration s'annonce par des frissons et de la fièvre. Rarement on réussit à arrêter sa marche, le sein devient de plus en plus dur, gonflé, il s'écoule du lait mélangé de pus par les orifices des conduits galactophores et l'abcès s'ouvre de lui-même à l'extérieur au bout de quelques jours. Mais il est prudent de ne pas attendre ce moment, et de donner une issue à la suppuration dès qu'elle est certaine. On est souvent obligé d'ouvrir successivement plusieurs abcès, de pratiquer des drainages, etc. La maladie marche lentement, la cicatrisation ne s'obtient qu'au bout de plusieurs semaines ou de plusieurs mois ; il peut survenir un érysipèle ou un abcès rétro-mammaire, à la suite duquel le sein conserve des indurations.

4º Les *abcès rétro-mammaires* sont consécutifs aux précédents, à la carie d'une côte, à une contusion, etc.; ils siégent dans le tissu cellulaire situé au-dessous de la mamelle et la *fluctuation* se sent à la base du sein. Cet organe est repoussé en avant, il semble reposer sur une éponge.

Le *traitement* des abcès du sein et des engorgements laiteux est avant tout préventif. Lorsqu'une femme allaite un enfant, elle doit prendre des précautions minutieuses pour éviter les **crevasses** et les **gerçures** si douloureuses du mamelon. Pour cela, elle fera usage de bouts de sein en caoutchouc (qui ont cependant l'inconvénient de rendre la succion plus difficile si l'enfant n'est pas vigoure... Chaque fois que l'enfant aura tété, ell... ra son mamelon avec du vin, l'essuiera... c un linge fin, l'enduira d'un peu de *beu... e cacao*. S'il se montre une crevasse, ... i touchera légèrement avec une sol... égère de *nitrate d'argent*, on la préserv... au moyen d'un peu d'*alcoolé de benjoin*, qui forme une sorte d'enduit.

Dès qu'il y a des signes d'engorgement, il faut soutenir le sein avec un bandage légèrement compressif, le relever surtout ; on y maintiendra des cataplasmes ordinaires ou arrosés de vin, des compresses de solution de sel ammoniac. Un moyen qui réussit bien, mais qui doit être employé avec courage et persévérance, c'est la *malaxation du sein* faite pendant une demi-heure plusieurs fois par jour au moyen des doigts enduits de cérat. Il faut, par des pressions et une sorte de massage gradués, assouplir l'organe et en faire disparaître toutes les parties engorgées.

Si la femme veut ou doit continuer l'allaitement, il faudra user de toutes les précautions minutieuses pour dégorger autant le sein malade que son congénère ; souvent il est nécessaire de le faire téter par de tout jeunes chiens qui prennent quelquefois en même temps le lait et le pus qui s'écoule par les conduits galactophores. Même lorsqu'il n'y a pas d'abcès formé, s'il y a trop de lait pour la nourriture de l'enfant, on peut suivre la même pratique, qui n'a d'inconvénient que pour le jeune chien et peut être très-utile à la nourrice.

Si la femme ne peut ou ne veut continuer à nourrir (il eût souvent mieux valu ne pas commencer), on lui administrera des purgatifs ; sa nourriture et sa boisson seront très-restreintes, les seins seront couverts de cataplasmes. Souvent on réussit à prévenir la suppuration par une compression méthodique (fig. 56). Enfin, lorsque la suppuration est évidente, il ne reste plus qu'à ouvrir une voie au pus et à empêcher sa stagnation. Il s'en écoule en général une grande quantité plus ou moins mélangée de lait. S'il vient en même temps du sang, c'est le signe qu'un autre abcès est sur le point de se former.

Tumeurs du sein. Elles sont nombreuses et souvent difficiles à distinguer les unes des autres. On les divise en *tumeurs bénignes* et en *tumeurs malignes*.

Les **tumeurs bénignes** sont : l'*hypertrophie simple de la glande mammaire* (fig. 373), les *abcès du sein*, les *fibromes*, les *lipomes*, les *galactocèles* ou tumeurs laiteuses formées par l'accumulation du lait dans un canal galactophore dilaté, les *kystes* et les *adénomes*.

Les **adénomes** du sein sont tantôt une simple hypertrophie partielle (comme leur nom l'indique), tantôt au contraire leur structure microscopique les rapproche des *fibromes*, des *sarcomes* et des *myxomes*. Quoi qu'il en soit de leur structure intime, ce sont des tumeurs bénignes compatibles avec un état de santé satisfaisant.

Ils se montrent, de quinze à quarante-cinq ans, sous forme d'une tumeur entourée d'une capsule fibreuse, *n'adhérant pas aux tissus voisins*, indolore, roulant sous le doigt. Souvent il y a un *écoulement séro-sanguinolent* par les conduits galactophores (écoulement qui ne se montre guère que dans les tumeurs bénignes). La marche en est fort lente. Ils peuvent s'accroître surtout au moment des règles et même s'ulcérer à la fin, mais ils n'amènent pas de *cachexie*. Si la compression, l'iodure de potassium à l'intérieur et à l'extérieur n'amènent pas leur disparition, il faut les extirper comme les autres tumeurs du sein.

Dans certains cas, le sein est atteint de **dégénérescence calcaire**, due à la production de *calculs* dans les conduits galactophores. Béraud rapporte qu'une religieuse avait des seins aussi durs que de la *pierre* par suite de cette affection qui avait envahi la mamelle tout entière.

Les **tumeurs malignes** ou cancer du sein présentent trois variétés : le SARCOME, qui est sur la limite des tumeurs bénignes et des malignes, le *squirrhe* et l'*encéphaloïde* (voy CANCER).

Il est difficile de distinguer au début une tumeur bénigne d'une tumeur maligne du sein, mais à mesure que la maladie fait des progrès, cette distinction devient plus facile.

Le premier signe d'une tumeur maligne est la *rétraction du mamelon*, qui reste généralement avec sa longueur dans les tumeurs bénignes.

Le cancer ne se montre guère qu'après quarante ans, tandis que les tumeurs bénignes sont plus fréquentes chez les jeunes sujets.

L'évolution des tumeurs malignes est bien plus rapide que celle des tumeurs bénignes. Aussi, une tumeur qui a cinq, dix ou vingt ans de durée n'est-elle pas un cancer. Cependant, chez les femmes âgées, le *squirrhe* peut durer jusqu'à dix ans sans amener une issue funeste.

La *consistance* est plus ferme, plus dure dans les tumeurs malignes que dans les bénignes.

La *douleur*, généralement nulle ou faible au début pour les unes et pour les autres, arrive toujours à présenter le caractère lancinant s'il s'agit d'un cancer, tandis

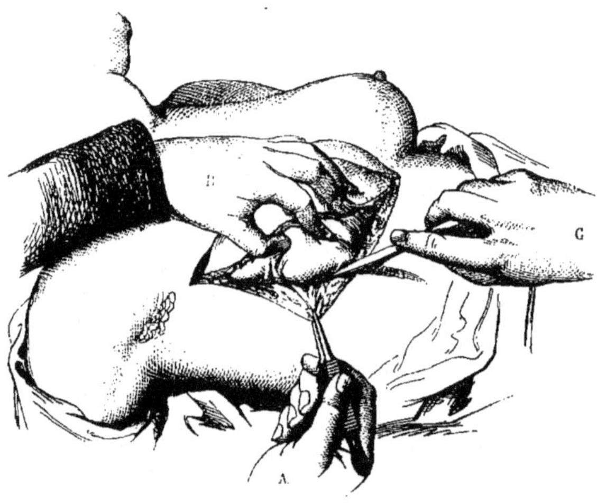

Fig. 494. — Ablation du sein atteint de dégénérescence cancéreuse.
A, Main de l'aide écartant les tissus.
B, Main gauche du chirurgien soulevant le sein.
C, Main droite tenant le bistouri.

qu'elle peut toujours manquer dans les tumeurs bénignes.

Dans les *tumeurs malignes*, il y a *adhérence de la tumeur à la peau* et aux parties voisines, de telle sorte qu'elle n'est pas exactement limitée; puis, plus ou moins rapidement, *engorgement des ganglions* de l'aisselle, *ulcération* de la tumeur, qui sécrète une sanie fétide, altération grave de *l'état général* (cachexie cancéreuse), généralisation de la tumeur.

Les *tumeurs bénignes* n'adhèrent point à la peau et peuvent être circonscrites par le doigt; elles ne déterminent pas d'engorgement ganglionnaire, ne s'ulcèrent que rarement et, dans ce cas, elles n'ont pas le

même aspect que les cancers u c s, elles n'amènent pas de cachexie et ne se montrent point dans d'autres points de l'économie.

Le **squirrhe du sein** peut débuter par la peau ou par la glande. Il forme tantôt des plaques irrégulières qui s'étendent comme une *cuirasse* sur le devant de la poitrine; tantôt il provoque une *rétraction* considérable de la glande qui est extrêmement diminuée et déprimée par des cicatrices couturées. Il s'ulcère, et tout autour de l'ulcération se développent des tubercules cancéreux qui peuvent se généraliser.

Sa marche est assez lente, de deux à dix ans (chez les femmes âgées).

L'encéphaloïde commence par la glande; il est au début indolent, mais sa marche est beaucoup plus rapide que celle du squirrhe; il dure au plus dix-huit mois à deux ans et demi.

Le seul *traitement* applicable à la plupart des tumeurs du sein, et surtout aux *tumeurs malignes*, est l'extirpation de la partie atteinte. On peut la faire au moyen du bistouri (fig. 494) ou au moyen de caustiques divers (flèches de Maisonneuve au chlorure de zinc, pâte Rousselot, etc.). Après l'extirpation avec le bistouri, la plaie se cicatrise plus rapidement, et s'il s'agit d'une tumeur maligne, la récidive est moins fréquente ou moins rapide. Les seules complications à craindre sont *l'hémorrhagie* (que l'on arrête au moyen de petites pinces spéciales) et *l'érysipèle*, qui est évité en opérant en bon air, à la campagne autant que possible.

SEL, s. m. Nom donné primitivement, dans la nomenclature chimique, à tout composé formé d'un acide et d'une base dont les propriétés étaient soit complètement neutralisées (sels neutres), ou encore plus ou moins conservées dans un sens ou dans l'autre (sels acides et sels alcalins).

Actuellement on a beaucoup étendu la signification de ce terme. On l'applique à tout composé binaire ou ternaire où se trouvent deux corps simples ou deux groupes dont l'un joue le rôle de corps électropositif et l'autre de corps électro-négatif.

Divers sels ont reçu des dénominations particulières en rapport avec leurs usages ou leur provenance :

Le **sel marin** ou **sel commun** est du chlorure de sodium.

Le **sel ammoniac** est du chlorhydrate d'ammoniaque.

Le **sel d'Epsom** ou de **Sedlitz** est du sulfate de magnésie.

Le **sel de Glauber** est du sulfate de soude.

Le **sel de duobus** est du sulfate de potasse.

Le **sel de nitre** est de l'azotate de potasse.

SÉLÉNIUM, s. m. (de σελήνη, lune). Métalloïde solide, volatil, d'un brun rougeâtre, donnant une vapeur d'un jaune foncé, et se transformant lorsqu'il est chauffé à l'air en acide *sélénieux* (analogue à l'acide sulfureux).

Les *sélénites* (analogues aux sulfites) et les *séléniates* (analogues aux sulfates) paraissent être des poisons violents qui tuent par asphyxie et syncope, ou arrêt de la circulation, en remplissant parfois le sang de petits cristaux.

SELTZ (duché de Nassau). Station d'eau minérale chlorurée sodique et gazeuse. On emploie très-peu l'eau de Seltz naturelle, tandis qu'au contraire l'eau de Seltz artificielle est d'un usage banal.

Cette dernière se prépare en faisant dissoudre, grâce à une forte pression, du gaz acide carbonique dans un certain volume d'eau pure. Dans l'industrie on charge des *siphons* au moyen de divers appareils qui y introduisent directement l'eau gazeuse. On peut aussi la fabriquer extemporanément dans les ménages au moyen d'appareils spéciaux, dans lesquels on fait réagir de l'acide tartrique sur du bicarbonate de soude.

SEMENCE, s. f. Synonyme de *graine* ou de SPERME.

SEMEN-CONTRA, s. m. Mélange de fleurs vermifuges appartenant à des plantes synanthérées (Artemisia contra [**poudre aux vers**], Artemisia judaïca, glomerata). On l'emploie en poudre, à la dose de 2 ou 3 grammes, mélangée avec du miel, surtout contre les lombrics des enfants. Son odeur est extrêmement repoussante, ce qui fait qu'on lui préfère souvent la SANTONINE.

SÉMINAL, adj. Qui a rapport aux semences ou au sperme. *Pertes séminales.* Voy. SPERMATORRHÉE.

SÉMÉIOTIQUE ou **SÉMIOTIQUE**, s. f. Littéralement l'art des signes. Recherche des *symptômes* objectifs et subjectifs des maladies dans le but d'en établir le DIAGNOSTIC.

SÉNÉ, s. m. Plante du genre *Cassia*, de la famille des légumineuses. Il en existe trois espèces remarquables : le *séné à feuilles obovées* (Cassia obovata) qui se trouve en Egypte, le *séné à feuilles aiguës* (Cassia senna ou *acutifolia*) et le *séné à feuilles lancéolées* (Cassia lanceolata), qui habite l'Arabie.

Les *gousses de séné* sont connues sous le nom de *follicules de séné.* Ces gousses ont la forme d'un haricot très-agrandi et très-aplati ; elles ressemblent à des feuilles ; elles contiennent plusieurs loges renfermant chacune une graine cordiforme.

Le *séné* contient de la *cathartine*, principe incristallisable auquel il paraît devoir ses propriétés. Les *follicules de séné* sont purgatifs ; on les administre en poudre, en infusion (10 à 20 grammes) dans du café, décoction, lavements (10 grammes en décoction, associé au sulfate de soude), sirop, extrait, pilules (pilules d'Hufeland), et ils entrent dans un grand nombre de préparations laxatives. Les *folioles* de la plante, *feuilles de séné*, présentent les mêmes vertus. Ce sont ces folioles qui constituent la partie active des **Thés purgatifs** vantés à grand renfort de réclame.

SENS, s. m. Ensemble des appareils de l'organisme qui nous mettent en relation avec les objets extérieurs. Le nombre des sens est variable dans les diverses espèces animales. Certaines d'entre elles sont réduites au simple toucher. L'homme en a cinq : le *toucher*, la *vue*, l'*ouïe*, l'*odorat* et le *goût*. Ces deux derniers ne sont à proprement parler que des touchers perfectionnés. Par ces cinq sens, nous arrivons à nous rendre compte d'un *certain nombre* des propriétés des corps, mais il s'en faut de beaucoup que nous puissions exactement apprécier toutes celles qu'ils possèdent.

Nous parvenons encore indirectement, et par suite d'opérations complexes, à reconnaître certaines de leurs propriétés que de prime-abord aucun sens ne nous révèle ; c'est ainsi que nous étudions la pesanteur, la composition chimique, l'état électrique des corps, etc. Par suite de l'insuffisance de nos sens, nous procédons pour l'étude des propriétés de la matière comme le fait un sourd intelligent qui parvient à lire sur les lèvres de celui qui parle les paroles qu'il n'entend pas directement ou s'en rend compte lorsqu'elles ont été transcrites au préalable.

SENSATION, s. f. Résultat de l'activité des sens. On distingue : les *sensations vraies*, qui sont produites par un objet réel, ne nous trompent pas sur les qualités de cet objet et peuvent être contrôlées par les autres sens ; les *sensations fausses*, qui dépendent soit d'une simple imperfection du sens lui-même, soit d'une affection portant sur l'organe du sens, sur le nerf destiné à porter la sensation au cerveau, ou sur le cerveau lui-même. C'est ainsi que certaines affections de la rétine, du nerf optique ou du cerveau déterminent de fausses sensations de lumière, que des maladies de l'oreille moyenne ou interne produisent des bourdonnements, qu'il y a des sensations erronées du goût dans certaines formes de folie, etc.

SENSIBILITÉ, s. f. Propriété dont jouissent certains éléments anatomiques de recevoir certaines impressions extérieures et de les transmettre au centre de perception.

C'est une faculté caractéristique de l'animal, qui manque chez les plantes. Elle s'exerce par le système nerveux et plus spécialement par ses extrémités (papilles nerveuses). Il n'y a que les tissus qui contiennent des nerfs qui soient sensibles ; c'est ainsi que les ongles, les poils et les cheveux, le cristallin, les cartilages ne sont pas sensibles.

La sensibilité est du reste extrêmement variable suivant les divers points du corps : nulle dans le cerveau, très-obtuse à l'état normal dans les organes intérieurs, elle acquiert un degré très-élevé sur la peau, à l'extrémité des doigts, à la surface de la cornée. Dans certains cas, les parties qui à l'état normal ne sont presque pas sensibles le deviennent sous l'influence de l'inflammation (intestin, estomac, etc.) (voy. NERF, NERVEUX).

Les troubles de la sensibilité sont très-nombreux ; elle peut diminuer sous l'influence de certains agents (ANESTHÉSIQUES) ou dans certaines maladies (hystérie, sclérose, paralysies). La sensibilité aux changements de température (chaud ou froid) est celle qui persiste le plus longtemps.

SEPTICÉMIE, s. f. (σήπειν, corrompre). Altération du sang par des matières putrides développées à la surface d'une plaie et absorbées dans l'économie (voy. INFECTION PUTRIDE, PLAIES ENVENIMÉES, PIQURES ANATOMIQUES, PUSTULE MALIGNE).

SEPTIQUE, adj. Epithète appliquée à toutes les substances qui, introduites dans l'économie, déterminent la putréfaction, la décomposition des liquides et des solides (voy. PLAIES, PIQURE ANATOMIQUE).

SÉQUESTRE, s. m. (de *Sequestrare*, séparer) (fig. 393). Nom d'une partie d'os mortifiée par la NÉCROSE, et qui n'est plus qu'un corps étranger dont l'économie cherche à se débarrasser et que le chirurgien doit extraire, ou dont il doit faciliter l'expulsion par des ouvertures, débridements, injections, etc.

SÉREUX, adj. Qui a rapport à la sérosité ou qui en contient. Le *pus séreux* n'est pas aussi épais que le pus louable ou de bonne nature.

Bourses séreuses. — Voy. BOURSES

Les **membranes séreuses** ou les **séreuses** sont des membranes dont le rôle, très-important, est de faciliter les glissements entre les organes qui doivent se mouvoir les uns sur les autres. Elles sont minces, formées par une trame de tissu cellulaire recouverte d'une couche d'épithélium pavimenteux. Elles sont toujours repliées sur elles-mêmes de façon à présenter la forme d'un sac sans ouverture. Par leur face externe elles adhèrent aux organes qu'elles tapissent ; leur face interne sécrète une certaine quantité de liquide séreux, huileux, qui dans certains cas peut augmenter beaucoup.

C'est aux séreuses qu'appartiennent la PLÈVRE, le PÉRITOINE, le PÉRICARDE, l'ENDOCARDE, les capsules SYNOVIALES des articulations, etc. Elles ont toutes une tendance spéciale à s'enflammer dans le RHUMATISME.

SERINGUE, s. f. (de σύριγξ, flûte). Petite pompe portative composée d'un cylindre ouvert à ses deux extrémités, dont l'une, terminée en pointe plus ou moins aiguë, est destinée à être introduite dans certaines cavités du corps : anus, vagin, oreille, etc., et dont l'autre, largement ouverte, reçoit un piston chargé de pousser dans ces cavités un liquide contenu dans le corps du cylindre (voy. LAVEMENTS, INJECTIONS).

La *seringue de Pravaz* consiste en une canule creuse, extrêmement fine, qui s'adapte à l'extrémité d'un corps de pompe très-petit dans lequel joue un piston dont la tige est à pas de vis, pour faire marcher goutte à goutte et sans secousse le liquide qui peut être mesuré; chaque pas de vis pousse une goutte dans la cavité. Cette seringue est très-employée pour faire les injections intra-veineuses ou hypodermiques de perchlorure de fer et de morphine.

Actuellement, nous donnons la préférence à la *seringue d'Arsonval* (fig. 304).

SÉROSITÉ, s. f. (*serum*). Liquide normal sécrété en petite quantité par les membranes séreuses et destiné à faciliter le glissement des viscères qui y sont contenus. La sérosité humecte la surface des deux feuillets d'une substance onctueuse comparable aux matières grasses dont on enduit les parties des machines qui sont soumises à des frottements répétés. Dans les inflammations des membranes séreuses, il arrive fréquemment que la *sérosité* sécrétée en quantité abondante, n'étant plus suffisamment résorbée, s'accumule dans la cavité séreuse, la distend et détermine un soulèvement des parois environnantes, comme on le voit dans la *péritonite* avec épanchement, dans la *pleurésie*, la *péricardite*, les *hydarthroses*, etc. On trouve encore de la sérosité dans les phlyctènes qui se développent à la suite d'un frottement répété, d'une brûlure de l'épiderme (*ampoule*), de l'application d'un *vésicatoire*.

SERRE-FINE, s. f. Petite pince à ressort faite avec un fil d'argent et munie de

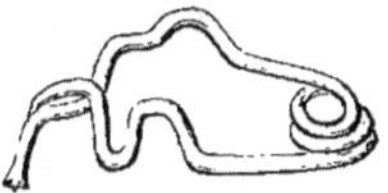

Fig. 495. — Serre-fine.

petites griffes (fig. 495). On s'en sert pour rapprocher les lèvres d'une *plaie* qu'on veut réunir par première intention. Il ne faut pas laisser les serres-fines appliquées plus de vingt-quatre heures dans les endroits où la peau délicate pourrait se sphacéler sous l'influence de la pression contenue qu'elles exercent.

SERRE-NŒUD, s. m. Instrument destiné à sectionner graduellement les tissus de façon à éviter les hémorrhagies. Le plus employé est celui de Maisonneuve (fig. 203).

SÉRUM, s. m. Liquide qui reste après la coagulation de la fibrine dans le sang et de la matière caséeuse dans le lait.

Le sérum du sang contient environ 75 pour 1000 de substances albuminoïdes, des matières grasses, de la cholestérine, du sucre, de l'urée, de 6 à 8 pour 1000 de sels à bases alcalines (phosphate de soude) et une certaine quantité d'acide carbonique dissous ou combiné.

SÉSAMOIDE, adj. (de sésame, et εἶδος, ressemblance). Nom de petits os irréguliers que l'on trouve dans l'épaisseur des tendons qui entourent le pouce et le premier métatarsien. La *rotule* est un véritable os sésamoïde développé dans le tendon du triceps.

SÉTON, s. m. (de *seta*, soie). Longue mèche de charpie, de toile, de coton, de soie, que l'on passe par deux points éloignés de la peau, soit au moyen d'un instrument spécial qui fait l'incision et porte la mèche, soit le plus souvent au moyen du bistouri et d'un stylet aiguillé. Le séton se place derrière la nuque, lorsque l'on veut établir une suppuration révulsive d'une affection du crâne, des yeux, des oreilles, etc.

C'est encore une méthode propre à produire une inflammation ulcérative dans le traitement des tumeurs. Employé dans le traitement des abcès, le séton est propre à entretenir la suppuration et à empêcher le recollement intempestif des parois de l'abcès, en même temps qu'à faciliter l'écoulement du pus.

Le séton ordinaire est, pour ce dernier usage, remplacé avantageusement par un tube en caoutchouc ouvert aux deux bouts et en plusieurs points de son parcours, (DRAIN.)

SEVRAGE, s. m. Époque à laquelle on prive l'enfant de l'allaitement naturel, artificiel ou mixte pour le nourrir exclusivement des aliments employés par l'adulte ou à peu près (voy. ALLAITEMENT).

SEXE, s. m. Ensemble des différences qui existent chez l'animal comme chez la plante entre l'individu portant les organes mâles et celui qui porte les organes femelles, entre celui qui féconde et celui qui est fécondé.

C'est la réunion des deux sexes sur le même sujet qui constitue l'HERMAPHRODISME qui, normal chez un grand nombre de plantes et d'animaux inférieurs, n'existe pas chez les animaux supérieurs et chez l'homme.

SIALAGOGUE, adj. et s. m. (de σίαλον, salive, et ἄγειν, chasser). Médicaments qui, mis en contact avec la membrane muqueuse buccale, agissent particulièrement sur les glandes salivaires et augmentent la sécrétion et l'excrétion de la salive. Les substances les plus inertes, comme un caillou, tenues dans la bouche, peuvent produire ce phénomène mécaniquement. Les principaux sialagogues sont : le poivre, le gingembre, le tabac, le raifort, le pyrèthre, le jaborandi, etc.

SIBILANT, adj. Sifflant. Le **râle sibilant** aigu ou grave s'entend dans les bronchites, l'emphysème pulmonaire, l'asthme, etc.

SIGMOÏDE, adj. (de Σ et εἶδος, ressemblance). Qualificatif appliqué à certaines cavités ou valvules ayant plus ou moins de ressemblance avec cette lettre (grande et petite cavité sigmoïdes du cubitus, valvules sigmoïdes de l'aorte).

SILICATE, s. m. Sel formé par la silice ou acide silicique et une base. On emploie en médecine le **silicate de potasse** (ou verre soluble) en solution concentrée de consistance sirupeuse pour enduire des bandes de toile destinées à faire des appareils ou BANDAGES INAMOVIBLES dans les cas de fractures, etc. Il sèche rapidement et est d'un emploi préférable à la dextrine.

Les seuls silicates solubles sont ceux de potasse et de soude ; mélangés avec celui de chaux, ils constituent le *verre*. Le *silicate d'alumine* forme l'argile, le *silicate de plomb* est la base du cristal artificiel.

SILICE, s. f. Oxyde de *silicium* ou acide silicique. C'est une substance très-répandue dans la matière qui forme la plupart des sables, galets, cailloux durs, pierres à fusil, etc.

SINAPISME, s. m. (de σίναπι, moutarde). Cataplasme de farine de moutarde mitigée par l'addition d'une proportion plus ou moins forte de farine de lin, que l'on emploie pour produire une irritation locale devant donner lieu à une révulsion.

On cherchait autrefois à les rendre plus actifs en faisant entrer dans leur composition de la pulpe d'ail, de la racine de raifort râpée, etc. Il ne faut pas les appliquer chauds ni y ajouter du vinaigre.

On emploie depuis quelques années le *sinapisme Rigollot*, ou papier moutarde, qui consiste en une feuille de papier recouverte par de la *farine de moutarde* collée (c'est là le point ingénieux) au moyen d'une solution de caoutchouc dans le sulfure de carbone. Il suffit de tremper un instant une de ces feuilles dans l'eau froide et de l'appliquer sur la région indiquée pour produire la rubéfaction. Il faut, chez les enfants, interposer un *papier buvard* entre le sinapisme et la peau, afin de ne pas en produire la mortification ; les grandes personnes peuvent tout au plus conserver un bon sinapisme de cinq à dix minutes. On peut le changer de place dès que la cuisson et la rougeur sont suffisantes.

SINUS, s. m. Nom donné à diverses cavités : les **sinus de la dure-mère** (caverneux, droit, circulaire, coronaire, transverse, occipital, etc.) sont des espaces limités par deux feuillets de cette membrane, dans lesquels circule du sang veineux. Le sinus caverneux est traversé par l'*artère carotide interne*, le nerf de la sixième paire et le plexus carotidien.

Les **sinus frontaux** et le **sinus maxillaire** sont des cavités de l'os FRONTAL et de l'os MAXILLAIRE SUPÉRIEUR.

SIPHON, s. m. Appareil destiné à soutirer les liquides, en les faisant remonter dans un tube par-dessus les bords du vase qui les contient, pour s'écouler à un niveau inférieur à celui qui existe dans ce vase. On utilise souvent le siphon, en chirurgie surtout, pour faire l'irrigation continue d'une plaie, laver une cavité, telle que la cavité de la plèvre dans la pleurésie purulente (siphon de Potain).

SIROP, s. m. Préparation officinale liquide, de consistance visqueuse, dite *sirupeuse*, résultant de la concentration du sucre seul ou uni au miel dans un liquide *aqueux*, vineux ou acéteux, et le plus ordinairement chargé des principes actifs d'une ou de plusieurs substances médicamenteuses. On prépare les sirops par simple solution ou par coction. La quantité de sirops connus est énorme, presque tous les médicaments pouvant être administrés en sirops qui en masquent plus ou moins la saveur désagréable.

Le **sirop de sucre** ou **sirop simple** est composé uniquement de sucre fondu dans l'eau et cuit jusqu'à ce qu'il marque 30 degrés à l'aréomètre Baumé, et 105 degrés centigrades au thermomètre au moment de son ébullition. Ce sirop est employé dans un grand nombre de potions pour les édulcorer; il est la base de la plupart des autres.

SMEGMA, s. m. Enduit qui recouvre le *fœtus* et l'enfant *nouveau-né*, et qui est plus ou moins abondant. On l'enlève au moyen d'un linge fin imbibé d'un peu d'huile. On donne aussi ce nom au produit blanc, mou, analogue à du fromage et à odeur forte, qui s'accumule parfois entre le gland et le prépuce de l'homme et entre les petites lèvres et le clitoris de la femme. Des soins de propreté suffisent pour le faire disparaître.

SODIUM, s. m. Métal blanc mou comme de la cire, décomposant l'eau à la température ordinaire, avec dégagement d'hydrogène, qui ne s'enflamme que si le métal ne change pas continuellement de place. Sa densité est 0,972. Son oxyde est la *soude caustique*, son chlorure est le *sel marin* (chlorure de sodium), ses composés, sels de soude (SULFATE, CARBONATES, PHOSPHATES, etc.), sont extrêmement répandus dans la nature et d'un emploi journalier en médecine et dans l'industrie.

SOIF, s. f. (*sitis*, δίψα). Sensation interne, analogue à la faim, qui indique le besoin de boissons et se traduit par une impression gutturale particulière et un sentiment de langueur générale. La sensation de la soif, que l'on n'est pas encore parvenu à localiser, répond à une diminution de la proportion d'eau dans le sang. Si elle est poussée à l'extrême, les muqueuses, ordinairement humides, se dessèchent, et ce dessèchement se fait sentir spécialement dans la bouche, la gorge et le pharynx.

La soif est bien plus difficile à supporter que la faim, mais il n'est pas absolument nécessaire de faire pénétrer de l'eau par l'appareil digestif pour la calmer; on y arriverait en introduisant de l'eau dans les veines ou en faisant usage d'aliments très-aqueux; les bains, même d'eau de mer, la calment pendant un certain temps.

Presque toutes les maladies fébriles sont caractérisées par une soif vive, qui se montre aussi dans quelques névroses (DIABÈTE, POLYURIE).

SOLANÉES, s. f. pl. Famille végétale composée d'un grand nombre de plantes herbacées et de quelques arbustes. Les feuilles, simples ou découpées, sont alternes; les fleurs, solitaires ou diversement groupées, sont souvent très-grandes; le calice, gamosépale, est à cinq divisions régulières; la corolle, gamopétale, a des formes variées et se divise en cinq lobes plus ou moins profonds. Les étamines sont au nombre de cinq. L'ovaire est à deux ou quatre loges contenant un grand nombre d'ovules fixés dans un angle interne; le style est simple, terminé par un stigmate bilobé; le fruit est une capsule ou une baie.

Les solanées ont toutes un aspect triste, dû à la teinte sombre, quelquefois livide, du feuillage; quelques espèces sont alimentaires : *pomme de terre, tomate, aubergine*. D'autres, les *solanées vireuses*, renferment les plantes les plus vénéneuses, telles que le *stramonium*, la *belladone*, la *jusquiame*, le *tabac;* à côté de celles-ci on trouve encore quelques solanées employées en médecine et douées de propriétés moins actives : la *morelle*, la *douce-amère*, l'*alkékenge*, etc.

SOLUBILITÉ, s. f. Propriété générale des corps solides, gazeux ou liquides, de se mélanger intimement, en quantités fort variables, suivant leur nature, avec des liquides tels que l'eau, l'alcool, l'éther, les huiles, etc., de manière à prendre eux-mêmes la forme du liquide dans lequel ils sont dissous. La solubilité des médicaments dans les liquides de l'organisme ou la possibilité de leur émulsion dans ces liquides est une condition essentielle de leur absorption, et par conséquent de leur action sur l'économie.

SOLUTION, s. f. Faire une solution, c'est diviser un corps dans un liquide, de manière que la transparence ou plutôt l'homogénéité de ce dernier n'en soit pas altérée. Le résultat de cette opération s'appelle aussi *solution* ou *soluté*.

En chirurgie, on appelle **solution de**

continuité toute division qui s'opère entre deux parties normalement continues, telles que les plaies, déchirures, coupures, fractures, etc.

SOMMEIL, s. m. Repos momentané des fonctions de la vie animale. Le sommeil, soumis à la périodicité, n'atteint qu'incomplétement ou pas du tout les fonctions végétatives. Les fonctions de nutrition, la respiration, les sécrétions, la digestion, s'accomplissent comme pendant la veille. Le sommeil est plus ou moins profond et l'activité cérébrale n'est pas absolument abolie, puisque les rêves ne portent pas seulement sur des situations et des actes, mais sur des idées qui nécessitent le concours de la mémoire et du jugement.

Le silence et l'obscurité favorisent généralement le sommeil; cependant, on sait que beaucoup d'individus s'endorment sous l'influence d'un bruit continu et se réveillent quand il cesse. La fatigue entraîne généralement le sommeil; mais parfois une fatigue excessive du corps ou de l'esprit ne procure que l'insomnie. Le besoin du sommeil, lié à la conservation de l'individu, se fait sentir chez tous les êtres organisés, animaux et plantes. Chez les animaux, le sommeil est toujours accompagné d'un léger abaissement de température, qui peut être très-considérable chez les animaux hibernants. Pendant le sommeil, la respiration est moins fréquente, les combustions de l'organisme diminuées.

La privation absolue ou partielle de sommeil a toujours les conséquences les plus fâcheuses pour la santé du corps et de l'esprit; l'homme adulte a besoin, pour l'accomplissement normal de ses fonctions et la réparation des pertes causées par la fatigue, de sept à huit heures de sommeil non interrompu, par vingt-quatre heures. Quand le sommeil dure au delà de ces limites, on voit survenir l'obésité, la paresse et le déclin des facultés intellectuelles. Chez l'enfant, et surtout chez le nouveau-né, le sommeil doit être beaucoup plus prolongé.

Le sommeil est influencé dans sa durée et dans son calme par toutes les maladies, même par les indispositions les plus légères, et beaucoup d'affections perdent considérablement de leur gravité lorsque l'on peut obtenir, au moyen de quelques préparations calmantes, le sommeil qui n'existe normalement pas en même temps qu'elles. On sait que l'insomnie constitue un des symptômes les plus alarmants de certaines formes de folie, et que l'on peut en considérer la guérison ou l'amélioration comme prochaine lorsque l'on parvient à donner un peu de sommeil réparateur aux malheureux maniaques.

Y a-t-il pendant le sommeil congestion ou anémie cérébrale? C'est une question qui divise encore les physiologistes. Il est probable que l'anémie comme la congestion du cerveau peuvent toutes deux amener le sommeil.

On a désigné sous le nom de *sommeil des plantes* la disposition particulière que certaines parties des plantes, et surtout les feuilles, prennent pendant la nuit ou à certaines heures de la journée. Pendant leur sommeil, les feuilles se rapprochent, se ferment, se plient ou retombent inertes, comme les membres d'un animal qui cède à l'engourdissement. Quelques plantes présentent dans cet état des dispositions fort remarquables.

SOMNAMBULISME, s. m. (*noctambulatio*, ὑπνοβάτησις). Mode de sommeil dans lequel le rêve est accompagné de mouvements de l'appareil locomoteur. Le somnambule entend, mais ne voit pas; il paraît doué d'une énergie musculaire supérieure à celle qu'il possède dans l'état normal. Il devient d'une agilité et d'une adresse surprenantes, peut accomplir sans lumière des travaux de toute nature, surtout ceux qu'il a coutume de faire pendant la veille; mais là s'arrêtent ses facultés. Il se réveille quelquefois à l'appel de son nom, mais les questions qu'on lui adresse ne font qu'éveiller certaines idées ou sensations, auxquelles il répond plus encore qu'aux questions posées, et, dans tous les cas, quels qu'aient été ses actes pendant son sommeil somnambulique, il n'en a généralement aucun souvenir à son réveil.

Le somnambulisme réel est une maladie fort gênante, souvent liée à la chlorose, l'anémie, l'hystérie, quelquefois héréditaire. Il disparaît souvent avec les progrès de l'âge. Nous avons pu observer dans un de nos services hospitaliers une véritable somnambule que ses parents avaient amenée dans le but d'obtenir sa guérison. Comme son cas résume à peu près ce qu'il y a de vrai dans cette affection, si exploitée par le charlatanisme, nous allons rapidement raconter son histoire.

C'était une jeune fille de dix-neuf ans, très-frêle, blonde, nerveuse, anémique. Chaque jour, vers quatre heures, elle tombait dans le sommeil somnambulique, qui durait jusqu'à dix heures ou minuit, et était alors remplacé par le sommeil naturel. L'heure du repas avait une grande influence sur le commencement de l'accès; si, au lieu de déjeuner à midi, on avançait cette heure ou on la retardait, le sommeil ne commençait que plus tard ou au contraire débutait plus tôt.

Pendant ce sommeil, auquel la jeune fille ne pouvait résister, elle commençait une autre existence et ne conservait que des relations momentanées avec le monde extérieur. Les yeux étaient fermés et les paupières se contractaient si violemment, qu'il était impossible de les ouvrir sans employer une force extrêmement considérable. Tous les sens étaient exaltés. Si l'on faisait le moindre bruit à grande distance, elle l'entendait parfaitement, alors qu'il était absolument impossible pour tout autre assistant de rien percevoir. Aussi elle reconnaissait, sans y voir, presque tous les actes qu'on accomplissait autour d'elle. Elle se trompait quelquefois, néanmoins; si l'on déployait un mouchoir, par exemple, elle pouvait le prendre pour une serviette ou toute autre pièce de lingerie. Le rayonnement des divers corps qu'on lui approchait de la figure suffisait à les lui faire reconnaître les yeux fermés; c'est ainsi qu'elle percevait la chaleur de la main, le froid produit par une clef, une assiette, mais elle ne pouvait reconnaître ces corps que s'ils étaient plus ou moins près et sans interposition d'aucun autre, à moins qu'elle n'eût entendu un bruit de frottement, qui, quoique minime, lui suffisait pour se rendre compte à peu près de leur nature.

En somme, il y avait une exaltation extraordinaire de l'ouïe, de l'odorat, du toucher, mais qui n'avait rien de merveilleux, et dont on pouvait parfaitement se rendre compte. Bien que n'ayant aucun souvenir de sa situation réelle (elle était fille d'un épicier et avait reçu une fort bonne éducation, supérieure à celle que l'on rencontre ordinairement dans cette classe), elle conservait au plus haut point le sentiment de la pudeur et de la réserve, tant en paroles qu'en actions. Couchée dans son lit, elle avait soin de ramener ses draps jusqu'à son cou et s'opposait à la moindre tentative faite pour la découvrir. Mais elle ne conservait aucune crainte et n'observait aucune précaution à d'autres égards.

Si elle se levait, bien qu'elle eût les yeux fermés, elle savait parfaitement éviter la rencontre des personnes ou la présence des obstacles (des lits, par exemple) situés sur son passage; s'il en surgissait un subitement, elle le percevait au moment où elle en arrivait assez près et cherchait à le tourner presque aussi bien que si elle avait pu le voir. D'autre part, elle semblait insensible à la douleur, tout en sachant parfaitement ce qu'on lui faisait; mais cette insensibilité avait une limite que nous n'étions pas autorisés à dépasser. Plusieurs fois elle chercha à s'élancer par la fenêtre, comme si elle avait pu voler dans l'air, et c'était même la cause qui avait décidé ses parents à l'envoyer à l'hôpital.

Placée à côté d'une personne de son âge, gaie, vive et d'allures faciles, nous priâmes cette voisine de chercher à la distraire et à lui faire oublier l'heure de son sommeil. Le changement de régime, la distraction de cette compagne, réussirent plusieurs fois à empêcher les accès de se produire. Un traitement tonique, les ferrugineux et l'hydrothérapie amenèrent une grande amélioration, et la malade rentra dans sa famille avant que la guérison pût être regardée comme complète.

Pendant son état spécial, le somnambule pouvant aussi accomplir des actes criminels, il en résulte qu'il ne saurait être responsable de ceux qu'il a exécutés pendant son sommeil, et le médecin légiste doit, le cas échéant, rechercher les conditions d'âge, d'hérédité, et les autres circonstances qui, chez le sujet en observation, auraient pu faire soupçonner ses dispositions au somnambulisme. Car il est presque inadmissible que cet état se produise d'emblée, sous l'influence d'une impression passagère, même violente, sans traces antérieures.

Le somnambulisme magnétique, ou provoqué par des manœuvres quelconques, a été exploité par les charlatans qui ont surpris la bonne foi d'hommes très-intelligents et qui, même à l'époque actuelle, tentent de remettre à la mode les tables tournantes et les manifestations des *esprits*. Nous avons dit ce qu'il faut croire de toutes ces merveilles à propos de l'HYPNOTISME.

SON, s. m. Résultat des vibrations des corps. Ses ondulations se transmettent dans l'air avec une vitesse de 327 mètres par seconde. Elles ne se propagent pas dans le vide. Ses variations dans la PERCUSSION sont importantes dans le diagnostic d'un grand nombre de maladies.

On donne le nom de **son** aux pellicules enlevées aux graines des céréales par la mouture. Le blé en contient de 15 à 25 pour 100 de son poids. Les *bains d'eau de son* sont rafraîchissants; le *pain de son* (fait avec de la farine dans laquelle on a laissé le son) paraît plus sapide et combat souvent avec avantage la *constipation*.

SONDE, s. f. Instrument destiné à pratiquer le cathétérisme des ouvertures et des conduits naturels : urèthre, œsophage, canal nasal, etc. (voy. CATHÉTÉRISME.)

SOUDE, s. f. Oxyde de sodium hydraté. Elle se présente absolument sous le même aspect que la POTASSE CAUSTIQUE et sert aux mêmes usages; on emploie la soude à la chaux (impure, ordinaire) et la soude à l'alcool (purifiée). Au contact de l'air elle se liquéfie d'abord dans la vapeur d'eau, qu'elle absorbe, et se transforme ensuite en *carbonate de soude*, qui est efflorescent et diffère en cela du carbonate de potasse, déliquescent. On donne quelquefois dans le commerce le nom de *soude* au carbonate de soude, mais on le désigne cependant plus généralement sous le nom de *cristaux*.

SOUFFLE, s. m. Nom donné à des bruits, analogues à celui qu'on produit en soufflant dans un tuyau, que l'on entend par l'auscultation à l'état normal et à l'état pathologique dans divers endroits de l'économie. C'est surtout au niveau de la base du CŒUR ou de sa pointe, que l'on perçoit dans les affections organiques de cet organe des bruits de souffle. On en trouve aussi à l'origine des gros vaisseaux dans les cas d'anémie.

Le *souffle bronchique* se perçoit à l'état normal au niveau du hile du poumon. Il s'exagère dans la *pneumonie;* il prend le caractère tubaire ou *amphorique* (comme si l'on soufflait dans une cruche) dans la *pleurésie* avec épanchement.

SOUFFRANCE, s. f. Sensation pénible, physique, correspondant à une lésion quelconque, soit de l'innervation, soit de la composition des tissus. Elle n'est souvent nullement en rapport avec la gravité de la *lésion*. Au contraire, il semblerait que celles qui atteignent le plus profondément et le plus irréparablement l'organisme ne causent presque aucune souffrance. C'est ainsi que les plaies du cerveau, de la moelle épinière, du cœur sont indolores, tandis que les fissures à l'anus, les crevasses du sein, les maux de dents font parfois supporter d'atroces souffrances sans mettre en péril la vie du malade. La prolongation et l'intensité de la souffrance, tout en n'étant pas une cause *directe* de mort, peuvent cependant, par épuisement des forces, anémie extrême ou résolution nerveuse, amener la *syncope* et une terminaison fatale.

SOUFRE, s. m. (*sulphur*). Corps simple métalloïde d'un beau jaune citron, de densité 2,04, que l'on trouve à l'état natif dans la nature, dans les *solfatares*, et très-fréquemment combiné avec la plupart des métaux (sulfures). Il fond à 112°, cristallise par le refroidissement, brûle à l'air avec une flamme bleue, en produisant de l'*acide sulfureux*, gaz dont l'odeur est bien connue.

La *fleur de soufre* n'est autre chose que du soufre en poudre très-ténue que l'on obtient par la distillation du soufre et la condensation de la vapeur dans une vaste chambre. Elle retient toujours une certaine quantité d'acide sulfureux et est plus active que le soufre pulvérisé pour certains usages, surtout comme parasiticide. Des lavages prolongés lui enlèvent l'acide qu'elle retient.

Le soufre est très-fréquemment employé en médecine sous forme de poudre, pastilles, pommades surtout. A l'intérieur, il diminue la constipation, colore fortement les selles, paraît exercer une influence heureuse sur les sécrétions des muqueuses (EAUX SULFUREUSES). En pommade, il est souverain contre la GALE (pommade d'Helmerich) et contre d'autres affections de la peau.

SOUPIR, s. m. Expiration lente ou plaintive de l'air inspiré. On considère le dernier soupir de l'homme comme étant l'instant précis de sa MORT. Mais, même après ce moment, le cœur peut continuer à battre

plus ou moins longtemps, mais ses battements deviennent de plus en plus faibles et
imperceptibles.

SOURCIL, s. m. Région correspondante
à la partie supérieure de la cavité orbitaire. Elle est recouverte de poils raides,
imbriqués, dirigés tous dans le même sens,
et disposés dans leur ensemble d'une façon
variable chez les différentes races humaines. Le rôle des sourcils est de garantir le
globe oculaire contre l'influence
trop vive de la lumière et de le
protéger contre les poussières et
autres corps étrangers. Son extrémité externe est parfois le
siége de KYSTES DERMOÏDES dits
de la queue du sourcil.

SOURD, adj. et s. m. Qui est
privé de l'OUIE. En raison même
du fonctionnement de l'OREILLE,
la SURDITÉ tout à fait *absolue* ne
peut être causée que par une
affection du nerf auditif. Mais une
personne peut être sourde plus
ou moins complétement, soit par
suite d'un obstacle mécanique,
soit par suite d'une otite, d'un
polype, etc.

SOURD-MUET, s. m. et adj.
Nom des individus qui, privés de
l'organe de l'ouïe dès leur naissance, n'ont pu apprendre à parler le langage articulé parce qu'ils
ne l'ont jamais entendu (voy. SUR-
DI-MUTITÉ.)

SOUS-APONÉVROTIQUE,
adj. Qui est placé au-dessous
d'une APONÉVROSE. Les collections
purulentes étant arrêtées dans
leur marche à l'extérieur par les
aponévroses, on devra inciser de
bonne heure les *abcès sous-aponévrotiques*.

SOUS-CARBONATE, s. m. Nom donné
quelquefois aux CARBONATES qui ne contiennent qu'un équivalent d'acide pour un
de base, afin de les mieux distinguer des
bicarbonates.

SOUS-CLAVICULAIRE, adj. Synonyme
de sous-clavier, placé au-dessous de la clavicule.

SOUS-CLAVIER, adj. et s. m. Qui est
placé au-dessous de la clavicule.

L'artère sous-clavière (D, fig. 496) diffère à droite et à gauche : à droite elle naît

du tronc brachio-céphalique ; à gauche, de
la crosse de l'aorte ; ce qui fait que la
sous-clavière gauche est plus longue que la
droite ; elle se termine au niveau de la
clavicule, où elle se continue avec l'*axillaire*.

La sous-clavière droite naît au niveau de
l'articulation sterno-claviculaire, la gauche
est plus profondément située ; toutes deux
sont recouvertes par la veine du même nom,

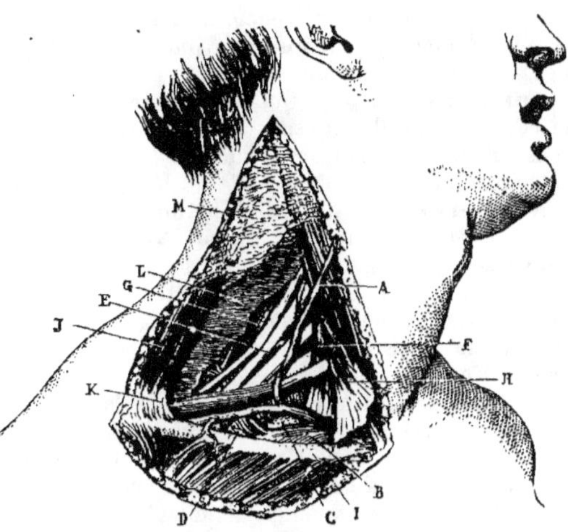

FIG. 496. — Région inférieure et latérale du cou.

A, Veine jugulaire externe.
B, Veine sous-clavière.
C, Première côte.
D, Artère sous-clavière.
E, Plexus brachial.
F, Scalène antérieur.
G, Scalène postérieur.
H, Faisceau sternal du muscle sterno-mastoïdien renversé en avant.
I, Clavicule.
J, Trapèze.
K, Muscle omo-hyoïdien.
L, Aponévrose profonde du cou.
M, Aponévrose superficielle.

se dirigeant en dehors pour gagner l'intervalle des muscles *scalènes antérieur et postérieur*. Après avoir passé entre eux, l'artère
sous-clavière située au-dessus de la première côte (sur laquelle on peut la comprimer) se dirige obliquement en bas vers
le bord de la clavicule ; elle est recouverte
alors par le **muscle sous-clavier** qui la
sépare de la face inférieure de cet os, sur
laquelle il s'insère.

Les branches collatérales de l'artère sous-
clavière sont :

2 supérieures : *vertébrale* et *thyroïdienne inférieure ;*

2 inférieures : *mammaire interne* et *intercostale supérieure ;*

3 externes : *cervicale transverse, sus-scapulaire, cervicale profonde.*

La **veine sous-clavière** est d'abord un peu plus en dedans et en bas. Cette veine n'accompagne pas tout à fait l'artère (elle ne passe pas entre les scalènes); elle se place en avant d'elle, reste accolée au muscle sous-clavier et, réunie à la veine jugulaire interne, constitue le *tronc veineux brachio-céphalique.*

SOUS-CUTANÉ, adj. Qui est situé sous la peau : tissu cellulaire sous-cutané, abcès sous-cutané, injection sous-cutanée. (Voy. HYPODERMIQUE.)

SOUS-MAXILLAIRE, adj. Situé au-dessous de la mâchoire. La **glande sous-maxillaire** (11, fig. 176) est une des trois glandes salivaires. Elle est située entre les deux ventres du muscle digastrique, au côté interne du corps et de la branche de l'os *maxillaire inférieur*.

Sa structure est analogue à celle de la parotide ; son conduit excréteur, le *canal de Wharton* (3, fig. 99), s'ouvre de chaque côté du frein de la langue, sur le plancher de la bouche. Il est quelquefois dilaté par un calcul salivaire (fig. 98).

SOUS-ORBITAIRE, adj. Placé au-dessous de l'orbite: **canal** et **trou sous-orbitaires** (9, fig. 236) pour le passage de l'artère et du nerf sous-orbitaires.

SPA (Belgique). Eaux minérales gazeuses froides, bicarbonatées, ferrugineuses. On les prescrit contre la gastralgie, l'anémie, les affections atoniques du tube intestinal.

SPARADRAP, s. m. Médicaments officinaux ou magistraux consistant en bandes ou morceaux de toile, de taffetas, de papier ou de peau, recouverts uniformément d'un *emplâtre* ou d'une couche médicamenteuse mince et lisse, de consistance emplastique, pouvant adhérer à la peau. On donne plus spécialement le nom de *sparadrap* à ceux qui sont confectionnés avec des bandes d'étoffes (voy. EMPLATRE, DIACHYLON.)

SPASME, s. m. (de σπασμός). Contraction involontaire des muscles, principalement de ceux qui ne sont pas soumis à l'influence de la volonté.

Le **spasme cynique** est une expression de l'hystérie ou de la pleurésie diaphragmatique; il est tout entier dans la contraction involontaire des muscles du visage; c'est le *rire sardonique* des auteurs.

On appelle quelquefois *spasmes musculaires idiopathiques* la CONTRACTURE SPASMODIQUE ou *paralysie nerveuse essentielle.*

Le **spasme de la glotte** (asthme thymique, asthme infantile) est une névrose convulsive propre à la première enfance, caractérisée par des accès intermittents et très-courts de suffocation, souvent liés à des attaques d'ÉCLAMPSIE. Cette maladie est très-rare, surtout dans nos climats, et l'accès du spasme de la glotte est tellement court, que tout traitement pendant sa durée est impossible. L'emploi des préparations belladonées et du calomel à doses fractionnées a paru s'opposer au retour des accès. Le changement d'air et la scarification des gencives, lorsque la maladie reconnaît pour cause le travail de la dentition, sont aussi très-efficaces.

Spasme de l'œsophage. — V. ŒSOPHAGISME.

SPÉCIFIQUE, adj. et s. m. On appelle **chaleur spécifique** d'un corps la quantité de calorique nécessaire pour élever un kilogramme de ce corps de zéro à 1 degré.

Poids spécifique, poids de l'unité de volume d'un corps (1 mètre cube ou 1 décimètre cube). C'est le même chiffre qui exprime la DENSITÉ du corps.

On donne le nom de **maladies spécifiques** à celles qui reconnaissent une cause spéciale toujours la même, comme la syphilis par exemple. On dit aussi parfois, en parlant d'une affection cutanée, oculaire, dont la cause est la *syphilis : roséole* spécifique, *iritis* spécifique, au lieu de syphilitique.

On appelle *médicaments spécifiques, remèdes spécifiques* ceux auxquels on attribue une propriété toute spéciale pour la guérison de certaines maladies, sans connaître ou même rechercher leur manière d'agir. C'est ainsi que le sulfate de quinine est regardé comme le spécifique de la fièvre intermittente; le mercure, de la syphilis; le salicylate de soude, du rhumatisme. Mais cette manière de voir est erronée, bien que ces médicaments aient le plus souvent une influence très-heureuse contre ces affections. Nous pensons avec la plupart des médecins actuels qu'il n'existe réellement pas de *remèdes spécifiques* dans le sens que l'on voudrait bien attribuer à cette expression, c'est-à-dire qu'il n'y a pas de remèdes capables de guérir la même maladie dans tous les temps dans tous les lieux et chez tous les individus.

SPÉCULUM, s. m. Mot latin qui signifie miroir et sous lequel on désigne les instruments destinés à explorer les cavités naturelles inaccessibles à la vue par les moyens ordinaires. Le *spéculum* sert aussi le plus souvent comme conducteur ou dilatateur pour porter sur les parties plus ou moins profondes des médicaments destinés plus petit volume possible et d'écarter ensuite les parois de cette cavité, sans secousse et par suite sans souffrance, autant qu'il est nécessaire.

Un des plus ingénieux et des plus employés est le spéculum imaginé par un de nos maîtres, le docteur Cusco. Il a la forme d'un bec de canard (fig. 497), ce qui permet, lorsqu'il est une fois introduit dans le vagin, de l'ouvrir largement au fond de ce conduit, tandis que l'orifice ne subit aucune dilatation. Lorsqu'on doit faire une cautérisation au fer rouge sur le col de la matrice (qui du reste est insensible), il faut em-

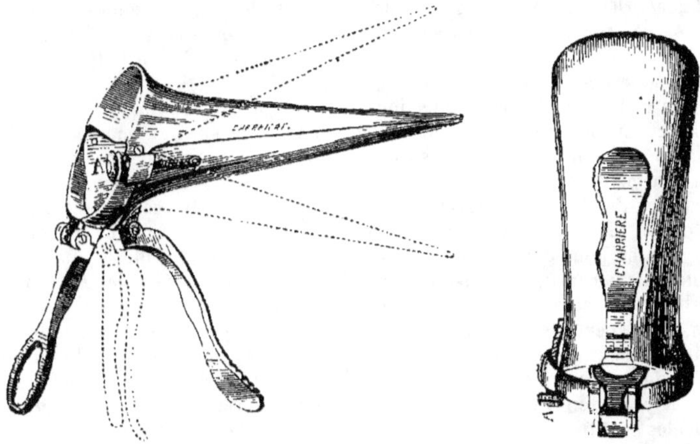

FIG. 497. — Spéculum du docteur Cusco représenté ouvert à gauche, fermé à droite.

presque toujours à produire la cautérisation.

Il en existe de toutes les formes et de toutes les dimensions, suivant les usages auxquels on les destine : *spéculum ani* pour examiner l'anus; *spéculum auris* ou otoscope pour l'oreille; pour les fosses nasales, le larynx, etc. De beaucoup le plus employé est le *spéculum uteri* destiné à l'exploration du vagin et du col de l'utérus chez la femme. Ce spéculum, réduit à sa plus simple expression, consiste en un cylindre creux en métal brillant ouvert à ses deux extrémités. Mais on a jugé plus commode de le construire en plusieurs pièces ou *valves* pouvant se rapprocher ou s'écarter à volonté au moyen d'une vis de rappel fixée à l'extérieur sur une partie appelée *manche*. Cette disposition permet d'introduire l'instrument dans une cavité sous le ployer un spéculum en *bois*, afin d'éviter d'échauffer le vagin par rayonnement.

L'examen au spéculum, quelque désagréable qu'il soit, est souvent indispensable pour le diagnostic et le traitement des affections utérines, si communes chez les femmes, surtout chez celles qui habitent les grandes villes. Bien appliqué, le spéculum ne cause aucune douleur.

SPERMATIQUE, adj. Qui a rapport au sperme. Le sperme étant doué d'une odeur particulière, *sui generis*, on donne le nom d'*odeur spermatique* à celle qui se rencontre dans d'autres substances et qui s'en rapproche plus ou moins : fleur de châtaignier, pâte de froment, mucus nasal altéré, etc.

Cordon spermatique. — Voy. CORDON.

Les **artères spermatiques** (19, fig. 466) naissent de l'aorte, au-dessous de la rénale, descendent dans le canal inguinal, sortent par l'anneau inguinal, concourent à former le cordon et se terminent dans le testicule ; elles . s'anastomosent avec les honteuses externes.

Les **veines spermatiques** (27, fig. 466) naissent du testicule, de l'épididyme et du cordon, où elles constituent par leur dilatation morbide le *varicocele*. Celle du côté droit se jette dans la veine cave inférieure ; celle du côté gauche, dans la rénale.

SPERMATORRHÉE, s. f. (de σπέρμα, sperme, et ρεῖν, couler). Écoulement involontaire et spontané de *sperme* en dehors de toute excitation directe des parties génitales. On lui donne aussi le nom de **pertes séminales, pollutions nocturnes**, etc.

La spermatorrhée est un symptôme qui peut se rattacher à diverses affections ; mais elle constitue aussi par elle-même une maladie qui entraîne des désordres variables, parfois fort graves.

Les causes de la spermatorrhée sont multiples. En première ligne, parmi les causes générales, nous devons citer la MASTURBATION, puis la continence absolue, surtout si elle est accompagnée de lectures érotiques, de spectacles lascifs, parfois aussi l'abus du coït. Elle se montre au début de l'ataxie locomotrice, mais plus souvent alors il y a excitation génésique. Les causes locales sont toutes celles qui peuvent exciter les organes génitaux : l'herpès du prépuce, l'eczéma des parties génitales, l'accumulation de smegma dans le sillon balano-préputial, le *phimosis*, une hypertrophie de la prostate, une blennorrhagie chronique ou un rétrécissement de l'urèthre, etc.

On ne peut réellement pas donner le nom de spermatorrhée à l'écoulement accidentel ou répété de loin en loin d'une certaine quantité de sperme à la suite d'efforts de défécation (lorsqu'il y a constipation), ou pendant la nuit, à la suite d'un rêve lascif, chez des personnes qui sont restées continentes pendant un temps un peu plus long que de coutume et qui n'ont aucune habitude d'onanisme ni autre symptôme morbide. Cependant, même dans ces cas, il faut s'attacher à combattre la CONSTIPATION, les hémorrhoïdes, et conseiller le coït à des intervalles réguliers.

Le principal symptôme de la sperma-torrhée, symptôme initial et constitutif de la maladie, c'est l'émission involontaire de *sperme* reconnaissable à sa couleur, sa consistance en grumeaux, son odeur spéciale, la manière dont il empèse le linge. Elle se montre de préférence la nuit, surtout lorsqu'on est couché dans le décubitus dorsal, trop couvert, ou à la suite de rêves érotiques. Ces pertes séminales s'accompagnent d'abord d'érection de la verge, de sensations voluptueuses. Plus tard, ces dernières manquent complétement, la verge reste flasque et l'écoulement se fait en bavant. Le sperme perd peu à peu ses caractères ; il devient plus aqueux, contient moins de spermatozoïdes, ou ceux-ci sont moins vigoureux. Ils finissent même par disparaître, et l'on n'en trouve plus que des débris.

Les pertes séminales s'effectuent aussi pendant le jour, au moment de la défécation, en urinant, le sperme se mêle à l'urine et la rend blanchâtre, savonneuse. Quelquefois cet écoulement ne se produit qu'au moment où, pour chasser les dernières gouttes d'urine, le malade contracte ses muscles du périnée. Mais il est nécessaire de bien s'assurer par l'examen microscopique de la présence réelle du sperme et de ne pas prendre pour de la spermatorrhée la simple lactescence des urines, due à un catarrhe vésical, à un dépôt de phosphate ammoniaco-magnésien ou d'urate de soude (voy. GRAVELLE.)

Cette perte continuelle de semence ne tarde pas à réagir sur l'économie tout entière du malade, et à amener des troubles graves dans sa constitution. C'est d'abord de la fatigue, un *épuisement* qui fait que le malade redoute tout exercice violent, devient efféminé, cherche à éviter tout mouvement. Puis surviennent des symptômes d'anémie, palpitations, essoufflement, vertiges, affaiblissement des sens et surtout de la vue. Les désirs vénériens deviennent nuls, il y a réellement impuissance ; la faiblesse atteint un degré considérable, malgré les efforts de l'organisme qui cherche à recouvrer les forces perdues par une exagération d'appétit souvent fort remarquable.

Dans la grande majorité des cas, les symptômes de la spermatorrhée s'arrêtent à ce degré et ne suivent pas constamment une marche progressive. C'est à cette affection que l'on peut rattacher un grand nombre de ces maladies de langueur, sans lésion précise, qui donnent à certains hommes un caractère de débilité et de vieillesse anticipée.

Dans quelques cas, au contraire, les pertes séminales épuisent de plus en plus l'organisme. Incapable de tout travail, redoutant le moindre mouvement, le malade perd successivement l'usage de ses sens et de son intelligence. Souvent la folie se déclare au cours de cette affection et le pousse au suicide. D'autres fois, il succombe à la *phthisie pulmonaire* ou à une affection intercurrente qui, quelque légère qu'elle soit, devient mortelle à cause de son état d'épuisement complet.

Loin d'être une maladie incurable, la spermatorrhée guérit souvent lorsqu'elle est soignée par un médecin éclairé dont le malade écoute et suit exactement les avis. Trop souvent, malheureusement, les habitudes pernicieuses de MASTURBATION ne sont abandonnées que trop tard, et la médecine se trouve alors impuissante pour lutter contre ce vice de la première éducation.

Rechercher avec soin toutes les causes locales que nous avons signalées, et les traiter convenablement, ainsi que la constipation, les hémorrhoïdes, telle est la première indication à remplir. Il faut, en outre, corriger les défauts de la manière de vivre, prescrire une hygiène appropriée, variable suivant les cas et les conditions sociales. Avant tout, réglementer les rapprochements sexuels, éviter les lectures et les spectacles lascifs, les mets excitants, faire faire de la gymnastique, de l'exercice, conseiller la chasse à pied, proscrire l'équitation ou les voyages en voitures (ils peuvent exciter mécaniquement les testicules et comprimer les vésicules séminales).

On fera suivre avec avantage un traitement hydrothérapique, surtout la douche sur la colonne vertébrale ou au périnée (dans les cas d'atonie). On prescrira les ferrugineux, les toniques, les amers chez les anémiques et les gastralgiques, le bromure de potassium, le bromure de camphre, le camphre. Dans certains cas spéciaux, on s'est bien trouvé de la cautérisation de la portion prostatique de l'urèthre au moyen du porte-caustique de Lallemand.

SPERMATOZOAIRE ou **SPERMATO-ZOIDE**, s. m. (de σπέρμα, sperme, ζῶον, animal, et εἶδος, ressemblance). Éléments microscopiques qui se rencontrent dans les vésicules spermatiques. Le spermatozoïde offre une partie renflée, *tête*, et une partie effilée qui lui fait suite, *queue*. La tête aplatie a la forme d'une poire à pointe dirigée en avant, lorsqu'elle est vue de profil. Elle mesure en longueur 4 millièmes de millimètre, de 2 à 3 en largeur, de 1 à 2 en épaisseur. La queue est pâle et se rétrécit en forme de col au moment où elle s'unit à la tête. Son extrémité effilée se termine en pointe presque invisible. L'étendue totale du spermatozoïde est de 50 millièmes de millimètre environ.

Au microscope, les mouvements des spermatozoïdes paraissent très-rapides; ils peuvent parcourir un espace de 1/10 de millimètre en trois secondes.

Il semble qu'ils évitent les obstacles qui pourraient s'opposer à leur progression, et, si l'on épaissit, en la chauffant, une petite portion de la préparation, on les voit faire des efforts pour se dégager de la partie qui les englue.

Le spermatozoïde exécute des mouvements, la tête étant toujours dirigée en avant. Son agilité est la condition essentielle de la qualité fécondante du sperme, car il cesse d'être propre à la fécondation lorsque l'animalcule est immobile.

Certaines conditions paralysent les mouvements des spermatozoïdes, d'autres au contraire les favorisent et les activent. Ainsi, le froid, le chaud, le desséchement du sperme, les décharges électriques, les acides, la strychnine, les narcotiques, le mucus vaginal et le mucus utérin altérés et devenus acides, font cesser leurs mouvements; et, d'autre part, on les voit persister dans l'urine, le lait, la salive, le sérum du sang. La potasse et la soude peuvent être considérées comme les véritables excitants des mouvements des spermatozoïdes.

Quand ils sont extraits du corps de l'homme, ils peuvent conserver leur mobilité pendant vingt-quatre heures et plus, s'ils sont maintenus à la température de 37 à 38 degrés. Dans les organes génitaux de la femme, on observe leurs mouvements pendant huit à dix jours. C'est ce qui explique pourquoi la fécondation peut avoir lieu à peu près à toute époque. On sait quel rôle ils jouent dans le phénomène de la FÉCONDATION. Les spermatozoïdes ne se développent qu'à l'âge de la puberté, et, contrairement à l'opinion généralement admise, on en rencontre encore chez des vieillards de quatre-vingts ans passés.

Quelle est la nature exacte des spermatozoïdes? Pour certains physiologistes, ce sont de simples cellules vibratiles douées de mouvements comme les cils des autres cellules vibratiles. Pour d'autres, ce sont de véritables animalcules, et on leur a même décrit des organes et une structure compliquée qu'ils n'ont pas. Si l'on veut bien observer qu'une cellule peut parfaitement constituer à elle seule un organisme en entier et que le propre de l'animalité distincte est de pouvoir se déplacer et de n'être pas nécessairement accolé à un tissu nourricier, on pourra parfaitement considérer ces éléments comme des cellules vivantes ou animalcules vivants composés d'un protoplasma contractile. Des recherches nouvelles qui jettent un jour tout nouveau sur la fécondation, et dont le détail nous entraînerait trop loin, semblent même absolument confirmer cette opinion, énergiquement affirmée déjà par M. le professeur Pajot.

SPERME, s. m. (de σπείρειν, semer). Liquide blanchâtre, épais et filant, d'une odeur caractéristique rappelant celle de la raclure d'os ou de l'amidon et à réaction alcaline, sécrété par les testicules, d'où il est porté par les canaux déférents dans les vésicules séminales, pour être ensuite, pendant le coït, lancé dans le vagin par les canaux éjaculateurs et l'urèthre.

Examiné au microscope, il tient en suspension des éléments divers, des *granulations*, des *cellules*, et surtout des SPERMATOZOÏDES. Le sperme éjaculé contient plusieurs liquides mêlés au produit de sécrétion du testicule : le liquide de la prostate, celui des glandules du canal déférent, des vésicules séminales, des glandes de Cooper et des glandes de Littré.

Indépendamment des spermatozoïdes, le sperme contient des *cellules spermatiques*, qui ne sont que les premières phases du développement de ces dernières. On en trouve un grand nombre dans le sperme qui est extrait des canaux séminifères, tandis qu'elles sont rares dans le sperme ejaculé. C'est dans l'*épididyme*, le *canal déférent* et les *vésicules séminales* qu'a lieu la transformation des cellules spermatiques en *spermatozoïdes*.

Le sperme de l'homme adulte contient en toute saison des spermatozoïdes. Chez les animaux, il n'y en a qu'à l'époque du rut, mais la domestication les y fait apparaître en tout temps, comme chez le chien par exemple. A la suite de plusieurs éjaculations successives, le sperme contient beaucoup moins de spermatozoïdes et plus de cellules spermatiques. Chez les jeunes gens, il se renouvelle beaucoup plus facilement, mais possède bien moins de qualités fécondantes que chez l'homme adulte de 30 à 45 ans.

SPHACÈLE, s. m. Synonyme de GANGRÈNE.

SPHÉNOÏDE, adj. et s. m. (de σφήν, coin, et εἶδος, ressemblance). Os impair situé à la partie inférieure du crâne, dans laquelle il est enfoncé comme un coin, placé en avant de l'os occipital, en arrière de l'*ethmoïde*. Il a une forme qui rappelle assez bien celle d'une chauve-souris, à laquelle on l'a souvent comparé. On lui considère un *corps* ou partie centrale, et six prolongements symétriquement placés de chaque côté ; ce sont, dans le sens transversal, deux prolongements supérieurs ou *petites ailes* (apophyses d'Ingrasias) ; deux inférieurs ou *grandes ailes ;* dans le sens vertical, deux prolongements inférieurs, les *apophyses ptérygoïdes*.

Il concourt à former les cavités cranienne et orbitaire, les fosses nasales, temporale, zygomatique et ptérygo-maxillaire. Le long du bord interne des faces latérales de cet os se trouvent plusieurs ouvertures importantes qui sont en allant d'avant en arrière. La **fente sphénoïdale** formée par la grande aile à la partie inférieure, la petite en haut, le corps du sphénoïde en dedans, donne passage aux nerfs moteur oculaire commun, moteur oculaire externe pathétique, ophthalmique de Willis, à la veine ophthalmique, et à des branches de l'artère méningée moyenne ; plus loin, le *trou grand rond* pour le passage du nerf maxillaire supérieur, puis le *trou ovale* pour le nerf maxillaire inférieur et l'artère petite méningée, enfin le trou *petit rond* ou **sphéno-épineux** pour l'artère méningée moyenne.

Le sphénoïde est creusé de cavités ou *sinus sphénoïdaux* qui augmentent avec l'âge. Il est presque toujours soudé avec l'occipital à la partie postérieure de telle sorte qu'il ne doit être étudié que chez de jeunes sujets.

SPHÉNO-MAXILLAIRE, adj. La **fente sphéno-maxillaire** est une ouverture formée en haut par l'os sphénoïde ; en bas, par l'os maxillaire supérieur ; en avant, par l'os malaire, et en arrière par le palatin.

SPHINCTER, s. m. (de σφίγγειν, serrer). Nom de divers muscles placés au voisinage des orifices naturels et dont le rôle est de les maintenir clos en se contractant.

Le **sphincter externe de l'anus** (G, fig. 430) forme autour de la partie inférieure du rectum un anneau musculaire dont les fibres sous-cutanées vont du coccyx à la face inférieure de la peau. Les fibres profondes vont du *raphé ano-coccygien* en arrière, au raphé *ano-bulbaire* en avant.

Le **sphincter interne de l'anus** est un simple épaississement des fibres musculaire du gros intestin, situé au-dessus du précédent.

Il y a des sphincters autour du col de la *vessie*, du *vagin* (muscle contricteur du vagin D, fig. 430), de la *bouche* (muscle labial). Les sphincters se relâchent dans la *syncope* et après la mort.

SPHYGMOGRAPHE, s. m. (σφυγμός, pouls, γράφειν, écrire). Instrument enregistreur du battement des artères. Il se compose, en principe, d'un petit levier que l'on applique sur l'artère radiale comme s'applique le doigt du médecin qui explore le pouls. Ce levier est terminé par une longue aiguille dont la pointe libre traduit par des écarts relativement considérables les plus faibles déplacements opérés sur son extrémité en rapport avec l'avant bras. Devant cette aiguille circule une feuille de papier mise en mouvement par un mécanisme d'horlogerie, sur laquelle tous les déplacements de l'aiguille se tracent d'eux-mêmes de différentes manières, à l'encre, au crayon, ou par l'effacement du noir de fumée déposé à l'avance sur toute la surface du papier (fig. 498). Toutes les impulsions imprimées par l'artère sont ainsi indiquées par un tracé graphique formant des ondes d'après la longueur desquelles on peut établir la durée comparative de la systole et de la diastole. On constate ainsi toutes les modifications de la circulation, et à chaque modification correspond une affec-

tion spéciale des valvules du cœur ou de l'origine des gros vaisseaux (voy. CŒUR, fig. 166.)

Le sphygmographe est un instrument qui rend d'importants services au médecin

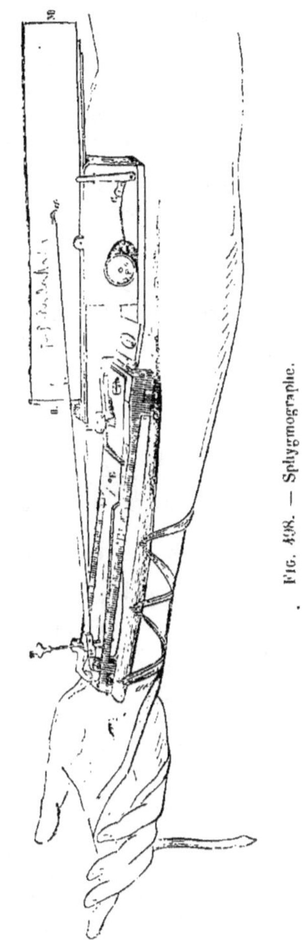

FIG. 498. — Sphygmographe.

dans l'étude des affections cardiaques. Toute modification dans l'état du pouls est inscrite fidèlement, et chaque ligne tracée représente aux yeux le cachet de la lésion à laquelle elle appartient.

SPINA-BIFIDA, s. m. Mot latin transporté en français pour désigner l'*hydrorachis*, tumeur *congénitale* liquide siégeant en arrière de la colonne vertébrale, augmentant de volume et de tension par les efforts de l'enfant, et formée par la *hernie des membranes de la moelle épinière et du liquide céphalo-rachidien* à travers une ouverture de la paroi postérieure du canal vertébral.

Le spina-bifida peut siéger sur toute la longueur de la colonne vertébrale, mais le plus souvent on l'observe dans la région sacro-lombaire. Il est causé par un arrêt de développement des os pendant la période d'ossification. On a vu quelquefois cette affection guérir spontanément par la rupture de la tumeur ou l'oblitération de son pédicule, mais cette terminaison est fort rare.

Le plus souvent, l'enfant maigrit, présente de la paralysie des membres inférieurs, et meurt d'épuisement. Dans certains cas, il succombe à une inflammation des méninges.

On a traité le spina-bifida par la compression de la tumeur, la friction simple, l'incision, le séton, l'excision, et la ponction suivie d'injections iodées qui peuvent toujours être tentées, mais sans obtenir de succès constants. En résumé, le spina-bifida est un vice de conformation qui, dans la plupart des cas, est incompatible avec la vie.

SPINA-VENTOSA, s. m. Nom sous lequel on a désigné une altération particulière du tissu osseux consécutive à la diathèse scrofuleuse (voy. SCROFULE). Le principal caractère de cette affection consiste en ce que l'os semble soufflé dans le point malade; il se tuméfie, se dilate en même temps qu'il s'amincit et acquiert un volume énorme, cause une douleur profonde, obtuse, à peine localisée par le malade. Le spina-ventosa ne reconnaît d'autre traitement que l'ablation de l'os atteint, joint au régime général indiqué pour la scrofule.

SPINAL, adj. et s. m. Qui appartient à la moelle épinière, ou à l'épine dorsale.

Les **artères spinales** *antérieure* et *postérieure* sont des branches de *l'artère vertébrale* qui se distribuent à la moelle. Les *muscles spinaux* sont ceux qui s'insèrent sur les vertèbres et remplissent les gouttières vertébrales. La *paralysie*, les *maladies* spinales sont celles qui atteignent la moelle épinière (paraplégie, ataxie, sclérose, etc.).

On donne le nom de **nerfs spinaux** ou *rachidiens* à ceux qui naissent de la moelle épinière, par opposition au terme de *nerfs craniens* appliqué à ceux qui naissent du cerveau.

Le **nerf spinal** ou de la *onzième paire* cranienne, appelé aussi *nerf accessoire de Willis* (accessoire du pneumogastrique) est un *nerf moteur* qui naît du bulbe et de la moelle. Il se divise en deux branches, interne et externe.

Le spinal sert à donner le mouvement volontaire aux muscles du larynx; une fois coupé, la voix est abolie, bien que la respiration continue à se faire, grâce aux rameaux du pneumogastrique; de plus, lorsqu'elle persiste (si la branche externe est seule coupée), elle ne saurait être prolongée au delà du temps de l'expiration, à cause de l'impossibilité de régler la contraction du trapèze et du sterno-mastoïdien qui servent, particulièrement dans le chant, à empêcher un écoulement trop rapide de l'air que contient la poitrine.

SPLANCHNIQUE, adj. (σπλάγχνον, viscère). Qui a rapport aux viscères. On appelle *cavités splanchniques* le crâne, la poitrine et l'abdomen, parce qu'elles contiennent les viscères.

Les **nerfs splanchniques**, branches du grand SYMPATHIQUE sont divisés en deux parties désignées sous les noms de *nerf grand splanchnique* et *nerf petit splanchnique*. Ce sont des nerfs de la vie organique placés symétriquement de chaque côté de la colonne vertébrale.

SPLANCHNOLOGIE, s. f. (σπλάγχνον, viscère, et λόγος, discours). Partie de l'anatomie qui comprend l'étude des VISCÈRES.

SPLÉNIQUE, adj. (σπλήν, rate). Qui concerne la rate. L'**artère splénique** est une branche du tronc cœliaque qui se distribue à la rate. La *veine splénique* est une des origines de la veine PORTE. La *boue ou pulpe splénique* forme le parenchyme de la RATE.

SPLÉNITE, s. f. Inflammation de la RATE qui se traduit par de la congestion et de l'hypertrophie de cet organe; on a rencontré souvent dans les fièvres intermittentes.

SPLÉNOTOMIE, s. f. (de σπλήν, rate, et τόμη, section). Extirpation de la rate dégénérée. Cette opération a été quelquefois pratiquée avec succès chez l'homme; dans d'autres cas, elle a amené la mort. Chez les animaux, elle a pu être faite souvent impunément.

SPORE, s. f. (de σπορά, graine). Nom des éléments de la reproduction des *plantes cryptogames*. Comme un certain nombre de ces dernières jouent le rôle de ferments, et sont répandues dans l'air, elles ont souvent une influence très-considérable sur l'organisme de l'homme pour le développement de certaines maladies infectieuses.

SPUMEUX, adj. (de *spuma*, écume). Synonyme d'*écumeux*; qui est mêlé d'écume. Se dit de tous les liquides de l'économie, sang, urine, etc., et en particulier des crachats qui présentent cet aspect par suite de leur mélange avec de l'air expulsé en même temps.

SPUTATION, s. f. (de *sputare*, cracher). Action de cracher fréquemment. Ce signe, qui se rencontre dans quelques formes de la *folie*, est en outre un des symptômes ultimes de la RAGE déclarée chez l'homme.

SQUELETTE. s. m. (de σκελετόν). Ensemble des os du corps des animaux vertébrés. Chez les insectes on appelle *squelette extérieur* les parties dures qui persistent après le dessèchement de l'animal, et en botanique, on donne ce nom à la partie la plus dure d'une plante, représentée par des fibres ligneuses ou par le tissu réticulaire, comme dans les feuilles.

Les auteurs ne sont pas d'accord sur le nombre d'os dont se compose le squelette de l'homme (fig. 499), parce que les uns considèrent les os de l'*ouïe* comme trop petits pour être comptés, que les autres ne comptent pas les *sésamoïdes* parmi les os, et enfin parce que quelques-uns décrivent plusieurs os là où il n'en existe qu'un seul.

En ne comptant pas les os sésamoïdes qui ne sont pas constants, non plus que les os *wormiens*, le squelette se compose de deux cent huit os, savoir : vingt-six pour la colonne vertébrale, dont vingt-quatre *vertèbres* proprement dites, le *sacrum* et le *coccyx*; huit pour le *crâne :* les deux temporaux, deux pariétaux, l'occipital, le frontal, le sphénoïde et l'ethmoïde; quatorze pour la *face :* les os propres du nez, les unguis, les maxillaires supérieurs, les palatins, les cornets inférieurs, les os malaires, le vomer et le maxillaire inférieur; huit osselets de l'*oreille :* les enclumes, les marteaux, les étriers et les os lenticulaires; un os

hyoïde*;* vingt-cinq pour le *thorax*, savoir: vingt-quatre côtes et le sternum ; soixante-quatre pour les *membres supérieurs*, chaque membre étant composé du *carpe*, comprenant huit os : le scaphoïde, le semi-lunaire, le pyramidal, le pisiforme, le trapèze, le trapézoïde, le grand os et l'os crochu; de cinq métacarpiens, de cinq phalanges, de quatre phalangines seulement et de cinq phalangettes formant le *métacarpe* et les *doigts;* l'*avant-bras* comprenant deux os: le radius et le cubitus; le *bras* formé d'un seul os, l'humérus; et l'*épaule* comprenant la clavicule et l'omoplate; soixante-deux pour les *membres inférieurs*, soit trente-et-un pour chaque membre, divisés comme il suit : l'os coxal, le fémur, la rotule, le tibia et le péroné ; le *tarse* comprenant sept os: le calcanéum, l'astragale, le cuboïde, le scaphoïde et les trois cunéiformes; le *métatarse*, composé des cinq métatarsiens, et les *orteils*, comprenant cinq phalanges, quatre phalangines et cinq phalangettes.

Le squelette d'un adulte dans son état normal possède encore trente-deux dents qui ne doivent pas être rangées parmi les os.

C'est le squelette qui détermine la forme et la dimension du corps. Ses maladies (voy. OS) influent sur la hauteur de la taille, et sont la cause de la plupart des déformations (RACHITISME, OSTÉOMALACIE, MAL DE POTT, etc.).

SQUINE, s. f. La *salsepareille squine* (*Smilax china*) se trouve en Chine et dans les Grandes Indes. Sa racine est de la grosseur du poing, noueuse, tuberculeuse, d'un brun rougeâtre en dehors, blanchâtre avec des nuances rayées en dedans. Elle a les mêmes propriétés que la SALSEPAREILLE de la Jamaïque; c'était un des quatre bois sudorifiques.

SQUIRRHE, s. m. Nom donné à une variété de CANCER à cause de sa dureté. Le squirrhe est formé par une trame très-dure, à cloisons très-épaisses, limitant des aréoles très-petites contenant une très-petite quantité de suc cancéreux. Lorsqu'on le coupe, la surface de la coupe se ratatine et s'excave ; il crie sous l'instrument tranchant qui le divise. Cette variété de cancer, appelée encore cancer squirrheux, s'ulcère lentement et forme une tumeur généralement petite, qui, au lieu de s'accroître, se

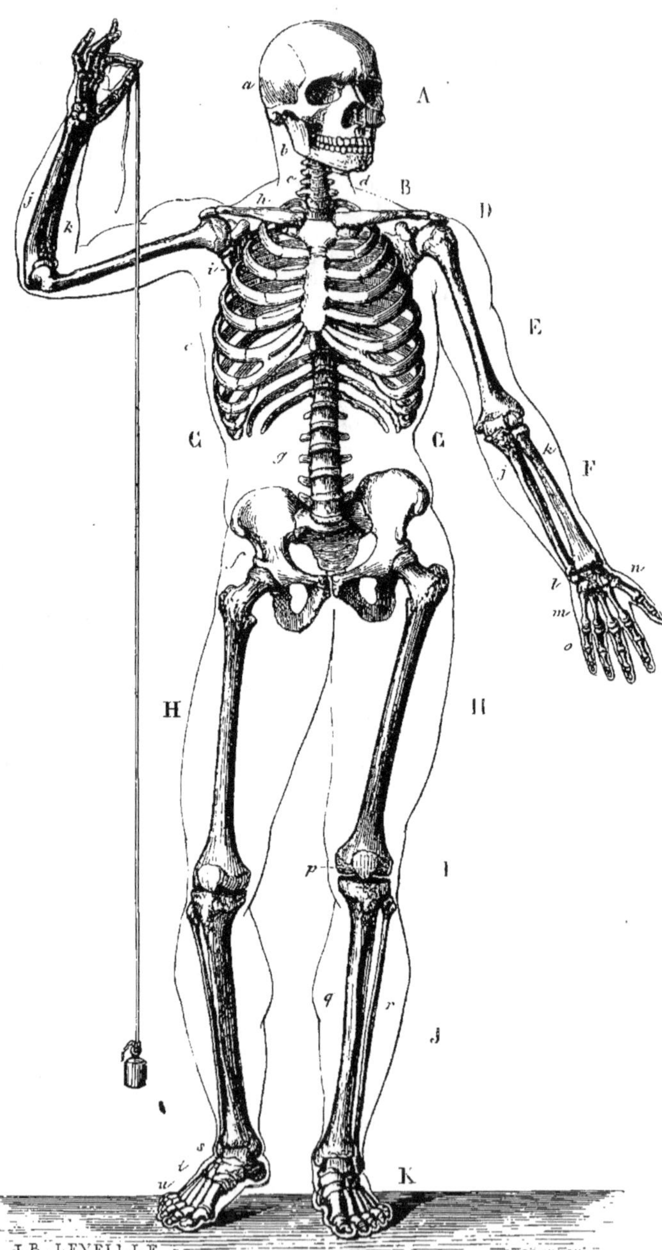

A, Tête.
B, Cou.
C, Tronc.
D, Épaule.
E, Bras.
F, Avant-bras.
G, Main.
H, Cuisse.
I, Genou.
J, Jambe.
K, Pied.
a, Crâne.
b, Maxillaire inférieur.
c, d, Vertèbres cervicales.
e, Côtes articulées avec les vertèbres dorsales en arrière.
f, Bassin.
g, Vertèbres lombaires.
h, Clavicule.
i, Omoplate.
j, Cubitus.
k, Radius.
l, Os du carpe.
m, Métacarpe.
n, Pouce.
o, Doigts.
p, Rotule.
q, Tibia.
r, Péroné.
s, Os du tarse.
t, Métatarse.
u, Orteils.

Fig. 499. — Squelette de l'homme.

rétrécit souvent en attirant la peau qui se déprime en forme de godet. Son siége est principalement dans la mamelle (voy. SEIN, CANCER.)

STAPHISAIGRE, s. f. La *dauphinelle staphisaigre* (*delphinium staphysagrium*) est une plante indigène de la famille des Renonculacées dont les graines contiennent un principe particulier, la *delphine ;* elles sont très-amères et très-âcres. On les réduit en poudre et on les emploie contre les maladies pédiculaires, et aussi dans les affections nerveuses. On la connaît vulgairement sous le nom d'*herbe aux poux.*

STAPHYLOME, s. m. (de σταφυλή, grain de raisin). Nom donné à diverses affections de l'œil qui différent beaucoup les unes

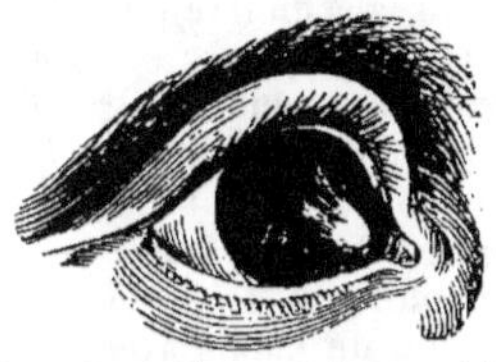

F1G. 500. — Staphylôme antérieur partiel, latéral.

des autres, tant au point de vue de leur nature que de l'influence qu'elles ont sur la vision. Elle n'ont de commun entre elles que de produire, soit en avant, soit en arrière du globe de l'œil, une saillie exagérée. D'où une première division des staphylômes, en antérieur et postérieur.

Staphylôme antérieur. On désigne sous ce nom : tantôt les maladies de la *cornée*

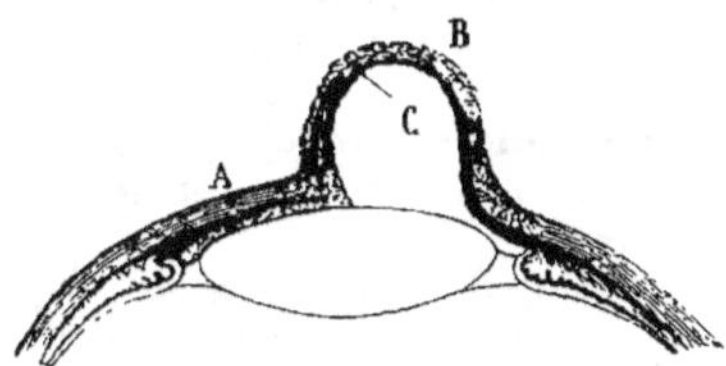

F1G. 501. — Coupe du segment antérieur d'un œil atteint de staphylôme partiel de la cornée et de l'iris.

A, Cornée.

B, Tissu cicatriciel consécutif à un ulcère de la cornée.

C, Iris hernié.

qui *sans en altérer la transparence* lui donnent une saillie exagérée, c'est le **staphylôme conique de la cornée**, KÉRATO-CÔNE ou *cornée conique* (fig. 336); tantôt

le nom de staphylôme est appliqué à une saillie de la partie antérieure de l'œil consécutive à la SCLÉRO-CHOROÏDITE ANTÉRIEURE.

Mais le plus souvent le terme de staphylôme désigne la saillie d'une partie plus ou moins considérable de la cornée

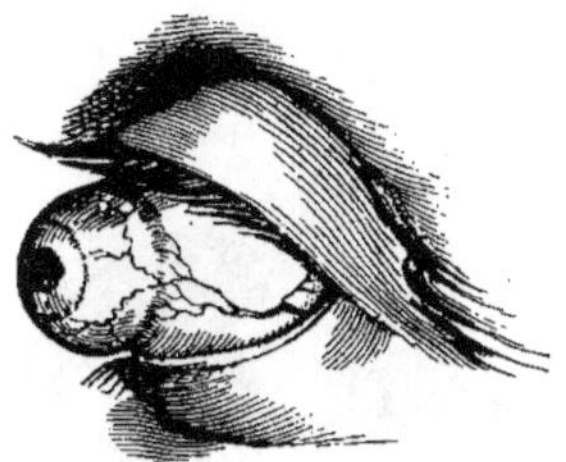

F1G. 502. — Staphylôme antérieur total.

qui a perdu sa transparence (**staphylôme opaque**). C'est le plus souvent à la suite d'ulcère de la cornée (KÉRATITE ULCÉREUSE) que se produit cette variété de staphylôme. Quelquefois le staphylôme est partiel (fig. 501) et n'envahit qu'une portion de la

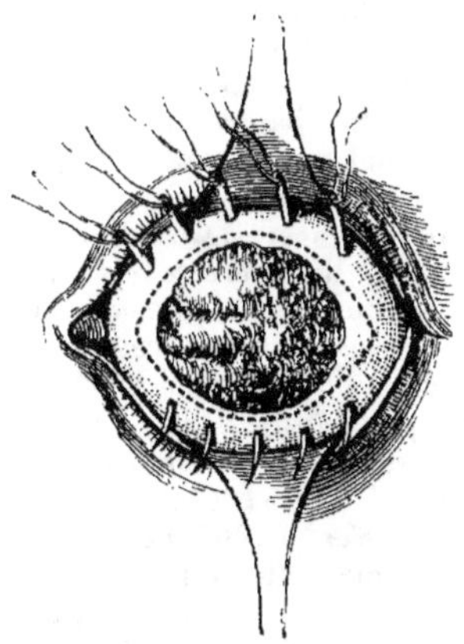

F1G. 503. — Ablation du segment antérieur de l'œil atteint de staphylôme total (procédé de Critchett). Application des aiguilles courbes.

membrane plus ou moins déformée et opacifiée ; il contient le plus souvent une portion d'*iris* entraînée dans la cicatrice qui constitue le staphylôme.

D'autres fois toute la cornée opaciliée, doublée de ce qui reste du tissu de l'iris, (le cristallin ayant souvent disparu) vient former une tumeur blanchâtre à la partie antérieure du globe oculaire (fig. 502) et gêne même l'occlusion des paupières (*staphylôme total*).

Toute vision a alors disparu, et la maladie ne constitue plus qu'une infirmité irrémédiable, et une difformité contre laquelle il est quelquefois nécessaire de faire l'abla-

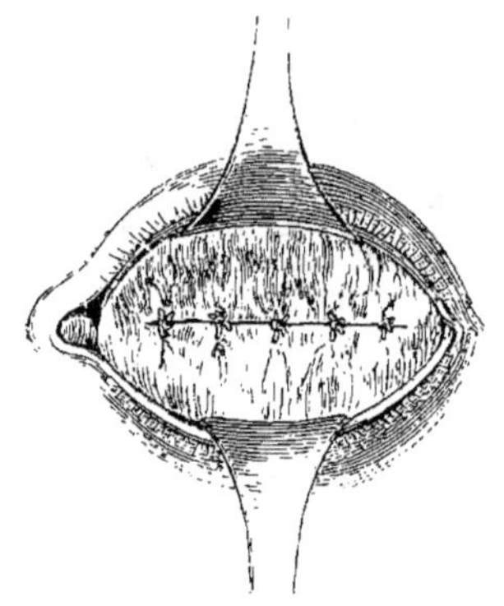

Fig. 504. — Suture, après l'ablation du staphylôme antérieur par le procédé de Critchett.

tion de la partie antérieure de l'œil. Cette opération se fait le plus souvent par le procédé de Critchett (fig. 503 et 504) qui évite les hémorrhagies et donne un moignon convenable sur lequel s'adapte facilement un œil artificiel.

Staphylôme postérieur. Il consiste en une saillie de la *sclérotique*, compliquée d'une atrophie de la *choroïde* dans les points correspondants à cette saillie. Il siége toujours au voisinage de la papille du nerf optique (fig. 491), s'accompagne de l'allongement du globe oculaire, et est le résultat d'une SCLÉRO-CHOROÏDITE POSTÉRIEURE qui s'est arrêtée dans sa marche.

De même que cette dernière affection, on le rencontre chez les *myopes*, et on le reconnaît à l'examen ophthalmoscopique, au cercle blanc nacré qui entoure plus ou moins complétement le nerf optique (fig. 490).

Il est évident qu'il ne peut être question d'un traitement applicable indistinctement à tous les staphylômes.

S'il s'agit d'un KÉRATOCONUS, la vision pourra être conservée ou améliorée au moyen de l'opération indiquée au sujet de cette affection. On préviendra la formation des *staphylômes partiels* de la cornée en

employant dans le traitement des ulcères de la cornée le bandage compressif. Une fois qu'ils sont formés, on en amoindrira souvent les inconvénients par une IRIDECTOMIE, l'emploi de lunettes convenables ou de fentes sténopéiques. Le *staphylôme total de la cornée et de l'iris* sera enlevé s'il est trop gênant. Le *staphylôme postérieur* ne réclame que l'hygiène des MYOPES.

STAPHYLORRHAPHIE, s. f. (de σταφυλή, luette et ῥάφη, suture). Opération qui consiste à restaurer le *voile* du *palais* atteint de division congénitale (en même temps il y a généralement BEC DE LIÈVRE), ou perforé à la suite d'ulcération syphilitique ou scrofuleuse.

L'opération est difficile à cause de la profondeur à laquelle on opère, des cris du malade et du sang qu'il rejette. Elle consiste à aviver les deux lèvres de la division, et à les réunir par une suture. On la fait moins aujourd'hui qu'autrefois à cause des perfectionnements qu'ont subis les appareils prothétiques. On peut aussi se borner à cautériser plusieurs fois l'angle de la division du voile du palais avec la pointe du galvano-cautère ou du thermo-cautère. Il est essentiel de ne pas cautériser les lèvres elles-mêmes. Peu à peu ces lèvres finissent par s'accoler et se souder complètement.

STÉARINE, s. f. (de στέαρ, suif). Substance contenue dans la plupart des *corps gras* solides. Le suif et la graisse de mouton en contiennent surtout des quantités notables. Sa formule est $3\ (C^{54}H^{50}O^8)$ (tri-stéarine). C'est une combinaison d'acide stéarique et de glycérine. L'*acide stéarique* sert à la fabrication des bougies dites stéariques pour les distinguer des véritables bougies faites avec de la cire.

STÉATOSE, s. f. (στέαρ, graisse). Synonyme de *dégénérescence graisseuse* d'un organe.

STÉRILITÉ, s. f. (*sterilitas*). On appelle ainsi l'état d'une femelle et quelquefois d'un mâle, animal ou plante, qui ne peut procréer. Il ne faut pas confondre la stérilité avec l'*impuissance*; en effet la stérilité est l'effet d'une cause constante, l'impuissance peut n'être que passagère et peut se montrer sous l'influence de diverses maladies : anémie, névrose, inflammation des organes génitaux, etc.

La stérilité reconnaît pour causes ordinaires chez la femme l'absence absolue ou l'imperforation de la vulve, du vagin ou de l'utérus, l'absence congénitale ou acquise des ovaires à la suite de l'ovariotomie. L'absence du vagin ne coïncide pas toujours avec celle de l'utérus. Nous avons eu l'occasion de faire l'autopsie d'une femme qui n'ayant pas de vagin avait néanmoins un triple utérus. Elle succomba à cinquante ans à la suite de la variole.

La chute de l'utérus, son déplacement, les tumeurs obstruant le vagin ne doivent pas être considérées comme des causes de stérilité, puisqu'elles sont susceptibles de guérison et qu'il est prouvé d'ailleurs qu'une femme offrant un prolapsus complet de l'utérus peut être fécondée.

La stérilité peut occuper le médecin légiste soit à propos d'une demande en nullité de mariage, soit en désaveu de paternité.

Chez l'homme, la stérilité ou l'impossibilité de féconder une femme diffère absolument de l'IMPUISSANCE, bien qu'elle puisse l'accompagner (SPERMATORRHÉE). Un nombre assez considérable d'hommes dont le sperme ne contient que des spermatozoïdes altérés, peu vigoureux ou n'en contient pas du tout (à la suite d'orchite double, etc.), peuvent néanmoins effectuer des rapprochements sexuels en apparence absolument normaux, sans que ces rapprochements puissent être féconds.

STERNO-CLEIDO-MASTOIDIEN ou **STERNO-MASTOIDIEN**, s. m. Muscle situé de chaque côté du cou (6, fig. 387, et 1, fig. 176). Il va de la tête (apophyse mastoïde et ligne courbe occipitale supérieure) au tiers interne et supérieur de la clavicule (faisceau claviculaire), et à la partie antérieure du sommet du sternum (faisceau sternal). Il est innervé par le nerf spinal et la branche antérieure du troisième nerf cervical. Son action consiste à incliner la tête du côté correspondant, tout en faisant tourner la face du côté opposé. C'est lui qui forme de chaque côté du cou un relief considérable, remarquable surtout chez les personnes maigres.

STERNUM, s. m. Os impair, plat, situé à la partie antérieure de la poitrine ou thorax, formant en avant du corps une colonne analogue à celle que forment les vertèbres en arrière. Il est dirigé obliquement, de haut en bas et d'arrière en avant, et présente trois parties, que l'on a comparées (assez inexactement) à une épée de gladiateur. La partie supérieure, ou *manabrium*, forme la poignée; la deuxième ou corps représente la lame, *mucro*; la troisième ou extrémité inférieure constitue la pointe, *processus ensiformis*, ou appendice *xyphoïde*. Ces trois parties se soudent entre elles par les progrès de l'âge; elles peuvent quelquefois se luxer les unes sur les autres.

Le sternum s'articule en haut avec la clavicule, et de chaque côté avec les cartilages costaux.

STERNUTATOIRE, adj. et s. m. (*sternutare*, éternuer). Médicaments qui, par leur application directe sur la membrane pituitaire, provoquent à la fois l'éternuement et la sécrétion du mucus nasal. Ces médicaments ont en général un effet très-limité. Les plus employés sont : le tabac, la bétoine, la cévadille, le muguet, l'asarum. Une dérivation sur la muqueuse du nez est cependant souvent utile. On en retire quelquefois de bons effets dans certaines douleurs dentaires ou dans les *migraines* qui cèdent parfois à l'usage du tabac en poudre.

STÉTHOSCOPE, s. m. (στῆθος, poitrine, et σκοπεῖν, considérer). Instrument en bois, chêne, buis, ivoire, etc., dont on se sert pour pratiquer l'auscultation médiate. Il est composé d'un cylindre de bois, creux, un peu plus gros qu'une plume à écrire, terminé à son extrémité inférieure par une ouverture évasée en forme de cornet, large de 3 à 4 centimètres, et en haut par une plaque arrondie, perpendiculaire à son axe, sur laquelle repose l'oreille.

L'emploi du stéthoscope permet de mieux entendre et surtout de mieux localiser les bruits morbides que l'on recherche. Il est plus utile pour le diagnostic exact des affections du *cœur* que pour celles du poumon, pour lesquelles l'auscultation directe avec l'oreille suffit parfaitement.

STIBIÉ, adj. (*stibium*, antimoine). Qui contient de l'antimoine. On appelle l'ÉMÉTIQUE *tartre stibié* parce qu'il est composé de tartrate d'*antimoine* et de potasse. La *pommade stibiée* ou d'Autenrieth est composée d'axonge et d'émétique.

L'emplâtre *stibié* contenant de l'émétique est un révulsif très-puissant et très-douloureux.

STIMULANT, adj. et s. m. (de *stimulus*,

aiguillon). Médicaments qui ont pour effet immédiat l'augmentation très-marquée, mais passagère, des fonctions vitales. On les distingue en *stimulants généraux* et *stimulants spéciaux*. Les premiers se subdivisent en *stimulants diffusibles*, ammoniaque, éther, musc, huiles volatiles, etc., et *stimulants non diffusibles*, café, cannelle, vanille, muscade, poivre, gingembre, labiées et ombellifères aromatiques, etc.

Les *stimulants spéciaux* semblent agir sur certains appareils, sur certains systèmes, avec plus d'intensité que sur les autres. Les uns stimulent les glandes sudoripares, les autres la muqueuse pulmonaire, l'appareil urinaire, etc.; on leur a donné de plus des noms particuliers : *sudorifiques, expectorants, diurétiques*, etc.

STOMATITE, s. f. (de στόμα, bouche). Inflammation de la membrane muqueuse qui tapisse la cavité buccale. On en connaît plusieurs espèces :

La **stomatite simple** ou *érythémateuse*, caractérisée par une rougeur ponctuée ou disséminée par plaques sur toute la cavité buccale. Le tissu sous-muqueux est gonflé; une douleur cuisante assez vive, exaspérée par le moindre mouvement de la langue, des joues ou des mâchoires, accompagne une salivation assez abondante. Souvent des ulcérations peuvent se montrer, mais elles se cicatrisent rapidement.

La stomatite simple est rarement accompagnée de fièvre; elle ne dure que quelques jours, mais chez certains individus prédisposés, elle récidive fréquemment. Elle est produite le plus généralement par une disposition générale, connue sous le nom d'*échauffement* et déterminée par une fatigue excessive, une nourriture succulente, par la carie des dents, la malpropreté, l'avulsion d'une dent, l'application récente d'un appareil prothétique, etc. Les collutoires émollients, quelques boissons rafraîchissantes, laxatives, quelques pastilles au bicarbonate de soude ou au chlorate de potasse, et un régime modéré, constituent tout le traitement de cette affection.

La **stomatite mercurielle**, produite par l'absorption du mercure, débute par un gonflement des gencives, dont le bord revêt une rougeur livide. Les malades accusent une saveur métallique très-prononcée, leur haleine est fétide, toute la cavité buccale est rouge, une salivation abondante, douloureuse et visqueuse, s'établit (*salivation mercurielle*). Le tissu sous-muqueux et la langue sont gonflés, ainsi que les régions sous-maxillaire et parotidienne; les dents s'ébranlent, et de larges ulcérations arrondies, couvertes d'une pellicule blanchâtre, se développent à l'intérieur des joues, des gencives et de la langue. Dans les cas graves, les os se nécrosent à la suite de la gangrène des parties molles.

Le traitement consiste à cesser l'usage des mercuriaux et à toucher les ulcérations avec l'alun pulvérisé ou l'acide chlorhydrique. On se sert avec le plus grand succès du *chlorate de potasse* en gargarisme et en potion. On a constaté même que l'usage de ce sel prévient le développement de la stomatite mercurielle pendant que l'on continue à absorber les mercuriaux.

Stomatite aphtheuse. — Voy. APHTHES.

La **stomatite gangréneuse** (*gangrène de la bouche, noma*) est une maladie presque exclusivement propre à l'enfance; elle s'observe chez les sujets de trois à dix ans, cachectiques, mal nourris, ou à la suite des affections éruptives graves, surtout de la rougeole. Elle complique souvent la scrofule, et quelquefois elle est épidémique.

Le mal débute localement, le plus souvent sans être annoncé par d'autres symptômes qu'un abattement plus ou moins considérable. On constate tout d'abord une ulcération en un point quelconque de la muqueuse buccale, qui prend un aspect gangréneux dès le principe. Vers le cinquième jour, une eschare se forme; toute la muqueuse est successivement envahie par la gangrène et tombe en détritus. Une sanie fétide s'écoule de la bouche, les gencives se détruisent, les dents s'ébranlent, les os se nécrosent. Puis la gangrène envahit les parties molles, les joues se perforent, une odeur infecte s'exhale de la plaie. Pendant ce temps, la santé générale se maintient quelquefois, les malades conservent l'appétit et l'intelligence, ce n'est que plus tard que la constitution s'altère : les vomissements, la diarrhée, les accidents cérébraux apparaissent, et la maladie se termine par la mort, du dixième au vingtième jour.

Le *traitement* de la stomatite gangréneuse consiste en cautérisations énergiques avec les acides concentrés (acides citrique, chlorhydrique), ou mieux avec le fer rouge (galvano-cautère, thermocautère). Dans l'intervalle des cautérisations, on emploiera les lotions chlorurées, et l'on s'efforcera en même temps de soustraire le malade aux mauvaises conditions hygiéniques dans lesquelles l'affection a puisé son développement et sa gravité.

Stomatite crémeuse, stomatite pultacée. — Voy. MUGUET.

STORAX, s. m. Sorte de baume contenant de l'acide benzoïque, d'une odeur agréable, analogue à celle du baume de tolu. On en connaît plusieurs variétés qui ne sont que peu usitées et qui entrent dans la composition de plusieurs parfums ou autres compositions balsamiques.

STRABISME, s. m. (de στραβός, louche). Difformité caractérisée par une déviation du regard, dans laquelle les lignes visuelles des deux yeux ne convergent pas vers le même point.

Dans les cas les plus communs de véritable strabisme, il n'y a plus de *vision binoculaire*, un seul œil est utilisé, il n'y a pas non plus de *diplopie*. Mais lorsque le strabisme résulte de la paralysie d'un des muscles de l'œil, il y a *diplopie*, les objets sont vus doubles, ce qui gêne beaucoup le malade, surtout pour se conduire.

Il y a plusieurs variétés de strabisme. Il faut d'abord distinguer celui qui n'est que le symptôme d'une paralysie d'un des muscles de l'œil, strabisme paralytique, du strabisme ordinaire qui est dû en général à des causes toutes différentes.

Le **strabisme paralytique** est caractérisé par l'impossibilité dans laquelle se trouve un œil d'exécuter certains mouvements. Suivant que c'est le muscle droit interne ou le droit externe qui est paralysé, l'œil atteint ne peut se mouvoir en dedans ou en dehors, tandis que l'autre œil jouit d'une mobilité complète. Ce strabisme, qui n'est que symptomatique de la paralysie nerveuse, survient chez les adultes par suite des causes ordinaires des paralysies des muscles : fréquemment il accompagne les accidents tertiaires de la syphilis, le début de l'ataxie locomotrice. Toujours il donne lieu à une diplopie fort gênante pour le malade qui est obligé de couvrir un de ses yeux pour pouvoir marcher.

Cette diplopie ne manque que lorsque, pour une cause indépendante, un des yeux est à peu près aveugle. Il guérit par un traitement approprié à la cause qui a produite la paralysie (mercure, iodure de potassium, électricité, etc.), et s'il persiste, il se transforme en strabisme ordinaire.

Le **strabisme ordinaire**, dans lequel il n'y a pas conservation de la vision binoculaire (parce qu'il n'y a qu'un seul œil utilisé à la fois), n'est pas ordinairement une affection congénitale. Il ne se développe que petit à petit à mesure que le sens de la vue fait lui-même des progrès. Dans la plupart des cas, son existence se révèle à la seule inspection : tandis qu'un œil regarde dans une direction, l'autre se dirige vers un autre point de l'espace. Lorsque l'œil dévié est tourné en dedans, le strabisme est dit CONVERGENT ; si c'est en dehors, le strabisme est DIVERGENT ; on observe aussi, quoique rarement, des déviations en haut, en bas, ou obliques.

Il est ordinairement facile de reconnaître quel est l'œil dévié ; s'il y a un doute, on fait fixer un objet, et l'on couvre avec la main successivement l'œil droit et l'œil gauche ; l'œil qui se redresse au moment où on couvre l'autre est celui qui était dévié, et ne fixait pas l'objet.

Lorsqu'on fait fixer l'objet par cet œil dévié, en cachant l'autre avec la main, on observe que cet œil change de direction et se dévie à son tour (n'ayant plus rien à fixer). Cette déviation momentanée du second œil est nommée *déviation secondaire;* elle est exactement égale à la déviation primitive et permanente du premier œil lorsqu'il s'agit d'un strabisme ordinaire dit **strabisme concomitant**. Au contraire, dans le STRABISME PARALYTIQUE, la déviation secondaire est plus grande que la déviation primitive ; c'est ce qui distingue ces deux espèces de strabisme.

La quantité dont l'œil est dévié mesure le degré du strabisme. On peut l'apprécier à simple vue et reconnaître que l'œil est dévié en dedans de 4, 5, 6 millimètres, mais on le fait plus exactement avec un instrument gradué tel que celui de Lawrence ou de Meyer (fig. 505).

Dans le strabisme concomitant ou ordinaire, on observe, en outre, qu'en faisant mouvoir le globe de l'œil strabique dans tous les sens, sa mobilité est absolument normale, elle est égale à celle de l'œil sain, mais elle est déplacée, en ce sens qu'elle s'exerce un peu plus du côté de la déviation, et un peu moins dans le sens opposé.

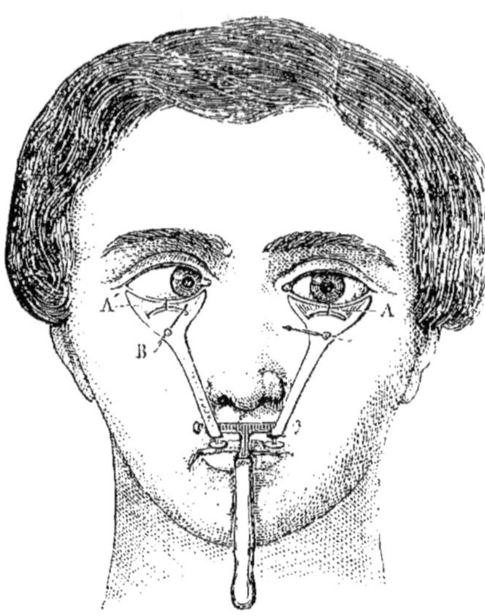

FIG. 505. — Strabomètre de Meyer.
La distance entre la pointe de l'aiguille A et celle de l'aiguille B indique la mesure linéaire du strabisme.

Ainsi, dans la figure 506 tandis que l'œil droit se déplace de *a* en *b*, l'œil gauche, atteint de strabisme convergent, peut se

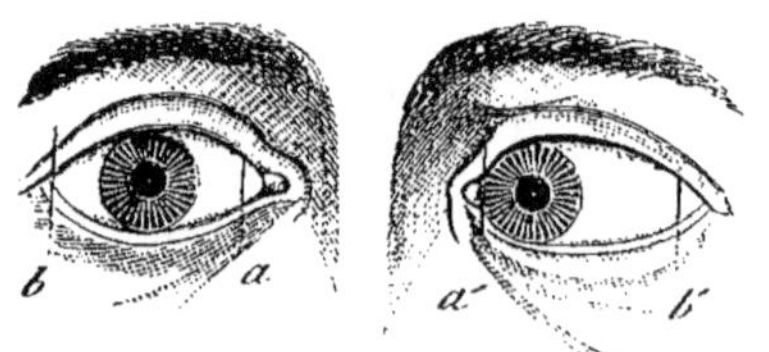

FIG. 506. — Strabisme concomitant.
ab est la ligne qui indique l'étendue de la mobilité de l'œil droit ;
a'b' indique celle de l'œil gauche ; *ab* est égal à *a'b'* dans les cas de strabisme ordinaire.

mouvoir de la longueur *a'b'* qui est égale à *ab*, mais portée davantage du côté interne, vers la ligne médiane.

Nous avons dit que le *strabisme concomitant* ou ordinaire ne survenait pas tout d'un coup et n'était pas congénital ; il ar-

rive en effet souvent qu'avant d'être définitivement fixé à un œil, il affecte tantôt le droit tantôt le gauche : c'est le **strabisme alternant**. Cette variété est très-commune, et souvent même le malade peut loucher à volonté d'un œil ou de l'autre. Elle reste souvent stationnaire, surtout si les deux yeux ont conservé la même acuité visuelle. Cependant, chez l'enfant surtout, un des yeux finit par être employé à la vision plus fréquemment que son congénère, le second œil se dévie de plus en plus et sa force visuelle diminue.

Si l'un des yeux ou tous les deux ont une fixation excentrique, c'est-à-dire s'ils ne fixent pas par leur centre optique, il peut même y avoir STRABISME DOUBLE, les deux yeux étant plus ou moins inégalement tournés en dedans ou en dehors, aucun ne se dirigeant directement vers l'objet regardé.

Si tous ceux qui louchent avaient leurs deux yeux normaux, ils devraient tous y voir double, avoir de la *diplopie*. Mais la nécessité de voir simples les objets est tellement impérieuse, que l'organisme cherche à se débarrasser des images doubles extrêmement gênantes. Tantôt le centre de perception fait abstraction de l'image fournie par un des yeux, et cet œil se dévie et n'est plus utilisé : la vision alors n'est plus binoculaire ; tantôt, au contraire, il parvient à les fusionner. C'est ce que nous pouvons facilement constater en mettant un prisme faible devant un de nos yeux, et en regardant un objet : il nous paraît double au premier abord, mais, par un effort musculaire du muscle droit interne ou du droit externe, nous arrivons à fusionner les deux images et à voir simple.

D'où une double conséquence : 1° c'est qu'un faible degré de strabisme pourra être combattu par les efforts naturels pour fusionner les images doubles et voir les objets simples ; 2° c'est que le strabisme, une fois déclaré, rend de plus en plus l'œil dévié inapte à la vision. S'il se fixe définitivement sur un œil, cet œil devient à peu près amaurotique. Ces conséquences ont une grande importance dans la thérapeutique du strabisme, soit pour éviter une opération, soit pour compléter les résultats de celle que l'on a faite.

Lorsqu'un adulte perd la vision d'un de ses yeux, il est très-rare que cet œil se dévie; chez l'enfant, au contraire, la déviation est la règle.

Les causes du strabisme sont multiples. Il n'y a que peu de temps que l'on a démontré que de beaucoup la plus fréquente c'étaient les anomalies de la réfraction, l'HYPERMÉTROPIE produisant le *strabisme convergent* et la MYOPIE étant la cause ordinaire du *strabisme divergent*.

La parfaite intégrité des forces musculaires qui gouvernent l'œil et leur équilibre absolu sont nécessaires à la vision binoculaire. S'il y a *insuffisance d'un des muscles droits internes*, par exemple, il y aura tendance à la production du strabisme divergent. Lorsque la *réfraction* des yeux est normale, le besoin d'avoir des images simples peut lutter contre de petites différences dans la force des muscles; mais il en est autrement s'il y a une taie de la cornée, de l'hypermétropie ou de la myopie.

L'hypermétrope, qui a déjà besoin de son ACCOMMODATION pour voir de loin, s'en sert à plus forte raison pour voir de près. Or, en même temps qu'on fait un effort d'accommodation, on fait synergiquement contracter les muscles droits internes. Cet effort étant d'autant plus exagéré que l'hypermétropie est plus grande, il peut en résulter la formation d'un *strabisme convergent*.

Le *myope*, qui ne voit que de près, est obligé de faire de grands efforts de convergence pour pouvoir fixer un objet qu'il est obligé de rapprocher beaucoup; si un de ses muscles droits internes est trop faible (*insuffisant*) pour ces efforts de convergence exagérée, l'œil ne se trouve pas suffisamment entraîné en dedans, il reste dévié en dehors, c'est-à-dire en *strabisme divergent*. Peu à peu il se dévie de plus en plus, afin de ne pas donner d'images doubles.

C'est ce mécanisme qui explique pourquoi les enfants commencent à loucher au moment où ils se servent de leurs yeux pour voir de près, et surtout pour lire, de cinq à six ans.

D'abord le *strabisme* n'est que *périodique*, et si l'on intervient rapidement, on peut prévenir le développement de l'affection; il suffit souvent pour cela de modérer le travail de près et de faire porter des lunettes qui corrigent les anomalies de la réfraction.

Les autres causes si souvent invoquées pour expliquer le développement du strabisme sont beaucoup moins importantes que celles que nous venons de signaler.

Les *convulsions* des enfants n'agissent en réalité qu'en produisant une insuffisance musculaire consécutive à une paralysie ou une rétraction d'un des muscles; rarement elles amènent le strabisme persistant d'emblée.

Les *taies de la cornée* et les *kératites*, dont elles sont les suites, agissent à la longue par le trouble qu'elles apportent dans la réfraction de l'œil, et par la propagation de l'inflammation aux muscles et aux tendons.

Enfin les **paralysies musculaires**, l'*imitation*, l'*habitude* de regarder toujours dans le même sens (si le berceau de l'enfant est placé de telle façon que la lumière lui parvienne toujours du même côté), peuvent aussi se combiner avec les causes précédentes pour la production du strabisme.

Le *traitement* du strabisme doit être avant tout préventif. On devra surveiller attentivement les yeux des enfants myopes et hypermétropes, et ne pas leur demander des travaux exagérés de près, comme on le fait si communément.

De même qu'au point de vue de la MYOPIE, il y a à cet égard de grandes réformes à apporter à l'éducation scolaire.

Corriger les vices de la réfraction au moyen de lunettes appropriées, maintenir la force visuelle dans les deux yeux et bien surveiller toutes les inflammations de ces organes, tels sont les principaux moyens préventifs à employer.

Si le strabisme concomitant est déjà développé, mais s'il n'est encore que *périodique*, ou alternatif, on en aura encore souvent raison : 1° par l'usage de verres corrigeant les vices de réfraction; 2° par des *exercices* méthodiques au moyen de prismes, dont nous ne pouvons expliquer les détails trop minutieux et que le médecin devra faire exécuter lui-même, dans le but de faire faire une sorte de gymnastique progressive aux muscles affaiblis; 3° par l'emploi d'exercices stéréoscopiques.

Lorsque le strabisme est définitivement établi, s'il n'y a qu'un ou deux millimètres de déviation, on pourra, par l'emploi sagement combiné des prismes et des verres de lunettes, en combattre les effets. Mais le plus souvent il sera nécessaire de pratiquer l'opération ou STRABOTOMIE. On emploiera néanmoins d'abord les exercices orthopédiques, afin de tacher de rétablir la vision binoculaire et d'amener de la diplopie. Il faudra souvent rendre l'habitude de la vision à l'œil dévié, en cachant son congénère pendant une ou deux heures par jour.

Enfin, même après les opérations de strabotomie, ces exercices et l'emploi de lunettes convenablement choisies sont indispensables pour assurer les bénéfices de l'opération, prévenir la récidive et corriger les légères imperfections qui peuvent subsister.

STRABOTOMIE, s. f. (de στραβός, louche, et τόμη, section). Opération qui a pour but de remédier au *strabisme* par la section du muscle, dans la direction duquel l'œil se trouve dévié. La strabotomie ordinaire consiste à déplacer en arrière l'insertion du muscle droit interne ou droit externe, suivant qu'il s'agit d'un strabisme convergent ou d'un strabisme divergent.

Pour que l'opération soit nécessaire, il faut qu'il y ait strabisme concomitant, et que les moyens orthopédiques employés n'aient pas réussi. Du moment que la déviation dépasse 2 millimètres, l'opération est presque toujours indiquée. Si le degré du strabisme n'est pas de plus de 4 ou 5 millimètres, on peut y remédier en n'opérant qu'un seul œil. Dans le cas de déviation supérieure à 5 millimètres, la correction doit être répartie sur les deux yeux, qui doivent être opérés tous les deux.

L'opération en elle-même est des plus simples ; elle doit se faire autant que possible sans chloroforme, afin de pouvoir juger immédiatement après du degré de correction obtenu et augmenter ou diminuer l'effet produit.

Elle consiste à détacher l'insertion tendineuse du muscle sur la sclérotique pour la laisser se fixer plus ou moins en arrière du point qu'elle occupait primitivement. On doit déplacer cette insertion d'une quantité proportionnelle à la déviation de l'œil, pour pouvoir graduer l'opération et en modifier les résultats d'après les règles indiquées plus loin.

S'il s'agit, par exemple, de faire la **ténotomie** du muscle droit interne (c'est celui que l'on sectionne le plus souvent), après avoir écarté les paupières au moyen de l'écarteur à ressort, on fait, dans un *premier temps*, la section de la conjonctive, dont on soulève un pli (fig. 507), au bord

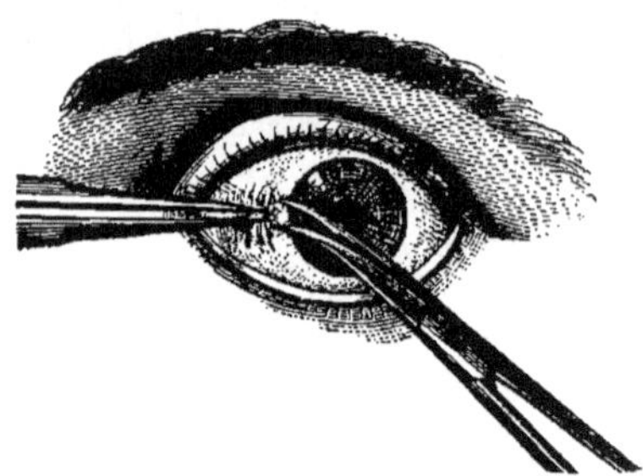

FIG. 507. — Opération du strabisme.
Premier temps. Section de la conjonctive.

interne de la cornée. On débride avec les ciseaux le tissu cellulaire qui avoisine l'extrémité tendineuse du muscle. Dans le *deuxième temps*, on passe un crochet sous le tendon du muscle ; et dans le *troisième* (fig. 508), on en fait la section complète.

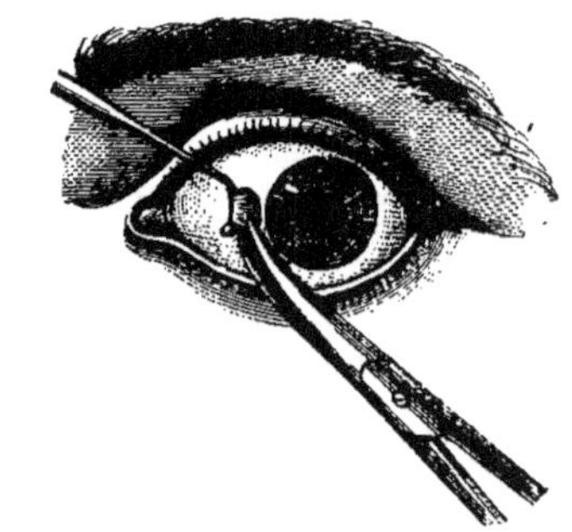

FIG. 508. — Ténotomie du muscle droit interne.
Deuxième temps. Section de l'insertion tendineuse.

Enfin, le *quatrième temps* consiste à débrider ou dégager les parties latérales de l'insertion musculaire, et à s'assurer, au moyen d'un crochet plus petit que le premier, que toutes les insertions musculaires à la sclérotique ont été coupées.

Dans cette opération, le muscle n'est pas tout à fait dégagé de ses attaches au globe oculaire. La figure 509 montre qu'il y est normalement fixé : 1° par son insertion scléroticale ; 2° par du tissu cellulaire qui va à la sclérotique (et qui est plus ou moins coupé dans l'opération); 3° par des adhérences avec la conjonctive ; 4° par les prolongements qui vont à la capsule de Ténon. Il est donc encore retenu par ces

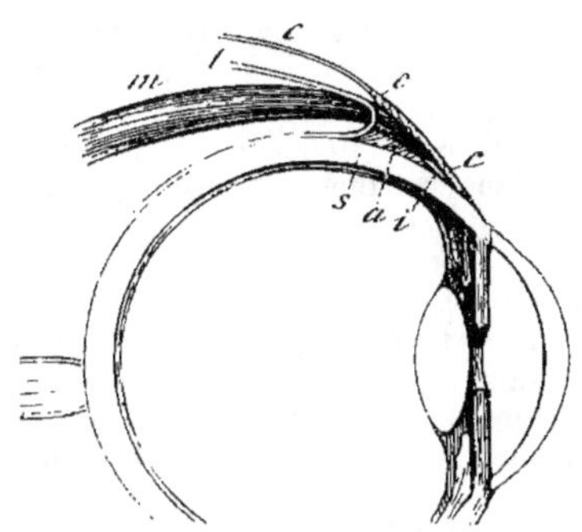

Fig. 509. — Coupe schématique d'une partie du globe oculaire, montrant la manière dont se fait l'insertion d'un des muscles droits de l'œil.

i, Insertion tendineuse.
a, Tissu cellulaire situé entre le muscle et la sclérotique.
c, Tissu cellulaire compris entre le muscle et la conjonctive.
t, Capsule de Ténon.
m, Muscle.
s, Sclérotique.
c, Conjonctive.

deux dernières insertions qui ne sont pas intéressées.

On gradue l'opération en dégageant plus ou moins le muscle. On en augmente les effets en débridant davantage, en faisant diriger l'œil (sous le bandage qui est appliqué à la suite) dans une direction opposée à celle du strabisme, en faisant du côté externe (si c'est le droit interne qui a été opéré) une suture de la conjonctive. Au contraire, on diminue les effets de l'opération, en faisant diriger l'œil dans le sens de la déviation et en le fixant dans cette direction par le bandage, en faisant la suture de la conjonctive, du même côté que l'on a opéré.

Toutes les fois que le degré du strabisme dépassera 5 millimètres, il faudra répartir la correction sur les deux yeux. Il est bien entendu qu'on complétera, en outre, les effets de l'opération par les exercices orthopédiques dont nous avons parlé à propos du strabisme. Souvent il est nécessaire de réitérer la strabotomie, afin d'avoir un résultat satisfaisant.

C'est du reste une opération peu douloureuse, sans danger aucun, qui guérit en quelques jours par la simple application d'un bandage légèrement compressif.

Nous n'avons parlé que de la strabotomie par *reculement du tendon :* c'est en effet à peu près la seule opération qui soit fréquemment pratiquée. Cependant on est amené quelquefois à avancer l'insertion du muscle au lieu de la reculer. On combine souvent les deux opérations en avançant le tendon du muscle trop faible et en reculant celui du muscle trop fort. On pratique le plus souvent la strabotomie par *avancement du tendon*, soit après une opération de strabisme mal réussie, soit contre le strabisme divergent.

STRAMOINE, s. f. La *stramoine pomme épineuse* (*Datura stramonium*), vulgairement *herbe aux sorciers*, est une solanée indigène très-commune dans les lieux incultes. (voy. DATURA.)

STRANGULATION, s. f. (*strangulare*, étrangler). Constriction opérée directement, soit autour, soit au devant du cou, et ayant pour effet de déterminer la mort par asphyxie. Lorsque le corps est suspendu, la strangulation prend le nom de PENDAISON.

La strangulation est rarement le résultat du suicide, elle est plus fréquemment criminelle, et se trouve perpétrée le plus souvent sur les enfants nouveau-nés. La pendaison, au contraire, est le plus ordinairement suicide. Tantôt la constriction est opérée au moyen d'un lien quelconque ; tantôt, et c'est le procédé le plus habituel, elle est directement exercée par les deux mains ou par une seule.

Les signes cadavériques de la strangulation sont les mêmes que ceux de la *pendaison*, et l'on trouve extérieurement des ecchymoses indiquant l'instrument qui a servi à donner la mort. On en trouve aussi sous la plèvre et sous le péricarde. La trace des doigts permet même de reconnaître la position respective du meurtrier et de la victime, et fournit à la médecine légale des indications précieuses.

Lorsqu'il y a eu *strangulation incomplète*, le malade a la face gonflée, violette, piquetée de rouge; l'écume sort des narines et de la bouche, les yeux sont injectés de sang, le cou est gonflé et douloureux, la voix est brisée, la déglutition pénible. Les suites d'une tentative de strangulation sont toujours longues et quelquefois très-graves.

STRONTIANE, s. f. Protoxyde de *strontium* SrO. Les sels de strontiane sont so lubles dans l'alcool et ont la propriété de colorer sa flamme en rouge. Inusités en médecine, ils paraissent jouir de propriétés toxiques analogues à celles des composés du baryum.

STROPHULUS, s. m. Forme particulière de LICHEN qui affecte les enfants à la mamelle, particulièrement à l'âge où s'opère le développement des dents ; aussi le nomme-t-on vulgairement *feux de dents*. Il est un fait certain, c'est que cette maladie, qui peut coïncider avec l'époque de l'évolution dentaire, reconnaît pour cause immédiate l'alimentation trop substantielle de l'enfant, qui amène en même temps une irritation gastro-intestinale.

Quelle que soit sa cause, le strophulus peut se montrer sur toutes les parties du corps, mais principalement au visage, sous forme de grosses papules diffuses, avec démangeaison très-incommode pour l'enfant. L'éruption, souvent accompagnée de fièvre, reste une huitaine de jours sur un point, disparaît et se renouvelle sur un autre. Les papules se présentent sous différents aspects, qui leur ont valu des noms divers : *Strophulus intertinctus, Strophulus albidus* ou *candidus, Strophulus confertus* et *Strophulus volaticus*.

Le *traitement* consiste à bien surveiller l'alimentation de l'enfant, le lait de la nourrice, administrer quelques bains de son ou alcalins, saupoudrer d'un peu d'amidon les surfaces malades.

STRUME, s. m. ou f. (*struma*, scrofule). Mot le plus souvent employé au pluriel et synonyme de SCROFULE.

STRYCHNINE, s. f. Alcaloïde naturel dont la formule est $C^{42}H^{22}Az^2O^4$; elle constitue le principe actif des plantes de la famille des *Strychnos*, parmi lesquelles les plus importantes sont la *noix vomique* et la *fève de saint Ignace*. On l'obtient en faisant bouillir les noix vomiques dans l'alcool faible, précipitant par l'acétate de plomb, traitant par l'hydrogène sulfuré et précipitant de nouveau par la magnésie : la strychnine cristallise. Elle est incolore, inodore, mais douée d'une amertume excessive. Quoique très-peu soluble dans l'eau froide, elle l'est un peu plus dans l'eau bouillante, insoluble dans l'éther, et ne se dissout que dans l'alcool faible, le chloroforme et les huiles volatiles.

On connaît trois sels cristallisables de cet alcaloïde : le *chlorhydrate de strychnine*, plus soluble que la strychnine pure et même que le *sulfate de strychnine*, soluble dans 9 à 10 parties d'eau froide et doué d'une amertume extraordinaire ; l'*azotate de strychnine* est assez soluble dans l'eau chaude.

La strychnine et ses sels sont des substances toxiques les plus terribles que l'on connaisse ; ce sont des poisons tétaniques qui agissent à très-petite dose. Deux centigrammes de strychnine suffisent pour entraîner des accidents mortels ; elle agit surtout avec rapidité lorsqu'elle est inoculée, et l'on sait que le poison indien l'*upas ticuté*, qui doit ses propriétés à la strychnine, commence à agir au bout de une à cinq minutes quand il est introduit par une flèche empoisonnée.

Aussitôt après l'introduction de la strychnine dans l'estomac, on observe une angoisse et une agitation suivies de spasmes et de contractions tétaniques. Il se produit une véritable attaque de tétanos, une raideur générale s'empare des muscles ; le corps est dans l'opisthotonos, les membres sont agités de secousses violentes, la parole est entrecoupée et l'intelligence nette. La contraction se dissipe et fait place à un instant de calme, suivi d'accès de plus en plus violents qui se terminent par la mort.

Le cadavre présente une rigidité immédiate très-remarquable ; les lésions siégent sur les vaisseaux et les enveloppes du cerveau et de la *moelle*, qui sont fortement congestionnés. Les principaux antidotes de la strychnine sont le tannin, le chlore et l'iode, qui forment avec elle des précipités insolubles. Mais il faut que leur administration soit pour ainsi dire instantanée. Pour reconnaître la présence de la strychnine dans une expertise médico-légale, on emploie l'eau chargée de chlore, qui forme un précipité blanc qui se dissout dans l'ammoniaque. Les sels de strychnine sont précipités en blanc par le sulfocyanure de potassium.

STUPEUR, s. f. Engourdissement général, suspension des facultés intellectuelles accompagnée d'une sorte d'immobilité et d'une expression d'étonnement et d'indifférence dans la physionomie.

STYLET, s. m. Instrument de chirurgie en argent ou en acier, qui sert à sonder les plaies ou les trajets fistuleux. Suivant sa forme, on l'utilise pour passer un séton ou une anse de fil (stylet aiguillé), et quelquefois pour remplacer la sonde cannelée (stylet cannelé).

STYLO-GLOSSE, s. m. Muscle qui va de l'apophyse styloïde à la pointe et à la base de la langue (fig. 510).

STYLO-HYOIDIEN, adj. et s. m. Mus-

canaux glandulaires sur lesquels on les applique. Les principaux *styptiques* sont : les acides minéraux étendus d'eau, l'alun, le sulfate de zinc, le tannin, le cachou, le ratanhia, la noix de galle, etc.

STYRAX, s. m. Baume fourni par le *liquidambar oriental*, originaire d'Éthiopie et d'Arabie. Le *styrax liquide*, ou *styrax calamite*, s'obtient en faisant bouillir l'écorce de l'arbre dans l'eau de mer ; le baume vient à la surface. Le styrax a la consistance du miel ; il est doué d'une odeur forte, aromatique et peu agréable, et d'une saveur particulière très-prononcée,

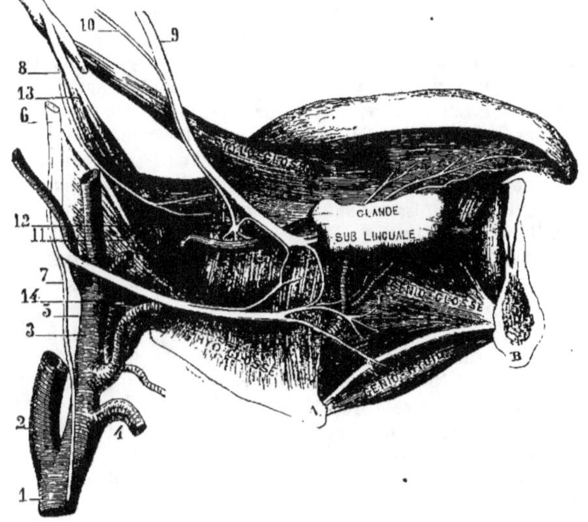

Fig. 510 (empruntée à l'*Anatomie* du docteur Fort).

Glande sublinguale, nerfs et muscles de la langue.

1, Artère carotide primitive.
2, Artère carotide interne.
3, Artère carotide externe.
4, Artère thyroïdienne supérieure.
5, Artère linguale.
6, Nerf grand hypoglosse.
7, Branche descendante de l'hypoglosse.
8, Nerf glosso-pharyngien.
9, Nerf lingual.
10, Corde du tympan.
11, Canal de Warthon.
12, Ganglion nerveux sous-maxillaire.
13. Muscle stylo-pharyngien.
14, Muscle constricteur moyen du pharynx.
A, Corps de l'os hyoïde.
B. Coupe de l'os maxillaire inférieur sur la ligne médiane.

cle qui va de l'apophyse styloïde du rocher à la grande corne de l'os hyoïde.

STYLO-MASTOIDIEN, adj. Nom : 1° d'une artère (stylo-mastoïdienne), branche de l'auriculaire postérieure, et 2° d'un trou de la base du crâne (rocher).

STYLO-PHARYNGIEN, adj. Muscle qui va de l'apophyse styloïde au pharynx (13, fig. 510.)

STYPTIQUE, adj. et s. m. (στυπτικός, qui resserre). On donne cette épithète à tous les médicaments doués d'une astringence considérable, qui procurent dans la bouche la sensation d'un desséchement de la muqueuse, d'un resserrement, et qui, en réalité, agissent sur l'économie en diminuant le calibre des vaisseaux ou des

sans âcreté. On lui attribue les mêmes propriétés qu'au baume de copahu. On en faisait un *onguent styrax*, excitant, abandonné avec raison dans le pansement des plaies.

SUBÉRINE, s. f. (de *suber*, liége). Substance composée de liége pulvérisé, qui donne de l'acide subérique lorsqu'elle est traitée par l'acide azotique. On a préconisé la subérine (sans beaucoup de raison) comme *poudre absorbante* dans le pansement des excoriations, chez les enfants nouveau-nés.

SUBLIMATION, s. f. Distillation d'un corps solide, tel que le soufre, l'iode, le camphre, le bichlorure de mercure, etc.

SUBLIMÉ, adj. et s. m. Résultat de la

sublimation d'un corps; c'est généralement ce corps lui-même, débarrassé des impuretés non volatiles qu'il pouvait contenir.

Le **sublimé corrosif** est du BICHLORURE DE MERCURE; il est caustique et détermine la formation d'une eschare s'il est appliqué sur la peau dépourvue de son épiderme; c'est aussi une substance extrêmement toxique, et qui forme la base de diverses préparations actives : liqueur de Van Swieten, lotion de Gowland, etc.

SUBLINGUAL, adj. Qui est situé au-dessous de la langue. On donne le nom de **glande sublinguale** à une glande salivaire (fig. 510), de la grosseur d'une amande, qui se trouve au-dessous et de chaque côté de la langue. Son conduit excréteur, le *canal de Bartholin*, va s'ouvrir près du canal de Wharton (11, fig. 510).

Outre cette glande principale, et en arrière, se trouve une chaîne de petites glandes sublinguales, situées très-superficiellement sous la muqueuse du plancher de la bouche, et presque sur les bords de la langue, et la *fossette sublinguale* de l'os maxillaire inférieur.

SUBLUXATION, s. f. Luxation incomplète, dans laquelle les deux surfaces articulaires, bien que déplacées l'une par rapport à l'autre, ne se sont pas quittées complétement (voy. LUXATION.)

SUC, s. m: Nom donné aux différents liquides qui se trouvent dans les animaux et dans les végétaux. Les sucs sont aqueux, huileux, essentiels ou résineux.

Les *sucs animaux* sont : le *suc gastrique*, le *suc pancréatique*, le *suc intestinal*.

Le *suc des tumeurs*, ou *suc cancéreux*, est le liquide séreux, celui qui s'écoule de la section d'un cancer qu'on vient d'enlever, ou que l'on obtient en grattant sa surface au moyen du tranchant d'un couteau. Ce suc contient des cellules hypertrophiées, que l'on a longtemps regardées comme caractéristiques du CANCER.

Le suc des végétaux, utilisé en pharmacie, s'obtient par simple expression, macération, grattage, etc.; il est quelquefois soumis à la cuisson, soit pour le concentrer, soit pour en assurer la conservation.

SUCCION, s. f. Action d'attirer dans la bouche un liquide, en l'aspirant au moyen des lèvres et de la langue, qui font le vide dans la cavité buccale.

C'est par succion que l'enfant tète sa nourrice.

La *succion des plaies* envenimées (morsures de serpent, piqûre anatomique, etc.) constitue une pratique des plus utiles lorsqu'elle est employée sur-le-champ, et elle est absolument exempte de dangers pour celui qui l'exécute, lorsque sa muqueuse buccale ne présente aucune excoriation.

SUCCUSSION, s. f. (de *succutere*, secouer). On appelle *succussion hippocratique* un mode d'auscultation dont Hippocrate faisait usage, et que l'on emploie encore aujourd'hui pour reconnaître la présence simultanée d'un liquide et d'un gaz dans les plèvres (*hydro-pneumo-thorax*).

La succussion se pratique en mettant les mains sur les épaules du sujet assis sur son séant, et en lui imprimant des secousses plus ou moins brusques pendant que l'on a l'oreille appliquée sur sa poitrine. Il se produit alors un son particulier, souvent entendu à distance et connu sous le nom de *bruit de fluctuation thoracique*.

SUCRE, s. m. (*saccharum*, σάχχαρον). Les sucres sont des corps neutres, doués d'une saveur particulière, dite sucrée, solubles dans l'eau, et dont la solution est douée de la propriété de dévier le *plan de* POLARISATION de la lumière à droite ou à gauche. Ce sont des corps hydro-carbonés, renfermant quelques équivalents d'oxygène, mais pas d'azote, susceptibles de brûler à l'air, en laissant un charbon poreux, léger, et en répandant une odeur spéciale de caramel.

Les principaux sucres sont : le **sucre de raisin** ou GLUCOSE, et le **sucre ordinaire** (de *canne* ou de *betterave*).

Le premier éprouve facilement la fermentation alcoolique au contact de la levûre de bière; il est décomposé à froid et facilement à 100 degrés par les alcalis caustiques; il réduit les solutions cupropotassiques à froid ou à 100 degrés; sa composition est exprimée par la formule $C^{12}H^{12}O^{12}$. On le rencontre dans le foie (GLYCOGÉNIE) et dans les urines des individus atteints de DIABÈTE (voy. GLUCOSE.)

Le **sucre de canne** ne fermente pas directement, mais il est susceptible d'éprouver la fermentation alcoolique après s'être transformé en glucose. Sa composition est exprimée par la formule $C^{24}H^{22}O^{22}$. Le sucre est très-répandu dans le régime végétal ; on le rencontre dans les tiges des cannes à sucre, du sorgho, du maïs, dans la séve de l'érable et du bouleau, dans les racines de betterave, de panais, de carotte, de navet, dans les melons, les citrouilles, les bananes, les noix de coco, etc. On le tire en grande quantité de la canne et de la betterave.

Le **sucre candi** est du sucre ordinaire, pur, qui, après avoir été dissous dans l'eau et cuit en consistance de sirop, a cristallisé dans une étuve, autour d'un réseau de fils de coton tendus à cet effet.

Le **sucre de lait**, $C^{24}H^{22}O^{22}+H^2O^2$, existe dans le lait des mammifères ; il éprouve la fermentation lactique, mais seulement dans un milieu neutre et sous l'influence d'un ferment particulier développé en présence des matières albuminoïdes.

On appelle **sucre interverti** le produit de la décomposition du sucre de canne par les acides, qui a la propriété de dévier à gauche le plan de polarisation, tandis qu'avant sa décomposition le sucre de canne le déviait à droite.

Les *sucres d'orge*, *sucres de pomme*, etc., sont préparés avec du sirop de sucre candi ou de sucre blanc cuits à consistance convenable, diversement aromatisés et colorés, coulés sur un marbre, roulés et divisés en bâtons plus ou moins gros.

Les usages médicaux du sucre sont extrêmement nombreux. Il entre comme base dans la préparation des sirops et dans la plupart des médicaments dont il sert à masquer la saveur désagréable. On a eu l'idée, dans ces dernières années, de recouvrir la plupart des pilules d'une couche de sucre qui sert à en protéger le contenu tout en présentant la médecine sous une forme plus agréable. Cependant, il faut savoir que, si une faible quantité de sucre peut être utile comme aliment respiratoire, l'absorption d'une trop grande quantité de cette substance augmente la sécheresse de la bouche, l'empâte, provoque une soif vive. Aussi convient-il de ne sucrer qu'avec modération la tisane des malades.

SUDAMINA, s. m. pl. Mot latin conservé en français pour désigner de petites élevures transparentes pleines d'une humeur aqueuse épaisse, et ne dépassant pas le volume d'un grain de millet. Elles disparaissent spontanément au bout de quelques heures ou de quelques jours et se montrent particulièrement sur le ventre, la poitrine, les cuisses, dans la fièvre typhoïde, la rougeole, la scarlatine, toutes les fois qu'il y a exagération de la température du corps et de la sueur.

SUDATION, s. f. (de *sudare*, suer). Méthode curative qui consiste à exciter la sécrétion des glandes sudoripares au moyen de *bains* pris dans une étuve sèche ou de *bains de vapeur*. La sudation est employée spécialement dans le traitement du rhumatisme, des névralgies, etc. On la fait souvent suivre avec avantage de pratiques d'HYDROTHÉRAPIE.

SUDORIFIQUE, adj. et s. m. (de *sudor*, sueur, et *facere*, faire). Médicaments doués de la propriété d'augmenter la transpiration cutanée. On désigne plus particulièrement sous ce nom les boissons aromatiques chaudes, la bourrache, le sureau, la douce-amère, la salsepareille, le gaïac, la squine, et le sassafras : ces quatre dernières substances sont désignées dans le codex sous le nom de *quatre bois sudorifiques*. L'*émétique* et le *kermès* à doses réfractées, la *poudre de Dower*, le *jaborandi* sont considérés comme des sudorifiques puissants.

Le meilleur sudorifique, celui auquel peut-être tous les autres doivent leur action c'est l'*eau* froide ou chaude, prise en grande quantité. Au moins une bonne part de l'action du médicament doit être attribuée à celle du véhicule aqueux dans lequel on le fait prendre.

SUDORIPARE, adj. (de *sudor*, sueur, *parere*, engendrer). Qui produit la sueur.

Les **glandes sudoripares** ou glandes de la sueur (E, fig. 428) existent dans toute l'étendue de la peau, excepté dans le conduit auditif externe, la face concave du pavillon de l'oreille, et le derme sous-unguéal. Elles sont formées d'un tube mince enroulé sur lui-même à sa partie profonde pour former le corps de la glande ou glomérule, traversant ensuite la peau sous forme de canal excréteur pour s'ouvrir à la surface de l'épiderme.

Les glandes de la peau du creux axillaire, de la racine du pénis et de l'aréole du mamelon sont volumineuses et pourvues de fibres musculaires. Le nombre des glandes sudoripares est plus considérable à la paume des mains et à la plante des pieds. On considère que toute la surface de la peau d'un homme présente environ deux millions de glandes sudoripares. C'est ce qui explique la grande importance d'un bon fonctionnement de la peau, et le grand nombre de maladies qui peuvent survenir à la suite d'un refroidissement qui arrête brusquement la sécrétion de ces glandes, ce que l'on appelle vulgairement une *sueur rentrée*.

SUETTE, s. f. (*morbus sudatorius*). La **suette miliaire** (peste anglaise, suette picarde) est une maladie caractérisée par des sueurs continues et une éruption miliaire vésiculeuse qui manque quelquefois. La suette est épidémique et contagieuse. Elle débute ordinairement par l'anorexie, la céphalalgie sus-orbitaire, des douleurs articulaires sans fièvre, bientôt suivies d'une chaleur brûlante parcourant tous les membres, d'une constriction considérable à l'épigastre et enfin de l'apparition des *sueurs*. Celles-ci commencent par une vapeur chaude qui enveloppe le corps et ruisselle bientôt en abondance ; leur odeur est aigre et fétide, la bouche est pâteuse, la langue blanche, la constipation constante, les urines normales ; on observe en même temps des crampes et des étouffements très-pénibles.

Vers le quatrième jour, après quelques démangeaisons apparaissent des vésicules miliaires transparentes, sur les côtés du cou, à la nuque, aux oreilles, puis sur le tronc et les membres. Cette éruption n'est pas constante. Les palpitations et le resserrement épigastrique augmentent l'anxiété, il survient du délire, de l'insomnie, parfois des fausses membranes se développent dans la bouche.

La suette grave épidémique peut se terminer du premier au quatrième jour par la mort. Le plus souvent, dans la suette bénigne, après six ou huit jours, les vésicules se dessèchent et sont suivies de desquamation, la langue se dépouille et tous les accidents disparaissent vers le dixième jour.

Souvent aussi on observe des complications, telles que des inflammations gastro-intestinales intenses, des pneumonies, des cystites qui aggravent le pronostic dans un avenir éloigné, peuvent guérir ou laissent des prédispositions fâcheuses à des récidives.

La suette est le plus souvent épidémique, mais elle reste endémique dans les lieux où elle a sévi plusieurs fois, comme la Normandie et surtout la Picardie. On a remarqué que la suette attaque surtout les adultes d'une constitution robuste, et qu'elle précède, suit ou accompagne les épidémies de choléra.

Les vomitifs employés comme méthode générale et au début ont donné d'excellents résultats ; quelquefois les révulsifs énergiques sont utiles, les aspersions d'eau froide ont paru avantageuses, et dans tous les cas l'isolement, le renouvellement de l'air, les purgatifs légers et la diète sont d'excellents adjuvants sur le déclin de la maladie.

SUEUR, s. f. (*sudor*, ἱδρώς). Liquide sécrété à la surface de la peau par les *glandes sudoripares*. Normalement ce liquide est *acide* à cause de la présence des acides caprylique et caproïde (acides gras). La sueur des régions axillaires, inguino-scrotale et inguino-vulvaire, possède chez quelques sujets une odeur repoussante, forte, fade, beaucoup plus rarement aromatique.

La quantité de sueur excrétée augmente sous des influences diverses ; au premier rang il faut mettre l'élévation de la température, puis viennent la frayeur, la colère, la réaction produite après les lotions froides ou glacées, l'ingestion de quelques substances stimulantes particulièrement désignées sous le nom de *diaphorétiques* ou *sudorifiques*.

Physiologiquement, la sueur a pour action d'entretenir par son évaporation lente une douce fraîcheur à la surface de la peau et de réagir ainsi contre les chaleurs de l'été. Lorsque le corps est en sueur, un REFROIDISSEMENT brusque, qu'il reconnaisse une cause externe, courant d'air, action de l'eau froide, ou une cause interne, boissons glacées, peut entraîner les maladies les plus graves, pneumonie, pleurésie, péricardite, hydropisie, paralysie locale, etc. L'affection la plus fréquente est la bronchite, qui peut avoir des suites fâcheuses et que le vulgaire désigne sous le nom de *sueur rentrée*. L'usage de la flanelle portée à nu sur la peau peut jusqu'à un certain point parer à ces accidents, en absorbant la sueur dans son tissu au fur et à mesure de sa production. L'habitude des changements de température endurcit aussi le corps et le rend moins susceptible à cet égard, mais les tempéraments les plus robustes ne résistent pas toujours à cette cause fréquente de maladies.

SUFFOCATION, s. f. (*suffocatio*). Étouffement, perte de respiration ou grande difficulté de respirer. La suffocation peut constituer le début d'une forme d'asphyxie par l'introduction d'un corps étranger dans les voies aériennes, elle est le premier symptôme de l'asphyxie par submersion et par strangulation. Elle se montre comme symptôme dans un grand nombre de maladies, tantôt purement nerveuses, tantôt organiques (asthme, angine de poitrine, angine, affections du cœur, des poumons, dernière période de la phthisie, etc.).

SUICIDE, s. m. (*sui*, de soi ; *cædes*, meurtre). Action de celui qui se tue volontairement. La pensée et la mise à exécution du suicide se rencontrent dans quelques maladies telles que l'hypochondrie, la mélancolie, différents genres de *folie*, parmi lesquels il faut ranger la monomanie du suicide, suite du délire des persécutions, la pellagre, etc. Cependant un grand nombre d'individus sains de corps et d'esprit cherchent dans le suicide un refuge aux chagrins, aux revers de fortune, aux déceptions, au déshonneur.

Les moyens employés pour arriver au suicide sont assez nombreux, mais un petit nombre sont fréquemment employés, ce sont : la submersion, la pendaison, la précipitation d'un lieu élevé, l'écrasement sous un lourd véhicule, locomotive ou tramway, les blessures mortelles par armes à feu, par instrument tranchant, l'asphyxie et l'empoisonnement.

La submersion et la strangulation sont les genres de mort les plus usités, cependant l'âge, le sexe et les conditions sociales influent sur le choix des moyens. L'adulte emploie généralement les armes à feu ; le vieillard, la pendaison ; et les femmes l'asphyxie par le charbon ou la submersion. L'exemple exerce une influence fâcheuse sur le suicide par IMITATION, et l'on sait qu'à certaines époques de l'année on note une véritable *épidémie de suicides* s'accomplissant en grand nombre, dans les mêmes conditions, par les mêmes moyens, et l'on connaît l'histoire de cette guérite isolée sur les remparts d'une ville fortifiée dans laquelle les sentinelles se suicidaient presque fatalement, sans doute sous l'influence de la tristesse du paysage, de la solitude et du souvenir d'un suicide antérieur accompli dans cet endroit. On fit brûler la guérite et le mal fut coupé dans sa racine.

SUIE, s. f. (*fuligo*). Matière noire que la fumée laisse déposer sur les parois des tuyaux des cheminées et des poêles. Sa saveur est amère, son odeur acre, désagréable ; elle se compose principalement de molécules très-fines de charbon, d'un peu d'acide acétique, d'huile empyreumatique, de sel ammoniac et de quelques autres sels sublimés. On l'a employée autrefois pour de nombreux usages pharmaceutiques, et en dernier lieu, elle a été préconisée en pommade contre diverses affections cutanées.

SUIF, s. m. (*sebum*, στέαρ). Graisse consistante, douée d'une odeur particulière due à l'*hircine*, qui se trouve dans le tissu cellulaire inter-musculaire des ruminants, surtout le bœuf et le mouton. Le *suif de bœuf*, qui sert à la fabrication des chandelles, fond à 38° ; le *suif de mouton*, qui sert plus spécialement à la fabrication des bougies et à l'extraction de la stéarine, ne fond qu'à 45°.

SULFATE, s. m. Nom générique des sels formés par l'acide sulfurique et une base. Presque tous les sulfates sont solubles, excepté ceux de baryte, de strontiane, de plomb et de chaux. Ce dernier l'est cependant un peu.

On reconnaît la présence d'un sulfate dans l'eau par le précipité de sulfate de baryte qui se produit, lorsqu'on y ajoute une solution d'un sel de baryte (chlorure de baryum ou azotate de baryte).

Sulfate double d'alumine et de potasse. Voy. ALUN.

Sulfate d'atropine, employé en collyre pour dilater la pupille (1 à 10 centigrammes dans 10 grammes d'eau distillée) ; il est doué des mêmes propriétés que l'ATROPINE. Il est nécessaire qu'il soit bien pur, dépourvu de toute acidité, préparé récemment avec du sulfate neutre cristallisé et de l'eau distillée.

Sulfate de cadmium, employé comme celui de zinc en collyres et en injections.

Sulfate de chaux ou pierre à PLATRE ; il rend les eaux impropres au blanchissage (eaux séléniteuses).

Sulfate de cuivre ou *vitriol bleu*, sel qui se présente sous forme de beaux cristaux bleus, renfermant cinq équivalents d'eau ($CuO,SO^3 + 5HO$), très-soluble à chaud, et cristallisant par le refroidissement. On se sert souvent d'un cristal bien poli de sulfate de cuivre pour cautériser directement la conjonctive, le col de l'utérus, le pharynx ou les amygdales. On l'administre en injections (contre la blennorrhagie), en collyre (1 gramme par 30 grammes d'eau).

A l'intérieur c'est un vomitif auquel on a quelquefois recours dans le CROUP, lorsque les autres vomitifs n'ont pas d'action. On l'a aussi administré comme antispasmodique, contre l'épilepsie, etc. De même que tous les sels de cuivre, c'est un composé toxique, et nous devons faire à son égard les mêmes réserves que celles qui ont été exposées à propos du CUIVRE.

Lorsqu'on verse de l'ammoniaque liquide dans une solution de sulfate de cuivre, il se produit d'abord un précipité (oxyde de cuivre hydraté) qui se redissout rapidement dans l'excès d'ammoniaque et forme une liqueur d'un bleu magnifique, appelée *eau céleste,* dont les pharmaciens se servent pour remplir des bocaux destinés à décorer la devanture de leurs boutiques.

Sulfate de fer ou *vitriol vert* ($FeO,SO^3 + 7HO$). Sel d'un vert clair, en cristaux efflorescents, solubles dans deux fois leur poids d'eau. Il sert à préparer l'encre, les teintures noires, le bleu de prusse, etc. C'est aussi un désinfectant très-efficace pour assainir les cales des navires, les matières des fosses d'aisances, etc. Il sert aussi à la préparation de certaines pilules ferrugineuses.

Sulfate de magnésie. Sel cristallisé en petits cristaux blancs amers, solubles dans l'eau ; on l'appelle aussi *sel d'Epsom* ou de *Sedlitz ;* il forme le principe actif de ces eaux purgatives. C'est un des PURGATIFS dialytiques les plus employés à la dose de 30 à 60 grammes dans une bouteille d'eau froide, que l'on absorbe en trois verres à un quart d'heure d'intervalle, le matin à jeun.

Sulfate de mercure. On utilise le sulfate d'oxydule et celui de protoxyde ou *bisulfate* comme excitant de certaines PILES (Marié-Davy). Ils sont doués des propriétés toxiques et thérapeutiques des composés du mercure. Le *sulfate basique* jaune forme le *turbith minéral.*

Sulfate de morphine. Sel dont les propriétés sont celles de la MORPHINE, et qui est moins employé que le chlorhydrate de cet alcaloïde.

Sulfate de potasse (sel de *duobus*). Employé quelquefois à petites doses (2 grammes par jour) comme anti-laiteux. Il est purgatif, mais peut être toxique à hautes doses (comme tous les sels de potasse). On lui préfère de beaucoup le sulfate de soude.

Sulfate de quinine. — Voy. QUININE.

Sulfate de soude. (Sel admirable de Glauber). C'est un des purgatifs les plus employés, à la même dose et dans les mêmes conditions que le sulfate de magnésie. On l'administre aussi avec avantage associé au jalap (10 centigrammes de poudre de jalap et 30 grammes de sulfate de soude) dans un bol de bouillon à l'oseille.

Sulfate de zinc ou vitriol blanc, couperose blanche. Il se produit par l'action du zinc sur l'acide sulfurique dilué. C'est un résidu de l'action des piles ordinaires. Lorsqu'il est pur il se présente sous forme de cristaux blancs très-solubles dans l'eau, d'une saveur styptique, nauséeuse. On l'emploie comme astringent : en collyre (10 centigrammes pour 30 grammes d'eau), en injection contre la blennorrhagie (1 gramme pour 100 d'eau). Il est vomitif et paraît vénéneux, bien que l'on n'ait pas rapporté de cas absolument authentique de mort à la suite d'empoisonnement par le sulfate de zinc.

SULFHYDRATE, s. m. Nom générique des sels formés par l'acide sulfhydrique et une base. En réalité ce sont des sulfures, plus les éléments de l'eau.

Le **sulfhydrate d'ammoniaque** (AzH^4S) est un gaz très-soluble dans l'eau, fort infect, dont l'odeur d'*œuf pourri* est caractéristique. Il est vénéneux comme l'acide sulfhydrique, noircit l'argenterie, précipite en noir les sels de cuivre, de plomb, etc.

Le **sulfhydrate de soude** ou sulfure de sodium cristallise (à l'état hydraté) en cristaux blancs fort solubles dans l'eau, il a une odeur moins forte que le précédent et existe dans plusieurs eaux minérales sulfureuses.

SULFHYDRIQUE, adj. L'acide sulfhydrique (HS) ou *hydrogène sulfuré* est un gaz d'une odeur infecte (œufs pourris) qui se produit spontanément dans la décomposition des substances organiques qui contiennent du soufre, et que l'on se procure artificiellement en décomposant les sulfures par un acide. C'est lui qui entre dans la composition des eaux sulfureuses : Eaux-Bonnes, Cauterets, Enghien, etc. Il se produit en abondance dans les fosses d'aisances et peut asphyxier les ouvriers qui y travaillent : on l'appelle alors le *plomb*. En s'oxydant à l'air, il se transforme peu à peu en acide sulfurique : c'est ce qui explique pourquoi les linges qui servent dans les établissements de bains sulfureux sont rapidements détériorés par l'action corrosive de ce dernier acide.

SULFITE, s. m. Sel formé par l'acide sulfureux et une base : sulfite de soude, de potasse, etc. Ce sont des désoxydants et des antiputrides employés en solutions comme désinfectants et en injections dans les vaisseaux pour conserver les cadavres et les pièces anatomiques. On emploie aussi pour ce dernier usage les *hyposulfites* et principalement celui de soude.

SULFOCYANURE, s. m. Corps composé d'un métal uni au *sulfocyanogène*, radical dont la formule est Cy^2S^2. Les sulfocyanures sont toxiques, comme les cyanures ; cependant on a trouvé des traces de *sulfocyanure de potassium* dans la salive.

SULFOVINATE, s. m. Sel formé par une base et l'acide sulfovinique.

Le **sulfovinate de soude** se présente sous forme de petits cristaux blancs, solubles dans l'eau, n'ayant que peu de saveur. C'est un purgatif analogue au sulfate de soude et d'un goût moins désagréable. On l'emploie à la dose de 30 grammes dans une demi-bouteille d'eau édulcorée avec du sirop de groseilles, que l'on doit prendre par verres de quart d'heure en quart d'heure.

SULFURE, s. m. Corps composé de soufre et d'un autre corps métalloïde ou métal. La plupart des sulfures métalliques sont solides et insolubles dans l'eau.

Les **sulfures d'antimoine** et le *sulfure hydraté* ou KERMÈS sont employés comme altérants et expectorants.

Les **sulfures d'arsenic** (*réalgar* [rouge] et *orpiment* [jaune]) sont toxiques, employés quelquefois comme *escharotiques*.

Sulfure de carbone. Liquide blanc transparent, d'une odeur infecte, surtout lorsqu'il est impur, qui sert dans les manipulations du caoutchouc. Les ouvriers qui le manient sont souvent atteints d'une intoxication spéciale (voy. CAOUTCHOUC.)

Le **sulfure de fer** hydraté (obtenu par voie humide) est employé comme antidote dans l'empoisonnement par l'ARSENIC, les sels de mercure, de plomb, etc.

Sulfure de mercure. Le bisulfure (*cinabre* ou *vermillon*) est employé en fumigations contre certains accidents cutanés invétérés de la *syphilis*.

Sulfure de potasse. Nom donné à un mélange formé principalement par du *sulfure de potassium*, qui est employé à la dose de 60 grammes pour préparer les bains sulfureux artificiels. Il sert aussi à fabriquer de l'eau sulfureuse artificielle et un sirop sulfureux.

SULFUREUX, adj. Qui contient du soufre.

L'**acide sulfureux**, SO^2, est un gaz qui se forme par la combustion du soufre dans l'air. Il a l'odeur bien connue, aigrelette, piquante et suffocante qui se dégage d'une allumette que l'on vient d'enflammer. Ce gaz est très-soluble dans l'eau (cinquante fois environ). C'est un décolorant et un désoxydant énergique. Il blanchit la paille, les éponges ; une rose ou une violette humide exposées à son action ne tardent pas à être décolorées. C'est en même temps un poison pour la plupart des animaux et des organismes inférieurs ; aussi a-t-il été employé dans le traitement de la *gale*, et pour faire des fumigations insecticides.

Les **bains sulfureux** contiennent une certaine quantité d'*acide sulfhydrique* ou de sulfhydrates. On s'en sert avec avantage dans le traitement des affections parasitaires de la peau, après friction avec la pommade d'Helmerich (voy. GALE), contre les douleurs rhumatismales, pour combattre l'anémie, les accidents d'intoxication par le plomb, etc.

Eaux sulfureuses. — Voy. EAU.

SULFURIQUE, adj. L'**acide sulfurique** ordinaire, SO^3HO, est un liquide blanc de consistance épaisse ; sa densité est de 1,84. C'est un caustique des plus violents ; il désorganise instantanément les muqueuses avec lesquelles il est en contact. La peau est détruite en quelques secondes, et les cicatrices qui se forment à la suite de la chute de l'eschare ont une grande tendance à se rétracter. Lorsqu'il a été avalé par mégarde ou dans un but de suicide et que la mort n'a pas lieu rapidement, il en résulte des rétrécissements de l'œsophage qui peuvent empêcher toute alimentation.

Ce n'est cependant pas un poison, et, lorsqu'il est dilué dans une quantité d'eau suffisante (1 gr. 80 pour 1 litre d'eau), il forme une *limonade sulfurique* que l'on peut sucrer et aromatiser, et qui est très-utile comme boisson rafraîchissante économique.

On se sert aussi de l'acide sulfurique pour la préparation de l'EAU DE RABEL et des pâtes CAUSTIQUES, SULFOSAFRANIQUE et CARBOSULFURIQUE.

SUPERFÉTATION, s. f. (de *super*, sur, et *fœtus*). Conception qui se produirait après une autre lorsqu'un autre fœtus ou œuf fécondé se trouve déjà dans l'utérus. La possibilité de la superfétation n'est pas démontrée dans l'espèce humaine.

SUPINATION, s. f. (de *supinus*, renversé en arrière). Position du corps couché sur le dos, la tête rejetée en arrière, les membres étendus. C'est quelquefois cette posture que prennent les malades qui sont arrivés à un degré de prostration considérable.

En anatomie, on appelle *supination* une rotation de dedans en dehors ou la position que font prendre aux membres les muscles dits supinateurs. Ainsi, au membre supérieur, l'avant-bras est considéré dans sa position normale lorsque la *paume de la main* est tournée en avant (supination), on dit qu'il se met dans la pronation lorsque l'action des muscles le fait tourner et regarder en arrière, de manière à présenter la face dorsale en avant. Le contraire de la *supination* est la *pronation*.

SUPPOSITOIRE, s. m. (de *supponere*, placer au-dessous). Médicaments destinés à être introduits dans l'anus; ils sont de consistance solide, de forme conique. Le savon, le suif, le beurre de cacao, le miel, dans lesquels on incorpore des substances médicamenteuses, sont les matières que l'on fait servir le plus communément à leur préparation.

SUPPURATION, s. f. (*suppuratio*, ἐκπύημα). Phénomène caractérisé par la formation du PUS. C'est une des terminaisons de l'*inflammation*. Elle s'annonce par des frissons, par la rémission des symptômes locaux et surtout par la nature de la douleur, qui de lancinante et aiguë devient gravative, et par la constatation de la FLUCTUATION (voy. ABCÈS). On établit quel-

quefois une suppuration artificielle au moyen de *sétons*, de *vésicatoires*, de *cautères*, dans le but d'obtenir une dérivation, et de déplacer une inflammation qui atteint un organe important.

SURDITÉ, s. f. Affaiblissement ou perte plus ou moins complète de la faculté de percevoir les sons. L'exercice normal de l'audition nécessite l'intégrité de plusieurs organes fondamentaux qui sont : l'appareil destiné à recueillir les sons, l'*oreille*; le *nerf* qui transmet l'impression sonore à l'encéphale, et les *centres nerveux* qui perçoivent cette impression. Une lésion plus ou moins grave de l'un de ces organes entraînera la diminution ou la perte absolue de l'audition. La surdité n'est donc pas une maladie, mais un symptôme qui se rencontre fréquemment, puisqu'elle est subordonnée à un grand nombre de lésions. D'autre part, la *surdité* est *congénitale* ou *acquise*. La surdité congénitale se complique de *mutité* (surdi-mutité).

Parmi les lésions de l'oreille externe qui entraînent la surdité, on observe la présence de corps étrangers, les polypes du conduit auditif et l'accumulation du cérumen, qui n'est elle-même souvent qu'un symptôme d'une lésion profonde de l'oreille. La perforation ou la destruction complète du tympan entraîne une difficulté plus ou moins grande de percevoir les ondes sonores.

Les maladies aiguës du tympan et de l'oreille moyenne provoquent au début l'exaltation de l'audition, mais la surdité plus ou moins grave ne tarde pas à remplacer cette hyperacusie; telles sont : l'oblitération presque complète de la caisse du tympan par hypertrophie de la muqueuse, les adhérences des osselets, la destruction de la chaîne des osselets et surtout l'ankylose de l'étrier dans la fenêtre ovale. D'après les expériences de Flourens, l'ablation de l'*étrier* et l'ouverture de la fenêtre ovale, à laquelle il est adhérent, amènent la surdité par suite de l'écoulement du liquide du LABYRINTHE. Ce liquide peut se reproduire lorsque la fenêtre ovale s'est refermée (Kessel). Mais, même dans le cas où la lésion persiste, la surdité n'est pas absolue, puisque les vibrations peuvent encore être transmises par les parois osseuses de la tête.

Les maladies de la trompe d'Eustache

qui empêchent le renouvellement de l'air dans la caisse, l'hypertrophie des amygdales qui compriment le pavillon de la trompe, surtout dans le jeune âge et chez les sujets scrofuleux, donnent aussi naissance à la surdité. Les maladies des apophyses mastoïdes peuvent entraîner la surdité par suite de la propagation de l'inflammation à l'oreille moyenne, et l'on conçoit que les lésions de l'oreille interne, labyrinthe, canaux demi-circulaires, vestibule, etc., puissent donner lieu à une surdité complète ; mais la difficulté du diagnostic l'a fait ranger dans la classe des névroses. On a appelé *surdités sthéniques* celles qui coïncidaient avec de la congestion de l'encéphale, et *surdités torpides* celles qui semblaient liées, chez les vieillards, à la diminution de l'activité cérébrale.

Les affections du nerf auditif, qu'il soit comprimé ou déchiré dans les fractures du crâne, comprimé ou atrophié par des tumeurs intracraniennes, donnent toujours lieu à la surdité.

Les lésions cérébrales, congestion, ramollissement, hémorrhagie, entraînent la surdité, et l'on a même noté la fréquence des migraines comme une disposition fâcheuse à contracter cette infirmité.

Des causes diverses peuvent entraîner une surdité plus ou moins durable : des maladies, typhus, fièvre typhoïde, variole ; des substances médicamenteuses plus ou moins toxiques paraissant douées d'une action spéciale sur le nerf auditif ; telles que la belladone, la jusquiame, le sulfate de quinine, l'acide salicylique et le salicylate de soude, etc.

On apprécie le degré de surdité au moyen du diapason ou d'appareils de formes diverses nommés *acoumètres ;* mais le moyen le plus simple est l'usage de la montre rapprochée peu à peu de l'oreille, jusqu'à ce que le tic tac en soit nettement perçu. La surdité commence en deçà de 20 centimètres.

Le degré de surdité étant constaté, il reste à trouver la cause de l'infirmité, diagnostic souvent fort difficile.

On conçoit qu'il est absolument impossible d'instituer un traitement unique de la surdité, dont les causes sont si multiples. Toutes les panacées ou appareils prônés à grand renfort de réclames n'a-

gissent tout au plus (lorsqu'ils agissent, ou même ne sont pas nuisibles) que dans certains cas particuliers.

Avant tout, il est donc nécessaire de faire un diagnostic exact par l'exploration du conduit auditif externe, l'examen du sens de l'ouïe au moyen de la montre et du diapason (ce qui permet de reconnaître si l'appareil central est atteint ou s'il ne s'agit que d'une lésion des organes de transmission), etc.

Il sera souvent nécessaire de faire une insufflation d'air dans la trompe d'Eustache.

Ce que l'on peut dire de plus général, c'est que les sourds doivent éviter l'humidité, tout ce qui porte le sang à la tête ; ils doivent se préserver des maux de gorge, qui sont souvent l'origine de leur mal, éviter de trop parler, de tenir la tête baissée, combattre la constipation.

Ils entendront d'autant mieux qu'on parlera plus distinctement, plus lentement, sans trop crier, mais en articulant nettement toutes les syllabes. Il ne faudra pas que plusieurs personnes parlent à la fois. La colère, les repas prolongés, les contrariétés et les préoccupations augmentent leur infirmité et la mauvaise humeur qui en est la conséquence. Enfin ils trouveront une amélioration à leur état dans l'emploi raisonné des douches chaudes de vapeurs aromatiques injectées dans le conduit auditif externe, dans l'usage des révulsifs (pommade à la vératrine, vésicatoire) appliqués derrière l'oreille, ainsi que dans l'administration de quelques purgatifs, et surtout en ne s'écartant pas d'une hygiène bien appropriée.

SUREAU, s. m. Le *sureau noir* (*sambucus nigra*) est un arbrisseau de la famille des Caprifoliacées qui croît dans les bois et dans les haies. Ses fleurs exhalent une odeur aromatique un peu nauséeuse quand elles sont fraîches, assez agréable quand elles sont sèches. Elles sont excitantes et diaphorétiques ; on les administre en infusion, eau distillée, et en cataplasmes comme résolutives.

SURRÉNAL, adj. Placé au-dessus du rein.

Les **capsules surrénales** sont des glandes vasculaires sanguines qui coiffent la partie supérieure des reins à la façon d'un capuchon et dont le rôle est assez obscur.

**SUS - ACROMIAL , SUS - CLAVICU-
LAIRE, SUS-MAXILLAIRE, SUS-ORBI-
TAIRE**, adj. Qui est placé au-dessus de
l'acromion (omoplate), de la *clavicule*
(nerfs sus-acromial et sus-claviculaire, rameaux du plexus cervical), de la *mâchoire
inférieure*, de *l'orbite* (nerf sus-orbitaire,
trou sus-orbitaire) (12, fig. 236, et 9, fig.
237).

SUSPENSEUR, adj. Qualificatif donné à
certains ligaments, cordons ou replis de
diverses membranes, dont le rôle est de
tenir suspendus certains organes : ligament suspenseur du foie (repli du péritoine), du testicule, de la verge, etc.

par des bandes étroites, servant de sous-
cuisses, qui vont du périnée à la partie postérieure du bassin s'attacher à la ceinture
qui supporte tout l'appareil. Il est bon de
bien rembourrer la poche du suspensoir
avec de la ouate, de façon à bien assurer
l'immobilité des bourses et à éviter les
frottements. Lorsqu'on doit appliquer un
suspensoir à une personne couchée, on
peut se servir d'une simple planchette
échancrée, recouverte de toile et reposant
de chaque côté sur les cuisses.

SUTURE, s. f. (de *suo*, je couds). Opération chirurgicale destinée à obtenir la
réunion immédiate d'une PLAIE. Il est né-

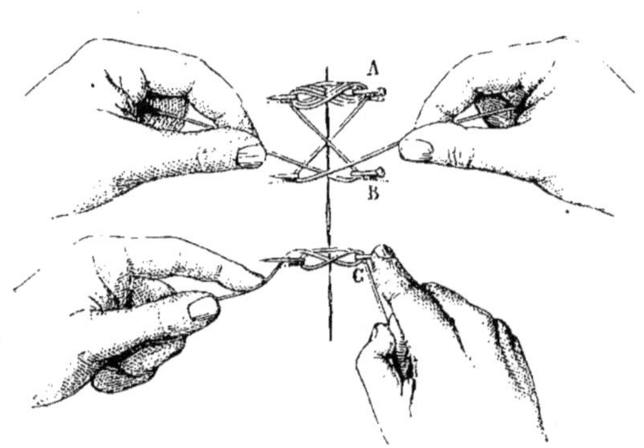

Fig. 511. — Suture entortillée.

A, B, C, Trois épingles passées à travers les lèvres de la plaie.

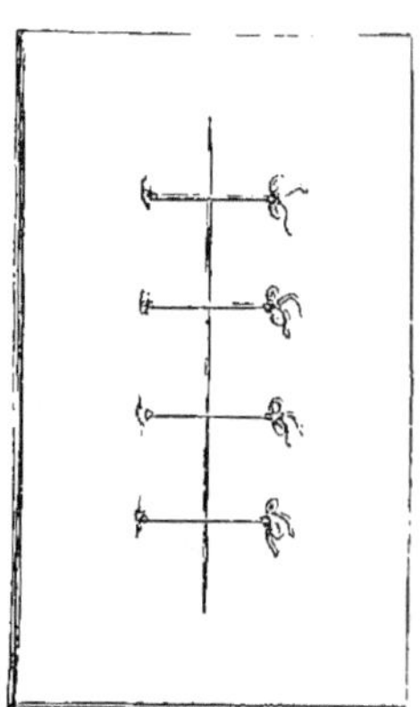

Fig. 512. — Suture entrecoupée.

SUSPENSOIR, s. m. Bandage destiné à
soutenir le *scrotum* et à le relever, employé le plus souvent chez les individus
atteints d'une maladie des organes de la
génération (ORCHITE, BLENNORRHAGIE, etc.).
Cependant, le suspensoir peut être porté
ordinairement par des individus parfaitement sains, mais dont les testicules sont
flasques et pendants, ou encore par les
personnes exposées à des mouvements qui
pourraient causer le frottement des bourses,
en particulier par les cavaliers. L'usage
du suspensoir constitue dans ce cas une
pratique utile et prophylactique d'un grand
nombre d'accidents.

Le suspensoir ordinaire est constitué
par une poche en étoffe, ou en tissu tricoté
en fil de coton, suspendue en avant à une
ceinture, offrant une ouverture par laquelle
passe le pénis et terminée des deux côtés

cessaire que les deux lèvres de la solution
de continuité soient bien nettes et récentes. Aussi, lorsqu'on doit réunir par
une suture des parties qui sont déjà recouvertes d'une pellicule cicatricielle, comme
lorsqu'il s'agit d'une *autoplastie* destinée
à oblitérer une fistule, par exemple, il est
nécessaire *d'aviver* avec soin les parties
dont on veut tenter la réunion.

En tout cas, il faut au préalable arrêter
toute hémorrhagie et débarrasser les
lèvres de la plaie de tout caillot sanguin.
Cependant, dans quelques cas, c'est la suture elle-même qui arrête l'hémorrhagie,
mais il n'en faut pas moins procéder ensuite à un nettoyage minutieux. En général, s'il s'agit d'une plaie simple (coupure,
par exemple), on commencera par réunir
la plaie par son milieu, sauf lorsqu'une
de ses extrémités est libre (bec-de-lièvre,

par exemple). Comme il ne faut pas qu'il y ait de différence de niveau à ce bord libre, il sera bon d'abord d'en affronter les deux extrémités.

On emploie, suivant les circonstances et suivant le but que l'on se propose, diverses espèces de sutures :

La **suture entortillée** (fig. 511), qui se fait au moyen d'épingles fines traversant les bords de la plaie et les dépassant de chaque côté ; un fil que l'on entortille autour des épingles sert à maintenir les deux lèvres parfaitement affrontées. Il est bon de rogner

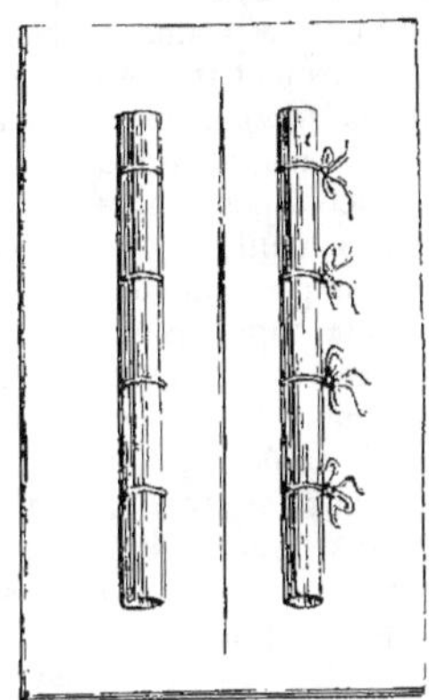

Fig. 513 — Suture enchevillée.

l'extrémité de ces épingles et de protéger la peau, au niveau de la tête et de la pointe (coupée), au moyen d'une bandelette de sparadrap, de diachylon ou de taffetas. Au bout d'un ou deux jours, on retire les épingles en laissant le fil, qui, agglutiné par les humeurs concrètes, soutient encore un peu la plaie. C'est la meilleure suture pour la plupart des plaies récentes de la peau, ou consécutivement aux grandes opérations.

Les autres sutures se font au moyen de fils de soie, de lin, ou de fils métalliques en argent. On peut aussi employer des fils de *catgut*, ou corde à violon imprégnée d'eau phéniquée, qui jouit de la propriété de pouvoir être résorbée et de disparaître dans les chairs, ce qui est un avantage pour les plaies profondes, que l'on peut fermer complétement sans avoir à craindre la présence d'un corps étranger au milieu des tissus.

Les autres sutures employées sont : la

suture enchevillée (fig. 513), *entrecoupée* (fig. 512), à surjets.

SYLVIUS. Anatomiste français du XVᵉ siècle.

La **scissure de Sylvius** est une séparation du cerveau située entre les lobes antérieurs et moyens.

L'**aqueduc de Sylvius** fait communiquer le ventricule moyen du cerveau avec le ventricule du cervelet.

SYMBLÉPHARON, s. m. (de σύν, avec, et βλέφαρον, paupière). Adhérence vicieuse des paupières avec la conjonctive du globe

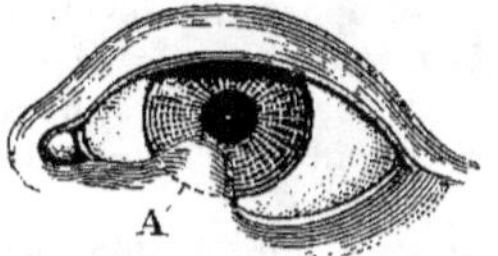

Fig. 514. — Symblépharon de la paupière inférieure.
A, Contour de la cornée recouvert par la paupière.

de l'œil (fig. 514). Le plus souvent c'est à la suite d'une brûlure ou d'une ulcération suivie de cicatrisation vicieuse que se montre cette affection. Les mouvements de l'œil sont gênés et la vision plus ou moins compromise.

Le seul *traitement* consiste à en faire l'opération. Tantôt on peut se contenter d'une simple ligature, dans laquelle on

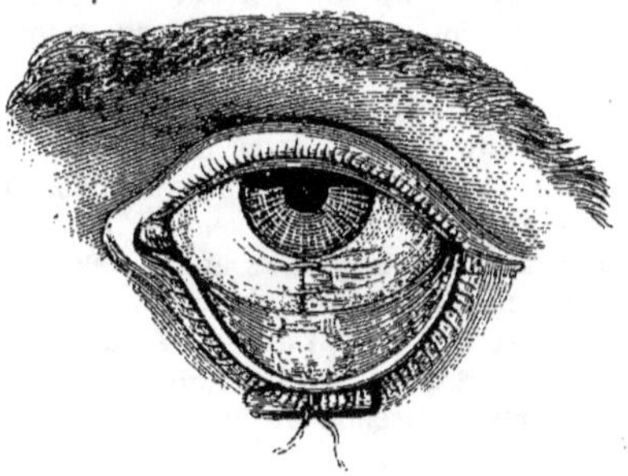

Fig. 515. — Opération du symblépharon.
Suture de la conjonctive.

serre étroitement la bride cicatricielle. Tantôt il est nécessaire d'en faire la section et d'empêcher sa reproduction par une suture convenable (fig. 515) ou même par une véritable autoplastie.

SYMPATHIE, s. f. (de σύν, avec, et πάθος, affection). Rapport qui existe entre deux organes plus ou moins éloignés et qui fait que l'affection de l'un se transmet nécessairement à l'autre, ou que tout au moins les actes physiologiques ont un retentissement réciproque entre ces deux organes. Le mécanisme des sympathies est le même que celui des actions réflexes (voy. MOELLE), si toutefois les sympathies ne sont pas elles-mêmes de véritables actions réflexes. C'est par sympathie que, chez la femme, les seins et l'utérus sont simultanément affectés, physiologiquement ou pathologiquement. C'est par sympathie que chez l'homme, à l'époque de la puberté, le développement des testicules se fait en même temps que la transformation du larynx et de la voix, sympathie mise tristement à profit pour obtenir la voix de *soprano*.

Dans un sens plus étendu, les sympathies ne se bornent pas aux organes d'un même individu, elles se transmettent d'homme à homme, et personne n'ignore que le vomissement, le rire, le bâillement, l'éternument peuvent se propager sympathiquement à un grand nombre d'individus.

SYMPATHIQUE, adj. Le système du grand sympathique, ou le **nerf grand sympathique**, n'est pas, comme on l'a cru longtemps, un système nerveux indépendant du système *cérébro-spinal* (cerveau et moelle épinière). On pensait qu'il tenait exclusivement sous sa dépendance les fonctions végétatives, la digestion, la circulation, etc. En réalité, c'est une dépendance de la moelle épinière, avec laquelle il a de nombreuses connexions. Ce n'est pas un nerf unique, mais un ensemble de *ganglions nerveux*, de *plexus* et de *nerfs*, situés de chaque côté de la colonne vertébrale et se distribuant à tous les organes, soit isolément, soit le plus souvent en s'accolant aux vaisseaux ou aux nerfs rachidiens ou craniens.

Le grand sympathique se compose d'un *tronc* formé par une chaîne ganglionnaire dont le nombre est égal à celui des paires nerveuses rachidiennes, sauf au cou, où il n'y en a que trois. Ces ganglions, situés de chaque côté du rachis, au niveau des trous de conjugaison ou dans leur intervalle, sont d'une couleur gris rougeâtre, allongés, fusiformes ou à bords déchiquetés. Ils sont reliés entre eux par des cordons nerveux grisâtres. Ce tronc se prolonge dans la tête, où il présente divers renflements qui constituent les ganglions de *Meckel, ophthalmique, otique, géniculé*. En bas, les cordons sympathiques se réunissent en formant une anse nerveuse, située au devant du coccyx.

Les ganglions du grand sympathique communiquent entre eux par des cordons nerveux; en outre, ils reçoivent des branches afférentes et émettent des branches efférentes.

Les *branches afférentes* viennent de la moelle épinière, du bulbe ou de la partie de la moelle qui se prolonge dans l'encéphale. Elles forment les véritables *racines du nerf grand sympathique* (racines communicantes). Chaque branche antérieure des nerfs rachidiens donne un rameau nerveux au ganglion correspondant du grand sympathique. Au cou, les ganglions cervicaux (n'étant que trois) reçoivent des branches afférentes venant de plusieurs nerfs rachidiens.

Les *branches efférentes* se rendent soit directement aux organes auxquels elles doivent se distribuer, ou elles passent d'abord par d'autres ganglions dits *médians*, tels que le ganglion de Wrisberg, le semi-lunaire. Elles contiennent : 1° des fibres nerveuses nées dans les cellules des ganglions sympathiques; 2° d'autres fibres provenant directement de la moelle ou détachées des nerfs rachidiens.

On considère quatre portions au nerf grand sympathique : cervicale, thoracique, lombaire, pelvienne.

1° La portion *cervicale*, qui va de la tête à la partie supérieure du thorax, comprend : 1° le *ganglion cervical supérieur* avec ses branches : supérieures ou intra-crâniennes; externes; internes ou viscérales; antérieures ou carotidiennes externes; et postérieures ou musculaires et osseuses. 2° Le *ganglion cervical moyen*, plus petit que les deux autres. 3° Le *ganglion cervical inférieur*, qui donne des rameaux externes, un rameau ascendant et des rameaux internes ou viscéraux qui, en s'anastomosant avec ceux venus du *pneumogastrique*, contribuent à la formation du *nerf cardiaque* moyen et constituent le *nerf cardiaque inférieur*.

2° La portion *thoracique* comprend douze ganglions réunis entre eux et avec

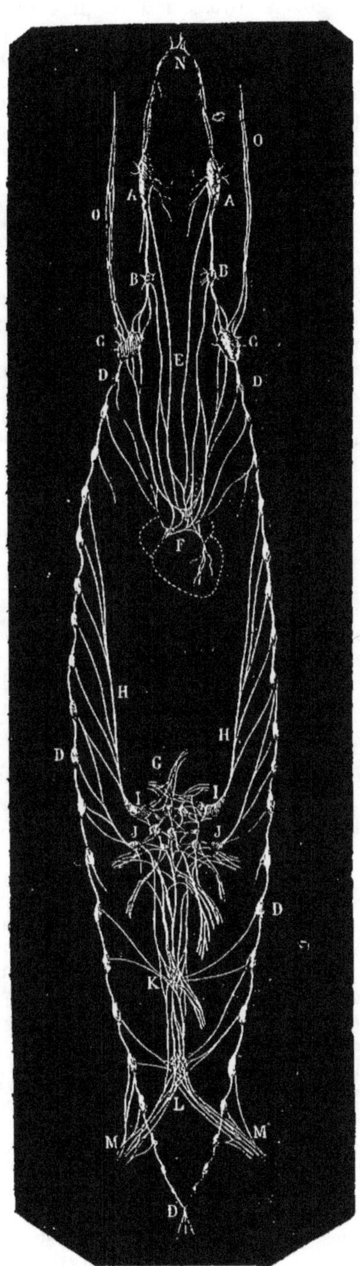

FIG. 516 (schématique) représentant les deux nerfs grands sympathiques. (Voir la legende ci-contre.)

les nerfs intercostaux. Ils donnent des branches externes qui s'accolent aux artères, des branches internes ou viscérales pour l'œsophage, l'aorte, la trachée, les poumons. Les six ou sept derniers ganglions donnent des rameaux plus blancs que les autres, qui constituent les *nerfs splanchniques*. Ces derniers, après avoir traversé le diaphragme, vont se jeter dans les *ganglions semi-lunaires*, formant des renflements d'où partent à leur tour de nombreux filets qui constituent le *plexus solaire* destiné à la plupart des organes de l'abdomen (diaphragme, foie, rate, intestin, reins, ovaire, etc.), auxquels il se distribue en suivant le trajet des artères.

3° La *portion lombaire* comprend quatre ou cinq ganglions, dont les ramifications, réunies aux derniers rameaux du plexus solaire, forment le *plexus lombo-aortique*, qui accompagne l'artère *mésentérique inférieure* pour se rendre aux côlons transverse, au côlon descendant, à l'S iliaque, au rectum.

4° La *portion pelvienne*, formée par les quatre ganglions situés en avant des trous sacrés antérieurs, donne des rameaux qui accompagnent les artères sacrée latérale, sacrée moyenne et ilio-lombaire, et d'autres antérieurs et externes, qui concourent à la formation du *plexus hypogastrique*, venant en partie du plexus *lombo-aortique* de la portion précédente. Le plexus hypogastrique, qui comprend aussi de nombreux filets nerveux venant directement de la moelle par les branches antérieures des derniers nerfs sacrés, forme les plexus

A, Ganglion cervical supérieur.
B, Ganglion cervical moyen.
C, Ganglion cervical inférieur.
D, Ganglion rachidien.
E, Filets antérieurs des ganglions cervicaux et des premiers ganglions thoraciques concourant à la formation du plexus cardiaque.
F, Plexus cardiaque.
G, Plexus diaphragmatique.
H, Grand splanchnique.
I, Ganglion semi-lunaire.
J, Plexus solaire.
K, Plexus mésentérique.
L, Plexus hypogastrique.
M, Plexus iliaque.
N, Anastomoses du ganglion cervical supérieur avec les nerfs craniens
O, Filets ascendants qui accompagnent les artères dans le cerveau.

secondaires : hémorrhoïdal moyen, vésical, vésico-prostatique, ou vaginal et utérin.

La *structure du grand sympathique* n'est pas très-différente de celle des autres parties du système nerveux. Les *ganglions* contiennent des fibres nerveuses et des cellules, les unes *bipolaires*, qui ne semblent que traversées par les fibres nerveuses venant de la moelle, les autres unipolaires, ne donnant naissance qu'à une fibre nerveuse sans connexion avec la moelle. Une enveloppe de tissu conjonctif revêt les ganglions à l'extérieur et les cloisonne à l'intérieur.

Les *nerfs sympathiques* sont gris, mais ne sont nullement plus mous que les autres, bien qu'on les appelle souvent *nerfs mous*. Ils contiennent des fibres nerveuses comme les nerfs rachidiens ou crâniens, mais de plus ils renferment un certain nombre de fibres pâles (fibres de Remak) qui contiennent un certain nombre de noyaux ovales.

Usages du grand sympathique. — Bien que ce système ne puisse plus être considéré comme indépendant du système cérébro-spinal, cependant, le grand sympathique a des usages spéciaux, en rapport avec les éléments auxquels il se distribue. Il contient des éléments *sensibles*, mais il ne transmet à l'état normal qu'une sensibilité obtuse, qui ne s'exagère que dans les cas de maladies (coliques, péritonite, etc.). Il renferme des éléments *moteurs*, mais la contraction qu'il détermine dans les *muscles lisses* se produit lentement et ne disparaît pas brusquement.

Le véritable rôle du grand sympathique, c'est d'être un **vaso-moteur**, c'est-à-dire d'agir sur les éléments contractiles des vaisseaux. C'est en gouvernant l'afflux sanguin dans les vaisseaux qu'il modifie la vitalité et agit sur les fonctions des organes auxquels il se rend.

C'est aussi le *nerf moteur* du *cœur*, dont le *pneumogastrique* est le modérateur. En agissant sur les éléments musculaires des *artérioles*, il en détermine les contractions. Aussi, si le grand sympathique est paralysé, si la partie de la moelle d'où il tire ses racines (centre vaso-moteur) est malade, si l'on a arraché les ganglions sympathiques d'une région, on y observe une *dilatation* des vaisseaux artériels et des capillaires, une augmentation de température comparativement à ce qui existe du côté sain. Il agit d'une façon inverse des autres nerfs de sentiment qui se distribuent aux mêmes organes. Si, au lieu de paralyser le sympathique, on le laisse intact tout en sectionnant ses nerfs de sentiment, on aura un rétrécissement du calibre des artères et un refroidissement de la partie correspondante.

On a pu localiser dans certaines régions de la moelle épinière les *centres* qui président au fonctionnement de certains organes, ou qui sont les origines des *vaso-moteurs* de certaines régions. C'est ainsi que ceux du pied et de la jambe viennent de la région lombaire, que ceux de la main et de l'extrémité inférieure de l'avant-bras suivent le trajet du plexus brachial, qu'il y a des centres *cilio-spinaux* à la région cervicale, pour commander aux mouvements de l'*iris*, et un *génito-spinal*, vers la quatrième vertèbre lombaire, pour les conduits déférents, la vessie et la partie inférieure de l'intestin.

Les vaso-moteurs sont-ils de deux espèces? Y en a-t-il qui soient chargés de provoquer la dilatation des artères, et d'autres de produire leur contraction? C'est ce que les expériences de Schiff et de Virchow tendent à démontrer. Le rôle de nerf d'arrêt serait donc aussi en partie dévolu au grand sympathique.

Quelques physiologistes croient, en outre, que ce système contient des *fibres trophiques* qui président directement à l'état d'activité de certains organes et en particulier de quelques glandes. D'autres pensent que ce fonctionnement n'est influencé que par suite des modifications que subit leur circulation sanguine.

SYMPEXION s. m. (de σύμπηξις, concrétion). Nom donné par Robin à de petits corps microscopiques, solides, transparents, formés de substances azotées, qu'on trouve dans diverses parties de l'organisme (sperme, ganglions lymphatiques malades, glande thyroïde hypertrophiée, etc.).

SYMPHYSE, s. f. (de σύν, avec, et φύεσθαι, croître). Les *symphyses* ou *amphiarthroses* sont des articulations dont les surfaces, en partie contiguës et en partie continues, sont unies dans cette dernière portion par un tissu fibreux interarticulaire. Les symphyses sont dépourvues de synoviale et n'ont que des mouvements extrêmement limités. Les principales symphyses sont celles du pubis (voy. BASSIN), du corps des vertèbres, du sacrum et de l'os iliaque (sacro-iliaque), de certains os du carpe et du tarse, etc.

SYMPHYSÉOTOMIE, s. f. (σύμφυσις, symphyse, et τομή, section). Opération que l'on a conseillée et même parfois pratiquée pendant les accouchements difficiles, dans le but d'agrandir la cavité du bassin, insuffisante pour le passage de la tête du fœtus. Elle consiste à séparer les os iliaque droit et gauche en incisant le cartilage qui les réunit sur la ligne médiane à la symphyse pubienne. C'est une opération grave et qui ne paraît offrir que bien peu d'avantages sérieux ; aussi ne la pratique-t-on que lorsque les circonstances ne permettent pas d'employer l'opération césarienne ou mieux la céphalotripsie.

SYMPTOME, s. m. (de σύν, avec, et πίπτω, je tombe). On donne ce nom à toutes les modifications objectives ou subjectives qui apparaissent dans l'état normal d'un individu et qui constituent soit sur le moment, soit pour l'avenir les signes d'une maladie. C'est l'ensemble des symptômes qui permet de diagnostiquer une affection ; c'est leur gravité qui permet d'en établir le pronostic. On les distingue en *objectifs*, que le médecin peut constater directement, et en *subjectifs*, qui résultent des explications du malade.

SYNCHYSIS, s. m. (de σύγχυσις, trouble). Affection douloureuse du globe oculaire, caractérisée par le trouble du corps vitré, souvent rempli de cristaux de cholestérine (synchysis étincelant), surtout après les opérations de cataracte par abaissement.

SYNCOPE, s. f. (συγκοπή, *syncope*). Trouble nerveux de la fonction circulatoire entraînant la suspension subite et momentanée de l'action du cœur, d'où résulte l'interruption de la respiration, des sensations et des mouvements volontaires. Quelquefois la syncope survient à la suite d'une hémorrhagie accidentelle, ou, ce qui rentre dans le même ordre, à la suite d'une saignée abondante. Dans tous les cas, la cause de la syncope réside tout entière dans l'absence du sang au cerveau, le cœur ne conservant pas assez d'énergie pour lancer un courant sanguin jusqu'à l'encéphale.

Le traitement de la syncope doit avoir pour but de rétablir la circulation suspen-

due : le coucher horizontal, ou même l'inversion la tête en bas, les frictions énergiques, les aspersions d'eau froide vinaigrée sur la face, l'ammoniaque, l'éther, l'alcool, c'est-à-dire tous les stimulants appliqués sous les narines sont les moyens vulgaires et rationnels de rappeler à la vie les individus tombés en syncope. Ils demandent à être employés immédiatement avec énergie et persévérance.

SYNDROME, s. m. (συνδρομή, concours). On donne ce nom à un ensemble de symptômes anormaux, qui se développent dans le cours d'une maladie dont ils ne font pas partie. Quelquefois les syndromes constituent à eux seuls une maladie complète qui vient se greffer sur celle qui avait déjà atteint l'économie. C'est ainsi que la pneumonie, la pleurésie, etc., se présentent souvent comme syndromes ou complications dans le cours des fièvres graves, surtout de la fièvre typhoïde et des fièvres éruptives.

SYNÉCHIE, s. f. (de σύν, avec, et ἔχειν, avoir). Nom donné aux adhérences du bord pupillaire de l'*iris*. Lorsque l'iris adhère à la partie postérieure de la *cornée*, il y a **synéchie antérieure**. C'est ce qui arrive à la suite d'ulcères de la cornée (KÉRATITE), suivis d'une perforation de cette membrane, dans laquelle est venu s'enclaver le bord libre de l'iris. On observe aussi des synéchies antérieures consécutives aux blessures de la cornée.

Les **synéchies postérieures** sont constituées par des adhérences de l'iris, et surtout de son bord pupillaire avec la *capsule du cristallin*. C'est le plus souvent à la suite d'iritis ou d'irido-choroïdite qu'elles se produisent. La pupille, au lieu d'être ronde, est plus ou moins déformée ; souvent elle a la forme d'un trèfle, et cette déformation est surtout sensible si l'on cherche à la dilater par l'atropine, les parties adhérentes restant fixes, tandis que les autres se dilatent. On reconnaît facilement l'existence de synéchies en examinant l'œil à l'éclairage oblique.

Dans certains cas, il y a **synéchie postérieure totale**, c'est-à-dire que tout le bord de l'iris est soudé à la partie antérieure de la capsule du cristallin. Aussi il en résulte un défaut de communication entre la chambre antérieure de l'œil et les parties postérieures. Cet état est grave pour la nutrition du globe oculaire ; la vision, déjà fort compromise, ne tarde pas en général à disparaître tout à fait.

Le *traitement* des synéchies est avant tout préventif ; il consiste à maintenir la pupille dilatée lorsqu'il y a kératite ulcéreuse, iritis ou irido-choroïdite. Si les adhérences sont faibles et récentes, on peut arriver quelquefois à les rompre en instillant dans l'œil des solutions suffisamment

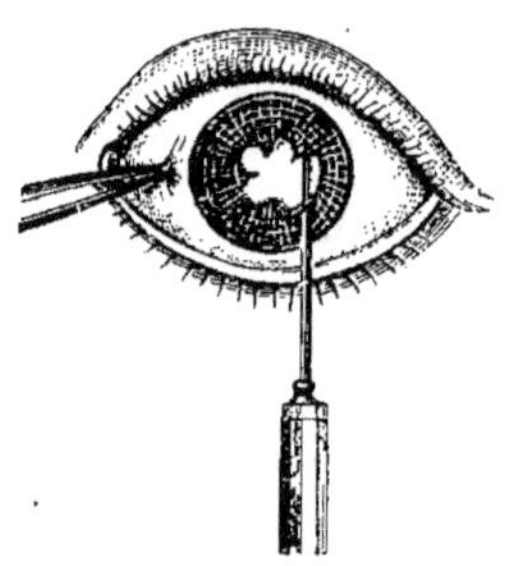

Fig. 517. — Synéchies postérieures donnant à la pupille la forme d'un trèfle.
Au moyen d'un petit crochet mousse, on tente de détacher quelques-unes de ces synéchies.

fortes de sulfate d'atropine. On peut aussi, dans certains cas, essayer de les détacher au moyen d'un petit crochet mousse (fig. 517). Mais, le plus souvent, c'est à une IRIDEC-TOMIE qu'il faut avoir recours. Cette dernière opération est surtout indispensable s'il y a synéchie postérieure totale.

SYNOQUE, adj. et s. f. (de σύνοχος, continu). La **fièvre synoque** *éphémère, continue, simple,* est un mouvement fébrile dont la durée est toujours courte et qui se termine toujours par le retour à la santé. Elle débute par un léger frisson avec céphalalgie frontale assez intense, lassitude, courbature, anorexie, soif vive. La langue est blanche, la bouche pâteuse. La nuit, il survient quelquefois du délire ; mais, au résumé, la fièvre se termine par une sueur abondante, et les urines laissent déposer par le refroidissement une grande quantité d'urates formant une masse rouge brique. Le plus souvent, on voit apparaître aux lèvres et à l'entrée des fosses nasales quelques bulles d'*herpes labialis*.

La synoque dure de vingt-quatre heures à quatre jours ; elle reconnaît pour causes les fatigues physiques et morales, la chaleur excessive, une émotion vive, l'influence des saisons, printemps et automne. La guérison spontanée est la règle ; cependant, il est bon de l'aider par le repos, la diète, une boisson diaphorétique, un pédiluve sinapisé si le mal est violent, et quelquefois un purgatif ou un vomitif, surtout en cas d'embarras gastrique.

SYNOVIAL, adj. et s. f. Les *membranes synoviales*, ou les *synoviales*, sont des *membranes séreuses* qui tapissent la face interne des articulations mobiles et qui sécrètent la *synovie*, destinée à faciliter le glissement des surfaces articulaires. Ces membranes n'occupent pas toute la surface de l'articulation, elles se prolongent et se terminent par un bord finement dentelé formant les *franges synoviales*. qui elles-mêmes offrent des prolongements extrêmement déliés, nommés *villosités synoviales*.

On rencontre encore dans les synoviales de petits culs-de-sac offrant une grande analogie avec les organes glandulaires : ce sont les follicules *synoviaux*, qui, par leur dilatation pathologique, forment les *kystes synoviaux*.

L'inflammation affecte souvent les synoviales ; elle constitue une véritable ARTHRITE, et, lorsque la synoviale suppure après s'être couverte de bourgeons charnus, elle forme la variété connue sous le nom de TUMEUR BLANCHE.

SYNOVIE, s. f. Produit de sécrétion séreuse plus consistante que la sérosité ordinaire, exhalée par les *membranes synoviales* et qui existe en quantité suffisante dans les articulations pour favoriser le glissement et maintenir le poli des surfaces articulaires pendant leurs différents mouvements. La synovie contient 92,9 pour 100 d'eau, 6,4 d'albumine et 0,7 de matières extractives, de sels alcalins et de matières grasses. Sa quantité s'exagère beaucoup dans l'HYDARTHROSE.

SYNTHÈSE, s. f. (de σύν, avec, et τίθημι, je pose). Opération qui consiste à reconstituer de toutes pièces un corps composé au moyen de ceux qui le composent. C'est le contraire de l'ANALYSE.

SYPHILIDE, s. f. Nom générique des maladies de la peau causées par la *syphilis*. Confondues d'abord avec les autres dermatoses (lèpre, mentagre, dartre, teigne, etc.), les manifestations cutanées syphilitiques, mieux décrites à partir du XVe siècle, ont été désignées sous le nom de syphilides par Alibert. Elles présentent divers caractères communs : une *couleur* rappelant celle du jambon cru, elle est *cuivrée*, ainsi que celle de la cicatrice qui leur succède. La plûpart d'entre elles sont *disposées par groupes arrondis*, en cercle ou en demi-cercle. Elles n'occasionnent que peu de démangeaison, et cette *absence de prurit* permet de les distinguer d'autres affections voisines non syphilitiques. Elles ont *peu de tendance à la suppuration;* leur durée est de plusieurs semaines et même de plusieurs mois.

La plupart des syphilides doivent être rangées dans les *accidents secondaires* de la syphilis. Elles apparaissent six semaines et plus fréquemment de trois à six mois après l'accident primitif (CHANCRE IN-DURÉ). Dans certains cas, quelques-unes d'entre elles peuvent se montrer tardive-ment, même dix à trente ans après le début de la vérole. Sauf pour ces formes tardives, le *traitement* des syphilides est celui des accidents secondaires de la SYPHILIS.

On les a divisées en plusieurs classes, les unes (les plus hâtives) sont superfi-cielles, d'autres attaquent les parties plus pro-fondes de la peau ou des tissus sous-jacents. Nous en distinguerons huit espèces : 1° érythémateuse, 2° papuleuse, 3° vésicu-leuse, 4° bulleuse, 5° pustuleuse, 6° macu-leuse, 7° squameuse, 8° tuberculeuse, aux-quelles il faut ajouter les *plaques muqueuses* et l'*alopécie syphilitique.*

1° **Syphilide érythémateuse.** Le plus souvent elle est constituée par la variété connue sous le nom de **roséole syphili-tique,** qui est la plus fréquente et la plus hâtive des manifestations *cutanées* de cette diathèse. L'apparition de la roséole est précédée d'un peu de malaise et de cour-bature (comme cela arrive avant presque toutes les éruptions syphilitiques). Elle est constituée par des taches rosées, parfois brunâtres ou plutôt cuivrées, sans saillie sur la peau, disparaissant par la pression du doigt. Ce n'est souvent qu'à la suite d'un bain, ou à cause du *mal de tête* que ressent le malade, qu'il s'aperçoit de cette éruption, qui sans cela passerait inaper-çue.

Lorsque les taches font une certaine saillie sur la peau, il y a un **érythème pa-puleux,** qui coïncide fréquemment avec la première variété, affecte surtout les mem-bres et disparaît par résolution, avec ou sans desquamation, au bout de quelques jours.

La roséole manque rarement dans la sy-philis constitutionnelle; elle se montre sur le ventre, le devant de la poitrine, le dos, quelquefois la nuque ou le front, vers la racine des cheveux. Dans ce dernier cas, elle constitue une manifestation des plus évidentes et des plus désagréables, connue sous le nom de *couronne de Vénus.* Cette dernière a aussi été rattachée à la syphi-lide papuleuse ou squameuse.

Sa durée, assez variable, est de trois à six semaines si le traitement est conve-nable; elle est beaucoup plus longue si l'on ne fait usage que des toniques, et de six mois environ si on l'abandonne à elle-même. Elle se termine par résolution; quelquefois il y a quelques complications du côté de la gorge, du cuir chevelu, des engorgements ganglionnaires, surtout der-rière le cou. Elle récidive fréquemment dans les trois ou les six premiers mois après sa première apparition.

C'est en général du trentième au soixan-tième jour après l'accident primitif qu'elle apparaît, si le malade n'a fait aucun traite-ment, et seulement du soixantième au qua-tre-vingt-dixième lorsqu'il y a eu traite-ment général (Bassereau).

Il ne faut pas confondre la roséole syphi-litique avec l'URTICAIRE ou la roséole déterminée par l'ingestion du *copahu.* Cette dernière débute autour des poignets, au creux des jarrets, donne lieu à de fortes démangeaisons et a une marche aiguë très-rapide. La durée de cette syphilide et les commémoratifs permettent d'éviter toute erreur.

2° **Syphilide papuleuse.** Elle est consti-tuée par des saillies de dimensions varia-bles (2 à 3 centimètres), sèches, pleines, circulaires. Elles sont lenticulaires, mi-liaires ou coniques, d'une couleur cuivrée, persistant très-longtemps, laissant après elles une coloration brunâtre. Le siége d'élection de la syphilide papuleuse est le ventre, les flancs, le dos, les lombes, le front, les organes génitaux, les membres. L'éruption dure de cinq à six mois si elle n'est pas traitée. Souvent elle change de caractère, et les papules de la paume de la main et de la plante des pieds présentent une desquamation qui les transforme en *syphilide squameuse* (**psoriasis plantaire ou palmaire** ou **psoriasis corné**). Elle coïncide avec les plaques muqueuses de la gorge, les douleurs rhumatoïdes, la céphalalgie. Elle est à peu près aussi fréquente que la précédente, ne présente pas de gravité spéciale et peut quelquefois récidiver.

3° **Syphilide vésiculeuse.** Elle peut se présenter sous la forme d'*herpès*, semblable à l'herpès circiné, mais d'une teinte brunâtre; sous celle d'*eczéma* (par petites vésicules entourées d'un cercle cuivrique); ou de *varicelle* semblable à une éruption très-discrète de variole. La syphilide vésiculeuse est assez rare.

4° **Syphilide bulleuse.** Elle présente deux formes : le *pemphigus* et le *rupia* syphilitiques.

a. **Pemphigus syphilitique.** Signalé par Alibert sous le nom de *syphilide pustulante pemphigoïde;* il n'est pas admis par tous les syphiliographes, sauf chez les nouveau-nés. Comme le pemphigus ordinaire, il forme une ou plusieurs grosses *bulles séreuses transparentes*, à la paume de la main ou à la plante des pieds. Elles se transforment ensuite en croûtes brunes qui laissent des cicatrices foncées.

b. **Rupia syphilitique.** Affection rare, mais cependant plus commune que la précédente, consistant en bulles remplies d'un *liquide rouge noirâtre*, auxquelles succèdent des croûtes dures et épaisses. Au-dessous se trouve une ulcération de la peau, entourée d'une aréole cuivrée.

La gravité de cette affection est considérable; elle indique une infection profonde de l'économie.

5° **Syphilide pustuleuse.** Elle se présente sous forme d'*acné*, d'*impétigo* ou d'*echtyma* syphilitiques. Elle est très-tenace, se montre du deuxième au cinquième mois, récidive fréquemment, est plus grave que les formes précédentes, à l'exception du rupia.

6° **Syphilide maculeuse**, consistant en taches grises, de teinte café au lait, qui ne font aucune saillie sur la peau, ne s'accompagnent pas de desquamation. Leurs dimensions sont celles d'une pièce de 50 centimes à 1 franc; elles se montrent isolées ou groupées sur la poitrine ou le visage. C'est un symptôme intermédiaire entre les accidents secondaires et les tertiaires; elles sont extrêmement tenaces, et le traitement n'a que peu de prise contre elles.

7° **Syphilide squameuse.** Le plus souvent ce n'est pas une forme primitive, elle ne fait que succéder aux syphilides papuleuses. C'est ce qui a lieu à la paume des mains et à la plante des pieds (*psoriasis palmaire et plantaire*). Mais il existe aussi une forme squameuse d'emblée (*psoriasis* ou *lepre syphilitique*), qui se présente sous forme de boutons isolés ou réunis, de la dimension d'une pièce de 50 centimes à 2 francs. Ces boutons ont les bords plus élevés que leur centre, sont recouverts de *squames épidermiques* tombant très-facilement, ne sont jamais suivis de suppuration, mais s'accompagnent parfois de fissures très-douloureuses. Sur les plaques dépouillées de leurs squames, il existe une coloration cuivrée caractéristique.

On distinguera le psoriasis syphilitique du psoriasis simple par les commémoratifs, la couleur cuivrée de la peau au-dessous des squames, la coïncidence d'autres manifestations syphilitiques. Le psoriasis simple, dartreux, est en outre beaucoup plus rebelle au traitement, et siége de préférence au coude, au genou, au cuir chevelu.

8° **Syphilide tuberculeuse.** On en distingue deux espèces bien différentes : 1° la *syphilide tuberculeuse disséminée*, qui est un accident précoce; 2° la *syphilide tuberculeuse circonscrite*, qui est un symptôme tardif.

a. **Syphilide tuberculeuse disséminée.** Elle est caractérisée par des tubercules du volume d'un pois, faisant une saillie variable sur la peau, analogues aux papules (*syphilide papulo-tuberculeuse*). Ils ne sont pas toujours recouverts de squames et présentent alors une coloration cuivrée. C'est un accident secondaire qui se montre en même temps que les papules à la nuque et les pustules du cuir chevelu.

b. **Syphilide tuberculeuse circonscrite.** Elle présente trois variétés qui sont des manifestations tardives assez fréquentes :

α. *Syphilide tuberculeuse en groupe*, formée par plusieurs tubercules réunis qui, tantôt se dessèchent, tantôt s'ulcèrent plus ou moins profondément. Elle siége autour du nez, près des lèvres.

ε. *Syphilide tuberculo-serpigineuse*,

constituée par des tubercules rouges, durs, arrondis, indolents, qui s'ulcèrent tandis qu'il s'en développe de nouveaux aux bords de l'ulcération. C'est à cette maladie que l'on a donné le nom d'**ulcère rongeant**, dartre rongeante, esthiomène syphilitique.

Ce qui la caractérise, c'est la tendance de la maladie à *s'étendre en surface*, s'ulcérant d'un côté tandis qu'elle se cicatrise de l'autre. Il ne faut pas la confondre avec le LUPUS SCROFULEUX, affection qui atteint le plus souvent les jeunes gens ou les sujets ayant déjà eu d'autres manifestations de la scrofule.

γ. *Syphylide tuberculo-ulcéreuse* ou perforante, qui diffère de la précédente par sa tendance à se propager *en profondeur*. Elle se montre de préférence à la face, à l'oreille, qu'elle peut détruire plus ou moins complétement.

Les syphilides tuberculeuses circonscrites sont fort graves, elles apparaissent tardivement, de un à cinq ans après l'accident primitif; toujours chroniques, elles durent plusieurs mois et même plusieurs années, s'accompagnent souvent de la *cachexie syphilitique*, d'exostoses et d'autres accidents graves. On les a confondues quelquefois avec le *cancer ulcéré*, et c'est cette confusion qui a permis de croire à la guérison du CANCER par des moyens internes.

A côté des syphilides tuberculeuses peuvent être rangées les *plaques muqueuses* et les tubercules du tissu cellulaire ou *syphilide gommeuse* de Bazin. Ces derniers, d'abord solides et roulant sous le doigt, se terminent tantôt par résolution, tantôt par ulcération et perforation plus ou moins profonde des organes sous-jacents.

Les **plaques muqueuses** sont en réalité une variété de *syphilide tuberculeuse plate ;* elles siégent au voisinage des conduits naturels : au fond de la gorge, sur les *amygdales*, la bouche, la langue, le vagin, la vulve, au pourtour de l'anus, etc., le plus souvent sur la muqueuse, mais fréquemment aussi sur la peau qui environne ces orifices. C'est pour ainsi dire l'accident caractéristique de la période secondaire de la syphilis. Il est extrèmement rare qu'il ne se montre pas toutes les fois qu'il se produit d'autres manifestations du côté de la peau.

Les plaques muqueuses sont constituées par une surface de grandeur variable, dépouillée de son revêtement d'*épithélium*, plus ou moins *saillante* et suintant légèrement. Quelquefois, ces plaques se recouvrent d'une pellicule grisâtre, analogue à la fausse membrane de la diphthérie. Il en existe généralement plusieurs, groupées l'une auprès de l'autre ou juxtaposées s'il s'agit de surfaces qui peuvent se trouver souvent en contact les unes avec les autres.

La malpropreté, le défaut de traitement en favorisent la production. Parfois, aux orifices de l'anus, du vagin, à la commissure des lèvres, elles se compliquent d'ulcérations ou de fissures, ou elles s'hypertrophient et prennent l'aspect d'excroissances charnues, condylomateuses ou rhagades.

Les plaques muqueuses sont la source fréquente de l'inoculation de la syphilis. Elles sont en effet contagieuses, et le liquide qu'elles sécrètent est inoculable. Son inoculation produit constamment un *chancre* infectant, souvent induré, qui est la manifestation primitive de la syphilis.

Elles peuvent récidiver plusieurs années après l'accident primitif, et comme, étant peu douloureuses, elles passent inaperçues, on s'explique comment des personnes ayant eu la syphilis longtemps auparavant ont pu tout d'un coup en contaminer d'autres.

Leur *traitement* doit être à la fois général et local : en même temps qu'on instituera celui des *accidents secondaires*, on fera des cautérisations avec le nitrate d'argent, le chlorure de zinc (50 grammes de chlorure de zinc et 100 d'eau), au besoin avec le nitrate acide de mercure.

SYPHILIS, s. f. (de σύν, avec, et φιλεῖν, aimer). Synonymes : *vérole, lues venerea,* et suivant les nations (chacune d'elles la désignant par le nom des soldats étrangers ayant joué le rôle d'importateurs) : mal de Naples, des Allemands, mal français, etc. Maladie constitutionnelle due à la pénétration dans l'organisme d'un virus spécial, le virus syphilitique.

C'est une maladie vénérienne, puisqu'elle se transmet d'habitude par l'acte du coït. Mais toutes les maladies vénériennes ne sont pas nécessairement syphilitiques, la *blennorrhagie* et le *chancre mou*, bien qu'étant également des maladies vénériennes, ne sont que des affections purement locales, n'ayant absolument aucun rapport avec la syphilis.

La syphilis n'est pas une maladie qui naît spontanément dans l'organisme humain. Elle est toujours (du moins actuellement) le résultat d'une transmission directe par effraction, par inoculation, et non par respiration de la même atmosphère ou simple voisinage.

Mais elle ne se transmet pas nécessairement et uniquement par le coït; il suffit qu'une parcelle quelconque du virus syphilitique (pris sur un chancre induré, une plaque muqueuse, un accident secondaire) soit portée *sous l'épiderme* pour qu'il puisse y avoir inoculation de cette maladie.

C'est ainsi qu'on a cité de nombreux exemples de syphilis communiquée par un baiser, pour avoir bu dans le verre contaminé par un syphilitique ayant des plaques muqueuses sur la bouche, ou s'être assis sur une lunette de lieux d'aisances après une personne ayant des plaques muqueuses ou des condylomes de l'anus. Le sang même d'un syphilitique peut donner également la maladie lorsqu'il est inoculé, soit par une vaccination, soit par tout autre moyen. La nourrice communique la syphilis à son nourrisson, plus souvent encore c'est l'inverse qui se produit, et la nourrice qui est infectée par l'enfant atteint de vérole congénitale.

La syphilis est-elle une maladie ancienne, ayant existé de tout temps? ou au contraire une affection de date relativement récente, et qui nous aurait été importée par les compagnons de Christophe Colomb, à leur retour d'Amérique? La question est jugée différemment par les auteurs. Mais il est certain que ce n'est qu'après la pseudo-épidémie de 1490 à 1500 que cette maladie commence à être mieux connue et distinguée des autres affections, telles que la lèpre, la morve chronique, etc.

On distingue trois périodes principales dans son évolution : 1° l'*accident primitif*, la porte d'entrée de la maladie est constituée par le CHANCRE INDURÉ; 2° les *accidents secondaires* qui surviennent quelques semaines ou quelques mois ensuite et se portent surtout sur la peau et les muqueuses (SYPHILIDES et PLAQUES MUQUEUSES); 3° les *accidents tertiaires*, plus tardifs, plus profondément placés [os, tissu cellulaire et viscères (syphilis viscérale)].

1° **Accident primitif**. La syphilis, quelle que soit sa porte d'entrée, commence toujours par un chancre. Le plus souvent ce chancre présente certains caractères (induration, éclosion tardive, complication de bubons indolents non suppurants, etc.) qui permettent de le distinguer du *chancre mou* ou non infectant (voy. CHANCRE).

De même que la variole, la fièvre typhoïde, etc., la syphilis n'envahit que très-exceptionnellement deux fois le même individu, et tandis que l'on peut contracter successivement ou à la fois un nombre indéfini de chancres mous, on ne peut avoir qu'une seule fois un chancre induré. Mais le virus syphilitique n'infecte pas l'économie instantanément; l'induration, premier signe de cette infection, ne se manifeste sur le chancre que quelques jours après son apparition. Pendant ce temps, on admet qu'il est possible, en détruisant le foyer d'entrée du virus, d'en arrêter le développement dans tout l'organisme.

Deux doctrines se partagent encore la science au sujet de la nature du chancre mou et du chancre induré. Les uns (unicistes) ne voient dans ces deux ulcères qu'un même virus, qui revêt deux formes diverses, suivant les idiosyncrasies (dispositions particulières) des personnes atteintes. D'autres (dualistes) reconnaissent deux virus distincts, l'un pour le chancre mou, le second pour le chancre induré.

2° La **période secondaire** ou les accidents secondaires de la syphilis se montrent du côté de la peau et des muqueuses. Ce sont en général des *syphilides* ou manifestations cutanées, dont les plus fréquentes sont la *roséole*, la *syphilide papuleuse*, et surtout les *plaques muqueuses* (voy. SYPHILIDE).

Plus ces accidents secondaires sont graves, plus on doit mal augurer pour les accidents tertiaires, plus l'affection revêt un caractère malin. Le plus souvent les accidents secondaires sont assez bénins, et dans la grande majorité des cas ils se dissipent peu à peu sans laisser de traces, surtout lorsque le traitement a été bien dirigé. La syphilis alors s'arrête là, et ne provoque pas d'accidents tertiaires.

Les accidents secondaires, et surtout les plaques muqueuses, sont inoculables, et ils reproduisent l'accident primitif, le chancre induré. Les plaques muqueuses peuvent du reste se montrer à la place même où a siégé le chancre (surtout chez la femme); elles peuvent aussi récidiver et apparaître à presque toutes les époques de la maladie. Rarement cependant elles commencent plus tard que le quatrième mois.

Entre les accidents secondaires et les accidents tertiaires se montrent certaines manifestations intermédiaires, qui sont des *syphilides* en général assez graves, ou une variété d'IRITIS.

3° Les **accidents tertiaires** sont bien loin de se montrer chez toutes les personnes qui ont contracté la syphilis, surtout lorsqu'elle a été convenablement traitée. Ils sont séparés des accidents secondaires (qui les précèdent toujours) par une durée extrêmement variable; parfois même ils n'apparaissent que dix à trente ans après l'accident primitif, et c'est une des causes qui ont fait dire à tort que la syphilis ne guérissait jamais.

Contrairement à ce qui existe pour les accidents secondaires, les accidents tertiaires ne sont pas inoculables, ils sont en outre beaucoup plus localisés et moins disséminés que les accidents secondaires.

Rarement on les voit succéder à des accidents secondaires légers ou fugaces; ils n'apparaissent guère qu'après les *syphilides* ayant une certaine gravité, et leur développement est favorisé par une mauvaise hygiène, la malpropreté, les chagrins et toutes les causes débilitantes.

Ils consistent en gommes, ulcères, caries, nécroses et exostoses osseuses, périostites et tumeurs fibreuses, paralysies diverses, affections du système nerveux, cérébral ou spinal, etc. A cette période, ce sont les tissus profondément placés qui sont atteints.

Dans quelques cas, des accidents tardifs se montrent sur les viscères internes, foie, cœur, rein, poumon, etc., et forment pour ainsi dire des accidents quaternaires (*syphilis viscérale*). Le diagnostic est alors des plus difficiles, rien autre que les commémoratifs ne pouvant mettre sur la voie d'une affection de cause *spécifique*.

Les **gommes syphilitiques** sont les accidents les plus fréquents de la période tertiaire de la syphilis. Elles caractérisent cette période, comme les plaques muqueuses caractérisent les accidents secondaires.

Les tumeurs gommeuses sont solides, indolentes, globuleuses ou aplaties; leur consistance est ferme dans les premières phases de l'affection; au bout d'un temps assez long, si la gomme ne se résorbe pas, sa consistance diminue, elle se ramollit et *s'ulcère*. Elle n'a aucune tendance à la suppuration, ce qui lui est commun du reste avec toutes les autres manifestations de la syphilis.

Un traitement convenable fait le plus souvent résorber les gommes, qui disparaissent alors sans laisser de traces. Elles siègent le plus souvent dans le tissu cellulaire sous-cutané, le derme, *à la partie antérieure du tibia*. Celles qui se montrent les premières sont les plus superficielles; les gommes tardives envahissent les organes splanchniques; ce sont elles qui constituent la syphilis viscérale.

La structure des gommes n'a rien de spécial; elles sont constituées par une prolifération de jeunes cellules embryonnaires au milieu d'une gangue amorphe finement granuleuse; elles ressemblent au bourgeon charnu, mais la vascularisation y est limitée.

L'ulcération des gommes est assez grave; elles laissent alors, outre des cicatrices indélébiles, des destructions souvent irrémédiables. Comme elles sont indolentes, il arrive assez souvent, surtout pour les gommes précoces, qu'elles ne sont reconnues par le malade qu'alors qu'elles commencent à s'ulcérer.

Les **ostéites et périostites syphilitiques** envahissent de préférence les os longs (tandis que la scrofule affecte les os courts); elles sont souvent bornées à des douleurs ostéocopes (dans les formes sèches); lorsqu'il doit y avoir suppuration, la douleur est lancinante comme dans les abcès osseux. Les os superficiels, le sternum, le tibia, la clavicule, les os du crâne y sont particulièrement sujets, tandis que les os profonds, comme les vertèbres [qu'atteint souvent la scrofule (mal de Pott)], sont rarement le siége d'affections syphilitiques.

La **carie** de même que la **nécrose syphilitique** s'observent surtout sur les os de la face, en particulier les os du NEZ, le vomer, les palatins ou ceux du thorax. Ces caries ont souvent une disposition circulaire propre aux lésions syphilitiques; elles se manifestent plus souvent chez les sujets déjà scrofuleux.

Les **exostoses syphilitiques**, fréquentes sur les os du crâne, le tibia, la clavicule, le cubitus, sont dures et déterminent surtout des symptômes de compression sur les organes voisins. Ces symptômes acquièrent la plus grande gravité (*paralysies diverses*) si les exostoses compriment les centres nerveux ou des nerfs importants. La douleur qu'elles occasionnent s'exagère par la chaleur du lit pendant la nuit et par la pression.

Les **rétrécissements** de l'anus et quelquefois de l'œsophage sont le plus souvent consécutifs à la cicatrisation des plaques muqueuses de ces régions.

Dans la bouche, dans la gorge, sur la langue peuvent se développer des manifestations analogues à celles des syphilides papuleuses, squameuses (psoriasis buccal), tuberculeuses, etc. Parfois les fosses nasales sont le siége d'un véritable **coryza syphilitique**, fréquent chez les enfants.

L'œil peut être envahi dans toutes ses parties (cornée, iris, choroïde, rétine), mais le plus souvent c'est l'*iris* qui est atteint, et il est peu d'affections *syphilitiques* de l'œil qui tôt ou tard ne se compliquent d'IRITIS.

Les **paralysies** sont fréquentes dans les muscles de l'œil; la troisième paire nerveuse est fréquemment atteinte dans toutes ses branches ou dans quelques-unes seulement. Parfois aussi, il se développe des *névralgies* du trijumeau ou d'autres nerfs sensibles, des troubles dans les organes des sens, amauroses (névrite optique, syphilitique), paralysies de l'ouïe, de l'odorat (souvent à la suite de carie des os du nez).

Le *testicule* et sa tunique albuginée peuvent être atteints (**sarcocèle et testicule syphilitique**). Cet organe s'indure, augmente de volume, devient infécond, sans présenter de symptômes inflammatoires prononcés et sans avoir de tendance à la suppuration.

En un mot, il n'est pour ainsi dire pas de maladie qui ne puisse être causée par la syphilis, de telle sorte que l'on a pu dire avec raison que, si une affection présentait des symptômes inexpliqués, une origine inconnue, et résistait à l'effet des médicaments ordinaires, elle était probablement d'origine syphilitique et exigeait au préalable un traitement spécifique.

La **syphilis infantile** peut être congénitale et due à l'hérédité, ou plus rarement acquise et causée par une transmission directe comme celle des adultes. Cette dernière est due le plus souvent à une cause occasionnelle (inoculation en même temps que le vaccin, ce qui est extrêmement rare, ou transmission par un linge, un verre, une cuiller contaminés). Elle ne diffère pas de la syphilis acquise des adultes, débute par un chancre, et est suivie d'accidents secondaires, etc.

La **syphilis héréditaire** peut atteindre le fœtus dans le sein de sa mère (lorsque la mère est elle-même infectée) et en provoquer l'expulsion prématurée après le troisième mois. Dans d'autres cas, la grossesse suit son cours, et la femme accouche à terme d'un enfant mort-né.

C'est ce qui arrive si la syphilis existait avant la conception. Si c'est au moment même de la conception que la mère est infectée, l'avortement entre le cinquième et le septième mois est la règle. Si l'infection n'a lieu que vers la fin de la grossesse, l'enfant peut venir au monde indemne.

Le plus souvent, la syphilis infantile héréditaire n'apparaît pas immédiatement après la naissance. Elle ne se montre que dans les premières semaines, parfois même un an ou même beaucoup plus après la naissance. Il y a cependant des cas où il y a dès les premiers jours des affections de la peau, des os, du poumon, etc.

Les symptômes de la syphilis infantile sont des accidents secondaires; ce sont des *plaques muqueuses à l'anus*, autour des parties génitales, sur le haut des cuisses, dans la bouche, à la gorge; du *pemphigus*, des fissures ou rhagades les compliquent fréquemment, ainsi que l'eczéma, le *coryza syphilitique*, les onyxis, les périostites, etc. Le caractère pathognomonique de cette affection est de donner à l'enfant un caractère cachectique spécial : *l'enfant a l'air d'un petit vieillard*, ses traits sont tirés et ridés.

Lorsqu'il existe une syphilis viscérale, l'enfant succombe presque toujours; si les accidents ne sont que superficiels, il peut vivre lorsqu'il est bien soigné. Mais souvent, lorsque la mère ne peut pas le nourrir, on est obligé de lui faire courir toutes les mauvaises chances de l'allaitement artificiel, et il est emporté par une complication (entérite, bronchite, etc.).

Les accidents secondaires étant contagieux, on conçoit combien il est important de ne pas confier un enfant syphilitique à une nourrice saine. Lorsque cela a lieu, la nourrice est généralement infectée par la bouche de l'enfant. Il se déclare sur son sein un véritable CHANCRE INDURÉ, dont l'aspect est cependant un peu différent de celui du chancre ordinaire, à cause de sa situation. Les excoriations du mamelon se transforment ensuite en plaques muqueuses, les ganglions axillaires s'engorgent, et au bout de quelques semaines apparaissent les éruptions cutanées (SYPHILIDES) qui caractérisent la syphilis constitutionnelle.

La nourrice, infectée sans le savoir, peut communiquer son affection à son enfant, à son mari et causer une véritable épidémie syphilitique par imprudence.

La conduite du médecin dans ces circonstances est fort délicate, mais doit être très-ferme. S'inspirant avant tout des véritables intérêts de la société et de la santé des personnes qui lui demandent ses conseils, il doit prévenir les parents syphilitiques et bien leur montrer la vérité, afin d'écarter des malheurs et une responsabilité morale et pécuniaire. Il lui faut obtenir de la mère qu'elle nourrisse son enfant en se faisant aider au besoin de l'allaitement artificiel, ne *jamais* accepter qu'il soit confié à une nourrice saine, mais plutôt élevé au biberon, etc.

Mais si, sans consulter le médecin, l'enfant a déjà été confié à une nourrice ou si les accidents ne surviennent que tardivement chez l'enfant, alors peuvent se présenter deux cas :

1º Si la nourrice est saine encore, il faut suspendre immédiatement l'allaitement, bien la surveiller, la conserver pendant au moins six semaines pour bien s'assurer qu'elle n'aura rien, et l'empêcher pendant ce temps de donner à téter à aucun autre enfant ou de revoir son mari. Moyennant une indemnité suffisante, la nourrice, prévenue qu'elle serait responsable si elle cherchait à prendre un autre nourrisson, consentira presque toujours à la perte de son lait et à la surveillance exercée par le médecin, surveillance qui est aussi bien dans son intérêt que dans celui de la société.

2º Si la nourrice est déjà infectée, il n'y a plus de raison pour interrompre l'allaitement. Il faut que les parents tâchent de conserver cette nourrice, en l'indemnisant largement, et que le médecin s'efforce de l'empêcher de porter ailleurs le mal qu'elle a contracté. Du reste, par des soins convenables, on arrivera toujours à la guérir en même temps que son nourrisson.

Il est quelquefois difficile de faire prendre à ce dernier les médicaments hydrargyriques ordinaires : la faiblesse de ses organes digestifs s'y oppose. Lorsqu'on ne peut administrer la liqueur de Van Swieten (en même temps que le lait), on aura recours aux frictions avec l'onguent napolitain, à la dose de 50 centigrammes à 1 gramme par jour. Souvent aussi, on retirera de grands avantages de bains au sublimé.

Transmission de la syphilis héréditaire. Dans quelles conditions peut s'effectuer cette transmission ? Dans l'immense majorité des cas, lorsqu'un enfant naît syphilitique, c'est que la mère est elle-même en puissance de syphilis. Le père, on le conçoit, peut être parfois parfaitement indemne. Mais le père étant syphilitique, la mère ne l'étant pas, l'enfant peut-il être infecté ? La question n'est pas encore définitivement tranchée ; cependant il est incontestable que dans la grande majorité des cas l'infection n'a pas lieu du fait seul du père ; toujours, pour ainsi dire, la mère y participe la première. Si la syphilis vient du père, c'est qu'il a infecté d'abord la mère, soit avant, soit peu après la conception.

Du mariage des syphilitiques. Le médecin est souvent consulté pour savoir si un syphilitique peut se marier et fixer l'époque à laquelle il peut le faire sans danger. Comme rien n'affirme l'époque de la guérison absolue de la syphilis, il est bien évident qu'il y aura toujours lieu, de la part d'une personne qui a eu cette maladie, de se surveiller très-attentivement, et de n'avoir qu'une sécurité relative. Mais comme il est matériellement impossible de proscrire le mariage aux syphilitiques, qu'il est parfaitement avéré que bien traitée l'affection peut guérir, et que les personnes précédemment contaminées peuvent avoir par la suite de beaux enfants, en se soignant d'abord, et en observant ensuite les règles hygiéniques, le médecin devra surtout avoir pour but d'empêcher la possibilité de la contamination de l'époux sain.

Interdit formellement pendant toute la durée de l'accident primitif (chancre), il sera du devoir du médecin de le proscrire encore énergiquement pendant la durée des accidents secondaires et d'attendre qu'ils soient éteints depuis plusieurs mois. Résistant à l'impatience de son client, il doit lui conseiller en tout cas une surveillance attentive ; rarement une sécurité relativement sérieuse pourra être obtenue avant deux ans après l'accident primitif, et encore seulement si les accidents secondaires ont été bénins et s'ils ont été bien traités.

Récidive de la syphilis. Elle est extrêmement rare, si toutefois elle existe réellement. De même que la variole ou la fièvre typhoïde, la syphilis est une affection qui ne se montre qu'une fois sur le même individu. Les quelques observations de récidives qui paraissent authentiques ne font que confirmer cette règle générale. Mais un syphilitique peut parfaitement être atteint de récidive des diverses manifestations de cette maladie (syphilides) ; il peut aussi contracter un nombre indéfini de chancres mous ou de blennorrhagies, affections qui, nous l'avons dit, ne sont nullement syphilitiques.

Le *traitement* de la syphilis constitutionnelle est peut-être un de ceux qui ont été le plus discutés dans la science et même au dehors. Sans admettre en rien l'existence des spécifiques, on peut dire en général que les préparations mercurielles conviennent aux accidents secondaires et l'iodure de potassium aux accidents tertiaires.

1° Contre l'accident primitif, *chancre induré*, il n'y a qu'à faire suivre un traitement local. Il n'y a guère intérêt, même lorsqu'on est convaincu du caractère infectant du chancre, d'instituer un traitement préventif. D'abord, les plus habiles syphiliographes ont fait des erreurs de diagnostic ; ensuite, l'absorption préventive du mercure n'empêche pas du tout l'éclosion des accidents secondaires. Veiller à préserver le chancre de toute complication et surtout du phagédénisme, en favoriser la réparation et la cicatrisation par des lavages désinfectants et une bonne hygiène, tel est le seul traitement de l'accident primitif (voy. CHANCRE). Ce n'est que dans le cas d'induration tardive et persistante que le traitement des accidents secondaires devrait être appliqué.

Contre les accidents *constitutionnels* de la syphilis, il y a divergence d'opinions et de vues entre les médecins. Quelques-uns, assez peu nombreux, considérant que la syphilis a une tendance naturelle vers la guérison, que les manifestations secondaires et tertiaires sont des voies d'élimination du virus, veulent qu'on respecte ces manifestations (surtout les secondaires) et qu'on se contente d'administrer des tisanes délayantes, des laxatifs, etc., et de soutenir les forces des malades par un traitement tonique et ferrugineux. Disons de suite que ce traitement réussit fréquemment, car souvent aussi la syphilis présente une bénignité relative et ses ravages ne dépassent pas les accidents secondaires légers.

A cette manière de voir s'ajoute encore le préjugé qui règne contre le mercure, dont l'origine rationnelle est due à l'exagération avec laquelle on l'administrait de prime abord, alors qu'on croyait la production de la salivation mercurielle nécessaire pour obtenir la guérison de la syphilis. On a même été jusqu'à accuser le mercure de produire les accidents réellement dus à la syphilis elle-même et qu'il est destiné à combattre. Et un homme éminent à tant d'autres égards, et auquel le peuple de Paris a manifesté une reconnaissance méritée, a contribué plus que tout autre à frapper d'une réprobation injuste un médicament qui, bien manié, donne les résultats les plus heureux. Pour pouvoir frapper fort contre les abus regrettables de la médication dite spécifique, les adversaires acharnés des préparations mercurielles ont négligé de frapper juste.

Nous croyons pouvoir affirmer que, contre les accidents secondaires de la syphilis, les meilleurs médicaments, ceux dont l'effet est le plus constant et le plus incontestable, ce sont les préparations mercurielles.

Le *sublimé corrosif* (bichlorure de mercure) est surtout employé sous forme de *liqueur de Van Swieten*, à la dose d'une à trois cuillerées à bouche (de $0^{gr},015$ à $0^{gr},045$ de sublimé) par jour.

Il est essentiel de prendre cette liqueur au moment du repas, afin d'éviter les douleurs d'estomac qu'elle occasionne quelquefois. Aussi est-elle bien mieux supportée lorsque le mercure est engagé dans une combinaison avec l'albumine ou une matière analogue (caséine, gluten), si par exemple on ajoute à cette liqueur deux ou trois blancs d'œufs pour 1 litre, ou si on la fait prendre dans du lait, ou simplement en faisant auparavant manger un morceau de pain au malade.

Le *protoiodure de mercure* est un médicament aussi fort usité, auquel, d'après l'autorité de Ricord, on donne généralement la préférence en France. On l'emploie en pilules, associé à l'extrait de gaïac ou à l'opium :

    Protoiodure d'hydrargyre........... 25 milligr.
    Extrait de gaïac... .... q. s.
          Pour une pilule. Prendre deux par jour.

ou

    Protoiodure de mercure) aa......... 3 grammes.
    Thridace   )
    Extrait thébaïque................. 1   --
    Conserve de roses.. 6   --
    f. s. a. soixante pilules. Prendre de une à deux ou trois par jour.

Le protoiodure pur, sans addition d'extrait thébaïque, détermine quelquefois quelques accidents gastro-intestinaux. Généralement mieux toléré que le sublimé, il provoque cependant plus facilement que lui la salivation mercurielle, que l'on doit toujours éviter.

On emploie aussi assez fréquemment d'autres préparations mercurielles : les *pilules bleues* (mercure métallique et conserve de roses), les pilules de *Sedillot* (onguent napolitain, savon et poudre de guimauve), celles de *Belloste* (mercure métallique, aloès, rhubarbe, scammonée, poivre noir); mais elles ne présentent aucun avantage sérieux sur le sublimé et sur le protoiodure; au contraire, elles forcent à introduire dans l'organisme une dose de mercure plus considérable.

Mais dans des cas spéciaux, lorsqu'il faut agir vite, lorsqu'il s'agit par exemple d'empêcher la perte d'un œil (iritis, choroïdite, etc.), on peut avoir recours, temporairement du moins, au *calomel* à doses fractionnées (calomel, 15 centigrammes en dix doses, une d'heure en heure), répétées plusieurs jours de suite. L'effet est très-prompt, mais la salivation survient plus rapidement qu'avec les autres procédés.

On peut encore obtenir le même résultat au moyen des *frictions mercurielles* (avec l'onguent napolitain), et ce procédé doit surtout être employé lorsqu'on a un intérêt majeur à ménager le tube gastro-intestinal, chez les enfants nouveau-nés par exemple. On fait faire alors des frictions matin et soir, avec 50 centigrammes à 4 grammes d'onguent napolitain, en ayant soin : 1° de laver chaque fois au préalable avec de l'eau de savon la place que l'on veut frictionner; 2° de faire durer la friction de dix à vingt minutes; 3° de changer chaque fois l'endroit frictionné, afin de n'y pas déterminer d'irritation locale exagérée; 4° de s'arrêter aux premiers symptômes de salivation.

Comme toutes les préparations mercurielles peuvent donner lieu à la salivation et à la stomatite hydrargyrique, il est toujours indiqué aux personnes soumises au traitement de se nettoyer la bouche avec le plus grand soin. Il est aussi souvent indispensable de leur ordonner des potions, pastilles ou gargarismes au *chlorate de potasse*.

Localement, on emploiera contre les *syphilides* les lotions avec la solution de Van Swieten, les cautérisations au nitrate d'argent. Contre les accidents plus invétérés, le *nitrate acide de mercure* sera le caustique le plus utile; le tartrate ferrico-potassique et surtout l'*iodoforme* agissent avantageusement contre le phagédenisme, les ulcères douloureux et lorsqu'il y a lieu de soupçonner une complication scrofuleuse.

Dans certaines manifestations rebelles de la peau, les bains de sublimé, les fumigations au cinabre peuvent rendre de grands services.

Combien de temps doit durer le traitement mercuriel? Il n'est possible de rien avancer à cet égard. Tel sera guéri après avoir pris cent ou deux cents pilules de protoiodure, tel autre aura besoin d'un traitement répété même après plusieurs années. Il est bon de continuer le médicament un certain temps après la disparition des accidents. On pense que, lorsque le malade peut prendre plusieurs bains sulfureux sans faire apparaître aucune nouvelle éruption, il peut se considérer comme définitivement débarrassé des accidents secondaires.

Mais si les accidents secondaires cèdent en général facilement aux préparations hydrargyriques continuées trois ou quatre mois et quelques-uns au *traitement simple* (sans mercure, par les sudorifiques, les laxatifs et l'hygiène), il n'en est pas de même pour les accidents tertiaires. Ces derniers, tout le monde le reconnaît, sont justiciables de l'*iodure de potassium*, que l'on regarde même comme une pierre de touche pour reconnaître la cause syphilitique d'une maladie, bien qu'il agisse aussi avantageusement dans une foule d'affections nullement syphilitiques.

Contre tous les symptômes si nombreux intermédiaires entre les accidents secondaires et les tertiaires (syphilides profondes, ulcéreuses, tuberculeuses), on fait bien de suivre un traitement mixte hydrargyrique et ioduré. C'est ainsi qu'après avoir enrayé les progrès d'une *iritis syphilitique* au moyen du calomel, on peut prescrire avantageusement le *sirop de Gibert* (biiodure de mercure, 50 centigrammes; iodure de potassium, 20 grammes; sirop simple, 1000 grammes), à la dose de deux à quatre cuillerées par jour.

La syphilis tertiaire, presque incurable avant la découverte de l'iodure de potassium, guérit maintenant le plus souvent avec facilité, surtout si le malade a suivi au préalable un traitement mercuriel. On donnera l'iodure le plus souvent vers le quatrième mois, sans attendre que les accidents tertiaires se soient développés.

La manière la plus avantageuse de l'administrer est de le faire prendre dans du sirop d'écorces d'oranges amères (sirop d'écorces d'oranges amères, 300 grammes; iodure de potassium, 15 grammes) ou en solution dans l'eau (eau, 300 grammes; iodure de potassium, 20 grammes; chaque cuillerée à bouche représente 1 gramme d'iodure). On commencera par une dose journalière de 50 centigrammes (à prendre aux repas, afin qu'il soit mieux supporté), et on l'élèvera jusqu'à 3 ou 4 grammes, suivant la gravité des accidents. S'il se déclare du coryza ou s'il faut augmenter beaucoup la dose du médicament, on fera prendre du lait en abondance (qui aide à tolérer les fortes quantités d'iodure) et l'on donnera de petites doses de morphine ou d'opium.

Mais en même temps qu'on instituera successivement par les préparations hydrargyriques et iodurées la médication dite spécifique de la syphilis, il sera nécessaire de veiller avec le plus grand soin à l'hygiène du malade et à sa santé générale. C'est pourquoi les ferrugineux, le quinquina, les bains, l'hydrothérapie, les préparations arsenicales seront d'un grand secours. A elles seules, elles peuvent même permettre la guérison de la syphilis légère, sans mercure; mais il est infiniment plus prudent d'avoir recours à ce médicament dès que l'infection constitutionnelle est certaine.

Quant aux succédanés, préparations d'or, d'argent, squine, salsepareille, gaïac, etc., ce sont tout au plus des adjuvants ou même des substances absolument inefficaces, vantées dans un but de spéculation.

Nous résumerons donc le traitement de cette affection si importante à bien connaître :

Contre le chancre primitif (induré) : traitement uniquement local. Dès que l'induration devient caractérisque et que les bubons de l'aine sont fortement durcis, ou lorsque survient la roséole : traitement hydrargyrique à *faibles doses*, mais continuées (sauf interruptions) pendant quatre ou cinq mois. Avant l'apparition des accidents tertiaires (vers le quatrième ou cinquième mois) ou dès leur apparition : administration graduelle de l'iodure de potassium, proportionnellement à l'intensité des symptômes tertiaires ou à la gravité des accidents secondaires qui les ont précédés. Hygiène, bains et propreté absolue, abstinence de tabac, de liqueurs fortes, mais nourriture et régime toniques.

SYPHILOMANIE, s. f. Tendance à voir dans toutes les maladies une manifestation de la syphilis. Ce mot peut aussi bien s'appliquer à la crainte exagérée que font voir certains individus qui se croient constamment atteints de syphilis. Le rôle du médecin est d'examiner d'abord avec le plus grand soin ce que peut avoir de fondé le dire du malade, ce qui a au moins pour effet de lui gagner sa confiance. S'il acquiert la conviction que le malade n'a que des symptômes nerveux, d'anémie, etc., il doit le rassurer en lui expliquant la valeur exacte des sensations qu'il éprouve, relever son moral par des encouragements et les preuves qu'il croira les plus propres à le convaincre.

SYSTOLE, s. f. Contraction des parois musculaires du cœur. C'est l'opposé de la *diastole*.

On distingue la *systole ventriculaire* et la *systole auriculaire*.

La *systole artérielle* alterne avec celle du cœur ; elle est due à l'élasticité des parois des artères.

T

TABAC, s. m. (*tabacum*). Plante herbacée, de la famille des *Solanées*, originaire de l'Amérique et cultivée dans diverses parties de la France. Le tabac fut importé en France en 1560 par Jean Nicot, alors ambassadeur de France en Portugal, et c'est en honneur de cet homme de cour que l'on a donné au tabac le nom de *nicotiane*.

Action physiologique. Le tabac est rangé parmi les substances stupéfiantes, et son effet sur l'économie est analogue à celui que produit la *belladone*, à la violence près : vertiges, ivresse, troubles de la vue, nausées, vomissement, souvent diarrhée. Les effets toxiques sont moins graves si l'on se contente de fumer le tabac au lieu d'absorber l'infusion de la plante. Aspiré en poudre sur la muqueuse pituitaire, il produit chez les personnes qui n'y sont pas habituées des picotements, avec sécrétion considérable de mucus, puis un chatouillement et des éternuements violents. Fumé, ou appliqué en feuilles préparées (chique) sur la muqueuse buccale, le tabac amène une salivation continue parfois très-gênante, et cause sur le tube digestif l'influence toxique dont nous avons énuméré les accidents.

Accidents déterminés par l'usage prolongé du tabac. Le tabac, pris à petites doses longtemps et fréquemment répétées, qu'il soit prisé, fumé ou chiqué, a une action nuisible sur l'organisme, et son abus présente de véritables dangers. Si chez quelques personnes qui se plaignent de céphalalgie causée par la sécheresse de la muqueuse nasale, le tabac prisé amène un soulagement certain en activant les fonctions de la muqueuse, d'un autre côté, chez beaucoup d'autres individus qui prisent continuellement, il congestionne trop fortement la muqueuse et cause la céphalée qu'il a enlevée à un autre moment. Mais c'est surtout au tabac fumé que l'on doit les accidents les plus graves ; il produit à la longue les mêmes effets que les poisons stupéfiants.

L'intoxication lente amène toujours, même chez les fumeurs les plus habitués, des troubles de la digestion, de l'anémie, des névroses qui revêtent différentes formes, de l'étouffement, des palpitations, des spasmes bronchiques, la gastro-entéralgie et même *l'angine de poitrine*. Les hallucinations causées par le tabac chez les grands fumeurs sont souvent le début de désordres plus graves, de la paralysie générale et de l'aliénation. La légère congestion cérébrale qui procure cet état de béatitude passager que recherche le fumeur, trop souvent répétée, marque à la longue son influence par un affaiblissement de la mémoire, des troubles de la vue, parfois même presque complétement abolie chez certains individus, ainsi que nous avons pu le constater trop fréquemment chez de nombreux ouvriers qui, manquant de travail pendant le siége et la Commune de Paris, s'étaient adonnés outre nature à fumer et à boire.

Le tabac retentit également sur les aptitudes génitales ; il cause la frigidité et l'impuissance, et c'est comme anaphrodisiaque qu'on l'employait autrefois dans les couvents d'Italie.

Enfin, comme effets locaux, outre l'exagération des fonctions de la muqueuse buccale et des glandes salivaires, et l'expuition repoussante que procure l'abus du tabac fumé, il faut citer le *cancroïde* des lèvres ou des fumeurs, fréquent chez les fumeurs de pipe, et particulièrement de celles à tuyau court et perméable que l'on désigne sous le nom vulgaire, mais bien expressif, de brûle-gueule.

Néanmoins, l'usage du tabac, dans des proportions très-restreintes, peut avoir certains avantages. La *constipation* est quelquefois combattue en fumant un cigare après le déjeuner ou après le dîner. Dans ces circonstances du reste, l'absorption des principes toxiques est bien moindre, et, en même temps qu'il se produit une sécrétion salivaire abondante, il y a aussi exagération dans la production des sucs intestinaux et tendance à un peu de diarrhée. De même le tabac à priser peut dissiper certaines migraines. Malheureusement, l'abus est trop près de l'usage pour que le médecin ne doive être extrêmement prudent lorsqu'il ordonne d'avoir recours à ce moyen à double tranchant.

TABES, s. m. (de *tabes*, consomption ; en grec, φθίσις). Mot latin conservé en français pour désigner la faiblesse, la consomption, le marasme.

Tabes dorsalis. — Voy. ATAXIE LOCOMOTRICE, SCLÉROSE, MOELLE ÉPINIÈRE.

TABLETTE, s. f. (de *tabella*, petite table, plaque). Forme sous laquelle on prépare certains médicaments, ayant pour excipient le sucre et pour base des substances médicamenteuses pulvérisées et un mucilage de gomme adragant. Tantôt de forme ronde, ou *rotules*, tantôt carrées, ou *trochisques*, les tablettes ne diffèrent des pastilles que par leurs dimensions plus grandes et par la présence du mucilage.

C'est un des meilleurs modes d'administration des médicaments ; les tablettes sont précieuses surtout dans la médecine des enfants, qui repoussent si volontiers les substances pharmaceutiques si celles-ci ne présentent pas un aspect, une couleur et une saveur attrayants.

TACHE, s. f. (*macula*). Changement de coloration de la peau (*macule*) sans différence sensible de niveau (voy. SYPHILIDE). Il y en a de nombreuses espèces : les taches de la cornée portent le nom d'*albugo*, de *taie ;* les taches de naissance ou envies sont formées par des *nævus* ou tumeurs érectiles ; les taches de rousseur sont appelées *éphélides*, etc.

En anatomie, la *tache jaune* (*macula lutea*) est au pôle postérieur de l'ŒIL dont elle forme le point le plus sensible à la lumière.

TACT, s. m. Synonyme de toucher. Les **corpuscules du tact** sont les extrémités des nerfs sensibles qui se terminent dans la peau ou les muqueuses (fig. 398 à 400).

TÆNIA ou **TENIA**, s. m. (de ταινία, ruban). Synonyme : *ver solitaire*. Nom de plusieurs espèces d'entozoaires *cestoïdes* (en forme de ceinture) dont les principales sont : le *tænia solium* ou armé le *bothriocéphale*, tænia large ou non armé, le *tænia médiocanellata* ou inerme qui sont fréquents chez l'homme ; le *tænia nain*, le *tænia échinocoque*, le *tænia cœnure*, etc., que l'on trouve chez les animaux (chien, mouton, etc.).

Le *tænia solium* ou armé, ou ver solitaire ordinaire, est le type des tænias (fig. 518) ; il se compose d'une multitude d'anneaux (ayant quelque ressemblance avec les graines de potiron), formant un ver blanc, aplati en forme de ruban articulé, d'une longueur de 5 à 10 mètres, d'une largeur de 8 à 14 millimètres. Chaque anneau est un véritable animal qui contient des organes génitaux mâle et femelle et se remplit d'œufs au bout d'un certain temps. À l'extrémité de ces anneaux se trouvent une succession d'articles de plus en plus minces et un *cou* très-frêle, ressemblant à un fil aplati. Ce cou se termine par une *tête* dont la structure varie suivant les espèces de vers solitaires

Dans le tænia solium, la tête, très-petite, mais visible à l'œil nu, se compose d'une trompe médiane non perforée, entourée d'une double couronne de *crochets* fort petits, visibles seulement à un grossissement de 200 diamètres. Tout autour de la tête se trouvent quatre suçoirs ou ventouses.

L'intestin forme deux tubes qui se continuent tout le long des anneaux, qui ont ainsi une nutrition commune et forment, suivant une expression pittoresque, un véritable phalanstère dont tous les membres mangent au même réfectoire.

C'est au moyen de ses crochets que le tænia se fixe à l'intestin grêle, pénètre parfois dans l'estomac ou se prolonge jusqu'au gros intestin. Les plus anciens articles sont ceux qui sont les plus éloignés de la tête ; lorsqu'ils sont suffisamment gonflés d'œufs, ces articles se détachent en plus ou moins grand nombre et sont expulsés avec les matières fécales. Nous verrons plus bas quelle série de transformations ils subissent encore, chez le porc en particulier, et comment ils arrivent de nouveau à reproduire l'animal primitif dont nous venons de parler.

Le *bothriocéphale* (fig. 519) diffère du tænia solium par sa tête, qui ne con tient pas de couronne de crochets, par ses anneaux ou articles, qui sont plus larges que longs, par la disposition des ouvertures génitales, qui sont au milieu de la face inférieure des articles, et non sur les bords comme dans le tænia solium ; le cou du bothriocéphale est beaucoup moins marqué et plus court ; la tête, plus allongée que dans le ver solitaire ordinaire, contient deux ventouses allongées creusées latéralement. Le bothriocéphale rend ses œufs dans l'intestin même de l'homme, tandis que le tænia solium expulse en entier les

inerme, a été longtemps confondu avec le tænia solium. A l'état de ver (*strobile*) il est plus long, plus large, plus épais que le tænia armé (solium). Les pores génitaux des articles ou cucurbitins sont régulièrement alternes. Sa tête est inerme (sans crochets) grande, noirâtre, inclinée sur le cou ; il provient du *cysticerque du bœuf ladre (cysticercus inermis)*.

A ce type viennent se rattacher les tænias *lophosoma, abietina, nigra* (nègre ou ardoisé), infiniment plus rares.

Le *tænia echinococcus* à l'état de *strobile*

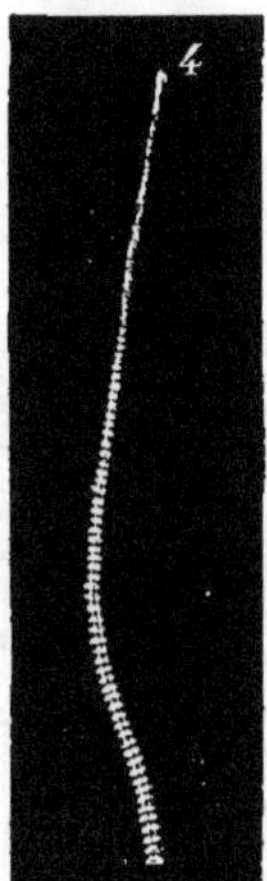
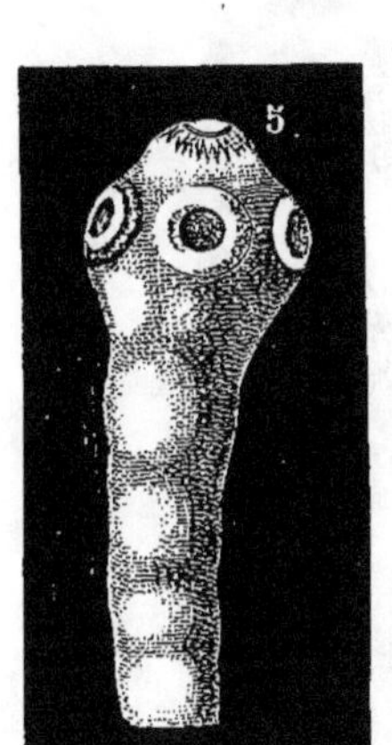
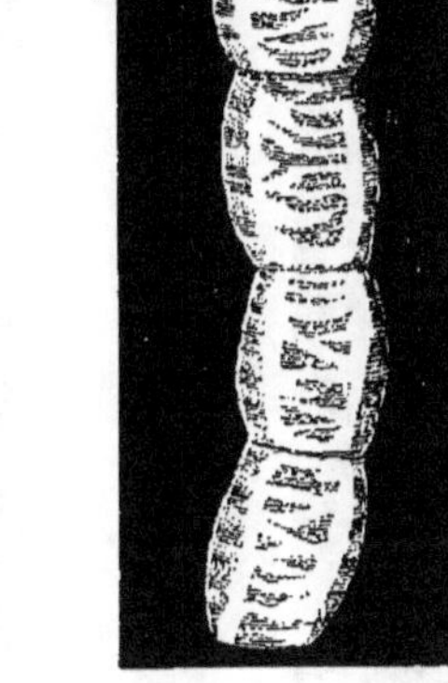

Fig. 518 — Tænia solium.

4, Tête et cou de grandeur naturelle — 5, Tête agrandie vue de côté ; elle présente quatre ventouses et une double couronne de crochets. — 7, Anneaux du corps, qui sont plus longs que larges.

cucurbitins ou articles qui les contiennent. Disons de suite que ces œufs se développent par un séjour de six à huit mois dans l'eau courante ou renouvelée. Ils donnent un embryon formé de deux vésicules sphériques emboîtées l'une dans l'autre ; la vésicule extérieure est revêtue de cils qui servent à sa locomotion ; la vésicule interne est libre et munie de six crochets semblables à ceux de *l'embryon hexacanthe* du tænia solium.

L'embryon du bothriocéphale passe dans le corps de divers poissons et notamment des *féras* du lac de Genève, y prend une forme nouvelle enkystée, et attend une occasion favorable pour se développer de nouveau dans le corps de l'homme.

Le *tænia mediocanellata*, ou mieux *tænia*

habite l'intestin du chien ; il est très-fréquent en Islande. Il n'a que fort peu de segments ou anneaux ; sa longueur ne dépasse guère 2 à 3 millimètres. On l'appelle aussi (improprement) *tænia nana*. Au point de vue de l'homme il a une grande importance, car c'est lui qui forme les *kystes hydatiques* de l'homme. Ce qu'il y a de remarquable, c'est la petitesse du tænia lui-même à l'état de strobile, comparée au développement exagéré du kyste hydatique, tandis qu'au contraire le tænia solium et le tænia inerme, qui proviennent du porc ladre ou du bœuf, sont d'abord de petits cysticerques et plus tard de longs strobiles.

Tous ces vers cestoïdes sont de singuliers parasites qui ne parcourent pas toutes les phases de leur existence dans le même animal. Ils ont besoin de passer dans le corps de plusieurs d'entre eux, avant de se développer et de se perpétuer.

Suivant la phase de leur existence, on leur a donné des noms divers. Lorsqu'ils sont à l'état de vers rubanés, ils sont appelés **strobiles** et sont formés d'une série d'*anneaux*, ou *articles*, ou *cucurbitins*. Lorsque les œufs de ces cucurbitins se développent, ils forment le *protoscolex*, ou embryon, et l'hydatide (cysticerque, échinocoque), qui est la seconde phase de leur existence. Ce sont alors des vers

Qu'un homme vienne à manger de cette viande incomplétement cuite, comme cela a lieu fort souvent, le scolex, arrivé dans l'estomac, perd la vésicule où il était invaginé et pénètre dans l'intestin, où il prend l'état de *strobile* en s'allongeant sous la forme de ver rubané ordinaire.

L'expérience de ces transformations a été faite directement par Kuchenmeister, de Zittau, qui obtint l'autorisation de faire avaler (sans qu'elle le sût) un certain nombre de *cysticerques cellulaires* provenant d'un *porc ladre* à une femme con-

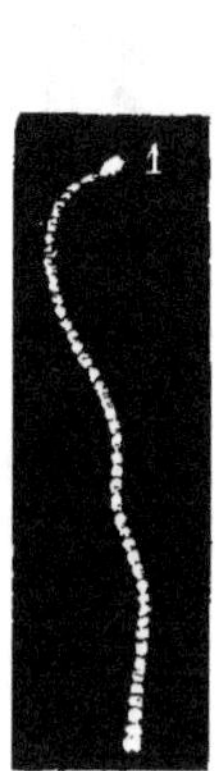
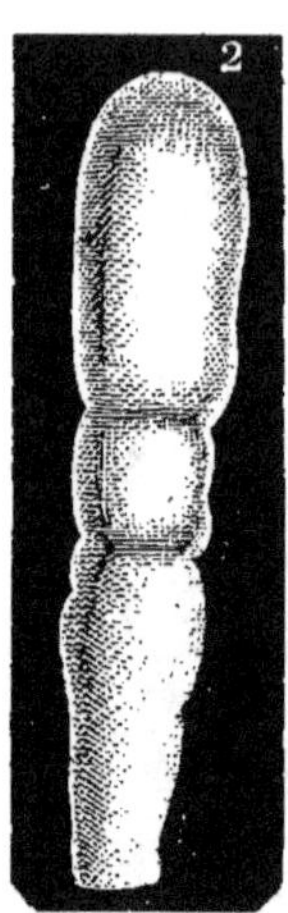
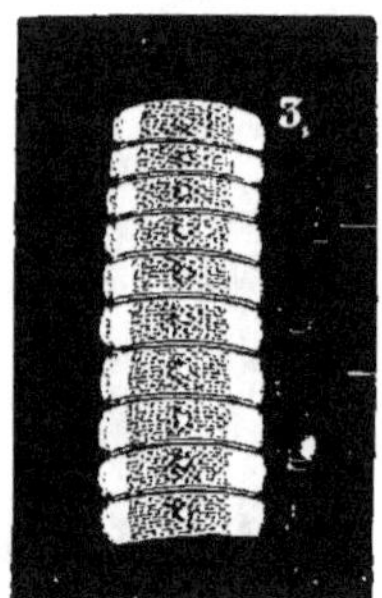

FIG. 519. — Botriocéphale.

1, Tête et cou de grandeur naturelle — 2, Tête agrandie présentant deux fossettes ou oscules.
3, Anneaux du corps, qui sont plus larges que longs.

cystiques. Plus tard encore ces embryons, en changeant de milieu, forment le **scolex**, ou tête de l'animal destinée à le reproduire à l'état parfait ou de *strobile*.

Prenons, par exemple, le *tænia solium* de l'homme au moment où quelques anneaux ou cucurbitins bien gonflés d'œufs viennent d'être expulsés. Ces œufs, dont la vitalité est très-grande, sont avalés par les porcs, et, parvenus dans l'intestin de cet animal, s'y développent et donnent naissance à une quantité de petites *larves*, ou *proscolex*, munies de crochets aigus disposés par paires. Ces larves perforent les intestins de l'animal, pénètrent dans sa chair, s'y enkystent et produisent chez lui la maladie connue sous le nom de *ladrerie*; ils forment alors le *scolex* du tænia (*cysticercus cellulosæ*).

damnée à mort. L'exécution ayant eu lieu quatre-vingt-quatre heures après, on trouva dans l'intestin de cette femme des scolex de tænia. De même on a pu maintes fois rendre ladres des porcs, en leur faisant avaler des cucurbitins du tænia solium.

L'espèce d'animal dans lequel se développent à l'état cystique ces parasites varie suivant la nature de ce dernier. C'est ainsi que le *tænia solium* vient du *cysticercus cellulosæ* du porc ladre. Le *tænia medioca-nellata* ou *inerme* vient du cysticerque du *bœuf* ou du *mouton* et est devenu plus commun depuis que nombre de personnes se sont mises à manger de la viande crue. Le *bothriocéphale* paraît provenir de certains poissons ou animaux qui vivent dans des lacs ou des rivières. Il est moins fréquent en Suisse depuis que les matières fécales, étant utilisées comme engrais, ne se déversent plus dans les rivières et les lacs.

Il en est de même chez les animaux. Le *tænia cœnurus* du chien vient du cœnure du mouton. Le chien (atteint de tænia) laisse tomber des cucurbitins sur l'herbe des prairies ; le mouton qui vient y paître avale ces cucurbitins en même temps que l'herbe. Les larves du tænia cœnure se développent dans son intestin, le perforent et vont se loger de préférence dans son cerveau, où ils produisent le *tournis*, affection qui tue rapidement les moutons en les faisant tourner constamment comme un cheval dans un manége. Le chien ou le loup mange derechef ces cervelles de moutons farcies de cœnures à l'état cystique, qui naturellement lui donnent le tænia.

Il est probable que le mode de développement des autres variétés de tænias est analogue à celui que nous venons d'exposer.

Les symptômes de la présence du tænia ou ver solitaire chez l'homme sont à peu près les mêmes, qu'il s'agisse du tænia solium (tænia armé), du bothriocéphale, ou du tænia mediocancllata ou inerme. Ce sont des troubles de l'estomac et de l'intestin : gastralgie, pyrosis, appétit désordonné, nausées, coliques, vomissements ; dans quelques cas, prurit à l'anus, spasmes désordonnés et même crises épileptiformes. Presque toujours, si l'on examine les fèces des malades sujets à ces malaises indéfinissables, on y découvre des cucurbitins ou articles de tænia, qui sont absolument caractéristiques et peuvent faire même souvent reconnaître l'espèce à laquelle on a affaire.

Dans certains pays, on rencontre plus spécialement telle ou telle espèce de tænia ; c'est ainsi qu'en France le tænia armé est le plus fréquent, quoique depuis que la viande crue a été introduite (à bon droit d'ailleurs) dans la thérapeutique on rencontre aussi fréquemment le tænia inerme. En Allemagne, en Suisse, en Pologne, c'est le bothriocéphale qui se rencontre le plus souvent ; il est aussi plus difficile à déloger par les tænifuges.

Une foule de maladies ont été confondues avec le tænia ou ver solitaire. Aussi, lorsqu'il n'y a aucun symptôme caractéristique d'une affection spéciale, faudra-t-il toujours penser à ce parasite, et faire examiner souvent les selles du malade. Il faut aussi être prévenu : 1° que le ver dit solitaire peut ne pas être unique dans l'intestin (on a compté jusqu'à sept et même vingt tænias, avec leur tête, chez le même individu) ; 2° que, tant que la tête n'est pas rendue, il peut se reproduire plus ou moins vite. En Abyssinie, on regarde la présence du tænia comme signe de santé, et les indigènes, chez lesquels il est endémique (parce qu'ils se nourrissent de viande crue), s'en débarrassent de temps à autre en prenant une dose de *kousso*.

TÆNIFUGE ou **TÉNIFUGE**, adj. et s. m. Qui appartient aux spécifiques employés contre le tænia. On a préconisé contre ce parasite un grand nombre de médicaments anthelminthiques, dont les principaux sont : l'écorce de *grenadier* à la dose de 60 grammes, la racine de *fougère mâle*, le *kousso* à la dose de 15 grammes, les semences de potiron, la *kamala*, etc.

Tous ces remèdes ne doivent être pris que suivant les indications spéciales du médecin. On peut dire que, en général, ils agissent d'autant plus certainement que le malade rend des articles de tænia au moment de leur administration.

La veille de l'administration du tænifuge, il faut prescrire la diète, ou ne permettre qu'un très-léger repas. Une ou deux heures après son absorption, on donnera un purgatif (huile de ricin, calomel, scammonée), et quelquefois un lavement purgatif ou anthelminthique avec l'écorce de racine de grenadier, etc.

Une foule de spécialités sont vantées comme vermifuges et vendues un prix en rapport avec l'importance de la réclame dont elles sont l'objet. Elles contiennent toutes quelques-unes des substances que nous avons indiquées et ne sont réellement efficaces que dans certains cas, contre quelques vers spéciaux, ou avantageuses à cause de la forme sous laquelle elles se présentent.

TAFFETAS, s. m. Feuille de papier ou tissu de fil, de soie, de coton, qu'on recouvre uniformément d'une couche médicamenteuse ; les taffetas ne sont destinés qu'à l'usage externe.

Le **taffetas d'Angleterre** est un taffetas enduit d'une solution d'ichthyocolle (colle de poisson) dans l'eau commune associée à l'alcool. Ce taffetas s'applique sur les coupures, les érosions, les écorchures, etc. Il faut avoir bien soin auparavant de faire saigner la plaie, et de la laver pour la débarrasser des poussières ou des autres petits corps étrangers qui, sans ces précautions, amèneraient la production du pus. Le taffetas noir a l'inconvénient de laisser sur la peau des traces de noir de fumée indélébiles; on doit toujours lui préférer le taffetas rose.

Le **taffetas vésicant** ou *épispastique* est constitué par une couche du résidu huileux provenant de l'extrait éthéré de cantharides, étendue sur une toile cirée très-mince ou un tissu de toile; il est peu employé (voy. VÉSICATOIRE).

TAIE, s. f. Tache plus ou moins opaque de la *cornée* de l'œil.

Les **taies centrales** (qui se trouvent au centre de la pupille) gênent considérablement la vision.

Les **taies périphériques**, situées sur les bords de la cornée, ne l'altèrent que faiblement, surtout à cause de l'astigmatisme irrégulier qu'elles déterminent.

Presque toutes les taies sont consécutives à des KÉRATITES. Lorsqu'elles sont récentes, elles sont bien améliorées et affaiblies par l'emploi des insufflations de calomel, de la pommade à l'oxyde jaune de mercure préparé par voie humide, des collyres à l'iodure de potassium.

Une taie peu opaque, mais à contours diffus, gêne plus la vision que celle qui est nettement délimitée. On en évite quelquefois l'effet disgracieux en la noircissant par un tatouage avec l'encre de Chine. Lorsque la taie est centrale, il est souvent nécessaire de faire une pupille artificielle (IRIDECTOMIE).

TAILLE, s. f. Longueur totale du corps humain, mesurée de la plante des pieds au vertex ou sommet de la tête. L'homme adulte atteint sa plus haute stature à l'âge de vingt-huit ou trente ans; la taille reste stationnaire jusqu'à cinquante ans environ, et, à partir de ce moment, elle décroît dans des proportions plus ou moins sensibles, selon les individus et les conditions physiologiques dans lesquelles ils se trouvent. Chez la femme, qui naît moins grande que l'homme et arrête plus tôt sa croissance, la taille est de 10 centimètres

en moyenne moins élevée que celle de l'homme.

En chirurgie, la **taille**, ou cystotomie, ou encore lithotomie, est une opération destinée à guérir la PIERRE et consistant à inciser les tissus (abdomen ou périnée), afin de pouvoir pénétrer dans la vessie avec des instruments destinés à saisir les calculs ou les corps étrangers que peut contenir cet organe.

On pénètre dans la vessie par l'hypogastre ou région inférieure de l'abdomen, par le périnée, ou encore par la face postérieure du viscère. C'est pourquoi la taille a reçu différents noms, selon la région dans laquelle on la pratique : **taille hypogastrique** ou **sus-pubienne**, **taille périnéale** ou **sous-pubienne**, **taille recto-vésicale**, **vagino-vésicale**.

La taille est surtout applicable chez les enfants, les vieillards dont l'état des voies urinaires est mauvais, ou lorsqu'il s'agit d'un calcul trop dur ou trop volumineux. On préférera toujours une des méthodes de taille périnéale, et l'on ne se décidera à pratiquer la taille hypogastrique qu'en cas de volume exagéré du calcul. Chez la femme, c'est pour ainsi dire toujours par la LITHOTRITIE que l'on opère.

TALUS, adj. Variété de PIED-BOT.

TAMARIN, s. m. Fruit du tamarinier (*tamarindus indica*), arbre très-élevé de la famille des Légumineuses, originaire de l'Égypte et des Indes orientales, et naturalisé en Amérique. C'est une gousse épaisse, de 12 à 15 centimètres de longueur, d'un brun rougeâtre, remplie d'une pulpe acide de la même couleur et de graines noires irrégulièrement cuboïdes. L'acidité du tamarin en fait un médicament rafraîchissant à la dose de 15 grammes pour 1 litre d'eau; son action devient laxative et légèrement purgative si l'on augmente la dose jusqu'à 60 grammes.

La pulpe est la seule partie de la gousse employée. En pharmacie, on l'associe souvent aux autres purgatifs, surtout aux drastiques (*tamar indien*, etc.); on en prépare aussi une tisane et une conserve dont les propriétés sont aussi laxatives.

TAMPONNEMENT, s. m. Application régulière de tampons de charpie, faite dans le but d'arrêter une hémorrhagie ou d'exercer une compression. On fait le tamponnement des fosses nasales (fig. 226) contre les ÉPISTAXIS; celui du vagin, contre les hémorrhagies utérines ou métrorrhagies, etc. Ce dernier s'exécute de préférence avec une série de tampons de charpie, fixés tous successivement le long d'un fil résistant (tampon en queue de cerf-volant), ce qui permet de les retirer facilement un à un, en tirant sur le fil auquel ils sont tous attachés.

TANNATE, s. m. Nom donné à la combinaison de l'acide tannique ou *tannin* avec les bases.

TANNE, s. f. Petite loupe dure siégeant au front, sur les ailes du nez, au cou, sur le cuir chevelu. Les tannes n'ont aucune importance comme maladie, et, si elles sont trop disgracieuses, on peut les enlever au moyen du bistouri.

TANNIN, ou **ACIDE TANNIQUE**, s. m. (*tanninum*). Substance astringente très-énergique, qui existe dans un grand nombre de végétaux. C'est ainsi qu'on le rencontre dans les racines vivaces de la famille des Polygonées, des Rosacées, des Salicariées, dans l'écorce du chêne, du quinquina, de l'orme, dans les feuilles des arbustes et des arbres. On le trouve aussi dans le péricarpe des fruits, avant leur maturité, dans les pétales de la rose et de la grenade, dans les semences des plantes émulsives, dans la noix de galle, le cachou, etc.

Le tannin que l'on obtient à l'état de pureté de la noix de galle, au moyen de l'éther sulfurique hydraté, est d'un blanc jaunâtre, friable, incristallisable, inodore, mais très-styptique. Au contact de l'oxygène et de l'eau, il absorbe l'oxygène et se transforme en *acide gallique* cristallisable. Le tannin précipite les solutions d'albumine, de gélatine et de fécule; en contact avec la peau, il la durcit et la transforme en *cuir*.

Le tannin du chêne a une saveur fort astringente et même nauséabonde; c'est lui qu'on emploie dans l'industrie pour préparer et tanner les peaux de nos grands animaux domestiques (*tan*). L'extrait de ratanhia produit le tannin le moins âcre de tous.

A l'intérieur, quoique souvent assez mal supporté par l'estomac, le tannin est administré dans les diarrhées chroniques (1 à 5 centigrammes chez les enfants, 5 à 50 centigrammes chez les adultes), les hé-

morrhagies graves, la blennorrhée, les catarrhes pulmonaires et utérins (leucorrhée). Il a une action non douteuse sur les sueurs nocturnes dans la phthisie; on l'a préconisé aussi dans l'albuminurie, dans les fièvres intermittentes, où il serait succédané des quinquinas; il agit encore comme anthelminthique.

Enfin, le tannin formant des précipités insolubles avec la morphine et les autres alcaloïdes, ainsi qu'avec les sels métalliques, on l'emploie comme antidote des empoisonnements par les préparations cupriques, le plomb, le tartre stibié et les composés antimoniaux, l'opium et la morphine, la ciguë, la jusquiame, le datura stramonium, les champignons, etc.

Comme *médicament externe*, on emploie le tannin et ses composés en gargarismes dans les inflammations chroniques des muqueuses de la bouche et du pharynx; en poudre, contre les épistaxis rebelles; en injections, dans les blennorrhagies (10 à 50 centigrammes dans 30 grammes de véhicule); en lavements, dans la diarrhée et la dyssenterie chroniques; en collyres, dans l'ophthalmie catarrhale; en pommades, contre les dartres et la fissure à l'anus; en topiques, contre l'angine couenneuse, etc.

TAPIOCA, ou **TAPIOKA**, s. m. Nom donné à la fécule que l'on extrait de la racine du *jatropha manioc* (Euphorbiacées), originaire du Brésil, de la Guyane et des Antilles.

TARENTULE, s. f. Espèce d'araignée ainsi appelée parce qu'on la rencontre surtout aux environs de Tarente, dans la province de la Pouille (Italie). La morsure de la tarentule a été pendant longtemps considérée à tort comme très-dangereuse et comme déterminant une maladie désignée sous le nom de tarentisme. On prétendait guérir la morsure de la tarentule au moyen d'une violente sudation déterminée par une danse effrénée qui porte son nom, et après laquelle le patient tombait épuisé et guéri.

TARSALGIE, s. f. (de tarse, et ἄλγος, douleur). Nom donné au PIED-BOT valgus douloureux, qui se rencontre fréquemment chez les jeunes gens : tarsalgie des adolescents.

TARSE, s. m. Ensemble des os qui forment la partie postérieure du pied et qui sont l'analogue du carpe de la main. La première rangée des os du tarse s'articule avec le tibia et le péroné ; ce sont l'*astragale* et le *calcanéum ;* la seconde comprend le *scaphoïde*, le *cuboïde* et les trois *cunéiformes*, qui s'articulent avec le métatarse (voy. PIED).

TARTRATE, s. m. Nom donné aux sels formés par la combinaison de l'*acide tartrique* avec les bases. La réaction de ces sels est neutre ou acidule, et dans ce dernier cas ce sont des bitartrates.

Les tartrates les plus employés en médecine sont les suivants :

Le *tartrate acide de potasse* (bitartrate ou crème de tartre); le *tartrate borico-potassique* [crème de tartre soluble (dose de 16 à 30 grammes, comme purgatif)] ; le *tartrate de potasse et d'antimoine* (voy. ÉMÉTIQUE); le *tartrate ferrico-potassique*, prépara'ion ferrugineuse recommandable par la facilité avec laquelle elle est tolérée, la possibilité de l'administrer dans du vin ou de l'eau rougie sans produire de précipité.

TARTRE, s. m. Dépôt formé par les vins sur les parois des tonneaux qui les contiennent, et constitué par le tartrate acidule de potasse, un peu de silice, de tartrate de chaux, d'oxyde de fer et dé manganèse. Outre son emploi en médecine comme laxatif, le tartre est appliqué dans l'industrie vinicole au collage ou plâtrage des vins.

Tartre chalybé. — Voy. TARTRATE DE POTASSE et de FER.

Tartre dentaire. Dépôt qui s'amasse au niveau du collet des dents chez l'homme et chez le chien, formé principalement de phosphate et de carbonate de chaux. Sa production est favorisée par l'altération du principe actif de la salive ou ptyaline, et les affections de l'estomac et de la bouche.

Tartre stibié. — Voy. ÉMÉTIQUE.

TARTRIQUE, adj. L'acide **tartrique** est un corps solide blanc, cristallisé, soluble dans l'eau et dans l'alcool, qui existe dans un grand nombre de fruits acides et particulièrement dans le raisin. Combiné avec la potasse, il forme le tartre (crème de tartre, bitartrate de potasse). Il est utilisé dans la fabrication des eaux de Seltz artificielles, associé au bicarbonate de soude, dont il chasse l'acide carbonique.

Limonade tartrique sèche. Mélange d'acide tartrique et de sucre en poudre,

aromatisé avec quelques gouttes d'oléo-saccharure de citron, et dont on fait dissoudre une cuillerée dans un verre d'eau comme boisson rafraîchissante. Si l'on ajoute du bicarbonate de soude, on obtient une limonade gazeuse légèrement purgative.

TATOUAGE, s. m. Introduction dans l'épaisseur du derme de particules très-fines de charbon, de vermillon, de bleu de Prusse, etc. Les tatouages, fort en usage chez les nations primitives, et encore de nos jours chez les soldats et les marins, sont des signes fort propres à établir l'identité des individus. On ne les fait que très-difficilement et incomplétement disparaître par des vésicatoires volants, et mieux par une série de cautérisations successives.

On a employé le tatouage avec des couleurs blanches contre les *nævi materni* (envies). On tatoue aussi en noir, au moyen de l'encre de Chine, ou en bleu les taies de la cornée, ce qui les rend moins disgracieuses. Cette dernière opération, pratiquée déjà par les Grecs, a été fort employée dans ces derniers temps; elle paraît être inoffensive, bien qu'on ait cité quelques cas tardifs d'opththalmie sympathique développés sous son influence.

TAXIS, s. m. Ensemble des manipulations employées pour obtenir la réduction d'une hernie étranglée (voy. HERNIE).

TEIGNE, s. f. (*tinea*). Nom donné à diverses maladies du cuir chevelu, soit phlegmasiques, soit parasitaires.

Teigne amiantacée. Période du pityriasis de la tête ; on lui donne ce nom lorsque la maladie est poussée assez loin pour que les cheveux soient emprisonnés dans les écailles épidermiques et finissent par tomber avec elles.

Teigne décalvante ou **tondante.** Maladie des cheveux caractérisée par le développement dans l'intérieur du tube capillaire d'un cryptogame appelé *trichophyton* (de θρίξ, cheveu, et φύτον, plante).

Teigne faveuse. Synonyme : *favus* (en grec, κηρίον, de κηρός, cire). Affection de la peau, contagieuse, occupant spécialement le cuir chevelu et présentant, comme caractère particulier, l'existence de végétaux parasitaires microscopiques, qui se réunissent pour former de petites masses d'apparence pustuleuse, en forme de godet, d'une couleur jaune de soufre, appelées *favi*.

Le favus se rencontre surtout chez les enfants de sept à douze ans et principalement chez les individus à tempérament lymphatique, en proie à la *misère physiologique*, aux privations, et soumis à l'influence de la malpropreté et de la contagion.

La maladie commence par la production de couches, invisibles à l'œil nu, de *spores* qui se déposent à la surface du cheveu dans le follicule ; ces spores germent, se multiplient et finissent par former une masse perceptible à l'œil nu, lorsque, le derme s'étant déprimé, les couches épithéliales tombent et laissent en liberté les cryptogames sous-jacents. Autour du favus, on voit s'amasser une exsudation jaunâtre, quelquefois purulente.

A mesure que les favi s'accroissent en largeur, ils entourent les cheveux du voisinage et forment des plaques rugueuses, irrégulières, proéminentes ; ces plaques elles-mêmes se confondent peu à peu entre elles, et le cuir chevelu tout entier n'est plus qu'une vaste croûte jaunâtre, au-dessous de laquelle la peau est saignante et parsemée d'ulcérations. On voit fréquemment la teigne faveuse s'accompagner d'une production extraordinaire de poux ; elle répand une odeur comparable à celle de la souris ou de l'urine de chat.

Le favus est une maladie très-rebelle et qui se reproduit facilement ; il dure plusieurs mois et même plusieurs années. Les individus qui en sont atteints restent chétifs, amaigris, dans un état cachectique qui retentit sur leur intelligence.

Le *traitement* consiste à faire tomber les croûtes du favus, à détacher les champignons et à empêcher leur reproduction par des lotions et des onctions alcalines, soufrées, ou mercurielles. Il faut en même temps soutenir la constitution par des toniques.

Teigne granulée. C'est l'IMPÉTIGO du cuir chevelu.

Teigne tondante ou **tonsurante** (herpès tonsurant). Maladie parasitique des cheveux causée par la présence d'un parasite appelé *trichophyton tonsurans*, cryptogame qui apparaît sous la forme d'un petit amas de spores arrondies.

La teigne tonsurante est caractérisée par des plaques arrondies plus ou moins rouges, sur lesquelles les cheveux ou les poils, enserrés à leur base par le végétal parasite, se brisent à quelques millimètres du niveau de l'épiderme ; de là résulte la formation des *tonsures*, surfaces dénudées ou à peu près, ardoisées, bleuâtres.

Cette affection, bien traitée, guérit assez rapidement et laisse peu de traces. Les indications du traitement sont les suivantes : 1° pratiquer et répéter l'épilation ; 2° appliquer des lotions, des onctions parasiticides. Pour abréger la durée du traitement, il faut, avant tout, faire couper les cheveux ou les poils du voisinage, débarrasser la partie malade des croûtes qui y adhèrent et nettoyer cette dernière avec l'eau de savon.

En zoologie, la teigne est un genre de lépidoptères nocturnes dont les chenilles, sous forme de petits vers grisâtres, détruisent les étoffes de laine pour faire le cocon de leur chrysalide.

TEINTURE, s. f. (*tinctura*, de *tingere*, teindre). Solution d'une ou de plusieurs substances plus ou moins colorées dans un excipient liquide qui est ordinairement l'alcool, l'eau, ou l'éther, d'où le nom de teinture *alcoolique* ou *spiritueuse*, *aqueuse*, *éthérée*. Les propriétés des teintures sont celles de la substance médicinale dissoute et du dissolvant.

Parmi les teintures les plus utilisées, il faut citer les suivantes :

Teinture d'arnica. Préparation d'un usage populaire contre les coups, les ecchymoses, les contusions ; on s'en sert aussi dans le rhumatisme.

Teinture d'iode. La teinture d'iode est d'un usage très-répandu et s'emploie en badigeonnages, soit comme médicament révulsif, soit comme résolutif des phlegmasies. On applique la teinture d'iode dans les cas de pleurésie légère, de pleurodynie, de phthisie pulmonaire, d'engorgements des viscères abdominaux, d'affections articulaires (arthrite, hydarthrose, hygroma, etc.), de tumeurs sous-cutanées, etc.

Teinture purgative. — Voy. EAU-DE-VIE ALLEMANDE.

Teinture de tournesol. Substance bleue très-employée, dans les laboratoires de chimie, pour déterminer l'acidité ou l'alcalinité des produits chimiques liquides ;

elle rougit par les acides et redevient bleue sous l'influence des alcalis.

Teinture vulnéraire. Macération dans l'alcool de feuilles fraîches d'un grand nombre de plantes aromatiques, employée comme médicament excitant.

TELLURIQUE, adj. (de *tellus*, la terre). Qui a rapport à la terre et à son influence sur les corps organisés. Ex.: origine tellurique du choléra, poisons telluriques, etc.

TEMPE, s. f. Région latérale et supérieure de la tête qui correspond à l'os temporal et à sa partie écailleuse.

TEMPÉRAMENT, s. m. (*temperamentum*, κρᾶσις). Terme désignant l'état constitutionnel de chaque individu et à peu près synonyme de constitution.

On attachait autrefois aux tempéraments beaucoup plus d'importance qu'on ne leur en attribue aujourd'hui.

TEMPÉRATURE, s. f. (en latin, *temperies*). Degré de chaleur qui existe dans l'air ou dans un corps, appréciable au moyen d'instruments spéciaux et en particulier du thermomètre.

Température animale. A l'état physiologique ou normal, la température de l'homme adulte, mesurée dans l'aisselle, varie entre 37 degrés et 37°,5 centigrades, mais elle est loin de présenter ce chiffre chez tous les animaux. Chez les oiseaux, elle peut atteindre normalement près de 44 degrés, tandis que, chez les mollusques, elle ne dépasse guère que de 0°,5 la température du milieu ambiant.

Toutes les régions du corps n'offrent pas le même degré de chaleur ; ainsi, chez l'homme, le sang qui est en contact avec l'air extérieur, dans les poumons, pendant l'acte de la respiration, se refroidit sensiblement, c'est-à-dire de 1 à 2 degrés ; dans les veines sus-hépatiques, qui sortent du foie, organe où il se fait un travail chimique très-actif et incessant (formation du sucre et de la bile), la température du sang est au contraire de 39 degrés à 39°,80. Après chaque repas, pendant les fonctions de la digestion, la température générale est plus élevée que pendant l'état de repos.

Il nous sera facile de comprendre que, si à l'état physiologique la température subit des variations selon l'état d'activité ou de repos de nos organes, ces écarts seront encore plus sensibles à l'état morbide ou pathologique, état dans lequel l'orga-

nisme est sous l'influence de réactions plus énergiques encore et où les combustions sont plus rapides et plus actives. La recherche de la température dans les maladies est très-précieuse pour le diagnostic, mais surtout pour le pronostic et la marche à suivre dans la thérapeutique.

TEMPORAL., adj. et s. m. Qui a rapport à la tempe. L'**artère temporale** superficielle (6, fig. 109) est une des deux branches terminales de la carotide externe. Au milieu de la tempe, elle est assez superficielle pour qu'on y puisse facilement sentir les battements du pouls. C'est sur cette artère qu'on pratiquait l'artériotomie.

Le **muscle temporal** ou crotaphyte s'insère en haut à la fosse temporale, et en bas à l'apophyse coronoïde de l'os maxillaire inférieur.

L'**os temporal** ou le *temporal* est un os pair placé symétriquement de chaque côté du crâne, articulé avec l'occipital, le pariétal, l'os malaire, le sphénoïde et le maxillaire inférieur (articulation temporo-maxillaire). On lui considère trois portions : la portion *écailleuse* antérieure et supérieure ; la portion *mastoïdienne* inférieure et postérieure ; la portion *pierreuse* ou *rocher* (à cause de son extrême dureté) située à la partie interne et renfermant l'organe de l'ouïe.

TEMPORISATION, s. f. Terme employé en chirurgie lorsque, au lieu de pratiquer immédiatement une opération jugée nécessaire, on patiente quelque temps en abandonnant les lésions à elles-mêmes et se contentant de les surveiller, mais toutefois en se réservant d'intervenir au moment le plus favorable.

TEMPORO-MAXILLAIRE, adj. L'articulation temporo-maxillaire ou de la mâchoire inférieure est une articulation condylienne formée en haut par l'os temporal, en bas par le condyle de l'os maxillaire inférieur et par un *menisque* fibreux inter-articulaire. Il y a deux synoviales distinctes et trois ligaments : latéral externe, latéral interne divisé en deux faisceaux, et le ligament stylo-maxillaire. Elle est douée du mouvement d'abaissement, d'élévation (muscles masséter, temporal, ptérygoïdien interne), de projection en avant et en arrière, et de quelques mouvements de latéralité.

TENACULUM, s. m. Instrument de chirurgie en forme de crochet pointu à grande courbure, qui sert pour saisir les artères et en faire la LIGATURE.

TENDON, s. m. (de *tendere*, tendre). Faisceau formé de fibres blanches, parfois nacrées, qui se trouve aux extrémités des muscles. Les tendons s'attachent directement aux os sans intermédiaire d'aucune substance. Ils sont formés de fibres résistantes non élastiques et ne contiennent pas de capillaires. Aussi leur nutrition est-elle très-peu active, et, lorsque le tissu lamineux qui les enveloppe vient à s'enflammer ou à être détruit, ils s'exfolient et se mortifient rapidement (voy. PANARIS).

Le *tendon d'Achille* est situé à la partie postérieure de la jambe, il est formé par les tendons des muscles jumeaux et soléaire, et va s'attacher à la partie inférieure de la face postérieure du calcanéum. On en fait la section sous-cutanée (ténotomie) contre certaines formes de PIED-BOT (*equin, varus*).

TÉNESME, s. m. (de τεινειν, tendre). Symptôme qui se montre souvent dans certaines inflammations du rectum, du gros intestin, du col de la vessie, dans les hémorrhoïdes, la dysentérie, la cystite du col de la vessie, etc. Il est caractérisé par un sentiment douloureux de tension, de constriction, de chaleur, de cuisson, avec envies fréquentes (et ordinairement inutiles ou à peu près) d'aller à la selle ou d'uriner. Presque toutes les personnes ayant quelque trouble intestinal (hémorrhoïdes, échauffement, diarrhée) ont encore envie d'aller à la garde-robe même après la défécation, et font souvent des efforts qui n'aboutissent à rien.

Il n'est pas rare de voir exister simultanément le *tenesme rectal* et le *tenesme vésical*, et même, dans la dysentérie, la douleur s'étend jusqu'aux uretères et aux reins. On combat le ténesme par les émollients, les bains, les antiphlogistiques locaux et généraux, les préparations opiacées ou belladonées, et en instituant le traitement de la maladie primitive.

TÉNORRHAPHIE, s. f. (de τένων, tendon, et ῥαφή, suture). Suture des tendons dans le but d'obtenir la réunion des deux extrémités divisées par un traumatisme. Le plus souvent on peut se dispenser de faire cette opération, et il suffit de placer le membre dans une position convenable, pour que les deux extrémités divisées et au besoin avi-

vées puissent s'accoler et se souder ensemble.

TÉNOTOMIE, s. f. (de τένων, tendon, et τομή, section). Section des tendons et même des muscles raccourcis ou rétractés.

Ce nom est aussi donné à l'opération du STRABISME qui n'est que la ténotomie d'un des muscles de l'œil et surtout du droit interne.

On ne pratique la ténotomie que par la méthode sous-cutanée. L'instrument dont on se sert est un petit bistouri très-étroit à

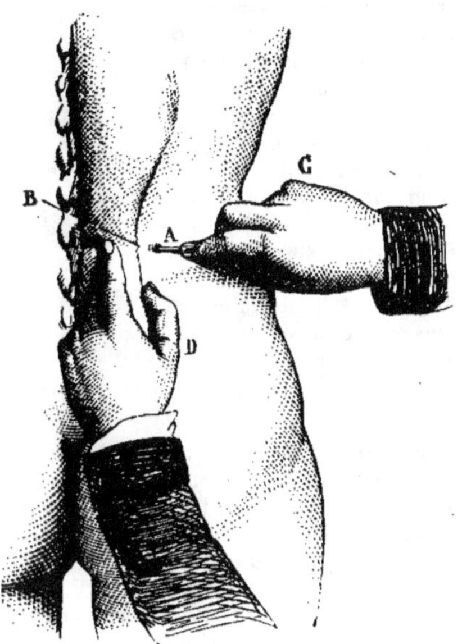

FIG. 520. — Ténotomie de la masse sacro-lombaire.

A, Entrée du ténotome.
B, Bord externe de la masse sacro-lombaire.
C, Main droite du chirurgien.
D, Main gauche pressant le ténotome.

pointe mousse appelé *ténotome*. On incise la peau dans une très-petite étendue, à une certaine distance du tendon à sectionner, et l'on introduit le ténotome par cette petite incision latérale. Les parties à sectionner étant bien tendues; on les coupe en sciant au moyen du ténotome et un bruit particulier de craquement indique que ce résultat est obtenu. On recouvre la petite incision cutanée avec un peu de baudruche ou de collodion, et l'on maintient le membre ou la partie primitivement déviée dans une situation propre à permettre une cicatrisation convenable.

C'est ainsi que l'on sectionne le *tendon d'Achille* (fig. 521) contre le pied-bot équin ou pour remédier au renversement du pied en arrière après la désarticulation du pied par la méthode Chopart. On sectionne aussi le muscle *sterno-cléido-mastoïdien* contre le torticolis; la masse *sacro-lombaire* contre certaines déviation du rachis (fig. 520), les tendons des muscles *biceps, couturier, droit interne*, etc., contre la flexion permanente de la jambe, ceux des muscles *péroniers latéraux* contre le PIED-BOT, etc.

TENSEUR, adj. et s. m. Nom donné à certains muscles destinés à tendre ou à étendre certaines aponévroses ou synoviales (tenseur du *fascia lata* de la cuisse, tenseur de la synoviale du genou), ou d'autres organes : muscle tenseur de la choroïde, ou *muscle ciliaire*.

TENSION. État d'un corps résistant soumis à une certaine traction, et, par extension. force d'expansion des gaz, des vapeurs, du sang dans les artères (*tension artérielle*), degré de rigidité d'un muscle, d'un tendon, etc.

La *tension électrique* est la tendance plus ou moins vive qu'a ce fluide à s'échapper. Plus la tension est vive, plus le corps électrisé cède facilement son électricité, de telle sorte que plus l'électricité a une forte tension, plus elle est capable de traverser des milieux mauvais conducteurs ou offrant une grande résistance au courant, comme le corps humain par exemple (voy. ÉLECTRICITÉ, PILE).

TÉRATOLOGIE, s. f. (de τέρας, monstre, et λόγος, discours). Description des monstruosités ou des anomalies d'organisation chez l'homme et les animaux. Cette partie de la pathologie est encore appelée *biotaxie pathologique* (voy. MONSTRE).

TÉRÉBENTHINE, s. f. (*terebinthina*, τερεβινθίνη). Nom donné aux sucs volatils et résineux que l'on obtient en faisant des incisions à l'écorce d'arbres de la famille des Conifères et de celle des Térébinthacées. Les principales térébenthines sont celles du Canada, de Chio, de France (térébenthine commune de Bordeaux, de Strasbourg), de la Mecque (ou de Judée, de Gilead), de Venise.

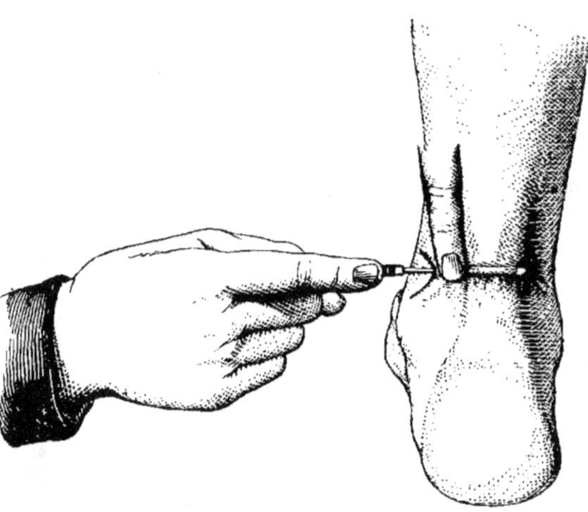

FIG. 521. — Ténotomie du tendon d'Achille.

Essence de térébenthine. Huile essentielle provenant de la distillation de la térébenthine; c'est un liquide incolore, inflammable, d'une odeur très-forte, qui se rapproche de celle du citron après des distillations multipliées. On a préconisé l'essence de térébenthine contre les sciatiques et autres névralgies, pour dissoudre les calculs hépatiques (remède de Durande), pour chasser les *vers* (très-efficace), pour combattre le tétanos, la péritonite puerpérale, la salivation mercurielle, les fièvres intermittentes, l'empoisonnement par le phosphore. Elle s'administre à la dose de dix à quarante gouttes dans un verre d'eau sucrée ou mieux en *capsules* molles.

TESTICULE, s. m. (*testis*, ὄρχις). Organe de reproduction du mâle, qui est l'analogue de l'ovaire chez la femme. Les testicules forment deux glandes ovoïdes (bien que leur texture ne soit pas réellement glandulaire) placées dans les *bourses*, de chaque côté de la ligne médiane, le gauche descendant plus bas que le droit.

Chaque testicule se compose : 1° d'une enveloppe ou *tunique albuginée* blanche, fibreuse, inextensible; elle présente un renflement cunéiforme, ou *corps d'Higmore*, situé à la partie moyenne du bord droit du testicule, et qui envoie des prolongements dans l'intérieur même de la substance propre ou parenchyme; 2° d'un parenchyme formé par une masse dont l'aspect est celui d'une pulpe jaunâtre, divisée en lobules au nombre de cent cinquante à deux cents. Chaque lobule est formé par l'enroulement de *canalicules séminifères*, au nombre de un à quatre par lobules, et dont la longueur est de 70 à 80 centimètres. Ces tubes se terminent à une de leurs extrémités en culs-de-sac. De l'autre côté, ils deviennent rectilignes (canalicules droits), pénètrent à l'intérieur du corps d'Higmore et y forment un réseau (*rete vasculosum testis*), d'où partent les canaux efférents (dix à quinze), qui pénètrent dans l'*épididyme* et se réunissent plus tard en un canal unique (canal de l'épididyme), long de 6 mètres environ et contourné sur lui-même. Ce canal se continue à son tour avec le canal DÉFÉRENT.

Au testicule sont annexés l'ÉPIDIDYME, qui le coiffe comme un casque, divers appendices, restes d'organes transitoires, qui sont : l'*hydatide pédiculée de Morgagni* et l'*hydatide non pédiculée*, petites saillies de la tête de l'épididyme; les *vaisseaux aberrants* ou culs-de-sac, qui partent de la queue de l'épididyme; le *corps innominé de Giraldes*, organe dégénéré (venant du corps de Wolff) et situé à la partie interne de la tête de l'épididyme.

Le testicule n'est pas toujours contenu dans les bourses. Pendant la vie intra-utérine, il est situé près des reins, à la partie interne du corps de Wolff. Par son extrémité inférieure, il donne naissance à un cordon qui descend le long du muscle psoas, s'engage dans l'anneau du canal inguinal, et s'insère en partie dans le ligament de Poupart et en partie à la face profonde du *scrotum* ou peau des bourses. C'est ce cordon qui est appelé *gubernaculum testis* et qui doit déterminer la descente du testicule dans les bourses.

Le testicule, en descendant, entraîne avec lui les vaisseaux spermatiques et refoule devant lui le péritoine, qui doit lui former son enveloppe séreuse (tunique vaginale). C'est vers le huitième mois de la vie fœtale, et quelquefois seulement après la naissance, que se fait la migration de cet organe. Souvent son enveloppe séreuse continue encore pendant un certain temps à communiquer avec le péritoine. C'est ce qui explique pourquoi il faut traiter les HYDROCÈLES des enfants avec certaines précautions, et ne pas injecter de teinture d'iode sans être bien sûr que cette communication n'existe plus (de peur de déterminer une péritonite).

Parfois le testicule peut s'arrêter à l'anneau inguinal et simuler une hernie étranglée, ou même rester dans le ventre d'où les cris de l'enfant tendent à le faire sortir... Il se produit alors fréquemment, au moment de sa descente, une véritable hernie inguinale. Si les deux testicules restent dans l'abdomen, l'individu est *cryptorchide;* si un seul est dans les bourses, il est *monorchide*. Le testicule dont la descente normale ne s'est pas effectuée s'atrophie le plus souvent.

Le rôle du testicule est la sécrétion du SPERME, qui est sans odeur lorsqu'on le prend dans l'épididyme et se mélange ensuite, au moment de l'éjaculation, avec les liquides provenant de la prostate, des vésicules séminales, etc.

L'atrophie du testicule est souvent causée par la compression de cet organe par une tumeur. Parfois aussi elle n'est qu'apparente, occasionnée par l'onanisme ou le défaut de coït; la fréquentation des femmes lui fait alors quelquefois reprendre ses fonctions.

Cancer du testicule. Le plus souvent il débute par l'épididyme et appartient à la variété fibro-plastique, encéphaloïde ou enchondromateuse. Il forme une tumeur irrégulière, bosselée; souvent en même temps il se développe une hydrocèle ou des indurations le long du cordon et dans la fosse iliaque. Sa marche est des plus lentes (en comparaison des autres cancers); il n'est douloureux que vers la fin (douleurs lancinantes) et s'ulcère en produisant le *fongus malin* du testicule. Le seul traitement qui lui soit applicable, c'est la castration, qui peut prévenir ou retarder l'infection générale ou le développement de la cachexie cancéreuse.

Fongus bénin du testicule. Nom donné à des excroissances charnues qui, après avoir ulcéré la peau du scrotum, viennent faire saillie au dehors. C'est une complication qui peut se montrer dans plusieurs affections de cet organe : quelquefois le fongus résulte d'une simple lésion du testicule avec production consécutive de bourgeons charnus ; d'autres fois il est dû à des tubercules ulcérés. On le guérit fort souvent par des applications de poudre d'alun, la cautérisation au nitrate d'argent, etc. On en a aussi pratiqué la ligature ou l'excision, et, dans certains cas, il faut avoir recours à la castration.

L'inflammation du testicule est appelée ORCHITE.

Les tubercules du testicule peuvent se montrer sous deux apparences : sous forme de tubercules jaunes ou crus, coïncidant souvent avec les tubercules pulmonaires ; sous forme de produits inflammatoires (orchite chronique). Ils commencent par une induration et se ramollissent ensuite. Le plus souvent ils débutent par l'épididyme et sont peu douloureux. Puis il se forme de petits abcès, des fistules et parfois un *fongus*. Ils peuvent se compliquer de tubercules dans la prostate. Leur marche est tantôt lente, tantôt rapide ; leur retentissement sur l'état général très-variable. Ils peuvent se borner au testicule, rester une affection locale et ne pas se montrer dans le poumon.

Le *traitement* consiste en moyens généraux : huile de foie de morue, préparations iodées, bains de mer, phosphates, régime fortifiant, etc. On cherchera à obtenir la résolution ou la cicatrisation des abcès et des fistules par les badigeonnages extérieurs et des injections iodées. Il est très-rare qu'on soit obligé de faire la castration.

TÉTANIQUE, adj. Se dit de ce qui appartient au tétanos.

Attitude tétanique. Raideur des membres (par suite de contraction musculaire) qui se montre dans différentes affections, comme dans l'épilepsie, l'hystérie, l'empoisonnement par la strychnine.

TÉTANOS, s. m. (de τείνειν, tendre). Mot grec conservé en français pour désigner une affection caractérisée par la contraction permanente et douloureuse d'une partie ou de la totalité des muscles volontaires, avec immobilité absolue, impossible à vaincre, de tout le corps ou d'une de ses parties.

Lorsque le tétanos est généralisé, le corps reste dans la position normale ; c'est le tétanos droit. Mais si la contraction ne se fait que dans certains muscles de l'économie, on donne au tétanos des noms différents :

Le *trismus* (de τρίζειν, grincer) est l'état de contraction permanente des muscles élévateurs de la mâchoire inférieure qui empêche d'ouvrir la bouche. Si le tétanos s'étend aux muscles de la nuque et du dos, de façon que la tête soit rejetée en arrière, on dit qu'il y a *opisthotonos* (de ὄπισθεν, en arrière, et de τόνος, tension) ; si, au contraire, ce sont les muscles de la partie antérieure du corps qui sont envahis, il y a *emprosthotonos* (de ἔμπροσθεν, en avant, et de τόνος, tension).

D'après les recherches et les observations récentes, il semble démontré que le spasme tétanique est un phénomène réflexe produit par l'excitation d'un nerf ayant subi une lésion quelconque, surtout des traumatismes par armes à feu. Souvent, en effet, des accès de tétanos ont été observés en temps de guerre, et principalement sous l'influence d'une température très-basse. Les blessures des extrémités, celles du pied ou de la face, paraissent avoir le triste privilége de déterminer la production du tétanos, peut-être à cause de la richesse de ces régions du corps en réseaux nerveux sensitifs.

On distingue le **tétanos spontané** ou *a frigore*, qui survient à la suite d'un simple refroidissement et est beaucoup moins dangereux que le **tétanos traumatique**, consécutif à une blessure. Même dans ce dernier, l'influence du froid est incontestable ; il débute toujours par du trismus et ne doit pas être confondu avec de simples *spasmes traumatiques*, qui se produisent surtout au niveau de la partie blessée. Plus la marche d'un tétanos est lente, plus il y a de chances de guérison.

Le tétanos est une affection grave, se terminant en général par la mort, qui arrive au bout de deux à dix jours par suite des progrès de l'asphyxie. Les traitements préconisés contre lui sont très-nombreux ; il est d'abord nécessaire d'extraire les corps étrangers de la blessure, de la régulariser, etc. On a employé successivement comme moyens généraux les sudations, les médicaments opiacés, les antispasmodiques, les bains froids, les mercuriaux, l'ivresse, les émissions sanguines, le tabac, le sulfate de quinine, l'atropine, l'aconit, le curare, le *bromure de potassium*, le *chloroforme*, le *chloral*. C'est à ces trois derniers médicaments qu'on doit le plus de succès, surtout s'il s'agit d'un tétanos spontané.

TÊTE, s. f. (*caput*, κεφαλή). Extrémité supérieure du corps de l'homme et des animaux, qui renferme le cerveau et les organes des sens, sauf celui du toucher, qui est aussi répandu à la surface du reste du corps. Elle se compose du CRANE et de la FACE.

Par analogie, on a donné le nom de tête à divers renflements des extrémités des os lorsqu'ils ont une forme arrondie, comme la tête de l'humérus, du fémur, etc.

TEXTURE, s. f. (de *texere*, tisser). Organisation, disposition interne des tissus, description des rapports qu'ont entre eux les éléments qui les forment.

THAPSIA, ou **THAPSIE**, s. f. Genre de plantes de la famille des Ombellifères ou des Euphorbiacées, dont la racine contient une résine irritante. On en prépare des emplâtres que l'on applique pendant quelques heures sur la poitrine pour y déterminer une éruption miliaire douloureuse, semblable à celle que produit l'huile de croton. C'est surtout contre les bronchites que l'on emploie l'emplâtre de thapsia; il faut avoir la précaution, lorsqu'on y a par mégarde porté la main pour se gratter, de ne pas la reporter à la figure, et surtout aux yeux, ce qui produirait une irritation et une rougeur comparable à celle d'un *érysipèle*.

THÉ, s. m. Feuilles préparées du *thea sinensis*, arbrisseau originaire de la Chine et du Japon, qui peut atteindre jusqu'à 8 ou 10 mètres de hauteur. Le thé se récolte plusieurs fois par an, et chaque récolte possède une qualité différente. C'est ainsi que l'on distingue le *thé vert* et le *thé noir*; le premier, qui est le plus estimé, fournit lui-même plusieurs espèces, dont la variété la plus appréciée est le *thé schulang*; viennent ensuite le *thé hyswen* et le *thé perlé*.

Le *thé souchon* et le *thé pékao*, les deux variétés de thé noir, ont une odeur moins suave et un goût moins agréable que les thés verts. En France, on emploie souvent le thé vert et le thé noir mélangés par parties égales. Le thé vert est extrêmement excitant et, chez certaines personnes, occasionne une insomnie avec agitation nerveuse plus vive que celle que produit le café.

L'infusion de thé (4 à 10 grammes pour un demi-litre d'eau) est une boisson fort employée dans l'alimentation et comme moyen de purifier l'eau qui, en Chine, ne serait quelquefois pas buvable sans cette précaution.

Thé de bœuf. Bouillon que l'on prépare pour les convalescents avec poids égaux de bœuf haché et d'eau.

Thé du Canada. Arbre de la Nouvelle-Jersey (*gaultheria procumbens*) dont on retire une huile essentielle, employée dans les pharmacies américaines pour aromatiser les sirops.

Thé de Saint-Germain. Médicament laxatif, préconisé contre la constipation habituelle et préparé avec des feuilles de *séné* et de *sureau*, des semences d'anis et de fenouil, et de la crème de tartre.

La plupart des *thés* dits *purgatifs* sont des mélanges analogues, où l'étiquette seule est changée ; utiles dans certains cas, leur abus doit être soigneusement évité.

THÉBAÏNE, s. f. Alcaloïde retiré de l'opium par Thibouméry, dont la formule est $C^{19}H^{21}AzO^3$. Elle cristallise en paillettes nacrées très-peu solubles dans l'eau. Sa saveur est styptique ; les sels qu'elle forme sont amers.

Chez les animaux, elle est toxique et donne des convulsions comme la strychnine, mais seulement à plus hautes doses que cette dernière. Chez l'homme, elle est peu toxique, peu soporifique, ne constipe que faiblement, mais elle est douée à un haut degré de la propriété de faire disparaître la douleur; elle est au moins aussi analgésique que la *morphine*.

THÉBAÏQUE, adj. (θηβαϊκός, de Thèbes, ville d'Égypte). **Extrait thébaïque**. On donne ce nom à l'extrait aqueux tiré de l'OPIUM d'Égypte. Ce médicament est le plus répandu dans le commerce et le moins apprécié des médecins, parce qu'il contient une trop grande quantité de narcotine. Mais le plus souvent le terme d'*extrait thébaïque* est employé comme synonyme d'extrait d'opium et appliqué à toutes les variétés de cette substance, qu'elle vienne d'Égypte, de Smyrne ou d'ailleurs.

THÉNAR, s. m. (de θέναρ, paume de la main). Saillie formée à la paume de la main, à la racine du pouce, par les muscles court fléchisseur, court adducteur du pouce et opposant.

THÉOBROMINE, s. f. Principe très-riche en azote que fournit le cacao. Elle est cristallisable, à peine soluble dans l'eau, l'alcool et l'éther.

THÉRAPEUTIQUE, s. f. (de θεραπεύειν, soigner, guérir). Science qui donne des préceptes sur le choix et l'administration des moyens curatifs des maladies et sur la nature des médicaments. La *matière médicale* nous apprend les caractères des corps bruts et organisés qui fournissent les médicaments, leur action sur l'économie animale, leurs différents modes d'administration, et la *thérapeutique* se sert de ces données pour appliquer les propriétés des médicaments à la cure des maladies.

THÉRIAQUE, s. f. (*theriaca*, θηριακόν, qui a rapport aux bêtes sauvages). Préparation pharmaceutique, dont la formule a été donnée par Galien, composée d'opium et de différentes substances aromatiques (galbanum, myrrhe, laudanum, storax, etc.). On attribuait autrefois à la thériaque le pouvoir d'être un spécifique contre toute espèce de venins et de serpents; elle fut en usage surtout chez les peuples orientaux. On la préparait naguère en grande cérémonie. Elle n'agit réellement que par l'opium qu'elle contient et est à peu près abandonnée.

Thériaque allemande. Extrait de genièvre.

THERMAL, adj. (de θέρμη, chaleur). Qui a rapport aux eaux minérales appliquées à la médecine, dont la température habituelle mesure 20 degrés et au-dessus (voy. EAU MINÉRALE).

Station thermale. Lieu où jaillit une source d'eau thermale et où se rendent les malades pour y passer la saison d'été, soit sur l'ordonnance du médecin, soit par hygiène.

THERMO-ÉLECTRIQUE, adj. (de θερμός, chaud, et de ἤλεκτρον, ambre jaune). Qui est relatif aux phénomènes résultant de courants électriques produits sur les métaux au moyen des variations de température.

THERMOMÈTRE, s. m. (de θέρμη, chaleur, et μέτρον, mesure). Nom des instruments destinés à mesurer la température. uivant les pays on emploie : le *thermo-mètre centigrade* (Celsius), le thermomètre *Réaumur* et celui de *Fahrenheit*.

Le zéro des thermomètres centigrade et Réaumur est donné par la température toujours fixe de la glace fondante; il correspond au degré 32 du thermomètre Fahrenheit, dont le zéro est donné par la température d'un mélange fondant de neige et de sel ammoniac.

Le 100ᵉ degré du thermomètre centigrade correspond au 80ᵉ du thermomètre Réaumur et au 212ᵉ degré du thermomètre Fahrenheit; il est donné par le point d'ébullition de l'eau, à la pression atmosphérique ordinaire (760 millimètres).

De telle sorte que

— 20° C. correspondent à :	— 16° R. et à	+ 4° F.
— 10°	— 8°	+ 14°
0°	0°	+ 32°
+ 10°	+ 8°	+ 50°
+ 30°	+ 24°	+ 86°
+ 50°	+ 40°	+ 122°
+ 100°	+ 80°	+ 212°

Pour les usages médicaux, afin de rechercher la température dans le creux de l'aisselle, l'anus, le vagin, on se sert de petits thermomètres à mercure, dont la graduation se trouve sur la tige. Il faut au moins les maintenir dix minutes en place pour être sûr qu'ils se sont mis au degré de chaleur des parties ambiantes.

Dans les recherches physiologiques plus délicates, pour mesurer la température des organes profondément placés, on se sert avec avantage de petites aiguilles ou plaques thermo-électriques qui mesurent la température au moyen du déplacement de l'aiguille du *galvanomètre*, avec lequel on les met en communication.

THORACIQUE, adj. Qui appartient au thorax : aorte thoracique, cavité thoracique ou thorax, membres thoraciques ou supérieurs.

Les artères thoraciques sont au nombre de trois : l'*artère thoracique interne* ou *mammaire interne* est une branche de la sous-clavière; les *artères thoraciques externes* supérieure et inférieure viennent de l'axillaire.

THORACENTHÈSE, ou mieux **THORACOCENTHÈSE**, s. f. (de θώραξ, thorax, et κεντεῖν, percer). Paracenthèse de la poitrine. Opération qui consiste à transpercer les parois du thorax, afin de donner issue aux liquides contenus dans la cavité pleurale. On peut la pratiquer par divers procédés, qui ont chacun leurs indications spéciales.

Dans ces derniers temps, la simplification de cette opération l'a fait appliquer dans des cas où elle ne l'était jamais autrefois. La plupart des perfectionnements qui y ont été apportés ont eu pour but d'empêcher la pénétration de l'air dans la cavité pleurale et de permettre d'y faire facilement des lavages et des injections détersives.

Lorsqu'il s'agit d'une *pleurésie franche* aiguë avec épanchement séreux, et que l'abondance du liquide (surtout si c'est le côté gauche qui en est le siége) exige que la plèvre en soit rapidement débarrassée, s'il y a suffocation, déplacement du cœur, etc., on emploiera la ponction, suivie de l'aspiration, et l'on se servira de préférence de l'appareil Dieulafoy (fig. 522).

La ponction se fait à la partie moyenne du *cinquième espace intercostal* s'il s'agit du côté gauche, du *quatrième* si l'on opère à droite. On se sert d'une aiguille creuse assez fine, de façon à n'avoir qu'une plaie insignifiante, et, grâce à la disposition de l'appareil, on peut faire l'aspiration dans le corps de pompe, et le vider plusieurs fois sans avoir à craindre la pénétration d'aucune bulle de gaz. De plus, on peut, sans crainte de fistule consécutive, répéter plusieurs fois ces ponctions et, le cas échéant, pratiquer des lavages et des injections.

Lorsqu'on ne se sert pas de cet appareil, on peut faire la ponction simple, sans aspiration, au moyen d'un trocart ordinaire. Mais, pour s'opposer à la pénétration de l'air, on garnit l'extrémité extérieure du tube du trocart avec un petit manchon de baudruche mouillée qu'on laisse pendre librement, et qui joue le rôle d'une soupape permettant la sortie du liquide et s'opposant à l'entrée de l'air.

On fait encore l'opération au moyen de l'appareil ou siphon de *Potain*, surtout lorsqu'il s'agit de pleurésies purulentes qui doivent être traitées par d'abondants lavages. Cet appareil consiste en un système de flacons et de tubes en caoutchouc qui produisent à volonté l'aspiration ou l'injec-

tion et dont on peut graduer l'énergie à volonté.

Dans les cas de pleurésie purulente grave ou compliquée de gangrène superficielle du poumon, il est enfin nécessaire de faire l'opération dite de l'*empyème*, qui

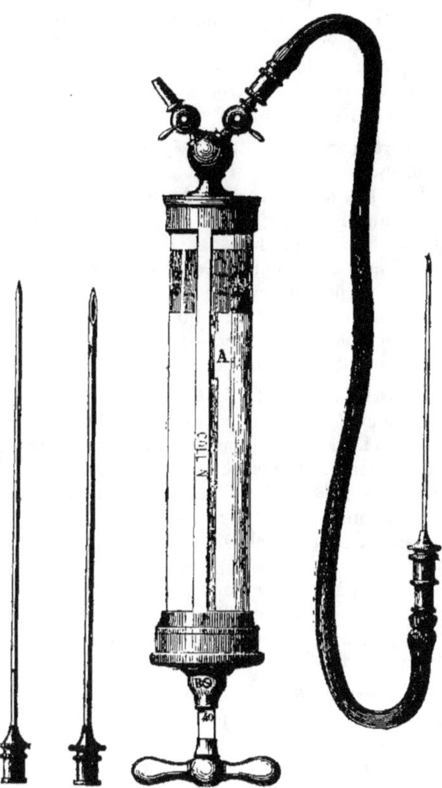

FIG. 522. — Appareil aspirateur du docteur Dieulafoy.

A, Corps de pompe.

B, Douille spéciale permettant d'arrêter la tige du piston en un point quelconque de sa course, et de maintenir ainsi le vide dans le corps de pompe.

consiste à ouvrir un des espaces intercostaux avec le bistouri et à maintenir cette ouverture béante, malgré les inconvénients de la pénétration de l'air. On peut aussi y pratiquer le drainage, de façon à entraîner les parties altérées et le pus, qui a tendance à séjourner dans la cavité et à s'y décomposer.

La thoracocenthèse simple, ou pratiquée avec l'appareil Dieulafoy, est généralement inoffensive en elle-même, mais elle doit être faite avec ménagement et lenteur, de façon à permettre au poumon de revenir peu à peu à son volume normal, et aux alvéoles pulmonaires de se déplisser. Si l'on procède trop rapidement, on exagère la toux fort pénible qui se montre d'habitude à ce moment chez tous les malades, et l'on peut même déterminer une congestion extrême du poumon, de l'œdème pulmonaire et une *expectoration albumineuse* abondante fort dangereuse.

THORAX, s. f. (de θώραξ, poitrine). Cavité thoracique ou poitrine formée par les côtes, la colonne vertébrale en arrière, le sternum en avant, la clavicule et le cou en haut, limitée en bas par le diaphragme. Cette cavité contient les organes essentiels de la respiration et de la circulation, le cœur et les poumons; elle est soumise à des mouvements d'expansion et de retrait produits par l'inspiration et l'expiration.

THRIDACE, s. f. (de θριδαξ, laitue). Extrait ou suc de laitue concrété que l'on obtient en faisant des incisions aux feuilles de cette plante, ou encore en pilant les tiges de laitue près de fleurir et en exprimant à travers un linge. La thridace est brune, amère; c'est un médicament stupéfiant dont l'action est très-faible, quoiqu'elle ait été comparée à celle de l'opium; on l'emploie dans les gastralgies, dans l'angine de poitrine, comme excipient pour diverses pilules.

THROMBUS, s. m. Épanchement sanguin consécutif à la rupture d'une veine, et le plus souvent d'une varice. Il peut siéger en tout endroit du corps, se produire spontanément ou à la suite d'un choc.

Le *thrombus de la vulve* se montre surtout dans la dernière période de la grossesse ou au moment de l'accouchement. Il est douloureux, a une grande tendance à s'étendre et, s'il se rompt, présente une gravité considérable, à cause de la difficulté d'arrêter le sang, la pression de la tête du fœtus sur les veines du bassin favorisant la persistance de l'hémorrhagie veineuse.

Le *traitement* du thrombus ordinaire ne diffère pas de celui de l'ECCHYMOSE et consiste en applications résolutives et position convenable du membre atteint. Dans le cas de rupture du trombus de la vulve, il faut se hâter de terminer l'accouchement par le *forceps* ou par la *version*.

THYMIQUE, adj. (*thymicus*). Qui appartient au *thymus* ou qui a rapport au *thym*. L'**acide thymique**, ou *thymol*, est retiré du thym (famille des Labiées); il a une odeur aromatique agréable et des propriétés antiseptiques absolument comparables à celles de l'acide phénique, auquel il est bien supérieur au point de vue de l'odeur. On s'en sert, étendu d'eau et de glycérine, pour le pansement et la désinfection des plaies.

Asthme thymique, synonyme de spasme de la GLOTTE ou *phréno-glottisme*. Névrose convulsive particulière à l'enfance, caractérisée par des accès de suffocation, qui surviennent surtout pendant la nuit, sont de très-courte durée et peuvent faire succomber le petit malade d'une façon subite. Cette affection semble liée, dans la plupart des cas, à l'*éclampsie*.

THYMUS, s. m. (de θυμός). Organe de la vie fœtale, glandulaire, situé à la base du cou, à la partie supérieure du médiastin antérieur, derrière le sternum. Il est très-volumineux chez le *fœtus*, où il apparaît vers le deuxième mois de la vie intra-utérine, et n'existe pour ainsi dire plus chez l'adulte; il est cependant parfois alors remplacé par une masse de tissu graisseux. On ne connaît pas les usages du thymus. Dans la syphilis héréditaire, il peut être le siége de petits abcès, à pus verdàtre, qui coïncident souvent avec le pemphigus des nouveau-nés.

THYRÉOIDE ou **THYROIDE**, adj. (de θύρεος, bouclier, et εἶδος, ressemblance). Le **cartilage thyroïde** occupe la partie antérieure du LARYNX.

Le **corps thyroïde**, ou *glande thyroïde*, est situé en avant et en bas du larynx, au devant de la trachée artère; il est formé de deux lobes réunis par un isthme. C'est une glande vasculaire sanguine dont les fonctions, peu connues, ont peu d'importance, qui s'hypertrophie et se remplit de kystes dans l'affection connue sous le nom de GOITRE.

L'**artère thyroïdienne supérieure** est une branche de la carotide externe; l'**artère thyroïdienne inférieure** vient de la sous-clavière. Elles s'anastomosent entre elles dans les parties antérieure et latérale du cou.

THYRO-ARYTÉNOIDIEN, adj. Le **muscle thyro-aryténoïdien** va de l'angle rentrant du cartilage thyroïde au cartilage aryténoïde (LARYNX).

THYRO-CRICOIDIEN, adj. Qui va du cartilage thyroïde au cartilage cricoïde.

THYRO-HYOIDIEN, adj. Nom d'une membrane et d'un muscle étendus du cartilage thyroïde à l'os hyoïde.

TIBIA, s. m. Os principal et le plus volumineux de la jambe. Il a la forme d'un prisme triangulaire, terminé en haut par une grosse extrémité renflée et en bas par une plus petite. A la partie supérieure, il présente deux surfaces articulaires séparées par une épine, pour les condyles du fémur, avec lesquels il s'articule (genou); à la partie inférieure, il constitue la malléole interne. Il s'articule en outre latéralement en haut et en bas avec le péroné; il occupe la partie antérieure et interne de la JAMBE.

Les **fractures du tibia** sont plus rares que celles de la jambe ou du péroné. Lorsque le tibia est seul fracturé, il y a généralement peu de déplacement, car le péroné sert pour ainsi dire d'attelle à la jambe. Souvent, cependant, le fragment supérieur, entraîné par le triceps, fait une saillie en avant, qui exige l'emploi de la pointe de Malgaigne pour être remise et maintenue en place.

Les fractures de l'extrémité inférieure, ou en V (Gosselin), sont rarement limitées au tibia; le plus souvent le péroné est aussi fracturé, et le foyer de la fracture communique par une fissure avec l'articulation, ce qui en rend le pronostic très-grave (voy. FRACTURE, JAMBE).

TIBIAL, adj. Qui a rapport au tibia. **Artères tibiales** antérieure (1, fig. 329) et postérieure (14, fig. 330) (voy. JAMBE).

Nerf tibial. — Voy. SCIATIQUE, JAMBE.

TIBIO-PÉRONIER, adj. Le **tronc tibio-péronier** est un tronc artériel qui continue l'artère poplitée et se divise en artère tibiale postérieure et péronière.

TIBIO-TARSIEN, adj. Qui a rapport au tibia et au tarse. **L'articulation tibio-tarsienne**, ou cou-de-pied, est formée par le tibia et l'astragale.

TIC, s. m. Mouvement involontaire et habituel de certains muscles, et particulièrement d'un ou de plusieurs muscles de la face, ce qui donne au visage une physionomie grimaçante.

Tic douloureux de la face. NÉVRALGIE FACIALE localisée plus souvent dans les branches frontale ou sous-orbitaire que dans les autres rameaux du nerf *trijumeau;* la douleur est très-vive et intermittente et s'accompagne de contractions involontaires des muscles innervés par les rameaux nerveux affectés (voy. FACIAL).

TILLEUL, s. m. (en grec, φίλυρα). Arbre de la famille des Tiliacées, qui atteint de 15 à 20 mètres de hauteur et croît dans presque toutes les forêts. Les fleurs du tilleul, d'un blanc jaunâtre, sont communément employées comme légèrement antispasmodiques et calmantes. On les administre en infusion; on en prépare aussi une eau distillée dont on se sert en pharmacie comme excipient dans un grand nombre de potions.

TINTEMENT, s. m. **Tintement d'oreille** (voy. BOURDONNEMENT).

Tintement métallique ou tintement bullaire. *Râle* bullaire produit dans la plèvre et ressemblant au tintement d'une petite cloche ou d'un verre qui finit de résonner, lorsqu'on applique l'oreille sur la poitrine. Ce bruit indique toujours une communication du poumon avec la cavité de la plèvre; il se produit lorsqu'une bulle d'air pénètre dans cette cavité par l'orifice broncho-pleural. On l'observe dans la PHTHISIE pulmonaire compliquée d'HYDRO-PNEUMOTHORAX.

TIRE-FOND, s. m. Instrument de chirurgie, en forme de vrille ou de tire-bouchon, destiné à pénétrer dans les corps étrangers que l'on veut extraire et à s'y fixer d'une façon assez solide pour amener ceux-ci au dehors. On n'emploie le tire-fond que dans les cas où le corps étranger, une balle par exemple, est logé dans l'épaisseur d'un os et inaccessible aux doigts et à la pince.

TISANE, s. f. (de πτισάνη, orge mondé). Boisson tenant en dissolution une très-petite quantité de substances médicamenteuses et destinée à aider l'action de médicaments plus actifs. La plupart des tisanes sont des décoctions édulcorées avec du sucre, du miel ou de la réglisse. Elles agissent surtout par l'eau qu'elles contiennent et qui facilite les sécrétions, en particulier celles des muqueuses (bronchite) et de la peau (sueur). La tisane ou ptisane des anciens était une décoction d'orge.

TISSU, s. m. (*textus*, *tela*). Assemblage d'éléments anatomiques (cellules, fibres, etc.) groupés d'une manière particulière et formant les parties solides du corps. L'étude des tissus constitue l'*histologie*. Dans chaque tissu, il y a un élément spécial qui le caractérise.

Les propriétés des tissus sont :

1° Physico-chimiques : consistance, ténacité, extensibilité, rétractilité, élasticité, hygrométricité.

2° Organiques : absorption, développement, reproduction ou régénération, contractilité, innervation ; ces deux dernières propriétés n'existent que pour quelques tissus et sont dites *de la vie animale*.

On peut diviser les tissus normaux en quatre groupes, d'après les éléments cellulaires qu'ils contiennent et la *masse intercellulaire* dans laquelle ils sont plongés.

1° **Tissu de l'embryon**. Formé par des cellules embryonnaires très-simples constituées par une masse granuleuse dite *protoplasma*, au milieu de laquelle se trouve un noyau. Si ces cellules doivent subir une organisation plus avancée, il se forme autour d'elles une membrane d'enveloppe. C'est de ces cellules que dérivent tous les autres.

2° **Tissus conjonctif, cartilagineux** et **osseux**. Dans ces tissus, les cellules n'ont aucun caractère distinctif, mais la masse intercellulaire dans laquelle elles sont plongées a une forme, des propriétés physiques et chimiques spéciales.

Le *tissu conjonctif* est subdivisé en muqueux, fibreux, adipeux, réticulé et élastique.

Dans le *tissu muqueux*, les cellules embryonnaires, pourvues de leur membrane d'enveloppe, se relient les unes aux autres par leurs prolongements et sont plongées dans une substance fondamentale contenant de la mucine.

Dans le *tissu fibreux*, les membranes d'enveloppe des cellules sont plus serrées, par suite de l'atrophie du protoplasma (contenu de la cellule) et de la substance fondamentale qui contenait les cellules.

Le *tissu adipeux* est caractérisé par la distension de l'enveloppe de la cellule, gonflée par de la graisse (voy. ADIPEUX).

Le *tissu réticulé*, ou adénoïde, est formé par un réseau de fibrilles de tissu conjonctif, dans lequel existent des cellules lymphatiques.

Le *tissu élastique* est formé par un enchevêtrement de fibres élastiques (voy. ÉLASTIQUE).

Dans le *tissu cartilagineux*, les cellules embryonnaires sécrètent une substance fondamentale qui forme autour d'elles des capsules ou enveloppes. Cette substance, hyaline et dure, donne par la coction de la chondrine (voy. CARTILAGE).

Dans le *tissu osseux*, la substance intercellulaire sécrétée par les cellules est phosphatée calcaire (voy. OSSEUX).

3° **Tissus musculaires** et **nerveux**, dont les cellules sont caractéristiques, fusiformes pour les muscles, en tubes pour les nerfs (voy. MUSCLE, NERVEUX).

4° **Tissus épithéliaux**, dont toutes les cellules sont juxtaposées sans interposition sensible de substance intercellulaire et comme engrenées l'une avec l'autre (voy. ÉPITHÉLIUM).

La production anormale de chacun de ces tissus, qui deviennent alors des **tissus morbides**, donne lieu à la formation de TUMEURS malignes ou bénignes.

TOLÉRANCE, s. f. (de *tolerare*, supporter). Aptitude de certains individus à supporter facilement l'administration des médicaments ou remèdes, sans que ceux-ci produisent sur l'organisme l'effet attendu. On dit d'une personne que son estomac est *tolérant*, lorsqu'elle arrive, par doses de plus en plus fortes, à prendre un poison ou une substance émétique, le tartre stibié par exemple, sans qu'il en résulte ni empoisonnement, ni vomissements, ni évacuation (voy. ÉMÉTIQUE).

TOLU. Nom d'une ville de l'Amérique du Sud, aux environs de laquelle croît le *Myrosperme baumier*. On recueille de cet arbre, en faisant des incisions circulaires autour du tronc, une substance solide, pâteuse, imparfaitement transparente et roussâtre ; c'est le *baume de Tolu*, médicament stimulant balsamique, que l'on prescrit dans les catarrhes pulmonaires chroniques et les phlegmasies anciennes du larynx, soit en émulsion, soit dans un mucilage formant des pastilles, soit en sirop.

TONICITÉ, s. f. (de τόνος, ton, tension). Nom donné en physiologie à un mode de contractilité que possède le tissu musculaire. En vertu de cette propriété, qui est permanente, les muscles tendent continuellement à se raccourcir ; si l'on coupe par exemple un muscle perpendiculairement à la direction de ses fibres, on voit aussitôt les deux bords de l'incision s'écarter l'un de l'autre, sans qu'il y ait pour cela *contraction* proprement dite.

C'est la tonicité musculaire qui fait que, dans l'hémiplégie faciale gauche par exemple, les fibres des muscles du côté sain, ne trouvant plus d'antagonisme dans celles du côté paralysé, font dévier par leur raccourcissement, par le *ton* qu'elles possèdent, le côté malade vers le côté droit. C'est encore la tonicité musculaire qui maintient fermées pendant le sommeil les ouvertures des sphincters (anus, col vésical, pylore, lèvres, paupières, etc.).

TONIQUE, adj. et s. m. Classe de médicaments contenant des principes constituants du sang ou des divers tissus, et destinés à augmenter l'énergie fonctionnelle des organes, ou à compenser les pertes subies par l'économie tout entière ou par un tissu seulement.

On divise les toniques en plusieurs sections : les *spécifiques* ou *fébrifuges*, les *amers* et les *analeptiques*. Le fer, les préparations ferrugineuses, les eaux minérales ferrugineuses, la gentiane, le houblon, la chicorée sauvage, les quinquinas, le jus de viande, l'huile de foie de morue, sont les médicaments toniques les plus usités.

TONSILLE, s. f. Synonyme d'AMYGDALE.

TOPHUS, s. m. (de τόφος, tuf). Dépôt de substance dure qui se forme dans l'intérieur des organes (phosphate de chaux) ou au voisinage des articulations. Dans ce dernier cas, si l'individu chez lequel on observe les *concrétions tophacées* présente une affection goutteuse, le dépôt est formé par de l'urate de soude (voy. GOUTTE).

TOPIQUE, adj. et s. m. (de τόπος, lieu). Médicaments destinés à être appliqués sur le tégument externe, parfois à l'entrée des ouvertures naturelles, mais sans jamais traverser l'appareil digestif. Ils agissent soit localement (topiques proprement dits), soit par absorption (topiques absorbables), mais cette action est différente selon le médicament en usage ; ainsi il y a les caustiques, les irritants, les émollients, les narcotiques, etc.

D'après leur consistance, les topiques sont divisés en solides ou demi-solides, en liquides et en gazeux.

Les principaux sont : à l'état solide ou demi-solide, les caustiques, les cérats, les onguents, les emplâtres, les cataplasmes ; à l'état liquide, les frictions, les onctions, les bains locaux ou généraux, les lavements, les gargarismes ; à l'état de gaz ou de vapeurs, les bains de vapeur, les fumigations, les anesthésiques, etc.

TORPEUR, s. f. Synonyme d'ENGOURDISSEMENT.

TORSION, s. f. (de *torquere*, tordre ; στρέμμα). **Torsion des artères.** Moyen employé pour arrêter les hémorrhagies qui proviennent de l'ouverture béante de ces vaisseaux après les opérations et les blessures. Pour cela, on saisit avec une pince spéciale, dite *pince à torsion*, l'extrémité du vaisseau et on le tord plusieurs fois sur lui-même. Cette opération brise les tuniques interne et moyenne, mais conserve la tunique externe ou celluleuse, qui forme ainsi une sorte de cul-de-sac où le sang ne tarde pas à se coaguler et à obstruer l'artère.

La torsion peut être *libre* ou *limitée*. La torsion libre, applicable seulement aux petits vaisseaux, ne comporte pas d'autre mode opératoire que celui que nous venons de décrire ; mais, si l'artère est d'un plus gros calibre, il faut recourir à la torsion limitée. Dans ce cas, après avoir saisi l'extrémité du vaisseau avec la pince, on attire l'artère au dehors, puis on la saisit avec une seconde pince, un peu plus haut que la première fois, et l'on tord toute la partie située au-dessous de cette seconde pince.

Torsion du cœur. On appelle torsion du cœur un mouvement en vertu duquel la face antérieure de cet organe, au moment de la systole ventriculaire, se tourne légèrement à droite et entraîne en même temps la pointe du cœur, la base restant immobile.

TORTICOLIS, s. m. (*caput obstipum*). Attitude vicieuse de la tête due à une affection siégeant dans un ou plusieurs muscles du cou ou dans un organe de cette région. La position la plus habituelle est une demi-rotation de la tête, celle-ci étant penchée à droite ou à gauche et un peu en avant ; elle donne au malade une [physionomie de tristesse et d'humilité.

Le torticolis est dû à plusieurs causes, ce qui l'a fait distinguer en torticolis congénital et en torticolis accidentel.

1° Le *torticolis congénital* est produit par un défaut de développement des muscles d'un des côtés du cou et de la rétraction du sterno-mastoïdien, de sorte que le redressement complet de la tête est impossible. Le plus souvent, cette anomalie des muscles coïncide avec l'asymétrie de tous les tissus du même côté, c'est-à-dire qu'outre le défaut de développement du tissu musculaire d'un côté, le crâne lui-même (pariétal, temporal, frontal), la moitié du maxillaire inférieur, les os de la face, les vaisseaux, les poils n'acquièrent pas les mêmes dimensions que du côté sain.

2° Le *torticolis accidentel* est lié à une affection musculaire ou à une maladie ayant son siége dans la peau, le tissu cellulaire, les ganglions, la colonne vertébrale, etc. Dans ce dernier cas, les causes sont : les cicatrices vicieuses de la peau, les brides sous-cutanées, les engorgements ganglionnaires, la carie, les luxations, les fractures des vertèbres cervicales, etc.

Lorsque la cause de la difformité réside dans le tissu musculaire, elle est due à une paralysie plus ou moins complète, à la contracture, à la rétraction d'un ou de plusieurs muscles ; il faut compter encore le rhumatisme musculaire. Le plus souvent, le muscle affecté est le *sterno-cléido-mastoïdien*, ce qui cause l'attitude que nous avons signalée plus haut ; dans d'autres cas, c'est le trapèze, le peaucier du cou, les scalènes.

Les symptômes principaux sont : inclinaison de la tête vers l'une des épaules ; douleur plus ou moins vive lorsque la tête se meut ; le sterno-mastoïdien est dur, raccourci et tendu. Si le torticolis est paralytique, c'est vers le côté sain que la tête s'incline ; c'est le contraire dans le raccourcissement musculaire.

Le *traitement* du torticolis est subordonné aux causes qui l'ont produit. La difformité rhumatismale, qui ne dure guère plus d'un septénaire, exige des émollients, des narcotiques, puis des irritants cutanés. Mais ces moyens ne suffisent pas lorsque l'affection est due à toute autre cause, et l'on pratique dans ces cas la section du muscle rétracté. Après l'opération, la tête, facilement ramenée dans la rectitude, est

placée dans un appareil mécanique qui la maintient dans cette position jusqu'à guérison complète.

Enfin, si les déviations sont produites par des affections vertébrales (luxations et fractures), par des tumeurs ganglionnaires ou anévrysmales, par la syphilis des muscles, il faudra avant tout s'adresser à cette cause première et instituer en conséquence un traitement général et local (appareil en cuir moulé ou bandage plâtré).

TOUCHER, s. m. (*tactus*). Celui des sens qui nous permet d'apprécier la consistance, la sécheresse ou l'humidité, la configuration extérieure des objets. L'organe du toucher a son siége spécial à la face palmaire des doigts ; la peau des autres régions du corps ne nous donne à proprement parler que la sensation de *contact*, sans distinction nette, précise, de la forme extérieure des objets. Cependant toutes les parties de la peau peuvent *sentir* le froid, la chaleur, l'état liquide, solide ou demi-solide des corps. La sensation spéciale du tact a son siége dans les *corpuscules du tact, corpuscules tactiles*, ou petits corps ovoïdes, à la base desquels on voit pénétrer des filets nerveux qui se perdent dans la substance des corpuscules.

Le pied possède aussi un rôle dans le toucher ; sa face plantaire, dans la marche, juge de la nature du sol. Parmi les muqueuses, la muqueuse linguale jouit de propriétés tactiles remarquables.

En *chirurgie*, le toucher est l'action d'introduire le doigt indicateur de la main droite dans les ouvertures naturelles pour se rendre compte de l'état des organes voisins et tirer de cet examen des conséquences, soit pour le diagnostic, soit pour le pronostic des maladies. C'est un moyen d'exploration qui rend de très-grands services dans la chirurgie des voies génito-urinaires et de la partie inférieure du gros intestin.

Par le *toucher rectal*, on se rend compte de l'état de la paroi recto-vésicale, de la prostate chez l'homme, de la paroi recto-vaginale, de l'utérus chez la femme.

Au moyen du *toucher vaginal*, on examine la partie du col de l'utérus qui fait hernie dans le vagin ou *museau de tanche*, on juge de l'écartement de ses lèvres, de sa consistance, de sa régularité, etc.

Pour pratiquer le toucher, soit rectal,

soit vaginal, le chirurgien doit préalablement enduire le doigt explorateur de cérat, d'huile, ou d'un mucilage quelconque, pour en faciliter le glissement le long des parois du canal à examiner.

TOURNESOL, s. *m.* Substance colorante, d'un bleu violet, très-employée dans l'industrie pour les teintures et dans les laboratoires de chimie et d'examen uroscopique, pour déterminer l'acidité des liquides et de l'urine que l'on analyse. Le tournesol s'obtient avec le suc du *croton tinctorium* (tournesol *en drapeaux* de Montpellier) ou avec plusieurs espèces de lichens (tournesol *en pains* d'Auvergne).

Papier de tournesol. Dans les laboratoires, pour reconnaître si un liquide est acide, on plonge dans ce liquide un bout de *papier* teint en bleu par la TEINTURE DE TOURNESOL ; si le papier devient rouge, on a la certitude que l'on a affaire à un acide. Si l'on plonge ensuite ce même papier dans un flacon d'ammoniaque ou dans tout autre liquide alcalin, on voit reparaître la couleur bleue. Ce moyen est donc précieux, à cause de sa précision et de sa rapidité.

TOURNIQUET, s. m. Instrument de chirurgie destiné à arrêter, au moyen de la compression, le cours du sang dans la principale artère d'un membre sur lequel on veut pratiquer une opération. Le plus employé est celui de J.-L. Petit.

TOUX, s. f. (*tussis*, βήξ). Expiration brusque qui produit un bruit particulier au niveau du larynx, en retenant l'air contenu dans les poumons. La toux se produit lorsque pendant la déglutition un corps étranger a pénétré dans les voies respiratoires (débris alimentaires, liquides), ou que du mucus, du pus, du sang provenant des bronches ou du poumon, et faisant l'office de corps étrangers, irritent par leur contact les parois de la trachée ou des grosses bronches. Il se produit alors un mouvement réflexe qui se manifeste par la *toux*, et celle-ci dure généralement jusqu'à l'expulsion complète du corps irritant.

La toux existe dans la plupart des affections du larynx, des bronches, du poumon, de la plèvre ; elle prend parfois un *timbre* caractéristique. On appelle *toux symptomatiques, toux idiopathiques* celles qui sont liées à des lésions pulmonaires, trachéales ou laryngiennes, et *toux sympa-*

thiques celles qui dépendent d'affections éloignées des voies respiratoires.

Parmi les premières, il faut citer la toux qui accompagne le *croup*, où elle est sèche, enrouée, paroxystique, puis devient sourde et présente un timbre particulier (toux croupale), la toux caractéristique de la laryngite striduleuse (cri du coq), la toux du catarrhe aigu ou bronchite (vulgairement rhume de poitrine), la toux des pneumoniques, fréquente, pénible et suivie au bout de quelques jours de l'expectoration de crachats pathognomoniques, etc.

Les toux sympathiques sont occasionnées par des lésions des viscères ou organes éloignés des poumons : telles sont les toux *vermineuse, hystérique, gastrique, hépatique*, etc.

Les *quintes* ou *accès* sont des mouvements répétés, sans interruption, de la toux. Chez les phthisiques, les quintes que l'on observe immédiatement après les repas, et qui s'accompagnent de vomissements, n'appartiennent pas, à proprement parler, aux toux symptomatiques, car elles sont occasionnées par la présence des aliments sur la muqueuse gastrique. On peut les empêcher en rendant l'estomac insensible au moyen de l'eau-de-vie ou en calmant son irritabilité avec l'opium, la morphine et ses succédanés.

TOXICOLOGIE, s. f. (de τοξικόν, poison, et λόγος, discours). Partie de la médecine légale qui s'occupe des POISONS et des EMPOISONNEMENTS.

TOXIQUE, s. m. et adj. (*toxicum*, de τοξικόν, poison). Comme substantif, ce mot est synonyme de POISON et de virus.

Les substances toxiques sont celles qui sont susceptibles de tuer plus ou moins facilement et rapidement à la manière des poisons.

TRACHÉAL, adj. (*trachealis*). Qui appartient à la trachée artère.

TRACHÉE, s. f. (de τραχύς, âpre). La **trachée-artère** est un canal fibro-cartilagineux et cylindrique antérieurement et latéralement, musculaire et aplati à sa partie postérieure, situé dans le thorax et à la partie supérieure du cou, derrière le sternum et en avant de l'œsophage. Sa longueur est de douze centimètres; sa direction est légèrement oblique en bas et à gauche. Cet organe fait suite au larynx ou se termine au niveau de la deuxième ou troisième vertèbre dorsale, en se bifurquant en deux BRONCHES. Les bronches, de calibre moindre que celui de la trachée, se dirigent de chaque côté de la ligne médiane vers les poumons, où elles se divisent et se subdivisent en une foule de ramifications au milieu de la substance pulmonaire ou parenchyme.

Les parois de la trachée-artère sont dures, élastiques, elles se laissent comprimer, grâce à la nature de sa face postérieure, par les chocs extérieurs ; elles sont tapissées intérieurement par une membrane muqueuse dont l'inflammation constitue la *trachéite*, affection qui précède généralement la *bronchite* ou inflammation des bronches.

Trachée des insectes. Organes respiratoires des insectes ; ils se composent de tubes disposés par paires dont les orifices ou *stigmates* s'ouvrent sur les parois latérales de chaque anneau.

Trachées des plantes. Vaisseaux des plantes que l'on trouve dans la couche ligneuse la plus interne et dans les nervures des feuilles. Elles se composent de cellules très-allongées et superposées bout à bout. Elle ne paraissent servir ni à la circulation ni à la respiration des végétaux.

TRACHÉOTOMIE, s. f. (*tracheotomia*, de τραχεῖα, trachée, et τομή, section). Opération chirurgicale qui consiste à sectionner les parties molles du cou et la trachée sur la ligne médiane entre le larynx et la fourchette sternale, afin de faire pénétrer l'air dans les poumons lorsque le larynx est obstrué (croup, œdème de la glotte), ou pour aller à la recherche d'un corps étranger par cette ouverture artificielle. C'est surtout chez les enfants qu'elle est souvent indiquée et c'est la ressource ultime que nous possédons contre le croup.

Pour la pratiquer, l'opérateur se place à gauche du malade ; il le fait coucher sur le dos, la tête dans une extension non exagérée pour ne pas augmenter les difficultés de la respiration, mais suffisante pour rendre accessible à l'instrument la plus grande longueur possible de la trachée. Prenant ensuite cette dernière entre le pouce et l'index gauches pour la fixer, le chirurgien pratique une incision médiane, soit avec le bistouri, soit, comme on l'a tenté récemment, avec le thermo-cautère. Cette incision s'étend depuis un travers de doigt

au-dessus du sternum jusqu'au niveau du cartilage cricoïde. Il divise la peau, le tissu cellulaire sous-cutané, le muscle peaucier, l'aponévrose cervicale superficielle, écarte les muscles sterno-thyroïdiens et arrive sur un gros plexus veineux qui présente à lui seul toutes les difficultés et toute la gravité de l'opération. Parfois on peut éviter de le diviser, en passant avec l'instrument dans ses intervalles ; mais il faut souvent l'inciser pour atteindre la trachée, et c'est dans ce cas que le thermo-cautère (chauffé modérément) rend de réels services en empêchant l'hémorrhagie. Cette difficulté vaincue d'une façon ou d'une autre, l'opérateur divise la trachée, toujours avec le bistouri (même s'il s'est servi du thermo-cautère pour faire l'incision des parties molles), en ayant soin de ne pas pénétrer à une trop grande profondeur, de crainte de blesser la paroi trachéale postérieure. C'est dans ce même but et à ce temps de l'opération qu'on remplace parfois le bistouri pointu par une lame boutonnée.

Dans les cas d'œdème de la glotte et de croup, il reste à placer dans l'ouverture une CANULE en argent et à la fixer. Dans le croup, si les fausses membranes se sont développées dans la partie inférieure de la trachée, il faut prendre la précaution, avant de placer la canule, de les enlever avec les barbes d'une plume. S'il s'agit d'un corps étranger, celui-ci apparaît ordinairement à l'ouverture de la plaie dès la première expiration un peu violente.

Les complications de la trachéotomie sont d'abord la difficulté même de l'opération, qui, étant une opération d'urgence, doit souvent être pratiquée dans de mauvaises conditions, à la lueur d'une bougie, sur une table, sans aide intelligent. Il importe alors au chirurgien de faire preuve de sang-froid et, comme le conseille Trousseau, de procéder lentement aux incisions, de bien rester sur la ligne médiane. Mais dans les conditions où elle se pratique dans nos hôpitaux à Paris, son exécution est en général facile et rapide.

On aura d'autant plus de chances de succès que l'enfant sera plus âgé (toujours au-dessus de deux ans), qu'il sera moins affaibli par une médication précédente, qu'on la pratiquera plus tôt. Il faut y recourir dès qu'il y a *tirage dans la respira-*

tion, c'est-à-dire lorsque l'enfant suffoqué, ne pouvant plus respirer par les efforts seuls des muscles respirateurs, met en œuvre les muscles qui ne servent qu'accessoirement à la respiration. Si l'on opérait trop tôt, on aurait à craindre de faire une opération non indispensable ; si l'on attendait l'asphyxie, l'enfant aurait moins de chances de résister.

Lorsque la mort a lieu après la trachéotomie, elle est due tantôt au progrès de la diphtérie dans les bronches, tantôt à un empoisonnement général par cette affection, le plus souvent à une complication, telle qu'une pneumonie. L'air froid, qui n'a pas eu le temps de se réchauffer en passant par les fosses nasales et le larynx, prédispose beaucoup à cette complication. Aussi faut-il maintenir une température douce dans la salle des opérés ; l'air qu'ils respirent doit avoir une certaine humidité ; on doit mettre au-devant de la canule une couche de ouate qui, tout en tamisant l'air, permet à un certain degré son échauffement.

TRACHOME, s. m. (de τραχύς, couvert d'aspérités). CONJONCTIVITE GRANULAIRE CHRONIQUE qui donne à la conjonctive un aspect raboteux, rugueux. Elle s'accompagne souvent de KÉRATITE.

TRACTION, s. f. Action de tirer plus ou moins fortement pour réduire une luxation ou une fracture, terminer un accouchement au moyen du forceps, etc. On emploie dans ce but tantôt la force musculaire de l'opérateur et de ses aides, tantôt des appareils à treuil, à levier, à engrenage, ou une simple bande en caoutchouc, utile surtout pour la réduction des luxations de l'épaule (voy. FORCEPS, FRACTURE, LUXATION).

TRAITEMENT, s. m. Ensemble des moyens mis en usage pour guérir les maladies, en atténuer les effets, prévenir les complications, soulager la souffrance. On donne le nom de *traitement préventif* aux mesures qui doivent empêcher le développement d'une maladie à laquelle on sait qu'on est exposé. Il est le plus souvent hygiénique ; d'autres fois, il consiste en médicaments, opérations, précautions spéciales, etc. C'est ainsi que la *vaccine* est le traitement préventif de la variole, que le *sulfate de quinine* est un moyen préventif employé pour empêcher l'accès de fièvre qui survient parfois après les opérations qu'on pratique sur l'urèthre. La *cautérisa-*

tion au fer rouge est le traitement préventif du développement de la *rage*, après les morsures par les animaux enragés.

Le traitement est dit *curatif* lorsqu'il a pour but d'établir la guérison complète de la maladie et la *restitutio ad integrum* ou retour à l'état normal des parties atteintes. Il est *palliatif* lorsqu'on ne peut que diminuer certains inconvénients de l'affection, et que la maladie primitive subsiste ou qu'il reste une infirmité incurable. Le traitement *local* est celui que l'on applique à l'endroit même où siège le mal ou dans son voisinage (applications de vésicatoires, cataplasmes, etc.). Le traitement *général* agit sur l'organisme entier ; il consiste généralement en médicaments que l'on fait absorber par la voie gastro-intestinale (en les avalant) ou par la méthode *endermique* ou *hypodermique*. On distingue encore le traitement *médical*, qui n'exige pas l'intervention de la main du médecin, et le traitement *chirurgical*, dans lequel il intervient par une opération sanglante ou autre.

La base de tout traitement est avant tout un bon *diagnostic*, on ne saurait trop le répéter. Les gens du monde font en général beaucoup trop bon marché de ce premier élément *essentiel* et n'y attachent pas toute l'importance capitale qu'il mérite, et qu'ils reportent volontiers sur le traitement. Au contraire, certains médecins, fort savants du reste, mais que nous sommes bien loin d'approuver, après avoir établi très-exactement le diagnostic, ne donnent au traitement qui devrait en être la conclusion qu'une attention très-minime. Le plus souvent, c'est par suite du peu de confiance qu'ils ont dans les moyens thérapeutiques employés ou encore parce que, ne s'étant jamais donné la peine de suivre attentivement l'effet d'une médication, ils n'ont pas saisi le parti que l'on pouvait en tirer.

Sans doute, il ne sera pas toujours possible d'obtenir la guérison, et bien souvent les médicaments n'auront qu'un effet relatif et bien au-dessous de la puissance que le public est trop porté à leur accorder.

Mais ce que demande le malade, ou plutôt ce qui lui convient, et ce que doit s'efforcer de lui donner le médecin, c'est un conseil qui lui permette de *tirer le meilleur parti possible de sa position*. La disparition de telle petite complication douloureuse, la suppression de tel inconvénient, est souvent pour lui plus importante que la guérison même de l'affection. Aussi considérons-nous comme essentiel de chercher toujours dans les moyens hygiéniques d'abord, dans les précautions à observer, puis dans les médicaments et enfin dans les opérations, ce qui peut guérir, soulager le malade ou prolonger son existence.

Lorsque enfin, dans certains cas, le médecin, après avoir examiné attentivement tous les symptômes et pesé les chances favorables ou contraires à son intervention, se décidera à s'abstenir de tout traitement proprement dit, en se contentant de surveiller (EXPECTATION), il devra compenser cette inaction raisonnée, parfois fort pénible pour le malade, en lui expliquant dans la limite du possible les raisons qui lui dictent sa conduite. En agissant ainsi, il lui donnera un véritable *traitement moral*, parfois d'une haute efficacité, et, en mettant le malade sur ses gardes, il 'empêchera de tomber entre les mains des charlatans tout prêts à exploiter à l'envi sa bourse et sa santé.

Aucune règle ne peut être tracée au sujet de ce traitement moral et des explications que peut et doit donner le médecin à son malade ; cela dépend à la fois de l'intelligence de celui-ci, de sa position sociale, de son courage, ainsi que de l'autorité du médecin lui-même. Au milieu des maux dont est accablée l'humanité, le médecin devra constamment s'attacher aux solutions encourageantes, espérer et faire espérer toujours. C'est dans cet esprit que nous avons écrit ce livre, c'est pour aider le médecin dans cette partie de sa tache qui est peut-être celle qui élève le plus sa mission.

TRANSFUSION, s. f. (de *transfundere*, transvaser). Opération qui consiste à faire passer le sang des veines d'un individu dans celles d'un autre individu, dans le but de remplacer chez ce dernier le sang qu'il a perdu par une hémorrhagie excessive ou par toute autre cause.

C'est surtout après les abondantes hémorrhagies auxquelles sont soumises les femmes accouchées que la transfusion s'est montrée particulièrement efficace.

Cette opération, préconisée pour la première fois par le médecin Denis en 1667, ne donna d'abord que des résultats déplo-

rables (87 réussites sur 785 transfusions), et l'année suivante elle fut proscrite par un décret du Parlement. Depuis les découvertes modernes sur la composition du sang, la transfusion ne présente plus d'aussi grands dangers ; malgré cela on la pratique fort peu souvent.

Les procédés recommandés pour assurer le succès de l'opération sont les suivants : 1° n'injecter chez un animal que du sang d'un animal de la même espèce, par conséquent n'injecter à l'homme que du sang de l'homme (cette règle est loin d'être absolue) ; 2° pratiquer la transfusion de bras à bras, en injectant dans les veines du sang provenant des veines.

Les deux points les plus importants sont de ne pas laisser au sang le temps de se coaguler, d'où résulterait l'obstruction de l'artère pulmonaire et une mort foudroyante, et de ne pas permettre à l'air de pénétrer dans les vaisseaux. On peut aussi transfuser du sang *défibriné* par le battage ou même du lait, de façon à éviter un des principaux obstacles opératoires, dû à la coagulation de la fibrine.

TRANSMISSION, s. f. — Voy. CONTAGION, HÉRÉDITÉ.

TRANSPIRATION, s. f. (de *trans*, à travers, et *spirare*, souffler). Production de la sueur. A l'état normal, pendant le repos du corps, la *transpiration cutanée insensible* se fait d'une façon constante. Un grand nombre de principes nuisibles à l'économie sont éliminés de cette façon, et cette fonction de la peau est de la plus haute importance (voy. PEAU, SUEUR), à tel point qu'un animal enduit d'une substance ou vernis imperméable ne tarde pas à succomber.

TRANSVERSE, adj. Qualificatif donné à diverses artères et à plusieurs muscles. Le **muscle transverse de l'abdomen** va des cartilages des fausses côtes et de la dernière côte sternale à la lèvre interne de la crête iliaque, ainsi qu'à la partie antérieure du pubis et à l'arcade crurale.

TRAPÈZE, adj. et s. m. Le **muscle trapèze** ou le trapèze est un muscle de la partie supérieure du dos qui va de la ligne courbe occipitale supérieure et des apophyses des vertèbres depuis la septième cervicale jusqu'aux vertèbres lombaires, à l'épine de l'omoplate, à l'acromion et au bord postérieur de la clavicule. Son nom vient de la forme qu'il présente.

L'os **trapèze** est un os de la première rangée du *carpe*, articulé avec le scaphoïde en haut, le premier métacarpien en bas, le trapézoïde en dedans.

TRAUMATIQUE, adj. (de τραῦμα, plaie). Qui a rapport aux plaies et aux blessures, et en général à toute violence extérieure.

Fièvre traumatique. Synonyme de fièvre des opérés. Fièvre grave qui complique singulièrement les blessures, les plaies, aggrave leur pronostic et se montre dès les premiers jours après l'opération.

Tétanos traumatique. Contractions spasmodiques et convulsives qui ont pour cause les lésions des nerfs qui traversent les plaies. C'est la forme de TÉTANOS que l'on observe le plus souvent.

TRAUMATISME, s. m. Nom générique de toutes les violences extérieures, blessure, plaie, ecchymose, contusion, etc.

TREMBLEMENT, s. m. (*tremor*, τρόμος). Nom donné à une sorte de névrose, soit convulsive, soit paralytique, qui se manifeste par une succession de mouvements involontaires, faibles, d'une ampleur presque constamment égale, sans avoir d'autre influence sur les mouvements volontaires que de les rendre moins puissants et surtout moins précis.

Le tremblement dépend le plus souvent d'une faiblesse musculaire, à la suite de longues maladies (*tremblement des convalescents*), et chez les vieillards (*tremblement sénile*). Il est aussi le résultat de certains empoisonnements et des intoxications ; il acquiert dans ces cas des caractères spéciaux et précieux pour le diagnostic.

Tremblement alcoolique. L'intoxication lente de l'organisme par l'alcool produit, comme accident consécutif, un tremblement qui envahit tout d'abord les doigts et particulièrement l'annulaire et le médius. Pour le constater, il suffit de faire étendre la main en avant : on peut ainsi juger du degré de l'alcoolisme. Plus tard, le tremblement agite la main tout entière, puis le membre supérieur, la tête, le tronc ; la marche est pénible et mal assurée. C'est souvent le commencement de la *paralysie générale progressive* qui atteint si fréquemment l'ivrogne, et qui précède le *delirium tremens* quand l'hépatite chronique ou la régression graisseuse n'ont pas déjà amené la mort.

Tremblement mercuriel. Parmi les symptômes qui suivent l'intoxication par les vapeurs mercurielles, on observe une faiblesse musculaire progressive. Les membres supérieurs, d'abord moins sûrs dans leurs mouvements, sont le siége d'un frémissement qui dégénère bientôt en tremblement ; celui-ci envahit ensuite les membres inférieurs, et l'incoordination est telle au bout de quelque temps, que tout travail manuel, tout mouvement de préhension est impossible.

Les individus exposés à l'intoxication mercurielle sont les doreurs sur métaux par la voie sèche, les ouvriers qui exploitent les mines de mercure, les étameurs de glaces, les chapeliers qui emploient le nitrate de mercure, etc.

Tremblement saturnin. Un des accidents résultant de l'empoisonnement par le plomb. C'est le début de la paralysie saturnine. Il offre ceci de particulier qu'il envahit spécialement les muscles extenseurs de l'avant-bras et qu'il en résulte une *main en griffe*, c'est-à-dire que la main est fléchie sur l'avant-bras, les premières phalanges restant dans l'extension par l'action des muscles interosseux.

TRÉPAN, s. m. (de τρέπανον, tarière), Instrument de chirurgie en forme de vilbrequin, destiné à percer les os, surtout ceux du crâne, dans le but de donner passage à un liquide épanché, ou de relever des pièces d'os enfoncées. Le trépan se compose : 1° de *l'arbre* du trépan, sorte de vilbrequin en acier, et 2° du *trépan* proprement dit, ou portion qui doit agir sur la partie osseuse. Cette dernière pièce s'emmanche dans l'arbre au moyen d'une tige arrêtée par une bascule et n'a pas toujours la même disposition.

La forme la plus ordinaire (fig. 523) est le trépan à couronne, ou *couronne de trépan* ; c'est un tube d'acier de quatre centimètres de hauteur environ et de deux à trois centimètres de largeur, légèrement conique, et dont l'extrémité la plus étroite est dentelée comme une scie circulaire ; du centre de la couronne, on voit sortir une pointe d'acier qui dépasse un peu les dents de la couronne et qui est destinée à assujettir l'instrument sur la surface de l'os que l'on veut trépaner.

TRÉPANATION, s. f. (*terebratio*). Application du trépan. Opération qui a pour but de donner issue à une collection purulente ou sanguine amassée sous une surface osseuse, ou de relever des portions osseuses défoncées par un choc. Elle se pratique ordinairement sur les os du crâne.

La tête étant rasée sur une étendue plus grande que celle que doit entamer le trépan, et le reste des cheveux étant coupés courts, on divise la peau et les couches sous-cutanées par une incision cruciale, et l'on dissèque les lambeaux, en ayant soin de relever en même temps le péricrâne, détaché préa-

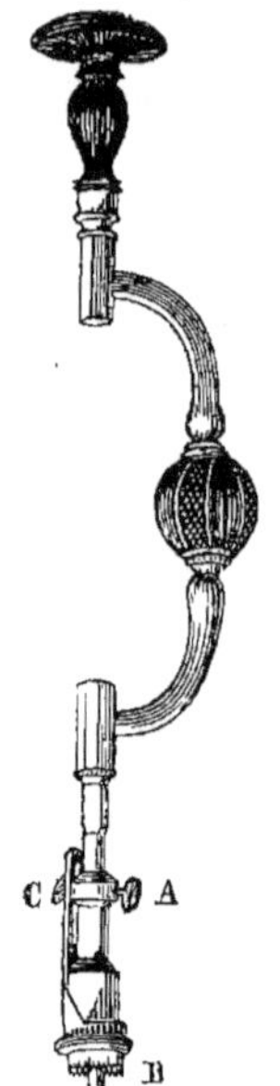

Fig. 523. — Trépan.

A, Vis fixant la couronne B à l'arbre du trépan.
B, Couronne.
C, Arbre.

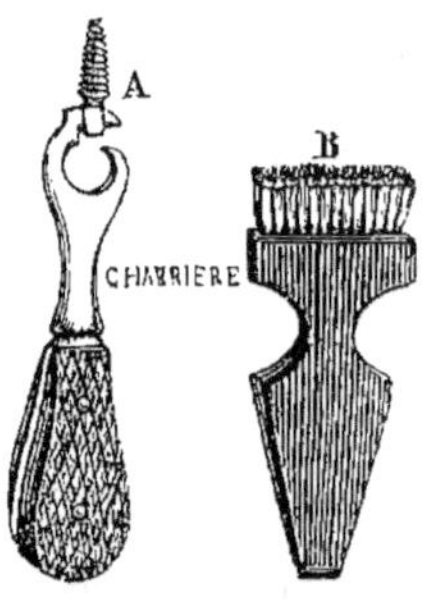

Fig. 524.

A, Tire-fond destiné à extraire le disque osseux lorsqu'il est presque complétement détaché par le trépan.
B, Petite brosse destinée à nettoyer la couronne du trépan.

lablement au moyen d'une spatule, de façon que l'os se trouve absolument dénudé ; puis on applique l'instrument sur le point désigné à l'avance. Lorsque le disque osseux est détaché, on l'enlève, et le pus sort librement par l'ouverture ainsi pratiquée.

Cette opération se fait aussi au niveau de l'apophyse mastoïde, derrière l'oreille, pour donner issue à du pus contenu dans les cellules mastoïdiennes, et collecté ainsi à la suite de certaines affections de l'oreille. On fait quelquefois la trépanation sur les os du tronc et des membres pour arrêter une carie osseuse et surtout pour la prévenir et ouvrir des abcès intra-osseux qui se produisent dans la périostite diffuse, l'ostéite, l'ostéomyélite, etc., chez les adolescents.

TRESSAILLEMENT, s. m. (*subsultus*). Frissonnement général, réflexe, produit par une émotion subite ou une impression morale ; il est accompagné par l'horripilation, c'est-à-dire par un frémissement de toute la surface cutanée pendant lequel tous les poils se redressent et sont entourés à leur base d'une petite saillie. On désigne vulgairement cet effet réflexe sous le nom de *chair de poule*.

TRIANGLE, s. m. Nom de certaines régions anatomiques ayant la forme triangulaire. Le **triangle de Scarpa**, situé en haut de la cuisse (fig. 51) est formé en dehors par le muscle couturier (1), en dedans par le premier adducteur, en haut par l'arcade fémorale. On y trouve les vaisseaux fémoraux, le nerf crural, de la graisse et des ganglions lymphatiques ; il est recouvert par le fascia cribriformis.

TRIANGULAIRE, adj. et s. m. Nom donné à divers muscles à cause de leur forme : *Triangulaire du sternum, des lèvres, du coccyx*.

TRICEPS, adj. et s. m. (de *tres*, trois, et *caput*, tête). Nom de deux muscles, l'un de la partie postérieure du bras, l'autre des régions antéro-externes de la cuisse, qui présentent trois chefs ou faisceaux.

Le **triceps brachial** a trois insertions supérieures, au bord axillaire de l'omoplate, au bord externe et au bord interne de l'humérus. Inférieurement il s'insère à l'olécrâne ; il produit l'extension de l'avant-bras sur le bras.

Le **triceps crural** ou fémoral forme supérieurement trois faisceaux musculaires, muscle crural, vaste interne, vaste externe, qui s'attachent à la ligne âpre du fémur et aux faces antérieure interne et externe de cet os. A la partie inférieure, ces trois faisceaux se réunissent pour former un fort tendon qui s'insère à la rotule et au tibia.

On donne aussi le nom de **triceps sural** ou de la jambe à l'ensemble des deux muscles jumeaux de la jambe et du soléaire, qui se réunissent inférieurement pour former le *tendon d'Achille*, qui va s'attacher au calcanéum.

TRICHIASIS, s. m. (de θρίξ, poil). Déviation des cils qui, au lieu de se diriger en avant, rentrent plus ou moins dans la fente palpébrale et se dirigent vers le globe oculaire. Il en résulte le plus souvent une vive inflammation de l'œil, une CON-JONCTIVITE et souvent même une KÉRATITE. L'irritation étant continuelle, aucun collyre ou autre moyen ordinairement employé dans ces affections ne peut réussir, si l'on n'a pas au préalable remédié à la cause qui entretient et aggrave la maladie.

Le trichiasis peut être partiel, n'atteindre que quelques cils, ou être général et

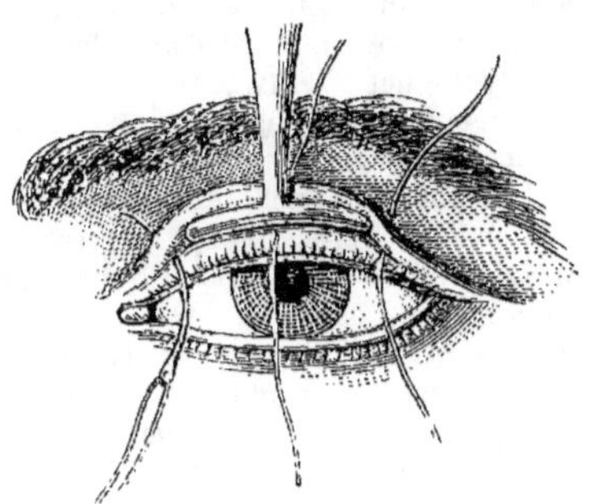

FIG. 525. — Opération du trichiasis par le procédé des ligatures cutanées.

occuper une ou plusieurs des quatre paupières ; souvent il est compliqué de DISTI-CHIASIS.

Le *traitement palliatif* consiste à enlever les cils déviés, en ayant bien soin de

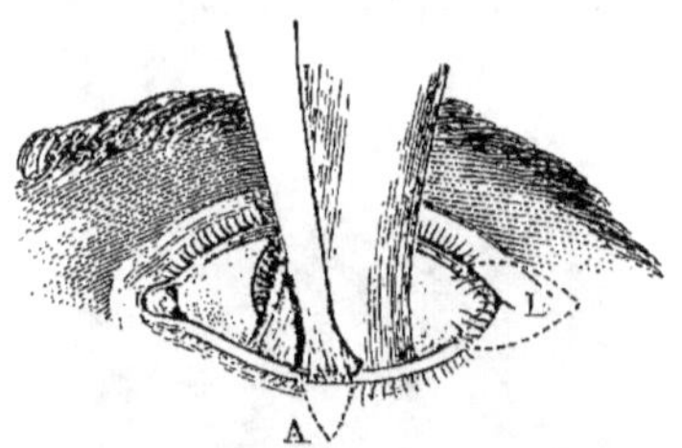

FIG. 526. — Opération du trichiasis partiel en A et en B.

ne pas les casser, ce qui les rend plus irritants. Dans ce but, le chirurgien se sert d'une pince à mors plats, avec laquelle il saisit les cils le plus près possible de leur insertion. On peut, après cette petite opération, cautériser légèrement la surface d'implantation au moyen du nitrate d'argent mitigé. Il faut la répéter tous les mois environ ou dès qu'il se produit de nouveaux symptômes d'irritation.

Le *traitement curatif* consiste à déplacer la rangée de cils déviés, à renverser en dehors le bord palpébral, soit par des ligatures (fig. 525) soit par un procédé analogue à celui que l'on emploie contre l'ENTROPION.

Dans le cas de trichiasis partiel, limité, on pourra se contenter de détruire les follicules des cils déviés (fig. 526), en passant au-dessous un petit couteau triangulaire

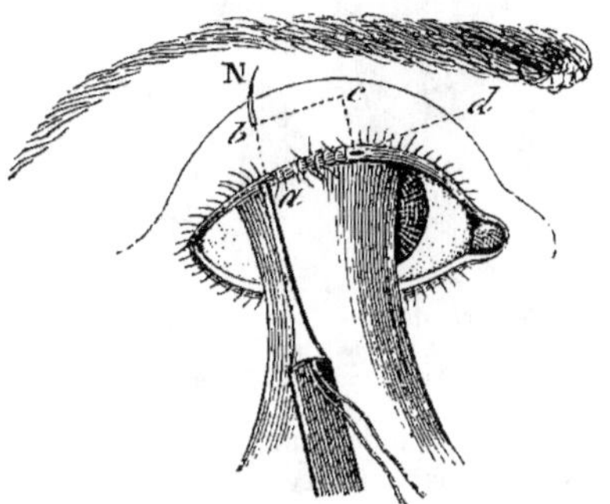

FIG. 527. — Opération du trichiasis par la méthode du séton.

Une aiguille N, munie d'un fil de soie, est introduite en *a* ; on la fait sortir au point *b*. On la refait passer sous la peau jusqu'en *c*, puis en *d*, de façon à circonscrire dans le quadrilatère *abcd* les bulbes des cils qui doivent suppurer.

et en faisant l'excision de la partie correspondante du bord palpébral. On peut aussi cautériser directement les follicules au moyen d'un fil de platine porté au rouge par la galvanocaustique thermique (ÉLEC-TRICITÉ), ou bien en provoquer la destruction par la suppuration déterminée par un *séton* filiforme passé à travers la partie atteinte du bord ciliaire (fig. 527).

TRICHINE, s. f. (*Trichina spiralis*, de θρίξ, τρίχος, cheveu). Ver blanc d'un demi-millimètre à un millimètre de longueur, que l'on observe, roulé en spirale dans un petit kyste ou poche, dans l'épaisseur des muscles volontaires (fig. 528 et 529). Les trichines ont été trouvées sur l'homme, le porc, les rongeurs (rats, lapins), et les carnivores. Elles ne peuvent se transmettre qu'en faisant manger à l'individu sain de la chair de l'individu infesté. Une fois ingérée, la trichine se développe dans l'intestin, y pond ses œufs, et les embryons qui en naissent traversent les parois intestinales et gagnent les muscles pour s'y fixer et s'y enkyster (voy. TRICHINOSE).

TRICHINOSE, s. f. Maladie occasionnée par la présence des trichines dans l'organisme, où elles pénètrent lorsqu'on fait

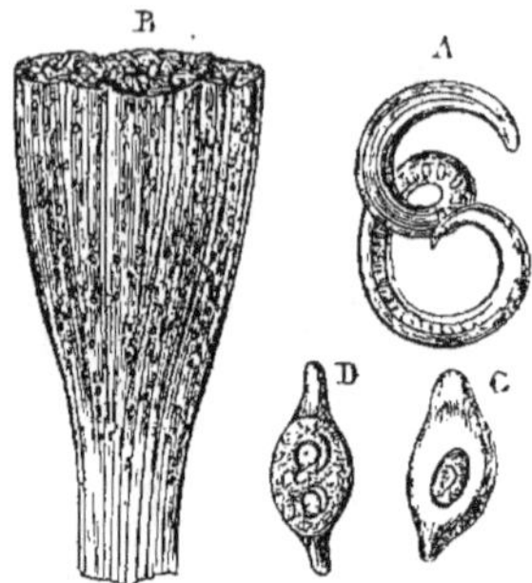

Fig. 528.

A, Trichine isolée.
B, Portion de muscle attaqué par les trichines.
C, D, Kystes renfermant une trichine.

usage de la viande mal cuite de certains animaux, et particulièrement de la chair du porc. Elle est assez fréquente en Alle-

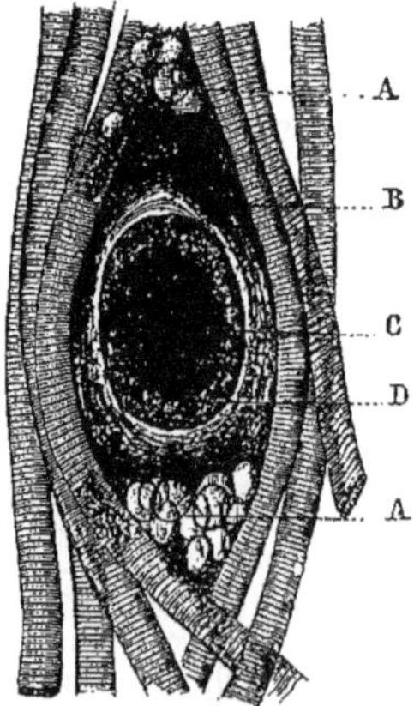

Fig. 529.

A, Kystes placés entre des fibres musculaires.
B, Kyste ouvert.
C, Trichine enroulée dans le kyste.
D, Matière albumineuse.

magne, où le porc est très-répandu dans l'alimentation.

Les symptômes de l'infection ne sont pas caractéristiques, pas plus chez les animaux que chez l'homme. Le seul signe absolu est la constatation par l'examen microscopique de la présence des trichines dans le tissu musculaire. Généralement ils consistent,

pendant un septenaire, en coliques intestinales et diarrhée parfois sanguinolente, puis douleurs dans les muscles, empêchant tout mouvement, ainsi qu'au creux épigastrique, insomnie et fièvre ; parfois la transpiration se montre très-abondante et s'accompagne même d'éruptions miliaires.

Les symptômes s'amendent d'ordinaire du vingtième au trentième jour si la quantité de trichines absorbées n'est pas trop considérable ; si, au contraire, la terminaison doit être funeste, il se déclare des symptômes typhiques ou ataxiques ; les coliques, la diarrhée, le délire, augmentent, et le malade succombe dans le coma.

On a confondu la trichinose avec la fièvre typhoïde, dont elle simule souvent les symptômes et les accidents. Elle peut être mortelle.

En l'absence de tout spécifique contre l'invasion des trichines et contre la trichinose, il est indispensable, pour éviter cette maladie, de porter son attention sur les viandes destinées à l'alimentation et de les soumettre à une *cuisson complète*, égale à celle de l'eau bouillante, ou au moins supérieure à celle de 80 degrés centigrades. Si l'on s'aperçoit dans les premières heures de l'absorption de la viande trichinée, il faut immédiatement faire prendre un vomitif énergique, afin d'en provoquer l'expulsion.

TRICHOCÉPHALE, s. m. (*trichocephalus dispar, trichocephalus hominis*, de θρίξ, cheveu, et κεφαλή, tête). Genre d'helminthe,

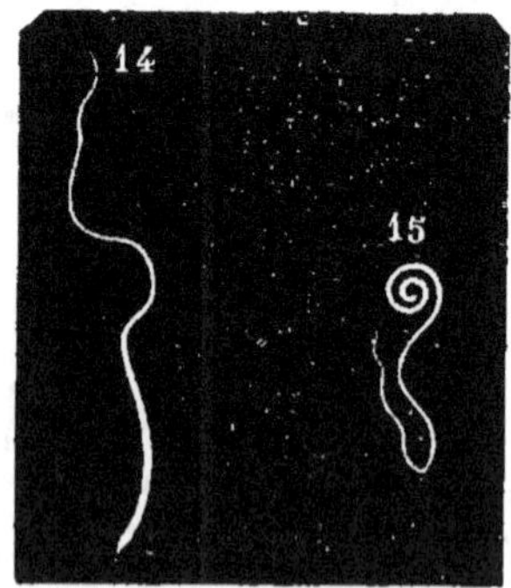

Fig. 530. — Trichocéphale.
14. Trichocéphale femelle. 15, Trichocéphale mâle.

de 2 à 4 centimètres de longueur, dont la tête est longue et effilée, presque imperceptible, mince comme un cheveu, et dont le corps est enroulé sur lui-même chez le mâle et presque droit chez la femelle (fig. 530). Cet entozoaire se rencontre souvent chez l'homme à l'état de santé, mais surtout dans la fièvre typhoïde, les entérites folliculeuses et les péritonites puerpérales; on le trouve ordinairement dans le cæcum ou dans la partie inférieure du côlon. Sa présence ne semble du reste occasionner aucun trouble fonctionnel, aucun symptôme appréciable.

TRICHOMONADE, s. m. (*trichomonas vaginalis*). Entozoaire infusoire que l'on rencontre dans le pus de la *blennorrhagie vaginale* de la femme.

TRICHOPHYTON, s. m. (de θρίξ, cheveu, et φυτόν, plante). Champignon parasite qui se montre sous l'aspect de spores rondes ou ovales, envahit l'intérieur des cheveux dans la teigne tonsurante, et forme des croûtes dans les parties où le cuir chevelu a été dénudé. Il comprend diverses espèces : *tricophyton tonsurant* de la teigne tonsurante, *microsporon Audouini* de la teigne tondante, *microsporon mentagrophyte* de la mentagre, etc.

Il doit être traité par l'épilation, le nettoyage à l'eau de savon et les onguents parasiticides (voy. MENTAGRE, TEIGNE, HERPÈS CIRCINÉ). On emploiera en outre des moyens appropriés contre les éruptions secondaires dont il peut provoquer le développement.

TRICUSPIDE, adj. (de *tres*, trois, et *cuspis*, pointe). La **valvule tricuspide** du cœur est celle qui se trouve à l'orifice de communication du ventricule et de l'oreillette droits.

TRIFACIAL, adj. — Voy. TRIJUMEAU.

TRIJUMEAU, adj. et s. m. (*tergeminus*). Le **nerf trijumeau** ou trifacial, ou de la cinquième paire, a deux racines, une grosse, sensitive, et une petite, motrice. C'est donc un nerf mixte. Leur origine apparente est au bord externe de la protubérance annulaire (8, fig. 145); de là le nerf se dirige, en haut et en dehors, vers le sommet du rocher. La racine motrice, située d'abord au-dessus de la sensitive, passe ensuite à sa partie inférieure. La racine sensitive présente un renflement, le *ganglion de Gasser*, au-dessous duquel passe la partie motrice et les nerfs pétreux superficiels.

Le ganglion de Gasser, formé, comme les autres ganglions, par des cellules nerveuses et des fibres, a l'aspect d'un croissant aplati; il reçoit quelques filets du grand sympathique et émet par son bord antérieur ou convexe les trois branches dont se compose le trijumeau : 1° la branche ophthalmique de Willis; 2° le nerf maxillaire supérieur; 3° le nerf maxillaire inférieur, auquel vient se joindre la racine motrice; de sorte que les deux premières branches sont exclusivement sensibles et la troisième seule réellement mixte.

Première branche : *Nerf ophthalmique de Willis*. Il pénètre dans le sinus caverneux et se divise en trois branches, qui entrent séparément dans la cavité orbitaire, en passant par la fente sphénoïdale. Il fournit des rameaux sensibles au nerf pathétique (quatrième paire) et au moteur oculaire commun (troisième paire).

Ses trois branches sont : 1° le *nerf lacrymal* pour la conjonctive et la peau de la paupière supérieure, ainsi que pour la glande lacrymale; 2° le *nerf frontal*, divisé en *frontal externe* ou sus-orbitaire et *frontal interne*; 3° le *nerf nasal*, qui fournit le nasal interne ou ethmoïdal et le nasal externe.

Deuxième branche : *Nerf maxillaire supérieur*. Il passe par le trou grand rond (base du crâne), se porte au dehors de la fente sphéno-maxillaire, gagne la gouttière sous-orbitaire, sort par le trou de ce nom et se divise en rameaux, qui s'anastomosent avec ceux du facial.

Ses branches sont: le *rameau orbitaire* qui s'en détache près du trou grand rond; des filets sensitifs pour le ganglion de Meckel; des rameaux *dentaires postérieurs* pour les dents molaires supérieures et le sinus maxillaire; un rameau *dentaire antérieur* pour les incisives et la canine; des rameaux *sous-orbitaires* pour la peau de cette région.

Troisième branche : *Nerf maxillaire inférieur*. Il est formé par la réunion de la partie motrice du trijumeau ou *nerf masticateur* avec la troisième division du ganglion de Gasser. Sorti du crâne par le trou ovale, il donne immédiatement sept branches : 1° nerf *temporal moyen;* 2° nerf *massétérin;* 3° nerf *buccal;* 4° nerf *ptérygoïdien interne;* 5° nerf *auriculo-temporal* ou temporal superficiel; 6° nerf *dentaire inférieur;* 7° nerf *lingual*.

TRISMUS, s. m. (de τρίζειν, grincer).

Contraction spasmodique, convulsive et permanente des muscles élévateurs de la mâchoire inférieure. Cette contraction invincible s'accompagne de grincement des dents et de rigidité douloureuse des muscles. C'est ordinairement par le trismus que débutent les accidents convulsifs du TÉTANOS TRAUMATIQUE.

TRITURATION, s. f. Terme désignant, en pharmacie, l'action de pulvériser une substance en la broyant circulairement dans un mortier à l'aide d'un pilon.

La *trituration* ou *mastication des aliments* est un des actes préparatoires de la digestion, qui consiste spécialement à diviser les aliments en parcelles plus accessibles à la salivation; la confection du bol alimentaire est par là beaucoup plus facile. Bien des gastralgies ou des troubles digestifs ne sont dus qu'à une mauvaise trituration des aliments et peuvent être guéris par l'usage d'un râtelier ou par une mastication complète.

TROCART ou **TROIS-QUARTS**, s. m. Instrument de chirurgie destiné à ponctionner les tumeurs liquides et les épanchements qui se développent dans les organes abdominaux ou dans les membres. Le trocart est un poinçon cylindrique, terminé à son extrémité perforante par une pointe triangulaire à trois côtés aigus et coupants; l'autre bout est surmonté d'un manche en bois ou en ivoire, qui se tient dans la paume de la main. La tige du trocart est contenue dans un tube métallique ou canule mince, proportionné à son volume, et qui laisse la pointe à découvert (voy. PONCTION).

TROCHANTER, s. m. (de τροχάζειν, tourner). Le **grand trochanter** est une tubérosité du FÉMUR, située à la face externe de l'extrémité supérieure de cet os. Il donne attache aux muscles obturateur, jumeaux de la cuisse et pyramidal, par sa face interne, au petit fessier par son bord antérieur, au carré crural par son bord postérieur, et au moyen fessier par son sommet. Il est recouvert par le muscle grand fessier.

Le **petit trochanter** du fémur est situé en dedans et en arrière; il reçoit l'insertion du muscle *psoas-iliaque*.

TROCHISQUE, s. m. (de τροχός, roue). Terme de pharmacie désignant des médicaments composés, associés à un mucilage et disposés en forme de rondelle. Aujourd'hui on n'emploie plus guère que les *trochisques escharotiques*, que l'on applique sur les bubons vénériens, les tumeurs scrofuleuses, etc., pour les ouvrir, ou quelques clous fumants, formés de substances combustibles, à odeur balsamique, que l'on fait brûler dans les appartements.

TROCHITER, s. m. Nom de la grosse tubérosité de la partie supérieure de l'humérus, la petite étant appelée trochin.

TROCHLÉE, s. f. (de τροχιλία, poulie). Partie interne de l'extrémité inférieure de l'os humérus, qui a la forme d'une poulie pour recevoir le cubitus.

TROIS-QUARTS. — Voy. TROCART.

TROMPE, s. f. Nom donné à plusieurs conduits osseux ou membraneux. La **trompe d'Eustache** fait communiquer la CAISSE du tympan avec le pharynx. Elle est longue de 5 centimètres et demi, et présente trois portions, osseuse, cartilagineuse et membraneuse. On y fait souvent des injections d'air pour remédier à la surdité qui se produit lorsqu'elle est obstruée, ce qui fait que l'air de la caisse ne se trouve plus à la même pression que l'air extérieur. Ce *cathétérisme* de la trompe d'Eustache se fait facilement par le nez, et l'air y est insufflé au moyen d'une poire en caoutchouc munie d'une sonde ou canule que l'on introduit dans l'ouverture pharyngienne de la trompe (12, fig. 147).

Pour pratiquer le cathétérisme de la trompe d'Eustache, on introduit dans la fosse nasale correspondante une sonde courbe en argent, de 16 centimètres de longueur environ et de 2 à 3 millimètres de diamètre, et dont l'extrémité ou bec est un peu renflée.

La concavité de la sonde est d'abord dirigée en bas, afin de mieux passer dans la narine; on la redresse à mesure qu'on l'enfonce, et lorsqu'on est arrivé au-dessous du cornet inférieur (C, fig. 392), on imprime à l'instrument une rotation d'un quart de cercle qui porte son bec en dehors. En le faisant glisser dans la concavité de ce cornet, il vient se placer naturellement à l'orifice de la trompe situé à environ 7 centimètres de la narine. On reconnaît qu'on y est arrivé lorsqu'on a la sensation d'une résistance vaincue.

Du reste, on peut s'en assurer en faisant décrire au bec de la sonde un quart de cercle en sens inverse du premier, de façon à en porter la concavité en bas, ce qui a pour effet de la dégager. On doit alors pouvoir l'enfoncer encore de 1 centimètre environ jusqu'à la paroi postérieure du pharynx.

On peut aussi employer pour envoyer une douche d'air dans la trompe d'Eustache le procédé de Politzer (fig. 531), qui ne nécessite pas l'emploi d'un instrument rigide et est d'une exécution plus facile.

Le chirurgien fait pénétrer par la narine un petit tube en caoutchouc, auquel est adapté la poire à insufflation ; le malade prend une gorgée d'eau qu'il doit conserver dans sa bouche et n'avaler qu'au commandement de l'opérateur, en même temps que ce dernier fait son insufflation. Par suite du mouvement de déglutition, le voile du palais se trouve soulevé, oblitère les fosses nasales, et l'air injecté est obligé de passer dans la trompe.

Quel que soit le procédé employé, il est nécessaire de s'assurer que l'air a réellement bien pénétré dans la trompe et l'oreille moyenne, ce qui a pour effet de refouler en dehors la membrane du tympan. Dans ce but, le plus souvent, on se sert de l'*otoscope*, qui consiste en un tube en caoutchouc terminé par deux embouts, dont l'un est placé dans le conduit auditif du malade et l'autre dans celui de l'opérateur. Au moment du passage de l'air dans la caisse, on entend un bruit de craquement, de soupape ou de soufflet, qui manque lorsque l'air n'a pu pénétrer.

La **trompe de Fallope** (D D, fig. 421) est un conduit long de 10 à 12 centimètres, entièrement membraneux, qui part de chaque côté du fond de la matrice, et se dirige vers l'ovaire. Son extrémité ovarienne est terminée par un pavillon formé de replis frangés (E) qui vient s'appliquer contre l'*ovaire* au moment de la maturité d'un ovule. Cet ovule parcourt la trompe pour se rendre dans la matrice, s'y développer s'il a été fécondé, et être expulsé s'il ne l'a pas été.

TRONC, s. m. Partie centrale et principale du corps de l'homme et des animaux, à laquelle sont rattachés la tête et les quatre membres. Il comprend deux grandes cavités, la poitrine et l'abdomen.

On donne aussi le nom de tronc à la portion la plus volumineuse d'une artère, d'une veine ou d'un nerf.

TROU, s. m. Dénomination appliquée à un très-grand nombre d'orifices plus ou moins circulaires, de nature osseuse ou membraneuse : trous de la base du crâne, trou de Botal (cœur), obturateur, vertébral, etc.

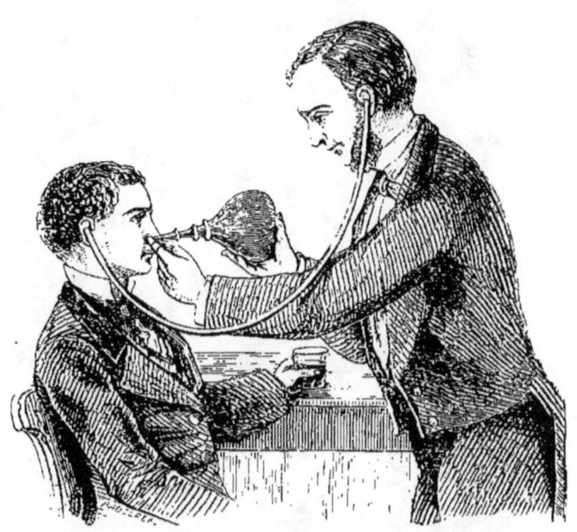

Fig. 531. — Douche d'air envoyée dans la trompe d'Eustache par le procédé de Politzer.

TROUSSE, s. f. Portefeuille de médecin ou chirurgien renfermant les instruments les plus indispensables pour les opérations habituelles ou celles que l'on doit faire d'urgence. La figure 532 représente un des modèles actuels, composé des instruments suivants :

1, Porte-crayon.	15, Pince à pansement.
2, Trocart explorateur.	16, Ciseaux courbes.
3, Pince à verrou.	17, Pince à disséquer.
4, Bistouri.	18, Stylet cannelé.
5, Bistouri pour l'entérotomie.	19, Stylet aiguillé.
	20, Spatule.
6, 7, 8, 9, Sondes.	21, Sonde cannelée.
10, 10 *bis*, Érignes.	22, Bistouri.
11, Sonde de femme.	23, Ciseaux droits.
12, Série de trocarts.	24, Ténotome à deux lames.
13, Pince.	
14, Bistouri.	25, Rasoir.

Il faut y joindre du fil, des aiguilles à suture et du taffetas d'Angleterre.

TUBE, s. m. Nom donné en anatomie aux organes ou aux éléments cylindriques

rondi, généralement gorgé de fécule, qui se développe le long des racines ou des

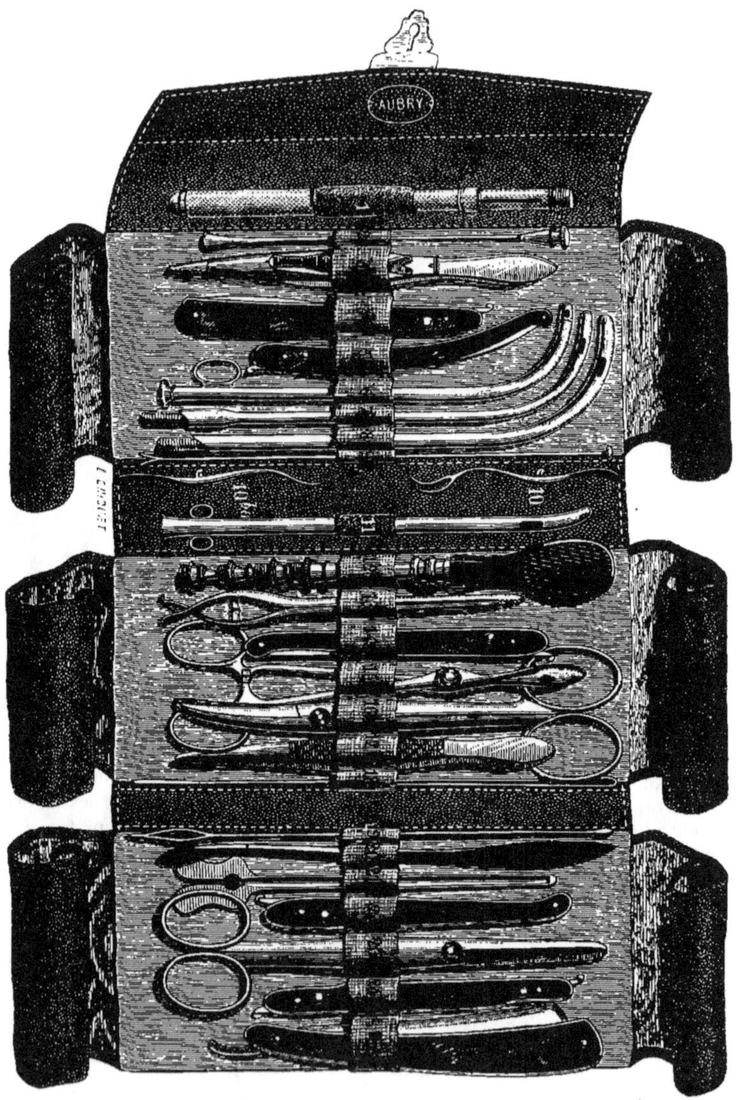

FIG. 532. — Trousse de chirurgie. (Voy. le détail des pièces à l'article : TROUSSE.)

et creusés d'une cavité : tube intestinal, tube nerveux, tube urinifère, etc.

TUBERCULE, s. m. (*tuberculum*). 1° En *botanique*, renflement plus ou moins ar-

rameaux inférieurs de la tige souterraine de certaines plantes, la pomme de terre par exemple.

2° En *anatomie*, éminence naturelle que

présentent certains organes. Les *tubercules d'Arantius* sont de petits épaississements fibreux situés sur le bord libre des valvules sigmoïdes de l'artère pulmonaire. Le *tubercule de Lisfranc* est une saillie osseuse que l'on trouve sur la face externe de la première côte ; les *tubercules mamillaires* (19, fig. 145) sont de petites éminences qui se montrent sur la face inférieure du cerveau, etc.

3° En *pathologie*, produit morbide spécial qui se développe dans les divers tissus sous l'influence d'une diathèse dite tuberculeuse et qui en est le signe spécifique.

Le tubercule est d'un blanc-jaunâtre ou grisâtre, généralement arrondi, de consistance variable selon qu'on l'observe aux diverses périodes de son évolution, et formé d'une substance peu ou point organisée. Les dépôts tuberculeux se présentent, dans les différents tissus, sous deux formes principales : ou bien ils sont isolés, ou bien on les rencontre à l'état d'infiltration. Dans les deux cas, le tubercule, avant de passer à l'état solide, provient de l'exsudation d'un liquide à travers les parois des vaisseaux sanguins ou lymphatiques, du poumon par exemple, ou d'autres organes.

Il débute sur ces parois des vaisseaux dont il rétrécit d'abord le calibre (d'où la dyspnée s'il s'agit du poumon), et dont il amène ensuite l'ulcération (d'où les hémoptysies). La matière tuberculeuse se condense soit en granulations isolées, soit en une masse qui prend une teinte grisâtre. Au point de vue histologique, les tubercules ne sont que des éléments du tissu conjonctif qui n'arrivent pas à leur développement parfait. Ces éléments restent à l'état de noyaux et se présentent sous le microscope sous forme de granulations nombreuses ; puis, ils subissent la dégénérescence graisseuse et la fonte (d'où formation de cavernes pulmonaires et expectoration abondante).

Le volume des tubercules isolés varie depuis celui d'un grain de millet jusqu'à la grosseur d'une lentille ; ce sont eux que Laennec désigna sous le nom de *tubercules miliaires* et que l'on appelle plus généralement aujourd'hui *granulations grises*. Ces grains se développent de plus en plus, prennent une teinte jaunâtre, deviennent opaques, et se réunissent en masses isolées ou agglomérées qui peuvent atteindre le volume d'un œuf de dinde et auxquelles on donne le nom de tubercules crus.

Lorsque, plus tard encore, les masses tuberculeuses se ramollissent (tubercules ramollis), cette période de l'évolution tuberculeuse est désignée sous le nom de fonte des tubercules. Mais parfois le tubercule isolé est entouré par une membrane enveloppante ; on le dénomme alors tubercule enkysté.

Le tubercule peut encore se montrer d'emblée sous l'aspect d'une masse jaunâtre, imperméable à l'air, dense, humide ; c'est le tubercule infiltré.

L'évolution et le dépôt dans les tissus de l'organisme de la substance tuberculeuse constituent la *tuberculose* (voy. Phthisie).

TUBERCULOSE, s. f. Maladie diathésique caractérisée par l'évolution et le développement du tubercule, et ensemble des accidents qui résultent de sa présence dans l'organisme.

La tuberculose présente des phénomènes locaux différents, selon l'organe atteint de tuberculisation, et un état général de cachexie particulière que l'on désigne sous le nom de phthisie.

L'organe de l'économie où l'on observe le plus fréquemment la tuberculose est le poumon (*tuberculose, phthisie pulmonaire*) ; c'est la forme la plus commune et du pronostic le plus fâcheux. Mais l'apparition des tubercules s'observe aussi dans les méninges (*méningite tuberculeuse*), dans la substance cérébrale (*tubercules du cerveau*), dans la rate, le testicule, la prostate (*prostatite tuberculeuse*), dans le tissu osseux (*carie tuberculeuse*), dans les ganglions bronchiques (*phthisie bronchique ganglionnaire*), dans les ganglions mésentériques (*péritonite tuberculeuse*).

Dans tous ces tissus, le tubercule peut apparaître isolément, c'est-à-dire rester localisé dans l'organe où il apparaît primitivement ; mais aucune substance n'a plus de tendance à la *généralisation* que le tubercule, et c'est même le caractère habituel de la tuberculisation, qui a son point de départ dans le poumon.

Les *causes* de la tuberculose n'ont rien de spécial. D'une manière générale, on peut dire que son apparition est favorisée par une prédisposition individuelle résultant de l'*hérédité* ou de la mauvaise constitution des parents, affaiblie par la syphilis, l'alcoolisme, la scrofule. L'âge joue aussi un grand rôle dans le développement des affections tuberculeuses, et l'époque de la puberté est celle où on les observe le plus ; le sexe semble aussi être une prédisposition, et la phthisie est plus commune chez la femme que chez l'homme. Parmi les causes déterminantes, nous citerons le changement de climat, la trop grande humidité de l'atmosphère, l'action de toutes les influences débilitantes, les excès de tout genre et surtout la masturbation.

TUBÉROSITÉ, s. f. Saillie, éminence ou renflement que présentent certains os ou certains organes : tubérosité bicipitale de l'humérus, tubérosité des côtes, petite et grande tubérosité de l'estomac, etc.

TUBO-OVARIEN, adj. Qui a rapport à l'ovaire et à la trompe de Fallope. Une *grossesse est tubo-ovarienne, tubo-utérine,* lorsque l'ovaire et la trompe, ou la trompe et l'utérus, sont dilatés par l'œuf.

TUMÉFACTION, s. f. (de *tumor*, tumeur, et *facere*, faire). Augmentation de volume d'une partie du corps sous l'influence d'un abcès voisin, de l'œdème, d'une contusion, du développement d'une tumeur, etc.

TUMEUR, s. f. (de *tumere*, enfler). Terme générique dont le sens n'est pas le même pour tous les anatomistes et tous les chirurgiens. Les uns en font le synonyme absolu de *grosseur* et comprennent sous cette dénomination toutes les productions, de quelque nature qu'elles soient, qui font une certaine saillie, produisent du gonflement, comme un abcès, une hernie, la distension de la vessie par suite de rétention d'urine, la saillie osseuse produite par une luxation, etc. D'autres limitent l'emploi de ce terme aux produits de nouvelle formation non inflammatoires (ce qui exclut les abcès).

Au point de vue *histologique*, c'est-à-dire de la constitution intime, on peut, avec Cornil et Ranvier, donner le nom de tumeur à toute masse (qui peut être de très-petite dimension) constituée par un tissu de formation nouvelle ayant de la tendance à persister ou à s'accroître.

Il ne faut donc point toujours attacher à ce nom de tumeur l'idée de gravité qu'on lui suppose dans le vulgaire. Les productions les plus inoffensives, telles que les verrues ou poireaux, les loupes, sont cepen-

dant des tumeurs aussi bien que les diverses variétés de cancer.

Classification. De tout temps on a cherché à classer les tumeurs, et on l'a toujours fait à deux points de vue différents qui n'ont jamais pu être accordés complétement l'un avec l'autre.

Au point de vue clinique, le plus important pour le médecin et surtout pour le malade, on les a divisées en *tumeurs bénignes* et en *tumeurs malignes :* les premières ne sont que de simples accidents locaux, n'ayant par elles-mêmes aucune gravité, ne pouvant causer quelques désordres que par suite de leur situation, de la compression exercée sur des organes importants, ou par un développement exagéré (kystes, lipomes, etc.). Les secondes, au contraire, présentent un degré variable de gravité intrinsèque, amènent une cachexie, récidivent facilement après une première opération, se propagent aux ganglions lymphatiques, se généralisent dans toute l'économie, causent le plus souvent la mort en moins de cinq ans (voy. CANCER).

Au point de vue histologique, on avait cru pendant un certain temps que les *tumeurs malignes* étaient caractérisées par un élément particulier, *noyau* ou *cellule cancéreux,* sans analogue dans l'économie à l'état normal, tandis que les *tumeurs bénignes* ne comprenaient que des tissus et des éléments semblables à ceux qui constituent normalement le corps humain. Aussi les tumeurs malignes étaient-elles appelées *hétéromorphes,* tandis que les tumeurs bénignes avaient reçu le nom d'*homœomorphes.*

Des recherches ultérieures ayant démontré que la cellule et le noyau cancéreux n'avaient rien de spécifique, il fallut renoncer à cette classification qui faisait concorder la clinique avec l'histologie, et on reste encore en face du problème à résoudre.

En réalité, l'examen histologique d'une tumeur, en révélant au médecin sa structure, lui donne des indications précieuses sur sa nature même et sur son pronostic. Mais cependant, dans l'état actuel de la science, sans négliger en rien l'examen microscopique, c'est à la clinique, c'est-à-dire à l'expérience, qu'on doit demander le dernier mot au point de vue du pronostic à porter et de la nécessité d'une intervention.

Les classifications basées *uniquement* sur la constitution histologique d'une tumeur rapprochent entre elles des affections absolument différentes quant à la gravité et au mode d'évolution, comme par exemple le lipome et le carcinome.

Comme pour compliquer encore ce qu'a de difficile la classification des tumeurs, l'usage a encore conservé les dénominations tirées uniquement de l'aspect extérieur qu'elles présentent (colloïde, encéphaloïde, squirrhe, etc.) et qui ne rentrent pas toujours dans une des divisions des nomenclatures récentes.

Nous bornant à envisager une classification au point de vue de son utilité pratique, nous adopterons, à l'exemple de Billroth, une méthode mixte, basée à la fois

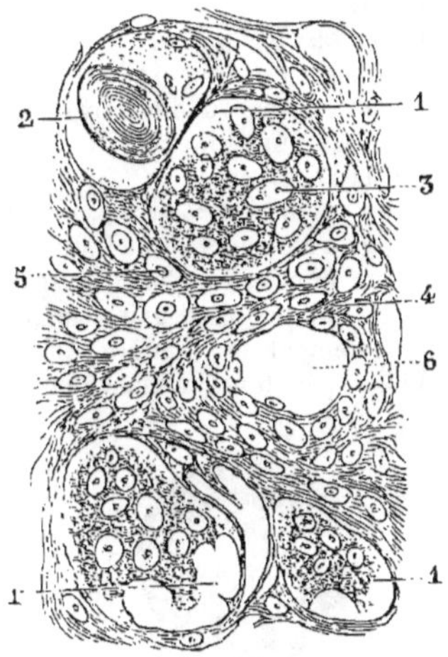

FIG. 533. — Tissu inflammatoire dont la composition histologique est semblable à celle des sarcomes.

1, 1, 1, Cellules embryonnaires occupant la place de cellules adipeuses; une de ces cellules renferme encore une gouttelette graisseuse.

2, Gouttelette graisseuse.

3, Cellules embryonnaires.

4, 5, Tissu embryonnaire composé de cellules et d'une substance fondamentale.

6, Coupe d'un vaisseau dont la paroi est formée par du tissu embryonnaire.

sur la nature maligne ou bénigne de la tumeur et sur sa constitution histologique. A l'égard de cette dernière, toute tumeur ayant toujours son analogue dans un tissu de l'organisme, on les a classées d'après celui dont elles proviennent. C'est ainsi que

le développement anormal du tissu embryonnaire donne le **sarcome**, dont la constitution histologique est semblable à celle du tissu inflammatoire (fig. 533). Le tissu muqueux proliféré donnera les *myxomes*,

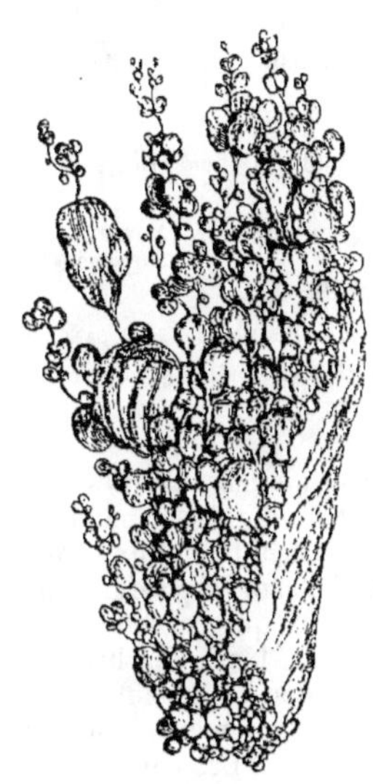

FIG. 534. — Myxome hydatiforme du placenta (Virchow).

qui pourront être lipomateux, contenir des fibres élastiques, se compliquer de sarcomes (myxo-sarcome) renfermer des cavités kystiques (fig. 534).

Les tumeurs ayant la structure du tissu fibreux, adipeux, réticulé, forment les *fibromes, lipomes, lymphadénomes*. Le tissu cartilagineux est la base de l'*enchondrome* ou chondrome. Le tissu osseux forme les *ostéomes*.

Les tissus musculaires et nerveux donnent naissance aux *myomes* et aux *névromes;* les tissus épithéliaux forment les ÉPITHÉLIOMAS ou CANCROÏDES, subdivisés en *papillomes* formés par des papilles revêtues d'épithélium; *adénomes*, lorsque l'épithélium a la même disposition que dans les glandes; *kystes* lorsqu'il tapisse une cavité close. Les cellules épithéliales qui prolifèrent peuvent appartenir à toutes les variétés d'épithélium pavimenteux ou cylindrique (fig. 227), etc.

Nous donnons, d'après l'excellent ouvrage de pathologie générale du docteur Moynac, le tableau des tumeurs classées au double point de vue de leur caractère malin ou bénin, et de leur structure.

A, Tumeurs bénignes :

Angiomes ou tumeurs ÉRECTILES.	Myomes.
Fibromes.	Névromes.
Gommes (Siphilis).	Ostéomes.
Kystes.	Papillomes.
Lipomes.	Tubercules.

B, Tumeurs a pronostic variable :

Adénomes.	Lymphosarcomes.
Chondromes ou enchon-dromes.	Myxomes.
	Sarcomes.
Lymphadéhomes.	

C, Tumeurs malignes ou cancers :

Carcinomes (Encéphaloïde, Squirrhe, Cancer colloïde, mélanique, etc.).
Cancroïdes ou Épithéliomas.

La distinction des *tumeurs bénignes* et des tumeurs malignes appartient, comme nous l'avons dit, à la clinique. Nous avons, à l'article Cancer, exposé les principaux traits généraux qui caractérisent les tumeurs malignes. L'examen histologique ne peut nous donner à lui seul qu'un supplément de renseignements, mais non une certitude absolue. Les caractères de chacune de ces tumeurs ont été exposés à l'article qui les concerne, et c'est par la comparaison des symptômes particuliers qu'elles présentent qu'on peut en faire le diagnostic.

Les *tumeurs à pronostic variable* sont celles qui, avec une constitution histologique semblable, tantôt se généralisent et se comportent comme des cancers, tantôt restent absolument locales. Le même fait a lieu aussi dans une certaine mesure pour les cancroïdes ou épithéliomas dont la malignité dépend en grande partie du siége. C'est ainsi que ceux des lèvres, de la langue, des paupières, du col de la matrice, ont une marche plus rapide que ceux du nez ou de la joue, qui peuvent rester dix ou vingt ans stationnaires.

Le *traitement* des tumeurs est naturellement variable, suivant l'espéce à laquelle on a affaire. Dans certains cas spéciaux, on peut et on doit avoir recours à des médicaments internes, tels que les préparations hydrargyriques et l'iodure de potassium, dont l'effet est surtout utile contre celles qui sont d'origine syphilitique. Il est même ǀon, dans les cas douteux, d'instituer un

traitement à l'iodure de potassium pendant quelques semaines, avant d'avoir recours à l'opération. La plupart des tumeurs, en effet, doivent être enlevées au moyen du bistouri ou des caustiques, soit pour en empêcher ou en retarder la généralisation, soit pour s'opposer à leur développement, soit enfin à cause de la gêne ou de l'effet disgracieux qu'elles produisent.

TUNIQUE, s. f. Nom donné aux membranes qui entourent les organes, servent d'enveloppes aux vaisseaux artériels et veineux, etc.

TURBITH, s. m. Le *turbith végétal* (*convolvulus turpethum*) est un purgatif drastique actuellement abandonné, mais qui entre encore dans la composition de divers élixirs ou pilules purgatifs.

Le *turbith minéral* est du sulfate de protoxyde de mercure.

TURGESCENCE, s. f. (de *turgescere*, se gonfler). Gonflement, engorgement, tuméfaction d'une région ou d'un organe, produit par la présence en excès de liquides provenant de l'économie.

TYMPAN, s. m. (de τύμπανον, tambour). Membrane extrêmement mince qui sépare l'oreille moyenne de l'oreille externe (B, fig. 341). Elle est d'un gris-rose pâle et réfléchit fortement la lumière lorsqu'on l'examine au spéculum. Le manche du mar-

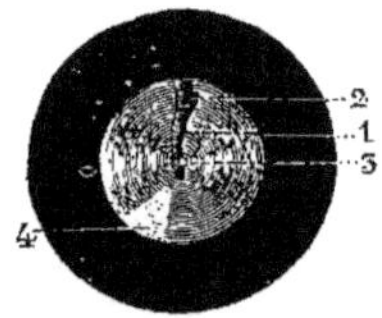

Fig. 535. — Membrane du tympan (état normal, oreille gauche).

1, Manche du marteau se dessinant sous l'aspect d'une ligne blanche terminée par une saillie (2) qui correspond à l'apophyse externe du marteau.
2, Apophyse externe du marteau.
3, Ombilic du tympan.
4, Triangle lumineux situé sur la partie antéro-inférieure du tympan.

teau qui s'y attache paraît extérieurement et vu par transparence sous forme d'une ligne rouge-jaunâtre, dirigée de haut en bas vers le centre de cette membrane à laquelle il est fixé (fig. 535).

La membrane du tympan est à peu près circulaire et semble prolonger la paroi supéricure du conduit auditif, avec lequel elle fait un angle de 140 degrés. Elle est tendue par la contraction du muscle du marteau. Son rôle est d'étouffer les sons et de les faire transmettre par la chaîne des osselets.

Les **plaies et déchirures** de la membrane du tympan sont tantôt causées par une cause directe, corps étranger, soufflet violent, détonation d'armes à feu, tantôt par une cause indirecte, fracture de la base du crâne, surtout du rocher. Les symptômes sont : la douleur, une hémorrhagie dont l'abondance est parfois très-forte, une sur-

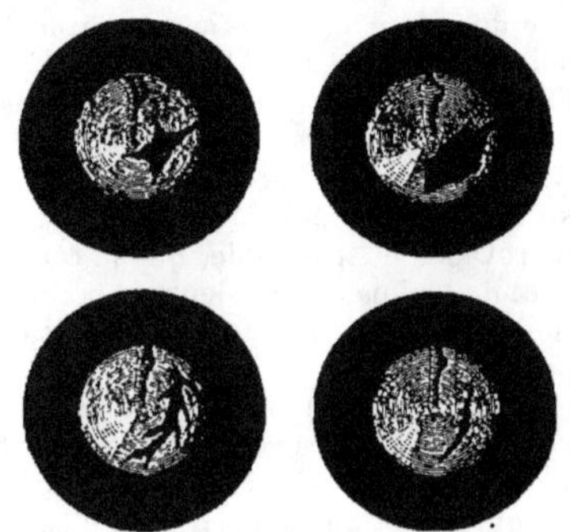

Fig. 536. — Plaies et déchirures de la membrane du tympan.

dité plus ou moins accentuée, et surtout une grande susceptibilité pour les sons. A l'examen au spéculum, on peut voir un des aspects représentés figure 536. Les plaies simples se referment facilement; les ouvertures qui se sont faites spontanément sont beaucoup plus difficiles à se fermer. Le traitement se borne à des injections tièdes très-faibles, de simples nettoyages, éviter les cris, les chants. Arrêter l'hémorrhagie avec l'eau froide ou le perchlorure de fer.

L'inflammation de la membrane du tympan est appelée MYRINGITE.

TYMPANITE, s. f. (de τύμπανον, tambour) ou *pneumatose intestinale*. Distension de l'abdomen par des gaz. C'est le symptôme de plusieurs affections de gravité bien différente. Tantôt il ne s'agit que d'une simple constipation ou accumulation de matières fécales, justiciable d'un lavement purgatif, tantôt il y a compression de l'in-

testin par une tumeur, occlusion intestinale, hernie étranglée, etc.

On appliquera contre la tympanite intestinale le traitement de la cause qui l'a produite. Comme moyen palliatif destiné à s'opposer à l'asphyxie menaçante, on pourra faire la ponction abdominale au moyen d'un trocart, de façon à donner issue aux gaz qui distendent l'intestin. Cette opération est très-souvent mise en pratique dans la médecine vétérinaire.

Tympanite utérine. — Voy. PHYSO-MÈTRE.

TYPHIQUE, adj. Qui a rapport à la fièvre typhoïde ou qui y ressemble.

TYPHLITE, s. f. (de τυφλὸς, aveugle). Inflammation du *cæcum*, souvent compliquée de **pérityphlite** ou inflammation du tissu cellulaire de la fosse iliaque droite. Les causes de la typhlite sont, indépendamment de celles qui occasionnent les autres entérites, l'accumulation des corps étrangers dans cette partie de l'intestin (le plus souvent il s'agit de noyaux de fruits ou de vers), parfois aussi celle des matières fécales.

Les symptômes consistent en une *douleur* spontanée, dans la fosse iliaque droite, s'exaspérant par la pression, avec engourdissement de toute la région. En même temps, il y a *constipation* opiniâtre pouvant aller jusqu'aux symptômes de l'occlusion intestinale, parfois alternatives de diarrhée et de rétention de matières fécales.

A la palpation on sent dans cette fosse une tumeur cylindrique, et l'on peut même quelquefois, si la typhlite est produite par une accumulation de noyaux de cerises par exemple, percevoir une crépitation due au frottement des noyaux les uns contre les autres.

La maladie se termine par résolution à la suite d'une débâcle, ou se propage au voisinage en déterminant une péritonite locale ou générale, ou un phlegmon de la fosse iliaque. Ces accidents se montrent de préférence après la perforation du cæcum ou à la suite de l'inflammation de l'appendice vermiculaire, surtout lorsqu'il s'y est introduit un petit corps étranger, tel qu'un grain de moutarde par exemple (on prend souvent de la graine de moutarde pour obvier à la constipation).

Le *traitement* consiste en purgatifs répétés et lavements purgatifs, applications de cataplasmes et de pommades résolutives sur le côté droit, au besoin une douzaine de sangsues s'il y a tendance à la formation d'un abcès. La convalescence sera surveillée attentivement, ainsi que la régularité des selles, afin de prévenir toute récidive.

TYPHOÏDE, adj. (de τῦφος, stupeur, et εἶδος, forme, ressemblance). Qui ressemble au typhus.

L'*état typhoïde* est le résultat produit sur l'économie par des troubles digestifs que l'on rencontre dans toutes les formes de la fièvre typhoïde, depuis l'embarras gastrique simple jusqu'à la dothiénentérie proprement dite (voy. FIÈVRE TYPHOÏDE).

TYPHUS, s. m. (τῦφος). Synonymes : *fièvre des camps, fièvre des hôpitaux, fièvre des prisons, fièvre pestilentielle, morbus maculosus*. Maladie épidémique et contagieuse, qui règne surtout en Europe, et trouve son point de départ dans les grands centres de population (armées, camps, villes assiégées). Elle est caractérisée par une stupeur particulière et une éruption cutanée. C'est le *typhus fever*, le *fever* des Anglais.

Il est causé par l'encombrement, les fatigues de toute sorte, les privations, la famine, les grandes émotions morales.

L'invasion de cette affection est spontanée, brusque ; le malade est pris tout à coup d'un dégoût particulier des aliments, de céphalalgie intense, d'une *stupeur* toute spéciale, de frissons et de tremblements qui occupent les membres ; son haleine devient fétide, ses muscles sont douloureux. L'accablement est tel, qu'il devient complétement étranger à ce qui l'environne. Telle est la *première période* du typhus ; elle dure de quatre à six jours.

La *seconde période* est caractérisée par l'apparition sur la face cutanée, et surtout sur la peau de la poitrine, du ventre et de la partie postérieure du tronc, de petites taches rosées qui ressemblent à l'éruption de la rougeole et qui persistent cinq à six jours et disparaissent. Plus on s'éloigne de l'époque du début, plus les symptômes primitifs s'accusent : stupeur, convulsions, obtusion des sens, troubles digestifs ; les glandes parotides se tuméfient, la respiration est pénible et s'accompagne de toux.

A cette période de la maladie, la marche des symptômes peut prendre deux directions opposées, selon que le typhus doit se terminer par la mort ou par la guérison. Dans le premier cas, on voit la tuméfaction des parotides augmenter et ces glandes finissent par suppurer, la langue est sèche et fuligineuse, la voix s'éteint, les convulsions deviennent tétaniques, la prostration est complète et la mort survient vers le douzième ou quinzième jour de la maladie.

Dans le cas contraire, la guérison est annoncée lorsqu'on voit s'amender et disparaître peu à peu les accidents morbides ; mais l'organisme a été ébranlé d'une façon si foudroyante et si terrible, que la convalescence du typhus est très-lente et réclame les soins les plus assidus pendant longtemps encore.

Le *traitement* du typhus doit être différent pour chaque période de l'affection. Il est d'abord de toute nécessité d'éloigner les causes qui lui ont donné naissance, d'isoler par conséquent les malades, et de pratiquer l'assainissement des habitations par une aération bien établie et par l'emploi de substances antiputrides et désinfectantes. Pendant la durée de la première période, les indications sont les suivantes : boissons rafraîchissantes et acidules, vomitifs, vésicatoires sur les jambes ; dans la seconde, boissons aromatiques, alcooliques et légèrement toniques, administration de l'opium. Le musc a donné parfois de bons résultats comme antispasmodique ; le camphre a aussi été prescrit dans le même but et comme antiseptique.

Typhus abdominal. Nom donné en Allemagne à la FIÈVRE typhoïde.

Typhus amaril. Typhus d'Amérique (voy. FIÈVRE JAUNE).

Typhus d'Orient. Synonyme de PESTE.

U

ULCÉRATION, s. f. Formation d'un ULCÈRE. On donne aussi parfois le nom d'ulcérations à de petits ulcères superficiels, ceux du col de l'utérus par exemple.

L'ulcération peut se montrer dans tous les tissus, mais surtout sur la peau et les muqueuses. Elle est toujours précédée d'un travail inflammatoire qui, au lieu de se terminer par la suppuration, aboutit à la liquéfaction des éléments atteints et à leur élimination au dehors.

ULCÈRE, s. m. Perte de substance ou plaie suppurante qui, au lieu d'avoir une tendance à la cicatrisation, reste stationnaire ou s'étend en profondeur, mais surtout en largeur. C'est cette absence de travail de réparation qui distingue les ulcères des plaies véritables.

On les divise en *ulcères simples*, et *ulcères diathésiques* dépendant d'une affection générale (syphilis, scrofule, cancer, etc.), auxquels on pourrait ajouter une catégorie d'*ulcères localisés* symptomatiques d'une maladie purement locale (ulcères variqueux, ulcères de la cornée).

Ulcères simples et **ulcères variqueux**. Les causes de ces ulcères sont les coups, les blessures, brûlures, plaies, qui au lieu de se cicatriser persistent et s'étendent. Mais il y a toujours une autre raison de leur développement, qui est soit un mauvais état général (anémie, diabète, scrofule, etc.), soit la malpropreté, soit les pansements irritants ou mal faits, soit enfin le plus souvent une altération locale de la peau (cicatrice, varices).

L'aspect des ulcères simples ou variqueux est celui d'une solution de continuité, très-variable comme étendue, dont les bords sont tuméfiés, décollés, le fond grisâtre, blafard, irrégulier, présentant des bourgeons charnus violacés, saignant facilement. Leur sécrétion est sanieuse, souvent sanguinolente. Ils siègent de préférence aux membres inférieurs et surtout aux jambes, chez les personnes atteintes de VARICES et qui ne se soignent pas. La douleur est généralement nulle, les tissus voisins participent peu à l'irritation ; cependant, s'il s'agit d'un ulcère variqueux, on observe aux alentours les dilatations ordinaires des veines, et souvent une couleur brune de la peau qui est due à une portion antérieurement atteinte et actuellement cicatrisée.

Cependant, il n'est pas rare de voir les ulcères variqueux des membres inférieurs déterminer à la longue une inflammation chronique de l'os et du périoste, qui oblige même quelquefois à pratiquer l'amputation.

Dans d'autres cas, il peut se montrer des complications : callosités, fongosités, gangrène, pourriture d'hôpital, phagédénisme, rarement érysipèle.

Le *traitement* consiste : 1° à modifier la surface de l'ulcère par des cautérisations au nitrate d'argent, des lavages à l'eau chlorurée, des applications de poudre de camphre ; 2° faciliter la circulation par le repos et, s'il s'agit d'un ulcère variqueux de la jambe, par le séjour absolu au lit, en ayant soin de placer le pied plus haut que le bassin, afin de faciliter le retour du sang veineux ; 3° on exercera en même temps une compression graduée bien faite, au moyen d'une bande très-soigneusement appliquée. Il faudra aussi veiller à l'état général, éviter la constipation (qui se déclare souvent par le séjour au lit).

Pour favoriser la réparation des grandes pertes de substance, on aura souvent recours avec le plus grand succès à la **greffe épidermique** :

On enlève sur le bras ou la jambe du malade ou d'une autre personne une lamelle d'épiderme grosse comme une lentille, et on la fixe en un point de l'ulcère au moyen d'une bande de diachylon. Cette bande ne doit être enlevée qu'au bout de trois jours ; on voit alors un îlot de cicatrisation se développer à l'endroit où l'on a appliqué la greffe. On peut répéter plusieurs fois cette opération et faire plusieurs greffes en même temps.

Les **ulcères diathésiques** sont ceux qui sont causés par la scrofule (*scrofulides*), par la syphilis (*syphilides*), par le scorbut les virus, etc. Un CHANCRE mou ou induré est un ulcère produit par un virus. On donne aussi le nom d'ulcère au CANCER ULCÉRÉ, et c'est ce qui fait que le vulgaire attache au mot d'ulcère une signification extrêmement grave qu'il n'a que dans certains cas.

Dans quelques pays, surtout entre les tropiques, on observe certains ulcères spéciaux endémiques, mais pouvant se manifester chez les étrangers qui ont fait un séjour prolongé dans ces contrées. La plupart de ces affections ne sont qu'incomplétement connues ; elles se développent à la suite de plaies ou écorchures qui paraissent sans importance ; certaines d'entre elles peuvent même se rattacher à la syphilis. C'est ainsi qu'on décrit les ulcères de *Cochinchine*, de *Mozambique* (voy. PIAN), le *bouton d'Alep ou de Biskra* (voy. BOUTON).

Ulcère de l'utérus. — Voy. UTÉRUS.

UNGUÉAL, adj. (de *unguis*, ongle). Qui a rapport à l'ongle : phalange unguéale, matrice unguéale ou sillon d'implantation de l'ongle.

UNGUIS, s. m. Os du crâne, mince, plat, quadrilatère, très-petit, situé à la partie interne et inférieure de l'orbite. Il forme la partie postérieure du canal nasal et de la gouttière lacrymale ; on l'a quelquefois perforé afin de donner issue aux larmes et de combattre le larmoiement.

UNISSANT, adj. Qualificatif donné aux bandages ou appareils destinés à faciliter l'accolement des lèvres d'une plaie.

On fait des pansements unissants au moyen de bandelettes de diachylon ou de taffetas d'Angleterre.

URANE, s. f. Oxyde du métal *uranium*, que l'on emploie à la coloration de certains verres de lunettes dont on se sert pour supporter plus facilement l'éclat de la lumière électrique.

URATE, s. m. Sel formé par l'acide urique et une base. Certains d'entre eux, les urates de chaux de magnésie, d'ammoniaque, se rencontrent dans la GRAVELLE ou dans les calculs de la vessie (PIERRE). L'urate de soude se dépose dans les concrétions articulaires des goutteux.

URÉE, s. f. (de οὖρον, urine). Substance azotée neutre, qui est le principe constituant, caractéristique de l'urine de l'homme. Sa composition répond à celle du cyanate d'ammoniaque, $C^2Az^2H^4O^2$. On peut la préparer artificiellement par double décomposition du *cyanate de potasse* par le sulfate d'ammoniaque. En reprenant par l'alcool la dissolution composée de ce mélange, on dissout l'urée qui cristallise en beaux cristaux de la solution alcoolique. Par l'action de l'air ou de certains ferments, et en particulier de ceux qui se produisent dans la vessie atteinte de catarrhe, l'urée se transforme en carbonate d'ammoniaque, c'est ce qui constitue la fermentation ammoniacale des urines.

L'urée est simplement séparée du sang par le rein qui joue le rôle d'un simple filtre ; elle est le produit le plus avancé de la désassimilation des tissus, et la quantité qui en est éliminée journellement augmente avec le travail (musculaire ou cérébral) auquel est soumis l'individu en expérience. Un adulte en excrète environ de 30 à 40 grammes par jour. Elle se combine avec certains acides, et en particulier avec l'acide azotique, qui forme *l'azotate d'urée*, cristallisable en longues aiguilles. Mais ce n'est pas un véritable alcaloïde, et elle ne se combine pas avec tous les acides.

URÉMIE, s. f. (de οὖρον, urine, et αἷμα, sang). Ensemble de symptômes graves, qui se produisent dans certaines affections des voies urinaires, surtout lorsqu'il y a obstacle à la libre élimination de l'urine. On les a attribués à une intoxication par *l'urée* dont la proportion augmente dans le sang, mais on peut aussi les expliquer par l'anémie cérébrale ou par l'œdème du cerveau, qui peuvent se produire dans les mêmes circonstances.

Ces symptômes sont à peu près ceux de l'ÉCLAMPSIE : hallucinations, état ataxique ou comateux, délire, paralysies. On les observe surtout dans le cours de la *néphrite albumineuse* (MALADIE DE BRIGHT), pendant la grossesse (lorsqu'il y a albuminurie) dans l'atrophie des reins, etc. On peut la provoquer artificiellement chez les animaux en liant l'artère rénale ou les uretères, en *extirpant les reins*.

Le *traitement* consiste, indépendamment

de celui de la maladie primitive, à administrer les diurétiques : scille, digitale, etc. Dans le cas où les accidents nerveux prédominent, c'est à la saignée du bras qu'on aura recours, ou aux ventouses et aux sangsues appliquées derrière la tête. On donnera du bromure de potassium et aussi du chloral en potion ou en lavement, on fera exécuter des inhalations de chloroforme.

URETÈRE, s. m. (de ούρεῖν, uriner). canal membraneux destiné à conduire dans la vessie l'urine fournie par le rein. Il y a deux uretères, l'un à droite, l'autre à gauche de la colonne vertébrale, qui vont du *rein*, où ils se continuent avec le *bassinet*, à la partie postérieure et inférieure de la vessie. Ils la traversent obliquement pour s'ouvrir à chacun des angles postérieurs du trigone vésical. Lorsque des graviers venant du rein s'engagent dans l'uretère, il se produit une attaque de COLIQUE NÉPHRÉTIQUE.

URÉTHRAL, adj. Qui a rapport a l'uréthre : BLENNORRHAGIE uréthrale, fistule uréthrale, rétrécissement uréthral, etc. (voy. URÈTHRE).

URÈTHRE, s. m. (ούρήθρα). Canal membraneux qui va de la vessie à l'extérieur. Chez la femme, il est uniquement destiné à l'excrétion de l'urine ; chez l'homme, il sert de passage à l'urine et au sperme. Il présente des différences très-importantes dans les deux sexes.

L'urèthre de la femme (9, fig. 264) a une longueur de 3 centimètres environ, il est à peu près vertical dans la station debout. Il se termine extérieurement par le méat urinaire (8, fig. 80), situé au-dessus du *vagin*, au-dessous du clitoris, à l'extrémité d'un petit tubercule qui sert de guide pour faire le CATHÉTÉRISME, sans avoir besoin de découvrir les organes génitaux. Son calibre est assez considérable, et surtout il est assez dilatable pour qu'on puisse arriver à introduire le petit doigt. C'est ce qui explique pourquoi l'on peut facilement, chez la femme, extraire par les voies naturelles les corps étrangers, calculs ou débris de calculs qui ne sortiraient que très-difficilement par le canal uréthral de l'homme.

Ainsi qu'on peut facilement s'en rendre compte par la figure 264, l'urèthre forme un conduit absolument distinct du vagin, de telle sorte que les femmes n'urinent pas par le même organe qu'elles subissent le

coït. Aussi peuvent-elles être atteintes de deux espèces de BLENNORRHAGIE, l'une vaginale (*vaginite*), indolore en urinant, de beaucoup la plus fréquente et se propageant parfois à l'utérus ou matrice ; l'autre uréthrale (*uréthrite*), analogue à la blennorrhagie uréthrale de l'homme, rendant la miction douloureuse, et presque toujours due à la contagion.

Le canal de l'urèthre est accolé à la paroi supérieure du vagin, et la cloison uréthrovaginale qui les sépare est assez épaisse, 1 centimètre environ.

L'urèthre de l'homme est beaucoup plus long que chez la femme. A l'état de flaccidité de la verge et sans exercer aucun tiraillement, il mesure de 14 à 16 centimètres. Mais si on le tiraille, il peut acquérir 18, 20 et 22 centimètres, ce qu'il est important de savoir au point de vue du cathétérisme.

On lui distingue trois portions : 1° *antérieure* ou *spongieuse* longue de 10 à 12 centimètres, qui va du *gland* au cul-de-sac du *bulbe* ; 2° *membraneuse* ou *musculeuse* (longueur $0^m,015$) allant du cul-de-sac du bulbe au sommet de la prostate ; 3° *prostatique*, occupant la longueur de cette glande jusqu'au col de la vessie (longueur de 25 à 30 millimètres).

On peut aussi lui distinguer une partie fixe ou périnéale, et une partie mobile ou pénienne. La partie fixe va du col de la vessie à l'angle du pubis ; elle présente une courbure à concavité antérieure et supérieure (fig. 263). La partie mobile présente une courbure inverse à l'état de flaccidité de la verge ; elle est au contraire rectiligne à l'état d'érection, ou lorsqu'on relève la verge. Du reste, la courbure de la portion périnéale peut être aussi redressée par un instrument rectiligne. C'est ce qui explique pourquoi l'on peut sonder avec un cathéter droit (comme on l'a fait longtemps avant l'invention des instruments coudés ou courbés).

Chacune des régions de l'urèthre de l'homme présente certaines particularités.

La *partie spongieuse*, de beaucoup la plus longue, est enveloppée par une gaîne de tissu caverneux qui présente deux renflements : le *gland* à la partie antérieure, le *bulbe* à la partie postérieure. Le *méat urinaire* est une fente étroite et peu dilatable, en arrière de laquelle se trouve une dilatation ou *fosse naviculaire*. Le calibre en est ensuite uniforme (0^m,008 environ). Au niveau du bulbe est une seconde dilatation. Entre le bulbe et la portion musculeuse viennent s'ouvrir les orifices des glandes de Cooper ou de Méry, qui sécrètent un liquide muqueux.

La partie *membraneuse* ou *musculeuse* répond en avant à l'arcade du pubis, en arrière au bulbe et aux glandes de Cooper ; elle est en outre séparée du rectum par l'espace triangulaire appelée triangle *recto-uréthral*.

La *partie prostatique*, creusée dans la PROSTATE, se continue avec le col de la vessie. On y rencontre sur la ligne médiane le *verumontanum* ou crête uréthrale ; plus en arrière est un cul-de-sac ou *utricule prostatique*. De chaque côté du cul-de-sac sont les embouchures des *conduits éjaculateurs*, et plus en dehors l'ouverture des conduits prostatiques.

Le calibre de l'urèthre varie suivant les régions. Il présente une série de dilatations et de rétrécissements successifs qui sont d'avant en arrière : un premier resserrement au méat, une dilatation à la fosse naviculaire, un resserrement allongé, uniforme répondant à la portion spongieuse ; un renflement au niveau du cul-de-sac du bulbe, une partie plus rétrécie que la première allant du cul-de-sac du bulbe à la prostate et répondant à la portion membraneuse ; un renflement à la portion prostatique, et un léger resserrement au col de la vessie.

Les trois points les plus rétrécis sont le *méat*, qui, suivant qu'on le mesure sans extension ou avec extension, présente de circonférence 14 à 18 millimètres, le milieu de la portion spongieuse de 12 à 32 millimètres, le collet du bulbe de 10 à 20. La portion membraneuse ou musculeuse qui peut se rétrécir par la contraction musculaire varie de 10 à 35 millimètres en moyenne.

Les *affections de l'urèthre* sont nombreuses et importantes, et en général beaucoup plus graves chez l'homme que chez la femme, à cause de la grande différence de largeur et de longueur de ce canal dans les deux sexes. Ce sera donc presque uniquement celles de l'urèthre de l'homme que nous aurons à passer en revue.

L'inflammation de l'urèthre constitue l'uréthrite, dont la forme la plus ordinaire est la **blennorrhagie uréthrale** (voy. BLENNORRHAGIE).

Calculs de l'urèthre. Ils ne siégent guère que dans la région prostatique, et se forment dans une loge de la prostate. On doit leur appliquer le traitement des corps étrangers.

Corps étrangers de l'urèthre. Ils peuvent venir de la vessie ou être introduits du dehors, très-rarement ils se forment dans l'urèthre même (calculs), à la suite de la stagnation de l'urine dans une déchirure de la muqueuse.

Les corps étrangers qui viennent de la vessie sont ordinairement des débris de calculs ou des graviers qui peuvent s'arrêter dans tous les points du canal. Le malade ressent une douleur vive ; la miction est plus ou moins difficile ou même impossible, elle s'accompagne d'écoulement séro-sanguinolent.

Dans la plupart des cas, le calcul est expulsé par la pression de l'urine. Il est même parfois étonnant de voir des calculs assez volumineux passer par l'urèthre d'un enfant et n'être souvent arrêtés qu'au niveau du méat urinaire. Lorsque le calcul séjourne dans l'urèthre, il ulcère la muqueuse, se creuse une poche dans laquelle il se loge ou s'enkyste en partie, et peut même y augmenter de volume. Si c'est dans la région prostatique qu'il s'est arrêté, il peut s'accroître du côté de la vessie et donner naissance à un calcul vésico-prostatique.

Pour éviter l'arrêt d'un fragment de calcul dans l'urèthre, après une opération de lithotritie, il est nécessaire de bien recommander au malade d'uriner couché. Lorsqu'un calcul ne paraît pas pouvoir sortir naturellement, on est obligé d'aller à sa recherche avec un instrument : la pince de Hunter, la curette de Leroy d'Étiolles, ou la pince extractrice de Collin (fig. 537). On peut enfin le refouler dans la vessie et dans les cas extrêmes, l'extraire par l'URÉTHROTOMIE EXTERNE.

Les corps étrangers venant du dehors sont généralement introduits par accidents, ou dans des buts inavouables. Ce sont des sondes brisées, des morceaux de bois, des épingles, des épis de blé, etc. Chez la femme, ces corps étrangers pénétrent facilement dans la vessie ; souvent les chirurgiens ont eu à extraire une épingle à cheveu, un clou, un manche de porte-plume, etc.

Chez la femme, on arrive en général à

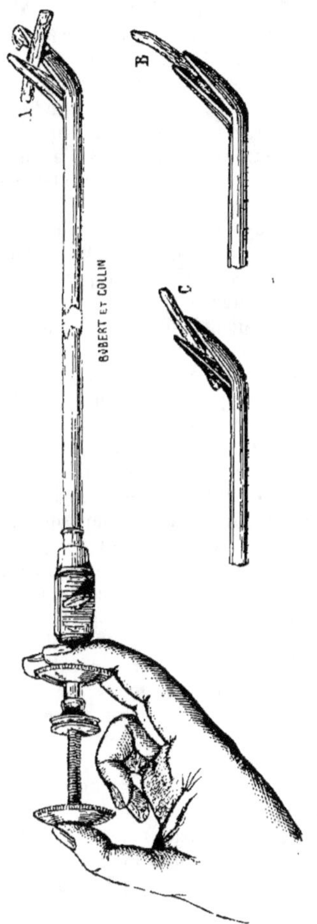

Fig. 537. — Extracteur des corps étrangers de l'urèthre.

A, Instrument saisissant le corps étranger. Par la disposition oblique de ses mors, lorsque le rapprochement en a lieu, le corps étranger a une tendance à pivoter et à se placer dans le sens de l'axe, ainsi qu'il est représenté en C et en B.

dilater assez facilement l'urèthre et à faire l'extraction du corps étranger ; chez l'homme elle est parfois extrêmement difficile, à cause de la disposition même du corps in-troduit (épi de blé), ou de l'inflammation violente de la verge, qui peut même se gangrener et donner lieu à l'infiltration urineuse. Les instruments à employer sont les mêmes que ci-dessus ; lorsqu'on ne peut y parvenir, il faut se garder d'user de moyens violents qui auraient pour conséquence de blesser la muqueuse si délicate de l'urèthre et de déterminer une infiltration d'urine extrêmement grave. Il vaut mieux avoir recours à l'uréthrotomie externe, ou, après avoir refoulé le corps étranger dans la vessie, pratiquer la *taille* comme s'il s'agissait d'extraire une *pierre.*

Fistules uréthrales. Elles consistent en une communication permanente entre le canal de l'urèthre et l'extérieur, ou une des cavités voisines (vagin, anus). On les divise en fistules *péniennes, périnéales, recto-uréthrales,* suivant que l'ouverture extérieure de la fistule se fait sur la verge, (pénis), au périnée, ou à la partie supérieure du rectum. Le plus souvent les fistules péniennes et recto-uréthrales sont *labiformes,* tandis que les fistules périnéales (y compris les scrotales) sont tubuleuses, ont un trajet plus ou moins sinueux, et présentent même parfois plusieurs ouvertures extérieures (fig. 538).

La cause la plus fréquente des fistules urinaires, ce sont les *rétrécissements de l'urèthre.* Il se forme une dilatation de ce canal en arrière du point rétréci, puis l'urine s'infiltre dans les tissus et se creuse un trajet fistuleux qui va depuis la poche urinaire (située en arrière du rétrécissement) jusqu'à l'extérieur. Tantôt cette *infiltration urineuse* produit une vaste suppuration gangreneuse, tantôt il survient une série de petits *abcès urineux* qui s'ouvrent à l'extérieur et dont l'orifice reste fistuleux.

Parmi les autres causes, beaucoup moins fréquentes, des fistules uréthrales, nous citerons les plaies ou déchirures de l'urèthre, les contusions du périnée, les fractures du bassin qui ont intéressé l'urèthre, les abcès du périnée qui se sont ouverts en même temps dans l'urèthre et à l'extérieur, etc.

Le signe pathognomonique de l'existence d'une fistule uréthrale c'est l'écoulement de l'urine par l'orifice externe de cette fistule. Ce qui les distingue des fistules urinaires vésicales, c'est que l'urine ne sort qu'*au moment de la miction* ou peu après, au lieu de s'échapper d'une façon presque constante.

Autour de ces fistules, on sent des cordons indurés dus aux cicatrices des abcès qui ont précédé la formation de la fistule. Il y a parfois des décollements assez étendus qui s'opposent à la guérison et à l'accolement des parois de la fistule. Ces parois aussi sont modifiées, fongueuses,

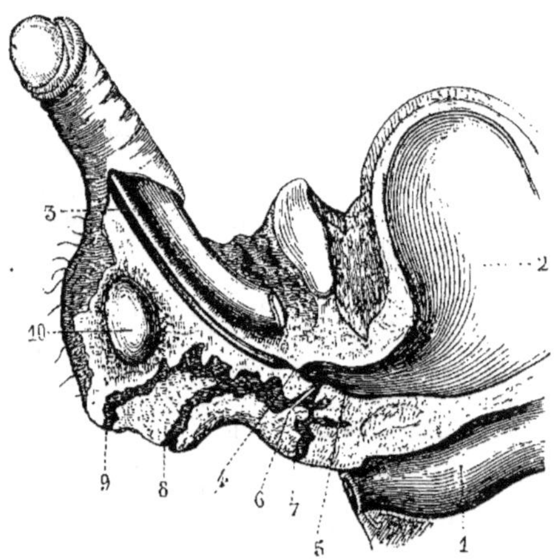

Fig. 538. — Fistules urinaires (Thompson) causées par un rétrécissement.

1, Rectum,
2, Vessie.
3, Canal de l'urèthre.
4, Partie rétrécie du canal de l'urèthre. En arrière se trouve une dilatation de la région prostatique (5), et une perforation (6) qui est l'ouverture interne de la fistule urinaire.
7, Une des ouvertures externes de la fistule siégeant au périnée.
8, 9, Deux autres ouvertures fistuleuses siégeant au scrotum.
10, Testicule.

en parties organisées, ce qui empêche encore leur cicatrisation.

La plupart des fistules urinaires ont une tendance naturelle à se cicatriser, pourvu que l'urine ait repris son cours normal, et qu'elles ne soient pas entretenues par la présence ou par le passage de corps étrangers (calculs, matières fécales ou vers intestinaux qui passent du rectum dans l'urèthre).

Au contraire, si l'obstacle au cours normal de l'urine n'est pas levé ; si le retrécissement, par exemple, persiste, la fistule tend à s'accroître, et il peut se produire de

nombreux accidents. De plus, l'urine ne passe plus du tout par le bout antérieur de l'urèthre ; il peut en résulter une oblitération ou une diminution progressive du calibre de ce canal.

Aussi la première indication à remplir est-elle de rétablir le cours normal de l'urine par le canal de l'urèthre, c'est-à-dire de traiter le retrécissement (uréthrotomie, électrolyse, dilatation, sonde à demeure, etc.). Ce dernier ayant disparu, le plus souvent la fistule se ferme d'elle-même. Si ce résultat n'est pas obtenu, il faut, par un examen attentif et une exploration minutieuse, découvrir la cause qui s'oppose à l'accolement des parois du trajet fistuleux et y remédier selon les cas.

Du moment que le cours libre de l'urine est obtenu d'une manière définitive par les voies normales, la fistule, bien que persistante, ne présente pas de danger grave ; elle n'est plus qu'une *infirmité* dont la durée ne peut être prévue et dont le malade, on le conçoit, désire souvent être débarrassé. Si elle a atteint un enfant, quelquefois ce n'est qu'au moment de la puberté ou du mariage que s'en montrent certains inconvénients, le *sperme* ayant une tendance à sortir par la fistule au lieu d'être éjaculé par l'urèthre.

Lorsqu'il existe un décollement ou un état *calleux*, induré, des parois de la fistule, il faut inciser ce décollement ou chercher à modifier la vitalité de ces tissus. On a employé, dans ce but, les injections astringentes et caustiques, les cautérisations au fer rouge, les larges incisions du tissu fistuleux, en ayant soin que l'ouverture du côté de la peau ne se cicatrise pas avant les parties profondes.

S'il s'agit d'une *fistule pénienne*, on pourra avoir recours à l'autoplastie (fig. 539) et à la suture après avivement des bords, comme on le fait pour l'hypospadias.

Contre les fistules *recto-uréthrales* (qui sont assez fréquentes après les opérations de la taille chez les enfants, ou peuvent se montrer à la suite de traumatisme), on a presque toujours recours à la cautérisation au fer rouge de l'orifice de la fistule, que l'on peut voir au moyen d'un *speculum ani* fenêtré. Mais ce procédé inoffensif ne donne pas toujours un bon résultat; on lui préfère souvent l'opération de Cooper. Elle consiste à décoller le rectum de l'urèthre, de façon à permettre aux deux ouvertures de se cicatriser séparément n'étant plus en face l'une de l'autre. Il est en tout cas avantageux d'empêcher l'urine de passer dans

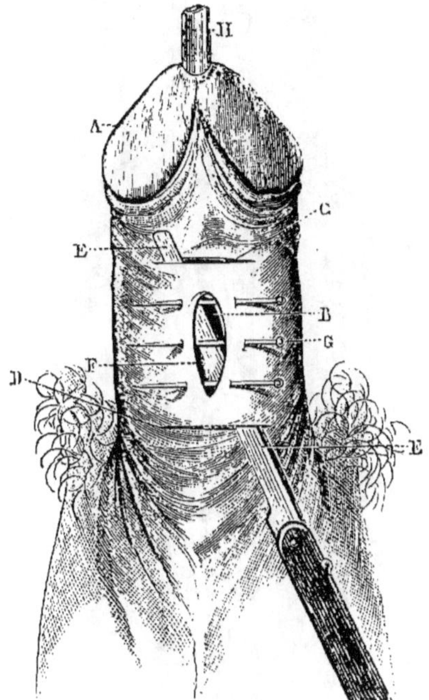

Fig. 539. — Fistule urinaire pénienne traitée par le procédé de Nélaton (Voillemier).

A, Gland vu par sa face inférieure.
B, Ouverture de la fistule que l'on veut fermer.
C, Incision transversale supérieure.
D, Incision transversale inférieure.
E, E, Bistouri boutonné passé par l'incision inférieure pour disséquer la peau autour de la fistule.
F, Bords avivés de la fistule.
G, Épingles servant à pratiquer la suture entortillée.
H, Sonde introduite dans l'urèthre.

le rectum, ce qui est parfois obtenu en exerçant, au moyen du doigt, une pression sur le périnée au moment de la miction.

On veillera en même temps à soutenir les forces du malade; à relever sa constitution, les fistules ayant beaucoup plus de tendance à guérir spontanément chez les sujets bien portants et vigoureux.

Lésions traumatiques et plaies de l'urèthre. Les plaies par instrument tranchant de la portion pénienne, surtout lorsqu'elles sont transversales, donnent lieu à une hémorrhagie que l'on doit arrêter par la torsion des artérioles et les applications froides. On maintiendra dans le canal une sonde flexible à demeure, afin de s'opposer au rétrécissement qui en est presque toujours la conséquence.

Les plaies de la région périnéale ou prostatique guérissent en général assez facilement, comme on peut l'observer après la

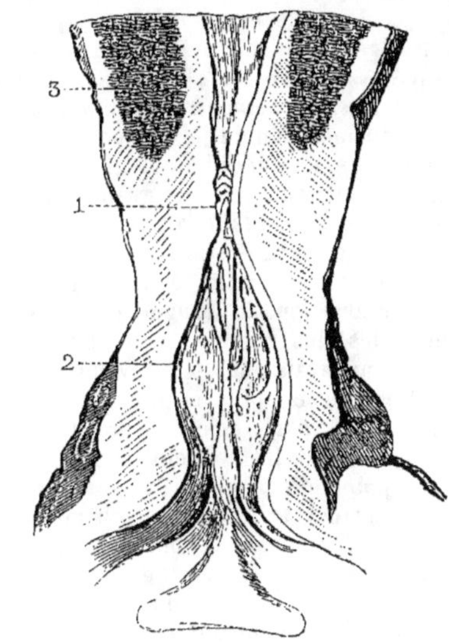

Fig. 540. — Rétrécissement de la région membraneuse de l'urèthre, avec dilatation de la région prostatique.

1, Région membraneuse de l'urèthre atteinte de rétrécissement.
2, Région prostatique dilatée derrière le rétrécissement; la muqueuse est enflammée, ramollie et érodée.
3, Corps caverneux.

taille. Les *contusions du périnée* (coup de pied, chute à califourchon, etc.) donnent au contraire facilement lieu à une *hémorrhagie* par l'urèthre, à une *ecchymose* de la région périnéale, et à l'impossibilité ou la *difficulté de la miction*. Suivant les cas, on placera une sonde à demeure, on fera *immédiatement* l'uréthrotomie externe, afin de débarrasser toute la région des caillots sanguins et empêcher l'infiltration urineuse.

Les **fausses routes** de l'urèthre sont des

plaies faites par l'intérieur, le plus souvent au moyen de sondes mal dirigées ou trop pointues. Le peu de résistance de la muqueuse de l'urèthre rend ce genre d'accident très-fréquent ; aussi ne saurait-on recommander trop de prudence dans l'opération du cathétérisme. Le mieux est de ne pas forcer, d'attendre, de prescrire un bain, des émollients, de se servir d'une sonde flexible, et de commencer toujours par les plus gros calibres. Il est rare que, si l'on n'a pas insisté quand même, la fausse route ne guérisse spontanément. Dans le cas contraire, elle peut donner lieu d'abord à des accidents de fièvre urineuse, puis à l'infiltration urineuse et à ses conséquences.

Rétrécissements de l'urèthre. On distingue les *rétrécissements inflammatoires* dus à l'inflammation de la muqueuse dans la blennorrhagie, qui cèdent en général aux émollients, au repos et aux grands bains, et les *rétrécissements cicatriciels* dus à des altérations tardives de l'urèthre, et le plus souvent consécutifs à une blennorrhagie intense ou de longue durée. Ces derniers, les plus fréquents et les plus importants, apparaissent en moyenne vers la dixième année après la guérison de la blennorrhagie ; parfois c'est beaucoup plus tôt ou plus tard. Ils peuvent siéger dans tous les points du canal de l'urèthre, mais affectent surtout la région membraneuse, et alors la région prostatique présente un certain degré de dilatation (fig. 540).

Quant aux rétrécissements inflammatoires, ils affectent surtout la région spongieuse. Le plus souvent il y a plusieurs rétrécissements, deux ou trois, dont le degré est variable (fig. 541). En avant d'eux l'urèthre est sain ; en arrière il est dilaté, altéré, et ces altérations envahissent aussi quelquefois la vessie et même les uretères.

Dans la grande majorité des cas, on trouve comme antécédents une blennorrhagie, une plaie du canal, ou une contusion du périnée, etc. Le malade atteint pendant longtemps de goutte militaire voit se perpétuer un léger écoulement séro-purulent qui se manifeste surtout le matin. La miction, au lieu de s'effectuer par un jet plein et régulier, se fait par un jet étroit, bifide, en spirale et sans force. Même après l'occlusion du sphincter de la vessie et la contraction musculaire destinée à expulser les dernières

gouttes d'urine, il en reste encore une certaine quantité en arrière du rétrécissement,

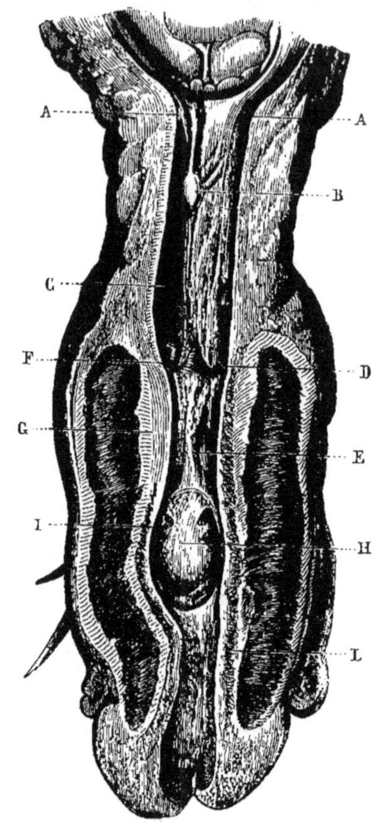

Fig. 541. — Canal de l'urèthre atteint de plusieurs rétrécissements, de poches uréthrales et de fistules (Voillemier).

A, A, Col de la vessie élargi et déformé.
B, Verumontanum.
C, Portion prostatique de l'urèthre dont la muqueuse est enflammée et épaissie.
D, Pertuis se terminant en avant par un cul-de-sac.
E, Orifice interne d'un trajet fistuleux s'ouvrant au-dessous de la verge. Il est recouvert d'une valvule épaisse.
F, Portion rétrécie.
G, Tissu spongieux de l'urèthre infiltré de matières plastiques.
H, Poche uréthrale dans laquelle s'ouvre un trajet fistuleux I.
L, Premier rétrécissement.

et elle vient s'écouler petit à petit après la fin apparente de la miction, en tachant les vêtements d'une façon souvent caractéristique. Ordinairement, il n'y a pas de douleur en urinant, sauf lorsqu'il se manifeste un état aigu ou une ulcération. Souvent aussi il se joint au rétrécissement organique un spasme spécial de l'urèthre qui augmente encore les difficultés de la miction.

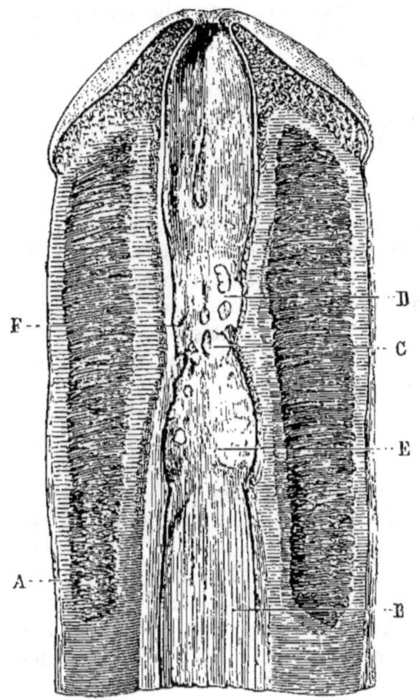

Fig. 542. — Rétrécissement de l'urèthre consécutif à plusieurs blennorrhagies, traité par des bougies à demeure, et observé chez un homme de 46 ans mort d'une affection pulmonaire aiguë.

A, Corps caverneux.

B, Muqueuse altérée au voisinage du rétrécissement, saine dans les autres points.

C, Point rétréci présentant des ulcérations et des destructions partielles de la muqueuse.

D, Ulcérations arrondies de la muqueuse, siégeant en avant du rétrécissement, et probablement occasionnées par l'introduction des sondes.

E, Muqueuse enflammée, épaissie et ulcérée en arrière du rétrécissement.

tion, et dont il faut toujours tenir compte chez les jeunes gens.

Enfin, c'est au moyen de l'exploration directe par le cathétérisme que l'on peut reconnaître exactement le siége, l'étendue et le nombre des rétrécissements.

La marche des rétrécissements est progressive, et ils n'ont pas de tendance à la guérison, sauf lorsqu'il s'agit de rétrécissements spasmodiques ou purement inflammatoires. Au début, ils n'occasionnent que peu de gêne ; mais plus tard il y a des envies incessantes d'uriner, l'impossibilité de le faire complétement, des inflammations de la vessie, des fistules uréthrales, etc., tandis que la texture de l'urèthre s'altère de plus en plus (fig. 540, 541, 542). Si l'on s'abstient de tout traitement, ce qui n'arrive pour ainsi dire jamais, les complications prennent une importance de plus en plus grande, et le malade finit par succomber à une affection de la vessie ou des reins, à une infiltration urineuse et même à la rétention d'urine.

Le *traitement*, variable suivant les circonstances, le degré et la nature du rétrécissement, comporte trois méthodes principales qui ont chacune leurs avantages, leurs inconvénients et leurs indications spéciales.

Avant tout, il est souvent nécessaire de parer au plus pressé, de faire cesser la *rétention d'urine* par un cathétérisme fait avec prudence, et à la rigueur par la ponction de la vessie.

Il est très-rare que le rétrécissement soit absolument *infranchissable* à une sonde de très-petit calibre dirigée avec prudence et habileté. Lorsqu'il en est pourtant ainsi, c'est à l'*electrolyse* ou à l'urtéhrotomie externe sans conducteur (opération très-difficile) qu'il serait indispensable d'avoir recours. Mais, d'ordinaire, il n'en est pas ainsi, et l'on peut avoir à employer une des trois méthodes.

1° *Dilatation*. On peut la faire d'une façon brusque, ce qui est fort dangereux, ou graduellement en employant un mois ou deux, pendant lesquels on pratique tous les jours le cathétérisme avec des sondes de plus en plus grosses. C'est à ce procédé que nous avons le plus souvent recours ; c'est le plus prudent, le moins douloureux, et on doit le préférer lorsqu'il est applicable, et que le malade peut consacrer un temps suffisant à ce traitement. On se sert généralement de sondes en étain (série Béniqué) dont on augmente progressivement le calibre. Chaque jour on en introduit quatre ou cinq, et on laisse la dernière à demeure pendant une heure environ. Généralement, vers le quatrième ou le cinquième jour, il s'établit une certaine inflammation de l'urèthre qui donne lieu à un léger écoulement. S'il se montrait de la fièvre uréthrale, on donnerait du sulfate de quinine à titre préventif.

2° Le second procédé consiste à pratiquer l'URÉTHROTOMIE INTERNE avec conducteur. C'est le moyen le plus rapide et le plus souvent applicable.

3° La troisième méthode consiste à détruire le rétrécissement par la *cautérisation*, qui se pratique avec la poudre de Vienne ou la potasse caustique, que l'on porte sur le point rétréci au moyen du porte-caustique.

A ce dernier procédé nous préférons dans bien des cas l'**électrolyse** ou la **galvano-caustique chimique**, imaginée par les docteurs Mallez et Tripier. Ils font passer un courant électrique (fourni par les appareils représentés figures 210 et 211) par un tampon de charbon recouvert de peau de daim mouillée qui joue le rôle de pôle positif, et par sonde spéciale munie d'une extrémité en une platine qui sert d'électrode négative ou alcaline, et qui se trouve appliquée contre le rétrécissement. Au moment du passage du courant, il se fait une véritable production d'alcalis (potasse et soude caustiques) au niveau de l'électrode négative, et le rétrécissement se trouve détruit en trois ou quatre minutes, comme si on y avait porté un peu de potasse caustique au moye d'un porte-cautère. On peut du reste, gr e à la disposition de l'appareil, agir avec u sans conducteur, suivant qu'on a affaire à un rétrécissement infranchissable ou franchissable.

Le **spasme de l'urèthre** est dû à la contraction spasmodique des éléments musculaires qui entourent ce canal, et qui servent à expulser les dernières gouttes d'urine et de sperme. Il peut se produire brusquement et empêcher complétement la miction ; dans d'autres cas, il complique un rétrécissement. Il faut employer les grands bains, les onctions avec la pommade belladonée, le bromure de potassium.

Les **valvules** de l'urèthre sont des sortes de rétrécissements justiciables de l'uréthrotomie interne. Quelquefois il s'en produit une au col de la vessie qui est due à l'hypertrophie de la prostate, surtout de son lobe moyen, ou à celle des fibres musculaires du col vésical. Il en résulte alors de la difficulté dans la miction et la stagnation de l'urine. On peut traiter cette affection par la dilatation graduelle, la cautérisation du col vésical, ou mieux l'incision de la valvule avec l'instrument de Mercier (fig. 543). Après cette incision, on place une sonde à demeure, et on arrête l'hémorrhagie au moyen de compresses d'eau froide appliquées au périnée.

URÉTHRITE. s. f. Inflammation de l'urèthre. Elle peut se produire par suite de toute irritation de ce canal, passage d'une sonde, injection caustique, etc. Mais sa forme la plus fréquente est la BLENNORRHAGIE.

Y a-t-il une différence entre l'uréthrite simple et la blennorrhagie ? Cette dernière n'est-elle qu'un degré intense d'uréthrite, ou bien est-elle due à un virus spécial ? Ces questions partagent encore les médecins. Pour Ricord, Fournier, par exemple, blennorrhagie et uréthrite sont synonymes.

Sans prétendre absolument trancher la question cliniquement, nous donnerons le nom d'*uréthrite simple* à celle qui ne reconnaît évidemment comme cause aucune contagion, mais une simple irritation mécanique. Elle dure en général bien moins longtemps et est beaucoup moins contagieuse que la véritable *blennorrhagie*, mais il n'y a entre elle et cette dernière aucune différence réellement caractéristique.

URÉTHROPLASTIE, s. f. (de οὐρήθρα, urèthre, et πλάσσειν, faire). Restauration de l'urèthre.

URÉTHRO-RECTAL, adj. Le *triangle uréthro-rectal* est l'espace compris entre l'urèthre de l'homme et le rectum.

URÉTHRORRHAPHIE, s. f. Suture de l'urèthre.

URÉTHROSTÉNIE, s. f. (de οὐρήθρα, urèthre, et στενός, étroit). Synonyme de rétrécissement de l'URÈTHRE.

URÉTHROTOMIE, s. f. (de οὐρήθρα, urèthre, et τομή, section). Nom donné à plusieurs opérations qui présentent entre elles des différences essentielles, mais qui ont toutes pour résultat d'inciser l'urèthre plus ou moins complétement, et pour but, la guérison d'un rétrécissement de ce canal.

Il faut distinguer l'*uréthrotomie interne*, qui se fait de l'intérieur du canal vers l'extérieur, et l'*uréthrotomie externe*, qui se fait en allant de l'extérieur (peau) à l'urèthre.

L'**uréthrotomie interne** consiste à in-

troduire dans l'urèthre une sonde ou cathéter spécial, contenant une lame coupante
qui peut être mise à découvert à la volonté
du chirurgien, et qui est destinée à inciser
plus ou moins profondément la partie rétrécie de l'urèthre. Elle peut se faire d'arrière en avant ou d'avant en arrière;
c'est-à-dire que, s'il s'agit d'inciser un

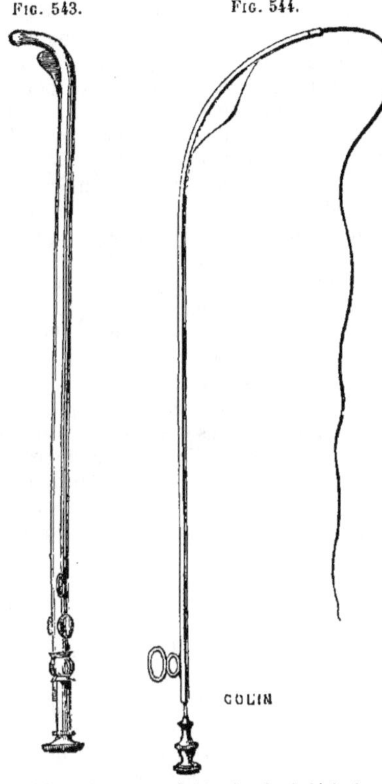

FIG. 543. — Instrument de Mercier, destiné à inciser
la lèvre inférieure du col de la vessie.
FIG. 544. — Uréthrotome de Maisonneuve.

rétrécissement, on pourra introduire la
lame plus loin que le rétrécissement et ne
l'inciser qu'en retirant l'instrument (d'arrière en avant), ou, au contraire, pousser la
lame contre le rétrécissement de façon à
l'inciser d'avant en arrière.

Toutes les fois que ce sera possible, il
faudra préférer l'uréthrotomie d'arrière en
avant à celle d'avant en arrière.

Afin de guider la lame coupante, il est
nécessaire de procéder à l'opération avec

un *conducteur*, c'est-à-dire d'avoir franchi
le rétrécissement avec une autre petite
sonde qui sera destinée à empêcher les
fausses routes.

Dans le cas où il n'y a qu'un rétrécissement valvulaire, avec peu de modifications
de la muqueuse, qu'il ne s'agit que d'une
sorte de *bride* gênant le passage de l'urine
ou entraînant la persistance d'un écoulement, on donnera la préférence à l'uréthrotomie au moyen de l'instrument de Maisonneuve (fig. 544). Au contraire, si le
rétrécissement est long, dilatable néanmoins, on ne fera pas l'uréthrotomie, mais
on aura recours à la dilatation progressive
avec les sondes de Beniqué.

Si le rétrécissement paraît infranchissable, ou ne peut être franchi qu'avec une
bougie filiforme, s'il y a une modification
considérable du tissu de l'urèthre, plutôt
que de faire l'uréthrotomie d'avant en arrière, on se servira du procédé de galvano-
caustique chimique des docteurs Mallez
et Tripier, qui aura en outre l'avantage de
modifier l'état des parois uréthrales par
l'action du passage du courant électrique.

L'uréthrotome de Maisonneuve (fig. 544)
se compose : 1° d'une petite *bougie flexible*
filiforme, armée à son talon d'un pas de vis
en cuivre et qui doit servir de bougie conductrice. On l'introduit dans l'urèthre et on
lui fait franchir le rétrécissement en laissant le pas de vis en dehors du méat urinaire.

2° *Un cathéter* ou *sonde cannelée*, ayant
la courbure et la forme ordinaires, sauf la
cannelure, est vissé à l'extrémité de la
bougie conductrice, de façon à la prolonger
au dehors. On pousse la bougie conductrice dans le canal, puis dans la vessie, où
elle se pelotonne. Grâce à elle, la sonde
cannelée qui est vissée à son extrémité
s'engage facilement dans le canal et le rétrécissement, sans danger de fausse route.

3° Une *lame métallique* en acier, fixée à
l'extrémité d'une tige flexible également en
acier, est introduite dans la cannelure de
la sonde, qui la guide complétement. Cette
lame métallique est mousse à la partie supérieure et tranchante en avant et en
arrière. Lorsqu'on la pousse dans le canal,
le sommet mousse écarte les parois de l'u-
rèthre; mais, arrivé sur l'obstacle, le bord
tranchant antérieur le sectionne une première fois, et au retour il est sectionné une

seconde fois par le bord tranchant situé de l'autre côté. On peut ainsi, en faisant aller et venir la lame coupante comme l'archet d'un violon, sectionner plusieurs fois la partie rétrécie.   .

Après cette opération, on retire l'instrument ainsi que la sonde cannelée et la bougie conductrice, et on place dans l'urèthre pendant deux ou trois jours une grosse sonde à demeure, destinée à empêcher l'écoulement du sang ainsi que le contact de l'urine avec la plaie, et à maintenir l'écartement des parois incisées. Tous les huit jours, le malade doit en outre se sonder avec une sonde flexible en caoutchouc mou, de calibre n° 16 environ.

URINAIRE, adj. Qui concerne l'urine. **L'appareil urinaire** ou les **voies urinaires** se composent : des REINS, destinés à la sécrétion de l'urine ; des URETÈRES, qui conduisent l'urine dans la vessie ; de la VESSIE ou réservoir urinaire, qui l'emmagasine ; de l'URÈTHRE, qui est destiné à porter l'urine au dehors.

Abcès urinaires, infiltration urinaire. — Voy. URINE, URÈTHRE.

Fistule urinaire. — Voy. URÈTHRE (fistule de l') et VÉSICAL.

URINATION, s. f. Fonction urinaire, comprenant la production de l'urine et son expulsion ; c'est une des voies d'élimination à l'état liquide ou de dissolution des matériaux de la dénutrition.

URINE, s. f. (*urina*, οὖρον). Liquide excrémentitiel sécrété par les reins, qui s'accumule pendant un certain temps dans la vessie et est expulsé par le canal de l'urèthre pendant la *miction*. A l'état normal, sa densité est de 1,015 à 1,025 ; la quantité excrétée par un adulte est de 1200 à 1500 grammes environ en vingt-quatre heures. Récemment émise, sa réaction est *acide*, sa couleur est jaunâtre, plus foncée pour l'urine du matin que pour celle qui est expulsée après les repas, surtout si l'on a ingéré une certaine quantité de boissons.

L'urine contient environ 45 grammes de substances solides par 1000 grammes ; la principale est l'urée, dont la proportion expulsée chaque jour par un adulte varie de 20 à 35 grammes, suivant qu'il travaille ou se repose, que sa nourriture est végétale ou animale. Les autres éléments sont, pour 1000 grammes d'urine : acide urique et urates, 1 gramme ; phosphates, 4 à 5 grammes ; chlorures, 8 à 10 grammes ; sulfates, 4 grammes ; plus 7 à 8 grammes de substances organiques telles que des lactates, la créatine et la créatinine, le mucus, des matières colorantes, etc.

Mais sa composition chimique et ses propriétés varient notablement suivant le régime de vie, la nourriture, l'âge, les maladies. Elle peut contenir de l'albumine (ALBUMINURIE), du sucre (glucose) (DIABÈTE), du sang, qui provient d'une hémorrhagie uréthrale, vésicale ou rénale, de la GRAVELLE.

Lorsqu'elle a stagné pendant longtemps dans la vessie, elle subit un commencement de décomposition qui lui donne une odeur ammoniacale (cystite) ; elle a alors une réaction alcaline et contient du mucus, etc.

Pendant certaines maladies intestinales, au début de la fièvre typhoïde par exemple, l'urine contient des substances colorantes spéciales, et si l'on verse doucement de l'acide nitrique dans le vase qui la renferme, il s'y forme une zone colorée en bleu. Dans la néphrite, on y rencontre des tubes urinifères caractéristiques de l'affection des reins. Elle renferme les éléments de la bile dans les cas d'ictère. Chez les femmes enceintes, l'urine, abandonnée au repos pendant quelques jours dans un vase découvert, se recouvre d'une substance complexe d'apparence huileuse qui est la *kyestéine*.

La quantité d'urine expulsée en vingt-quatre heures, qui est de 1200 grammes en moyenne, est augmentée dans diverses circonstances : dans la *polyurie simple*, l'urine est moins dense, claire, transparente, et peut s'élever de 5 à 10 litres en vingt-quatre heures ; on rencontre ce symptôme dans l'*hystérie*, dont les accès sont souvent terminés par une émission abondante d'urine, après les émotions violentes, les attaques d'épilepsie, d'alcoolisme ; c'est ce qui constitue l'urine nerveuse. Dans la *polyurie* avec *azoturie*, il y a augmentation de la quantité d'*urée* éliminée, et partant de la densité de l'urine ; elle se montre aussi en même temps que le *diabète*.

Au contraire, la quantité d'urine émise en vingt-quatre heures est diminuée toutes les fois qu'il y a excès dans une autre des sécrétions, sueur ou liquide intestinal. C'est ce qui arrive dans les diarrhées, le choléra, les vomissements abondants. On observe aussi cette diminution dans certaines fièvres pernicieuses (accès de fièvre urineuse), dans l'occlusion intestinale, etc.

Enfin, il est peu de troubles de l'organisme qui ne soient accompagnés d'une modification dans la sécrétion urinaire. Aussi peut-on tirer parti de l'examen de ce liquide pour arriver au diagnostic d'un certain nombre de maladies, et dans bien des cas, le médecin soucieux d'établir un diagnostic rigoureux doit faire examiner les urines de son malade, surtout au point de vue de la présence de l'albumine, du sucre et de la quantité d'urée ou de phosphates qu'elle contient.

Mais quelque important que soit cet examen, il ne suffit jamais seul pour affirmer scientifiquement l'existence d'une maladie. Aussi, les personnes qui ne basent leur diagnostic que sur l'examen de l'urine, les *urologistes* ou *uroscopistes* qui négligent l'étude des autres symptômes, sont-ils le plus souvent dans l'impossibilité de faire aucun diagnostic sérieux, et ravalent une méthode utile d'investigation à une simple pratique de charlatanisme destinée à séduire et à tromper le vulgaire.

Incontinence d'urine. Elle consiste dans un écoulement involontaire d'urine par les voies naturelles, se montre pour des causes et dans des circonstances très-diverses. Nous distinguerons : 1° l'incontinence nocturne d'urine, 2° l'incontinence vraie, 3° l'incontinence par regorgement.

1° *Incontinence nocturne d'urine.* C'est surtout chez les enfants, et les petits garçons en particulier, qu'elle se montre pendant la nuit seulement. L'évacuation se fait sans que la sensation du besoin d'uriner soit suffisamment forte pour réveiller le petit malade. Lorsqu'elle ne se produit qu'accidentellement sous l'influence d'un rêve, chez les personnes qui croient uriner dans un vase ou le long d'un mur, il n'y a réellement pas incontinence.

Dans quelques cas, il s'agit d'enfants paresseux ou qui n'ont pas été habitués suffisamment à la propreté; mais ces cas sont assez rares, et le plus souvent cette infirmité est due à une névrose qui doit être traitée médicalement, et ne dépend pas de la mauvaise volonté de l'enfant.

Dans la plupart des cas, cette infirmité dégoûtante et désagréable cesse au moment de la puberté, surtout si le malade emploie avec persévérance les moyens propres à la guérir : ils consistent à se priver de boisson ou d'aliments aqueux le soir, et à uriner avant de se coucher. Le lit devra être un peu dur, pas trop couvert. Dès qu'une sensation d'envie d'uriner se fera sentir, le malade doit être assez raisonnable pour sauter immédiatement en bas de son lit et satisfaire cette envie. Il sera bon de le réveiller à une heure fixe pour satisfaire ce besoin, et d'observer la plus grande régularité dans l'heure du coucher et du lever.

En même temps, on fera un traitement hydrothérapique consistant en ablutions froides et douches sur le bas-ventre et les reins, afin de tonifier le col vésical. Quant aux nombreux médicaments préconisés contre l'incontinence nocturne, deux seulement (la noix vomique et la belladone) méritent une certaine confiance.

La *belladone* doit être ordonnée à la dose de 1 à 5 et même 10 centigrammes d'extrait par jour, en allant progressivement et continuant l'administration après la guérison.

2° *L'incontinence vraie d'urine.* C'est la forme la plus rare. Elle est caractérisée par l'absence complète d'urine dans la vessie, qui la laisse échapper goutte à goutte à mesure qu'elle provient des reins. Si on pratique le cathétérisme, on ne trouve pas d'urine. Presque toujours elle est causée par une maladie de la moelle épinière ou de toute autre portion du système nerveux (hystérie, encéphalite), qui empêche la contraction du sphincter de la vessie. Dans certains cas elle peut être due à une affection locale, calcul enclavé dans l'orifice vésical, dilatation du col de la vessie par suite d'un rétrécissement (fig. 545) situé plus bas.

3° *L'incontinence par regorgement* est la forme de beaucoup la plus fréquente, surtout chez les personnes âgées. La vessie est pleine d'urine, le sphincter ne la maintient qu'imparfaitement, et elle s'écoule goutte à goutte au dehors. Par le cathétérisme on fait sortir une quantité considérable d'urine, ce qui distingue cette forme de la précédente.

Elle est due le plus souvent à une hypertrophie de la prostate, à une paralysie ou atonie des fibres musculaires de la vessie, à une affection nerveuse. C'est en réalité une des complications de la *rétention d'u-*

rine qui passe parfois inaperçue, et qu'il est nécessaire de faire cesser pour avoir raison de l'incontinence.

Infiltration urineuse. L'urine peut s'épancher dans les tissus voisins à la suite de l'ouverture des reins, des uretères, de la vessie ou du canal de l'urèthre.

Le contact de l'urine avec les tissus détermine un *phlegmon* accompagné de symptômes de fièvre intense, de frissons répétés, avec embarras des voies digestives, langue sale, odeur urineuse de l'haleine. Ce phleg-

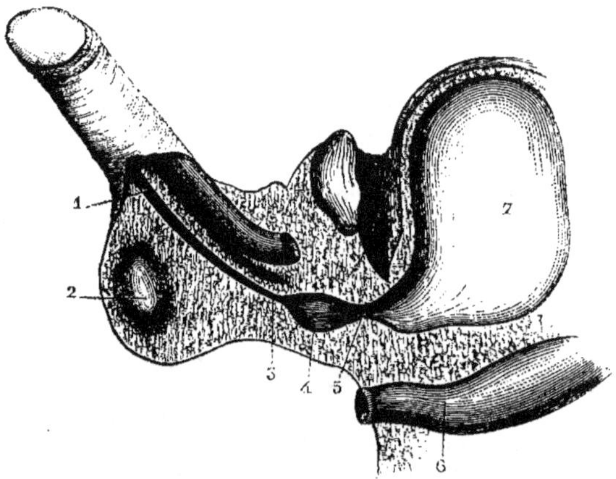

FIG. 545. — Incontinence d'urine par suite de rétrécissement du canal, et dilatation du col de la vessie.

1, Canal de l'urèthre rétréci au niveau de sa portion membraneuse et dilaté en arrière de ce point, c'est-à-dire au niveau de la région prostatique.
2, Testicule.
3, Portion rétrécie du canal.
4, Dilatation du canal en arrière du point rétréci.
5, Sphincter vésical dilaté et ne retenant plus l'urine.
6, Rectum.
7, Vessie.

mon, dont les symptômes généraux sont extrêmement graves et qui peut emporter le malade, se complique presque fatalement de la gangrène des parties atteintes et de mortifications étendues de la peau.

Le flanc et les parties voisines en sont le siége, s'il s'agit d'une infiltration urineuse dont le rein, le bassinet ou l'uretère est l'origine. Lorsque c'est la vessie qui est ouverte, l'urine envahit successivement les diverses loges du périnée. Si la plaie se trouve au col de la vessie ou dans l'urèthre, le phlegmon envahit les aines, le scrotum, qui peut être parfois sphacélé en entier.

Dans certains cas de plaies de l'urèthre, l'urine ne s'introduisant dans la solution de continuité que de temps à autre pendant la durée de la miction, l'infiltration urineuse se limite, les tissus s'indurent, et il se produit un **abcès urineux**. Cet abcès, à son tour, tend à s'ouvrir au dehors, et souvent l'ouverture restant fistuleuse, on a ainsi une *fistule de l'*URÈTHRE.

Le *traitement* de l'infiltration urineuse consiste d'abord à rétablir le cours normal des urines, par la sonde à demeure, le cathétérisme répété assez souvent. Puis, afin de prévenir ou de limiter la gangrène, il faut ouvrir largement une issue à l'urine, faire de larges incisions au scrotum ou au périnée. On lavera les parties atteintes avec des liquides désinfectants, l'eau phéniquée, alcoolisée, le mélange d'eau et d'alcool camphré, etc. En même temps, on prescrira de grands bains, et à l'intérieur des préparations de sulfate de quinine et de quinquina, ainsi que des alcooliques et des toniques.

Rétention d'urine. Impossibilité plus ou moins absolue de vider la vessie. Il ne faut pas la confondre avec l'*anurie*, dans laquelle il y a absence de sécrétion même de l'urine, la vessie n'en contenant pas.

La rétention d'urine est *complète* ou *incomplète*, suivant qu'il ne sort aucune goutte d'urine, ou qu'il n'en sort qu'une petite quantité, la vessie en conservant encore.

Beaucoup plus souvent qu'on ne le pense, il y a en même temps **incontinence et rétention d'urine**. De ce qu'un vieillard urine fort souvent et ne peut garder ses urines, vous devez supposer qu'il a une *rétention*, et qu'il n'urine que par regorgement. C'est la rétention d'urine qu'il faut alors soigner, et l'incontinence disparaîtra d'elle-même.

Les causes de la rétention d'urine sont très-nombreuses. On distingue les causes locales ou mécaniques, et celles qui proviennent d'un trouble dans l'innervation, affections de la moelle, du cerveau, hystérie, fièvres graves, qui produisent le défaut de contractilité ou l'atonie de la vessie.

Lorsque ce réservoir est trop distendu, lorsqu'on s'est trop retenu d'uriner, il arrive que la tunique musculeuse a perdu momentanément sa contractilité et qu'on n'est plus maître de l'émission de l'urine. Il faut alors essayer d'uriner en s'accroupissant, prendre un bain, faire sur le ventre une onction de pommade belladonée ou y appliquer une compresse d'eau froide; enfin, si ces moyens sont inefficaces, pratiquer le cathétérisme (avec la sonde molle). Une fois que la vessie a été vidée, elle reprend rapidement ses fonctions normales.

Les obstacles matériels à la sortie de l'urine peuvent siéger :

1° Dans le canal de l'urèthre ou le col de la vessie; ce sont les calculs (PIERRE), les corps étrangers du canal de l'*urèthre*, les caillots sanguins.

2° Dans l'épaisseur des parois du canal ou du col; ce sont les divers RÉTRÉCISSEMENTS DE L'URÈTHRE (spasmodique, inflammatoire, organique, traumatique), l'HYPERTROPHIE DE LA PROSTATE.

3° En dehors du canal de l'urèthre ou du col vésical, mais dans leur voisinage, et de façon à les comprimer et à en effacer la lumière; ce sont les ligatures appliquées sur la verge, les *tumeurs*, la grossesse, le tamponnement du vagin. Ces dernières causes ne présentent aucune indication spéciale ; elles produisent, naturellement, plus souvent la rétention d'urine chez les femmes que chez les hommes. Leur traitement palliatif consiste en cathétérisme répété (grossesse, tumeurs inopérables); le traitement curatif demande l'ablation de la tumeur, du polype, etc., qui produit la rétention d'urine.

Les causes de beaucoup les plus importantes sont : les rétrécissements de l'URÈTHRE et l'hypertrophie de la PROSTATE. Cette dernière, extrêmement fréquente chez les vieillards, est la plus ordinaire de toutes (90 pour 100); mais elle est souvent méconnue, le malade urinant par regorgement. Tantôt c'est par *changement de courbure*, tantôt par le relief formé par le lobe médian ou le resserrement des deux lobes latéraux, que se produit la rétention d'urine et sa stagnation

dans la vessie. Les figures 546, 547, 548 et la figure 464, rendent compte des dispositions les plus habituelles.

Le *diagnostic* de la rétention d'urine est ordinairement facile ; on remonte même assez facilement à la cause qui l'a produite,

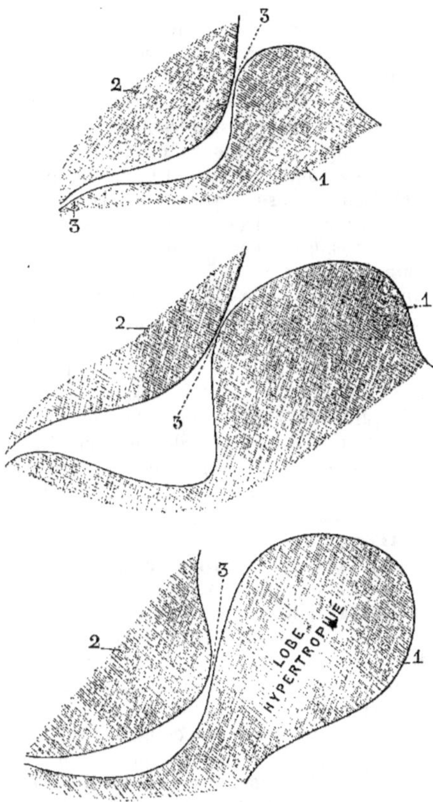

FIG. 546, 547 et 548. — Coupes pratiquées dans le sens antéro-postérieur sur des prostates hypertrophiées, montrant les modifications que peut apporter l'hypertrophie de la prostate dans la conformation du canal de l'urèthre.

1, Portion de la prostate située à la partie inférieure du canal de l'urèthre. C'est sur elle que porte presque complétement l'hypertrophie.

2, Portion sus-uréthrale de la prostate.

3, Portion rétrécie du canal de l'urèthre.

et elle ne peut être méconnue que s'il y a rétention incomplète ou incontinence par regorgement; aussi passe-t-elle inaperçue chez les vieillards atteints d'hypertrophie de la prostate. Le cathétérisme, en tout cas, permet d'établir le diagnostic.

Le plus souvent la rétention absolue se déclare brusquement, après un refroidissement, un excès ou une fatigue quelconque, chez un homme déjà atteint de rétrécissement ou d'hypertrophie de la prostate. Il est nécessaire de vider la vessie pour s'opposer d'abord à la douleur de la rétention d'urine, à la fièvre qui se déclare, à l'infiltration urineuse, à la rupture de la vessie, aux fistules urinaires qui peuvent en être la suite.

Il faudra pratiquer le CATHÉTÉRISME avec toute la douceur et les précautions convenables, employer toujours de préférence une grosse sonde molle, qui passe en général facilement s'il n'y a qu'hypertrophie de la prostate ou si la rétention n'est due qu'à une cause générale, nerveuse, à une atonie de la vessie.

Dans les cas extrêmes, on peut avoir recours à la *ponction capillaire de la vessie* par la région hypogastrique, ce qui ne paraît avoir aucun inconvénient et peut être répété plusieurs fois au besoin.

Le traitement curatif de la rétention d'urine est entièrement subordonné à celui de la cause qui l'a fait naître : fièvre, rétrécissement de l'urèthre, hypertrophie de la prostate, etc.

URINEUX, adj. Qui a rapport à l'urine. **Abcès urineux, infiltration urineuse.** — Voy. URINE, URÈTHRE.

URIQUE, adj. L'**acide urique** ($C^{40}H^4 + Az^4O^6$) se rencontre à l'état normal dans l'urine, et plus souvent et en plus grande quantité dans les cas de GRAVELLE urique. Il se présente sous forme de petits cristaux d'un rouge pâle, qui se déposent souvent au fond du vase et qui sont très-peu solubles dans l'eau. Il se combine avec la plupart des bases en formant des URATES, et il est souvent l'origine de la PIERRE dans la vessie.

UROCHROME, s. m. (de οὖρον, urine, et χρῶμα, couleur). Matière jaune colorante de l'urine, dérivée de l'hématosine du sang, pouvant passer au bleu (indican) ou au rouge en s'oxydant.

UROSCOPIE, s. f. (de οὖρον, urine, et σκοπεῖν, regarder). Examen des urines au point de vue physique et chimique. Cette opération est très-utile pour le diagnostic de certaines affections ; mais à elle seule, dans la plupart des cas, elle ne saurait permettre de reconnaître une maladie, ainsi que prétendent le faire certains charlatans *uroscopistes* ou *uromanciens*.

URTICAIRE, s. f. (de *urtica*, ortie). Synonyme : fièvre ortiée. Maladie caractérisée par de la fièvre et par un *exanthème*, ou éruption sur la peau de plaques semblables à celles que produit la piqûre des orties. Cet exanthème n'est pas contagieux ; et lorsqu'on l'observe chez plusieurs membres d'une même famille, c'est qu'il est dû à une prédisposition héréditaire, ou à un régime alimentaire défectueux commun à ceux qui en sont atteints.

Il survient en général après un repas dans lequel on a mangé des moules, des poissons de mer, des viandes fumées ; parfois certains fruits, comme du melon, des fraises ou des abricots. A cet égard il y a des susceptibilités individuelles très-variables. Le plus souvent l'éruption est précédée de fièvre, courbature, douleur de tête, et simule un véritable empoisonnement. D'autres fois, au contraire, elle survient au milieu de la meilleure santé. Toujours elle cause une démangeaison extrêmement vive, et plus on se gratte, plus apparaissent des plaques dures saillantes, blanches, mais bordées de rouge. Rarement elles durent plus de quatre heures à la même place ; souvent l'éruption pâlit au bout d'un à quatre ou cinq jours ; elle se fait par poussées successives.

Il faut peu se couvrir, s'abstenir de se gratter, prendre un bain de son. S'il y a embarras gastrique ou intestinal, on administrera un vomitif, un purgatif ; si la douleur est violente, on donnera quelques milligrammes de chlorhydrate de morphine.

URTICATION, s. f. (de *urtica*, ortie). Action de flageller avec des orties dans le but de provoquer une révulsion sur la peau. On la remplace aujourd'hui avec avantage par l'application de sinapismes ou papier-moutarde.

USURE, s. f. Résorption et atrophie des os ou des parties dures, lorsqu'elles sont soumises à une compression ou à des frottements répétés. C'est ainsi qu'il y a usure des côtes, de la colonne vertébrale, par suite du développement des anévrysmes de l'aorte, dont la poche vient constamment presser et frotter contre ces parties.

UTÉRIN, adj. Qui a rapport à l'utérus. La **grossesse utérine** est celle qui se dé-

veloppe normalement à l'intérieur de l'u-
térus ou matrice.

UTÉRO-OVARIEN, adj. Le **plexus veineux utéro-ovarien** est formé par les
anostomoses des veines de l'utérus, des
ligaments de la trompe, de l'ovaire et de
la partie supérieure du vagin. Il siége dans
l'épaisseur du ligament large, et est beaucoup plus développé chez la femme qui a
été mère que chez celle qui n'a pas encore
eu d'enfants.

UTÉRO-PLACENTAIRE, adj. Qui va de
l'utérus au placenta. On croyait encore dernièrement qu'il existait une communication
directe des vaisseaux de l'utérus avec ceux
du placenta. Ces vaisseaux, appelés utéro-
placentaires, n'existent pas en réalité, et le
placenta ne tire sa nourriture de l'utérus
que par endosmose.

UTÉRO-SACRÉ, adj. Les **ligaments
utéro-sacrés** sont deux lames fibreuses
qui, parties des côtés de l'utérus, les fixent
en arrière au sacrum et à l'aponévrose pelvienne, après avoir enveloppé les deux
tiers antérieurs du rectum.

UTÉRO-VAGINAL, adj. Qui va de l'u-
térus au vagin, qui concerne ces deux organes, ou qui est compris entre eux deux.

UTÉRUS, s. m. (de *uterus*, ὑστερα). Mot
latin conservé en français, synonyme de
matrice. C'est la partie des organes génitaux de la femme qui est destinée à recevoir le produit de la conception et à le
contenir pendant son développement. Le
fœtus se développe à l'intérieur de la matrice, dont il est expulsé au moment de
l'*accouchement*.

L'utérus a la forme d'une poire ou d'une
gourde aplatie d'avant en arrière. Il se continue d'une part avec le vagin, d'autre part
avec les *trompes de Fallope* qui vont aboutir au voisinage de l'ovaire (fig. 264 et 421).
On y distingue deux parties : 1º le *corps
de l'utérus*, de forme triangulaire, présentant deux faces, antérieure et postérieure,
un fond, et deux angles supérieurs d'où
partent les trompes; 2º le *col de l'utérus*
fusiforme a une partie saillante dans le
vagin (*museau de tanche*); l'autre se continue avec le corps de la matrice. Ce col est
percé d'une fente transversale de 1 à
2 millimètres de largeur sur 5 à 8 de longueur. Cette fente donne accès dans la cavité du col et du corps de l'utérus. Elle
subit, ainsi que le museau de tanche, des

modifications importantes pendant la grossesse et au moment de l'accouchement.

Chez les vierges, le col est plus long que
le corps de l'utérus, il lui est à peu près
égal chez les femmes qui n'ont pas eu d'enfant, tandis que chez celles qui sont accouchées, le corps forme les trois cinquièmes
de la grandeur totale de l'organe. La longueur de l'utérus est d'environ 7 centimètres, sa largeur de 3 centimètres et demi,
son poids de 45 grammes; il augmente au
moment de chaque menstruation.

Les rapports de l'utérus sont : en avant
la vessie, en arrière le rectum, de chaque
côté les ligaments larges et les organes du
petit bassin. Son axe longitudinal fait un
angle obtus ouvert en avant avec l'axe du
vagin.

Le *péritoine* n'enveloppe pas complètement l'utérus, et il descend inégalement
sur ses deux faces. En avant, entre la vessie
et l'utérus, il ne dépasse pas la moitié
supérieure de la matrice; en arrière, il
descend jusqu'au niveau du vagin. D'où
l'indication de ne jamais cautériser ni inciser le cul-de-sac postérieur du col de la
matrice, de crainte d'atteindre le péritoine.

A l'état normal, la cavité de l'utérus est
effacée; elle a une capacité de 3 centimètres cubes environ, capacité énormément
augmentée pendant la grossesse. Sa surface interne est lisse, d'un gris-rosé, couverte d'une mince couche de mucus. Celle
du col présente des plis palmés disposés
comme des arêtes de poisson, et entre lesquels se voient parfois de petits *kystes
glandulaires* connus sous le nom d'*œufs de
Naboth*.

L'utérus est un organe musculaire, formé
essentiellement par des fibres musculaires
lisses qui prennent un grand développement
pendant la grossesse, et sont les agents les
plus actifs de l'accouchement naturel. A
l'intérieur, cette couche musculaire est tapissée par une muqueuse revêtue d'un épithélium à cils vibratiles pour le corps et la
partie supérieure du col, et pavimenteux
au niveau des lèvres du museau de tanche.
Cette muqueuse contient un grand nombre
de glandes en tubes simples ou composées.
Les artères viennent de l'artère utérine
anastomosée avec l'artère ovarique, et de la
branche funiculaire de l'artère épigastrique.
Les veines, dont le volume augmente beaucoup pendant la grossesse, vont aux plexus

utérins et pampiniformes. Les nerfs viennent du grand sympathique et du plexus sacré.

La sensibilité de l'utérus et surtout de son col est très-obtuse, de telle sorte que les opérations qu'on y pratique, les cautérisations par exemple, ne sont presque pas perçues par la femme qui les subit. Pendant la grossesse, l'utérus subit des modifications extrêmement importantes ; il s'hypertrophie en même temps qu'il se dilate. Dès le commencement, le col s'entr'ouvre et se ramollit en commençant par son orifice extérieur, et vers le neuvième mois toute distinction entre le col et le corps s'efface complétement. Ce sont ces modifications subies par le col qui permettent de reconnaître le degré de la grossesse et l'état plus ou moins avancé de l'ACCOUCHEMENT.

Les affections de l'utérus sont nombreuses et retentissent souvent sur la santé générale de la femme. Le plus souvent leur diagnostic ne peut s'établir que par le *toucher* et l'examen au *spéculum*.

L'inflammation de l'utérus est désignée sous le nom de MÉTRITE. On a décrit souvent comme maladies à part des **ulcéra-**

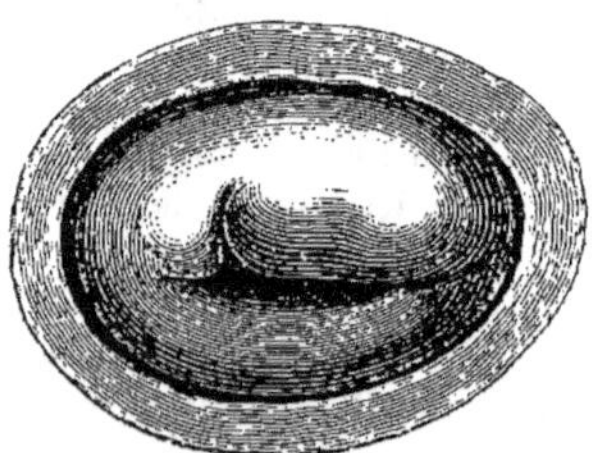

FIG. 549. — Aspect présenté à l'examen au spéculum par le col de l'utérus, dans un cas de métrite chronique.

tions et **granulations** du col de la matrice. Dans la plupart des cas, ces lésions (fig. 549 et 550) sont le symptôme d'une *métrite chronique*. Elles s'accompagnent d'un état de chloro-anémie et de dyspepsie, de leucorrhée ou flueurs blanches, souvent de *métrorrhagies* abondantes, surtout s'il y a métrite interne (altération de la muqueuse utérine). Dans certains cas il peut y avoir, à la suite de règles peu abondantes et douloureuses, expulsion de lambeaux blanchâtres constitués par des caillots de sang décolorés ou par des débris exfoliés de la muqueuse utérine. Le col est déplacé, tu-

méfié, son orifice entr'ouvert ; l'utérus peut être augmenté de volume ou dévié ; autour

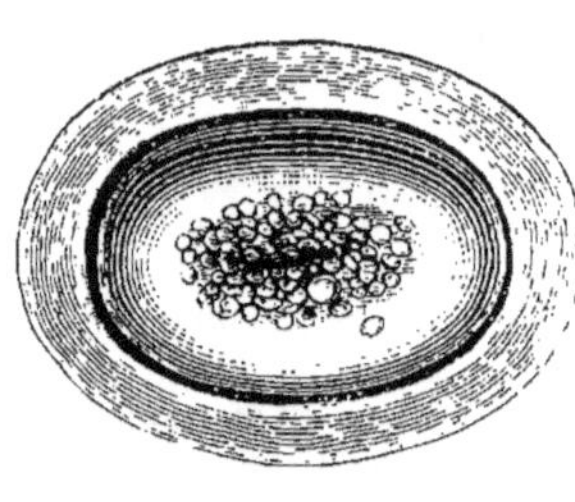

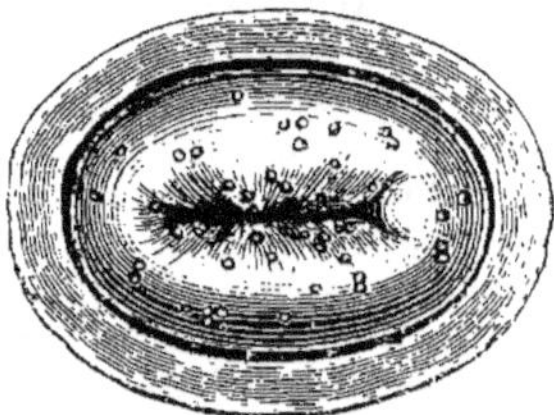

FIG. 550. — Col de la matrice dans le cas d'une métrite encore peu avancée.
Il est parsemé de granulations formées par les follicules qui sont inflammés et tuméfiés, mais non encore ulcérés.

de lui peut se développer une inflammation (périmétrite).

Cancer de l'utérus. L'utérus est un des organes qui sont le plus fréquemment atteints de cancer. La variété encéphaloïde est la plus commune ; puis viennent l'épi-

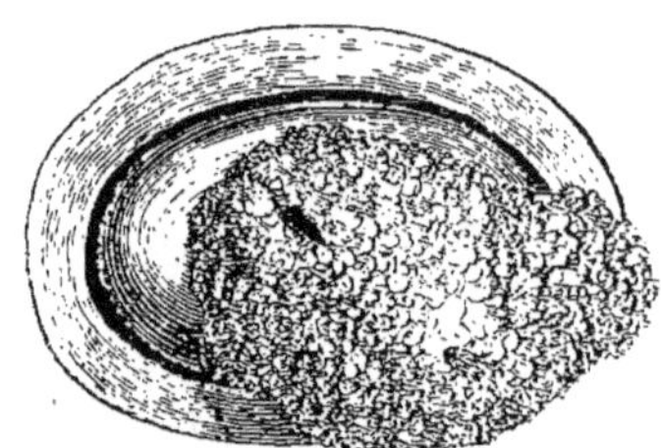

FIG. 551. — Aspect, à l'examen au spéculum, du col de l'utérus envahi par un cancer.

thélioma, le squirrhe, le cancer colloïde. Il débute presque toujours par la portion vaginale du col, et peut ensuite envahir et détruire le corps de la matrice et les parties voisines, vagin, vessie, rectum.

Son début est insidieux, les douleurs sont faibles ; quelquefois cependant on les observe le long des trajets des nerfs de la cuisse et du bassin. Le symptôme initial est souvent l'hémorrhagie, qui ne semble à certaines femmes que le retour des règles, qui quelquefois ont cessé de paraître depuis plusieurs années. Ces *métrorrhagies* viennent même lorsqu'il n'y a pas ulcération et dépendent, au début, de la congestion, de l'utérus ; puis survient une *leucorrhée fétide* dont l'odeur est absolument infecte et caractéristique. Enfin, les *douleurs* deviennent de plus en plus fortes à mesure que le cancer envahit des parties plus sensibles.

Le *col* de l'utérus est profondément modifié, et il suffit de le **toucher** pour constater ces modifications. Il est bosselé, anfractueux, souvent ulcéré ou recouvert d'un champignon exubérant (fig. 551). Enfin survient la *cachexie*, caractéristique de tous les CANCERS.

Les complications sont nombreuses : en première ligne la douleur, parfois atroce. A mesure que l'ulcération fait des progrès, le cancer détruit la paroi vésicale ou rectale ; il se produit une fistule urinaire ou rectale, et le passage de l'urine ou des matières fécales par le vagin aggrave encore la situation.

La durée ordinaire est de trois ans ; elle varie de deux à huit ans suivant la variété de cancer, le degré de résistance de la femme et le traitement suivi. Il faut bien se garder de le confondre avec un polype, un ulcère syphilitique ou des ulcérations dues à une maladie chronique.

Le *traitement* consiste à faire l'ablation des parties envahies, si le cancer est limité au col de l'utérus. On peut se servir dans ce but des flèches de pâte caustique de Canquoin, de l'écraseur linéaire, de l'anse galvano-caustique. Dans les cas où l'opération n'est plus possible, il faut se borner au traitement palliatif : injections détersives et désinfectantes avec une solution de permanganate de potasse. Contre les hémorrhagies, employer le tamponnement, les injections au perchlorure de fer très-étendu ; contre la douleur, les calmants de toute sorte, les injections au chloral, les suppositoires belladonés. Les injections hypodermiques de chlorhydrate de morphine rendent alors les plus grands services, et permettent au médecin incapable de vaincre le mal d'en soulager au moins la plus terrible manifestation.

Corps fibreux de l'utérus. Ils se déve-

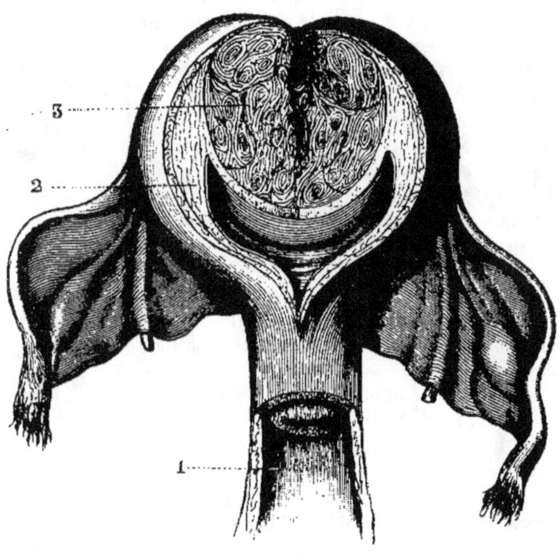

FIG. 552. — Myome ou corps fibreux de l'utérus remplissant la cavité de l'organe.

gin dont on a enlevé la paroi antérieure.

2, Corps de l'utérus divisé sur une de ses faces, afin de montrer le myome qui occupe sa cavité.

3, Myome né dans la paroi supérieure du corps de l'utérus et occupant sa cavité.

loppent surtout chez la femme adulte, sans cause appréciable. Leur forme est globuleuse ou aplatie, suivant qu'ils occupent la partie externe de l'utérus ou le milieu du tissu utérin (fig. 552) ; leur consistance est élastique, ferme.

Lorsqu'ils font saillie à l'intérieur de l'utérus, ils constituent les **polypes utérins**. Leur tissu est composé par une néoformation de fibres musculaires plongées dans une trame conjonctive ; aussi le nom de **myomes** leur convient-il mieux que celui de corps fibreux.

Les symptômes auxquels ils donnent lieu sont parfois tout à fait insignifiants. Ce sont surtout des désordres dans la menstruation. Quelquefois ils acquièrent une intensité considérable, consistent surtout en *pertes de sang très-abondantes* survenant au moment des règles et dues à la stimulation qu'éprouve l'utérus. Il y a en outre, plus ou moins marqués, les signes de la présence d'une tumeur dans l'abdomen : compression de la vessie, du rectum, constipation, compression du plexus lombaire, douleurs nerveuses. Les polypes utérins dilatent le col de la matrice et viennent faire saillie à l'intérieur du vagin, de telle sorte qu'on peut en faire le diagnostic par le toucher.

Le *traitement* consiste à faire l'extirpation des corps fibreux ou plutôt des polypes lorsqu'ils sont accessibles. On se sert alors de l'écraseur linéaire, de ciseaux, de l'anse galvano-caustique. L'hémorrhagie consécutive est arrêtée par le tamponnement et les applications froides sur le ventre.

Si la tumeur n'est pas accessible, on se contentera du traitement palliatif : porter une ceinture, repos au lit ; arrêter les hémorrhagies par le seigle ergoté, les injections et les lavements froids ; relever les forces affaiblies par les toniques. Très-souvent, les corps fibreux diminuent d'eux-mêmes en même temps que l'utérus, et disparaissent au moment de la ménopause.

Déplacements et déviations de l'utérus :

1° **Abaissement ou prolapsus de l'utérus.** Le corps de la matrice peut s'abaisser dans le vagin de façon à laisser apercevoir le *col* en entr'ouvrant les grandes lèvres ; il peut même sortir plus ou moins au dehors. Il y a d'ordinaire en même temps allongement hypertrophique du col de l'utérus. La cause de beaucoup la plus fréquente est l'accouchement, après lequel tous les ligaments sont relâchés, surtout lorsque les femmes se lèvent trop tôt pour reprendre leurs occupations et se livrer à un travail ou des efforts fatigants.

Les symptômes fonctionnels consistent en sensation de pesanteur au périnée, douleurs de reins, envies d'uriner, constipation, auxquels se joignent d'habitude les signes d'inflammation de l'utérus.

Le *traitement* consiste à réduire l'utérus s'il est sorti du vagin (la position horizontale suffit souvent à obtenir ce résultat). On le maintiendra réduit soit au moyen

d'un *pessaire* (dont les inconvénients sont nombreux) (fig. 553), soit au moyen d'une serviette passée entre les jambes et attachée à une ceinture abdominale.

Il faudra prescrire des douches froides, des injections astringentes, une bonne nour-

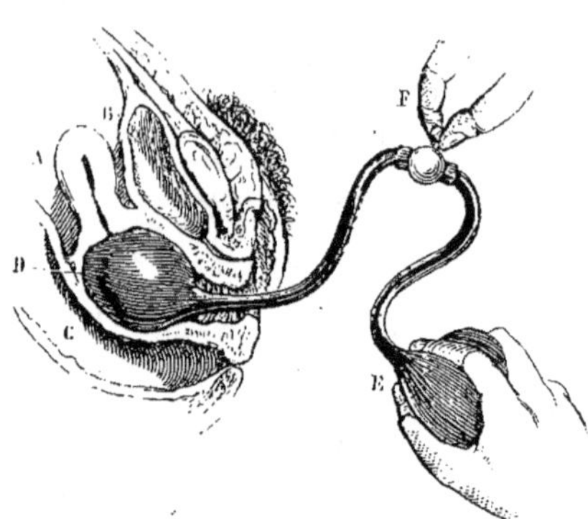

FIG. 553. — Application d'un pessaire à air contre le prolapsus de l'utérus.
A, Utérus réduit.
B, Vessie.
C, Rectum.
D, Pessaire dilaté.
E, Poire insufflatrice en caoutchouc.
F, Robinet que l'on ferme lorsque le pessaire est gonflé.

riture, pas de fatigue, et défendre la station debout, plus mauvaise encore que la marche. On a aussi pratiqué l'amputation du col de l'utérus ou le rétrécissement du vagin.

2° **Flexions utérines.** Elles consistent en une déformation de l'utérus, qui est courbé au niveau de son col ; on distingue l'**antéflexion**, lorsque le corps est courbé en avant du col ; la **rétroflexion**, si le corps est renversé en arrière du col, et les **latéroflexions**, lorsqu'il l'est à droite ou à gauche. Ces flexions sont souvent un état presque normal ; d'autres fois elles sont consécutives à l'avortement ou à l'accouchement.

Les symptômes de ces déviations sont variables ; comme pour les *versions utérines*, ils sont dus à la compression exercée par l'utérus déplacé sur les parties voisines. Ils consistent en douleurs dans le bassin pendant la miction, métrorrhagies, leucorrhée, constipation ; il y a en outre de la métrite chronique.

Le diagnostic s'établit au moyen du toucher vaginal, et du toucher rectal pour la rétroflexion.

3° **Versions utérines**. Lorque l'axe de la matrice ne correspond plus à celui du bassin, il y a version ou déviation utérine. Mais *le col et le corps de l'utérus restent dans le prolongement l'un de l'autre, ce qui distingue les versions des flexions.* On distingue l'**antéversion**, dans laquelle le corps ou fond de l'utérus se porte en avant tandis que le col est renversé en arrière ; la **rétroversion**, lorsque le fond de l'utérus est incliné en arrière tandis que le col l'est en avant ; les **latéroversions**, dans lesquelles le fond de l'utérus est incliné à droite ou à gauche tandis que le col l'est à gauche ou à droite.

Les causes sont les mêmes que celles des flexions utérines : abus de coït, tumeurs de l'utérus, accouchements, avortements, métrite chronique.

L'examen au spéculum, le toucher vaginal et rectal et, à la rigueur, le cathétérisme de l'utérus permettent de faire le diagnostic de l'affection par la position du col et du fond de l'utérus. Les symptômes sont variables et analogues à ceux des flexions utérines ; la stérilité est souvent la conséquence de la position vicieuse du col de la matrice et de la métrite qui accompagne souvent les déviations utérines.

Le *traitement* des déviations utérines, qu'il s'agisse de flexions ou de versions, est avant tout celui de la métrite. On n'a plus guère confiance dans les appareils imaginés pour les redressements de l'utérus ; tous ont l'inconvénient d'irriter ces parties déjà trop prédisposées à l'inflammation. Cependant, dans certains cas on peut se bien trouver de l'emploi du pessaire à air de Gariel (fig. 435). L'usage d'une ceinture est indiqué dans les cas d'antéversion ou d'antéflexion douloureuse ; presque toujours les douches froides, les bains de mer, l'hydrothérapie, facilitent la guérison La grossesse peut aussi amener une guérison ou une amélioration suffisante, lorsque les suites de couches sont bien surveillées.

UTRICULE, s. m. (de *uter*, outre). L'**utricule prostatique** est une poche ovoïde qui s'ouvre au sommet du *verumontanum*; elle est située entre les deux canaux déférents à l'intérieur de l'urèthre, au niveau de la prostate. On l'a regardé comme étant chez l'homme l'analogue de l'utérus chez la femme.

UVA-URSI, s. m. (*Arbutus uva ursi*, arbousier, busserolle). Plante de la famille des Éricinées, dont on emploie les feuilles, analogues à celle du buis, comme diurétiques, en infusion, à la dose de 10 à 40 grammes dans un litre d'eau.

UVÉE, s. f. (de *uva*, raisin). Face postérieure pigmentée de l'iris, du corps ciliaire et de la choroïde. Ce sont ces trois membranes qui forment le *tractus uvéal*.

V

VACCIN, s. m. (de *vacca*, vache). Humeur ou virus spécial produit par la maladie appelée *vaccine* chez l'homme, *cowpox* ou *picote* chez la vache. C'est un liquide jaunâtre, visqueux, miscible à l'eau, susceptible de se dessécher et de conserver pendant un certain temps ses propriétés physiologiques. On le recueille le plus souvent sur les pustules vaccinales des enfants inoculés sept à huit jours auparavant. Dans ce but, on pique très-légèrement, en cinq ou six endroits, la partie centrale d'une pustule vaccinale, en évitant de faire sortir la moindre gouttelette de sang. Au bout d'une ou deux minutes, il sort par les piqûres des gouttelettes de sérosité analogue à celle qui se produit sous l'influence d'un vésicatoire. Cette sérosité est sécrétée de plus en plus, et sur une belle pustule (il ne faut choisir que celles-là) on peut charger plusieurs tubes à vaccin. Les dernières portions sont moins actives.

On conserve le vaccin, soit en le cultivant, c'est-à-dire par la VACCINATION d'une autre personne qui en fournira à son tour sept à huit jours après, soit en le mettant à l'abri du contact de l'air ou en le desséchant.

On peut se contenter d'en imprégner des fils de lin ou de coton, sur lesquels il se dessèche; mais ce procédé est imparfait, le vaccin s'altérant alors très-rapidement. Le plus souvent, on en charge des plaques de verre ou des tubes. Pour charger convenablement des plaques de verre, on se sert de deux petites plaques carrées de 12 à 15 millimètres de côté, quelquefois un peu concaves au milieu. On approche chaque plaque de la pustule vaccinale sur laquelle on a fait les piqûres et qui s'est recouverte de vaccin. Il s'en accole une goutte sur la plaque, on la laisse sécher un peu pendant une ou deux minutes à l'air libre, et on la recharge de nouveau deux ou trois fois, jusqu'à ce que la quantité déposée soit suffisamment appréciable et de consistance visqueuse. On applique alors les deux plaques de verre l'une contre l'autre; elles adhèrent par suite du dépôt de vaccin, et on les enveloppe d'une feuille de papier d'étain. Dans ces conditions, le vaccin bien recueilli peut se conserver plusieurs semaines et même plusieurs mois.

Il vaut mieux, lorsque c'est possible, le recueillir dans des tubes à vaccin. Ce sont de tout petits tubes ouverts aux deux bouts, presque capillaires, renflés au milieu, et dont une extrémité est plus étroite que l'autre. Il suffit d'appliquer le bout le plus effilé sur la pustule vaccinale, traitée comme précédemment, pour que le tube se remplisse peu à peu par capillarité. On le bouche alors à chaque extrémité avec un peu de cire à cacheter. De même que les plaques, les tubes à vaccin ne doivent pas être soumis à la chaleur ou à l'humidité.

Lorsqu'on veut se servir du vaccin conservé, on décolle les plaques et l'on prend sur l'extrémité d'une lancette une gouttelette d'eau tiède, avec laquelle on délaye le vaccin desséché. Il faut avoir soin de mettre le moins d'eau possible, ou de se servir d'un peu de la salive de la personne qui doit être vaccinée. Si le vaccin est en tube, on brise les extrémités du tube et on le fait sortir en soufflant par l'une d'elles au moyen d'un chalumeau de paille, d'un petit tube en verre ou d'un tuyau de plume.

Le vaccin se produit rarement d'une façon spontanée chez les vaches. Ce sont les cas de *cowpox*, que l'on ne rencontre que de loin en loin. On a pensé que cette affection était primitivement une maladie du cheval, connue sous le nom d'*eaux aux jambes*, qui se transmettait aux vaches laitières placées dans la même écurie. Quoi qu'il en soit, c'est en majeure partie le vaccin jennerien qui, transmis par des vaccinations successives, sert encore aujourd'hui à la grande majorité des inoculations.

Ce que l'on a appelé le *vaccin animal* n'est autre que du *vaccin humain* ou jennerien, que l'on a cultivé par plusieurs vaccinations successives et inoculé à de jeunes génisses, en leur faisant un grand nombre d'incisions sur le bas-ventre, près des parties génitales. Au point de vue de la préservation contre la variole, il ne présente aucun avantage sur le vaccin recueilli sur une belle pustule vaccinale d'un bel enfant. Au contraire, il prend plus difficilement, et il faut, pour avoir un vaccin actif, le recueillir dès le cinquième jour. A ce moment, il ne sort pas naturellement; on est obligé de pincer le pli de la peau, à l'endroit où a été faite l'inoculation, entre les mors d'une pince que l'on serre énergiquement. Il est beaucoup plus aqueux et moins visqueux que le vaccin humain et se conserve difficilement.

Le succès temporaire qu'il a obtenu, ou plutôt l'engouement irréfléchi dont il a été l'objet, a été causé (en outre des réclames de toutes sortes) par la crainte de la transmission possible d'une autre affection par le vaccin recueilli sur un enfant. Cette crainte est pour ainsi dire absolument chimérique; il n'y a réellement qu'une seule maladie, la *syphilis*, qui puisse être ainsi transmise. Si le médecin vaccinateur a soin de ne prendre pour sujets vaccinifères que des enfants parfaitement sains, cette mauvaise chance sera toujours évitée. De plus, par surcroît de précaution, il s'attachera à ne recueillir que le *vaccin pur*, parfaitement exempt de sang qui seul est susceptible de transmettre la syphilis. Quant aux autres affections dont on a accusé le vaccin d'être le véhicule, les craintes sont absolument sans fondement. En tout cas, le vaccin jennerien, la vaccination de bras à bras, a fait ses preuves depuis plus d'un siècle, et rien ne dit que certaines prédispositions de la vache ne pourraient pas aussi se transmettre à l'homme.

Aussi nous pensons que le meilleur vaccin est celui que l'on recueille sur un bel enfant, dont le médecin a pu surveiller soigneusement la santé et connaît les parents. Il n'y a aucun inconvénient pour l'enfant à fournir du vaccin pour d'autres vaccinations; au contraire, il semble que les pustules, étant dégorgées, provoquent moins d'inflammation. Nous croyons néanmoins qu'il n'y a pas non plus d'inconvénient à se servir de *vaccin de génisse* que l'on peut se procurer et cultiver facilement et avoir pour ainsi dire toujours à sa disposition, ce qui est un avantage, surtout en temps d'épidémie. Seulement, comme il prend moins facilement, surtout lorsqu'il s'agit d'une revaccination, il ne faudra se croire rebelle à la vaccine, et partant à la variole, qu'après avoir essayé la vaccination de bras à bras.

On doit toujours prendre le vaccin sur un enfant *vacciné pour la première fois*, et non sur un sujet qui est simplement revacciné. On choisira toujours les pustules les plus belles, autant que possible du sixième au huitième jour. Plus tôt, on ne recueille pas facilement de vaccin; plus tard, il est moins actif (voy. VACCINATION, VACCINE).

VACCINATION, s. f. Inoculation du virus VACCIN ayant pour but de provoquer une maladie spéciale, la VACCINE, et de préserver de la VARIOLE la personne vaccinée.

On pratique généralement la vaccination chez les enfants, dans les premiers mois de leur naissance (à partir du quatrième ou du cinquième mois); mais, sauf en cas d'épidémie, on peut sans inconvénient retarder cette opération jusqu'à un an, la variole étant relativement très-rare dans le cours de la première année. Il faut éviter de vacciner un enfant malade ou sous le coup d'une éruption dentaire.

L'opération en elle-même est extrêmement simple. Elle consiste à prendre sur la pointe d'une lancette ou d'une aiguille à vacciner un peu de virus vaccin et à faire avec cette lancette, sur la peau du bras ou de toute autre partie du corps de l'enfant, une très-petite piqûre superficielle. Il est bon de tendre la peau du bras à l'endroit que l'on veut inoculer, d'incliner un peu la pointe de la lancette de façon à pénétrer obliquement sous l'épiderme, puis de relever cette pointe pour permettre l'écoulement facile de la sérosité vaccinale dont elle est chargée. On peut le plus souvent vacciner avec succès *sans donner lieu à aucun écoulement de sang* et sans causer presque aucune douleur à l'enfant.

Un autre procédé, utile surtout lorsque

le sujet paraît réfractaire à l'inoculation ou lorsqu'on opère avec un vaccin peu actif, consiste à faire sur la peau, avec la pointe de la lancette, de petites scarifications très-superficielles et à y étendre ensuite du virus vaccin. C'est un moyen plus long, mais plus sûr que le procédé ordinaire qui suffit dans la plupart des cas, surtout lorsque la vaccination a lieu de bras à bras. Il est bon de faire plusieurs inoculations, afin de se mettre en garde contre l'insuccès de quelques-unes d'entre elles. On en fait d'ordinaire trois à chaque bras, à une distance assez éloignée pour qu'il n'y ait pas confluence des pustules au moment de leur plus grand développement.

La vaccination imprègne l'économie tout entière d'une façon spéciale. Même lorsqu'elle est pratiquée avec du vaccin parfaitement normal et recueilli chez un enfant très-sain, elle peut être l'occasion du développement de certaines maladies restées jusqu'alors latentes. Ce sont surtout des gourmes, des eczémas et diverses affections de la peau qui se montrent à ce moment et qui peuvent faire croire, bien à tort, que le vaccin employé n'était pas de bonne qualité. Les pustules vaccinales elles-mêmes peuvent s'enflammer, rester quelque temps sans se cicatriser, ce qui ne tient nullement au vaccin, mais aux prédispositions individuelles de l'enfant vacciné. On ne saurait trop insister sur ces cas qui se montrent encore assez souvent, pour rassurer les familles et mettre à couvert la responsabilité du médecin que les gens du monde sont si enclins à accuser.

On a quelquefois utilisé la vaccination pour détruire certaines tumeurs ÉRECTILES congénitales ou *nœvi materni* en pratiquant sur elles cette opération. Ce procédé n'est applicable que lorsque l'enfant n'a pas encore été vacciné ailleurs. Dans certains cas, la cicatrice blanche et plate qui succède à la vaccination a remplacé avantageusement l'aspect désagréable de ces taches.

VACCINE, s. f. Affection qui atteint les vaches laitières et provoque sur leur pis une éruption pustuleuse (*cowpox*). Lorsqu'on l'inocule à l'homme, elle détermine une maladie artificielle aussi appelée vaccine, qui reste presque absolument localisée et préserve l'individu vacciné de la petite vérole ou *variole* pendant un temps considérable et quelquefois d'une façon absolue. De plus, lorsque les personnes vaccinées dans leur enfance viennent à contracter la petite vérole, cette maladie est infiniment moins grave (varioloïde) que lorsqu'elle se déclare chez des sujets non vaccinés.

La préservation que donne l'inoculation de la vaccine est absolument semblable à celle que procure une première atteinte de variole. Aussi, dans le but de se préserver des conséquences redoutables de cette affection, on s'inoculait la variole alors qu'on ne connaissait pas la vaccine. Comme la vaccine est toujours bénigne, tandis que la variole, même inoculée, peut être grave ou mortelle (1 cas sur 200), on préfère de beaucoup l'inoculation de la vaccine.

Malgré l'opinion de certains médecins, il ne faut pas croire que la vaccine ne soit autre chose que la variole transportée sur la vache et modifiée en changeant d'organisme. Ce sont deux maladies différentes; l'une préserve de l'autre : c'est la propriété que nous mettons à profit dans la VACCINATION.

Lorsqu'on inocule du virus VACCIN à un individu qui n'a pas encore été vacciné et qui n'a pas eu la petite vérole, pendant les trois premiers jours après l'inoculation, on n'observe rien à l'endroit des piqûres. Vers le quatrième jour, cette place s'indure et se soulève en un bouton le cinquième.

A la fin du cinquième jour, il se forme un bourrelet rouge qui entoure une pustule qui ne tarde pas à s'ombiliquer vers le sixième jour. Le septième jour et le huitième, l'ombilication de la pustule s'élargit, ainsi que le bourrelet rouge qui l'entoure. C'est vers le septième jour (plus tard s'il s'agit d'un enfant inoculé au vaccin de génisse) que le vaccin a la force la plus grande et doit être recueilli.

Le neuvième et le dixième jour, l'inflammation est à son summum d'intensité, le tissu cellulaire sous-cutané s'enflamme, le bras inoculé gonfle légèrement. Il est parfois nécessaire d'appliquer un cataplasme pour diminuer l'inflammation trop vive. Il y a souvent une réaction générale fébrile, parfois une éruption discrète de petites pustules, qui prouvent l'imprégnation de toute l'économie.

A partir du douzième jour, la dessiccauon commence et se continue jusqu'au vingt-cinquième.

Il se forme petit à petit une croûte sèche, exubérante, recouvrant une ulcération qui se comble peu à peu. A la chute de cette croûte, il reste une cicatrice profonde, étoilée, presque indélébile, qui constitue la preuve de la vaccination.

On donne le nom de *fausse vaccine* à des boutons avortés qui tantôt ne prennent qu'un développement insignifiant et se dessèchent du troisième au quatrième jour, tantôt ne subissent pas une évolution complète et se dessèchent du neuvième au quatorzième jour. Ces pustules de fausse vaccine, qui ne préservent pas de la variole, se montrent quelquefois chez les individus réfractaires, mais le plus souvent dans les revaccinations. Elles sont parfois difficiles à distinguer de celles de la vaccine légitime; elles en diffèrent par la durée, l'évolution et le peu d'importance des cicatrices qu'elles laissent à leur suite.

Il est extrêmement peu de personnes rebelles à l'inoculation de la vaccine, et celles qui sont réellement réfractaires peuvent néanmoins être atteintes de la variole et y succomber. Au contraire, celles qui ont eu la variole ou qui ont déjà été vaccinées sont rarement susceptibles d'être inoculées avec succès. On admet que la durée de préservation de la vaccine est au moins de dix ans et qu'après ce laps de temps, il est nécessaire de recourir aux REVACCINATIONS.

L'utilité de la vaccine comme préservatif de la variole n'est plus à démontrer. Avant son application, il mourait seize fois plus de personnes de cette terrible maladie, qui en défigurait, aveuglait ou rendait sourds un grand nombre de ceux qu'elle ne tuait pas. Aussi, dans un certain nombre de pays, les vaccinations sont-elles obligatoires. En France, on se contente d'exiger un certificat de vaccin pour l'admission des enfants dans la plupart des établissements d'instruction publique.

VAGIN, s. m. (de *vagina*, gaîne). Canal spécial à la femme, situé à la partie postérieure de l'urèthre et de la vessie, en avant du rectum (6, fig. 264). Il présente une ouverture antérieure qui commence entre les petites lèvres, un fond qui embrasse le col de la matrice ou utérus. Sa longueur est de 15 centimètres environ; il est très-extensible dans le sens transversal, excepté à son orifice antérieur; c'est ce qui fait que les meilleurs spéculums sont ceux qui, comme celui de Cusco (fig. 497), peuvent prendre un grand développement à la partie profonde tout en n'ayant qu'un faible diamètre à l'orifice.

Le vagin est tapissé par une muqueuse plus rouge en avant qu'en arrière et offrant des rides transversales plus ou moins marquées. Il est humecté par le mucus vaginal.

Le vagin est destiné à l'introduction de la verge de l'homme au moment du coït. Chez les vierges, il est oblitéré en partie par la membrane HYMEN. Au moment de l'accouchement, il ne fait pour ainsi dire plus qu'une cavité unique avec la matrice, dont le col est extrêmement dilaté.

L'inflammation du vagin ou vaginite est une des formes les plus communes de la BLENNORRHAGIE chez la femme.

La chute du vagin est un relâchement de la muqueuse de cet organe, analogue à celui qui produit la chute du rectum. Elle accompagne souvent celle de l'*utérus*. On doit réduire les parties saillantes, maintenir la réduction par un tampon soutenu par un mouchoir passé entre les jambes et attaché en avant et en arrière à une ceinture abdominale. On fera des applications d'alun, des injections astringentes, et, en cas d'hypertrophie de la muqueuse, on pourra en faire partiellement l'excision.

VAGINAL, adj. Qui a rapport au vagin. On donne aussi ce qualificatif à des organes ou parties d'organes ayant la forme d'une gaîne.

La tunique vaginale est une membrane séreuse dépendant primitivement du péritoine et qui enveloppe le *testicule*. Pendant les premiers mois après la naissance, la cavité vaginale communique avec la cavité péritonéale; plus tard, cette communication s'oblitère. C'est dans cette cavité que se développe l'HYDROCÈLE.

VAGINALITE, s. f. HYDROCÈLE aiguë qui se montre souvent à un certain degré dans l'ORCHITE ou l'épididymite.

VAGINISME, s. m. Spasme du vagin produit par son muscle constricteur (D, fig. 430). Chez certaines femmes, les premières tentatives du coït sont fort douloureuses, quelquefois au point de leur faire opposer une résistance absolue aux désirs de leur mari. L'action du constricteur du vagin ne suffit pas à elle seule pour empêcher l'introduction d'un membre viril bien conformé; mais la femme, par suite de l'appréhension de la douleur ou par simple pudeur, contracte en outre énergiquement les muscles adducteurs des cuisses.

Dans certains cas, cet état s'oppose à tout rapprochement sexuel; dans d'autres, il cesse après la rupture de l'hymen et par la pratique du coït. Le médecin conseillera les grands bains, les suppositoires avec le beurre de cacao et l'extrait de belladone appliqués dans le vagin, le bromure de potassium à la dose de 2 grammes par jour. Si ces moyens ne suffisent pas, il examinera la conformation de la femme, incisera l'hymen s'il est dur, non dilatable, dilatera le vagin en y maintenant un cône de verre, muni d'une rainure à sa partie supérieure pour ne pas comprimer l'urèthre, et au besoin traitera la contracture du vagin par la dilatation au moyen des doigts ou massage cadencé (procédé de Récamier contre la contracture et les fissures de l'*anus*).

VAGINITE, s. f. Inflammation du vagin donnant lieu à un écoulement blanc, jaune ou verdâtre, suivant le degré de la maladie. Elle peut être causée par une violence quelconque (vaginite simple), l'existence d'une métrite, la grossesse, un chancre du col de l'utérus, etc., mais le plus souvent elle est due à la BLENNORRHAGIE.

VAISSEAU, s. m. Nom générique des ARTÈRES, VEINES (vaisseaux sanguins) et des LYMPHATIQUES et chylifères (vaisseaux lymphatiques). La partie de l'anatomie qui étudie les vaisseaux constitue l'*angéiologie*.

VALÉRIANATE, s. m. Sel formé par l'acide *valérianique* ou *amylique* et une base. On emploie quelquefois le *valérianate d'ammoniaque* (de 10 centigrammes à 1 gramme), le *valérianate de fer* ou de *zinc* (de 10 centigrammes à 1 gramme), contre les migraines, les névralgies, et comme antispasmodiques.

VALÉRIANE, s. f. Plante bisannuelle, herbacée, haute de 50 centimètres à 1 mètre, de la famille des Valérianées, dont on utilise la racine. On emploie en médecine la valériane officinale (*herbe aux chats*) et la valériane phu ou grande valériane.

Les racines, cylindriques, blanchâtres, ont un aspect corné après leur dessiccation; elles sont presque inodores lorsqu'on vient de les arracher, mais en se desséchant elles prennent une odeur fétide, très-repoussante et très-pénétrante.

La valériane s'administre en poudre (1 à 10 grammes), en teinture (2 à 4 grammes), en infusion, comme tonique, antispasmodique surtout, et emménagogue. Combinée avec l'oxymel scillitique, le jalap et le sulfate de soude, elle forme le médicament anthelminthique de Stork.

VALGUS, adj. et s. m. — Voy. PIED-BOT.

VALS (Ardèche). Eaux minérales alcalines, gazeuses, bicarbonatées, froides (13 degrés), dont les propriétés sont à peu près les mêmes que celles des eaux de Vichy.

Les eaux de Vals comprennent plusieurs sources qui, par ordre de richesse en sels alcalins, sont : *Saint-Jean*, contenant 1^{gr},43 de bicarbonate de soude pour 1 litre; *Rigolette*, ferrugineuse, 5^{gr},8 de bicarbonate de soude; *Précieuse*, 5^{gr},94; *Désirée*, 6^{gr},04; *Magdeleine*, 6^{gr},28. La source *Dominique* est arsenicale et ferrugineuse; on l'emploie dans l'anémie, la chlorose, les fièvres intermittentes.

On prescrit les eaux de Vals contre la dyspepsie, les coliques hépatiques et néphrétiques. Elles ont les avantages et les inconvénients des eaux alcalines; fort utiles à prendre pendant un temps limité, elles ne doivent être continuées qu'avec des interruptions fréquentes.

VALVULE, s. f. (*valva*, valve). Nom donné aux replis que l'on remarque à l'intérieur des VEINES, aux membranes charnues qui permettent l'occlusion des orifices du CŒUR; elles jouent le rôle de soupapes.

Les *lésions valvulaires* du cœur constituent le groupe le plus important des affections de cet organe.

VANILLE, s. f. Plante parasite sarmenteuse, de la famille des Orchidées, que l'on cultive au Mexique, aux Antilles, etc., et dont on utilise les fruits ou siliques à cause de leur odeur parfumée et très agréable. Ces siliques sont allongés, noirâtres, recouverts d'une couche d'un blanc grisâtre, formée par la vanilline, remplis à l'intérieur d'une masse de petits grains noirs; leur longueur est de 8 à 25 centimètres, leur grosseur variable suivant l'espèce. La vanille ne sert en médecine que pour aromatiser diverses préparations, potion, chocolat, liqueurs, etc.

VAPEUR, s. f. Nom donné à l'état gazeux des corps qui sont solides ou liquides à la température ordinaire : vapeur d'eau, d'alcool, d'éther, de mercure, de soufre. La vaporisation d'un liquide se fait en élevant sa température ou en diminuant la pression atmosphérique. La plupart des corps liquides et même solides qui sont volatils émettent déjà une certaine quantité de vapeur à la température ordinaire. On donne très-improprement le nom de vapeurs de charbon aux produits obtenus par sa combustion. C'est un mélange, toxique et asphyxiant, d'acide carbonique, d'oxyde de carbone et d'hydrogènes carbonés.

On donne aussi, dans le langage vulgaire, le nom de *vapeurs* aux malaises éprouvés par les femmes gastralgiques, chlorotiques, nerveuses.

VARICE, s. f. Dilatation permanente et morbide d'une veine. Les varices sont le plus souvent dues à un obstacle au cours du sang dans la veine, obstacle qui en gêne le retour vers le cœur. Leurs siéges de prédilection sont les membres inférieurs (fig. 554). Les varices des veines spermatiques et celles des veines hémorrhoïdales du rectum ont reçu des noms spéciaux : VARICOCÈLE, HÉMORRHOÏDES.

Les varices des membres inférieurs sont rares chez les enfants; l'hérédité semble avoir une certaine influence sur la facilité avec laquelle elles se développent. Mais leur véritable cause, ce sont les professions qui obligent à rester longtemps debout, sans marcher, en piétinant. Aussi sont-elles très-fréquentes chez les cuisiniers, pâtissiers, boulangers, blanchisseuses, etc. La grossesse y prédispose beaucoup; elle détermine en outre une compression sur les veines iliaques qui, en s'opposant au retour du sang vers le cœur, favorise la dilatation des veines placées au-dessous. Certaines femmes n'ont de varices que lorsqu'elles sont grosses et n'en ont plus après leur accouchement.

Les tuniques des VEINES sont plus ou moins altérées, suivant l'intensité et la durée de la maladie. A un premier degré, les veines peuvent être simplement dilatées, sans altération des tuniques, la guérison peut s'effectuer sans laisser de trace; à un second degré, il y a dilatation des veines,

qui deviennent flexueuses, la tunique moyenne est hypertrophiée, l'interne rugueuse, dépolie; à un troisième degré, il se forme de véritables ampoules sanguines, dues à la rupture des tuniques interne et moyenne et à la dilatation de la tunique externe.

Au voisinage des varices, la peau a une

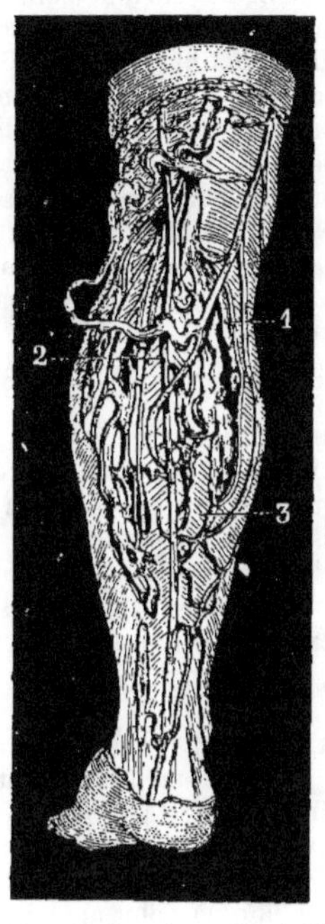

FIG. 554. — Varices du membre inférieur.
1, Varice profonde,
2, Veine superficielle.
3, Aponévrose.
La dissection de cette pièce permet de se rendre compte de la coexistence des varices superficielles et des varices profondes ou dilatation des veines qui occupent les muscles du mollet.

tendance à s'ulcérer (*ulcères variqueux*); à leur intérieur, le sang peut se coaguler et donner lieu soit à des oblitérations veineuses, soit à des caillots migrateurs.

La douleur est variable; c'est plutôt un sentiment de pesanteur dans le membre, disparaissant par le repos. La peau est sillonnée de veines superficielles considérablement grossies, formant des flexuosités et des dessins bizarres; elle prend une couleur bleuâtre. Au bout d'un certain temps surviennent souvent des complications : ulcères variqueux, parfois phlébite, hémorrhagies par suite d'ulcérations, ecchymoses sous-cutanées causées par la rupture sous-cutanée des veines, érysipèle, phlegmon. Les plaies des parties variqueuses ont moins de tendance à se cicatriser et se compliquent plus facilement que les autres.

Le *traitement* est surtout palliatif. Tant qu'il n'y a pas d'ulcération, il consiste à porter un bas élastique ou lacé bien confectionné, à cesser le travail debout (surtout s'il y a grossesse), à éviter la constipation. Bien souvent ce régime, observé soigneusement pendant quelques semaines, suffit à prévenir le développement du mal et même à obtenir une guérison complète.

Les *ulcères variqueux* seront traités par le repos au lit, des cautérisations au nitrate d'argent, un bandage compressif (voy. ULCÈRE).

On a tenté la cure radicale des varices au moyen de ligatures, cautérisation, injections coagulentes au perchlorure de fer. Comme ces moyens présentent quelques dangers, c'est toujours au traitement palliatif qu'il faut avoir recours. Si l'on s'y prend assez tôt et si l'on met assez de persévérance, il suffira dans la plupart des cas.

VARICELLE, s. f. Fièvre éruptive considérée par certains médecins comme une affection distincte, et par d'autres comme une petite vérole extrêmement légère, modifiée et presque annihilée par l'effet de la vaccine ou d'une variole antérieure (voy. VARIOLOÏDE).

Elle met plusieurs jours à son incubation ; l'enfant est plus ou moins maussade ou sans appétit ; puis survient un mouvement de fièvre plus ou moins intense, suivi bientôt d'une éruption légère, formée de boutons papuleux ou bulleux qui se dessèchent rapidement et disparaissent en moins de huit jours sans laisser de trace.

La fièvre cesse souvent en même temps que l'éruption apparaît ; l'affection n'a aucune gravité et ne demande que de simples précautions hygiéniques.

VARICOCÈLE, s. m. (quelques auteurs le font féminin, comme la plupart des noms en *cèle*) (de *varix*, varice, et κήλη, tumeur). Dilatation variqueuse ou varice des veines du cordon spermatique. Il forme un paquet veineux d'un volume variable, siégeant le long du cordon spermatique. La consistance en est mollasse ; on peut par la pression de la main en réduire considérablement le volume.

Traitement du varicocèle par la ligature.

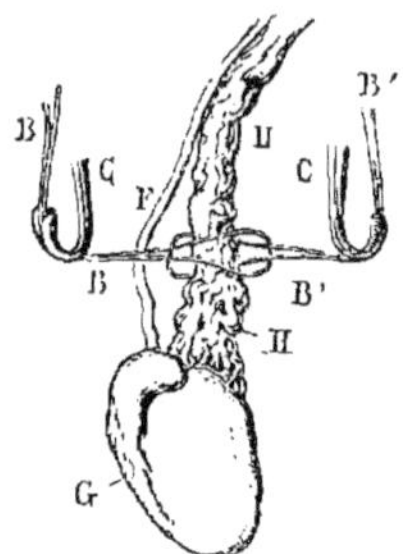

FIG. 555.

B, B, Chefs de l'une des ligatures.
B', B', Chefs de l'autre ligature.
C, C, Commencement du serre-nœud sur lequel on passe les ligatures.
F, Canal déférent.
G, Épididyme.
H, Vaisseaux sanguins du cordon.

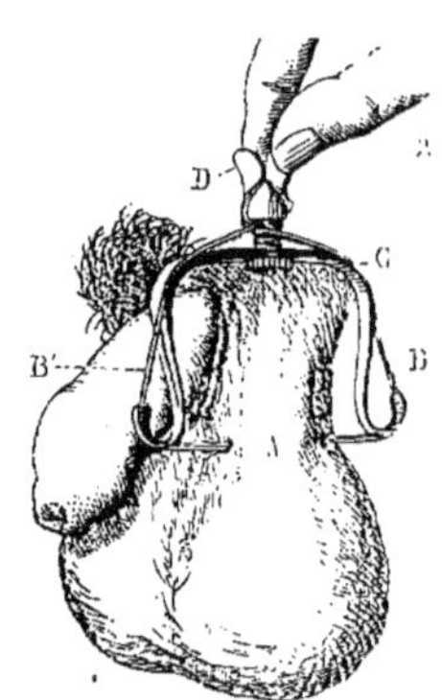

FIG. 556.

A, Scrotum.
B, B', Ligatures passées dans la rainure du porte-ligatures.
D, Vis autour de laquelle s'enroulent les fils au fur et à mesure qu'on leur imprime des mouvements de rotation.

On observe surtout le *varicocèle* chez les jeunes hommes de 15 à 30 ans, plus fréquemment du côté gauche que du côté droit. Le début en est insidieux, la marche lente, on ne s'aperçoit de son existence que par un sentiment de pesanteur et de gêne qui remonte du testicule vers le cordon et la région des reins.

Dans certains cas, ce malaise s'exagère beaucoup par la marche, l'équitation. La douleur est extrêmement variable, nullement en rapport avec la grosseur du paquet veineux, c'est elle qui constitue toute la gravité de cette maladie. Dans certains cas, le testicule est plus ou moins atrophié, ou difficile à trouver au milieu du lacis veineux qui l'entoure et qui se prolonge jusque dans le canal inguinal.

On distinguera le varicocèle de la hernie épiploïque, seule affection avec laquelle on puisse le confondre, en en faisant la réduction. Si l'on comprime encore quelque temps à l'orifice inguinal, la hernie ne se reproduit pas, tandis que le varicocèle ne tarde pas à se refermer. Souvent, il est accompagné d'autres varices de la jambe ou de la cuisse.

Le *traitement* consiste à porter un suspensoir bien rembourré de coton, à s'abstenir de la marche ou de la station debout prolongée, à éviter la constipation.

Ce n'est que dans le cas de varicocèle extrêmement douloureux qu'on doit se résoudre à une des opérations proposées : injections de perchlorure de fer dans les veines dilatées ; ligatures des veines spermatiques maintenues au moyen d'un serre-nœud spécial (fig. 555 et 560), constriction au moyen de la pince de Breschet, etc. Tous ces procédés sont loin d'être exempts de dangers.

VARIOLE, s. f. (de *varius*, tacheté). Synonyme de *petite vérole*, *picote*. Fièvre éruptive, contagieuse, le plus souvent épidémique, caractérisée par l'éruption de pustules coniques, qui s'ombiliquent à leur centre, suppurent, se dessèchent et tombent en laissant à leur place une cicatrice plus ou moins profonde. La variole ne naît pas spontanément, elle est toujours le résultat d'une contagion. Cette contagion peut se faire à courte distance, par l'air respiré et les poussières qu'il contient, elle peut s'effectuer par le transport des habits, des effets ayant servi à un varioleux.

Une première atteinte de la variole met généralement à l'abri d'une seconde, la vaccination a le même résultat. Cependant cette faculté préservatrice s'éteint au bout d'un certain temps, aussi bien pour la variole que pour la vaccine. La variole atteint de préférence les adultes et les enfants (sauf dans les premiers mois après la naissance, où elle est rare). Cependant les vieillards n'en sont pas exempts. L'exemple de Louis XV, succombant à 75 ans à la variole qu'il avait déjà eue à 14 ans, prouve à la fois les deux exceptions de récidivité dont nous venons de parler.

Suivant l'intensité des symptômes on a divisé la variole en *variole discrète* et en *variole confluente*. La forme mitigée de la variole, qui ne se montre que chez ceux qui ont été vaccinés avec succès ou qui ont déjà eu la variole, est nommée *varioloïde*. Elle diffère de la vraie variole par l'absence de la période de suppuration ; quelques auteurs confondent à tort la *varioloïde* avec la VARICELLE.

La variole discrète ne diffère de la variole confluente que par une éruption moins considérable, les boutons restant éloignés les uns des autres et ne se confondant pas ensemble.

On a divisé la marche de la variole en plusieurs périodes :

1° **Incubation**, elle varie de six à onze jours.

2° **Invasion**. Cette période est d'autant plus longue que la maladie doit être plus bénigne. Sa durée varie de deux à quatre jours.

Les symptômes principaux sont : la *fièvre*, avec frissons intenses, l'élévation de la température à 40 ou 41 degrés ; les *nausées* et les *vomissements*, qui manquent quelquefois ; une *douleur lombaire* ou *rachialgie*, très-intense et très-constante ; des troubles nerveux variables (délire, idées de suicide), des *hémorrhagies* dont le pronostic est le plus souvent grave, de la *diarrhée* qui remplace parfois la constipation chez les enfants. Enfin, il y a aussi parfois certaines éruptions scarlatiniformes (*rasch*), se montrant surtout dans les plis articulaires.

L'intensité de ces symptômes n'est pas toujours en rapport avec celle qu'aura la maladie. Nous avons vu, notamment en 1870, étant interne à l'hôpital spécial des varioleux (Charité annexe), des personnes atteintes du délire le plus intense, n'avoir que de simples *varioloïdes* se terminant sans passer par la période de suppuration.

Les ÉPISTAXIS qui apparaissent le premier jour, immédiatement après le frisson, ne sont pas toujours d'un pronostic fort grave.

Les hémorrhagies qui se montrent presque en même temps que l'éruption sont infiniment plus dangereuses, elles accompagnent d'ordinaire la variété de variole confluente appelée *variole noire* ou *hémorrhagique*.

3° **Éruption**. Elle a lieu du deuxième au quatrième jour, elle s'accompagne d'une diminution fort apparente dans les symptômes. Sauf dans les cas absolument graves de variole confluente, la fièvre diminue considérablement. Les boutons ou pustules se montrent d'abord sur la tête et le cou; c'est aussi en ces endroits qu'ils sont le plus rapprochés. Certaines varioles ne sont mêmes confluentes qu'au visage, et discrètes sur le reste du corps; leur pronostic n'en est pas aggravé. Au contraire, les cicatrices qu'elles laissent après elles sont peut-être moins apparentes que celles qui sont dues à de fortes pustules isolées.

Dans le cas de variole cohérente, les boutons se confondent les uns avec les autres, la fièvre persiste, toutes les parties sont tuméfiées, tendues, luisantes; on sent çà et là quelques pustules qui semblent s'ombiliquer.

Lorsqu'on a affaire à une **variole hémorrhagique** (*variole noire*), les boutons souvent un peu moins rapprochés que dans la variole simplement confluente, prennent une teinte livide, noirâtre, due à des hémorrhagies qui se font à leur intérieur. L'éruption semble avorter, en même temps que se déclarent des *épistaxis rebelles*, dont le tamponnement, très-douloureux, des fosses nasales vient seul à bout; encore n'est-il généralement pas supporté par les malades, à cause de la gêne de la respiration qu'il occasionne. Puis se montrent des hémorrhagies intestinales, du mélæna, des hémoptysies; le plus souvent le malade succombe dans cette période emporté par l'asphyxie.

Les muqueuses de la bouche, de la trachée, du larynx, la conjonctive, la muqueuse du nez sont aussi le siége d'une éruption analogue à celle qui a envahi la peau. Ces muqueuses sont moins atteintes dans les varioloïdes ou dans les varioles discrètes. La gêne qui en résulte pour la déglutition, la phonation et la respiration est parfois extrême. Il y a de la salivation, de la toux rauque et quinteuse, parfois des accès de suffocation, de la diarrhée d'un fâcheux pronostic.

S'il s'agit d'une **varioloïde**, même lorsque l'éruption est assez considérable, les pustules sèchent sans passer par la période de la suppuration; il n'y a plus de recrudescence de la fièvre. C'est surtout alors que l'on observe des boutons ou élevures charnues qui persistent encore quelques semaines pendant la convalescence, et semblent au premier abord, par leur aspect rugueux, défigurer le malade plus que les cicatrices ordinairement déprimées de la vraie variole.

Dans cette dernière, la quatrième période constitue la période de **suppuration**. La fièvre reparaît, ainsi que le délire et l'agitation, la température s'élève, chaque vésicule s'entoure d'un cercle rouge, et son contenu devient purulent. La suppuration envahit successivement la face, le corps et les extrémités, et détermine un gonflement des pieds et des mains considéré généralement comme un symptôme de bon augure. Sa durée est de 5 à 6 jours, c'est la période la plus dangereuse de la maladie, celle où il se déclare le plus de complication. Cependant, dans la variole hémorrhagique, cette période est fort rarement atteinte, le malade étant emporté à son début par l'asphyxie ou les pertes de sang répétées.

5° **Dessiccation**. Dans les cas les plus fréquents, le malade en se grattant (pendant le sommeil ou le délire), a fait éclater les pustules, et son visage surtout ne présente plus qu'un aspect hideux d'un jaune roussâtre dû au pus et au sang coagulé. Il se forme une croûte épaisse et fétide sous laquelle s'effectue la cicatrisation. Si les vésicules ne sont pas rompues par le grattage, et mélangées de sang, elles donnent lieu à des croûtes jaunes verdâtres. Ces croûtes se détachent du dix-huitième au vingtième jour, et au-dessous on trouve des cicatrices plus ou moins profondes et apparentes. La convalescence commence à partir de ce moment, sauf l'existence de nombreuses complications et en particulier d'*abcès* et de *furoncles* qui après la dessiccation peuvent apparaître sur le corps en grand nombre (nous en avons ouvert plus de 40 chez un malade qui finit par guérir).

Les **complications** de la variole sont fort nombreuses. Comme c'est un véritable empoisonnement général, aucun organe n'échappe à son action. Au début, le *délire* peut porter les malades au suicide; ils cherchent surtout à se jeter par la fenêtre ou à se pendre. Puis les *hémorrhagies*, les congestions cérébrales, les méningites. Dans la période *d'éruption*, ce sont les accidents du côté des voies respiratoires : *stomatite, laryngite, œdème de la glotte, pneumonie.*

Le cœur, l'endocarde et le péricarde sont aussi fort souvent affectés, et le sphygmographe permet de s'en rendre compte.

Du côté des yeux et de l'oreille, les accidents sont extrêmement fréquents, et avant la découverte de la vaccine, la vue et l'ouïe étaient souvent perdues à la suite de cette terrible maladie. Ce sont des *conjonctivites*, des *choroïdites suppurées* (phlegmon de l'œil), surtout des *kératites* avec perforation de la cornée, et perte du globe occulaire, si l'on n'intervient pas par : 1° l'instillation d'atropine; 2° un bandage compressif pour soutenir la cornée, et 3°, au besoin, par l'excision du prolapsus de l'iris, etc.

Enfin, peuvent se montrer des *orchites* chez l'homme, des *ovarites* chez la femme, des suppurations de l'oreille, l'infection purulente, etc.

Le pronostic de la variole est donc très-variable; il y a en moyenne un décès sur huit à dix personnes atteintes.

Actuellement, la plupart des cas ne sont heureusement que des varioloïdes qui atteignent des personnes de 20 à 30 ans vaccinées dans leur enfance et non revaccinées depuis. Chez les nouveau-nés et chez les vieillards, elle est presque constamment confluente et mortelle. Certaines varioles discrètes, mais à marche anormale, sont aussi dangereuses que les varioles confluentes.

La forme hémorrhagique ou variole noire est extrêmement pernicieuse; sur 30 cas environ que nous avons pu personnellement observer lors de la terrible épidémie de variole de 1870, un seul s'est terminé par la guérison; un second, qui avait échappé à la variole elle-même, a succombé à une pneumonie pendant sa convalescence. Tous deux avaient été traités par la saignée.

Le *traitement* de la variole est avant tout préventif, et consiste dans la VACCINATION, qui préserve au moins pendant une dizaine d'années d'une façon absolue et rend les cas beaucoup plus bénins dans la suite. Il est prudent de se faire revacciner tous les dix ans.

La vaccination, au moyen de nombreuses inoculations de vaccine, pratiquées dès le début des accidents, est vantée par quelques médecins, et doit être tentée; elle ne nous a donné aucun résultat probant. Nous avons pu constater seulement la simultanéité des deux éruptions vaccinales et varioliques.

Le traitement se borne à surveiller les symptômes, faciliter l'éruption qui peut être considérée comme une voie d'élimination du poison, éviter les complications ou en combattre les effets les plus fâcheux. Il ne faut pas surcharger les malades de couvertures, on leur donnera des tisanes rafraîchissantes, un vomitif s'il y a embarras gastrique. Une lotion générale rapidement faite avec une éponge imbibée d'eau, à 10 ou 15 degrés, facilitera l'éruption.

Tout en évitant les courants d'air, on ne maintiendra qu'une température modérée dans la salle des malades qui devra être aérée d'une façon constante. Parfois on se trouvera bien d'une saignée du bras chez les individus pléthoriques, lorsque l'éruption ne se fait pas bien.

On a proposé de faire avorter les pustules de la face en les cautérisant au nitrate d'argent; on a pensé rendre les cicatrices moins visibles en recouvrant le visage d'emplâtre de Vigo. On peut tenter ce dernier moyen surtout chez les femmes, si toutefois la variole n'est pas trop confluente et en ayant bien soin de surveiller l'état des gencives. Dans la période de dessiccation, il est avantageux d'employer les toniques à hautes doses : quinquina, vin généreux. On permettra une alimentation légère pendant tout le temps de la maladie, en laissant le malade prendre son appétit pour guide. La plupart ne supportent que le lait, le bouillon, l'eau rougie.

Pendant la convalescence, il faut éviter avec le plus grand soin les refroidissements qui sont beaucoup plus funestes qu'au début. Chaque complication doit en outre recevoir son traitement approprié.

VARIOLOÏDE, s. f. Nom de la *variole modifiée et affaiblie*, qui se montre chez les personnes qui ont été vaccinées ou ont déjà eu la petite vérole. Elle diffère de la variole par l'absence de la période de suppuration. Son pronostic, quoique parfois sérieux, surtout à cause des accidents du début, est infiniment moins grave que celui de la VARIOLE.

Bien que certains médecins la confondent avec la VARICELLE, nous croyons avec Trousseau que cette dernière affection est bien différente de la variole et de la varioloïde. Les épidémies de varicelle qui surviennent chez les enfants nouvellement vaccinés n'accompagnent nullement celles de la variole. Un enfant atteint de varicelle ne donne nullement la variole aux personnes qui l'entourent, tandis qu'une personne atteinte de varioloïde donnera par contagion une variole véritable à ceux qui n'ont pas été vaccinés, ou qui l'ont été depuis trop longtemps. Il y a donc identité de nature entre la varioloïde et la variole, et différence entre la variole et la varicelle.

VARIQUEUX, adj. Qui a rapport aux varices ou y ressemble. **Ulcère variqueux** (voy. ULCÈRE, VARICE).

VARUS, adj. Variété de PIED-BOT.

VASCULAIRE, adj. Qui contient beaucoup de vaisseaux, ou qui a rapport aux vaisseaux sanguins. Le *système vasculaire* de l'homme comprend l'ensemble des artères, des veines et des vaisseaux lymphatiques.

VASO-MOTEUR, adj. (de *vas*, vaisseau, et *movere*, mouvoir). Les **nerfs vaso-moteurs** sont les rameaux du grand sympathique qui se distribuent aux vaisseaux (se terminent dans leur tunique musculaire), président à la contraction et à la dilatation des artérioles, à la distribution du sang, au fonctionnement des glandes, etc. Lorsque le *grand sympathique* ou plutôt un de ses ganglions est excité, les vaisseaux qui sont innervés par ce ganglion se contractent, et l'afflux du sang y est diminué; la partie à laquelle ils se distribuent a un moindre fonctionnement. Si au contraire ce ganglion est paralysé ou excisé, il y a dilatation générale de tous les vaisseaux placés sous sa dépendance et congestion sanguine de la région.

Certains physiologistes n'admettent qu'une seule classe de vaso-moteurs, ceux que nous venons de décrire et qui sont chargés de faire contracter les artérioles (vaso-constricteurs). D'après eux, la dilatation des vaisseaux est simplement passive et produite par l'arrêt de l'action de ces vaso-moteurs.

D'autres, au contraire, admettent deux espèces de vaso-moteurs, les *vaso-dilatateurs* et les *vaso-constricteurs;* de telle sorte que la congestion d'un organe au lieu de se faire par un mécanisme uniquement passif se ferait activement. Quoi qu'il en soit, le rôle des vaso-moteurs est de la plus haute importance physiologique et pathologique.

VÉGÉTAL, adj. et s. m. Nom des organismes qui tirent leur alimentation, qu'elle soit solide, liquide ou gazeuse, uniquement des substances minérales inorganiques. L'animal au contraire ne saurait vivre qu'aux dépens de matières organiques ayant vécu, et déjà en parties élaborées. Telle est la distinction fondamentale et générale qui se complète encore par d'autres moins absolues, telles que l'impossibilité du déplacement pour la plupart des végétaux, l'absence de sensibilité, la différence de respiration, etc.

VÉGÉTATIF, adj. On donne le nom d'*appareils de la vie végétative* ou *organique* chez les animaux à ceux qui leur sont communs avec les plantes (nutrition, respiration, circulation, reproduction), tandis que l'innervation, la locomotion sont des appareils de la vie animale.

VÉHICULE, s. m. (de *vehere*, porter). En pharmacie, on désigne ainsi les substances liquides qui servent d'*excipient* pour l'administration de médicaments plus actifs, et qui n'ont qu'une importance secondaire par elles-mêmes.

VEINE, s. f. (*vena*). Tube ou vaisseau sanguin par lequel le sang revient des extrémités vers le cœur. Le sang effectue ainsi dans les veines un trajet inverse de celui qu'il fait dans les artères. Sa composition et sa couleur ne sont pas non plus les mêmes, il est rouge noir et non oxygéné dans les veines, tandis qu'il est rouge vermeil dans les artères. Une seule exception existe à cet égard, c'est pour les veines pulmonaires qui charrient du sang rouge, de même que l'artère pulmonaire contient du sang noir.

Les veines commencent aux capillaires, qui les font communiquer avec les artères, et se terminent à l'oreillette droite du cœur (voy. CIRCULATION, SANG). Leur nombre est plus considérable que celui des artères, la plupart de ces dernières sont en effet accompagnées aux membres par deux veines satellites. Cependant, en se rapprochant du tronc, le système veineux tend à se simplifier : il n'y a plus qu'un seul tronc veineux correspondant à chaque grosse artère. La veine cave inférieure représente l'aorte descendante, et la veine cave supérieure la crosse aortique.

Après la mort, les veines sont pleines de sang, tandis que les artères revenues sur elles-mêmes sont vides. Pendant la vie, la

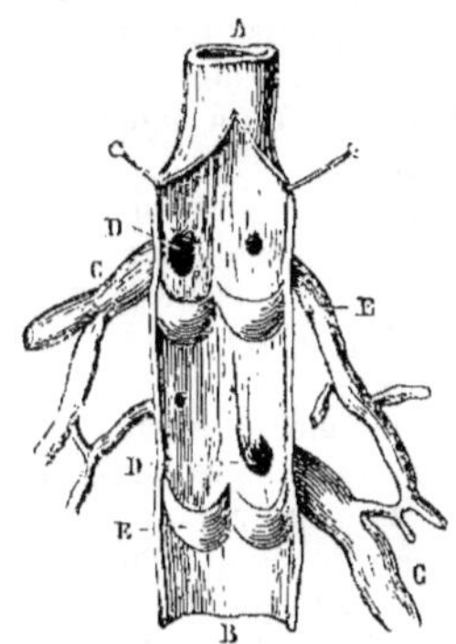

Fig. 557. — Coupe longitudinale d'une veine montrant ses valvules.

A, Extrémité coupée située du côté du cœur.
B, Extrémité périphérique.
(Le sang coule de B en A.)
C, C, Rameaux veineux s'embranchant sur le tronc principal.
D, D, Ouvertures des veinules dans le tronc de la veine.
E, E, Valvules de la veine situées au-dessous de l'ouverture des rameaux veineux, et empêchant le sang de refluer.

pression du sang dans les veines est bien moins forte que dans les artères ; après la *blessure d'une veine*, dans la SAIGNÉE par exemple, le sang s'échappe en jet continu, tandis qu'il le fait par saccade après une lésion artérielle.

On a divisé les veines en superficielles ou sous-cutanées, généralement flexueuses, et dont les dispositions sont très-variables suivant les individus, et en veines profondes ou sous-aponévrotiques plus rectilignes et qui accompagnent les artères. Ces deux systèmes sont destinés à se suppléer mutuellement ; leur capacité totale est environ le double de celle des artères.

Structure des veines. A l'intérieur des veines, on remarque des replis ou valvules semi-lunaires, de dimensions variables, susceptibles parfois d'oblitérer complètement le calibre du vaisseau en se redressant ; d'autres fois seulement rudimentaires. Ces valvules qui sont bien développées dans les veines des membres inférieurs, surtout dans celles qui sont superficielles et qui manquent pour les membres supérieurs, sont destinées à favoriser le cours du sang vers le cœur, en s'opposant à son retour, vers les extrémités. Elles sont simplement constituées par un repli de la tunique interne (fig. 557).

De même que les artères, les veines sont formées par trois tuniques superposées : 1° la *tunique externe*, composée de fibres de tissu *cellulaire* entre-croisées en tous sens, dont la direction générale est surtout longitudinale ; 2° la *tunique moyenne* unie intimement à la précédente, contractile, renfermant des *fibres musculaires* circulaires et des fibres cellulaires longitudinales ; 3° la *tunique interne*, semblable à celles des artères, *épithéliale* par sa face interne, et fibroïde par sa couche profonde qui est fort mince.

Les parois veineuses sont beaucoup plus vasculaires que celles des artères, ce qui explique la plus grande fréquence de l'inflammation des veines. C'est à cette vascularisation et à la flaccidité des parois veineuses qu'est due la facile cicatrisation des petites **plaies veineuses** qui n'intéressent qu'une partie du vaisseau. Après la saignée, par exemple, la plaie de la veine se réunit par première intention. On peut aussi, dans certains cas de plaie de veine volumineuse, pratiquer la ligature partielle et latérale de la veine, dont les parois s'accolent et se soudent sans qu'il y ait nécessairement au préalable formation de caillot.

Dilatation des veines. — Voy. VARICE.

Inflammation des veines. — Voy. PHLÉBITE, PHLEGMATIA ALBA DOLENS ou ŒDÈME blanc douloureux.

VÉNÉNEUX, adj. Qui contient du poison ou peut donner lieu à un EMPOISONNEMENT.

VÉNÉRIEN, adj. Qui a rapport à l'acte du coït, ou qui se transmet par les rapprochements sexuels. Les **maladies vénériennes** sont toutes celles qui se transmettent par le coït, ce sont : la *blennorrhagie*, le *chancre mou*, le *chancre induré* ou *syphilitique*. Ce terme est plus général que celui de SYPHILITIQUE avec lequel il ne faut pas le confondre.

VENIMEUX, adj. Qui contient du venin, ou qui en sécrète : animal venimeux, piqûre, morsure venimeuse (voy. PLAIES ENVENIMÉES).

VENIN, s. m. Nom donné à certaines humeurs sécrétées par divers animaux (vipères, serpents, scorpion, crapaud, etc.), qui, introduites sous la peau, déterminent chez l'homme et chez les animaux des accidents locaux ou généraux.

Le venin diffère du *poison* en ce qu'il n'a que peu ou pas d'action lorsqu'il est absorbé par la bouche et la voie gastro-intestinale. C'est ainsi qu'une morsure de vipère peut être impunément traitée par la succion de la plaie.

Il diffère du *virus*, en ce que l'action du venin est d'autant plus forte qu'il a pénétré en plus grande quantité dans l'organisme, tandis qu'un virus agit à peu près aussi énergiquement lorsqu'il est entré en petite quantité que s'il en a été absorbé beaucoup.

De plus, l'inoculation d'un venin ne rend pas par elle-même venimeux les liquides et les sécrétions de celui qui en a subi l'action, tandis que celle d'un virus communique le plus souvent à tout ou partie de l'organisme atteint des propriétés virulentes qui peuvent à leur tour être transmises à un autre individu.

Les principaux venins sont des *sécrétions normales* fournies par les serpents, la vipère, la salamandre, le scorpion, le crapaud.

Les virus peuvent se montrer *accidentellement* chez tous les animaux, prendre naissance dans les matières organisées en décomposition : pustule maligne ou charbon, vaccine, variole, rage.

VENT, s. m. Mouvement plus ou moins considérable de l'air atmosphérique. Dans quelques localités, certains vents, qui ont passé au-dessus des marais, de l'embouchure des fleuves, etc., peuvent donner naissance à des fièvres pernicieuses, intermittentes, à la fièvre jaune, etc.

On donne aussi vulgairement le nom de *vents* aux gaz intestinaux qui provoquent le ballonnement du ventre, des borborygmes, etc. Ils sont le résultat de digestions difficiles, souvent de la constipation. Il est bon de prendre quelques cuillerées de charbon de Belloc aux repas, le soir une cuillerée de magnésie anglaise et une infusion d'anis étoilé ou de camomille.

VENTILATION, s. f. Renouvellement de l'air contenu dans les habitations, les cales des navires et généralement tous les endroits clos. C'est une des plus importantes précautions hygiéniques. L'air introduit doit être pur, frais pendant l'été, chaud pendant l'hiver ; il faut veiller à l'évacuation de l'air vicié.

La ventilation ne doit pas dépasser un certain degré d'activité, afin de ne pas produire de courants d'air trop violents auxquels sont particulièrement sensibles les malades, les convalescents et les personnes astreintes à un séjour sédentaire dans un bureau.

Il y a deux systèmes principaux de ventilation, qui ont chacun leurs avantages et leurs inconvénients : 1° la ventilation par *aspiration*, c'est celle qui se produit naturellement le plus souvent, l'air chaud sortant par la cheminée et étant remplacé par l'air extérieur qui pénètre par les portes, les fenêtres et les jointures mal closes ; 2° la ventilation par pulsion, insufflation ou refoulement de l'air, qui exige l'emploi de machines ou de pompes spéciales et qui n'est applicable qu'aux grands établissements.

VENTOUSE, s. f. Cloche en verre destinée à être appliquée sur la peau, et dans laquelle on fait le vide par divers procédés, de façon à provoquer une violente aspiration au niveau de son application. Le moyen le plus habituellement employé pour faire le vide dans la ventouse consiste à exposer son intérieur pendant une seconde à l'action de la flamme d'une lampe à alcool, ou à y faire brûler un petit morceau de papier, de coton ou d'étoupe. On l'applique alors immédiatement sur la peau de façon que ses bords portent bien par tous leurs points. L'air, primitivement dilaté par la chaleur, ne tarde pas à se refroidir et à déterminer à l'intérieur de la ventouse un vide relatif que la peau tend à combler en montant à un niveau plus ou moins élevé suivant la laxité qu'elle possède à l'endroit de l'application, ou l'énergie de l'aspiration.

Comme ce procédé, tout primitif qu'il paraisse, exige une certaine habitude, on le remplace souvent par l'action aspiratrice d'une pièce en caoutchouc ou d'une petite pompe que l'on peut adapter à la partie supérieure de ventouses construites spécialement à cet effet et munies d'un robinet. Les ventouses ainsi appliquées sont appelées **ventouses sèches**, elles constituent un excellent moyen de traiter certaines affections (asphyxie, congestion pulmonaire, point de côté, etc.), et de produire sur la peau une révulsion qu'on peut souvent répéter.

Les **ventouses scarifiées** sont des saignées locales que l'on substitue souvent aux sangsues, et qui ont l'avantage d'une rapidité plus grande dans leur application. Elles consistent à faire plusieurs incisions superficielles à la peau avec un rasoir ou un SCARIFICATEUR, et à appliquer à l'endroit ainsi scarifié une ventouse ordinaire qui attire le sang et le fait sortir en dehors. On les emploie fréquemment dans la pneumonie, la pleurésie, le lumbago, la péritonite, etc.

VENTRE, s. m. — Voy. ABDOMEN.

VENTRICULE, s. m. (*venter*, ventre). Terme d'anatomie sous lequel on désigne les deux cavités du cœur (ventricule droit et ventricule gauche); certaines cavités du cerveau : le ventricule moyen, les deux ventricules latéraux, le quatrième ventricule ou du cervelet, enfin le cinquième ventricule ou de la cloison.

VENTRILOQUE, s. m. (de *venter*, ventre, et *loqui*, parler). Qui parle du ventre. Certaines personnes arrivent par l'exercice et par suite d'une prédisposition naturelle à pouvoir à volonté changer le mode d'émission de leur voix de façon à faire croire qu'elle vient de loin. On leur a donné le nom de ventriloques, parce qu'on croyait qu'elles parlaient du ventre.

VER, s. m. Nom donné à divers animaux qui ressemblent plus ou moins au ver de terre. Les vers qui vivent à l'intérieur du corps de l'homme sont les plus importants au point de vue médical (voy. ENTOZOAIRE). Parmi ceux-ci, les plus fréquents sont les vers intestinaux, si communs chez les enfants, surtout à la campagne, à cause de la malpropreté des eaux non filtrées, du voisinage des fumiers et des animaux domestiques, de l'alimentation avec des légumes et des fruits crus non lavés, etc. (voy. ASCARIDE LOMBRICOÏDE, OXYURE, TÆNIA).

VÉRATRINE, s. f. Alcoloïde extrait du vératrum album (ellébore blanc), du véra-

trum sabadilla (cévadille), des bulbes de colchique. Elle se présente sous la forme d'une poudre blanche, amorphe, fusible à 115 degrés, insoluble dans l'eau, soluble dans l'alcool et l'éther.

La poudre de vératrine et des substances qui en contiennent excite au plus haut degré la muqueuse nasale et agit comme *sternutatoire*.

C'est un poison violent qui agit sur le système musculaire et provoque : 1° une période d'excitation; 2° une période de contraction; 3° une période de résolution et d'inertie.

A la dose de 2 à 3 milligrammes, elle commence à devenir toxique, mais on peut en prendre 10 centigrammes par jour en plusieurs fois. Ses premiers effets sont des vomissements, une purgation énergique, ou seulement d'ardeur le long de l'œsophage, des coliques sèches ou diarrhéiques. Puis survient un ralentissement du pouls comme sous l'influence de la digitale, qui a fait employer l'ellébore pris en infusion pour simuler une affection du cœur dans le but d'être exempté du service militaire. Parfois il y a des convulsions, des défaillances, et si la dose est suffisante, la mort survient en douze heures par arrêt du cœur.

On a employé la vératrine et la poudre de vératrum album dans la pneumonie, et surtout contre le rhumatisme articulaire, en fractionnant les doses (teinture de vératrum viride, 15 à 20 gouttes dans une potion à prendre en trois ou quatre fois dans les vingt-quatre heures). On en fait aussi une pommade très-excitante (10 centigrammes à 1 gramme de vératrine pour 10 grammes d'axonge), employée comme révulsif derrière l'oreille dans les cas de surdité par affection de l'oreille moyenne, contre les douleurs névralgiques, etc.

VÉRATRUM, s. m. Plante de la famille des Mélanthacées dont on emploie en médecine plusieurs espèces. Le *veratrum album*, vératre ou véraire blanc ou ellébore blanc indigène, le *veratrum viride* de l'Amérique du Nord. On utilise aussi parfois le *veratrum nigrum* (vératre noir), le *veratrum sabadilla* ou cévadille des Antilles. Ces plantes agissent à la façon de la digitale, par suite de la *vératrine* qu'elles contiennent ou de la *jervine*, substance analogue, qui serait renfermée dans le *veratrum viride*.

VERGE, s. f. Synonyme de *Pénis*. Organe mâle, situé au-dessous de la symphyse pubienne, renfermant le canal de l'urèthre, et destiné à être introduit dans le vagin de la femme au moment du coït. La verge a l'aspect d'un cylindre irrégulier, terminé à sa partie antérieure par le *gland* qui recouvre l'extrémité des *corps caverneux*, organes érectiles. Ceux-ci forment la plus grande partie de l'organe, ils sont accolés comme deux canons de fusil, séparés par une bande fibreuse interrompue comme les dents d'un peigne, ce qui leur permet de communiquer entre eux.

A leur partie inférieure se trouve le canal de l'URÈTHRE. A leur extrémité postérieure, les corps caverneux vont s'insérer sur la branche ascendante de l'ischion et descendante du pubis. Pendant la copulation, les corps caverneux et le gland formés de tissus *érectiles* entrent en turgescence pour faciliter les rapprochements sexuels.

La peau de la verge est très-lâche, elle fait suite à celle de l'abdomen et du scrotum ; à son extrémité antérieure elle se termine par le *prépuce* et se continue avec la muqueuse au niveau du sillon du gland ou sillon balano-préputial.

VERMIFUGE, s. m. (de *vermis*, ver, et *fugare*, mettre en fuite). Médicaments destinés à provoquer l'expulsion des vers. Les principaux vermifuges sont : le semen-contra, la santonine, le calomel, l'essence de térébenthine, la mousse de Corse, l'écorce de racine de grenadier, la fougère mâle, les purgatifs drastiques, etc. On les administre en poudre, pilules, pastilles, ou en lavements. Chacun d'eux convient plus particulièrement à certaines espèces de vers, et est inefficace contre les autres (voy. ASCARIDE, OXYURE, TÆNIA, etc.).

VERMILLON, s. m. Sulfure rouge de mercure (cinabre), obtenu par certains procédés qui lui donnent un éclat particulier, et un grand degré de finesse.

VERMINEUX, adj. Qui a rapport aux vers ou qui est provoqué par les vers : colique, fièvre vermineuse.

VÉROLE, s. f. Nom vulgaire de la SYPHILIS.

Petite vérole. — Voy. VARIOLE.

Petite vérole volante. — Voy. VARICELLE.

VERRUE, s. f. Saillie cutanée, produite par des *papilles* de la peau hypertrophiées et recouvertes d'une couche parfois épaisse d'épithélium. Ces papilles envoient souvent dans l'épaisseur du derme des prolongements qui semblent leur constituer des racines.

Les verrues apparaissent sans cause connue, parfois en plusieurs points à la fois. Elles peuvent disparaître spontanément, mais lorsqu'elles deviennent gênantes ou difformes, il faut les traiter par la cautérisation ou l'excision. On peut les cautériser au nitrate d'argent tous les deux ou trois jours, ou les toucher chaque jour avec une goutte de perchlorure de fer en solution concentrée.

VERSION, s. f. (de *vertere*, tourner). Nom donné à deux opérations fort distinctes, mais qui toutes deux ont pour but de faciliter ou plutôt d'effectuer un *accouchement* difficile, en ramenant au détroit

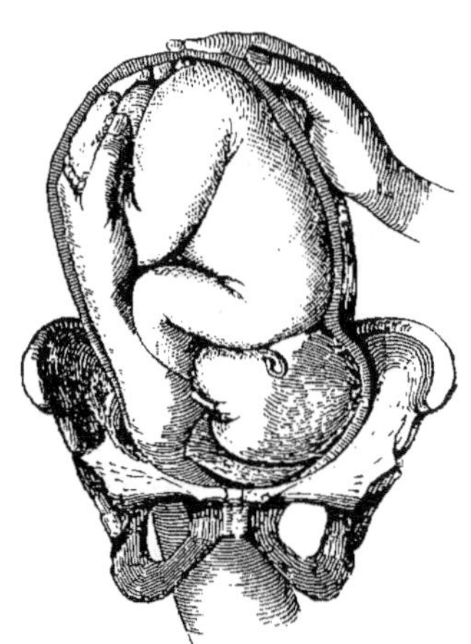

FIG. 558. — Version.
Introduction de la main. Recherche des pieds.

supérieur l'une ou l'autre extrémité du fœtus (la tête ou les pieds). Pour pratiquer la version, on ne se sert d'aucun instrument, c'est la main du chirurgien qui seule intervient.

On distingue : 1° La *version céphalique*, qui se propose de ramener la tête du fœtus au détroit supérieur ; 2° la *version pelvienne* ou *podalique* ou *version proprement dite*, dans laquelle on fait sortir en premier lieu le siége ou les extrémités inférieures de l'enfant.

La **version céphalique** qui seule se pratiquait dans l'antiquité, est une imitation de ce que fait quelquefois la nature dans la présentation de l'épaule. Elle s'exécute par manœuvres externes sur le ventre, l'accoucheur cherchant à transformer la présentation vicieuse en présentation de la tête.

Elle n'est possible que lorsque la poche des eaux n'est pas encore rompue, et que le liquide amniotique est abondant. Du

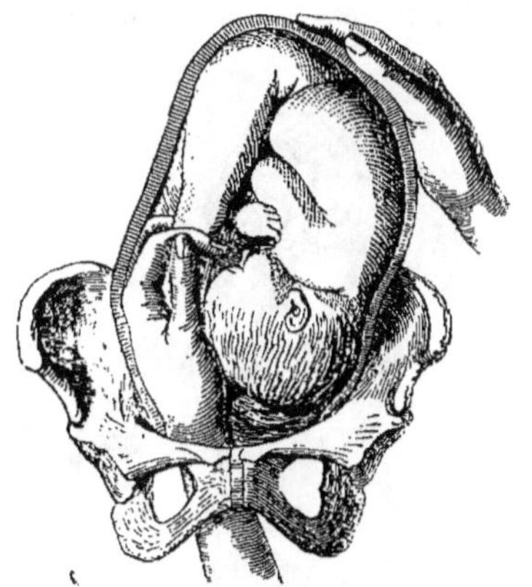

Fig. 559. — Manière de tirer les pieds de façon à faire pelotonner l'enfant sur son plan antérieur.

reste, non-seulement elle est absolument inoffensive, mais elle est encore certainement appelée à rendre parfois de grands services lorsqu'une présentation vicieuse est diagnostiquée à temps. Trop abandonnée pour la suivante, elle semble reprendre actuellement une faveur bien méritée.

La **version podalique** ou vraie version est celle que l'on exécute de beaucoup le plus souvent. La poche des eaux étant rompue, lorsque le chirurgien reconnaît une présentation de l'épaule, par exemple, il ne doit pas hésiter à la pratiquer immédiatement.

Elle consiste à introduire complétement une main dans l'utérus de la femme, et à aller saisir les pieds de l'enfant pour les amener au dehors, de façon à l'extraire par l'extrémité inférieure (fig. 558 et 559).

Elle n'est pratiquable que : 1° s'il n'y a pas trop de disproportion entre le volume du fœtus et le bassin de la mère. Cependant, dans le bassin *oblique ovalaire*, si la tête se présente de telle sorte que l'occiput

soit tourné du côté étroit du bassin de la mère, c'est une indication de faire la version.

2° Il faut que l'orifice de l'utérus soit dilaté ou dilatable pour que la main puisse y être introduite.

3° Il ne faut pas que la tête soit trop engagée dans l'excavation ; du moment qu'on ne peut la repousser, il est impossible d'aller avec la main à la recherche des

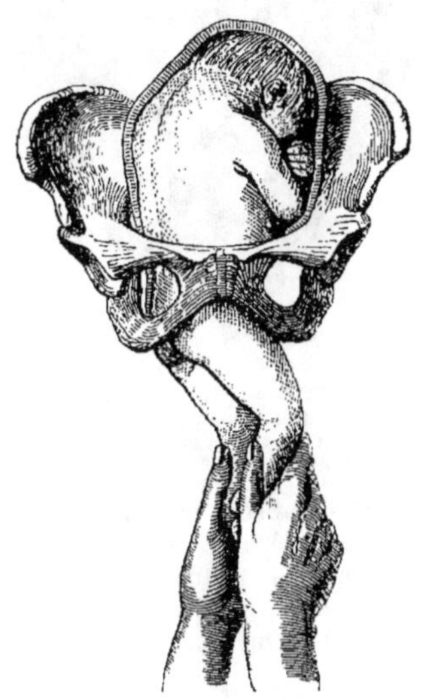

Fig. 560. — Dégagement du siége.
Les membres inférieurs étant hors de la vulve doivent être enveloppés d'un linge fin non représenté sur cette figure.

pieds du fœtus, et par conséquent de faire l'opération. C'est au *forceps* qu'il faut alors avoir recours.

On pratique la version dans les cas de présentations vicieuses, et surtout dans celles des épaules ou de la face.

La femme étant placée en travers de son lit, les jambes écartées et soutenues par des aides, comme pour une application de forceps, le rectum étant vidé par un lavement et la vessie au moyen d'une sonde, le chirurgien s'assure une dernière fois de la situation de l'enfant.

L'opération comprend trois temps : 1° *Introduction de la main*. On la graisse au préalable sur sa partie dorsale, ainsi que le poignet, tandis que l'autre main est appliquée sur l'abdomen, vers le fond de l'utérus pour soutenir cet organe, et empêcher le fœtus de remonter.

En règle générale, on se servira de la main qu'il semblera la plus commode d'employer, eu égard à la position. Si l'occiput

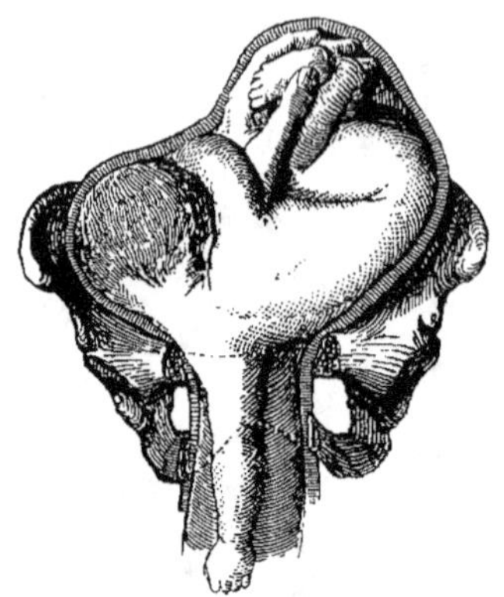

FIG. 561. — Version dans la deuxième position de l'épaule gauche.
Introduction de la main et saisie des pieds.

est à gauche, ce sera la main gauche, et inversement. Si l'épaule droite se présente, la main droite doit être introduite ; pour l'épaule gauche, c'est la main gauche. On transgresse souvent ces règles afin de se

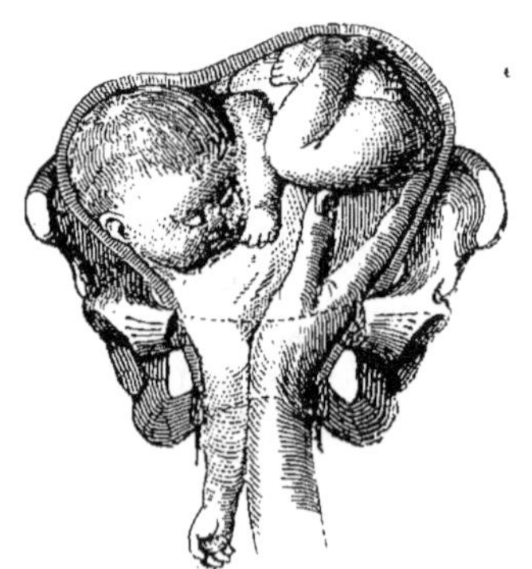

FIG. 562. — Version dans la deuxième position de l'épaule droite. Saisie des pieds.

servir de la main la plus commode et la plus exercée.

On pousse la main avec douceur mais fermeté jusqu'au fond de l'utérus, en choisissant pour ces mouvements l'intervalle

compris entre deux douleurs. Arrivé là, les doigts cherchent les pieds ou les genoux du fœtus, et essayent de les amener au dehors.

Si les membranes ne sont pas rompues, la manœuvre sera facilitée par la présence de l'eau dans l'utérus, le chirurgien commencera par les rompre, mais poussera immédiatement et hardiment sa main dans l'intérieur de la matrice, afin d'éviter un trop grand écoulement du liquide amniotique. Il tâchera de saisir les deux pieds,

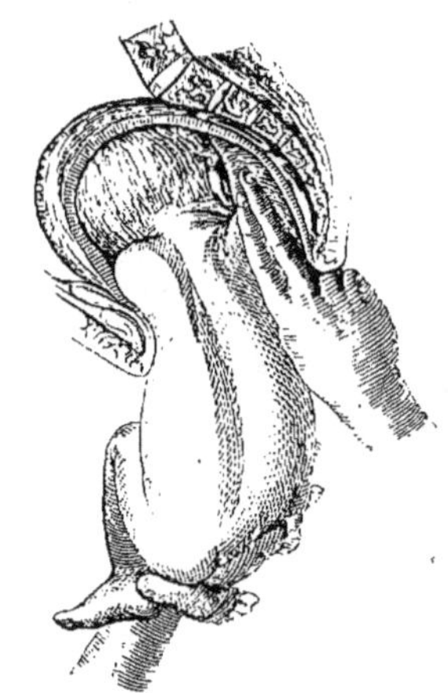

FIG. 563. — Dégagement du bras relevé sur les côtés de la tête.

mais s'il ne peut y arriver, il se contentera de n'en ramener qu'un seul, ou même un genou, le second pouvant sortir replié le long du corps.

2° **Évolution forcée du fœtus.** En tirant sur la partie saisie, on oblige l'enfant à faire une sorte de culbute et à se pelotonner sur son plan antérieur. Tandis que ses extrémités inférieures descendent, sa tête remonte. Si l'on n'a saisi qu'un seul pied ou un seul genou, l'autre se dégagera en se tenant relevé le long du corps, il ne faut jamais chercher à l'étendre (fig. 559).

3° **Extraction du fœtus.** Dès que la partie saisie est hors de la vulve, on l'enveloppe d'un linge fin et sec afin d'avoir plus de prise. On saisit l'enfant à pleines mains, et on tire suivant l'axe du détroit supérieur ; d'abord très par en bas, tant que le siége n'a pas dépassé la vulve. Lorsque ce moment est arrivé, on est sobre de traction afin de ne pas défléchir la tête, et l'on ne fait qu'aider un peu les efforts de la nature, tout en engageant la femme à pousser.

A mesure qu'il descend, le dos de l'enfant doit se trouver en rapport avec une des cavités cotyloïdes; il est souvent nécessaire de lui faire exécuter un léger mouvement de rotation. Lorsque les bras sont relevés sur les côtés de la tête, il faut les ramener

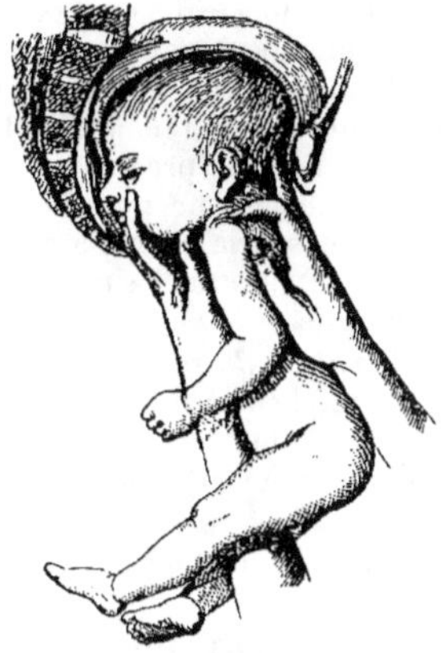

Fig. 564. — Moyen de faciliter le dégagement de la tête lorsque l'occiput est en avant.

La main gauche du chirurgien, placée dans la bouche de l'enfant, abaisse la mâchoire inférieure, tandis que les doigts de sa main droite repoussent l'occiput en cherchant à l'élever au-dessus du détroit supérieur. On obtient ainsi la flexion de la tête nécessaire à son dégagement.

en bas en commençant par le bras postérieur.

Dans les cas les plus ordinaires et les plus favorables, l'occiput est tourné en avant, et l'on fait dégager successivement, au périnée, le menton, la face, le front, le bregma. Il faut alors conseiller à la femme de pousser fortement. Mais si ce dégagement ne se fait pas bien, on cherche à fléchir la tête en insinuant deux doigts d'une main dans la bouche de l'enfant, tandis que l'autre main agit sur l'occiput de façon à fléchir la tête. Il ne reste plus, lorsque la tête s'est complétement fléchie, qu'à renverser l'enfant, le dos sur le ventre de la mère.

Dans le cas moins favorable où l'occiput est resté en arrière, si la tête est fortement fléchie, le fœtus se dégagera grâce à la

manœuvre du menton, en se renversant *dos* sur *dos*, le front venant le premier à la vulve. Si, au contraire, la tête est défléchie, et si le menton s'arc-boute au-dessus du pubis, on cherchera à faire dégager l'occiput le premier en faisant décrire au corps de l'enfant un grand mouvement qui renverse le ventre de l'enfant sur celui de la mère (ventre sur ventre). On pourra aussi, malgré les difficultés qu'elle présente, tenter une application de forceps pour aider au dégagement de la tête.

VERT, adj. et s. m. Une des sept couleurs du spectre.

Le **vert-de-gris** *vulgaire* est un hydrocarbonate de cuivre résultant de l'action de l'air humide sur ce métal. Le *vert-de-gris du commerce* est un sous-acétate de cuivre.

Le **vert de vessie** est une couleur végétale extraite du nerprun purgatif (*rhamnus catharticus*).

Le **vert de Scheele** et celui de **Schweinfurt** sont des arsénites de cuivre fort employés dans la teinture des étoffes, et qui ont maintes fois occasionné des empoisonnements, des maladies cutanées ou des accidents dus à la fois au cuivre et surtout à l'arsenic qu'ils renferment. Les papiers de tenture et les rideaux colorés avec ces substances présentent des inconvénients très-réels.

VERTÉBRAL, adj. Qui a rapport aux vertèbres.

Artère vertébrale. Branche de l'artère sous-clavière. Il y en a une de chaque côté, logées dans une sorte de canal formé par les apophyses transverses cervicales, et se rejoignant dans le crâne pour former l'artère basilaire.

Mal vertébral de Pott. — Voy. MAL DE POTT.

VERTÈBRE, s. f. Nom des os qui forment la colonne vertébrale (fig. 171). Elle est constituée par vingt-six os réunis par des ligaments; on la divise en trois régions : *cervicale* (sept vertèbres), *dorsale* (douze vertèbres), *lombaire* (cinq vertèbres); en plus le *sacrum*, formé par la soudure de cinq fausses vertèbres, et le *coccyx*, par celle de quatre.

Chaque vertèbre présente à considérer : 1° Sur la ligne médiane : un *corps* qui en forme la partie la plus volumineuse; un *trou* qui contribue à former le canal rachidien ; une *apophyse épineuse* qui se dessine sous la peau. 2° De chaque côté, on distingue : un *pédicule* qui réunit le corps aux autres parties ; deux *échancrures* de chaque côté, qui, en se réunissant avec celles d'en bas et d'au-dessus, forment les trous de conjugaison ; une *apophyse transverse* ou prolongement latéral ; deux *apophyses articulaires*, une supérieure et une inférieure, pour s'articuler avec les apophyses correspondantes des vertèbres supérieures et des inférieures ; une *lame vertébrale* qui forme la paroi postérieure du canal rachidien.

Dans chacune des régions, les vertèbres présentent des caractères spéciaux, et certaines d'entre elles ont une conformation particulière, en rapport avec le rôle qu'elles jouent (*atlas, axis*, etc.).

VERTEX, s. m. Sommet de la tête.

VERTIGE, s. m. de *vertere*, tourner). Étourdissement qui va quelquefois jusqu'à la perte de connaissance, s'accompagne d'un malaise spécial, et dans lequel il semble que les objets tournent autour de soi.

Le vertige est un symptôme fréquent qui appartient à un grand nombre de maladies. Il est dû, non à un trouble de la vision, mais à une altération momentanée des fonctions de l'encéphale. Cependant, il faut remarquer que certains troubles de la vision (la diplopie, par suite de paralysie d'un muscle de l'œil ou de toute autre cause occasionnelle, l'asthénopie accommodative ou rétinienne, etc.) peuvent en être réellement le point de départ, comme le sont les affections de l'estomac, de l'oreille, etc.

La perte de connaissance est rarement complète ; le plus souvent, surtout s'il s'agit d'une des variétés des plus communes, le **vertige stomacal** (*vertigo a stomacho læso*), le malade se rend parfaitement compte de ce qui se passe, mais ne peut s'y opposer ; il finit souvent par tomber, tout en ayant conscience de son état.

Le vertige se déclare brusquement par un nuage qui passe dans les yeux, ou le plus souvent dans un seul œil, y détermine un SCOTOME plus ou moins intense accompagné d'apparitions lumineuses ou de mouches volantes. Il y a un sentiment de prostration, d'envie de vomir, parfois des bourdonnements d'oreille, des bruits de scie et des battements de cœur.

Nous ne pouvons qu'énumérer les affec-tions nombreuses et de gravités fort diverses qui peuvent donner lieu à des vertiges :

1° Les *lésions de l'encéphale* ou des *autres organes*, parmi lesquelles nous citerons les tumeurs cérébrales, l'hémorrhagie cérébrale, les *affections du cervelet*. Souvent les vertiges précèdent le *ramollissement cérébral* et sont dus à l'oblitération des petites artères, surtout chez les gens âgés.

On le rencontre aussi dans les *dyspepsies* (vertige stomacal, qui est la forme la plus commune), parfois sans qu'il y ait, pour ainsi dire, de troubles dans l'estomac. Les vers intestinaux, l'inanition, l'indigestion, peuvent aussi le produire. Il en est de même de certaines affections des yeux, et d'une maladie spéciale de l'oreille (maladie de Ménière), qui peut simuler une attaque d'apoplexie.

2° L'*altération du sang*. Chlorose, anémie, pléthore, hémorrhagies graves, congestion cérébrale, intoxication par le *tabac* (abus de fumer), l'alcool, la *belladone*.

3° Les *névroses*, épilepsie, hystérie, aliénation mentale.

4° *Vertige nerveux* ou *nautique*, provoqué par le mouvement d'une balançoire, la sensation spéciale que l'on éprouve en étant sur un lieu élevé, le *mal de mer*, etc.

Le traitement est absolument subordonné à l'affection primitive dont il n'est que le symptôme. Le plus souvent, ce sera le traitement des dyspepsies ou de l'anémie.

VÉSANIE, s. f. Nom donné par Pinel aux diverses formes de l'aliénation mentale (voy. FOLIE).

VÉSICAL, adj. Qui a rapport à la vessie.

Calcul vésical. — Voy. PIERRE.

Catarrhe vésical. — Voy. CYSTITE.

Fistule vésicale. Communication anormale de la vessie avec l'extérieur ou un des organes voisins : *vagin, rectum, utérus*. Les fistules vésicales sont caractérisées par l'*écoulement incessant* de l'urine par le trajet fistuleux, ce qui les différencie des fistules *uréthrales*, par lesquelles l'urine ne sort que *pendant la miction*.

Les fistules vésico-rectales ou vésico-intestinales, très-rares, ne se montrent guère que chez l'enfant nouveau-né, comme vice de conformation, et chez l'homme, à la suite d'un traumatisme, d'une opération (taille) ou d'une ulcération cancéreuse. L'urine sort par le rectum d'une façon continue et détermine une vive irritation de l'intestin ou *proctite*. Les matières fécales, les gaz intestinaux, pénètrent aussi dans la vessie, sortent avec l'urine et sont la cause de *cystites*. Dans certains cas, on a pu tenter la guérison de cette infirmité par la colotomie ou une opération d'avivement analogue à celle que l'on pratique pour les fistules vésico-vaginales.

Fistule vésico-vaginale. Ce sont les plus fréquentes des fistules vésicales; elles surviennent le plus souvent après un accouchement laborieux et par suite de la mortification de la paroi *vésico-vaginale*, déterminée par la pression longtemps continuée de la tête de l'enfant. Elles peuvent aussi se produire par les progrès d'un cancer de l'utérus, la pression d'un pessaire restant des années dans le vagin, les plaies de cet organe, etc.

L'urine sort presque constamment par le vagin, la femme est continuellement mouillée, les linges prennent l'odeur urineuse, le besoin d'uriner ne se fait presque plus sentir.

L'exploration directe du vagin au moyen du spéculum ne montre pas toujours immédiatement le siége de la fistule. Elle consiste le plus souvent en une fente allongée ou arrondie, qui n'a quelquefois qu'un millimètre de diamètre et se cache entre les plis de la muqueuse; d'autres fois elle a un ou plusieurs centimètres de diamètre et s'aperçoit facilement. Son siége est naturellement toujours à la paroi antérieure du vagin, mais plus ou moins haut, parfois même au col de la matrice.

Lorsque la fistule siége dans l'utérus lui-même, on a affaire à une fistule **vésico-utérine**: l'urine sort par le col de la matrice, ce dont on peut s'assurer par l'examen au spéculum, surtout si l'on a injecté au préalable un liquide coloré dans la vessie.

La guérison spontanée est très-rare, sauf pour les toutes petites fistules. L'infirmité est extrêmement désagréable, répugnante et incommode; la vulve et les cuisses sont le siége d'un eczéma très-douloureux. Aussi les malades réclament-elles le *traitement* curatif.

S'il ne s'agit que d'un pertuis très-étroit, on arrive à sa guérison en le cautérisant au moyen du galvano-cautère et en faisant rester la femme sur le ventre ou sur le côté, de façon à empêcher le passage de l'urine par le trajet fistuleux. Si la fistule est plus considérable, on en avive les bords dans une étendue d'un centimètre et on les réunit par des fils d'argent qui ne doivent pas passer dans la vessie.

Contre les fistules *vésico-utérines* qui sont inaccessibles, on a pratiqué l'*occlusion du col de l'utérus*, ce qui rend la femme inféconde et force le sang des règles à passer par la vessie et l'urèthre.

Si les fistules *vésicales*, quelles qu'elles soient, sont causées par un cancer ulcéré, elles constituent une complication contre laquelle il n'y a que des palliatifs à apporter.

VÉSICATOIRE, s. m. Topique irritant, généralement à base de cantharides, que l'on applique sur la peau dans le but d'y produire une révulsion ou une dérivation. Cette irritation de la peau soulève l'épiderme, au-dessous duquel s'accumule une certaine quantité de sérosité, en formant une bulle plus ou moins grosse. On distingue : le vésicatoire volant ou temporaire et le vésicatoire entretenu ou permanent.

Pour l'un comme pour l'autre, on fait habituellement usage d'un emplâtre formé par un mélange de poudre de cantharides, de résine et de cire, étendu sur un morceau de toile. Cet emplâtre vésicant, découpé en morceaux de grandeur convenable, est appliqué sur la peau, à l'endroit où l'on veut produire la vésication. Il y est maintenu solidement, de façon à ne pas se déplacer. Au bout de huit à dix heures, on l'enlève et l'on trouve l'épiderme soulevé et la bulle formée.

Si l'on veut un *vésicatoire volant* ou *temporaire*, il ne faut pas enlever l'épiderme; on se contente de percer la bulle en plusieurs points, au moyen de quelques coups de ciseaux, et de faire écouler la sérosité. On panse ensuite, en appliquant à la place du vésicatoire un morceau de papier brouillard enduit de cérat ou simplement une feuille d'ouate. Le papier cératé doit être changé deux fois par jour, et le vésicatoire est sec au bout de trois ou quatre jours. L'ouate ne doit être renouvelée que si elle est complétement mouillée; elle se détache au bout de quelques jours, lorsque l'épiderme s'est reproduit.

Si l'on veut un *vésicatoire permanent,* on enlève l'épiderme de la bulle et l'on panse chaque jour avec une feuille de papier ou une toile enduite d'une pommade excitante, épispastique, au garou ou aux cantharides. Lorsqu'on veut faire sécher un vésicatoire permanent, on se contente de le panser simplement avec du cérat et de ne plus mettre d'onguent excitant.

On emploie très-souvent les vésicatoires volants pour obtenir les résorptions des épanchements pleurétiques, la guérison des hydarthroses, combattre les douleurs névralgiques, faire avorter les abcès, etc.

Nous n'employons presque plus, avec raison, les vésicatoires permanents, qui sont de véritables ulcères suppurants. On les appliquait le plus souvent au bras (dont ils déterminaient à la longue l'atrophie) ou à la poitrine. Sans compter d'autres inconvénients, ils laissaient à leur suite des cicatrices indélébiles. Il vaut mieux réitérer l'application de vésicatoires volants, dont on varie l'emplacement.

Les vésicatoires à base de cantharides ont tous l'inconvénient d'être douloureux, surtout chez les enfants. Ils causent aussi, lorsqu'on les laisse trop longtemps, une absorption cantharidienne dont l'effet se porte sur la vessie, détermine une cystite et même une néphrite parfois dangereuse. Il est rare qu'après l'application d'un vésicatoire un peu étendu on n'ait pas au moins un peu de *ténesme vésical* ou de rétention d'urine. Aussi, dans notre pratique, nous conseillons de ne laisser les vésicatoires appliqués que pendant un nombre d'heures beaucoup moindre que celui qu'indiquent la plupart des auteurs, quatre heures chez les enfants, six chez les adultes. Au bout de ce temps, si la peau est suffisamment rouge et si l'épiderme commence déjà à se soulever, nous remplaçons le vésicatoire par un simple cataplasme, qui reste aussi appliqué pendant quatre heures environ et qui continue l'action du vésicatoire sans donner lieu à l'absorption cantharidienne.

A la suite du vésicatoire, il vient souvent quelques furoncles. Parfois, ils sont le point de départ d'érysipèle ou de lymphangite. Jamais il ne faut en mettre si l'on a à craindre la contagion de la *diphthérie,* et à plus forte raison chez les enfants atteints d'angine diphthéritique ou de *croup :* leur surface se recouvre alors de couenne diphthérique, et il en résulte une nouvelle aggravation de la maladie.

On peut remplacer l'emplâtre cantharidien par l'eau chaude, qui produit une brûlure au second degré, ou le marteau de Mayer, qui consiste en un marteau de fer trempé dans l'eau bouillante et qu'on applique pendant quelques minutes sur la peau. Ces moyens sont surtout utiles en cas de syncope ou lorsqu'il faut une action instantanée.

Lorsqu'on veut appliquer de petits vésicatoires destinés, par exemple, à faire pénétrer des médicaments par la voie *endermique,* on se sert d'ammoniaque à 22 ou mieux 25 degrés. Une rondelle de drap trempé dans cette dernière ou un dé qui en est rempli peuvent être appliqués à l'endroit de la peau qui a été choisi. Au bout de cinq à dix minutes, l'épiderme est soulevé. et l'on peut mettre le derme à nu et lui faire absorber la morphine, l'atropine, la quinine ou toute autre substance. C'est surtout contre les névralgies que ce moyen est applicable et donne de bons résultats. L'ammoniaque en nature peut être remplacée par la *pommade de Gondret.*

VÉSICO-RECTAL, VÉSICO-UTÉRIN, VÉSICO-VAGINAL, adj. Qui appartient à la vessie et au rectum, à la vessie et à l'utérus, à la vessie et au vagin :

Cloison **vésico-rectale** (elle n'existe que chez l'homme), entre la vessie et le rectum.

Cloison **vésico-vaginale, vésico-utérine** (chez la femme).

Fistules vésico-rectale, utérine, vaginale. — Voy. VÉSICAL.

VÉSICULE, s. f. Nom donné en anatomie à plusieurs organes en forme de petites poches ou vessies : *Vésicule* BILIAIRE; *vésicules séminales,* situées à la partie postérieure de la vessie et destinées à contenir le sperme avant son éjaculation. En embryologie : *Vésicule* ALLANTOÏDE *de Graaf,* etc.

En pathologie, on appelle vésicule une petite élevure de la peau, de forme conique, qui se remplit d'une goutte de sérosité limpide (comme dans l'HERPÈS) ou parfois purulente.

VESSIE, s. f. (de *vesica*). Réservoir de l'urine qui reçoit continuellement ce liquide par les *uretères* et l'emmagasine pour l'expulser par l'urèthre à des intervalles variables. Lorsqu'elle est vide, elle est ratatinée et se cache derrière l'os pubis ; lorsqu'elle est dilatée par l'urine, elle dépasse la symphyse pubienne et peut monter à la moitié de la distance qui sépare cette dernière de l'ombilic. Dans les cas de surdistension par suite de rétention absolue, elle peut presque atteindre l'ombilic. À l'état normal, la vess'e peut contenir 5 à 600 grammes de liquid.. Le péritoine lui forme une enveloppe incomplète en **avant**, de telle sorte qu'on peut en faire la ponction au-dessus de la symphyse sans léser la séreuse. En arrière, cette dernière envoie un prolongement qui sépare la vessie de l'utérus chez la femme et de la portion supérieure du rectum chez l'homme. Sa partie inférieure répond en arrière au rectum, et sur les côtés aux vésicules séminales chez l'homme, tandis que chez la femme elle est en rapport avec le cul-de-sac utéro-vaginal et le vagin.

Elle est fixée dans sa position par les replis du péritoine, les ligaments antérieurs, pubo-prostatiques chez l'homme et pubo-vésicaux chez la femme, qui la retiennent à la symphyse pubienne ; les ligaments supérieurs ou suspenseurs de la vessie, au nombre de trois (ouraque et deux ligaments latéraux), qui se rendent à l'ombilic.

La partie interne de la vessie est constituée par la muqueuse vésicale, pâle, lisse, qui dans certains cas est soulevée par des colonnes charnues musculaires, surtout chez les vieillards. Elle présente trois orifices, les deux supérieurs formés par les *uretères*, l'inférieur par le col de la vessie ou orifice de l'urèthre. Ces trois orifices forment le triangle ou trigone vésical. Cette muqueuse est imperméable à l'état ordinaire ou normal ; mais lorsqu'elle est altérée par un catarrhe, elle peut absorber les substances, médicamenteuses ou non, qui se trouvent en contact avec elle.

La vessie est constituée : 1° par une tunique *musculaire* (enveloppée en partie par la séreuse péritonéale) et formée de trois couches : fibres longitudinales ou superficielles qui convergent vers le sphincter uréthral, transversales ou moyennes, réticulées ou internes ; 2° une *muqueuse* très-mince, revêtue d'un épithélium pavimenteux stratifié, présentant de grandes variations dans la forme de ses cellules.

Les *artères* de la vessie viennent de l'hypogastrique. Les *veines* se réunissent à sa partie inférieure pour former un plexus important qui se jette dans les veines hypogastriques et communique avec celles de l'utérus et du rectum.

Les *nerfs* viennent du plexus hypogastrique et des nerfs sacrés ; ils ont une origine mixte, sympathique et spinale. La vessie est peu sensible, sauf au voisinage de l'urèthre.

Les vices de conformation congénitaux de la vessie consistent en FISTULES VÉSICALES, en **exstrophie de la vessie** due à un arrêt

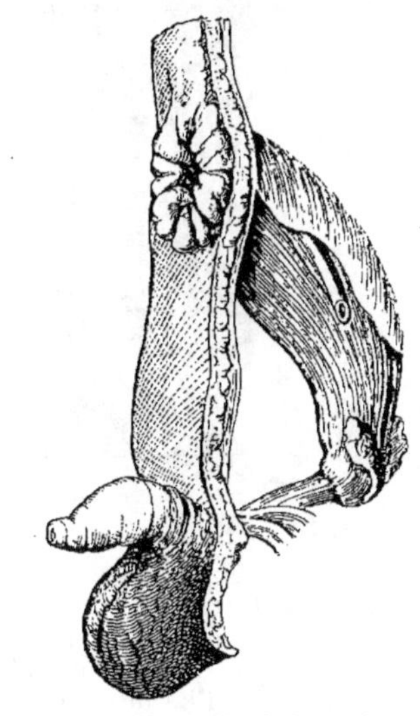

FIG. 565. — Exstrophie de la vessie qui vient s'ouvrir au nombril. La muqueuse vésicale y forme un bourrelet charnu qui donne lieu par sa partie centrale à un écoulement constant d'urine.

de développement de la paroi abdominale, qui fait que la vessie s'ouvre à l'ombilic (fig. 565). Cette anomalie se complique souvent d'une malformation analogue de l'urèthre (*épispadias*).

Le **cancer de la vessie** est tantôt secondaire et consécutif à celui d'autres organes (utérus, rectum), tantôt primitif, et siège alors d'ordinaire dans le bas-fond de l'organe. Lorsqu'il est ulcéré, il donne lieu à des *hématuries*, et à une odeur infecte de l'urine caractéristique de l'affection. Son traitement est purement palliatif (voy. CANCER).

Les **fongus et polypes de la vessie**

donnent aussi lieu à des hématuries, mais sans odeur infecte. Ils peuvent être parfois reconnus par l'exploration au moyen d'une sonde ou de l'endoscope, ainsi qu'on le fait pour la pierre. On peut tenter d'extirper les polypes ou se borner au traitement palliatif, consistant en injections astringentes au nitrate d'argent (au 1/500).

Hernie de la vessie, ou *cystocèle*. Elle peut être inguinale et accompagner la hernie inguinale de l'intestin, périnéale ou *vaginale*. Cette dernière variété de cys-

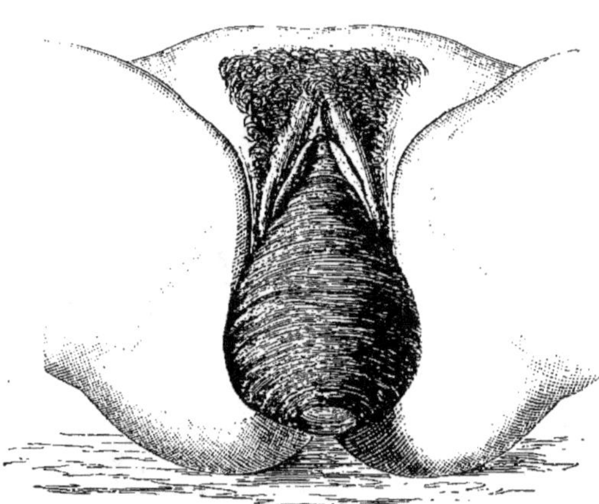

Fig. 566. — Hernie complète de la vessie, ou *cystocèle* vaginale.

tocèle est la plus fréquente. Son degré varie entre un léger abaissement de la paroi vésico-vaginale et la sortie complète de l'organe (fig. 566). Elle forme une tumeur molle, fluctuante, réductible, à la partie supérieure du vagin.

Fréquente à des degrés divers chez les femmes qui ont eu des enfants, elle donne lieu à des envies d'uriner augmentant pendant la marche et la fatigue.

On fera porter une ceinture abdominale, au besoin un pessaire à air, pratiquer des injections astringentes dans le vagin. On a aussi tenté les opérations autoplastiques, mais les moyens palliatifs sont le plus souvent suffisants.

Hypertrophie de la vessie. Elle est fréquente chez les personnes atteintes d'un catarrhe chronique (*cystite*), de la pierre, de rétrécissements qui exigent de grands efforts d'expulsion d'urine. Les fibres charnues de la vessie deviennent saillantes, et produisent ce que l'on a appelé une vessie à colonnes.

Fistule de la vessie. — Voy. VÉSICAL.

Paralysie de la vessie. Si la paralysie porte sur les fibres du *col vésical*, il y a incontinence d'URINE. Si au contraire ce sont seulement les fibres du corps de la vessie qui sont atteints, il y a RÉTENTION D'URINE : le malade n'urine que par regorgement. Les paralysies peuvent être dues (c'est le cas le plus fréquent) à une affection de la moelle épinière, sclérose, myélite, ou à une maladie des muscles eux-mêmes. En même temps, il y a souvent hypertrophie et catarrhe vésical.

Suivant les cas, le traitement consiste à faire le cathétérisme, laisser une sonde à demeure, employer l'électricité, etc.

Les **plaies de la vessie** donnent lieu à des douleurs vives, du ténesme vésical et anal, parfois à une péritonite ou à des infiltrations urineuses. Plus tard, elles peuvent être suivies de fistules urinaires VÉSICALES.

Le traitement, variable suivant les cas, consiste à arrêter l'hémorrhagie par l'eau glacée, veiller au cours normal des urines, en faciliter au besoin le passage par la plaie pour éviter l'infiltration, extraire les corps étrangers s'il y a lieu.

Lorsqu'il y a **rupture de la vessie**, soit sous l'influence d'un traumatisme, soit par suite de la surdistension de l'organe, de l'accouchement, etc., le malade éprouve une douleur vive, des envies d'uriner impossibles à satisfaire, une altération profonde des traits, la sécheresse de la langue, un état de stupeur, de collapsus, des hoquets et des vomissements ; plus tard se déclarent des signes de péritonite ou d'infiltration urineuse avec frissons intenses.

La première indication consiste à faire écouler l'urine au moyen d'une sonde, ou de ponctionner la poche accidentelle qui s'est formée en avant ou en arrière, et que le chirurgien peut parfois reconnaître par le toucher. On cherchera à s'opposer aux symptômes inflammatoires qui menacent, par des applications de sangsues, l'administration du sulfate de quinine et la diète.

VESTIBULE, s. m. — Voy. LABYRINTHE (E, fig. 311).

VIABLE, adj. La loi ne considère comme viable que l'enfant né le cent-quatre-vingtième jour au moins après la conception. Pour qu'en fait, et légalement, un enfant soit *réputé viable*, c'est-à-dire apte à succéder, posséder, etc., il faut non-seulement qu'il ait respiré, mais qu'il vienne au monde sans présenter de maladie ou de monstruosité absolument incompatible avec l'existence de la vie, comme cela a lieu pour les *acéphales* par exemple.

VIANDE, s. f. Nom donné vulgairement à la chair des animaux, et en particulier à la partie rouge formée par le tissu musculaire. C'est un aliment azoté qui forme une partie extrêmement importante de l'alimentation de l'homme, destiné par sa dentition à être omnivore, ainsi que le prouve l'existence des dents incisives, des canines et des molaires. La viande la plus nutritive est celle de mouton, puis celle du bœuf. Les muscles qui forment la tranche, l'aloyau, le faux filet, paraissent un peu plus riches en principes azotés que le filet.

La **viande crue**, par l'excitation qu'elle produit sur l'intestin et les organes qui y sont annexés (foie, pancréas, etc.), semble plus digestible que la viande cuite. A côté de grands avantages qui la font conseiller dans certains cas où il faut à tout prix prévenir la débilitation et l'affaiblissement des forces, elle présente parfois l'inconvénient de contenir des embryons de *tænia* et surtout du *tænia médiocanellata* ou *inerme*.

On la prescrit associée avec du sucre ou des confitures, chez les enfants; dans du bouillon chez les grandes personnes; son emploi, combiné avec celui de la pepsine, rend de grands services chez les gastralgiques, les personnes atteintes de coliques hépatiques, etc.

VIBRION, s. m. (de *vibrare*, vibrer). Famille d'infusoires végétaux (*bactéries, micrococcus, microzyma, leptothrix*) droits ou flexueux, qui se meuvent par une série d'ondulations, tantôt dans un sens ou dans un autre. Ils se rapprochent des animaux en ce qu'ils absorbent de l'oxygène et exhalent de l'acide carbonique, ainsi que le font, du reste, tous les végétaux qui ne sont pas colorés en vert. Leur rôle dans l'organisme est analogue à celui des ferments. Certains d'entre eux (bactéries) se rencontrent dans les maladies virulentes, soit qu'ils constituent eux-mêmes le virus, soit plutôt qu'ils l'entraînent avec eux.

VICHY (Allier). Eaux minérales alcalines gazeuses, riches en bicarbonate de soude, les plus fréquentées de France. Saison du 15 mai au 15 septembre. Les sources sont nombreuses et leur richesse variable en principes minéralisateurs permet d'en graduer l'emploi. La grande proportion de gaz acide carbonique qu'elles contiennent les font supporter très-facilement lorsqu'on les prend à la source même. Cependant il faut bien se garder d'en faire abus, et toujours se laisser guider par les avis du médecin. Elles conviennent bien mieux aux personnes pléthoriques ou d'un tempérament sanguin qu'aux lymphatiques et surtout aux anémiques.

Les principales sources sont celles de l'Hôpital, Grande Grille, des Célestins, du Puits Mesdames, du Puits Lardy, etc. Cette dernière est moins alcaline et plus ferrugineuse que les autres; elle est aussi mieux supportée, et indiquée spécialement chez les personnes qui ont déjà de la tendance à l'anémie.

D'autres sources également utiles sont exploitées aux environs. Les principales affections traitées à Vichy sont : les coliques hépatiques, gastristes, gastralgies, coliques néphrétiques, gravelle, goutte, catarrhe de la vessie.

VIE, s. f. (*vita*). Ensemble des fonctions VITALES des animaux et des végétaux. Comme tous les êtres vivants sont constitués par une certaine quantité de *tissus divers* formés eux-mêmes d'*éléments anatomiques* ou cellules, il faut considérer : 1° la vie des éléments anatomiques, c'est-à-dire des cellules, 2° celle des tissus, et enfin 3° la vie de l'individu lui-même.

Cette vie individuelle résulte de l'action des tissus les uns sur les autres, et en particulier de l'action du sang (véritable tissu liquide) sur les divers éléments anatomiques. Une partie quelconque détachée du corps d'un animal continue de vivre si l'on fait circuler dans ses vaissseaux du sang défibriné, révivifié et maintenu à la température normale. La circulation, la respiration et l'innervation constituent le trépied vital de Bichat, dont aucune partie ne peut disparaître complétement sans entraîner la MORT de l'individu.

Vie intra-utérine. Période de la vie du fœtus à l'intérieur de l'utérus de la mère, par opposition à la vie *extra-utérine* ou vie extérieure, qui commence à la naissance.

VILLOSITÉ, s. f. (de *villus*, poil). Nom des saillies molles et flexibles que l'on rencontre à l'intérieur de l'*intestin*, et qui sont une dépendance du chorion de la tunique muqueuse. Elles contiennent un réseau capillaire qui fonctionne très-activement.

VIN, s. m. (*vinum*, οἶνος). Boisson alcoolique obtenue par la fermentation du jus du raisin. La contenance des vins en alcool est extrêmement variable. Ainsi, le vin de Marsala en contient 25 pour 100, le madère, 20 ; le vin de Roussillon, 16 ; le malaga, 14 ; le bordeaux blanc, 15 ; le bourgogne, 13 ; le champagne, 11 à 12 ; le frontignan, 11,75 ; le côtes-rôties, 11,5 ; le bordeaux rouge, 11.

Outre l'alcool, les vins contiennent en plus ou moins grande proportion du tannin, de l'acide succinique, du bitartrate de potasse (6 pour 100), des matières colorantes, des huiles essentielles, des éthers qui leur donnent leur bouquet.

Les vins agissent surtout par l'alcool qu'ils contiennent et dont ils produisent tous les effets ; mais certains d'entre eux ont encore des propriétés spéciales dus aux autres corps qui y sont contenus : le tannin dans les vins de Bagnols, l'acide carbonique des vins de Champagne mousseux, la crème de tartre des vins acides (Rhin, Argenteuil), le sucre des vins de Malaga, de Frontignan.

Le vin est une boisson qui entre avec d'autant plus d'avantages dans l'alimentation ordinaire que l'homme mène une vie plus active, est sujet à une plus grande fatigue, ou soumis à l'influence des effluves paludéens.

On prépare avec les vins ordinaires divers médicaments nommés vins médicinaux ou *œnolés*, qui agissent à la fois par le vin qu'ils renferment et par les substances actives qui entrent dans leur composition.

Vin cordial. Teinture de cannelle, 8 grammes (ou cannelle 30 grammes), pour 125 à 500 grammes de vin additionné de sirop de sucre.

Vin émétique. Émétique, 2 grammes ; vin de Malaga, 560 grammes (dose, 10 à 30 grammes dans une potion).

Vin de gentiane. Gentiane, 30 grammes ; alcool, 60 grammes ; faites macérer 24 heures et ajoutez : vin, 1000 grammes, et laissez de nouveau macérer pendant huit jours.

On peut encore se contenter, surtout pour donner aux enfants, de laisser macérer 10 grammes de gentiane coupée dans un litre de vin de Bagnols, et de filtrer après 24 ou 48 heures.

Vin de quinquina. — Voy. QUINQUINA.

Le vin diurétique amer de la Charité, de l'Hôtel-Dieu, est composé de vin blanc contenant en dissolution les principes actifs d'une foule de plantes, et en particulier de la *scille*, du *genièvre* et de l'*absinthe*. On le prescrit à la dose de 30 à 100 grammes contre les hydropisies.

VINAGE, s. m. Opération qui consiste à ajouter une certaine quantité d'alcool aux vins qui ne seraient pas susceptibles de se conserver sans cette addition. On peut autoriser le vinage et le regarder comme relativement inoffensif, lorsque la quantité d'alcool ajouté ne dépasse pas 3 à 4 pour 100, et que la richesse alcoolique qui en résulte pour le vin n'est que de 10 à 11 pour 100. Il faut en outre que l'alcool ou l'eau-de-vie ajoutés soient extraits du vin, et non (comme cela arrive souvent) obtenu par la distillation des résidus fermentés de betteraves ou de grains, etc. (alcool mauvais goût). Des vins ainsi traités causent une ivresse beaucoup plus funeste que celle qui est produite par les vins naturels.

VINAIGRE, s. m. Acide acétique dilué, obtenu par la fermentation acétique des liqueurs alcooliques et en particulier du vin. Ce dernier est le seul qu'on devrait employer. Il contient, outre l'acide acétique, la plupart des substances contenues dans le vin. On le falsifie souvent en y ajoutant de l'acide sulfurique (pour le rendre plus fort), ou en le fabriquant de toutes pièces avec l'acide pyroligneux (acide acétique retiré de la distillation du bois), ou de l'acide acétique extrait des acétates, que l'on étend d'eau et auquel on ajoute quelques ingrédients.

VIOL, s. m. Coït accompli avec violence, soit sur une jeune fille vierge, soit sur une femme mariée, ayant même eu des enfants, ou même une fille publique. C'est un attentat à la pudeur (par conséquent commis avec violence) dans lequel il y a eu introduction complète du membre viril dans les parties génitales de la femme. Chez la fille vierge, lorsque le viol a été consommé, il y a *défloraison*, c'est-à-dire rupture de l'*hymen* ou refoulement considérable de cette membrane (lorsqu'elle est suffisamment lâche). Tant qu'il n'y a eu que rapprochement du pénis et qu'il n'a pas pénétré dans le vagin, il n'y a que *tentative de viol*.

La tentative est assimilée au viol lui-même, si elle n'a manqué son effet que par suite de circonstances indépendantes de la volonté de son auteur.

Les articles 332 et 333 du Code pénal punissent le crime de viol des travaux forcés à temps ; le maximum est prononcé si la victime est au-dessous de quinze ans ; la pénalité est aggravée si le coupable avait autorité sur sa victime, s'il était son ascendant ou s'il s'est fait aider de plusieurs personnes pour son accomplissement.

La perpétration du viol est impossible chez les jeunes enfants, à cause de l'étroitesse de la vulve et surtout du peu d'écartement de l'arcade pubienne. Elle n'est guère possible, dans les cas les plus ordinaires, chez l'adulte, que lorsqu'il y a syncope, chloroformisation, ou que la victime se trouve sous l'influence de la terreur. L'examen auquel doit se livrer l'expert chargé de faire un rapport sur un cas présumé de viol doit porter sur les parties génitales de la femme ou de l'enfant violée, ainsi que sur celles de l'individu accusé ou présumé l'auteur du viol. Il doit noter le degré d'intégrité, la tuméfaction, l'inflammation de ces parties, les affections vénériennes dont elles peuvent être affectées, si elles sont de même nature chez l'homme supposé coupable que chez la femme violée, etc.

VIOLETTE, s. f. (*viola odorata*). Plante de la famille des violariées dont on emploie les fleurs en infusion comme tisane béchique, adoucissante, utile contre les rhumes ou bronchites légères.

VIPÈRE, s. f. (*vivus*, vivant, *parere*, enfanter). Serpent venimeux dont deux espèces se rencontrent en France : *coluber berus*, *pélias bérus* (petite vipère) et vipère aspic (vipère commune). Les vipères sont munies à la partie supérieure de leur palais de deux crochets ou dents creusées d'une rainure ; à leur base se trouve une poche dans laquelle leur venin est en réserve ; lorsqu'elles mordent, ce venin coule par la rainure de la dent et s'insinue dans la plaie.

Celle-ci prend rapidement une teinte rouge œdémateuse et laisse suinter une sérosité roussâtre. Les accidents généraux ne débutent guère qu'une heure après. Ils sont beaucoup plus rapides et plus terribles lorsqu'il s'agit de la morsure d'un serpent des pays chauds (crotale, fer de lance). L'absorption du venin produit une angoisse de la respiration, des nausées, des vomissements, parfois la syncope, un anéantissement général avec petitesse et état misérable du pouls, fièvre intense, parfois du délire et des convulsions. Rarement la mort en est la conséquence chez l'adulte, mais elle peut en résulter chez l'enfant, ou lorsqu'il n'y a pas de soins immédiats.

Le *traitement* est celui des plaies *envenimées* : ligature au-dessus de la plaie pour empêcher le sang chargé de virus de revenir au cœur ; succion ou application de ventouses, agrandissement de la plaie pour faire couler le sang, cautérisation avec l'ammoniaque ou le fer rouge. On se trouve très-bien de faire absorber au patient, presque jusqu'à l'ivresse, des boissons alcooliques et des stimulants diffusibles, de provoquer une abondante transpiration.

VIRIL, adj. (de *vir*, homme). Qui a rapport à l'homme, à l'individu du sexe mâle.

Membre viril. — Voy. VERGE.

VIRULENCE, s. f. Modification particulière qu'éprouve l'organisme infecté par un virus.

VIRUS, s. m. (*virus*, suc). Nom donné à certaines humeurs ou substances qui agissent sur l'organisme à la manière des *poisons* et des *venins*, mais à dose absolument inappréciable.

Leurs effets sont les mêmes, quelle que soit la dose ; ils sont un peu plus prompts à se manifester lorsqu'elle est considérable. De plus, les virus communiquent aux diverses parties de l'organisme qu'ils ont affecté des propriétés virulentes. Certains virus peuvent pénétrer dans l'organisme par toutes les voies d'absorption, la peau, la respiration, etc. D'autres exigent une inoculation directe. Une foule de maladies sont dues aux virus. Les principaux sont ceux de la variole, rougeole, scarlatine, fièvre typhoïde, vaccine, syphilis, chancre mou, virus des piqûres anatomiques, rage, charbon, etc. (voy. VENIN).

VISCÈRE, s. m. (de *vesci*, se nourrir). Nom générique des organes contenus dans les trois cavités splanchniques, la tête, le thorax et l'abdomen. Ce sont : le cerveau, les poumons, le cœur, le foie, la rate, l'estomac, les intestins, etc.

VISION, s. f. Exercice du sens de la *vue* qui nous met en rapport avec les corps lumineux ou éclairés situés à distance. La vision d'un corps ne nous fait connaître que ses propriétés lumineuses, et ce n'est que *l'éducation de ce sens* qui nous permet d'en conclure la forme, l'éloignement, la nature du corps considéré. Aussi la vue, plus que tout autre sens, est-elle sujette à nous tromper.

L'organe extérieur par lequel s'exerce la vision est l'œil ; trois conditions sont essentielles pour qu'elle ait lieu, et que nous ayons une perception exacte d'un objet. Il faudra : 1° qu'il se produise sur la rétine une image nette de cet objet ; 2° qu'il y ait intégrité du nerf optique et des autres organes chargés de transmettre l'impression lumineuse au cerveau ; 3° que le centre de perception soit lui-même normal. Les deux dernières conditions sont d'un ordre purement physiologique ; la première est presque absolument physique et dépend des lois de réfraction de la lumière [voy. ŒIL (fonctions de l')], ACCOMMODATION, RÉFRACTION).

On appelle *vision monoculaire* celle qui ne s'exerce qu'avec un seul œil ; elle n'exige pas d'autres conditions que celle dont nous venons de parler. La *vision binoculaire* est celle qui met à contribution le concours des deux yeux ; il faut, pour qu'elle ait lieu, que les deux images qui se forment sur la rétine de chacun des yeux se fasse en des *points identiques* de la rétine, c'est-à-dire correspondant au même centre de perception. Les deux yeux doivent converger vers l'objet considéré et leurs axes visuels doivent s'y rencontrer. Les avantages de la vision binoculaire sont considérables : c'est elle qui nous rend compte de la saillie des objets, de leur éloignement, sur lesquels la vision monoculaire ne nous donne que des notions imparfaites ; elle agrandit en outre le champ visuel.

Les anomalies et les altérations de la vision portent : 1° sur la RÉFRACTION (MYOPIE, HYPERMÉTROPIE, ASTIGMATISME) ; 2° sur l'ACCOMMODATION DE L'ŒIL (PRESBYOPIE) ; 3° sur la mauvaise direction des axes visuels, (STRABISME, DIPLOPIE). Souvent, ces altérations peuvent être corrigées par l'emploi de moyens hygiéniques, l'usage des *lunettes*, ou par une opération (ténotomie). Il y a des cas, où la vision ne s'exerce pas de la même façon dans les deux yeux, l'un étant myope, par exemple, l'autre normal ou hypermétrope ; ordinairement alors, l'un d'eux sert pour la vision des objets éloignés (l'hypermétrope ou le normal), et l'autre pour celle des objets rapprochés (le myope). — Voy. LUNETTE.

VISUEL, adj. L'**angle visuel** est celui sous lequel nous voyons un objet (en supposant qu'il ne soit regardé qu'avec un seul œil). C'est la grandeur de cet angle qui nous donne l'idée de la dimension de l'objet, si nous connaissons son éloignement, et, réciproquement, qui nous permet d'aprécier son éloignement si nous en connaissons la grandeur. Mais lorsque nous n'avons aucune notion, ni sur la dimension de l'objet regardé ni sur la distance à laquelle il est situé (étoiles, lune, astres, etc.), l'angle visuel sous lequel nous le voyons ne nous donne à cet égard qu'une notion imparfaite, que la vision binoculaire ne corrige que dans certains cas.

L'**axe visuel** (voy. OPTIQUE).

Le **champ visuel** est la partie de l'espace que nous pouvons embrasser dans tous les sens. La vision de l'œil est beaucoup plus nette pour les parties centrales que pour celles qui sont vues de côté, et en fixant un objet nous voyons beaucoup mieux le point considéré que ce qui se trouve dans son voisinage. En s'éloignant même du point de fixation, il arrive un moment où l'on ne voit plus : c'est la limite du champ visuel.

La recherche de l'étendue du champ visuel est fort importante dans un grand nombre des maladies du fond de l'œil. Pour se rendre compte approximativement de son intégrité ou de sa diminution, le médecin se place à 30 ou 40 centimètres de l'œil du malade (l'autre œil étant fermé), et lui fait fixer une de ses mains, ou mieux un point brillant (une bague par exemple) placé en face de l'œil à examiner. Il promène ensuite son autre main en l'éloignant et la rapprochant dans toutes les directions et en écartant un ou plusieurs doigts, dont le malade doit lui indiquer le nombre, *sans changer la direction de son regard*. C'est en général en dehors, du côté externe de l'œil, que le champ visuel est le plus étendu, et que le nombre de doigts est reconnu le plus loin.

VITAL, adj. Qui a rapport à la vie. Les **fonctions vitales** sont celles qui caractérisent les végétaux et les animaux, et les différencient des corps bruts. Ce sont pour les uns et les autres : la *nutrition*, le *développement*, la *reproduction*. Les animaux ont en plus l'*innervation* et la *contractilité*.

Chaque élément anatomique des animaux (cellule) est doué au moins de la plupart des fonctions vitales végétales, et quelques-uns d'entre eux sont doués des fonctions vitales animales. Les tissus formés par la réunion de ces éléments anatomiques jouissent des mêmes propriétés vitales ; mais à un plus haut degré. C'est ainsi que la cellule musculaire se nourrit, s'accroît, se reproduit, et qu'elle est douée, en plus, de contractilité, bien plus apparente encore dans le tissu musculaire.

VITALITÉ, s. f. Résistance qu'opposent les matières vivantes aux causes de destruction. Degré d'énergie qu'elles possèdent pour leur fonctionnement, leur accroissement, leur réparation. Les tissus vasculaires sont doués en général d'une vitalité plus grande que ceux qui ne sont que faiblement vascularisés. La vitalité de la face est plus considérable que celle des autres endroits du corps ; aussi les plaies s'y cicatrisent-elles plus vite, et les opérations autoplastiques y réussissent-elles plus facilement.

VITELLUS, s. m. Partie de l'œuf qui forme le jaune. — Voy. EMBRYON, ŒUF.

VITRÉ, adj. Le **corps vitré** ou l'**humeur vitrée** (23, fig. 406) est la substance transparente qui remplit les deux tiers postérieurs du globe de l'ŒIL.

VITRIOL, s. m. Nom donné anciennement aux SULFATES DE CUIVRE (vitriol bleu); de fer (vitriol vert); de zinc (vitriol blanc), etc. L'**huile de vitriol** est l'acide SULFURIQUE ordinaire, dont la consistance est sirupeuse.

VOIE, s. f. (*via*). En anatomie, trajet, chemin suivi par les humeurs, les aliments, etc. : voies biliaires, urinaires, lacrymales ; voies digestives, etc. En chimie, *voie sèche* et *voie humide*, procédés suivis pour faire l'analyse d'un corps ou le traitement d'un minerai, suivant qu'on opère sans ou avec l'intervention de l'eau.

VOILE, s. m. Le **voile du palais** est une cloison musculo-membraneuse située en arrière du palais auquel elle fait suite, et qui sépare la bouche des fosses nasales ; à sa partie postérieure elle se termine par la *luette*.

Son rôle est de favoriser la déglutition des aliments; il intervient aussi dans la production du son. Il est constitué par des muscles recouverts en haut et en bas par les membranes muqueuses du nez et de la bouche. Il est tiré en bas par les muscles *glosso-staphilins* et *pharyngo-staphilins*, qui constituent les piliers antérieurs du voile du palais. Les muscles péristaphylins internes servent à son élévation; les péristaphylins externes sont les tenseurs de sa portion aponévrotique.

Dans la **paralysie du voile du palais**, la voie est nasonnée, les aliments et surtout les liquides reviennent par le nez, ce qui arrive aussi lorsqu'il y a *perforation du voile*. Cette paralysie accompagne le plus souvent l'*hémiplégie*, ou est consécutive à une angine diphthéritique ou non.

VOIX, s. f. (*vox*, φωνή). Son produit par le passage dans le larynx de l'air expiré.

Elle est le résultat de la vibration des cordes vocales inférieures, et peut être modifiée plus ou moins complétement à sa sortie du larynx, de façon à se transformer en PAROLE. Elle se forme toujours au niveau de la *glotte*, et son degré d'acuité ou d'élévation dépend du plus ou moins de tension des cordes vocales ; c'est ainsi que se produisent les voix dites de tête (aiguë) et de poitrine (basse).

La voix humaine se modifie en même temps que le larynx (puberté); elle comprend environ l'étendue d'un demi-octave, mais peut arriver par l'exercice à comprendre deux octaves et même plus; suivant qu'elle est plus ou moins élevée, on la distingue en voix de : soprano, mezzo-soprano, contralto, ténor, baryton et basse. La voix la plus basse correspond à un son de 160 vibrations par seconde, la plus élevée à 208. La véritable voix de l'homme adulte est celle de baryton.

VOLATIL, adj. Qui est susceptible de se réduire en vapeur.

Alcali volatil. — Voy. AMMONIAQUE.

Liniment volatil. Liniment dans lequel entre de l'ammoniaque.

VOMER, s. m. Os mince dont la forme rappelle celle d'un soc de charrue, et qui constitue la partie postérieure de la cloison des fosses nasales.

VOMIQUE, s. f. Expectoration subite et abondante de pus ou de tout autre liquide séreux ou sanguinolent qui résulte de l'ouverture, dans une bronche, d'un épanchement pleural, d'un abcès, d'un kyste, d'une caverne tuberculeuse, etc., ou de toute autre collection située dans le voisinage. Le liquide de la vomique sort par la trachée et le larynx, et non par l'œsophage comme le vomissement proprement dit.

VOMIQUIER. Arbre de la famille des Loganiacées, dont l'écorce est désignée sous le nom de *fausse angusture* et sert à l'extraction de la brucine. Le fruit ou *noix vomique* (fig. 567) contient de l'acétate de strychnine, de l'igasurate de brucine et d'igasurine. C'est un poison fort violent (voy. STRYCHNINE).

La teinture de noix vomique est employée à la dose de 50 centigrammes à 1^{gr},50 dans une potion, contre certaines formes de *dyspepsies*.

VOMISSEMENT, s. m. (*vomitus*). Expulsion brusque des matières contenues dans l'estomac, qui se produit par l'œsophage et le pharynx. Il est dû aux contractions de l'œsophage, de l'estomac, à celles du diaphragme et des muscles abdominaux ; dans la plupart des cas, tous ces organes y contribuent pour leur part.

Pour mettre en évidence l'action du diaphragme et des muscles abdominaux, Magendie enleva l'estomac d'un chien et le remplaça par une vessie de cochon communiquant avec l'œsophage. En injectant ensuite de l'émétique dans une veine du chien, il détermina le vomissement comme si l'animal n'eût pas eu un estomac artificiel.

Lorsque le vomissement est très-brusque, le voile du palais n'a pas le temps de boucher les orifices des fosses nasales, et les matières vomies peuvent passer par le nez.

On rencontre le vomissement comme symptôme dans un grand nombre de maladies : les indigestions, le début d'une fièvre éruptive, surtout de la variole, pendant la grossesse, dans les coliques hépatiques, les maladies de l'utérus ou des reins (vomissements sympathiques), les méningites, le cancer et l'ulcère de l'estomac. Certaines personnes gastralgiques ou ayant fait abus de liqueurs alcooliques ont des vomissements glaireux le matin (voy. GASTRITE). Il se produit aussi dans un grand

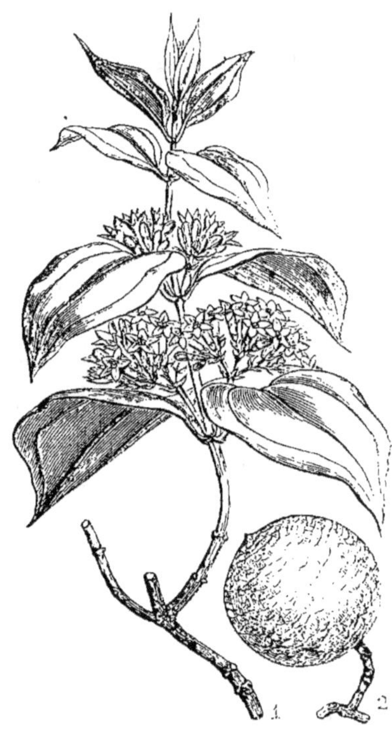

FIG. 567. — Vomiquier et noix vomique.
(*Strychnos nux vomica.*)

nombre d'empoisonnements, etc. Quelquefois, les matières vomies sont formées par les aliments ingérés, par de la bile, du sang ; dans ce dernier cas, c'est l'indice d'une affection de l'estomac (ulcère ou cancer) ou d'une simple déviation des règles chez la femme.

VOMITIF, adj. et s. m. Médicament ou moyen destiné à exciter le vomissement. Il suffit souvent de chatouiller l'arrière-gorge avec les barbes d'une plume, de faire boire un peu d'eau tiède, ou d'abaisser la base de la langue en se fourrant deux doigts au fond de la bouche.

Chez les enfants, on emploiera l'IPÉCA-
CUANHA en poudre (de 10 à 40 centigrammes)
ou le sirop d'ipécacuanha (30 grammes).
Chez les adultes, on augmentera la dose
(de 50 centigrammes à 1^{gr},50 d'ipéca), et si
l'on veut avoir des effets rapides, on y
ajoutera de 1 a 10 centigrammes d'ÉMÉTIQUE.

VOMITURATION, s. f. Vomissement
léger mais répété, ou simple regurgitation
des aliments, qui remontent dans l'œsophage. C'est l'indice d'une digestion pénible ; elles se produisent dans les mêmes
circonstances que les NAUSÉES et le VOMIS-
SEMENT.

VOUTE, s. f. La **voûte du crâne** est
cette région convexe en haut, concave en
bas, qui se trouve au sommet de la tête, et
est formée par les os pariétaux, la partie
supérieure des temporaux, de l'occipital et
du frontal.

VUE, s. f. — Voy. ŒIL, VISION.

VULCANISATION, s. f. Opération qu'on
fait subir au caoutchouc en le combinant à
une certaine quantité de soufre qui lui
donne des qualités spéciales. Le sulfure de
carbone que l'on emploie dans cette industrie la rend parfois dangereuse pour la
santé des ouvriers.

VULVE, s. f. Ensemble des parties génitales externes de la femme, qui se présentent sous l'apparence d'une simple fente
lorsque les cuisses sont rapprochées. Elle
comprend : le pénil ou mont de Vénus, les
grandes et les petites lèvres, le clitoris,
l'entrée du vagin et la commissure de la
fourchette (fig. 80 et 568).

VULVITE, s. f. Inflammation simultanée
de la plupart des parties qui forment la
vulve. Elle est la conséquence de la BLEN-
NORRHAGIE, d'un CHANCRE, du diabète, de
l'écoulement incessant de l'urine (fistule
vésico-vaginale), etc. Il faut en soigner la
cause première, faire des lotions astringentes avec de l'eau blanche et poudrer
les parties atteintes avec de la poudre
d'amidon ou de sous-nitrate de bismuth.

VULVO-VAGINAL, adj. Qui appartient à
la vulve et au vagin. Les **glandes vulvo-
vaginales** sont situées de chaque côté du
vagin, dans lequel s'ouvrent leurs conduits
excréteurs. Elles sécrètent un liquide
filant, onctueux, incolore, qui s'échappe
dans le vagin au moment de l'éréthisme
voluptueux produit par le coït. Quelquefois

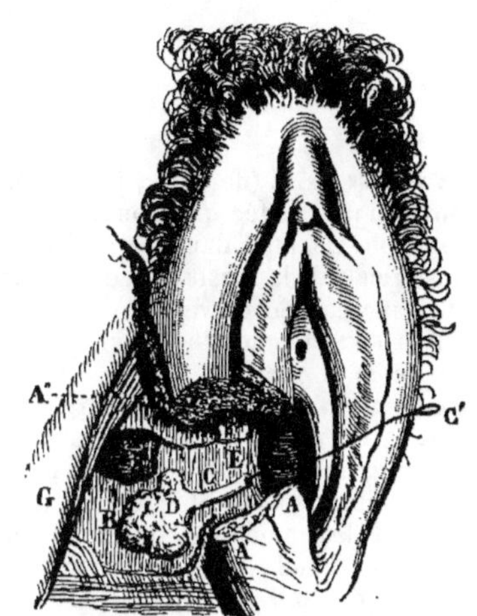

FIG. 568. — Glande vulvo-vaginale.
(La pièce est vue de trois quarts, pour montrer
la glande en entier.)

A, A, Section faite à la grande lèvre et aux nym-
phes pour montrer le canal excréteur et son orifice.
B, La glande.
C, Conduit excréteur.
C', Stylet engagé dans l'orifice du conduit excré-
teur.
D, Son extrémité glanduleuse.
E, Son extrémité vulvaire et son orifice.
F, Bulbe du vagin.
G, Branche ascendante de l'ischion.

l'expulsion peut avoir lieu avec assez de
force pour imiter le jet du sperme de
l'homme. Ce liquide n'a d'autre rôle que
de rendre moins douloureux les rapprochements sexuels, surtout les premiers.

WIESBADEN (Duché de Nassau). Eaux
minérales salées dont la température varie,
suivant les sources, de 13° à 69°. On les
vante contre les engorgements lymphatiques, la scrofule, les affections des voies
digestives, le rhumatisme.

X

XANTHINE, s. f. (de ξανθος, jaune). Matière organique azotée que l'on rencontre en très-faible quantité dans l'urine et dans certains calculs de la vessie ; qui existe aussi dans le pancréas, le cerveau, la rate et le foie. C'est aussi le nom d'un principe colorant jaune de la *garance*.

XÉROPHTHALMIE, s. f. (de ξηρὸς, sec, et οφθαλμος, œil). Sécheresse générale de la surface du globe oculaire y compris la *cornée*, par suite de l'atrophie des éléments sécréteurs de la conjonctive, qui ne fournissent plus le liquide lacrymal destiné à la lubrifaction de l'œil.

XÉROSIS, s. m. (de ξηρὸς, sec). Atrophie partielle (*xerosis glabre*) ou générale (*xerosis squameux*) de la muqueuse conjonctivale. Dans le xérosis partiel, il y a sur la conjonctive des taches grisâtres analogues à des cicatrices et d'un reflet satiné. Si la maladie fait des progrès, toute la surface conjonctivale se recouvre d'écailles pulvérulentes, les culs-de-sac disparaissent, la cornée s'atrophie (*xérophthalmie*). Les paupières elles-mêmes participent à la dégénérescence ; elles se racornissent, ou se dévient (*entropion* et *ectropion*) ; parfois elles deviennent incapables de recouvrir complétement le globe au moment de leur occlusion (*lagophthalmos*).

Le xérosis peut être dù à une cause constitutionnelle, mais le plus souvent il est consécutif à des brûlures ou à la cicatrisation des ophthalmies granuleuses ou diphtéritiques (CONJONCTIVITES). Le seul soulagement à apporter consiste à humecter l'œil avec des solutions légèrement alcalines, du lait, de la glycérine, etc.

XIPHOÏDE, adj. (de ξιφος, épée, et εἶδος, forme). L'appendice xiphoïde du sternum est un prolongement cartilagineux de la partie inférieure de cet os. Il est chez certaines personnes normalement plus ou moins dévié en avant, en arrière ou sur les côtés, et simule alors un état pathologique.

XILOÏDINE, s. f. Poudre blanche analogue par ses propriétés explosives au fulmicoton, que l'on prépare par la réaction de l'acide nitrique fumant sur la poudre d'amidon.

Y

YAW, s. m. Nom d'ulcères contagieux qui se montrent de préférence au front, et existent endémiquement, en Guinée, sur la population nègre. On a confondu les yaws avec des syphilides ulcéreuses; cette affection paraît surtout être le résultat d'une alimentation défectueuse et exige un régime tonique.

YEUX D'ÉCREVISSES, s. m. pl. Nom donné en pharmacie, non aux organes de la vision des écrevisses, mais à de petites concrétions calcaires que l'on trouve dans leur estomac au moment où ces animaux vont changer de carapace. La poudre d'yeux d'écrevisses est constituée par des carbonates et des phosphates de chaux et de magnésie. Elle est encore quelquefois employée comme *absorbant;* on la remplace actuellement par la craie lavée ou la poudre de magnésie.

Z

ZÉDOAIRE, s. f. Racine tuberculeuse ou rhizome du *kaempferia rotunda* (Amomée) ou de l'*amomum zedoaria*. Elle a une odeur camphrée, une saveur amère, un volume considérable. On l'a employée en décoction comme stimulante, dans la dyspepsie.

ZÉZAYEMENT, s. m. Vice de prononciation assez fréquent chez les enfants, qui consiste dans la prononciation vicieuse du *ch*. Il est dû à ce que la pointe de la langue touche les incisives supérieures, tandis qu'elle ne doit que les effleurer; l'air s'échappant latéralement de chaque côté de la pointe de la langue donne à la prononciation du *ch* le son du *chli*. Il faut faire l'éducation des enfants à cet égard, les engager à tenir baissée et libre la pointe de la langue au moment où ils prononcent les *ch*. Grâce à des exercices répétés et à beaucoup d'attention, on peut arriver à corriger ce défaut.

ZINC, s. m. Métal d'un blanc bleuâtre, d'une densité variable (suivant son état) de 6,8 à 7,2, fusible à 500°, distillant au rouge blanc et brûlant à l'air avec une flamme très-éclatante. Il se transforme alors en *oxyde de zinc* ou *blanc de zinc* (*lana philosophica* ou *nihilum album*).

On emploie fréquemment le zinc dans l'industrie pour la confection des vases, les toitures, les gouttières. Il entre dans la constitution du laiton, de certains bronzes et d'autres alliages destinés à imiter le bronze. Lorsqu'il est pur, il est beaucoup moins facilement attaquable que lorsqu'il contient des métaux étrangers. A l'air, il s'oxyde rapidement, mais la mince couche d'oxyde de zinc dont il se revêt le préserve d'une altération plus profonde. Aussi en recouvre-t-on les ustensiles et les vases de fer que l'on veut préserver de la rouille (galvanisation).

L'oxyde de zinc est par lui-même inoffensif à petites doses, étant insoluble. Aussi peut-on se servir impunément d'ustensiles en zinc tant qu'on n'y renferme pas de substances acides ou facilement acidifiables, telles que le vin, le lait, les sucs végétaux, etc.

Les sels de zinc, peu employés en médecine, ne paraissent pas être de véritables poisons ; ils sont vomitifs ou purgatifs. Le chlorure de zinc et le sulfate sont surtout employés pour l'usage externe (pâte de Canquoin, collyres) ; l'oxyde de zinc pris à l'intérieur semble utile contre les affections nerveuses spasmodiques (épilepsie, névroses).

ZONA, s. m. Synonyme *herpès zoster*. Affection de la peau caractérisée par une éruption d'HERPÈS sur le trajet d'un nerf sensitif, et par une douleur plus ou moins vive précédant cette éruption, et s'irradiant dans la région innervée par ce nerf. Les plus souvent atteints sont les *nerfs intercostaux*, le trijumeau, les branches du sciatique et du honteux interne.

Dans la forme la plus fréquente (zona intercostal), plusieurs jours avant l'apparition d'herpès, il y a une *névralgie intercostale* fort vive. L'éruption se montre sur un seul côté de la poitrine, et s'arrête nettement à la ligne médiane. La douleur cesse quelquefois à ce moment ; souvent elle continue et dure encore après que les vésicules herpétiques sont complétement desséchées. La surface envahie peut avoir la largeur de la main et même davantage ; la douleur est alors parfois extrêmement violente.

Dans certains cas, cette affection indique une altération des viscères thoraciques ou abdominaux placés au-dessous ; dans d'autres cas, elle survient sans cause connue et disparaît en un à trois septenaires au plus.

Le *traitement* consiste à diminuer la douleur au moyen d'applications de laudanum ou de pommade belladonée. On saupoudrera les parties atteintes avec de la poudre d'amidon ou de sous-nitrate de bismuth, on fera prendre un léger purgatif.

Si la douleur persiste après la cessation de l'éruption, on fera badigeonner la région avec de la teinture d'iode, ou on y appliquera un vésicatoire volant.

ZOOCHIMIE, s. f. Partie de la zoologie qui s'occupe de la composition et des propriétés chimiques des tissus animaux.

ZOOLOGIE, s. f. (de ζῶον, animal, et λόγος, discours). Partie de l'histoire naturelle qui s'occupe des animaux, de leur structure (anatomie), de leurs fonctions (physiologie), etc.

ZOSTER. — Voy. HERPÈS, ZONA.

ZYGOMATIQUE, adj. Qui se rapporte à la pommette des joues. L'**apophyse zygomatique** est une partie saillante de l'os temporal qui vient s'articuler avec l'os malaire et former l'arcade zygomatique. Les muscles **grand zygomatique** et **petit zygomatique** vont de la pommette à l'angle des lèvres.

ZYMASE, s. f. Nom générique de divers ferments : diastase, synaptase, pancréatine, pepsine, etc., dont l'action s'exerce sur les substances organiques (amidon, glucose, substances albuminoïdes) et les transforme.

ZYMOTIQUE, adj. Qui est de la nature des ferments, ou produit par la fermentation. On donne le nom de **maladies zymotiques** aux affections virulentes ou infectieuses (PYOHÉMIE).

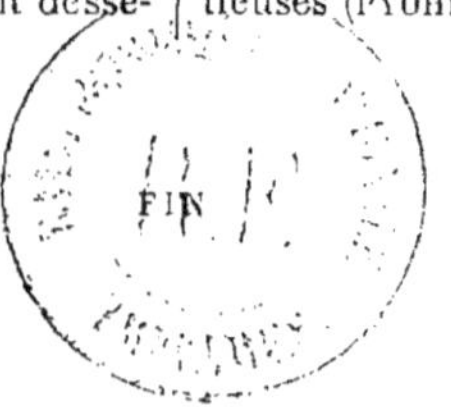

PARIS. — IMPRIMERIE F. MARTINET, RUE MIGNON, 2.

www.ingramcontent.com/pod-product-compliance
Lightning Source LLC
Chambersburg PA
CBHW051510060726
47597CB00001B/4